Isolde Richter

Lehrbuch für Heilpraktiker

5. Auflage

Medizinische
und
juristische
Fakten

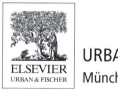

URBAN & FISCHER
München · Jena

Zuschriften und Kritik an:
Elsevier GmbH, Urban & Fischer Verlag, Lektorat Komplementäre und Integrative Medizin, Karlstraße 45, 80333 München
Anschrift der Autorin:
Isolde Richter, Üsenberger Straße 13, 79341 Kenzingen

Wichtiger Hinweis für den Benutzer

Die Erkenntnisse in der Medizin unterliegen laufendem Wandel durch Forschung und klinische Erfahrungen. Herausgeber und Autoren dieses Werkes haben große Sorgfalt darauf verwendet, dass die in diesem Werk gemachten therapeutischen Angaben (insbesondere hinsichtlich Indikation, Dosierung und unerwünschten Wirkungen) dem derzeitigen Wissensstand entsprechen. Das entbindet den Nutzer dieses Werkes aber nicht von der Verpflichtung, anhand der Beipackzettel zu verschreibender Präparate zu überprüfen, ob die dort gemachten Angaben von denen in diesem Buch abweichen und seine Verordnung in eigener Verantwortung zu treffen.

Wie allgemein üblich wurden Warenzeichen bzw. Namen (z.B. bei Pharmapräparaten) nicht besonders gekennzeichnet.

Bibliografische Information Der Deutschen Bibliothek

Die Deutsche Bibliothek verzeichnet diese Publikation in der Deutschen Nationalbibliografie; detaillierte bibliografische Daten sind im Internet unter http://dnb.ddb.de abrufbar.

Alle Rechte vorbehalten
5. Auflage 2004
© Elsevier GmbH, München
Der Urban & Fischer Verlag ist ein Imprint der Elsevier GmbH.

04   05   06   07   08   5   4   3   2   1

Das Werk einschließlich aller seiner Teile ist urheberrechtlich geschützt. Jede Verwertung außerhalb der engen Grenzen des Urheberrechtsgesetzes ist ohne Zustimmung des Verlages unzulässig und strafbar. Das gilt insbesondere für Vervielfältigungen, Übersetzungen, Mikroverfilmungen und die Einspeicherung und Verarbeitung in elektronischen Systemen.

Planung und Lektorat: Dr. med. Barbara Heiden, München; Christel Hämmerle, München
Redaktion: Dr. med. Ute Mader, Marbach
Herstellung: Hildegard Graf, München
Satz: abc.Mediaservice, Buchloe
Druck und Bindung: Appl, Wemding
Umschlaggestaltung: SpieszDesign, Neu-Ulm
Titelbild: Getty Images/David McGlynn

ISBN 3-437-55691-6

Aktuelle Informationen finden Sie im Internet unter http://www.elsevier.de.
Heilpraktikerschule Richter: www.Isolde-Richter.de

Vorwort zur 5. Auflage

Die Fortschritte in Medizin und Wissenschaft unterliegen einer rasanten Entwicklung, was die regelmäßige inhaltliche Überarbeitung und Aktualisierung eines jeden Lehrbuchs erforderlich macht. Ein Lernkonzept hingegen, das sich über 14 Jahre in Schule und „Lern-Alltag" bestens bewährt und quasi den „Praxis-Test" bestanden hat, sollte in jedem Fall beibehalten werde.

In der vorliegenden Auflage wurde insbesondere das Kapitel „Gesetzeskunde" aktualisiert, da sich hier zahlreiche Neuerungen ergeben haben. In diesem Zusammenhang möchte ich meinem Mann Horst Richter, Reg. Dir., danken, der auch diesmal wieder die Gesetzesänderungen gesammelt und in das Lehrbuch eingefügt hat.

Kenzingen, im März 2004
Isolde Richter

Verweise auf den Atlas beziehen sich auf den von mir herausgegebenen „Atlas für Heilpraktiker" (Urban & Fischer, München 2000).

Vorwort zur 1. Auflage

Da die Heilpraktiker-Ausbildung bundesweit nicht einheitlich geregelt ist, ist es wichtig, dem Heilpraktiker-Anwärter ein Buch an die Hand zu geben, das zum einen den Wissensstoff für die amtsärztliche Überprüfung darstellt, zum anderen dem Heilpraktiker die Grundkenntnisse vermittelt, die die Bausteine für eine ganzheitliche Betrachtungsweise darstellen.

Das Buch ist aus den Erfahrungen meiner langjährigen Heilpraktiker-Ausbildungskurse entstanden. Schwerpunkt ist zum einen die Vorbereitung auf die Überprüfung durch das zuständige Staatliche Gesundheitsamt, zum anderen der Versuch, das unverzichtbare medizinische Grundwissen darzustellen. Das Buch beginnt mit dem Kapitel „Gesetzeskunde". Dieses steckt den rechtlichen Rahmen ab, in dem sich der Heilpraktiker bewegen darf. Die Kapitel „Zelle" und „Gewebearten" sollen ein grundlegendes Verständnis der anatomischen und physiologischen Zusammenhänge ermöglichen. Die Organkapitel sind so dargestellt, daß man immer Anatomie, Physiologie, Untersuchungsmethoden und Krankheiten findet. Dies hat den Vorteil, daß man die Krankheiten leichter versteht, wenn man die ihnen zugrundeliegenden anatomischen und physiologischen Grundkenntnisse erarbeitet hat.

Den Kapiteln wurde ein Fragenteil angefügt, anhand dessen eine Wissensüberprüfung möglich ist. Die Antworten können durch den Seitenverweis hinter der betreffenden Frage leicht im Buch aufgefunden werden. Bei dem Kapitel „Infektionskrankheiten" fehlt der Fragenteil, da der Lernende hier anhand der Stichworte sein Wissen leicht überprüfen kann.

Zum Schluß noch eine Bitte: Das Buch ist aus der lebendigen Unterrichtssituation heraus entstanden, und es soll auch lebendig bleiben. Dazu brauche ich aber den Kontakt zu denjenigen, die mit diesem Buch arbeiten. Deshalb freue ich mich über Ihre Kritik, Ergänzungs- oder Änderungsvorschläge.

Danken möchte ich an dieser Stelle allen, die mir bei der Erstellung des Buches behilflich waren: Dies gilt in erster Linie für meine Schüler und Schülerinnen, vor allem aber für meine Mutter und Frau Dr. Juliane Hesse, die mir durch unermüdliches Korrekturlesen zur Seite standen. Auch möchte ich meinem Mann danken, der mich als Jurist bei der Erstellung des Kapitels „Gesetzeskunde" beraten hat.

Kenzingen, im Herbst 1990
Isolde Richter

Inhaltsverzeichnis

1	**Gesetzeskunde**	1
1.1	Zulassung zum Heilpraktikerberuf	2
1.2	Grenzen und Schranken für Heilpraktiker	15
1.3	Allgemeine Regeln der Berufsausübung	32
1.4	Fragen	58
2	**Zelle**	61
2.1	Kennzeichen des Lebendigen	62
2.2	Aufbau und Arbeitsweise der Zelle	63
2.3	Zellteilung und Geschlechtsbestimmung	68
2.4	Chromosomenabweichungen (Chromosomenaberrationen)	70
2.5	Fragen	72
3	**Gewebearten**	73
3.1	Epithelgewebe	74
3.2	Binde- und Stützgewebe	78
3.3	Muskelgewebe	85
3.4	Nervengewebe	88
3.5	Fragen	92
4	**Der Bewegungsapparat**	95
4.1	Skelett	97
4.2	Knochenverbindungen (Junkturen)	111
4.3	Skelettmuskulatur	116
4.4	Erkrankungen der Muskeln, Knochen und besonderen Hilfsvorrichtungen	125
4.5	Erkrankungen der Wirbelsäule	130
4.6	Rheumatische Erkrankungen	132
4.7	Fragen	137
5	**Das Herz**	143
5.1	Anatomie	145
5.2	Physiologie	147
5.3	Untersuchungsmethoden	151
5.4	Herzinsuffizienz (Myokardinsuffizienz)	156
5.5	Entzündungen des Herzens	159
5.6	Herzklappenfehler	162
5.7	Angeborene Herzfehler	166
5.8	Herzrhythmusstörungen (Arrhythmien)	170
5.9	Koronare Herzkrankheit (KHK)	171
5.10	Medikamentöse Herztherapie	175
5.11	Fragen	180
6	**Kreislaufsystem und Gefäßapparat**	185
6.1	Anatomie und Physiologie	186
6.2	Untersuchungsmethoden	191
6.3	Regulationsstörungen des Kreislaufs	195
6.4	Erkrankungen der Arterien	198
6.5	Funktionelle Durchblutungsstörungen	202
6.6	Angeborene Gefäßmissbildung	204
6.7	Erkrankungen der Venen	204
6.8	Fragen	208
7	**Blut**	211
7.1	Zusammensetzung des Blutes	213
7.2	Erythrozyten (rote Blutkörperchen)	216
7.3	Leukozyten (weiße Blutkörperchen)	216
7.4	Thrombozyten (Blutplättchen)	220
7.5	Blutgruppen	220
7.6	Aufgaben des Blutes	223
7.7	Untersuchungsmethoden	228
7.8	Anämie (Blutarmut)	232
7.9	Leukämie	237
7.10	Weitere wichtige Blutkrankheiten	239
7.11	Fragen	242

8	**Das lymphatische System**	247
8.1	Anatomie und Physiologie	248
8.2	Ausgewählte Erkrankungen des lymphatischen Systems	256
8.3	Fragen	260

9	**Der Verdauungstrakt**	263
9.1	Anatomie und Physiologie	265
9.2	Untersuchungsmethoden	281
9.3	Erkrankungen der Mundhöhle	283
9.4	Erkrankungen der Speiseröhre	285
9.5	Erkrankungen des Magens	289
9.6	Erkrankungen des Dünndarms	293
9.7	Erkrankungen des Dickdarms	296
9.8	Erkrankungen des Bauchfells	304
9.9	Wurmerkrankungen	304
9.10	Fragen	307

10	**Stoffwechsel**	311
10.1	Klärung wichtiger Begriffe	312
10.2	Kohlenhydrate (Saccharide)	312
10.3	Fette (Lipide)	313
10.4	Eiweiße (Proteine)	314
10.5	Mineralstoffe (Mengen- und Spurenelemente)	314
10.6	Vitamine	317
10.7	Wasser	322
10.8	Abbau und Resorption der Nahrungsstoffe	322
10.9	Störungen des Gesamtstoffwechsels	323
10.10	Störungen des Fettstoffwechsels	325
10.11	Störungen des Knochenstoffwechsels	327
10.12	Fragen	329

11	**Die Leber**	334
11.1	Anatomie	334
11.2	Physiologie	335
11.3	Untersuchungsmethoden	338
11.4	Ausgewählte Erkrankungen der Leber	339
11.5	Fragen	343

12	**Galle**	345
12.1	Anatomie und Physiologie	346
12.2	Untersuchungsmethoden	347
12.3	Krankheiten der Gallenwege	348
12.4	Fragen	352

13	**Die Bauchspeicheldrüse (Pankreas)**	353
13.1	Anatomie und Physiologie	354
13.2	Untersuchungsmethoden	355
13.3	Erkrankungen der Bauchspeicheldrüse	356
13.4	Fragen	358

14	**Endokrinologie**	359
14.1	Grundbegriffe der Endokrinologie	360
14.2	Hypothalamus	362
14.3	Hirnanhangdrüse (Hypophyse, Glandula pituitaria)	363
14.4	Zirbeldrüse (Epiphyse, Corpus pineale)	364
14.5	Schilddrüse (Glandula thyroidea, früher: Glandula thyreoidea)	365
14.6	Nebenschilddrüsen (Glandulae parathyroidea, Glandulae parathyreoidea)	367
14.7	Nebennieren (Glandulae suprarenales)	368
14.8	Inselapparat des Pankreas (Langerhans-Inseln)	369
14.9	Erkrankungen der Hypophyse	371
14.10	Erkrankungen der Schilddrüse	372
14.11	Erkrankungen der Nebenschilddrüse	376
14.12	Erkrankungen der Nebenniere	377
14.13	Erkrankungen des Inselapparates	379
14.14	Fragen	385

15	**Der Harnapparat**	387
15.1	Anatomie	388
15.2	Physiologie	393
15.3	Untersuchungsmethoden	396

15.4	Ausgewählte Erkrankungen des Harnapparates 403		19.3	Ausgewählte Erkrankungen des Auges	528
15.5	Fragen 411		19.4	Fragen	533

16 Die Fortpflanzungsorgane . 415

- 16.1 Allgemeines 416
- 16.2 Die männlichen Geschlechtsorgane 416
- 16.3 Ausgewählte Erkrankungen der männlichen Fortpflanzungsorgane . 421
- 16.4 Die weiblichen Geschlechtsorgane 422
- 16.5 Ausgewählte Erkrankungen der weiblichen Fortpflanzungsorgane . . 431
- 16.6 Fragen 434

17 Das Atmungssystem 437

- 17.1 Anatomie 438
- 17.2 Physiologie der Atmung 445
- 17.3 Körperliche Untersuchung 449
- 17.4 Ergänzende Untersuchungen . . . 454
- 17.5 Ausgewählte Erkrankungen des Atmungssystems 455
- 17.6 Fragen 478

18 Das Nervensystem 483

- 18.1 Rückenmark (Medulla spinalis) . . 484
- 18.2 Gehirn (Encephalon) 487
- 18.3 Rückenmarknerven (Spinalnerven) 494
- 18.4 Hirnnerven (Nn. craniales) 495
- 18.5 Willkürliches Nervensystem 497
- 18.6 Unwillkürliches Nervensystem . . . 498
- 18.7 Reflexe 501
- 18.8 Apparative Untersuchungen . . . 506
- 18.9 Ausgewählte Nerven- und ZNS-Erkrankungen 507
- 18.10 Fragen 517

19 Das Auge 521

- 19.1 Anatomie und Physiologie des Auges 522
- 19.2 Untersuchungsmethoden 528

20 Das Ohr (Hör- und Gleichgewichtsorgan) 535

- 20.1 Anatomie und Physiologie 536
- 20.2 Untersuchungsmethoden 542
- 20.3 Ausgewählte Erkrankungen der Ohren 543
- 20.4 Fragen 547

21 Die Haut 549

- 21.1 Anatomie und Physiologie 550
- 21.2 Ausgewählte Erkrankungen der Haut 557
- 21.3 Fragen 564

22 Allergie 567

- 22.1 Einteilungen der Allergien 568
- 22.2 Erscheinungsformen von Allergien . 570
- 22.3 Provokationstests und Hauttestverfahren 572
- 22.4 Autoimmunkrankheiten (Autoaggressionskrankheiten) . . . 573
- 22.5 Fragen 574

23 Schock und Reanimation . . 577

- 23.1 Schweregrade des Schocks 578
- 23.2 Ablauf des Schocks 578
- 23.3 Schockarten 579
- 23.4 Reanimation (Herz-Lungen-Wiederbelebung) . . 582
- 23.5 Notfall (Bewusstlosigkeit, fehlende Atmung, Kreislaufstillstand) 586
- 23.6 Tod und Todeszeichen 589
- 23.7 Fragen 590

24 Onkologie 593

- 24.1 Biologisch-ganzheitliche Betrachtungsweise des Krebsgeschehens . . 594
- 24.2 Schulmedizinische Betrachtungsweise des Krebsgeschehens 594
- 24.3 Fragen 598

25 Psychische Erkrankung 599
- 25.1 Einleitung und Definition wichtiger Begriffe 600
- 25.2 Ausgewählte Erkrankungen des seelischen Erlebens 602
- 25.3 Fragen 610

26 Allgemeine Infektionslehre . 611
- 26.1 Grundbegriffe 612
- 26.2 Krankheitserreger 624
- 26.3 Abwehrsysteme des Körpers ... 630
- 26.4 Fragen 637

27 Infektionskrankheiten mit Behandlungsverbot für den Heilpraktiker 641
- 27.1 Behandlungsverbot aufgrund IfSG § 24 und § 6 Abs. 1 642
- 27.2 Behandlungsverbot aufgrund IfSG § 24 und § 7 (nur soweit unter § 6 nicht genannt) 665
- 27.3 Behandlungsverbot aufgrund IfSG § 24 und § 34 Abs. 1 (nur soweit vorstehend noch nicht genannt) 693
- 27.4 Sexuell übertragbare Krankheiten . 699

28 Sonstige Infektionskrankheiten 705
- 28.1 Erkrankungen durch Bakterien ... 706
- 28.2 Erkrankungen durch Viren 711
- 28.3 Erkrankungen durch Parasiten ... 716
- 28.4 Fragen 717

29 Blutentnahme und Injektionstechniken ... 719
- 29.1 Blutentnahme 720
- 29.2 Intravenöse Injektion 722
- 29.3 Intramuskuläre Injektion 722
- 29.4 Subkutane Injektion 726
- 29.5 Intrakutane Injektion 727
- 29.6 Entnahme von Kapillarblut 727
- 29.7 Beseitigung der gebrauchten Kanülen und Lanzetten 727
- 29.8 Fragen 728

30 Literatur 729

Index 731

1 Gesetzeskunde

1.1 Zulassung zum Heilpraktikerberuf 2
1.1.1 Heilpraktikergesetz (HPG) 3
1.1.2 Erste Durchführungsverordnung (1. DVO) zum Heilpraktikergesetz 5
Sonderfall: Tierheilpraktiker 6
Sonderfall: Heilkundliche Psychotherapie bzw. psychotherapeutischer Heilpraktiker 7
1.1.3 Richtlinien des Bundes und der Länder über die Zulassung zum Heilpraktikerberuf 7
Leitlinien des Bundes für die Überprüfung von Heilpraktikeranwärtern 7
Baden-Württemberg Heilpraktiker-Richtlinien (HP-RL) 9

1.2 Grenzen und Schranken für Heilpraktiker 15
1.2.1 Infektionsschutzgesetz (IfSG) 15
1.2.2 Arzneimittelgesetz (AMG) 27
1.2.3 Verordnung über verschreibungspflichtige Arzneimittel 29
1.2.4 Verordnung über homöopathische Arzneimittel 29
1.2.5 Betäubungsmittelgesetz (BtMG) 29
1.2.6 Gesetz über die Ausübung der Zahnheilkunde 30
1.2.7 Hebammengesetz 30
1.2.8 Gesetz zur Bekämpfung der Geschlechtskrankheiten 31
1.2.9 Untersuchungen und Blutproben bei strafbaren Handlungen 31
1.2.10 Leichen- und Bestattungswesen 31
1.2.11 Röntgenverordnung 32
1.2.12 Krebsregistergesetz 32

1.3 Allgemeine Regeln der Berufsausübung 32
1.3.1 Heilmittelwerbegesetz 32
1.3.2 Gesetz gegen den unlauteren Wettbewerb 34
1.3.3 Allgemeine Richtlinien zur Hygiene, Desinfektion und Sterilisation 34
Richtlinie für Krankenhaushygiene und Infektionsprävention 34
1.3.4 Hygieneverordnungen der Länder 38
1.3.5 Praxiseinrichtung 39
Anforderungen an die Praxiseinrichtung 39
Bauliche Anforderungen 39
Hygienische und arbeitsschutzrechtliche Anforderungen 40
1.3.6 Abfallbeseitigung 42
1.3.7 Rechtsverhältnis zwischen Heilpraktiker und Patient 43
Sorgfaltspflicht 44
Beratungs- und Aufklärungspflichten 44
Schweigepflicht/Datenschutz 45
Behandlungspflicht 45
1.3.8 Krankenkassen/Beihilfe 46
Das öffentlich-rechtlich organisierte Gesundheitswesen 46
Das privatrechtlich organisierte Gesundheitssystem 47
1.3.9 Gesetz über die Angleichung der Leistungen zur Rehabilitation 48
1.3.10 Leitung von Privatkrankenanstalten 48
1.3.11 Zusammenarbeit zwischen Ärzten und Heilpraktikern 48
1.3.12 Medizinprodukterecht 48
Medizinproduktegesetz (MPG) 49
Die Medizinprodukte-Betreiberverordnung 50
1.3.13 Eichrecht 52
1.3.14 Gesetze über den öffentlichen Gesundheitsdienst 53
Ländergesetze über den öffentlichen Gesundheitsdienst (ÖGDG) 53
1.3.15 Heilpraktiker-Berufsordnung 54

1.4 Fragen 58

1 Gesetzeskunde

In Gesetzeskunde müssen Sie „fit" sein: Zum einen stellt sie einen Schwerpunkt der Überprüfung durch das Gesundheitsamt dar, zum anderen ist es für die eigene Berufsausübung unverzichtbar, dass man die einschlägigen Rechtsnormen (Gesetze und Rechtsverordnungen) gut kennt. Es gibt Ihnen später in der Praxis ein Gefühl der Sicherheit, wenn Sie genau wissen, wo Ihre gesetzlichen Grenzen liegen, was Sie beachten müssen und was in bestimmten Fällen Ihre Rechte und Pflichten sind.

Zum Vorverständnis. Zu den wesentlichen Grundrechten in Deutschland gehört das verfassungsmäßig garantierte Recht aller Deutschen, Beruf, Arbeitsplatz und Ausbildungsstätte frei wählen zu können (Artikel 12 Abs. 1 des Grundgesetzes – künftig: GG). Dieses Recht auf freie Berufswahl wird ergänzt durch das Recht auf freie Berufsausübung (Art. 12 Abs. 2 GG). In diese Rechte darf nur durch ein Gesetz oder aufgrund eines Gesetzes eingegriffen werden.

Beim Eingriff „durch ein Gesetz …" erfolgt die einschränkende Regelung (Gebote, Verbote, Erlaubnisvorbehalte u. Ä.) *unmittelbar* durch das Gesetz selbst. So wird die freie Wahl des Berufes eines Heilpraktikers durch die Notwendigkeit einer vorherigen Erlaubnis nach § 1 Abs. 1 Heilpraktikergesetz (HPG) eingeschränkt. Aber auch bei einer Einschränkung „aufgrund eines Gesetzes" (durch Rechtsverordnung, Satzung oder behördliche Anordnung) muss hierfür letztendlich eine gesetzliche Grundlage bestehen. So ermächtigt § 7 HPG zum Erlass von Durchführungsverordnungen. Auch die – noch zu besprechende – Erste Durchführungsverordnung zum HPG, die das Zulassungsverfahren näher regelt, hat somit eine entsprechende gesetzliche Rechtsgrundlage. Eine nach der amtsärztlichen Überprüfung erteilte behördliche Erlaubnis – oder deren Versagung – ist daher ebenfalls „aufgrund eines Gesetzes" ergangen.

Gesetze entsprechen dem Auftrag des Grundgesetzes, die Gesellschaft weitgehend vor absehbaren Gefahren zu schützen. Für den Heilpraktikerberuf bedeutet dies, dass Einschränkungen, Ver- und Gebote sowie sonstige Pflichten sich stets auf ein hierzu ermächtigendes Gesetz stützen müssen! Im ersten Kapitel soll nun das rechtliche Umfeld für den Heilpraktiker aufgezeigt werden, dessen Kenntnis unverzichtbarer Bestandteil der vor der Heilpraktikerzulassung zu „überstehenden" amtsärztlichen Überprüfung ist.

Entsprechend der jeweiligen Zielsetzung dieser Rechtsregeln wird diese in drei Abschnitten dargestellt:

- Abschn. 1.1 Zulassung zum Heilpraktikerberuf,
- Abschn. 1.2 Grenzen und Schranken für Heilpraktiker,
- Abschn. 1.3 Allgemeine Regelungen der Berufsausübung.

Hierbei wird der Gesetzestext grau unterlegt, damit er sich deutlich von Erklärungen und Anmerkungen abhebt. Allgemeine Hintergrundinformationen, die nicht direkt überprüfungsrelevant sind und daher auch übersprungen werden können, werden in Kleinschrift wiedergegeben. Oft wird aus Gründen der besseren Verständlichkeit und Klarheit nur eine knappe Zusammenfassung der Rechtsnorm angegeben. Wer hier tiefer einsteigen will, sollte dann auf den jeweiligen Originalgesetzestext zurückgreifen. Zu beachten ist weiterhin, dass Gesetze und Verordnungen – leider – häufig ergänzt und abgewandelt werden.

1.1 Zulassung zum Heilpraktikerberuf

Das wichtigste Gesetz für den Heilpraktiker ist das *Heilpraktikergesetz* vom 17.02.1939 und die dazugehörende „Erste Durchführungsverordnung zum Gesetz über die berufsmäßige Ausübung der Heilkunde ohne Bestallung" (künftig: 1. DVO). Beide sind auch heute noch die Rechtsgrundlage für die Ausübung der Heilkunde durch Nichtärzte. Diese beiden Rechtsnormen sollten Sie ganz genau kennen.

1.1.1 Heilpraktikergesetz (HPG)

 Gesetz über die berufsmäßige Ausübung der Heilkunde ohne Bestallung (Heilpraktikergesetz)

vom 17.02.1939 (RGBl. 1 S. 251) zuletzt geändert durch Gesetz vom 23.10.2001 BGBl. I S. 2702

§ 1
(1) Wer die Heilkunde, ohne als Arzt bestallt zu sein, ausüben will, bedarf dazu der Erlaubnis.

(2) Ausübung der Heilkunde im Sinne dieses Gesetzes ist jede berufs- oder gewerbsmäßig vorgenommene Tätigkeit zur Feststellung, Heilung oder Linderung von Krankheiten, Leiden oder Körperschäden bei Menschen, auch wenn sie im Dienste von anderen ausgeübt wird.

(3) Wer die Heilkunde ... ausüben will, erhält die Erlaubnis nach Maßgabe der Durchführungsbestimmungen, er führt die Berufsbezeichnung „Heilpraktiker".

§ 2
(1) Wer die Heilkunde, ohne als Arzt bestallt zu sein, bisher berufsmäßig nicht ausgeübt hat, kann eine Erlaubnis nach § 1 in Zukunft erhalten.

(2) ...

§ 3
Die Erlaubnis nach § 1 berechtigt nicht zur Ausübung der Heilkunde im Umherziehen.

§ 4
(außer Kraft)

§ 5
Wer, ohne zur Ausübung des ärztlichen Berufs berechtigt zu sein und ohne eine Erlaubnis nach § 1 zu besitzen, die Heilkunde ausübt, wird mit Freiheitsstrafe bis zu einem Jahr oder mit Geldstrafe bestraft.

§ 5a
(1) Ordnungswidrig handelt, wer als Inhaber einer Erlaubnis nach § 1 die Heilkunde im Umherziehen ausübt.

(2) Die Ordnungswidrigkeit kann mit einer Geldbuße bis zu 2.500,– Euro geahndet werden.

§ 6
(1) Die Ausübung der Zahnheilkunde fällt nicht unter die Bestimmungen dieses Gesetzes.

(2) ...

§ 7
(1) Der Reichsminister des Innern erlässt die zur Durchführung dieses Gesetzes erforderlichen Rechts- und Verwaltungsvorschriften.

§ 8
(1) Dieses Gesetz tritt am Tage nach der Verkündung in Kraft.

(2) Gleichzeitig treten § 56a Abs. 1 Nr. 1 und § 148 Abs. 1 Nr. 7a der Reichsgewerbeordnung, soweit sie sich auf die Ausübung der Heilkunde im Sinne dieses Gesetzes beziehen, außer Kraft.

Anmerkungen zum Heilpraktikergesetz

Geschichtliches. Ziel des Heilpraktikergesetzes ist es, die Volksgesundheit (Begriff ist dem HPG entnommen und umfasst die Gesundheitsvorsorge für den einzelnen Patienten und für die Bevölkerung allgemein) zu schützen. Vor Erlass des Gesetzes bestand allgemein Kurierfreiheit, das heißt, jeder durfte die Heilkunde ausüben. Dies führte dazu, dass neben wirklich Heilkundigen auch viele „Quacksalber" das Land durchzogen, die ihren Patienten teilweise beträchtliche Schäden zufügten. Dieser Missstand sollte durch das Heilpraktikergesetz im Jahre 1939 behoben werden, mit dem man die Heilpraktikerschaft gänzlich abschaffen wollte. Die Heilkunde sollte grundsätzlich nur noch durch Ärzte ausgeübt werden. Lediglich den Heilpraktikern, die diesen Beruf schon ausübten, wollte man dies – um ihren Besitzstand zu wahren – auch weiterhin gestatten. Neue Heilpraktiker sollten jedoch nicht mehr zugelassen werden. Darüber hinaus mussten alle Heilpraktikerschulen und -ausbildungsstätten geschlossen werden. Letzteres wurde im Jahre 1964 als ungültig erklärt, da dies von den Gerichten als nicht vereinbar mit dem Recht auf freie Berufsausübung gesehen wurde. Damit wurde jedoch das ursprüngliche Ziel des Gesetzes, den Heilpraktikerstand insgesamt zu beseitigen, ins Gegenteil verkehrt, denn das HPG gibt nunmehr einem Heilpraktikeranwärter einen Rechtsanspruch auf die Erlaubniserteilung, sofern keine der in der 1. DVO aufgezählten Versagungsgründe vorliegen.

Zu § 1. Das Heilpraktikergesetz versteht unter *Ausübung der Heilkunde* „jede selbständige berufs- oder gewerbsmäßig vorgenommene Tätigkeit zur Feststellung, Heilung oder Linderung von Krankheiten, Leiden oder Körperschäden beim *Menschen*" (hinsichtlich der tierheilpraktischen Tätigkeit bitte Sonderfall: „Tierheilpraktiker" im Abschn. 1.1.2 beachten). Durch eine solche Tätigkeit kann ein gesundheitlicher Schaden verursacht werden, und zwar durch fehlerhafte Diagnose, durch eine nicht fachgerecht durchgeführte Therapie oder indem eine notwendige fachgerechte medizinische Behandlung verzögert wird.

Beispiel. Ein Patient leidet an Kopfschmerzen und ein Heilpraktiker behandelt mit Fußreflexzonenmassage oder Geistheilung auf Spannungskopfschmerz und übersieht, dass es sich um einen Hirntumor handelt. Hier wurde eine falsche Diagnose erstellt und eine notwendige medizinische Behandlung verzögert. Hierdurch könnte sich der Tumor derart vergrößern, dass er inoperabel geworden ist. Daraus wird deutlich, dass auch „sanfte" Heilweisen, wie Fußreflexzonenmassage, Geistheilung, Farb- oder Gesprächstherapie diagnostisches Wissen voraussetzen und deshalb auch unter die Erlaubnispflicht des Heilpraktikergesetzes fallen.

Das Heilpraktikergesetz lässt die Wahl der Therapiemethode unberührt (allgemeine Therapiefreiheit). Dies gilt jedoch dann nicht, wenn ein Heilpraktiker nur die heilkundliche Psychotherapie ausübt und aus diesem Grund auch nur eine eingeschränkte Kenntnisüberprüfung erfolgt ist (siehe „Sonderfall heilkundliche Psychotherapie" im Abschn. 1.1.2). Ansonsten darf der Heilpraktiker im Rahmen seiner Kurierfreiheit alle heilkundlichen Methoden und Therapien, unbeschadet ihrer Gefährlichkeit, anwenden, soweit er sie beherrscht (Sorgfaltspflicht!) und keine anderen Gesetze und Verordnungen dem entgegenstehen. Wendet der Heilpraktiker Verfahren an, die er nicht beherrscht, kann das – neben möglichen zivilrechtlichen (Schadensersatz) und strafrechtlichen Folgen – auch zur Rücknahme der Erlaubnis führen, weil ein solches Verhalten eine Gefahr für die Volksgesundheit darstellt (§§ 7, 2 Abs. 1i, 1. DVO).

Zu § 1 (2). *Berufsmäßig* handelt, wer die Absicht hat, die heilkundliche Tätigkeit zu wiederholen und sie dadurch zu einer dauernden oder wiederkehrenden Beschäftigung zu machen. Dabei ist es unerheblich, ob die Tätigkeit entgeltlich oder unentgeltlich, bei einem begrenzten Personenkreis (z. B. Freundeskreis) oder allgemein öffentlich durchgeführt wird.

Gewerbsmäßig handelt, wer die Heilkunde gegen Entgelt ausübt. Dazu zählt auch, wenn man für seine Tätigkeit „Naturalien" oder Ähnliches erhält.

Hilfeleistungen in Unglücks- und Notfällen, zu denen grundsätzlich jeder verpflichtet ist (§ 330c StGB), fallen nicht unter die Bestimmungen des Heilpraktikergesetzes (➔ „Behandlungspflicht" im Abschn. 1.3.7).

Zu § 1 (3). Der Heilpraktiker ist verpflichtet, die *Berufsbezeichnung Heilpraktiker* zu führen. Frauen können sich selbstverständlich als „Heilpraktikerin" bezeichnen. Zu der Berufsbezeichnung Heilpraktiker/Heilpraktikerin hat man das Recht und die Pflicht. Daneben besteht das Recht, Heilverfahren (z. B. Homöopathie) auf dem Praxisschild, dem Briefpapier und den Rezepten anzugeben. Hierbei dürfen aber keine irreführenden „arztähnlichen Bezeichnungen" geführt werden wie zum Beispiel Homöopath.

Dies gilt jedoch nicht für die eingeschränkte Heilpraktikerzulassung zur Ausübung der heilkundlichen Psychotherapie. Der psychotherapeutische Heilpraktiker darf weder die allgemeine Bezeichnung „Heilpraktiker" noch die den approbierten ärztlichen oder psychologischen Psychotherapeuten vorbehaltene Bezeichnung „Psychotherapeut" führen, da dieser Begriff gesetzlich geschützt ist und seine unbefugte Benutzung daher irreführend wäre. Hier ist eine klarstellende Berufsbezeichnung, wie zum Beispiel „psychotherapeutischer Heilpraktiker" zu wählen.

Zu § 2 (1). Jeder, der die *Zulassungsvoraussetzungen* nach § 2 der 1. DVO erfüllt, hat einen Rechtsanspruch auf die Erlaubniserteilung.

Zu § 3. Der Heilpraktiker muss einen *festen Praxissitz* haben, an dem er mit seinen Patienten in Kontakt treten kann. Er darf aber eine feste Zweigpraxis unterhalten und bei seinen Patienten auf Anforderung Hausbesuche machen.

Es genügt nicht, als festen Wohnsitz einen Raum, der ansonsten andersartig genutzt wird, beispielsweise einen Gaststättennebenraum, anzumieten und diesen als „Sprechzimmer" zu nutzen.

Zu § 6. Wer die Heilpraktikererlaubnis hat, besitzt damit jedoch nicht die Erlaubnis zur Ausübung der *Zahnheilkunde*. Diese ist den Zahnärzten vorbehalten und im „Gesetz über die Ausübung der Zahnheilkunde" gesondert geregelt (➔ Abschn. 1.2.3).

1.1.2 Erste Durchführungsverordnung (1. DVO) zum Heilpraktikergesetz

§ Erste Durchführungsverordnung zum Gesetz über die berufsmäßige Ausübung der Heilkunde ohne Bestallung (Heilpraktikergesetz)

vom 18.02.1939 (RGBl. 1 S. 259) i.d.F. vom 18.04.1975 (BGBl. 1 S. 967) zuletzt geändert durch VO vom 4.12.2002, BGBl. I; S. 4456

(Auszugsweise)

§ 2

(1) Die Erlaubnis wird nicht erteilt,
a) wenn der Antragsteller das 25. Lebensjahr nicht vollendet hat,
b) (aufgehoben),
c) (aufgehoben),
d) wenn er nicht mindestens abgeschlossene Volksschulbildung nachweisen kann,
e) (außer Kraft),
f) wenn sich aus Tatsachen ergibt, dass ihm die sittliche Zuverlässigkeit fehlt, insbesondere, wenn schwere strafrechtliche oder sittliche Verfehlungen vorliegen,
g) wenn er in gesundheitlicher Hinsicht zur Ausübung des Berufs ungeeignet ist,
h) (unwirksam),
i) wenn sich aus einer Überprüfung der Kenntnisse und Fähigkeiten des Antragstellers durch das Gesundheitsamt ergibt, dass die Ausübung der Heilkunde durch den Betreffenden eine Gefahr für die Volksgesundheit bedeuten würde.

(2) (gestrichen)

§ 3

(1) Über den Antrag entscheidet die untere Verwaltungsbehörde im Benehmen mit dem Gesundheitsamt.

(2) Der Bescheid ist dem Antragsteller und der zuständigen Ärztekammer zuzustellen, das Gesundheitsamt erhält Abschrift des Bescheides. Der ablehnende Bescheid ist mit Gründen zu versehen.

(3) Gegen den Bescheid können der Antragsteller und die zuständige Ärztekammer binnen eines Monats Widerspruch einlegen. Über diesen entscheidet die höhere Verwaltungsbehörde nach Anhörung eines Gutachterausschusses (§ 4).

§ 4

(1) Der Gutachterausschuss besteht aus einem Vorsitzenden, der weder Arzt noch Heilpraktiker sein darf, aus zwei Ärzten sowie aus zwei Heilpraktikern. ... Die Landesregierungen werden ermächtigt, durch Rechtsverordnung die zuständige Behörde abweichend von Satz 1 zu bestimmen. Sie können diese Ermächtigung auf Oberste Landesbehörden übertragen.

(2) Für mehrere Bezirke höherer Verwaltungsbehörden kann ein gemeinsamer Gutachterausschuss gebildet werden.

§ 7

(1) Die Erlaubnis ist durch die höhere Verwaltungsbehörde zurückzunehmen, wenn nachträglich Tatsachen eintreten oder bekannt werden, die eine Versagung der Erlaubnis nach § 2 Abs. 1 rechtfertigen würden. Die Landesregierungen werden ermächtigt, durch Rechtsverordnung die zuständige Behörde abweichend von Satz 1 zu bestimmen. Sie können diese Ermächtigung auf Oberste Landesbehörden übertragen.

(2) (gestrichen)

(3) Vor Zurücknahme der Erlaubnis nach Abs. 1 ist der Gutachterausschuss (§ 4) zu hören.

(4) (gestrichen)

Anmerkungen zur 1. DVO

Zu § 2

Voraussetzungen für die HP-Erlaubnis:	erforderliche Nachweise
mindestens 25 Jahre alt	Geburtsurkunde
abgeschlossene Volksschulbildung	Zeugnis
sittliche Zuverlässigkeit	polizeiliches Führungszeugnis
gesundheitliche Eignung	ärztliches Attest
keine Gefahr für die Volksgesundheit	Zulassungsüberprüfung

Zu § 2 (1) b. Mit Entscheidung vom 10.05.1988 hat das Bundesverfassungsgericht § 2 (1) b insgesamt als verfassungswidrig aufgehoben, so dass nun auch *Ausländer* die Erlaubnis zur Ausübung der Heilkunde in Deutschland erhalten können, sofern sie eine Aufenthalts- und Arbeitserlaubnis als Selbstständige haben. An dieser Stelle sei auch darauf hingewiesen, dass mittlerweile auch Frankreich und die Schweiz die Möglichkeit der Ausübung des Berufes als Heilpraktiker ermöglichen. Die nähere Ausgestaltung der Berufsausübungsvoraussetzungen ist derzeit in Bewegung und sollte daher aktuell von den jeweiligen Präfekturen bzw. Kantonsverwaltungen erfragt werden.

Zu § 2 (1) f. Im Grundsatz gilt derjenige als *sittlich zuverlässig*, der sich gesetzestreu verhält. Der Nachweis erfolgt hierzu über das polizeiliche Führungszeugnis. Aber nicht jeder Eintrag reicht hier aus, um eine Unzuverlässigkeit im Sinne dieser Vorschrift anzunehmen. Maßgebend ist, ob eine ausreichende Gewähr für eine zukünftige, ordnungsgemäße Berufsausübung besteht.

Zu § 2 (1) g. Der Nachweis der *Eignung* erfolgt über ein ärztliches Attest.

Zu § 2 (1) i. Die *Kenntnisüberprüfung* wurde durch § 1 der Zweiten Durchführungsverordnung zum Heilpraktikergesetz am 03.07.1941 eingeführt. Zweck der Überprüfung ist es, festzustellen, ob der zu Überprüfende eine „*Gefahr für die Volksgesundheit*" darstellt oder nicht. Deshalb muss sich die Überprüfung vor allem darauf konzentrieren, ob der zu Überprüfende weiß, welche Patienten er behandeln darf und welche er an einen Arzt verweisen muss. Weiterhin hat das Gesundheitsamt festzustellen, ob sich der Heilpraktiker-Anwärter von seiner charakterlichen Einstellung her an die ihm gesetzten Grenzen halten wird.

> Bei der Überprüfung muss nachgewiesen werden, dass man seinen Patienten **nicht schaden** wird, nicht jedoch, dass man ihnen nützen wird.

Zu § 3 (1). Hier wird die sachliche *Zuständigkeit* der Behörde geregelt. Die örtliche Zuständigkeit ergibt sich aus den Verwaltungsverfahrensgesetzen der Länder. Danach ist diejenige *untere Verwaltungsbehörde* (und dasjenige Gesundheitsamt) zuständig, in deren Bezirk der Beruf erstmalig *ausgeübt*, d.h. wo erstmals eine Praxis eröffnet werden soll.

Sonderfall: Tierheilpraktiker

Wer als Tierheilpraktiker arbeiten möchte, benötigt hierfür *keine* staatliche Erlaubnis.

Die Berufsausübung des Tierheilpraktikers ist jedoch durch eine Vielzahl von allgemeinen Gesetzen eingeschränkt, zum Beispiel durch das Arzneimittel-, Tierseuchen-, Tierschutz- und Betäubungsmittelrecht.

- **Das Arzneimittel- und Betäubungsmittelgesetz:** Der Tierheilpraktiker darf im Rahmen seiner Tätigkeit verschreibungspflichtige Arzneien und Betäubungsmittel nicht erwerben, nicht anwenden und nicht abgeben. Er darf keine Impfungen vornehmen, außer prophylaktischen Impfungen gegen Aufzuchtkrankheiten bei Ferkeln, Kälbern, Geflügel und anderen Tieren, sofern die Seren nicht zur Bekämpfung von Tierseuchen dienen.
- **Das Tierseuchengesetz:** Die Behandlung von meldepflichtigen Tierseuchen ist ihm untersagt.
- **Das Tierschutzgesetz:** An einem Wirbeltier darf ohne Betäubung kein mit Schmerzen verbundener Eingriff vorgenommen werden. Die Betäubung ist von einem Tierarzt vorzunehmen. Ausnahmen ergeben sich aus § 5.

Die Ausbildung erfolgt an *privaten* Instituten. Eine staatlich geregelte Ausbildung gibt es nicht, denn die Einführung einer staatlich anerkannten Ausbildung als Voraussetzung für die Ausübung des Berufs würde nach einer entsprechenden Erklärung der Bundesregierung „einen Eingriff in das Grundrecht auf Berufsfreiheit aus Artikel 12 des Grundgesetzes" darstellen. Die Bundesregierung sah bislang auch keinen Bedarf zur Schaffung einer gesetzlichen Grundlage, „weil kein öffentliches Interesse für eine gesetzliche Regelung für diese relativ kleine Berufsgruppe" gesehen wird.

Die Ausübung der Heilkunde für Tiere erfordert gute Diagnosekenntnisse und gute Kenntnisse der verschiedenen Behandlungsmethoden um den berechtigten Erwartungen der Kunden und den gesetzlichen Ansprüchen an die „Einhaltung der verkehrsüblichen Sorgfalt" gerecht werden zu können. Bei Verletzung dieser „verkehrsüblichen

Sorgfalt" setzt sich der Tiertherapeut dem Risiko eines Schadensersatzanspruches aus und er kann auch strafrechtlich wegen „Sachbeschädigung" und eines Verstoßes gegen das Tierschutzgesetz verfolgt werden. Nur bei intensiver, qualifizierter und praxisbezogener Ausbildung durch eine entsprechend seriöse Ausbildungsstätte kann der Tierheilpraktiker diesen Ansprüchen gerecht werden.

Sonderfall: Heilkundliche Psychotherapie bzw. psychotherapeutischer Heilpraktiker

Wer selbständig heilkundlich-psychotherapeutisch tätig sein will, muss entweder Arzt, bzw. Diplompsychologe sein, oder nach dem Heilpraktikergesetz hierfür zugelassen sein.

Durch das am 01.01.1999 in Kraft getretene Psychotherapeutengesetz (PsychThG) vom 16.06.1998 (BGBl. I S 1311) ist die Berufsbezeichnung „Psychotherapeut" geschützt und daher ausschließlich approbierten ärztlichen oder psychologischen Psychotherapeuten vorbehalten. Das unbefugte Führen dieser Berufsbezeichnung ist unter Strafe gestellt. Dies hat voraussichtlich auch Auswirkungen auf ähnliche Berufsbezeichnungen, zum Beispiel „Heilpraktischer Psychotherapeut, psychotherapeutischer Heilpraktiker", die daher ersetzt werden sollten durch „Psychologischer Berater, Psychotherapie nach dem Heilpraktikergesetz" oder „Heilpraktiker – eingeschränkt für den Bereich Psychotherapie". Das PsychThG hat jedoch keine sonstigen Auswirkungen auf die zulässige Tätigkeit von psychologisch tätigen Heilpraktikern, wie das Bundesverfassungsgericht in einem Beschluss vom 28.07.1999 ausgeführt hat.

Die Frage der Zulassung der Ausübung der heilkundlichen Psychotherapie durch Heilpraktiker wird derzeit in den Bundesländern noch unterschiedlich beantwortet. Zumindest in Baden-Württemberg, Bayern, Hamburg, Hessen, Mecklenburg-Vorpommern, Niedersachsen, Sachsen, Saarland, Rheinland-Pfalz und Thüringen werden – nach Auskunft der Gesundheitsverwaltungen – Heilpraktikerzulassungen für den Bereich Psychotherapie auch künftig möglich sein („kleine Heilpraktikerzulassung").

Die Voraussetzungen der Zulassung richten sich auch hier nach § 1 des Heilpraktikergesetzes und der 1. DVO. Das Zulassungsverfahren ist im folgenden Abschn. 1.1.3 näher dargestellt.

1.1.3 Richtlinien des Bundes und der Länder über die Zulassung zum Heilpraktikerberuf

Grundsätzlich sind zwar die einzelnen Bundesländer für die Zulassung zum Heilpraktikerberuf zuständig, um jedoch das Zulassungsverfahren möglichst bundeseinheitlich zu gestalten, hat das Bundesministerium für Gesundheit 1992 Leitlinien für die Überprüfung von Heilpraktikeranwärtern erstellt, auf deren Grundlage die einzelnen Bundesländer ihrerseits Verwaltungsvorschriften für die Durchführung des Zulassungsverfahrens erlassen haben. Nachfolgend sind sowohl die Leitlinien des Bundes und die (weil derzeit auf dem aktuellsten Stand) Richtlinie des Landes Baden-Württemberg angeführt.

Leitlinien des Bundes für die Überprüfung von Heilpraktikeranwärtern

(auszugsweise)

gemäß § 2 Abs. 1 Buchstabe i der Ersten Durchführungsverordnung zum Heilpraktikergesetz. Bundesministerium für Gesundheit 315-4334-3/4

Bonn, den 2. September 1992

I. Rechtslage

Im Rahmen des Verfahrens über einen Antrag auf Erteilung einer Erlaubnis nach § 1 Abs. 1 des Heilpraktikergesetzes (HBG) vom 17. Februar 1939 (RGB. I S. 251 – BGB. III 2122–2), geändert durch Gesetz vom 2. März 1974 (BGBl. I S. 469), ist gemäß § 2 Abs. 1 Buchst. i) der Ersten DVO zum HPG vom 18. Februar 1939 (RGBl. I S. 259 – BGBl. III 2122-2-1) zuletzt geändert durch Verordnung vom 18. April 1975 (BGBl. I S. 967), eine Überprüfung des Heilpraktikeranwärters durch das Gesundheitsamt durchzuführen.

Nach der genannten Vorschrift ist die Erlaubnis zu versagen, wenn sich aus einer Überprüfung der Kenntnisse und Fähigkeiten des Antragstellers durch das Gesundheitsamt ergibt, dass die Ausübung der Heilkunde durch den Betreffenden eine Gefahr für die Volksgesundheit bedeuten würde.

Die Überprüfung dient der Abwehr von Gefahren für die Gesundheit einzelner Bürger und der Bevölkerung.

Sie ist keine Prüfung im Sinne einer Leistungskontrolle zur Feststellung einer bestimmten Qualifikation. Daraus folgt, dass sie sich auf die Feststellung beschränken muss, ob der Stand der Kenntnisse und Fähigkeiten des Antragstellers keine Anhaltspunkte dafür bietet, dass eine heilkundliche Tätigkeit durch ihn zu Schäden an der menschlichen Gesundheit führen könnte. In diesem Rahmen muss sie allerdings die wesentlichen Gegenstände umfassen, die für eine solche Feststellung relevant sind. Diese bedingt, dass neben der Kenntnis der einschlägigen gesundheitsrechtlichen Vorschriften auch solche fachlichen Grundlagenkenntnisse der Medizin zu überprüfen sind, ohne deren Beherrschung heilkundliche Tätigkeit leicht mit Gefahren für die menschliche Gesundheit verbunden sein können. Aufgrund der Überprüfung muss insbesondere auch festgestellt werden können, ob der Antragsteller die Grenzen seiner Fähigkeit und der Handlungskompetenz des Heilpraktikers klar erkennt, sich der Gefahr bei einer Überschreitung dieser Grenzen bewusst und bereit ist, sein Handeln entsprechend einzurichten.

II. Verfahren bei der Überprüfung

1. Zuständigkeit der Überprüfung

Eine bundesweit an einheitlichen Maßstäben ausgerichtete Überprüfung ist notwendig. Um dieses Ziel zu erreichen, wird die Durchführung der Überprüfung zentralisiert. Eine solche Zentralisierung gibt es in einigen Ländern bereits seit längerer Zeit. Für kleinere Länder empfiehlt es sich, die Überprüfung auf ein bestimmtes Gesundheitsamt zu konzentrieren. In größeren Ländern erscheint es zweckmäßig, hierfür einige wenige Gesundheitsämter – ein Gesundheitsamt je Regierungsbezirk – zu bestimmen.

Für eine entsprechende Organisation sprechen positive Erfahrungen in mehreren Ländern.

Eine Konzentration der Überprüfung auf ein Gesundheitsamt bzw. einige wenige Gesundheitsämter pro Land kann am ehesten gewährleisten, dass die Überprüfungen formell und inhaltlich landeseinheitlich durchgeführt werden. Bei der Ansiedlung der Überprüfungen bei einem Gesundheitsamt ist dies zwangsläufig. Aber auch bei einer Konzentration auf einige wenige Gesundheitsämter kann eine landeseinheitliche Handhabung realisiert werden, weil eine Abstimmung unter wenigen Gesundheitsämtern ohne größere Schwierigkeiten möglich ist. Wird in jedem Land einheitlich verfahren, ist das Ziel einer ländereinheitlichen Überprüfungspraxis durch Abstimmung unter den Ländern unschwer erreichbar.

2. Durchführung der Überprüfung

2.1 Die Überprüfung besteht aus einem schriftlichen und einem mündlichen Teil.

2.2 Der schriftliche Teil der Überprüfung wird vor dem mündlichen Teil durchgeführt.

2.3 Im schriftlichen Teil der Überprüfung werden dem Antragsteller vom Amtsarzt 60 bis 80 Fragen schriftlich zur Beantwortung gestellt. Für neun Zehntel der Fragen ist das Antwort-Wahl-Verfahren anzuwenden. Für das restliche Zehntel sind Fragen zu wählen, die in Form einer wörtlichen Darlegung zu beantworten sind.

Die Fragen sind klar und verständlich zu formulieren und auf den Bereich der unerlässlichen Kenntnisse zu beschränken. Dem Antragsteller stehen für die Beantwortung einer Frage nach dem Antwort-Wahl-Verfahren zwei Minuten, für die Beantwortung einer Frage durch eine wörtliche Darlegung vier Minuten zur Verfügung.

Antragsteller, die mindestens drei Viertel von Hundert der im Antwort-Wahl-Verfahren zu beantwortenden Fragen und drei Viertel der in wörtlicher Darlegung zu beantwortenden Fragen zutreffend beantwortet haben, werden zur Fortsetzung der Überprüfung im mündlichen Teil zugelassen.

Falls der Antragsteller den Anforderungen des schriftlichen Teils nicht gerecht wird, wird die Überprüfung abgebrochen und festgestellt, dass angenommen werden muss, dass die Ausübung der Heilkunde durch den Antragsteller eine Gefahr für die Volksgesundheit bedeuten würde. Der Amtsarzt teilt dies der für die Erteilung der Erlaubnis zuständigen Behörde mit. Das gleiche gilt, wenn beim Antragsteller während der schriftlichen Überprüfung Täuschungsversuche oder sonstige Unregelmäßigkeiten festgestellt werden.

2.4 Die mündliche Überprüfung dauert mindestens 15 und höchstens 45 Minuten. Es kann in Gruppen mit bis zu vier Antragstellern geprüft werden.

Die mündliche Überprüfung wird vom Amtsarzt und einem von ihm zu berufenden gutachtlich mitwirkenden Heilpraktiker durchgeführt. Der Amtsarzt kann einen weiteren, ebenfalls von ihm zu berufenden gutachtlich mitwirkenden Heilpraktiker hinzuziehen. Die Berufsverbände der Heilpraktiker können dem Amtsarzt Heilpraktiker für die Teilnahme an der Überprüfung vorschlagen.

Im mündlichen Teil der Überprüfung sind die gestellten Fragen vom Antragsteller in freier Form zu beantworten. Dem Antragsteller soll auch eine praktische Aufgabe gestellt werden, die er in Anwesenheit aller Mitglieder des Überprüfungsgremiums zu erledigen hat.

Über die mündliche Prüfung ist eine Niederschrift zu fertigen, aus der Gegenstand, Ablauf und Ergebnis der Überprüfung, die gutachtliche Stellungnahme des gutachtlich beteiligten Heilpraktikers bzw. die gutachtlichen Stellungnahmen der gutachtlich beteiligten Heilpraktiker und gegebenenfalls vorgekommene Unregelmäßigkeiten hervorgehen.

Aufgrund des Ergebnisses der mündlichen Überprüfung entscheidet der Amtsarzt nach Anhören des gutachtlich beteiligten Heilpraktikers bzw. der gutachtlich beteiligten Heilpraktiker, ob beim Antragsteller Anhaltspunkte dafür vorliegen, dass die Ausübung der Heilkunde durch ihn eine Gefahr für die Volksgesundheit bedeuten würde. Er teilt die getroffene Entscheidung mit dem Ergebnis der schrift-

lichen Überprüfung der für die Erlaubniserteilung zuständigen Behörde mit.
Der Amtsarzt unterrichtet den Antragsteller über das Ergebnis der Überprüfung.

3. **Inhalt der Überprüfung.** Die Überprüfung der Kenntnisse und Fähigkeiten des Antragstellers dient der Feststellung, ob beim Antragsteller Anhaltspunkte dafür vorliegen, dass die Ausübung der Heilkunde durch ihn eine Gefahr für die Volksgesundheit bedeuten würde. Unter diesem Aspekt sind in der Überprüfung die nachfolgenden genannten Gegenstände zu behandeln. Dabei ist insbesondere auch darauf zu achten, ob der Antragsteller die Grenzen seiner Befähigung und der Handlungskompetenzen eines Heilpraktikers klar erkennt, sich der Gefahren bei einer Überschreitung dieser Grenzen bewusst und bereit ist, sein Handeln entsprechend einzurichten. Gegenstände der Überprüfung:

- Berufs- und Gesetzeskunde einschließlich rechtliche Grenzen der Ausübung der Heilkunde ohne Approbation als Arzt.
- Grenzen und Gefahren diagnostischer und therapeutischer Methoden des Heilpraktikers.
- Grundkenntnisse der Anatomie, pathologischen Anatomie, Physiologie und Pathophysiologie.
- Grundkenntnisse in der allgemeinen Krankheitslehre, Erkennung und Unterscheidung von Volkskrankheiten, insbesondere der Stoffwechselkrankheiten, der Herz-Kreislauf-Krankheiten, der degenerativen Erkrankungen sowie der übertragbaren Krankheiten.
- Erkennung und Erstversorgung akuter Notfälle und lebensbedrohender Zustände.
- Technik der Anamneseerhebung; Methoden der unmittelbaren Krankenuntersuchung (Inspektion, Palpation, Perkussion, Auskultation, Reflexprüfung, Puls- und Blutdruckmessung),
- Praxishygiene, Desinfektion/Sterilisation,
- Injektions- und Punktionstechniken,
- Deutung grundlegender Laborwerte.

§ Baden-Württemberg Heilpraktiker-Richtlinien (HP-RL) – Richtlinien des Sozialministeriums zur Durchführung des Heilpraktikergesetzes (Heilpraktiker-Richtlinien-HP-RL)

vom 21. November 2003 – Az.: 55-5418-2.16

Zielsetzung

Das Heilpraktikergesetz vom 17. Februar 1939 (RGBl. I S. 251), zuletzt geändert durch Artikel 15 des Gesetzes vom 23. Oktober 2001 (BGBl. I S. 2702), räumt Heilpraktikerinnen und Heilpraktikern im Rahmen der entsprechende Erlaubnis, ungeachtet zivil- und strafrechtlicher Verantwortung, die Ausübung von heilkundlichen Befugnissen ein. Hierfür ist eine staatlich anerkannte Fachqualifikation nicht vorgesehen. Umso mehr liegt es im Interesse des (vorbeugenden) gesundheitlichen Gefahrenschutzes, die berufliche Zuverlässigkeit der Heilpraktikerinnen und Heilpraktiker sicherzustellen. Bereits bei der Erlaubniserteilung sind daher unabweisbare Mindestanforderungen zu erfüllen, um eine Beeinträchtigung der Gesundheit behandelter Personen zu vermeiden.

Im Einzelnen wird zum Vollzug des Heilpraktikergesetzes und der Ersten Durchführungsverordnung zum Heilpraktikergesetz (im Folgenden Erste DVO genannt) vom 18. Februar 1939 (RGBl. I S. 259), zuletzt geändert durch Artikel 2 der Verordnung vom 4. Dezember 2002 (BGBl. I S. 4456), Folgendes bestimmt:

1. Erfordernis der Erlaubnis

1.1 Wer die Heilkunde ausüben will, ohne als Ärztin oder Arzt approbiert oder Inhaber einer Erlaubnis im Sinne des § 2 Abs. 2 und § 10 der Bundesärzteordnung zu sein, bedarf der Erlaubnis nach § 1 Abs. 1 des Heilpraktikergesetzes.

„Ausübung der Heilkunde ist jede berufs- oder gewerbsmäßig vorgenommene Tätigkeit zur Feststellung, Heilung oder Linderung von Krankheiten, Leiden oder Körperschäden bei Menschen, auch wenn sie im Dienst von anderen ausgeübt wird" (§ 1 Abs. 2 des Heilpraktikergesetzes). Liegen diese Voraussetzungen vor, wird nach ständiger Rechtsprechung die Heilkunde allerdings nur dann ausgeübt, wenn die Tätigkeit nach allgemeiner Auffassung ärztliche beziehungsweise medizinische Fachkenntnisse erfordert.

Ob solche Fachkenntnisse im konkreten Einzelfall erforderlich sind, ist einmal vom Ziel, von der Methode und der Art der Tätigkeit abhängig, zum anderen kann aber auch die Beurteilung, ob die konkrete Behandlung begonnen werden darf, solche Fachkenntnisse erfordern. Entscheidend ist stets, ob die Tätigkeit ihrer Methode nach oder, weil ihre sachgerechte Anwendung eine hinreichende diagnostische Abklärung voraussetzt, in den Händen Unberufener gesundheitliche Schäden verursachen kann. Demnach ist nicht jede Tätigkeit, auf die die Legaldefinition des § 1 Abs. 2 des Heilpraktikergesetzes zutrifft, Ausübung der Heilkunde. Andererseits kann sie, wie im Fall von Eingriffen zu kosmetischen Zwecken, bei Fehlen eines krankhaften Zustandes, also bei Maßnahmen am gesunden Menschen, gleichwohl vorliegen.

Bestehen Zweifel, ob es sich bei einer beabsichtigten Tätigkeit um die Ausübung von Heilkunde handelt, ist die Stellungnahme des zuständigen Regierungspräsidiums einzuholen. Vor Abgabe der Stellungnahme kann der Landespsychotherapeutenkammer und der Landesärztekammer Gelegenheit zur Äußerung gegeben werden.

1.2 Einer Erlaubnis nach § 1 Abs. 1 des Heilpraktikergesetzes bedürfen auch Personen, die in eigener Verantwortung und ohne den Weisungen einer zur Ausübung der Heilkunde befugten Person zu unterliegen, psychotherapeutische Tätigkeiten ausüben (BVerwG, Urteil vom 10. Februar 1983, BVerwGE 66, 367; NJW 1984, S. 1414). Dies gilt nicht, soweit die psychotherapeutische Tätigkeit auf Grund einer Berechtigung zur Berufsausübung nach dem Psychotherapeutengesetz (PsychThG) vom 16. Juni 1998 (BGBl. I S. 1311) in der jeweils geltenden Fassung ausgeübt wird.

Zur Ausübung von Psychotherapie gehören nicht psychologische Tätigkeiten, die die Aufarbeitung und Überwindung sozialer Konflikte oder sonstige Zwecke außerhalb der Heilkunde zum Gegenstand haben. Solche Tätigkeiten können auch von anderen ausgeübt werden. Dies gilt insbesondere für die Tätigkeit kirchlicher und gemeinnütziger Beratungsstellen sowie für pädagogisch-therapeutische Leistungen der Jugendhilfe. Im Einzelfall kommt es auf den tatsächlichen Charakter der ausgeübten Tätigkeit an.

1.3 Ist jemand als Ärztin oder Arzt approbiert oder Inhaber einer Erlaubnis im Sinne des § 2 Abs. 2 und § 10 der Bundesärzteordnung, ist die Erteilung einer Erlaubnis als Heilpraktikerin oder Heilpraktiker nicht möglich, da die ärztliche Approbation die umfassende Erlaubnis zur Ausübung der Heilkunde mit umfasst.

Die Approbation als Psychologische Psychotherapeutin, Psychologischer Psychotherapeut, Kinder- und Jugendlichenpsychotherapeutin oder Kinder- und Jugendlichenpsychotherapeut beinhaltet dagegen keine umfassende Erlaubnis zur Ausübung der Heilkunde, sondern ist auf den Bereich der Psychotherapie gemäß § 1 Abs. 3 PsychThG beschränkt. Sofern eine Behandlung mit wissenschaftlich nicht anerkannten Methoden der Psychotherapie durchgeführt wird, setzt die Ausübung der Psychotherapie eine eingeschränkte Heilpraktikererlaubnis voraus. Für eine über § 1 Abs. 2 PsychThG hinausgehende psychotherapeutische Behandlung von Erwachsenen durch Kinder- und Jugendlichenpsychotherapeuten ist ebenfalls eine eingeschränkte Heilpraktikererlaubnis erforderlich. Für eine darüber hinausgehende allgemeine heilkundliche Tätigkeit ist gemäß § 1 Abs. 1 des Heilpraktikergesetzes eine uneingeschränkte Erlaubnis erforderlich.

Die zahnärztliche Approbation umfasst nicht die Erlaubnis zur Ausübung der Humanmedizin, sondern beschränkt sich auf zahnärztliche Tätigkeit. Es besteht somit Vereinbarkeit mit der Tätigkeit als Heilpraktikerin oder Heilpraktiker. Diese setzt eine Erlaubnis gemäß § 1 Abs. 1 des Heilpraktikergesetzes voraus.

2. Erlaubnisvoraussetzungen

2.1 Die Voraussetzungen für die Erteilung der Erlaubnis zur Ausübung der Heilkunde nach § 1 des Heilpraktikergesetzes und § 2 Erste DVO sind verfassungskonform unter Berücksichtigung der hierzu ergangenen höchstrichterlichen Rechtsprechung auszulegen.

Danach hat insbesondere jede Person, soweit sie nicht als Ärztin oder Arzt approbiert oder Inhaber einer Erlaubnis im Sinne des § 2 Abs. 2 und § 10 der Bundesärzteordnung ist, einen Rechtsanspruch auf Erteilung der Erlaubnis, wenn sie die geltenden persönlichen Zulassungsvoraussetzungen nach § 2 Abs. 1 Buchst. a, d, f, g und i Erste DVO erfüllt.

2.2 Im Einzelnen ist hinsichtlich der Anwendbarkeit der Ersten DVO Folgendes zu beachten:

- § 2 Abs. 1 Buchst, b Erste DVO (Beschränkung der Erlaubnis auf deutsche Staatsangehörige) ist nichtig (BVerfG, Beschlüsse vom 10. Mai 1988 1 BvR 482/84 und 1166/85, NJW 1988, S. 2290).

- Für die Beurteilung der „sittlichen Zuverlässigkeit" im Sinne des § 2 Abs. 1 Buchst. f Erste DVO ist entscheidend, ob die Persönlichkeit der betroffenen Person bei Würdigung des ihr zur Last gelegten Fehlverhaltens eine ordnungsgemäße Ausübung des Heilkundeberufs gewährleistet, ob also die charakterliche Gewähr für eine künftige ordnungsgemäße Ausübung der Heilkunde besteht (BVerwG, Urteil vom 24. Januar 1957, BVerwGE 4, 250, 257). Eine solche Gewähr ist bei der Person nicht mehr gegeben, die sich schwerer strafrechtlicher oder sittlicher Verfehlungen schuldig gemacht hat. Aber auch geringere strafrechtliche Verfehlungen lassen die Person als unzuverlässig erscheinen, wenn sie nach ihrer Art und nach ihrer Zahl charakterliche Eigenschaften offenbaren, in denen sich das Fehlen eines notwendigen Verantwortungsbewusstseins gegenüber menschlicher Gesundheit und menschlichem Leben manifestiert (VG Stuttgart Beschluss vom 1. Februar 1999 – 4 K 76/99 – MedR 2002,277).

- Das Verbot der Doppeltätigkeit nach § 2 Abs. 1 Buchst. h Erste DVO ist mit Artikel 12 Abs. 1 Satz 1 des Grundgesetzes nicht vereinbar und deshalb nichtig (BVerwG, Urteile vom 2. März 1967, DÖV 1967, S. 493; vom 25. Juni 1970, BVerwGE 26, 254; vom 21. Januar 1993, BVerwGE 35, 308 DÖV, 1993, S. 568 und NJW 1993, S. 2395).

3. Erlaubnisverfahren

3.1. Die Erlaubnis zur Ausübung der Heilkunde nach § 2 des Heilpraktikergesetzes erteilt die zuständige untere Verwaltungsbehörde im Benehmen mit den nach Nummer 4.1 zuständigen Gesundheitsämtern (§ 3 Abs. 1 und § 11 Abs. 2 Erste DVO). Im Rahmen des durch die untere Verwaltungsbehörde herzustellenden Benehmens nimmt das zuständige Gesundheitsamt (vergleiche Nummer 4.1) die nach § 2 Abs. 1 Buchst. i Erste DVO vorgeschriebene Überprüfung vor.

Die untere Verwaltungsbehörde entscheidet in eigener Zuständigkeit unter Würdigung der gutachterlichen Äußerung des Gesundheitsamts, es sei denn, nach Nummer 5.2.1 ist eine Kenntnisüberprüfung durch das Gesundheitsamt nicht vorzunehmen (vergleiche BVerwG, Urteil vom 21. Dezember 1995, DVBl. 1996, S. 811).

3.2. Örtlich zuständig für die Erteilung der Erlaubnis ist grundsätzlich die untere Verwaltungsbehörde, in deren Bezirk die antragstellende Person ihre Tätigkeit als Heilpraktikerin oder Heilpraktiker glaubhaft und nachvollziehbar ausüben will (§ 3 Abs. 1 Nr. 2 Landesverwaltungsverfahrensgesetz – LVwVfG – vom 21. Juni 1977 – GBl. S. 227, vergleiche VGH Baden-Württemberg, Urteil vom 6. September 1994 – 9 S 1809/94 – Gew. Arch 1995, S. 28). Kann ein Niederlassungsort nicht zuverlässig festgestellt werden, kann an die Hauptwohnung im Sinne des Melderechts angeknüpft werden.

3.3. Die Erlaubnis zur Ausübung der Heilkunde wird auf Antrag erteilt. Dem Antrag sind folgende Unterlagen beizufügen:
- kurzgefasster Lebenslauf,
- Nachweis über einen erfolgreichen Abschluss mindestens der Hauptschule oder über einen gleichwertigen Abschluss,
- ärztliches Zeugnis, das nicht älter als drei Monate sein darf und wonach die antragstellende Person in physischer und psychischer Hinsicht zur ordnungsgemäßen Ausübung des Berufs geeignet ist,
- amtliches Führungszeugnis, nicht älter als drei Monate und
- Erklärung darüber, ob gegen die antragstellende Person ein gerichtliches Strafverfahren oder ein staatsanwaltschaftliches Ermittlungsverfahren anhängig ist.

Bei der Antragstellung ist anzugeben, ob und gegebenenfalls bei welcher Behörde bereits eine Erlaubnis nach dem Heilpraktikergesetz beantragt wurde. Da eine wiederholte Antragstellung zulässig ist, kann daraus allein noch nicht auf Hinderungsgründe für eine Erlaubniserteilung hinsichtlich des vorliegenden Antrags geschlossen werden. Eine häufige Wiederholung wird aber in der Regel Anlass für eine eingehende Antragsprüfung unter Beziehung früherer Vorgänge sein. Ergeben sich daraus Hinderungsgründe für eine Erlaubniserteilung, kann eine Stellungnahme des gemeinsamen Gutachterausschusses (vergleiche Nummer 7) eingeholt werden.

3.4 Liegen einer oder mehrere der in § 2 Abs. 1 Buchst. a, d, f und g Erste DVO genannten Versagungsgründe vor, lehnt die untere Verwaltungsbehörde den Antrag ab, ohne dass es einer Überprüfung der Kenntnisse und Fähigkeiten durch das Gesundheitsamt bedarf. Andernfalls veranlasst sie beim zuständigen Gesundheitsamt die Durchführung der Überprüfung.

3.5 Wird bei der Antragstellung zum Ausdruck gebracht, dass die Heilkunde ausschließlich auf dem Gebiet der Psychotherapie ausgeübt werden soll, so ist, wenn die insoweit einschlägigen Voraussetzungen erfüllt sind, die Erlaubnis ausdrücklich und förmlich auf dieses Gebiet zu beschränken. In Bezug auf diesen Personenkreis, dem die Ausübung der allgemeinen Heilkunde nicht gestattet ist, ist die Bezeichnung „Heilpraktikerin" oder „Heilpraktiker" nicht angemessen, sondern sachwidrig und damit irreführend (BVerwG, Urteil vom 21. Januar 1993, NJW 1993, S. 2395). Bei der Führung der Tätigkeitsbezeichnung durch diese Erlaubnisinhaber sind sonstige gesetzliche Vorschriften, zum Beispiel wettbewerbsrechtliche Bestimmungen, zu beachten. Folgende Berufsbezeichnungen sind zulässig:
- Heilpraktikerin oder Heilpraktiker eingeschränkt für den Bereich Psychotherapie,
- psychotherapeutische Heilpraktikerin oder psychotherapeutischer Heilpraktiker,
- Heilpraktikerin (Psychotherapie) oder Heilpraktiker (Psychotherapie).

3.5.1 Eine weitere Beschränkung in Bezug auf eine kinder- und jugendpsychotherapeutische Tätigkeit einerseits oder erwachsenenpsychotherapeutische Tätigkeit andererseits erfolgt nicht.

3.5.2 Bestehen Zweifel daran, dass es sich bei der beabsichtigten Tätigkeit um Psychotherapie handelt, ist unter Mitwirkung der antragstellenden Person ein Fachgutachten einzuholen. Der Landespsychotherapeutenkammer und der Landesärztekammer kann Gelegenheit zur Äußerung gegeben werden.

4. Kenntnisüberprüfung

4.1 Zuständige Behörden
Zuständig für die im Rahmen des Erlaubnisverfahrens durchzuführende Kenntnisüberprüfung gemäß § 2 Abs. 1 Buchst. i Erste DVO ist nach der Heilpraktiker-Zuständigkeitsverordnung vom 7. Dezember 1998 (GBl. S. 636)
- für den Regierungsbezirk Stuttgart, mit Ausnahme des Stadtkreises Stuttgart, die untere Verwaltungsbehörde (Gesundheitsamt) im Landkreis Heilbronn,
- für den Stadtkreis Stuttgart das Bürgermeisteramt als untere Verwaltungsbehörde (Gesundheitsamt),
- für den Regierungsbezirk Karlsruhe die untere Verwaltungsbehörde (Gesundheitsamt) im Landkreis Karlsruhe,
- für den Regierungsbezirk Freiburg die untere Verwaltungsbehörde (Gesundheitsamt) im Landkreis Breisgau-Hochschwarzwald,
- für den Regierungsbezirk Tübingen die untere Verwaltungsbehörde (Gesundheitsamt) im Landkreis Tübingen.

4.2 Zweck der Überprüfung
Die Überprüfung dient der Feststellung, ob die antragstellende Person solche heilkundlichen Kenntnisse und Fähigkeiten besitzt, dass die Ausübung der Heilkunde durch sie nicht zu einer Gefährdung der menschlichen Gesundheit führt. Die Überprü-

fung ist keine Prüfung im Sinne einer Leistungskontrolle zur Feststellung einer bestimmten Qualifikation.

In diesem Rahmen muss die Kenntnisüberprüfung allerdings die wesentlichen Gegenstände umfassen, die für eine solche Feststellung erheblich sind. Neben der hinreichenden Beherrschung der deutschen Sprache und der Kenntnis der einschlägigen gesundheitsrechtlichen Vorschriften gehören dazu notwendigerweise auch diejenigen fachlichen Grundlagenkenntnisse der Medizin, ohne deren Beherrschung heilkundliche Tätigkeiten mit Gefahren für die menschliche Gesundheit verbunden sein können. Durch die Überprüfung muss insbesondere auch festgestellt werden, ob die antragstellende Person die Grenzen ihrer Fähigkeiten und der Handlungskompetenzen des Heilpraktikers klar erkennt, sich der Gefahren bei einer Überschreitung dieser Grenzen bewusst und bereit ist, ihr Handeln entsprechend einzurichten.

Die Grenzen der Fähigkeiten und der Handlungskompetenzen des Heilpraktikers sind da, wo Diagnostik und Therapie ärztliches Wissen und Befugnisse voraussetzen (zum Beispiel bestimmte übertragbare Krankheiten zu behandeln nach § 24 des Infektionsschutzgesetzes, Arztvorbehalt nach § 9 des Embryonenschutzgesetzes).

4.3 Inhalte der Überprüfung

Die Überprüfung erstreckt sich auf folgende Gebiete:

4.3.1 Berufs- und Gesetzeskunde, insbesondere rechtliche Grenzen sowie Grenzen und Gefahren diagnostischer und therapeutischer Methoden bei der nichtärztlichen Ausübung der Heilkunde.

4.3.2 Grundlegende Kenntnisse der Anatomie und Physiologie einschließlich der pathologischen Anatomie und Pathophysiologie.

4.3.3 Grundkenntnisse in der allgemeinen Krankheitslehre, Erkennung und Unterscheidung von häufigen Krankheiten, insbesondere der Stoffwechselkrankheiten, der Herz-Kreislauf-Krankheiten, der degenerativen und übertragbaren Krankheiten, der bösartigen Neubildungen sowie seelischer Erkrankungen.

4.3.4 Erkennung und Erstversorgung akuter Notfälle und lebensbedrohender Zustände.

4.3.5 Praxishygiene, Desinfektion und Sterilisationsmaßnahmen.

4.3.6 Technik der Anamneseerhebung, Methoden der unmittelbaren Krankenuntersuchung (Inspektion, Palpation, Perkussion, Auskultation, Reflexprüfung, Puls- und Blutdruckmessung).

4.3.7 Bedeutung grundlegender Laborwerte.

4.3.8 Injektions- und Punktionstechniken.

4.4 Durchführung der Überprüfung

4.4.1 Die Überprüfung besteht aus einem schriftlichen und einem mündlichen Teil. Der schriftliche Teil der Überprüfung wird vor dem mündlichen Teil durchgeführt. Vor Beginn jedes Überprüfungsteiles haben sich die antragstellenden Personen auszuweisen.

4.4.2 Bei der schriftlichen Überprüfung wird das Antwort-Wahl-Verfahren (Multiple choice) mit 60 Fragen angewandt. Die Auswahl der Fragen erfolgt nach einem mit anderen Ländern abgestimmten Verfahren.

Mit der Auswertung kann die oder der Beisitzende nach Nummer 4.4.3 betraut werden. Die Bewertung obliegt einer Ärztin oder einem Arzt des Gesundheitsamts.

Für die Beantwortung einer Frage nach dem Antwort-Wahl-Verfahren stehen zwei Minuten zur Verfügung. Wer mindestens 75 Prozent der Fragen zutreffend beantwortet hat, ist zur Fortsetzung der Überprüfung im mündlichen Teil zugelassen.

Bei den übrigen Personen wird die Überprüfung abgebrochen, weil angenommen werden muss, dass die Ausübung der Heilkunde durch sie eine Gefahr für die menschliche Gesundheit bedeuten würde. Das Gesundheitsamt teilt dies der zuständigen unteren Verwaltungsbehörde mit. Das Gleiche gilt, wenn bei der antragstellenden Person während der schriftlichen Überprüfung Täuschungsversuche oder sonstige Unregelmäßigkeiten festgestellt worden sind.

Es bleibt unbenommen, die Zahl der Fragen sowie den Prozentsatz der zutreffend zu beantwortenden Fragen abweichend festzulegen. Eine abweichende Festlegung ist den antragstellenden Personen in geeigneter Weise rechtzeitig bekannt zu geben.

4.4.3 Die mündliche Überprüfung soll 45 Minuten pro Person nicht überschreiten. Sie kann in Gruppen mit bis zu vier Personen durchgeführt werden. Die mündliche Überprüfung wird unter Vorsitz einer Ärztin oder eines Arztes des Gesundheitsamts durchgeführt. Dabei soll mindestens ein Angehöriger des Heilpraktikerberufs aus dem jeweiligen Regierungsbezirk als Beisitzende oder Beisitzender mitwirken. Die im Regierungsbezirk präsenten Berufsverbände der Heilpraktiker stimmen sich beim Vorschlag von Berufsangehörigen als Beisitzende ab. Das zuständige Gesundheitsamt soll diese Vorschläge bei der Bestellung der Beisitzenden berücksichtigen. Kommt kein abgestimmter Verbandsvorschlag zustande, bestellt das zuständige Gesundheitsamt die Beisitzenden unter möglichst gleichmäßiger Berücksichtigung von Vorschlägen der genannten Berufsverbände.

Im mündlichen Teil der Überprüfung sind die gestellten Fragen in freier Form zu beantworten.

Über die mündliche Überprüfung ist eine Niederschrift zu fertigen, aus der Gegenstand, wesentlicher Ablauf und Ergebnis der Überprüfung, die Stellungnahme der mitwirkenden Beisitzenden und gegebenenfalls vorgekommene Unregelmäßigkeiten hervorgehen.

4.4.4 Die oder der Vorsitzende entscheidet nach Anhörung der mitwirkenden Beisitzenden, ob bei der antragstellenden Person Anhaltspunkte dafür vorliegen, dass die Ausübung der Heilkunde durch sie eine Gefahr für die menschliche Gesundheit bedeuten würde. Die Entscheidung ist im Falle von substantiierten Einwänden der antragstellenden Person zu überdenken. Das Ergebnis des Überdenkens ist schriftlich festzuhalten.

4.4.5 Die oder der Vorsitzende unterrichtet die antragstellende Person über das Ergebnis der Überprüfung und teilt die getroffene Entscheidung der unteren Verwaltungsbehörde mit.

4.4.6 In den Fällen des § 29 LVwVfG ist nach Abschluss der Überprüfung Einsicht in die Überprüfungsunterlagen zu gewähren. Die Niederschriften sind zehn Jahre unter Beachtung der Vorschriften des Landesdatenschutzgesetzes in der Fassung vom 18. September 2000 (GBl. S. 649), geändert durch Artikel 3 des Gesetzes vom 4. Februar 2003 (GBl. S. 108), aufzubewahren.

4.4.7 Die zuständigen Gesundheitsämter führen in der Regel je Halbjahr einen Überprüfungsdurchgang so durch, dass das jeweilige Verfahren möglichst innerhalb dieses Zeitraums abgeschlossen werden kann. Die Einladungsschreiben zu jedem Teil der Überprüfung sollen spätestens drei Wochen vor dem jeweiligen Termin versandt werden.

4.4.8 Wird die mündliche Überprüfung nicht bestanden, so ist die gesamte Überprüfung zu wiederholen.

5. Besondere Formen der Kenntnisüberprüfung

Bei den nachfolgend genannten Personengruppen gilt Nummer 4 mit folgenden Maßgaben:

5.1 Bei antragstellenden Personen, die eine abgeschlossene Ausbildung für den ärztlichen Beruf im Sinne des § 10 Abs. 1 der Bundesärzteordnung, oder einen gleichwertig anerkannten Abschluss eines ausländischen Medizinstudiums nachweisen, ohne zur ärztlichen Berufsausübung zugelassen zu sein, erstreckt sich die Kenntnisüberprüfung ausschließlich auf die Gebiete nach Nummer 4.3.1.

Ergeben sich Zweifel an der Gleichwertigkeit des abgeschlossenen ausländischen Medizinstudiums, kann über das jeweils zuständige Regierungspräsidium eine gutachtliche Stellungnahme des Regierungspräsidiums Stuttgart eingeholt werden; erforderlichenfalls schlägt dieses die Einholung einer gutachtlichen Stellungnahme der Zentralstelle für ausländisches Bildungswesen beim Sekretariat der Kultusministerkonferenz, Nassestr. 8, 53113 Bonn, vor (Nummer 5.2.1 Sätze 6 bis 8 gelten entsprechend).

Die Überprüfung ist mündlich zwischen der antragstellenden Person und einer Ärztin oder eines Arztes des Gesundheitsamts sowie einer oder einem Beisitzenden nach Nummer 4.4.3 vorzunehmen.

5.2 Bei antragstellenden Personen, die eine auf das Gebiet der heilkundlichen Psychotherapie beschränkte Erlaubnis begehren und die glaubhaft versichern, sich ausschließlich im Bereich der Psychotherapie betätigen zu wollen, gilt Folgendes:

5.2.1 Bei Personen, die anhand eines Prüfungszeugnisses einer inländischen Universität oder einer gleichgestellten Hochschule nachweisen, dass sie die Diplomprüfung im Studiengang Psychologie erfolgreich abgeschlossen haben, ist von einer Kenntnisüberprüfung durch das Gesundheitsamt abzusehen, wenn das Fach „Klinische Psychologie" Teil ihrer Diplomprüfung war und sie ferner eine Ausbildung in einem anerkannten Verfahren der Psychotherapie nachgewiesen haben.

Der in Satz 1 genannten Diplomprüfung gleichgestellt ist ein in einem Mitgliedstaat der Europäischen Union oder einem anderen Vertragsstaat des Abkommens über den Europäischen Wirtschaftsraum erworbenes Diplom oder Prüfungszeugnis im Studiengang Psychologie, das den Anforderungen der Richtlinie 89/48/EWG des Rates vom 21. Dezember 1988 über eine allgemeine Regelung zur Anerkennung der Hochschuldiplome, die eine mindestens dreijährige Berufsausbildung abschließen (ABl. EG Nr. L 19 S. 16), sowie der Richtlinie 92/51/EWG des Rates vom 18. Juni 1992 über eine zweite allgemeine Regelung zur Anerkennung beruflicher Befähigungsnachweise in Ergänzung zur Richtlinie 89/48/EWG (ABl. EG Nr. L 209 S.25) in den jeweils geltenden Fassungen entspricht und das auch den Kenntnisnachweis im Fach „Klinische Psychologie" einschließt.

Der in Satz 1 genannten Diplomprüfung gleichgestellt ist ferner eine in einem anderen Staat erfolgreich abgeschlossene, gleichwertige Studienabschlussprüfung im Fach Psychologie, die auch die „Klinische Psychologie" als Prüfungsfach einschließt.

Ergeben sich in den Fällen des Satzes 1 Zweifel an der Anerkennungsfähigkeit vorgelegter Diplomurkunden oder Prüfungszeugnisse im Studiengang Psychologie, holt die untere Verwaltungsbehörde hierzu über das Regierungspräsidium eine Stellungnahme des Wissenschaftsministeriums ein.

Bei Zweifelsfragen in den Fällen nach den Sätzen 2 und 3 kann über das Regierungspräsidium eine gutachtliche Stellungnahme der Zentralstelle für ausländisches Bildungswesen beim Sekretariat der Kultusministerkonferenz eingeholt werden.

Das Regierungspräsidium entscheidet, unter Berücksichtigung eventuell bereits vorliegender Äußerungen, ob die Weiterleitung an diese Stellen erforderlich ist.

Soweit Äußerungen dieser Stellen dem Regierungspräsidium nicht unmittelbar oder nachrichtlich zugeleitet werden, veranlasst die untere Verwaltungsbehörde die Unterrichtung des Regierungspräsidiums; es unterrichtet seinerseits die anderen Regierungspräsidien über diese Äußerungen, wobei darin enthaltene personenbezogene Daten unkenntlich zu machen sind.

5.2.2 Bei sonstigen antragstellenden Personen, die glaubhaft versichern, sich ausschließlich im Bereich der Psychotherapie heilkundlich betätigen zu wollen, ist eine Kenntnisüberprüfung durch das zuständige Gesundheitsamt vorzunehmen. Diese darf sich nicht auf allgemeine heilkundliche Grundkenntnisse, einschließlich der Kenntnisse im Bereich der Anatomie, Physiologie, Pathologie und Arzneimittelkunde, erstrecken. Nachzuweisen sind insbesondere ausreichende Kenntnisse der psychologischen Diagnostik, der Psychopathologie und der klinischen Psychologie.
In der Überprüfung muss festgestellt werden, ob die antragstellende Person, um nicht die menschliche Gesundheit zu gefährden
- ausreichende Kenntnisse, insbesondere im psychotherapeutischen Bereich, über die Abgrenzung heilkundlicher Tätigkeit gegenüber heilkundlichen Behandlungen besitzt, die den Ärzten und den allgemein als Heilpraktiker tätigen Personen vorbehalten sind,
- über ausreichende diagnostische Fähigkeiten in Bezug auf das einschlägige Krankheitsbild verfügt und
- die Befähigung besitzt, Patienten entsprechend der Diagnose psychotherapeutisch zu behandeln.

Es ist auch darauf zu achten, ob die antragstellende Person die Gewähr bietet, dass sie sich auch nach Erteilung der Erlaubnis auf die Ausübung der Psychotherapie beschränkt und die Abgrenzung der heilkundlichen Tätigkeit im Bereich der Psychotherapie zu den Ärzten und Heilpraktikern vorbehaltenen Bereichen der Heilkunde beachten wird (vergleiche BVerwG, Urteil vom 21. Januar 1993, NJW 1993, S. 2395).
Für die Durchführung der Überprüfung gilt Nummer 4.4 nach Maßgabe der Nummern 5.2.2.1 bis 5.2.2.3:

5.2.2.1 Der schriftliche Teil der Überprüfung besteht aus 28 Fragen im Antwort-Wahl-Verfahren. Für die Beantwortung einer Frage stehen zwei Minuten zur Verfügung. Wer mindestens 75 Prozent der Fragen zutreffend beantwortet hat, ist zur Fortsetzung der Überprüfung im mündlichen Teil zugelassen. Der mündliche Teil der Überprüfung soll pro Person 30 Minuten nicht überschreiten.

5.2.2.2 Die mündliche Überprüfung wird unter Vorsitz einer Ärztin, eines Arztes, einer Psychologischen Psychotherapeutin oder eines Psychologischen Psychotherapeuten des Gesundheitsamts durchgeführt. Als Beisitzerin oder Beisitzer wirkt ein Angehöriger des Heilpraktikerberufs mit, der über entsprechende nachgewiesene Kenntnisse auf dem Gebiet der Psychotherapie verfügt, vorzugsweise eine Diplompsychologin oder ein Diplompsychologe im Sinne von Nummer 5.2.1, die nach § 1 des Heilpraktikergesetzes psychotherapeutisch tätig sind.

5.2.2.3 Hat die oder der Vorsitzende nicht die erforderlichen Fachkenntnisse auf dem Gebiet der Psychotherapie, sind als weitere Beisitzende heranzuziehen
- eine Fachärztin oder ein Facharzt für Psychiatrie oder eine Nervenärztin oder ein Nervenarzt jeweils mit Zusatzbezeichnung „Psychotherapie" oder
- eine Fachärztin oder ein Facharzt für Psychiatrie und Psychotherapie oder für Psychotherapeutische Medizin oder
- eine approbierte Psychologische Psychotherapeutin oder ein approbierter Psychologischer Psychotherapeut.

5.2.3 Von der Kenntnisüberprüfung kann im Einzelfall durch die untere Verwaltungsbehörde auf Grund einer Prüfung der Unterlagen, Zeugnisse etc. im Rahmen der erforderlichen Sachverhaltsermittlung nach Aktenlage im Benehmen mit dem zuständigen Gesundheitsamt ganz oder teilweise abgesehen werden, wenn die antragstellende Person, ohne die Voraussetzung der Nummer 5.2.1 zu erfüllen, in langjähriger beruflicher Tätigkeit psychotherapeutisch gearbeitet hat, vorzugsweise unter ärztlicher Anleitung, und wenn auf Grund eines besonders umfangreichen und erfolgreich absolvierten Aus-, Fort- oder Weiterbildungsweges keine Zweifel bestehen, dass die antragstellende Person über die erforderlichen Kenntnisse verfügt. Ein Anspruch auf Freistellung von der Kenntnisüberprüfung besteht nicht. Die Darlegungs- beziehungsweise Beweislast hinsichtlich der individuellen Qualifikation obliegt der antragstellenden Person.
Beziehen sich die nachgewiesenen besonderen psychotherapeutischen Kenntnisse und Fähigkeiten alternativ auf kinder- und jugendpsychotherapeutische Tätigkeiten oder erwachsenenpsychotherapeutische Tätigkeiten, sind erforderlichenfalls durch Beteiligung von Fachorganisationen und Einholung von Sachverständigengutachten (zum Beispiel der Landespsychotherapeutenkammer) oder sonstige geeignete Maßnahmen Feststellungen zu treffen, dass ein Mindeststand an Kenntnissen und Fähigkeiten im jeweils anderen Bereich vorliegt.

5.2.4 Die Erlaubnis ist nach Nummer 3.5 auf das Gebiet der Psychotherapie beschränkt. Sie wird nach beiliegendem Muster (vergleiche Anlage) ausgestellt. Eine heilkundliche Betätigung außerhalb des Gebietes der Psychotherapie ohne vorausgegangene Erlaubnis führt nach § 7 Abs. 1 Erste DVO in der Regel zur Rücknahme der bereits erteilten Erlaubnis.

6. **Kosten des Überprüfungsverfahrens sowie der Erlaubnis zur Berufsausübung**

Die untere Verwaltungsbehörde erhebt gemäß Landesgebührengesetz vom 21. März 1961 (GBl. S. 59) in Verbindung mit der Gebührenverordnung vom 28. Juni 1993 (GBl. S. 381 ber. S. 643) in den jeweils geltenden Fassungen eine Gebühr nach Nummern 16.1.2 und 32.9 des Gebührenverzeichnisses.

7. Gemeinsamer Gutachterausschuss

7.1 Wird gegen einen ablehnenden Bescheid aus Gründen, die sich aus der Kenntnisüberprüfung oder der beruflichen Zuverlässigkeit (§ 2 Abs. 1 Buchst. i oder f Erste DVO) ergeben, Widerspruch erhoben oder soll eine Heilpraktikererlaubnis nach § 7 Erste DVO zurückgenommen werden, so ist vor Entscheidung der zuständigen unteren Verwaltungsbehörde der gemeinsame Gutachterausschuss anzuhören. Die Vorermittlungen, die zur Rücknahme der Erlaubnis führen, obliegen der örtlich zuständigen unteren Verwaltungsbehörde.

Eine Anhörung zur beruflichen Zuverlässigkeit kann entfallen, wenn das Fehlverhalten der antragstellenden Person so schwerwiegend ist, dass die Erteilung der Erlaubnis von vornherein ausgeschlossen scheint.

7.2 Die Zusammensetzung des gemeinsamen Gutachterausschusses und die Dauer der Berufung ergeben sich aus § 4 Abs. 1 Erste DVO. In den Fällen der Nummer 3.5 besteht der gemeinsame Gutachterausschuss neben der oder dem Vorsitzenden aus zwei Heilpraktikern, zwei Fachärzten sowie zwei nichtärztlichen Psychotherapeuten im Sinne von Nummern 5.2.2.2 und 5.2.2.3.

Die Zuständigkeit zur Berufung des gemeinsamen Gutachterausschusses ist nach der Heilpraktiker-Zuständigkeitsverordnung dem Regierungspräsidium Freiburg übertragen.

Die Mitglieder des gemeinsamen Gutachterausschusses erhalten für ihre Tätigkeit eine Entschädigung.

Ergeht ein ablehnender Widerspruchsbescheid, beinhaltet die festzusetzende Widerspruchsgebühr auch die hiernach zu leistenden Entschädigungen.

8. Inkrafttreten

Diese Richtlinien treten am 1. Januar 2004 in Kraft.

1.2 Grenzen und Schranken für Heilpraktiker

1.2.1 Gesetz zur Verhütung und Bekämpfung von Infektionskrankheiten beim Menschen (Infektionsschutzgesetz – IfSG)

Vorbemerkung. Die genaue Kenntnis des Infektionsschutzgesetzes ist für den Heilpraktiker unerlässlich. Die wichtigsten Regelungen des IfSG für Heilpraktiker sind die Meldepflichten der §§ 6, 7 und 8 (in welchen Fällen, wer, wann und an wen) und die Behandlungsverbote des § 24. Die weiteren nachfolgend aufgeführten Paragrafen müssen inhaltlich bekannt sein.

Das am 12.05.2000 beschlossene und am 01.01.2001 in Kraft getretene Infektionsschutzgesetz ersetzt das bisherige Bundesseuchengesetz, das Gesetz zur Bekämpfung der Geschlechtskrankheiten, die Laborberichtsverordnung, die Verordnungen über die Ausdehnung der Meldepflicht nach § 3 des Bundes-Seuchengesetzes auf die humanen spongiformen Enzephalopathien, das enteropathische hämolytisch-urämische Syndrom (HUS), die Infektion durch enterohämorrhagische Escherichia coli (EHEC) und die Zweite Verordnung zur Durchführung des Gesetzes zur Bekämpfung der Geschlechtskrankheiten (➔ Abschn. 1.2.8).

> ▶ Viele weiterbestehende Rechtsverordnungen verweisen jedoch nach wie vor (z. B. als Rechtsgrundlage) auf die nunmehr ersetzten Gesetze. Diese Verweise tauchen daher auch weiterhin in den zitierten Gesetzes-, Verordnungs- und Richtlinientexten im Lehrbuch auf, sind jedoch künftig auf das IfSG zu beziehen.

§ Gesetz zur Verhütung und Bekämpfung von Infektionskrankheiten beim Menschen

(Infektionsschutzgesetz – IfSG) vom 20.07.2000 (BGBl. I S. 1045) zuletzt geändert am 24.12.2003 BGBl. I, S. 2954

§ 1
Zweck des Gesetzes

(1) Zweck des Gesetzes ist es, übertragbaren Krankheiten beim Menschen vorzubeugen, Infektionen frühzeitig zu erkennen und ihre Weiterverbreitung zu verhindern.
...

§ 2
Begriffsbestimmungen

Im Sinne dieses Gesetzes ist

1. Krankheitserreger
   ein vermehrungsfähiges Agens (Virus, Bakterium, Pilz, Parasit) oder ein sonstiges biologisches transmissibles Agens, das bei Menschen eine Infektion oder übertragbare Krankheit verursachen kann,
2. Infektion
   die Aufnahme eines Krankheitserregers und seine nachfolgende Entwicklung oder Vermehrung im menschlichen Organismus,
3. übertragbare Krankheit
   eine durch Krankheitserreger oder deren toxische Produkte, die unmittelbar oder mittelbar auf den Menschen übertragen werden, verursachte Krankheit,
4. Kranker
   eine Person, die an einer übertragbaren Krankheit erkrankt ist,
5. Krankheitsverdächtiger
   eine Person, bei der Symptome bestehen, welche das Vorliegen einer bestimmten übertragbaren Krankheit vermuten lassen,
6. Ausscheider
   eine Person, die Krankheitserreger ausscheidet und dadurch eine Ansteckungsquelle für die Allgemeinheit sein kann, ohne krank oder krankheitsverdächtig zu sein,
7. Ansteckungsverdächtiger
   eine Person, von der anzunehmen ist, dass sie Krankheitserreger aufgenommen hat, ohne krank, krankheitsverdächtig oder Ausscheider zu sein,
8. nosokomiale Infektion
   eine Infektion mit lokalen oder systemischen Infektionszeichen als Reaktion auf das Vorhandensein von Erregern oder ihrer Toxine, die im zeitlichen Zusammenhang mit einer stationären oder einer ambulanten medizinischen Maßnahme steht, soweit die Infektion nicht bereits vorher bestand,
9. Schutzimpfung
   die Gabe eines Impfstoffes mit dem Ziel, vor einer übertragbaren Krankheit zu schützen,
10. andere Maßnahme der spezifischen Prophylaxe die Gabe von Antikörpern (passive Immunprophylaxe) oder die Gabe von Medikamenten (Chemoprophylaxe) zum Schutz vor Weiterverbreitung bestimmter übertragbarer Krankheiten,
11. Impfschaden
    die gesundheitliche und wirtschaftliche Folge einer über das übliche Ausmaß einer Impfreaktion hinausgehenden gesundheitlichen Schädigung durch die Schutzimpfung; ein Impfschaden liegt auch vor, wenn mit vermehrungsfähigen Erregern geimpft wurde und eine andere als die geimpfte Person geschädigt wurde,
12. Gesundheitsschädling
    ein Tier, durch das Krankheitserreger auf Menschen übertragen werden können,
13. Sentinel-Erhebung
    eine epidemiologische Methode zur stichprobenartigen Erfassung der Verbreitung bestimmter übertragbarer Krankheiten und der Immunität gegen bestimmte übertragbare Krankheiten in ausgewählten Bevölkerungsgruppen,
14. Gesundheitsamt
    die nach Landesrecht für die Durchführung dieses Gesetzes bestimmte und mit einem Amtsarzt besetzte Behörde.
...

§ 4
Aufgaben des Robert-Koch-Institutes

(1) Das Robert-Koch-Institut hat im Rahmen dieses Gesetzes die Aufgabe, Konzeptionen zur Vorbeugung übertragbarer Krankheiten sowie zur frühzeitigen Erkennung und Verhinderung der Weiterverbreitung von Infektionen zu entwickeln. Dies schließt die Entwicklung und Durchführung epidemiologischer und laborgestützter Analysen sowie Forschung zu Ursache, Diagnostik und Prävention übertragbarer Krankheiten ein ...

§ 6
Meldepflichtige Krankheiten

(1) Namentlich ist zu melden:
1. der Krankheitsverdacht, die Erkrankung sowie der Tod an
   a) Botulismus
   b) Cholera
   c) Diphtherie
   d) humaner spongiformer Enzephalopathie, außer familiär-hereditärer Formen
   e) akuter Virushepatitis
   f) enteropathischem hämolytisch-urämischem Syndrom (HUS)
   g) virusbedingtem hämorrhagischem Fieber
   h) Masern
   i) Meningokokken-Meningitis oder -Sepsis
   j) Milzbrand
   k) Poliomyelitis (als Verdacht gilt jede akute schlaffe Lähmung, außer wenn traumatisch bedingt)
   l) Pest

m) Tollwut
n) Typhus abdominalis/Paratyphus sowie die Erkrankung und der Tod an einer behandlungsbedürftigen Tuberkulose, auch wenn ein bakteriologischer Nachweis nicht vorliegt,

2. der Verdacht auf und die Erkrankung an einer mikrobiell bedingten Lebensmittelvergiftung oder an einer akuten infektiösen Gastroenteritis, wenn
   a) eine Person betroffen ist, die eine Tätigkeit im Sinne des § 42 Abs. 1 ausübt,
   b) zwei oder mehr gleichartige Erkrankungen auftreten, bei denen ein epidemischer Zusammenhang wahrscheinlich ist oder vermutet wird,

3. der Verdacht einer über das übliche Ausmaß einer Impfreaktion hinausgehenden gesundheitlichen Schädigung,

4. die Verletzung eines Menschen durch ein tollwutkrankes, -verdächtiges oder ansteckungsverdächtiges Tier sowie die Berührung eines solchen Tieres oder Tierkörpers,

5. soweit nicht nach den Nummern 1 bis 4 meldepflichtig, das Auftreten
   a) einer bedrohlichen Krankheit oder
   b) von zwei oder mehr gleichartigen Erkrankungen, bei denen ein epidemischer Zusammenhang wahrscheinlich ist oder vermutet wird,

wenn dies auf eine schwerwiegende Gefahr für die Allgemeinheit hinweist und Krankheitserreger als Ursache in Betracht kommen, die nicht in § 7 genannt sind.

Die Meldung nach Satz 1 hat gemäß § 8 Abs. 1 Nr. 1, 3 bis 8, § 9 Abs. 1, 2, 3 Satz 1 oder 3 oder Abs. 4 zu erfolgen.

Dem Gesundheitsamt ist über die Meldung nach Abs. 1 Nr. 1 hinaus mitzuteilen, wenn Personen, die an einer behandlungsbedürftigen Lungentuberkulose leiden, eine Behandlung verweigern oder abbrechen. Die Meldung nach Satz 1 hat gem. § 8 Abs. 1 Nr. 1, § 9 Abs. 1 und 3 Satz 1 oder 3 zu erfolgen.

Anmerkung. § 6 Abs. 1 Nr. 5 erfasst das Auftreten besonders gefährlicher, aber bislang unbekannter Krankheiten (a), bzw. von bekannten erregerbedingten Krankheiten, die plötzlich gehäuft (epidemisch) auftreten, aber nicht bereits in §§ 6 Abs. 1 Nr. 1–4 oder § 7 aufgezählt sind.

Der Heilpraktiker muss bei Krankheitsverdacht, Erkrankung und Tod melden:

- Botulismus
- Cholera
- Diphtherie
- humane spongiforme Enzephalopathie, außer familiär-hereditäre Formen
- akute Virushepatitis
- enteropathisches hämolytisch-urämisches Syndrom (HUS)
- virusbedingtes hämorrhagisches Fieber
- Masern
- Meningokokken-Meningitis oder -Sepsis
- Milzbrand
- Poliomyelitis
- Pest
- Tollwut
- Typhus abdominalis/Paratyphus

Der Heilpraktiker muss bei Erkrankung und Tod melden:

- behandlungsbedürftige Tuberkulose

Der Heilpraktiker muss bei Verdacht und Erkrankung melden:

- mikrobiell bedingte Lebensmittelvergiftung
- akute infektiöse Gastroenteritis, wenn

a) eine Person betroffen ist, die eine Tätigkeit im Sinne des § 42 Abs. 1 ausübt,

b) zwei oder mehr gleichartige Erkrankungen auftreten, bei denen ein epidemischer Zusammenhang wahrscheinlich ist oder vermutet wird.

Der Heilpraktiker muss den Verdacht auf Impfschaden melden!

Der Heilpraktiker muss das Auftreten melden

- einer bedrohlichen Krankheit oder
- von zwei oder mehr gleichartigen Erkrankungen, bei denen ein epidemischer Zusammenhang wahrscheinlich ist oder vermutet wird,

wenn dies auf eine schwerwiegende Gefahr für die Allgemeinheit hinweist und Krankheitserreger als Ursache in Betracht kommen, die nicht in § 7 genannt sind.

§ 7 Meldepflichtige Nachweise von Krankheitserregern

(1) Namentlich ist bei folgenden Krankheitserregern, soweit nicht anders bestimmt, der direkte oder indirekte Nachweis zu melden, soweit die Nachweise auf eine akute Infektion hinweisen:

1. Adenoviren; Meldepflicht nur für den direkten Nachweis im Konjunktivalabstrich
2. Bacillus anthracis
3. Borrelia recurrentis
4. Brucella sp.
5. Campylobacter sp., darmpathogen
6. Chlamydia psittaci
7. Clostridium botulinum oder Toxinnachweis
8. Corynebacterium diphtheriae, Toxin bildend
9. Coxiella burnetii
10. Cryptosporidium parvum
11. Ebolavirus
12. a) Escherichia coli, enterohämorrhagische Stämme (EHEC)
    b) Escherichia coli, sonstige darmpathogene Stämme
13. Francisella tularensis
14. FSME-Virus
15. Gelbfiebervirus
16. Giardia lamblia
17. Haemophilus influenzae; Meldepflicht nur für den direkten Nachweis aus Liquor oder Blut
18. Hantaviren
19. Hepatitis-A-Virus
20. Hepatitis-B-Virus
21. Hepatitis-C-Virus; Meldepflicht für alle Nachweise, soweit nicht bekannt ist, dass eine chronische Infektion vorliegt
22. Hepatitis-D-Virus
23. Hepatitis-E-Virus
24. Influenzaviren; Meldepflicht nur für den direkten Nachweis
25. Lassavirus
26. Legionella sp.
27. Leptospira interrogans
28. Listeria monocytogenes; Meldepflicht nur für den direkten Nachweis aus Blut, Liquor oder anderen normalerweise sterilen Substraten sowie aus Abstrichen von Neugeborenen
29. Marburgvirus
30. Masernvirus
31. Mycobacterium leprae
32. Mycobacterium tuberculosis/africanum, Mycobacterium bovis; Meldepflicht für den direkten Erregernachweis sowie nachfolgend für das Ergebnis der Resistenzbestimmung; vorab auch für den Nachweis säurefester Stäbchen im Sputum
33. Neisseria meningitidis; Meldepflicht nur für den direkten Nachweis aus Liquor, Blut, hämorrhagischen Hautinfiltraten oder anderen normalerweise sterilen Substraten
34. Norwalk-ähnliches Virus; Meldepflicht nur für den direkten Nachweis aus Stuhl
35. Poliovirus
36. Rabiesvirus
37. Rickettsia prowazekii
38. Rotavirus
39. Salmonella paratyphi; Meldepflicht für alle direkten Nachweise
40. Salmonella typhi; Meldepflicht für alle direkten Nachweise
41. Salmonella, sonstige
42. Shigella sp.
43. Trichinella spiralis
44. Vibrio cholerae O 1 und O 139
45. Yersinia enterocolitica, darmpathogen
46. Yersinia pestis
47. andere Erreger hämorrhagischer Fieber.

Die Meldung nach Satz 1 hat gemäß § 8 Abs. 1 Nr. 2, 3, 4 und Abs. 4, § 9 Abs. 1, 2, 3 Satz 1 oder 3 zu erfolgen.

(2) Namentlich sind in dieser Vorschrift nicht genannte Krankheitserreger zu melden, soweit deren örtliche und zeitliche Häufung auf eine schwerwiegende Gefahr für die Allgemeinheit hinweist. Die Meldung nach Satz 1 hat gemäß § 8 Abs. 1 Nr. 2, 3 und Abs. 4, § 9 Abs. 2, 3 Satz 1 oder 3 zu erfolgen.

(3) Nichtnamentlich ist bei folgenden Krankheitserregern der direkte oder indirekte Nachweis zu melden:

1. Treponema pallidum
2. HIV
3. Echinococcus sp.
4. Plasmodium sp.
5. Rubellavirus; Meldepflicht nur bei konnatalen Infektionen
6. Toxoplasma gondii; Meldepflicht nur bei konnatalen Infektionen.

Die Meldung nach Satz 1 hat gemäß § 8 Abs. 1 Nr. 2, 3 und Abs. 4, § 10 Abs. 1 Satz 1, Abs. 3, 4 Satz 1 zu erfolgen.

1.2 Grenzen und Schranken für Heilpraktiker

Meldepflichtiger Erreger nach § 7 Abs. 1 (soweit der Nachweis auf eine akute Infektion hinweist)	verursachte Erkrankung mit Behandlungsverbot für den HP
Adenoviren (Meldepflicht nur für den direkten Nachweis im Konjunktivalabstrich)	Keratokonjunktivitis
Bacillus anthracis	Milzbrand
Borrelia recurrentis	Rückfallfieber
Brucella sp.	Brucellose
Campylobacter sp., darmpathogen	Gastroenteritis
Chlamydia psittaci	Ornithose
Clostridium botulinum oder Toxinnachweis	Botulismus
Corynebacterium diphtheriae, Toxin bildend	Diphtherie
Coxiella burnetii	Q-Fieber
Cryptosporidium parvum	Gastroenteritis
Ebolavirus	virusbedingtes hämorrhagisches Fieber
Escherichia coli, enterohämorrhagische Stämme (EHEC)	Enteritis durch enterohämorrhagische Escherichia coli (EHEC) und HUS, enteropathisches hämolytisch-urämisches Syndrom
Escherichia coli, sonstige darmpathogene Stämme	Gastroenteritis
Francisella tularensis	Tulärämie (Hasenpest)
FSME-Virus	FSME
Gelbfieber-Virus	Gelbfieber
Giardia lamblia	Gastroenteritis
Haemophilus influenzae (Meldepflicht nur für den direkten Nachweis aus Liquor oder Blut)	Meningitis: Haemophilus-influenzae-Typ-b-Meningitis
Hantavirus	virusbedingtes hämorrhagisches Fieber
Hepatitis-A-Virus	Virushepatitis, akute
Hepatitis-B-Virus	
Hepatitis-C-Virus; (Meldepflicht für alle Nachweise, soweit nicht bekannt ist, dass eine chronische Infektion vorliegt)	
Hepatitis-D-Virus	
Hepatitis-E-Virus	
Influenzaviren	Influenza
Lassavirus	virusbedingtes hämorrhagisches Fieber
Legionella sp.	Legionärskrankheit
Leptospira interrogans	Leptospirose
Listeria monocytogenes (Meldepflicht nur für den direkten Nachweis aus Blut, Liquor oder anderen normalerweise sterilen Substraten sowie aus Abstrichen von Neugeborenen)	Listeriose
Marburgvirus	virusbedingtes hämorrhagisches Fieber
Masernvirus	Masern
Mycobacterium leprae	Lepra
Mycobacterium tuberculosis/africanum, Mycobacterium bovis: (Meldepflicht für den direkten Erregernachweis, sowie nachfolgend für das Ergebnis der Resistenzbestimmung; vorab auch für den Nachweis säurefester Stäbchen im Sputum)	Tuberkulose, behandlungsbedürftige, auch wenn ein bakteriologischer Nachweis nicht vorliegt
Neisseria meningitidis; (Meldepflicht nur für den direkten Nachweis aus Liquor, Blut, hämorrhagischen Hautinfiltraten oder anderen normalerweise sterilen Substraten)	Meningokokken-Meningitis oder -sepsis
Norwalk-ähnliches Virus (Meldepflicht nur für den direkten Nachweis aus Stuhl)	Gastroenteritis
Poliovirus	Poliomyelitis (als Verdacht gilt jede akute schlaffe Lähmung, außer wenn traumatisch bedingt)
Rabiesvirus	Tollwut
Rickettsia prowazekii	Fleckfieber
Rotavirus	Gastroenteritis
Salmonella typhi und paratyphi (Meldepflicht für alle direkten Nachweise)	Typhus abdominalis/Paratyphus
Salmonella, sonstige	Salmonellose
Shigella sp.	Shigellenruhr

1 Gesetzeskunde

Meldepflichtiger Erreger nach § 7 Abs. 1 (soweit der Nachweis auf eine akute Infektion hinweist)	verursachte Erkrankung mit Behandlungsverbot für den HP
Trichinella spiralis	Trichinose
Vibrio cholerae O 1 und O 139	Cholera
Yersinia enterocolitica, darmpathogen	Gastroenteritis
Yersinia pestis	Pest
andere Erreger hämorrhagischer Fieber	virusbedingtes hämorrhagisches Fieber

Meldepflichtiger Erreger nach § 7 Abs. 3	verursachte Erkrankung mit Behandlungsverbot für den HP
Treponema pallidum	Syphilis (Lues)
HIV	AIDS
Echinococcus sp.	Echinokokkose
Plasmodium sp.	Malaria
Rubellavirus (Meldepflicht nur bei konnatalen Infektionen)	Röteln, konnatale
Toxoplasma gondii (Meldepflicht nur bei konnatalen Infektionen)	Toxoplasmose, konnatale

§ 8 Zur Meldung verpflichtete Personen

(1) Zur Meldung oder Mitteilung sind verpflichtet:

1. im Falle des § 6 der feststellende Arzt; in Krankenhäusern oder anderen Einrichtungen der stationären Pflege ist für die Einhaltung der Meldepflicht neben dem feststellenden Arzt auch der leitende Arzt, in Krankenhäusern mit mehreren selbstständigen Abteilungen der leitende Abteilungsarzt, in Einrichtungen ohne leitenden Arzt der behandelnde Arzt verantwortlich,
2. im Falle des § 7 die Leiter von Medizinaluntersuchungsämtern und sonstigen privaten oder öffentlichen Untersuchungsstellen einschließlich der Krankenhauslaboratorien,
3. im Falle der §§ 6 und 7 die Leiter von Einrichtungen der pathologisch-anatomischen Diagnostik, wenn ein Befund erhoben wird, der sicher oder mit hoher Wahrscheinlichkeit auf das Vorliegen einer meldepflichtigen Erkrankung oder Infektion durch einen meldepflichtigen Krankheitserreger schließen lässt,
4. im Falle des § 6 Abs. 1 Nr. 4 und im Falle des § 7 Abs. 1 Nr. 36 bei Tieren, mit denen Menschen Kontakt gehabt haben, auch der Tierarzt,
5. im Falle des § 6 Abs. 1 Nr. 1, 2 und 5 und Absatz 3 Angehörige eines anderen Heil- oder Pflegeberufs, der für die Berufsausübung oder die Führung der Berufsbezeichnung eine staatlich geregelte Ausbildung oder Anerkennung erfordert,
6. im Falle des § 6 Abs. 1 Nr. 1, 2 und 5 der verantwortliche Luftfahrzeugführer oder der Kapitän eines Seeschiffes,
7. im Falle des § 6 Abs. 1 Nr. 1, 2 und 5 die Leiter von Pflegeeinrichtungen, Justizvollzugsanstalten, Heimen, Lagern oder ähnlichen Einrichtungen,
8. im Falle des § 6 Abs. 1 der Heilpraktiker.

(2) ...

(3) Die Meldepflicht besteht nicht, wenn dem Meldepflichtigen ein Nachweis vorliegt, dass die Meldung bereits erfolgte und andere als die bereits gemeldeten Angaben nicht erhoben wurden. Satz 1 gilt auch für Erkrankungen, bei denen der Verdacht bereits gemeldet wurde.

(4) ...

(5) Der Meldepflichtige hat dem Gesundheitsamt unverzüglich mitzuteilen, wenn sich eine Verdachtsmeldung nicht bestätigt hat.

Anmerkungen. Die **Meldepflicht** für den Heilpraktiker umfasst lediglich die Krankheiten nach § 6 Abs. 1, einschließlich der Tollwut- und Impfschadens-Verdachtsfälle. Der Heilpraktiker braucht also die Krankheitserreger nach § 7 **nicht** zu melden. Dies ist dem Arzt vorbehalten, denn der Heilpraktiker muss einen Patienten schon bei **Verdacht** auf eine solche Infektion an den Arzt verweisen.

Das **Behandlungsverbot** des § 24 hingegen umfasst die Fälle des § 6 Abs. 1 Nr. 1, 2 und 5 zuzüglich der Infektionsfälle gemäß § 7 und § 34, außerdem die sexuell übertragbaren Krankheiten.

§ 9 Namentliche Meldung

(1) Die namentliche Meldung durch eine der in § 8 Abs. 1 Nr. 1, 4 bis 8 genannten Personen muss folgende Angaben enthalten:

1. Name, Vorname des Patienten
2. Geschlecht
3. Tag, Monat und Jahr der Geburt

4. Anschrift der Hauptwohnung und, falls abweichend: Anschrift des derzeitigen Aufenthaltsortes
5. Tätigkeit in Einrichtungen im Sinne des § 36 Abs. 1 oder 2; Tätigkeit im Sinne des § 42 Abs. 1 bei akuter Gastroenteritis, akuter Virushepatitis, Typhus abdominalis/Paratyphus und Cholera
6. Betreuung in einer Gemeinschaftseinrichtung gemäß § 33
7. Diagnose beziehungsweise Verdachtsdiagnose
8. Tag der Erkrankung oder Tag der Diagnose, gegebenenfalls Tag des Todes
9. wahrscheinliche Infektionsquelle
10. Land, in dem die Infektion wahrscheinlich erworben wurde; bei Tuberkulose Geburtsland und Staatsangehörigkeit
11. Name, Anschrift und Telefonnummer der mit der Erregerdiagnostik beauftragten Untersuchungsstelle
12. Überweisung in ein Krankenhaus beziehungsweise Aufnahme in einem Krankenhaus oder einer anderen Einrichtung der stationären Pflege und Entlassung aus der Einrichtung, soweit dem Meldepflichtigen bekannt
13. Blut-, Organ- oder Gewebespende in den letzten 6 Monaten
14. Name, Anschrift und Telefonnummer des Meldenden
15. bei einer Meldung nach § 6 Abs. 1 Nr. 3 die Angaben nach § 22 Abs. 2.

Bei den in § 8 Abs. 1 Nrn. 4 bis 8 genannten Personen beschränkt sich die Meldepflicht auf die ihnen vorliegenden Angaben.

(2) ...

(3) Die namentliche Meldung muss unverzüglich, spätestens innerhalb von 24 Stunden nach erlangter Kenntnis gegenüber dem für den Aufenthalt des Betroffenen zuständigen Gesundheitsamt, im Falle des Absatz 2 gegenüber dem für den Einsender zuständigen Gesundheitsamt erfolgen. Eine Meldung darf wegen einzelner fehlender Angaben nicht verzögert werden. Die Nachmeldung oder Korrektur von Angaben hat unverzüglich nach deren Vorliegen zu erfolgen. Liegt die Hauptwohnung oder der gewöhnliche Aufenthaltsort der betroffenen Person im Bereich eines anderen Gesundheitsamtes, so hat das unterrichtete Gesundheitsamt das für die Hauptwohnung, bei mehreren Wohnungen das für den gewöhnlichen Aufenthaltsort des Betroffenen zuständige Gesundheitsamt unverzüglich zu benachrichtigen. ...

§ 15 Anpassung der Meldepflicht an die epidemische Lage

(1) Das Bundesministerium für Gesundheit wird ermächtigt, durch Rechtsverordnung mit Zustimmung des Bundesrates die Meldepflicht für die in § 6 aufgeführten Krankheiten oder die in § 7 aufgeführten Krankheitserreger aufzuheben, einzuschränken oder zu erweitern oder die Meldepflicht auf andere übertragbare Krankheiten oder Krankheitserreger auszudehnen, soweit die epidemische Lage dies zulässt oder erfordert. ...

§ 16 Allgemeine Maßnahmen der zuständigen Behörde

(1) Werden Tatsachen festgestellt, die zum Auftreten einer übertragbaren Krankheit führen können, oder ist anzunehmen, dass solche Tatsachen vorliegen, so trifft die zuständige Behörde die notwendigen Maßnahmen zur Abwendung der dem Einzelnen oder der Allgemeinheit hierdurch drohenden Gefahren. ...

(2) (*zusammengefasst*) Die Behörden und das Gesundheitsamt können hierzu alle erforderlichen Auskünfte einholen, Grundstücke, Anlagen und Räumlichkeiten betreten und alle einschlägigen Unterlagen einsehen. Wer entsprechende Unterlagen, Räumlichkeiten und Informationen besitzt, hat diese zugänglich zu machen..

...

§ 20 Schutzimpfungen und andere Maßnahmen der spezifischen Prophylaxe

(1) Die zuständige obere Bundesbehörde, die Obersten Landesgesundheitsbehörden und die von ihnen beauftragten Stellen sowie die Gesundheitsämter informieren die Bevölkerung über die Bedeutung von Schutzimpfungen und anderen Maßnahmen der spezifischen Prophylaxe übertragbarer Krankheiten.

(2) Beim Robert-Koch-Institut wird eine Ständige Impfkommission eingerichtet. ...

Die Kommission gibt Empfehlungen zur Durchführung von Schutzimpfungen und zur Durchführung anderer Maßnahmen der spezifischen Prophylaxe übertragbarer Krankheiten und entwickelt Kriterien zur Abgrenzung einer üblichen Impfreaktion und einer über das übliche Ausmaß einer Impfreaktion hinausgehenden gesundheitlichen Schädigung. ...

Die Empfehlungen der Kommission werden von dem Robert Koch-Institut den Obersten Landesgesundheitsbehörden übermittelt und anschließend veröffentlicht.

(3) Die Obersten Landesgesundheitsbehörden sollen öffentliche Empfehlungen für Schutzimpfungen oder andere Maßnahmen der spezifischen Prophylaxe auf der Grundlage der jeweiligen Empfehlungen der Ständigen Impfkommission aussprechen.

...

(6) Das Bundesministerium für Gesundheit wird ermächtigt, durch Rechtsverordnung mit Zustimmung des Bundesrates anzuordnen, dass bedrohte Teile der Bevölkerung an Schutzimpfungen oder anderen Maßnahmen der spezifischen Prophylaxe teilzunehmen haben, wenn eine übertragbare Krankheit mit klinisch schweren Verlaufsformen auftritt und mit ihrer epidemischen Verbreitung zu rechnen ist.

...

(7) Solange das Bundesministerium für Gesundheit von der Ermächtigung nach Absatz 6 keinen Gebrauch macht, sind die Landesregierungen zum Erlass einer Rechtsverordnung nach Absatz 6 ermächtigt. ...

1 Gesetzeskunde

Anmerkung: Impfen durch Heilpraktiker. Zur Frage, ob der Heilpraktiker impfen darf, ist Folgendes zu sagen:

Die §§ 20 bis 22 IfSG regeln Grundlagen des Impfrechtes. Hiernach können für bedrohte Teile der Bevölkerung Impfungen durch Rechtsverordnung angeordnet oder allgemein von den obersten Landesgesundheitsbehörden empfohlen werden. Außerdem können die öffentlichen Gesundheitsämter Impfungen anbieten. Für eventuelle Impfschäden durch öffentlich empfohlene Impfungen kommen dabei die Länder nach den Grundsätzen des Bundesversorgungsgesetzes auf.

Das IfSG geht zwar davon aus, dass die Impfungen von Ärzten durchgeführt werden (§ 22), verbietet die Impfung durch Nicht-Ärzte jedoch nicht ausdrücklich. Auch das Gesetz über die Pockenschutzimpfung, das die Impfung ausdrücklich den Ärzten vorbehielt, ist seit dem 01.07.1983 außer Kraft. Ebenso spricht die Meldepflicht des Heilpraktikers bei Verdacht eines Impfschadens (§ 8 Abs. 1 Nr. 8 i. V. m. § 6 Abs. 1 Nr. 3) dafür, dass auch der Gesetzgeber von der derzeitigen Möglichkeit einer Impfung durch Heilpraktiker ausgeht.

▶ Es gibt derzeit kein gesetzliches Impfverbot für Heilpraktiker.

§ 22 Impfausweis

(1) Der impfende Arzt hat jede Schutzimpfung unverzüglich in einen Impfausweis nach Absatz 2 einzutragen oder, falls der Impfausweis nicht vorgelegt wird, eine Impfbescheinigung auszustellen. Der impfende Arzt hat den Inhalt der Impfbescheinigung auf Verlangen in den Impfausweis einzutragen. Im Falle seiner Verhinderung hat das Gesundheitsamt die Eintragung nach Satz 2 vorzunehmen.

...

§ 24 Behandlung übertragbarer Krankheiten

Die Behandlung von Personen, die an einer der in § 6 Abs. 1 Satz 1 Nr. 1, 2 und 5 oder § 34 Abs. 1 genannten übertragbaren Krankheiten erkrankt oder dessen verdächtig sind oder die mit einem Krankheitserreger nach § 7 infiziert sind, ist insoweit im Rahmen der berufsmäßigen Ausübung der Heilkunde nur Ärzten gestattet. Satz 1 gilt entsprechend bei sexuell übertragbaren Krankheiten und für Krankheiten oder Krankheitserreger, die durch eine Rechtsverordnung auf Grund des § 15 Abs. 1 in die Meldepflicht einbezogen sind. Als Behandlung im Sinne der Sätze 1 und 2 gilt auch der direkte und indirekte Nachweis eines Krankheitserregers für die Feststellung einer Infektion oder übertragbaren Krankheit; § 46 gilt entsprechend.

Anmerkungen:

1. Das noch im nunmehr aufgehobenen Gesetz zur Bekämpfung der Geschlechtskrankheiten enthaltene Verbot für Nicht-Ärzte, Geschlechtsorgane zu untersuchen und zu behandeln, ist im IfSG **nicht** mehr enthalten. Nach wie vor **verboten** ist jedoch die **Behandlung sexuell übertragbarer Krankheiten.** Zur Behandlung in diesem Sinn gehört auch schon die Untersuchung, ob eine sexuell übertragbare Krankheit vorliegt.

Der Heilpraktiker muss die Bitte eines Patienten, ihn zu untersuchen, ob eine sexuell übertragbare Krankheit vorliegt, immer abweisen, da ihm dies gesetzlich verboten ist. Er hat den Patienten in diesem Fall an einen Arzt zu verweisen. Stellt allerdings ein Heilpraktiker im Verlauf einer allgemeinen Untersuchung fest, dass eine solche Krankheit vorliegt, so handelt er selbstverständlich nicht gegen das Gesetz. Das wäre beispielsweise der Fall, wenn der Patient ihn wegen eines allgemeinen Hautausschlages am Körper aufsucht und der Heilpraktiker Syphilis diagnostiziert. Der Heilpraktiker darf dann aber keine hierauf gezielte Untersuchung oder Behandlung vornehmen, sondern muss an einen Arzt verweisen.

Krankheiten der Geschlechtsorgane, die nicht sexuell übertragbar sind, darf der Heilpraktiker jedoch künftig behandeln!

2. Das bisherige „personenbezogene" Behandlungsverbot des alten Bundesseuchengesetzes für bestimmte Krankheiten (nunmehr in § 24 aufgeführt), wurde durch ein **„krankheitsbezogenes"** ersetzt. Dies ergibt sich aus dem Wörtchen „insoweit" des § 24 IfSG.

Der Heilpraktiker darf daher einen Patienten zwar wegen der Erkrankung, die mit Behandlungsverbot belegt ist, nicht therapieren, dürfte ihn aber bei anderen Beschwerden, die unabhängig von dieser Krankheit bestehen, behandeln.

Beispiel. So darf der Heilpraktiker nach wie vor Borkenflechte nicht behandeln. Nach dem neuen Infektionsschutzgesetz darf er aber nun beispielsweise einen Fußpilz, an dem das Kind gleichzeitig leidet, therapieren.

3. Das Behandlungsverbot für einen Patienten, der mit einem Erreger nach § 7 infiziert ist, beschränkt sich auf die **meldepflichtigen Fälle** der Infektion und ist ebenfalls krankheits- bzw. erregerbezogen, das heißt, auch bei diesen Patienten darf eine Behandlung hinsichtlich anderer Beschwerden erfolgen.

4. Die frühere Regelung des Bundesseuchengesetzes, wonach der Heilpraktiker bei Erkran-

1.2 Grenzen und Schranken für Heilpraktiker

kungen, die unter das Behandlungsverbot fallen, bis zum Eintreffen des Arztes „lindernde Maßnahmen" ergreifen kann, wurde gestrichen.

5. Die Erweiterung des Behandlungsverbotes auf weitere Krankheiten bzw. Krankheitserreger „durch eine Rechtsverordnung nach § 15 Abs. 1" ist nur durch Rechtsverordnungen des Bundes, nicht aber der Länder möglich.

> **Behandlungsverbot für Heilpraktiker nach § 24 IfSG besteht für**
> - alle Krankheiten, des § 6 Abs. 1 Satz 1 Nr. 1, 2 und 5
> - alle Krankheiten mit Erregern des § 7
> - alle Krankheiten des § 34 Abs. 1
> - alle Krankheiten, die sexuell übertragbar sind

Behandlungsverbot nach § 24 IfSG. In der folgenden Tabelle wurden alphabetisch alle Erkrankungen aufgelistet, für die sich ein Behandlungsverbot aufgrund des § 24 IfSG in Verbindung mit den §§ 6, 7 und 34 ergibt.

Damit besteht entgegen dem früheren Bundesseuchengesetz kein Behandlungsverbot mehr für angeborene Zytomegalie, Gasbrand/Gasödem, Tetanus, Pocken, Rotz, Puerperalsepsis, Trachom und Röteln (Behandlungsverbot nur noch für konnatale Rötelnerkrankung).

Erkrankung	Erreger	Rechtsgrundlage § 6 IfSG	Rechtsgrundlage § 7 IfSG	Rechtsgrundlage § 34 IfSG
AIDS	HIV		Abs. 3 Nr. 2	
Botulismus	Clostridium botulinum oder Toxinnachweis	Abs. 1 Nr. 1	Abs. 1 Nr. 7	
Brucellose	Brucella sp.		Abs. 1 Nr. 4	
Cholera	Vibrio cholerae O 1 und O 139	Abs. 1 Nr. 1	Abs. 1 Nr. 44	X
Diphtherie	Corynebacterium diphtheriae, Toxin bildend	Abs. 1 Nr. 1	Abs. 1 Nr. 8	X
Echinokokkose	Echinococcus sp.		Abs. 3 Nr. 3	
Enteritis durch enterohämorrhagische Escherichia coli (EHEC)	Escherichia coli, enterohämorrhagische Stämme (EHEC)		s. auch Gastroenteritis	X
Fleckfieber	Rickettsia prowazekii		Abs. 1 Nr. 37	
FSME	FSME-Virus		Abs. 1 Nr. 14	
Gastroenteritis: mikrobiell bedingte Lebensmittelvergiftung und akut infektiöse Gastroenteritis, wenn a) eine Person betroffen ist, die eine Tätigkeit im Sinne des § 42 Abs. 1 ausübt, b) zwei oder mehr gleichartige Erkrankungen auftreten, bei denen ein epidemischer Zusammenhang wahrscheinlich ist oder vermutet wird.	Campylobacter sp., darmpathogen Cryptosporidium parvum Escherichia coli, enterohämorrhagische Stämme (EHEC) Escherichia coli, sonstige darmpathogene Stämme Giardia lamblia Norwalk-ähnliches Virus (Meldepflicht nur für den direkten Nachweis aus Stuhl) Rotavirus Salmonella, sonstige Shigella sp. Vibrio cholerae O1 und O 139 Yersinia enterocolitica, darmpathogen	Abs. 1 Nr. 2	Abs. 1 Nr. 5, 10, 12a, 12b, 16, 34, 38, 41, 42, 44, 45,	
Gelbfieber	Gelbfieber-Virus		Abs. 1 Nr. 15	
HSE, humane spongiforme Enzephalopathie, außer familiär-hereditärer Formen		Abs. 1 Nr. 1		
HUS, enteropathisches hämolytisch-urämisches Syndrom	Escherichia coli, enterohämorrhagische Stämme (EHEC)	Abs. 1 Nr. 1	Abs. 1 Nr. 12a	
Impetigo contagiosa (ansteckende Borkenflechte)	(Staphylo-, Streptokokken)			X
Influenza	Influenzaviren		Abs. 1 Nr. 24	
Keratokonjunktivitis	Adenoviren Meldepflicht nur für den direkten Nachweis im Konjunktivalabstrich		Abs. 1 Nr. 1	

1 Gesetzeskunde

Erkrankung	Erreger	Rechtsgrundlage § 6 IfSG	Rechtsgrundlage § 7 IfSG	Rechtsgrundlage § 34 IfSG
Keuchhusten	(Bordetella pertussis)			X
Legionärskrankheit	Legionella sp.		Abs. 1 Nr. 26	
Lepra	Mycobacterium leprae		Abs. 1 Nr. 31	
Leptospirose	Leptospira interrogans		Abs. 1 Nr. 27	
Listeriose	Listeria monocytogenes, Meldepflicht nur für den direkten Nachweis aus Blut, Liquor oder anderen normalerweise sterilen Substraten sowie aus Abstrichen von Neugeborenen		Abs. 1 Nr. 28	
Malaria	Plasmodium sp.		Abs. 3 Nr. 4	
Masern	Masernvirus	Abs. 1 Nr. 1	Abs. 1 Nr. 30	X
Meningitis: Haemophilus-influenzae-Typ-b-Meningitis	Haemophilus influenzae, Meldepflicht nur für den direkten Nachweis aus Liquor oder Blut		Abs. 1 Nr. 17	X
Meningokokken-Meningitis oder –sepsis	Neisseria meningitidis; Meldepflicht nur für den direkten Nachweis aus Liquor, Blut, hämorrhagischen Hautinfiltraten oder anderen normalerweise sterilen Substraten	Abs. 1 Nr. 1	Abs. 1 Nr. 33	X
Milzbrand	Bacillus anthracis	Abs. 1 Nr. 1	Abs. 1 Nr. 2	
Mumps	(Mumps-Virus)			X
Ornithose	Chlamydia psittaci		Abs. 1 Nr. 6	
Pest	Yersinia pestis	Abs. 1 Nr. 1	Abs. 1 Nr. 46	X
Poliomyelitis (als Verdacht gilt jede akute schlaffe Lähmung, außer wenn traumatisch bedingt)	Poliovirus	Abs. 1 Nr. 1	Abs. 1 Nr. 35	X
Q-Fieber	Coxiella burnetii		Abs. 1 Nr. 9	
Röteln, konnatale	Rubellavirus Meldepflicht nur bei konnatalen Infektionen (Abs. 3 Nr. 5)		Abs. 3 Nr. 5	
Rückfallfieber	Borrelia recurrentis		Abs. 1 Nr. 3	
Salmonellose	Salmonella, sonstige		Abs. 1 Nr. 41	
Scabies (Krätze)				X
Scharlach oder sonstige Streptococcus-pyogenes-Infektionen				X
Shigellenruhr	Shigellen sp.		Abs. 1 Nr. 42	X
Syphilis (Lues)	Treponema pallidum (Abs. 3 Nr. 1)		Abs. 3 Nr. 1	
Tollwut	Rabiesvirus	Abs. 1 Nr. 1 und 4	Abs. 1 Nr. 36	
Toxoplasmose, konnatale	Toxoplasma gondii Meldepflicht nur bei konnatalen Infektionen (Abs. 3 Nr. 6)		Abs. 3 Nr. 6	
Trichinose	Trichinella spiralis		Abs. 1 Nr. 43	
Tuberkulose, behandlungsbedürftige, auch wenn ein bakteriologischer Nachweis nicht vorliegt	Mycobacterium tuberculosis/ africanum, Mycobacterium bovis: Meldepflicht für den direkten Erregernachweis, sowie nachfolgend für das Ergebnis der Resistenzbestimmung; vorab auch für den Nachweis säurefester Stäbchen im Sputum	Abs. 1 Nr. 1	Abs. 1 Nr. 32	X
Tularämie (Hasenpest)	Francisella tularensis		Abs. 1 Nr. 13	
Typhus abdominalis/ Paratyphus	Salmonella typhi und paratyphi Meldepflicht für alle direkten Nachweise	Abs. 1 Nr. 1	Abs. 1 Nr. 39, 40	X

Erkrankung	Erreger	Rechtsgrundlage § 6 IfSG	Rechtsgrundlage § 7 IfSG	Rechtsgrundlage § 34 IfSG
virusbedingte hämorrhagische Fieber	Ebolavirus, Hantavirus, Lassavirus Marburgvirus, andere Erreger hämorrhagischer Fieber	Abs. 1 Nr. 1	Abs. 1 Nr. 11, 18, 25, 29, 47	X
Virushepatitis, akute	Hepatitis-A-Virus, Hepatitis-B-Virus, Hepatitis-C-Virus; Meldepflicht für alle Nachweise, soweit nicht bekannt ist, dass eine chronische Infektion vorliegt, Hepatitis-D-Virus Hepatitis-E-Virus	Abs. 1 Nr. 1	Abs. 1 Nr. 19–23	X
Windpocken	(Windpocken-Virus)			X
sexuell übertragbare Krankheiten				
a) bedrohliche Krankheit oder b) bei zwei oder mehr gleichartigen Erkrankungen, bei denen ein epidemischer Zusammenhang wahrscheinlich ist oder vermutet wird, wenn dies auf eine schwerwiegende Gefahr für die Allgemeinheit hinweist und Krankheitserreger als Ursache in Betracht kommen, die nicht in § 7 genannt sind.		Abs. 1 Nr. 5		

§ 28 Schutzmaßnahmen

(1) Werden Kranke, Krankheitsverdächtige, Ansteckungsverdächtige oder Ausscheider festgestellt oder ergibt sich, dass ein Verstorbener krank, krankheitsverdächtig oder Ausscheider war, so trifft die zuständige Behörde die notwendigen Schutzmaßnahmen, insbesondere die in den §§ 29 bis 31 genannten, soweit und solange es zur Verhinderung der Verbreitung übertragbarer Krankheiten erforderlich ist.
...

(2) Für Maßnahmen nach Absatz 1 gilt § 16 Abs. 5 bis 8, für ihre Überwachung außerdem § 16 Abs. 2 entsprechend.

Zusammenfassung. Nach §§ 29–31 kann angeordnet werden: Beobachtung, Quarantäne oder berufliche Tätigkeitsverbote bei Kranken, Krankheitsverdächtigen, Ansteckungsverdächtigen und Ausscheidern.

§ 33 Gemeinschaftseinrichtungen

Gemeinschaftseinrichtungen im Sinne dieses Gesetzes sind Einrichtungen, in denen überwiegend Säuglinge, Kinder oder Jugendliche betreut werden, insbesondere Kinderkrippen, Kindergärten, Kindertagesstätten, Kinderhorte, Schulen oder sonstige Ausbildungseinrichtungen, Heime, Ferienlager und ähnliche Einrichtungen.

§ 34 Gesundheitliche Anforderungen, Mitwirkungspflichten, Aufgaben des Gesundheitsamtes

(1) Personen, die an
1. Cholera
2. Diphtherie
3. Enteritis durch enterohämorrhagische E. coli (EHEC)
4. virusbedingtem hämorrhagischem Fieber
5. Haemophilus-influenzae-Typ-b-Meningitis
6. Impetigo contagiosa (ansteckende Borkenflechte)
7. Keuchhusten
8. ansteckungsfähiger Lungentuberkulose
9. Masern
10. Meningokokken-Infektion
11. Mumps
12. Paratyphus
13. Pest
14. Poliomyelitis
15. Scabies (Krätze)
16. Scharlach oder sonstigen Streptococcus-pyogenes-Infektionen
17. Shigellose

18. Typhus abdominalis
19. Virushepatitis A oder E
20. Windpocken

erkrankt oder dessen verdächtig oder die verlaust sind, dürfen in den in § 33 genannten Gemeinschaftseinrichtungen keine Lehr-, Erziehungs-, Pflege-, Aufsichts- oder sonstige Tätigkeiten ausüben, bei denen sie Kontakt zu den dort Betreuten haben, bis nach ärztlichem Urteil eine Weiterverbreitung der Krankheit oder der Verlausung durch sie nicht mehr zu befürchten ist. Satz 1 gilt entsprechend für die in der Gemeinschaftseinrichtung Betreuten mit der Maßgabe, dass sie die dem Betrieb der Gemeinschaftseinrichtung dienenden Räume nicht betreten, Einrichtungen der Gemeinschaftseinrichtung nicht benutzen und an Veranstaltungen der Gemeinschaftseinrichtung nicht teilnehmen dürfen. Satz 2 gilt auch für Kinder, die das 6. Lebensjahr noch nicht vollendet haben und an infektiöser Gastroenteritis erkrankt oder dessen verdächtig sind.

(2) Ausscheider von
- Vibrio cholerae O 1 und O 139
- Corynebacterium diphtheriae, Toxin bildend
- Salmonella Typhi
- Salmonella Paratyphi
- Shigella sp.
- enterohämorrhagischen E. coli (EHEC)

dürfen nur mit Zustimmung des Gesundheitsamtes und unter Beachtung der gegenüber dem Ausscheider und der Gemeinschaftseinrichtung verfügten Schutzmaßnahmen die dem Betrieb der Gemeinschaftseinrichtung dienenden Räume betreten, Einrichtungen der Gemeinschaftseinrichtung benutzen und an Veranstaltungen der Gemeinschaftseinrichtung teilnehmen.

Anmerkung. Die Verlausung ist im Sinne des § 24 keine Krankheit, sondern nur ein Ausschlussgrund von den genannten Gemeinschaftseinrichtungen. Sie führt daher nicht zu einem Behandlungsverbot für Heilpraktiker.

§ 36 Einhaltung der Infektionshygiene

(1) ...

(2) Zahnarztpraxen sowie Arztpraxen und Praxen sonstiger Heilberufe, in denen invasive Eingriffe vorgenommen werden, sowie sonstige Einrichtungen und Gewerbe, bei denen durch Tätigkeiten am Menschen durch Blut Krankheitserreger übertragen werden können, können durch das Gesundheitsamt infektionshygienisch überwacht werden.

...

§ 42 Tätigkeits- und Beschäftigungsverbote

(1) Personen, die
1. an Typhus abdominalis, Paratyphus, Cholera, Shigellenruhr, Salmonellose, einer anderen infektiösen Gastroenteritis oder Virushepatitis A oder E erkrankt oder dessen verdächtig sind
2. an infizierten Wunden oder an Hautkrankheiten erkrankt sind, bei denen die Möglichkeit besteht, dass deren Krankheitserreger über Lebensmittel übertragen werden können,
3. die Krankheitserreger Shigellen, Salmonellen, enterohämorrhagische Escherichia coli oder Choleravibrionen ausscheiden,

dürfen nicht tätig sein oder beschäftigt werden
a) beim Herstellen, Behandeln oder Inverkehrbringen der in Absatz 2 genannten Lebensmittel, wenn sie dabei mit diesen in Berührung kommen, oder
b) in Küchen von Gaststätten und sonstigen Einrichtungen mit oder zur Gemeinschaftsverpflegung.

Satz 1 gilt entsprechend für Personen, die mit Bedarfsgegenständen, die für die dort genannten Tätigkeiten verwendet werden, so in Berührung kommen, dass eine Übertragung von Krankheitserregern auf die Lebensmittel im Sinne des Absatzes 2 zu befürchten ist. Die Sätze 1 und 2 gelten nicht für den privaten hauswirtschaftlichen Bereich.

...

§ 44 Erlaubnispflicht für Tätigkeit mit Krankheitserregern

Wer Krankheitserreger in den Geltungsbereich dieses Gesetzes verbringen, sie ausführen, aufbewahren, abgeben oder mit ihnen arbeiten will, bedarf einer Erlaubnis der zuständigen Behörde.

...

§ 46 Tätigkeit unter Aufsicht

(1) Der Erlaubnis nach § 44 bedarf nicht, wer unter Aufsicht desjenigen, der eine Erlaubnis besitzt oder nach § 45 keiner Erlaubnis bedarf, tätig ist.

...

§ 73 Bußgeldvorschriften

(1) Ordnungswidrig handelt, wer vorsätzlich oder fahrlässig
(zusammengefasst) entgegen § 6 Abs. 1 oder § 7 eine Meldung nicht, nicht richtig, nicht vollständig oder nicht rechtzeitig macht oder entgegen § 16 Abs. 2 Auskünfte nicht, nicht richtig, nicht vollständig oder nicht rechtzeitig erteilt, bzw. Unterlagen nicht, nicht richtig, nicht vollständig oder nicht rechtzeitig vorlegt, ...

§ 74 Strafvorschriften

Wer vorsätzlich eine der in § 73 Abs. 1 Nr. 1 bis 7, 11 bis 20, 22, 23 oder 24 bezeichnete Handlung begeht und dadurch eine in § 6 Abs. 1 Nr. 1 genannte Krankheit oder einen in § 7 genannten Krankheitserreger verbreitet, wird mit Freiheitsstrafe bis zu fünf Jahren oder mit Geldstrafe bestraft.

1.2.2 Arzneimittelgesetz (AMG)

Vorbemerkungen. Ein Heilpraktiker darf keine verschreibungspflichtigen (hier bitte nicht das Wort „rezeptpflichtig" verwenden) Medikamente verordnen. Dies ist ausdrücklich nur Ärzten (Zahnärzten, Tierärzten) vorbehalten. Die Verschreibungspflicht wird durch Rechtsverordnung festgelegt.

Welche Medikamente verschreibungspflichtig sind oder nicht, findet man in verschiedenen Nachschlagewerken über Arzneimittel, die auf die Verschreibungspflicht hinweisen.

- **Rote Liste.** Sie ist das verbreitetste Nachschlagewerk und wird vom Bundesverband der Pharmazeutischen Industrie e.V. in Frankfurt herausgegeben. Es handelt sich um ein Verzeichnis der Fertigarzneimittel, die die Mitgliedsfirmen, aber auch andere Firmen auf den Markt bringen. Über die Aufnahme in die Rote Liste entscheidet die Rote-Liste-Kommission. Sie wird in regelmäßigen Zeitabständen auf den neuesten Stand gebracht. Verschreibungspflichtige Arzneimittel sind mit der Abkürzung „Rp" gekennzeichnet.
- **Gelbe Liste Pharmindex.** Sie wird von der IMP-Kommunikationsgesellschaft in Neu-Isenburg herausgebracht und ebenfalls regelmäßig auf den neuesten Stand gebracht. Auch hier wird ein verschreibungspflichtiges Medikament mit „Rp" gekennzeichnet.
- **Scribas-Tabelle.** Sie wird vom Deutschen Apotheker-Verlag stets aktuell herausgebracht. Es handelt sich um eine Tabelle der verschreibungspflichtigen Mittel und Gegenstände.

> **Ein Heilpraktiker darf nur folgende Arzneimittel verordnen:**
> a) **freiverkäufliche**, zum Beispiel Teesorten wie Kamille, Salbei (sind für den Verkauf außerhalb von Apotheken freigegeben)
> b) **apothekenpflichtige** (dürfen nur in Apotheken abgegeben werden, ohne verschreibungspflichtig zu sein – § 48 AMG –).

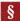

Gesetz über den Verkehr mit Arzneimitteln (Arzneimittelgesetz)

in der Fassung der Bekanntmachung vom 11.12.1998 (BGBl. S 3586) zuletzt geändert am 14.11.2003 (BGBl. I S. 2190)

(auszugsweise)

§ 1 Zweck des Gesetzes

Es ist der Zweck dieses Gesetzes, im Interesse einer ordnungsgemäßen Arzneimittelversorgung von Mensch und Tier für die Sicherheit im Verkehr mit Arzneimitteln, insbesondere für die Qualität, Wirksamkeit und Unbedenklichkeit der Arzneimittel nach Maßgabe der folgenden Vorschriften zu sorgen.

§ 2 Arzneimittelbegriff

(1) Arzneimittel sind Stoffe und Zubereitungen aus Stoffen, die dazu bestimmt sind, durch Anwendung am oder im menschlichen oder tierischen Körper
1. Krankheiten, Leiden, Körperschäden oder krankhafte Beschwerden zu heilen, zu lindern, zu verhüten oder zu erkennen,
2. die Beschaffenheit, den Zustand oder die Funktionen des Körpers oder seelische Zustände erkennen zu lassen,
3. vom menschlichen oder tierischen Körper erzeugte Wirkstoffe oder Körperflüssigkeiten zu ersetzen,
4. Krankheitserreger, Parasiten oder körperfremde Stoffe abzuwehren, zu beseitigen oder unschädlich zu machen oder
5. die Beschaffenheit, den Zustand oder die Funktion des Körpers oder seelische Zustände zu beeinflussen.

(2) Als Arzneimittel gelten:

1. Gegenstände, die ein Arzneimittel nach Absatz 1 enthalten oder auf die ein Arzneimittel nach Absatz 1 aufgebracht ist und die dazu bestimmt sind, dauernd oder vorübergehend mit dem menschlichen oder tierischen Körper in Berührung gebracht zu werden, ...

4. Stoffe und Zubereitungen aus Stoffen, die, auch im Zusammenwirken mit anderen Stoffen oder Zubereitungen aus Stoffen, dazu bestimmt sind, ohne am oder im menschlichen oder tierischen Körper angewendet zu werden, ...

a) die Beschaffenheit, den Zustand oder die Funktionen des tierischen Körpers erkennen zu lassen oder der Erkennung von Krankheitserregern bei Tieren zu dienen,

b) Krankheitserreger oder Parasiten zu bekämpfen, ausgenommen solche, die dazu bestimmt sind, der Bekämpfung von Mikroorganismen einschließlich Viren bei Bedarfsgegenständen i. S. d.: § 5 I 1 des Lebensmittel- und Bedarfsgegenständegesetzes oder bei Medizinprodukten i. S. d. § 3 Nr. 1, 2, 6, 7 und 8 des Medizinproduktegesetzes zu dienen,

(3) Arzneimittel sind nicht ...

(Zusammenfassung: Lebensmittel, Tabakerzeugnisse, Kosmetika, Tier- Reinigungs- und -pflegemittel, Futtermittel und Medizinprodukte)

§ 3 Stoffbegriff

(Zusammenfassung)

Stoffe im Sinne des Gesetzes sind

1. chemische Elemente und chemische Verbindungen,

2. Pflanzen und Pflanzenbestandteile,
3. Tierkörper(teile) und Stoffwechselprodukte,
4. Mikroorganismen und Viren.

§ 10 Kennzeichnung der Fertigarzneimittel

(4) Bei Arzneimitteln, die in das Register für homöopathische Arzneimittel eingetragen sind, muss bei der Bezeichnung nach Absatz 1 Satz 1 Nr. 2 der Hinweis „homöopathisches Arzneimittel" angegeben werden. An die Stelle der Angaben nach Absatz 1 Satz 1 Nr. 3 tritt die Registriernummer mit der Abkürzung „Reg.-Nr." Angaben über Anwendungsgebiete dürfen nicht gemacht werden ... Die Sätze 1 und 3 gelten entsprechend für Arzneimittel, die nach § 38 Abs. 1 Satz 3 von der Registrierung freigestellt sind ...

§ 13 Herstellungserlaubnis

(1) Wer Arzneimittel im Sinne des § 2 (1) ... gewerbs- oder berufsmäßig zum Zwecke der Abgabe an andere herstellen will, bedarf einer Erlaubnis der zuständigen Behörde. ...

§ 38 Registrierungspflicht und Registrierungsunterlagen

(1) Fertigarzneimittel, die Arzneimittel im Sinne des § 2 Abs. 1 oder Abs. 2 Nr. 1 sind, dürfen als homöopathische Arzneimittel im Geltungsbereich dieses Gesetzes nur in den Verkehr gebracht werden, wenn sie in ein bei der zuständigen Bundesbehörde zu führendes Register für homöopathische Arzneimittel eingetragen sind (Registrierung). ...

§ 47 Vertriebsweg

(1) Pharmazeutische Unternehmer und Großhändler dürfen Arzneimittel, deren Abgabe den Apotheken vorbehalten ist, außer an Apotheken nur abgeben an
1. andere pharmazeutische Unternehmer und Großhändler,
2. Krankenhäuser und Ärzte, soweit es sich handelt um ...
   e) medizinische Gase, bei denen auch die Abgabe an Heilpraktiker zulässig ist, ...

(3) Pharmazeutische Unternehmer dürfen Muster eines Fertigarzneimittels abgeben oder abgeben lassen an
1. Ärzte, Zahnärzte oder Tierärzte,
2. andere Personen, die die Heilkunde oder Zahnheilkunde berufsmäßig ausüben, soweit es sich nicht um verschreibungspflichtige Arzneimittel handelt, ...

§ 48 Verschreibungspflicht

(1) Arzneimittel, die durch Rechtsverordnung nach Absatz 2 Nr. 1 bestimmte Stoffe, Zubereitungen aus Stoffen oder Gegenstände sind oder denen solche Stoffe oder Zubereitungen aus Stoffen zugesetzt sind, dürfen nur nach Vorlage einer ärztlichen, zahnärztlichen oder tierärztlichen Verschreibung an Verbraucher abgegeben werden ...

(2) Das Bundesministerium wird ermächtigt ...
1. Stoffe, Zubereitungen aus Stoffen oder Gegenstände zu bestimmen,
   a) die die Gesundheit des Menschen oder, sofern sie zur Anwendung bei Tieren bestimmt sind, die Gesundheit des Tieres oder die Umwelt auch bei bestimmungsgemäßem Gebrauch unmittelbar oder mittelbar gefährden können, wenn sie ohne ärztliche, zahnärztliche oder tierärztliche Überwachung angewendet werden, oder
   b) die häufig in erheblichem Umfange nicht bestimmungsgemäß gebraucht werden, wenn dadurch die Gesundheit von Menschen oder Tier, unmittelbar oder mittelbar gefährdet werden kann ...

(3) Die Rechtsverordnung nach Absatz 2 Nr. 1 kann auf bestimmte Dosierungen, Potenzierungen, Darreichungsformen oder Anwendungsbereiche beschränkt werden ...

Anmerkung. Typische Überprüfungsfrage: Darf ein Heilpraktiker Heilmittel für andere herstellen oder selbst hergestellte Arzneimittel an anderen anwenden oder an diese abgeben?

Antwort: Nein. Die Befugnis zur Herstellung von Heilmitteln ist in §§ 13 ff AMG geregelt. Hiernach bedarf jeder, der Arzneimittel gewerbs- oder berufsmäßig herstellen und an andere abgeben, will einer Erlaubnis. Eine *Abgabe an andere* liegt vor, wenn die Person, die das Arzneimittel herstellt, eine andere ist als die, die es anwendet.

Ausnahme: Wendet der Arzt oder Heilpraktiker ein Heilmittel, das er selbst zubereitet hat, in seiner Praxis unmittelbar selbst am Patienten an, gibt er es nicht ab (im Sinne des AMG). Dies darf er.

▶ Für die **unmittelbare Anwendung** am Patienten können Arzneimittel, wie Eigenblut- oder Eigenurinzubereitungen, vom Heilpraktiker selbst *hergestellt* und in der *Praxis angewendet* werden.

Eine Abgabe an den Patienten (damit dieser das Heilmittel, gegebenenfalls nach Anweisung des Therapeuten zu Hause selbst anwenden kann), ist jedoch nicht zulässig.

1.2.3 Verordnung über verschreibungspflichtige Arzneimittel

in der Fassung vom 30.08.1990 (BGBl. I S. 1866), zuletzt geändert am 04.06.1996 (BGBl. I S. 790)

(Zusammenfassung)

Die für den Heilpraktiker wichtigen Paragraphen sind die §§ 1 und 6.

In § 1 wird nochmals ausdrücklich formuliert, dass verschreibungspflichtige Arzneimittel nur nach Vorlage einer ärztlichen, zahnärztlichen oder tierärztlichen Verschreibung abgegeben werden dürfen.

§ 6 regelt die Verschreibungspflicht bei homöopathischen Medikamenten, die eine verschreibungspflichtige Substanz enthalten. Danach wird die Verschreibungspflicht eines homöopathischen Medikaments aufgehoben, wenn alle enthaltenen verschreibungspflichtigen Stoffe mindestens die Potenzierung D4 aufweisen. Das bedeutet, dass der Heilpraktiker ein verschreibungspflichtiges Medikament in der homöopathischen Zubereitung ab D4 verordnen darf. Das gilt aber nicht für Stoffe und Zubereitungen, die unter das Betäubungsmittelgesetz fallen. Diese dürfen, soweit sie überhaupt verschreibungsfähig sind, auch in homöopathischer Zubereitung, egal welcher Potenz, nur vom Arzt verordnet werden. Ausnahmen hiervon sind in den Anmerkungen zu Kap. 1.2.5 genannt.

1.2.4 Verordnung über homöopathische Arzneimittel

Nach dieser Verordnung müssen homöopathische Arzneimittel nicht zugelassen, sondern nur registriert werden. Dafür dürfen sie nicht mit bestimmten Indikationen werben, d. h. auch auf der Verkaufsverpackung darf nicht angegeben sein, wofür oder wogegen das Mittel helfen soll.

1.2.5 Betäubungsmittelgesetz (BtMG)

Der Begriff „Betäubungsmittel" stammt noch aus dem 1. Weltkrieg. Er bezeichnete damals alle (z. B. bei Operationen) verwendeten Mittel zur Betäubung von Schmerzen. Hierzu gehören Opium, Morphin, Cocain und andere.

Heute werden alle Stoffe oder Zubereitungen als Betäubungsmittel bezeichnet, die in den Anlagen I bis III zum BtMG aufgeführt sind.

- **Anlage I** umfasst die nicht verkehrsfähigen Betäubungsmittel. Diese werden in Deutschland nicht zu medizinischen Zwecken eingesetzt und dürfen weder verschrieben, verabreicht oder einem anderen zum unmittelbaren Verbrauch überlassen werden.
- **Anlage II** enthält die verkehrsfähigen Betäubungsmittel. Es sind überwiegend Rohprodukte, die in der pharmazeutischen Industrie verarbeitet werden können. Sie dürfen weder verschrieben noch verabreicht oder einem anderen zum unmittelbaren Verbrauch überlassen werden.
- **Anlage III** enthält die verkehrs- und verschreibungsfähigen Betäubungsmittel, die auf ärztliche Verschreibung zu therapeutischen Zwecken eingesetzt werden dürfen.

Gesetz über den Verkehr mit Betäubungsmitteln (Betäubungsmittelgesetz BtMG)

In der Fassung der Bekanntmachung vom 01.03.1994 (BGBl. I S. 358), zuletzt geändert am 22.12.2003 (BGBl. 2004 I S. 28)

(auszugsweise)

§ 13
Verschreibung und Abgabe auf Verschreibung

(1) Die in Anlage III bezeichneten Betäubungsmittel dürfen nur von Ärzten, Zahnärzten und Tierärzten und nur dann verschrieben oder im Rahmen einer ärztlichen, zahnärztlichen oder tierärztlichen Behandlung einschließlich der ärztlichen Behandlung einer Betäubungsmittelabhängigkeit verabreicht oder einem anderen zum unmittelbaren Verbrauch überlassen werden, wenn ihre Anwendung am oder im menschlichen oder tierischen Körper begründet ist. Die Anwendung ist insbesondere dann nicht begründet, wenn der beabsichtigte Zweck auf andere Weise erreicht werden kann. Die in den Anlagen I und II bezeichneten Betäubungsmittel dürfen nicht verschrieben, verabreicht oder einem anderen zum unmittelbaren Verbrauch überlassen werden.

§ 29
Straftaten

(1) Mit Freiheitsstrafe bis zu fünf Jahren oder mit Geldstrafe wird bestraft, wer … entgegen § 13 Abs. 1 Betäubungsmittel

a) verschreibt,

b) verabreicht oder zum unmittelbaren Verbrauch überlässt.

Anmerkungen. Es besteht also für den Heilpraktiker ein wichtiger Unterschied zwischen verschreibungspflichtigen Medikamenten und denjenigen, die unter das Betäubungsmittelgesetz fallen: Irrt sich ein Heilpraktiker und verordnet er ein lediglich verschreibungspflichtiges Medikament, so ist es in erster Linie Sache des Apothekers, darauf zu achten, dass er dieses Medikament nicht abgibt. Der Heilpraktiker wird in diesem Falle erst in zweiter Linie belangt werden. Hingegen:

> ! Bei Medikamenten, die unter das **BtMG** fallen, macht sich der Heilpraktiker bereits durch deren Verordnung/Verschreibung *strafbar*!

Von der Geltung des Betäubungsmittelgesetzes ausgenommen sind homöopathische Zubereitungen von Opium ab der D_6 und Papaver somniferum (Schlafmohn) ab der D_4, so dass diese vom Heilpraktiker ab dieser Potenzierung verordnet werden dürfen.

Im Zweifelsfalle wird sich der Heilpraktiker immer anhand der „Roten Liste" und der „Gelben Liste Pharmindex" informieren. Medikamente, die unter das Betäubungsmittelgesetz fallen, sind dort mit „Btm" gekennzeichnet.

1.2.6 Gesetz über die Ausübung der Zahnheilkunde

> **§ Gesetz über die Ausübung der Zahnheilkunde**
>
> In der Fassung der Bekanntmachung vom 16.04.1987 (BGBl. I S. 1225)
>
> zuletzt geändert am 27.04.2002 (BGBl. I S. 1467)
>
> (auszugsweise)
>
> § 1 (1) Wer im Geltungsbereich dieses Gesetzes die Zahnheilkunde dauernd ausüben will, bedarf einer Approbation als Zahnarzt nach Maßgabe dieses Gesetzes oder als Arzt nach bundesgesetzlicher Bestimmung. Die Approbation berechtigt zur Führung der Bezeichnung als „Zahnarzt" oder „Zahnärztin". Die vorübergehende Ausübung der Zahnheilkunde bedarf einer jederzeit widerruflichen Erlaubnis.
>
> (3) Ausübung der Zahnheilkunde ist die berufsmäßige, auf zahnärztlich wissenschaftliche Erkenntnisse gegründete Feststellung und Behandlung von Zahn-, Mund- und Kieferkrankheiten. Als Krankheit ist jede von der Norm abweichende Erscheinung im Bereich der Zähne, des Mundes und der Kiefer anzusehen, einschließlich der Anomalien der Zahnstellung und des Fehlens von Zähnen ...

> § 18 Mit Freiheitsstrafe bis zu einem Jahr oder mit Geldstrafe wird bestraft, 1. wer die Zahnheilkunde ausübt, ohne eine Approbation als Zahnarzt oder als Arzt zu besitzen ...

Anmerkungen. Leider definiert das Gesetz nicht eindeutig, was unter Erkrankungen des „Mundes" zu verstehen ist. Ist hier Mund gleichzusetzen mit Mundhöhle? Unter Mundhöhle im engeren Sinn versteht man den Raum innerhalb der 4 Zahnbögen. In einem weiteren Sinne zählt man zur Mundhöhle noch den Vorhof des Mundes, der zwischen Wangen und Lippen einerseits und den Zähnen andererseits liegt. Gelegentlich wird sogar der Gaumen mit zur Mundhöhle gerechnet. Demnach müsste sich ein Patient mit Angina vom Zahnarzt behandeln lassen (was diese Auslegung als sinnlos erscheinen lässt).

▶ Die Ausübung der **Zahnheilkunde** ist den *Zahnärzten* vorbehalten.

1.2.7 Hebammengesetz

Vorbemerkungen. Es sagt aus, dass *Geburtshilfe nur* von Ärzten, Hebammen und Entbindungspflegern geleistet werden darf. Allerdings darf der Heilpraktiker eine Schwangere betreuen, sofern es sich nicht um Beschwerden handelt, die mit der Geburt in Zusammenhang stehen. So kann beispielsweise eine Schwangere mit Bauchschmerzen vom Heilpraktiker behandelt werden, wenn die Beschwerden Folgen einer Verstopfung sind. Es darf nicht behandelt werden, wenn es sich bei den Bauchschmerzen um beginnende Wehen handelt, wobei diese selbstverständlich auch zu einem sehr frühen Zeitpunkt der Schwangerschaft auftreten können.

> **§ Hebammengesetz**
>
> vom 04.06.1985 (BGBl. I S. 902) zuletzt geändert am 25.11.2003 (BGBl. I S. 2304)
>
> § 1
>
> (1) Wer die Berufsbezeichnung „Hebamme" oder „Entbindungspfleger" führen will, bedarf der Erlaubnis.
>
> § 4
>
> (1) Zur Leistung zur Geburtshilfe sind, abgesehen von Notfällen, außer Ärztinnen und Ärzten nur Personen mit einer Erlaubnis zur Führung der Berufsbezeichnung „Hebamme" oder „Entbindungspfleger" ... be-

rechtigt. Die Ärztin und der Arzt sind verpflichtet, dafür Sorge zu tragen, dass bei einer Entbindung eine Hebamme oder ein Entbindungspfleger zugezogen wird.

(2) Geburtshilfe im Sinne des Absatzes 1 umfasst die Überwachung des Geburtsvorgangs von Beginn der Wehen an, Hilfe bei der Geburt und Überwachung des Wochenbettverlaufs.

§ 25 (Zusammenfassung)
Ordnungswidrig handelt, wer entgegen § 4 Geburtshilfe leistet oder ohne Erlaubnis eine Berufsbezeichnung gem. § 1 führt.

1.2.8 Gesetz zur Bekämpfung der Geschlechtskrankheiten (aufgehoben)

Das unter Abschn. 1.2.1 besprochene neue Infektionsschutzgesetz (IfSG) ersetzt nun das bisherige Gesetz zur Bekämpfung der Geschlechtskrankheiten. Nach dem alten Gesetz war es dem Heilpraktiker verboten, die Geschlechtsorgane zu untersuchen und die Krankheiten der Geschlechtsorgane zu behandeln. Dieses Verbot existiert nun in dieser Form *nicht* mehr. Der Heilpraktiker darf die Geschlechtsorgane untersuchen und Erkrankungen der Geschlechtsorgane behandeln, soweit diese Erkrankungen *nicht sexuell übertragbar* sind. Damit darf der Heilpraktiker nunmehr beispielsweise eine Prostatahyperplasie oder Menstruationsbeschwerden therapieren.

Es ist dem Heilpraktiker auch weiterhin *nicht* gestattet, einen Patienten daraufhin zu untersuchen ob eine sexuell übertragbare Krankheit vorliegt, sondern er muss den Betroffenen in diesem Fall auch weiterhin an einen Arzt verweisen. Stellt allerdings ein Heilpraktiker im Verlauf einer allgemeinen Untersuchung fest, dass eine sexuell übertragbare Krankheit vorliegt, so handelt er selbstverständlich nicht gegen das Gesetz. Das wäre beispielsweise der Fall, wenn ein Patient ihn wegen eines Hautausschlages aufsucht und sich bei der Untersuchung der Verdacht auf Syphilis ergibt. Der Heilpraktiker darf in diesem Fall keine weiteren gezielten Untersuchungen (z.B. Erregernachweis) vornehmen, sondern muss den Patienten sofort an den Arzt verweisen.

▶ **Verboten:** Der Heilpraktiker darf *sexuell übertragbare Erkrankungen* **nicht** behandeln.

Es existiert allerdings *kein* Gesetz mehr, dass es dem Heilpraktiker verbietet, die Geschlechtsorgane zu untersuchen und zu behandeln, soweit es sich bei den Erkrankungen nicht um sexuell übertragbare Erkrankungen handelt.

1.2.9 Untersuchungen und Blutproben bei strafbaren Handlungen

§ **Strafprozessordnung (StPO)**

i.d.F. vom 07.04.1987 (BGBl. I S. 1074)
zuletzt geändert am 27.12.2003 (BGBl. I 3007)

§ 81 a (1) Eine körperliche Untersuchung des Beschuldigten darf zur Feststellung von Tatsachen angeordnet werden, die für das Verfahren von Bedeutung sind. Zu diesem Zweck sind Entnahmen von Blutproben und andere körperliche Eingriffe, die von einem Arzt nach den Regeln der ärztlichen Kunst zu Untersuchungszwecken vorgenommen werden, ohne Einwilligung des Beschuldigten zulässig, wenn kein Nachteil für seine Gesundheit zu befürchten ist.

§ 81 c (2) Bei anderen Personen als Beschuldigten sind Untersuchungen zur Feststellung der Abstammung und die Entnahme von Blutproben ohne Einwilligung des zu Untersuchenden zulässig, wenn kein Nachteil für seine Gesundheit zu befürchten und die Maßnahme zur Erforschung der Wahrheit unerlässlich ist. Die Untersuchungen und die Entnahme von Blutproben dürfen stets nur von einem Arzt vorgenommen werden.

▶ **Untersuchungen und Blutproben** dürfen im Rahmen eines Ermittlungsverfahrens zur Aufklärung strafbarer Handlungen *nur von Ärzten* vorgenommen werden.

1.2.10 Leichen- und Bestattungswesen

Die Regelung des Bestattungswesens und der Leichenschau ist überwiegend in den Bestattungsgesetzen der Bundesländer geregelt. Danach ist für die Durchführung der Leichenschau und der Ausstellung des *Totenscheins* stets nur der Arzt zuständig.

▶ **Nur Ärzte** dürfen
- die Leichenschau durchführen
- den Totenschein ausstellen.

Dies ergibt sich auch aus der 3. DVO zum Gesetz über die Vereinheitlichung des Gesundheitswesens, soweit die einzelnen Bundesländer diese Verordnung nicht durch Landesgesetze über den öffentlichen Gesundheitsdienst ersetzt haben (→ Abschn. 1.3.14).

1.2.11 Röntgenverordnung

in der Fassung vom 30.04.2003 (BGBl. I S. 604)

Anmerkungen. Der Personenkreis, der Röntgenstrahlen beruflich an Menschen anwenden darf, wird in § 23 der Röntgenverordnung geregelt. Zu diesem Personenkreis zählen neben Ärzten, Zahnärzten und medizinisch-technischen Assistenten/innen mit besonderem Strahlenschutzsachkundenachweis unter anderem auch sonstige Personen, die zur Ausübung der Heilkunde berechtigt sind und die schon *vor dem 01.01.1988* zur Ausübung ihres Berufes berechtigterweise Röntgenstrahlen anwenden konnten und die für den Strahlenschutz erforderliche Sachkunde durch eine amtliche Prüfung nachgewiesen haben. Daraus ergibt sich, dass Heilpraktiker, die ihre Berechtigung zum Ausüben der Heilkunde *nach dem 01.01.1988* erhalten haben, grundsätzlich *keine Erlaubnis* mehr zum *Röntgen* erhalten können.

Weiterhin regelt die Röntgenverordnung allgemeine Schutzmaßnahmen, Anforderungen an Röntgengeräte und -räume, Anwendungsvoraussetzungen und -grundsätze.

1.2.12 Krebsregistergesetze

(Zusammenfassung)

Die Krebsregistergesetze dienen der Verbesserung der Datengrundlage für die Krebsepidemiologie. Es ermächtigt Ärzte und Zahnärzte zur Meldung von sonst grundsätzlich der Schweigepflicht unterliegenden Patientendaten an zentral geführte Krebsregister. Heilpraktiker unterliegen dieser „Meldepflicht" nicht. Da es sich nicht um eine Meldepflicht auf der Grundlage des Infektionsschutzgesetzes handelt, sondern um eine Berichtspflicht, führt sie auch nicht zu einem Behandlungsverbot für Heilpraktiker bei Patienten mit Krebserkrankung.

Das Bundesgesetz (Krebsregistergesetz vom 04.11.1994 – BGBl. I S. 3351 –) trat am 01.01.2000 außer Kraft. Weiter gelten jedoch die Krebsregistergesetze, die in einigen Bundesländern erlassen wurden.

1.3 Allgemeine Regeln der Berufsausübung

1.3.1 Heilmittelwerbegesetz

Vorbemerkungen. Im Gegensatz zu den Ärzten, denen aufgrund ihrer verbindlichen Berufsordnung Werbung – bis auf wenige Ausnahmen – untersagt ist, gibt es für Heilpraktiker kein allgemeines Werbeverbot. Auch die Berufsordnung für Heilpraktiker sieht in Artikel 8 (Werbung) kein Werbeverbot vor. Eine Werbung im dort aufgezeichneten Rahmen ist daher erlaubt. Dies bedeutet jedoch nicht, dass der Heilpraktiker völlig frei für die eigene Person oder für seine Heilverfahren werben kann. Vielmehr unterliegt auch er allgemeinen Werbebeschränkungen, wie sie für andere Berufe, insbesondere für Heilberufe, gelten. Diese allgemeinen gesetzlichen Schranken sind zum einen im Heilmittelwerbegesetz und zum anderen im Gesetz gegen unlauteren Wettbewerb (→ Abschn. 1.3.2) behandelt.

Ein Verstoß gegen die Werbeverbote des Heilmittelwerbegesetzes stellt hierbei gleichzeitig einen Verstoß gegen § 1 des Gesetzes zur Bekämpfung des unlauteren Wettbewerbes dar. Dies führt dazu, dass Mitbewerber, das heißt andere Heilpraktiker und die Heilpraktiker-Berufsverbände, die Möglichkeit haben, wegen dieses Verstoßes kostenpflichtig abzumahnen und auf Unterlassung zu klagen. Ein Verstoß gegen die Verbote nach §§ 9, 11 und 12 kann darüber hinaus als *Ordnungswidrigkeit* geahndet werden. Hingegen macht sich *strafbar*, wer dem Verbot der irreführenden Werbung nach § 3 Heilmittelwerbegesetz zuwiderhandelt.

▶ **Aus § 3 des Heilmittelwerbegesetzes** ergibt sich, dass man *nicht* mit Heilungsversprechungen werben darf.

Gesetz über die Werbung auf dem Gebiete des Heilwesens (Heilmittelwerbegesetz – HWG)

In der Fassung der Bekanntmachung vom 19.10.1994 (BGBl. I S. 3068), zuletzt geändert am 14.12.2003 (BGBl. I S. 2190)

(auszugsweise)

§ 1 (1) Dieses Gesetz findet Anwendung auf die Werbung für
1. Arzneimittel im Sinne des § 2 des Arzneimittelgesetzes,
1a. Medizinprodukte i.S.d. MedProdG,
2. andere Mittel, Verfahren, Behandlungen und Gegenstände, soweit sich die Werbeaussage auf die Erkennung, Beseitigung oder Linderung von Krankheiten, Leiden, Körperschäden oder krankhaften Beschwerden bei Mensch oder Tier bezieht.

§ 2 (Zusammenfassung)
sagt aus, dass Angehörige der Heilberufe und damit auch der Heilpraktiker unter die Bestimmungen dieses Gesetzes fallen, d.h. sie gehören zu den Fachkreisen i.S.d. §§ 11 und 12.

§ 3 Unzulässig ist eine irreführende Werbung. Eine Irreführung liegt insbesondere dann vor,
1. wenn Arzneimitteln, Verfahren, Behandlungen, Gegenständen oder anderen Mitteln eine therapeutische Wirksamkeit oder Wirkung beigelegt wird, die sie nicht haben,
2. wenn fälschlich der Eindruck erweckt wird, dass
 a) ein Erfolg mit Sicherheit erwartet werden kann,
 b) bei bestimmungsgemäßem oder längerem Gebrauch keine schädlichen Wirkungen eintreten,
 c) die Werbung nicht zu Zwecken des Wettbewerbes veranstaltet wird.
3. Wenn unwahre oder zur Täuschung geeignete Angaben
 a) über die Zusammensetzung oder Beschaffenheit von Arzneimitteln, Gegenständen oder anderen Mitteln oder über die Art und Weise der Verfahren oder Behandlungen oder
 b) über die Person, Vorbildung, Befähigung oder Erfolge des Herstellers, Erfinders oder der für sie tätigen oder tätig gewesenen Personen gemacht werden.

§ 3a Unzulässig ist eine Werbung für Arzneimittel, die der Pflicht zur Zulassung unterliegen und die nicht nach den arzneimittelrechtlichen Vorschriften zugelassen sind oder als zugelassen gelten.

§ 5 (Zusammenfassung)
besagt, dass bei homöopathischen Arzneimitteln nicht mit der Angabe von Anwendungsgebieten geworben werden darf.

§ 8 (2) (Zusammenfassung)
Unzulässig ist die Werbung, Arzneimittel im Wege des Teleshopping oder bestimmte Arzneimittel im Wege der Einzeleinfuhr zu beziehen, die gemäß § 73 (2) und (3) nur zum persönlichen Bedarf aus EG-Ländern oder durch Apotheken auf Einzelanforderung eingeführt werden dürfen.

§ 9 Unzulässig ist eine Werbung für die Erkennung oder Behandlung von Krankheiten, Leiden, Körperschäden oder krankhaften Beschwerden, die nicht auf eigener Wahrnehmung an dem zu behandelnden Menschen oder Tier beruht (Fernbehandlung).

§ 11 Außerhalb der Fachkreise darf für Arzneimittel, Verfahren, Behandlungen, Gegenstände oder andere Mittel nicht geworben werden
1. mit Gutachten, Zeugnissen, wissenschaftlichen oder fachlichen Veröffentlichungen sowie mit Hinweisen darauf,
2. mit Angaben, dass das Arzneimittel, das Verfahren, die Behandlung, der Gegenstand oder das andere Mittel ärztlich, zahnärztlich, tierärztlich oder anderweitig fachlich empfohlen oder geprüft ist oder angewendet wird,
3. mit der Wiedergabe von Krankengeschichten sowie mit Hinweisen darauf,
4. mit der bildlichen Darstellung von Personen in der Berufskleidung oder bei der Ausübung der Tätigkeit von Angehörigen der Heilberufe, des Heilgewerbes oder des Arzneimittelhandels,
5. mit der bildlichen Darstellung
 a) von Veränderungen des menschlichen Körpers oder seiner Teile durch Krankheiten, Leiden oder Körperschäden,
 b) der Wirkung eines Arzneimittels, eines Verfahrens, einer Behandlung, eines Gegenstandes oder eines anderen Mittels durch vergleichende Darstellung des Körperzustandes oder des Aussehens vor und nach der Anwendung,
 c) des Wirkungsvorganges eines Arzneimittels, eines Verfahrens, einer Behandlung, eines Gegenstandes oder eines anderen Mittels am menschlichen Körper oder an seinen Teilen,
6. mit fremd- oder fachsprachlichen Bezeichnungen, soweit sie nicht in den allgemeinen deutschen Sprachgebrauch eingegangen sind,
7. mit einer Werbeaussage, die geeignet ist, Angstgefühle hervorzurufen oder auszunutzen,
8. durch Werbevorträge, mit denen ein Feilbieten oder eine Entgegennahme von Anschriften verbunden ist,
9. mit Veröffentlichungen, deren Werbezweck missverständlich oder nicht deutlich erkennbar ist,
10. mit Veröffentlichungen, die dazu anleiten, bestimmte Krankheiten, Leiden, Körperschäden oder krankhafte Beschwerden beim Menschen selbst zu erkennen und mit den in der Werbung bezeichneten Arzneimitteln, Gegenständen, Verfahren, Behandlungen oder anderen Mitteln zu behandeln sowie mit entsprechenden Anleitungen in audiovisuellen Medien,
11. mit Äußerungen dritter, insbesondere mit Dank-, Anerkennungs-, oder Empfehlungsschreiben, oder mit Hinweisen auf solche Äußerungen,

12. mit Werbemaßnahmen, die sich ausschließlich oder überwiegend an Kinder unter 14 Jahren richten,
13. mit Preisausschreiben, Verlosungen oder anderen Verfahren, deren Ergebnis vom Zufall abhängig ist,
14. durch die Abgabe von Mustern oder Proben von Arzneimitteln oder durch Gutscheine dafür,
15. durch die nicht verlangte Abgabe von Mustern oder Proben von anderen Mitteln oder Gegenständen oder Gutscheine dafür.

§ 12 (Zusammenfassung)
sagt aus, dass außerhalb von Fachkreisen nicht für Mittel, Behandlungen oder Verfahren zur Erkennung, Beseitigung und Linderung folgender Krankheiten (Anlage zu § 12) geworben werden darf:

1. Meldepflichtige Krankheiten nach dem Bundesseuchengesetz,
2. Geschwulstkrankheiten,
3. Krankheiten des Stoffwechsels und der inneren Sekretion, ausgenommen Vitamin- und Mineralstoffmangel und alimentäre Fettsucht,
4. Krankheiten des Blutes und der blutbildenden Organe, ausgenommen Eisenmangelanämie,
5. Organische Krankheiten,
   a) des Nervensystems,
   b) der Augen und Ohren,
   c) des Herzens und der Gefäße, ausgenommen allgemeine Arteriosklerose, Varikose und Frostbeulen,
   d) der Leber und des Pankreas,
   e) der Harn- und Geschlechtsorgane,
6. Geschwüre des Magens und des Darms,
7. Epilepsie,
8. Geisteskrankheiten,
9. Trunksucht,
10. Krankhafte Komplikationen der Schwangerschaft, der Entbindung und des Wochenbetts.

1.3.2 Gesetz gegen den unlauteren Wettbewerb

§ Gesetz gegen den unlauteren Wettbewerb
vom 07.06.1909 (RGBl. S. 499), zuletzt geändert am 23.07.2002 (BGBl. I S. 2850)

§ 1 Generalklausel
Wer im geschäftlichen Verkehr zu Zwecken des Wettbewerbes Handlungen vornimmt, die gegen die guten Sitten verstoßen, kann auf Unterlassung und Schadenersatz in Anspruch genommen werden.

§ 3 Unerlaubte Werbung
Wer im geschäftlichen Verkehr zu Zwecken des Wettbewerbes über geschäftliche Verhältnisse, insbesondere über die Beschaffenheit, den Ursprung, die Herstellungsart oder die Preisbemessung einzelner Waren oder gewerblicher Leistungen oder des gesamten Angebots, über Preislisten, über die Art des Bezugs oder die Bezugsquelle von Waren, über den Besitz von Auszeichnungen, über den Anlass oder den Zweck des Verkaufs oder über die Menge der Vorräte irreführende Angaben macht, kann auf Unterlassung der Angaben in Anspruch genommen werden. …

§ 4 Strafbare Werbung
Wer in der Absicht, den Anschein eines besonders günstigen Angebots hervorzurufen, in öffentlichen Bekanntmachungen oder in Mitteilungen, die für einen größeren Kreis von Personen bestimmt sind, über geschäftliche Verhältnisse, insbesondere über die Beschaffenheit, den Ursprung, die Herstellungsart oder die Preisbemessung von Waren oder gewerblichen Leistungen, über die Art des Bezugs oder die Bezugsquelle von Waren, über den Besitz von Auszeichnungen, über den Anlass oder den Zweck des Verkaufs oder über die Menge der Vorräte wissentlich unwahre und zur Irreführung geeignete Angaben macht, wird mit Freiheitsstrafe bis zu zwei Jahren oder mit Geldstrafe bestraft.

1.3.3 Allgemeine Richtlinien zur Hygiene, Desinfektion und Sterilisation

Richtlinie für Krankenhaushygiene und Infektionsprävention Stand 12/2003

Herausgegeben vom Robert-Koch-Institut, Berlin – Bundesinstitut für Infektionskrankheiten und nicht übertragbare Krankheiten (als Nachfolger des ehemaligen Bundesgesundheitsamtes auf diesem Gebiet).

Diese Richtlinie stellt heute die allgemein anerkannte Anforderung an die Hygiene in der Krankenbehandlung dar. Damit gilt sie für alle Einrichtungen, in denen Patienten versorgt werden. Es folgt ein Auszug der für Heilpraktiker wichtigsten Empfehlungen zu den Themen:

- Händehygiene
- Injektionen und Punktionen
- Chemische Desinfektionsmittel.

Empfehlungen der Richtlinien zur Händehygiene

1.1 Händehygiene

1.1.1 Zielsetzung

Die Hände des Personals sind das wichtigste Übertragungsvehikel von Krankheitserregern. Deshalb gehört die Händehygiene zu den wichtigsten Maßnahmen zur Verhütung von Krankenhausinfektionen.

Die Hand kann darüber hinaus als Infektionsquelle fungieren, wenn sich Mikroorganismen in den oberen Schichten der Haut oder in infizierten Läsionen vermehren und von dort freigesetzt werden, was in der Infektionsprophylaxe zu berücksichtigen ist.

Die unterschiedlichen Maßnahmen der Händehygiene dienen dem Schutz vor der Verbreitung von Kontamination der Haut mit obligat oder potentiell pathogenen Erregern, der Entfernung und/oder Abtötung transienter Mikroorganismen, der Reduktion der residenten Flora und der Entfernung von Verschmutzungen. Als Voraussetzung für die Händehygiene dürfen in Arbeitsbereichen mit erhöhter Infektionsgefährdung an Händen und Unterarmen keine Schmuckstücke, einschl. Uhren und Eheringe, getragen werden. ...

1.1.3 Maßnahmen der Händehygiene

1.1.3.1. Hygienische Händedesinfektion

Bei tatsächlicher wie auch fraglicher mikrobieller Kontamination der Hände muss eine hygienische Händedesinfektion durchgeführt werden (Kategorie I A).

Bei mutmaßlicher oder wahrscheinlicher Viruskontamination muss ein gegen die entsprechenden Viren wirksames Präparat, sofern dafür valide Prüfergebnisse vorliegen, verwendet werden. ...

Die hygienische Händedesinfektion ist so durchzuführen, dass die Kontaminationsflora noch auf den Händen weitgehend abgetötet wird (Kategorie I A).

Zur hygienischen Händedesinfektion sind vorzugsweise Mittel auf Wirkstoffbasis von Alkoholen zu verwenden. Die zu verwendenden Mittel müssen den Standardzulassungen gemäß § 36 AMG entsprechen, vorzugsweise sind DGHM-gelistete Mittel zu verwenden. Auf Mittel aus der Desinfektionsmittel-Liste des RKI ist bei behördlich angeordneten Entseuchungen zurückzugreifen (Kategorie IV).

Das alkoholische Präparat wird über sämtliche Bereiche der trockenen Hände unter besonderer Berücksichtigung der Innen- und Außenflächen einschl. Handgelenke, Flächen zwischen den Fingern, Fingerspitzen, Nagelfalze und Daumen eingerieben und für die Dauer der Einwirkungszeit feucht gehalten.

Eine hygienische Händedesinfektion ist erforderlich (Kategorie I B): ...

- vor invasiven Maßnahmen, auch wenn dabei Handschuhe (steril oder nicht sterilisiert) getragen werden (z.B. Legen eines Venen- oder Blasenkatheters, vor Angiographie, Bronchoskopie, Endoskopie, Injektionen, Punktionen) ...
- vor und nach jeglichem Kontakt mit Wunden ...
- nach Kontakt mit potentiell oder definitiv infektiösem Material (Blut, Sekret oder Exkremente) oder infizierten Körperregionen ...
- nach Ablegen von Schutzhandschuhen bei stattgehabtem oder wahrscheinlichem Erregerkontakt oder massiver Verunreinigung.

1.1.3.2 Händewaschung

Vor Arbeitsbeginn und nach Arbeitsende genügt eine Händewaschung.

Vor allem wegen der geringeren Wirksamkeit ist die hygienische Händewaschung keine Alternative für die hygienische Händedesinfektion. Wird zusätzlich zur hygienischen Händedesinfektion eine Reinigung gewünscht, soll diese bis auf folgende Ausnahmen erst nach der Desinfektion durchgeführt werden (Kategorie I B).

Stark verschmutzte Hände werden vorsichtig abgespült, wobei darauf zu achten ist, dass Umgebung und Kleidung nicht bespritzt werden (z.B. bei Blutverunreinigung). Der Kontaminationsbereich ist danach zu desinfizieren, ggf. ist der Kittel zu wechseln. Im Anschluss sind die Hände zu desinfizieren. Bei punktueller Verunreinigung kann diese mit einem in Händedesinfektionsmittel getränktem Papierhandtuch, Zellstoff o.Ä. entfernt und danach können die Hände desinfiziert werden.

1.1.3.3 Chirurgische Händedesinfektion

Die chirurgische Händedesinfektion ist vor allen operativen Eingriffen durchzuführen (Kategorie I A).

Bedingungen sind (Kategorie I B):

- Fingernägel müssen kurz und rund geschnitten sein.
- Es dürfen keine Nagelbettverletzungen oder entzündliche Prozesse vorhanden sein.
- Ausschließlich Nägel und Nagelfalze sollen bei Bedarf mit weicher (!), (thermisch) desinfizierter Kunststoffbürste und hygienischem Händewaschpräparat gereinigt werden.
- Bürsten der Hände und Unterarme ist wegen Hautirritation und höherer Keimabgabe zu unterlassen (Kategorie I A).
- Armaturen und Spender dürfen nicht über Handkontakt bedient werden.

Ausführung (Kategorie I B):

Vor der am Op.-Tag erstmalig durchgeführten chirurgischen Händedesinfektion werden Hände und Unterarme bis zum Ellenbogen mit nach oben gerichteten Fingerspitzen und tief liegendem Ellenbogen während etwa 1 min mit einem Handwaschpräparat gewaschen. Länger dauernde Händewaschungen sind wegen potenzieller Hautschädigung abzulehnen, zumal dadurch keine weitere Keimzahlverminderung erreicht wird. Nach Abtrocknen mit einem keimarmen Einmal-Handtuch wird die Händedesinfektion durchgeführt. Während der vom Hersteller der Präparate angegebenen Einwirkungszeit müssen Hände und Unterarme vollständig mit Desinfektionslösung benetzt sein. Eine Händetrocknung danach ist mit Rekontaminationsrisiko verbunden und nicht erforderlich (falls jedoch gewünscht, nur mit sterilem Tuch zur Einmalbenutzung); allerdings müssen die Hände vor dem Anlegen der Op.-Handschuhe lufttrocken sein, um Hautschäden vorzubeugen und die Integrität der Op.-Handschuhe nicht zu gefährden.

1.1.3.4 Hautschutz und Hautpflege

Hautpflege an Händen und Unterarmen ist eine berufliche Pflicht, weil bereits kleinste Risse bzw. Mikrotraumen potenzielle Erregerreservoire sind und sich eine nicht gepflegte Haut nicht sicher desinfizieren lässt (Kategorie I B). Wichtig für die Bereitstellung von Hautpflegemitteln wie auch von Mitteln zur Händedesinfektion und Händewaschung ist neben der nachgewiesenen Wirksamkeit und einem akzeptablen Preis auch die Akzeptanz durch das Personal, was seinen Niederschlag in der Compliance bei allen Maßnahmen der Händehygiene finden wird.

Hautpflegemittel sollten aus Spendern oder Tuben entnommen werden und wegen Präparat-abhängig nachgewiesener Wirkungsbeeinträchtigung der alkoholischen Händedesinfektion am günstigsten in Arbeitspausen bzw. nach der Arbeit angewendet werden, sofern vom Hersteller keine begründeten Anwendungshinweise gegeben werden.

1.1.4 Funktionelle Voraussetzungen und Ausstattung für die Händehygiene

Die Waschbecken sind mit fließendem warmen und kaltem Wasser und Mischbatterie (vorzugsweise Einhebelmischbatterie) auszustatten. Die vom Personal benutzten Waschbecken sind mit je einem Spender für Händedesinfektionsmittel und Waschlotion sowie mit Hautpflegemittel in Spendern oder Tuben auszustatten (Kategorien IV). Jede Waschgelegenheit, die das Personal benutzt, ist mit einem Handtuchspender auszustatten, da die gründliche Trocknung Hautirritationen vorbeugt und das Übertragungsrisiko für Infektionen vermindert (Kategorie IV). Falls kein Retraktivspender verwendet wird, ist für gebrauchte Handtücher ein Sammelbehälter (Papierkorb bzw. Plastiksack) vorzusehen und für dessen regelmäßige Entleerung Sorge zu tragen.

Empfehlungen der Richtlinien zu Injektionen und Punktionen

1. Einleitung

Injektionen und Punktionen sind häufige, routinemäßige Eingriffe, bei denen Mängel in der Hygiene leicht möglich sind. Hierdurch können Keime verschleppt werden und zu Infektionen führen. Im Vordergrund stehen vor allem lokale Prozesse, wie z.B. Spritzenabszesse, in selteneren Fällen können auch Thrombophlebitis oder Sepsis auftreten. Deshalb ist die einwandfreie Hygiene eine Grundvoraussetzung für die Vornahme von Injektionen und Punktionen.

2. Anforderungen an Vorbereitung und Durchführung

Das bereitgestellte Instrumentarium ist vor mikrobieller Kontamination zu schützen.

Vor bzw. nach der Ausführung von Injektionen an Patienten, die in besonderem Maße vor Infektionen geschützt werden müssen, bzw. von denen bevorzugt Infektionen ausgehen können, ist eine hygienische Händedesinfektion durchzuführen.

Für die Punktion des Liquorraumes und der Körperhöhlen sind grundsätzlich Händedesinfektion und sterile Handschuhe notwendig.

Die Punktion von Gelenken hat unter besonderen aseptischen Kautelen zu erfolgen (z.B. chirurgische Händedesinfektion, sterilisierte Kleidung und Handschuhe, sterile Flüssigkeiten).

3. Desinfektion der Einstichstelle

Bei Punktionen peripherer Gefäße sowie bei intrakutanen, subkutanen und intramuskulären Injektionen ist die Haut im Bereich der Einstichstelle sorgfältig mit Desinfektionsmittel abzureiben. Die vorgeschriebene Einwirkungszeit ist zu beachten. Es sind sterilisierte Tupfer zu verwenden, die bis zum Gebrauch von Kontamination geschützt aufzubewahren sind.

Vor anderen Punktionen (z.B. Gelenke, Körperhöhlen) soll die Einwirkungszeit des Desinfektionsmittels mind. zweimal 2,5 Min. betragen. Es sind dabei sterile Tupfer zu benutzen. Für das Anlegen von Verweilkanülen wird auf die Anlage „Infusionstherapie und Katheterisierung von Gefäßen" verwiesen.

Zur Hautdesinfektion sollten vornehmlich Mittel auf der Wirkstoffbasis von Alkoholen oder Jodtinktur (Kontraindikationen berücksichtigen) bzw. entsprechende Austauschpräparate verwendet werden.

Für die Alkohole gelten die gleichen Konzentrationsangaben wie für die chirurgische Händedesinfektion. Die Präparate müssen frei von Keimen, insbesondere bakteriellen Sporen, sein. Die Mittel sind in geschlossenen Behältnissen aufzubewahren und vor Kontamination zu schützen.

4. Anforderungen an das Instrumentarium

Instrumente dürfen erst unmittelbar vor Benutzung aus der bis dahin geschlossenen keimdichten Verpackung entnommen werden.

Nicht gebrauchte Instrumente in einer geöffneten Verpackung dürfen erst nach Wiederverpackung und erneuter Sterilisation verwendet werden.

Einmal-Material darf nicht wieder verwendet werden.

5. Anforderungen an Injektionslösungen

Es sind möglichst Einzeldosis-Ampullen zu verwenden. Sie dürfen erst kurz vor der Injektion geöffnet werden. Restmengen in Normalampullen dürfen nur in Sonderfällen (z.B. Opiate) kurzfristig aufbewahrt und weiterverwendet werden.

Mehrdosisbehältnisse ohne Konservierungsmittel (z.B. Aqua dest., NaCl; Na-Citrat, Na-Oxalat) sind nur für den kurzfristigen Gebrauch (max. ein Tag) zulässig. Kürzere Zeiträume sind z.B. für Lokalanästhetika einzuhalten.

Ist ein längerer Gebrauch von Mehrdosisbehältnissen unumgänglich (wie z.B. bei Insulin und Heparin), so

sind die angebrochenen Behältnisse gekühlt aufzubewahren. Der Zeitpunkt der ersten Entnahme ist zu vermerken (Datum, Uhrzeit).
Die Entnahme aus den Behältnissen hat unter aseptischen Bedingungen zu erfolgen. Werden für eine Injektion Arzneimittelmischungen benötigt, die nicht in der erforderlichen Zusammensetzung zur Verfügung gestellt werden können, so ist die Zumischung nur unmittelbar vor der Verwendung statthaft.

Empfehlungen der Richtlinien zu chemischen Desinfektionsmittel
2.2. Chemische Desinfektionsmittel

Chemische Desinfektionsmittel enthalten Wirkstoffe, die infektiöse Keime abtöten bzw. inaktivieren. Die Wirkstoffe sind unter den üblichen Anwendungsbedingungen zumeist nur gegenüber vegetativen Keimen, nicht aber, gegenüber bakteriellen Sporen wirksam. Gewisse Bakterien wie z.B. Mykobakterien und gewisse Viren wie z.B. das Poliomyelitis-Virus sind gegenüber einigen Wirkstoffen resistenter als die übrigen Keimarten. Bei der Auswahl der chemischen Desinfektionsmittel ist die Resistenz der Keime, die Art des biologischen Milieus, in dem sich die Keime befinden und die Art des zu desinfizierenden Objektes zu berücksichtigen. Der mikrobizide Effekt ist ferner von der Konzentration des Mittels, seiner Einwirkungsdauer und der Temperatur abhängig.

Die chemischen Desinfektionsmittel dienen vor allem zur Desinfektion von Objekten, die infolge ihrer Eigenschaften wie z.B. Materialbeschaffenheit, Größe oder Anordnung nicht mit thermischen Desinfektionsverfahren behandelt werden können. Die Objekte müssen von dem Desinfektionsmittel vollständig benetzt bzw. durchtränkt werden. Die infektiösen Verunreinigungen sind möglichst im Desinfektionsmittel zu dispergieren.

Zur Bereitung der Gebrauchsverdünnungen ist Trinkwasser zu verwenden, es sind dabei Messgefäße zu Hilfe zu nehmen. Wasser und Desinfektionsmittel müssen sorgfältig miteinander vermischt werden. Entsprechende Hilfsmittel müssen zur Verfügung stehen. Die Prozentangaben der Konzentration gelten bei flüssigen Präparaten für Milliliter in 100 ml der Gebrauchsverdünnung, bei festen und pulverförmigen Präparaten für Gramm in 100 ml der Gebrauchsverdünnung. Die für die Mittel vorgeschriebenen Konzentrationen sollen keinesfalls unterschritten werden. Die vorgeschriebenen Einwirkungszeiten sind Mindestzeiten. Die Temperatur soll, sofern keine speziellen Vorschriften bestehen, annähernd Zimmertemperatur betragen. ...

Empfehlungen der Richtlinien zur Sterilisation
1 Allgemeines
1.1 Aufgabe der Sterilisation

Aufgabe der Sterilisation ist die Abtötung beziehungsweise irreversible Inaktivierung sämtlicher an und in einem Objekt vorhandener Mikroorganismen und Viren, insbesondere die Abtötung bakterieller Sporen.

1.2 Anforderungen an das zu sterilisierende Gut
Die zu sterilisierenden Objekte müssen sauber sein.

Die für die verschiedenen Sterilisierverfahren vorgeschriebenen Temperaturen, Konzentrationen und Einwirkungszeiten gelten für gereinigte Objekte. Bei der Beschaffung von Objekten, die mehrfach verwendet werden sollen, ist Erzeugnissen der Vorzug zu geben, die sich gut reinigen lassen und mit Hilfe von gespanntem Dampf (vgl. 2.1) oder Heißluft (vgl. 2.2) sterilisiert werden können.

1.2.1 Desinfektion und Reinigung des zu sterilisierenden Gutes

Objekte, die zum mehrmaligen Gebrauch und somit zur mehrmaligen Sterilisation bestimmt sind, sollten unmittelbar nach dem Gebrauch desinfiziert und gereinigt werden. Die Desinfektion dient vor allem dem Schutze der Personen, die mit dem Transport und der Reinigung der gebrauchten Objekte betraut sind. Die Verunreinigungen sollen vor der Desinfektion beziehungsweise vor der Reinigung nicht an den Objekten antrocknen, um nicht die Desinfektion beziehungsweise die Reinigung zusätzlich zu erschweren. Zur Desinfektion sollte eines der nachstehend aufgeführten Verfahren verwendet werden:

a) Auskochen in einer ca. 0,5%igen Sodalösung während mindestens 15 Minuten;

b) Einlegen in eine Desinfektionsmittel-Lösung der empfohlenen Konzentration; die empfohlene Einwirkungszeit ist als Mindestzeit zu betrachten;

c) thermische oder chemothermische Desinfektion in Desinfektions- und Reinigungsmaschinen; die Eignung des Verfahrens und der Maschine muss durch mikrobiologische Gutachten belegt sein.

Die Objekte sind soweit wie möglich in ihre Einzelteile zu zerlegen beziehungsweise zu öffnen. Es ist dafür Sorge zu tragen, dass sämtliche zu desinfizierenden Oberflächen dem Desinfektionsmittel ausgesetzt sind und in Hohlräumen keine Luftblasen eingeschlossen werden.

Besondere Sorgfalt ist auf die Reinigung von Spalten und Hohlräumen und schwer zugänglichen Stellen zu verwenden (z. B. bei Kanülen, Spritzen, Kathetern). Nach der Reinigung sind die Reinigungsmittel mit destilliertem beziehungsweise demineralisiertem Wasser sorgfältig abzuspülen. Das zum Spülen verwendete Wasser muss keimarm sein ...

1.3 Sterile Einmal-Geräte

Es handelt sich hierbei um Objekte, die vom Handel steril in keimdichten Verpackungen bezogen werden können und die nach einmaligem Gebrauch verworfen werden. Die Packungen sollten mit Kennzeichen versehen sein, aus denen Art der Sterilisation, Datum der Sterilisation beziehungsweise Verfalldatum und Nummer der Charge ersichtlich sind. Es ist darauf zu achten, dass die Verpackung und der keimdichte Verschluss unbeschädigt sind ...

Es ist unzulässig, gebrauchte Einmal-Artikel aufzubereiten und erneut zu sterilisieren ...

1.4.3 Mikrobiologische Kontrolle

Das einwandfreie Funktionieren des Sterilisators sowie die sachgerechte Bedienung sind mit Hilfe von Bioindikatoren zu überprüfen. Hinweise geben DIN 58946 Teil 4 und DIN 58948 Teil 4. Die Häufigkeit derartiger Prüfungen richtet sich nach der Art des Sterilisierverfahrens und der Störanfälligkeit der Anlage. Sie sollten mindestens halbjährlich erfolgen. Zusätzliche Prüfungen sind nach Reparaturen erforderlich ...

Die Prüfungen sollen unter den Bedingungen erfolgen, unter denen der Sterilisator üblicherweise betrieben wird, insbesondere hinsichtlich Art des Gutes, dessen Menge und Anordnung. Die Indikatoren sind im zu sterilisierenden Gut vorwiegend an den Stellen anzuordnen, an denen mit den längsten Ausgleichszeiten zu rechnen ist. In einem Protokoll sind nähere Angaben über die Durchführung der Prüfung, insbesondere hinsichtlich der Art der Bioindikatoren, ihrer Lage im Gut und der Art des Gutes festzuhalten. Über den Ausfall der Prüfung ist Buch zu führen ...

2 Sterilisierverfahren

2.1 Dampfsterilisation (Erhitzen im gespannten Dampf, Erhitzen im Autoklaven)
Die Dampfsterilisationsverfahren eignen sich nur für Objekte, die gegenüber Wasserdampf beziehungsweise Wasser der jeweiligen Sterilisiertemperatur (vgl. 2.1.2) unempfindlich sind sowie für hitzebeständige wässrige Lösungen ...

2.1.2 Richtwerte

120 °C (entsprechend 1 bar Überdruck), Einwirkungszeit: mindestens 20 Minuten,

134 °C (entsprechend 2 bar Überdruck), Einwirkungszeit: mindestens 5 Minuten.

Die vorgeschriebenen Einwirkungszeiten rechnen von dem Zeitpunkt an, zu dem sämtliche Teile des Gutes die vorgeschriebene Temperatur angenommen haben und der Einwirkung gesättigten, gespannten Wasserdampfes ausgesetzt sind ...

2.1.4 Verpackung

Die Verpackung darf das Austreiben der Luft aus dem Gut und den Zutritt des Dampfes zum Gut nicht behindern. In der Verpackung ist das Gut so anzuordnen, dass sich keine „Luft-Inseln" bilden können; ...

2.2 Heißluftsterilisation

Das Verfahren eignet sich nur für trockene beziehungsweise wasserfreie Objekte, die gegenüber einer Temperatur von ca. 200 °C unempfindlich sind ... Das Verfahren ist nicht für die Sterilisation wasserhaltiger Substanzen geeignet (Verpuffungsgefahr) ...

2.2.2 Richtwerte

180 °C, Einwirkungszeit: mindestens 30 Minuten; (160 °C, Einwirkungszeit: mindestens 200 Minuten).

Die vorgeschriebene Einwirkungszeit rechnet von dem Zeitpunkt an, zu dem alle Teile des zu sterilisierenden Gutes die vorgeschriebene Temperatur angenommen haben ...

2.2.6 Entnahme des sterilisierten Gutes aus der Sterilisierkammer

Während der Sterilisation darf die Sterilisierkammer nicht geöffnet werden. Das sterilisierte Gut darf erst nach dem Abkühlen entnommen werden. Vorzeitiges Öffnen der Sterilisierkammer kann zu einer mikrobiellen Rekontamination und zu Schäden am Sterilisiergut führen ...

1.3.4 Hygieneverordnungen der Länder

Aufgrund der Ermächtigung des § 17 IV IfSG haben die einzelnen Bundesländer Rechtsverordnungen zur Verhütung übertragbarer Krankheiten (hauptsächlich AIDS und Virushepatitis B) erlassen. Diese Rechtsverordnungen sehen für Berufsgruppen, bei denen die Gefahr einer Erregerübertragung durch Blut besteht, bestimmte Vorsorgemaßnahmen vor.

Diese Verordnungen richten sich somit auch an nicht-heilkundliche Berufsgruppen wie Kosmetiker(innen), Frisöre(innen), Fußpfleger(innen) und ähnliche Institute. Sie stellen nur Mindestanforderungen dar, die für Heilberufe nicht als ausreichend angesehen werden können.

Da diese Länderverordnungen weitestgehend einheitliche Regelungen enthalten, ist nachfolgend die Hygieneverordnung Baden-Württemberg (weil z. Zt. neueste) beispielhaft wiedergegeben.

1.3 Allgemeine Regeln der Berufsausübung

 Verordnung der Landesregierung und des Sozialministeriums zur Verhütung übertragbarer Krankheiten (Hygiene-Verordnung)

vom 11.6.2002 (GBl. S. 219)

§ 1

Wer, ohne Ärztin, Arzt, Zahnärztin oder Zahnarzt zu sein, berufs- oder gewerbsmäßig Tätigkeiten am Menschen ausübt, bei denen Erreger einer durch Blut oder andere Körperflüssigkeiten übertragbaren Krankheit im Sinne von § 2 des Infektionsschutzgesetzes übertragen werden können, unterliegt dieser Verordnung. Dies gilt insbesondere für die Akupunktur, die Ausübung des Friseurhandwerks, die Fußpflege, die Kosmetik, Tätigkeiten im Rahmen der ambulanten und stationären Pflege sowie für Ohrlochstechen, Piercing und Tätowieren.

§ 2

(1) Wer Tätigkeiten im Sinne des § 1 ausübt, ist zur sorgfältigen Beachtung der allgemein anerkannten und tätigkeitsspezifischen Regeln der Hygiene verpflichtet.

Wer Eingriffe durchführt, bei denen eine Verletzung der Haut vorgesehen ist, muss vorher seine Hände reinigen und diese sowie die zu behandelnde Hautfläche desinfizieren.

(3) Handlungen, die eine Verletzung der Haut vorsehen, sind mit sterilen Gegenständen und Materialien vorzunehmen. Dabei benutzte sterile Einwegartikel dürfen nach dem Gebrauch nicht wieder verwendet werden. Mehrfach verwendbare Gegenstände, die für eine Handlung nach Satz 1 bestimmt sind, sind nach jedem Gebrauch zu desinfizieren und sorgfältig zu reinigen oder maschinell aufzubereiten und anschließend zu sterilisieren sowie steril aufzubewahren. Gegenstände, deren Verwendung zu Verletzungen der Haut führen kann, sind nach jeder Anwendung sorgfältig zu reinigen und insbesondere nach Verletzungen und Kontakt mit Blut oder anderen Körperflüssigkeiten vor der Reinigung zu desinfizieren.

(4) Blutende Verletzungen sollen nicht mit ungeschützten Händen berührt werden. Zur Blutstillung sind keimfreie Verbandsmaterialien zu verwenden.

(5) Tätigkeiten im Sinne des § 1 dürfen nur in geeigneten Räumen ausgeübt werden. In diesen Räumen dürfen sich keine Haustiere aufhalten oder gehalten werden, noch dürfen dort Lebensmittel hergestellt oder behandelt werden. Das Verbot gilt nicht für außerbetriebliche ambulante Tätigkeiten. Dem Personal müssen Handwaschgelegenheiten mit fließendem Wasser sowie Seifenspender, Händedesinfektionsmittelspender und hygienisch einwandfreie Vorrichtungen zum Trocknen der Hände zur unmittelbaren Benützung zur Verfügung stehen.

(6) Alle innerbetrieblichen Verfahrensweisen der Infektionshygiene wie Maßnahmen der Reinigung, Desinfektion sowie zur Sterilisation und deren Funktionsüberprüfung sind in Form eines betriebseigenen Hygieneplans schriftlich festzuhalten. Dem Gesundheitsamt ist auf Verlangen Einsicht in die entsprechenden Aufzeichnungen zu gewähren.

§ 3

(1) Zur Desinfektion dürfen nur Mittel und Verfahren verwendet werden, die entweder von der nach § 10c AbS. 1 des BSeuchG zuständigen Bundesoberbehörde auf Wirksamkeit und Unbedenklichkeit für Gesundheit und Umwelt geprüft und in eine zu veröffentlichende Liste aufgenommen oder in der Desinfektionsmittelliste der Deutschen Gesellschaft für Hygiene und Mikrobiologie aufgeführt sind. Zur Sterilisation dürfen nur die vom Robert-Koch-Institut oder von der zuständigen Bundesoberbehörde anerkannten Verfahren verwendet werden.

(2) Über geeignete Desinfektions- und Sterilisationsmaßnahmen berät das Gesundheitsamt.

Hat jemand eine blutende Verletzung erlitten, soll die behandelnde Person diese nicht mit ungeschützten Händen berühren. Zur Blutstillung sind keimfreie Tupfer zu verwenden.

§ 4

(1) Spitze, scharfe oder zerbrechliche Geräte, die bei der Ausübung der Tätigkeiten im Sinne von § 1 verwendet werden, dürfen mit dem Hausmüll nur in Behältern, die eine Verletzungsgefahr ausschließen, entsorgt werden.

(2) Abfallrechtliche Regelungen bleiben unberührt.

§ 5

(1) Die Beauftragten des Gesundheitsamtes sowie die Ortspolizeibehörde haben bei der Überwachung der in dieser Verordnung festgelegten Pflichten die Befugnisse gemäß § 16 des Infektionsschutzgesetzes und § 10 des Gesundheitsdienstgesetzes vom 12.12.1994 (GBl. S. 663).

1.3.5 Praxiseinrichtung

Anforderungen an die Praxiseinrichtung

Da Heilpraktiker ihren Beruf nicht „im Umherziehen" ausüben dürfen (s. § 3 HPG), ist das Vorhandensein einer geeigneten Praxis erforderlich. Wie bei allen beruflich genutzten Räumen gibt es auch für Heilpraxen bestimmte gesetzliche Anforderungen, und zwar in baulicher, hygienischer und arbeitsschutzrechtlicher Hinsicht.

Bauliche Anforderungen

Nach den Bestimmungen des Baugesetzbuches und der Baunutzungsverordnung darf eine Praxis nur in einem Baugebiet eröffnet werden, das durch einen Bebauungsplan als „allgemeines Wohngebiet, Kern- oder Gewerbegebiet" ausgewiesen ist. Sofern kein Bebauungsplan für dieses Gebiet besteht, muss der Baugebietscharakter nach Art der vorhandenen Bebauung den genannten Baugebieten entsprechen.

Bauordnungsrechtlich werden an die Praxis bestimmte Anforderungen nach den jeweiligen Landesbaugesetzen gestellt. Danach muss die berufliche Nutzung des Gebäudes als Heilpraxis von der Baurechtsbehörde genehmigt sein. Wurden die Praxisräume bislang als Wohnung genutzt, bedarf es einer Nutzungsänderungsgenehmigung. Für deren Erteilung verlangt die Baurechtsbehörde den Nachweis ausreichender, zusätzlicher PKW-Stellplätze für die Patienten (je nach Praxisumfang und -art meist einen bis drei) sowie die Eignung der Räume in hygienischer Sicht.

Hygienische und arbeitsschutzrechtliche Anforderungen

Die hygienischen und arbeitsschutzrechtlichen Anforderungen für eine Heilpraxis finden ihre rechtlichen Grundlagen

- im Infektionsschutzgesetz,
- in der 3. Durchführungsverordnung zum Gesetz über die Vereinheitlichung des Gesundheitswesens (soweit dieses in den jeweiligen Bundesländern als Landesgesetz weiter gilt),
- in den §§ 708 ff. der Reichsversicherungsordnung (Arbeitsschutz),
- in den Ländergesetzen über den öffentlichen Gesundheitsdienst,
- in den Länder-Hygieneverordnungen und
- aus der zivil- und strafrechtlich begründeten Sorgfaltspflicht.

▶ Die **hygienischen Anforderungen** richten sich nach der *Art* und dem *Umfang* der geplanten Heilpraxis.

Derzeit gibt es leider noch keinen umfassenden Katalog, der die Praxisausstattung verbindlich regelt, sondern die Ämter des öffentlichen Gesundheitsdienstes (Gesundheitsämter, ➔ 1.3.13) legen die Anforderungen jeweils im Einzelfall fest. Das Maß der Anforderungen hängt im wesentlichen davon ab, ob der Heilpraktiker die Praxis alleine ausübt, in diesem Fall werden lediglich Hygieneanforderungen gestellt, oder ob er medizinisches Hilfspersonal einsetzt. In diesem Fall bestehen sowohl besondere Hygiene- als auch Arbeitsschutzanforderungen.

Arbeitet ein Heilpraktiker bei der Untersuchung und Behandlung von Patienten alleine, stellen die Ämter des öffentlichen Gesundheitsdienstes meist folgende Hygieneanforderungen.

Nicht-invasive Diagnostik und Therapie. Körperlich nicht-invasive Verfahren sind beispielsweise Gesprächstherapie, Psychotherapie und Fußreflexzonenmassage. In diesem Fall muss im Behandlungsraum ein zusätzliches Handwaschbecken vorhanden sein. Weiterhin sollte für die Patienten eine eigene Toilette zur Verfügung stehen. Die Praxis sollte nicht im eigentlichen Wohnbereich betrieben werden.

Invasive Diagnostik und Therapie. Bei einer Heilpraxis, bei der auch invasiv gearbeitet wird, also unter Verletzung der Haut, beispielsweise durch Blutabnahme, Akupunktur oder blutiges Schröpfen, entsprechen die Hygieneanforderungen denen für Arztpraxen. Im Einzelnen ist folgendes erforderlich:

- Im Behandlungsraum müssen Waschbecken, Seifenspender, Desinfektionsmittelspender und Papier-Einmalhandtücher bzw. Rollenhandtücher zur Verfügung stehen.
- Der Boden muss leicht zu reinigen und zu desinfizieren sein (z. B. PVC oder versiegelter Parkettboden, nicht erlaubt sind hingegen Teppichböden oder Einzelteppiche).
- Die Liege muss eine auswechselbare Auflage erhalten (z. B. Rollenpapier oder kochbare Laken).
- Die Wand hinter dem Behandlungsbereich (Liege), in dem invasive Therapie durchgeführt wird, muss einfach zu reinigen sein, beispielsweise durch leicht abwischbare Latexfarbe oder – noch besser, weil haltbarer – eine Tapete mit Glasfaserverstärkung und Polyurethanbeschichtung.
- In einem eventuell vorhandenen Labor müssen die Boden- und Wandflächen (vor allem hinter den Arbeitsplätzen) sowie Stühle und Einrichtungsgegenstände wasserundurchlässig, fugendicht, leicht zu reinigen und beständig gegen Desinfektionsmittel sein.

Hygiene- und Arbeitsschutzvorschriften bei Beschäftigung von medizinischem Hilfspersonal. Wird medizinisches Hilfspersonal in der Praxis beschäftigt, sind weitergehende Hygiene- und Arbeitsschutzvorschriften zu beachten. Da es – wie vorstehend erwähnt – keinen allgemein verbindlichen Katalog über die Praxisausstattung gibt, kann der jeweilige Anforderungsstandard beim zuständigen Amt des öffentlichen Gesundheitsdienstes (Gesundheitsamt) und bei der Berufsgenossenschaft für Gesundheitsdienst und Wohlfahrtspflege (BGW, Postfach 76 02 24, in 22052 Hamburg) erfragt werden. Der folgende Katalog dient als „Richtlinie":

- **Waschplätze.** Am Waschplatz muss sich ein Waschbecken mit warmem und kaltem Wasser, möglichst mit Einhebelmischern (eventuell auch Schwenkhebel, Fußschalter oder Fotozellenschalter) befinden. Außerdem müssen Flüssigseifen-Spender (keine Seifenstücke), Händedesinfektionsmittel-Spender, Hautpflegemittel, Einmalhandtücher (Papier- oder kochfeste Stofftücher in ausreichender Zahl) und flüssigkeitsdichte Abfallbehälter (PE-Beutel) vorhanden sein. Im Raum mit der Patiententoilette sind keine Desinfektionsmittel und Hautpflegemittel erforderlich. Jedoch sollten gegebenenfalls Einmal-WC-Papiersitze bereitgestellt werden.

- **Abfallentsorgung.** Der gesamte Praxismüll ist dicht verschlossen in reißfesten und flüssigkeitsdichten Plastiksäcken (max. 70 Liter Inhalt) in den Hausmüll zu geben. Spitze, scharfe oder zerbrechliche Gegenstände müssen in bruchfeste, durchstichsichere, verschlossene Behälter (z. B. Medibox-Kanülensammler) gelagert werden, eventuell infektiöse Körperflüssigkeiten (Blut, Sera usw.) sind in ebensolchen Sammelbehältern (z. B. Medibox-Container) aufzubewahren. Sie können hierin in den Hausmüll gegeben werden. Liegenpapier, das nicht mit Körperflüssigkeiten verunreinigt ist, kann zum Altpapier. Für Reste von Desinfektionsmitteln, chemischen Reagenzien, Arzneimitteln usw. gelten die regionalen Abfall-Entsorgungs-Richtlinien.

- **Infektionsschutz.** Zum Infektionsschutz gehört, neben den bereits erwähnten Maßnahmen, noch die weitestgehende Verwendung von Einmalmaterialien bei Spritzen, Kanülen, Akupunkturnadeln und Liegenpapier. Außerdem der Einsatz von Berufskleidung und Schutzhandschuhen. Das Personal ist über alle erforderlichen Vorschriften über Reinigung und Desinfektion zu unterrichten und mittels eines Hygieneplans anzuweisen. Die Unterweisung muss jährlich wiederholt werden. Die Durchführung dieses Infektionsschutzes durch das Personal ist regelmäßig zu überwachen. Außerdem ist darauf zu achten, dass keine Lebensmittel in Arbeitskleidung und Arbeitsräume eingebracht werden. Des Weiteren dürfen sie dort auch nicht gelagert oder verzehrt werden. Für Praxismitarbeiter ist hierfür ein separater Raum zur Verfügung zu stellen. Es muss eine getrennte Aufbewahrungsmöglichkeit für Arbeits- und Privatkleidung und ein separates WC für das Personal zur Verfügung stehen Zum Infektionsschutz zählt auch die vorbeugende Schutzimpfung gegen Hepatitis B, die der Unternehmer auf eigene Kosten ermöglichen muss. Eine eventuelle Ablehnung der Mitarbeiter muss schriftlich vorliegen.

- **Unfallverhütung und Unfallschutz.** Es muss ein Verbandskasten nach DIN 13157 C bereitgehalten werden. Außerdem müssen Meldeeinrichtungen, beispielsweise Telefone mit Angabe der Notrufnummern und Meldehinweisen, zur Verfügung stehen. In jedem Betrieb muss ein Ersthelfer vorhanden sein, der in einem speziellen Ersthelferkurs geschult wurde. Wurden Erste-Hilfe-Leistungen durchgeführt, sind diese zu dokumentieren und fünf Jahre aufzubewahren, wie andere Personalunterlagen auch. Dies kann in Form eines kleinen Verbandbuches (ZH 1 150) geschehen. Werden brennbare oder giftige Gase (z. B. Butan, Ozon) verwendet, so sind die entsprechenden Sicherheitsvorkehrungen zu treffen, beispielsweise Kennzeichnung der Anlagen und Räume gemäß VGB 61. Feuerlöscher der Brandklasse ABC sind bereitzuhalten, regelmäßig zu warten und zu überprüfen (mindestens alle zwei Jahre). Folgende Löschmitteleinheiten (LE) sind hierbei erforderlich: bei Grundfläche der Praxis von 50 m² sechs Löschmitteleinheiten (bei 100 m² 9 LE, bei 200 m² 12 LE).

- **Allgemeine Unfallverhütungs- und Hygienemaßnahmen.** Die Arbeitsschutzanforderungen können den Unfallverhütungsvorschriften VBG 103 der Berufsgenossenschaft für Gesundheitsdienst und Wohlfahrtspflege entnommen werden. Diese enthalten teilweise auch Durchführungsanweisungen und Erläuterungen. Grundvoraussetzung für die allgemeine Unfallverhütung sind rutschfeste Bodenbeläge und eine ausreichende Beleuchtung, auch eine Notbeleuchtung aller Räume, Wege und Treppen. In den Behandlungsräumen müssen flüssigkeitsdichte Bodenbeläge und Randleisten, eventuell auch abwaschbare Wände und Möbel vorhanden sein. Es müssen regelmäßige – mindestens einmal jährlich – Schulungen und Unterweisungen aller Beschäftigten über Unfallverhütungs-, Abfallentsorgungs-, Erste-Hilfe-, Brandschutz- und Brandbekämpfungsmaßnahmen durchgeführt und dokumentiert werden.

- **Zusätzliche Arbeitsschutzmaßnahmen.** (Nach den Bestimmungen der Berufsgenossenschaft für Gesundheitsdienst und Wohlfahrtspflege). Als Unternehmer wird der selbständige Heilpraktiker gemäß § 659 RVO mit Aufnahme der Praxistätigkeit automatisch Mitglied bei der Berufsgenossenschaft für Gesundheitsdienst und Wohlfahrtspflege (BGW), auch wenn er keine Arbeitnehmer beschäftigt. Er muss der Berufsgenossenschaft gemäß § 661 RVO innerhalb einer Woche nach Praxiseröffnung mitteilen, dass er eine Heilpraxis betreibt und außerdem die Anzahl der Beschäftigten (einschließlich der Reinigungs- und Schreibkräfte) angeben. Die Berufsgenossenschaften erlassen gemäß § 708 (1) Nr. 4 der RVO Vorschriften über Betriebsärzte, Sicherheitsingenieure und andere Fachkräfte für Arbeitssicherheit, die der Unternehmer zu erfüllen hat. Betreibt der Heilpraktiker die Praxis alleine, so gelten für ihn lediglich Unfallverhütungsvorschriften. Werden jedoch Angestellte beschäftigt, kommen noch die Arbeitsschutzbestimmungen der RVO und des Arbeitssicherheitsgesetzes hinzu. Außerdem muss er die zusätzlichen Hygieneanforderungen an seinen Praxisbetrieb gemäß der Unfallverhütungsvorschrift VBG 103 erfüllen, wie sie bereits weiter oben ausführlich dargestellt wurden. Weiterhin muss er seit dem 01.09.1996, auch als Kleinbetrieb mit wenigstens einem Mitarbeiter (z.B. Raumpflegerin, Putzhilfe), seinen Betrieb durch einen Betriebsarzt und eine Sicherheitsfachkraft betreuen lassen. Diese Verpflichtung kann er erfüllen, indem er selbst einen Betriebsarzt und eine Sicherheitskraft auswählt und mit der Aufgabe betraut oder sich einem überbetrieblichen Dienst anschließt. Die erforderlichen Einsatzzeiten der genannten Fachdienste betragen: für den Betriebsarzt 0,25 bis 0,5 Stunden pro Arbeitnehmer in längstens 2 bis 4 Jahren; für die Sicherheitsingenieure 1 bis 2,5 Stunden bei 1 bis 5 Arbeitnehmern und längstens 3 Jahren.

1.3.6 Abfallbeseitigung

Merkblatt über die Vermeidung und die Entsorgung von Abfällen aus öffentlichen und privaten Einrichtungen des Gesundheitsdienstes

Herausgegeben von der Länderarbeitsgemeinschaft Abfall (LAGA), Stand Januar 2002

Arbeitsgruppe „Entsorgung von Abfällen aus öffentlichen und privaten Einrichtungen des Gesundheitsdienstes"

(Zusammenfassung)

Dieses Merkblatt regelt die Entsorgung der Abfälle für alle Einrichtungen des Gesundheitsdienstes.

Das Merkblatt stützt sich im wesentlichen auf das Kreislaufwirtschafts- und Abfallgesetz (KrW/AbfG) vom 27.09.1994 (BGBl. I S. 2705) und auf die kommunalen Abfallsatzungen.

Grundsätze. Aus dem Merkblatt ergeben sich folgende Grundsätze, die bei der Abfallentsorgung für Heilpraxen zu beachten sind.

Abfälle sind möglichst durch den Einsatz langlebiger Produkte und durch einen weitgehenden Verpackungsverzicht zu vermeiden (was natürlich im krassen Gegensatz zu den Hygieneanforderungen steht, die den Einsatz von Einmal-Materialien fordern). Abfälle sollen möglichst wiederverwertet werden.

Kann ein Reststoff weder vermieden noch verwertet werden, so ist er so zu entsorgen, dass das Wohl der Allgemeinheit nicht beeinträchtigt wird.

! **Abfälle** sind so zu entsorgen, dass das Wohl der Allgemeinheit *nicht* beeinträchtigt wird.

Abfallgruppen. Die Abfälle aus Einrichtungen des Gesundheitsdienstes werden, je nach Art, Beschaffenheit, Zusammensetzung und Menge den folgenden Gruppen A bis E zugeordnet.

- **Abfallgruppe A:** Abfälle, an deren Entsorgung aus Gründen der Infektionsverhütung und Umwelthygiene keine besonderen Anforderungen gestellt werden müssen.
Hierzu gehören Hausmüll und hausmüllähnliche Abfälle, die nicht bei der unmittelbaren gesundheitsdienstlichen Tätigkeit anfallen (Zeitschriften, Verpackung, Glasabfälle, Kartonagen) und desinfizierte Abfälle der Abfallgruppe C.

Abfälle der Gruppe A können der *Hausmüllentsorgung* zugeführt werden.

- **Abfallgruppe B:** Abfälle, an deren Entsorgung aus Gründen der Infektionsverhütung innerhalb der Praxis besondere Anforderungen zu stellen sind.
  Hierzu gehören mit Blut, Sekreten und Exkreten behaftete Abfälle wie Wundverbände, Gipsverbände, Einwegwäsche, Stuhlwindeln und Einwegartikel einschließlich Spritzen, Kanülen und Skalpelle. Fallen größere Flüssigkeitsmengen (Exkrete, Sekrete) an, sind die Behältnisse unter hygienischen Gesichtspunkten zu entleeren. Der Inhalt kann dem Abwasser zugeführt werden.

  Abfälle der Gruppe B müssen *getrennt gesammelt* werden. Soweit sie bei der Beseitigung zu Verletzungen (z. B. Spritzen, Glasbehälter) oder Unzumutbarkeiten (Sekrete, Exkrete) führen können, sind sie entsprechend vorzubehandeln (transport- und stichfeste, feuchtigkeitsbeständige, undurchsichtige, fest verschließbare und gekennzeichnete Einweg-Sammelbehältnisse). Derart gesichert können sie zusammen mit dem Hausmüll entsorgt werden.

- **Abfallgruppe C:** Abfälle, an deren Entsorgung aus Gründen der Infektionsverhütung innerhalb und außerhalb der Praxis besondere Anforderungen zu stellen sind (sogenannter infektiöser, ansteckungsgefährlicher oder stark ansteckungsgefährlicher Abfall).
  Hierzu rechnen die Abfälle, die aufgrund von § 10a BSeuchG behandelt werden müssen. Dieser Paragraph besagt, dass Gegenstände, die mit Erregern meldepflichtiger übertragbarer Krankheiten behaftet sind oder wenn dies anzunehmen ist und dadurch eine Verbreitung der Krankheit zu befürchten ist, den notwendigen Maßnahmen zur Abwendung der hierdurch drohenden Gefahren zu unterziehen sind. Diese Abfälle fallen allerdings infolge des Behandlungsverbotes gemäß § 30 BSeuchG üblicherweise nicht in Praxen der Heilpraktiker an.
  Die Abfälle der Gruppe C sind vor der Entsorgung mit Hausmüll *thermisch zu desinfizieren*. Hierbei dürfen nur Verfahren eingesetzt werden, die vom Bundesgesundheitsamt gemäß §10c BSeuchG zugelassen sind.

- **Abfallgruppe D:** Sonstige Abfälle, an deren Entsorgung aus umwelthygienischer Sicht besondere Anforderungen zu stellen sind.
  Hierzu gehören z. B. Glas- und Keramikabfälle mit schädlichen Verunreinigungen, größere Mengen an Desinfektionsmittelresten, nicht unerhebliche Mengen an Laborabfällen und Chemikalienresten, Batterien, Akkumulatoren, quecksilberhaltige Lampen und Altmedikamente.

  Abfälle der Gruppe D sind regelmäßig über einen zugelassenen *Sonderabfallbeseitiger* zu entsorgen, soweit sie nicht bei der Folgelieferung vom Verkäufer zurückgenommen werden.

- **Abfallgruppe E:** Medizinische Abfälle, an deren Entsorgung aus ethischen Gründen zusätzliche Anforderungen zu stellen sind. Hierzu gehören Körperteile und Organabfälle einschließlich gefüllter Blutbeutel und Blutkonserven.
  Abfälle der Gruppe E müssen regelmäßig in zugelassenen (Klinik-) *Müllverbrennungsanlagen* entsorgt werden.

Bei der Entsorgung kann es jedoch sein, dass die jeweilige kommunale Abfallsatzung von den oben geschilderten Grundsätzen abweichen kann. So könnte beispielsweise eine nach Abfallgruppe getrennte Anlieferung vorgeschrieben werden. Nähere Auskünfte hierzu kann man beim zuständigen Landkreis oder bei der Stadt (Abfallberater) erfragen.

1.3.7 Rechtsverhältnis zwischen Heilpraktiker und Patient

Vorbemerkungen. Beim Behandlungsvertrag zwischen dem Heilpraktiker und seinem Patienten handelt es sich um einen Dienstleistungsvertrag (Dienstvertrag) im Sinne des § 611 BGB. Danach schuldet der Heilpraktiker keinen bestimmten Erfolg (z. B. die Gesundheit), sondern seine Dienste, die er allerdings gewissenhaft und unter Beachtung besonderer Sorgfalts- und Aufklärungspflichten zu erbringen hat. Als weitere wichtige Pflicht ist hierbei auch die Schweigepflicht zu nennen.

Der Patient schuldet seinerseits eine entsprechende Vergütung der Dienstleistungen des Heilpraktikers. Die Höhe der Vergütung unterliegt der freien Vereinbarung der Vertragsparteien. Wird eine solche nicht ausdrücklich vertraglich festgelegt, gilt eine „verkehrsübliche Höhe" als vereinbart (§ 612 Abs. 2 BGB). Als Anhaltspunkt für diese Höhe kann das Gebührenverzeichnis für Heilpraktiker (GebüH) dienen, da dieses Verzeichnis eine Liste der durchschnittlich üblichen Vergütungen darstellt.

Auf die wichtigsten Pflichten, die sich aus dem Behandlungsvertrag für den Heilpraktiker ergeben (Sorgfaltspflicht, Aufklärungspflicht, Schweigepflicht), wird nachfolgend eingegangen.

Sorgfaltspflicht

Grundsätzlich hat ein Heilpraktiker bei Diagnoseerstellung und Therapie die „im Verkehr übliche Sorgfalt" walten zu lassen. Verstößt er gegen diese Sorgfaltsanforderungen, kann er sich schadensersatzpflichtig und sogar strafbar machen, da er dann „fahrlässig" handelt.

Diagnose. Zur Diagnosestellung hat der Heilpraktiker die notwendigen Befunde zu erheben und sie fachgerecht zu beurteilen. Dabei hat er alle ihm zu Gebote stehenden Erkenntnisquellen zu nutzen, soweit die Umstände und Verdachtsmomente dies erfordern. Wenn Anzeichen auf eine schwere Erkrankung hindeuten, muss der Heilpraktiker – ebenso wie der Arzt – die notwendigen abklärenden Maßnahmen veranlassen. Ist der Heilpraktiker aufgrund einer unzureichenden fachlichen Qualifikation oder weil ihm die erforderlichen Apparaturen nicht zur Verfügung stehen, nicht in der Lage, einen sicheren Befund zu erstellen, hat er den Patienten hierüber zu informieren und ihn an einen Facharzt oder an eine Fachklinik zu verweisen. Tut er dies nicht, begeht er unter Umständen bereits hierdurch einen Behandlungsfehler und kann so schadensersatzpflichtig gemacht werden. Weiterhin könnte er sich einer Körperverletzung strafbar gemacht haben.

Die Diagnoseerhebung muss fachgerecht nach dem jeweiligen Stand der medizinischen Kunst erfolgen. Das bedeutet für den Heilpraktiker, dass er über neue medizinische Erkenntnisse informiert sein muss. Entsprechend sieht auch Artikel 5 der Berufsordnung für Heilpraktiker eine Verpflichtung zur „ständigen Fortbildung" vor.

Therapie. Auch bei der Therapie hat der Heilpraktiker die Pflicht, die möglichen und angemessenen Maßnahmen durch Rat und Tat zu treffen, um einen erkennbar drohenden gesundheitlichen Schaden von seinem Patienten abzuwenden. Dazu gehört auch, dass er Ratschläge und Anweisungen in einer Sprache erteilt, die der Patient versteht; Fachchinesisch ist hier fehl am Platz. Für die von ihm gewählte Behandlungsmethode ist er voll verantwortlich. Er muss – ebenso wie ein Arzt – eine genaue Kenntnis der Voraussetzungen der Methode, der Anwendungstechnik und ihrer Risiken haben, sonst verstößt er gegen die gebotene Sorgfalt. Dazu gehört, dass er – ähnlich wie auch ein ärztlicher Berufsanfänger – im Einzelfall jeweils selbst prüft, ob seine Fähigkeiten und Kenntnisse ausreichen, um eine ausreichende Diagnose zu stellen und eine heilkunstgemäße Heilbehandlung einzuleiten.

Da auch bei der Therapie der jeweilige Stand der medizinischen Kenntnisse anzuwenden ist, gehört die regelmäßige Fortbildung auch hier zu den Sorgfaltspflichten eines Heilpraktikers. Dies bedeutet auch, dass er für seine Behandlungsmethode die einschlägigen medizinischen Beiträge in Fachzeitschriften verfolgt. Andererseits verlangt die Rechtsprechung weder von einem Heilpraktiker noch von einem Arzt, dass er alle medizinischen Veröffentlichungen kennt und alsbald beachtet.

> **!** Sein selbstgewähltes **Betätigungsfeld** muss der Heilpraktiker sowohl hinsichtlich der Diagnose, als auch hinsichtlich der Therapie *beherrschen*.

Beratungs- und Aufklärungspflichten

Der Patient muss über seine Krankheit, den medizinischen Befund, die beabsichtigte Therapie und deren Risiken aufgeklärt werden. Nach der Rechtsprechung gilt, dass auch ein therapeutischer Heileingriff grundsätzlich eine Körperverletzung darstellt. Diese ist jedoch dann nicht strafbar (weil gerechtfertigt), wenn der Patient in den Eingriff eingewilligt hat. Rechtswirksam einwilligen kann der Patient aber nur in etwas, das er genau kennt und daher auch von seinen Risiken her beurteilen kann. Deshalb muss der Patient so genau informiert werden, damit dieser in der Lage ist, im vollen Bewusstsein dessen, was auf ihn zukommt, eine freie und selbstverantwortliche Entscheidung treffen zu können.

Hinsichtlich der verwendeten Medikamente muss der Heilpraktiker seinen Patienten über Dosis, Unverträglichkeiten und Nebenfolgen informieren. Je gefährlicher ein Präparat ist, um so sorgfältiger muss die Aufklärung sein. Zur Aufklärungspflicht gehört es auch, den Patienten darauf hinzuweisen, wenn er zur Infektionsquelle für andere werden kann.

> Der Heilpraktiker muss den Patienten sorgfältig über seine Krankheit (Diagnose), über die Risiken der durchzuführenden Therapie, über Nebenwirkungen der verordneten Medikamente und über den voraussichtlichen Krankheitsverlauf aufklären. Darüber hinaus hat der Heilpraktiker – vor allem bei Patienten mit schweren Erkrankungen, die sich nicht bereits in schulmedizinischer Behandlung befinden – die Pflicht, diese auf die Grenzen seiner Diagnose- und Therapiemöglichkeiten hinzuweisen und den Patienten gegebenenfalls mit Nachdruck an einen Spezialisten beziehungsweise an eine Fachklinik zu verweisen.

Auf Artikel 4 Nr. 4 der Berufsordnung für Heilpraktiker wird verwiesen.

Diagnose, Therapie, Beratung und Aufklärung sind für jeden einzelnen Patienten schriftlich zu dokumentieren (zur Dokumentationspflicht s. Artikel 4 Nr. 5 BOH), auch im Eigeninteresse des Heilpraktikers, damit auch er im Falle einer strafrechtlichen Verfolgung oder einer Schadensersatzklage Nachweise für sein der Sorgfaltspflicht entsprechendes Verhalten hat.

Aber auch der Patient hat einen Anspruch auf diese Dokumentation und auf die Einsichtnahme in diese Aufzeichnungen.

Schweigepflicht/Datenschutz

Der Heilpraktiker unterliegt der Schweigepflicht hinsichtlich aller personenbezogenen Informationen, die er über seine Patienten von diesen selbst oder im Rahmen der Behandlung erhalten hat.

Verletzt ein Heilpraktiker die Schweigepflicht, so kann dies Schadensersatzansprüche nach sich ziehen. Werden Patientendaten in einer Kartei oder per EDV gespeichert, müssen die Schutzbestimmungen des Bundesdatenschutzgesetzes (BDSG) und des Datenschutzgesetzes des jeweiligen Bundeslandes beachtet werden:

Bei einer herkömmlichen **karteimäßigen Patientenerfassung** und -verwaltung, deren personenbezogene Daten nicht zur Übermittlung an Dritte bestimmt sind, gelten nur die Vorschriften der §§ 5, 9, 39 BDSG.

Hiernach dürfen personenbezogene Daten nicht unbefugt erfasst oder verarbeitet werden. Werden Angestellte mit der Datenerfassung oder -verarbeitung betraut, sind diese auf die Wahrung des Datengeheimnisses besonders zu verpflichten. Weiterhin sind alle zumutbaren Vorkehrungen zu treffen, die Daten vor unbefugtem Zugriff zu schützen. Personenbezogene Daten, die berufsbedingt einer besonderen Verschwiegenheit unterliegen, dürfen ausschließlich für diejenigen Zwecke verwendet werden, für die man sie erhalten hat.

Patientendaten dürfen bei Praxisübergabe/-verkauf nur mit schriftlicher Einwilligung jedes einzelnen Patienten an den Erwerber weitergegeben werden.

Jede Weitergabe patientenbezogener Daten an Dritte, die nicht in unmittelbarem Zusammenhang mit der Behandlung steht (z. B. Überweisung, Laboruntersuchung) bedarf ebenfalls der ausdrücklichen schriftlichen Zustimmung des Patienten. Dies ist insbesondere auch bei einer Abtretung des Gebührenanspruchs zu berücksichtigen.

Bei **elektronischer Erfassung** der Patientendaten gelten weitergehende Schutzbestimmungen. So muss zum Beispiel ein Datenschutzbeauftragter bestellt werden, wenn mehr als vier Personen Zugang zu den Patientendaten haben.

Trotz seiner Schweigepflichten steht dem Heilpraktiker im Gegensatz zum Arzt kein Zeugnisverweigerungsrecht über beruflich anvertraute Tatsachen vor Gericht zu (§ 53 Strafprozessordnung). Andererseits trifft ihn in diesem Falle auch nicht die Strafdrohung des § 203 Strafgesetzbuch (Verletzung von beruflich anvertrauten Privatgeheimnissen).

Behandlungspflicht

Der Heilpraktiker unterliegt *keinem Behandlungszwang*. Es ist ihm also grundsätzlich freigestellt, ob er einen Patienten behandeln will oder nicht. Eine Ausnahme von dieser Regel besteht in folgenden Fällen:

Unterlassene Hilfeleistung

§ 323c Strafgesetzbuch (StGB)

Wer bei Unglücksfällen oder gemeiner Gefahr oder Not nicht Hilfe leistet, obwohl dies erforderlich und ihm den Umständen nach zuzumuten, insbesondere ohne erhebliche eigene Gefahr und ohne Verletzung eigener wichtiger Pflichten möglich ist, wird mit Freiheitsstrafe bis zu einem Jahr oder mit Geldstrafe bestraft ...

Aus dieser Regelung ergibt sich, dass bei Unglücksfällen jedermann, also nicht nur Heilpraktiker oder Ärzte, zur Hilfeleistung verpflichtet ist, soweit diese zumutbar ist.

Sittliche Verpflichtung. Eine sittliche Verpflichtung zur Behandlung ergibt sich dann, wenn ein Arzt oder ein anderer Heilpraktiker nicht erreichbar ist.

1.3.8 Krankenkassen/Beihilfe

Die medizinische Versorgung in Deutschland untergliedert sich hinsichtlich der Kostentragung in zwei unterschiedliche Bereiche: Das gesetzliche und das private Krankenversicherungssystem.

Das öffentlich-rechtlich organisierte Gesundheitswesen

Das öffentlich-rechtlich organisierte Gesundheitswesen (gesetzliche Krankenversicherung) umfasst das Krankenkassensystem AOK, Ersatzkassen und Berufsgenossenschaften mit den „Kassenpatienten" (Pflichtversicherte und freiwillig Versicherte). Diese Kassenpatienten haben einen Anspruch gegen die Krankenkassen auf die gesetzlich festgelegten Dienst- und Sachleistungen wie: Förderung der Gesundheit, Verhütung, Früherkennung, Behandlung von Krankheiten und Leistungen bei schwerer Pflegebedürftigkeit. Die Versicherten erhalten eine Krankenversicherungskarte (Behandlungsschein), die sie bei einem bei den Krankenkassen zugelassenen Arzt vorlegen. Die Behandlung erfolgt dann „im Auftrag und auf Rechnung" der Krankenkasse, das heißt, die Arztkosten werden unmittelbar zwischen der Krankenkasse und dem Arzt abgerechnet. Da die Kassenleistungen abschließend durch Gesetz (Sozialgesetzbuch, 5. Buch) festgelegt sind, darf die Krankenkasse auch keine dort nicht aufgeführten Leistungen erbringen.

**V. Sozialgesetzbuch Fünftes Buch (SGB V)
– Gesetzliche Krankenversicherung –**

In der Fassung vom 14.11.2003, zuletzt geändert am 27.12.2003 (BGBl. I S. 3022)

(auszugsweise)

§ 1 Solidarität und Eigenverantwortung

Die Krankenversicherung als Solidargemeinschaft hat die Aufgabe, die Gesundheit der Versicherten zu erhalten, wiederherzustellen oder ihren Gesundheitszustand zu verbessern. ...

§ 2 Leistungen

Die Krankenkassen stellen den Versicherten die im 3. Kapitel genannten Leistungen unter Beachtung des Wirtschaftlichkeitsgebots (§ 12) zur Verfügung, soweit diese Leistungen nicht der Eigenverantwortung der Versicherten zugerechnet werden. ...

§ 15 Ärztliche Behandlung

(1) Ärztliche oder zahnärztliche Behandlung wird von Ärzten oder Zahnärzten erbracht. Sind Hilfeleistungen anderer Personen erforderlich, dürfen sie nur erbracht werden, wenn sie vom Arzt (Zahnarzt) angeordnet und von ihm verantwortet werden. ...

§ 27 Krankenbehandlung

Versicherte haben Anspruch auf Krankenbehandlung, wenn sie notwendig ist, um eine Krankheit zu erkennen, zu heilen, ihre Verschlimmerung zu verhüten oder Krankheitsbeschwerden zu lindern. Die Krankenbehandlung umfasst

1. ärztliche Behandlung,
2. zahnärztliche Behandlung einschließlich der Versorgung mit Zahnersatz,
3. Versorgung mit Arznei-, Verband-, Heil- und Hilfsmitteln ...

§§ 31–33 (Zusammenfassung)

Versicherte haben Anspruch auf Versorgung mit Arznei- und Verbandmitteln (§ 31), Heilmitteln (§ 32) und Hilfsmitteln wie Seh- oder Hörhilfen (ohne die Kosten des Brillengestells!), Körperersatzstücke, orthopädische und andere Hilfsmittel (§ 33), soweit diese nicht nach § 34 ausgeschlossen sind.

§ 73 II Nr. 7 (Zusammenfassung)

Der Anspruch auf Versorgung mit Arznei- oder Heilmitteln ist abhängig von einer ärztlichen Verordnung.

> Entsprechend dem Leistungskatalog des SGB V erstatten die gesetzlichen Krankenkassen weder Dienstleistungen des Heilpraktikers noch die von ihm verordneten Arzneimittel. Kosten für Leistungen der nichtärztlichen Heilhilfsberufe (Massage, Ergotherapie usw.) werden nur bei einer ärztlichen Verordnung übernommen.

Das privatrechtlich organisierte Gesundheitssystem

Das privatrechtlich organisierte Gesundheitssystem ist gekennzeichnet durch den „privat versicherten" Patienten, ergänzt durch die Beihilfe für Beamte, Richter und Versorgungsempfänger. Die Privatpatienten schließen einen Dienstvertrag mit einem Behandler ihrer Wahl (Arzt, Heilpraktiker, Krankenhaus); die Kosten werden unmittelbar zwischen Patient und Behandler abgerechnet. Der Patient kann sich jedoch gegen das Kostenrisiko bei einer Privatkasse absichern. Eine Vertragsbeziehung zwischen Behandler und Privatkasse entsteht hierdurch jedoch nicht. Dieser Versicherungsvertrag ist an keine gesetzliche Leistungsbeschreibung gebunden. Die Privatkassen legen in ihren Vertragsbedingungen die von ihnen zu erstattenden Leistungen selbst fest. Welche Behandlungskosten ein privat versicherter Patient von seiner Kasse erstattet bekommt, hängt somit ausschließlich davon ab, bei welcher Versicherung und zu welchen Vertragsbedingungen er versichert ist.

> Infolge des zunehmenden Konkurrenzdruckes im Versicherungsgeschäft bieten mittlerweile die meisten Privatversicherungen auch die Erstattung der Kosten für Heilpraktiker und für die von diesen „verordneten" Arznei- und Hilfsmittel an.

Beamte, Richter und Versorgungsempfänger erhalten im Krankheitsfalle eine anteilige Kostenerstattung als *Beihilfe*, verbunden mit der Erstattung der Restkosten über eine *Privatversicherung*. Während die Kostenübernahme durch die Privatversicherung von den jeweiligen Versicherungsbedingungen abhängt, ist die Beihilfefähigkeit der Leistungen der Heilpraktiker und der von Ihnen verordneten Sach- und Arzneimitteln in den jeweiligen Beihilfevorschriften des Bundes oder der Länder geregelt.

Beihilfevorschriften (BhV)

In der seit dem 01.11.2001 geltenden Textfassung GMBl. S. 918

Die Beihilfevorschriften gelten zunächst nur für Beamte, Richter und Versorgungsempfänger des Bundes. Sie können jedoch für die entsprechenden Beamten und Richter der Länder als Anhalt herangezogen werden. Beihilfeberechtigte Personen sind Beamte und Richter (auch wenn sie sich im Ruhestand befinden) und deren Witwen, Witwer und Kinder.

Für Heilpraktiker wichtige Beihilferegelungen sind:

§ **§ 5**
(1) Beihilfefähig sind nach den folgenden Vorschriften Aufwendungen, wenn sie dem Grunde nach notwendig und soweit sie der Höhe nach angemessen sind. ...

Aufwendungen für Leistungen eines Heilpraktikers sind angemessen bis zur Höhe des Mindestsatzes des im April 1995 geltenden Gebührenverzeichnisses für Heilpraktiker, jedoch höchstens bis zum Schwellenwert des Gebührenrahmens der Gebührenordnung für Ärzte bei vergleichbaren Leistungen.

(4) Nicht beihilfefähig sind ...

6. Aufwendungen für persönliche Tätigkeiten eines nahen Angehörigen bei einer Heilbehandlung (Anmerkung: mit Ausnahme der notwendigen Sachkosten) ...

§ 6 Beihilfefähige Aufwendungen bei Krankheit
(1) Aus Anlass einer Krankheit sind beihilfefähig die Aufwendungen für

1. ärztliche und zahnärztliche Leistungen sowie Leistungen eines Heilpraktikers ...
2. die vom Arzt, Zahnarzt oder Heilpraktiker bei Leistungen nach Nr. 1 verbrauchten oder nach Art und Umfang schriftlich verordneten Arzneimittel, Verbandmittel und dergleichen, abzüglich eines (zusammengefasst: Selbstbehaltes von 4,– Euro bis 5,– Euro). Sind für Arznei- oder Verbandmittel Festbeträge festgesetzt, sind darüber hinausgehende Aufwendungen nicht beihilfefähig ...

1.3.9 Gesetz über die Angleichung der Leistungen zur Rehabilitation

Dem Heilpraktiker ist es nicht untersagt, Patienten, die unter den Folgen von Unfällen leiden, zu behandeln. Allerdings werden diese Leistungen des Heilpraktikers nicht von den Versicherungen erstattet.

1.3.10 Leitung von Privatkrankenanstalten

Aufgrund des § 30 der Gewerbeordnung kann grundsätzlich jeder eine Privatkranken-, Privatentbindungs- und Privatnervenklinik betreiben, also auch ein Heilpraktiker. Allerdings wird dazu eine gesonderte Konzession der zuständigen Behörde benötigt.

1.3.11 Zusammenarbeit zwischen Ärzten und Heilpraktikern

Aufgrund ihrer Berufsordnung (§ 29 BO der dt. Ärzte) dürfen Ärzte sich nicht mit selbständig und eigenverantwortlich tätigen Heilpraktikern zu einer kooperativen Berufsausübung zusammenschließen.

Andererseits sieht diese BOÄ eine „Zusammenarbeit" mit anderen Gesundheitsberufen für zulässig an, wenn die Verantwortungsbereiche des Arztes und des Angehörigen des anderen Gesundheitsberufes klar erkennbar voneinander getrennt bleiben.

Also: Keine Praxisgemeinschaft, aber „sonstige Zusammenarbeit" möglich.

1.3.12 Medizinprodukterecht

Definition des Begriffs Medizinprodukte. Medizinprodukte sind Gegenstände, Apparate und Stoffe, die zur Diagnose, Verhütung, Behandlung und Linderung von Krankheiten und Behinderungen des Menschen angewendet werden, die aber keine Arzneimittel sind. Sie müssen daher von Arzneimitteln im Sinne des Arzneimittelgesetzes unterschieden werden: Arzneimittel wirken auf pharmakologischem oder immunologischem Wege, Medizinprodukte dagegen auf physikalische und/oder chemische Art und Weise. Teilweise wird ihre Wirkung auch durch Arzneimittel unterstützt.

Für Heilpraktiker wichtige Medizinprodukte sind zum Beispiel Verbandkästen, Verbandmittel, Desinfektionsmittel, Blutdruckmessgeräte, Pipetten, Spritzen, Fieberthermometer, Klebstoffe für Wunden, Brillen, Kontaktlinsen, Akupunkturnadeln, Schröpfgläser, Messlöffel und alle medizinischen Laborgerätschaften (§ 3 (1) MPG).

Anforderungen an Medizinprodukte. Seit dem 14.06.1998 gilt, dass alle Medizinprodukte, einschließlich der medizinisch-technischen Geräte, mit Ausnahme von Sonderanfertigungen und von Produkten, die für klinische Prüfungen bestimmt sind, in Europa die grundlegenden Anforderungen der EG-Richtlinie 93/42/EWG erfüllen müssen. Zur Sicherstellung, dass seine Produkte diese Anforderungen erfüllen, hat der Hersteller bzw. Importeur die Produkte mit der CE-Kennzeichnung, dem Namen und der Anschrift auf dem Produkt selbst und in der Gebrauchsanweisung zu versehen. Bei dem CE-Zeichen handelt es sich um eine Kennzeichnung des Europäischen Komitees für Normung (conformité européenne). Das CE-Zeichen wird nach Überprüfung des Medizinproduktes auf Qualität, Sicherheit, gesundheitliche Unbedenklichkeit und Wirksamkeit durch eine unabhängige Kommission für jeweils fünf Jahre vergeben. Die Kennzeichnung muss gut sichtbar, lesbar und dauerhaft auf dem Produkt angebracht sein.

Daher dürfen Medizinprodukte grundsätzlich nur mit einer CE-Kennzeichnung in Betrieb genommen werden.

Regelungen und Anforderungen an Medizinprodukte. Die Anforderungen an Medizinprodukte (bis Mitte 1998 als Medizingeräte bezeichnet) ergaben sich bis zum 13.06.1998 aus der Medizingeräteverordnung (MGV). Diese wurde nach Ablauf der Übergangsfrist durch das Medizinproduktegesetz (MPG) ersetzt.

> ▶ **Medizingeräte**, die nicht den Anforderungen des Medizinproduktegesetzes entsprechen, dürfen seit dem 14.06.1998 nicht mehr hergestellt werden.

Medizinproduktegesetz (MPG)

Zum MPG sind ergänzende Rechtsverordnungen ergangen, von denen für Heilpraktiker hauptsächlich die Medizinprodukte-Betreiberverordnung (MPBetreibV) Bedeutung hat.

Da auch das Betreiben von Medizinprodukten durch Heilpraktiker vom Medizinprodukterecht erfasst ist, werden nachfolgend die wichtigsten Bestimmungen des MPG und der MPBetreibV wiedergegeben.

§ Gesetz über Medizinprodukte (MPG)

in der Fassung der Bekanntmachung vom 7.8.2002 (BGBl. I S. 3146); zuletzt geändert am 25.11.2003, BGBl. I S. 2304

§ 1 Zweck des Gesetzes

Zweck dieses Gesetzes ist es, den Verkehr mit Medizinprodukten zu regeln und dadurch für die Sicherheit, Eignung und Leistung der Medizinprodukte sowie die Gesundheit und den erforderlichen Schutz der Patienten, Anwender und Dritter zu sorgen.

§ 2 Anwendungsbereich des Gesetzes

(1) Dieses Gesetz gilt für Medizinprodukte und deren Zubehör. Zubehör wird als eigenständiges Medizinprodukt behandelt.

(4) Dieses Gesetz gilt nicht für (zusammengefasst)
- Arzneimittel,
- kosmetische Mittel,
- menschliches Blut, Produkte aus menschlichem Blut, menschliches Plasma oder Blutzellen menschlichen Ursprungs oder Produkte, die zum Zeitpunkt des Inverkehrbringens Bluterzeugnisse, -plasma oder -zellen dieser Art enthalten,
- Transplantate oder Gewebe oder Zellen menschlichen Ursprungs,
- Transplantate oder Gewebe oder Zellen tierischen Ursprungs,
- persönliche Schutzausrüstungen.

§ 3 Begriffsbestimmungen

Medizinprodukte sind alle einzeln oder miteinander verbunden verwendeten Instrumente, Apparate, Vorrichtungen, Stoffe und Zubereitungen aus Stoffen oder andere Gegenstände einschließlich der für ein einwandfreies Funktionieren des Medizinproduktes eingesetzten Software, die vom Hersteller zur Anwendung für Menschen mittels ihrer Funktionen zum Zwecke
- der Erkennung, Verhütung, Überwachung, Behandlung oder Linderung von Krankheiten,
- der Erkennung, Überwachung, Behandlung, Linderung oder Kompensierung von Verletzungen oder Behinderungen,
- der Untersuchung, der Ersetzung oder der Veränderung des anatomischen Aufbaus oder eines physiologischen Vorgangs oder
- der Empfängnisregelung.

§ 4 Verbote zum Schutz von Patienten, Anwendern und Dritten

(1) Es ist verboten, Medizinprodukte in den Verkehr zu bringen, zu errichten, in Betrieb zu nehmen, zu betreiben oder anzuwenden, wenn
- der begründete Verdacht besteht, dass sie die Sicherheit und die Gesundheit der Patienten, der Anwender oder Dritter bei sachgemäßer Anwendung, Instandhaltung und ihrer Zweckbestimmung entsprechender Verwendung über ein nach den Erkenntnissen der medizinischen Wissenschaften vertretbares Maß hinausgehend gefährden oder
- das Datum abgelaufen ist, bis zu dem eine gefahrlose Anwendung nachweislich möglich ist (Verfalldatum).

§ 6 Voraussetzungen für das Inverkehrbringen und die Inbetriebnahme

(Zusammenfassung)

Medizinprodukte dürfen nur in Verkehr gebracht und in Betrieb genommen werden, wenn sie mit der CE-Kennzeichnung versehen sind.

§ 9 CE-Kennzeichnung

(Zusammenfassung)

(3) Die CE-Kennzeichnung nach Absatz 1 Satz 1 muss deutlich sichtbar, gut lesbar und dauerhaft auf dem Medizinprodukt angebracht werden.

§ 14 Errichten, Betreiben, Anwenden und Instandhaltungen von Medizinprodukten

Medizinprodukte dürfen nur nach Maßgabe der Rechtsverordnung nach § 37 Abs. 5 (= Medizinprodukte-Betreiberverordnung (s.u.) errichtet, betrieben, angewendet und in Stand gehalten werden. Sie dürfen nicht betrieben und angewendet werden, wenn sie Mängel aufweisen, durch die Patienten, Beschäftigte oder Dritte gefährdet werden können.

§ 24 Medizinische Messgeräte

(Zusammenfassung)

Der Betreiber von medizinischen Messgeräten muss durch messtechnische Kontrollen (nach der Medizinprodukte-Betreiberverordnung) eine ausreichende Messgenauigkeit und Messbeständigkeit gewährleisten.

§ 40 Strafvorschriften

(Zusammenfassung)

(1) mit Freiheitsstrafe bis zu drei Jahren oder mit Geldstrafe wird bestraft, wer

- 1. entgegen §4 Abs. 1 Nr. 1 ein Medizinprodukt in den Verkehr bringt, errichtet, in Betrieb nimmt, betreibt oder anwendet...
- 4. entgegen §14 Satz 2 ein Medizinprodukt betreibt oder anwendet.

§ 42 Bußgeldvorschriften

(2) Ordnungswidrig handelt, wer vorsätzlich oder fahrlässig entgegen § 4 Abs. 1 Nr. 2 ein Medizinprodukt in den Verkehr bringt, errichtet, in Betrieb nimmt, betreibt oder anwendet...

Die Medizinprodukte-Betreiberverordnung

Sie gilt für alle beruflich genutzten Medizinprodukte, außer für In-vitro-Diagnostika, und für Medizinprodukte die für die klinische Prüfung bestimmt sind.

§ Verordnung über das Errichten, Betreiben und Anwenden von Medizinprodukten (MPBetreibV)

In der Fassung der Bekanntmachung vom 21.08.2002 (BGBl. I S. 3396), geändert am 25.11.2003 (BGBl. I S. 2304)

§ 1 Anwendungsbereich

(Zusammenfassung)

Die MPBetreibV gilt für die Benutzung aller Medizinprodukte mit Ausnahme von In-vitro-Diagnostika, Medizinprodukte, die für die klinische Prüfung bestimmt sind oder die weder gewerblichen noch wirtschaftlichen Zwecken dienen und in deren Gefahrenbereich keine Arbeitnehmer beschäftigt sind.

§ 2 Allgemeine Anforderungen

(Zusammenfassung)

Medizinprodukte dürfen nur entsprechend ihrer Zweckbestimmung und nur von Personen angewendet werden, die dafür die erforderliche Ausbildung *oder Kenntnisse und Erfahrung besitzen* (**Anmerkung**: d. h. auch von Heilpraktikern).

Vor der Anwendung muss man sich vom ordnungsgemäßen Zustand überzeugen und die Gebrauchs- und Sicherheitsanweisung (z. B. Fehler- und Toleranzgrenzen) beachten.

§ 3 Meldungen über Vorkommnisse

(Zusammenfassung)

Der Anwender muss jede Funktionsstörung, Änderung der Merkmale oder Leistungen des Medizinproduktes und jede falsche Kennzeichnung oder fehlerhafte Betriebsanweisung, die zum Tode oder einer schwerwiegenden Gesundheitsverschlechterung einer Person geführt hat oder hätte führen können unverzüglich dem Bundesinstitut für Arzneimittel und Medizinprodukte melden (BfArM, Seestraße 10, 13353 Berlin, http://www.bfarm.de) . Für die Meldung stehen kostenlose Formblätter zur Verfügung (zu erhalten vom Deutschen Institut für Medizinische Dokumentation und Information DIMDI über Internet: http://www.dimdi.de, oder Weißhausstraße 27, 50939 Köln, Stichwort Informationssysteme Medizinprodukte).

§ 4 Instandhaltung

(Zusammenfassung)

Wartung, Reinigung, Sterilisation, Inspektion und Instandsetzung dürfen nur von sachkundigen und erfahrenen Personen/Betrieben unter Beachtung der Angaben des Herstellers erfolgen. Nach einer Instandsetzung muss die Funktionsfähigkeit überprüft werden.

Abschnitt 2 (§§ 5–10) enthält spezielle Vorschriften für aktive Medizinprodukte, d. h. Medizinprodukte, die eine zusätzliche Energiequelle benutzen (z. B. Strom).

§ 5 Grundlegende Anforderungen
(Zusammenfassung)

Der Hersteller (oder eine von ihm beauftragte Person) muss vor der ersten Anwendung am Betriebsort Medizinprodukte des Anhangs 1 einer Funktionsprüfung unterziehen und den Anwender anhand der Betriebserlaubnis in die sachgerechte Anwendung einweisen.

§ 6 Sicherheitstechnische Kontrollen
(Zusammenfassung)

Medizinprodukte der Anlage 1 müssen in regelmäßigen Abständen sicherheitstechnisch kontrolliert werden. Diese Kontrollfristen ergeben sich entweder nach den Herstellervorschriften, sonst gilt die 2-Jahres-Frist. Diese Kontrollen dürfen nur von unabhängigen Personen/Instituten durchgeführt werden, die dafür ausgebildet bzw. die erforderliche Kenntnis und Erfahrung und Hilfsmittel haben. Über diese Kontrollen ist ein Protokoll zu erstellen mit Angabe des Datums und der Ergebnisse (Messwerte, Messverfahren). Die Protokolle sind vom Betreiber aufzubewahren.

§ 7 Medizinproduktebuch
(Zusammenfassung)

Für die in den **Anlagen 1 und 2 aufgeführten Medizinprodukte** hat der Betreiber ein Medizinproduktebuch (alle Datenträger sind zulässig) zu führen, das auch von den zuständigen Behörden überprüft werden kann. Folgende Angaben sind einzutragen:
- eindeutige Bezeichnung des Medizinproduktes,
- Belege für Funktionsprüfung und Einweisung nach § 5,
- Wer hat die Einweisung vorgenommen; wer wurde eingewiesen und wann (Datum),
- für Instandhaltungen und sicherheitstechnische Kontrollen: Wer, wann, Ergebnis, Fristen,
- Bei Wartungsverträgen: Name und Anschrift der Firma,
- Datum, Art und Folgen von Funktionsstörungen,
- gemeldete Vorkommnisse i. S. v. § 3.

Kein Medizinproduktebuch ist zu führen für elektronische Fieberthermometer und Quecksilberblutdruckmessgeräte.

§ 8 Bestandsverzeichnis
(Zusammenfassung)

Der Betreiber hat für **alle aktiven Medizinprodukte** ein Bestandsverzeichnis (alle Datenträger sind zulässig) zu führen, was auch von den zuständigen Behörden überprüft werden kann. Folgende Angaben sind einzutragen:
- Bezeichnung, Art, Typ, Loscode oder Seriennummer, Anschaffungsjahr,
- Hersteller oder europäischer Importeur,
- CE-Kennnummer (falls vorhanden),
- Betriebliche Identifikationsnummer, falls vorhanden,
- Wer betreibt das Gerät und wo (wenn verschiedene Filialen vorhanden sind),
- Festgelegte Fristen für sicherheitstechnische Kontrollen.

§ 9 Aufbewahrung
(Zusammenfassung)

Gebrauchsanweisungen und Medizinproduktebuch sind für die anwendenden Personen stets zugänglich und auch nach Außerbetriebnahme des Gerätes noch 5 Jahre aufzubewahren.

§ 11 Messtechnische Kontrollen
(Zusammenfassung)

Medizinprodukte der Anlage 2 und zusätzlich Medizinprodukte bei denen der Hersteller in der Betriebsanleitung dies vorschreibt (= Geräte die zu Messzwecken dienen), müssen in regelmäßigen Abständen von geeigneten Instituten (siehe § 6) messtechnisch kontrolliert werden. Hierbei wird geprüft, ob das Medizinprodukt innerhalb der zulässigen Fehlergrenzen arbeitet. Die Kontrollabstände sind in der Anlage 2 aufgeführt, bzw. werden vom Hersteller festgelegt. Eine Kontrolle muß spätestens aber dann erfolgen, wenn Anzeichen für eine Überschreitung der Fehlergrenzen vorliegen, mindestens aber alle 2 Jahre. Das Ergebnis der Überprüfung ist ins Medizinproduktebuch einzutragen und am Gerät wird das Datum der nächsten Überprüfung vermerkt (Aufkleber).

§ 13 Ordnungswidrigkeiten
(Zusammenfassung)

Ein Verstoß gegen die Pflichten der MPBetreibV kann als Ordnungswidrigkeit geahndet werden.

§ 15 Sondervorschriften
(Zusammenfassung)

Für den Betrieb von Medizinprodukte, die noch nach den Regelungen der MGV in Verkehr gebracht werden durften gilt die MPBetreibV ebenfalls.

Anlage 1 zur MPBetrebV
1. Nichtimplantierbare aktive Medizinprodukte zur
1.1 Erzeugung und Anwendung elektrischer Energie zur unmittelbaren Beeinflussung der Funktion von Nerven und/oder Muskeln bzw. der Herztätigkeit einschließlich Defibrillatoren
1.2 Intrakardialen Messung elektrischer Größen oder Messung anderer Größen unter Verwendung elektrisch betriebener Messsonden in Blutgefäßen bzw. an freigelegten Blutgefäßen
1.3 Erzeugung und Anwendung jeglicher Energie zur unmittelbaren Koagulation, Gewebezerstörung oder Zertrümmerung von Ablagerungen in Organen
1.4 Unmittelbare Einbringung von Substanzen und Flüssigkeiten in den Blutkreislauf unter potenziellem Druckaufbau, wobei die Substanzen und Flüssigkeiten

auch aufbereitete oder speziell behandelte körpereigene sein können, deren Einbringen mit einer Entnahmefunktion direkt gekoppelt ist,
1.5 Maschinelle Beatmung mit oder ohne Anästhesie
1.6 Diagnose mit bildgebenden Verfahren nach dem Prinzip der Kernspinresonanz
1.7 Therapie mit Druckkammern
1.8 Therapie mittels Hypothermie und
2. Säuglingsinkubatoren sowie
3. Externe aktive Komponenten aktiver Implantate

Anlage 2 zu § 11 Abs. 1
1. Medizinprodukte, die messtechnischen Kontrollen nach § 11 Abs. 1 Satz 1 Nr. 1

§§	Geräteart	Nachprüffristen in Jahren
1.1	Medizinprodukte zur Bestimmung der Hörfähigkeit (Ton- und Sprachaudiometer)	1
1.2 • 1.2.1 • 1.2.2 • 1.2.3	Medizinprodukte zur Bestimmung von Körpertemperaturen (mit Ausnahme von Quecksilberglasthermometern mit Maximumvorrichtung): • medizinische Elektrothermometer • mit austauschbaren Temperaturfühlern • Infrarot-Strahlungsthermometer	 • 2 • 2 • 1
1.3	Messgeräte zur nichtinvasiven Blutdruckmessung	2
1.4 • 1.4.1 • 1.4.2	Medizinprodukte zur Bestimmung des Augeninnendruckes (Augentonometer) • allgemein • zur Grenzwertprüfung	 • 2 • 5
1.6	Diagnostikdosimeter zur Durchführung von Mess- und Prüfaufgaben, sofern sie nicht § 2 Abs. 1 Nr. 3 oder 4 der Eichordnung unterliegen	5
1.7	Tretkurbelergometer zur definierten physikalischen und reproduzierbaren Belastung von Patienten	2

2. Ausnahmen von messtechnischen Kontrollen
Abweichend von der Nummer 1.5.1 unterliegen keiner messtechnischen Kontrolle Therapiedosimeter, die nach jeder Einwirkung, die die Richtigkeit der Messung beeinflussen kann, sowie mindestens alle zwei Jahre in den verwendeten Messbereichen kalibriert und die Ergebnisse aufgezeichnet werden. Die Kalibrierung muss von fachkundigen Personen, die vom Betreiber bestimmt sind, mit einem Therapiedosimeter durchgeführt werden, dessen Richtigkeit entsprechend § 11 Abs. 2 sichergestellt worden ist und das bei der die Therapie durchführenden Stelle ständig verfügbar ist.

3. Messtechnische Kontrollen in Form von Vergleichsmessungen
Vergleichsmessungen nach 1.5.2 werden von einer durch die zuständige Behörde beauftragten Messstelle durchgeführt.

1.3.13 Eichrecht

Das Eichrecht wurde durch das Medizinprodukterecht (s. o.) grundlegend reformiert. In fast allen Fällen, bei denen Medizinprodukte mit Messfunktionen bis Juni 1998 regelmäßig geeicht bzw. nachgeeicht werden mussten, ist nunmehr die „messtechnische Kontrolle" nach der MPBetreibV durchzuführen. Während Eichungen nur von den staatlichen Eichämtern durchgeführt werden, dürfen messtechnische Kontrollen neben den Eichbehörden auch privatwirtschaftliche Einrichtungen wie Hersteller, Wartungsdienste oder sonstige Prüfinstitute, die über die erforderlichen personellen und technischen Einrichtungen verfügen, durchführen.

Im Gesundheitswesen müssen lediglich noch Personenwaagen (unbefristete Eichgültigkeit), Säuglingswaagen (4-jährige Eichgültigkeit) und Laborwaagen geeicht bzw. nachgeeicht werden. Einschlägig hierfür ist die Eichordnung vom 12.08.1988 (BGBl. I S. 1657) zuletzt geändert am 29.06.1998 (BGBl. I S. 1762).

1.3.14 Gesetze über den öffentlichen Gesundheitsdienst

Das Gesetz über die Vereinheitlichung des Gesundheitswesens, näher ausgestaltet durch dessen 3. Durchführungsverordnung, regelte bisher bundesweit die Aufgaben und Befugnisse der Gesundheitsämter. Mittlerweile haben aber die Länder Baden-Württemberg, Bayern, Berlin, Bremen, Brandenburg und Schleswig-Holstein, Mecklenburg-Vorpommern, Rheinland-Pfalz, Sachsen, Sachsen-Anhalt und Thüringen neue eigene Landesgesetze über den öffentlichen Gesundheitsdienst erlassen und damit für das jeweilige Bundesland die 3. DVO außer Kraft gesetzt. Nur in den übrigen Bundesländern gilt diese Verordnung nach wie vor.

§ **Dritte Durchführungsverordnung (3. DVO) zum Gesetz über die Vereinheitlichung des Gesundheitswesens**

vom 30.03.1935 (RMinBl. S. 327)

§ 2 Ausübung des Heilgewerbes durch Personen ohne staatliche Anerkennung (Zusammenfassung)

Das Gesundheitsamt überwacht die ordnungsgemäße Berufsausübung der Heilpraktiker, insbesondere dass diese

- sich nicht die Bezeichnung „Arzt" oder eine arztähnliche Bezeichnung beilegen,
- die Heilkunde nicht im Umherziehen oder gelegentlich von Vorträgen oder im Anschluss an solche ausüben oder Arznei- oder Geheimmittel feilbieten oder an andere käuflich überlassen,
- nicht Krankheiten behandeln, deren Behandlung gesetzlich den Ärzten vorbehalten ist und
- nicht verbotene öffentliche Anzeigen oder Ankündigungen erlassen.

§§ 10 und 35 ff (Zusammenfassung)

Das Gesundheitsamt überwacht die Einhaltung der Bestimmungen über Arzneimittel, Gifte und Drogen, und es kontrolliert die Einhaltung der Bestimmungen zur Seuchenbekämpfung.

§ 72 Das Gesundheitsamt hat darauf hinzuwirken, dass die Leichenschau nach Möglichkeit überall eingerichtet und möglichst von Ärzten durchgeführt wird.

Insbesondere hat das Gesundheitsamt auf die sorgfältige Ausstellung der Totenscheine durch die Ärzte zu achten.

Ländergesetze über den öffentlichen Gesundheitsdienst (ÖGDG)

Die meisten Bundesländer haben mittlerweile eigene Landesgesetze oder Verordnungen über den öffentlichen Gesundheitsdienst erlassen und deshalb die vorstehend besprochene 3. DVO außer Kraft gesetzt. Da diese einzelnen Ländergesetze einen weitgehend ähnlichen Inhalt haben, wird nachfolgend beispielhaft ein Auszug des Landesgesetzes von Baden-Württemberg dargestellt.

§ **Gesetz über den öffentlichen Gesundheitsdienst (Gesundheitsdienstgesetz – GÖDG)**

vom 12.12.1994 (GBl. S. 663), zuletzt geändert am 17.06.1997 GBl. S. 278

§ 1 Aufgaben des öffentlichen Gesundheitsdienstes

(1) Der öffentliche Gesundheitsdienst ... fördert und schützt die Gesundheit der Bevölkerung ...

(2) Zur Erfüllung dieser Aufgaben haben die Behörden des öffentlichen Gesundheitsdienstes insbesondere ... darüber zu wachen, dass die Anforderungen der Hygiene eingehalten werden und übertragbare Krankheiten bei Menschen verhütet und bekämpft werden, ...

(3) Der öffentliche Gesundheitsdienst berät Behörden und andere öffentliche Stellen in allen Fachfragen seines Aufgabengebiets ...

§ 9 Hygienische Überwachung von Einrichtungen

(2) Ärztliche und zahnärztliche Praxen und Praxen von Angehörigen sonstiger gesetzlich geregelter medizinischer Fachberufe ... können überwacht werden, wenn Anhaltspunkte dafür vorliegen, dass die Anforderungen der Hygiene dort nicht eingehalten werden.

§ 10 Befugnisse

(Zusammenfassung)

Die Beauftragten des öffentlichen Gesundheitsdienstes können zur Erfüllung der Aufgaben nach § 9 Grundstücke, Räume und (zur Verhütung dringender Gefahren) auch Wohnungen betreten, Auskünfte verlangen, Unterlagen einsehen und sich vorlegen lassen.

§ 13 Heilpraktikerüberprüfung

Den Gesundheitsämtern obliegt die Überprüfung von Personen, die eine Erlaubnis zur Betätigung als Heilpraktiker beantragt haben. Sie achten darauf, dass niemand unerlaubt die Heilkunde ausübt.

Anmerkungen. Im Gegensatz zu der 3. DVO und dem baden-württembergischen Gesetz über den öffentlichen Gesundheitsdienst, die keine Anzeigepflicht bei Eröffnung und bei Beendigung der Heilpraxis an das Gesundheitsamt vorsehen, schreiben die Landesgesetze in Bayern (§ 10), Berlin (§ 10), Brandenburg (§ 21) und Schleswig-Holstein eine derartige Meldung vor. In Berlin und Bayern muss darüber hinaus bei der Anmeldung auch nachgewiesen werden, dass eine Heilpraktikererlaubnis vorliegt.

1.3.15 Heilpraktiker-Berufsordnung

Seit 1945 besitzt die Heilpraktikerschaft kein rechtlich verbindliches Standesrecht (Berufsordnung) und keinen einheitlichen Berufsverband mit Zwangsmitgliedschaft mehr. Die ursprünglich verbindliche Berufsordnung (BOH) wurde mit entsprechenden Anpassungen an das neue Selbstverständnis im Jahre 1992 von den sechs Bundesverbänden der Heilpraktikerschaft gleichlautend als Vereinssatzung mit verbandsinternem Geltungswillen für die Mitglieder beschlossen.

Da diese BOH aber nicht einheitlich für alle Heilpraktiker gilt, vermag sie auch nicht als so genannte „einheitliche Standesauffassung" eine allgemeine rechtliche Bindungswirkung zu erreichen. Sie hat eher einen „empfehlenden" Charakter und soll daher als gemeinsamer Versuch der Wahrung des Berufsbildes einer nach ethischen Grundsätzen orientierten Heilpraktikerschaft dienen. Darüber hinaus entspricht die BOH in Teilbereichen gesetzlichen Geboten beziehungsweise Verboten, beispielsweise dem Gesetz gegen unlauteren Wettbewerb, dem Heilmittelwerbegesetz und selbstverständlich dem Heilpraktikergesetz. Das früher allgemein unterstellte Werbungsverbot (Art. 8 alter Fassung) ist vom Bundesgerichtshof als nicht verbindlich festgestellt worden.

Berufsordnung für Heilpraktiker (BOH)

Artikel 1 Berufsgrundsätze

1. Der Heilpraktiker dient der Gesundheit des einzelnen Menschen und des ganzen Volkes. Er erfüllt seine Aufgabe nach bestem Gewissen sowie nach den Erfahrungen der heilkundlichen Überlieferungen und dem jeweiligen Erkenntnisstand der Heilkunde. Der Heilpraktiker hat den hohen ethischen Anforderungen seines freien Heilberufs zu dienen und alles zu vermeiden, was dem Ansehen seines Berufsstandes schadet.
2. Der Heilpraktiker übt einen freien Beruf aus. Er behandelt seine Patienten eigenverantwortlich. Er muss in seiner Eigenverantwortlichkeit stets für den Patienten erkennbar sein.

Artikel 2 Berufspflichten

1. Der Heilpraktiker verpflichtet sich, seinen Beruf gewissenhaft auszuüben. Bei seinen Patienten wendet er stets diejenigen Heilmethoden an, die nach seiner Überzeugung einfach und kostengünstig zum Heilerfolg oder zur Linderung der Krankheit führen können.
2. Der Heilpraktiker hat sich der Grenzen seines Wissens und Könnens bewusst zu sein. Er ist verpflichtet, sich eine ausreichende Sachkunde über die von ihm angewandten Diagnose- und Behandlungsverfahren einschließlich ihrer Risiken, vor allem die richtigen Techniken für deren gefahrlose Anwendung anzueignen.
3. Der Heilpraktiker ist verpflichtet, sich über die für die Berufsausübung geltenden Vorschriften zu unterrichten und sie zu beachten. Soweit ihm gesetzlich die Untersuchung oder Behandlung einzelner Leiden und Krankheiten sowie andere Tätigkeiten untersagt sind, sind die Beschränkungen zu beachten.
4. Der Heilpraktiker ist bei der Ausübung seines Berufes frei. Er kann die Behandlung ablehnen. Seine Verpflichtung, in Notfällen zu helfen, bleibt davon unberührt.
5. Der Heilpraktiker darf kostenlose oder briefliche Behandlung (Fernbehandlung) nicht anbieten. Fernbehandlung liegt u.a. vor, wenn der Heilpraktiker den Kranken nicht gesehen und untersucht hat. Es ist ferner nicht zulässig, Diagnosen zu stellen und Arzneimittel oder Heilverfahren zu empfehlen, wenn ausschließlich eingesandtes Untersuchungsmaterial oder andere Unterlagen zur Verfügung stehen.
6. In allen die Öffentlichkeit berührenden Standesfragen gilt der Grundsatz der Wahrung von Takt und Zurückhaltung.

Artikel 3 Schweigepflicht

1. Der Heilpraktiker verpflichtet sich, über alles Schweigen zu bewahren, was ihm bei der Ausübung seines Berufes anvertraut oder zugänglich gemacht wird.
2. Der Heilpraktiker hat seine Gehilfen oder jene Personen, die zur Vorbereitung auf den Beruf unter seiner Aufsicht tätig sind, über die Pflicht zur Verschwiegenheit zu belehren und dies schriftlich festzuhalten.
3. Der Heilpraktiker hat die Pflicht zur Verschwiegenheit auch gegenüber seinen Familienangehörigen zu beachten.
4. Der Heilpraktiker darf ein Berufsgeheimnis nur offenbaren, wenn der Patient ihn von der Schweigepflicht entbunden hat. Dies gilt auch gegenüber den Angehörigen eines Patienten, wenn nicht die Art der Er-

krankung oder die Behandlung eine Mitteilung notwendig macht.
5. Auskünfte über den Gesundheitszustand eines Arbeitnehmers an seinen Arbeitgeber dürfen nur mit Zustimmung des ersteren erfolgen.
6. Notwendige Auskünfte an Krankenversicherungen müssen nach bestem Wissen und Gewissen gegeben werden.

Artikel 4 Aufklärungs-, Dokumentations- und Sorgfaltspflicht

1. Der Heilpraktiker stellt sein ganzes Wissen und Können in den Dienst seines Berufes und wendet jede mögliche Sorgfalt in der Betreuung seiner Patienten an.
2. Der Patient ist über seine Erkrankung sowie über die Art und voraussichtliche Dauer der Behandlung aufzuklären. Dabei entscheidet der Heilpraktiker unter Berücksichtigung des körperlichen und seelischen Zustandes des Patienten nach seiner Erfahrung, inwieweit der Kranke über seinen derzeitigen Zustand aufzuklären ist. Ebenso muss der Kranke bei einer vorgesehenen Behandlung auf eventuelle Risiken aufmerksam gemacht werden.
3. Im Rahmen der wirtschaftlichen Aufklärungspflicht wird er die Patienten nach bestem Wissen und Gewissen über die voraussichtlich entstehenden ungefähren Behandlungskosten unterrichten.
4. In Fällen, in denen eine Spezialuntersuchung, eine Operation oder eine sonstige Heilmaßnahme erforderlich ist, die der Heilpraktiker selbst nicht vornehmen kann, ist rechtzeitig mit allem Nachdruck auf die Vornahme einer solchen Maßnahme hinzuweisen. Führt auch eine neue, eindringliche Warnung an den Patienten und dessen Angehörige nicht zum Ziel, so kann die Ablehnung der Behandlung bzw. Weiterbehandlung geboten sein. Über diesen Vorgang sollte der Heilpraktiker in eigenem Interesse eine Niederschrift fertigen.
5. Der Heilpraktiker ist zur Dokumentation der wichtigsten Daten einer Krankenbehandlung verpflichtet.
6. Heilungsversprechen sind nicht zulässig.
7. Die Ausstellung von Attesten ohne vorgenommene Untersuchung ist nicht zulässig.
8. In Bescheinigungen und Befundberichten hat der Heilpraktiker seiner Überzeugung gewissenhaft Ausdruck zu verleihen.
9. Im Rahmen einer eventuellen gutachterlichen Tätigkeit für Gerichte, private Krankenversicherungen, Beihilfestellen oder andere Institutionen hat sich der Heilpraktiker in seinen gutachterlichen Aussagen ausschließlich auf die sachliche Beurteilung der jeweiligen Behandlung zu beschränken.

Artikel 5 Fortbildungspflicht

1. Der Heilpraktiker ist zur ständigen Fortbildung verpflichtet. Die Fortbildung ist nachzuweisen. Die Berufsorganisationen sind nach ihren Satzungen verpflichtet, fachliche Fortbildung anzubieten.
2. Die Verbände geben Fortbildungsnachweise aus.
3. Fortbildungsnachweise und auch Fachkundenachweise für besondere Fachdisziplinen können nur anerkannt werden, wenn sie von einem Berufsverband oder von durch ihn anerkannte Institutionen ausgestellt sind.

Artikel 6 Praxisort

1. Der Heilpraktiker übt seine Tätigkeit am Ort seiner Niederlassung aus. Einem Ruf nach auswärts darf Folge geleistet werden (Hausbesuch). Es ist nicht zulässig, Patienten in Sammelbestellungen oder einzeln an einen anderen Ort als den der Niederlassung zur Behandlung zu bestellen.
2. Ändert der Heilpraktiker seinen Praxisort, teilt er dies unter Angabe der neuen Anschrift den zuständigen Behörden sowie seinem Verband mit.

Artikel 7 Praxisräume

1. Die Praxisräume müssen den hygienischen und gesetzlichen Anforderungen entsprechen.
2. Die Vertraulichkeit der Gespräche und Behandlungen muss gewährleistet sein.

Artikel 8 Werbung

Der Heilpraktiker unterliegt keinem generellen gesetzlich normierten Werbeverbot.

Jedoch hat er bei jeder unmittelbaren oder mittelbaren Werbung, sei es für seine Person, seine Praxis oder seine Tätigkeit, die gesetzlichen Bestimmungen, insbesondere diejenigen des „Gesetzes über den unlauteren Wettbewerb (UWG)", des Gesetzes über die „Werbung auf dem Gebiete des Heilwesens (HWG)", die wesentliche und werbliche Einschränkungen enthalten, zu beachten.

Die einschlägige laufende Rechtsprechung ist zu berücksichtigen.

Bezüglich UWG und HWG wird ausdrücklich auf den Anhang verwiesen.

1. Unzulässig ist jede irreführende Werbung, die mit den guten Sitten der Heilberufe nicht zu vereinbaren ist (UWG, § 1).
2. Die Mitwirkung des Heilpraktikers an aufklärenden Veröffentlichungen medizinischen Inhaltes in Presse, Funk und Fernsehen sowie anlässlich von Vorträgen sollte so erfolgen, dass sich seine Mitwirkung auf sachliche Informationen beschränkt.
3. Er verpflichtet sich, darauf hinzuwirken, dass jede unzulässige Werbung, die ohne seine Kenntnis oder Mitwirkung erfolgt ist, richtig gestellt wird und künftig unterbleibt.

Artikel 9 Praxisschilder

1. Der Heilpraktiker hat auf seinem Praxisschild seinen Namen und die Berufsbezeichnung Heilpraktiker anzugeben. Eventuelle weitere Angaben sollten sich auf Sprechzeiten, Fernsprechnummer, Stockwerk, Privatadresse, eine Bezeichnung wie „Naturheilpraxis" und bis zu höchstens drei Verfahren, für die der Heilpraktiker über die besonderen Qualifikationen verfügt, be-

schränken. Die Angaben der Verfahren sollte bei allen Verwendungsmöglichkeiten identisch sein.

2. Das Praxisschild ist in unaufdringlicher Form zu gestalten. Die Größe sollte sich den örtlichen Gepflogenheiten (etwa 35 x 50 cm) anpassen. Je nach örtlicher Gegebenheit können zwei Praxisschilder erforderlich werden. Beim Wechsel der Praxisstätte ist vorübergehend das Belassen eines Hinweisschildes an der früheren Praxis möglich.

Artikel 10 Drucksachen und Stempel

Die Angaben für Drucksachen und Stempel sollten über die in Artikel 9 gemachten Angaben nicht hinausgehen.

Artikel 11 Eintragung in Verzeichnisse und Sonderverzeichnisse

Die Eintragung sollte nur im Einzugsbereich des Niederlassungsortes erfolgen.

Über den kostenlosen Eintrag hinausgehende Informationen sollten sich auf höchstens fünf Zeilen und die in Artikel 9 erwähnten Angaben beschränken.

Artikel 12 Inserate

Inserate dienen der Information des Patienten und dürfen keinen darüber hinausgehenden unsachgemäßen, mit den guten Sitten des Heilberufs nicht zu vereinbarenden werbenden Charakter aufweisen. Ihnen sollte i.d.R. ein besonderer Anlass zugrunde liegen, insbesondere Neuniederlassung, Umzug, längere Abwesenheit oder Änderung der Telefonnummer.

Für Inserate sollten folgende Hinweise beachtet werden:
1. Eine Anzeige nach der Niederlassung, nach einem Umzug oder Änderung der Telefonnummer sollte außer den Angaben der Praxisstätte nicht mehr als die in Artikel 9 angefuhrten Angaben enthalten und nur in den im Einzugsbereich des Niederlassungsortes erscheinenden Tages-, Orts- und Stadtteilzeitungen (Werbezeitungen mit redaktionellem Teil) innerhalb der ersten drei Monate nach der Niederlassung oder dem Umzug veröffentlicht werden.
2. Eine Hinweisanzeige vor und nach einer längeren Abwesenheit (mindestens eine Woche) in einer der unter Absatz 1 genannten Zeitungen sollte außer den Daten, welche den Zeitpunkt der Praxisunterbrechung angeben, keine weiteren als die in Artikel 9 erwähnten Angaben enthalten.
3. Die Anzeige sollte in Form und Größe dem Informationszweck entsprechen und die Maße einspaltig 60 mm hoch und zweispaltig 30 mm hoch nicht überschreiten.

Artikel 13 Besondere Bezeichnungen

1. Der Heilpraktiker verzichtet auf die Bezeichnung „Spezialist" sowie auf andere Zusatzbezeichnungen, die ihn gegenüber seinen Standeskollegen hervorheben.
   Er darf neben der Berufsbezeichnung „Heilpraktiker" keine Bezeichnungen wie z.B. „Akupunkter", „Chiropraktiker", „Homöopath", „Psychologe", „Psychotherapeut" u.a. führen, die durch diese Koppelung den Eindruck einer ebenfalls gesetzlichen und/oder behördlich genehmigten Berufsausübung bzw. Berufsbezeichnung wie der des Heilpraktikers erwecken.
2. Akademische Grade dürfen nur in Verbindung mit der Fakultätsbezeichnung verwendet werden. Ausländische akademische Grade, Titel und Bezeichnungen wie Professor dürfen nur geführt werden, wenn das zuständige Ministerium eine entsprechende Genehmigung erteilt hat. Sie sind so zu führen, dass ihre ausländische Herkunft erkennbar ist.

Artikel 14 Krankenbesuche

1. Bei Krankenbesuchen muss jeder Patient in dessen Wohnung oder dem vorübergehenden Aufenthaltsort behandelt werden.
2. Patienten in Kliniken, Kurheimen usw. können nur mit vorherigem Einverständnis des leitenden Arztes oder Heilpraktikers beraten, untersucht und behandelt werden.

Artikel 15 Heilpraktiker und Arzneimittel

Die Herstellung sowie der Verkauf von Arzneimitteln unterliegt den gesetzlichen Bestimmungen.

Artikel 16 Verordnung von Arzneimitteln, Provisionen, Rabatte

1. Verbandszugehörigkeiten sollten auf Rezepten, Rechnungen u.a. durch Abdruck des Mitgliedsstempels kenntlich gemacht werden.
2. Der Heilpraktiker lässt sich für die Verordnung oder Empfehlung von Arzneimitteln, medizinischen Geräten usw. keine Vergütung oder sonstige Vergünstigungen gewähren.
3. Patienten dürfen ohne hinreichenden Grund nicht an bestimmte Apotheken verwiesen werden.

Artikel 17 Haftpflicht

1. Der Heilpraktiker verpflichtet sich, eine ausreichende Berufshaftpflichtversicherung abzuschließen. Der Abschluss einer Strafrechtsschutzversicherung wird empfohlen.
2. Im eigenen Interesse sollte der Heilpraktiker von der Einleitung und dem Fortgang eines Strafverfahrens sowie von der Geltendmachung berufsbedingter Schadensersatzansprüche gegen ihn unverzüglich seinem Verband schriftlich Mitteilung machen. Die erforderlichen Angaben sind dabei lückenlos und in aller Offenheit darzulegen.

Artikel 18 Meldepflicht

Der Heilpraktiker hat sich mit der Praxisaufnahme nach den gesetzlichen Vorschriften anzumelden (z.B. Gesundheitsamt, Finanzamt).

Artikel 19 Beschäftigung von Hilfskräften

Beschäftigt der Heilpraktiker in seiner Praxis Angestellte (Sprechstundenhilfen usw.), so hat er die für Beschäftigungsverhältnisse geltenden Vorschriften zu beachten.

Artikel 20 Berufsinsignien

1. Der Heilpraktiker erhält von seiner Standesorganisation einen Berufsausweis und einen Mitgliederstempel. Beide bleiben Eigentum des ausgebenden Verbandes und müssen bei Beendigung der Mitgliedschaft zurückgegeben werden. Unberechtigter Besitz und Gebrauch werden gerichtlich verfolgt. Die Berufsinsignien werden nur an Heilpraktiker ausgegeben.
2. Der Berufsausweis dient dazu, sich bei Behörden und in erforderlichen Situationen als Heilpraktiker ausweisen zu können.
3. Ausweis und Stempel müssen die Mitgliedsnummer und den Namen des Verbandes (Berufsorganisation) enthalten. Weitere eventuelle Vorschriften über Ausgabe usw. sind in den „Verbandstatuten" zu regeln.

Artikel 21 Berufsaufsicht

1. Der Heilpraktiker unterstellt sich im Interesse des Berufsstandes der Berufsaufsicht seines Verbandes (Berufsorganisation).
2. Es liegt im eigenen Interesse des Heilpraktikers
   - von seinem Verband erbetene Auskünfte über seine Praxistätigkeit wahrheitsgemäß zu erteilen, den gewählten Vertretern seiner Berufsorganisation bzw. deren autorisierten Beauftragten es zu ermöglichen, sich über seine geordnete Berufstätigkeit an Ort und Stelle zu unterrichten,
   - notwendigen Anordnungen seines Verbandes nachzukommen, wobei gegen Anordnungen, die nach Ansicht des Heilpraktikers nicht gerechtfertigt sind, entsprechend der Satzung des zuständigen Verbandes Einspruch erhoben werden kann,
   - bei Ausübung spezieller Behandlungsmethoden wie Akupunktur, Chiropraktik, Osteopathie u.a., die besondere Kenntnisse und Fähigkeiten erfordern, im Bedarfsfalle einen entsprechenden Befähigungsnachweis zu erbringen.

Artikel 22 Prüfungen

1. Eine Prüfung kann im Interesse des Standes vom Verband als notwendig erachtet werden, wenn aufgrund von Tatsachen erhebliche Zweifel am Wissen und an der Befähigung eines Heilpraktikers mit Gefahren für den Patienten entstehen. Wird einem Prüfungsverlangen nicht entsprochen, berechtigt dies den Verband zu satzungsgemäßen Maßnahmen.
2. Die Bestätigung als Mitglied eines Verbandes kann von einer kollegialen Prüfung abhängig gemacht werden.
3. Über jede Prüfung ist eine Niederschrift zu fertigen, die von allen Mitgliedern der Prüfungskommission zu unterzeichnen ist.

Artikel 23 Standesdisziplin

1. Der Heilpraktiker als Mitglied eines Verbandes verpflichtet sich zur Standesdisziplin. Kollegen begegnet er sowohl am Krankenbett als auch in privatem Rahmen mit Kollegialität.
2. Herabsetzende Äußerungen über die Person, die Behandlungsweise oder das berufliche Wissen eines Berufskollegen sind zu unterlassen.

Artikel 24 Hinzuziehung eines zweiten Heilpraktikers

1. Sofern es vom Kranken oder dessen Angehörigen gewünscht wird, oder wenn der behandelnde Heilpraktiker unter Zustimmung des Kranken oder der Angehörigen es befürwortet, können weitere Heilpraktiker zur gemeinsamen Behandlung einbezogen werden.
2. Wird ein weiterer Heilpraktiker einbezogen, so darf er nur die Untersuchung durchführen. Er darf nicht die weitere Behandlung vornehmen, es sei denn, der Patient selbst, seine Angehörigen oder der bisher behandelnde Heilpraktiker im Einvernehmen mit dem Patienten wünschen weiterhin seine Tätigkeit.

Artikel 25 Vertrauliche Beratung

1. Der Meinungsaustausch und die Beratung von mehreren einbezogenen Heilpraktikern müssen geheim bleiben und dürfen nicht in Gegenwart des Patienten stattfinden; auch dürfen die Angehörigen bei der Beratung nicht zugegen sein.
2. Das Ergebnis der gemeinsamen Beratung soll i.d.R. vom behandelnden Heilpraktiker dem Patienten mitgeteilt werden.

Artikel 26 Zuweisung gegen Entgelt

Es ist standeswidrig, wenn Heilpraktiker sich Patienten gegen Entgelt zuweisen.

Artikel 27 Vertretung

Jeder Heilpraktiker sorgt bei vorübergehender oder langandauernder Verhinderung dafür, dass die notwendige Weiterbehandlung von Patienten in dringenden Krankheitsfällen sichergestellt ist.

Artikel 28 Verstöße gegen die Berufsordnung

1. Verstöße gegen die Berufsordnung können im Wege eines satzungsgemäßen Verfahrens geahndet werden. Vorher sollte jedoch immer der Versuch einer kollegialen Bereinigung durch die satzungsgemäß zuständigen Berufsvertreter unternommen werden.
2. In einem solchen Verfahren kann auch darüber entschieden werden, ob ein Heilpraktiker im Interesse des Standes aus dem Verband auszuschließen ist.
3. Die Bestimmungen des HPG vom 17.2.1939 und der Durchführungsverordnungen sowie anderer gesetzlicher Bestimmungen werden hiervon nicht berührt.

Artikel 29

1. Diese Berufsordnung wird von dem Berufsverband satzungsgemäß beschlossen.
2. Sie tritt am 1. Oktober 1992 in Kraft.

1.4 Fragen

Beantworten Sie die Fragen möglichst knapp! Die richtigen Antworten finden Sie im angegebenen Abschnitt entweder **halbfett** oder *kursiv* gedruckt, es sei denn, es handelt sich um einen „Original-Gesetzestext". In diesem Fall wurde auf eine Hervorhebung der betreffenden Stellen verzichtet, um den Sinn des Textes nicht abzuwandeln.

Heilpraktikergesetz

- Welches Gesetz bildet die gesetzliche Grundlage für die berufsmäßige Ausübung der Heilkunde ohne Bestallung? (➔ Abschn. 1.1)
- Was ist im Sinne dieses Gesetzes „Ausübung der Heilkunde"? (➔ Abschn. 1.1.1, Anm. zu § 1)
- Wann ist die Ausübung der Heilkunde „berufsmäßig", wann ist sie „gewerbsmäßig"? (➔ Abschn. 1.1.1, Anm. zu § 1(2))
- Welche Berufsbezeichnung muss der Heilpraktiker führen? Welche Heilverfahren darf der Heilpraktiker auf seinem Praxisschild angeben? (➔ Abschn. 1.1.1, Anm. zu § 1 (3))
- Darf der Heilpraktiker die Heilkunde im Umherziehen ausüben? Wo ist das gesetzlich geregelt? (➔ Abschn. 1.1.1, Anm. zu § 3)
- Wie wird es geahndet, wenn jemand die Heilkunde ausübt, ohne eine Erlaubnis im Sinne des § 1 HPG zu besitzen und ohne als Arzt bestallt zu sein? Wo ist das geregelt? (➔ Abschn. 1.1.1, HPG § 5)
- Wenn jemand die Heilkunde im Umherziehen ausübt, handelt es sich dabei um eine Straftat oder um eine Ordnungswidrigkeit? Auf welcher gesetzlichen Grundlage beruht diese Regelung? (➔ Abschn. 1.1.1, HPG § 5a)
- Dürfen Sie Zähne behandeln? (➔ Abschn. 1.1.1, Anm. zu § 6)

Erste Durchführungsverordnung zum HPG

- Welche Voraussetzungen müssen vorliegen, damit die Erlaubnis zur berufsmäßigen Ausübung der Heilkunde ohne Bestallung erteilt werden kann? Wo ist dies gesetzlich geregelt? (➔ Abschn. 1.1.2, Anm. zu § 2)
- Wer entscheidet über den Antrag? Wo ist das gesetzlich geregelt? (➔ Abschn. 1.1.2, Anm. zu § 3 (1))
- Kann gegen den Bescheid Widerspruch eingelegt werden? Falls ja, innerhalb welcher Frist? Wer entscheidet über den Widerspruch? (➔ Abschn. 1.1.2, § 3 (3))
- Kann die Erlaubnis später noch zurückgenommen werden? Falls ja, unter welchen Bedingungen? Wo steht das? (➔ Abschn. 1.1.2, § 7)
- Wieso ist vor Erlaubniserteilung zur Ausübung der Heilkunde eine Überprüfung durch das Gesundheitsamt angesetzt? Aufgrund welcher gesetzlichen Regelungen? (➔ Abschn. 1.1.2, Anm. zu § 2 (1)i)

Infektionsschutzgesetz

- Welcher Paragraph des Infektionsschutzgesetzes spricht die Behandlungsverbote bestimmter Infektionskrankheiten für den Heilpraktiker aus? (➔ Abschn. 1.2.1, Vorbemerkung)
- Bei welchen Infektionskrankheiten besteht Meldepflicht bereits im Verdachtsfall? Wo ist das gesetzlich geregelt? (➔ Abschn. 1.2.1, § 6 Abs. 1 Nr. 1)
- Bei welchen Infektionskrankheiten besteht für den Heilpraktiker zusätzlich zu den in § 6 IfSG genannten Krankheiten Behandlungsverbot? Wo ist das festgelegt? (➔ Abschn. 1.2.1, Lernkasten bei § 24 IfSG)
- Wann ist eine Person im Sinne des Bundesseuchengesetzes krank, wann krankheitsverdächtig und wann ansteckungsverdächtig? Was ist ein Ausscheider? (➔ Abschn. 1.2.1, § 2)
- Wie ist die Meldepflicht bei Tollwut geregelt? (➔ Abschn. 1.2.1, § 6 Abs. 1 Nr. 1 m und Nr. 4)
- In welchen Fällen muss der Heilpraktiker melden? (➔ Abschn. 1.2.1, § 6, Lernkasten)

Arzneimittelgesetz
▶ Welche Arzneimittel darf der Heilpraktiker verordnen? Wo ist das geregelt? (➔ Abschn. 1.2.2, Lernkasten)
▶ Wo kann sich der Heilpraktiker informieren, ob ein Mittel verschreibungspflichtig ist oder nicht? (➔ Abschn. 1.2.2)
▶ Ab welcher homöopathischen Potenzierung ist die Verschreibungspflicht aufgehoben? Gilt das auch für Arzneimittel, die unter das Betäubungsmittelgesetz fallen? (➔ Abschn. 1.2.3, zu § 6)
▶ Müssen homöopathische Mittel zugelassen werden oder genügt eine Registrierung. (➔ Abschn. 1.2.4)

Betäubungsmittelgesetz
▶ Darf ein Heilpraktiker Betäubungsmittel verschreiben oder verabreichen? (➔ Abschn. 1.2.5)
▶ Wo kann man sich informieren, ob ein Mittel unter das BtMG fällt? (➔ Abschn. 1.2.5, Anmerkung)

Gesetz über die Ausübung der Zahnheilkunde
▶ Aus welchem Gesetz kann man ableiten, dass der Heilpraktiker keine Zahnbehandlung durchführen darf? (➔ Abschn. 1.2.6)

Hebammengesetz
▶ Darf ein Heilpraktiker Geburtshilfe leisten? Wo ist das geregelt? (➔ Abschn. 1.2.7, § 4)
▶ Darf ein Heilpraktiker eine Schwangere betreuen? Falls ja, in welchem Fall darf er nicht mehr behandeln und untersuchen? (➔ Abschn. 1.2.7, Vorbemerkung)

Untersuchungen und Blutproben bei strafbaren Handlungen
▶ Darf ein Heilpraktiker Untersuchungen im Rahmen eines Ermittlungsverfahrens vornehmen? Wo ist das gesetzlich geregelt? (➔ Abschn. 1.2.9)

Leichen- und Bestattungswesen
▶ Darf ein Heilpraktiker Totenscheine ausstellen? (➔ Abschn. 1.2.10)

Röntgenverordnung
▶ Darf ein Heilpraktiker, der seinen Erlaubnisschein nach dem 01.01.1988 erhalten hat, röntgen, wenn er die erforderliche Sachkunde besitzt? (➔ Abschn. 1.2.11)

Heilmittelwerbegesetz
▶ Darf ein Heilpraktiker Heilungsversprechen geben? (➔ Abschn. 1.3.1, Anm. zu § 3)
▶ Darf bei homöopathischen Arzneimitteln mit der Angabe von Anwendungsmöglichkeiten geworben werden? (➔ Abschn. 1.3.1, § 5)
▶ Darf für Fernbehandlung geworben werden? Wann liegt eine Fernbehandlung vor? (➔ Abschn. 1.3.1, § 9)

Hygienerichtlinien
▶ Wie erfolgt eine hygienische Händedesinfektion? (➔ Abschn. 1.3.3)
▶ Wie geht man bei einer chirurgischen Händedesinfektion vor? (➔ Abschn. 1.3.3)
▶ Muss vor einer intrakutanen Injektion desinfiziert werden? Falls ja, wie lange muss das Desinfektionsmittel auf die Haut einwirken? (➔ Abschn. 1.3.3)
▶ Welche Verfahren zur Sterilisation von Instrumenten kennen Sie? Welche Temperaturen müssen dabei erreicht werden und wie lang ist die jeweilige Abtötungszeit? (➔ Abschn. 1.3.3)

Praxiseinrichtung
- Sie wollen eine Praxis gründen. Wie muss das Baugebiet im Bebauungsplan ausgewiesen sein? Was müssen Sie beantragen, wenn die zukünftigen Praxisräume bisher als Wohnung genutzt wurden? (➔ Abschn. 1.3.5, Bauliche Anforderungen)
- Welche Hygieneanforderungen werden im Allgemeinen an Praxisräume gestellt, wenn eine nichtinvasive Therapie (z. B. nur Fußreflexzonenmassage) durchgeführt wird? (➔ Abschn. 1.3.5, Nicht-invasive Diagnostik und Therapie)
- Zählen Sie auf, welche Hygieneanforderungen an Praxisräume gestellt werden, in denen eine invasive Therapie durchgeführt wird! (➔ Abschn. 1.3.5, Invasive Diagnostik und Therapie)

Abfallentsorgung
- In welche Abfallgruppen werden Abfälle aus Einrichtungen des Gesundheitsdienstes eingeteilt? (➔ Abschn. 1.3.6)
- Wie kann Abfall der Abfallgruppe A entsorgt werden? (➔ Abschn. 1.3.6)
- Angenommen, Sie haben einen Aderlass vorgenommen! Wie entsorgen Sie nun das hierbei angefallene Blut? Wie entsorgen Sie blutverschmiertes Verbandmaterial? (➔ Abschn. 1.3.6, Abfallgruppe B)
- Wie entsorgen Sie Verbandmaterial, das mit Erregern meldepflichtiger übertragbarer Krankheiten behaftet ist? (➔ Abschn. 1.3.6, Abfallgruppe C)
- Wie entsorgen Sie Chemikalienreste? (➔ Abschn. 1.3.6, Abfallgruppe D)

Behandlungsvertrag, Behandlungs- und Hilfspflicht
- Worum handelt es sich bei dem Vertrag zwischen einem Heilpraktiker und einem Patienten? (➔ Abschn. 1.3.7)
- Erstreckt sich die Sorgfaltspflicht des Heilpraktikers auf den Bereich der Diagnose und/oder der Therapie? (➔ Abschn. 1.3.7)
- Muss der Heilpraktiker jeden Patienten behandeln, unterliegt er also einem Behandlungszwang? (➔ Abschn. 1.3.7)
- Muss der Heilpraktiker in Unglücksfällen Hilfe leisten? (➔ Abschn. 1.3.7)

Beihilfefähigkeit für die Inanspruchnahme von Heilpraktikern
- Sind die Leistungen der Heilpraktiker beihilfefähig? Gibt es Höchstwerte für die Erstattung von Heilpraktiker-Leistungen? Falls ja, welche? (➔ Abschn. 1.3.8)

V. Sozialgesetzbuch
- Sind die Leistungen des Heilpraktikers aufgrund der Reichsversicherungsordnung bzw. des V. Sozialgesetzbuches erstattungsfähig? Wie verhält es sich mit den privaten Krankenkassen? (➔ Abschn. 1.3.8)

Medizinproduktegesetz (MPG)
- Auf welchem Weg wirken Medizinprodukte (im Gegensatz zu Arzneimitteln)? (➔ Abschn. 1.3.12, Vorbemerkung)
- Zählen Sie einige Beispiele auf, was zu Medizinprodukten zählt! (➔ Abschn. 1.3.12, Vorbemerkung)
- Welcher Kennzeichnung bedürfen Medizinprodukte, wenn sie in Betrieb genommen werden? (➔ Abschn. 1.3.12, § 9)

2 Zelle

2.1 **Kennzeichen des Lebendigen** 62

2.2 **Aufbau und Arbeitsweise der Zelle** 63
2.2.1 Zellmembran (Plasmalemm) 63
2.2.2 Zellleib (Zytoplasma) 64
2.2.3 Zellkern (Nukleus) 65

2.3 **Zellteilung und Geschlechts-bestimmung** 68
2.3.1 Mitose 68
2.3.2 Meiose (Reduktionsteilung, Reifeteilung) 68
2.3.3 Geschlechtsbestimmung 69

2.4 **Chromosomenabweichungen (Chromosomenaberrationen)** 70
2.4.1 Trisomie 21 (Down-Syndrom, veraltet: Mongolismus) 70
2.4.2 Klinefelter-Syndrom 71
2.4.3 Turner-Syndrom (Ullrich-Turner-Syndrom, XO) 71
2.4.4 Andere Chromosomenabweichungen 71

2.5 **Fragen** 72

Wenn wir die Frage stellen, was „Leben" ausmacht, so ist die Antwort sicher nicht leicht, da – chemisch betrachtet – lebende Organismen aus den gleichen chemischen Elementen aufgebaut sind, wie die unbelebte Materie. Was wir aber feststellen können ist, dass es bestimmte Kennzeichen gibt, die lebendige von toter Materie unterscheiden. Solche Merkmale des Lebens wollen wir nun an der Grundeinheit des Lebens, der Zelle, betrachten.

2.1 Kennzeichen des Lebendigen

Unter den Kennzeichen des Lebendigen finden wir solche, die der Selbsterhaltung des Individuums dienen (Stoffwechsel und Wachstum), solche, die zur Kommunikation mit der Umwelt da sind (Reizbarkeit und Leitfähigkeit), solche, die der Reaktionsfähigkeit dienen (Beweglichkeit und Anpassungsfähigkeit), und solche, die zur Erhaltung der Art da sind (Neubildung und Fortpflanzung). Betrachten wir die einzelnen Punkte etwas näher.

Stoffwechsel. Unter Stoffwechsel versteht man, dass bestimmte Stoffe, die aus der Umgebung aufgenommen wurden, vom Organismus in *einfachere Bestandteile* zerlegt werden (*Katabolismus*), um dann zu komplizierteren Strukturen wieder *zusammengesetzt* zu werden, damit sie als Baustoffe für den Körper dienen können (*Anabolismus*).

Wachstum. Diese so gewonnenen Körperbaustoffe erfüllen nun ihre Aufgabe für Wachstum und Neubildung des Organismus. Ein anderer Teil der aufgenommenen Nährstoffe wird mit Hilfe von Sauerstoff verbrannt, um so Wärme und Energie zu gewinnen.

Reizbarkeit (Erregbarkeit, Empfindlichkeit). Unter Reizbarkeit versteht man, dass ein Organismus bzw. eine Zelle aus der Umwelt Eindrücke aufnehmen kann und in der Lage ist, darauf zu reagieren.

Leitfähigkeit. Es ist ein Kennzeichen des Lebens, dass nicht nur eine auf den Ort des Reizes begrenzte Reaktion erfolgt, sondern dass der Reiz weitergeleitet werden kann. Eine Zelle, ebenso wie auch ein kompliziert zusammengesetzter Organismus, reagieren als ein sinnvolles Ganzes. Er besteht nicht nur aus einzelnen Teilen, die unverbunden nebeneinander bestehen.

Beweglichkeit. Leben hat unmittelbar etwas mit Bewegung zu tun. Dabei kann Bewegung einmal als *äußere* Bewegung stattfinden, das heißt, dass sich die Zelle bzw. der Organismus als Ganzes bewegt. Aber es ist auch eine *Fließbewegung* innerhalb des Zellplasmas möglich.

Anpassungsfähigkeit. Zellen und Organismen sind in der Lage, sich in gewissen Grenzen ihrer Umwelt anzupassen. Beispielsweise können sich Bakterien bei für sie ungünstigen Lebensbedingungen einkapseln, um so, wie im Winterschlaf, auf „bessere Zeiten" zu warten.

Neubildung und Fortpflanzung. Neubildung und Fortpflanzung wird auf Zellebene durch Zellteilung erreicht. Bei dieser Zellteilung entstehen zwei gleichwertige Tochterzellen.

> **Kennzeichen des Lebendigen**
> - Neubildung und Stoffwechsel
> - Wachstum
> - Reizbarkeit
> - Leitfähigkeit
> - Beweglichkeit
> - Anpassungsfähigkeit
> - Fortpflanzung

Die kleinste Einheit, die diese Kennzeichen des Lebens zeigt, ist, wie bereits erwähnt, die *Zelle*. Es gibt nun Lebewesen, die nur aus einer einzigen Zelle bestehen, wie zum Beispiel das Pantoffeltierchen. Größere Lebewesen, wie Pflanzen, Tiere und Menschen, sind aus einer Vielzahl einzelner Zellen zusammengesetzt. Dabei lebt aber die einzelne Zelle nicht isoliert, sondern sie fügt sich sinnvoll in eine übergeordnete Struktur ein, mit der sie eine Einheit bildet. In einem späteren Kapitel werden wir am Beispiel der Krebszelle die Folgen einer Störung dieses „Sich-Einordnens" sehen. Die Krebszelle fügt sich nicht mehr in die sinnvolle Ordnung des sie umgebenden Zellverbandes ein, sondern beginnt ein eigenständiges Leben auf Kosten der sie umgebenden Zellen.

Um für all diese Vorgänge ein besseres Verständnis zu entwickeln, müssen wir uns zunächst mit dem Aufbau und der Funktion der einzelnen Zelle beschäftigen.

2.2 Aufbau und Arbeitsweise der Zelle

Jede Zelle besteht aus der sie umgebenden Zellmembran, einem Zellleib und einem Zellkern, der von einer Kernmembran umhüllt ist.

2.2.1 Zellmembran (Plasmalemm)

Schon bei der Betrachtung der Zellmembran stehen wir einem wahren Wunderwerk gegenüber. Mittels dieser Membran grenzt sich jede Zelle gegenüber ihrer Nachbarzelle und der Umgebung ab. Trotzdem muss die Membran für viele Stoffe durchlässig sein, denn einerseits benötigt die Zelle bestimmte Stoffe von außen für ihre Arbeit, andererseits muss sie die Möglichkeit haben, Stoffe, die sie nicht mehr benötigt abzutransportieren.

Dazu ist die Zellmembran *selektiv permeabel*, (nicht semipermeabel!, da es sich nicht um einen einfachen „Filter" handelt). Kleinere hydrophile Moleküle (Glukose, Aminosäuren), Wasser, bestimmte Ionen und gelöste Gase können durch passiven Transport (also ohne Energieverbrauch) durch die Membran diffundieren. Andere Stoffe werden mit Hilfe eines aktiven Transportes in die Zelle hinein- oder aus ihr herausgeschafft. Unter *aktivem Transport* versteht man die Beförderung von Stoffen mittels eines Transportsystems, das Energie aus dem Zellstoffwechsel benötigt. Durch ein solches Transportsystem können Stoffe auch entgegen einem Konzentrationsgefälle durch die Zellmembran befördert werden. Das Transportsystem besteht aus spezialisierten Eiweißen, die in die Zellmembran eingelagert sind. Es handelt sich in erster Linie um so genannte Carrier (Trägersubstanzen), die vor allem bei der Aufrechterhaltung der unterschiedlichen Ionenkonzentration innerhalb und außerhalb der Zelle die wichtigste Rolle spielen. Diese unterschiedliche Ionenkonzentration ist Voraussetzung der Nerven- und Muskelerregbarkeit (➔ auch Abschn. 3.4.5, Membranpotential und Ruhepotential).

Aufbau der Zellmembran. Das Grundgerüst der Membran (Abb. 2-1) bildet eine Doppelschicht aus Lipiden, also aus Fettmolekülen, die so angeordnet sind, dass ihre wasserabstoßenden Anteile („Schwänze") zueinandergerichtet im Inneren der Membran liegen, während die Anteile, die gut mit Wasser verträglich sind („Köpfchen"), die innere und äußere Grenzfläche der Membran bilden. Die Lipide sind horizontal innerhalb der Membranfläche frei beweglich. Dadurch wird die große Flexibilität der Membran bei gleichzeitig geordneter Struktur möglich. Dieser Fettschicht ist eine Vielzahl von Proteinen aufgelagert, die zwischen die Lipide hinein- oder durch beide Schichten hindurchragen. Diese Eiweißmoleküle spielen eine Rolle als Rezeptoren, Enzyme oder Kanäle und sind so die eigentlichen Vermittler zwischen Zellinnerem und Außenmilieu. Zum Teil tragen sie an ihrer Außenseite Kohlenhydratmoleküle (Glykokalyx). In diesem „Kohlenhydratsaum" liegen Rezeptoren für Hormone und Haftstellen für Antikörper. Deshalb spielt diese Glykokalyx bei Blutgruppenzugehörigkeiten (➔ Abschn. 7.5) und bei Gewebs(un)verträglichkeiten bei Organtransplantationen eine entscheidende Rolle, da

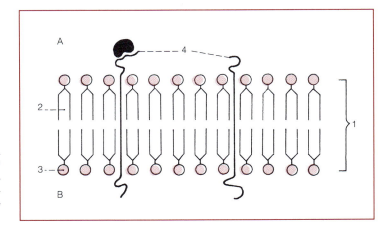

Abb. 2-1 Aufbau der Zellmembran
A. Zelläußeres, B. Zellinneres, 1. Doppelschicht aus Lipiden, 2. „Schwänze" (wasserabstoßender Teil), 3. „Köpfchen" (wasserverträglicher Teil), 4. Rezeptor (Vermittler zwischen Zellinnerem und Außenmilieu).

die Kohlenhydratmoleküle Träger bestimmter Antigeneigenschaften sind.

2.2.2 Zellleib (Zytoplasma)

Im Zellleib werden alle lebenswichtigen Stoffe auf- und abgebaut. Es handelt sich also um das eigentliche *Arbeits-* und *Speichergebiet*, aus dem Fertigprodukte wie zum Beispiel Hormone oder Enzyme abgegeben werden können. Betrachtet man den Zellleib mit einem Rasterelektronenmikroskop, so sieht man nicht einfach eine homogene Flüssigkeit, sondern man kann verschiedene Zellorganellen unterscheiden, die unterschiedliche Aufgaben haben. Die wichtigsten Zellorganellen wollen wir nun näher betrachten (Abb. 2-2, Atlas Abb. 2-1).

Mitochondrien sind die *Kraftwerke* der Zelle. Sie dienen der Energiegewinnung, der Energiespeicherung und der Energieabgabe. Es handelt sich um ein stäbchen- bis kugelförmiges Doppelmem-

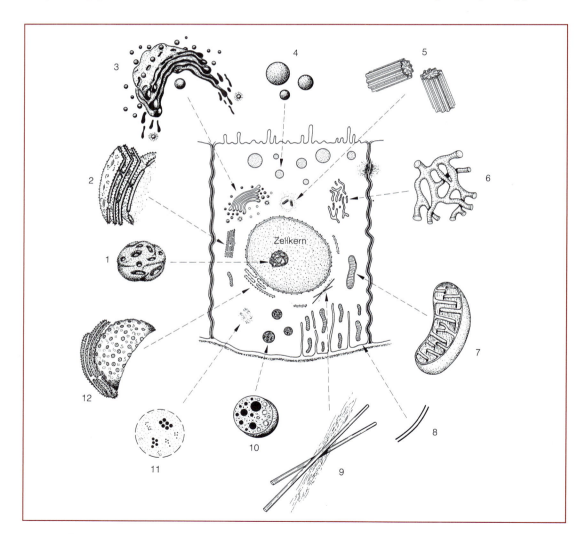

Abb. 2-2 Übersicht über die Zelle
1. Kernkörperchen (Nukleolus, Nucleolus) des Zellkerns (Nukleus, Nucleus), 2. Raues endoplasmatisches Retikulum, 3. Golgi-Apparat, 4. Sekretkörnchen, die in der Zelle produziert wurden und nach außen abgegeben werden, 5. Zentralkörperchen (Zentriol), 6. Glattes endoplasmatisches Retikulum, 7. Mitochondrium, 8. Zellmembran, 9. Mikrotubuli, 10. Lysosom, 11. Glykogenpartikel, die die Zelle produziert hat, 12. Teil des Zellkerns, dem das raue endoplasmatische Retikulum angelagert ist.

bransystem. Mitochondrien kommen besonders häufig in den Zellen vor, die viel Energie benötigen, zum Beispiel Nerven-, Leber- und Muskelzellen. Zur Energiegewinnung werden Nährstoffe unter Sauerstoffverbrauch verbrannt (oxidiert). Die dabei freiwerdende Energie wird durch gleichzeitige Bildung des energiereichen Moleküls Adenosintriphosphat (ATP) gespeichert. Bei Bedarf geben die Mitochondrien ATP ab, das unter Freisetzung von Energie in ADP umgewandelt wird. Anschließend wird das ADP in den Mitochondrien wieder zu ATP aufgebaut.

> ATP → ADP + Phosphat + Energie
> (Wärme, Bewegung, Arbeit)

Diese Energieumwandlungsprozesse erfolgen unter Mitwirkung von Enzymen, die sich in den Mitochondrien befinden.

Endoplasmatisches Retikulum (ER). Das endoplasmatische Retikulum ist ein Hohlraumsystem, das aus Membranen aufgebaut ist. Es steht mit der Kern- und Zellmembran in Verbindung. Man unterscheidet ein glattes und ein raues endoplasmatisches Retikulum. Die seltenere *glatte* Form kommt gehäuft in der quergestreiften Muskulatur vor und erfüllt eine wichtige Aufgabe beim *Stofftransport*. Die *raue* Form ist mit Ribosomen (s. u.) besetzt und kommt vor allem in Zellen mit starker *Eiweißherstellung* (Proteinsynthese, → Abschn. 2.2.3, Eiweißherstellung) vor.

Ribosomen sind kleine, kugelige Körperchen. Sie liegen entweder frei im Zytoplasma, sitzen außen auf der Kernmembran oder kommen zusammen mit dem endoplasmatischen Retikulum vor. Ribosomen bestehen aus *RNS* (Ribonukleinsäure) und Proteinen. An ihnen findet die *Eiweißherstellung* statt.

Lysosomen sind membranumschlossene Vesikel unterschiedlicher Gestalt. Sie besitzen *Enzyme*, mit deren Hilfe sie in der Lage sind, überflüssiges Material in der Zelle *aufzulösen*, zum Beispiel Teile von Bakterien, Viren und nicht mehr funktionstüchtige Zellorganellen. Die dabei anfallenden Abbaustoffe werden gleich wieder für den eigenen Zellaufbau verwendet.

Golgi-Apparat und Diktyosomen. Vor allem in der Nähe des Zellkerns liegen zusammengefaltete Doppelmembransäckchen in Stapeln übereinander. Ein solcher Stapel wird als Diktyosom bezeichnet. Die Gesamtheit aller Diktyosomen einer Zelle bildet den Golgi-Apparat. Dieser wirkt bei der *Sekretbildung* mit, *speichert* die an den Ribosomen gebildeten und an das endoplasmatische Retikulum abgegebenen Eiweiße und *transportiert* sie in Vesikeln zur Zellmembran, wo sie nach außen abgegeben werden. Bei den Vesikeln handelt es sich um Bläschen, die vom Rand und der Innenseite der Diktyosomen abgeschnürt wurden.

Der Golgi-Apparat ist nicht nur ein wichtiges Transportsystem, sondern hat auch die Aufgabe, die Zelle vor aggressiven Stoffen zu schützen, die hier produziert wurden und in entsprechender Konzentration die Zelle selbst schädigen könnten (z. B. eiweißverdauende Enzyme).

Mikrotubuli. Mikrotubuli sind ein Röhrensystem, das einen wichtigen Teil des *Zellskeletts* darstellt. Dieses hat eine wichtige Aufgabe bei der Bildung der Zellform. In *Nervenzellen* sind die Mikrotubuli am *intrazellulären Transport* beteiligt.

Man unterscheidet stabile (stationäre) und labile Mikrotubuli. Zu den stabilen zählen das Zentriol, Zilien und Geißeln; zu den labilen rechnet man den Spindelapparat, der nur während der Zellteilung vorhanden ist.

Zentriol (Zentrosom, Zentralkörperchen). Das Zentriol bildet bei der *Zellteilung* den *Spindelapparat* aus (→ Abschn. 2.3.1). In hochspezialisierten Zellen, die nicht mehr teilungsfähig sind, fehlt es.

> **Zellorganellen**
> - Mitochondrien
> - endoplasmatisches Retikulum
> - Ribosomen
> - Lysosomen
> - Golgi-Apparat
> - Zentriol
> - Mikrotubuli

2.2.3 Zellkern (Nukleus)

Der Zellkern ist von größter Wichtigkeit, da in ihm die gesamte Zellinformation gespeichert ist. Am Zellkern unterscheiden wir den *Kernsaft*, die *Kernmembran*, die *Kernkörperchen* und das *Chromatin* bzw. die *Chromosomen*. Der Zellkern ist die „Kommandozentrale", die die Informationen an den Zellleib gibt und bestimmt, welche Stoffe dort hergestellt werden.

Die meisten Körperzellen besitzen *einen* Zellkern. Es gibt aber auch Zellen, bei denen der Zellkern fehlt (zum Beispiel Erythrozyten). Dagegen haben sehr stoffwechselaktive Zellen wie Leberzellen, Osteoklasten (knochensubstanzabbauende Zellen) und die langen Muskelfasern der quergestreiften Skelettmuskulatur mehrere Zellkerne.

Kernsaft (Karyolymphe). Die eiweißhaltige Flüssigkeit, die sich im Zellkern befindet, heißt Kernsaft. In ihr liegen die Chromosomen und die Kernkörperchen.

Kernkörperchen (Nukleolus). Die Kernkörperchen liegen einzeln oder zu mehreren als kleine Gebilde innerhalb des Zellkerns. Sie dürfen nicht mit dem Zellkern (Nukleus) verwechselt werden. Sie sind ein wichtiger *Bildungs-* und *Sammelort* der *RNS*.

Chromosomen (Erbkörperchen) sind die eigentlichen *Träger* der *Erbanlagen*. Unter dem Mikroskop kann man sie als gedrungene, meist gekrümmte oder gewinkelte Stäbchen ausmachen. Durch eine Einschnürung (Zentromer) werden sie in zwei Schenkel geteilt (Abb. 2-3).

Die Chromosomen treten im Zellkern paarweise auf. Ihre Anzahl ist jeweils bei einer Spezies konstant. Es ist aber nicht so, dass ein höher entwickeltes Lebewesen mehr Chromosomen besitzt als ein niedriger entwickeltes. In der menschlichen Zelle befinden sich 23 Chromosomenpaare (diploider Chromosomensatz), das sind *46* einzelne Chromosomen. Davon sind 22 Paare Autosomen und ein Paar Heterosomen, das heißt, es liegen 22 identische Paare und zwei nicht-identische Geschlechtschromosomen (Gonosomen) vor. Die paarige Anordnung der Chromosomen entspricht der Tatsache, dass jedes Individuum aus der Verschmelzung einer Ei- mit einer Samenzelle hervorgeht. Die eine Hälfte der vorhandenen Chromosomen stammt aus der mütterlichen Eizelle und die andere aus der väterlichen Samenzelle. Reife Geschlechtszellen enthalten deshalb nicht 46 Chromosomen, sondern nur 23 (haploider Chromosomensatz).

▶ **Chromosomen** sind die Träger der *Erbanlagen.*

DNS und Gen (Erbfaktor, Erbeinheit, Erbanlage). Auf den Chromosomen liegen linear aneinandergereiht die Gene, die Träger der Erbanlagen. Grundlage dieser Gene und damit auch der Chromosomen sind die DNS-Moleküle (Desoxyribonucleinsäure). Das Grundgerüst der DNS besteht aus zwei langen, parallel verlaufenden Ketten von abwechselnd einer Zucker- (Desoxyribo-

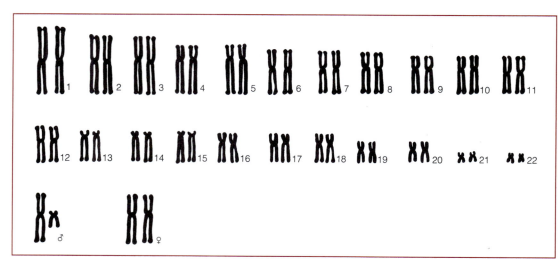

Abb. 2-3 Chromosomen des Menschen
Die insgesamt 46 Chromosomen in der menschlichen Zelle teilt man in 22 Paare Autosomen und 1 Paar Geschlechtschromosomen (Gonosomen) ein.

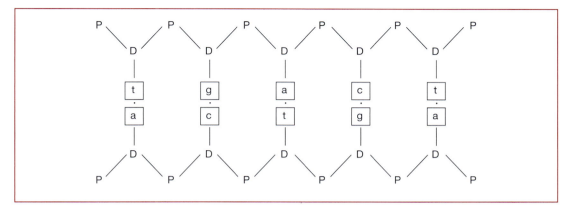

Abb. 2-4 Watson-Crick-Modell
P. Phosphat (Phosphorsäurerest), D. Desoxyribosezucker, a. Adenin, t. Thymin, c. Cytosin, g. Guanin.

se) und einer Phosphatgruppe, die über ihre gesamte Länge durch Querverbindungen zusammengehalten werden und zusätzlich spiralig aufgewunden sind (Doppelhelix). Eine gute Veranschaulichung hierfür bietet das Bild einer spiralig um eine Säule herum gelegten Strickleiter (Watson-Crick-Modell, Abb. 2-4, Atlas Abb. 2-2).

Watson-Crick-Modell (Doppelhelix-Modell der DNS). Nach dem Watson-Crick-Modell (Abb. 2-4) werden die beiden Längsholme der Strickleiter von den Zucker- und Phosphatgruppen gebildet. Diese Holme werden durch Sprossen zusammengehalten, die von je zwei Nukleinbasen gebildet werden, die durch eine Wasserstoffbrücke miteinander verbunden sind. Insgesamt kommen vier verschiedene Basen vor: Cytosin, Guanin, Thymin und Adenin. Für den Bau einer Sprosse bilden Cytosin und Guanin oder Adenin und Thymin jeweils ein Paar. Es gibt also nur zwei verschiedene mögliche Kombinationen. Wichtig ist jedoch die Reihenfolge der vier Basen entlang eines Holms: während die Nukleinbasen als „Buchstaben des genetischen Codes" bezeichnet werden können, bestimmt ihre Abfolge den Aufbau der Proteine und damit die Eigenschaften der Zelle und des Organismus.

RNS. Der Aufbau der RNS entspricht weitgehend dem der DNS. Allerdings besitzt sie statt der Nukleinbase Thymin das Uracil, und als Zuckerbestandteil besitzt sie nicht Desoxyribose, sondern Ribose. Während die DNS der eigentliche Träger der Erbinformation ist, erfüllt die RNS drei Hauptaufgaben bei der Übersetzung und Ausführung der „Vorschriften" der Erbsubstanz:

- als Strukturelement der Ribosomen (rRNS, ribosomale RNS),
- als Kopie der DNS (mRNS; messenger-RNS),
- als Transportmedium für die Aminosäuren, die zu den Ribosomen gebracht werden (tRNS, transfer-RNS).

Eiweißherstellung (Proteinsynthese). Wie wir gehört haben, speichern die DNS-Moleküle die Erbinformation. Damit besitzen sie den Bauplan für die Herstellung der lebensnotwendigen Eiweiße. Dieser Bauplan verbleibt als DNS in dem „Chefbüro" des Zellkerns. Als Nachrichtenträgersubstanz zwischen Zellkern und Zelleib dient die mRNS (messenger-RNS). Das bedeutet, dass die mRNS das Chefbüro im Zellkern mit der eigentlichen Herstellungsfabrik im Zelleib, vor allem also mit den Ribosomen, verbindet.

Um die Information, die in der DNS („Baupläne") gespeichert ist, weitergeben zu können, lagert sich eine genau entsprechende RNS entlang eines bestimmten DNS-Strangs an und kopiert diesen ab (Atlas Abb. 2-3). Diese RNS-Moleküle sind also Kopien der DNS-Moleküle (Matrizen). Diese Kopien wandern nun aus dem Zellkern durch die Kernporen in den Zelleib. Hier legen sie sich an die Ribosomen an, wo nun gemäß dem Bauplan des Zellkerns die entsprechenden Aminosäuren angelagert werden (Eiweißherstellung).

Auf diese Weise stellt die Zelle alle benötigten Eiweiße her, egal ob es sich um Hormone, Enzyme, Sekrete oder um Strukturproteine handelt, die die Zelle für ihren Aufbau selbst benötigt.

2.3 Zellteilung und Geschlechtsbestimmung

Ausgehend von einer einzigen Zelle, entwickeln sich vielzellige Lebewesen durch Zellteilung. Dabei entstehen Tochterzellen, deren Erbgut mit dem der Mutterzelle identisch ist. Dazu ist es von entscheidender Wichtigkeit, dass die Erbinformation, die im Zellkern der Mutterzelle gespeichert ist, fehlerfrei auf die Tochterzelle übertragen wird. Diesen Vorgang bezeichnet man als Mitose. Ein Sonderfall der Zellteilung, die Meiose (s. u.), kommt bei den Geschlechtszellen vor. Nun betrachten wir zunächst die Mitose (Abb. 2-5).

2.3.1 Mitose

Die Mitose ist die *Teilung* des *Zellkerns*. Das ist ein Vorgang, der im allgemeinen mehrere Stunden dauert und in fünf Stadien eingeteilt werden kann. Voraussetzung der Mitose ist die vorausgegangene Verdoppelung der DNS in der Zwischenphase. Dabei werden aus jeweils einem Chromosom zwei identische Hälften (Chromatiden), die durch das Zentromer zusammengehalten werden (Abb. 2-3). Das Chromosom erhält dadurch seine typische „Wäscheklammerform".

- **Zwischenphase** (Interphase). Während der Interphase geht die Zelle ihrer speziellen Aufgabe innerhalb des Zellverbandes nach, zum Beispiel der Herstellung von Hormonen. Während dieser Zeit liegen die Chromosomen in ihrer Funktionsform als Chromatin vor.
- **Vorphase** (Prophase). Die Chromosomen werden als feine Fäden sichtbar, da sie sich durch Spiralisierung zunehmend verkürzen und verdicken. Das Zentriol verdoppelt sich und beginnt den Spindelapparat auszubilden. Die Kernmembran löst sich auf, ebenso die RNS-haltigen Kernkörperchen.
- **Mittelphase** (Metaphase). Die Ausbildung des Spindelapparates wird abgeschlossen. Die Chromosomen heften sich mit ihrem Zentromer an der Äquatorialebene des Spindelapparates an.
- **Nachphase** (Anaphase). Die mit ihrem Zentromer an den Spindelapparat gehefteten Chromosomen spalten sich auf. Je eine Spalthälfte (Chromatid) wandert zu den entgegengesetzten Spindelpolen. Jede Chromatide ist nun das neue und vollständige Chromosom einer Tochterzelle.
- **Endphase** (Telophase). Nachdem die Polwanderung der Chromatiden abgeschlossen ist, löst sich der Spindelapparat auf. Die Kernmembran erneuert sich aus Teilen des endoplasmatischen Retikulums.

In den so entstandenen beiden Tochterzellen gehen die Chromosomen wieder in ihre Arbeitsform über, das heißt, sie entspiralisieren sich und werden unsichtbar. In dieser Form werden sie als Chromatin bezeichnet. Die Zelle geht wieder in die Interphase über, beginnt zu wachsen und ihrer speziellen Aufgabe nachzukommen, sowie ihre Erbinformationen für die nächste Mitose wieder zu verdoppeln.

Im Gegensatz zum Zellkern, bei dem es genau darauf ankommt, dass die gespeicherte Erbinformation fehlerfrei auf die Tochterzelle übergeht, teilt sich der Zellleib durch *einfache Durchschnürung*. Die fehlenden Zellorganellen bildet die Zelle in ihrer Wachstumsphase neu aus.

> **Phasen der Zellteilung**
> - **Zwischenphase** (Interphase)
> - **Vorphase** (Prophase)
> - **Mittelphase** (Metaphase)
> - **Nachphase** (Anaphase)
> - **Endphase** (Telophase)

2.3.2 Meiose (Reduktionsteilung, Reifeteilung)

Bei den Geschlechtszellen gibt es eine besondere Form der Zellteilung: die Meiose oder Reduktionsteilung. Diese Teilung hat den Sinn, den doppelten Chromosomensatz 2n auf den *einfachen Satz* n zu *reduzieren*. Ohne diese Halbierung würde sich sonst der Chromosomensatz bei der Verschmelzung der weiblichen Eizelle mit der männlichen Samenzelle jeweils verdoppeln. Die Reduktionsteilung ist also die Voraussetzung dafür, dass es nach der Befruchtung wieder zu dem normalen diploiden Chromosomensatz 2n kommt.

2.3 Zellteilung und Geschlechtsbestimmung

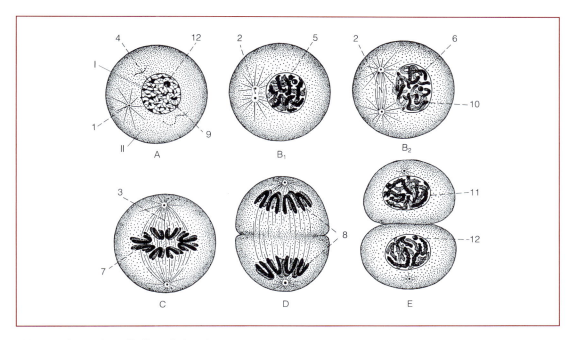

Abb. 2-5 Phasen der Zellteilung (Mitose)
A. Interphase, B_1 und B_2. Vorphase (Prophase), C. Mittelphase (Metaphase), D. Nachphase (Anaphase), E. Endphase (Telophase), 1. Zentriol (Zentralkörperchen), 2. Das Zentriol beginnt den Spindelapparat auszubilden, 3. Spindelapparat, 4. Funktionsform der Chromosomen (Chromatin), 5. Chromosomen werden als Fäden sichtbar, 6. Chromosomenfäden, 7. Chromosomen heften sich mit ihrem Zentromer an der Äquatorialebene fest, 8. Chromosomen wandern zu den entgegengesetzten Polen, 9. Kernmembran, 10. Die Kernmembran beginnt sich aufzulösen, 11. Die Kernmembran hat sich aus Teilen des endoplasmatischen Retikulums neu gebildet, 12. Nukleolus
I Zellkern, II Zellleib.

Bei der Meiose kann man zwei Schritte unterscheiden, nämlich die erste und die zweite Reifeteilung.
- **Erste Reifeteilung.** Hierbei handelt es sich um die eigentliche Reduktionsteilung, bei der der Chromosomensatz halbiert wird. Vor der eigentlichen Teilung lagern sich im Eierstock bzw. in den Hodenkanälchen die homologen Chromosomen, also die sich entsprechenden Chromosomen, von denen jeweils ein Chromosom von der Mutter und ein Chromosom vom Vater stammt, parallel aneinander. Dabei kommen die sich entsprechenden Genabschnitte genau nebeneinander zu liegen. Nun beginnen die Chromosomen Stücke auszutauschen („Die Chromosomen paaren sich"). Dieser Austausch wird Crossing-over genannt. Er führt zu einer Neuordnung der Gene auf den Chromosomen, wodurch die genetische Variabilität gefördert wird.
Nach diesem Crossing-over werden nicht, wie bei der normalen Zellteilung, die Chromatiden auf die Tochterkerne verteilt, sondern die homologen Chromosomen, die aus jeweils zwei Chromatiden bestehen. Deshalb ist noch eine darauffolgende mitotische Teilung notwendig.
- **Zweite Reifeteilung.** Die zweite Reifeteilung entspricht der normalen mitotischen Teilung, bei der die Chromatiden auf die Tochterkerne verteilt werden; hier allerdings nur mit dem haploiden Chromosomensatz. Bei der zweiten Reifeteilung wird also die Trennung der Chromosomen in Chromatide nachgeholt.

2.3.3 Geschlechtsbestimmung

Die menschliche Zelle besitzt 22 Paare Autosomen und ein Paar Gonosomen. Letztere sind die Geschlechtschromosomen, von denen es zwei verschiedene Typen gibt: das X-Chromosom und das Y-Chromosom. Ein Individuum, das zwei X-Chromosomen besitzt, ist weiblich, eines mit einem X- und einem Y-Chromosom männlich.

Aufgrund der Reduktionsteilung (Meiose) der Geschlechtszellen liegt in diesen Zellen der halbe Chromosomensatz vor. Das bedeutet, dass in den weiblichen Geschlechtszellen neben den Autosomen ein X-Chromosom vorkommt. In den männlichen Geschlechtszellen kommt dagegen neben den Autosomen entweder ein X- oder ein Y-Chro-

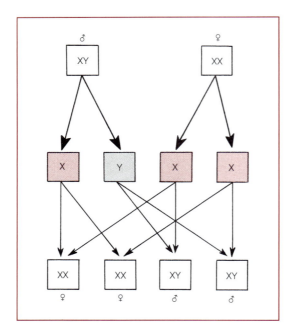

Abb. 2-6 Geschlechtsbestimmung
Weibliche Geschlechtszellen (Eizellen) enthalten ein X-Chromosom, männliche Spermien entweder ein X- oder ein Y-Chromosom. Nach der Verschmelzung von Eizelle und Spermium ergibt die Kombination XX ein Mädchen, XY ergibt dagegen einen Jungen.

mosom vor. Damit enthält eine Eizelle immer ein X-Chromosom, ein Spermium dagegen entweder ein X- oder ein Y-Chromosom. Nach der Befruchtung bildet sich nun also das Chromosomenpaar XX oder XY aus. Die Kombination XX ergibt ein weibliches Wesen, die Kombination XY ein männliches (Abb. 2-6).

2.4 Chromosomenabweichungen (Chromosomenaberrationen)

Die neuere Zellforschung hat ergeben, dass eine Anzahl von angeborenen Missbildungen auf Abweichungen in Zahl und Form von Chromosomen zurückzuführen ist. Kommt es zu einer fehlerhaften Reduktionsteilung, so entwickelt sich ein Keim, der entweder ein Chromosom zuviel oder ein Chromosom zuwenig hat. Diese Zellen sind meist nicht lebensfähig und gehen zugrunde. Sind sie jedoch lebensfähig, was vor allem bei Abweichungen der Geschlechtschromosomen vorkommt, so geht der vermehrte oder verminderte Chromosomensatz meist in alle Zellen des neu entstehenden Organismus über.

Im Folgenden werden die häufigsten Chromosomenabweichungen vorgestellt.

2.4.1 Trisomie 21 (Down-Syndrom, veraltet: Mongolismus)

Bei der Trisomie 21 liegen in allen Körperzellen *47 Chromosomen* anstelle von 46 vor. Ursache ist ein zusätzliches Chromosom Nr. 21, so dass davon drei statt zwei vorhanden sind. Dadurch kommt es zu einer Fehlentwicklung fast aller Organe und Gewebe, da sie langsamer wachsen, unreif bleiben, Fehlbildungen aufweisen und schneller altern.

Die geistige Entwicklung ist behindert, wobei es beträchtliche individuelle Unterschiede gibt, die auf Differenzen in der persönlichen Förderung des Betroffenen beruhen, aber auch genetisch bedingt sein kann (Mosaik-Form).

Die Erkrankung hat folgende äußerliche Merkmale (Atlas Abb. 2-4): der Kopf ist auffallend klein, der Hinterkopf abgeflacht. Es kommt zu der typischen schrägen Augenstellung, durch eine nach oben außen gerichtete Lidachsenstellung, die zu der Krankheitsbezeichnung Mongolismus geführt hat. Der Begriff wird heute nicht mehr verwendet! Der Augenabstand ist vergrößert, der Nasenrücken verbreitert, die Nasenwurzel eingesunken. Die Ohren sitzen tief am Kopf und sind wenig plastisch ausgebildet. Die Zunge ist vergrößert und infolgedessen steht der Mund meist offen. Die Speichelproduktion ist erhöht. Die Hände sind kurz und breit, mit einer einzelnen Falte der Handfläche („Affenfurche"). Die Finger sind kurz, der 5. Finger steht schief und hat oft nur zwei Glieder. Der Abstand zwischen der 1. und der 2. Zehe ist vergrößert und zwischen beiden befindet sich eine Plantarfurche („Sandalenfurche").

Bei ca. 50 % der Betroffenen liegt ein *Herzfehler* vor. Des Weiteren besteht eine erhöhte Infektanfälligkeit. Das Risiko an Leukämie zu erkranken, erhöht sich um das 12- bis 20fache. Heute erreichen 80 % der Erkrankten das 30. Lebensjahr.

Die Trisomie tritt mit zunehmendem Lebensalter der Mutter gehäuft auf:

Mutter bis 20 Jahre:
1 Erkrankungsfall auf 2000 Lebendgeburten.

Mutter über 40 Jahre:
1 Erkrankungsfall auf 40 Lebendgeburten.

2.4.2 Klinefelter-Syndrom

Beim Klinefelter-Syndrom, von dem nur Männer betroffen sein können, liegt typischerweise ein *überzähliges X-Chromosom* vor. Statt der Geschlechtschromosomenkombination XY tritt hier in allen Körperzellen die Kombination XXY auf; bei manchen der Betroffenen jedoch XXXY, XXXXY oder XXXYY.

Es kommt zur Hodenhypoplasie, mit verminderter oder fehlender Spermienproduktion, die in der Regel zur Unfruchtbarkeit führt. Durch einen verzögerten Schluss der Wachstumsfugen der Röhrenknochen (Epiphysenfugen) erfolgt Hochwuchs. Des Weiteren kann es zum weiblichen Behaarungstyp, zur Gynäkomastie (Vergrößerung der Brustdrüsen) und im Alter zur allgemeinen Osteoporose kommen (Atlas Abb. 2-5).

2.4.3 Turner-Syndrom (Ullrich-Turner-Syndrom, XO)

Beim Turner-Syndrom, das bei Frauen auftreten kann, *fehlt* in den Zellen ein *X-Chromosom*. Statt der Geschlechtschromosomenkombination XX liegt hier nur ein X-Chromosom vor. Dieses fehlende Chromosom verursacht Minderwuchs, sexuellen Infantilismus und fehlende Menstruation. Häufig bestehen daneben weitere Fehlbildungen (z. B. Herzfehler). Die Eierstöcke sind oft nur bindegewebige Stränge, so dass diese Frauen unfruchtbar sind. Die meisten Feten (95%) sterben allerdings schon vorgeburtlich ab (Atlas Abb. 2-6).

2.4.4 Andere Chromosomenabweichungen

Es sind noch eine Vielzahl von Abweichungen bei den Geschlechtschromosomen bekannt geworden. Hier sollen nur einige Beispiele aufgezählt werden:

- YO-Individuen sind nicht lebensfähig. Bei ihnen ist nur ein Y-Chromosom vorhanden aber kein X-Chromosom.
- Bei der XXX-Abnormität treten drei X-Chromosomen auf. Diese Frauen unterscheiden sich äußerlich nicht von normalen XX-Trägerinnen.
- XYY-Abweichungen haben vor einigen Jahren als so genanntes „Kriminalitäts-Chromosom" Schlagzeilen gemacht. Bei Untersuchungen wurde festgestellt, dass diese Individuen eine erhöhte Neigung zur Aggression und ein besonders stark „asoziales Verhalten" bei verringerten geistigen Fähigkeiten besitzen. Diese früher durchgeführten Untersuchungen sind heute sehr umstritten.

2.5 Fragen

Beantworten Sie die Fragen möglichst knapp! Die richtigen Antworten finden Sie im angegebenen Abschnitt entweder **fett** oder *kursiv* gedruckt.

Allgemeines

▶ Geben Sie Kennzeichen des Lebens an! Was ist Katabolismus, was Anabolismus? Beweglichkeit ist ein Kennzeichen des Lebendigen. Welche beiden Arten von Bewegung unterscheidet man? Was ist die kleinste Einheit, die die Kennzeichen des Lebens zeigt? (➔ Abschn. 2.1)

Aufbau und Arbeitsweise der Zelle

▶ Ist die Zellmembran semipermeabel oder selektiv permeabel? (➔ Abschn. 2.2.1)
▶ Welche Aufgabe hat der Zellleib? (➔ Abschn. 2.2.2)
▶ Geben Sie mindestens sechs Zellorganellen an, und nennen Sie dazu deren Hauptaufgabe! (➔ Abschn. 2.2.2)
▶ Woraus besteht der Zellkern? (➔ Abschn. 2.2.3)
▶ Was wissen Sie vom Kernkörperchen, dem Nukleolus? (➔ Abschn. 2.2.3)
▶ Was sind die Chromosomen? Wie viele Chromosomen befinden sich in jeder menschlichen Zelle? (➔ Abschn. 2.2.3)

Zellteilung und Geschlechtsbestimmung

▶ Was ist die Mitose? (➔ Abschn. 2.3.1)
▶ Welche Phasen unterscheidet man bei der Teilung des Zellkerns? (➔ Abschn. 2.3.1)
▶ Wie teilt sich der Zellleib? (➔ Abschn. 2.3.1)
▶ Welche Besonderheit zeigen die reifen Geschlechtszellen in Bezug auf die Chromosomenanzahl? (➔ Abschn. 2.3.2)

Chromosomenabweichungen

▶ Was ist die Ursache des Down-Syndroms? (➔ Abschn. 2.4.1)
▶ Welche Geschlechtschromosomenkombination liegt beim Klinefelter-Syndrom meist vor? (➔ Abschn. 2.4.2)
▶ Welche Geschlechtschromosomenkombination liegt beim Turner-Syndrom vor? (➔ Abschn. 2.4.3)

3 Gewebearten

3.1 Epithelgewebe 74
3.1.1 Aufgaben 75
3.1.2 Formen 76
3.1.3 Anzahl der Schichten bzw. Reihen 76
3.1.4 Oberflächenbildung 76
3.1.5 Übergangsepithel 76
3.1.6 Drüsengewebe 77

3.2 Binde- und Stützgewebe 78
3.2.1 Aufgaben 78
3.2.2 Aufbau 78
    Zellen 79
    Zwischenzellsubstanz (Interzellulärsubstanz, Extrazellulärmatrix) 79
3.2.3 Bindegewebsarten 80
    Blut 80
    Retikuläres Bindegewebe 80
    Fettgewebe 80
    Lockeres Bindegewebe 80
    Straffes Bindegewebe 81
    Knorpelgewebe 81
    Knochengewebe 82
    Aufbau eines Röhrenknochens 82

3.3 Muskelgewebe 85
3.3.1 Aufgaben 85
3.3.2 Muskelzelle 85
3.3.3 Muskelgewebsarten 85
    Glattes Muskelgewebe 85
    Quergestreiftes Muskelgewebe 87
    Herzmuskelgewebe 87
3.3.4 Chemische Vorgänge bei der Muskelkontraktion 87

3.4 Nervengewebe 88
3.4.1 Aufbau des Nervengewebes 88
3.4.2 Aufbau einer Nervenzelle 89
    Synapsen 89
    Motorische Endplatte 90
3.4.3 Nervenfasern 90
    Markhaltige Nervenfasern 90
    Marklose Nervenfasern 90
    Leitungsrichtung von Nervenfasern 90
3.4.4 Aufbau eines peripheren Nervs 91
3.4.5 Physiologie der Nervenzelle 91
    Membranpotenzial (Ruhepotenzial) und Aktionspotenzial 91
    Refraktärzeit 91
    Alles-oder-nichts-Gesetz 92

3.5 Fragen 92

Gewebe ist ein Verband von gleichartig differenzierten Zellen, die auf eine bestimmte Art angeordnet sind und eine bestimmte Aufgabe haben (Schema 3-1). Man unterscheidet Epithelgewebe, Binde- und Stützgewebe, Muskelgewebe und Nervengewebe (Abb. 3-1).

> **Gewebearten**
> - Epithelgewebe
> - Binde- und Stützgewebe
> - Muskelgewebe
> - Nervengewebe

Ein **Organ** besteht aus *verschiedenen Gewebearten*. Es bildet im Körper eine Einheit und hat eine *bestimmte Funktion*. Bei einem Organ unterscheidet man Parenchym und Stroma. Beim *Parenchym* handelt es sich um die Zellen, die für die eigentliche organtypische Arbeit zuständig sind, zum Beispiel in der Niere die Nierenkörperchen mit dem Kanälchensystem. Das *Stroma* bildet die Bindegewebsstruktur. Sie gibt dem Organ Festigkeit und Halt. Hier verlaufen auch die Nerven und die Blutgefäße, die die Aufgabe haben, das Parenchym mit Sauerstoff und Nährstoffen zu versorgen.

Organsysteme werden aus verschiedenen Organen aufgebaut. Diese haben im Körper eine verhältnismäßig selbständige Aufgabe. Man unterscheidet 10 Organsysteme:

- Bewegungsapparat,
- Verdauungsorgane,
- Hormondrüsen,
- Atmungsorgane,
- Harn- und Geschlechtsorgane,
- Kreislauforgane,
- Lymphatische Organe,
- Haut,
- Sinnesorgane,
- Nervensystem.

Damit besteht also der Körper aus Zellen, den kleinsten Elementareinheiten des Lebendigen, die sich zu Gewebeverbänden zusammenschließen. Verschiedene Gewebe bauen Organe auf, die sich wiederum zu Organsystemen zusammenschließen.

3.1 Epithelgewebe

Beim Epithelgewebe handelt es sich um einen geschlossenen Zellverband, der auch als *Deckgewebe* bezeichnet wird, da er äußere (Haut) und innere Oberflächen (Schleimhaut) des Körpers bedeckt. Dieser flächenhaft ausgebreitete Zellverband legt sich wie eine schützende Decke („Deckgewebe") über die *Körperoberfläche* und kleidet *Hohlräume* im *Körperinneren* aus.

Die Epithelzellen sitzen einer Basalmembran auf und bilden eine oder mehrere Schichten bzw. Reihen. Die Basalmembran trennt das Epithelgewebe von dem darunterliegenden Bindegewebe. Sie ist durchgängig für Stoffe, die aus dem Bindegewebe zum Epithelgewebe wandern und umgekehrt. Epithelgewebe ist *gefäßfrei* und wird von den Blutgefäßen des *Bindegewebes* aus durch *Diffusion* ernährt. Zwischen den einzelnen Epithelzellen befindet sich praktisch keine interzelluläre Flüssigkeit.

Epithelgewebe erneuert sich ständig durch mitotische Zellteilung, und zwar von *der* Schicht

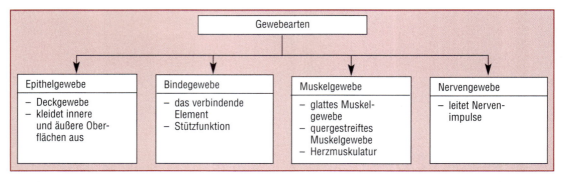

Schema 3-1 Übersicht über die Gewebearten.

3.1 Epithelgewebe

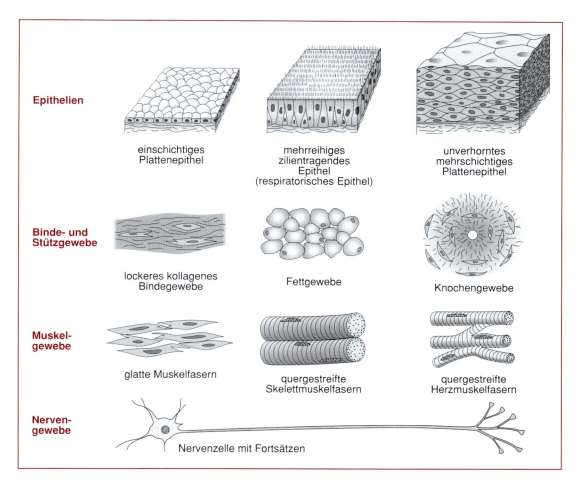

Abb. 3-1 Schematische Darstellung der vier Gewebearten
Epithelgewebe, Binde- und Stützgewebe, Muskelgewebe und Nervengewebe

aus, die der Basalmembran aufsitzt. Besteht das Epithelgewebe aus mehreren Schichten (wie z. B. in der Haut), so wandern die neu entstandenen Zellen langsam nach oben und verhornen allmählich. Die äußerste Schicht wird regelmäßig abgestoßen, so dass ein laufender Erneuerungsprozess von unten her stattfindet.

3.1.1 Aufgaben

Die wichtigsten Aufgaben des Epithelgewebes sind Schutz, Stoffaustausch und Reizaufnahme.

- **Schutz.** Die Schutzfunktion des Epithelgewebes zeigt sich augenfällig an der Oberhaut, wo sie dem Körper als Begrenzung und als Schutz gegen das Eindringen von Fremdkörpern dient.

- **Stoffaustausch.** *Drüsen* werden aus Epithelzellen gebildet, damit erfüllen sie eine wichtige Aufgabe bei der Stoffabgabe (*Sekretion*). Daneben spielen sie auch eine wichtige Rolle bei der Stoffaufnahme (*Resorption*), da die Darmzotten des Dünndarms auch aus Epithelgewebe gebildet sind.

- **Reizaufnahme.** Wichtige, hochspezialisierte Sinnesrezeptoren wie Zapfen- und Stäbchenzellen der Netzhaut des Auges sind aus Epithelzellen gebildet.

3.1.2 Formen

Aufgrund der Form unterscheidet man Plattenepithel, kubisches Epithel und Zylinderepithel (Atlas Abb. 3-1).

- **Plattenepithel.** Aus Plattenepithelgewebe bestehen die Auskleidungen von Blut- und Lymphgefäßen (Endothel), Brust- und Bauchfell, die Herzinnenhaut und die Lungenalveolen.
- **Kubisches Epithel.** Kubisches Epithel bildet vor allem Drüsenausführungsgänge und die Sammelrohre der Nierenkanälchen.
- **Zylinderepithel** (hochprismatisches Epithel). Zylinderepithel dient vor allem der Stoffaufnahme und Stoffabgabe (Resorption und Sekretion). Demzufolge ist es vor allem im Magen, in der Gallenblase und in den Darmzotten anzutreffen.

3.1.3 Anzahl der Schichten bzw. Reihen

Nach der Anzahl der Schichten, aus denen sich das Epithelgewebe zusammensetzt, unterscheidet man ein- und mehrschichtiges bzw. mehrreihiges Epithelgewebe (Atlas Abb. 3-1).

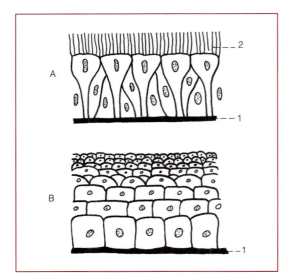

Abb. 3-2 Oberflächenbildung des Epithelgewebes
A. Mehrreihiges zilientragendes Epithelgewebe,
B. Mehrschichtiges verhornendes Epithelgewebe,
1. Basalmembran, 2. Flimmerhärchen (Zilien).

- **Einschichtiges Epithelgewebe.** Das einschichtige Epithelgewebe besteht aus nur einer Lage von Platten-, kubischem oder Zylinderepithelgewebe.
- **Mehrschichtiges Epithelgewebe.** Das mehrschichtige Plattenepithelgewebe (Abb. 3-2 B) befindet sich am Körper an mechanisch besonders beanspruchten Stellen, zum Beispiel verhornt an der äußeren Haut und unverhornt an Mund, Speiseröhre, Kehlkopf, Augenbindehaut, After, Scheide und Eichel. Beim mehrschichtigen Epithelgewebe hat nur die unterste Zelllage Kontakt mit der Basalmembran.
- **Mehrreihiges Epithelgewebe.** Hier erreichen zwar alle Zellen die Basalmembran, jedoch nicht die Epitheloberfläche. Mehrreihiges, zilientragendes (s. u.) Epithel wird auch als respiratorisches Epithel bezeichnet, da es in den Atemwegen vorkommt (Abb. 3-2 A, Atlas Abb. 3-1 D).

3.1.4 Oberflächenbildung

Nach der Oberflächenbildung des Epithelgewebes unterscheidet man verhornendes und zilientragendes Epithelgewebe (Abb. 3-2).

- **Verhornendes Epithelgewebe.** Im Grundaufbau entspricht es dem mehrschichtigen Plattenepithel. Es kommt in der äußeren Haut vor. Es schützt den Körper vor physikalischen und chemischen Schadstoffen und verhindert ein Austrocknen der Haut (Abb. 3-2 B, Atlas Abb. 3-1 E).
- **Zilientragende Zellen** (Flimmerhärchen). Es handelt sich um ein hohes Epithel, das sich vor allem im Atemtrakt (Nasenhöhle, Kehlkopf, Luftröhre, Bronchien) befindet. An der Oberfläche dieses Epithelgewebes befinden sich bewegliche Flimmerhärchen (Abb. 3-2 A, Atlas Abb. 3-1 D).

3.1.5 Übergangsepithel

Beim Übergangsepithel handelt es sich um ein mehrreihiges bis mehrschichtiges Epithel, das insbesondere Hohlorgane mit veränderlicher Ausdehnung auskleidet, zum Beispiel Nierenbecken, Harnleiter und Harnblase. Wichtiges Kennzeichen des Übergangsepithels ist die oberflächliche Lage großer Zellen, die Schleim absondern, um die darunterliegenden Zellen vor dem konzentrierten Harn zu schützen. Charakteristisch für das Übergangsepithel ist auch noch sein Vermögen, sich den unterschiedlichen Füllungszuständen der Hohlräume anzupassen. Dabei geht es scheinbar von einer mehrreihigen in eine zweireihige Form über (Atlas Abb. 3-1 G)

3.1.6 Drüsengewebe

Bei den Aufgaben des Epithelgewebes wurde bereits erwähnt, dass Drüsengewebe aus Epithelzellen gebildet wird. Diese Zellen sind auf die Abgabe von Sekreten (Speichel, Magensaft, Schleim, Galle) spezialisiert. Es gibt Drüsen, die nur aus einer einzigen Zelle bestehen, zum Beispiel die schleimproduzierenden Becherzellen im Verdauungstrakt und in den Luftwegen. Die meisten Drüsen bestehen jedoch aus vielen Zellen. Da die vielzelligen Drüsen in der verhältnismäßig dünnen Epithelschicht nicht genügend Platz haben, stülpen sie sich in das darunterliegende Gewebe aus (Abb. 3-3). Dabei kann man sie nach ihrer Form, nach dem Ausführungsgang und nach der Beschaffenheit des Sekretes unterscheiden.

Unterscheidung nach der Form. Nach der Form des Drüsengewebes unterscheidet man schlauchförmige (tubulöse), beerenförmige (azinöse) und bläschenförmige (alveoläre) Drüsen (Abb. 3-3, Atlas Abb. 3-3).

Unterscheidung nach dem Ausführungsgang (exokrine und endokrine Drüsen). Drüsen, die einen *Ausführungsgang* besitzen, werden zu den *exokrinen Drüsen* gerechnet, zum Beispiel die Speicheldrüsen, die ihr Sekret durch einen Ausführungsgang in die Mundhöhle entleeren. Besitzen die Drüsen dagegen *keinen* Ausführungsgang und geben ihr Inkret direkt ins Blut ab, gehören sie zu den *endokrinen* Drüsen, den Hormondrüsen (Abb. 3-4).

Unterscheidung nach der Beschaffenheit des Sekretes (seröses und muköses Sekret). *Seröse Drüsen* bilden ein dünnflüssiges Sekret. Der Querschnitt durch eine seröse Drüse zeigt eine enge Lichtung (Abb. 3-5). *Muköse Drüsen* bilden ein dickflüssiges Sekret. Beim Querschnitt durch

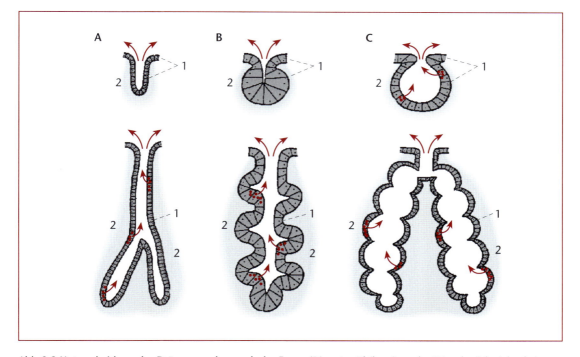

Abb. 3-3 Unterscheidung des Drüsengewebes nach der Form. (Die roten Pfeile zeigen den Weg der Sekretabgabe) A. Schlauchförmige (tubulöse) Drüse, B. Beerenförmige (azinöse) Drüse, C. Bläschenförmige (alveoläre) Drüse, 1. Epithelzelle (Oberflächenepithel), 2. Bindegewebe.

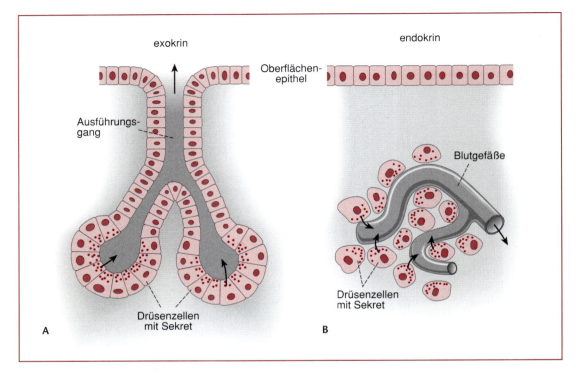

Abb. 3-4 Schematische Darstellung einer exokrinen und einer endokrinen Drüsen. (Die schwarzen Pfeile zeigen den Weg der Sekretabgabe)
A. exokrine Drüse mit Ausführungsgang
B. endokrine Drüse (Hormondrüse) ohne Ausführungsgang.

eine muköse Drüse ist eine weite Lichtung zu sehen. Es ist unmittelbar einleuchtend, dass eine muköse Drüse eine weitere Lichtung hat als eine seröse, da das dickflüssige Sekret in einer engen Lichtung zu langsam vorankommen würde (Atlas Abb. 3-4).

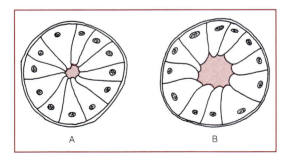

Abb. 3-5 Seröse und muköse Drüse im Querschnitt
A. Seröse Drüse mit enger Lichtung
B. Muköse Drüse mit weiter Lichtung
1. Epithelzelle, 2. Basalmembran, 3. Ausführungsgang.

3.2 Binde- und Stützgewebe

3.2.1 Aufgaben

Das Bindegewebe trägt seinen Namen deshalb, weil es das *verbindende Element* im Körper ist. Es verbindet Gewebe, Organe und Organsysteme zu einem einheitlichen Körper. Es ist das am häufigsten vorkommende Gewebe. Neben dieser verbindenden Funktion hat es durch Knorpel und Knochen noch *Stützfunktion*.

3.2.2 Aufbau

Bindegewebe setzt sich aus *Zellen* und der *Zwischenzellsubstanz* (Grundsubstanz und Fasern) zusammen. Bitte beachten Sie hierzu Schema 3-2.

3.2 Binde- und Stützgewebe

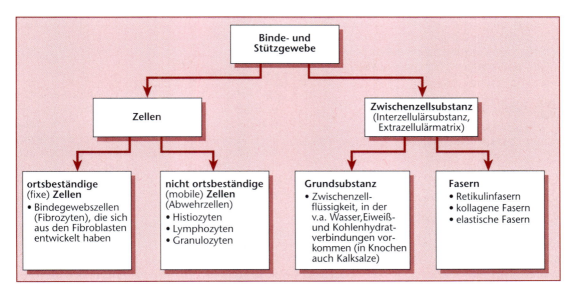

Schema 3-2 Aufbau des Binde- und Stützgewebes.

Zellen

Im Bindegewebe unterscheidet man ortsbeständige und nicht ortsbeständige Zellen.

- **Ortsbeständige Zellen.** Hierzu gehören die Fibrozyten, die eigentlichen Bindegewebszellen. Sie sind spindelförmig, haben einen ovalen Kern und stehen über lange Zellfortsätze in Verbindung. Sie haben sich aus den Fibroblasten entwickelt.
- **Nicht ortsbeständige Zellen.** Zu den nicht ortsbeständigen Zellen gehören Histiozyten, Lymphozyten und Granulozyten. Diese Zellen können im Gewebe umherwandern. Sie haben Abwehrfunktion und werden im Kapitel „Blut" ausführlich besprochen.

Zwischenzellsubstanz (Interzellulärsubstanz, Extrazellulärmatrix)

Die Zwischenzellsubstanz setzt sich aus Grundsubstanz und Fasern zusammen.

Grundsubstanz. Die Grundsubstanz ist eine Kittsubstanz, die im Wesentlichen aus Wasser, Eiweißen, Kohlenhydraten und bei Knochen aus Kalksalzen besteht. Über die Grundsubstanz erfolgt der Stoffaustausch zwischen Blutgefäßen und Bindegewebszellen. Ihre Konsistenz kann sol- und gelartig, aber auch fest sein. Letzteres ist bei Knochen der Fall.

Fasern. Die Fasern werden in drei Typen unterteilt: in Retikulinfasern, kollagene und elastische Fasern. Die Übergänge sind jeweils fließend. Je nach Bindegewebsart kommt ein bestimmter Fasertyp oder eine charakteristische Mischung aus mehreren Fasertypen vor (s. u. Bindegewebsarten).

- **Retikulinfasern** (biegungselastisch). Es handelt sich um feine Fasern, so genannte Gitterfasern, die eine netzartige Struktur haben. Sie sind zwar biegungselastisch, ihre Zugelastizität ist aber nur gering. Chemisch betrachtet stehen sie den kollagenen Fasern näher als den elastischen. Retikulinfasern kommen in lymphatischen Organen wie Milz, Mandeln, Lymphknoten (Atlas Abb. 3-6) und im roten Knochenmark vor. Sie stellen aber auch einen wesentlichen Bestandteil der Basalmembran dar. Des Weiteren umspinnen sie netzartig Muskelfasern und periphere Nervenfasern.
- **Kollagene Fasern** (zugfest). Die kollagenen (*leimgebenden*) Fasern haben ihren Namen daher, weil sie beim Kochen verquellen und Leim geben. Sie besitzen eine erhebliche Zugfestigkeit. Die kollagenen Fasern sind aus einzelnen Fibrillen aufgebaut. Sie kommen vor allem in Sehnen, Bändern, Knorpel und Knochen vor (Atlas Abb. 3-7).
- **Elastische Fasern** (zugelastisch). Elastische Fasern lassen sich *dehnen*. Sie kehren nach Beendigung des Zuges zu ihrer ursprünglichen

Länge und Form zurück. Elastische Fasern kommen zum Beispiel in der Wand großer Arterien, im Lungengewebe und im Knorpel von Ohr und vorderem Nasenanteil vor.

> **Aufbau des Bindegewebes**
> - Zellen
> - Zwischenzellsubstanz
>   – Grundsubstanz
>   – Fasern

3.2.3 Bindegewebsarten

Nun wollen wir wichtige Bindegewebsarten genauer betrachten. Wie bereits eingangs erwähnt, besitzt das Bindegewebe eine große Formenvielfalt.

Blut

Im weiteren Sinne wird auch das Blut zum Bindegewebe gerechnet. Es besteht aus einer flüssigen Grundsubstanz, in der die einzelnen Zellen schwimmen. Die Fasern kommen hier in gelöster Form als Fibrinogen vor und werden erst durch die Blutgerinnung sichtbar.

Allerdings werden im Bindegewebe die Fasern von Bindegewebszellen produziert. Fibrinogen stammt dagegen aus der Leber.

Retikuläres Bindegewebe

Es kommt vor allem in den lymphatischen Organen (Milz, Lymphknoten, Mandeln) und im roten Knochenmark vor. Außerdem aber auch als feines Stützgewebe in vielen Organen, zum Beispiel um Blut- und Lymphgefäße herum.

Retikuläres Bindegewebe besteht aus Retikulumzellen und netzartig angeordneten Retikulinfasern, die ein bindegewebiges Gerüst bilden. Retikulumzellen sind weit verzweigt (sternförmig). Ihre Aufgabe liegt sowohl in der Produktion der Retikulinfasern als auch in der Phagozytose (Aufnahme und Abbau von Mikroorganismen, Gewebetrümmern u. a.).

Die Hohlräume, die das bindegewebige Gerüst des retikulären Bindegewebes frei lässt, werden in den lymphatischen Organen weitgehend von Abwehrzellen (v. a. Lymphozyten) ausgefüllt (Atlas Abb. 3-6). Im roten Knochenmark dagegen befinden sich in diesen Hohlräumen Blutbildungszellen (Hämozytoblasten).

Fettgewebe

Die Fettgewebszellen (Adipozyten) werden fast vollständig von einem großen Tropfen Fett ausgefüllt. Es bleibt nur ein feiner Rand mit Zytoplasma übrig, in dem sich ein flachgedrückter Kern befindet (Atlas Abb. 3-8). Diese eingelagerten Fette dienen vor allem als *Nahrungsreserve*, die bei unzureichender Versorgung angegriffen werden kann. Darüber hinaus hat Fettgewebe *Schutz-* (z. B. Wärmeisolation) und *Stützfunktion*. Beim Fettgewebe unterscheiden wir Baufett und Speicherfett.

Baufett. Beim Baufett sind die Fettzellen von kollagenen Fasern umsponnen. Wird Druck auf diese Fettpolster ausgeübt, verformen sich die Fettzellen und spannen so die Fasern an, die den Druck abfangen. Solche „Polster" befinden sich an mechanisch besonders beanspruchten Stellen wie Fußsohlen, Handtellern und Gesäß. Darüber hinaus dient Baufett zur Anfüllung von Hohlräumen und befestigt damit Organe in ihrer Stellung. So wird die Niere von dem sie umgebenden Baufett in ihrer Lage gehalten; auch die Augäpfel sind von einem schützenden Fettpolster umhüllt.

Speicherfett. In so genannten Fettdepots, vor allem im Unterhautfettgewebe und im Bauchraum, hier im großen Netz (Omentum majus), in den Fettanhängseln des Dickdarms und im Gekröse kann der Körper große Energiereserven anlegen. Da diese Depots reichlich mit Blutgefäßen versorgt werden und einem ständigen Umbau unterliegen, bedeuten sie eine große Belastung für den Kreislauf und können so die Lebenserwartung des Betroffenen verkürzen. Bei Hungerzuständen wird zuerst das Speicherfett abgebaut, bevor das Baufett angegriffen wird. Nach einer neueren Theorie soll bei solch einem Abbau nur das Fett aus der Zelle eingeschmolzen werden, die Fettzelle selbst überlebt und steht weiterhin als möglicher Fettspeicher zur Verfügung. Die Anzahl der Fettzellen wurde danach bereits im frühen Kindesalter angelegt.

Lockeres Bindegewebe

Im lockeren Bindegewebe liegen die Bindegewebszellen in der Grundsubstanz neben den elastischen und kollagenen Fasern in lockerer Anordnung. Diese Bindegewebsart ist im Körper weit verbreitet. Sie dient vor allem als *Verschiebeschicht* zwischen den einzelnen Organen. So kommt sie zum Beispiel unter der Haut vor, um die Verschieblichkeit der Haut gegenüber dem darunterliegenden Gewebe zu gewährleisten. Als *Stroma* bildet es das bindegewebige Stützgerüst eines Organs, das formerhaltend wirkt. Des Weiteren erfüllt das Stroma wichtige Aufgaben bei Abwehr- und Wiederherstellungsvorgängen.

Straffes Bindegewebe

Im straffen Bindegewebe befinden sich viele kollagene Fasern, die geflecht- oder parallelfaserig ausgerichtet sein können. Geflechtartiges straffes Bindegewebe kommt in der Lederhaut des Auges, in Organkapseln, in der harten Hirnhaut, dem Herzbeutel und in der Knorpel- und Knochenhaut vor. Parallelfaseriges straffes Bindegewebe tritt in Sehnen und Bändern auf.

Knorpelgewebe

Knorpel bildet der Körper an mechanisch stark beanspruchten Stellen aus, an denen straffes Bindegewebe nicht ausreicht und andererseits Knochen zu wenig biegsam sind. Wäre der vordere Nasenanteil nicht aus elastischem Knorpel, sondern aus Knochen, könnte er zu leicht brechen.

Beim Knorpel liegen die Knorpelzellen (Chondrozyten) in der festen Grundsubstanz in Gruppen beieinander. Da Knorpel *gefäßfrei* ist, wird er durch Diffusion ernährt, und zwar entweder von einer gefäßführenden Knorpelhaut (Perichondrium) aus oder in Gelenken durch die Gelenkflüssigkeit (Synovia).

Knorpel hat nur eine niedrige Stoffwechselaktivität. Aus diesem Grunde ist seine Regenerationsfähigkeit gering und Verletzungen des Gelenkknorpels und der Menisken heilen im Allgemeinen schlecht aus.

Man unterscheidet drei Knorpelarten: hyalinen und elastischen Knorpel und den Faserknorpel (Abb. 3-6).

Hyaliner Knorpel ist die im Körper am häufigsten vorkommende Knorpelart. Da seine Grundsubstanz im Mikroskop glasartig homogen erscheint, erhielt er die Bezeichnung hyalin (gr. hyalos = Glas). Er kommt im Körper an den Stellen vor, an denen besondere Festigkeit und Elastizität erforderlich ist. Er überzieht die *Gelenkenden* der Knochen, bildet den knorpligen Anteil der *Rippen*, wesentliche Anteile des *Kehlkopfes*, die Knorpelspangen von *Luftröhren* und *Bronchien* und Teile der *Nasenscheidewand*.

Elastischer Knorpel enthält – wie sein Name schon sagt – vor allem elastische Fasern. Daneben kommen jedoch auch einige kollagene Fasern vor. Elastischer Knorpel ist leicht verformbar und bildet deshalb die *Ohrmuschel*, den *Kehldeckel* und die verstärkenden Knorpelauflagerungen der ganz kleinen *Bronchien*.

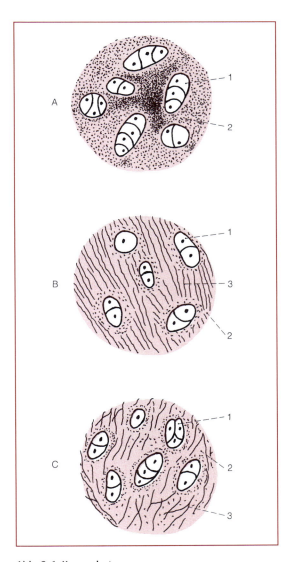

Abb. 3-6 Knorpelarten
A. Hyaliner Knorpel, B. Faserknorpel, C. Elastischer Knorpel
1. Zelle, 2. Grundsubstanz, 3. Fasern.

Faserknorpel enthält viele kollagene Fasern, wodurch er sehr robust ist und große Beanspruchungen aushalten kann. Er bildet die *Zwischenwirbelscheiben* der Wirbelsäule, die *Schambeinfuge* und die *Menisken* des Kniegelenks.

> **Knorpelarten**
> - Hyaliner Knorpel
> - Elastischer Knorpel
> - Faserknorpel

Knochengewebe

Für den passiven Bewegungsapparat, das Knochenskelett, bildet der Körper das Knochengerüst aus. Knochengewebe entsteht meist aus Knorpelgewebe, in das im Laufe der Entwicklung Kalksalze eingelagert werden. Durch die eingelagerten Salze erreicht der Knochen eine große Festigkeit und kann so seiner Aufgabe als Stützapparat gerecht werden. Da Kalksalze für Röntgenstrahlen undurchlässig sind, stellen sie sich auf dem Röntgenbild als Schatten dar.

Zu zwei Dritteln besteht der Knochen aus anorganischer Substanz. Erhitzt man einen Knochen, so verbrennt die organische Substanz und zurück bleibt der spröde, brüchige Kalk. Legt man dagegen einen frischen Knochen in Salzsäure, so löst sich der Kalk auf und der Knorpel als organische Substanz bleibt als weiches, biegsames Gebilde zurück.

Man muss zwischen Knochengewebe und Knochen unterscheiden. Beim Knochen*gewebe* handelt es sich um einen Verband von Knochenzellen mit Zwischenzellsubstanz. Ein Knochen dagegen ist aus vielen Gewebearten zusammengesetzt. Es handelt sich um ein Organ, das aus Knochengewebe, Knorpel, blutbildendem Gewebe, Endothel, Nerven u. a. besteht.

Aufbau des Knochengewebes. Knochengewebe ist aus Knochenzellen und Interzellulärsubstanz aufgebaut. Die eigentlichen Knochenzellen heißen *Osteozyten*. Sie haben lange Ausläufer (Zytoplasmaausstülpungen), mit denen sie untereinander in Verbindung stehen. Im Extrazellulärraum befinden sich viele Kollagenfasern, die in der mit Kalksalzen angereicherten Grundsubstanz verlaufen. Die Knochenzellen sitzen also gewissermaßen „eingemauert" in der festen Grundsubstanz und haben nur durch ihre Zellfortsätze Anschluss an das Kreislaufsystem (Abb. 3-6 B).

Die knochen*bildenden* Zellen heißen *Osteoblasten*. Sie befinden sich an der äußeren, der Anbauseite des Knochens. Haben sie ihre Aufgabe erfüllt und sind von verkalkter Zwischenzellsubstanz umschlossen, so bilden sie sich zu den nicht mehr teilungsfähigen *Osteozyten* um. Sie dienen nun dem *Erhaltungsstoffwechsel* des Knochens. Daneben kommen im Knochen noch *Osteoklasten* vor. Es handelt sich um vielkernige Riesenzellen, die Knochensubstanz abbauen.

Osteoblasten, Osteozyten und Osteoklasten sorgen für einen ständigen Auf-, Ab- und Umbau, denn ein Knochen ist ein sehr stoffwechselaktives Organ, das sich veränderten statischen Bedingungen (z. B. durch eine neue Belastungsrichtung) durch Umbau gut anpassen kann; im Unterschied zum gefäßfreien Knorpel, der nur durch Diffusion ernährt wird, sich deshalb weniger gut regeneriert und eine geringere Anpassungsfähigkeit besitzt.

> **Knochenzellen**
> - Osteozyten
> - Osteoblasten
> - Osteoklasten

Aufbau eines Röhrenknochens

Betrachten wir einen typischen Röhrenknochen, wie er auf der Abb. 3-7 und im Atlas Abb. 3-9 zu sehen ist: Die beiden verdickten Enden heißen *Gelenkenden* oder *Epiphysen*. Sie sind mit hyalinem Knorpel überzogen. Der dazwischenliegende *Knochenschaft* wird als *Diaphyse* bezeichnet. Zwischen den Epiphysen und der Diaphyse liegen beim jugendlichen Knochen die Wachstumszonen (Epiphysenfugen), von denen aus das Längenwachstum des Röhrenknochens erfolgt (s. u.).

Untersucht man einen Röhrenknochen im Längsschnitt, so fällt auf, dass ein solcher Knochen nicht massiv ist, sondern aus einer dichteren Rindenschicht (Kompakta, Substantia compacta), einer lockereren Bälkchensubstanz (Spongiosa, Substantia spongiosa) und aus der Markhöhle besteht.

Die Dicke der Rindenschicht richtet sich nach der mechanischen Beanspruchung, der ein Knochen ausgesetzt ist. Die Kompakta zeigt eine lamellenartige Anordnung (Osteone). Diese Anordnung erfolgt um die Havers-Kanäle (Canales centrales) herum, von denen aus die Ernährung des Knochengewebes erfolgt (s.u.).

In den Gelenkenden und in den angrenzenden Teilen des Knochenschafts befindet sich die Bälkchensubstanz (Spongiosa, Atlas Abb. 3-10) Sie hilft, Gewicht einzusparen. Die Bälkchen sind nicht zufällig angeordnet, sondern entsprechen den Druck- und Zuglinien (Atlas Abb. 3-11). So geben sie dem Knochen ein hohes Maß an Festigkeit bei einem Minimum an Substanz. Durch diese „Leichtbauweise" wird Gewicht eingespart. Zwischen den Bälkchen eingelagert liegt rotes Knochenmark. In der Diaphyse befindet sich die knochensubstanzfreie Markhöhle, die mit gelbem Knochenmark angefüllt ist.

Knochenmark. Man unterscheidet *rotes* und *gelbes* Knochenmark. Im roten Knochenmark findet die *Blutbildung* statt. Man findet es beim Kind noch in allen Knochen; beim Erwachsenen dagegen nur noch in den spongiösen, also in den Gelenkenden der Röhrenknochen und in den platten, kurzen und unregelmäßigen Knochen. Das gelbe Knochenmark wird auch als Fettmark bezeichnet. Es kommt beim Erwachsenen in den Markhöhlen der Diaphysen sämtlicher Röhrenknochen vor (Atlas Abb. 3-9). Im gelben Fettmark wird kein Blut mehr hergestellt. Kommt es allerdings zu einer Erkrankung mit einer erhöhten Blutzellbildung, so kann sich das gelbe Fettmark wieder in blutzellenproduzierendes rotes Knochenmark zurückverwandeln.

Knochenhaut (Periost) **und Knocheninnenhaut** (Endost). Außen wird die Rindenschicht des Knochens, mit Ausnahme des Gelenkknorpels, von der *Knochenhaut* (Periost, Periosteum) überzogen (Abb. 3-7, Atlas Abb. 3-9). In ihr verlaufen Nerven und zahlreiche Blutgefäße, denn von hier aus erfolgt die Ernährung des Knochens.

An der Knochenhaut kann man eine knochenbildende Schicht und eine Faserschicht unterscheiden. Die knochenbildende Schicht liegt der Kompakta direkt an. Hier befinden sich beim jugendlichen Knochen zahlreiche, beim Erwachsenen nur noch wenige Knochenbildungszellen (Osteoblasten). Diese Knochenbildungszellen sind für das Dickenwachstum des Knochens zuständig (s.u.). Die äußere Faserschicht besteht aus zugfesten Fasern, ihr kommt auch eine mechanische Bedeutung zu. Dies kann man gut an der so genannten „Grünholzfraktur" des kind-

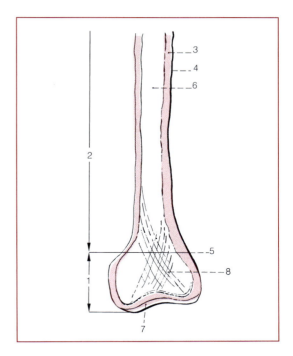

Abb. 3-7 Aufbau eines Röhrenknochens
1. Gelenkende (Epiphyse), 2. Knochenschaft (Diaphyse), 3. Kompakter Knochen (Kompakta), 4. Knochenhaut (Periost), 5. Epiphysenfuge (Wachstumszone), 6. Markhöhle mit rotem bzw. gelbem Mark, 7. Hyaliner Knorpel, 8. Druck- und Zuglinien.

lichen Knochens erkennen. Hierbei ist der Knochen ganz oder teilweise gebrochen, der Periostschlauch ist jedoch intakt. Dadurch verschieben sich die Knochenenden nicht gegeneinander. Solche Brüche heilem im allgemeinen verhältnismäßig schnell und komplikationslos aus. Die Knochenhaut ist mittels zugfester Fasern in der äußeren Knochenschicht verankert. Diese perforierenden Fasern werden nach ihrem Entdecker William Sharpey (spr. scha'pi) als *Sharpey-Fasern* bezeichnet.

Die *Knocheninnenhaut* (Endost, Endostum) ist die fasrige Haut, die die Markhöhle des Knochens auskleidet. Hier sitzen die Osteoklasten (s.o.).

Dicken- und Längenwachstum der Röhrenknochen. Wie oben gesagt, geht das **Dickenwachstum** der Knochen von der *knochenbildenden Schicht* der *Knochenhaut* aus. Die hier sitzenden Osteoblasten bilden zunächst unverkalkte Zwischenzellsubstanz und lagern so von außen ständig neue Knochensubstanz an. Die Osteoblasten teilen sich und schieben die zuvor gebildeten Zellen in Richtung Markhöhle weiter.

Damit nun die Rindenschicht nicht ständig dicker wird, bauen die Osteoklasten der Knocheninnenhaut die ältere Knochensubstanz laufend ab. Wichtig ist, dass zwischen den Osteoblasten und den Osteoklasten ein ausgewogenes Zusammenspiel besteht. Beim kindlichen Knochen übersteigt die Tätigkeit der Osteoblasten die der Osteoklasten. Beim Erwachsenen herrscht diesbezüglich ein Gleichgewicht. Beim alten Menschen kann es zu einem Überwiegen der Osteoklastentätigkeit oder zu einer Schwäche der Osteoblasten kommen. Die Folge ist Osteoporose.

Das **Längenwachstum** der Röhrenknochen erfolgt von den *Wachstumszonen* (Epiphysenfugen) zwischen Epi- und Diaphysen aus. Es handelt sich hierbei um Knorpelzonen, die ständig neu Knorpelgewebe bilden, das dann in Knochengewebe umgebaut wird (Atlas Abb. 3-12).

Das Längenwachstum wird im Wesentlichen durch das Wachstumshormon (STH), aber auch durch die Schilddrüsenhormone T_3 und T_4 angeregt. Mit Beginn der Pubertät kommt es durch das Zusammenspiel des Wachstumshormons mit den Sexualhormonen (Östrogen und Testosteron) zum so genannten pubertären Wachstumsschub. Mit Abschluss der Pubertät werden durch die Sexualhormone und das gleichzeitige Absinken des Wachstumshormonspiegels die Wachstumsfugen zunehmend inaktiv, bis sie ihre Tätigkeit ganz einstellen. Nach Abschluss der Wachstumsphase ist die verknöcherte Wachstumsfuge im Röntgenbild nur noch als „Epiphysenlinie" zu sehen.

Liegt eine angeborene Störung der Knorpelbildung in den Epiphysenfugen vor, so entsteht das Krankheitsbild der *Chondrodystrophie*, bei der es zu einem disproportionalen Minderwuchs mit kurzen Extremitäten, kurzem Hals, großem Schä-

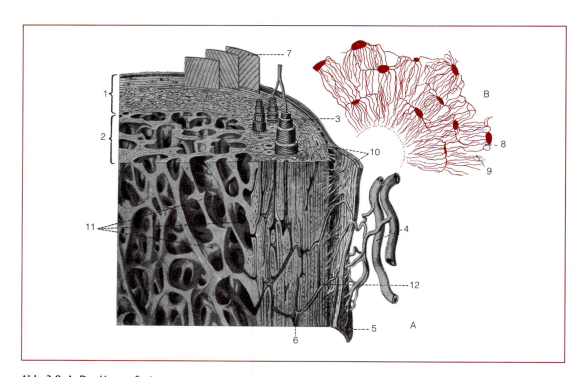

Abb. 3-8 A. Das Havers-System:
1. Kompakter Knochen (Kompakta, Substantia compacta), 2. Bälkchenknochen (Spongiosa), 3. Auseinandergezogenes lamellenartiges Knochenmaterial, 4. Blutgefäße zur Versorgung des Knochens, 5. Knochenhaut (Periost), 6. Havers-Kanal (Zentralkanal, Canalis centralis), 7. Äußere Generallamelle
B. Anordnung der Knochenzellen (Osteozyten) um den Havers-Kanal: 8. Knochenzelle (Osteozyt), 9. Zellfortsatz (Zytoplasmaausläufer), 10. Sharpey-Fasern, von der Knochenhaut in den Knochen einstrahlende Fasern (Fibrae perforantes), 11. Knochenzellen (Osteozyten), 12. Blutgefäß (im Volkmann-Kanal).

del und normal großem Rumpf kommt (Atlas Abb. 3-13). Die geistige Entwicklung verläuft normal. Die Züchtung des Dackels wird auf solch eine Wachstumsstörung zurückgeführt.

> **Wachstum der Röhrenknochen**
> - **Längenwachstum** erfolgt von den Wachstumszonen (*Epiphysenfugen*) aus.
> - **Dickenwachstum** erfolgt von der knochenbildenden Schicht des *Periosts* aus.

Ernährung der Kompakta. Vom *Periost* aus erfolgt die Ernährung des Knochens. Dazu ziehen Blutgefäße von der Knochenhaut durch Querkanäle (Volkmann-Kanäle) zu den Havers-Kanälen (Zentralkanäle, Canales centrales) in den Knochenlamellen (Osteone). Von den hier verlaufenden Blutgefäßen aus diffundieren Nährstoffe und Sauerstoff zu den Knochenzellen, den Osteozyten. Abbauprodukte nehmen den umgekehrten Weg (Abb. 3-8).

Verknöcherung (Ossifikation). Die Knochenbildung wird als Ossifikation (Verknöcherung) bezeichnet. Dabei unterscheidet man eine bindegewebige (desmale) und eine knorpelige (chondrale) Ossifikation.

- **Desmale Ossifikation** (bindegewebige Verknöcherung). Schon beim Feten beginnt die direkte Umwandlung von Bindegewebe in Knochen. So werden einige Schädelknochen, die meisten Gesichtsknochen und das Schlüsselbein gebildet.
- **Chondrale Ossifikation** (knorpelige Verknöcherung). Die meisten Knochen werden durch chondrale Ossifikation gebildet. Hierbei wird das Bindegewebe zunächst in ein knorpeliges Vorskelett umgebaut und später durch Knochen ersetzt.

Kallus. Es handelt sich um die nach einem Knochenbruch an der Bruchstelle neu gebildete Knochensubstanz. Das neu gebildete Gewebe ist zunächst bindegewebig, wird dann durch Kalkeinlagerungen knorpelig verfestigt und verknöchert schließlich.

3.3 Muskelgewebe

3.3.1 Aufgaben

Die *Fähigkeit* zur *Kontraktion* (Zusammenziehung) lernten wir als ein Kennzeichen des Lebendigen kennen. Bei der Muskelzelle ist diese Fähigkeit besonders ausgeprägt. Durch Muskelverkürzungen werden sowohl die willkürlichen Körperbewegungen (z. B. das Armheben) ermöglicht als auch die unwillkürlichen (z. B. Magen-Darm-Bewegungen).

Bei der Muskelkontraktion wird viel Energie verbraucht, die zum großen Teil als Wärme frei wird. Deshalb spielt die Muskulatur bei der Wärmeregulierung des Organismus eine wichtige Rolle. So werden Muskelkontraktionen („Muskelzittern") bei Kälte durchgeführt, weil dadurch Wärme erzeugt werden kann.

Die Färbung des Muskelgewebes ist auf einen im Zytoplasma gelösten Farbstoff, das Myoglobin, zurückzuführen, einen Stoff, der in Bau und Aufgabe dem Blutfarbstoff Hämoglobin ähnlich ist.

3.3.2 Muskelzelle

Im Innern der Muskelzelle befinden sich feine Eiweißfäserchen, so genannte *Myofibrillen*, die für die Muskelverkürzung zuständig sind. Diese Myofibrillen bestehen aus fadenförmigen Eiweißmolekülen, den *Aktin-* und *Myosinfilamenten*. Bei einer Muskelverkürzung schieben sich die dünnen Aktin- und die dickeren Myosinfilamente ineinander (Atlas Abb. 3-17).

3.3.3 Muskelgewebsarten

Man unterscheidet *glattes* und *quergestreiftes* Muskelgewebe. Eine Sonderstellung nimmt die *Herzmuskulatur* ein (Abb. 3-9).

Glattes Muskelgewebe

Glattes Muskelgewebe arbeitet *unwillkürlich*, das heißt, es ist nicht durch den bewussten Willen steuerbar. Außerdem arbeitet es *langsam* und *rhythmisch*. Man findet es in den meisten Wänden von Hohlorganen, wie Magen, Darm, Gallenblase, Blutgefäße, harnableitender Apparat, Gebärmutter, Eileiter u. a.

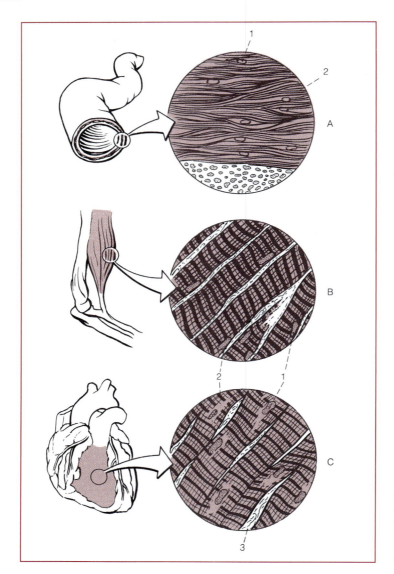

Abb. 3-9
Längsschnitt durch die Muskulatur
A. Glatte Muskulatur, B. Quergestreifte Muskulatur, C. Herzmuskulatur, 1. Zellkern, 2. Myofibrillen (Aktin- und Myosinfilamente), 3. Bindegewebe.

Die glatte Muskulatur arbeitet *autonom* (eigengesetzlich). Dazu liegen in der Wand vieler Hohlorgane Nervengeflechte, die zum intramuralen Nervensystem gehören (→ Abschn. 9.1.5, Magenbewegung). Kommt es nun zum Beispiel im Magen-Darm-Trakt durch den Nahrungsbrei (Chymus) zu einer Dehnung der Wand, so wird dadurch die Muskelkontraktion angeregt (myogene Erregung). Diese mechanische Steuerung wird vom vegetativen Nervensystem durch Sympathikus und Parasympathikus mit beeinflusst.

Glatte Muskelfasern können verschiedene Verkürzungs- und Dehnungsgrade über längere Zeit beibehalten. Diese Tatsache, dass die glatte Muskulatur sich auf verschiedene Längen einstellen kann, ohne dass es zu Erschlaffungen kommt, bezeichnet man als *Plastizität*, (Verformbarkeit) des glatten Muskels.

Die glatte Muskelzelle hat meist eine Länge von 0,1 mm. Sie besitzt eine spindelförmige Form und in ihrem Zentrum einen ovalen Kern. Im Unterschied zur quergestreiften Skelettmuskulatur sind die Aktin- und Myosinfilamente nicht so zahlreich vorhanden und nicht so regelmäßig angeordnet, weshalb unter dem Mikroskop keine Querstreifung zu erkennen ist.

Quergestreiftes Muskelgewebe (Skelettmuskulatur)

Quergestreiftes Muskelgewebe arbeitet *rasch*, ist an *keinen Rhythmus* gebunden und ist *willkürlich steuerbar*, das heißt, dass der Impuls zur Kontraktion aus der Großhirnrinde stammt. Quergestreiftes Muskelgewebe baut die Muskulatur des aktiven Bewegungsapparates (Skelettmuskulatur) auf.

Die Zelle des quergestreiften Muskelgewebes hat eine Länge von wenigen Millimetern bis hin zu 15 bis 20 cm. Deshalb wird diese Muskelzelle auch als Muskelfaser bezeichnet. Jede dieser Fasern hat wegen ihrer Länge viele randständige Kerne. Die zahlreiche und regelmäßige Anordnung der Myofibrillen führt hier zur Querstreifung (Atlas Abb. 3-16). Eine Muskelfaser durchläuft meist die gesamte Länge eines Muskels und geht an den Enden in die bindegewebigen Sehnen über, durch die der Muskel am Knochen befestigt wird. Mehrere Muskelfasern sind jeweils von einer bindegewebigen Hülle umgeben und bilden ein Muskelfaserbündel. Zahlreiche Muskelfaserbündel bauen einen Muskel auf. Der Muskel als Ganzes steckt in einer derben Bindegewebshülle, die aus straffem kollagenen Bindegewebe besteht. Man bezeichnet sie als Muskelfaszie. Sie gibt dem Muskel Halt und gewährleistet seine Verschieblichkeit gegenüber der Umgebung (Atlas Abb. 3-15).

In jedem Muskel liegen zwischen ca. 40 bis 500 Rezeptororgane, so genannte **Muskelspindeln** (Atlas Abb. 3-19). Bei diesen Muskelspindeln handelt es sich um Muskelfasern, die mit einer Länge von nur 3 mm dünner und kürzer sind als die übrigen Muskelfasern. Diese Muskelspindeln melden die Spannung der einzelnen Muskelfasern dem Gehirn (v. a. dem Kleinhirn). Dazu enden sensible Nerven am Zentrum der Fasern der Spindel und messen deren Dehnungszustand, den sie an das Gehirn weiterleiten. Außer diesen sensiblen Nervenfasern enden an den oberen und unteren Polen der Muskelspindel noch motorische Nervenfasern, die die Spannung der Fasern in der Muskelspindel einstellen. Die übrigen Muskelfasern richten ihre eigene Spannung an dieser von der Muskelspindel vorgegebenen Spannung (Vorspannung) aus. Damit ist die Muskelspindel nicht nur ein Rezeptororgan, das die Muskelfaserspannung misst, sondern sie stellt darüber hinaus den Muskeltonus ein.

Muskelspindeln findet man *nur* in der Skelettmuskulatur, sie fehlen in der glatten. Besonders zahlreich sind sie an Stellen, die feine Bewegungen ausführen können, also beispielsweise in den Fingern. Bitte beachten Sie hierzu auch im Atlas Abb. 3-19. Außerdem zur motorischen Endplatte des Skelettmuskels → Abschn. 3.4.2, Nervengewebe und Atlas Abb. 3-24.

Herzmuskelgewebe

Die Herzmuskulatur nimmt eine *Zwischenstellung* zwischen der glatten und der quergestreiften Muskulatur ein. Sie arbeitet *unwillkürlich, rhythmisch, schnell* und *eigengesetzlich* (autonom). Ihre Autonomie ist jedoch, wie die glatte Muskulatur auch, durch das vegetative Nervensystem beeinflussbar, wobei der Sympathikus die Herztätigkeit steigert und der Parasympathikus sie absenkt.

Unter dem Mikroskop ist Querstreifung zu sehen. Die Herzmuskelzellen sind kleiner als die Skelettmuskelzellen und sie haben nur einen einzigen Kern, der meist zentral liegt. Herzmuskelzellen sind eng miteinander verwoben, da dadurch eine gleichzeitige Kontraktion des gesamten Muskels gewährleistet ist. Darüber hinaus sind die einzelnen Zellgrenzen durch *Glanzstreifen* markiert, wodurch der *Zellkontakt* noch weiter *verbessert* wird und die *Erregungsleitungsgeschwindigkeit gesteigert* (Atlas Abb. 3-18).

> **Arten des Muskelgewebes**
> - **glattes Muskelgewebe** (unwillkürliche Muskulatur)
> - **quergestreiftes Muskelgewebe** (willkürliche Muskulatur, Skelettmuskulatur)
> - **Herzmuskelgewebe**

3.3.4 Chemische Vorgänge bei der Muskelkontraktion

Für die Muskelarbeit wird Energie benötigt. Dazu wird das im Muskel gespeicherte ATP (Adenosintriphosphat) verwendet:

> ATP → ADP + P + Energie

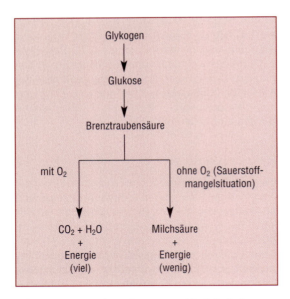

Schema 3-3 Energiegewinnung zur Muskelarbeit.

Das bedeutet, das im Muskel vorhandene ATP wird in ADP (Adenosindiphosphat) und ein freies Phosphat gespalten. Dabei wird *Energie frei*.

Ist im Muskel ATP nicht mehr ausreichend vorhanden, so kann der Vorrat kurzfristig durch das im Muskel gespeicherte Kreatinphosphat ergänzt werden:

▶ Kreatinphosphat + ADP → Kreatin + ATP

Langfristig wird der ATP-Vorrat durch den Abbau von Glykogen zu Glukose aufgefüllt. Wie aus Schema 3-3 ersichtlich, wird bei Sauerstoffmangel im Muskel, zum Beispiel bei langer oder schwerer körperlicher Anstrengung, die Glukose zu Milchsäure „verbrannt". Dabei wird auch Energie frei – allerdings wesentlich weniger. Diese anfallende Milchsäure wurde früher für den „Muskelkaterschmerz" mit verantwortlich gemacht. Heute geht man allerdings davon aus, dass „Muskelkater" durch Mikrofaserrisse in der Muskulatur verursacht wird.

3.4 Nervengewebe

3.4.1 Aufbau des Nervengewebes

Nervengewebe ist der Grundbaustein des Nervensystems. Wie die anderen Gewebearten auch, besteht Nervengewebe aus Zellen. Hier unterscheidet man *Nerven-* und *Gliazellen*.

Nervenzellen (Neurone) sind hochspezialisiert auf Reizaufnahme, Erregungsbildung, *Erregungsleitung* und Reizverarbeitung. Wegen dieser hohen Spezialisierung verlieren Neurone nach der Geburt die Fähigkeit zur Zellteilung.

Gliazellen (Glia, Neuroglia) sind eine Art „Nervenbindegewebe", allerdings handelt es sich nicht tatsächlich um Bindegewebe, sondern um Nervenzellen, die sich in einer besonderen Art und Weise ausdifferenziert haben (Atlas Abb. 3-23). Gliazellen haben die Aufgabe, die hochspezialisierten Nervenzellen zu stützen, zu ernähren, zu isolieren und immunologisch zu schützen (Abwehrfunktion). Des Weiteren sind sie zusammen mit den Blutgefäßen am Aufbau der Blut-Hirn-Schranke (→ Abschn. 18.2.6) beteiligt.

Im Gegensatz zu Neuronen behalten Gliazellen zeitlebens ihre Fähigkeit zur Zellteilung bei. Gehen Neurone durch Krankheit, Verletzung oder Sauerstoffmangel zugrunde, so bildet die Glia ein Ersatzgewebe.

Wichtige Gliazellen sind:

- **Astrozyten**, große sternförmige Zellen mit der Fähigkeit zur Phagozytose. Sie vermitteln den Stoffaustausch zwischen Blut und Nervenzellen und bilden „Gliagrenzmembranen" zur geweblichen Abgrenzung gegen die Hirnhäute und gegen Blutgefäße (→ Blut-Hirn-Schranke, Abschn. 18.2.6).
- **Oligodendrozyten**, kleine Zellen, die im ZNS die Myelinscheiden bilden.
- **Hortega-Zellen**, kleine, bewegliche Zellen, die im ZNS Abwehrfunktion haben.
- **Ependymzellen** kleiden („epithelartig") in einer einlagigen Zellschicht die Hirnkammern und den Zentralkanal des Rückenmarks von innen aus.
- **Schwann-Zellen** bilden die Myelinscheiden der peripheren Nervenfasern.
- **Mantelzellen** umgeben die Nervenzellen in den peripheren Ganglien (Spinalganglien) und vegetative Ganglien.

> Man unterscheidet:
> **Im ZNS (Zentralnervensystem)**
> - Makroglia: Astrozyten
> - Mikroglia: Oligodendrozyten, Hortega-Zellen, Ependymzellen
>
> **Im PNS (peripheren Nervensystem)**
> - Schwann-Zellen
> - Mantelzellen

3.4.2 Aufbau einer Nervenzelle

Nervenzellen (Neuronen) bestehen aus dem Nervenzellkörper (*Soma*) und einem und mehreren Fortsätzen, bei denen es sich um lange Zytoplasmaausläufer handelt. Dabei unterscheidet man *Dendriten* und *Axone* (Abb. 3-10).

- **Dendriten** sind oft kurz und baumartig (gr. dendron = Baum) verzweigt. Sie nehmen die ankommende Erregung auf und leiten sie zum Nervenzellkörper *hin* (*zuführende Fortsätze*).
- **Axone** (Neuriten, Achsenzylinder) dagegen leiten die Erregung vom Nervenzellkörper *fort (wegführende Fortsätze)*. Nervenzellen haben normalerweise nur ein Axon. Dessen Länge liegt zwischen einigen Millimetern (zum Beispiel im ZNS) bis hin zu über 1 m (z. B. der Ischiasnerv vom Rückenmark bis zum Fuß). Das Axon entspringt am Zelleib am Axonhügel und zieht als Fortsatz zu anderen Nervenzellen oder zu einem Erfolgsorgan, zum Beispiel zu einem Muskel. Am Ende teilt es sich in viele Endverzweigungen auf. Die Verbindungsstelle der Endigung eines Axons mit einer anderen Zelle wird Synapse (s. u.) genannt. Am Ende eines Axons können sich Dutzende bis 10 000 Synapsen befinden.

Synapsen

Eine Synapse ist eine *Umschaltstelle* für die *Erregungsübertragung* von einer Nervenzelle auf eine zweite oder von einer Nervenzelle auf ein Erfolgsorgan. Für die Erregungsübertragung an der Synapse sind chemische Überträgerstoffe notwendig, die so genannten Neurotransmitter. Wichtige Überträgerstoffe sind Azetylcholin und Noradrenalin. Sie werden in den Nervenzellen hergestellt, in Bläschen gespeichert und durch ein eintreffendes Aktionspotenzial (s. u.) freigesetzt.

An einer Synapse unterscheidet man die *präsynaptische Membran*, den *synaptischen Spalt* und die *postsynaptische Membran*. Bitte beachten Sie hierzu auch Abb. 3-11. Im präsynaptischen Anteil weist das Axon eine typische kolbenförmige Verdickung auf, das so genannte Endknöpfchen. Da in der Nervenzelle viel Energie benötigt wird, liegen in dem Endknöpfchen zahlreiche Mitochondrien. Des Weiteren findet man kleine Bläschen, in denen der Überträgerstoff gespeichert wird. Trifft eine Erregung vom Zellleib her in dem Endknöpfchen ein, so wird der Überträgerstoff in

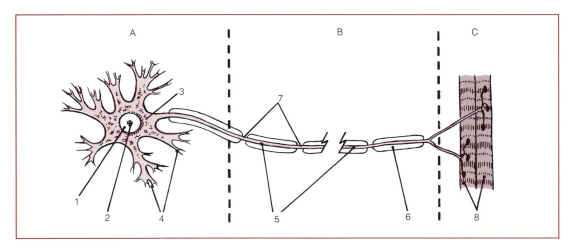

Abb. 3-10 Nervenzelle
A. Lage im Zentralnervensystem, B. Peripheres Nervensystem, C. Motorische Endplatte, 1. Zellkern (Nukleus), 2. Kernkörperchen (Nukleolus), 3. Nissl-Schollen, 4. Dendrit, 5. Axon (Neurit), 6. Schwann-Zelle, 7. Ranvier-Schnürring, 8. Muskelfasern.

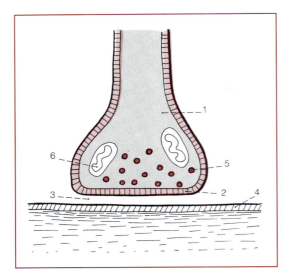

Abb. 3-11 Schematische Darstellung einer Synapse
1. Endknöpfchen (präsynaptische Teil), 2. Präsynaptische Membran, 3. Synaptischer Spalt, 4. Postsynaptische Membran, 5. Synaptisches Bläschen mit gespeichertem Überträgerstoff, 6. Mitochondrium.

den synaptischen Spalt freigesetzt. Er wandert zur gegenüberliegenden postsynaptischen Membran und löst hier, typischerweise an einem Dendriten oder am Erfolgsorgan, eine Erregung aus. Da jede Synapse die Erregung immer nur in eine Richtung weitergeben kann, besitzt sie eine „Ventilfunktion".

Motorische Endplatte

Unter einer motorischen Endplatte versteht man die *Verbindungsstelle* eines *efferenten* (➔ Abschn. 3.4.3) *Neurons* mit der *Muskelfaser*. Da es sich bei dieser Kontaktstelle um eine Synapse handelt, erfolgt die Erregungsübertragung durch *chemische Überträgerstoffe*. Diese Überträgerstoffe lösen in der Muskelfaser einen elektrischen Impuls aus, der die Kontraktion der Muskelfasern bewirkt. Bitte beachten Sie hierzu auch im Atlas Abb. 3-24.

3.4.3 Nervenfasern

In die Peripherie laufende Nerven werden schlauchartig von Schwann-Zellen umhüllt. Das Axon und die umgebende Schwann-Zelle werden als Nervenfaser bezeichnet.

Markhaltige Nervenfasern

Bei **markhaltigen (myelinisierten) Nervenfasern** ist die Schwann-Zelle spiralig um das Axon gewickelt (Atlas Abb. 3-21). Diese Markscheide (Myelinscheide), bestehend aus einem Fett-Eiweiß-Gemisch, hat die Aufgabe, die Nervenfaser elektrisch zu isolieren. Die Nervenfasern haben durch diese Markscheide eine wesentliche höhere Leitungsgeschwindigkeit als marklose (s. u.) Fasern. Sie kommen deshalb bei den peripheren Nerven vor, da es hier in Gefahrenmomenten entscheidend auf eine schnelle Erregungsleitung ankommt.

Gehen im Verlauf von bestimmten Erkrankungen Markscheiden zugrunde, beispielsweise bei Multipler Sklerose, so wird die Erregungsleitung der Nervenfaser beeinträchtigt, auch wenn die Nervenzelle selbst noch intakt ist.

Die Markscheide umgibt den Nervenzellfortsatz nicht gleichmäßig, sondern sie reicht nur soweit, wie die einzelne Schwann-Zelle. Nach einer kurzen Unterbrechung (*Ranvier-Schnürring*) beginnt die Markscheide der nächsten Schwann-Zelle (Abb. 3-10, Atlas Abb. 3-21). Die Ranvier-Schnürringe haben die Aufgabe der „saltatorischen" Erregungsleitung, das heißt, dass die elektrische Erregung von Schnürring zu Schnürring springt. Dadurch pflanzt sich die Erregung sehr viel schneller fort als bei marklosen Fasern, bei denen die Erregung kontinuierlich die Nervenfasern entlangläuft.

Marklose Nervenfasern

Bei marklosen Nervenfasern liegen mehrere Axone (bzw. Dendriten) im Zelleib einer Mantelzelle (Atlas Abb. 3-22). Marklose Nervenfasern kommen vor allem im ZNS und im vegetativen Nervensystem vor, also bei Nervenfasern, die zu inneren Organen ziehen, da Schnelligkeit hier keine so entscheidende Rolle spielt.

Leitungsrichtung von Nervenfasern

Nach der Leitungsrichtung unterteilt man in afferente und efferente Nervenfasern.

- **Afferente Nervenfasern** leiten die Erregung von der Peripherie zum Zentralnervensystem (Gehirn und Rückenmark) hin. Zu den afferenten Nervenfasern gehören die sensiblen, bzw. sensorischen Nervenfasern. Sie vermitteln

Reize von Sinnesorganen an das ZNS. Zu den afferenten Fasern gehören auch die Schmerzfasern.
- **Efferente Nervenfasern.** Die efferenten Nervenfasern leiten die Erregung vom ZNS zur Peripherie. Hierzu zählen die motorischen Nervenfasern, die Impulse aus dem ZNS zur quergestreiften Muskulatur übermitteln. Zu den efferenten Nervenfasern gehören aber auch die Fasern, die Impulse des ZNS an die glatte Muskulatur oder an Drüsen weiterleiten (viszeromotorische Nervenfasern).

> **Nervenfasern**
> - **Afferente Nervenfasern**
>   leiten die Erregung von der Peripherie zum ZNS
> - **Efferente Nervenfasern**
>   leiten die Erregung vom ZNS zur Peripherie

3.4.4 Aufbau eines peripheren Nervs

In einem peripheren Nerv (Atlas Abb. 3-20) verlaufen mehrere Nervenfaserbündel, die jeweils von einer bindegewebigen Hülle (Perineurium) umgeben sind. In diesen Nervenfaserbündeln befinden sich die Nervenfasern (Nervenzelle mit Schwann-Zelle).

Ein peripherer Nerv ist mit bloßem Auge zu sehen. Er steckt als Ganzes in einer bindegewebigen Scheide (Epineurium). In seinem Verlauf teilt sich ein peripherer Nerv mehrmals auf, bzw. vereinigt sich mit anderen Nerven. Bei einem peripheren Nerv handelt es sich um einen gemischten Nerv, da er afferente und efferente Nervenfasern enthält.

3.4.5 Physiologie der Nervenzelle

Wird eine Erregung von einem Körperteil zu einem anderen geleitet, so sind dabei sowohl *elektrische* als auch *chemische* Phänomene beteiligt.
- **Elektrische Erregungsleitung** liegt vor, wenn der Impuls das *Axon* (bzw. Dendrit) entlangläuft.
- **Chemische Erregungsleitung** tritt an den *Synapsen* auf, also an der Verbindungsstelle zweier Nervenzellen oder der Verbindungsstelle zwischen Nervenzelle und Erfolgsorgan. Hier erfolgt die Erregungsübertragung mittels chemischer Überträgerstoffe (Neurotransmitter), zum Beispiel Azetylcholin oder Noradrenalin.

Membranpotenzial (Ruhepotenzial) und Aktionspotenzial

Zwischen dem Zellinneren und dem die Zelle umgebenden Flüssigkeitsraum (Interstitium, Zwischenzellraum) besteht ein Unterschied in der Konzentration der Elektrolytlösungen. So ist in den meisten Zellen die Kaliumkonzentration erheblich höher als im Zwischenzellraum. Die Natriumkonzentration dagegen ist im Zwischenzellraum höher als im Zellinnern. Aus der ungleichen Ionenverteilung ergibt sich ein Membranpotenzial (= elektrische Spannung) von ca. −90 mV.

Wird die Nervenzelle durch einen elektrischen Impuls gereizt, so wird die Durchlässigkeit der Zellmembran für Natriumionen erhöht. Nun strömt Natrium (Na^+) massenhaft in die Zelle ein und Kalium (K^+) weicht in den Zwischenzellraum aus, da es wie Na^+ eine positive Ladung hat. Dadurch wird die Zellmembran depolarisiert, das heißt, das negative Ruhepotenzial (Spannung) nimmt ab, bzw. kurzzeitig kehrt sich das Membranpotenzial sogar um. Diese Erregung löst nun entlang der Nervenfaser weitere Depolarisationen aus. Damit läuft ein elektrischer Impuls (die Nervenerregung) die Nervenfaser entlang. Kurz danach kommt es zur Repolarisation. Dabei pumpt die „Natrium-Kalium-Pumpe" das Natrium aus der Zelle heraus und Kalium in die Zelle hinein. Hierdurch baut sich das Ruhepotenzial wieder auf. Dieser Vorgang geht unter Energieverbrauch vor sich.

Refraktärzeit

Nach einer erfolgten Reizung bleibt der Nerv für eine *bestimmte Zeit unerregbar* (refraktär). Dabei unterscheidet man eine absolute und eine relative Refraktärzeit.
- **Absolute Refraktärzeit.** Hier ist die Nervenfaser *vollständig* unerregbar.
- **Relative Refraktärzeit.** Der Nerv ist nur *sehr schwer* und *schwächer* erregbar.

Alles-oder-nichts-Gesetz

Das Alles-oder-nichts-Gesetz besagt, dass es bei einer Nerven- bzw. Muskelzelle als Antwort auf einen Reiz entweder zu einem *vollständigen* oder *gar keinen* Aktionspotenzial kommt.

Damit grundsätzlich ein Aktionspotenzial ausgelöst werden kann, muss der auslösende Reiz über einem bestimmten **Schwellenwert** liegen. Dabei reagieren die Dendriten auch auf Reize, die unterhalb eines bestimmten Schwellenwertes liegen. Nervenzellen sind in der Lage, solche von den Dendriten eingehenden Impulse räumlich und zeitlich zu summieren. Sobald der Schwellenwert überschritten wird, wird ein Aktionspotenzial ausgelöst. Bleibt die Erregung darunter, so kommt kein Aktionspotenzial zustande (Alles-oder-nichts-Gesetz).

Ab einem bestimmten Schwellenwert läuft die Erregung immer in gleicher Form und Größe die Nervenfaser entlang. Die *Stärke* eines Reizes (z. B. ein lauter bzw. leiser Knall) wirkt sich allerdings auf die *Anzahl* der *erregten Nervenfasern* aus, das heißt, ein starker Reiz erregt mehr Nervenfasern als ein schwacher. Darüber hinaus wirkt sich die Reizstärke auf die *Anzahl* der *Aktionspotenziale pro Zeiteinheit* aus. Ist ein Reiz stark, so laufen pro Sekunde bis zu 300 Impulse über den Nerv; ist ein Reiz dagegen schwach, können die Impulse auf einen bis zwei pro Sekunde herabgesetzt werden.

3.5 Fragen

Beantworten Sie die Fragen möglichst knapp! Die richtigen Antworten finden Sie auf der angegebenen Seite entweder **halbfett** oder *kursiv* gedruckt.

Allgemeines

▶ Welche Gewebearten unterscheidet man? (➔ Abschn. 3, Einleitung)
▶ Was ist ein Organ? (➔ Abschn. 3, Einleitung)
▶ Wie werden bei einem Organ die Zellen genannt, die die organtypische Arbeit verrichten? (➔ Abschn. 3, Einleitung)
▶ Wie heißt die Bindegewebsstruktur, die dem Organ Festigkeit und Halt gibt und in der Blutgefäße und Nerven verlaufen?(➔ Abschn. 3, Einleitung)
▶ Welche Organsysteme werden unterschieden? (➔ Abschn. 3, Einleitung)

Epithelgewebe

▶ Wo kommt Epithelgewebe vor? (➔ Abschn. 3.1)
▶ Wie wird Epithelgewebe ernährt? (➔ Abschn. 3.1)
▶ Welches sind die wichtigsten Aufgaben des Epithelgewebes? (➔ Abschn. 3.1.1)
▶ Welche Formen des Epithelgewebes kennen Sie? (➔ Abschn. 3.1.2)
▶ Welche Oberflächenbildungen kommen beim Epithelgewebe vor? (➔ Abschn. 3.1.4)

Bindegewebe

▶ Geben Sie die wichtigsten Aufgaben des Bindegewebes an! (➔ Abschn. 3.2.1)
▶ Aus welchen Anteilen setzt sich das Bindegewebe zusammen? (➔ Abschn. 3.2.2, Schema 3-2)
▶ Welche Bindegewebsarten gibt es? (➔ Abschn. 3.2.3)
▶ Kennen Sie unterschiedliche Knorpelarten? (➔ Abschn. 3.2.3)
▶ Können Sie sagen, wo diese im Körper vorkommen? (➔ Abschn. 3.2.3)
▶ Was sind die Epiphysen, was die Diaphysen? (➔ Abschn. 3.2.3)

- Wie heißen die folgenden Knochenzellen:
  - Knochenbildungszellen,
  - die eigentlichen Knochenzellen, die dem Erhaltungsstoffwechsel der Knochen dienen,
  - Knochenzellen, die für den Knochenabbau zuständig sind? (→ Abschn. 3.2.3, Kasten)
- Geben Sie die Hauptaufgaben des roten Knochenmarks an! (→ Abschn. 3.2.3)
- Wie wird der Knochen ernährt? (→ Abschn. 3.2.3)
- Von welcher Stelle aus wächst der Röhrenknochen in die Breite, von welcher aus in die Länge? (→ Abschn. 3.2.3)
- Welche beiden Arten der Verknöcherung unterscheidet man? (→ Abschn. 3.2.3)

Muskelgewebe

- Welche Eigenschaften besitzen die Muskelzellen in hohem Maße? (→ Abschn. 3.3.1)
- Welche Arten von Muskelgewebe werden unterschieden? (→ Abschn. 3.3.3)
- Welches sind die Kennzeichen der Arbeitsweise der glatten Muskulatur? (→ Abschn. 3.3.3)
- Wie arbeitet dagegen die quergestreifte Muskulatur? Wie die Herzmuskulatur? (→ Abschn. 3.3.3)
- Unter dem Mikroskop erscheinen die Zellgrenzen des Herzmuskelgewebes in einer bestimmten Art markiert. Wie nennt man diese Streifen? Welche Aufgabe haben sie? (→ Abschn. 3.3.3)
- Wie wird die im Muskel gespeicherte Energie freigesetzt? (→ Abschn. 3.3.4, Kasten)

Nervengewebe

- Schildern Sie den Aufbau einer Nervenzelle (Neuron)! (→ Abschn. 3.4.2)
- Was ist ein Dendrit, und worin liegt seine Aufgabe? (→ Abschn. 3.4.2)
- Was ist ein Axon, und worin liegt seine Aufgabe? (→ Abschn. 3.4.2)
- Was ist eine Synapse? Welche Hauptanteile kann man an ihr unterscheiden? (→ Abschn. 3.4.2)
- Was ist eine motorische Endplatte? (→ Abschn. 3.4.2)
- Wie heißt die Einschnürung zwischen zwei Schwann-Zellen, die man unter dem Lichtmikroskop erkennen kann? (→ Abschn. 3.4.3)
- In welcher Richtung leiten afferente bzw. efferente Neurone die elektrische Erregung? (→ Abschn. 3.4.3, Kasten)
- Welche Arten der Erregungsleitung unterscheidet man am Axon und an den Synapsen? Was versteht man unter der Refraktärzeit? (→ Abschn. 3.4.5)
- Was sagt das Alles-oder-nichts-Gesetz? (→ Abschn. 3.4.5)
- Worauf wirkt sich die Stärke eines Reizes aus? (→ Abschn. 3.4.5)

4 Der Bewegungsapparat

4.1 Skelett 97
4.1.1 Aufgaben des Skeletts 97
4.1.2 Einteilung der Knochen 97
4.1.3 Schädel (Cranium) 97
   Hirnschädel (Neurocranium) 97
   Gesichtsschädel (Viscerocranium) 98
   Zungenbein (Os hyoideum) 99
4.1.4 Wirbelsäule (Columna vertebralis) 99
   Aufbau der Wirbelsäule 100
   Wirbelsäulenabschnitte 101
   Tastuntersuchung der Wirbelsäule 103
4.1.5 Brustbein (Sternum) 104
4.1.6 Rippen (Costae) 105
4.1.7 Schultergürtel 106
4.1.8 Oberarmknochen (Humerus) 106
4.1.9 Unterarmknochen (Radius, Ulna) 107
4.1.10 Handwurzelknochen (Ossa carpi, Carpalia) 107
   Skelettalter und Lebensalter 107
   Karpaltunnel (Handwurzelkanal, Canalis carpi) 107
4.1.11 Mittelhand- und Fingerknochen (Ossa metacarpi, Metacarpalia und Ossa digitorum, Phalanges) 107
4.1.12 Beckengürtel und Becken (Pelvis) 108
4.1.13 Oberschenkelknochen (Femur) 109
4.1.14 Unterschenkelknochen, (Tibia, Fibula) 109
4.1.15 Fußskelett 111

4.2 Knochenverbindungen (Junkturen) 111
4.2.1 Arten von Knochenverbindungen 111
   Haften (Synarthrosen) 111
   Gelenke (Diarthrosen, Articulationes synoviales) 112
4.2.2 Schultergelenk (Articulatio humeri) 114
4.2.3 Hüftgelenk (Articulatio coxae) 114
4.2.4 Ellenbogengelenk (Articulatio cubiti) 114
4.2.5 Kniegelenk (Articulatio genus) 114
4.2.6 Besondere Hilfsvorrichtungen 116

4.3 Skelettmuskulatur 116
4.3.1 Muskeln des Kopfes 118
4.3.2 Muskeln des Halses 119
4.3.3 Muskeln des Rumpfes 120
4.3.4 Zwerchfell (Diaphragma) 120
4.3.5 Muskeln von Schulter, Arm und Hand 120
4.3.6 Muskeln des Bauchbereiches 123
4.3.7 Muskeln des Gesäßes 123
4.3.8 Muskeln des Oberschenkels 123
4.3.9 Muskeln von Unterschenkel und Fuß 123

4.4 Erkrankungen der Muskeln, Knochen und besonderen Hilfsvorrichtungen 125
4.4.1 Muskelzerrung 125
4.4.2 Muskelriss 125
4.4.3 Sehnenriss 125
4.4.4 Zerrung eines Gelenkes (Verstauchung, Distorsion) 125
4.4.5 Verrenkung eines Gelenkes (Luxation) 125
4.4.6 Knochenbruch (Fraktur) 126
4.4.7 Knochentumoren 126
4.4.8 Sehnenscheidenentzündung (Tendovaginitis) 126
4.4.9 Überbein (Ganglion) 126
4.4.10 Schleimbeutelentzündung (Bursitis) 127
4.4.11 Epicondylitis (Tennis- bzw. Golfspielerellenbogen) 127
4.4.12 Karpaltunnelsyndrom (Medianuskompressionssyndrom) 127
4.4.13 Sudeck-Syndrom (Sudeck-Dystrophie) 128
4.4.14 Dupuytren-Kontraktur 128
4.4.15 Arthrosen 128

Hüftarthrose (Coxarthrose) 129
Kniearthrose (Gonarthrose) 129
Wirbelsäulenarthrose 129
Fingerpolyarthrosen 130

4.5 Erkrankungen der Wirbelsäule 130
4.5.1 Osteochondrosis intervertebralis 130
4.5.2 Spondylose (Spondylosis deformans) 130
4.5.3 Spondylolyse 130
4.5.4 Wirbelgleiten (Spondylolisthesis) 130
4.5.5 Bandscheibenprotrusion 130
4.5.6 Bandscheibenvorfall 131
4.5.7 Lumbago (Hexenschuss) 131
4.5.8 Morbus Scheuermann (Osteochondrosis deformans juvenilis, Adoleszentenkyphose) 131

4.6 Rheumatische Erkrankungen 132
4.6.1 Weichteilrheumatismus 132
4.6.2 Rheumatisches Fieber 132
4.6.3 Chronische Polyarthritis 133
4.6.4 Morbus Bechterew 135
4.6.5 Lupus erythematodes (LE) 136
4.6.6 Sklerodermie (Darrsucht) 136

4.7 Fragen 137

Der Bewegungsapparat wird durch Knochen, Gelenke, Muskeln und Hilfsvorrichtungen, wie Sehnen, Bänder, Schleimbeutel u. ä. aufgebaut. Es kann ein aktiver und ein passiver Teil unterschieden werden. Der aktive Teil, die Muskulatur, ermöglicht die Fortbewegung und die Einwirkung auf die Umwelt. Der passive Teil, das Skelett, gibt dem Körper den notwendigen Halt.

4.1 Skelett

Das Skelett (Gerippe, Knochengerüst) besteht aus über 200 Knochen (Atlas Abb. 4-1), deren Gesamtgewicht beim Erwachsenen ca. 10 kg beträgt. Die einzelnen Knochen sind ganz unterschiedlich groß: Der größte Knochen ist der Oberschenkelknochen, die kleinsten gehören zu den so genannten Sesambeinen (s. u.).

4.1.1 Aufgaben des Skeletts

Das Skelett hat *Stützfunktion* für den Körper, damit befähigt es den Menschen zu seiner aufrechten Haltung. Gleichzeitig dient es den Muskeln als Ansatzpunkt und schafft so die *Voraussetzung für Bewegungen*. Daneben hat es eine wichtige Aufgabe beim *Schutz lebenswichtiger Organe* (Herz, Gehirn, Lungen, Rückenmark u. a.) und als *Speicher* für *Mineralsalze*. Des Weiteren ist das Knochenmark ein Ort der *Bildung* der *Blutzellen*.

4.1.2 Einteilung der Knochen

Nach ihrer Form und Aufgabe werden die Knochen eingeteilt in

- **Sesambeine:** meist kleine, rundliche Knöchelchen, die in besonders belasteten Sehnen in der Nachbarschaft von Gelenken vorkommen. Ihre Anzahl variiert von Mensch zu Mensch. Ein großes Sesambein, das alle Menschen besitzen, ist die Kniescheibe (Patella), die in die Sehne des vierköpfigen Oberschenkelmuskels eingebettet ist (Atlas Abb. 4-47 Nr. 12). Ein weiteres wichtiges Sesambein ist das Erbsenbein, das zu den Handwurzelknochen gehört.
- **Röhrenknochen:** bestehen aus einem röhrenförmigen Schaft (Diaphyse) und aus meist zwei verdickten Enden (Epiphysen), ➔ auch Abb. 3-5, Gewebearten.
- **Platte Knochen:** hierzu gehören das Brustbein, die Rippen, die Schulterblätter, die Darmbeinschaufeln und der Hirnschädel.
- **Unregelmäßige Knochen:** sind zum Beispiel die Wirbel und einige Knochen des Schädels.
- **Kurze Knochen:** haben oft Würfelform, hierzu gehören zum Beispiel die Handwurzelknochen.

4.1.3 Schädel (Cranium)

Beim Schädel kann man *Schädelbasis* und *Schädeldach* unterscheiden:

Die **Schädelbasis** ist der Boden der Schädelhöhle, dem das Gehirn aufliegt.

Das **Schädeldach** (Kalotte, Calvaria) besteht aus dem Stirnbein, den beiden Scheitelbeinen, Teilen der beiden Schläfenbeine und dem obersten Anteil des Hinterhauptbeins (Atlas Abb. 4-5).

Des Weiteren kann man am Schädel *Hirn-* und *Gesichtsschädel* unterscheiden.

Hirnschädel (Neurocranium)

Der Hirnschädel wird von den folgenden Knochen gebildet (Abb. 4-1, 4-2 und Atlas Abb. 4-2, 4-3):

- 1 Stirnbein,
- 2 Scheitelbeine,
- 1 Hinterhauptbein,
- 2 Schläfenbeine,
- 1 Keilbein,
- 1 *Siebbein* (ein unregelmäßig geformter Knochen, der den oberen Anteil der Nasenscheidewand, einen Teil des Nasendaches und die seitlichen Wände der Nasengänge bildet).

Die Knochen des Hirnschädels sind durch Nähte (Suturen) verbunden. Beim Neugeborenen werden die Fontanellen (Knochenlücken) zwischen *Stirn-* und *Scheitelbeinen* durch Bindegewebe überbrückt. Diese *große Fontanelle* schließt sich meist im zweiten Lebensjahr. Dagegen verknöchert die *kleine Fontanelle* zwischen *Scheitelbeinen* und *Hinterhauptbein* während der ersten drei Lebensmonate (Atlas Abb. 4-6).

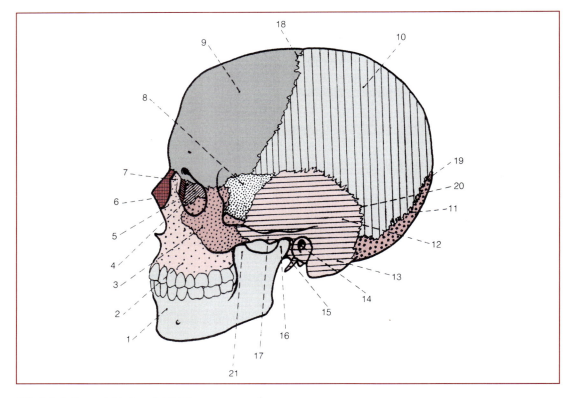

Abb. 4-1 Seitenansicht eines Schädels
1. Unterkiefer (Mandibula), 2. Oberkiefer (Maxilla), 3. Jochbein (Os zygomaticum), 4. Siebbein (Os ethmoidale), 5. Tränenbein (Os lacrimale), 6. Nasenbein (Os nasale), 7. Stirnfortsatz des Oberkiefers, 8. Keilbein (Os sphenoidale), 9. Stirnbein (Os frontale), 10. Scheitelbein (Os parietale), 11. Hinterhauptbein (Os occipitale), 12. Schläfenbein (Os temporale), 13. Warzenfortsatz (Processus mastoideus), 14. Eingang des äußeren Gehörganges, 15. Griffelfortsatz des Schläfenbeins (Processus styloideus), 16. Gelenkfortsatz des Unterkiefers (Processus condylaris mandibulae), 17. Jochbeinfortsatz des Schläfenbeins (Arcus zygomaticus), 18. Kranznaht (Sutura coronalis), 19. Lambdanaht (Sutura lambdoidea), 20. Schuppennaht (Sutura squamosa), 21. Muskelfortsatz des Unterkiefers (Processus coronoideus).

Gesichtsschädel (Viscerocranium)

An der Bildung des Gesichtsschädels sind teilweise Knochen des Hirnschädels (zum Beispiel Stirnbein) mitbeteiligt. Zu den Knochen des Gesichtsschädels werden auch die drei Gehörknöchelchen des Mittelohres und das Zungenbein gerechnet. Im einzelnen bilden den Gesichtsschädel: *Stirnbein*, Teile des *Schläfenbeins*, *Keilbein*, *Siebbein*, *Nasenbein*, *Tränenbein*, *untere Nasenmuschel*, *Pflugscharbein*, *Jochbein*, *Gaumenbein*, *Oberkiefer*, *Unterkiefer*, *Zungenbein*, *Gehörknöchelchen* (Hammer, Amboss und Steigbügel).

An der Bildung der Augenhöhle sind sieben Knochen beteiligt: Keilbein, Stirnbein, Tränenbein, Siebbein, Oberkiefer, Jochbein und Gaumenbein (Abb. 4-2, Atlas Abb. 4-7).

Der größte und kräftigste Gesichtsknochen ist der *Unterkiefer*, gefolgt vom *Oberkiefer*.

Gesichtsspalten. Im Laufe der embryonalen Entwicklung wachsen die rechte und linke Seite des Oberkieferknochens und die sie umgebenden Weichteile von Lippen, Gaumen und Rachen aufeinander zu. Gelingt dieser Verschluss nur unzureichend, so entstehen *Gesichtsspalten*, bei denen fast immer der Oberkieferbereich mitbetroffen ist. Man unterscheidet:

- **Lippenspalte** (Hasenscharte). Sie tritt am Rand des Philtrums (Rinne in der Mitte der Oberlippe) in verschiedenen Ausprägungsgraden auf, und zwar von einer leichten Einkerbung der Oberlippe bis hin zu einer bis in das Nasenloch hinaufreichenden Spalte. Die Lippenspalte

wird im Allgemeinen im Alter von 4 bis 6 Monaten operativ verschlossen.
- **Kieferspalte.** Es besteht ein- oder beidseitig eine Spalte im Oberkiefer, und zwar zwischen Schneide- und Eckzahn. Bei der totalen Form ist die Kieferspalte meist mit einer Gaumenspalte kombiniert (s. u.).
- **Lippen-Kiefer-Spalte.** Es handelt sich um eine Kombination von Lippen- und Kieferspalte (Atlas Abb. 18-16).
- **Gaumenspalte.** Sie beruht auf einem fehlenden oder unvollständigen Verschluss der seitlichen Gaumenfortsätze, wodurch es zu einer offenen Verbindung von Nasen- und Mundhöhle kommt. Bei einer vollständigen Gaumenspalte sind harter und weicher Gaumen offen, bei einer unvollständigen Spalte ist nur der weiche Gaumen betroffen. Normalerweise erfolgt dieser Verschluss zwischen der 6. bis 12. embryonalen Woche. Je nach Ausprägungsart der Gaumenspalte wird schon im ersten Lebensmonat operiert, evtl. aber auch erst später zwischen 1,5 bis 3 Jahren, gelegentlich sogar noch später.

Gesichtsspalten treten familiär gehäuft auf. Als eventuell zusätzliche Gründe vermutet man Rötelnerkrankungen der Mutter. Im Tierversuch wurden Gesichtsspalten durch Gabe von Kortison und Vitamin A erzeugt und durch Mangel an Folsäure.

Zungenbein (Os hyoideum)

Das Zungenbein hat keine direkte knöcherne Verbindung zu anderen Knochen, sondern ist an Sehnen, Muskeln und Bändern befestigt. Es handelt sich um einen kleinen, hufeisenförmigen Knochen, der sich zwischen Unterkiefer und Kehlkopf befindet. Man kann an ihm einen in der Mitte gelegenen Körper erkennen, von dem seitlich je zwei Fortsätze abgehen: das kleine und das große Horn. Das Zungenbein bietet vielen Muskeln einen Ansatzpunkt (Abb. 17-2, Atlas Abb. 4-42, 14-4).

4.1.4 Wirbelsäule (Columna vertebralis)

Der Wirbelsäule fallen wichtige Aufgaben zu. Zum einen muss sie dem Körper den notwendigen *Halt* geben, damit er sich aufrichten kann,

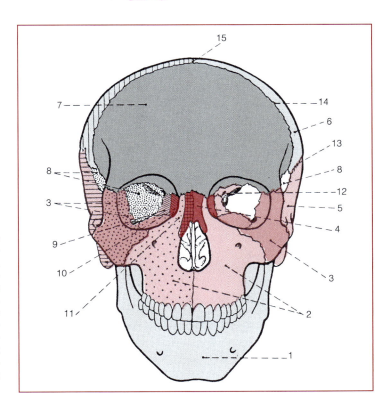

Abb. 4-2
Frontalansicht eines Schädels
1. Unterkiefer (Mandibula), 2. Oberkiefer (Maxilla), 3. Jochbein (Os zygomaticum), 4. Nasenbein (Os nasale), 5. Schläfenbein (Os temporale), 6. Scheitelbein (Os parietale), 7. Stirnbein (Os frontale), 8. Keilbein (Os sphenoidale), 9. Siebbein (Os ethmoidale), 10. Tränenbein (Os lacrimale), 11. Stirnfortsatz des Oberkieferbeins, 12. Sehnervenaustrittsstelle, 13. Schuppennaht (Sutura squamosa), 14. Kranznaht (Sutura coronalis), 15. Pfeilnaht (Sutura sagittalis).

zum anderen muss sie aber biegsam sein, um dem Organismus eine gewisse Beweglichkeit zu ermöglichen. Außerdem *schützt* die Wirbelsäule das *Rückenmark*, das im Wirbelkanal (Canalis vertebralis) verläuft.

Aufbau der Wirbelsäule

Die Wirbelsäule besteht aus 24 einzelnen Wirbeln, die nicht starr miteinander verwachsen sind, sondern die durch *faserknorpelige Zwischenwirbelscheiben* verbunden sind. Außerdem gehören zur Wirbelsäule das Kreuzbein und das Steißbein (Abb. 4-3, Atlas Abb. 4-8).

Zwischenwirbelscheiben (Bandscheiben, Disci intervertebrales). Die Zwischenwirbelscheiben erlauben der Wirbelsäule ein hohes Maß an Beweglichkeit, gleichzeitig dienen sie als elastischer Puffer, was vor allem für den Kopf wichtig ist, um eine Erschütterung des empfindlichen Gehirns zu verhindern.

An der Zwischenwirbelscheibe kann man anatomisch einen *äußeren Ring* (Anulus fibrosus) aus Faserknorpel und kollagenen Fasern und einen *inneren Gallertkern* (Nucleus pulposus) unterscheiden (Abb. 4-3, 4-4 und Atlas Abb. 4-9). Die Grenze zwischen diesen beiden Anteilen verläuft fließend.

Bandscheiben liegen zwischen den Wirbelkörpern der Hals-, Brust- und Lendenwirbelsäule

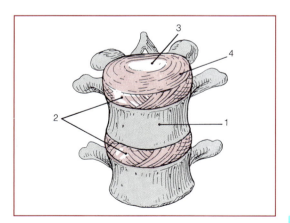

Abb. 4-3 Wirbelkörper und Zwischenwirbelscheibe
Ansicht von vorne
1. Wirbelkörper (Corpus vertebrae), 2. Zwischenwirbelscheiben (Disci intervertebrales), 3. Innerer Gallertkern (Nucleus pulposus), 4. Äußerer Ring (Anulus fibrosus) aus Faserknorpel und kollagenen Fasern.

und zwischen dem 5. Lendenwirbel und dem Kreuzbein. Die Bandscheiben sind ebenso breit wie die Wirbelkörper, aber nur etwa 5 mm dick. Mit zunehmendem Alter kommt es zu einer Abnahme des inneren Quelldruckes und die Bandscheibe beginnt zu degenerieren. Dadurch kann es zwischen den benachbarten Wirbeln zu unphysiologischen Bewegungen kommen und es können sich Verschleißprozesse der Wirbel und der Zwischenwirbelgelenke einstellen.

Bau eines Wirbels. Vergleicht man die einzelnen Wirbel miteinander, so stellt man fest, dass sie vom 3. Halswirbel bis zum 5. Lendenwirbel einen ähnlichen Aufbau haben.

Wir betrachten nun einen Lendenwirbel und können an ihm den *Wirbelkörper* (Corpus vertebrae), die *Querfortsätze* (Processus transversi), die *Wirbelbögen* (Arcus vertebrae) und den *Dornfortsatz* (Processus spinosus) unterscheiden. Zwei obere und zwei untere *Gelenkfortsätze* stellen die Verbindung mit den benachbarten Wirbeln her (Abb. 4-5 und Atlas Abb. 4-10).

Der Wirbelkörper besteht aus einem *Spongiosablock* (Substantia spongiosa) und einer äußeren dünnen Rindenschicht (Substantia corticalis). Die obere und untere Rindenschicht heißen Deck- bzw. Grundplatte. Ihre verdickten Ränder werden als Randleiste bezeichnet. In der Spongiosa des Wirbelkörpers findet – ebenso wie in der Spongiosa der Wirbelfortsätze – Blutbildung statt.

Das *Wirbelloch* (Foramen vertebrale) wird vom Wirbelkörper und den Wirbelbögen umgrenzt. Die Gesamtheit der Wirbellöcher bildet den *Wirbelkanal* (Canalis vertebralis), der das Rückenmark umschließt.

Das *Zwischenwirbelloch* (Foramen intervertebrale) wird von einer Eindellung des Wirbelbogens gebildet. Es dient den Rückenmarknerven als Durchtrittsstelle. Im Zwischenwirbelloch liegen die Spinalganglien (➔ Abschn. 18.3).

Der Dornfortsatz dient der Rückenmuskulatur als Ansatzpunkt.

Wirbelsäulenkrümmungen. Betrachten wir die Wirbelsäule von der Seite, können wir eine Doppel-S-Form feststellen. Aus diesem Blickwinkel gleicht die Wirbelsäule einer Schlangenlinie. Bei der Ansicht von hinten ergibt sich im Hals- und Lendenbereich eine *Lordose* (eine Krümmung nach vorn) und im Brust- und Kreuzbeinbereich eine *Kyphose* (Krümmung nach hinten). Das

Kreuzbein ist wegen der Übertragung der Belastung auf die Beine scharf abgeknickt (Promontorium). Eine seitliche Krümmung der Wirbelsäule (Skoliose) ist dagegen immer abnorm.

Bänder der Wirbelsäule. Die Wirbelsäule erhält ihren Halt und ihre Beweglichkeit erst durch das Zusammenwirken von Wirbeln, Zwischenwirbelscheiben, Bändern und Muskulatur. Der Bandapparat hat außerdem die wichtige Aufgabe, den Wirbelkanal vollständig zu verschließen und so das Rückenmark zu schützen.

Die Beweglichkeit ist in den einzelnen Abschnitten der Wirbelsäule unterschiedlich: Im Hals- und Lendenbereich ist sie ausgeprägt, im Brustbereich dagegen durch den anhängenden Brustkorb eingeschränkt.

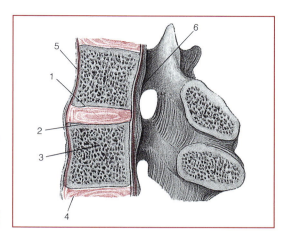

Abb. 4-4 Wirbelkörper und Zwischenwirbelscheibe
Längsschnitt
1. Innerer Gallertkern der Zwischenwirbelscheibe (Nucleus pulposus), 2. Bindegewebiger äußerer Ring der Zwischenwirbelscheibe (Anulus fibrosus), 3. Wirbelkörper (Corpus vertebrae, Spongiosablock), 4. Zwischenwirbelscheibe, 5. Vorderes Längsband, 6. Hinteres Längsband.

Wirbelsäulenabschnitte

▶ **Abschnitte der Wirbelsäule** (Abb. 4-6 und Atlas Abb. 4-8)
- **Halswirbelsäule**
  bestehend aus 7 Halswirbel
  (Vertebrae cervicales) C_1 bis C_7
- **Brustwirbelsäule** bestehend aus
  12 Brustwirbel (Vertebrae thoracicae)
  Th_1 bis Th_{12}
- **Lendenwirbelsäule** bestehend aus
  5 Lendenwirbel (Vertebrae lumbales)
  L_1 bis L_5
- **Kreuzbein** (Os sacrum)
  aufgebaut aus 5 miteinander verschmolzenen Kreuzbeinwirbel
  S_1 bis S_5
- **Steißbein** (Os coccygis)
  bestehend aus 3–6 zurückgebildeten Steißbeinwirbel
  Co_1 bis Co_{3-6}

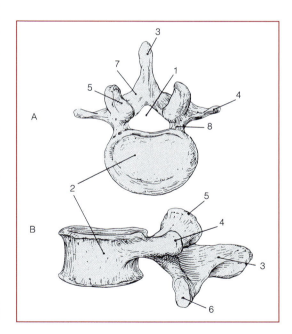

Abb. 4-5 Bau eines Wirbels
A. Ansicht von oben, B. Ansicht von der Seite, 1. Wirbelloch (Foramen vertebrale), 2. Wirbelkörper (Corpus vertebrae), 3. Dornfortsatz (Processus spinosus), 4. Querfortsatz (Processus transversus), 5. Oberer Gelenkfortsatz (Processus articularis superior), 6. Unterer Gelenkfortsatz (Processus articularis inferior), 7. Wirbelbogen (Arcus vertebrae), 8. Wirbelbogenbasis.

Halswirbelsäule (Vertebrae cervicales). Der erste Halswirbel heißt *Atlas*, der zweite *Dreher* (*Axis*) (Abb. 4-7). Diese beiden nehmen eine Sonderstellung unter den Wirbeln ein. Der Atlas ist wie ein Ring gebaut. Auf seinem oberen Anteil befinden sich zwei Gelenkflächen für das Hinterhauptbein. Der Dreher besitzt einen Zahn (Dens) als Ausziehung, der in den ringförmigen Atlas hineinreicht. Der Ring dreht sich um den Zahn

4 Der Bewegungsapparat

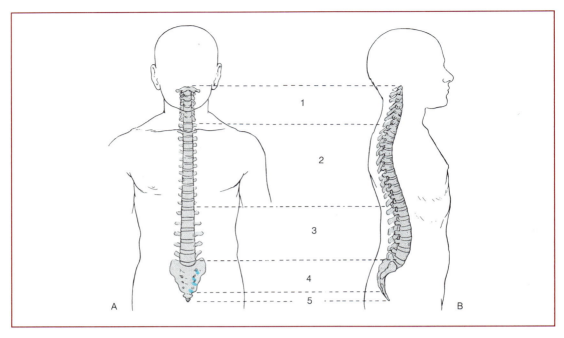

Abb. 4-6 Wirbelsäulenabschnitte
A. Ansicht von vorne, B. Ansicht von der Seite, 1. Halswirbelsäule, 2. Brustwirbelsäule, 3. Lendenwirbelsäule, 4. Kreuzbein, 5. Steißbein.

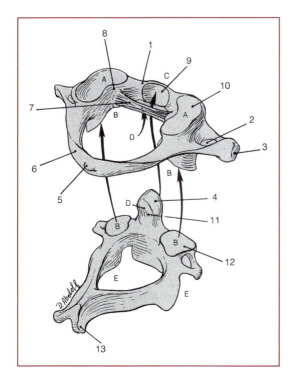

Abb. 4-7 Atlas und Axis (erster und zweiter Halswirbel) getrennt dargestellt, um die Gelenkverbindungen zu verdeutlichen.
oben: Atlas, unten: Axis
A. Oberes Kopfgelenk (Articulatio atlanto-occipitalis), B. Seitliches Gelenk zwischen Atlas und Dreher (Articulatio atlanto-axialis lateralis), C. Gelenk zwischen Atlas und Zapfen des Drehers, vordere Gelenkfläche (Articulatio atlanto-axialis mediana), D. Gelenk zwischen Atlas und Zapfen des Drehers, hintere Gelenkfläche (Articulatio atlanto-axialis mediana), E. Processus articularis inferior mit Gelenkverbindung zum 3. Halswirbel.
1. Vorderer Bogen (Arcus anterior), 2. Querfortsatzloch (Foramen transversarium), 3. Querfortsatz (Proscessus transversus), 4. Zahn des zweiten Halswirbels (Dens axis), 5. Hinterer Höcker des Atlas (Tuberculum posterius), 6. Hinterer Bogen (Arcus posterior), 7. Querband des Atlas (Lig. transversum atlantis), 8. Seitliche Wirbelkörpermasse (Massa lateralis), 9. Gelenkfläche für den Zahn, 10. Gelenkfläche für das Hinterhauptbein (Fovea articularis superior), 11. Kerbe für das Querband des Atlas, 12. Gelenkfläche für die seitliche Wirbelkörpermasse des Atlas, 13. Zweigeteilter Dornfortsatz (Processus spinosus bifidus).

des Drehers. Atlas, Dreher und Hinterhauptbein ermöglichen die *Nick-* und *Seitwärtsbewegungen* des Kopfes.

Ein weiterer wichtiger Halswirbel ist der siebte Halswirbel, der so genannte *Prominens*. Er hat seinen Namen wegen seines sicht- und tastbar *hervorragenden Dornfortsatzes*.

Der Wirbelkanal der Halswirbelsäule ist besonders geräumig, die Wirbelkörper dagegen sind verhältnismäßig klein, ihr Volumen nimmt nach oben immer mehr ab. Die Querfortsätze umfassen von sechsten (evtl. vom siebten) Halswirbel ab ein Loch (Foramen transversarium), durch das die Wirbelschlagader (Arteria vertebralis) zum Schädel aufsteigt.

Brustwirbelsäule (Vertebrae thoracicae). Die Brustwirbelsäule wird von *12 Wirbeln* gebildet. Sie ist nach hinten vorgewölbt (Kyphose). Die Durchmesser der Wirbelkörper nehmen von oben nach unten zu. Die Brustwirbel $Th_1 – Th_{10}$ besitzen an ihrem Körper und am Querfortsatz Gelenkflächen für die Verbindung mit den Rippen (Atlas Abb. 4-14). Der elfte und zwölfte Brustwirbel besitzen nur Gelenkflächen am Wirbelkörper.

Lendenwirbelsäule (Vertebrae lumbales). Die Wirbelsäule zeigt im Lendenbereich eine Lordose, ist also nach vorne gekrümmt. Es gibt *fünf* Lendenwirbel. Sie besitzen einen massigen Körper und ein vergleichsweise kleines Wirbelloch.

Kreuzbein (Os sacrum). Das Kreuzbein ist eine *Verschmelzung* von *fünf Kreuzbeinwirbeln* (Abb. 4-8). Betrachtet man das Kreuzbein von vorne, so kann man diese ursprüngliche Gliederung noch gut erkennen. Wir sehen sogenannte Verschmelzungslinien der Kreuzbeinwirbelkörper an den Stellen, wo sonst die Zwischenwirbelscheiben sitzen. Während der Wachstumsphase bestehen diese Verschmelzungslinien aus Knorpel, später verknöchern sie.

Der Grundbauplan des Wirbels ist auch beim Kreuzbein erhalten. Betrachtet man es von oben, so kann man den Kreuzbeinkanal sehen, der eine Fortsetzung des Wirbelkanals darstellt. Vom Kreuzbeinkanal führen auf jeder Seite vier Kanäle nach außen. Sie entsprechen den Zwischenwirbellöchern des Wirbelkanals, durch die die Rückenmarknerven durchtreten.

Das Kreuzbein ist durch die fünfte Lendenbandscheibe mit der Lendenwirbelsäule verbunden. Da die Wirbelsäule an dieser Stelle abgeknickt ist (*Promontorium*), kommt es hier bevorzugt zu Abnützungserscheinungen. Grundsätzlich treten *Bandscheibenschäden* bevorzugt in dem Bereich der *dritten* bis *fünften Lendenzwischenwirbelscheiben* auf. Kommt es durch einen Bandscheibenschaden zum Druck auf die aus dem Rückenmark austretenden Nerven, so kann es zu Nervenreizungen (z. B. des N. ischiadicus), kommen (➔ auch Abschn. 18.9.3).

Steißbein (Os coccygis). Beim Steißbein handelt es sich um den stark verkümmerten Rest des Schwanzskeletts der Säuger. Es setzt sich meist aus vier (gelegentlich auch drei bis sechs) Wirbelrudimenten zusammen, die knorpelig oder knöchern miteinander verbunden sind.

Tastuntersuchung der Wirbelsäule

Die Dornfortsätze wölben zwar die Haut vor, trotzdem ist ihr Auffinden nicht ganz leicht. Am besten sucht man die folgenden Dornfortsätze auf, von denen aus man weiter nach oben und nach unten zählt. Am einfachsten aufzufinden sind der siebte Halswirbel, der dritte Brustwirbel und der vierte Lendenwirbel (Atlas Abb. 4-11).

- **Zweiter Halswirbel** (C_2). Um den zweiten Halswirbel aufzufinden, neigt der Patient den Kopf leicht nach vorne. Nun tastet man vom Hinterhaupt ausgehend in der mittleren Rinne zwischen den Wülsten der Nackenmuskulatur leicht nach unten und erfühlt so den zweiten Halswirbel (Axis), denn der erste Halswirbel (Atlas) hat keinen Dornfortsatz, sondern nur einen Höcker (Tuberculum).

- **Siebter Halswirbel** (Prominens, C_7). Der Patient lässt den Kopf nach vorne fallen, dabei tritt der Prominens meist stark sicht- und tastbar hervor. Bei manchen ragt allerdings der 6. Halswirbel oder der 1. Brustwirbel am stärksten hervor.

- **Dritter Brustwirbel** (Th_3). Der Dornfortsatz des dritten Brustwirbels liegt ungefähr auf der Verbindungslinie der beiden Schulterblattgräten. Es ist beim Auffinden darauf zu achten, dass der Patient die Arme locker herabhängen lässt.

- **Siebter Brustwirbel** (Th_7). Der siebte Brustwirbel befindet sich auf der Verbindungslinie der unteren Schulterblattwinkel.

- **Zwölfter Brustwirbel** (Th_{12}). Der zwölfte Brustwirbel liegt auf der Höhe des Ansatzes der letzten Rippe.

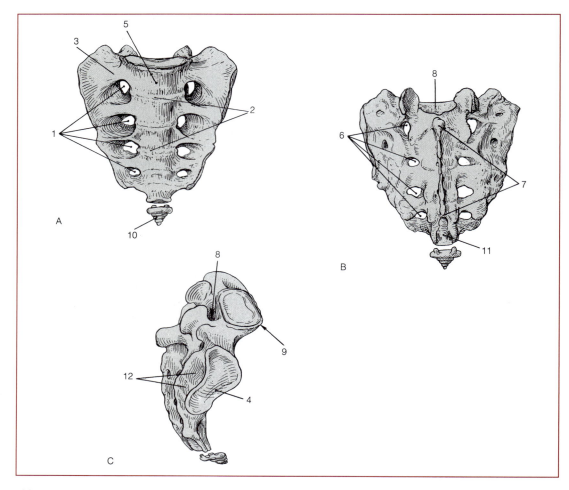

Abb. 4-8 Kreuzbein
A. Ansicht von vorne, B. Ansicht von hinten, C. Ansicht von der Seite, 1. Vordere Kreuzbeinlöcher (Foramina sacralia anteriores), 2. Verschmelzungslinien der Kreuzbeinwirbelkörper (Lineae transversae), 3. Seitlicher Teil des Kreuzbeins (Pars lateralis), 4. Gelenkfläche für das Darmbein (Facies auricularis), 5. Körper des ersten Kreuzbeinwirbels, 6. Hintere Kreuzbeinlöcher (Foramina sacralia posteriores), 7. Reste der Dornfortsätze, 8. Kreuzbeinkanal, 9. Promontorium (Abknickung der Lendenwirbelsäule zum Becken hin), 10. Steißbein (Os coccygis), 11. Untere Öffnung des Kreuzbeinkanals (Hiatus sacralis), 12. Knochenhöcker des Kreuzbeins (Tuberositas sacralis).

- **Vierter Lendenwirbel** (L_4). Der vierte Lendenwirbel liegt auf der Verbindungslinie der höchsten Punkte der Darmbeinkämme.

4.1.5 Brustbein (Sternum)

Das Brustbein ist ein flacher Knochen, der den vorderen mittleren Anteil des knöchernen Brustkorbes bildet. Anatomisch unterscheidet man drei Anteile: *Handgriff* (Manubrium), *Körper* (Corpus), *Schwertfortsatz* (Processus xiphoideus) (Abb. 4-9, Atlas Abb. 4-13).

Der Schwertfortsatz ist im Kindesalter knorpelig vorgebildet und verknöchert im Erwachsenenalter. Er kann unterschiedlich geformt sein. Der Handgriff ist rechts und links mit den Schlüsselbeinen gelenkig verbunden. Handgriff und Körper stehen mit den Rippen in zum Teil gelenkiger Verbindung (s. auch weiter unten). Diese Rippen-Brustbein-Gelenke gestatten die Atembewegung der Brustwand.

Da das Brustbein direkt unter der Haut liegt, eignet es sich gut zur Punktion. Bei einer Sternalpunktion wird aus dem Brustbein rotes Knochenmark zu Untersuchungszwecken entnommen. Dies ist für die Beurteilung und Prognose vieler Blutkrankheiten und zum Nachweis von Tumorzellen wichtig. Selbstverständlich kann Knochenmark auch an anderen Stellen entnommen werden, zum Beispiel aus einem Lendenwirbeldornfortsatz oder aus dem Beckenkamm.

4.1.6 Rippen (Costae)

An der Bildung des Brustkorbes (Abb. 4-9, Atlas Abb. 4-13) sind 12 Rippenpaare beteiligt. An jeder Rippe kann man einen knöchernen und einen knorpeligen Abschnitt unterscheiden. Letzterer bildet den vorderen Rippenanteil, er wird allerdings schon früh durch Kalkeinlagerungen in seiner Elastizität eingeschränkt. Der Raum zwischen zwei einzelnen Rippen wird als *Zwischenrippenraum* (**Inter**costal**r**aum, ICR) bezeichnet.

Wir unterscheiden 7 echte, 3 unechte (falsche) und 2 frei endende Rippenpaare.

- **Echte Rippen.** Die echten Rippen sind *direkt* mit dem *Brustbein verbunden*. Hierzu zählen die 1. bis 7. Rippe, die echte Gelenke bilden. Eine Sonderstellung nimmt allerdings die 1. (gelegentlich auch die 6. und 7.) Rippe ein, die durch Knorpelhaft am Brustbein festgewachsen ist. Die Gelenke zwischen dem Brustbein und den Rippen werden vom Brustbein und dem knorpeligen Anteil der Rippen gebildet.
- **Unechte (falsche) Rippen.** Die 8. bis 10. Rippe werden als unechte oder falsche Rippen bezeichnet. Sie haben keine direkte, gelenkige Verbindung zum Brustbein sondern bilden zusammen den *Rippenbogen*, der sich an die 7. Rippe anschließt.
- **Freie Rippen.** Die 11. und 12. Rippe erreichen den Rippenbogen nicht und endigen frei.

> **Rippen**
> - 7 echte Rippen
> - 3 unechte (falsche) Rippen
> - 2 freie Rippen

Tastuntersuchung der ICR. Will man die Rippen oder die Zwischenrippenräume (Intercostalräu-

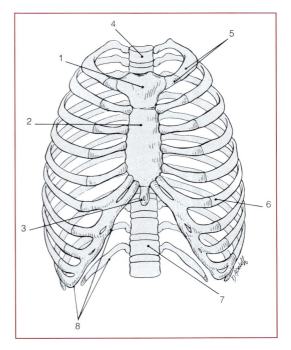

Abb. 4-9 Rippen mit Brustbein
Die „echten" Rippen sind direkt mit dem Brustbein verbunden (erste bis siebte Rippe). Die „falschen" Rippen (achte bis zehnte Rippe) bilden zusammen den Rippenbogen. Die letzten beiden Rippen endigen frei (elfte und zwölfte Rippe). Der vordere Rippenanteil besteht aus Knorpel.
1. Handgriff des Brustbeins (Manubrium sterni), 2. Körper des Brustbeins (Corpus sterni), 3. Schwertfortsatz des Brustbeins (Processus xiphoideus), 4. Erster Brustwirbel, 5. Erste Rippe, 6. Sechste Rippe, 7. Zwölfter Brustwirbel, 8. Rippenrand.

me, ICR) abzählen, so beginnt man am Brustbeinwinkel mit der 2. Rippe, da die 1. Rippe weitgehend vom Schlüsselbein überlagert wird. Das Abtasten von hier bis zur 6. oder 7. Rippe bereitet dann keine Schwierigkeiten mehr. Die unteren Rippen werden am besten von der 12. Rippe ausgehend abgezählt, deren freies Ende normalerweise in der hinteren Achsellinie am Unterrand des Brustkorbes getastet werden kann. Bei manchen Patienten ist die 12. Rippe manchmal nur als kurzer Stummel zu fühlen; bei anderen ist sie dagegen fast ebenso lang wie die 11. Rippe. Zu beachten ist fernerhin, dass bei manchen Patienten auch die 10. Rippe frei endet.

Halsrippen. Bei 1 % der Menschen findet man Halsrippen, das heißt, dass sie rippentragende Halswirbelkörper haben. Meist ist der siebte Halswirbel betroffen, wobei nur dorsal stummelähnliche Rippen mit einer knorpeligen oder bindegewebigen Verbindung zum Brustbein ausgebildet sind. Gelegentlich verursachen Halsrippen Beschwerden, wenn sie die Arm-Nerven-Geflechte oder die Schlüsselbeingefäße komprimieren. Deshalb muss man bei Schmerzen oder bei Muskelschwäche im Arm immer auch Halsrippen in die differentialdiagnostische Überlegung mit einbeziehen.

4.1.7 Schultergürtel

Der Schultergürtel besteht aus dem *Schlüsselbein* (Clavicula) und dem *Schulterblatt* (Scapula) (Abb. 4-10, Atlas Abb. 4-16). Der Schultergürtel hat pro Körperseite nur *eine* knöcherne Gelenkverbindung mit dem Rumpf, und zwar das *Brustbein-Schlüsselbein-Gelenk* (Sterno-Clavicular-Gelenk, Articulatio sternoclavicularis). Es liegt zwischen dem Handgriff des Brustbeins und dem Schlüsselbein.

Schlüsselbein (Clavicula, Atlas Abb. 4-13). Das Schlüsselbein (Clavicula, Atlas Abb. 4-13) ist ein S-förmiger Knochen, der an beiden Enden Gelenkflächen besitzt. Sein mediales Ende ist an der Bildung des Brustbein-Schlüsselbein-Gelenkes (s. o.) mitbeteiligt, sein laterales Ende geht eine gelenkige Verbindung mit der *Schulterhöhe* (Acromion) ein und bildet das *Schulterhöhen-Schlüsselbein-Gelenk* (Articulatio acromioclavicularis). Die Beweglichkeit des Schlüsselbeins wird durch starke Bänder eingeschränkt, die teils zum Rabenschnabelfortsatzes des Schulterblattes (s. u.) und teils zur ersten Rippe ziehen. Das Schlüsselbein gehört mit der Speiche des Unterarmes zu den Knochen des Körpers, die am häufigsten brechen (Atlas Abb. 4-15).

Schulterblatt (Scapula). Das Schulterblatt ist ein großer, *platter* Knochen, der eine *dreieckige* Form hat (Atlas Abb. 4-16). Es hat rückwärts kein Gelenk mit dem Rumpf, sondern ist nur an Muskeln aufgehängt. Zusammen mit dem Oberarmknochen bildet es das Schultergelenk.

An der Rückseite des Schulterblattes befindet sich die *Schulterblattgräte* (Spina scapulae), die seitlich in die *Schulterhöhe* (Acromion) ausläuft. Diese Schulterhöhe stellt die gelenkige Verbindung mit dem Schlüsselbein her.

Am oberen Rand des Schulterblattes befindet sich der nach vorne gerichtete *Rabenschnabelfortsatz* (Processus coracoideus). Er ist mit der Schulterhöhe durch kräftige Bänder verbunden.

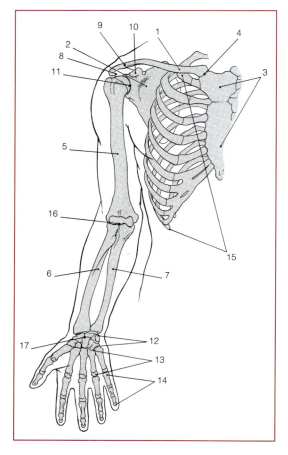

Abb. 4-10 Rechter Schultergürtel mit Arm- und Handknochen. Ansicht von vorne.
1. Schlüsselbein (Clavicula), 2. Schulterblatt (Scapula), 3. Brustbein (Sternum), 4. Brustbein-Schlüsselbein-Gelenk (Articulatio sternoclavicularis), 5. Oberarmknochen (Humerus), 6. Speiche (Radius), 7. Elle (Ulna), 8. Schulterhöhe (Acromion), 9. Schulterhöhen-Schlüsselbein-Gelenk (Articulatio acromioclavicularis), 10. Rabenschnabelfortsatz (Processus coracoideus), 11. Schultergelenk (Articulatio humeri), 12. Handwurzelknochen (Carpalia), 13. Mittelhandknochen (Metacarpalia), 14. Fingerknochen (Phalanges), 15. Brustkorb, 16. Ellenbogengelenk, 17. Handgelenk.

4.1.8 Oberarmknochen (Humerus)

Beim *Oberarmknochen* (Atlas Abb. 4-17) handelt es sich um einen Röhrenknochen. An seinem oberen Teil befindet sich der Kopf (Caput humeri) mit dem großen und kleinen Höcker. Am unteren Ende sitzen das Köpfchen (Capitulum humeri), die Rolle (Trochlea humeri) und der innere und äußere Gelenkknorren (Epicondylus humeri medialis et lateralis).

4.1.9 Unterarmknochen (Radius, Ulna)

Die beiden Knochen des Unterarms heißen *Elle* (Ulna) und *Speiche* (Radius) (Atlas Abb. 4-18). Die *Elle* befindet sich auf der *Kleinfingerseite*, die *Speiche* auf der *Daumenseite*. Die Elle ist der längere Unterarmknochen. An ihrem körpernahen (proximalen) Ende steht sie mit der Speiche und dem Oberarmknochen in Verbindung, um das Ellenbogengelenk zu bilden. Dazu trägt ihr oberes Ende die Gelenkpfanne für die Rolle des Oberarmknochens. An ihrem körperfernen (distalen) Ende steht sie mit den Handwurzelknochen und dem Kopf der Speiche in gelenkiger Verbindung.

Ist die Hohlhand nach oben (vorne) gedreht, so liegen Elle und Speiche nebeneinander. Wird der Handrücken nach oben (vorne) gedreht, so bewegt sich die Speiche über die Elle.

4.1.10 Handwurzelknochen (Ossa carpi, Carpalia)

Unter dem Begriff Handwurzelknochen fasst man die *acht* kleinen, unregelmäßig geformten Knochen zusammen, die die Handwurzel bilden. Sie sind in zwei Reihen angeordnet (Abb. 4-10, Atlas Abb. 4-19). Die einzelnen Knochen tragen die folgenden Bezeichnungen:

- Kahnbein (Os scaphoideum)
- Mondbein (Os lunatum)
- Dreieckbein (Os triquetrum)
- Erbsenbein (Os pisiforme)
- großes Vieleckbein (Os trapezium)
- kleines Vieleckbein (Os trapezoideum)
- Kopfbein (Os capitatum)
- Hakenbein (Os hamatum)

Der folgende **Merksatz** wird gerne von Schülern benutzt, um sich die Bezeichnung der einzelnen Handwurzelknochen einzuprägen:

Das Kahnbein fährt im Mondenschein,
im Dreieck um das Erbsenbein,
Vieleck groß und Vieleck klein,
der Kopf, der muss am Haken sein.

Skelettalter und Lebensalter

Über das Röntgenbild der Handwurzelknochen kann man, bis zum Eintritt der vollständigen Verknöcherung, das Skelettalter des Betreffenden bestimmen. Durch den Vergleich von Lebensalter, Skelettalter und erreichter Körpergröße kann man schon im Schulkindalter die voraussichtliche Erwachsenengröße recht genau vorhersagen.

Karpaltunnel (Handwurzelkanal, Canalis carpi)

Die Handwurzelknochen sind nicht auf einer geraden Linie angeordnet, sondern sie sind U-förmig gekrümmt, wodurch auf der Hohlhandseite eine kleine Höhlung entsteht. Auf der Kleinfingerseite springen das Erbsenbein und der Haken des Hakenbeins etwas nach vorne, auf der Daumenseite das Kahn- und Trapezbein. Diese radial und ulnar gelegenen Vorsprünge werden durch ein kräftiges Halteband (Retinaculum flexorum) (Atlas Abb. 4-36 Nr. 13) miteinander verbunden. Die dahinterliegende Höhlung wird Karpaltunnel genannt. In diesem Tunnel verlaufen die Beugesehnen der Fingerbeugemuskeln, Blutgefäße und der Mittelarmnerv (N. medianus), der den Daumen, den Zeigefinger, den Mittelfinger und den radialen Teil des Ringfingers innerviert. Kommt es zu einer entzündlichen Anschwellung im Karpaltunnel, so entwickelt sich ein Karpaltunnelsyndrom (➔ Abschn. 4.4.12).

4.1.11 Mittelhand- und Fingerknochen (Ossa metacarpi, Metacarpalia und Ossa digitorum, Phalanges)

An jeder Hand können wir *fünf Mittelhandknochen* (Ossa metacarpi) und *14 Fingerhandknochen* (Phalangen) unterscheiden (Abb. 4-11, Atlas Abb. 4-19).

Die Mittelhandknochen haben ihren Ursprung an der Handwurzel. An ihrem distalen Ende stehen sie mit den Fingerknochen in gelenkiger Verbindung. Jeder Finger besitzt drei Knochen, mit Ausnahme des Daumens, der nur aus zwei Phalangen besteht.

Der Daumen stellt das beweglichste Glied der Hand dar. Dadurch, dass er den übrigen vier Fingern gegenüber gestellt werden kann, können Greifbewegungen ausgeführt werden. Die Greifbewegung wird durch ein *Sattelgelenk* ermöglicht, das vom ersten Mittelhandknochen und dem großen Vieleckbein gebildet wird.

4.1.12 Beckengürtel und Becken (Pelvis)

Als Beckengürtel fasst man die *beiden Hüftbeine* und das *Kreuzbein* zusammen (Abb. 4-12, Atlas Abb. 4-20). Das Kreuzbein bildet die Rückwand des knöchernen Beckens. Es ist mit den beiden Hüftbeinen durch die *Kreuzbein-Darmbein-Gelenke* (Iliosakralgelenke, Artt. sacroiliacae) verbunden. Diese Gelenke sind von starken Bändern umgeben, um ein Abkippen des Beckens zu verhindern. Obwohl wegen dieser kräftigen Bänder im Kreuzbein-Darmbein-Gelenk kaum Bewegungen möglich sind, spielt es für die Elastizität des Beckens eine wichtige Rolle.

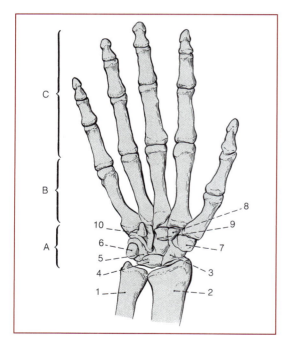

Abb. 4-11 Skelett der rechten Hand
Ansicht von der Handfläche her.
A. Acht Handwurzelknochen (Carpalia), B. Fünf Mittelhandknochen (Metacarpalia), C. Vierzehn Fingerknochen (Phalanges), 1. Elle (Ulna), 2. Speiche (Radius), 3. Kahnbein (Os scaphoideum), 4. Mondbein (Os lunatum), 5. Dreieckbein (Os triquetrum), 6. Erbsenbein (Os pisiforme), 7. Großes Vieleckbein (Os trapezium), 8. Kleines Vieleckbein (Os trapezoideum), 9. Kopfbein (Os capitatum), 10. Hakenbein (Os hamatum).

Eine weitere Verbindung des Kreuzbeines ist das Lenden-Kreuzbein-Gelenk (Lumbosakralgelenk, Art. lumbosacralis). Es handelt sich um eine Verbindung (Hafte, ➔ Abschn. 4.2.1) zwischen dem 5. Lendenwirbel und dem Kreuzbein.

Hüftbeine (Ossa coxae). Jedes Hüftbein ist aus drei Knochen zusammengesetzt: *Darmbein* (Os ilium), *Sitzbein* (Os ischii) und *Schambein* (Os pubis). Beim jungen Menschen sind diese Knochen durch Knorpelfugen miteinander verbunden. Beim Erwachsenen sind sie fest verknöchert, so dass man keine Begrenzungslinien mehr erkennen kann. Man unterscheidet ein großes (Pelvis major) und ein kleines Becken (Pelvis minor). Die Grenzlinie zwischen diesen beiden heißt Linea terminalis (Abb. 4-12, 4-13 und Atlas Abb. 4-21).

Das männliche und weibliche Becken unterscheidet sich erheblich. Die Durchtrittsstelle in das kleine Becken ist beim Mann eher birnenförmig und bei der Frau rundlicher. Da das Kind während der Geburt diese Durchtrittsstelle passieren muss, ist dieser Durchgang bei der Frau größer als beim Mann. Insgesamt ist das kleine Becken bei der Frau tiefer und breiter als beim Mann, auch hat die Frau breiter ausladende Darmbeinschaufeln. Am einfachsten gelingt die Geschlechtsbestimmung eines Skeletts jedoch an der Weite des Schambeinwinkels. Beim Mann liegt hier ein spitzer, bei der Frau ein stumpfer Schambeinwinkel vor.

Das *Acetabulum*, die tiefe Gelenkpfanne des Hüftbeines, nimmt den Oberschenkelkopf auf. Das Acetabulum wird gemeinsam von Darm-, Sitz- und Schambein gebildet, ebenso wie das Hüftloch (verstopftes Loch, Foramen obturatum). Diese Aussparung dient der Gewichtsverminderung des Beckens und bietet Gefäßen und Nerven eine Durchtrittsmöglichkeit.

- **Darmbein** (Os ilium). Die Darmbeine bilden die Beckenschaufeln. Ihr oberer Rand heißt *Darmbeinkamm* (Crista iliaca), er endet vorne im vorderen oberen *Darmbeinstachel* (Spina iliaca anterior superior). Darunter befindet sich der vordere untere Darmbeinstachel (Spina iliaca anterior inferior). Die beiden inneren Darmbeingruben bilden das *große Becken*.

- **Schambein** (Os pubis). Die Schambeine sind durch die *Schambeinfuge* (Symphyse) miteinander verbunden. Die Knochenverbindung wird durch *Faserknorpel* hergestellt. Auf die

Schambeinfuge wirken beim Gehen und Stehen abwechselnd Zug- und Schubkräfte ein. Diese unterschiedliche Beanspruchung wird durch den Faserknorpel kompensiert. Damit dient die Schambeinfuge in erster Linie der Federung.

- **Sitzbein** (Os ischii). Am Sitzbein unterscheidet man den *Sitzbeinhöcker* (Tuber ischiadicum), auf dem wir sitzen, und den *Sitzbeinstachel* (Spina ischiadica), der sich am hinteren Rand des Sitzbeines befindet und nach innen gerichtet ist.

4.1.13 Oberschenkelknochen (Femur)

Der Oberschenkelknochen ist der *längste Knochen* des Körpers (Abb. 4-12, 4-13 und Atlas Abb. 4-22). An seinem oberen Anteil befindet sich der *Oberschenkelkopf* (Caput femoris), der im Acetabulum (s. o.) liegt und an der Bildung des Hüftgelenkes beteiligt ist. Der Oberschenkelkopf ist durch den schräg abzweigenden *Schenkelhals* mit dem Knochenschaft verbunden. Am Übergang vom Schenkelhals zum Knochenschaft befinden sich zwei Knochenvorwölbungen, und zwar der *große* und *kleine Rollhügel* (Trochanter major et minor), die wichtige Ansatzpunkte für die Gesäßmuskulatur bilden. Der große Rollhügel kann gut getastet werden und spielt deshalb bei der intramuskulären Injektion eine wichtige Rolle beim Auffinden des richtigen Punktionsortes nach der Methode nach von Hochstetter.

An dem distalen Ende des Oberschenkelknochens befinden sich medial und lateral je ein Gelenkknorren (Epicondylus medialis et lateralis). Das Femur (beachte: *das* Femur, nicht der Femur) bildet zusammen mit der Kniescheibe und dem Schienbein das Kniegelenk (➔ Abschn. 4.2.5)

4.1.14 Unterschenkelknochen (Tibia, Fibula)

Schienbein (Tibia) und *Wadenbein* (Fibula) sind die beiden Knochen des Unterschenkels, wobei ersterer der größere der beiden ist und bei der Bildung des Kniegelenkes mit beteiligt ist (Abb. 4-13, Atlas Abb. 4-23). Das Wadenbein reicht nicht bis zum Kniegelenk, sondern ist nur mit dem Schienbein über dessen verbreiterten Kopf gelenkig ver-

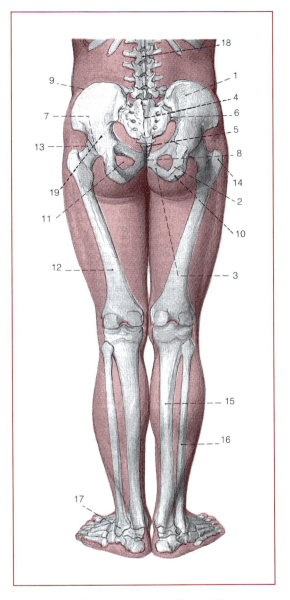

Abb. 4-12 Beckengürtel und unter Extremitäten
Ansicht von hinten.
1. Darmbein (Os ilium), 2. Sitzbein (Os ischii), 3. Schambein (Os pubis), 4. Kreuzbein (Os sacrum), 5. Steißbein (Os coccygis), 6. Kreuzbein-Darmbein-Gelenk (Iliosakralgelenk), 7. Hüftgelenkpfanne (Acetabulum), 8. Schambeinfuge (Symphyse), 9. Darmbeinkamm (Crista iliaca), 10. Sitzbeinhöcker (Tuber ischiadicum), 11. Hüftloch (verstopftes Loch, Foramen obturatum), 12. Oberschenkelknochen (Femur), 13. Oberschenkelkopf (Caput femoris), 14. Großer Rollhügel (Trochanter major), 15. Schienbein (Tibia), 16. Wadenbein (Fibula), 17. Wadenbeinknochen (äußerer Knöchel, Malleolus lateralis), 18. Lendenwirbelsäule, 19. Hüftbein (Os coxae).

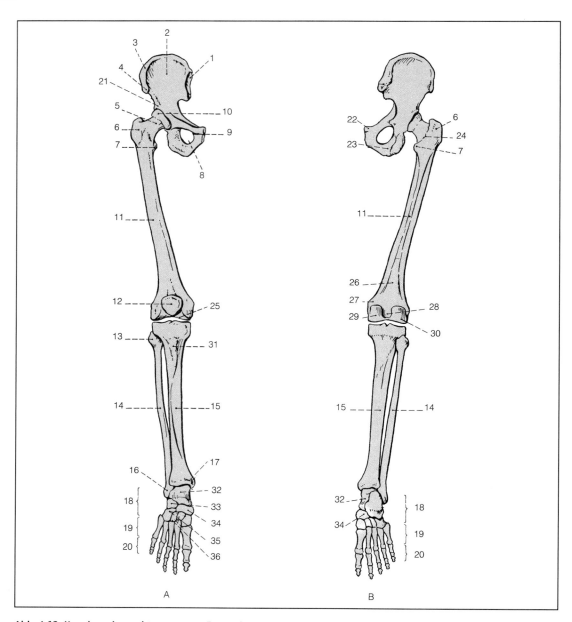

Abb. 4-13 Knochen der rechten unteren Extremitäten
A. Ansicht von vorne, B. Ansicht von hinten, 1. Kreuzbein-Darmbein-Gelenkfläche (Iliosakral-Gelenkfläche), 2. Darmbein (Os ilium), 3. Darmbeinkamm (Crista iliaca), 4. Vorderer oberer Darmbeinstachel (Spina iliaca anterior superior), 5. Oberschenkelhals (Collum femoris), 6. Großer Rollhügel (Trochanter major), 7. Kleiner Rollhügel (Trochanter minor), 8. Hüftloch (verstopftes Loch, Foramen obturatum), 9. Schambeinfuge (Symphyse), 10. Oberschenkelkopf (Caput femoris), 11. Oberschenkelknochen (Femur), 12. Kniescheibe (Patella), 13. Köpfchen des Wadenbeins (Caput fibulae), 14. Wadenbein (Fibula), 15. Schienbein (Tibia), 16. Knöchel des Wadenbeins (Malleolus lateralis), 17. Knöchel des Schienbeins (Malleolus medialis), 18. Fußwurzelknochen (Tarsalia), 19. Mittelfußknochen (Metatarsalia), 20. Zehen (Phalanges), 21. Vorderer unterer Darmbeinstachel (Spina iliaca anterior inferior), 22. Sitzbeinstachel (Spina ischiadica), 23. Sitzbeinhöcker (Tuber ischiadicum), 24. Linie zwischen den Rollhügeln (Linea intertrochanterica), 25. Laufrinne für die Kniescheibe, 26. Kniekehlenfläche (Facies poplitea), 27. Innerer Obergelenkkorren (Epicondylus medialis), 28. Kniegelenkgrube (Fossa intercondylaris posterior), 29. Innerer Gelenkknorren (Condylus medialis), 30. Seitlicher Gelenkknorren (Condylus lateralis), 31. Rauigkeit des Schienbeins (Tuberositas tibiae), 32. Sprungbein (Talus), 33. Fersenbein (Calcaneus), 34. Kahnbein (Os naviculare), 35. Würfelbein (Os cuboideum), 36. Keilbein I bis III (Os cuneiforme).

bunden. Zwischen Schienbein und Wadenbein spannt sich eine bindegewebige Membran.

An seinem distalen Teil endet das Wadenbein in einem Höcker (Malleolus lateralis) an der Außenseite des Fußgelenkes. Das Schienbein ist an seinem körperfernen Ende sowohl mit dem Wadenbein als auch mit dem Sprungbein, also einem der Fußwurzelknochen (s. u.), gelenkig verbunden (Abb. 4-13, Atlas Abb. 4-23, 4-24).

4.1.15 Fußskelett

Aufgrund seines Skelettes kann man beim Fuß die drei Anteile *Fußwurzel, Mittelfuß* und *Zehen* unterscheiden (Abb. 4-14, Atlas Abb. 4-25, 4-27). Der gesunde Fuß weist einerseits innen ein Längsgewölbe und im Bereich der Mittelfußknochen ein Quergewölbe auf. Diese Gewölbe entstehen durch die Knochenform und durch den Halt von Bändern und Muskeln. Das Körpergewicht ruht im hinteren Anteil vor allem auf dem Fersenhöcker und im vorderen auf dem ersten Mittelfußknochen, aber auch auf dem 5. Mittelfußknochen. Dies ist der Grund, warum ein gesunder Fußabdruck einen bogenförmigen Verlauf zeigt.

Fußwurzelknochen (Ossa tarsi, Tarsalia). Auf die Gesamtlänge des Fußes bezogen, nehmen die sieben Fußwurzelknochen etwa die hintere Hälfte ein (Abb. 4-14, Atlas Abb. 4-25). Die Fußwurzelknochen heißen:

- Fersenbein (Calcaneus)
- Sprungbein (Talus)
- Kahnbein (Os naviculare)
- Würfelbein (Os cuboideum)
- inneres Keilbein (Os cuneiforme mediale)
- mittleres Keilbein (Os cuneiforme intermedium)
- äußeres Keilbein (Os cuneiforme laterale)

Das Fersenbein, der größte Fußwurzelknochen, liegt am weitesten dorsal. An ihm ist die Achillessehne befestigt.

Mittelfußknochen (Ossa metatarsalia, Metatarsalia). Jeder Fuß hat fünf Mittelfußknochen, die jeweils aus Basis, Schaft und Kopf bestehen. An ihren körpernahen Enden sind sie mit den Fußwurzelknochen, an ihren körperfernen mit den Grundgliedern der Zehen gelenkig verbunden.

Zehen (Ossa digitorum, Phalanges). Die einzelnen Zehen weisen je *drei* Glieder auf, mit Ausnahme der *Großzehe*, die nur *zwei* Glieder hat. Da die Zehen beim Menschen ihre Funktion als Greiforgane eingebüßt haben, sind sie, verglichen mit den Fingern, nur kurz.

4.2 Knochenverbindungen (Junkturen)

4.2.1 Arten von Knochenverbindungen

Bei den Knochenverbindungen werden Haften und Gelenke unterschieden.

Haften (Synarthrosen)

Haften sind *unbewegliche, kontinuierliche Knochenverbindungen*, bei denen zwei Knochen durch ein dazwischenliegendes Gewebe fest mit-

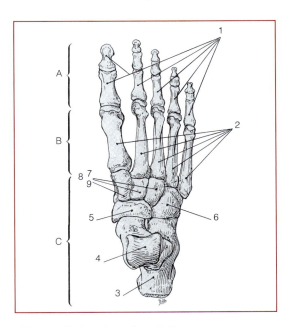

Abb. 4-14 Skelett des rechten Fußes
A. Vorderfuß, B Mittelfuß, C. Fußwurzel, 1. Vierzehn Zehenknochen (Phalanges), 2. Fünf Fußmittelknochen (Metatarsalia), 3.–9. Sieben Fußwurzelknochen (Tarsalia), 3. Fersenbein (Calaneus), 4. Sprungbein (Talus), 5. Kahnbein (Os naviculare), 6. Würfelbein (Os cuboideum), 7. Äußeres Keilbein (Os cuneiforme laterale), 8. Mittlere Keilbein (Os cuneiforme intermedium), 9. Inneres Keilbein (Os cuneiforme mediale).

einander verbunden sind. Die Art des Gewebes, das die Fuge zwischen den beiden Knochen ausfüllt, bestimmt den Namen der Haften.

- **Bandhaft** (Syndesmose). Die Knochen werden durch straffes kollagenes Bindegewebe miteinander verbunden, wie zum Beispiel die Fontanellen am Schädel des Neugeborenen. Wenn allerdings das Bindegewebe in den Schädelnähten später verknöchert, spricht man von Knochenhaft (s. u.).
- **Knorpelhaft** (Synchondrose). Hier besteht das verbindende Gewebe zwischen zwei Knochen aus Knorpel. Knorpelhaften kommen zwischen den Bandscheiben und den Wirbelkörpern vor, an den Epiphysenfugen (Wachstumsfugen) der jugendlichen Röhrenknochen, der Schambeinfuge (Symphyse) und der Verbindung der 1. (evtl. auch der 6. und 7.) Rippe mit dem Brustbein.
- **Knochenhaft** (Synostose). Es handelt sich um eine knöcherne Verwachsung benachbarter Knochen. Knochenhaft kommt beim Erwachsenen an den Verbindungsstellen der Diaphysen zu den Epiphysen vor, am Schädel, an den Verschmelzungsstellen von Darm-, Sitz- und Schambein zum Hüftbein sowie am Kreuzbein, das aus fünf Einzelwirbeln zusammengesetzt ist.

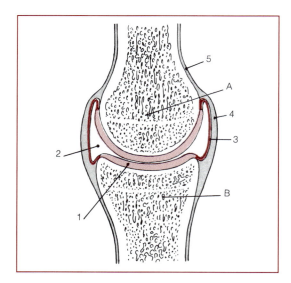

Abb. 4-15 Aufbau eines Gelenkes
A. Gelenkkopf, B. Gelenkpfanne, 1. Hyaliner Knorpel, 2. Gelenkspalt mit Gelenkschmiere (Synovia), 3. Synovialhaut, 4. Äußere Faserschicht der Gelenkkapsel, 5. Knochenhaut (Periost).

Gelenke
(Diarthrosen, Articulationes synoviales)

Beim Gelenk handelt es sich um eine *bewegliche, diskontinuierliche Knochenverbindung*. Charakteristisch für das Gelenk ist der *Gelenkspalt* (Gelenkhöhle), der die Verbindung zwischen zwei Knochen unterbricht. Dadurch wird ermöglicht, dass sich die beiden Knochen gegeneinander bewegen können (Abb. 4-15).

Aufbau eines Gelenkes. Das gewölbte Gelenkende wird als *Kopf*, das ausgehöhlte als *Pfanne* bezeichnet. Die Gelenkflächen sind mit *hyalinem Knorpel* überzogen. Die durch den Gelenkspalt getrennten Knochen werden durch die *Gelenkkapsel* verbunden, die die Gelenkhöhle nach außen hin abschließt. An der Gelenkkapsel können wir zwei Anteile unterscheiden: eine *äußere Faserschicht* und eine *innere Synovialhaut*, die die *Synovia* (Gelenkschmiere) absondert. Aufgabe der Gelenkschmiere ist es, die Gelenkflächen *gleitfähig* zu erhalten und den gefäßfreien *Knorpel* zu *ernähren*. Der Gelenkkapsel sind Gelenkbänder aufgelagert, die bestimmte Bewegungen verhindern und so eine *Überstreckung* des Gelenkes *verhüten*. In manchen Gelenken befinden sich noch Zwischenscheiben (Disci, Menisci); das sind verschiebbare Gelenkflächen, die als Puffer wirken und Unebenheiten der Gelenkflächen ausgleichen.

Gelenkarten. Man unterscheidet *einfache* und *zusammengesetzte* Gelenke. In einfachen Gelenken stehen zwei Knochen miteinander in Verbindung. Hierzu gehören beispielsweise die Fingergelenke, die Schultergelenke und die Hüftgelenke. Bei den zusammengesetzten Gelenken stehen mehr als zwei Knochen miteinander in Verbindung, hierzu zählen das Knie- und das Ellenbogengelenk.

Gelenke, die durch straffe Bänder und durch die Form ihrer Gelenkflächen in ihrer Beweglichkeit stark eingeschränkt sind, werden als *straffe Gelenke* (Amphiarthrosen) bezeichnet, zum Beispiel das Kreuzbein-Darmbein-Gelenk.

Nach der Anzahl der möglichen Bewegungsrichtungen, die das Gelenk erlaubt, unterscheidet man ein-, zwei- und dreiachsige Gelenke. Bei einachsigen Gelenken ist nur eine Bewegungsrichtung möglich, vergleichbar mit dem Öffnen und Schließen einer Tür. Einachsige Gelenke sind beispielsweise die Finger- und Zehengelenke und das Oberarmknochen-Ellen-Gelenk, → Abschn. 4.2.4). Bei zweiachsigen Gelenken können Bewegungen in zwei Hauptachsen durchgeführt werden. Hierzu gehören das Ei- und das Sattelgelenk. Die dreiachsigen Gelenke sind die Kugelgelenke. Sie können Bewegungen in alle drei Hauptachsen ausführen.

Ausgehend von der *Form* der Gelenkflächen unterscheidet man Scharnier-, Kugel-, Ei-, Sattel- und Radgelenke (Abb. 4-16). Wegen ihrer Wichtigkeit werden sie ausführlicher besprochen.

- **Scharniergelenke** sind uns von Türen und Fenstern bekannt. Hier erfolgt das Öffnen und Schließen um eine einzige Achse. Scharniergelenke im Körper sind die *Oberarmknochen-Ellen-Gelenke*, sowie die *Knie-, Sprung-, Finger-,* und *Zehengelenke*.
- **Kugelgelenke** erlauben eine größtmögliche Anzahl von Bewegungen. Dazu umfasst eine schalenförmige Gelenkpfanne einen kugelförmigen Kopf. Wichtige Kugelgelenke sind die *Schulter-* und die *Hüftgelenke*. Bei den Schultergelenken wird der Oberarmkopf nicht vollständig von der Pfanne umschlossen. Deshalb handelt es sich um ein sehr bewegliches Gelenk, das allerdings anfällig für Verrenkungen ist. Dagegen ist in den Hüftgelenken der Oberschenkelkopf zu einem viel größeren Teil von der Gelenkpfanne umgeben, so dass es hier seltener zu Verrenkungen kommt, was allerdings zu Lasten der Beweglichkeit geht (→ auch „Nussgelenk", Abschn. 4.2.3 Hüftgelenk).
- **Eigelenk.** Ein eiförmiger Gelenkkopf liegt in einer entsprechend geformten Pfanne. An möglichen Bewegungen können Beugungen, Streckungen und Seitwärtsbewegungen ausgeführt werden. Eigelenke kommen in den proximalen *Handgelenken* und zwischen Atlas und Hinterhauptbein vor.
- **Sattelgelenk.** Sattelgelenke kommen im Körper nur in den *Daumenwurzelgelenken* vor. Hier gleiten zwei ineinandergepasste Sättel aufeinander. Durch diese besondere Form ist es möglich, dass die Daumen den übrigen Fingern

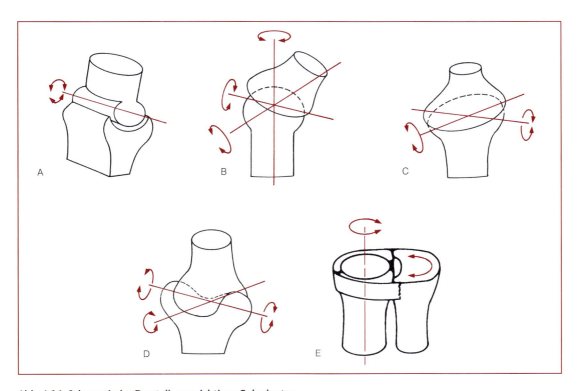

Abb. 4-16 Schematische Darstellung wichtiger Gelenkarten
A. Scharniergelenk (z. B. Fingergelenk), B. Kugelgelenk (z. B. Schultergelenk), C. Eigelenk (z. B. Handgelenk), D. Sattelgelenk (Daumenwurzelgelenk), E. Radgelenk (z. B. Ellen-Speichen-Gelenk).

gegenübergestellt werden können, wodurch die Hände zu Greifwerkzeugen werden.
- **Radgelenk.** Beim Radgelenk ist der Gelenkkopf scheibenförmig. Sein überknorpelter Anteil dreht sich in einer entsprechend ausgehöhlten Pfanne. Ein Radgelenk ist das *Ellen-Speichen-Gelenk* als Teil des Ellenbogengelenks.

> **Wichtige Gelenkformen**
> - Scharniergelenk
> - Kugelgelenk
> - Eigelenk
> - Sattelgelenk
> - Radgelenk

4.2.2 Schultergelenk (Articulatio humeri)

Das Schultergelenk ist ein wenig stabiles Kugelgelenk, das sich durch große Beweglichkeit auszeichnet. Es besteht aus dem *Kopf* des *Oberarmknochens* und der *Pfanne* des *Schulterblattes* (Atlas Abb. 4-28).

4.2.3 Hüftgelenk (Articulatio coxae)

Beim Hüftgelenk handelt es sich ebenfalls um ein Kugelgelenk (Atlas Abb. 4-29). Die Pfanne (Acetabulum) wird vom *Hüftbein*, und zwar von Darm-, Scham- und Sitzbein gebildet. Während der Kindheit und Jugend sind diese drei Teile durch knorpelige Wachstumsfugen miteinander verbunden. Beim Erwachsenen ist die Hüftgelenkpfanne zu einem einzigen Knochen verschmolzen.

Die Gelenkpfanne umgreift den Gelenkkopf so weit, dass das Gelenk auch manchmal als *Nussgelenk* bezeichnet wird, da die Pfanne um den Kopf flach wie eine Nussschale um die Nuss liegt. Trotzdem kann es bei sehr starken von außen einwirkenden Kräften auch zu einer Verrenkung des Hüftgelenkes kommen.

Liegt eine **angeborene Hüftluxation** (Hüftverrenkung) vor, so ist das Pfannendach ungenügend ausgebildet. Dies ist bei 0,5 % der Neugeborenen der Fall. Bei Belastungen gleitet der Gelenkkopf kranial aus der Pfanne, da er nur ein unzureichendes Widerlager findet. Bei einseitigen, unbehandelten Luxationen kommt es bei den Betroffenen zu Beckenschiefstand, Skoliose und Hinken. Eine beidseitige Luxation führt zum Watschelgang. Die Folge einer Luxation sind verfrühte Verschleißerscheinungen (Coxarthrose). Deshalb versucht man eine angeborene Luxation schon im Säuglingsalter zu erkennen, um durch einen Spreizverband eine Pfannendachbildung zu fördern. Einen Hinweis auf angeborene Luxation sind Asymmetrien der Hautfalten am Oberschenkel und Beinlängenunterschiede. In diesen Verdachtsfällen können Ultraschall- und Röntgenuntersuchungen weiteren Aufschluss bieten.

4.2.4 Ellenbogengelenk (Articulatio cubiti)

Beim Ellenbogengelenk handelt es sich um ein aus 3 Knochen bestehendes, zusammengesetztes Gelenk, an dem man drei Teilgelenke unterscheiden kann, das *Oberarmknochen-Speichen-Gelenk*, das *Oberarmknochen-Ellen-Gelenk* und das *Ellen-Speichen-Gelenk* (Atlas Abb. 4-30, 4-31).

Die Elle umgreift mit dem Ellenbogen (Olecranon) die Rolle des Oberarmknochens und führt um diese Rolle eine Scharnierbewegung aus, die zur Beugung bzw. Streckung des Unterarmes führt. Die Speiche dreht sich radartig um die Elle, wodurch die Handflächen nach oben und unten gedreht werden können. Das Gelenk zwischen Oberarmknochen und Speiche ist einem Kugelgelenk vergleichbar. Das Ellenbogengelenk ist von einer verhältnismäßig großen Kapsel umgeben.

Beim Kleinkind kann es leicht zu einer Verrenkung des Speichenkopfes kommen, denn hier ist der Speichenkopf noch aus Knorpel vorgebildet, wodurch er etwas verformbar ist. Wird nun beim Kind kräftig an der Hand gezogen, beispielsweise weil es droht hinzufallen oder bei dem Spiel „Engelchen, Engelchen flieg", so kann der Speichenkopf aus dem Ringband gleiten, das ihn normalerweise hält (Atlas Abb. 4-31 Nr. 17).

4.2.5 Kniegelenk (Articulatio genus)

Das Kniegelenk wird vom *Oberschenkelknochen* (Femur), der *Kniescheibe* (Patella), den *Menisken* und dem *Schienbein* (Tibia) gebildet (Abb.

4.2 Knochenverbindungen (Junkturen)

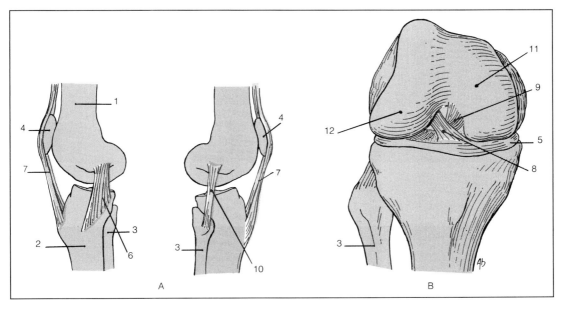

Abb. 4-17 Kniegelenk
A. in Streckstellung (Seitenansicht; links: von innen, rechts: von außen), B. in Beugestellung (Frontalansicht, Kniescheibe entfernt), 1. Oberschenkelknochen (Femur), 2. Schienbein (Tibia), 3. Wadenbein (Fibula), 4. Kniescheibe (Patella), 5. Meniskus, 6. Seitenband (Ligamentum collaterale tibiale), 7. Kniescheibenband, Patellarsehne (Ligamentum patellae), 8. Vorderes Kreuzband (Ligamentum cruciatum anterius), 9. Hinteres Kreuzband (Ligamentum cruciatum posterius), 10. Seitenband (Ligamentum collaterale fibulare), 11. Innerer Gelenkknorren (Condylus medialis), 12. Seitlicher Gelenkknorren (Condylus lateralis).

4-17, Atlas Abb. 4-33 bis 4-35). Das Wadenbein (Fibula) ist an der Bildung dieses Gelenkes nicht beteiligt, da es zwar mit dem Schienbein gelenkig verbunden ist, jedoch nicht mit dem Oberschenkelknochen.

Man kann am Kniegelenk zwei Teilgelenke unterscheiden: das Oberschenkelknochen-Schienbein-Gelenk und das Oberschenkelknochen-Kniescheiben-Gelenk. Die beiden Teilgelenke sind jedoch von einer *gemeinsamen Gelenkkapsel* umschlossen. Der Oberschenkelknochen besitzt an seinem unteren Ende zwei große Gelenkknorren, die die Gelenkköpfe bilden. Damit hat der Oberschenkelknochen drei Gelenkflächen: zwei für das Schienbein auf den beiden Gelenkknorren und eine für die Kniescheibe.

Der verhältnismäßig ebenen Fläche des Schienbeins liegt jeweils ein innerer und ein äußerer **Meniskus** auf (Atlas Abb. 4-34). Es handelt sich um hufeisenförmige Faserknorpelscheiben, die in der Mitte durch die Kreuzbänder verankert werden; an der Seite sind sie mit der Gelenkkapsel verwachsen. Die hohen Kanten der Menisken liegen außen, die niedrigeren innen. Wird das Kniegelenk bewegt, so schieben die Gelenkknorren die Menisken vor sich her. Bei der entsprechenden Gegenbewegung gleiten die Menisken wieder in ihre ursprüngliche Lage zurück. Hat der Meniskus nicht mehr genug Zeit zurückzugleiten, beispielsweise bei einem „*Drehsturz*", kann es zum *Meniskusriss* kommen. Von einem solchen Meniskusriss ist meistens der innere Meniskus betroffen, der schlechter beweglich ist als der äußere.

Die **Kniescheibe** (Patella), das größte Sesambein, liegt an der *Knievorderseite*, eingebettet in die *Sehne* des *vierköpfigen Oberschenkelmuskels*. Diese Sehne wird in ihrem Abschnitt zwischen Kniescheibe und Schienbein auch als Kniescheibenband bezeichnet. Auf ihrer Rückseite ist die Kniescheibe mit hyalinem Knorpel überzogen, um Reibung zu vermindern. Die Patella hat außerdem die Aufgabe, die Sehne zu führen und damit deren seitliches Abrutschen zu verhindern. Ist das Knie *gestreckt*, wird die Patella nach vorne gebracht, ist *deutlich sichtbar* und kann etwas hin und her bewegt werden. Bei gebeugtem Knie sinkt sie in die Gelenkhöhle ein und ist nur schwer erkennbar. Bei größeren Kniegelenkergüssen wird die Kniescheibe aus ihrer Führungsrinne gehoben, so dass sie bei der Untersuchung leicht zur Seite bewegt werden kann („tanzende Patella"). Übrigens sind bei einem Erguss im Kniegelenk die Schleimbeutel von der Entzündung fast immer mit betroffen.

An der rechten und linken Knieseite befinden sich die **Seitenbänder** (Atlas Abb. 4-34). In Streckstellung sind sie gestrafft und verhindern eine Drehbewegung des Kniegelenkes. Bei gebeugtem Knie erschlaffen sie und ermöglichen nun eine Drehbewegung.

Die vorderen und hinteren **Kreuzbänder** fixieren die Menisken und verhindern eine Überstreckung des Kniegelenkes.

Schubladenphänomen
Zum Schubladenphänomen kommt es infolge eines Kreuzbandrisses. Reißt das *vordere* Kreuzband, läßt sich das Schienbein gegenüber dem Oberschenkelknochen abnorm weit nach *vorne* ziehen. Reißt dagegen das *hintere* Kreuzband, lässt sich das Schienbein auffallend weit nach *hinten* schieben.

4.2.6 Besondere Hilfsvorrichtungen

Schleimbeutel (Bursa). Schleimbeutel erleichtern das Gleiten von Sehnen oder Muskeln über Knochen und Bänder. Es handelt sich um kleine, geschlossene Säckchen, die innen mit *Synovialflüssigkeit* gefüllt sind (Atlas Abb. 4-35 Nr. 3). Durch Dauerreize wie Druck, Überbeanspruchung oder durch wiederholte Verletzungen kann es zur *Schleimbeutelentzündung* (➔ Abschn. 4.4.10) kommen.

Sehne (Tendo). Eine Sehne ist das weißliche, glänzende *Endstück* eines *Muskels*. Es besteht aus unelastischem kollagenen Bindegewebe. Die Sehne dient dem *Muskel* als *Ursprung* und *Ansatz* am *Knochen* und sie überträgt die Zugwirkung des Muskels auf die Knochen (Atlas Abb. 4-36).

Sehnenscheide (Vagina tendinis). In Gelenknähe und anderen funktionell erforderlichen Stellen verlaufen lange Sehnen in einen *Führungskanal* (Sehnenscheide). Die *äußere Schicht* dieses Führungskanals besteht aus einer *derben, bindegewebigen Hülle, innen* ist der Führungskanal mit einer *Synovialhaut,* die auch die Sehne überzieht, ausgestattet (Atlas Abb. 4-37, 4-38).

Solche Sehnenscheiden kommen an Unterarmen und Unterschenkeln vor.

Aponeurose. Aponeurosen sind *flächenhafte Sehnen*, zum Beispiel die Hohlhandsehne (Aponeurosis palmaris, Atlas Abb. 4-36 Nr. 16).

Band (Ligamentum). Ein Band besteht aus kollagenem Bindegewebe und dient der Verbindung und Befestigung von gegeneinander beweglichen Knochen. So sichern die *Verstärkungsbänder* der Gelenkkapseln den Zusammenhalt der beteiligten Knochen (*Haftbänder*). *Führungsbänder* sorgen dafür, dass das Gelenk die ihm zukommende Bewegung ausführen kann und *Hemmbänder* verhindern eine Überstreckung des Gelenkes. Bänder befinden sich nicht nur außerhalb von Gelenken, sondern auch innerhalb (*Binnenknochenbänder*), zum Beispiel die Kreuzbänder des Kniegelenkes.

4.3 Skelettmuskulatur

Die Skelettmuskulatur besteht aus 277 paarigen und drei unpaaren Muskeln. Die Muskulatur ermöglicht nicht nur die aufrechte Körperhaltung, Bewegungen und Fortbewegungen des Körpers, sonder spielt auch eine wichtige Rolle bei der Aufrechterhaltung der Körpertemperatur. Von der Energie, die zur Muskelarbeit eingesetzt wird, können nur 45 % für die Kontraktion verwendet werden, die restlichen 55 % helfen mit, die Körpertemperatur aufrechtzuerhalten. Die Muskelarbeit kann jedoch auch ausschließlich zur Wärmeerhaltung eingesetzt werden, denken Sie an das Muskelzittern bei Kälte!

Da das Hormon Testosteron stark muskelaufbauend (anabol) wirkt, haben Männer durchschnittlich 30 kg Muskelgewebe und Frauen nur ca. 24 kg.

Beim Muskel bezeichnet man die Befestigung, die der *Körpermitte* am *nächsten* liegt, als *Ursprung* des Muskels. Die entgegengesetzte Stelle, also die Stelle, die von der *Körpermitte weiter entfernt* liegt, als *Ansatz*. Weiterhin unterscheidet man den Muskelbauch, der den Hauptanteil des Muskels darstellt, von seinen Endstücken, den Sehnen (s. o.). Es gibt auch Muskeln mit mehreren Muskelbäuchen, das heißt, dass der Muskel durch eine oder mehrere Sehnen unterteilt wird.

Einteilung nach dem Bau des Muskels. Je nach Anzahl der Ursprungsstellen unterscheidet man ein-, zwei-, drei- und vierköpfige Muskeln. Ein bekannter zweiköpfiger Muskel ist der Beuger des Oberarms (Bizeps), ein bekannter dreiköpfiger der Strecker des Oberarms (Trizeps).

Einteilung nach der Aufgabe

- **Agonisten** (Spieler) sind Muskeln, die eine *Primärbewegung* verursachen, zum Beispiel eine Beugung im Ellenbogengelenk oder im Kniegelenk. Ein Muskel kann je nach beabsichtigter Bewegungsrichtung zum Agonisten oder Antagonisten werden.

- **Antagonisten** (Gegenspieler) sind *Gegenspieler* des Agonisten. Führt der Antagonist eine Bewegung aus, muß der Agonist entspannen.

- **Synergisten** (Mitspieler) *unterstützen* den Agonisten oder Antagonisten in seiner Arbeit.

- **Neutralisierende Muskeln** wirken unerwünschten Nebenwirkungen des Agonisten entgegen.

Es werden nun wichtige Skelettmuskeln vorgestellt.

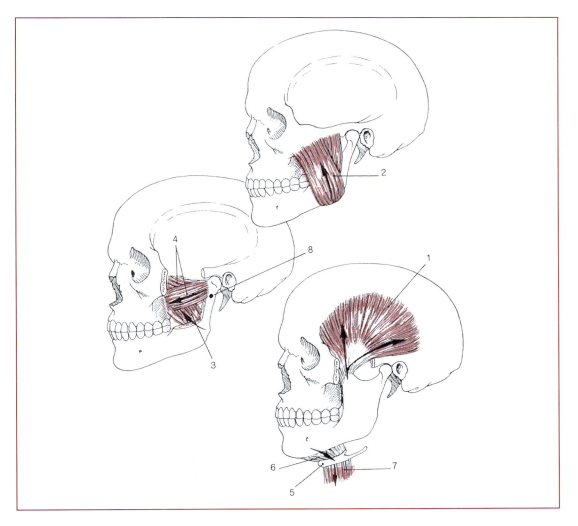

Abb. 4-18 Kaumuskulatur
1. Schläfenmuskel (M. temporalis), 2. Kaumuskel (M. masseter), 3. Innerer Flügelmuskel (M. pterygoideus medialis), 4. Äußerer Flügelmuskel (M. pterygoideus lateralis), 5. Zungenbein (Os hyoideum), 6. Unterkiefer-Zungenbein-Muskel (M. mylohyoideus), 7. Brustbein-Zungenbein-Muskel (M. sternohyoideus), 8. Drehpunkt des Kiefergelenks.

4.3.1 Muskeln des Kopfes

Am Kopf können wir die *Kaumuskulatur* und die *mimische Muskulatur* unterscheiden.

Kaumuskulatur. Vier Kaumuskeln bewegen das Kiefergelenk. Der *Schläfenmuskel* (M. temporalis) entspringt am Unterkiefer und setzt in der Schläfengrube an. Der eigentliche *Kaumuskel* (M. masseter) zieht vom Unterkiefer zum Jochbein (Abb. 4-18, Atlas Abb. 4-39). Der *innere* und *äußere Flügelmuskel* (M. pterygoideus medialis et lateralis) liegen hinter und unterhalb des Jochbeins. Sie entspringen beide an der Flügelgrube des Keilbeins. Der äußere Flügelmuskel dient der Mahlbewegung, der innere dem Kaudruck (Atlas Abb. 4-40).

Mimische Ringmuskulatur. Die mimische *Ringmuskulatur* unterscheidet sich in einigen wichtigen Punkten von den übrigen Skelettmuskeln: Sie entspringt nicht am Knochen und dient nicht der Bewegung von Gelenken, sondern sie liegt im *Unterhautfettgewebe* und *bewegt* die *Haut*. Sie ist *ringförmig* (zirkulär) um die *Körperöffnungen* im Gesichtsbereich (Augen, Nase, Mund) angeordnet (Abb. 4-19, Atlas Abb. 4-40 Nr.8). Sie dient dazu, unseren Stimmungen Ausdruck zu verleihen. Da die mimische Ringmuskulatur in der Gesichtshaut liegt, kommt es bei nachlassender Muskelelastizität und Bindegewebsschwäche leicht zur Faltenbildung.

> **Mimische Ringmuskulatur**
> - liegt ringförmig um Augen, Mund und Nasenlöcher
> - ist nicht am Knochen festgewachsen, sondern liegt im Unterhautfettgewebe
> - bewegt die Haut (nicht die Knochen)

Zur mimischen Muskulatur gehört aber nicht nur die vorstehend geschilderte *Ring*muskulatur, sondern weitere Muskeln, beispielsweise der Wangenmuskel (M. buccinator), der die Aufgabe hat, die Bissen zwischen die Zähne zu schieben, der Augenbrauenrunzler, der Augenbrauenherabzieher, der Mundwinkelheber, der Lachmuskel, der Kinnmuskel u. a. m.

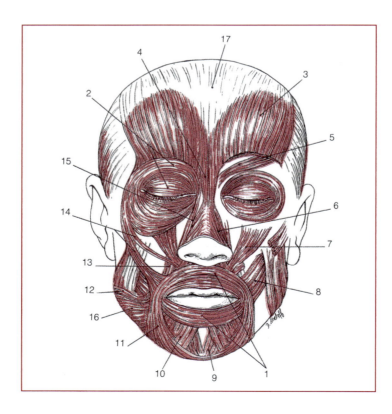

Abb. 4-19 Mimische Muskulatur
1. Ringmuskel des Mundes (M. orbicularis oris), 2. Ringmuskel des Auges (M. orbicularis oculi), 3. Stirnmuskel (M. occipitofrontalis), 4. Herabzieher der Stirnhaut (M. procerus), 5. Augenbrauenrunzler (M. corrugator supercilii), 6. Nasenmuskel (M. nasalis), 7. Oberlippenheber (M. levator labii superioris), 8. Wangenmuskel (Trompetermuskel, M. buccinator), 9. Kinnmuskel (M. mentalis), 10. Herabzieher der Unterlippe (M. depressor labii inferioris), 11. Herabzieher des Mundwinkels (M. depressor anguli oris), 12. Lachmuskel (M. risorius), 13. Mundwinkelheber (M. levator anguli oris), 14. Jochbeinmuskel (M. zygomaticus minor et major), 15. Nasenflügelheber (M. levator labii superioris alaeque nasi), 16. Hautmuskel des Halses (Platysma), 17. Sehnenhaube (Aponeurosis epicranialis).

4.3 Skelettmuskulatur   119

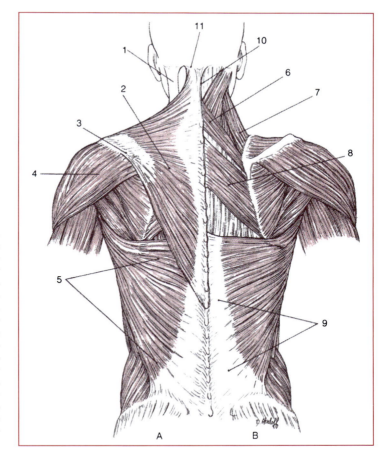

Abb. 4-20
Muskeln von Hals und Rücken
A. Oberflächliche Rückenmuskulatur, B, Oberflächliche Rückenmuskulatur abgetragen, zu sehen ist die darunterliegende zweite Schicht, 1. Kopfwender (M. sternocleidomastoideus), 2. Trapezius (Kapuzenmuskel, M. trapezius), 3. Schulterblattgräte (Spina scapulae), 4. Deltamuskel (M. deltoideus), 5. Breiter Rückenmuskel (M. latissimus dorsi), 6. Kleiner Rautenmuskel (M. rhomboideus minor), 7. Schulterblattheber (M. levator scapulae), 8. Großer Rautenmuskel (M. rhomboideus major), 9. Rücken-Lenden-Faszie (Ursprungsplatte für den breiten Rückenmuskel), 10. Nackenband (Ligamentum nuchae), 11. Obere Nackenlinie (Linea nuchae superior).

4.3.2 Muskeln des Halses

Am Hals befindet sich eine Vielzahl von Muskeln. Die vorderen Halsmuskeln stehen fast alle mit dem *Zungenbein* in Verbindung. Kennen sollten Sie den Platysma, den Kopfwender und den Trapezmuskel.

Platysma. Es handelt sich um einen platten Hautmuskel des Halses. Er hat die Aufgabe, die Haut zu spannen und wird deshalb noch der mimischen Muskulatur zugerechnet. Er verbindet die Haut des Gesichtes vom Bereich des Kinns bis Mundwinkel mit der oberen Brusthaut in der Region des Schlüsselbeins (Abb. 4-21 Nr. 12, Atlas Abb. 4-42 Nr. 21).

Kopfwender (M. sternocleidomastoideus). Der Kopfwender verbindet den Schädel mit dem Schlüssel- und Brustbein. Dazu entspringt er an Brust- und Schlüsselbein und setzt am *Warzenfortsatz* des Schläfenbeins (Processus mastoideus) und der queren Knochenleiste des Hinterhauptbeines (Linea nuchae) an (Abb. 4-21 Nr. 2, Atlas Abb. 4-42 Nr. 2).

Ist nur *ein* Kopfwender tätig, so findet eine Drehung des Kopfes nach der entgegengesetzten Seite, bzw. eine Neigung zur gleichen Seite statt. Sind *beide* Kopfwender aktiv, wird das Hinterhaupt unter leichtem Drehen des Kinns nach vorne gezogen.

Trapezius (M. trapezius). Der Trapezius heißt auch Kapuzenmuskel. Er entspringt mittels einer dünnen Sehne am Hinterhauptbein und an den Dornfortsätzen der Hals- und Brustwirbel. Mit absteigenden, queren und aufsteigenden Bündeln läuft er zum Schultergürtel. Er setzt an Schlüsselbein, Schulterhöhe und der Schulterblattgräte an. Damit verläuft er im *Nacken* und in der *oberen Hälfte des Rückens*. Er bewegt in Zusammenarbeit mit anderen Muskeln das Schulterblatt und das Schlüsselbein (Abb. 4-20 Nr. 2, Atlas Abb. 4-41).

4.3.3 Muskeln des Rumpfes

Die Muskulatur des Rumpfes besteht aus einer tiefen und einer oberflächlichen Schicht. Hier die wichtigsten Muskeln im einzelnen:

Breiter Rückenmuskel (M. latissimus dorsi). Der breite Rückenmuskel bedeckt den *unteren Teil des Rückens*. Er entspringt an den unteren Brustwirbeln, den Lendenwirbeln, den Kreuzbeinwirbeln und am Darmbeinkamm (Abb. 4-20 Nr. 5, Atlas Abb. 4-41 Nr.5). Sein Ansatz liegt auf einem kleinen Muskelhöcker des Oberarmknochens. Er ist wichtig für die Bewegung des Armes im Schultergelenk.

Vorderer Sägemuskel (M. serratus anterior). Der vordere Sägemuskel, ein kräftiger Muskel, entspringt an den oberen neun Rippen und setzt an der Wirbelseite des Schulterblattes an (Abb. 4-21 Nr. 10, Atlas Abb. 4-42 Nr. 10, 4-43 Nr. 8). Er kann das Schulterblatt nach vorne und nach oben ziehen. Er gehört zur Atemhilfsmuskulatur (➔ Abschn. 17.2.3).

Großer Brustmuskel (M. pectoralis major). Der große Brustmuskel entspringt an Brustbein, Schlüsselbein und Rippen. Er bedeckt den größten Teil der *Vorderfläche* des *Brustkorbes* (Abb. 4-21 Nr. 8, Atlas Abb. 4-42 Nr.8). Er ist zuständig für das Anziehen und Einwärtsrollen des Armes. Auch er gehört zur Atemhilfsmuskulatur.

Kleiner Brustmuskel (M. pectoralis minor). Der kleine Brustmuskel entspringt an der 3. bis 5. Rippe und setzt am Rabenschnabelfortsatz des Schulterblattes an, welches er nach unten bewegt (Atlas Abb. 4-43).

Zwischenrippenmuskeln (Mm. intercostales). Bei den Zwischenrippenmuskeln unterscheidet man *äußere* und *innere* Zwischenrippenmuskeln (Mm. intercostales externi et interni). Sie dienen der Abdichtung und der Atembewegung des Brustkorbes (Atlas Abb. 4-43).

4.3.4 Zwerchfell (Diaphragma)

Diaphragma stammt aus dem Griechischen und bedeutet Scheidewand. Dieser Begriff leitet sich von der Tatsache ab, dass das Zwerchfell die Brust- von den Bauchorganen trennt.

Das Diaphragma hat kuppelförmige Gestalt und ist der *wichtigste Atemmuskel* (Atlas Abb. 17-22, 9-29). Es entspringt an der unteren Brustkorböffnung und seine Muskelfasern ziehen bogenförmig aufwärts, um in eine zentrale Sehnenplatte einzustrahlen. Öffnungen in dieser Sehnenplatte lassen die untere Hohlvene, die Aorta und die Speiseröhre durchtreten (Atlas Abb. 9-15). Bei der Einatmung wird die Sehnenplatte nach unten gezogen, bei der Ausatmung kommt es zur Muskelerschlaffung, wodurch die Sehnenplatte von den Baucheingeweiden nach oben geschoben wird. Jede Atembewegung hat damit ein Verschieben der Bauchorgane zur Folge. So wird beispielsweise die Leber bei der Einatmung nach unten bewegt und tritt bei der Ausatmung wieder nach oben. Bei maximaler Einatmung bewegt sich das Sehnenzentrum ca. 3 bis 6 cm bis hin zu 10 cm nach unten (Atlas Abb. 17-23).

4.3.5 Muskeln von Schulter, Arm und Hand

Deltamuskel (M. deltoideus). Der Deltamuskel (Abb. 4-21, Atlas Abb. 4-44 Nr.1) hat die Form einer kurzen, dreieckigen Kappe, die die *Schulter bedeckt*. Er entspringt am Schlüsselbein, an der Schulterhöhe und an der Schulterblattgräte. Sein Ansatzpunkt ist der Oberarmknochen.

Der Deltamuskel hebt den Oberarm und kann ihn nach vorne und hinten ziehen. Teile des Muskels sind auch an der Innen- und Außenrotation des Armes beteiligt.

Zweiköpfiger Oberarmmuskel (M. biceps brachii). Der zweiköpfige Oberarmmuskel (Abb. 4-22, Atlas Abb. 4-44 Nr. 10) wird auch kurz „*Bizeps*" genannt. Er entspringt mit seinem langen Kopf (Caput longum) oberhalb der Schulterblattpfanne. Die Sehne verläuft ein Stück in der Gelenkhöhle des Schultergelenkes. Der kurze Kopf (Caput breve) entspringt am Rabenschnabelfortsatz des Schulterblattes. Die Hauptsehne setzt an der Speiche an. Eine Nebensehne ist über eine flächige Sehne (Aponeurose) mit der Unterarmfaszie verwachsen.

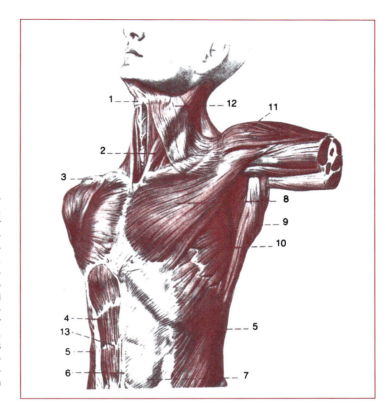

Abb. 4.21 Muskeln der vorderen Brust- und Bauchwand
1. Zungenbein (Os hyoideum), 2. Kopfwender (M. sternocleidomastoideus), 3. Schlüsselbein (Clavicula), 4. Gerader Bauchmuskel (Rektus, M. rectus abdominis), 5. Äußerer schräger Bauchmuskel (M. obliquus externus abdominis), 6. „Weiße Linie" (Linea alba), 7. Rektusscheide, den geraden Bauchmuskel einhüllende Sehnenplatte (Vagina musculi recti abdominis), 8. Großer Brustmuskel (M. pectoralis major), 9. Breiter Rückenmuskel (M. latissimus dorsi), 10. Vorderer Sägemuskel (M. serratus anterior), 11. Deltamuskel (M. deltoideus), 12. Hautmuskel des Halses (Platysma), 13. Zwischensehne im geraden Bauchmuskel (Intersectio tendinea).

Der Bizeps beugt den Unterarm im Ellenbogengelenk und führt eine Auswärtsdrehung (Supination) der Hand, bzw. des Unterarmes durch. Ermöglicht wird diese Supinationsbewegung dadurch, dass die Bizepssehne den Speichenkopf teilweise umschlingt. Des Weiteren wirken der kurze und der lange Kopf bei der Bewegung des Schultergelenkes nach vorne mit.

Dreiköpfiger Oberarmmuskel (M. triceps brachii). Der dreiköpfige Armstrecker (Abb. 4-22, Atlas Abb. 4-44 Nr. 9) *(„Trizeps")* ist der Antagonist des Bizeps. Er entspringt in drei Köpfen an Schulterblatt und Oberarmknochen, verläuft an der Hinterseite des Humerus und setzt an der Elle an.

Seine Aufgabe liegen in der Streckung des Unterarmes im Ellenbogengelenk und in der Mitwirkung bei der Adduktion (Heranziehen) des Armes.

Unterarmmuskeln. Im Unterarm finden wir zahlreiche verschiedene Muskeln, von denen die meisten das Handgelenk und die Finger bewegen. Sie sind in oberflächlichen und tiefen Schichten angelegt. Je nach der im Handgelenk durchgeführten Bewegung unterscheidet man Strecker (Extensoren) und Beuger (Flexoren). Strecker führen eine Dorsalflexion (Beugung der Hand nach dem Handrücken zu), Beuger eine Palmarflexion (Beugung der Finger zur Handfläche hin) durch. Die Strecker liegen dorsal und radial, die Beuger ulnar und palmar (Abb. 4-22, Atlas Abb. 4-36, 4-44). Die Strecker werden von N. radialis, die Beuger von N. medianus und N. ulnaris innerviert.

Wie wir gerade gesehen haben, werden die Bewegungen der Hand zumeist von Muskeln bewirkt, die vom Unterarm kommen. Dies hat den Vorteil, dass die Hand dadurch schlank bleibt.

Handmuskeln. Die Handmuskeln bilden die Fortsetzung der Beugergruppe des Unterarms. Bei den Handmuskeln kann man die Muskeln der Hohlhand, des Daumenballens und des Kleinfingerballens unterscheiden, die alle vom N. medianus oder N. ulnaris innerviert werden (Abb. 4-22, Atlas Abb. 4-36).

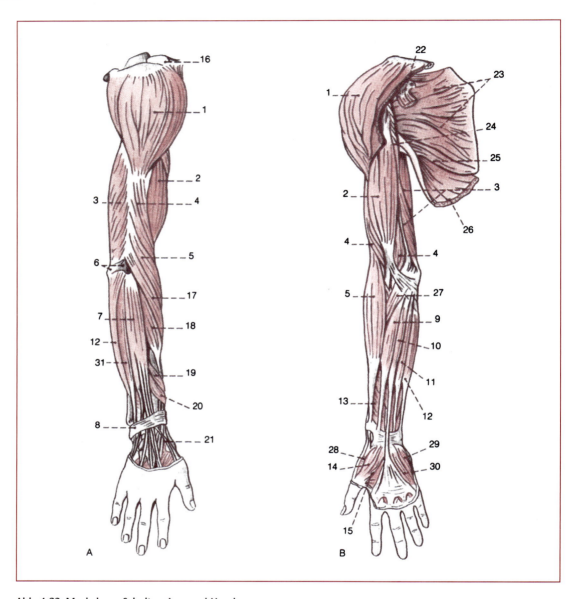

Abb. 4-22 Muskel von Schulter, Arm und Hand
A. Streckseite des Armes, B. Beugeseite des Armes, 1. Deltamuskel (M. deltoideus), 2. Zweiköpfiger Oberarmmuskel (M. biceps brachii), 3. Armstrecker (M. triceps brachii), 4. Innerer Oberarmmuskel (M. brachialis), 5. Oberarmspeichenmuskel (M. brachioradialis), 6. Ellenbogen (Olecranon), 7. Gemeinsamer Fingerstrecker (M. extensor digitorum), 8. Handwurzelband (Retinaculum extensorum), 9. Speichenhandbeuger (M. flexor carpi radialis), 10. Langer Hohlhandmuskel (M. palmaris longus), 11. Oberflächlicher Fingerbeuger (M. flexor digitorum superficialis), 12. Ellenhandbeuger (M. flexor carpi ulnaris), 13. Langer Daumenbeuger (M. flexor pollicis longus), 14. Kurzer Daumenabzieher (M. abductor pollicis brevis), 15. Kurzer Daumenbeuger (M. flexor pollicis brevis), 16. Schlüsselbein (Clavicula), 17. Langer Speichenhandstrecker (M. extensor carpi radialis longus), 18. Kurzer Speichenhandstrecker (M. extensor carpi radialis brevis), 19. Langer Abzieher des Daumens (M. abductor pollicis longus), 20. Kurzer Daumenstrecker (M. extensor pollicis brevis), 21. Langer Daumenstrecker (M. extensor pollicis longus), 22. Rabenschnabelfortsatz (Processus coracoideus), 23. Unterschulterblattmuskel (M. subscapularis), 24. Rabenschnabelfortsatz-Oberarmmuskel (M. coracobrachialis), 25. Großer Rundmuskel (M. teres major), 26. Breiter Rückenmuskel (M. latissimus dorsi), 27. Runder Einwärtswender (M. pronator teres), 28. Gegensteller des Daumens (M. opponens pollicis), 29. Kleinfingerabzieher (M. abductor digiti V), 30. Kleinfingerbeuger (M. flexor digiti V), 31. Ellenhandstrecker (M. extensor carpi ulnaris).

4.3.6 Muskeln des Bauchbereiches

Die Bauchmuskulatur wirkt bei der Rumpfbeugung und der Rumpfdrehung mit, außerdem bei der so genannten Bauchpresse, bei der sich alle Bauchorgane zusammenziehen, um die Darm- oder Harnblasenentleerung zu unterstützen.

Gerader Bauchmuskel (M. rectus abdominis). Der gerade Bauchmuskel (Abb. 4-21 Nr. 7, Atlas Abb. 4-42 Nr. 6, 4-43 Nr. 16), kurz „Rektus" genannt, ist ein langer Muskel, der vom Fortsatz des Brustbeins und der 5. bis 8. Rippe zum Schambein zieht. Er ist durch Zwischensehnen gegliedert. Der gerade Bauchmuskel ist paarig angelegt und verläuft in einem bindegewebigen Köcher, der „Rektusscheide".

Äußerer schräger Bauchmuskel (M. obliquus externus abdominis) (Abb. 4-21 Nr. 5, Atlas Abb. 4-42 Nr. 5). Der äußere schräge Bauchmuskel entspringt an der Außenfläche der 5. bis 12. Rippe. Seine Sehnenplatte geht in die Rektusscheide über.

Innerer schräger Bauchmuskel (M. obliquus internus abdominis). Er entspringt fächerförmig an Darmbeinkamm und Darmbeinstachel. Seine Sehnenzüge gehen ebenfalls in die Rektusscheide über (Atlas Abb. 4-43 Nr. 21).

Querer Bauchmuskel (M. transversus abdominis). Er entspringt an der Innenseite der 7. bis 12. Rippe und am Darmbeinkamm. Er verläuft gürtelförmig und strahlt in die Sehnenplatte der Rektusscheide ein. Er ist der am tiefsten verlaufende Bauchmuskel.

Weiße Linie (Linea alba). Die Linea alba entsteht durch eine *Verflechtung* der *Aponeurosen* der seitlichen Bauchmuskulatur in der Medianlinie der Bauchwand. Sie erstreckt sich vom *Schwertfortsatz* des Brustbeines bis zur *Symphyse* (Abb. 4-21 Nr. 6, Atlas Abb. 4-42 Nr. 15). Oft ist die Linea alba auf der Hautoberfläche als Rinne zu sehen.

> **Wichtige Muskeln des Bauchbereiches**
> - Gerade Bauchmuskel
> - Äußerer schräger Bauchmuskel
> - Innerer schräger Bauchmuskel
> - Querer Bauchmuskel

4.3.7 Muskeln des Gesäßes

Das Gesäß wird aus drei übereinanderliegenden Muskeln gebildet: Dem *großen* (M. gluteus maximus), dem *mittleren* (M. gluteus medius) und dem *kleinen* (M. gluteus minimus) *Gesäßmuskel* (Abb. 4-23, Atlas Abb. 4-45, 4-46).

Die Gesäßmuskulatur richtet den Rumpf aus der Beugestellung auf und zieht den Oberschenkel nach hinten.

4.3.8 Muskeln des Oberschenkels

Der wichtigste Muskel des Oberschenkels ist der *vierköpfige Schenkelstrecker* (M. quadriceps femoris). Er entspringt mit vier Köpfen, deren Muskelbäuche (gerader, äußerer, mittlerer und innerer Oberschenkelmuskel) sich dann vereinigen und zu einer einzigen Sehne zusammenlaufen. In diese Sehne ist die Kniescheibe als Sesambein eingebettet. Die Sehne wird unterhalb der Kniescheibe, bis zu ihrem Ansatz am Schienbein, als Kniescheibenband (Lig. patellae) bezeichnet (Abb. 4-23, Atlas Abb. 4-47).

An der Innenseite des Oberschenkels liegt der Oberschenkelanzieher (M. adductor magnus), an der Rückseite befinden sich der zweiköpfige, der halbsehnige und der halbmembranöse Oberschenkelmuskel (M. biceps femoris, M. semitendinosus, M. semimembranosus). Diese entspringen am Sitzbeinhöcker und sind am Unterschenkelknochen festgewachsen. Sie bewirken im Hüftgelenk eine Streckung und im Kniegelenk eine Beugung.

4.3.9 Muskeln von Unterschenkel und Fuß

Am Unterschenkel findet man zahlreiche verschiedene Muskeln. Wichtig ist der *dreiköpfige Wadenmuskel* (M. triceps surae) an der Unterschenkelrückseite. Dieser dreiköpfige Wadenmuskel setzt sich aus dem Zwillingswadenmuskel (M. gastrocnemius) und dem Schollenmuskel (M. soleus) zusammen. Der Zwillingswadenmuskel hat am Oberschenkelknochen einen seitlichen und einen mittleren Ursprung. Diese beiden Köpfe vereinigen sich in der Mitte des Unterschenkels mit dem Schollenmuskel und gehen in die Achil-

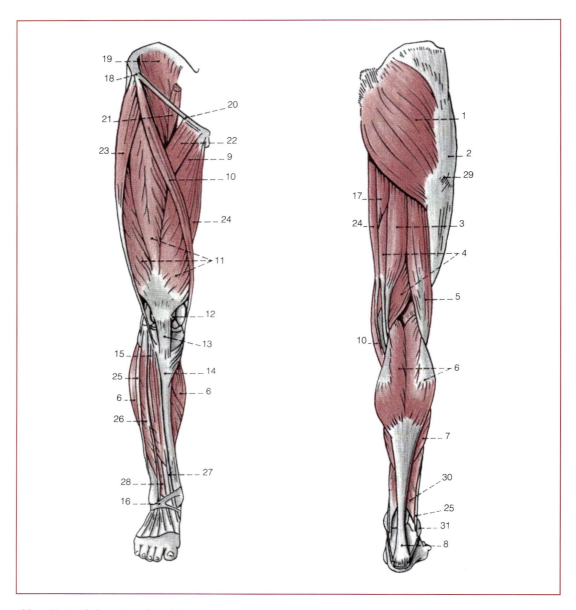

Abb. 4-23 Muskel von Gesäß und Bein
A. Ansicht der rechten Hüft- und Beinmuskulatur von vorne, B. Ansicht der rechten Hüft- und Beinmuskulatur von hinten, 1. Großer Gesäßmuskel (M. gluteus maximus), 2. Großer Rollhügel (Trochanter major), 3. Halbsehniger Muskel (M. semitendinosus), 4. Halbmembranöser Muskel (M. semimembranosus), 5. Zweiköpfiger Schenkelbeuger (M. biceps femoris), 6. Zwillingswadenmuskel (M. gastrocnemius), 7. Schollenmuskel (M. soleus), 8. Achillessehne (Tendo calcaneus), 9. Langer Anzieher (M. adductor longus), 10. Schneidermuskel (M. sartorius), 11. Vierköpfige Schenkelstrecker (M. quadriceps femoris), 12. Kniescheibe (Patella), 13. Kniescheibenband (Lig. patellae), 14. Schienbein (Tibia), 15. Vorderer Schienbeinmuskel (M. tibialis anterior), 16. Kreuzband (Retinaculum musculorum extensorum inferius), 17. Schenkelanzieher (M. adductor magnus), 18. Vorderer oberer Darmbeinstachel (Spina iliaca anterior superior), 19. Darmbeinmuskel (M. iliacus), 20. Leistenband (Lig. inguinale), 21. Lendenmuskel (M. psoas major), 22. Kammmuskel (M. pectineus), 23. Zug der Oberschenkelfaszie (Tractus iliotibialis), 24. Schlanker Muskel (M. gracilis), 25. Langer Wadenbeinmuskel (M. peronaeus longus), 26. Langer Zehenstrecker (M. extensor hallucis longus), 27. Sehne des M. tibialis anterior, 28. Langer Großzehenstrecker (M. extensor hallucis longus), 29. Oberschenkelfaszie (Fascia lata), 30. Kurzer Wadenbeinmuskel (M. peronaeus brevis), 31. Äußerer Knöchel (Malleolus lateralis).

lessehne über, die am Fersenbein festgewachsen ist (Abb. 4-23, Atlas Abb. 4-48).

Vorne, zwischen Schien- und Wadenbein, finden wir am Unterschenkel noch die Strecker von Fuß und Zehen. Seitlich über dem Wadenbein liegen der lange und der kurze Wadenbeinmuskel (M. peroneus longus et brevis).

Es gibt eine Vielzahl von Fußmuskeln, die für die Beweglichkeit der Zehen sorgen und die die Fußknochen zu einer kräftigen, elastischen Tragfläche für das Körpergewicht verbinden (Atlas Abb. 4-48).

4.4 Erkrankungen der Muskeln, Knochen und besonderen Hilfsvorrichtungen

Manche Erkrankungen des Bewegungsapparates stehen im Zusammenhang mit Stoffwechselerkrankungen oder mit Störungen des Hormonhaushalts. So finden Sie den Riesen- und Zwergwuchs im Kapitel 14 (Endokrinologie, ➔ Abschn. 14.9.2 und 14.9.3), Gicht, Osteoporose, Osteomalazie im Kapitel 10 (Stoffwechsel, ➔ Abschn. 10.10.3, 10.11.1 und 10.11.2). Das Ischiassyndrom wird im Kapitel 18 (Nervensystem, ➔ Abschn. 18.9.3) abgehandelt.

Verletzungen von Knochen, Gelenken, Sehnen, Bändern und Muskeln sind vor allem im Sport häufig. Eine wichtige Ursache ist oft das ungenügende Warmlaufen („Aufwärmen"), denn ein schlecht durchblutetes Gewebe ist anfälliger für Verletzungen.

4.4.1 Muskelzerrung

Zur Muskelzerrung kommt es durch eine *Überdehnung* des Muskels, bei der meist auch einige Muskelfasern reißen. Eventuell können auch Fasern der Sehne des Muskelansatzes beschädigt sein. Zeichen einer Muskelzerrung sind ein *plötzlich eintretender, starker Schmerz*, bei dem die Funktionsfähigkeit des Muskels *eingeschränkt* ist. Tritt eine Schwellung auf, so besteht ein Bluterguss (Hämatom).

Die Ausheilung erfolgt durch Ruhigstellung mittels Bandage. Es gibt gute pflanzliche und homöopathische Fertigpräparate von verschiedenen Firmen, die den Heilungsverlauf beschleunigen.

4.4.2 Muskelriss

Zum Muskelriss kommt es durch eine plötzliche, extreme Muskelanspannung. In diesem Fall ist der Muskel *völlig funktionsuntüchtig*. Es bestehen sehr starke *Schmerzen*. Der Muskel muss chirurgisch genäht werden. Anschließend wird ein Gipsverband angelegt.

4.4.3 Sehnenriss

Durch Überbeanspruchung oder durch Schnittverletzungen kann es zum Sehnenriss kommen (z. B. Achillessehnenriss), wodurch das betroffene Glied nicht mehr gebeugt bzw. gestreckt werden kann, je nachdem, welche Sehne betroffen ist.

Die Behandlung erfolgt chirurgisch durch Sehnennaht oder Sehnentransplantation. Bei letzterer wird von einem weniger wichtigen Muskel eine Sehne entnommen, die dann die geschädigte Sehne ersetzt.

4.4.4 Zerrung eines Gelenkes (Verstauchung, Distorsion)

Zur Zerrung eines Gelenkes kommt es durch plötzliche, indirekte Gewalteinwirkung auf das Gelenk (z. B. Umknicken des Fußes), wobei es entweder zur *Dehnung* oder zum *Ein- bzw. Abriss* der *Haltebänder* des Gelenkes kommt. Es treten *starke Schmerzen* und eine *schnelle Schwellung* und *Verfärbung* in der betroffenen Region auf.

Die Erstversorgung erfolgt durch *Hochlagerung* der betroffenen Extremität, durch lokale, *kalte Umschläge* und durch Anlegen eines *Kompressionsverbandes*. Bei einer schweren Zerrung muss immer eine sorgfältige *ärztliche Abklärung* erfolgen.

4.4.5 Verrenkung eines Gelenkes (Luxation)

Bei einer Verrenkung ist der *Gelenkkopf* aus der *Pfanne gesprungen*, wobei die Bänder der Gelenkkapsel völlig oder teilweise zerrissen sind. Auch benachbarte Gefäße, Nerven, Sehnen und Muskeln können beschädigt oder gerissen sein. Eine Verrenkung kann man durch *Deformierung* im Bereich des verletzten Gelenkes, durch *heftigste Schmerzen* und durch *Schwellung* erkennen. Die Einrenkung darf nur von einem *Arzt* bzw. von hierzu *besonders ausgebildeten* Personen vorgenommen werden, damit es durch ein unsachgemäßes Vorgehen nicht noch zu weiteren Schädigungen von Nerven und Gefäßen kommen kann. Als Erste-Hilfe-Maßnahme wird die Extremität möglichst bequem gelagert. Um Schäden am Gelenk zu vermeiden, muss die *Einrenkung baldmöglichst* vorgenommen werden.

4.4.6 Knochenbruch (Fraktur)

Bei einer *geschlossenen Fraktur* ist der Knochen gebrochen, ohne dass eine Verbindung von dieser Bruchstelle durch die Haut nach außen besteht. Bei *offenen Brüchen* dagegen ist es zu einer Hautwunde gekommen, die entweder durch das spitze Knochenende, das von innen durch die Haut stößt, verursacht worden ist oder durch einen Gegenstand, der von außen nach innen geschossartig einwirkte. Beim offenen Bruch besteht grundsätzlich die Gefahr einer Infektion der Bruchstelle.

Sichere Frakturzeichen sind: *sichtbare Knochenteile, Fehlstellung, abnorme Beweglichkeit* und ein knisterndes oder knarrendes *Reibegeräusch*, das durch das Aneinanderreiben der Knochenbruchenden verursacht wird (Crepitatio, Crepitus). Unsichere Frakturzeichen sind Schwellung, Hämatom, Schmerzen, beeinträchtigte oder aufgehobene Funktion. Die sichere Diagnosestellung erfolgt über das Röntgenbild.

Als Erste-Hilfe-Maßnahme wird der Bruch vor dem Transport *geschient*. Dadurch werden beim offenen Bruch noch größere Weichteilschädigungen verhindert und ein geschlossener Bruch kann nicht in einen offenen übergehen, der grundsätzlich schwieriger abheilt als ein geschlossener. Ist man sich nicht sicher, ob ein Bruch vorliegt oder eine andere Verletzung, so verhält man sich bei der Erstversorgung so, als ob ein Bruch vorläge.

4.4.7 Knochentumoren

Primäre Knochentumoren sind selten. Sie können gut- oder bösartig sein, wobei der Tumor ausgehen kann vom
- Knochen (z. B. Osteom, Osteosarkom),
- Knorpel (z. B. Chondrom, Chondrosarkom),
- Knochenmark (z. B. Plasmozytom).

Häufiger sind *Knochenmetastasen*, wovon in erster Linie die *Wirbelsäule* betroffen ist. Grundsätzlich kann jeder bösartige Tumor in das Skelett metastasieren, besonders häufig kommt dies jedoch bei Brustdrüsen-, Prostata-, Bronchial-, Nieren- und Schilddrüsenkrebs vor.

Symptome. Es treten *ziehende Schmerzen* im betroffenen Knochen auf, die häufig als „rheumatische Schmerzen" fehlgedeutet werden! Im weiteren Verlauf der Erkrankung kann es zu Frakturen und Spontanfrakturen kommen, was im Bereich der Wirbelsäule zu Kompressionen des Rückenmarks mit neurologischen Ausfällen bis hin zur Querschnittslähmung führen kann. Außerdem können „knochenbildende" Metastasen *Druck* auf *austretende Nerven* ausüben, was ebenfalls Ausfälle zur Folge haben kann.

> **!** Bei **Schmerzen im Bewegungsapparat** auch immer an mögliche *Tumorerkrankungen* denken!

4.4.8 Sehnenscheidenentzündung (Tendovaginitis)

Zur Sehnenscheidenentzündung kann es als Folge einer *Überanstrengung* in vielen Berufen und durch bestimmte Freizeitaktivitäten kommen: zum Beispiel durch Wandern, Ballett tanzen, Tischlern, bei manchen Computerspielen mit der „Maus", Klavierspielen, Stricken. Je nach Aktivität sind die Sehnenscheiden des Unterarms oder Unterschenkels betroffen. Es kommt zu *heftigsten Schmerzen* und bei Bewegung der Sehne wird ein „Knirschen" gefühlt. Die Therapie besteht in Ruhigstellung und einer antientzündlichen Behandlung.

4.4.9 Überbein (Ganglion)

Überbeine bilden sich bevorzugt an der Streckseite des *Handgelenkes*, in der *Kniekehle* und am *Fußrücken*. Sie können von Gelenkkapseln oder Sehnenscheiden ausgehen. Dabei bilden sich Kapselgeschwülste (*Degenerationszysten*) von Erbsen- bis Kartoffelgröße, die mit einer gelblichen Flüssigkeit gefüllt und anfangs von weicher, später von harter Konsistenz sind. Typisch ist ihr langsames Wachstum und ihr plötzliches Hervortreten bei bestimmten Gelenkstellungen.

Ein Ganglion kann spontan verschwinden. Wenn dies nicht der Fall ist und die Zyste schmerzt oder entstellt, so kann die Flüssigkeit mit Nadel und Spritze abgesaugt werden. In diesem Fall bildet sich das Ganglion jedoch häufig neu. Bei alten Überbeinen kann eine operative Entfernung in Betracht gezogen werden, wobei es auch hier häufig zu Rezidiven kommt. Ein altes, hartes Überbein muss differentialdiagnostisch von einem *bösartigen Knochentumor abgegrenzt* werden.

4.4.10 Schleimbeutelentzündung (Bursitis)

Durch *Dauerreize* und *Überbeanspruchung* einer bestimmten Körperstelle kann es zur Schleimbeutelentzündung kommen. Beim „Pastoren-Knie" ist der Schleimbeutel vor der Kniescheibe (Bursa praepatellaris) entzündet, beim „Studenten-Ellenbogen" der Schleimbeutel zwischen Spitze des Ellenbogens und der Haut (Bursa olecrani). Ein weiterer Schleimbeutel, der sich oft entzündet, sitzt zwischen Deltamuskel und der Schultergelenkkapsel (Bursa subacromialis). Die Behandlung erfolgt wie bei der Sehnenscheidenentzündung beschrieben.

4.4.11 Epicondylitis (Tennis- bzw. Golfspielerellenbogen)

Ein Condylus ist ein Gelenkknorren, ein Epicondylus ein Knochenvorsprung auf einem Gelenkknorren. Bei einer Epicondylitis kommt es durch eine *übermäßige Beanspruchung* infolge des ständigen Zuges der Sehne an ihrer Ansatzstelle zur Entzündung.

Vom *Tennisellenbogen* oder *Tennisarm* spricht man, wenn die Entzündung des Knochenvorsprunges an der Außenseite des Ellenbogens lokalisiert ist. In diesem Fall liegt die Ursache in der Überanstrengung der Streckmuskulatur von Fingern und Handgelenk. Ist jedoch die Innenseite des Ellenbogens betroffen, durch eine Überbeanspruchung der Beugemuskulatur, spricht man vom *Golfspielerellenbogen*.

Es kommt zu Druck- und Spontanschmerz, der vor allem in Richtung Unterarm und Hand ausstrahlt, evtl. auch in den gesamten Arm. Die Behandlung erfolgt wie bei der Sehnenscheidenentzündung beschrieben. Zusätzlich müssen falsche Bewegungsmuster korrigiert werden.

4.4.12 Karpaltunnelsyndrom (Medianuskompressionssyndrom)

Das Karpaltunnelsyndrom tritt bevorzugt bei *Frauen* zwischen dem *40.* und *50.* Lebensjahr auf, kommt jedoch auch bei älteren Menschen vor, ebenso während der Schwangerschaft (durch Änderungen in der Wasserbilanz), nach Speichenbrüchen mit Deformitätsheilung und durch Vermehrung des Tunnelinhalts (z. B. durch Sehnenscheidenentzündung), durch Ödeme oder Stoffwechselablagerungen. Durch die entzündlichen Veränderungen im Karpaltunnel (→ Abschn. 4.1.10) werden die Blutgefäße und der Mittelarmnerv (N. medianus) gequetscht.

Symptome. Da der N. medianus den ersten bis dritten, und die radiale Seite des vierten Fingers versorgt, beginnt die Erkrankung typischerweise mit „Einschlafen", Kribbeln, Kältegefühl, vermehrtem Schwitzen, Schmerzen (v. a. bei Dorsalflexion) und Taubheitsgefühl in dieser Region. Die Beschwerden treten zuerst nachts und gegen morgen beim Aufwachen auf, aber auch beim Halten, zum Beispiel von Büchern oder Zeitungen. Zunächst verschwinden diese Beschwerden noch, wenn die Hand geschüttelt, bewegt oder unter Wasser gehalten wird. Die Schmerzen nehmen dann allmählich zu und können bis in den Ellenbogen und die Schulter ausstrahlen. Letztendlich kann es zum Muskelschwund des Daumenballenmuskels, zu Empfindungsstörungen und zur Lähmung der vom N. medianus versorgten Finger kommen.

Diagnose. Es wird eine Elektromyographie (Registrierung der Aktionsströme im Muskelgewebe) und eine Elektroneurographie (→ Abschn. 18.8) durchgeführt.

Therapie. Es soll möglichst die Ursache erkannt und behandelt werden. Zu Beginn der Krankheit genügt es oft, wenn die Hand mittels einer Schiene ruhiggestellt wird. Bewährt haben sich naturheilkundliche Ansätze mit Neuraltherapie, Homöopathie, Akupunktur, u. a. m.

In der Schulmedizin wird bei fortgeschrittenen Fällen der Karpaltunnel operativ freigeräumt. Die Erfolgsquote liegt bei fast 100 %. Allerdings können Rückfälle auftreten. Mögliche Operationskomplikationen sind Nachblutungen und das Sudeck-Syndrom (s. u.), das immerhin in 2 bis 3 % der Fälle auftritt.

4.4.13 Sudeck-Syndrom (Sudeck-Dystrophie)

Es handelt sich um in drei Stadien auftretende *Weichteil-* und *Knochenveränderungen*, die in erster Linie bei *Frauen* nach *Knochenbrüchen* vor allem der Hand und des Unterarmes auftreten. Es liegen dem Krankheitsgeschehen neurovegetative Regulationsstörungen zugrunde, die zu Durchblutungs- und Stoffwechselstörungen führen.

Ursachen. Die auslösenden Ursachen können in einer mehrfachen Wiedereinrichtung (Reposition) nach einem Knochenbruch liegen, in einer unzureichenden Ruhigstellung oder in einer traumatisierenden Operationstechnik.

Stadien. Anhand des Verlaufs werden drei Stadien des Sudeck-Syndroms unterschieden:

- **Sudeck I.** Es kommt zur Weichteilschwellung mit örtlicher Temperaturerhöhung, vermehrter Schweißbildung, Gelenkschwellung und Schmerz, der vor allem nachts und bei passiven Bewegungen auftritt. Röntgenologische Veränderungen sind in diesem Stadium nicht nachweisbar.
- **Sudeck II** (Stadium der Dystrophie). Die Schmerzen nehmen zwar ab, aber es kommt nur noch zu einer mangelhaften Versorgung der Weichteile und der Knochen. Es bestehen ein derbes Weichteil- und Gelenkkapselödem, Bewegungseinschränkungen, Glanzhaut, Zyanose und Nagelwuchsstörungen. Im Röntgenbild ist eine feinfleckige Entkalkung nachweisbar.
- **Sudeck III** (Stadium der Atrophie). Das Ödem bildet sich zurück, die Haut und die betroffenen Muskeln atrophieren schmerzlos und das Gelenk versteift. Das Röntgenbild zeigt eine gleichmäßige diffuse Entkalkung.

Therapie. In Stadium I und II muss die betroffene Extremität ruhiggestellt werden. Es können antientzündliche Mittel (z. B. Enzymtherapie) eingesetzt werden. Im Stadium III soll eine krankengymnastische Behandlung durchgeführt werden. Auch eine Eisbehandlung zeigt oft gute Erfolge.

4.4.14 Dupuytren-Kontraktur

Die Erkrankung wurde nach dem französischen Chirurgen Baron Guillaume Dupuytren (1777–1835) benannt, der sie erstmals beschrieb. Es handelt sich um eine *Beugestellung* (Kontraktur) der Finger, von dem vor allem der Zeige- und der kleine Finger betroffen sind. Meist spielt sich die Erkrankung an beiden Händen ab. Es kommt zur Verdickung und Schrumpfung der Palmaraponeurose (dreieckige Bindegewebsplatte) unter der Haut der Hohlhand. Zwischen den Beugesehnen wuchern Faszien und es entstehen feste, derbe Knoten und Stränge. Die Finger versteifen in Beugestellung der Grund- und Mittelgelenke. Die Erkrankung kann sich über Monate bis Jahre hinziehen.

Die eigentliche Ursache der Erkrankung ist ungeklärt. Man nimmt an, dass eine erbliche Disposition vorhanden sein muss, äußere Faktoren sollen allerdings auch eine Rolle spielen. Die Erkrankung tritt gehäuft bei Berufsgruppen auf, die mit Greifwerkzeugen arbeiten, besonders bei vibrierenden. Außerdem kann sie als Begleiterscheinung einer Leberzirrhose, eines Diabetes mellitus und bei Epilepsie auftreten.

Ist die Hand stark beeinträchtigt, so kann operiert werden. Je nach Operationstechnik besteht eine unterschiedlich hohe Rezidivneigung.

4.4.15 Arthrosen

Arthrosen stellen die häufigste Form der Gelenkerkrankungen dar. Sie können asymptomatisch bereits bei 20- bis 30-Jährigen auftreten; um das 40. Lebensjahr herum findet man fast bei jedem Menschen kleinere krankhafte Veränderungen an den gewichtstragenden Gelenken, allerdings auch noch asymptomatisch; um das 70. Lebensjahr herum sind arthrotische Veränderungen generell bei jedem Menschen nachweisbar. Übrigens treten Arthrosen auch bei allen Wirbeltieren auf.

Pathogenese. Bei einer Arthrose wird der *Gelenkknorpel dünner* bis hin zum *völligen Abrieb*.

Im darunterliegenden Knochengewebe kommt es zur Verhärtung (Sklerosierung) und zur Zystenbildung. An den *Gelenkrändern* treten kompensatorisch *Knochenwucherungen* auf, außerdem sind oft degenerative Kapselveränderungen nachweisbar.

Ursache. Die eigentliche Ursache ist unbekannt. Begünstigende Faktoren sind Gelenkfehlbelastungen, Gelenkentzündungen, Verletzungen (Traumata), Übergewicht, angeborene Fehlbildungen, Stoffwechsel- und Hormonstörungen.

Symptome. Anfangs besteht in dem betroffenen Gelenk ein Steifheits- und Spannungsgefühl. Typisch ist der morgendliche *Anlaufschmerz*. Nach einer Einlaufzeit verschwinden die Beschwerden und das Gelenk kann normal bewegt werden. Im weiteren Krankheitsverlauf kommt es dann zum *Belastungsschmerz*, das heißt, dass schon bei einfachen Bewegungen Schmerzen auftreten, die sich später zum *Dauerschmerz* steigern können. Der Schmerz kann ausstrahlen und reflektorische Muskelverspannungen auslösen.

Ein weiteres wichtiges Kennzeichen bei Arthrose ist die *Bewegungseinschränkung*. Anfangs besteht sie schmerzbedingt, später wird die Bewegungsfähigkeit auch durch Umbauvorgänge am Gelenk eingeengt.

Die Beschwerden am arthrotischen Gelenk werden durch Kälte, Nässe, Wetterwechsel und Überbeanspruchung verschlimmert.

Therapie. Obwohl die Wiederherstellung eines einmal zerstörten Gelenks nicht gelingt, gibt es eine Vielzahl von Möglichkeiten, den Patienten *Linderung* zu verschaffen.

Bestehendes *Übergewicht* sollte *abgebaut* werden. Daneben können *durchblutungsfördernde Salben*, Enzym-, Kieselsäure- und Gelatinepräparate und *physikalische Therapien* angewandt werden (Bewegungsbäder, Fango, Moorpackungen, Massagen). Gute Erfolge kann man auch durch *Baunscheidtieren*, *Schröpfen*, Akupunktur, Homöopathie und Neuraltherapie erzielen. Von den pflanzlichen Mitteln kommen vor allem Heublumen und Arnika in Betracht.

Wegen der Häufigkeit ihres Auftretens sollen Hüft-, Knie-, Wirbelsäulen- und Fingerarthrosen gesondert besprochen werden.

Hüftarthrose (Coxarthrose)

Die Hüftarthrose tritt meist nach dem 50. Lebensjahr auf, als Folge einer angeborenen Fehlbildung, einer Einwicklungsstörung des Hüftgelenkes oder einer Beschädigung des Gelenkes. Verschlimmernd wirken sich Übergewicht, Stoffwechselstörungen, Klimakterium (hormonelle Umstellungsphase) und Durchblutungsstörungen arterieller und venöser Art aus.

Schmerz und Steifigkeit des Gelenkes entwickeln sich langsam. Der Schmerz strahlt in die Leiste aus, gelegentlich ins Knie. Manchmal beginnt der Patient schon früh, ein Bein nachzuziehen, was dann zu einem starken Hinken werden kann. Es kann zur Gelenkversteifung kommen.

Für die Behandlung ist die Krankengymnastik von großer Bedeutung. Sie hat die Dehnung der verspannten Muskulatur, die Kräftigung bestimmter Muskeln und die Erweiterung des möglichen Bewegungsumfanges zum Ziel. Das Gelenk kann durch Verwendung eines Gehstockes geschont werden. Empfehlenswert sind Radfahren und Schwimmen, des Weiteren kommen Elektrotherapie, Massagen und Bewegungsbäder in Betracht.

Für ein arthrotisch verändertes Gelenk gilt: Bewegen ohne zu belasten.

Kniearthrose (Gonarthrose)

Frauen sind von Kniearthrosen wesentlich häufiger betroffen als Männer. Zu der Erkrankung kann es durch Überlastung, Anomalien, Verletzungen oder Infektionen kommen. Nicht vergessen werden darf die Gonorrhö, bei der es als mögliche Komplikation zur Entzündung des Kniegelenkes kommen kann (Monarthritis gonorrhoica). Die Schmerzen treten vor allem als Anlauf- und Belastungsschmerz auf.

Therapieempfehlungen. Es sollen möglichst Schnürschuhe mit niedrigem Absatz getragen werden. Zu vermeiden sind harte Absätze, Sandalen und Schuhe ohne festen Halt. Das arthrotische Gelenk soll nicht belastet werden, weshalb vor allem Radfahren und Schwimmen zu empfehlen ist. Zu vermeiden sind: Bergauf und Bergab gehen, Treppen steigen und das Tragen von schweren Gegenständen.

Wirbelsäulenarthrose

Bei Überlastung kommt es vor allem im *Lendenteil* zu arthrotischen Veränderungen, bei *älteren*

Frauen allerdings auch in der *Halswirbelsäule*, was dumpfe *Schmerzen* im *Hinterkopf* und im *Hals* auslösen kann, da es zur reflektorischen Muskelverspannung kommt. Der Schmerz kann bis weit in den Arm ausstrahlen (Brachialgie).

Krankengymnastik spielt eine außerordentlich wichtige Rolle. Des Weiteren kommen Elektrotherapie, Massagen und Schwimmen in Betracht. Es ist auf eine gute Sitzhaltung zu achten, bei der die Wirbelgelenke entlastet werden.

Fingerpolyarthrosen

Von der Fingerpolyarthrose sind vorwiegend Frauen im Klimakterium befallen. Spielt sie sich an den Fingerendgelenken ab, so kommt es durch Knorpelknochenwucherungen zu den typischen *Heberden-Knötchen*. Sind die Fingermittelgelenke betroffen, spricht man von *Bouchard-Knoten*, ist das Daumenwurzelgelenk befallen, so handelt es sich um eine *Rhizarthrose*. Gelegentlich sind zwei oder alle drei Gelenkgruppen betroffen.

Auch hier ist der Beginn schleichend mit Kraftlosigkeit, Steifigkeitsgefühl und Anlaufschmerz. Durch den Gelenkumbau kommt es zu einer seitlichen Abknickung der Endglieder in Beugestellung.

Die Hände sollen möglichst wenig belastet werden, weshalb keine schweren Gewichte getragen werden sollen. Die Hände dürfen weder großer Kälte noch Hitze ausgesetzt werden, zum Beispiel bei Arbeiten im Haushalt.

4.5 Erkrankungen der Wirbelsäule

4.5.1 Osteochondrosis intervertebralis

Bei einer Osteochondrosis intervertebralis (gr. osteo = Knochen, chondro = Knorpel, inter = zwischen, vertebra = Wirbel) liegt eine *Degeneration* der *Zwischenwirbelscheiben* vor. Im Anfangsstadium der Erkrankung sind die Zwischenwirbelscheiben aufgequollen, später kommt es durch eine Zerstörung der Fasern zur Verschmälerung. Die angrenzenden Wirbel können in den Krankheitsprozess mit einbezogen werden, so dass es zur Spondylose (s. u.) kommen kann.

4.5.2 Spondylose (Spondylosis deformans)

Bei einer Spondylose (gr. spondylus = Wirbel) ist es zur *degenerativen* Erkrankung der *Wirbelkörper* und *Zwischenwirbelscheiben* gekommen. Im Röntgenbild erkennt man am Wirbelkörper Randwülste, Erhebungen und Zacken. Es kommt zu Bewegungseinschränkungen und zu Schmerzen, die ausstrahlen können.

4.5.3 Spondylolyse

Bei der Spondylolyse (gr. spondylus = Wirbel, lyse = Auflösung, Lösung) ist es meist in Folge einer angeborenen Spaltbildung im Bereich der Wirbelbögen (evtl. aber auch degenerativ, entzündlich, tumorös oder traumatisch bedingt) zur Auflösung gekommen. Die Folge ist die Lockerung und Lösung des Zusammenhalts zweier Wirbel und ein Wirbelgleiten *(Spondylolisthesis)*.

4.5.4 Wirbelgleiten (Spondylolisthesis)

Bei einer Spondylolisthesis (gr. spondylus = Wirbel, olisthesis = Ausgleiten) liegt ein bewegungsunabhängiges *Abgleiten* des *Wirbelkörpers* (meistens eines Lendenwirbels) nach vorne vor. Diesem Vorgang ging eine Spondylolyse (s. o.) voraus.

Durch die Verschiebung der Wirbel kann es zur Verengung des Wirbelkanals mit Kompressionserscheinungen kommen. Allerdings sind die Betroffenen meist beschwerdefrei. Patienten mit Wirbelgleiten sollen *nicht schwer heben* und *ungeschickte Bewegungen vermeiden*. Die Rückenmuskulatur muss durch eine entsprechende Bewegungstherapie gestärkt werden. Liegen Beschwerden vor, so kann ein Korsett zur Entlastung der Wirbelsäule getragen werden, oder es kommen operative Maßnahmen mit Verschmelzung der betroffenen Wirbel in Betracht (selten).

4.5.5 Bandscheibenprotrusion

Bei einer Protrusion (lat. protrusio = Hervortreten, Verlagerung nach außen, zum Beispiel eines Organs aus seiner normalen Lage) wölbt sich eine degenerierte Bandscheibe, die in ihrer äußeren Faserschicht aber noch intakt ist, über den Wirbelkörperrand hinaus. Es handelt sich um einen unvollständigen Bandscheibenvorfall (s. u.). Die Folgen sind Schmerzen im Lendenbereich.

4.5.6 Bandscheibenvorfall

Bei einem Bandscheibenvorfall (Bandscheibenprolaps, Discusprolaps, Discushernie) kommt es zum *Heraustreten* des *Gallertkerns* durch den beschädigten, degenerierten Faserknorpelrand der Zwischenwirbelscheibe *über die Wirbelkörperränder* hinaus (Atlas Abb. 4-50). Der Vorfall kann in die Zwischenwirbellöcher, gelegentlich aber auch in den Rückenmarkkanal gelangen. Durch die Komprimierung der Nervenwurzel kann es zu (heftigsten) *Schmerzen*, zu *Sensibilitätsstörungen* in dem betroffenen Dermatom, zur Abschwächung der Reflexe, zu *Bewegungseinschränkungen* der Wirbelsäule, zu schmerzbedingter *Schonhaltung*, evtl. auch zu *Lähmungen* kommen.

Betroffen sind bevorzugt L_4/L_5 und L_5/S_1 (➔ Ischiassyndrom, Abschn. 18.9.3), aber es können auch Wirbelsäulenanteile der Halswirbelsäule, vor allem bei C_6/C_7, aber auch andere Wirbelsäulenabschnitte betroffen sein. Je nach Ort der Beschädigung treten unterschiedliche Beschwerden auf. So führt beispielsweise eine Schädigung der Nervenwurzeln von S_3 bis S_5 zur Blasenlähmung.

4.5.7 Lumbago (Hexenschuss)

Beim „Hexenschuss" kommt es im Lendenbereich und den angrenzenden Körperteilen zu Schmerzen, allerdings zu keiner Irritation des Ischiasnervs. Ausgelöst wird die Lumbago typischerweise durch schweres Heben oder durch eine Drehung des Rumpfes. Symptome sind schmerzbedingte Bewegungseinschränkung, muskulärer Hartspann der Rückenmuskulatur, Druckschmerzhaftigkeit der Dornfortsätze, Sensibilitätsstörungen, Parästhesien und Einnahme einer Schonhaltung.

Die Ursache liegt meist in einer Protrusion (s. o.) der Bandscheibe, evtl. auch in einer momentanen Subluxation (unvollständige Verrenkung) eines Zwischenwirbelgelenkes mit einer Überlastung der Bänder oder in einer Einklemmung von Teilen der Gelenkinnenhaut, die die Gelenkkapseln der kleinen Zwischenwirbelgelenke auskleiden. An therapeutischen Maßnahmen kommen Ruhigstellung und vor allem Wärmeanwendungen, aber auch Neuraltherapie, Akupunktur und Homöopathie in Betracht.

4.5.8 Morbus Scheuermann (Osteochondrosis deformans juvenilis, Adoleszentenkyphose)

Die Scheuermann-Krankheit ist die häufigste Schädigung der *jugendlichen* Wirbelsäule. Allerdings tritt die Erkrankung nicht ausschließlich bei Jugendlichen auf, sondern sie kann sich auch noch im späteren Lebensalter entwickeln. Jungen sind häufiger betroffen als Mädchen. Die Erkrankung spielt sich überwiegend im unteren Anteil der Brustwirbelsäule und der oberen Lendenwirbelregion ab.

Der Nachweis erfolgt im *Röntgenbild*. Im Anfangsstadium sind hier unregelmäßige Konturen der Grund- und Deckplatten einzelner Wirbelkörper zu sehen, dann auch Deckplatteneinbrüche (Schmorl-Knorpel-Knötchen). Später kommt es zu der typischen Keilwirbelbildung.

Anfangs sieht man meist nur einen flachen, keinesfalls entstellenden Rundrücken. Rückenschmerzen können fehlen, aber es besteht eine rasche Ermüdbarkeit von Rücken und Wirbelsäule. Später kommt es dann zu der typischen „Rundrückenstellung". Häufig erfolgt im *18. Lebensjahr* ein *Stillstand* der Erkrankung. Die eingetretenen Verformungen der Wirbelsäule bestehen jedoch weiter, ebenso die degenerativen Veränderungen der Zwischenwirbelscheiben. Im späteren Leben neigen die Betroffenen zu *Bandscheibenvorfällen*. Häufig leiden sie an immer wiederkehrenden *Rückenschmerzen* und können nur *leichtere körperliche Arbeit* verrichten.

Sinnvolle therapeutische Maßnahmen sind Krankengymnastik, Rückenschwimmen, Schlafen in einem harten Bett und Vermeiden des Tragens schwerer Lasten. Nur bei progressiven Verläufen sind die operative Stabilisation oder operative Korrekturen der fehlgestellten Wirbelsäule erforderlich.

> **Morbus Scheuermann**
> Der sichere Nachweis erfolgt über das *Röntgenbild*!

4.6 Rheumatische Erkrankungen

Das Wort „Rheuma" kommt aus dem Griechischen und bedeutet „Fluss". Der Begriff geht auf die antike Humoralpathologie zurück. Nach der hippokratischen Auffassung sah man im Herausfließen von Schleim aus dem Gehirn in andere Körperteile ein allgemeines pathogenetisches Prinzip, das man unter anderem auch für die Auslösung von Gelenkerkrankungen verantwortlich machte. Später wurde der Begriff Rheuma auf die verschiedensten Krankheiten mit wandernden und ziehenden Schmerzen in Gelenken, Sehnen und Muskeln übertragen (SCHIRMEISTER).

Als Leitsymptom der Rheumaerkrankung gilt heute: fließender, reißender oder ziehender *Schmerz* im *Bewegungsapparat*, der oft mit *Bewegungseinschränkung* einhergeht. Bei vielen rheumatischen Krankheitsformen sind jedoch außer dem Bewegungsapparat auch innere Organe, wie Herz, Nieren, Gefäße, betroffen, so dass es sich um eine Systemerkrankung handelt, die nicht auf den Bewegungsapparat beschränkt ist.

> **Rheuma**
> Es treten fließende, reißende oder ziehende Schmerzen im Bewegungsapparat auf, die oft zu Bewegungseinschränkungen führen. Die Erkrankung spielt sich im Stütz- und Bindegewebe ab. Häufig ist auch das Bindegewebe innerer Organe und Gefäße betroffen.

Da der Begriff „Rheuma" vom Symptom des Schmerzes im Bewegungsapparat ausgeht, werden darunter ganz unterschiedliche Krankheitsbilder zusammengefasst.

Unter Kollagenosen fasst man dagegen verschiedene Krankheiten zusammen, bei denen es zu systemischen, entzündlichen Veränderungen im *kollagenen* Bindegewebe kommt. Die Ursache liegt in einem *Autoimmungeschehen*. Zu den Kollagenosen rechnet man zum Beispiel Lupus erythematodes (➔ Abschn. 4.6.6), Sklerodermie (➔ Abschn. 4.6.7) u. a.

Worterklärung
Kolla: griech.= Leim
Kollagen: leimgebende Substanz. Man versteht darunter den Gerüsteiweißkörper im Bindegewebe, wie er in Sehnen, Bändern, Knorpel und Knochen vorkommt.
Kollagene Fasern: Es handelt sich um die kollagenen, leimgebenden Fasern des Bindegewebes

Ursachen der rheumatischen Erkrankungen. Trotz eines riesigen Forschungsaufwandes war es bis heute nicht möglich, die genaue Ursache der Rheumaerkrankungen herauszufinden. Aber einige Tatsachen sind doch klargeworden:

Es liegt oft eine *fehlgeleitete Immunreaktion* vor, die sich gegen körpereigenes Gewebe richtet.

Wetterwechsel, *Kälte* und *Nässe* verstärken die Schmerzen.

Die Krankheit besteht typischerweise aus *unterschiedlichen* Phasen: einmal aus aktiveren Krankheitsschüben, bei denen es zur Rötung, Schwellung und großer Schmerzhaftigkeit der betroffenen Gelenke und zu erhöhter Temperatur kommen kann. Dann geht die Krankheit wieder in eine latente Phase über. Hier kann dann das Ausmaß der bleibenden Schäden der aktiven Phase gesehen werden.

Im Folgenden werden nun wichtige rheumatische Erkrankungen vorgestellt.

4.6.1 Weichteilrheumatismus

Beim Weichteilrheumatismus kommt es zu Schmerzen in *Muskeln*, *Sehnen*, *Bändern*, *Schleimbeuteln* oder *Unterhautgewebe*. Der Schmerz tritt entweder nach Ruhepausen verstärkt auf, oder er wird in wechselnder Intensität dauernd gespürt. Häufig können umschriebene Schmerzpunkte und Gewebsverdickungen getastet werden. Oft sind auch benachbarte Gelenke betroffen: entweder durch die Schonhaltung, die der Patient wegen seiner Schmerzen einnimmt, oder durch den Funktionsausfall von Muskeln und Sehnen.

Therapeutisch stehen diätetische, durchblutungsfördernde und entspannende Maßnahmen im Vordergrund.

4.6.2 Rheumatisches Fieber

Das rheumatische Fieber tritt als *Zweiterkrankung* nach einem *Streptokokkeninfekt* auf, der sich meist im Kopf- oder Halsbereich abspielte, zum Beispiel in Form einer eitrigen Angina, einer Zahnwurzelvereiterung, einer Nasennebenhöhlenentzündung. Ist diese primäre Erkrankung abgeklungen, kommt es nach einem beschwerdefreien Intervall von ca. 1 bis 3 Wochen bei einem Teil der Erkrankten zum rheumatischen Fieber.

Betroffen sind vor allem *Kinder* im *schulpflichtigen Alter*. Erwachsene und Säuglinge erkranken dagegen nur äußerst selten. Durch die frühzeitige antibiotische Behandlung eitriger Infekte tritt das rheumatische Fieber bei uns fast nicht mehr auf.

Ursache. Ursache des rheumatischen Fiebers ist eine *Antigen-Antikörper-Reaktion* auf das Toxin der beta-hämolysierenden Streptokokken der Gruppe A. Als Ursache wird eine Allergie vom Sofort-Typ (Typ III) gegen die Toxine der Streptokokken angenommen.

Symptome. Bei den Symptomen werden so genannte Haupt- und Nebenkriterien unterschieden (Jones-Kriterien):

- **Hauptkriterien.** Die Krankheitserscheinungen können einige Wochen bis mehrere Monate lang anhalten und neigen dazu, immer wieder aufzuflammen. Zu den Hauptkriterien gehören:
  - **Karditis,** vor allem Endokarditis, aber auch Myo- oder Perikarditis mit Herzgeräuschen, Tachykardie, EKG-Veränderungen bis hin zu AV-Blockierungen und Vorhofflimmern.
  - **Polyarthritis.** Charakteristisch sind die Flüchtigkeit und das Wandern der Gelenkerscheinungen. Da die Gelenkschmerzen oft im Vordergrund stehen, wird die Erkrankung auch „akuter Gelenkrheumatismus" bezeichnet.
  - **Chorea minor** (kleiner Veitstanz). Es handelt sich um eine zentral bedingte Bewegungsstörung, die durch einen Befall von Teilen der basalen Stammganglien des Gehirns (Corpus striatum) ausgelöst wird. Es kommt zur Hyperkinese bei ausgeprägter Muskelhypotonie und psychischen Veränderungen wie Reizbarkeit und Antriebsminderung. Es besteht ein Übermaß an Bewegungsimpulsen, die bei völliger körperlicher Ruhe auftreten, der Kopf wird hin und her geworfen, es kommt zu grimassierenden Bewegungen und mit den Gliedmaßen werden ausfahrende Bewegungen durchgeführt. Die Sprache ist durch die Beteiligung der Zungenmuskulatur oft schwer verständlich. Die Krankheitserscheinungen können mehrere Wochen bis Monate andauern. Am Ende kommt es in der Regel zur völligen Ausheilung.
  - **Hauterscheinungen.** Es kann zu rosaroten, ringförmigen Flecken oder zu subkutanen Knötchen kommen.

- **Nebenkriterien** sind Fieber, Gelenkschmerzen, Beschleunigung der BKS, Leukozytose, CRP-Erhöhung, EKG-Veränderung (verlängerte PQ-Zeit), inaktiver rheumatischer Klappenfehler, „rheumatisches Fieber" in der Anamnese.

Die Erkrankung gilt als sicher, wenn zwei Hauptkriterien auftreten. Sie gilt als *ziemlich* sicher, wenn ein Haupt- und zwei Nebenkriterien vorliegen.

Therapie. Die Behandlung erfolgt durch den *Arzt*, da verschreibungspflichtige Medikamente eingesetzt werden müssen, und zwar vor allem Antibiotika, um den Streptokokkeninfekt wirkungsvoll zu bekämpfen. Des Weiteren kommen Acetylsalicylsäure (Behandlung des Fiebers und der Gelenkentzündung) und evtl. Kortison (bei Herzbeteiligung) zum Einsatz. Während des Schubs muss strikte Bettruhe eingehalten werden, was mehrere Wochen dauern kann. Der Heilpraktiker darf begleitend zum Arzt behandeln

Um neuerlichen Schüben eines rheumatischen Fiebers vorzubeugen, werden in der Schulmedizin Depotbehandlungen mit Penizillin durchgeführt. Auch vor Zahnbehandlungen bekommen die Betroffenen Antibiotika, um eine Bakterienabsiedelung an den Herzklappen zu verhindern.

Prognose. Die Prognose ergibt sich vor allem aus der *Schwere* der ablaufenden *Herzentzündung*. Die Erkrankung hat heute eine Letalität von 2 bis 5 %. Die übrigen Symptome wie Gelenkentzündungen, Hauterscheinungen und Veitstanz heilen folgenlos ab.

> **Rheumatisches Fieber**
>
> Überwiegend sind *Kinder* im schulpflichtigen Alter betroffen. Es handelt sich um eine *Zweiterkrankung* nach einem *Streptokokkeninfekt*. Die Erkrankung ist bei uns in Mitteleuropa äußerst selten geworden.

4.6.3 Chronische Polyarthritis

Die chronische Polyarthritis wird auch PCP (primär-chronische Polyarthritis) oder rheumatoide Arthritis (RA) bezeichnet. Im Volksmund wird der Begriff „Rheuma" manchmal gleichbedeutend mit der chronischen Polyarthritis verwendet, was im medizinischen Sinn nicht korrekt ist.

Bei PCP handelt es sich um eine *chronische Gelenkentzündung*, von der in 80 % der Fälle Frauen betroffen sind. Meist bricht die Krankheit zwischen dem 35. und 45. Lebensjahr aus. Es kommt zu Schmerzen, Schwellungen, Steifheit, in schweren Fällen auch zu Deformationen der Finger-, Handwurzel-, Zehen- und anderer Gelenke. Typisch sind die wiederkehrenden Krankheitsschübe (Atlas Abb. 4-52).

Ursache. Heute werden als Ursache *Autoimmunvorgänge* angenommen. Man vermutet, dass bei der Auslösung der Erkrankung Virusinfektionen mit eine Rolle spielen.

Symptome. Die Krankheit entwickelt sich meist *schleichend* mit Müdigkeit, Abgeschlagenheit, subfebrilen Temperaturen, *Parästhesien* und *Morgensteifigkeit* in *Händen* und *Füßen*. Typisch ist die *spindelförmige Schwellung* der *Finger*. Es kommt zu *Schmerzen* zuerst der *Fingermittel-* und *Fingergrundgelenke* sowie der *Zehengrundgelenke*. Später können auch die größeren Gelenke befallen werden: Hand-, Ellenbogen-, Schulter-, Sprung- und Kniegelenke, aber auch die Zwischenwirbelgelenke, vor allem der Halswirbelsäule. Die Finger*end*gelenke bleiben frei.

Der weitere Krankheitsverlauf erfolgt schubweise, das heißt, Phasen mit heftiger Entzündungsaktivität wechseln mit Phasen geringerer Beschwerden ab. Während der Krankheitsschübe kommt es an den betroffenen Gelenken zu Schwellung, Rötung, Überwärmung und Schmerzen. Außer den Gelenken können noch Sehnenscheiden und Schleimbeutel betroffen sein. Das Endstadium zeigt sich mit Gelenkdeformierungen, Muskel- und Hautatrophien, Rheumaknoten (Atlas Abb. 4-53) und Gelenkversteifungen (Ankylosen).

Diagnose. In 80 % der Fälle kann der Rheumafaktor (RF, s. u.) nachgewiesen werden. Es kommt zur Beschleunigung der BKS und zum Anstieg des Akute-Phase-Proteins.

Im Röntgenbild sieht man eine gelenknahe Osteoporose, Gelenkspaltverschmälerung, gelenknahe Knochendefekte und knöcherne Versteifungen.

Rheumafaktor (RF). Beim Rheumafaktor handelt es sich um einen Antikörper der Immunglobulinklasse G (IgG). Allerdings kann dieser Rheumafaktor auch bei einem Teil der Patienten mit chronischen Infektionskrankheiten gefunden werden, weshalb das Auftreten des Rheumafaktors für die Erkrankung nicht beweisend ist. Je nachdem, ob der Rheumafaktor nachweisbar ist oder nicht unterscheidet man zwischen seropositiver und seronegativer Polyarthritis.

Verlauf. Die Krankheit verläuft individuell sehr unterschiedlich. Schon der Krankheitsbeginn ist nicht immer schleichend, sondern gelegentlich akut oder subakut. In letzeren Fällen sind nicht die kleinen Gelenke symmetrisch befallen, sondern die Krankheit kann an wenigen größeren Gelenken beginnen. In folgenden Krankheitsschüben können weitere Gelenke in das Krankheitsbild mit einbezogen werden. Dazwischen scheint die Krankheit oft zum Stillstand zu kommen. In manchen Fällen bleibt die chronische Polyarthritis jahrelang auf einige wenige Gelenke beschränkt. In anderen Fällen können in schneller Reihenfolge fast alle Gelenke befallen werden.

Therapie. Während eines *akuten* Schubes muss der Betroffene an den *Arzt* verwiesen werden, da verschreibungspflichtige Medikamente eingesetzt werden müssen (z. B. Antirheumatika wie Antimalariamittel, Sulfasalazin, Goldsalze, Penicillamin, Kortison, Azathioprin, Immunsuppressiva). Wird ein akuter Schub nicht *sofort* wirkungsvoll behandelt, kann es an den betroffenen Gelenken zu einer u. U. erheblichen Schädigung kommen.

Während eines akuten Schubes müssen die betroffenen Gelenke ruhiggestellt werden. Schädliche Reize wie Kälte, Nässe, Infekte und Überanstrengung müssen weitgehend ausgeschaltet werden. Große Bedeutung haben in der anfallsfreien Zeit Gymnastik, Massagen und Bäder, um die Beweglichkeit der Gelenke zu erhalten oder wie-

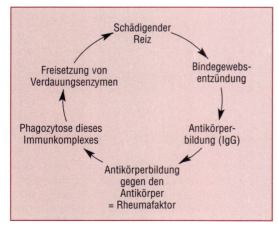

Schema 4-1 Rheumafaktor.

derherzustellen. Als ganzheitliche Maßnahmen werden Ernährungsumstellungen, längere Heilfastenbehandlungen, Psychotherapie, Schroth- und Rohkostkuren durchgeführt.

Schulmedizinisch steht eine Vielzahl von operativen Behandlungsmöglichkeiten zur Verfügung. Beispielsweise soll durch eine Entfernung der Gelenkinnenhaut (Synovektomie) einer Gelenkzerstörung vorgebeugt werden.

> **Chronische Polyarthritis**
>
> Es sind in erster Linie *Frauen* betroffen. Die Erkrankung spielt sich zunächst an den *Fingergrund-* und *-mittelgelenken* ab.

4.6.4 Morbus Bechterew

Morbus Bechterew (Spondylarthritis ankylopoetica, Spondylitis ankylosans, Bechterew-Strümpell-Marie-Krankheit) (Atlas Abb. 4-54) ist eine rheumatische Erkrankung, bei der es durch die ablaufenden chronischen Gelenkentzündungen letztendlich zur Versteifung (Ankylosierung) des Achsenskeletts und der wirbelsäulennahen Gelenke (z. B. Rippen-Wirbel-Gelenke, Kreuzbein-Darmbein-Gelenke) kommt. Die Bänder und die äußeren Bandscheibenanteile neigen zur Verkalkung. Die Krankheit beginnt überwiegend bei *Männern* (90%) zwischen dem *20.* und *30. Lebensjahr*. Sie tritt familiär gehäuft auf, manchmal in Kombination mit entzündlichen Darmerkrankungen (Morbus Crohn, Colitis ulcerosa), Psoriasis oder der Reiter-Krankheit (Trias: Arthritis, Urethritis, Konjunktivitis).

Ursache. Die Ursache ist *unbekannt*. Erreger konnten nicht nachgewiesen werden. Vererbung spielt eine Rolle. Bei 90% der Erkrankten kann ein Zellantigen (HLA-B27) nachgewiesen werden, das nur bei 6% der Normalbevölkerung vorkommt.

Symptome. Die Krankheit beginnt mit *tiefsitzenden nächtlichen Rückenschmerzen*, die oft in die Leiste, das Gesäß und die Oberschenkel ausstrahlen. Es besteht Morgensteifigkeit im Bereich des *Stammskeletts*, vor allem im *Kreuzbeinbereich*, die typischerweise durch Bewegung gebessert wird. Charakteristisch sind die quälenden *Fersenschmerzen*, die durch entzündliche Verkalkungen an den Achillessehnenansätzen verursacht werden. Bei einem Drittel der Betroffenen kommt es immer wiederkehrend zu *Augenentzündungen*.

Weitere *mögliche* Symptome sind: Fieber, Müdigkeit, Appetitlosigkeit, Gewichtsverlust und Anämie. Die Patienten lindern ihre Rückenschmerzen und die Verspannung der Rückenmuskulatur durch Einnahme einer gebeugten, bzw. überhängenden Haltung.

Im Endstadium der Erkrankung *versteift* die gesamte *Wirbelsäule* und der Brustkorb. Es kommt zu der typischen *Bechterew-Haltung* (Atlas Abb. 4-54) mit der ausgeprägten Kyphose der Brustwirbelsäule und der Lordose der Halswirbelsäule. Der Kopf kann kaum bewegt werden, das Blickfeld ist stark eingeschränkt. Die Versteifung des Brustkorbes hat ein Erliegen der Brustatmung zur Folge, was wiederum zur Ausbildung eines Lungenemphysems mit darauffolgender Rechtsherzbelastung führen kann. Kommt es durch die Veränderungen des untersten Teils der Wirbelsäule zur Kompression der hier austretenden Nerven (Cauda-equina-Syndrom), so kann es zu Impotenz und zu Urin- und Stuhlinkontinenz kommen. Weitere mögliche Komplikationen sind Herz- und (selten) Aorteninsuffizienz.

Diagnose. Die Diagnose wird hauptsächlich aufgrund der Beschwerden gestellt, aber durch das Röntgenbild ergänzt, das je nach Krankheitsstadium unterschiedliche Veränderungen aufzeigt. Im Spätstadium kann sich die klassische „*Bambusstab-Wirbelsäule*" entwickeln, die allerdings heute selten geworden ist und nur nach einem Krankheitsverlauf von durchschnittlich mindestens 10 Jahren auftritt. Dabei kommt es zur Kantenausziehung an den Wirbelkörpern, zur Verknöcherungen der Bandscheibenringe und der -längsbänder.

Im Blut kann eine Beschleunigung der BKS im akuten Schub nachgewiesen werden. Des Weiteren gelingt der Nachweis des Zellantigens HLA-B27 in 90% der Fälle (s. o.).

Um ein Maß für die zunehmende Versteifung der Wirbelsäule zu haben, kann das Schober-Zeichen geprüft werden (Atlas Abb. 4-55).

> **Morbus Bechterew**
>
> Betrifft in 90% der Fälle *Männer*. Im fortgeschrittenen Stadium kommt es zu einer ausgeprägten *Kyphose* der *Brustwirbelsäule* und zu einer starken Lordose der Halswirbelsäule.

4.6.5 Lupus erythematodes (LE)

Worterklärung. *Lupus* kommt aus dem Lateinischen und heißt Wolf. Damit bezeichnet man Krankheiten, die mit schweren und fortschreitenden Gewebezerstörungen („fressende Flechte") einhergehen. So wurden früher mit dem Begriff „Lupus" Krankheiten völlig unterschiedlicher Ursache bezeichnet, wie Lupus vulgaris (Hauttuberkulose), Lupus perneo (Form der Hautsarkoidose) und Lupus erythematodes.

Erythem kommt aus dem Griechischen und bedeutet entzündliche Rötung der Haut, die durch eine Hyperämie (vermehrte Durchblutung) bedingt ist; *todes* (gr.) = gestaltet, ähnlich.

Ursachen. Lupus erythematodes ist eine *Autoimmunkrankheit*, bei der es zur Bildung von Autoantikörpern gegen Bestandteile der Zellkerne (antinukleäre Antikörper) kommen kann. Die hierbei entstehenden Immunkomplexe zirkulieren im Blutkreislauf und lagern sich in Gefäßwände ein, wodurch es zu einer Gefäßentzündung kommt. Diese Gefäßentzündung kann zu einer Reihe charakteristischer Veränderungen an Haut, Gelenken und inneren Organen führen.

Auslösende Faktoren. Als auslösende Faktoren kommen Virusinfektionen, Sonnenbestrahlung und Medikamente (Antihypertonika, Antiarrhythmika, Antiepileptika, Thyreostatika, Tuberkulostatika) in Betracht.

Vorkommen. Betroffen sind vor allem *Frauen* im gebärfähigen Alter.

Verlaufsformen. Die häufigste – und zugleich auch mildeste – Verlaufsform ist der *chronische Haut-LE*. Grundsätzlich gilt aber, dass LE ein äußerst vielschichtiges Krankheitsbild zeigt. Es kommt sowohl zu akuten, therapieresistenten Verläufen mit tödlichem Ausgang als auch zu gutartigen Verlaufsformen, die kaum therapiebedürftig sind und die auf die Überlebenszeit des Betroffenen keinen Einfluss haben. Ein weiteres Kennzeichen der Erkrankung ist, dass es lange Latenzphasen geben kann, und dass es dann wieder ohne äußerlich ersichtlichen Grund zu einem schweren Schub kommen kann. Bei einem solchen Schub treten entweder die gleichen Symptome wie bei der Erstmanifestation auf, oder es entwickelt sich ein ganz andersartiges Krankheitsbild, zum Beispiel indem ein bis dahin gesundes Organ befallen wird.

Beispielhaft werden nun die beiden häufigsten Verlaufsformen, nämlich chronischer Haut-LE und systemischer LE (SLE) besprochen.

LE der Haut (Lupus erythematodes discoides). An den lichtexponierten Hautarealen (v. a. Gesicht, behaarter Kopf, aber auch an den Händen) kommt es zu scheibenförmigen (diskoiden) *Hauterscheinungen*, die erhaben und scharf begrenzt sind, eine vermehrte Schuppung und entzündliche Randveränderungen zeigen. Die Hautveränderungen weisen im Gesicht manchmal die typische Schmetterlingsform auf (Atlas Abb. 4-56, 4-57). Charakteristisch im veränderten Bereich ist die bestehende Hyperästhesie (Überempfindlichkeit gegen Berührung). Nach Jahren bis Jahrzehnten bilden sich die Hauterscheinungen vom Zentrum aus zurück, wobei es zu einer straffen Atrophie mit Ausbildung von hypopigmentiertem Narbengewebe kommt.

Systemischer Lupus erythematodes (SLE). Das Krankheitsbild zeigt eine außerordentlich große Variabilität. Häufige Symptome sind Arthritiden (oft als Polyarthritis) und Hauterscheinungen. Des Weiteren kann es zu Pleuritis, Nephritis, Hypertonie, Peri- und Endokarditis kommen.

Diagnose. Bei der Diagnose spielt der Antikörpernachweis eine wichtige Rolle. Bei 80 % der SLE-Patienten können im Blutbild LE-Zellen nachgewiesen werden. Dabei handelt es sich um reife, polymorphkernige Granulozyten mit randständigem Kern und großer Vakuole, die phagozytiertes Kernmaterial in Rosettenform enthält.

Therapie. Die Therapie erfolgt durch den Arzt (Kortison, Antipholgistika, Immunsuppressiva). Der Heilpraktiker darf begleitend behandeln.

4.6.6 Sklerodermie (Darrsucht)

Es handelt sich um eine *Autoimmunerkrankung* des Gefäßbindegewebes, bei der man eine *lokalisierte* (Sclerodermia circumscripta) und eine *systemische* (progressive, systemische) Sklerodermie unterscheidet.

Lokalisierte Sklerodermie. Es kommt zu umschriebenen Hauterscheinungen. Dabei sind gut begrenzte Herde zu sehen, die anfangs gerötet sind, später verhärten (sklerodisieren) und schließlich atrophieren. Sie zeigen eine verstärkte oder eine verminderte Pigmentierung (Atlas Abb. 4-58, 4-59). Gelegentlich geht eine circumscripte Sklerodermie in eine progressive, systemische Verlaufsform über.

Progressive, systemische Sklerodermie. Meist sind Frauen zwischen dem 40. und 50. Lebensjahr betroffen. Die Erkrankung beginnt mit teigigen Ödemen an den Fingerspitzen und Raynaud-Symptomen (s. Abschn. 6.5.1). Monate später erfolgt im betroffenen Areal eine fleckig-livide Verfärbung bei glänzender, atrophischer, unverschieblicher Haut. Es kommt an den Fingern und Zehen zu „rattenbissartigen Nekrosen", also zu schmerzhaften, gangränösen Veränderungen. Die Finger werden in Beugestellung fixiert (Atlas Abb. 4-61), die Knochen der Endglieder lösen sich auf. Der Vorgang kann sich von den Händen auf Unterarme, Gesicht, Hals und Brust ausdehnen. Durch die Verhärtung werden die Gesichtszüge starr, die Nase springt spitz hervor, der Mund ist klein mit straffer Faltenbildung an der Oberlippe (Atlas Abb. 4-60). Es kann zur Zungenbandverkürzung kommen, was Sprach- und Schluckstörungen zur Folge hat (Atlas Abb. 4-62).

Die Krankheit verläuft in Schüben, zwischen denen längere Latenzphasen liegen können. Milde Verläufe kommen vor.

Prognose. Es gibt große Unterschiede im Krankheitsverlauf, und zwar hinsichtlich der betroffenen Organe und bezüglich der Geschwindigkeit, mit der die Erkrankung fortschreitet. Oft verschlimmert sich die Sklerodermie in den ersten Jahren rapide, wird dann langsamer und kann sogar zum Stillstand kommen. Gelegentlich treten akute Verläufe auf, und es werden in schneller Folge Herz, Nieren oder Lungen befallen, so dass es zum tödlichen Ausgang durch Organversagen kommen kann.

Diagnose. Die Diagnose wird im Wesentlichen über Antikörpernachweis gestellt.

Therapie. Die Therapie erfolgt durch den Arzt, da verschreibungspflichtige Medikamente (z. B. Kortison, Zytostatika u. a.) eingesetzt werden müssen. Der Heilpraktiker kann begleitend behandeln.

4.7 Fragen

Beantworten Sie die Fragen möglichst knapp. Die richtigen Antworten finden Sie im angegebenen Abschnitt entweder **halbfett** oder *kursiv* gedruckt.

Skelett

Aufgaben des Skeletts
▸ Welche Aufgaben des Skeletts kennen Sie ? (➜ Abschn. 4.1.1)

Schädel
▸ Welche Knochen bilden den Hirnschädel? Welche Fontanellen kennen Sie und wo sitzen diese? Geben Sie die beiden größten und kräftigsten Gesichtsknochen an! (➜ Abschn. 4.1.3)

Wirbelsäule
▸ Nennen Sie Aufgaben der Wirbelsäule! Wie sind die Wirbel miteinander verbunden, mit Ausnahme der Wirbel des Kreuzbeins und der Steißbeinknöchelchen? Welche Anteile kann man anatomisch an den Zwischenwirbelscheiben unterscheiden? Beschreiben Sie die Anteile, aus denen sich ein Wirbel anatomisch zusammensetzt! Wo verläuft das Rückenmark? Wie bezeichnet man die Lendenwirbelsäulenkrümmung nach vorne, wie die nach hinten? Welche Wirbelsäulenabschnitte werden unterschieden?
▸ Wie heißt der erste Halswirbel, wie der zweite?
▸ Wie heißt der 7. Halswirbel? Woher hat er seinen Namen? Aus wie vielen Wirbeln bestehen die Brust- bzw. Lendenwirbelsäule? Woraus hat sich das Kreuzbein gebildet? Wo treten bevorzugt Bandscheibenschäden auf? (➜ Abschn. 4.1.4)

Brustbein
▸ Welche drei Anteile werden am Brustbein anatomisch unterschieden? (➔ Abschn. 4.1.5)

Rippen
▸ Was ist das Kennzeichen echter Rippen? (➔ Abschn. 4.1.6)

Schultergürtel
▸ Woraus besteht der Schultergürtel? Wie viele knöcherne Gelenkverbinden hat der Schultergürtel mit dem Rumpf? Wie heißt das betreffende Gelenk? Mit welchem Knochen steht das äußere Ende des Schlüsselbeins in Verbindung, um das Schultergelenk zu bilden? Wie heißt dieses Gelenk? Schildern Sie kurz den anatomischen Aufbau des Schulterblattes! (➔ Abschn. 4.1.7)

Oberarmknochen
▸ Was ist der Humerus? (➔ Abschn. 4.1.8)

Unterarmknochen
▸ Wie heißen die beiden Unterarmknochen? Wo befindet sich die Elle, wo die Speiche? (➔ Abschn. 4.1.9)

Handwurzelknochen
▸ Wie viele Handwurzelknochen gibt es? Kennen Sie hiervon einige mit Namen? (➔ Abschn. 4.1.10)

Mittelhand- und Fingerknochen
▸ Schildern Sie den knöchernen Aufbau der Hand! Welche Art von Gelenk ermöglicht es, dass der Daumen den übrigen vier Fingern gegenübergestellt werden kann? (➔ Abschn. 4.1.11)

Beckengürtel und Becken
▸ Woraus setzt sich der Beckengürtel zusammen? (➔ Abschn. 4.1.12)
▸ Wie heißt das Gelenk, das Hüft- und Kreuzbein miteinander verbindet? Geben Sie an, aus welchen drei Knochen das Hüftbein zusammengesetzt ist! Was ist die Symphyse und durch welche Gewebeart wird hier die Knochenverbindung hergestellt? (➔ Abschn. 4.1.12)

Oberschenkelknochen
▸ Wie heißt der längste Knochen des Körpers? Wie ist das Femur in seinem oberen Abschnitt aufgebaut? (➔ Abschn. 4.1.13)

Unterschenkelknochen
▸ Wie heißen die beiden Knochen des Unterschenkels? (➔ Abschn. 4.1.14)

Fußskelett
▸ Welche Anteile kann man am Fußskelett unterscheiden? Welche Fußwurzelknochen kennen Sie? (➔ Abschn. 4.1.15)
▸ Aus wie vielen Gliedern bestehen die Zehen, aus wie vielen die Großzehen? (➔ Abschn. 4.1.15)

Knochenverbindungen

Arten von Knochenverbindungen
▸ Was versteht man unter Haften? (➔ Abschn. 4.2.1)
▸ Was ist ein Gelenk und was ist sein wichtigstes Charakteristikum? Wie wird das gewölbte Gelenkende bezeichnet und wie das ausgehöhlte? Womit sind die Gelenkflächen überzogen? Wodurch werden die durch den Gelenkspalt getrennten Knochen zusammengehalten? Welche Anteile werden an der Gelenkkapsel unterschieden? Welche Aufgabe hat die Synovia? (➔ Abschn. 4.2.1)
▸ Wie werden die Gelenkarten von der Form her unterteilt? Geben Sie jeweils mindestens ein Beispiel, wo diese Gelenkart im Körper vorkommt! (➔ Abschn. 4.2.1)

Schulter-, Ellenbogen- und Kniegelenk
▶ Welche Knochen sind an der Bildung der folgenden Gelenke beteiligt?
  • Schultergelenk (➔ Abschn. 4.2.2)
  • Ellenbogengelenk (➔ Abschn. 4.2.4)
  • Kniegelenk (➔ Abschn. 4.2.5)
▶ Wodurch kann es zum Meniskusriss kommen? (➔ Abschn. 4.2.5)
▶ Wo liegt die Kniescheibe und wie ist sie befestigt? (➔ Abschn. 4.2.5)
▶ In welcher Kniestellung ist sie deutlich sicht- und tastbar? (➔ Abschn. 4.2.5)

Besondere Hilfsvorrichtungen
▶ Womit sind Schleimbeutel gefüllt? (➔ Abschn. 4.2.6)
▶ Was ist eine Sehne? Was hat sie für eine Aufgabe? (➔ Abschn. 4.2.6)
▶ Was ist eine Sehnenscheide? Woraus besteht die äußere Schicht der Sehnenscheide und woraus die innere? (➔ Abschn. 4.2.6)

Skelettmuskulatur
▶ Was ist der Ursprung und was der Ansatz des Muskels? Was meint man mit Agonist, Antagonist und Synergist? (➔ Abschn. 4.3)

Muskeln des Kopfes
▶ Welche Kaumuskeln bewegen das Kiefergelenk? In welchen Punkten unterscheidet sich die mimische Muskulatur von der übrigen Skelettmuskulatur? (➔ Abschn. 4.3.1)

Muskeln des Halses
▶ Welche wichtigen Muskeln des Halsbereichs kennen Sie? In welcher Körperregion befindet sich der Trapezius? (➔ Abschn. 4.3.2)

Muskeln des Rumpfes
▶ In welcher Körperregion befindet sich der breite Rückenmuskel? Wie heißt der Muskel, der die Vorderfläche des Brustkorbes bedeckt? Welche beiden unterschiedlichen Arten der Zwischenrippenmuskulatur können unterschieden werden? (➔ Abschn. 4.3.3)

Muskeln von Schulter, Arm und Hand
▶ Kennen Sie den Muskel, der die Schulter bedeckt? Wie heißt der zweiköpfige Oberarmmuskel und wie der dreiköpfige? (➔ Abschn. 4.3.5)

Muskeln des Bauchbereiches
▶ Welche wichtigen Bauchmuskeln kennen Sie? Was ist die Linea alba? Von wo bis wo erstreckt sie sich? (➔ Abschn. 4.3.6)

Muskeln des Gesäßes
▶ Welche Gesäßmuskeln werden unterschieden? (➔ Abschn. 4.3.7)

Muskeln des Ober- und Unterschenkels
▶ Geben Sie die Bezeichnung des wichtigsten Oberschenkelmuskels an! (➔ Abschn. 4.3.8)
▶ Wie heißt der Muskel, der hinten am Unterschenkel liegt? (➔ Abschn. 4.3.9)

Erkrankungen der Muskeln, Knochen und besonderen Hilfsvorrichtungen
▶ Wie kommt es zu einer Muskelzerrung? Was sind ihre Folgen? (➔ Abschn. 4.4.1)
▶ Welche Folgen hat ein Muskelriss für den Patienten? (➔ Abschn. 4.4.2)
▶ Was ist bei einer Zerrung (Verstauchung) am Gelenk geschehen? Wie würden Sie in diesem Fall eine Erstversorgung durchführen? (➔ Abschn. 4.4.4)

- Was ist bei einer Verrenkung geschehen? Woran ist sie zu erkennen? Dürfen Sie eine Einrenkung vornehmen? (➔ Abschn. 4.4.5)
- Zählen Sie sichere Frakturzeichen auf! Wie gehen Sie bei der Erstversorgung eines Bruches vor? (➔ Abschn. 4.4.6)
- In welchen Knochen siedeln sich Knochenmetastasen bevorzugt ab? Geben Sie typische Symptome bei Knochentumoren an! (➔ Abschn. 4.4.7)
- Wodurch kommt es zur Sehnenscheidenentzündung? Woran würden Sie diese erkennen? (➔ Abschn. 4.4.8)
- Was sind Prädilektionsstellen für Überbeine? Was sind Überbeine? (➔ Abschn. 4.4.9)
- Wodurch kann es zur Schleimbeutelentzündung kommen, wodurch zum Tennis- oder Golfellenbogen? (➔ Abschn. 4.4.10, 4.4.11)
- Welches Geschlecht und welches Lebensalter werden bevorzugt vom Karpaltunnelsyndrom befallen? (➔ Abschn. 4.4.12)
- Was versteht man unter dem Sudeck-Syndrom? (➔ Abschn. 4.4.13)
- Was versteht man unter der Dupuytren-Kontraktur? (➔ Abschn. 4.4.14)
- Was geht bei Arthrose im Gelenk vor sich? Welches sind die wichtigsten Symptome bei Arthrosen? Was würden Sie unternehmen, um einem Patienten mit Arthrose Linderung zu verschaffen? In welchen Wirbelsäulenabschnitten tritt die Wirbelsäulenarthrose bevorzugt auf? Wie heißen die Knorpel-Knochen-Wucherungen an den Finger*end*gelenken, von der bevorzugt Frauen im Klimakterium befallen sind? (➔ Abschn. 4.4.15)

Erkrankungen der Wirbelsäule

- Zählen Sie häufige Erkrankungen der Wirbelsäule auf! (➔ Abschn. 4.5)
- Was ist eine Spondylose? (➔ Abschn. 4.5.2)
- Was versteht man unter Wirbelgleiten? Welche allgemeinen Maßnahmen würden Sie einem Patienten empfehlen, der davon betroffen ist? (➔ Abschn. 4.5.4)
- Was geht bei einem Bandscheibenvorfall vor sich? Was sind die wichtigsten Folgen für den Patienten? (➔ Abschn. 4.5.6)
- In welchem Lebensalter tritt der Morbus Scheuermann bevorzugt auf? Wie kann diese Erkrankung nachgewiesen werden? Schreitet die Krankheit kontinuierlich weiter? Wie sieht es im Erwachsenenalter bei diesen Patienten mit Rückenbeschwerden aus? (➔ Abschn. 4.5.8)

Rheumatische Erkrankungen

- Zählen Sie Ursachen von rheumatischen Erkrankungen auf! (➔ Abschn. 4.6)
- In welchen Körperteilen kann es zum Weichteilrheumatismus kommen? (➔ Abschn. 4.6.1)

Rheumatisches Fieber

- Wodurch kann es zum rheumatischen Fieber kommen? Wer ist in erster Linie betroffen? Zählen Sie Leitsymptome auf! Wie sieht die Therapie aus? (➔ Abschn. 4.6.2)

Chronische Polyarthritis

- Was ist die chronische Polyarthritis? Wie zeigt sich diese Erkrankung in einem frühen Stadium? Wie würden Sie eine Patientin während eines akuten Schubes behandeln? (➔ Abschn. 4.6.3)

Morbus Bechterew

- Wer ist vom Morbus Bechterew in erster Linie betroffen? Ist die Ursache der Erkrankung bekannt? Welche Frühzeichen der Erkrankung kennen Sie? Welche Erscheinungen treten im weiteren Verlauf der Erkrankung auf? (➔ Abschn. 4.6.4)

Lupus erythematodes (LE)
▸ Geben Sie die Ursachen von LE an! Welches Geschlecht ist von der Erkrankung in erster Linie betroffen? Geben Sie die häufigste Verlaufsform an! (➔ Abschn. 4.6.5)

Sklerodermie
▸ Geben Sie stichpunktartig an, worum es sich bei der Sklerodermie handelt! Welche beiden Verlaufsformen werden unterschieden? (➔ Abschn. 4.6.6)

5 Das Herz

5.1 Anatomie 145
5.1.1 Lage des Herzens 145
5.1.2 Schichten des Herzens 145
5.1.3 Aufbau des Herzens 146
5.1.4 Herzklappen 146
　Segelklappen (Atrioventrikularklappen) 146
　Taschenklappen (Semilunarklappen) 146
5.1.5 Herzkranzgefäße 147

5.2 Physiologie 147
5.2.1 Herzschlag 148
5.2.2 Weg des Blutes durch das Herz 148
5.2.3 Herztöne des gesunden Herzens 149
5.2.4 Steuerung der Herztätigkeit 149
　Erregungsleitungssystem des Herzens 150

5.3 Untersuchungsmethoden 151
5.3.1 Inspektion (Betrachtung) 151
5.3.2 Palpation (Abtasten) 151
5.3.3 Perkussion (Abklopfen) 151
5.3.4 Auskultation (Abhören) 151
　Herztöne 151
　Herzgeräusche 153
5.3.5 Blutdruckmessung 154
5.3.6 Pulsmessung 154
5.3.7 Apparative Verfahren 155

5.4 Herzinsuffizienz (Myokardinsuffizienz) 156
5.4.1 Symptome der Linksherzinsuffizienz 157
5.4.2 Symptome der Rechtsherzinsuffizienz 157
5.4.3 Diagnose 158
5.4.4 Therapie 159

5.5 Entzündungen des Herzens 159
5.5.1 Endokarditis (Herzinnenhautentzündung) 159
5.5.2 Myokarditis (Herzmuskelentzündung) 160
5.5.3 Perikarditis (Herzbeutelentzündung) 161

5.6 Herzklappenfehler 162
5.6.1 Mitralklappenstenose (Mitralstenose) 163
5.6.2 Mitralklappeninsuffizienz (Mitralinsuffizienz) 164
5.6.3 Mitralklappenprolaps (Mitralprolaps) 164
5.6.4 Aortenklappenstenose (Aortenstenose) 165
5.6.5 Aortenklappeninsuffizienz (Aorteninsuffizienz) 165

5.7 Angeborene Herzfehler 166
5.7.1 Einteilung der angeborenen Herzfehler 167
5.7.2 Vorhofseptumdefekt 167
5.7.3 Kammerseptumdefekt (Ventrikelseptumdefekt) 168
5.7.4 Offener Ductus Botalli (persistierender Ductus arteriosus) 168
5.7.5 Fallot-Tetralogie 168
5.7.6 Transposition der großen Gefäße (TGA) 169
5.7.7 Pulmonalklappenstenose (Pulmonalstenose) 169
5.7.8 Aortenisthmusstenose 169
5.7.9 Aortenbogenanomalien 169

5.8 Herzrhythmusstörungen (Arrhythmien) 170
5.8.1 Extrasystolen 170
5.8.2 Tachykardie („Herzjagen") 171
5.8.3 Bradykardie (verlangsamte Herzschlagfolge) 171

5.9 Koronare Herzkrankheit (KHK) 171
5.9.1 Angina pectoris (Brustenge) 172
5.9.2 Myokardinfarkt (Herzinfarkt) 173

5.10 Medikamentöse Herztherapie 175
5.10.1 Herzglykoside (Digitalisglykoside) 175
5.10.2 Betarezeptorenblocker
(Betablocker) 176
5.10.3 Nitroglycerin (Sprengöl, Glyceryltrinitrat, Glyceroltrinitrat) 177
5.10.4 Kalziumantagonisten (Kalzium-Kanalblocker, Kalziumblocker) 178
5.10.5 ACE-Hemmer (Angiotensin converting enzyme) 178
5.10.6 Diuretika 178
5.10.7 Antikoagulanzien 179

5.11 Fragen 180

Das Herz ist ein Hohlmuskel, der in der Brusthöhle liegt. Es hat die Aufgabe, das Blut in den gesamten Körper zu pumpen. Dabei fließt das Blut vom Herzen in die Schlagadern (Arterien), in die kleineren Arteriolen (kleine Arterien), dann in die feinsten Haargefäße (Kapillaren), in denen der eigentliche Stoffaustausch erfolgt. Zurück fließt das Blut durch die kleinen Venolen (kleine Venen), weiter durch die Venen, um zuletzt in den beiden großen Venen, nämlich der oberen und unteren Hohlvene, zum Herzen zurücktransportiert zu werden.

Das Herz wird gerne mit einer Pumpstation verglichen, die die Aufgabe hat, das Blut im Körper in einem ständigen Fluss zu halten. Das Blut hat sowohl die Aufgabe, jede Körperzelle mit Nährstoffen und mit Sauerstoff zu versorgen als auch die beim Zellstoffwechsel anfallenden Abbaustoffe, nebst dem bei der Verbrennung der Nährstoffe entstehenden Kohlendioxid, abzutransportieren.

Ganz anders sieht RUDOLF STEINER das Herz: „Der Blutkreislauf ist das, was das Ursprünglichste ist, und das Herz gibt in seinen Bewegungen einen Widerklang dessen, was in der Blutzirkulation vor sich geht. Das Blut treibt das Herz, nicht umgekehrt das Herz das Blut. Die Herztätigkeit ist nicht Ursache, sondern sie ist eine Folge."
WILLIAM HARVEY (1578–1657), der als Entdecker des Blutkreislaufs gilt, schreibt: „So ist das Herz der Urquell des Lebens und die Sonne der kleinen Welt, so wie die Sonne im gleichen Verhältnis den Namen Herz der Welt verdient. Durch sein Kraftvermögen und seinen Schlag wird das Blut bewegt, zur Vollkommenheit gebracht und ernährt und vor Verderbnis und Zerfall bewahrt. Durch Ernährung, Warmhaltung und Belebung leistet es seinerseits dem ganzen Körper Dienste, dieser Hausgott, die Grundlage des Lebens, der Urheber alles Seins."

5.1 Anatomie

5.1.1 Lage des Herzens

Das Herz eines Menschen ist etwas größer als seine geballte Faust. Es liegt im *Mediastinum*, also im mittleren Brustkorbraum (Atlas Abb. 5-11), zwischen den beiden Lungenflügeln. Nachbarorgane des Herzens sind, außer den *Lungen*, nach vorne das Brustbein und der *Thymus*, nach hinten die *Speiseröhre*, die absteigende *Aorta* und die *untere Hohlvene* und nach unten das *Zwerchfell*, dem die Herzspitze aufliegt (Atlas Abb. 5-1).
Zwei Drittel des Herzens liegen links, ein Drittel liegt rechts der Körpermittellinie. Das Herz hat in etwa Kegelform und steht nicht senkrecht im Brustkorb, sondern seine Achse ist sowohl von rechts nach links als auch von hinten nach vorne geneigt. Dadurch liegt die Herzspitze der linken unteren Brustwand und die Herzbasis (mit dem linken Vorhof) der Speiseröhre an. (Achtung: die Herzspitze ist nach unten gerichtet, die Herzbasis nach oben!)

5.1.2 Schichten des Herzens

Wie schon erwähnt, ist das Herz ein Hohlmuskel. Von innen nach außen kann man die Herzinnenhaut, den Herzmuskel und den Herzbeutel unterscheiden (Atlas Abb. 5-2).

Herzinnenhaut (Endokard). Die Herzinnenhaut kleidet die inneren Herzhöhlen aus. Sie hat einen Überzug aus *Endothel*, also aus einschichtigem Plattenepithelgewebe, darunter befindet sich etwas Bindegewebe, welches als Verschiebeschicht wirkt. Endothel bildet auch die *Herzklappen*, die frei von Blutgefäßen sind. Das Endothel wird direkt vom vorbeiströmenden Blut ernährt. Kommt es zu einer Entzündung der Herzinnenhaut, so führt dies oft auch zu Schäden an den Herzklappen.

Herzmuskel (Myokard). Der Herzmuskel leistet die eigentliche Pumparbeit des Herzens. Er besteht aus *Herzmuskelgewebe*. Herzmuskelgewebe nimmt eine Sonderstellung zwischen der glatten und der quergestreiften Muskulatur ein (s. „Herzmuskelgewebe", ➔ Abschn. 3.3.3). Die Kammer der rechten Herzhälfte hat normalerweise eine Wanddicke von ungefähr 0,5 cm, da sie das Blut lediglich in die nahe gelegenen Lungen transportiert. Die Kammer der linken Herzhälfte hat hingegen eine Wanddicke von 1,0 cm, da das Blut von hier aus in den gesamten Körper gepumpt werden muss (Atlas Abb. 5-3).

Der Herzmuskel ist in der Lage, sich unterschiedlichen Anforderungen anzupassen. Wird beispielsweise im Alter das Herz nur wenig beansprucht, so bildet sich die Herzmasse zurück; sie atrophiert, indem sich die einzelnen Herzmuskelzellen verkleinern. Besteht dagegen eine erhöhte Arbeitsanforderung an das Herz, beispielsweise beim Sportler, so nimmt die Muskelmasse zu, sie hypertrophiert, indem sich die einzelnen Herzmuskelzellen vergrößern. Das normale Herzgewicht eines Erwachsenen beträgt ungefähr 300 g. Überschreitet die Größenzunahme des Herzens das kritische Herzgewicht von 500 g, so sind die Herzkranzgefäße nicht mehr ausreichend in der

Lage, das vergrößerte Herz zu ernähren. Es kommt zur Herzhyperplasie (Zunahme der Zellzahl) und nachfolgend zur Herzdilatation (Erweiterung der Herzinnenräume) mit Herzinsuffizienz (ungenügende Leistung des Herzens).

Herzbeutel (Perikard). Beim Herzbeutel handelt es sich um einen „doppelten Sack". Seine innere Schicht heißt Epikard (viszerales Blatt). Es liegt dem Myokard auf und ist mit diesem fest verwachsen. Die äußere Schicht des Herzbeutels ist das Perikard (Perikard im engeren Sinn) oder auch parietales Blatt genannt. Im Bereich der Eintrittsstellen der großen Gefäße in das Herz bilden die beiden Blätter eine Umschlagfalte und gehen ineinander über. Die beiden Blätter bestehen aus elastischem und kollagenem *Bindegewebe*, das einen Überzug aus Epithelgewebe besitzt (Atlas Abb. 5-3).

Zwischen dem *viszeralen* und dem *parietalen* Blatt befindet sich ein *Gleitspalt*, der etwas Flüssigkeit enthält und somit die Verschiebbarkeit der beiden Blätter ermöglicht. Dadurch wird die *Beweglichkeit* des Herzens bei seiner *Pumparbeit erleichtert*. Des weiteren *schützt* der Herzbeutel das Herz vor *übergreifenden Entzündungen* von den Nachbarorganen und bewahrt es außerdem vor *Überdehnung*.

Das parietale Blatt ist mit dem Sehnenzentrum des Zwerchfells und teilweise mit dem Brustfell verwachsen. Dadurch wird die Lage des Herzens im Mediastinum stabilisiert.

Stellen Sie sich zum besseren Verständnis des Herzbeutels einen zugeschweißten, dehnbaren Plastikbeutel vor, in dem sich etwas Flüssigkeit befindet. Sie drücken nun mit ihrer Faust in den Plastikbeutel, so dass er sich um Ihre Faust herumlegt. Ihre Faust entspricht nun der Lage des Herzens. An Ihrem Handgelenk befindet sich die Umschlagstelle des viszeralen und parietalen Blattes. Die Flüssigkeit im Beutel entspricht der Gleitflüssigkeit im Gleitspalt.

> ▶ **Herzschichten**
> - Endokard (Herzinnenhaut)
> - Myokard (Herzmuskel)
> - Perikard (Herzbeutel)

5.1.3 Aufbau des Herzens

Rechte und linke Herzhälfte. Das Herz wird durch eine Trenn- bzw. Scheidewand (Septum) in eine rechte und eine linke Herzhälfte unterteilt. Die rechte Herzhälfte nimmt das sauerstoffarme Blut aus dem Körperkreislauf auf und pumpt es in die Lungen, damit es dort Sauerstoff aufnimmt. Von hier fließt das nun sauerstoffreiche Blut in die linke Herzhälfte, die es in den großen Körperkreislauf pumpt (Abb. 5-1 und Atlas Abb. 5-3).

Herzhöhlen. Sowohl an der rechten als auch an der linken Herzhälfte kann man jeweils einen *Vorhof* (Atrium) und eine *Kammer* (Ventrikel) unterscheiden. Der rechte Vorhof nimmt das sauerstoffarme Blut aus dem Körperkreislauf auf. In den linken Vorhof fließt das sauerstoffreiche Blut ein, das von den Lungen kommt. Die rechte Kammer pumpt sauerstoffarmes Blut in die Lungen. Die linke Kammer pumpt sauerstoffreiches Blut in den Körper (s. a. Abschn. 5.2.2).

5.1.4 Herzklappen

Die Herzklappen garantieren die fortlaufende Strömungsrichtung des Blutes durch das Herz, indem sie, wie Ventile, das Blut am Zurückströmen hindern. Es sind vier Klappen am Herzen vorhanden, nämlich zwei Segelklappen und zwei Taschenklappen.

Segelklappen (Atrioventrikularklappen)

Die Segelklappen haben ihren Namen von ihrer segelförmigen Gestalt. Sie sind durch Sehnenfäden an Papillarmuskeln, das sind kegelförmige Muskelvorsprünge an der Kammerwand, befestigt. Die Sehnenfäden verhindern ein Zurückschlagen der Klappen (Atlas Abb. 5-6, 5-7).

- **Mitralklappe** (zweizipfelige Klappe, Valva mitralis, Valva atrioventricularis sinistra). Sie liegt zwischen dem linken Vorhof und der linken Kammer.
- **Trikuspidalklappe** (dreizipfelige Klappe, Valva tricuspidalis, Valva atrioventricularis dextra). Sie liegt zwischen dem rechten Vorhof und der rechten Kammer.

Taschenklappen (Semilunarklappen)

Jede Taschenklappe besteht aus drei taschenartigen Gebilden, die an der Gefäßwand festgewachsen sind und in der Aufsicht halbmondförmig (semilunar) wirken. Strömt Blut durch die Taschenklappen, so werden die Taschen an die Wand gepresst, so dass das Blut vorbeifließen kann. Kommt es

5.2 Physiologie

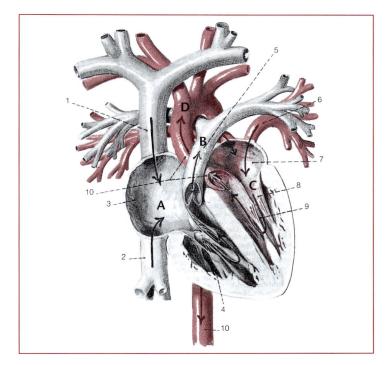

Abb. 5-1 Längsschnitt durch das Herz
Die Pfeile A bis D zeigen die Fließrichtung des Blutes an. 1. Obere Hohlvene (V. cava superior), 2. Untere Hohlvene (V. cava inferior), 3. Rechter Vorhof (Atrium dextrum), 4. Rechte Herzkammer (Ventriculus dexter), 5. Lungenschlagader (Truncus pulmonalis), 6. Lungenvene (V. pulmonalis), 7. Linker Vorhof (Atrium sinistrum), 8. Mitralklappe (Valva mitralis), 9. Linke Herzkammer (Ventriculus sinister), 10. Körperschlagader (Aorta).

jedoch zur Strömungsumkehr, so fließt Blut in die Taschen ein, die sich dadurch aufblähen, ihre Öffnungen aneinanderlegen und so ein Zurückströmen des Blutes verhindern (Atlas Abb. 5-7).

- **Aortenklappe** (Valva aortae). Sie liegt zwischen der linken Kammer und dem Abgang der Aorta (Körperschlagader).
- **Pulmonalklappe** (Valva trunci pulmonalis). Sie liegt zwischen der rechten Kammer und dem Abgang der Lungenschlagader (Truncus pulmonalis) (Abb. 5-1).

▶ **Herzklappen**
Segelklappen (Atrioventrikularklappen)
- Mitralklappe
- Trikuspidalklappe

Taschenklappen (Semilunarklappen)
- Aortenklappe
- Pulmonalklappe

5.1.5 Herzkranzgefäße

Die Ernährung des Herzmuskels (genauer: des Myo- und Epikards) erfolgt über die *Herzkranzgefäße* (Abb. 5-2, Atlas Abb. 5-8). Diese entspringen direkt aus der Aorta, und zwar im Bereich der Aortenklappe. Man unterscheidet eine linke und eine rechte Herzkranzschlagader. Die linke versorgt den größten Teil der linken Herzhälfte, die rechte den größten Teil der rechten Herzhälfte mit Sauerstoff und Nährstoffen. Das verbrauchte Blut wird von den Herzkranzvenen gesammelt, die in etwa parallel zu den Arterien verlaufen. Sie vereinigen sich zu immer größeren Venen, um an der Hinterfläche des Herzens, an der Vorhof-Kammer-Grenze, von der Sammelvene (Kranzbucht, Sinus coronarius) direkt in den rechten Vorhof abgegeben zu werden.

5.2 Physiologie

Das Herz kann man mit einer Doppelpumpe und die Klappen mit Ventilen vergleichen. Letztere sorgen dafür, dass das Blut immer nur in eine Richtung fließen kann. Man unterscheidet den *großen Körperkreislauf* und den *kleineren Lungenkreislauf*. Der Körperkreislauf beginnt mit dem Abgang der Aorta aus der linken Kammer und endet mit der Einmündung der oberen und

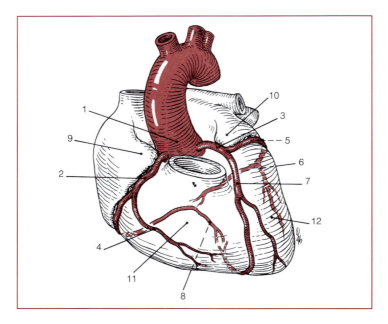

Abb. 5-2 Vorderansicht des Herzens mit Herzkranzgefäßen
1. Aufsteigende Aorta (Aorta ascendens), 2. Rechte Herzkranzschlagader (A. coronaria dextra), 3. Linke Herzkranzschlagader (A. coronaria sinistra), 4. Rechter Randast (R. marginalis dexter), 5. Umbiegender Ast (R. circumflexus), 6. Linker Randast (R. marginalis sinister), 7. Vorderer Zwischenkammerast (R. interventricularis anterior), 8. Hinterer Zwischenkammerast (R. interventricularis posterior), 9. Rechter Vorhof (Atrium dextrum), 10. Linker Vorhof (Atrium sinistrum), 11. Rechte Kammer (Ventriculus dexter), 12. Linke Kammer (Ventriculus sinister).

unteren Hohlvene in den rechten Vorhof. Der Lungenkreislauf beginnt mit dem Abgang des Stammes der Lungenschlagader (Truncus pulmonalis) aus der rechten Kammer und endet mit der Einmündung der Lungenvenen in den linken Vorhof (➔ Abschn. 6.1.1).

5.2.1 Herzschlag

Das Zusammenziehen des Herzmuskels wird als *Systole* bezeichnet, die Erschlaffung (Erweiterung) als *Diastole*. Bei jedem Herzschlag kommt es zuerst zur Systole der Vorhöfe, bei gleichzeitiger Diastole der Kammern. Darauf erfolgt die Diastole der beiden Vorhöfe bei gleichzeitiger Systole der Kammern. Die beiden Vorhöfe und die beiden Kammern arbeiten also jeweils als eine Einheit.

Unter dem *Schlagvolumen* des Herzens versteht man die Blutmenge, die durch einen Herzschlag (Systole) von der linken Kammer in die Aorta befördert wird. Sie beträgt normalerweise *70 bis 100 ml Blut*. Damit ergibt sich ein Minutenvolumen (Schlagvolumen mal Anzahl der Schläge pro Minute) von 5 bis 7 Litern pro Minute. Das bedeutet, dass bei einer normalen Förderleistung pro Minute 5 bis 7 Liter Blut von der linken Herzkammer in den Körperkreislauf gepumpt werden. Bei Aufregung oder bei körperlicher Anstrengung kann diese Förderleistung jedoch erheblich gesteigert werden.

Um eine klarere Darstellung zu erreichen, wird zunächst die Herzarbeit so beschrieben, wie ein einzelner Blutstropfen oder beispielsweise ein rotes Blutkörperchen durch das Herz fließen würde. Für das Verständnis der Herzerkrankungen, vor allem der Klappenerkrankungen, sind diese genauen Kenntnisse unverzichtbar!

5.2.2 Weg des Blutes durch das Herz

Die obere und untere Hohlvene bringen das sauerstoffarme Blut aus dem Körper in den rechten Vorhof (Abb. 5-1). Nach Füllung kommt es zur Systole des Vorhofes bei gleichzeitiger Diastole der Kammern. Dabei öffnet sich die Trikuspidalklappe, und das Blut strömt vom rechten Vorhof in die rechte Kammer, wobei die Pulmonalklappe geschlossen ist. Fließt vom Vorhof kein weiteres Blut mehr in die Kammer, schlägt die Trikuspidalklappe zu. Danach erfolgt die Systole der Kammer, mit Öffnung der Pulmonalklappe, wodurch das Blut in die Lungenschlagader ausgetrieben wird. Damit gelangt das Blut in den Lungenkreislauf, der es zu den Lungenbläschen (Alveolen) der Lunge bringt, wo der Gasaustausch stattfindet. Das sauerstoffangereicherte

Blut wird nun von den Lungenvenen zum linken Vorhof transportiert. Während der Diastole des linken Vorhofes strömt das Blut bei geschlossener Mitralklappe ein. Dann erfolgt die Systole des Vorhofes mit Öffnung der Mitralklappe. Das Blut strömt in die linke Kammer, die sich in der Diastole befindet. Die Aortenklappe ist hierbei geschlossen. Die linke Kammer füllt sich. Die Mitralklappe schlägt zu, danach erfolgt die Systole der linken Kammer, die Aortenklappe öffnet sich und das Blut fließt in die Aorta (Körperschlagader).

Herzperiode (Herzzyklus). Den aus Systole und Diastole bestehenden Herzzyklus der Kammern kann man in vier Phasen unterteilen (Atlas Abb. 5-9):

1. Anspannungszeit: Dauer 0,05 bis 0,1 Sekunden. Erste Phase der Systole. Alle Klappen sind geschlossen, so dass das Blutvolumen in den Kammern nicht weiter zunimmt. Es kommt zur isometrischen (Anspannung der Muskulatur ohne Längenveränderung) Spannungszunahme, bis der Druck so groß wird, dass sich die Taschenklappen öffnen.

2. Austreibungszeit: Dauer 0,2 bis 0,3 Sekunden. Zweite Phase der Systole. Die Kammermuskulatur zieht sich isotonisch (ohne Spannungsänderung der Muskulatur) zusammen. Die Taschenklappen öffnen sich, das Blut strömt aus den Kammern. Die Segelklappen sind geschlossen.

3. Entspannungszeit: Erste Phase der Diastole. Es handelt sich um die Zeitspanne vom Schließen der Taschenklappen bis zum Öffnen der Segelklappen. In dieser Phase sind alle vier Klappen geschlossen. Während dieser Zeit nimmt der Druck in den Vorhöfen zu, bis er den Druck in den Kammern überschreitet. Danach kommt es zum Öffnen der Segelklappen.

4. Füllungszeit: Zweite Phase der Diastole. Das Blut strömt durch die geöffneten Segelklappen von den Vorhöfen in die Kammern. Die Taschenklappen sind während der Füllung geschlossen. Die Austreibung des Blutes von den Vorhöfen in die Kammern erfolgt im Wesentlichen durch das Zusammenziehen der Vorhöfe.

5.2.3 Herztöne des gesunden Herzens

Bei jedem Herzschlag kann man einen ersten und einen zweiten Herzton unterscheiden: Der *erste* Herzton ist der so genannte *Anspannungston* der *Kammermuskulatur*. Er kommt durch die ruckartige Anspannung der Ventrikelmuskulatur zustande, die die blutgefüllte Kammer in Schwingung versetzt. In ihm sind die Klappenschlusstöne der *Mitral-* und der *Trikuspidalklappe enthalten*. Er hört sich dumpf an. Der *zweite* Herzton ist der so genannte *Klappenschlusston* der *Taschenklappen* (Aorten- und Pulmonalklappe). Er ist der hellere und kürzere Herzton. Bitte beachten Sie zu den pathologischen Herzgeräuschen auch Abschn. 5.3.4 Auskultation, Herzgeräusche.

5.2.4 Steuerung der Herztätigkeit

Grundsätzlich erfolgt die Herzarbeit autonom, das heißt, das Herz bildet die für seine Muskelarbeit notwendigen elektrischen Erregungen selber. Deshalb spricht man auch von der Autonomie (Eigengesetzlichkeit) des Herzens. Daneben wird das Herz jedoch noch über das vegetative Nervensystem (Sympathikus und Parasympathikus) beeinflusst. Aufgrund seiner Autonomie könnte das Herz zwar auch ohne weitere Nervenversorgung schlagen, aber dann wäre keine Anpassung der Herztätigkeit an den wechselnden Bedarf des Körpers möglich.

Autonome Steuerung. Die autonome Steuerung geht vom *Sinusknoten* aus. Er ist der Schrittmacher des Herzens und nimmt damit die führende Rolle bei der Erregung des Herzens ein.

Bei den Zellen des Sinusknotens, wie auch bei den Zellen des übrigen Erregungsleitungssystems, handelt es sich nicht um Nervenzellen, sondern um *spezialisierte Herzmuskelzellen*. Daraus ergibt sich, dass grundsätzlich jede Herzmuskelzelle in der Lage ist, eine elektrische Erregung zu bilden. Da der Sinusknoten aber die höchste Eigenspannung erreicht, löscht er alle darunterliegenden Spannungen aus.

Der Sinusrhythmus beträgt durchschnittlich *60 bis 80* Schläge pro Minute. Fällt jedoch aus irgendeinem Grund die Erregungsbildung des Sinusknotens aus, so übernehmen untergeordnete Teile, beispielsweise der AV-Knoten (s. u.), die Erregungsbildung. Da der AV-Knoten aber mit einer langsameren Frequenz als der Sinusknoten sendet, schlägt das Herz langsamer, nämlich nur mit 40 bis 60 Schlägen pro Minute. Fällt der AV-Knoten als Impulsgeber auch noch aus, so gibt sich jede Herzmuskelzelle den Impuls zur Kontraktion selbst. In diesem Fall ist jedoch keine geordnete, aufeinander abgestimmte Herztätigkeit mehr möglich. Es kommt zum Herzflimmern. Die Überlebenszeit beträgt dann nur noch wenige Minuten.

Nervale Steuerung. Der Sympathikus wirkt *beschleunigend* auf den Herzschlag ein, erhöht die

Geschwindigkeit der Erregungsleitung, und steigert die Herzkraft. Der Parasympathikus, sein Gegenspieler, wirkt *frequenzverlangsamend*, setzt die Geschwindigkeit der Erregungsleitung herab und senkt die Herzkraft (letztere Wirkung auf die Herzkammern erfolgt allerdings nur indirekt). Durch die nervale Steuerung ist, wie schon erwähnt, eine Anpassung der Herztätigkeit an den unterschiedlichen Bedarf möglich: Das Herz kann bei Anstrengungen schneller und in der Erholungszeit und im Schlaf langsamer schlagen.

Hormonelle Steuerung. Der Sympathikus wird in seiner Wirkung von dem Hormon *Adrenalin*, das aus dem Nebennierenmark stammt, unterstützt.

Erregungsleitungssystem des Herzens

Die autonome Erregungsbildung geht vom *Sinusknoten* (Keith-Flack-Knoten, Abb. 5-3 und Atlas Abb. 5-10) aus. Er sitzt hinten am rechten Vorhof, in der Nähe der Einmündungsstelle der oberen Hohlvene. Die elektrische Erregung läuft von hier aus über die Vorhofmuskulatur, die dadurch zur Kontraktion angeregt wird.

Die Erregung sammelt sich nun im *Atrioventrikularknoten* (AV-Knoten) und geht von hier aus über das *His-Bündel*, das sich dann in die beiden *Tawara-Schenkel* (Kammerschenkel) teilt, zu den *Purkinje-Fasern*. Diese Purkinje-Fasern bringen die Erregung zu den Herzmuskelzellen, wodurch die Kammersystole ausgelöst wird (Abb. 5-3).

Die Überleitungszeit von den Vorhöfen auf die Kammern beträgt 0,1 bis 0,2 Sekunden. Ist der Herzmuskel erfolgreich erregt worden, so ist er für die Dauer von 0,4 Sekunden für einen erneuten Reiz unempfindlich. Dies ist die *Refraktärzeit* des Herzens. Man unterscheidet weiterhin die absolute und die relative Refraktärzeit. Während der absoluten Refraktärzeit ist das Herz vollständig unerregbar. Während der relativen Refraktärzeit kann ein sehr starker Reiz eine schwache Herzaktion auslösen.

Um das Herz vor unkontrollierter Erregung zu schützen, gibt es das *Alles-oder-nichts-Gesetz*. Es besagt, dass es auf einen Reiz hin entweder zu einer vollständigen Herzkontraktion kommt oder dass überhaupt keine Kontraktion erfolgt, da die Erregung entweder zu schwach war oder weil sie zu schnell nach einem vorausgegangenen Reiz auftrat.

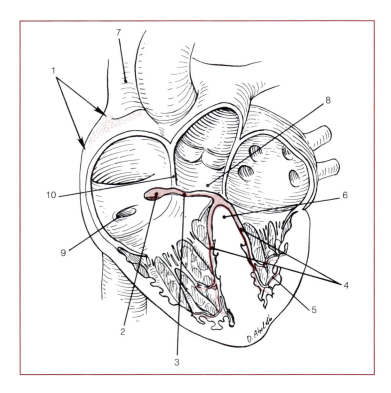

Abb. 5-3 Erregungsleitungssystem des Herzens
1. Sinusknoten (Keith-Flack-Knoten, Schrittmacher), 2. Atrioventrikularknoten (AV-Knoten), 3. His-Bündel, 4. Tawara-Schenkel (Kammerschenkel), 5. Purkinje-Fasern, 6. Herzscheidewand (Septum) 7. Obere Hohlvene (V. cava superior), 8. Abgang des Lungenschlagaderstammes (Truncus pulmonalis), 9. Mündungsstelle der Sammelvene (Kranzbucht, Sinus coronarius), 10. Vorhofscheidewand (Septum).

5.3 Untersuchungsmethoden

Für das Herz gibt es eine Vielzahl einfacher Untersuchungsmethoden, die jeder Heilpraktiker ohne großen apparativen Aufwand durchführen kann. Er benötigt dazu nur seine offenen Sinne, ein Stethoskop und ein Blutdruckmessgerät. Zusätzlich gibt es apparative Untersuchungsmethoden, mit denen besonders differenzierte Diagnosen gestellt werden können.

Im Einzelfall gilt es genau zu überlegen, welche Untersuchungen nötig sind. Hierzu ist es auch für den Heilpraktiker wichtig, die apparativen Untersuchungsmöglichkeiten zu kennen.

5.3.1 Inspektion (Betrachtung)

Die genaue Inspektion eines Patienten liefert oft wertvolle erste Hinweise. So ist bei Herz-Kreislauf-Krankheiten auf eine *zyanotische Verfärbung* (rötliche, rötlich-bläuliche oder bläuliche Verfärbung) vor allem der Lippen, der Zehen und der Finger zu achten, oder liegt eine auffallende Blässe oder Rötung der Haut vor? Besteht *Atemnot*? Liegen *Ödeme* (Gewebswassersucht) vor? (Typisch für Rechtsherzinsuffizienz sind abendliche Knöchelödeme, die über Nacht wieder verschwinden.) Kann man *gestaute Hautvenen* sehen?

5.3.2 Palpation (Abtasten)

Der Herzspitzenstoß wird am liegenden Patienten palpiert, und zwar im 5. Zwischenrippenraum (5. Interkostalraum, 5. ICR), etwas innerhalb der linken mittleren Schlüsselbeinlinie (Medioklavikularlinie, MCL). Um dieses Gebiet aufzufinden, kann man die flache Hand im vermuteten Areal auflegen. Spürt man den Herzspitzenstoß, so kann man ihn nun gezielt palpieren. Der Herzspitzenstoß ist in einem Gebiet von ungefähr 2 cm² tastbar (Atlas Abb. 5-11).

Ist der Herzspitzenstoß nach links außen verlagert, so weist das auf eine Vergrößerung des rechten Herzens. Ist er dagegen nach links außen und nach unten verlagert, so spricht dies für eine Vergrößerung des linken Herzens.

5.3.3 Perkussion (Abklopfen)

Durch die Perkussion kann die ungefähre Herzgröße und die Herzform ermittelt werden. Über dem *Lungengewebe* entsteht ein *sonorer* Klopfschall, über dem Herzen kommt es dagegen zur *Dämpfung*, denn hier ist der Klopfschall leiser und höher als über dem Lungengewebe.

In der Region, in der das Herz *direkt* der Brustwand anliegt, kommt es zur *absoluten* Herzdämpfung. In dem Gebiet, in dem das Herz vom *Lungengewebe überlagert* wird, besteht eine *relative Dämpfung*. Die relative Dämpfung muss durch laute Perkussion ermittelt werden, damit das Lungengewebe „durchschlagen" werden kann.

5.3.4 Auskultation (Abhören)

Bei der Auskultation achtet man auf Herztöne und Herzgeräusche (s. u.). Die Auskultation ist besonders geeignet Septumdefekte, Klappenstenosen und -insuffizienzen festzustellen. Wenn man die Herzklappen abhören will, muss man beachten, dass die einzelnen Abhörstellen der Klappen nicht immer dort liegen, wo man sie aufgrund ihrer anatomischen Lage vermuten würde, sondern sie liegen dort, wo der Blutstrom die Klappentöne am deutlichsten zur Oberfläche leitet (Atlas Abb. 5-12).

▶ **Abhörstellen des Herzens**
  Aortenklappe: 2. ICR parasternal rechts
  Pulmonalklappe: 2. ICR parasternal links
  Trikuspidalklappe: 4. ICR parasternal rechts
  Mitralklappe: 5. ICR links der MCL

Merkhilfe: **A**nton **P**ulmann **t**rinkt **M**ilch um 22.45 Uhr.

Der Erb-Punkt ist eine zusätzliche Abhörstelle der Aorten- und Pulmonalklappe. Außerdem ist er der *zentrale Abhörpunkt*, an dem fast alle Geräuschphänomene wahrgenommen werden können. Er befindet sich im 3. ICR parasternal links.

Herztöne

Am gesunden Herzen ist der in Kapitel 5.2.3 erwähnte erste und zweite Herzton zu hören.

Gelegentlich kann jedoch noch ein dritter oder vierter Herzton auftreten, der physiologisch oder pathologisch sein kann (s. u.).

Herzgeräusche sind immer krankhaft, mit Ausnahme der akzidentellen (normalen, zufälligen) Herzgeräusche (s. u.).

- **Erster Herzton** (Anspannungston der Kammermuskulatur). Er ist der dumpfere Herzton. In ihm sind der Klappenschluss der Mitral- und Trikuspidalklappe („venöse Klappen") enthalten. Er ist besonders gut über der Herzspitze zu hören. (Achtung: Die Herzspitze liegt dem Zwerchfell auf!)
- **Zweiter Herzton** (Klappenschlusston der Taschenklappen). Er ist der hellere Herzton. Er kommt durch den Klappenschlusston der Aorten- und Pulmonalklappe zustande („arterielle Klappen"). Über der Herzbasis ist er besonders gut auszukultieren (Tab. 5-1).

Als Orientierungshilfe sei noch erwähnt, dass der erste Herzton in etwa gleichzeitig mit dem Beginn des Herzspitzenstoßes auftritt. Während der Auskultation sollte der Patient durch die Nase atmen, da bei der Mundatmung vermehrt Atemgeräusche entstehen, die das Hören der Herztöne erschweren können. Die Herztöne sollten bei einer gründlichen Untersuchung möglichst im Sitzen *und* im Liegen abgehört werden, da manche Herzgeräusche nur im Sitzen oder nur im Liegen auftreten. Durch ein *Lungenemphysem* oder durch *Muskel-* oder *Fettmassen* des Brustkorbes können die Herztöne *abgeschwächt* erscheinen.

Gespaltene Herztöne. Zu einer hörbaren Spaltung eines Herztones kommt es, wenn die Segel- oder die Taschenklappen nicht gleichzeitig schließen.

Gespaltener erster Herzton. Eine Spaltung des 1. Herztones ist nur selten zu hören, da sich die Segelklappen meist gleichzeitig schließen.

Gespaltener zweiter Herzton. Dagegen schließen sich die Taschenklappen nur während der Ausatmung gleichzeitig. Während der Einatmung wird der venöse Rückfluss zum Herzen gefördert. Dadurch dauert die Systole in der rechten Kammer etwas länger, und der Pulmonalklappenschlusston erfolgt etwas verspätet. Dies ist der Grund, warum es auch beim Gesunden während der Einatmung zu einem gespaltenen zweiten Herzton kommt. Diese Spaltung ist allerdings nur im Abhörgebiet der Pulmonalklappe (2. ICR parasternal links) zu hören. Beim Abhören im Liegen verschwindet im Allgemeinen beim Gesunden die Spaltung des zweiten Herztones.

Das Spaltungsintervall beträgt zwar nur 0,03 bis 0,08 Sekunden, ist aber trotzdem in dem bezeichneten Areal gut zu hören. Da in der linken Herzhälfte ein höherer Druck herrscht als in der rechten, ist der Klappenschlusston der Aortenklappe etwas lauter als der der Pulmonalklappe.

Auch beim Gesunden kommt es während der Einatmung zu einer Spaltung des zweiten Herztones. Allerdings ist diese Spaltung meist nur im Areal der Pulmonalklappe (2. ICR parasternal links) zu hören.

Wichtige Veränderungen der Herztöne (Abb. 5-4). Der erste Herzton erscheint über der Herzspitze grundsätzlich etwas lauter als über der Herzbasis. Dies hat keinen Krankheitswert.

- **Erster Herzton laut** (paukend). Bei *Mitralklappenstenose*, auch bei Fieber und Anstrengung.
- **Erster Herzton leise.** Bei *Mitralklappeninsuffizienz*, ebenso bei verminderter Auswurfleistung des Herzens in Ruhe und bei Herzinsuffizienz, außerdem bei Tachykardie.
- **Zweiter Herzton (erster Anteil) laut.** Bei *Hypertonie*, Aortenaneurysma und Aortenisthmusstenose, da hier die Aortenklappe durch den höheren Druck heftiger zufällt. Allerdings ist im Spätstadium der Aortenisthmusstenose aufgrund einer möglichen Herzinsuffizienz der zweite Herzton eher leiser.
- **Zweiter Herzton leise** (Spaltung des zweiten Herztones in der Einatmung fehlt). Bei Aortenklappenstenose; hierbei kommt es außerdem noch zu einem rauen, systolischen Geräusch, das bis in die Halsschlagadern (Karotiden) fortgeleitet wird.

Tabelle 5-1 Erster und zweiter Herzton

	1. Herzton	2. Herzton
Klangcharakter	dumpfer	heller
Verursacht im Wesentlichen durch das Schließen von	Mitral- und Trikuspidalklappe	Aorten- und Pulmonalklappe
Gut zu hören	über der Herzspitze	über der Herzbasis

- **Dritter Herzton.** Er wird durch einen frühdiastolischen Bluteinstrom hervorgerufen. Bei *Kindern* und *Jugendlichen* kann er *physiologisch* auftreten, ebenso im letzten Drittel der Schwangerschaft. Beim *Erwachsenen* tritt er meist in Folge einer *Herzinsuffizienz* auf, kann aber auch durch eine Volumenüberlastung der Kammer bei Mitralinsuffizienz und nach einem akuten Herzinfarkt auftreten. Dieser dritte Herzton hört sich dumpf an, ist meist leise und kann am besten über der Herzspitze in Linksseitenlage auskultiert werden. Er kann besser mit dem Trichter als mit der Membran des Stethoskops gehört werden, wobei der Trichter nur mit leichtem Druck aufgesetzt werden soll. Wegen des schnellen Taktes dieser drei Herztöne, vor allem bei hoher Pulsfrequenz, wird er auch als Galopprhythmus bezeichnet.
- **Vierter Herzton.** Er wird auch *Vorhofton* oder *Vorhofgalopp* genannt, weil er durch das Zusammenziehen der Vorhöfe entsteht. Er wird durch einen erhöhten Füllungswiderstand in der Kammer während der Vorhofsystole verursacht. Ein vierter Herzton kommt manchmal bei *Jugendlichen* und bei *älteren Menschen* physiologisch vor. Er kann aber auch bei einer Aortenklappenstenose, bei Hypertonie, bei Koronarerkrankungen und bei Herzmuskelschäden auftreten.

Der vierte Herzton wird, wie der dritte, am besten über der Herzspitze in Linksseitenlage (gelegentlich in Rechtsseitenlage) auskultiert.

Herzgeräusche

Herzgeräusche kommen durch *Turbulenzen* des *Blutstromes* zustande. Sie sind zwischen den Herztönen zu hören und weisen auf einen gestörten Blutfluss hin. Mit Ausnahme der akzidentellen und funktionellen Herzgeräusche (s. u.) sind sie nur am kranken Herzen zu hören. Sie können nach der Lokalisation, nach der zeitlichen Beziehung zur Herzaktion, nach der Lautstärke, nach dem Klangcharakter und nach der Qualität eingeteilt werden.

Einteilung der Herzgeräusche
- **Zeitliche Beziehung zur Herzaktion**
  - kontinuierlich, systolisch, diastolisch;
  - früh-, mittel-, spätsystolisch;
  - früh-, mittel- spätdiastolisch
- **Lautstärke (nach Levine)**
  - Grad 1: Mit dem Stethoskop sind sehr leise Geräusche zu hören, allerdings nur während des Atemanhaltens in geräuschloser Umgebung.

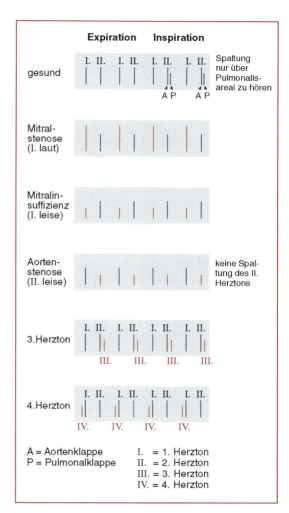

Abb. 5-4 Übersicht über die Herztöne.

  - Grad 2: Im Stethoskop sind leise Geräusche zu hören, auch während der Atmung.
  - Grad 3: Es sind mittellaute Geräusche im Stethoskop wahrnehmbar, aber immer ohne Schwirren.
  - Grad 4: Man hört mit dem Stethoskop laute Geräusche, häufig mit Schwirren.
  - Grad 5: Im Stethoskop sind sehr laute Geräusche mit Schwirren zu hören.
  - Grad 6: Es liegt ein Distanzgeräusch mit Schwirren vor, das sehr laut zu hören ist, bis einen Zentimeter von der Brustwand entfernt.
- **Klangcharakter (Frequenz):** Hoch- (weich), mittel-, niederfrequent (rau)
- **Qualität:** an- oder abschwellend, blasend, schabend, bandförmig, rau, weich u. a.

Krankhafte Herzgeräusche. Sie kommen durch Veränderungen im Herzen oder der herznahen Gefäße zustande. Sehr oft sind angeborene oder erworbene *Verengungen* (Stenosen) oder *Schlussunfähigkeiten* (Insuffizienzen) von *Klappen* die Ursachen. Es kommen aber auch *Kurzschlussverbindungen* (Shunts) zwischen den Vorhöfen oder den Kammern oder der herznahen Gefäße als Ursache in Betracht. Auch die *Reibegeräusche* der *Herzbeutelentzündung* (s. u.) gehören zu den krankhaften Herzgeräuschen.

Funktionelle Herzgeräusche. Unter funktionellen Herzgeräuschen versteht man Auskultationsgeräusche, die zu hören sind, ohne dass am Herzen organische Veränderungen bestehen. Sie sind durch eine erhöhte Blutströmungsgeschwindigkeit (Hyperzirkulation) bedingt und treten deshalb bei Fieber, Anämie, Schilddrüsenüberfunktion und schwerer körperlicher Arbeit auf. Diese funktionellen Herzgeräusche können sich wie krankhaft bedingte Geräusche aufgrund einer Klappenstenose anhören. Allerdings klingen sie meist *„weicher"* als die raueren, krankhaften Herzgeräusche. Es handelt sich um ein leises, kurzes, systolisches Austreibungsgeräusch, das auf jeden Fall *vor* dem zweiten Herzton endet und am besten *links* über dem 2. und 3. ICR zu hören ist.

Akzidentelle Herzgeräusche. Akzidentelle (normale, zufällige) Geräusche treten bei Herzgesunden auf, *ohne* dass es zu Veränderungen am Herzen oder zu Veränderungen des Blutflusses gekommen ist. Man nimmt als Ursache eine individuelle Beschaffenheit der Aorta und der Lungenschlagader an.

Solche akzidentelle Herzgeräusche treten bei 80 bis 90% der *Kinder* im *Vorschulalter* auf. Sie sind aber auch bei sehr schlanken Personen, bei bestehendem Flachthorax und bei aufgeregten Menschen zu hören. Sie hören sich wie die vorstehend beschriebenen funktionellen Herzgeräusche an.

Perikardreiben tritt bei *trockener Herzbeutelentzündung* (Pericarditis sicca, → Abschn. 5.5.3) auf. Es handelt sich um ein ohrnahes, hochfrequentes Reiben, das besser mit der Membran als mit dem Trichter gehört werden kann. Es ist meist im 3. ICR links neben dem Brustbein zu hören; gelegentlich tritt es aber an anderen Stellen auf.

Perikardreiben kann grundsätzlich aus drei Anteilen zusammengesetzt sein, die mit bestimmten Herzaktionen in Zusammenhang stehen: Vorhofsystole, Kammersystole und Kammerdiastole. Tritt Perikardreiben bei allen drei Aktionen auf, ist die Diagnosestellung leicht. Ist nur eine Aktion nachweisbar, meist die Kammersystole, so ist eine Verwechslung mit einem anderen systolischen Herzgeräusch möglich.

5.3.5 Blutdruckmessung

Unter arteriellem Blutdruck versteht man den an einer peripheren Arterie gemessenen Blutdruck, der die Zirkulation des Blutes ermöglicht. Der arterielle Blutdruck hängt von der *Herzleistung*, also von dem ausgeworfenen Blutvolumen pro Zeiteinheit, der *Gefäßelastizität* und vom *Gefäßwiderstand* ab, also von der Eng- bzw. Weitstellung der Gefäße, die durch das vegetative Nervensystem geregelt wird.

Meist wird zur Blutdruckmessung die Methode nach Riva-Rocci angewendet (Atlas Abb. 5-14). Dazu legt man eine aufblasbare Gummimanschette mit einem Druckmesser (Manometer) um den Oberarm des Patienten. Man erhöht nun den Druck in der Manschette so, dass die Oberarmarterie gerade abgeklemmt wird. Nun senkt man den Druck in der Manschette langsam, bis man die arteriellen Pulsationen deutlich hören kann. Diesen Punkt liest man auf der Skala des Manometers als systolischen Blutdruckwert ab. Nun wird der Druck in der Manschette weiterhin langsam und kontinuierlich abgelassen, bis keine Pulsation mehr zu hören ist. Damit ist der diastolische Blutdruckwert ermittelt.

Die Weltgesundheitsorganisation (WHO, World Health Organization) hat die Blutdruckwerte für über 50-Jährige, wie in Tabelle 5-2 dargestellt, festgelegt.

5.3.6 Pulsmessung

Die Pulsmessung dient einer allgemeinen Beurteilung des Herz-Kreislauf-Geschehens. Im Einzelnen werden die folgenden *Pulsqualitäten* beurteilt: Frequenz, Regelmäßigkeit, Unterdrückbarkeit (Härte) und Größe (Pulsamplitude).

Tabelle 5-2 Blutdruckwerte für über 50-Jährige nach WHO

Blutdruck	systolisch	diastolisch
Normbereich	bis 140 mmHg	bis 90 mmHg
Grenzbereich	140 bis 160 mmHg	90 bis 95 mmHg
Hochdruck	über 160 mmHg	über 95 mmHg

Zur Pulsmessung werden Zeigefinger und Mittelfinger in Längsrichtung der Speichenschlagader (A. radialis) proximal des Handgelenks aufgelegt. Die Finger sollten nicht zu flach aufgesetzt werden, da mit den Fingerkuppen besser getastet werden kann. Der Daumen ist abzuspreizen, das heißt, er darf nicht auf der Rückseite des Armes des Patienten aufgesetzt werden, damit nicht versehentlich der eigene Fingerbeerenpuls gemessen wird.

- **Frequenz.** Bei der Frequenz wird die Anzahl der Herzschläge pro Minute angegeben. Die normale Herzfrequenz des Erwachsenen beträgt *60 bis 80* Schläge pro Minute. Kinder haben eine höhere Pulsfrequenz als Erwachsene, Frauen eine schnellere als Männer, Untrainierte eine höhere als Trainierte (Tab. 5-3).
- **Regelmäßigkeit** (Rhythmus). Hier wird untersucht, ob Unregelmäßigkeiten des Herzschlages auftreten, beispielsweise fehlende oder zusätzliche Herzaktionen (Extrasystolen).
- **Unterdrückbarkeit und Härte.** Die Unterdrückbarkeit und Härte eines Pulses gibt ein ungefähres Maß für den *systolischen Blutdruckwert* des Herzens. Ein hoher systolischer Blutdruck ruft einen harten Puls (Pulsus durus) hervor, ein niedriger systolischer Wert dagegen einen weichen (Pulsus molle).
- **Größe (Höhe).** Die Größe des Pulses gibt die *Höhe* der *Blutdruckamplitude* an, also die Differenz zwischen dem systolischen und dem diastolischen Blutdruckwert.

Bitte beachten Sie zu den Techniken der Pulstastung auch ➔ Abschn. 6.2.1 Untersuchungsmethoden des Kreislaufs, Pulstastung.

5.3.7 Apparative Verfahren

Die nun aufgeführten Untersuchungsmethoden braucht ein Heilpraktiker natürlich nicht selbst durchführen zu können. Er sollte aber die wichtigsten apparativen Untersuchungen kennen, damit er Ergebnisse, die ihm vorgelegt werden, bei seiner eigenen Diagnosestellung mit verwerten kann. Auch sollte er seine Patienten informieren können, wenn sie ihn in dieser Hinsicht um Rat fragen, beispielsweise was bei einer bestimmten Untersuchung nun eigentlich genau gemacht wird.

Elektrokardiogramm (EKG). Beim EKG werden die Herzströme registriert, die bei der Herztätigkeit entstehen. Elektroden nehmen diese Herzströme (genauer: Herzaktionspotentiale) auf, die durch einen Verstärker so aufbereitet werden, dass sie registriert werden können. Den Schwankungen der Kurven entsprechen einzelne Phasen der Herzperiode.

Röntgen. Das Röntgenbild gibt Auskunft über Größe und Form des Herzens.

Ultraschall (Echokardiographie). Es handelt sich um eine nicht-invasive Methode der Herzfunktionsprüfung. Dabei erzeugen Schallwellen durch Reflexion an Gewebsgrenzen ein Bild vom Bau des Herzens.

Die Ultraschalluntersuchung wird zur Dickemessung der Herzwände, zur Funktionsprüfung der Herzklappen und zur Feststellung eines Herzbeutelergusses (Perikarderguss) eingesetzt.

Herzkatheter. Mit dem Begriff „Herzkatheteruntersuchung" fasst man eine größere Anzahl diagnostischer Verfahren zur Untersuchung des Herzens zusammen. Bei diesen unterschiedlichen Methoden gibt es erhebliche Unterschiede bezüglich des zeitlichen und technischen Aufwandes. Unterschiedlich ist auch die Aussagekraft der einzelnen Untersuchungen. Grundsätzlich sind mittels eines Herzkatheters Beurteilungen der anatomischen und funktionellen Verhältnisse des Herzens möglich.

Gemeinsam ist allen diesen Verfahren, dass sie unter Verwendung bestimmter Sonden durchgeführt werden, die von einem peripheren Gefäß aus, also von einem herzfernen Punkt, durch eine Vene oder Arterie zum Herzen vorgeschoben werden. Die Sonden erreichen unterschiedliche Bereiche des Herzens. Hier können dann Messungen der Sauerstoffsättigung des Blutes, der Drücke und gegebenenfalls Injektionen von Röntgenkontrastmitteln vorgenommen werden. Letz-

Tabelle 5-3 Durchschnittliche Pulsfrequenzwerte

Alter/Geschlecht	Herzfrequenz
2 Jahre	120 Schläge pro Minute
4 Jahre	100 Schläge pro Minute
10 Jahre	90 Schläge pro Minute
14 Jahre	85 Schläge pro Minute
Frauen	75 Schläge pro Minute
Männer	65 Schläge pro Minute

teres ist zur Durchführung einer Koronarangiographie notwendig.

Koronarangiographie. Die Koronarangiographie erlaubt Aussagen über den anatomischen und funktionellen *Zustand* der *Herzkranzgefäße*. Dazu wird ein *Kontrastmittel* in die *Herzkranzgefäße* eingebracht, wodurch diese im Röntgenbild gut sichtbar werden. Diese Darstellung der Kranzgefäße leistet vor allem für die Beurteilung von *Herzinfarktpatienten* eine wertvolle Hilfe. Stenosen können so festgestellt und auf ihre Operationsfähigkeit hin geprüft werden.

5.4 Herzinsuffizienz (Myokardinsuffizienz)

Unter **Herzinsuffizienz** versteht man eine *unzureichende Leistungsfähigkeit* des *Herzens*, die verschiedene Ursachen haben kann. Bei der **Myokardinsuffizienz** ist die unzureichende Leistungsfähigkeit durch eine Schwäche des Herzmuskels selbst bedingt.

Eine Insuffizienz kann als Vorwärts- oder Rückwärtsversagen des Herzens auftreten. Beim Vorwärtsversagen liegt eine ungenügende Förderleistung des Herzens vor, das heißt, das Herz ist nicht mehr in der Lage, die benötigte Blutmenge auszuwerfen. Beim Rückwärtsversagen kann die beim Herzen ankommende Blutmenge nicht mehr ausreichend aufgenommen werden. Meist treten Vorwärts- und Rückwärtsversagen gemeinsam auf. Gelegentlich können sie jedoch (vorübergehend) isoliert vorkommen.

Eine Herzinsuffizienz kann akut auftreten, beispielsweise nach einem Herzinfarkt. Sie kann sich aber auch allmählich entwickeln, möglicherweise aufgrund eines Klappenfehlers durch eine abgelaufene rheumatisch bedingte Herzinnenhautentzündung.

Die meisten Patienten mit Herzinsuffizienz zeigen zunächst nur unter Belastung Beschwerden, später kann es jedoch schon unter Ruhebedingungen zu Symptomen kommen.

Stufeneinteilung der Herzinsuffizienz nach NYHA (New York Heart Association). Je nach dem Schweregrad der Insuffizienz werden verschiedene Stadien unterschieden:

- **Stadium I:** Der Patient ist bei Belastung und in Ruhe beschwerdefrei. Die körperliche Leistungsfähigkeit ist nicht eingeschränkt. Der Füllungsdruck und/oder das Blutvolumen sind im Herzen bei erheblicher Belastung erhöht.
- **Stadium II:** Die körperliche Leistungsfähigkeit ist leicht eingeschränkt. Beschwerden treten erst bei stärkeren Anstrengungen auf.
- **Stadium III:** Die Leistungsfähigkeit ist schon bei geringen Belastungen deutlich eingeschränkt. In Ruhe sind noch keine Beschwerden vorhanden.
- **Stadium IV:** Der Patient hat schon unter Ruhebedingungen Beschwerden.

> **Ursachen der Herzinsuffizienz**
> - **Kardiale Ursachen**, das heißt die Ursache liegt im oder am Herzen:
>   - **Endokard:** Klappenstenose und/oder Klappeninsuffizienz,
>   - **Myokard:** nichtentzündliche (Kardiomyopathie) und entzündliche Herzmuskelerkrankung (Myokarditis), Einnahme von bestimmten Medikamenten, die den Herzmuskel schwächen (z. B. Betablocker),
>   - **Perikard:** Panzerherz (Pericarditis calcarea),
>   - **Rhythmusstörungen:** extreme Tachykardie (beschleunigter Herzschlag), extreme Bradykardie (verlangsamter Herzschlag),
>   - **Herzkranzgefäße:** koronare Durchblutungsstörung, Herzinfarkt,
>   - **angeborene Herzfehler:** offener Ductus Botalli, Klappenfehler, Shunt (abnorme Kurzschlussverbindung),
> - **Extrakardiale Ursachen**, das heißt, die Ursache liegt außerhalb des Herzens: *Bluthochdruck, Anämie,* Drucksteigerung im Lungenkreislauf, Hypoxie (Sauerstoffmangel im Blut oder Gewebe), *Schilddrüsenüberfunktion,* Schock.

Obwohl Links- und Rechtsherzinsuffizienz oft gleichzeitig auftreten, soll hier aus didaktischen Gründen zunächst die Links- und dann die Rechtsherzinsuffizienz besprochen werden.

5.4.1 Symptome der Linksherzinsuffizienz

Wie man aus der vorstehenden Aufstellung ersieht, können die Ursachen für eine Herzinsuffizienz vielfältig sein. Die Auswirkungen bleiben jedoch immer die gleichen. Bei jeder Linksherzinsuffizienz kommt es zu einem *Blutstau vor* dem *linken Herzen*. Dies führt zu einer Blutüberfüllung und Drucksteigerung im Lungenkreislauf (pulmonale Hypertonie).

Die Symptome der Linksherzinsuffizienz sind

- **Atemnot.** Charakteristischerweise klagen die Betroffenen zuerst über Atemnot bei Belastung. Schreitet die Erkrankung fort, kann es schon unter Ruhebedingungen zu Atemnot kommen.
- **Zyanose.** Die pulmonale Hypertonie führt zu einer verminderten Sauerstoffsättigung des Blutes in den Lungen. Außerdem kommt es durch die herabgesetzte Leistung der linken Herzhälfte zu einer verlangsamten Blutzirkulation, wodurch es in der Peripherie zu einer vermehrten Sauerstoffabschöpfung kommt. Die verminderte Sauerstoffsättigung in den Lungen führt zur so genannten zentralen Zyanose; die vermehrte Sauerstoffabschöpfung in der Peripherie zur peripheren Zyanose.
- **Tachypnoe.** Die Atmung ist beschleunigt (Tachypnoe), um den im Gewebe entstandenen Sauerstoffmangel auszugleichen.
- **Stauungsbronchitis.** Durch die Druckzunahme im Lungenkreislauf kann sich eine chronische Bronchitis mit hartnäckigem Husten entwickeln.
- **Orthopnoe.** Dabei handelt es sich um Atembeschwerden, die im Liegen auftreten. Das Aufrichten des Oberkörpers führt zur Besserung dieses Symptoms, weil dadurch die Blutüberfüllung der Lungen vermindert wird, und der Patient darüber hinaus seine Atemhilfsmuskulatur einsetzen kann.
- **Asthma cardiale** (Herzasthma). Typisch bei Linksherzinsuffizienz sind nächtliche Asthmacardiale-Anfälle. Dabei erwacht der Betroffene plötzlich mit Atemnot, Herzklopfen, Husten und starkem Lufthunger. Er richtet sich auf, öffnet das Fenster und nimmt mehrere tiefe Atemzüge, wodurch sich die Beschwerden meist bessern. Die Anfälle können sich in einer Nacht mehrmals wiederholen.

Ursache der Asthma-cardiale-Anfälle ist ein verstärkter venöser Rückstrom im Liegen, vor allem durch eine vermehrte nächtliche Resorption peripherer Ödeme (Rechtsherzinsuffizienz s. u.) in den Blutkreislauf. Dadurch wird auch die Blutmenge im Lungenkreislauf erhöht, wodurch sich die Stauung hier noch verstärkt. Durch diesen zunehmenden Druck im kleinen Kreislauf tritt vermehrt Flüssigkeit ins Lungeninterstitium (Lungenzwischengewebe) über.

- **Lungenödem.** Das Lungenödem unterscheidet sich vom Asthma-cardiale-Anfall durch seinen Schweregrad. Es tritt bei schwersten Fällen von Linksherzinsuffizienz auf. Hier befindet sich nicht nur vermehrt Flüssigkeit im Lungenzwischengewebe (Interstitium), sondern der zunehmende Druck im Lungenkreislauf führt zum Anfüllen der Lungenbläschen (Alveolen) mit Ödemflüssigkeit. Dadurch kommt es zur schwersten Behinderung des Gasaustausches und damit zu einem lebensbedrohlichen Zustand.
Bei *akutem Linksherzversagen* (oft durch Herzinfarkt verursacht) kann sich ein akutes Lungenödem entwickeln mit Todesangst, hochgradiger Atemnot mit brodelndem Atemgeräusch, Orthopnoe, hellrotem, schaumigem Sputum, Herzrasen (Tachykardie) und Schweißausbruch. Beim chronischen Linksherzversagen kommt es zum chronischen Lungenödem. Hierbei treten grundsätzlich die gleichen Beschwerden wie beim akuten Lungenödem auf, jedoch nicht mit dieser Dramatik. Bitte beachten Sie zum Lungenödem auch Abschn. 17.5.14.

▶ **Leitsymptome der Linksherzinsuffizienz**
- Atemnot
- Zyanose
- Tachypnoe
- Stauungsbronchitis
- Orthopnoe
- Asthma cardiale
- Lungenödem

5.4.2 Symptome der Rechtsherzinsuffizienz

In den meisten Fällen besteht zuerst eine Insuffizienz der linken Herzhälfte, die zu Stauungserscheinungen im kleinen Kreislauf und schließlich zur Rechtsherzinsuffizienz führt. Man spricht in diesen Fällen von einer „durchgestauten" Rechtsherzinsuffizienz. Gelegentlich liegt die Ursache einer Rechtsherzinsuffizienz auch in der rechten Herzhälfte, beispielsweise bei einem Schaden an der Trikuspidalklappe.

Cor pulmonale. Als Ausgangspunkt einer Rechtsherzinsuffizienz kommt jedoch auch eine Lungenerkrankung in Betracht, beispielsweise ein Lungenemphysem oder eine Lungenfibrose. Aufgrund dieser *Lungenerkrankung* kommt es zu einer Drucksteigerung im kleinen Kreislauf, die zu einer *erhöhten Druckbelastung* des *rechten Herzens* (Cor pulmonale) und schließlich zu einer Rechtsherzhypertrophie und -dilatation führt. Typischerweise führt dies zur Rechtsherzinsuffizienz.

Die bei Rechtsherzinsuffizienz entstehenden Beschwerden ergeben sich aus den Stauungen im venösen Körperkreislauf, da die rechte Herzhälfte nicht mehr in der Lage ist, das Blut ausreichend aufzunehmen (Rückwärtsversagen).

- **Venöse Stauungszeichen.** Durch den Rückstau in den Körperkreislauf treten die *Halsvenen* deutlich hervor. Darüber hinaus können Stauungszeichen auch an anderen Körperregionen, vor allem an der *Unterzunge* und am *Handrücken* auftreten. Die Höhe des Venendruckes kann durch Beobachtung der Handrückenvenen abgeschätzt werden. Normalerweise entleeren sich die Handrückenvenen beim Anheben der Hand, weil dann der orthostatische Druck (Gewicht des Blutes) umgekehrt wird und nun zum Herzen hin wirkt. Bleiben die Venen bei angehobener Hand sichtbar, ist das ein Hinweis auf Blutrückstau vor dem rechten Herzen, da jetzt der orthostatische Druck den Staudruck nicht überwinden kann.
- **Stauungsleber.** Da die Leber viel Blut aufnehmen kann, vergrößert sie sich. Diese Lebervergrößerung bewirkt einen zunehmenden Druck auf die sie umgebende Kapsel, wodurch Druckschmerzen im rechten Oberbauch entstehen. Gelegentlich kommt es zum Ikterus (Gelbsucht). Bei schwerer (meist akuter) Rechtsherzinsuffizienz kann sich ein Aszites (Bauchwassersucht) einstellen.
- **Gastrointestinale Beschwerden.** Die Stauung setzt sich über die Pfortader bis in den Magen-Darm-Bereich fort und kann zur Stauungsgastritis mit Appetitlosigkeit und Völlegefühl führen. Des Weiteren kann es zu Verstopfung und Blähungen kommen. Meist ist auch die Milz vergrößert und die Nierenfunktion (Stauungsniere) beeinträchtigt.

- **Ödeme und Gewichtszunahme.** Der Blutrückstau führt dazu, dass die Zwischenzellflüssigkeit nicht richtig abtransportiert werden kann. Die dadurch entstehenden Ödeme entwickeln sich zuerst in den abhängigen Körperpartien und treten typischerweise als abendlich geschwollene Knöchelödeme auf (Atlas Abb. 5-16). Bei bettlägerigen Patienten erscheinen sie allerdings im Bereich des Rückens. Anfangs bilden sich diese Ödeme noch über Nacht zurück. Im Verlauf der Erkrankung können sie sich zu generalisierten Ödemen ausweiten.

! Auch schon eine geringe **Gewichtszunahme** kann evtl. ein Frühsymptom einer **Rechtsherzinsuffizienz** sein, da Ödeme äußerlich erst festgestellt werden können, wenn die Wassereinlagerung mindestens 5 kg beträgt.

- **Nykturie** (nächtliches Wasserlassen). Nachts kommt es durch das Liegen zu einer Mobilisierung dieser Ödemflüssigkeit. Dies wird durch eine verbesserte Nierendurchblutung noch unterstützt. Dies wiederum bewirkt eine vermehrte Urinbildung mit nächtlichem Harndrang. Der Patient gibt an, dass er nachts mehrmals aufstehen muss, um Wasser zu lassen.

▶ **Leitsymptome der Rechtsherzinsuffizienz**
- venöse Stauungszeichen
- Stauungsleber, -niere, -milz
- gastrointestinale Beschwerden
- Gewichtszunahme
- Ödeme (v. a. abendliche Knöchelödeme)
- Nykturie

5.4.3 Diagnose

Bei einer gründlich durchgeführten Anamnese werden die oben beschriebenen Symptome der Links- und Rechtsherzinsuffizienz erfragt. Die Inspektion ergibt Zyanose, Halsvenenstauung, Tachypnoe, eventuell Ikterus, im Endstadium der Erkrankung auch einen allgemeinen Kräfteverfall (Kachexie). Die Leber muss auf eine mögliche Vergrößerung hin palpiert werden.

Auskultatorisch findet man bei einer Lungenstauung mit Austritt von Flüssigkeit in die Alveolen diskontinuierliche Nebengeräusche (feuchte Rasselgeräusche). Durch die Druckzunahme kann es zu einer Betonung des zweiten Herztones kommen. Manchmal kann auch ein dritter und/oder vierter Herzton wahrgenommen werden.

Im EKG gibt es zwar keine typischen Veränderungen für Herzinsuffizienz, jedoch kann man unspezifische Hinweise wie Vorhofbelastung, Rechts- oder Linksherzhypertrophie, koronare Herzerkrankungen, Tachykardie und Bradykardie erhalten. Das Röntgen wird vor allem zum Nachweis einer Herzvergrößerung eingesetzt. Weitere mögliche klinische Untersuchungstechniken sind unter anderem die Echokardiographie und die Herzkatheteruntersuchungen.

Um abschätzen zu können ob schon Schäden an anderen Organen aufgetreten sind, können labormäßig die Leberwerte (Anstieg der Transaminasen und Bilirubin), die harnpflichtigen Substanzen (Kreatinin, Harnstoff) und die Serumelektrolyte (Natriummangel) bestimmt werden.

5.4.4 Therapie

Die Therapie richtet sich nach der Ursache der Erkrankung.
Schwere Formen der Herzinsuffizienz müssen vom *Arzt* behandelt werden. Hier kann der Heilpraktiker begleitend therapieren. Wichtige symptomatische Therapien der Schulmedizin sind Gaben von *Entwässerungsmitteln* (Diuretika) und *Fingerhut* (Digitalis), letzteres als herzkraftstärkendes Mittel.

Liegt nur eine *leichte* Herzschwäche vor, so gibt es in der Pflanzenheilkunde eine Vielzahl therapeutischer Möglichkeiten. Die bekannteste ist sicher der *Weißdorn* (Crataegus oxyacantha und Crataegus monogyna). Außerdem eignen sich noch die Meerzwiebel (Scilla maritima), das Maiglöckchen (Convallaria majalis) und das Adonisröschen (Adonis vernalis). Diese Mittel sind in einer Vielzahl von pflanzlichen und homöopathischen Komplexmitteln enthalten.

Weiterhin kommen diätetische und vorsichtig angewandte hydrotherapeutische Maßnahmen in Betracht. Einen wichtigen Stellenwert nehmen auch Atemtherapien ein.

5.5 Entzündungen des Herzens

Am Herzen können sich alle drei Schichten entzünden. Ist die Herzinnenhaut betroffen, spricht man von Endokarditis; ist die Muskelschicht befallen, so liegt eine Myokarditis vor; wenn der Herzbeutel betroffen ist, handelt es sich um eine Perikarditis. Es kommen sehr oft Mischformen vor, bei der zwei oder sogar alle drei Herzschichten entzündet sind.

> **Mögliche Herzentzündungen**
> - Endokarditis
> - Myokarditis
> - Perikarditis
>
> Oft kommen Mischformen vor.

5.5.1 Endokarditis (Herzinnenhautentzündung)

Bei einer Endokarditis kann die Entzündung der Herzinnenhaut auf die Herzklappen übergreifen, was dann möglicherweise zu einer Klappenstenose und/oder Klappeninsuffizienz führen kann (s.a. Abschn. 5.6). Je nach der Ursache unterscheidet man verschiedene Formen.

Rheumatische Endokarditis (Endocarditis rheumatica). Die rheumatische Endokarditis kann sich im Zuge eines rheumatischen Fiebers entwickeln. Bitte beachten Sie hierzu auch Abschn. 4.6.3. Zum rheumatischen Fieber kommt es vor allem bei Kindern im schulpflichtigen Alter. Ungefähr zwei Wochen nach einer Streptokokkeninfektion, die sich meist im Kopf- oder Halsbereich (Angina lacunaris!) abgespielt hat, kommt es zu warzenähnlichen Wucherungen aus Fibrin, Thrombozyten und Erythrozyten an der Herzinnenwand und hier insbesondere an den Herzklappen. Dies ist Folge einer Autoimmunreaktion bei der Antikörper gegen Endokardstrukturen gebildet werden, da diese das Immunsystem als körperfremd ansieht. Man vermutet, dass entweder die Herzinnenhaut durch das Streptokokkentoxin so verändert wird, dass sie dem Abwehrsystem körperfremd erscheint oder dass die Endokardstrukturen bestimmten Streptokokkeneiweißen „zum Verwechseln ähnlich" sind. Die

Thromben haften ziemlich fest an der Wand, und deshalb kommt es nicht so leicht zu ihrer Ablösung mit nachfolgenden Embolien, wie dies bei der bakteriellen Endokarditis (s. u.) der Fall ist.

Um eine richtige Diagnose stellen zu können, muss der Patient nach dem Auftreten einer eitrigen Angina oder einer anderen eitrigen Entzündung befragt werden. Die BKS ist erhöht. Es kommt zu Leukozytose, Anstieg des C-reaktiven Proteins (in der Leber gebildetes Eiweiß, das Abwehraufgaben hat) und zum Anstieg des Antistreptolysintiters (Antikörperbildung gegen das Streptokokkentoxin).

Eine abakterielle Endokarditis kann sich nicht nur im Zuge eines rheumatischen Fiebers, sondern auch bei den Kollagenosen (LE, PCP, Morbus Bechterew, Periarteritis nodosa) einstellen.

Bakterielle (infektiöse) Endokarditis. Es gibt zwei unterschiedliche Verlaufsformen der bakteriellen Endokarditis:

- **Akute Endokarditis.** Diese Erkrankungsform tritt bei schwerer Abwehrschwäche oder nach Operationen an den Herzklappen auf. Erreger sind *Streptokokken* (Beta-hämolysierende Streptokokken), Staphylo-, Entero-, Pneumo- und Gonokokken, gelegentlich sogar Pilze. Der Krankheitsverlauf zeigt sich dramatisch mit Schüttelfrost, hohem Fieber, schwerer Herzinsuffizienz, Anämie und erhöhter Emboliegefahr. Die Embolien können zum Hirnschlag oder zur Bildung von Petechien (punktförmigen Hautblutungen) oder Purpura (punkt- bis fleckförmigen Hautblutungen) vor allem an der Mundschleimhaut und den Augenbindehäuten führen. Selten tritt eine Verbrauchskoagulopathie auf. Darunter versteht man eine Blutgerinnungsstörung, die durch den gesteigerten Verbrauch von gerinnungshemmenden Stoffen (z. B. Fibrinogen) hervorgerufen wurde. Sind die Trikuspidal- und die Pulmonalklappe von der Thrombenbildung betroffen, was nur selten der Fall ist, kann es zur Lungenembolie kommen.
Der Krankheitsverlauf wird wesentlich von der bestehenden Vorschädigung des Herzens (meist bestehen Klappenfehler), vom Erregertyp und der momentanen Abwehrlage bestimmt.
Die Diagnosestellung ergibt sich durch die ausgeprägte Leukozytose mit Linksverschiebung, der Thrombozytopenie (Abnahme der Thrombozyten im Blut), der Anämie und dem Erregernachweis im Blut. Die Therapie erfolgt in der Klinik.

- **Subakute Endokarditis** (Endocarditis lenta). Hier sind die wichtigsten Erreger Alpha-hämolysierende *Streptokokken* (Streptococcus viridans, Keime der normalen Mundflora). Der Krankheitsverlauf ist weniger dramatisch als bei der akuten Endokarditis. Es kommt zu Fieber um 38 °C, Herz- und Gelenkbeschwerden, Appetitmangel, Gewichtsabnahme, Petechien an Rumpf, Extremitäten und Augenhintergrund. Es kann zum Auftreten arterieller Embolien mit ungefähr linsengroßen, roten, druckschmerzhaften Knötchen kommen. Es können sich Zeichen der Herzinsuffizienz mit Zyanose, Ikterus (Gelbsucht) und Milzschwellung einstellen.
Die Diagnose ergibt sich aus der beschleunigten BKS, der Anämie, einer geringgradigen Leukozytose, der Erhöhung anfangs von Alpha-2-, später von Gamma-Globulin und dem Erregernachweis durch wiederholte Blutkultur. Die Erkrankung tritt bevorzugt bei bereits vorgeschädigten Herzklappen auf. Des weiteren spielen „Streuherde" eine wichtige Rolle. Solche Streuherde können zum Beispiel chronisch vereiterte Mandeln, Zähne und Nebenhöhlen sein.
Die Therapie erfolgt durch den Arzt, da verschreibungspflichtige Medikamente (Antibiotika) eingesetzt werden müssen. Der Heilpraktiker kann begleitend behandeln. Gerade in der Naturheilkunde spielt das Auffinden und Behandeln von Streuherden eine zentrale Rolle!

5.5.2 Myokarditis
(Herzmuskelentzündung)

Eine Myokarditis kann als umschriebene (deutlich abgegrenzte) oder diffuse (ausgebreitet, ohne feste Umgrenzung) Entzündung des Herzmuskels ablaufen. Sie kann akut oder chronisch auftreten. Eine akute Verlaufsform kann in eine chronische übergehen. Nach der Ursache unterscheidet man die rheumatische, die infektiöse und die allergische Myokarditis.

- **Rheumatische Myokarditis.** Die wichtigste Ursache ist auch hier das *rheumatische Fieber*. In diesem Fall sind meist das Endo- und das Perikard mitbetroffen. Andere rheumatische Erkrankungen, die zur Myokarditis führen können, sind Lupus erythematodes (LE), Sklerodermie, Morbus Bechterew, Periarteritis nodosa und Dermatomyositis (Autoimmunerkrankung, mit meist weinrot bis lila gefärbten ödematösen Erythemen mit Hautatrophie, Schwächegefühl und Schmerzen der Muskulatur).

- **Infektiöse Myokarditis** (para- oder postinfektiöse Myokarditis). Als auslösende Erreger kommen Viren, Bakterien, Pilze und Protozoen in Betracht.
  - *Viren*: Enterovirus (Coxsackievirus, Echovirus, Poliovirus), Rhinovirus, Gelbfiebervirus, Hepatitisvirus A und B, Tollwutvirus, Influenzavirus, Parainfluenzavirus, Masernvirus, Mumpsvirus, Rötelnvirus, Pockenvirus, Viren der Herpesfamilie (Herpes-simplex-Virus, Varicella-Zoster-Virus, Epstein-Barr-Virus, Zytomegalievirus),
  - *Bakterien*, bei Erkrankungen wie Diphtherie, Typhus, Tuberkulose, Bruzellose, Syphilis, Leptospirose, Strepto- und Meningokokkenerkrankungen
  - *Pilze*, bei Erkrankungen wie Aspergillosis, Kandidose
  - *Protozoen*, bei Erkrankungen wie Toxoplasmose, Malaria, Amöbiasis
- **Allergische Myokarditis.** Sie wird durch *Medikamente* (Penizillin, Zytostatika, Sulfonamide, Tetrazykline, Reserpin u. a.) hervorgerufen.

Symptome. Die Beschwerden der Grunderkrankung können mehr im Vordergrund stehen als die Mitbeteiligung des Myokards!

Ein wichtiger Hinweis auf eine Myokardbeteiligung bei einer anderen Grunderkrankung ist eine *relative Tachykardie*, also eine im Verhältnis zur Körpertemperatur überhöhte Pulsfrequenz, vor allem wenn gleichzeitig noch *Herzrhythmusstörungen* auftreten. Außerdem kann es zur Herzinsuffizienz mit Kurzatmigkeit und Abgeschlagenheit kommen. Gelegentlich führt die Myokarditis zum kardiogenen Schock.

Diagnose der Myokarditis. Auskultatorisch sind die Herztöne oft auffallend *leise*, es kann zu Galopprhythmus, Herzgeräuschen und Perikardreiben kommen. Klinische Untersuchungsmöglichkeiten sind EKG, Echokardiographie und Röntgen.

Therapie. Die Therapie hängt von der Schwere und der Ursache der Erkrankung ab.

5.5.3 Perikarditis (Herzbeutelentzündung)

Bei der Herzbeutelentzündung können sich das viszerale und/oder das parietale Blatt entzünden. Diese Entzündung kann mit (Pericarditis exsudativa) oder ohne (Pericarditis sicca) Ergussbildung ablaufen. Vom Verlauf her unterscheidet man eine akute, eine chronische und eine chronisch-konstriktive Form.

Ursachen. Eine Perikarditis kann als eigenständige Erkrankung auftreten oder als Begleiterkrankung einer anderen Primärkrankheit. Als Ursache kommen hier in Betracht:

- Infektionen mit Bakterien, Viren, Pilzen oder Protozoen. Die Besiedelung erfolgt über den Blut- und Lymphweg;
- Rheumatisches Fieber;
- Kollagenosen: PCP, LE, selten auch bei Sklerodermie, Periarteritis nodosa, Morbus Bechterew und Dermatomyositis;
- Herzinfarkt;
- Stoffwechselerkrankungen: Diabetisches Koma, Myxödem, Urämie;
- Allergische Reaktionen: Medikamente;
- Thoraxtraumen: Verletzungen des Brustraumes, auch nach herzchirurgischen Eingriffen;
- Entzündungen der Nachbarorgane: Pneumonie, Tuberkulose, Pleuritis;
- Tumoren: Perikard-, Bronchial-, Brustdrüsen- und Speiseröhrenkrebs, Morbus Hodgkin.

Verlaufsformen. Nach dem Verlauf unterscheidet man eine akute und eine chronische Perikarditis.

- **Akute Perikarditis.** Die akute Perikarditis geht fast immer *mit* einem Perikarderguss einher. Es kommt zu Schmerzen hinter dem Brustbein, Fieber und beschleunigter Atmung. Entwickelt sich der Erguss sehr schnell und wird viel Ergussflüssigkeit gebildet, so besteht die Gefahr der Herzbeuteltamponade (Anfüllen des Herzbeutels mit Blut. Durch den zunehmenden Druck und durch ein Abdrücken der unteren Hohlvene kann es zum Herzstillstand kommen).
- **Chronische Perikarditis.** Eine chronische Perikarditis kann sich aus einer akuten heraus entwickeln. Sie wird dann als chronisch eingestuft, wenn die Entzündungszeichen länger als

drei Monate bestehen. Symptome einer chronischen Perikarditis sind Atemstörungen, Herzinsuffizienz mit venösen Einflussstauungen und Hypotonie mit auffallend kleiner Blutdruckamplitude durch ein erniedrigtes Schlagvolumen. Schmerzen hinter dem Brustbein können bei kleineren Ergüssen fehlen.

Eine Sonderform der chronischen Perikarditis ist die **chronisch-konstriktive Perikarditis** (Pericarditis constrictiva). Eine chronisch-konstriktive (lat. constringere = zusammenziehen) Perikarditis entwickelt sich, wenn es bei der Ausheilung der Perikarditis zur narbigen Schrumpfung des Herzbeutels oder zu Verwachsungen des inneren mit dem äußeren Blatt kommt. Dadurch wird die *Herzbewegung behindert*. Kommt es zusätzlich zu Kalkeinlagerungen, so spricht man vom Panzerherz (Pericarditis calcarea).

Symptome sind Atemstörungen, Zeichen von Einflussstauungen (Lebervergrößerung, Aszites, Halsvenenstauung, Ödeme, Stauungsniere), Hypotonie mit kleiner Blutdruckamplitude, Tachykardie und Herzinsuffizienz.

Je nachdem, ob die Herzbeutelentzündung mit oder ohne Ergussbildung einhergeht, unterscheidet man die trockene und die feuchte Perikarditis:

- **Pericarditis sicca** (trockene Herzbeutelentzündung). Sie kommt seltener vor, und wenn sie auftritt, dann oft am Anfang und am Ende einer akuten Perikarditis. Es bildet sich an der entzündeten Stelle eine fibrinöse Auflagerung. Da die beiden Blätter nun aneinander reiben, kommt es zu *starken* Schmerzen. Mit dem Stethoskop sind *Reibegeräusche* („Lederknarren") zu hören.
- **Pericarditis exsudativa** (feuchte Herzbeutelentzündung). Es hat sich ein entzündliches Exsudat im Herzbeutel angesammelt. Typischerweise verschwinden mit der Bildung des Ergusses die Schmerzen und die Reibegeräusche. Mit zunehmender Ergussmenge kommt es dann allerdings zu *Atemnot, leisen Herztönen, Einflussstauungen, Tachykardie, Hypotonie, Zyanose* und eventuell zum Schock. Die Krankheitsentwicklung hängt vor allem von der Geschwindigkeit ab, mit der sich der Erguss bildet. Außerdem spielt die Dehnbarkeit des Perikards eine Rolle. Entwickelt sich der Erguss sehr schnell, besteht die Gefahr der Herzbeuteltamponade (s. o., akute Perikarditis).

5.6 Herzklappenfehler

Herzklappenfehler können *angeboren* oder *erworben* sein. Ist letzteres der Fall, so sind sie meist aufgrund einer rheumatischen oder bakteriellen Endokarditis entstanden. Dabei kommt es zu einer Entzündung der Herzinnenhaut, die später narbig ausheilt. Als Folge kommt es an den Klappen zu Schrumpfungen, Verziehungen und Verwachsungen, die zwei Arten von Klappenfehlern verursachen können, nämlich Stenosen und Insuffizienzen. Häufig treten die beiden Fehler kombiniert auf.

Bei den erworbenen Klappenfehlern wurden bisher die Mitralklappenstenose und -insuffizienz, gefolgt von der Aortenklappeninsuffizienz und -stenose als die häufigsten Erkrankungsformen angegeben. Nach der neuesten Fachliteratur hat sich in den letzten Jahren ein Wandel vollzogen: es wird jetzt die Aortenklappenstenose als häufigster erworbener Klappenfehler beobachtet. Treten angeborene Herzklappenfehler auf, so sind meist die Aorten- oder Pulmonalklappe betroffen.

- **Klappeninsuffizienz.** Bei der Klappeninsuffizienz *schließen* die Klappen *nicht* mehr richtig, so dass ein Teil des Blutes durch die undichte (insuffiziente) Klappe zurückfließt. Es kommt zum *Pendelblut*!
- **Klappenstenose.** Durch Verwachsungen der Klappenränder kommt es zu einer *Verengung* der *Durchlassöffnung*. Dadurch kann nicht mehr die gesamte vorhandene Blutmenge während der Systole durch die Öffnung gepumpt werden. Deshalb staut sich das Blut vor der Klappe (*Blutstau* vor der Klappe!).

> - **Klappeninsuffizienz:** führt zum *Pendelblut*.
> - **Klappenstenose:** führt zum *Blutstau* vor der Klappe.

Obwohl Klappenfehler häufig kombiniert auftreten, werden die wichtigsten Erkrankungen im Folgenden getrennt besprochen, um ein besseres Verständnis zu erzielen.

5.6.1 Mitralklappenstenose (Mitralstenose)

Ursache ist meist ein vorausgegangenes *rheumatisches Fieber*, wobei im Allgemeinen 20 bis 30 Jahre verstreichen, bis sich Beschwerden durch die Mitralstenose einstellen. Allerdings können sich die meisten Patienten nicht mehr daran erinnern, dass sie als Kind einmal an rheumatischem Fieber erkrankt waren.

Pathogenese. Bei der Mitralstenose ist die Durchlassöffnung für den Blutdurchtritt vom linken Vorhof in die linke Kammer verengt. Beim gesunden Erwachsenen beträgt die Öffnungsfläche 4 bis 6 cm². Bei einer leichteren Stenose ist die Öffnung auf 2 cm² zurückgegangen, in schweren Erkrankungsfällen auf 1,5 cm². Liegt die Verengung unter 0,3 bis 0,4 cm², so führt dies zum Tode.

Durch die Verengung der Durchlassöffnung kommt es zu einem Druckanstieg im linken Vorhof. Die Vorhofmuskulatur hypertrophiert, um die Stenose auszugleichen. Gelingt dies, so ist der Patient beschwerdefrei. Kann kein völliger Ausgleich erreicht werden, kommt es zum Blutrückstau in den Lungenkreislauf (pulmonaler Hochdruck!), da die Lungenvenen das Blut nicht mehr ausreichend in den linken Vorhof abgeben können. Der Blutstau setzt sich von den Lungenvenen → Lungenkapillaren → Lungenarterien → rechte Herzhälfte fort. Es kommt damit zur „durchgestauten Rechtsherzinsuffizienz".

Symptome. Die Druckerhöhung im Lungenkreislauf führt zur *Dyspnoe* (Atemstörung). Sie ist die erste und häufigste Beschwerde. Zunächst treten die Atemstörungen nur bei schweren körperlichen Belastungen auf, mit Fortschreiten der Erkrankung auch schon bei leichteren. In schwersten Fällen ist überhaupt keine körperliche Aktivität mehr möglich.

Gelegentlich kommt es durch die pulmonale Hypertonie zu Hustenreiz. Bei 10 % der Betroffenen entwickelt sich ein Lungenödem. Dies wird im Allgemeinen durch einen plötzlich gesteigerten Blutdurchfluss ausgelöst, beispielsweise durch ungewohnte körperliche Anstrengung oder durch Aufregung. Es kann sich ein Bluthusten (Hämoptyse) einstellen, der durch das Zerreißen dünnwandiger, erweiterter Bronchialvenen ausgelöst wird.

Manche Patienten klagen über Brustschmerzen (pektanginöse Beschwerden). Diese können durch die Drucksteigerung im Lungenkreislauf, durch die Hypertrophie des linken Vorhofs oder durch eine gleichzeitig bestehende Erkrankung der Herzkranzgefäße ausgelöst werden.

Ist es zur durchgestauten Rechtsherzinsuffizienz gekommen, so treten venöse Stauungszeichen wie Ödeme, Nykturie, Stauungsleber, Stauungsmilz, Stauungsnieren und gastrointestinale Symptome auf.

Diagnose. Bei der Inspektion fällt in fortgeschrittenen Fällen eine Zyanose von Gesicht und Akren (endende Körperteile wie Finger, Zehen, Nase, Kinn) auf. Es kann zum *„Mitralgesicht"* kommen. Hierbei erscheinen die Wangen, meist auch die Lippen, zyanotisch verfärbt. Man sieht erweiterte Hautgefäße (Teleangiektasien), die schmetterlingsförmig über die Wangen (v. a. Jochbeingegend) und über dem Nasenrücken verbreitet sind. Frei bleiben das Nasen-Mund-Dreieck, die Stirn und das Gebiet vor den Ohren.

Auskultatorisch ist ein lauter, *paukender erster Herzton* zu hören, der bei ausgeprägter Mitralstenose verspätet auftreten kann, weil der Mitralklappenschluss erst erfolgt, wenn der Druck in der Kammer den (erhöhten!) Druck im linken Vorhof übersteigt.

Charakteristisch ist bei Mitralstenose auch der Mitralöffnungston mit nachfolgendem Strömungsgeräusch. Beim Mitralöffnungston handelt es sich um ein diastolisches Geräusch, das durch das Zurückschnellen der stenosierten Mitralklappe entsteht. Mit zunehmender Öffnungsbehinderung rückt dieser Mitralöffnungston immer näher an den zweiter Herzton heran.

Das dritte Kennzeichen bei Mitralstenose ist ein leises bis mittellautes diastolisches Geräusch, das man am besten an der Herzspitze und in Linksseitenlage hört. Die Länge dieses diastolischen Herzgeräusches hängt vom Schweregrad der Stenose ab.

Im weiteren Krankheitsverlauf kommt es zum Auftreten eines präsystolischen Geräusches, das in den zweiten Herzton übergeht. Der zweite Herzton ist meist eng gespalten, wobei der Pulmonalklappenschlusston lauter als normal ist.

Wichtige klinische Untersuchungstechniken sind Echokardiographie, Röntgen, EKG und zur Messung der pulmonalen Hypertonie die Herzkatheteruntersuchung.

Komplikationen. Oft bilden sich im linken Vorhof *Thromben*. Allerdings hängt ihr Auftreten nicht von der Schwere der Erkrankung ab. Die Thromben können sich loslösen und zu *arteriellen Embolien* (v. a. zum Hirnschlag) führen.

Therapie. Die Therapie hängt vom Ausmaß der Erkrankung ab. Jüngere, beschwerdefreie Patienten sollen schwere körperliche Arbeiten und Streptokokkeninfektionen vermeiden. Schulmedizinische medikamentöse Therapien sind Antibiotikaprophylaxe, Herzglykoside (beim Auftreten von Vorhofflimmern), Betablocker, Diuretika und Antikoagulanzien. Bei schweren Fällen kommen chirurgische Maßnahmen in Betracht.

5.6.2 Mitralklappeninsuffizienz (Mitralinsuffizienz)

Bei der Mitralinsuffizienz schließt die Klappe zum Beispiel durch eine narbige Schrumpfung der Klappenränder nicht mehr dicht, so dass es während der Kammersystole zum Rückstrom von Blut in den Vorhof (Pendelblut) kommt. Die Erkrankung ist oft mit anderen Herzfehlern wie Mitralstenose oder Mitralklappenprolaps (s. u.) kombiniert.

Ursache können ein abgelaufenes *rheumatisches Fieber*, eine angeborene Spaltung des Mitralsegels, eine Fibrosierung des Papillarmuskels durch einen ausgeheilten Herzinfarkt, eine Endokarditis oder ein Mitralklappenprolaps sein.

Pathogenese. Während der Kammersystole fließt das Blut in zwei Richtungen, zum einen normal gerichtet in die Aorta und zum anderen zurück in den linken Vorhof (Pendelblut). Das Ausmaß des Pendelblutes hängt vom Ausprägungsgrad der Schlussunfähigkeit der Klappe ab. Durch den erhöhten Druck kommt es zur Dilatation des linken Vorhofs und zur Hypertrophie der linken Kammer. Durch die Kammerhypertrophie kann der Defekt meist jahrelang kompensiert werden und der Patient so beschwerdefrei leben. Im fortgeschrittenen Stadium kommt es zur pulmonalen Hypertonie und nachfolgender Rechtsherzbelastung.

> **▶ Mitralklappeninsuffizienz**
>
> Die linke Kammer hypertrophiert, um den Defekt auszugleichen. Der linke Vorhof dilatiert durch den zunehmenden Druck.

Symptome. Bei Überlastung der linken Kammer treten Zeichen der Linksherzinsuffizienz und pulmonaler Hypertonie mit *Dyspnoe, Orthopnoe, Asthma cardiale* und *Lungenödem* (selten) auf. Ist es zur durchgestauten Rechtsherzinsuffizienz gekommen, stellen sich die entsprechenden Beschwerden der Rechtsherzinsuffizienz ein.

Diagnose. Der Herzspitzenstoß ist nach *links* und *nach unten* verlagert. Die Auskultation ergibt einen *auffallend leisen ersten Herzton*.

Mit dem ersten Herzton setzt ein hochfrequentes Herzgeräusch ein, das während der gesamten Systole auskultierbar ist (holosystolisch). Es ist am besten über der Herzspitze zu hören, wird aber bis in die Achselhöhle fortgeleitet. Da sich die Aortenklappe vorzeitig schließt, ist der zweite Herzton gespalten. Meist kann ein dritter Herzton gehört werden.

Klinische Diagnosemöglichkeiten sind EKG, Röntgen, Echokardiographie und Herzkatheteruntersuchungen.

Differenzialdiagnose. Ventrikelseptumdefekt, Trikuspidalinsuffizienz, Aortenstenose, da diese Erkrankungen auch zu einem holosystolischen Herzgeräusch führen.

Therapie. Die Therapie hängt vom Ausmaß der Klappenschädigung ab. In leichten Fällen genügt körperliche Schonung. In schweren Fällen muss operiert werden.

5.6.3 Mitralklappenprolaps (Mitralprolaps)

Es handelt sich um eine *ballonartige Vorwölbung* des Mitralklappensegels oder von Teilen des Segels in den linken Vorhof während der Kammersystole. Das veränderte Bewegungsmuster reicht von einer noch als normal zu bezeichnenden Bewegungsvariante (stummer Mitralklappenprolaps) bis hin zu einer hochgradigen Bewegungsstörung mit Klappeninsuffizienz. Ein Mitralklappenprolaps besteht bei 6 bis 20 % der Erwachsenen. Frauen sind doppelt so häufig betroffen wie Männer. Typischerweise wird die Erkrankung bei jungen, schlanken Mädchen bzw. Frauen diagnostiziert. Meist besteht Beschwerdefreiheit.

> **▶ Mitralklappenprolaps**
>
> Beim Mitralklappenprolaps kommt es zum ballonartigen Vorwölben des Mitralklappensegels (oder zumindest von Teilen davon) in den linken Vorhof während der Kammersystole.

Ursache. Die auslösende Ursache der Klappenveränderung ist *unbekannt*. Es wird allerdings eine *familiäre Häufung* beobachtet. Außerdem wird vermutet, dass *Autoimmunvorgänge* zu einer Klappenschädigung führen können.

Symptome. Treten Beschwerden auf, so werden *Schmerzen hinter* dem *Brustbein* angegeben, die jenen bei Angina pectoris entsprechen. Jedoch sind sie nicht belastungsabhängig und sprechen nicht auf Nitroglyzeringabe an. Außerdem kommt es zu unangenehmem *Herzklopfen*, *Arrhythmien*, *Schwächegefühl*, leichter Ermüdbarkeit, Atemnot, Lufthunger, selten auch zu Schwindel- und Angstgefühl mit Kollapsneigung.

Diagnose. Typischerweise ist bei der Auskultation ein mittel- oder spätsystolisches Klicken zu hören. Meist tritt noch ein spätsystolisches Herzgeräusch auf. Klinische Untersuchungstechniken sind das EKG und die Echokardiographie.

Therapie. Es muss nur bei auftretenden Beschwerden therapiert werden. Hier spielen vor allem die Rhythmusstörungen die wichtigste Rolle. Eventuell muss eine gleichzeitig auftretende Mitralinsuffizienz behandelt werden. Ein Mitralprolaps kann sich auch „auswachsen", das heißt, er verschwindet gerade bei den jungen Mädchen mit zunehmendem Alter.

5.6.4 Aortenklappenstenose (Aortenstenose)

In den letzten Jahren wurde ein starker Anstieg der Aortenstenosen beobachtet, wobei in ungefähr 80 % der Fälle Männer betroffen sind.

Ursache. Die *angeborene* Aortenstenose beruht vermutlich auf einer vorgeburtlich durchlaufenen *Endokarditis*. Bei der *erworbenen* Form spielt das *rheumatische Fieber* die wichtigste Rolle.

Pathogenese. Es kommt zur *Linksherzhypertrophie*, wodurch meist das notwendige Schlagvolumen aufrechterhalten werden kann. Entwickelt sich später (oft erst nach Jahrzehnten) eine Koronarinsuffizienz, so kann das vergrößerte Herz nicht mehr ausreichend versorgt werden.

Symptome. Meist besteht lange Zeit *Beschwerdefreiheit*. Das Auftreten von Symptomen kündigt oft ein *rasches Fortschreiten* des *Krankheitsprozesses* an. Es kann zu plötzlich einsetzendem *Schwindel* mit *Ohnmachtsanfällen*, zu Atemstörungen, zu Angina pectoris, zu Herzrhythmusstörungen (evtl. plötzliches Kammerflimmern bei körperlicher Belastung), zu Herzinsuffizienz und zum Lungenödem kommen.

Diagnose. Typisch ist ein *niedriger Blutdruck* und eine *kleine Blutdruckamplitude*. Allerdings können bei älteren Patienten auch sehr hohe Blutdruckwerte auftreten.

Der zweite Herzton ist leise. Im 2. ICR parasternal rechts ist ein rauhes systolisches Geräusch zu hören, das bis in die Halsschlagadern (Karotiden) fortgeleitet wird.

Ist es zur Dilatation der linken Kammer gekommen, kann der Herzspitzenstoß links unten außerhalb der MCL getastet werden.

Klinische Untersuchungsmöglichkeiten sind EKG, Röntgen, Echokardiographie und Linksherzkatheter.

Therapie. Plötzliche und größere Anstrengungen sind zu vermeiden. In schweren Fällen muss eine Klappensprengung oder -dehnung oder eine Herzoperation (Klappenersatz) erwogen werden.

5.6.5 Aortenklappeninsuffizienz (Aorteninsuffizienz)

Schließt die Aortenklappe nicht dicht, so fließt während der Kammerdiastole Blut aus der Aorta in die linke Kammer zurück (Pendelblut). Männer sind wesentlich häufiger davon betroffen als Frauen.

Ursache ist meist ein rheumatisches Fieber.

Lues (Syphilis) und Morbus Bechterew verursachen Zellinfiltrationen und Vernarbung der Muskelschicht der aufsteigenden Aorta. Dies führt zur Aortendilatation mit nachfolgender Insuffizienz bei intakten Klappen. Sehr selten besteht die Aorteninsuffizienz angeborenermaßen oder aufgrund von LE oder PCP.

Pathogenese. Das während der Kammerdiastole aus der Aorta in die linke Kammer zurückfließende Blut führt zu einem Druckanstieg in der linken Kammer. Dieser Druckanstieg hat eine Erweiterung (Dilatation) und eine Hypertrophie der linken Kammer zur Folge. Dies ermöglicht eine Zunahme des Schlagvolumens und somit die Aufrechterhaltung eines ausreichenden Blutauswurfs aus dem Herzen. Deshalb treten bei den meisten Patienten *erst ab dem 40. bis 50. Lebensjahr* Beschwerden auf, und zwar dann, wenn es aufgrund des ständig erhöhten Druckes auf die Kammer zur Fibrosierung des Myokards und damit zu einer eingeschränkten Dehnbarkeit und Kontraktionsfähigkeit kommt. Dies führt dann zur pulmonalen Hypertonie und schließlich zur durchgestauten Rechtsherzinsuffizienz.

Symptome. Viele der Betroffenen sind jahrelang *beschwerdefrei*. Später wird oft ein *unangenehmer Herzschlag* bemerkt, der vor allem beim Hinlegen als pulsierendes Klopfen im Kopf angegeben wird. Jahre danach kommt es zu verstärktem Schwitzen, zur Belastungsdyspnoe, dann zur Orthopnoe, nächtlichen Asthma-cardiale-Anfällen und zu Angina pectoris.

Diagnose. Auffallend ist die große Blutdruckamplitude, die durch die große Differenz zwischen dem systolischen und diastolischen Blutdruck entsteht. Schon bei der Inspektion kann man bei ausgeprägter Aorteninsuffizienz eine verstärkte Pulsation vor allem der Halsschlagadern (Karotiden) feststellen. Dies kann zum *pulssynchronen Kopfnicken* führen (*Musset-Zeichen*, nach dem französischen Dichter ALFRED DE MUSSET, der an einer ausgeprägten Aorteninsuffizienz litt).

Die Palpation ergibt einen verstärkten Herzspitzenstoß, der nach links außen unten verlagert sein kann. Bei einem leichten Druck auf die Fingernägel kommt es zu einem pulssynchronen Erröten und Erblassen (Kapillarpuls) des Nagelbettes.

Die Auskultation ergibt ein diastolisches Geräusch im 3. ICR parasternal links (Erb-Punkt) oder im 2. ICR parasternal rechts.

Tabelle 5-4 Häufigkeit angeborener Herzfehler bei Erwachsenen. Je nach Untersuchung findet man in der Fachliteratur auch hiervon abweichende Werte, so dass die genannten Zahlen nur eine grobe Abschätzung darstellen sollen.

Herzfehler	Häufigkeit
1. Vorhofseptumdefekt	ungefähr 50%
2. Kammerseptumdefekt	ungefähr 25%
3. Pulmonalstenose	ungefähr 15%
4. Offener Ductus Botalli	ungefähr 6%
5. Aortenisthmusstenose	ungefähr 3%
6. Fallot-Tetralogie	ungefähr 1%

> - **Aortenklappeninsuffizienz:** auffallend große Blutdruckamplitude
> - **Aortenklappenstenose:** auffallend kleine Blutdruckamplitude

Komplikationen. Gelegentlich kommt es zu arteriellen Embolien. Ist eine Schädigung der Aorta durch Syphilis die Ursache der Aortenklappeninsuffizienz, so kann sich ein Aneurysma bilden, das später eventuell rupturiert (zerreißt).

Therapie. Endokarditisprophylaxe, evtl. künstlicher Klappenersatz.

5.7 Angeborene Herzfehler

Unter dem Begriff angeborene Herzfehler fasst man die durch Störungen in der Entwicklung entstandenen Anomalien des Herzens und der herznahen großen Gefäße zusammen.

Von solchen Fehlern sind knapp 1% der lebend geborenen Kinder betroffen. Häufig sind in diesen Fällen noch weitere Missbildungen an anderen Organen zu finden (Tab. 5-4).

Angeborene Herzfehler wird der Heilpraktiker wohl kaum behandeln, aber es werden Patienten mit Herzfehlern zu ihm in die Praxis kommen und ihm davon berichten. Deshalb muss der Heilpraktiker wissen, worum es sich dabei handelt. Die Behandlung der anderen Krankheiten, weshalb der Patient ihn aufsucht, muss sinnvoll darauf abgestimmt werden. So muss vor allem klar sein, dass sich sowohl auf angeborene als auch auf erworbene Klappenfehler eine Endokarditis aufpfropfen kann. Daher muss bei diesen Patienten bei allen Infekten (auch bei banalen!) und bei allen Eingriffen (Zahnarzt!) eine antibiotische Endokarditisprophylaxe durch den Arzt erfolgen.

Ursachen. Bei den Ursachen unterscheidet man zwischen exogenen und genetischen Faktoren, wobei das Geschehen meist multifaktoriell ist. Das bedeutet, dass exogene und endogene Faktoren eine Rolle spielen.

- **Exogene Faktoren.** Die Rötelnembryopathie verursacht 1% aller Herzfehlbildungen. Bei den Medikamenten gilt die mögliche Herzfehlbildung durch Thalidomid als gesichert.

Thalidomid, ein Schlafmittel (Handelsname Contergan), hat in den Jahren von 1958 bis 1963, wenn es von der Mutter in der Frühschwangerschaft eingenommen wurde, beim Kind schwerste Schäden hervorgerufen. Dabei kam es im Bereich der oberen Extremitäten, manchmal auch der unteren, zu schwersten Fehlbildungen, die bis zum völligen Fehlen von Gliedmaßen reichten. Neben anderen schweren Schäden an inneren Organen sind auch Fehlbildungen des Herzens aufgetreten.

Weitere Faktoren, die vermutlich Herzfehlbildungen verursachen, sind Zytostatika, Immunsuppressiva, Strahlungen, Erkrankungen der Mutter an Diabetes mellitus oder Lupus erythematodes (LE).

- **Endogene Faktoren.** Angeborene Herzfehler treten häufig im Zusammenhang mit Chromosomenabweichungen auf, beispielsweise beim Down-Syndrom und beim Turner-Syndrom. Es sind jedoch auch Herzfehler durch Einzelgen-Defekte möglich. In diesen Fällen tritt der Herzfehler als einzige Fehlbildung auf.

5.7.1 Einteilung der angeborenen Herzfehler

> Unter einem **Shunt** versteht man eine Kurzschlussverbindung zwischen arteriellen und venösen Blutgefäßen bzw. Gefäßsystemen.

Bei angeborenen Herzfehlern meint man mit „Shunt" einen verkürzten, falschen Weg, den das Blut nimmt, beispielsweise durch das offene Vorhof- oder Kammerseptum. Hierbei fließt das Blut direkt vom linken ins rechte Herz oder umgekehrt. Je nach Fließrichtung des Blutes spricht man von einem Rechts-links-Shunt oder einem Links-rechts-Shunt. Dabei richtet sich die Fließrichtung jeweils vom Ort des höheren Druckes zum Ort des niedrigeren Druckes (im linken Herz ist der Druck höher als im rechten).

- **Herzfehler mit Links-rechts-Shunt** (ca. 50%): Vorhofseptumdefekt, Kammerseptumdefekt, offener Ductus Botalli,
- **Herzfehler mit Rechts-links-Shunt** (20–30%): Fallot-Tetralogie, Transposition der großen Gefäße (Ursprung der Aorta aus der rechten und der Pulmonalarterie aus der linken Kammer),
- **Herzfehler ohne Shunt** (20–30%):Pulmonalstenose, Aortenstenose, Aortenisthmusstenose, Aortenbogenanomalien.

In dieser Reihenfolge werden nun die angeborenen Herzfehler vorgestellt.

5.7.2 Vorhofseptumdefekt

Beim Fetus besteht in der Vorhofscheidewand eine ovale Öffnung (Foramen ovale). Da das Kind den Sauerstoff über das mütterliche Blut erhält, muss das fetale Blut noch nicht in den Lungenkreislauf eintreten. Deshalb fließt es über das Foramen ovale und den Ductus Botalli (s. u.) vom rechten Herz direkt in die Aorta. Beim Vorhofseptumdefekt bleibt diese Öffnung in der Vorhoftrennwand bestehen. Da im linken Vorhof ein höherer Druck als im rechten herrscht, tritt bereits sauerstoffgesättigtes Blut vom linken Vorhof in den rechten über (Links-rechts-Shunt). Die Beschwerden werden von der Größe des Septumdefektes bestimmt.

Sekundäre Gefäßveränderungen können bei großen Shuntvolumina im Erwachsenenalter zu einer Shuntumkehr führen (Eisenmenger-Reaktion).

Symptome. Meistens bleiben die Betroffenen bis zum 20. oder 30. Lebensjahr *beschwerdefrei*. Manchmal treten in der Kindheit vermehrt Bronchitiden oder Pneumonien auf. Es kann zur pulmonalen Hypertonie und zu unangenehmem Herzklopfen kommen.

Bei vielen Patienten wird dieser Defekt erst bei einer routinemäßigen Untersuchung durch ein auftretendes Herzgeräusch oder bei einer Röntgenaufnahme des Thorax entdeckt.

Auskultation. Durch das erhöhte Schlagvolumen der rechten Kammer wird deren Entleerung verzögert. Deshalb tritt der pulmonale Anteil des zweiten Herztones verspätet auf. Es kommt zu einer atmungsunabhängigen Spaltung des zweiten Herztones. Das vergrößerte Durchflussvolumen führt an der Pulmonalklappe zu Wirbelbildungen und damit zu einem meist diskreten (spindelförmigen) systolischen Geräusch. Dieses Geräusch ist am besten im 2. bis 3. ICR parasternal links zu hören. Es wird oft als akzidentelles Geräusch fehlgedeutet. Bei einem großen Defekt verursacht eine relative Trikuspidalstenose ein zusätzliches diastolisches Strömungsgeräusch über dem 4. ICR parasternal links.

Therapie. Je nach Größe des Defektes kommt ein operativer Verschluss in Betracht. Bei Patienten mit nur einem geringen Shuntvolumen besteht keine Beeinträchtigung der körperlichen Leistungsfähigkeit und auch keine Herabsetzung der Lebenserwartung.

5.7.3 Kammerseptumdefekt (Ventrikelseptumdefekt)

Beim Kammerseptumdefekt ist die Trennwand zwischen rechter und linker Kammer nicht vollständig geschlossen. Auch hier kommt es, durch den höheren Druck in der linken Kammer, zu einem Links-rechts-Shunt. Die Beschwerden hängen von der Größe des Defektes ab.

Symptome. Häufig bestehen nur geringe Defekte, weshalb die Betroffenen meist *beschwerdefrei* sind. Bei einer routinemäßigen Untersuchung fällt oft lediglich ein rauhes systolisches Geräusch (s. u.) auf. Es können *Blässe* (evtl. Zyanose), *Abgeschlagenheit* und *Atemnot* auftreten, in schweren Fällen auch pulmonale Hypertonie und Rechtsherzinsuffizienz.

Auskultation. Es kommt zu einem lauten systolischen spindelförmigen Geräusch, das am besten im 3. und 4.ICR parasternal links zu hören ist. Typisch ist die Betonung des Pulmonalklappenschlusstones. Gelegentlich ist ein Schwirren über dem Brustbein zu palpieren.

Therapie. Je nach Ausmaß des Defekts evtl. Operation bzw. Endokarditisprophylaxe.

5.7.4 Offener Ductus Botalli (persistierender Ductus arteriosus)

Im Fetalstadium besteht eine direkte Verbindung zwischen der Pulmonalarterie und der Aorta, da der Fetus noch nicht selbst atmet (s. a. Anmerkungen zum Vorhofseptumdefekt, Abschn. 5.7.2). Diese Verbindung schließt sich normalerweise wenige Stunden bis spätestens drei Monate nach der Geburt. Geschieht das nicht, spricht man vom offenen Ductus Botalli. Dabei fließt nun Blut *von* der *Aorta zurück* in die *Pulmonalarterie* und von hier aus erneut in die Lunge. Dies führt in ausgeprägten Fällen zu einer Volumenüberlastung und damit zur Dilatation des linken Herzens. Das kann eine pulmonale Hypertonie mit nachfolgender Rechtsherzbelastung zur Folge haben.

Symptome. Die meisten Betroffenen sind beschwerdefrei. Bei einem großen Shunt kann es zu Belastungsdyspnoe, zu unangenehmem Herzklopfen, zu verstärktem Hustenreiz oder zum Bluthusten kommen.

Auskultation. Es tritt ein kontinuierliches systolisch-diastolisches „Maschinengeräusch" auf, das am besten im 2. ICR parasternal links zu hören ist. Das Geräusch wird in Richtung Schlüsselbein hin lauter.

Therapie. Da Patienten mit nicht operiertem offenen Ductus Botalli durchschnittlich zwischen dem 35. und 40. Lebensjahr sterben, wird der Ductus operativ durchtrennt. Bis zur Operation muss eine Endokarditisprophylaxe durchgeführt werden.

Bei Frühgeborenen gelingt es manchmal durch die Verabreichung von Prostaglandin-Inhibitoren, den offenen Ductus (medikamentös) zu verschließen.

5.7.5 Fallot-Tetralogie

Hier liegen gleich vier Herzfehler kombiniert vor: ein großer Kammerseptumdefekt, eine Pulmonalstenose, eine Rechtsherzhypertrophie und eine nach rechts verlagerte Aorta, die über einem hohen Septumdefekt „reitet" und aus beiden Herzkammern Blut erhält (sog. „reitende Aorta").

> **Fallot-Tetralogie**
> - Kammerseptumdefekt
> - Pulmonalklappenstenose
> - Rechtsherzhypertrophie
> - „Reitende Aorta"

Symptome. Das Beschwerdebild wird vom Ausmaß der Pulmonalstenose bestimmt. Im Vordergrund steht die Zyanose, die sich durch eine Sauerstoffminderversorgung einstellt. Als Folge des Sauerstoffmangels stellt sich eine Polyglobulie (Vermehrung der roten Blutkörperchen, → Abschn. 7.10.2) mit Pseudokonjunktivitis (durch die Zunahme der roten Blutkörperchen sehen die Augenbindehäute wie entzündet aus) ein. Es kommt zur Ausbildung von Trommelschlegelfingern und Uhrglasnägeln (Atlas Abb. 5-18). Durch die Minderversorgung des Gehirns mit Sauerstoff können Ohnmachtsanfälle und Krämpfe auftreten. Häufig wiederkehrende Pneumonien und eine Herzinsuffizienz kommen hinzu. Die Kinder nehmen zur Kreislaufentlastung eine charakteristische Hockstellung ein.

Komplikationen. Bedingt durch die *Polyglobulie* kann es zum Auftreten von *Thrombosen* und *Embolien* kommen. Hiervon ist vor allem das Gehirn betroffen. Außerdem kann sich eine bakterielle Endokarditis einstellen.

Auskultation. Durch die Pulmonalstenose kommt es zu einem rauhen systolischen Austreibungsgeräusch im 2. ICR parasternal links.

5.7.6 Transposition der großen Gefäße (TGA)

Besteht eine Transposition (Vertauschung, Verlagerung) der großen Gefäße, so entspringt die Aorta aus der rechten und die Lungenarterie (Truncus pulmonalis) aus der linken Kammer. Da in diesem Fall nur venöses Blut in den Körperkreislauf gepumpt wird, sind die Betroffenen nicht lebensfähig, es sei denn, es bestehen am Herzen noch weitere Fehlbildungen wie Vorhof- oder Kammerseptumdefekt oder offener Ductus Botalli. In diesen Fällen kommt es zur Mischblutbildung und dadurch gelangt doch noch sauerstoffangereichertes Blut in den Körperkreislauf.

Symptome. Das Neugeborene zeigt eine Zyanose und Atemnot.

Therapie. Bei rechtzeitiger Operation kann unter Umständen das Erwachsenenalter erreicht werden.

5.7.7 Pulmonalklappenstenose (Pulmonalstenose)

Eine Pulmonalstenose ist meist angeboren und nur selten erworben. Durch die erhöhte Volumenbelastung kommt es zur Hypertrophie der rechten Kammer, wodurch sich später eine Dilatation mit nachfolgender Rechtsherzinsuffizienz entwickelt.

Symptome. Meist besteht anfangs Beschwerdefreiheit. Mit Fortschreiten des Krankheitsbildes stellen sich die Zeichen einer Rechtsherzinsuffizienz ein.

Auskultation. Ein systolisches Herzgeräusch ist vor allem im 2. und 3. ICR parasternal links zu hören. Der zweite Herzton ist atmungsunabhängig gespalten. Mit dem Schweregrad der Erkrankung nimmt die Weite der Spaltung zu und die Lautstärke des Pulmonalklappenschlusstones ab.

Palpation. Im 2. und 3. ICR ist ein Schwirren zu tasten.

5.7.8 Aortenisthmusstenose

Bei der Aortenisthmusstenose kommt es – meist am Übergang vom Aortenbogen zur absteigenden Aorta – zu einer *Verengung*. Die Arterien, die den Kopf- und Armbereich versorgen, zweigen vor der Verengung ab. Dagegen treten die den Bauch-, Becken- und Beinbereich versorgenden Arterien nach dem verengten Aortenbereich ab.

Symptome. Das Ausmaß der Beschwerden hängt vom Ausprägungsgrad der Stenose ab. In den *oberen* Extremitäten besteht ein *erhöhter*, in den unteren ein *erniedrigter* Blutdruck. Die Fußpulse fehlen oder sind abgeschwächt. Die Hände fühlen sich warm an, die Beine kalt. Oft treten bis ins Erwachsenenalter keinerlei Beschwerden auf.

Komplikationen. Aneurysmabildung der Aorta, arteriosklerotische Ablagerungen, Linksherzinsuffizienz, Hypertonie- mit Gefahr von Hirnblutungen, bakterielle Endokarditis.

Auskultation. Es kommt zu systolischen Geräuschen über der Ausflussbahn der Aorta, die im 2. ICR parasternal links und am Rücken, neben der Wirbelsäule, zu hören sind.

Therapie. Sie hängt vom Ausprägungsgrad der Stenose und von den Begleitsymptomen ab. Bei früh auftretendem schwerwiegendem Befund wird meist zwischen dem 2. bis 6. Lebensjahr operiert.

5.7.9 Aortenbogenanomalien

Es handelt sich um Fehlbildungen des Aortenbogens. Hierzu gehören:

- Doppelter Aortenbogen. Die beiden Bögen besitzen meist eine unterschiedliche Gefäßweite.
- Arteria lusoria. Hierbei verläuft zwar der Aortenbogen normal, aber der Abgang der rechten

Schlüsselbeinschlagader (A. subclavia dextra) verläuft atypisch.
- Verlagerungen des Aortenbogens.

Symptome. Je nach Art und Ausprägungsgrad der Fehlbildung sind die Symptome sehr unterschiedlich. Oft besteht Beschwerdefreiheit. Eventuell kommt es durch Verlagerungen oder Einengungen der Luft- oder Speiseröhre zu Husten, Heiserkeit, Stridor (ziehendes Geräusch bei der Ein- oder Ausatmung), Dyspnoe und Schlingstörungen.

5.8 Herzrhythmusstörungen (Arrhythmien)

Bei den Herzrhythmusstörungen besteht eine krankhaft veränderte Herzschlagfolge. Dies kann durch eine Störung in der Erregungsbildung oder in der Erregungsleitung bedingt sein. Die Ursachen hierzu können im oder außerhalb des Herzens liegen, letzteres könnte beispielsweise in einer Schilddrüsenüberfunktion begründet sein.

Die Herzrhythmusstörungen werden nach der Herzfrequenz unterschieden in

- Tachykardien (Herzschlagfrequenz über 100 Schläge pro Minute),
- Bradykardien (Herzschlagfrequenz unter 60 Schläge pro Minute),
- Extrasystolen (s. u.).

Grundsätzlich kommen bestimmte Herzrhythmusstörungen auch beim herzgesunden Menschen vor. Eine Arrhythmie ist dann als gefährlich zu betrachten, wenn der Blutauswurf aus dem Herzen ernsthaft beeinträchtigt ist. Zu einer merklichen Einschränkung der Förderleistung des Herzens kommt es bei Frequenzen über 160 und unter 40 Schlägen pro Minute. Das Organ, das am empfindlichsten und schnellsten auf eine ungenügende Sauerstoffversorgung reagiert, ist das Gehirn. Deshalb treten zuerst Symptome auf, die durch zerebrale Störungen bedingt sind wie: Schwindel, Leeregefühl im Kopf, Sehstörungen, Absencen und Bewusstseinsstörungen. An zweiter Stelle der akuten Gefährdung steht der Herzmuskel.

Roemheld-Syndrom (gastrokardialer Symptomenkomplex). Vom Roemheld-Syndrom sind in erster Linie Männer betroffen. Aufgrund eines geblähten Darmes oder Magens kommt es zum Zwerchfellhochstand, der wiederum zur Herzverlagerung führt. Durch einen Magen-Herzkranz-Reflex (gastrokoronarer Reflex) kommt es zu einer verminderten Koronardurchblutung mit nachfolgenden funktionellen Herz-Kreislauf-Beschwerden, beispielsweise zur *Tachykardie*. Außerdem kann es zum linksseitigen Druckgefühl im Brustkorb kommen, bis hin zu Angina-pectoris-Anfällen, des Weiteren zu Extrasystolen, Schweißausbrüche und Blutdruckabfall.

5.8.1 Extrasystolen

Bei Extrasystolen handelt es sich um *spontan* auftretende *Herzerregungen*, die in den *normalen Grundrhythmus eingestreut* sind. Wenn sie nur vereinzelt vorkommen, gelten sie als harmlos. Sie können aber auch salvenförmig auftreten und dann zum Auslöser einer Tachykardie werden.

Extrasystolen kann man beim Pulsmessen feststellen. Manche Patienten bemerken ihre Extrasystolen nicht, andere verspüren ein „*Herzstolpern*", das als unangenehm oder beängstigend empfunden werden kann.

Extrasystolen können in regelmäßiger oder unregelmäßiger Folge auftreten, in langen Intervallen, anfallsartig in unregelmäßigen Abständen oder in Salven. Bei den regelmäßigen Extrasystolen unterscheidet man Bigeminie und Trigeminie. Bei der Bigeminie erfolgt auf einen Normalschlag eine Extrasystole. Bei der Trigeminie folgen auf einen Normalschlag zwei Extrasystolen.

Ursachen
- Bei leicht erregbaren Menschen können sie psychisch bedingt sein. Die Extrasystolen werden dann über das neurovegetative Nervensystem ausgelöst,
- Hyperthyreose (Schilddrüsenüberfunktion),
- Genussmittel (Kaffee),
- Myokarditis (Herzmuskelentzündung),
- Herzinfarkt,
- Herzinsuffizienz,
- Koronarinsuffizienz (Mangelversorgung des Herzmuskels),
- Pericarditis constrictiva (Panzerherz),
- Cor pulmonale (➔ Abschn. 5.4.2),
- Roemheld-Syndrom (s. o.),
- Medikamente (Digitalis),
- Stoffwechselstörungen (Elektrolytstörungen wie Hypo- und Hyperkaliämie).

5.8.2 Tachykardie („Herzjagen")

Wie oben erwähnt, versteht man unter Tachykardie eine abnorm beschleunigte Herztätigkeit. Dazu rechnet man Herzschlagfolgen von über 100 Schlägen pro Minute.

Ursachen
- Psychische Faktoren,
- körperliche Belastung,
- Hyperthyreose (Schilddrüsenüberfunktion),
- Fieber. Eine Temperaturerhöhung um je 1 °C beschleunigt den Herzschlag um etwa 10 Schläge pro Minute,
- Kreislaufschock und Volumenmangel,
- Anämie,
- Entzündungen am Herzen (Myo- und Perikarditis),
- Herzinfarkt,
- Herzinsuffizienz,
- Koronarinsuffizienz (Mangelversorgung des Herzmuskels).

Dagegen kann eine *primäre* Tachykardie nicht mit anderen Erkrankungen in Verbindung gebracht werden.

Paroxysmale Tachykardie. Bei der paroxysmalen Tachykardie handelt es sich um ein *„anfallsweises Herzjagen"*. Dabei setzt die Tachykardie plötzlich ein, meist mit 130 bis 220 Schlägen pro Minute, oft begleitet von Schwindel, Angina pectoris, Atemstörungen und leichten Ohnmachtsanfällen. Sie kann Minuten bis Tage anhalten.

Als Ursache kommen vegetative Fehlregulationen, Nikotin- oder Kaffeeabusus, starke körperliche Belastung, Fokalinfektion, Schilddrüsenüberfunktion, Bluthochdruck, Herzerkrankungen und Digitalisüberdosierung in Betracht.

Als Erste-Hilfe-Maßnahme kann man eine reflektorische Vagusreizung durchführen. Dazu übt man einen Druck auf die Augäpfel aus (Bulbusdruckversuch), oder man drückt auf eine der beiden Halsschlagadern (Karotissinus-Druckversuch). Dadurch kommt es zur Erregung der Pressorezeptoren, die zu einer reflektorischen Bradykardie und Hypotonie, evtl. aber auch zum Herzstillstand führen kann. Nach Verschwinden des Symptoms muss die Behandlung der zugrundeliegenden Krankheit einsetzen.

Kammerflattern. Die Herzschlagfolge beträgt ungefähr 250 Schläge pro Minute (220–350 Schläge pro Minute).

Kammerflimmern. Die Herzschlagfolge liegt bei ungefähr 350 Schlägen pro Minute (300–500 Schläge pro Minute).

In der Fachliteratur werden für Kammerflattern und Kammerflimmern sehr unterschiedliche Zahlen genannt!

> **!** **Herzflattern** und **Herzflimmern** erfordern eine sofortige *Notfalltherapie*. Beim Kammerflimmern dauert sonst die Überlebenszeit nur wenige Minuten.

5.8.3 Bradykardie (verlangsamte Herzschlagfolge)

Von einer Bradykardie spricht man, wenn die Herzschlagfolge unter 60 Schläge pro Minute absinkt.

Ursachen
- **Physiologisch:** *Sportlern*, *Schwerarbeitern* und *konstitutioneller Vagotonie* (Überwiegen des Vagotonus über den Sympathikus).
- **Medikamente:** Digitalis, Morphium, Betablocker, Kalziumantagonisten.
- **Pathologisch:** Stoffwechselverlangsamung (z. B. *Schilddrüsenunterfunktion*, Unterkühlung), *Hirndrucksteigerung* (zum Beispiel durch Hirntumor, Hirnblutung), *Herzerkrankungen* (zum Beispiel Myokarditis, Perikarditis, Koronarinsuffizienz), Krankheiten, die mit einer *Vagotonie* einhergehen: Hepatitis, Magen- und Zwölffingerdarmgeschwür. Für Typhus und Paratyphus sind eine relative Bradykardie typisch, das heißt, bei Berücksichtigung der Fieberhöhe und des Lebensalters ergibt sich ein zu langsamer Herzschlag.

5.9 Koronare Herzkrankheit (KHK)

Bei der koronaren Herzkrankheit handelt es sich um eine Koronarinsuffizienz, das heißt, die Herzkranzgefäße sind nicht in der Lage, den Herzmuskel ausreichend mit Sauerstoff und Nährstoffen zu versorgen, da es durch Ablagerungen oder Gefäßspasmen zu einer Einengung des

Gefäßlumens gekommen ist. In den so genannten zivilisierten Ländern stellen die koronaren Herzkrankheiten die häufigste Todesursache dar.

Man hat festgestellt, dass Männer zwischen 45 und 50 Jahren wesentlich häufiger erkranken als gleichaltrige Frauen. Allerdings erfolgt nach den Wechseljahren eine Angleichung. In den letzten Jahren wurde jedoch bei den Frauen unter 40 Jahren ein Anstieg verzeichnet. Hier sind vor allem Frauen gefährdet, die rauchen und gleichzeitig orale Kontrazeptiva („Pille") einnehmen.

> **Risikofaktoren für koronare Herzerkrankungen**
> - Erhöhung des Blutfettspiegels (Hypercholesterinämie)
> - Rauchen
> - Bluthochdruck
> - Diabetes mellitus
> - Gicht (Hyperurikämie)
> - Adipositas (Fettleibigkeit)
> - Männliches Geschlecht
> - Alter

Die wichtige Rolle des psychosozialen Stresses und der Persönlichkeitsstruktur sind heute unumstritten. Allerdings gilt auch hier, ebenso wie für die anderen Risikofaktoren, dass sie oft schwer gegeneinander abzugrenzen sind. Viel Stress führt zu einer ungesunden Lebensweise und damit unter anderem oft zu schlechten Ernährungsgewohnheiten und Zigarettenrauchen. Andererseits geht Adipositas (Fettleibigkeit) häufig mit Bluthochdruck, Diabetes mellitus, Erhöhung der Blutfette und Gicht einher.

In neuerer Zeit wird die Vermeidung von Herz-Kreislauf-Erkrankungen durch eine ausreichende Versorgung durch Vitamine, und zwar vor allem durch Vitamin C, aber auch Vitamin D, Mineralstoffe, bestimmte Aminosäuren und Spurenelemente empfohlen. Außerdem sollen beim Herzinfarkt Chlamydieninfektionen eine Rolle spielen.

Pathogenese. Es besteht ein Missverhältnis zwischen dem Sauerstoffbedarf des Herzmuskels und dem Sauerstoffangebot. Steigt der Sauerstoffbedarf des Herzens durch körperliche Mehrbelastung oder aufgrund von Aufregung, so muss die Durchblutung der Herzkranzgefäße erhöht werden. Dieser erhöhte Sauerstoffbedarf kann bei den koronaren Herzkrankheiten durch Ablagerungen von Fetten und Kalk (Arteriosklerose) in der Wand der Herzkranzgefäße nicht befriedigt werden. Deshalb kann das Herz die geforderte Arbeitsleistung nicht mehr voll erbringen.

Gefäßspasmen sind eine weitere Möglichkeit, die zur Lumeneinengung (Lumen: lichte Weite bei röhrenförmigen Körpern) führen können. Hier handelt es sich um eine funktionelle Störung, die auch zu einer Unterversorgung des Herzmuskels führt und so einen Angina-pectoris-Anfall auslösen kann. Heute gilt es als gesichert, dass neben den arteriosklerotischen Veränderungen der Herzkranzgefäße Spasmen eine Rolle spielen können.

Der Herzmuskel kann eine kurzdauernde Minderversorgung folgenlos überstehen. Je nach Ausmaß und Dauer des Anfalls kann es jedoch sogar beim Angina-pectoris-Anfall zu kleinen Nekrosen einzelner Herzmuskelzellen kommen, die zu einer Fibrosierung (Vermehrung des Bindegewebes) des Herzmuskels führen. Eine längerdauernde Minderversorgung eines größeren Herzmuskelbereiches führt zum Herzinfarkt mit Absterben von Herzmuskelgewebe.

> **Mögliche Erscheinungsbilder der koronaren Herzkrankheiten**
> - Angina pectoris (s. u.)
> - Herzinfarkt (s. u.)
> - Stummer Herzinfarkt (s. u.)
> - Plötzlicher Herztod (plötzliches Herzversagen, meist durch Kammerflimmern)
> - Herzrhythmusstörungen (→ Abschn. 5.8)
> - Herzinsuffizienz (→ Abschn. 5.4)

5.9.1 Angina pectoris (Brustenge)

Bei Angina pectoris kommt es zu Schmerzen (manchmal nur zu einem Enge- oder Druckgefühl) im Brustbereich, die durch eine Unterversorgung des Herzmuskels ausgelöst werden. Die Unterversorgung führt nicht zum Absterben von Herzmuskelgewebe (im Unterschied zum Herzinfarkt).

Symptome. Wie gerade erwähnt, wird bei *leichten* Angina-pectoris-Anfällen kein Schmerz im Brustkorb angegeben, sondern nur ein *Enge- oder Druckgefühl*. Beim *schweren* Angina-pectoris-Anfall kommt es zu plötzlich einsetzenden *Schmerzen*, die Sekunden bis Minuten (manchmal bis 20 Minuten, evtl. sogar noch länger) anhalten können. Die Schmerzen sind meist nicht scharf begrenzt, sondern werden als Druckschmerz hinter dem Brustbein angegeben, oft mit Ausstrahlung in die Kleinfingerseite des linken Armes. Gelegentlich können sie in den Hals, den linken Unterkiefer, den Oberbauch, den Rücken, sogar in die rechte Schulter und gleichzeitig in den linken und rechten Arm ausstrahlen (Atlas Abb. 5-17).

Je nach Schwere des Anfalls treten zusätzlich zu den Schmerzen *Erstickungsanfälle* mit *Vernichtungsgefühl* und *Todesangst* auf. In diesen Fällen ist von den Beschwerden her *keine* Abgrenzung zum Herzinfarkt möglich.

Auslöser eines Angina-pectoris-Anfalls sind typischerweise *körperliche Anstrengung*, *Aufregung*, *Kälte* und *überreichliche Mahlzeiten*.

Diagnose. Anamnese, EKG, Koronarangiographie.

! **Angina-pectoris-Anfälle** sind grundsätzlich als *Vorboten* eines drohenden *Herzinfarktes* anzusehen.

Therapie. Die vorstehend erwähnten Risikofaktoren müssen möglichst ausgeschaltet werden. In der Naturheilkunde werden leichtere Angina-pectoris-Anfälle vor allem mit Homöopathie, Akupunktur und Phytotherapie behandelt. In der Pflanzenheilkunde werden das Bischofskraut bei Angina-pectoris-Anfällen, Knoblauch gegen Arteriosklerose und Bluthochdruck, Ginkgo biloba gegen periphere und zentrale Durchblutungsstörungen eingesetzt.

In Kliniken werden Katheterdilatationen und Bypass-Operationen durchgeführt. Bei einer Katheterdilatation wird mit einem speziellen Ballonkatheter die verengte Stelle in den Herzkranzgefäßen aufgedehnt. Bedrohliche Operationskomplikationen liegen bei ungefähr 1 %. Nach der Operation erfolgt bei etwa 30 % der Fälle eine erneute Stenosierung.

Bei einer Bypass-Operation wird der Gefäßverschluss umgangen, indem ein Venentransplantat – beispielsweise aus dem Unterschenkel (V. saphena) – entnommen und damit eine Verbindung von der Aorta zu den Koronararterien geschaffen wird.

Zur Therapie des Angina-pectoris-Anfalles mit Nitroglycerin finden Sie im Abschn. 5.10.3 weitere Anmerkungen.

5.9.2 Myokardinfarkt
(Herzinfarkt)

Beim Herzinfarkt handelt es sich um eine akut auftretende Komplikation einer koronaren Herzkrankheit. Durch eine Unterversorgung des Herzmuskels kommt es zum Absterben des betroffenen Bereiches (Herzmuskelnekrose).

Ursache. Koronare Herzerkrankungen mit *Arteriosklerose* und *Koronarspasmen*.

Bei manchen Herzinfarktpatienten haben die Angina-pectoris-Anfälle vor dem eigentlichen Herzinfarkt zugenommen. Es kam zur so genannten *instabilen Angina pectoris*.

Bei einer stabilen Angina pectoris treten Beschwerden nur bei bestimmten, dem Betroffenen meist gut bekannten Belastungen auf, beispielsweise nach dem Ersteigen von zwei Stockwerken. Bei einer instabilen Angina pectoris können Beschwerden auch schon bei geringen Belastungen oder „grundlos" auftreten. Fast immer kommt es dann auch zu Ruheschmerzen und zu nächtlichen Angina-pectoris-Anfällen. Jedoch kann ein Herzinfarkt auch ohne vorherige Angina pectoris auftreten.

Neue Untersuchungen einer groß angelegten Studie haben gezeigt, dass ein Herzinfakrt auch von Bakterien (Chlamydien!) verursacht werden kann. Außerdem soll eine Unterversorgung mit Vitamine, und zwar vor allem mit Vitamin C, aber auch D, Mineralstoffen, bestimmten Aminosäuren und Spurenelemente eine Rolle spielen.

Pathophysiologie. Wird Herzmuskelgewebe nicht mehr mit Sauerstoff und Nährstoffen versorgt, beginnt es nach 15 bis 30 Minuten abzusterben. Hier gibt es allerdings größere individuelle Unterschiede, die vor allem vom Ausmaß einer möglichen Kollateraldurchblutung (durch Umgehungsgefäße) abhängen.

Überlebt der Betroffene den Infarkt, so wird das tote Herzmuskelgewebe durch Bindegewebe ersetzt. An dieser Stelle bildet sich eine Narbe manchmal mit einem Aneurysma. Dieser Prozess dauert einige Wochen.

Ursache des Infarktes ist nahezu immer eine Thrombose, die in einem arteriosklerotisch veränderten Herzkranzgefäß abläuft.

Allerdings können bei einzelnen Patienten nach einem Infarkt keine Gefäßveränderungen nachgewiesen werden. Hier vermutet man, dass sich die Thromben zwischenzeitlich aufgelöst haben oder dass Koronarspasmen eine wichtige Rolle beim Infarkt gespielt haben.

Symptome. Ein Herzinfarkt läuft *wie ein schwerer Angina-pectoris-Anfall* ab, weshalb die Abgrenzung oft Schwierigkeiten macht.

Die Leitsymptome des Infarktes sind ein *schweres Druckgefühl* auf dem *Brustkorb* und *Schmerzen hinter* dem *Brustbein*. Grundsätzlich können die Schmerzen an den gleichen Stellen auftreten, wie sie schon vorstehend bei Angina pectoris angegeben wurden. Typisch für einen Herzinfarkt ist, dass die Schmerzen im Allgemeinen stärker als bei Angina pectoris sind und länger als 15 bis 30 Minuten andauern. Gleichzeitig treten zu dem Druckschmerz häufig (Todes-) *Angst* und *Vernichtungsgefühl*. Meist sind Blutdruck und Puls normal.

Beim **Vorderwandinfarkt** (Infarkt im Bereich der rechten Kammer) können jedoch auch Tachykardie und Hypertonie (Sympathikotonus) bestehen, beim **Hinterwandinfarkt** (Infarkt im hinteren Bereich der linken Kammer) dagegen Hypotonie und Bradykardie (Vagotonie).

Sichtbare äußerliche Zeichen sind Blässe und kalter Schweiß. Weitere vegetative Begleitsymptome sind Übelkeit und Erbrechen. Nach ein bis zwei Tagen kann es, für ungefähr eine Woche, zum Anstieg der Körpertemperatur kommen (Resorptionsfieber). Dabei steigt die Temperatur meist nicht über 38 °C.

> **Leitsymptome eines Herzinfarktes**
> - Schweres Druckgefühl auf dem Brustkorb
> - Schmerzen hinter dem Brustbein (oft ausstrahlend in die linke Kleinfingerseite)
> - Todesangst, Vernichtungsgefühl

Stummer Infarkt. Bei 15 bis 20% der Patienten läuft der Herzinfarkt als „stummer" Infarkt ab. Das bedeutet, dass die Betroffenen *keine Beschwerden* haben. Dies ist vor allem bei älteren Menschen und bei Diabetikern der Fall. Bei letzteren liegt die Ursache in einer diabetischen Neuropathie, die zu einer Nervenschädigung geführt hat, weshalb die Schmerzen nicht mehr empfunden werden können.

! Ein **stummer Infarkt** verläuft vom Betroffenen unbemerkt. Dies kommt vor allem bei *Älteren* und bei *Diabetikern* vor.

Komplikationen
- Herzrhythmusstörungen, und zwar bradykarde und tachykarde (bis hin zum Kammerflimmern),
- Kardiogener Schock, wenn mehr als 40% der Muskelmasse der linken Kammer betroffen ist,
- Herzinsuffizienz,
- Lungenödem durch akute Linksherzinsuffizienz,
- Kardiogene Embolien,
- Papillarmuskelabriss (selten).

Vor allem bei älteren Patienten kann es zur Septum- oder Herzwandruptur oder zum Herzwandaneurysma kommen. Am 2. und 3. Tag kann sich eine Entzündung des Herzbeutels einstellen (Pericarditis epistenocardica).

Diagnose. Der Herzinfarktpatient versucht typischerweise, durch Bewegung seine Schmerzen zu lindern. Gegensätzlich verhält sich der Patient mit Angina pectoris, der weitgehend bewegungslos bleibt, da er fürchtet, durch Anstrengung eine Verschlechterung zu erleiden.

Als Folge der Gewebsnekrose und des entzündlichen Wiederherstellungsprozesses kommt es für 3 bis 7 Tage zur Leukozytose mit Linksverschiebung. Die BKS steigt langsam an und bleibt für 2 bis 3 Wochen erhöht.

Eine wichtige apparative Untersuchungsmöglichkeit ist vor allem das EKG.

Enzymdiagnostik. Nach größeren Herzinfarkten kommt es zu einem deutlichen, bei kleineren dagegen nur zu einem kurzfristigen und leichten Enzymanstieg im Blut. Bitte beachten Sie hierzu auch Tab. 5.5.

Differentialdiagnose. Schwerer Angina-pectoris-Anfall, Lungenembolie, Perikarditis, Spontanpneumothorax

! **Erste-Hilfe-Maßnahmen bei Herzinfarktverdacht:**
- Schon im Verdachtsfall muss umgehend der *Notarzt* gerufen werden.
- Legen eines *venösen Zuganges* (Gefahr des kardiogenen Schocks).
- Bei systolischen Blutdruckwerten von mindestens 120 mmHg können ein bis zwei Stöße *Nitrospray* sublingual verabreicht werden. Der Blutdruck muss vor

Tabelle 5-5 Enzymdiagnostik bei Herzinfarkt. Nach größeren Herzinfarkten kommt es zu einem deutlichen, bei kleineren dagegen nur zu einem kurzfristigen und leichten Enzymanstieg im Blut. Bitte beachten Sie hierzu auch die nachstehende Tabelle.

Enzym	Anstieg (nach Stunden)	Maximum (nach Stunden)	Normalisierung (nach Tagen)
CK-MB (Aktivität)	3–12	12–24	2–3
CK-MBC (Masse)	2–6	12–24	3
Gesamt-CK	4–8	16–36	3–6
GOT	4–8	16–48	3–6
LDH	6–12	24–60	7–15
Alpha-HBDH	6–12	30–72	10–20

jeder Gabe erneut geprüft werden. Dieses Medikament tragen die Patienten meist bei sich. Nitroglycerin (→ Abschn. 5.11.3) wirkt, wenn es sich um einen Angina-pectoris-Anfall handelt. Beim Herzinfarkt kann es entweder wirkungslos bleiben, kann jedoch auch zu einer gewissen Entlastung des Herzens führen.

- *Patienten beruhigen.* Durch Aufregung wird dem Herzmuskel vermehrte Arbeit abverlangt.
- Bei Kreislauf- und Atemstillstand sofortiger Beginn der *Wiederbelebungsmaßnahmen* mit externer Herzmassage und Atemspende.

Verlauf und Prognose. Ungefähr 35 % der Infarkte verlaufen tödlich, wobei sich etwas mehr als die Hälfte der Todesfälle noch vor der Aufnahme in die Klinik ereignen. Haupttodesursachen sind die auftretenden Rhythmusstörungen und die Ausbildung einer Herzinsuffizienz durch ein Pumpversagen durch den Ausfall von Herzmuskelgewebe.

20 % der Betroffenen, die den akuten Infarkt überlebt haben, versterben innerhalb des nachfolgenden Jahres. Bei 60 % der Überlebenden kommt es zu keiner wesentlichen Störung im Blutfluss, es handelt sich um einen „unkomplizierten Herzinfarkt".

5.10 Medikamentöse Herztherapie

Die wichtigsten schulmedizinischen Herztherapien muss der Heilpraktiker nicht nur für die Überprüfung durch den Amtsarzt kennen, sondern er wird diese Kenntnisse später täglich in seiner Praxis brauchen. Grundsätzlich gilt, dass der Heilpraktiker nichts an der vom Arzt vorgenommenen Medikation verändern darf. Stellt er Überdosierungserscheinungen fest, muss er den Patienten an den Arzt verweisen, damit dieser die Dosierung überprüfen kann.

5.10.1 Herzglykoside (Digitalisglykoside)

Die Begriffe Herzglykoside und Digitalisglykoside werden synonym verwendet. Die Glykoside haben ihren Namen von ihrem chemischen Aufbau. Sie setzen sich aus einem Zuckeranteil (Glykosid) und einem Sterinanteil zusammen. Schon 1775 entdeckte der englische Arzt WITHERING, dass im Fingerhut (Digitalis) Substanzen enthalten sind, die die Kontraktionskraft des Herzens stärken. Auch heute werden die herzwirksamen Komponenten noch weitgehend aus dem Fingerhut und aus Strophanthus gewonnen, manchmal auch aus dem Maiglöckchen, der Meerzwiebel, dem Adonisröschen und dem Nieswurzelstock.

Eingesetzt werden die Herzglykoside bei der Behandlung der chronischen Herzmuskelschwäche, vor allem bei gleichzeitiger Tachykardie.

Wirkungen der Herzglykoside. Die Herzglykoside besitzen vier klassische Wirkmechanismen, wie in Tabelle 5-6 dargestellt.

Hinsichtlich dieser vier Wirkungen auf das Herz gleichen sich alle Herzglykoside. Unterschiedlich wirken sie jedoch im Hinblick auf die Resorption (Aufnahme ins Blut), auf ihre Elimination (Ausscheidung) und auf ihre Serumeiweißbindung.

> **Herzglykoside** wirken herzkraftstärkend.

Bei der Dosierung kommt es darauf an, dass ein bestimmter Wirkspiegel im Blut und im Gewebe erreicht wird, da sonst keine Verbesserung der Kontraktionskraft des Herzens zu erwarten ist. Deshalb wird am Anfang der Behandlung eine höhere Dosierung gewählt. Wenn ein bestimmter Wirkspiegel erreicht ist, wird entsprechend der individuellen Gegebenheiten die Erhaltungsdosis ermittelt, die dann künftig vom Patienten eingenommen werden muss. Damit kann der Wirkspiegel in Zukunft aufrechterhalten werden. Andererseits darf eine bestimmte Wirkstoffkonzentration nicht überschritten werden, da dies sonst zu Vergiftungserscheinungen führt.

Die wichtigsten Glykoside, die sich heute auf dem Markt befinden, sind Digitoxin, Digoxin, Metildigoxin, Acetyldigoxin und Strophanthin.

Bei Digitoxin (z. B. in Digimerck® enthalten) tritt die Wirkung langsam ein. Es wird im Darm fast vollständig resorbiert, weshalb Kumulationsgefahr besteht. Digoxin (z. B. in Lanicor®) hat einen schnelleren Wirkungsbeginn, aber die Wirkungszeit ist kürzer. Metildigoxin ist zum Beispiel in Lanitop® und Acetyldigoxin in Novodigal® enthalten. Strophanthin hat den Nachteil, dass es i. v. verabreicht werden muss, und dass es wegen seiner kurzen Wirkungsdauer häufiger gegeben werden muss. Sein Vorteil ist, dass es die Herzkraft steigert ohne wesentliche Beeinflussung der Frequenz.

Überdosierungserscheinungen. Bei einem großen Teil der Patienten kommt es durch Dosierungsfehler und individuelle Empfindlichkeit zu Vergiftungserscheinungen. Die wichtigsten Symptome, die dabei auftreten können, sind:

- *Herzsymptome*: Herzrhythmusstörungen: Extrasystolen, Bigeminie (auf jeden Normalschlag folgt eine Extrasystole), bei leichter Überdosierung Bradykardie, bei schwerer Überdosierung Tachykardie bis Herzflattern und Herzflimmern, Herzblock (Unterbrechung der Erregungsleitung),
- *Magen-Darm-Beschwerden*: Appetitlosigkeit, Übelkeit, Erbrechen, Durchfälle,
- *Nerven- und Gehirnsymptome*: erhöhte Reizbarkeit, Verwirrtheit, Kopfschmerzen, Nervenschmerzen und Sehstörungen wie Rot-Gelb-Grün-Sehen, Wolkensehen und Flimmerskotom (Flimmerempfindung mit Beeinträchtigung vor allem der zentralen Sehschärfe).

Wechselwirkung mit anderen Medikamenten. Kalzium verstärkt die Digitaliswirkung. Deshalb darf einem „digitalisierten Patienten" kein Kalzium verabreicht werden. Es könnten dadurch schwere Herzrhythmusstörungen ausgelöst werden.

Kalium (Antidot) vermindert die Digitaliswirkung.

> ! Die **Digitaliswirkung** wird durch Kalzium verstärkt, durch Kalium vermindert.

5.10.2 Betarezeptorenblocker (Betablocker)

Betablocker *verhindern* die erregende *Wirkung* von *Adrenalin* und *Noradrenalin* an den Betarezeptoren, indem sie die *Rezeptoren* für diese Substanzen *blockieren*.

Wirkung. Betablocker setzen die Pulsfrequenz (negativ chronotrop) und die Herzkraft herab (negativ inotrop). Wegen dieser negativ chronotropen Wirkung werden die Betablocker bei tachykarden Herzrhythmusstörungen verordnet. Die negativ inotrope Wirkung führt zu einer Herabsetzung des Sauerstoffverbrauchs des Herzens, weshalb die Betablocker auch bei Angina pectoris gegeben werden. Außerdem setzen Betablocker

Tabelle 5-6 Die vier klassischen Wirkmechanismen der Herzglykoside

Herzglykoside	Wirkung
Positiv inotrop	Steigerung der Kontraktionskraft des Herzmuskels
Negativ chronotrop	Abnahme der Herzfrequenz
Negativ dromotrop	Abnahme der Erregungsleitungsgeschwindigkeit
Positiv bathmotrop	Zunahme der Erregbarkeit durch Herabsetzung der Reizschwelle

die Erregungsleitungsgeschwindigkeit herab (negativ dromotrop).

An den Nieren vermindern die Betablocker die Freisetzung von Renin, weshalb sie auch als blutdrucksenkendes Mittel eingesetzt werden. Zudem senken die Betablocker den Glykogenabbau in der Leber und in der Skelettmuskulatur (Tab. 5-7).

▶ **Betablocker** setzen die Herzfrequenz herab.

Einsatzgebiete. *Tachykarde Herzrhythmusstörungen, Angina pectoris, Hypertonie,* Herzinfarktprophylaxe, Schilddrüsenüberfunktion, zur Vorbeugung von Migräneanfällen, Glaukom.

Nebenwirkungen. Betablocker blockieren die Wirkung von Adrenalin, dem „Stresshormon", das den Sympathikus in seiner Arbeit unterstützt. Dadurch können Nebenwirkungen durch ein Überwiegen des Parasympathikus auftreten.

Es kommt zur Verengung der Bronchien, was zu Atemnot, zur Verschlechterung einer chronisch-obstruktiven Bronchitis und zur Auslösung eines Asthmaanfalles führen kann. Die Verengung der peripheren Gefäße kann Durchblutungsstörungen auslösen, was wiederum kalte Hände und Füße verursacht. Bei Patienten mit Morbus-Raynaud-Anfällen oder mit arteriellen Durchblutungsstörungen kann es zur Verschlechterung des Krankheitsbildes kommen.

Die Herabsetzung der Herzkraft kann eine latenten Herzinsuffizienz verschlimmern. Die Reduktion des Glykogenabbaus und damit der Freisetzung von Glukose kann zu einer Hypoglykämie führen. Dies ist vor allem bei Diabetikern der Fall und bei Patienten, die gerade fasten.

Eine andere mögliche Nebenwirkung ist ein Ansteigen des Cholesterinspiegels und damit eine Erhöhung des Arterioskleroserisikos. Außerdem kann es zu Hautausschlägen, Schwindel, Kopfschmerzen, Verwirrtheit, Erbrechen und Durchfällen kommen.

Kontraindikationen. Schwere Ruhebradykardie, Asthma bronchiale, Diabetes mellitus.

Bis vor kurzem galt Herzinsuffizienz als Kontraindikation für Betablocker. Aufgrund der Ergebnisse neuester Studien dürfen Betablocker ganz langsam einschleichend bei Herzinsuffizienz gegeben werden, da sie aufgrund ihrer Anti-Katecholaminwirkung das Herz entlasten und so die Sterblichkeit bei Patienten mit Herzinsuffizienz im Stadium I-III um ein Drittel senken.

❗ **Ein plötzliches Absetzen von Betablockern ist gefährlich!**
Es kann zu lebensbedrohlichen, tachykarden Arrhythmien, zum Herzinfarkt, zum Angina-pectoris-Anfall oder zum Blutdruckanstieg kommen.

5.10.3 Nitroglycerin (Sprengöl, Glyceryltrinitrat, Glyceroltrinitrat)

Nitroglycerin wird beim *Angina-pectoris-Anfall* eingesetzt. Hier wirkt es bei sublingualer (unter der Zunge) Anwendung mittels Dosierspray innerhalb von ein bis zwei Minuten und führt prompt zur Beendigung des Anfalls. Die Wirkung hält zehn bis dreißig Minuten an.

Lässt der Schmerz nicht innerhalb von ein bis zwei Minuten nach, so kann die Gabe im Abstand von fünf bis zehn Minuten noch zweimal wiederholt werden. Allerdings ist hier jedesmal eine Blutdruckkontrolle notwendig. Der systolische Blutdruck muss mindestens 120 mmHg betragen!

Wirkung. Nitroglycerin führt zu einer Erschlaffung der glatten Muskelfasern und wirkt somit gefäßerweiternd. Diese Gefäßerweiterung verbessert die Durchblutung des Herzmuskels und senkt die Vor- und die Nachlast des Herzens.

Tabelle 5-7 Wirkungen von Betablockern

Organ	Wirkung von Betablockern
Herz	Herabsetzung der Herzfrequenz, Herabsetzung der Herzkraft, Herabsetzung der Erregungsleitungsgeschwindigkeit, Herabsetzung der Erregbarkeit der Herzmuskulatur
Niere	Herabsetzung der Freisetzung von Renin
Bronchien	Bronchienverengung
Periphere Gefäße	Zusammenziehung der peripheren Gefäße
Leber und Skelettmuskulatur	Herabsetzung des Glykogenabbaus

> **Nitroglycerin** wirkt gefäßerweiternd.

Einsatzgebiet. Nitroglycerin wird bei Angina pectoris, kardialem Lungenödem und Herzinfarkt (aber Vorsicht wegen Schockgefahr!) eingesetzt.

Nebenwirkungen. Zu den Nebenwirkungen gehören Kopfschmerzen (können meist durch einschleichende Dosierung vermieden werden), Gesichtsrötung und Blutdruckabfall im Stehen.

Überdosierungserscheinungen. Bei einer Überdosierung können Tachykardie sowie Herzstillstand auftreten.

Kontraindikationen. Niereninsuffizienz, Glaukom, Einnahme von blutdrucksenkenden Mitteln.

5.10.4 Kalziumantagonisten (Kalzium-Kanalblocker, Kalziumblocker)

Es handelt sich um Substanzen, die den Einstrom von Kalzium in die Zelle hemmen oder vermindern. Die Folge ist eine Erschlaffung der Muskulatur der Gefäßwand, was zur Gefäßerweiterung und damit zur Blutdrucksenkung führt. Außerdem setzen Kalziumblocker die Herzkraft herab. Eine oft verordnete Substanz ist Nifedipin (Adalat®).

> **Kalziumblocker** wirken blutdrucksenkend.

Wirkung. Durch die negativ inotrope Wirkung der Kalziumantagonisten wird der Sauerstoffbedarf des Herzmuskels verringert. Gleichzeitig wird die Koronardurchblutung durch die Gefäßerweiterung verbessert. Deshalb werden Kalziumblocker nicht nur beim Bluthochdruck, sondern auch bei Angina pectoris eingesetzt.

Einsatzgebiet. Bluthochdruck und Angina pectoris

Nebenwirkungen sind Blutdruckabfall, Beinödeme, Kopfschmerzen, Flush, Hautreaktionen, gastrointestinale Störungen, Schwindel und bradykarde Herzrhythmusstörungen.

5.10.5 ACE-Hemmer (Angiotensin converting enzyme)

ACE-Hemmer greifen in das *Renin-Angiotensin-Aldosteron-System* ein (→ Abschn. 15.2.5). Sie verhindern die Bereitstellung von Angiotensin und damit zum einen eine Verengung der Blutgefäße und zum anderen die Freisetzung von Aldosteron. Dadurch wirken die ACE-Hemmer blutdrucksenkend.

> **ACE-Hemmer** wirken blutdrucksenkend.

Einsatzgebiete sind Bluthochdruck und Herzinsuffizienz.

Nebenwirkungen sind zu starker Blutdruckabfall, Einschränkung der Nierenfunktion, lebensbedrohlicher Kaliumüberschuss, trockener Reizhusten, Geschmacksstörungen, Hautausschläge und Blutbildungsstörungen (Abnahme der Granulozyten).

Kontraindikationen. Schwangerschaft und Stillzeit, Verengungen der Nierengefäße (Nierenarterienstenose), Niereninsuffizienz, gleichzeitige Therapie mit kaliumsparenden Diuretika.

5.10.6 Diuretika

Hierunter werden Medikamente zusammengefasst, die die Harnausscheidung steigern.

> **Diuretika** schwemmen Ödeme aus.

Wirkung. Die Wirkung beruht in erster Linie auf einer Beeinflussung der Ausscheidung von körpereigenen Ionen (Natrium, Chlorid, Kalium, Kalzium, Magnesium). Die Diuretika werden in verschiedene Gruppen eingeteilt, die sich hinsichtlich ihrer Wirkung etwas unterscheiden.

Einsatzgebiet. Den Haupteinsatz finden Diuretika bei der *Ausschwemmung* von *Ödemen* und der Behandlung von *Bluthochdruck*. Diuretika werden bei Ödemen unterschiedlichster Ursachen eingesetzt, und zwar bei herz-, nieren- und leberbedingten Ödemen und bei Ödemen, die durch Eiweißmangel entstehen.

Nebenwirkungen. Die wichtigsten und häufigsten Nebenwirkungen sind *Kaliummangel* und eine *Bluteindickung*, was eine erhöhte *Thromboseneigung* zur Folge hat. Um der erhöhten Thromboseneigung vorzubeugen, müssen gleichzeitig Antikoagulanzien (s. u.) gegeben werden.

Es kann zu Verschiebungen im Salz- und Elektrolythaushalt kommen und damit vor allem zum Mangel an Kalium, Magnesium, Kalzium (Thiazide) und Natrium, eventuell aber auch zum Überschuss.

Weitere Nebenwirkungen sind unter anderem Erhöhung der Blutfette, Beeinträchtigung des Hörvermögens (v. a. bei den Schleifendiuretika), Impotenz, Libidoverlust, Menstruationsstörungen und Entwicklung von weiblichem Brustdrüsengewebe beim Mann (Gynäkomastie).

5.10.7 Antikoagulanzien

Bei den Antikoagulanzien handelt es sich um *gerinnungshemmende Mittel* (anti = gegen, coagulare = gerinnen machen, verklumpen).

> **Antikoagulanzien** verbessern die Fließeigenschaft des Blutes.

Wichtige Antikoagulanzien sind: Acetylsalicylsäure, Heparin und Cumarin.

- **Acetylsalicylsäure** (ASS) hat eine thrombozytenaggregationshemmende Wirkung, weshalb es zur Herzinfarktprophylaxe bei instabiler Angina pectoris und nach Herzinfarkt gegeben wird, außerdem zur Hirninfarktprophylaxe nach Auftreten von Vorläuferstadien und nach gefäßchirurgischen Eingriffen und nach Einsatz von Herzklappenprothesen.
Da ASS außerdem noch schmerzlindernd, fiebersenkend und entzündungshemmend wirkt, wird es auch bei Schmerzen, Fieber und rheumatischen Erkrankungen eingesetzt.

- **Heparin** kommt in den basophilen Granulozyten (Mastzellen), aber auch in der Leber, der Lunge, der Milz und dem Thymus vor. Heparin hemmt die Blutgerinnung. Es hat den Vorteil, dass die Wirkung rasch eintritt, der Nachteil ist aber, dass die Wirkung nur einige Stunden anhält. Da Heparin nicht über die Schleimhaut aufgenommen werden kann, muss es intravenös oder intrakutan gespritzt werden.

- **Cumarinverbindungen.** Es handelt sich um Substanzen, die von Cumarin (Riechstoff, der in vielen Pflanzen, z. B. in Steinklee und Waldmeister, enthalten ist) abgeleitet wurden. Ihre gerinnungshemmende Eigenschaft beruht darauf, dass sie in der Leber das Vitamin K verdrängen. Vitamin K wird aber von der Leber zur Herstellung von Prothrombin und anderer Gerinnungsfaktoren benötigt, ohne die die Blutgerinnung nicht ablaufen kann. Cumarine wirken erst 24 bis 36 Stunden nach Einnahme, dafür hält die Wirkung aber länger an als bei Heparin.

  Das bekannteste Firmenpräparat ist Marcumar®, das zur Thromboseprophylaxe nach Hirnschlag und Herzinfarkt gegeben wurde. Heute wird Marcumar i. a. nach Hirnschlag wegen der Gefahr der Hirnblutung nicht mehr verabreicht, nach Herzinfarkt wird es nur noch kurze Zeit gegeben. In diesen Fällen wird ASS eingesetzt. Haupteinsatzgebiet von Marcumar® ist heute die Endokarditis.

> **!** Da es sich bei den **Cumarinen** um Vitamin-K-Gegenspieler handelt, ist Vitamin K das Gegenmittel (Antidot) und darf deshalb nur als solches eingesetzt werden, beispielsweise bei starken Blutungen.

Nebenwirkungen der *Heparine* sind Abnahme der Thrombozyten, Haarausfall und Osteoporose; Nebenwirkungen der *Cumarine* Magen-Darm-Störungen, Haarausfall, Urtikaria, Hautblutungen mit Hautnekrosen.

Bei den Antikoagulanzien muss die Dosierung, wegen der *Gefahr* einer *verstärkten Blutungsneigung* oder der *unzureichenden Wirkung*, regelmäßig vom Arzt kontrolliert werden. Dazu wird in bestimmten Abständen der *Quick-Test* durchgeführt (bitte beachten Sie hierzu auch Abschn. 7.7.4).

5.11 Fragen

Beantworten Sie die Fragen möglichst knapp! Die richtigen Antworten finden Sie auf der angegebenen Seite entweder **fett** oder *kursiv* gedruckt.

Anatomie

Lage des Herzens
▸ Wo liegt das Herz? Geben Sie auch die Nachbarorgane an! (➔ Abschn. 5.1.1)

Schichten des Herzens
▸ Nennen Sie die drei Schichten, aus welchen sich das Herz aufbaut, mit den deutschen und den Fachbezeichnungen! (➔ Abschn. 5.1.2, Kasten)
▸ Geben Sie an, aus welcher Gewebeart sich die einzelnen Schichten im Wesentlichen zusammensetzen! (➔ Abschn. 5.1.2)
▸ Schildern Sie den Aufbau des Herzbeutels! Geben Sie die Aufgaben des Herzbeutels an! (➔ Abschn. 5.1.2)

Herzklappen
▸ Nennen Sie die vier Herzhöhlen (Abschn. 5.1.3) und alle am Herzen vorhandenen Klappen mit ihren deutschen und den Fachbezeichnungen! (➔ Abschn. 5.1.4)
▸ Welche zwei Arten von Klappen werden am Herzen unterschieden? (➔ Abschn. 5.1.4)
▸ Wo befindet sich die Mitralklappe? Wo liegt die Trikuspidalklappe? Wo befindet sich die Aortenklappe? Wo liegt die Pulmonalklappe? (➔ Abschn. 5.1.4)

Herzkranzgefäße
▸ Wie wird der Herzmuskel mit Blut versorgt? (➔ Abschn. 5.1.5)

Physiologie

▸ Welche beiden Kreisläufe, die vom Herzen ihren Ausgang nehmen, unterscheidet man? (➔ Abschn. 5.2)

Herzschlag
▸ Wie bezeichnet man das Zusammenziehen und wie die Erschlaffung (Erweiterung) der Herzhöhlen? (➔ Abschn. 5.2.1)
▸ Geben Sie das normale Schlagvolumen des Herzens an! (➔ Abschn. 5.2.1)

Weg des Blutes durch das Herz
▸ Geben Sie den Weg an, den ein rotes Blutkörperchen nimmt, ausgehend von dem Eintritt in den rechten Vorhof, bis es in die Aorta gelangt! Zählen Sie dabei genau die Herzhöhlen und die Klappen auf, die es passiert! (➔ Abschn. 5.2.2)

Herztöne
▸ Wie wird der erste Herzton bezeichnet und welcher Klappenschlusston ist in ihm enthalten? (➔ Abschn. 5.2.3)
▸ Welcher Klappenschluss verursacht den zweiten Herzton? Klingt der zweite Herzton dumpfer oder heller als der erste? (➔ Abschn. 5.2.3, Tab. 5-1)

Steuerung der Herztätigkeit
▸ Geben Sie die Steuerungssysteme der Herzarbeit an! Wo nimmt die autonome Steuerung des Herzens ihren Ausgang? Um welche Gewebeart handelt es sich bei den Zellen des Erregungsleitungssystems (Epithel-, Muskel-, Nerven- oder Bindegewebszellen)? (➔ Abschn. 5.2.4)

▶ Geben Sie die Anzahl der Schläge des Herzens bei einem normalen Sinusrhythmus an! Wie beeinflusst der Sympathikus, wie der Parasympathikus die Herzfrequenz? Wie heißt das Hormon, das den Sympathikus in seiner Wirkung unterstützt? (➔ Abschn. 5.2.4)

Erregungsleitungssystem
▶ Geben Sie die Anteile des Erregungsleitungssystems des Herzens an! Wie bezeichnet man die Zeit nach einer abgelaufenen Herzaktion, während der das Herz nicht erregbar ist? (➔ Abschn. 5.2.4)

Untersuchungsmethoden
Inspektion
▶ Worauf achten Sie bei der Inspektion, wenn Sie vermuten, dass mit dem Herz-Kreislauf-Geschehen des Patienten etwas nicht in Ordnung sein könnte? (➔ Abschn. 5.3.1)

Perkussion
▶ Welcher Perkussionsklang ist über gesundem Lungengewebe zu hören, welcher über dem Herzen? (➔ Abschn. 5.3.3)
▶ In welchem Areal kommt es zur absoluten und in welchem zur relativen Herzdämpfung? (➔ Abschn. 5.3.3)

Auskultation
▶ Geben Sie die Abhörstellen für die Aorten-, Pulmonal-, Trikuspidal- und die Mitralklappe an! (➔ Abschn. 5.3.4, Kasten)
▶ Wodurch können Herztöne abgeschwächt werden? (➔ Abschn. 5.3.4)
▶ Für welchen Klappenfehler spricht ein paukender erster Herzton, für welchen ein auffallend leiser erster Herzton? (➔ Abschn. 5.3.4)
▶ In welchen Fällen kann es physiologisch zum Auftreten eines dritten Herztones kommen? Worauf weist ein dritter Herzton bei einem Erwachsenen in den meisten Fällen hin? Wie wird der vierte Herzton noch bezeichnet? Bei wem kann er physiologisch auftreten? (➔ Abschn. 5.3.4)
▶ Wie können krankhafte Herzgeräusche entstehen? Wodurch werden krankhafte Herzgeräusche häufig verursacht? (➔ Abschn. 5.3.4)
▶ Hören sich funktionelle Herzgeräusche rauer oder weicher als krankhafte an? Über welchem Areal können funktionelle Herzgeräusche am besten auskultiert werden? (➔ Abschn. 5.3.4)
▶ Bei wem kommt es bevorzugt zu akzidentellen Herzgeräuschen? (➔ Abschn. 5.3.4)
▶ Bei welcher Erkrankung kann es zu Perikardreiben kommen? (➔ Abschn. 5.3.4)

Blutdruckmessung
▶ Wovon hängt der arterielle Blutdruckwert ab? (➔ Abschn. 5.3.5)
▶ Geben Sie die Blutdruckwerte an, die die WHO für über 50-Jährige festgelegt hat (Normbereich, Grenzbereich, Hochdruck) (➔ Abschn. 5.3.5, Tab. 5-2)

Pulsmessung
▶ Nennen Sie Pulsqualitäten! Geben Sie die normale Pulsfrequenz eines Erwachsenen an! Wofür ist die Unterdrückbarkeit und Härte eines Pulses ein ungefähres Maß? Was zeigt die Größe (Höhe) eines Pulses an? (➔ Abschn. 5.3.6)

Apparative Verfahren
▶ Zählen Sie einige apparative Untersuchungsmöglichkeiten des Herzens auf, wie sie in Kliniken durchgeführt werden! Wie wird eine Koronarangiographie durchgeführt und bei welchen Patienten wird sie bevorzugt eingesetzt? (➔ Abschn. 5.3.7)

Herzinsuffizienz

▸ Wie ist eine Myokardinsuffizienz definiert? Geben Sie kardiale und extrakardiale Ursachen einer Herzinsuffizienz an! (➔ Abschn. 5.4)

▸ Wie wirkt sich eine Linksherzinsuffizienz im Hinblick auf den Blutdurchfluss durch das Herz aus? Zählen Sie Symptome der Linksherzinsuffizienz auf! Geben Sie die häufigste Ursache für ein akutes Lungenödem an! (➔ Abschn. 5.4.1)

▸ Was ist ein Cor pulmonale? Zählen Sie Symptome der Rechtsherzinsuffizienz auf! Geben Sie Körperstellen an, auf denen sich venöse Stauungen durch Rechtsherzinsuffizienz besonders gut feststellen lassen! Was versteht man unter Nykturie? (➔ Abschn. 5.4.2)

▸ Wie heißt die bekannteste Heilpflanze, die der Heilpraktiker bei leichter Herzinsuffizienz auch unbedenklich über längere Zeit verordnen kann? (➔ Abschn. 5.4.4)

Entzündungen des Herzens

▸ Welche Verlaufsformen unterscheidet man bei der Endokarditis? Welches sind die wichtigsten Erreger, die eine bakterielle Endokarditis verursachen können? (➔ Abschn. 5.5.1)

▸ Zählen Sie auf, welche Formen der Herzmuskelentzündung man von der Ursache her unterscheidet! (➔ Abschn. 5.5.2)

▸ Welches ist die wichtigste Vorerkrankung, die zur rheumatischen Myokarditis führen kann? (➔ Abschn. 5.5.2)

▸ Wodurch kann eine infektiöse Myokarditis ausgelöst werden? (➔ Abschn. 5.5.2)

▸ Was ist die häufigste Ursache der allergischen Myokarditis? (➔ Abschn. 5.5.2)

▸ Welches ist im Allgemeinen das erste und wichtigste Symptom, das den Therapeuten darauf bringt, dass es zusätzlich zur Grunderkrankung zu einer Myokarditis gekommen ist? (➔ Abschn. 5.5.2)

▸ Sie hören einen Patienten mit Myokarditis ab. Erwarten Sie nun, dass die Herztöne auffallend laut oder auffallend leise sind? (➔ Abschn. 5.5.2)

▸ Welche Formen der Herzbeutelentzündung werden unterschieden? (➔ Abschn. 5.5.3)

▸ Zählen Sie einige Ursachen für Perikarditis auf! Läuft eine akute Perikarditis eher mit oder ohne Ergussbildung ab? Wie wirkt sich eine chronisch-konstriktive Perikarditis auf die Beweglichkeit des Herzens bei seiner Pumparbeit aus? (➔ Abschn. 5.5.3)

▸ Geben Sie die Fachbezeichnungen für trockene und feuchte Herzbeutelentzündung an! Bestehen bei einer trockenen Herzbeutelentzündung starke Schmerzen hinter dem Brustbein, oder fehlen Schmerzen eher? Sind Reibegeräusche bei der Auskultation bei der trockenen oder bei der feuchten Perikarditis zu erwarten? Geben Sie Beschwerden an, die sich bei einer feuchten Herzbeutelentzündung entwickeln können! (➔ Abschn. 5.5.3)

Herzklappenfehler

▸ Welche Störung liegt bei einer Klappeninsuffizienz vor? Was hat sie zur Folge? Welche Störung liegt bei einer Klappenstenose vor? Was hat sie zur Folge? (➔ Abschn. 5.6)

▸ Geben Sie die häufigste Ursache der Mitralstenose an! Welches ist das wichtigste Symptom bei Mitralstenose? Welche Beschwerden können sich im weiteren Krankheitsverlauf noch einstellen? Wodurch kann man bei einem Patienten schon bei der Inspektion des Gesichtes auf die Verdachtsdiagnose Mitralstenose kommen? Wie wirkt sich eine Mitralstenose auf den ersten Herzton aus? Was sind gefürchtete Komplikationen bei Mitralstenose? (➔ Abschn. 5.6.1)

▸ Nennen Sie mindestens eine Ursache für Mitralinsuffizienz! Zu welchen Beschwerden kann es bei Mitralinsuffizienz kommen? Wohin ist bei ausgeprägter Mitralinsuffizienz der Herzspitzen-

stoß verlagert? Wie erscheint der erste Herzton bei der Auskultation bei Mitralinsuffizienz? (→ Abschn. 5.6.2)
▸ Wie ist die Mitralklappe bei einem Mitralklappenprolaps verändert? Was wissen Sie über die Ursachen des Mitralklappenprolaps? Nennen Sie einige Beschwerden, die bei Mitralklappenprolaps auftreten können! (→ Abschn. 5.6.3)
▸ Welche Ursache hat die angeborene und welche Ursache hat die erworbene Aortenstenose? Welcher Anteil des Herzens verändert sich bei einer leichten Aortenstenose, um den Defekt auszugleichen? Welche Symptome erwarten Sie bei einer leichten Aortenstenose? Ein Patient mit Aortenstenose war bisher beschwerdefrei. Nun treten plötzliche Ohnmachtsanfälle auf. Erwarten Sie, dass sich das Krankheitsbild nur langsam schleichend verschlechtert oder dass es sich rasch fortschreitend verändert? Bei einem jungen Erwachsenen mit Aortenstenose messen Sie Puls und Blutdruck. Wird der Blutdruck eher hoch oder niedrig sein? Wird die Blutdruckamplitude eher hoch oder niedrig sein? (→ Abschn. 5.6.4)
▸ Bestehen bei einer Aortenklappeninsuffizienz typischerweise Beschwerden von Anfang an? (→ Abschn. 5.6.5)
▸ Was ist das Musset-Zeichen? (→ Abschn. 5.6.5)

Angeborene Herzfehler

▸ Zählen Sie einige angeborene Herzfehler auf! (→ Abschn. 5.7.1)
▸ Kommt es bei einem Vorhofseptumdefekt auf jeden Fall zu Beschwerden? Begründen Sie Ihre Meinung! (→ Abschn. 5.7.2)
▸ Welche Beschwerden sind bei einem Kammerseptumdefekt zu erwarten? (Abschn 5.7.3)
▸ Welchen falschen Weg nimmt das Blut bei einem offenen Ductus Botalli? (→ Abschn. 5.7.4)
▸ Welche Herzfehler liegen bei einer Fallot-Tetralogie vor? (→ Abschn. 5.7.5, Kasten)
▸ Um den bestehenden Sauerstoffmangel auszugleichen, entwickeln die Kinder mit Fallot-Tetralogie eine Polyglobulie. Was hat diese Polyglobulie nun wieder für Risiken? (→ Abschn. 5.7.5)
▸ Was ist eine Aortenisthmusstenose? Geben Sie Symptome an, die bei Aortenisthmusstenose bestehen können! (→ Abschn. 5.7.8)

Herzrhythmusstörungen

▸ Was sind Extrasystolen? Zählen Sie mögliche Ursachen für Extrasystolen auf! (→ Abschn. 5.8.1)
▸ Was versteht man unter einer paroxysmalen Tachykardie? (→ Abschn. 5.8.2)
▸ Zählen Sie physiologische Ursachen für Bradykardien auf! Zählen Sie krankhafte Ursachen für Bradykardien auf! (→ Abschn. 5.8.3)

Koronare Herzkrankheiten

▸ Zählen Sie Risikofaktoren für KHK auf! (→ Abschn. 5.9, Kasten)
▸ Geben Sie einige Erscheinungsbilder der KHK an! (→ Abschn. 5.9, Kasten)
▸ Zählen Sie typische Faktoren auf, die einen Angina-pectoris-Anfall auslösen können! (→ Abschn. 5.9.1)
▸ Was wissen Sie über die Ursachen eines Herzinfarktes? (→ Abschn. 5.9.2)
▸ Schildern Sie stichwortartig, wie ein Herzinfarkt typischerweise abläuft! (→ Abschn. 5.9.2, Kasten)
▸ Was versteht man unter einem „stummen Infarkt"? Wer ist davon in erster Linie betroffen? (→ Abschn. 5.9.2, Kasten)

- Was sind mögliche Komplikationen eines Herzinfarktes? (→ Abschn. 5.9.2)
- Geben Sie Erste-Hilfe-Maßnahmen beim Herzinfarkt an! (→ Abschn. 5.9.2, Kasten)

Medikamentöse Herztherapie

- Geben Sie die klassischen Wirkmechanismen der Herzglykoside an! (→ Abschn. 5.10.1, Kasten)
- Zählen Sie mögliche Überdosierungserscheinungen von Digitalis auf! (→ Abschn. 5.10.1)
- Warum dürfen Sie einem digitalisierten Patienten kein Kalzium spritzen? (→ Abschn. 5.10.1, Kasten)
- Worauf beruht die Wirkung der Betablocker? Nennen Sie Haupteinsatzgebiete der Betablocker? (→ Abschn. 5.10.2)
- Welche therapeutische Wirkung hat Nitroglycerin? (→ Abschn. 5.10.3, Kasten)
- Bei welcher Erkrankung wird es deshalb bevorzugt eingesetzt? (→ Abschn. 5.10.3)
- Geben Sie Haupteinsatzgebiete der Kalziumantagonisten an! (→ Abschn. 5.10.4)
- Worauf beruht die Wirkung der ACE-Hemmer? (→ Abschn. 5.10.5)
- Geben Sie das Haupteinsatzgebiet der ACE-Hemmer an! (→ Abschn. 5.10.5, Kasten)
- Welche Wirkung haben Diuretika? (→ Abschn. 5.10.6, Kasten)
- Geben Sie die beiden Haupteinsatzgebiete der Diuretika an! Was sind die wichtigsten und häufigsten Nebenwirkungen der Diuretika? (→ Abschn. 5.10.6)
- Was sind Antikoagulanzien? Warum muss die Antikoagulanzieneinnahme in regelmäßigen Abständen durch den Quick-Test überprüft werden? (→ Abschn. 5.10.7)

6 Kreislaufsystem und Gefäßapparat

6.1 Anatomie und Physiologie 186	**6.4 Erkrankungen der Arterien** 198
6.1.1 Verschiedene Kreisläufe (Körper- und Lungenkreislauf, Pfortadersystem) 186	6.4.1 Arteriosklerose (Atherosklerose, Arterienverkalkung) 198
6.1.2 Aufbau und Aufgabe der Gefäße 186	6.4.2 Arterielle Embolie 200
6.1.3 Verlauf der wichtigsten Gefäße 188	6.4.3 Endangiitis obliterans (Endangitis obliterans, Thrombangi(i)tis obliterans, Winiwarter-Buerger-Krankheit) 200
6.2 Untersuchungsmethoden 191	6.4.4 Vaskulitiden (Angitiden) 201
6.2.1 Körperliche Untersuchungsmethoden 191	**6.5 Funktionelle Durchblutungsstörungen** 202
Pulsbesonderheiten 192	6.5.1 Morbus Raynaud (Raynaud-Krankheit) 202
6.2.2 Kreislauffunktionsprüfungen 193	6.5.2 Migräne 203
6.2.3 Apparative Verfahren 194	**6.6 Angeborene Gefäßmissbildung** 204
6.3 Regulationsstörungen des Kreislaufs 195	6.6.1 Morbus Osler (Osler-Rendu-Weber-Krankheit) 204
6.3.1 Hypotonie (niedriger Blutdruck) 195	**6.7 Erkrankungen der Venen** 204
6.3.2 Hypertonie (arterieller Bluthochdruck) 195	6.7.1 Varikosis (Krampfaderleiden) 204
Einteilung der Hypertonie nach der Ursache 196	6.7.2 Thrombophlebitis (oberflächliche Thrombophlebitis) 206
Einteilung der Hypertonie nach den eingetretenen Endorganschäden (WHO-Kriterien) 196	6.7.3 Phlebothrombose (tiefe Venenthrombose, alt: tiefe Thrombophlebitis) 206
Einteilung der Hypertonie nach dem Verlauf 197	6.7.4 Chronisch-venöse Insuffizienz (CVI, postthrombotisches Syndrom) 207
	6.8 Fragen 208

6.1 Anatomie und Physiologie

Das Kreislaufsystem setzt sich aus Herz, Arterien, Kapillaren und Venen zusammen. Darin zirkuliert das Blut im gesamten Körper, ohne Start und ohne Ende (Abb. 6-1). So können in allen Körperregionen dem Blut Stoffe zugeführt oder aus ihm abgezogen werden. Auch die entlegenste Zelle muss einen irgendwie gearteten Anschluß an dieses System haben, damit sie ihren Stoffwechsel aufrechterhalten kann.

Das Blut nimmt in den Lungen Sauerstoff auf und gibt Kohlendioxid ab. Im Darm nimmt es Nährstoffe auf und bringt sie zur Leber, die die Stoffe entsprechend den Erfordernissen umbaut und sie nach Fertigstellung wieder ans Kreislaufsystem abgibt. Diese Stoffe zirkulieren nun so lange im Blut, bis sie die Stelle erreichen, an der sie benötigt werden. Dort verlassen sie die Blutbahn und werden in die Zelle aufgenommen. Die Zelle ihrerseits gibt ihre Abbauprodukte an den Blutkreislauf ab.

6.1.1 Verschiedene Kreisläufe (Körper- und Lungenkreislauf, Pfortadersystem)

Körperkreislauf (großer Kreislauf). Der Körperkreislauf beginnt mit dem Abgang der Körperschlagader (Aorta) aus der linken Herzkammer. Von hier aus fließt das Blut in andere große Schlagadern (Arterien), die sich in immer kleinere Äste verzweigen, die Arteriolen genannt werden. Diese Arteriolen gehen schließlich in die feinsten Haargefäße (Kapillaren) über, in denen der *Stoffaustausch* stattfindet (➔ Abschn. 6.1.2). Diese Kapillaren fließen zu größeren Gefäßen zusammen, den Venolen, die sich zu Venen vereinigen und letztendlich zur oberen und unteren Hohlvene werden, die das Blut zum rechten Vorhof des Herzens zurücktransportieren.

Im Körperkreislauf transportieren die *Arterien sauerstoffreiches Blut* und die *Venen sauerstoffarmes* (Abb. 6-1).

Lungenkreislauf (kleiner Kreislauf). Von der rechten Kammer des Herzens aus gelangt über die Lungenschlagader (Truncus pulmonalis) sauerstoffarmes Blut zu den Lungen. Auch die Lungenschlagader verästelt sich zu immer feineren Arterien und Arteriolen bis zu den Kapillaren, die um die einzelnen Lungenbläschen (Alveolen) herum liegen. In den Lungenbläschen findet der Gasaustausch statt. Das sauerstoffangereicherte Blut wird dann über Lungenvenolen zu den Lungenvenen (Vv. pulmonales) zum linken Vorhof des Herzens zurücktransportiert.

Im Lungenkreislauf transportieren die *Arterien sauerstoffarmes* und die *Venen sauerstoffreiches Blut* (Abb. 6-1).

Das Pfortadersystem ist im Bereich der Verdauungsorgane in den großen Kreislauf eingeschaltet. Es bringt von den *unpaaren Baucheingeweiden* (Darm, Magen, Milz, Bauchspeicheldrüse) *nährstoffreiches*, aber *sauerstoffarmes* Blut in die Leber.

Der Sinn des Pfortadersystems ist folgender: Das Blut wird in den Darmzotten mit den aus der Nahrung aufgenommenen Stoffen (Aminosäuren, Glukose, kurzkettigen Fettsäuren, Vitaminen, Mineralstoffen) angereichert. Dabei gelangen allerdings auch unverwertbare und sogar schädliche Stoffe in den Blutkreislauf. Aus diesen Gründen ist es sinnvoll, dieses Blut nicht gleich im ganzen Körper zu verteilen, sondern erst der Leber zuzuführen. Hier werden Schadstoffe entgiftet, und Nährstoffe können in verwertbare Formen überführt oder auch gespeichert werden.

Nach Durchfließen der Leber wird das Blut über die Lebervenen der unteren Hohlvene zugeleitet und befindet sich so wieder im Körperkreislauf.

> ▶ **Das Pfortadersystem**
> bringt das Blut von den unpaaren Baucheingeweiden (Darm, Magen, Milz, Bauchspeicheldrüse) zur Leber.

6.1.2 Aufbau und Aufgabe der Gefäße

Aufbau der Arterienwand. Arterien (Schlagadern) sind Gefäße, die das *Blut vom Herzen weg*transportieren. Wie wir gesehen haben, führen sie im Körperkreislauf sauerstoffreiches, im Lungenkreislauf sauerstoffarmes Blut.

Die Arterienwand besteht aus drei Schichten. Von innen nach außen heißen sie Intima, Media und Adventitia (Abb. 6-2 und Atlas Abb. 6-1, 6-3)

- **Intima** (innere Schicht, Tunica interna, Tunica intima). Sie bildet die innere Auskleidung der Arterie. Es handelt sich um flaches Epithel *(Gefäßendothel)*, unter dem sich eine Basalmembran und etwas Bindegewebe befinden. Damit entspricht der Aufbau der Intima dem Aufbau des Endokards des Herzens.
- **Media** (mittlere Schicht, Tunica media). Sie besteht aus glatten Muskelzellen und elastischen Fasern, die vorwiegend ringförmig angelegt sind. Dadurch kann der Gefäßdurchmesser gut den unterschiedlichen Füllungszuständen angepasst werden kann. Die Steuerung der Gefäßweite erfolgt über das vegetative Nervensystem.

  Große, herznahe Arterien haben einen hohen Anteil elastischer Fasern (Arterien vom elastischen Typ, Atlas Abb. 6-2). Bei den herzfernen Arterien, die in der Peripherie verlaufen, überwiegt der Anteil der glatten Muskelzellen (Arterien vom muskulären Typ).

  Die Dicke der Media variiert stark: Bei den herznahen Gefäßen macht sie nahezu die ganze Wandstärke aus, nimmt dann bei den kleinen Gefäßen ab und fehlt bei den Kapillaren völlig.
- **Adventitia** (äußere Schicht, Tunica adventitia, Tunica externa). Die Adventitia besteht aus Bindegewebe. Durch sie ist die Verschieblichkeit des Gefäßes gegen die Umgebung gewährleistet. Gleichzeitig erfolgt von hier aus die Ernährung der Gefäßwände. Dazu enthalten die großen Arterien in dieser Schicht wiederum kleine Gefäße zur Ernährung (Vasa vasorum).

> **Aufbau der Arterienwand**
> - Intima
> - Media
> - Adventitia

Aufbau der Venenwand. Der Aufbau der Venenwand entspricht grundsätzlich dem der Arterien vom muskulären Typ. Allerdings besitzen die kleineren Venolen eine geringere Wanddicke als die Arteriolen, da in den Venolen ein niedrigerer Blutdruck vorliegt. Außerdem besitzen die herzfernen Venen Klappen (Abb. 6-2 und Atlas Abb. 6-6).

- **Intima** (innere Schicht, Tunica interna, Tunica intima). Sie besteht aus einschichtigem Plattenepithel (Endothel), das einer Basalmembran und etwas Bindegewebe aufsitzt. Die Intima

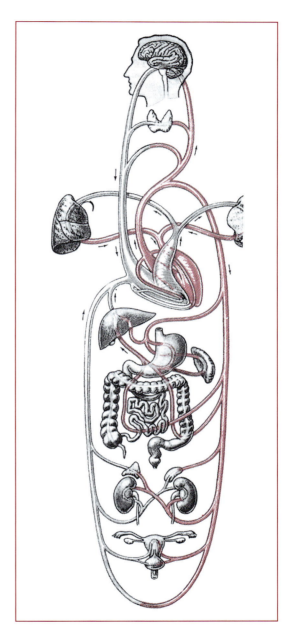

Abb. 6-1 Schema des Kreislaufs
Die Pfeile zeigen den Weg des Blutes durch den kleinen und den großen Kreislauf. Die Leber nimmt dabei eine Sonderstellung ein.

bildet die Venenklappen, die wie ein Ventil arbeiten und so ein Zurückströmen des Blutes verhindern.
- **Media** (mittlere Schicht, Tunica media). Sie ist wegen des hier herrschenden geringeren Blut-

druckes bei den kleinen Venen und Venolen dünner als die Media der Arterien.
- **Adventitia** (äußere Schicht, Tunica adventitia, Tunica externa). Sie besteht aus Bindegewebe.

Venen werden auch *Kapazitätsgefäße* genannt, da sie durch ihr veränderbares Fassungsvermögen in der Lage sind, *größere Mengen Blut* zu *speichern*. Voraussetzung für ihre Speicherfunktion sind der niedrige Druck, der hier herrscht und die Dehnbarkeit der Wände (Atlas Abb. 6-4).

Kapillaren (Haargefäße). Kapillaren sind feinste Gefäße, die die Arteriolen mit den Venolen verbinden. Sie dienen dem *Stoffaustausch* zwischen der Blutbahn und dem umliegenden Gewebe. Kapillaren sind i. a. ungefähr 1 mm lang und ihre lichte Weite ist ca. „blutkörperchengroß". In Leber, Milz und Knochenmark kommen besonders weite Kapillaren vor, die als *Sinusoide* bezeichnet werden.

Die Wand der Kapillaren besteht aus einschichtigem Endothel, das einer Basalmembran aufsitzt (Atlas Abb. 6-5). Die Endothelzellen liegen aneinandergereiht und bilden so ein „Endothelrohr". Der Stofftransport findet in zwei Richtungen statt: einerseits aus den Kapillaren ins umliegende Gewebe, und andererseits vom umliegenden Gewebe in die Kapillaren hinein. Der Stoffaustausch kann sowohl durch die Zelle hindurch (transzellulär) als auch zwischen den Zellen (interzellulär) erfolgen.

Nach dem Aufbau des Endothels unterscheidet man drei Arten von Kapillaren (Atlas Abb. 6-5).

- **Endothel ohne Fensterung.** Mit Fensterung bezeichnet man eine fensterartige Öffnung. Wenn man also von einem Endothel *ohne* Fensterung spricht, meint man, dass hier die Endothelzellen die Kapillarwand *lückenlos* auskleiden. Diese Endothelart ist die häufigste. Sie kommt beispielsweise in Muskeln, Gehirn und Lungen vor. Der Stofftransport erfolgt durch die Zelle (transzellulär).
- **Endothel mit Fensterung.** Diese Endothelzellen kommen in Organen mit starkem Stoffaustausch vor, beispielsweise in den Darmzotten, der Bauchspeicheldrüse, in Hormondrüsen und in den Nierenkanälchen. Zwar kleiden auch hier die Endothelzellen die Kapillaren lückenlos aus, die einzelne Endothelzelle enthält jedoch interzelluläre Poren. Diese Poren sind lediglich durch eine dünne Wand verschlossen. Diese verdünnte Wand wird auch als „Diaphragma" (Scheidewand) bezeichnet. Den Zellen liegt außen noch eine Basalmembran an.
- **Diskontinuierliches Endothel.** Diese Endothelart kommt in den Sinusoiden der Leber, der Milz, des Knochenmarks und in den Glomeruli der Nieren vor. Hier klaffen Lücken zwischen den einzelnen Endothelzellen. Außerdem fehlt stellenweise die Basalmembran. Infolgedessen kann die Kapillarflüssigkeit direkt durch diese Öffnungen treten (interzellulär).

6.1.3 Verlauf der wichtigsten Gefäße

Verlauf wichtiger Arterien. Alle Arterien des Körperkreislaufes (Atlas Abb. 6-7 A) entspringen aus der *Körperschlagader*, der *Aorta* (Abb. 6-3). Diese geht von der linken Herzkammer ab und endet in Höhe des 4. Lendenwirbels, da sie sich hier in die rechte und linke gemeinsame Beckenschlagader (Arteria iliaca communis dextra et sinistra) aufspaltet (Atlas Abb. 6-12). Die Aorta wird in drei Abschnitte unterteilt:

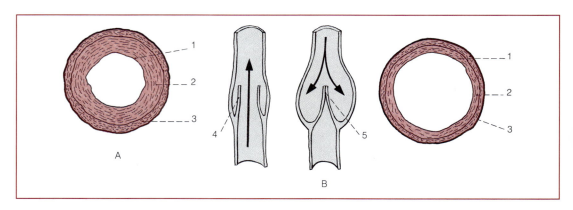

Abb. 6-2 Aufbau der Arterien- und Venenwand
A. Querschitt durch die Arterienwand, B. Quer- und Längsschnitt durch die Venenwand, 1. Intima (innere Schicht), 2. Media (mittlere Schicht), 3. Adventitia (äußere Schicht), 4. Geöffnete Venenklappe, 5. Geschlossene Venenklappe.

1. aufsteigende Aorta (Aorta ascendens)
2. Aortenbogen (Arcus aortae)
3. absteigende Aorta (Aorta descendens)
   - Brustaorta (Aorta thoracica)
   - Bauchaorta (Aorta abdominalis)

Die Trennungslinie zwischen Brust- und Bauchaorta bildet das Zwerchfell.

Die ersten Arterien, die aus der Aorta entspringen, sind die beiden *Herzkranzgefäße* (Aa. coronariae), die für die Versorgung des Herzens zuständig sind. Als nächstes geht aus dem Aortenbogen der gemeinsame *Stamm* von *Schlüsselbeinarterie* und *rechter gemeinsamer Halsschlagader* ab (Truncus brachiocephalicus). Kurz danach entspringt ebenfalls aus dem Aortenbogen die linke *gemeinsame Halsschlagader*, die sich dann in eine innere und äußere Halsschlagader (A. carotis interna et externa) teilt. Die dritte große Abzweigung aus dem Aortenbogen bildet die *linke Schlüsselbeinarterie* (A. subclavia sinistra). Die Schlüsselbeinarterie geht in die Achselschlagader (A. axillaris), dann in die Oberarmarterie (A. brachialis) über, die zur Ellenbeuge zieht, wo sie sich in die Speichen- und Ellenarterie (A. radialis et ulnaris) teilt, die Unterarm und Hand versorgen.

Aus der Brustaorta entspringen die paarig angelegten Zwischenrippenschlagadern (*Interkostal-

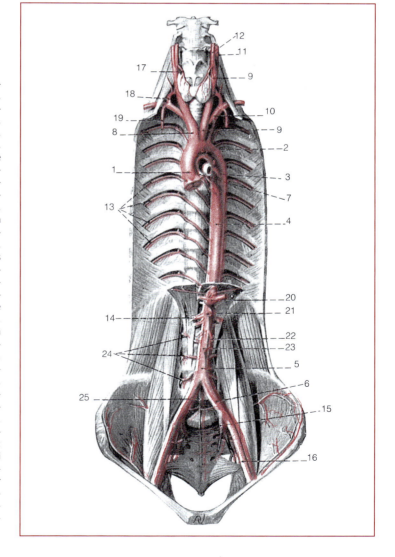

Abb. 6-3
1. Aufsteigende Aorta (Aorta ascendens), 2. Aortenbogen (Arcus aortae), 3. Absteigende Aorta (Aorta descendens), 4. Brustaorta (Aorta thoracica), 5. Bauchaorta (Aorta abdominalis), 6. Gemeinsame Beckenschlagader (A. iliaca communis), 7. Herzkranzgefäße (Aa. coronariae), 8. Arm-Kopf-Schlagaderstamm (Truncus brachiocephalicus), 9. Linke gemeinsame Halsschlagader (A. carotis communis sinistra), 10. Linke Schlüsselbeinarterie (A. subclavia sinistra), 11. Innere linke Halsschlagader (A. carotis interna sinistra), 12. Äußere linke Halsschlagader (A. carotis externa sinistra), 13. Hintere Zwischenrippenschlagadern (Aa. intercostales posteriores), 14. Nierenschlagader (A. renalis), 15. Innere Beckenschlagader (A. iliaca interna), 16. Äußere Beckenschlagader (A. iliaca externa), 17. Obere Schilddrüsenschlagader (A. thyreoidea superior), 18. Schilddrüsen-Hals-Schlagaderstamm (Truncus thyreocervicalis), 19. Innere Brustwandschlagader (A. thoracica interna), 20. Leber-Milz-Magen-Schlagaderstamm (Truncus coeliacus), 21. Obere Gekröseschlagader (A. mesenterica superior), 22. Beim Mann: Hodenschlagader (A. testicularis), bei der Frau: Eierstockschlagader (A. ovarica), 23. Untere Gekröseschlagader (A. mesenterica inferior), 24. Lendenschlagader (A. lumbalis), 25. Mittelständige Kreuzbeinschlagader (A. sacralis mediana).

arterien, Aa. intercostales). Aus der Bauchaorta gehen der *Leber-Milz-Magen-Schlagaderstamm* (Truncus coeliacus), die *Nierenarterien* (Aa. renales), die *obere* und *untere Gekröseschlagader* (A. mesenterica superior et inferior) und beim Mann die Hodenschlagadern (Aa. testiculares), bei der Frau Eierstockschlagadern (Aa. ovaricae) ab.

Die Aorta *teilt sich*, wie schon gesagt, in die beiden *gemeinsamen Beckenschlagadern* (Aa. iliacae communes), die sich weiter in eine innere und äußere Beckenschlagader (A. iliaca interna et externa) spalten. Die innere Beckenschlagader versorgt die Beckenorgane und die Beckenwand. Die äußere Beckenschlagader zieht als Oberschenkelschlagader (A. femoralis) ins Bein. In

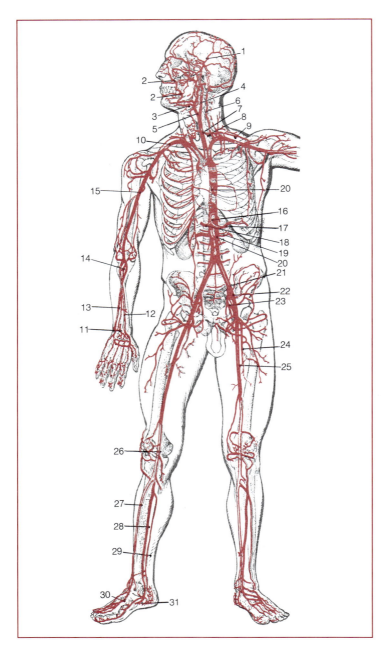

Abb. 6-4 Große Schlagadern (Arterien) des menschlichen Körpers
1. Schläfenschlagader (A. temporalis), 2. Gesichtsschlagader (A. facialis), 3. Zungenschlagader (A. lingualis), 4. Innere Halsschlagader (A. carotis interna), 5. Äußere Halsschlagader (A. cortis externa), 6. Wirbelschlagader (A. vertebralis), 7. Gemeinsame linke Halsschlagader (A. carotis communis sinistra), 8. Untere Schilddrüsenschlagader (A. thyreoidea inferior), 9. Obere Schulterblattschlagader (A. suprascapularis), 10. Schlüsselbeinschlagader (A. subclavia), 11. Vordere Zwischenknochenschlagader (A. interossea anterior), 12. Speichenschlagader (A. radialis), 13. Ellenschlagader (A. ulnaris), 14. Gemeinsame Zwischenknochenschlagader (A. interossea communis), 15. Oberarmschlagader (A. brachialis), 16. Linke Magenschlagader (A. gastrica sinistra), 17. Milzschlagader (A. lienalis), 18. Gemeinsame Leberschlagader (A. hepatis communis), 19. Nierenschlagader (A. renalis), 20. Körperschlagader (Aorta), 21. Gemeinsame linke Beckenschlagader (A. iliaca communis sinistra), 22. Äußere Beckenschlagader (A. iliaca externa), 23. Innere Beckenschlagader (A. iliaca interna), 24. Tiefe Oberschenkelschlagader (A. femoralis), 25. Oberschenkelschlagader (A. femoralis), 26. Kniekehlenschlagader (A. poplitea), 27. Vordere Schienbeinschlagader (A. tibialis anterior), 29. Wadenbeinschlagader (A. peronaea, A. fibularis), 30. Fußrückenschlagader (A. dorsalis pedis), 31. Innere Fußsohlenschlagader (A. plantaris medialis).

Höhe der Kniekehle teilt sie sich in eine vordere und eine hintere Schienbeinschlagader (A. tibialis anterior et posterior). Aus letzterer zweigt die Wadenbeinarterie ab.

Windkesselfunktion der Aorta (Atlas Abb. 6-2). Hätte die Aorta eine starre Wand, vergleichbar einem stählernem Rohr, so würde nach Beendigung jeder Herzaktion der Blutstrom stillstehen. Da die Aortenwand jedoch viele elastische Fasern besitzt, ist sie in der Lage, das von der linken Herzkammer ausgeworfene Blut aufzunehmen und ihre Gefäßwand zu dehnen. Befindet sich die linke Kammer in der Diastole, so nutzt die Aortenwand diese Zeitspanne, um sich zusammenzuziehen und schiebt gewissermaßen so das in ihr gespeicherte Blut vorwärts. Auf diese Art sorgen herznahe elastische Gefäße für einen gleichmäßigen Blutstrom.

Verlauf wichtiger Venen. Die Venen begleiten in der Regel die Arterien und werden deshalb auch entsprechend benannt: zum Beispiel A. und V. subclavia. Davon gibt es allerdings Abweichungen (Atlas Abb. 6-7 B).

Die *obere Hohlvene* (V. cava superior) mündet in den rechten Vorhof des Herzens. Sie stellt die Vereinigung der rechten und linken Arm-Kopf-Vene (V. brachiocephalica dextra et sinistra) dar, die jeweils das *Blut aus der Drosselvene* (V. jugularis) und der *Schlüsselbeinvene* (V. subclavia) sammeln (Atlas Abb. 6-9 und 6-11).

Die *untere Hohlvene* (V. cava inferior) bringt *das Blut aus den unteren Extremitäten* und dem *Bauch-Becken-Raum* zum rechten Vorhof des Herzens.

Eine Sonderstellung unter den Venen nimmt die *Pfortader* ein, die ihr Blut von den unpaaren Baucheingeweiden erhält. Sie entspringt aus der Vereinigung der Milzvene mit der oberen Gekrösevene (Atlas Abb. 6-8) und hat eine Länge von ca. 5 cm. Die Pfortader tritt durch die Leberpforte in die Leber ein, wo sie sich in ein zweites Kapillarnetz aufspaltet (→ auch Abschn. 6.1.1, Pfortadersystem).

6.2 Untersuchungsmethoden

Um die Kreislauffunktion zu überprüfen, wurde eine Vielzahl von Untersuchungstechniken geschaffen. Sie haben eine große Bandbreite, die von der einfachen Inspektion des Patienten bis zu hochkomplizierten Apparaten reichen. Ein Teil der Untersuchungsmöglichkeiten wurde im Kapitel 5 „Das Herz" bereits abgehandelt, denn auf weiten Gebieten lassen sich Herztätigkeit und Kreislauffunktion nicht trennen.

6.2.1 Körperliche Untersuchungsmethoden

Anamnese. In der Anamnese kann man nach körperlicher und geistiger Ermüdbarkeit, Schwindelgefühl, Neigung zu Ohnmacht, vor allem nach längerem Stehen, Bewegungsdrang, Schlafstörungen, Schweißausbrüchen, Kopfschmerzen und Ohrensausen fragen, wenn man an eine zugrundeliegende Kreislaufstörung denkt.

Inspektion. Schon die äußerliche Untersuchung der Hautfärbung auf Blässe, Rötung oder Zyanose des Patienten kann wertvolle Hinweise auf eine zugrundeliegende Herz-Lungen-Kreislauf-Erkrankung liefern.

Liegt beispielsweise eine allgemeine Blässe bei ausreichendem Lippenrot vor und sind von der Blässe auch Nasenspitze und Stirn betroffen, so wird man an niedrigen Blutdruck denken. Handelt es sich allerdings um eine Blässe, von der auch die Augenbindehaut, die Innenseite der Unterlippe, die Schleimhaut und die Zunge betroffen sind, wird man eher eine Anämie vermuten. Die Ursache einer Hautblässe kann auch in einer schlechten Hautdurchblutung begründet sein oder von einer Niereninsuffizienz herrühren.

Eine rote Gesichtsfarbe kann ein erster Verdachtshinweis auf einen „roten Bluthochdruck" sein. Es könnte jedoch auch eine Bluterkrankung (z. B. Polyglobulie oder Polyzythämie) vorliegen. Bei zyanotischer Gesichtsfärbung wird man in erster Linie an Herz-Lungen-Erkrankungen denken.

Dieser ersten Inspektion folgen weitere Untersuchungen.

Pulstastung. Die Pulstastung gibt wertvollen Aufschluß über das Herz-Kreislauf-Geschehen und zwar über die Herzfrequenz, über die Kraft, mit der das Herz den Kreislauf unterhält und über die Durchgängigkeit der Arterien. Der Puls wird mit Zeige- und Mittelfinger oder mit Zeige- bis Ringfinger, am besten an der A. radialis gemessen. Die Messzeit sollte mindestens eine halbe Minute dauern, da sich sonst die Fehlermöglichkeiten erhöhen und eventuell bestehende Arrhythmien, wie beispielsweise Extrasystolen nicht erfasst werden.

Grundsätzlich können auch andere Arterien für die Pulszählung gewählt werden. Allerdings erhöht sich bei abnehmendem Gefäßkaliber das Risiko, den eigenen Fingerbeerenpuls mit dem Patientenpuls zu verwechseln.

Zu den Pulsqualitäten siehe Abschn. 5.3.6.

Wichtige Palpationsstellen für arterielle Pulse. Am gebräuchlichsten ist die Pulstastung an der Speichenschlagader (*A. radialis*). Aber auch die Halsschlagader (*A. carotis*) und die Oberschenkelschlagader (*A. femoralis*) können selbst bei bestehender Fettleibigkeit gut getastet werden (Abb. 6-5).

- **A. radialis** (Speichenschlagader). Zum Auffinden ertastet man das Radialisköpfchen am Handgelenk, das als kleine Vorwölbung der Speiche zu fühlen ist, dann gleiten die Finger in die Radialisrinne, in der die Speichenschlagader verläuft (Atlas Abb. 6-14).
- **A. carotis** (Halsschlagader). Man steht vor und etwas seitlich des Patienten, tastet seinen „Adamsapfel" und gleitet mit den palpierenden Fingern sanft an den seitlichen Rand des Kehlkopfes. Die A. carotis wird nun seitlich des Kopfwendermuskels gefunden (Atlas Abb. 6-15). Vermeiden Sie bei der Palpation der Halsschlagader einen größeren Druck, denn sonst könnten Sie beim Patienten Arrhythmien und Bradykardien bis hin zum Herzstillstand auslösen. Palpieren Sie nicht beide Karotiden gleichzeitig, sondern jeweils nur nacheinander.
- **A. abdominalis** (Bauchaorta). Man drückt etwas links der Mitte in das Abdomen. Die Pulsationen der Bauchaorta kann man am besten bei tiefer abdominaler Palpation am entspannt liegenden (Knierolle unterlegen!) Patienten tasten. Bei schlanken Patienten kann die Bauchaorta schon bei leichtem Druck auf das Abdomen getastet werden (Atlas Abb. 6-17).
- **A. femoralis** (Oberschenkelschlagader). Die Femoralispulse werden unterhalb des mittleren Drittels des Leistenbandes palpiert (Atlas Abb. 6-16).
- **A. tibialis posterior** (hintere Schienbeinschlagader). Die A. tibialis posterior wird zwischen dem inneren Fußknöchel (Malleolus medialis) und der Achillessehne getastet (Atlas Abb. 6-18).
- **A. dorsalis pedis** (Fußrückenschlagader). Die A. dorsalis pedis wird auf dem Fußrücken, meist seitlich vom 1. Strahl palpiert, das heißt zwischen den Sehnen der Großzehe und der zweiten Zehe (Atlas Abb. 6-19).

Diese Pulspalpationsstellen haben ihre Bedeutung vor allem zum Auffinden von arteriellen Durchblutungsstörungen. Allerdings muss man sich vergegenwärtigen, dass sich erst bei einer über 70% verengten Arterie eine tastbare Pulsveränderung ergibt. Genauere Aussagen können deshalb durch eine Arterienauskultation oder, noch genauer, durch eine Oszillographie gemacht werden (s. u.).

> **!** **Seitendifferenzen**
> bei der vergleichenden Pulstastung weisen auf Einengungen (evtl. sogar Verschluss) des Gefäßlumens hin.

Pulsbesonderheiten
- **Klopfende Karotiden** bei Aortenklappeninsuffizienz, Aortenisthmusstenose, Schilddrüsenüberfunktion;

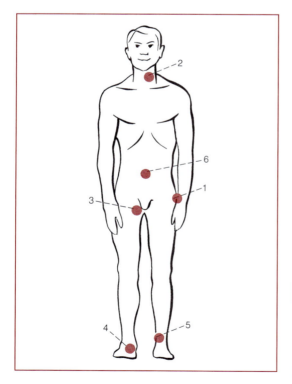

Abb. 6-5 Wichtige Pulspalpationsstellen
1. A. radialis, 2. A. carotis, 3. A. femoralis, 4. A. dorsalis pedis, 5. A. tibialis posterior, 6. Aorta.

- **Seitendifferenz der Karotispulse.** Verdacht auf Karotisstenose, die zur Minderversorgung des Gehirns (zerebrale Ischämie) und zum Hirnschlag führen kann;
- **Seitendifferenz der Radialispulse.** Arteriosklerotische Plaques oder Thromben in der Speichenschlagader;
- **Fehlen der Radialispulse** im Schock;
- **Seitendifferenzen der Femoralispulse** arteriosklerotischer Verschluss eines Beingefäßes;
- **Schwache Femoralispulse.** Arteriosklerose der Beingefäße oder Zeichen einer eingeschränkten Auswurfleistung des Herzens (z. B. Aortenklappenstenose, Aortenisthmusstenose).

Blutdruckmessung siehe Abschn. 5.3.5.

Arterienauskultation. In einer frei durchgängigen Arterie erzeugt der Blutstrom *keine* Strömungsgeräusche. Kommt es innerhalb einer Arterie allerdings zu Wandveränderungen (oder liegt eine besonders rasche Blutströmung vor), so können bei der Auskultation Strömungsgeräusche festgestellt werden. Die Ursache hierfür sind Wirbelbildungen im Blutgefäß. Strömungsgeräusche gelten als Frühsymptom einer arteriellen Gefäßerkrankung. Werden diese Geräusche im Laufe der Zeit leiser, so ist das meist nicht etwa ein Zeichen der Besserung, sondern die Erkrankung führt allmählich zu einem vollständigen Gefäßverschluss. Liegt ein völliger Gefäßverschluss vor, so können überhaupt keine Geräusche mehr wahrgenommen werden.

Wichtige Stellen der Arterienauskultation, die zur Routineuntersuchung gehören, sind die *beiden Halsschlagadern* und die beiden *Oberschenkelarterien* (Atlas Abb. 6-20).

6.2.2 Kreislauffunktionsprüfungen

Kreislauffunktionsprüfung nach Schellong. Der Schellong-Test liefert eine einfache Möglichkeit, sich eine Übersicht über das Kreislaufgeschehen im Liegen und Stehen zu verschaffen. Er ist geeignet, hypotone Kreislaufregulationsstörungen (Störungen des Kreislaufs bei zu niedrigem Blutdruck) zu erfassen. Dazu werden *Puls* und *Blutdruck* mehrfach im *Liegen*, im *Stehen* und nach *Belastung* (Treppensteigen) gemessen.

Der Schellong-Test wird folgendermaßen durchgeführt: Der Patient legt sich zehn Minuten hin. Danach werden im Liegen Puls und Blutdruck gemessen.

- **Schellong I: Stehbelastung.** Der Patient bleibt nun zehn Minuten lang in entspannter Haltung stehen. Beim Kreislaufgesunden nimmt dabei die Pulsfrequenz nur leicht zu und der Blutdruck ändert sich nur wenig (maximal 15 mmHg). Bei einer hypotonen Regulationsstörung kommt es zu einem Abfall des systolischen Blutdruckwertes, wobei der diastolische Wert weitgehend unverändert bleibt. Die Folge ist eine Abnahme der Blutdruckamplitude.
- **Schellong II: Treppensteigen.** Der Patient steigt 25 Stufen zweimal auf und ab. Dabei kommt es beim Gesunden zu einem sofortigen, systolischen Blutdruckanstieg um 30 bis 80 mmHg, bei einem weitgehend konstanten diastolischen Wert. Die Pulsfrequenz nimmt um 20–30 Schläge pro Minute zu, steigt aber nicht auf über 100 Schläge pro Minute. Nach ungefähr zwei Minuten haben sich alle Werte wieder normalisiert. Abweichungen hiervon, beispielsweise dass der Puls auf über 100 Schläge/Minute steigt, oder dass nach 2 Minuten die Ausgangswerte noch nicht wieder erreicht sind, sind als Kreislaufregulationsstörung zu werten.

> ▶ Der **Schellong-Test** dient dem Auffinden *hypotoner Kreislaufregulationsstörungen.*

Kreislauffunktionsprüfung nach Ratschow. Der Ratschow-Test dient der Erkennung arterieller Durchblutungsstörungen der Beine, indem deren reaktive Mehrdurchblutung geprüft wird (Atlas Abb. 6-21 und 6-22).

Hierzu liegt der Patient auf dem Rücken und hebt beide Beine senkrecht an, wobei seine Hände oder die des Untersuchenden seine Oberschenkel stützen. In dieser Stellung rollt nun der Patient die Füße zwei bis fünf Minuten lang, wobei er sie ungefähr einmal pro Sekunde kreist. Ein Gesunder kann dies zehn Minuten lang ohne Beschwerden durchführen. Liegen arterielle Durchblutungsstörungen vor, so kommt es zum Ablassen der Hautfarbe und zum Auftreten von Schmerzen. Der Zeitpunkt der Farbänderung und des Schmerzeintritts wird festgestellt. Danach setzt sich der Patient auf und lässt die Beine von der

Liege herabhängen. Beim Gesunden kommt es nach wenigen Sekunden zu einer deutlichen Rötung. Nach fünf bis zehn Sekunden sind auch die Venen wieder gefüllt. Liegt eine arterielle Durchblutungsstörung vor, so tritt die vermehrte Rötung nur verzögert auf, die Venenfüllung erfolgt erst nach über 15 Sekunden.

Die Rötung setzt um so später ein, je peripherer der Verschluss sitzt:

- bei Beckenarterienverschluss innerhalb 15 bis 20 Sekunden
- bei Femoralarterienverschluss innerhalb 20 bis 30 Sekunden
- bei Unterschenkelarterienverschluss innerhalb 30 bis 60 Sekunden

Kommt es zu einer dunkelroten Verfärbung, so haben sich die Venen vor der reaktiven Rötung durch die Arterien gefüllt. Ursache kann ein arteriovenöser Shunt (Kurzschluss zwischen Arterie und Vene) oder eine venöse Klappeninsuffizienz sein.

Faustschlussprobe. Sollen nicht die Beine, sondern die Arme und Hände auf eine arterielle Durchblutungsstörung hin untersucht werden, so wird die Faustschlussprobe durchgeführt.

Der Patient hebt dazu die Arme senkrecht über den Kopf. Innerhalb von zwei Minuten ist die Faust 60mal zu schließen und zu öffnen. Liegt eine arterielle Durchblutungsstörung vor, so kommt es zu einer allgemeinen oder zu einer fleckförmigen Abblassung der Haut der Handinnenfläche und der Finger. Danach wird am herabhängenden Arm die Zeit bis zum Eintritt der reaktiven Rötung und die Venenauffüllung ermittelt, und zwar wie vorstehend beim Ratschow-Test beschrieben.

Gehtest. Eine andere Möglichkeit arterielle Durchblutungsstörungen der Beine festzustellen, ist der Gehtest. Der Patient wird aufgefordert, eine Strecke mit rascher Schrittfolge (120 Schritte/Minute) zu gehen. Es wird gemessen, wie lange er beschwerdefrei laufen kann, und ab welchem Zeitpunkt ihn Schmerzen am Weitergehen hindern. Mit diesem Test kann sowohl der Schweregrad der Schaufensterkrankheit (Claudicatio intermittens, intermittierendes Hinken, ➔ Abschn. 6.4.1) erkannt als auch ihr weiterer Verlauf überwacht werden. Je stärker die arterielle Durchblutungsstörung ist, desto eher werden Schmerzen angegeben.

> ▶ **Auffinden arterieller Durchblutungsstörungen durch**
> - Ratschow-Test
> - Gehtest
> - Faustschlussprobe

6.2.3 Apparative Verfahren

Ultraschall-Doppler-Untersuchung. Es handelt sich um ein Dauerschallverfahren, das eingesetzt wird, um arterielle und venöse Gefäßerkrankungen zu erkennen und zu beurteilen. Diese Methode eignet sich besonders gut, um tiefe Venenverschlüsse aufzufinden.

Angiographie. Mit einer einfachen Röntgen-Leer-Aufnahme kann nach Kalkablagerungen in den Gefäßen gefahndet werden. Diese Untersuchung ist von sehr begrenzter Aussagekraft. Aufschlussreicher ist eine Angiographie. Bei einer Angiographie wird zunächst ein Kontrastmittel in ein Gefäß (z. B. in die A. femoralis) injiziert, anschließend wird der entsprechende Gefäßbaum geröntgt (Arterie = Arteriographie, Vene = Phlebographie, Lymphgefäß = Lymphangiographie). Mit diesem Verfahren können Stenosen, Aneurysmen und Umgehungskreisläufe (Kollateralen) gut dargestellt werden. Wegen der Gefahr der Kontrastmittelallergie darf dieses Verfahren allerdings *nur* bei strenger Indikationsstellung durchgeführt werden.

Oszillographie. Die Oszillographie wird benützt, um arterielle Durchblutungsstörungen nachzuweisen und zu lokalisieren. So kann ein Oszillograph beispielsweise schon geringgradige Stenosen der Beine anzeigen, lange bevor es zum intermittierenden Hinken (Claudicatio intermittens) kommt. Wichtig ist auch hier der Seitenvergleich.

Bei der Oszillographie werden die arteriellen Pulsationen durch eine automatische Blutdruckmessvorrichtung aufgezeichnet. Die Höhe der Oszillation gibt die Blutdruckamplitude an.

6.3 Regulationsstörungen des Kreislaufs

Bei den Kreislauferkrankungen betrachten wir zunächst diejenigen, die den gesamten Kreislauf betreffen. Danach werden getrennt Arterien- und Venenerkrankungen vorgestellt.

6.3.1 Hypotonie (niedriger Blutdruck)

Unter Hypotonie versteht man einen chronisch erniedrigten Blutdruckwert. Beim Mann rechnet man dazu systolische Werte unter 110 mmHg, bei der Frau unter 100 mmHg und für beide diastolische Werte unter 60 mmHg.

> **Hypotonie**
> - **Männer:** systolischer Wert < 110 mmHg
> - **Frauen:** systolischer Wert < 100 mmHg

Ursache. Über die Ursache der primären Hypotonie ist wenig bekannt. Man vermutet psychische, erbliche und konstitutionelle Faktoren. Die Störung tritt allerdings vermehrt in Lebenskrisen und nach psychischen Belastungen auf. Frauen, vor allem im jüngeren Lebensalter, sind wesentlich häufiger betroffen als Männer.

Niedriger Blutdruck tritt meist als primäre Hypotonie auf, gelegentlich aber sekundär, zum Beispiel bei Insuffizienz des Hypophysenvorderlappens (Simmonds-Syndrom), bei Morbus Addison, Herzinsuffizienz, Aortenklappenstenose und Myxödem (schwere Schilddrüsenunterfunktion).

Symptome. Geklagt werden Müdigkeit, vor allem nach dem Aufstehen, Schwindelgefühl, Neigung zu Ohnmacht, besonders nach längerem Stehen, unangenehmes Herzklopfen, Kopfschmerzen, Ohrensausen, kalte Extremitäten und Schweißausbrüche.

Therapie. Eine Therapie muss nur durchgeführt werden, wenn Beschwerden bestehen. Wichtigstes Ziel der Behandlung ist ein langsam aufbauendes körperliches Training. Gute Ergebnisse zeigen sportliche Betätigung, Kneipp-Güsse, Wechselduschen und Bürstenmassagen. Bis diese Maßnahmen wirken, kann als Übergangslösung ein pflanzliches oder homöopathisches kreislaufstützendes Mittel gegeben werden (z. B. Rosmarin).

Prognose. Die Betroffenen erreichen oft ein hohes Lebensalter, da bei ihnen die Komplikationen ausbleiben, die durch zu hohen Blutdruck auftreten können!

6.3.2 Hypertonie (arterieller Bluthochdruck)

Unter arterieller Hypertonie versteht man einen lang andauernden, abnormen Hochdruck in den Schlagadern des großen Kreislaufes, also eine *krankhafte Steigerung* des *Gefäßinnendruckes*.

Von der arteriellen Hypertonie muss abgegrenzt werden:
Pulmonale Hypertonie. Es liegt eine Druckerhöhung im kleinen Kreislauf (Lungenkreislauf) vor. Ursache können eine Lungenerkrankung (pulmonale Hypertonie im engeren Sinn) oder eine Linksherzinsuffizienz (pulmonale Hypertonie im weiteren Sinn) sein.
Portale Hypertonie (Pfortaderhochdruck). In der Pfortader liegt aufgrund einer Abflussbehinderung des Pfortaderblutes (z. B. Leberzirrhose, Pfortaderthrombose) ein erhöhter Druck vor. Es kommt zur Ausbildung verschiedener Kollateralkreisläufe, deren Gefäße erst aussacken und später eventuell platzen. Typische Symptome sind: Speiseröhrenkrampfadern (Ösophagusvarizen), Bauchwassersucht (Aszites) und erweiterte Venen der Bauchhaut (Medusenhaupt).

Blutdruckwerte. Die Höhe des Blutdruckes ist altersabhängig; er nimmt mit steigendem Lebensalter zu. Früher wurden unterschiedliche Werte angegeben, ab wann man von Hypertonie spricht. Am bekanntesten war die „Faustregel": Alter des Patienten plus 100 als Wert für den systolischen Blutdruckwert. Bitte beachten Sie zu der heute gültigen Höhe der Blutdruckwerte die Angaben der WHO (➔ Abschn. 5.3.5).

Da der Blutdruck Tagesschwankungen unterworfen ist, außerdem von der Körperlage und von Emotionen mitbestimmt wird, reicht ein einmaliges Messen *nicht* aus, um Hypertonie zu diagnostizieren, sondern es muss mehrfach, mindestens dreimal zu verschiedenen Zeitpunkten ein erhöhter Wert gemessen worden sein.

Je nach den auf den Blutdurchfluss einwirkenden Faktoren unterscheidet man:
Widerstandshochdruck. Die Hypertonie hat ihre Ursachen in einem erhöhten Widerstand der *peripheren Gefäße*. In diesem Fall ist der systolische Wert nur mäßig, der diastolische dagegen andauernd auf mindestens über

95 mmHg erhöht. Hierzu gehört die essentielle Hypertonie und oft die renale, endokrine und neurogene (s. u.).

Minutenvolumenhochdruck. Hier führt ein gesteigertes Herzminutenvolumen zu einer Erhöhung, vor allem des systolischen Wertes (= labiler Hochdruck). Eine typische Ursache hierfür ist die Schilddrüsenüberfunktion. Besteht ein Minutenvolumenhochdruck über längere Zeit, so geht er oft in einen Widerstandshochdruck (= stabile Hypertonie) über.

Elastizitätshochdruck. Er beruht auf einer Abnahme der Elastizität der *großen* Gefäße, der periphere Gefäßwiderstand liegt im Normbereich. Kennzeichen ist die vergrößerte Blutdruckamplitude: der systolische Druck ist stark erhöht, der diastolische dagegen normal bis erniedrigt.

Ursache. Bei 80 bis 90 % der Hochdruck-Patienten kann keine Erkrankung festgestellt werden, die als Ursache der Hypertonie in Frage käme. In diesen Fällen spricht man von einem *essentiellen* oder *primären* Hochdruck. Bei ungefähr 10 % der Betroffenen können renale (von der Niere ausgehende) oder hormonale Erkrankungen gefunden werden, die für die Blutdruckerhöhung verantwortlich sind. Es handelt sich damit um eine *sekundäre* Hypertonie.

Bluthochdruck kann nach verschiedenen Gesichtspunkten eingeteilt werden: nach seinen Ursachen in eine primäre und eine sekundäre Form, nach den eingetretenen Endorganschäden in Stadium I bis III und nach dem Verlauf in maligne und benigne Hypertonie.

Wir wollen nun die einzelnen Einteilungen näher betrachten.

Einteilung der Hypertonie nach der Ursache

- **Primäre Hypertonie.** Es handelt sich um eine essentielle Hypertonie, also um einen Hochdruck, der nicht das Symptom einer anderen verursachenden Krankheit ist. Die Ursache der primären Hypertonie ist bis heute nicht eindeutig geklärt. Man vermutet genetische und psychische Faktoren, außerdem Konstitution (Adipositas), Bewegungsarmut, Stress und andere. Die Diagnose primäre Hypertonie darf erst nach Ausschluss sekundärer Formen gestellt werden.
- **Sekundäre Hypertonie.** Hier ist der Bluthochdruck Folge einer anderen zugrundeliegenden Erkrankung.
  - **Renale Hypertonie.** Sie ist die häufigste Ursache der sekundären Hypertonie. Hier liegt eine Nierenerkrankung vor, die den Hochdruck auslöst. Dabei kann entweder das Nierenparenchym erkrankt sein, wie das bei der Glomerulonephritis und der Pyelonephritis (→ Abschn. 15.4.3 und 15.4.5) der Fall ist, oder es handelt sich um einen so genannten renovaskulären Hochdruck, bei dem eine oder beide Nierenarterien verengt sind.
  - **Endokrine Hypertonie.** Dieser Bluthochdruckform liegt meist eine vermehrte Ausschüttung von Hormonen des Nebennierenmarks (Adrenalin, Noradrenalin) oder der Nebennierenrinde (Aldosteron) zugrunde. In diese Rubrik gehören auch die Frauen, die nach Einnahme von hormonellen Antikonzeptiva („Pille") einen Bluthochdruck entwickeln.

    Weitere hormonelle Erkrankungen, die eine Hypertonie auslösen können, werden im Kapitel Endokrinologie besprochen. Hierzu gehören das Phäochromozytom, das Cushing-Syndrom, die Akromegalie, das Conn-Syndrom und die Schilddrüsenüberfunktion.
  - **Kardiovaskuläre Hypertonie** (griech. kardia = Herz, lat. vas = Gefäß). Diese Hochdruckform ist durch eine Erkrankung des Herz-Kreislauf-Systems bedingt. Der wichtigste Grund ist die *Arteriosklerose*, die das Nachlassen der Elastizität der Gefäße zur Folge hat. Weitere mögliche Ursachen sind zum Beispiel Aortenklappeninsuffizienz und Aortenisthmusstenose.

Einteilung der Hypertonie nach den eingetretenen Endorganschäden (WHO-Kriterien)

Stadium I: Keine nachweisbaren Organveränderungen.

Stadium II: Es ist mindestens eines der folgenden Zeichen einer Organbeteiligung nachweisbar:

- Linksherzhypertrophie,
- Augenhintergrundveränderungen (Fundus hypertonicus),
- Proteinurie und/oder leichte Erhöhung des Blutkreatininspiegels,
- Nachweis von arteriosklerotischen Plaques in Gefäßen (A. carotis, Aorta, A. iliaca, A. femoralis).

Stadium III: Schäden an mehreren Organen wie Herz (Angina pectoris, Herzinfarkt, Linksherzinsuffizienz), Gehirn (Schlaganfall, Enzephalopathie), Augenhintergrund (Netzhautblutungen), Gefäße (arterielle Verschlusskrankheit) oder Niere (Niereninsuffizienz).

Einteilung der Hypertonie nach dem Verlauf

Man unterscheidet eine bösartige (maligne) und eine gutartige (benigne) Verlaufsart.

- **Maligne Verlaufsart.** Bei etwa 1% der Hochdruckpatienten geht die Hypertonie in eine maligne Verlaufsart über. Es kommt zu hohen, besonders zu hohen diastolischen Werten von über 120 bis 140 mmHg. Es setzt dann eine rasch fortschreitende Niereninsuffizienz ein. Diese Hypertonieform spricht auf Medikamente nicht oder kaum an.
- **Benigne Verlaufsart.** Der Bluthochdruck verläuft langsamer und spricht gut auf blutdrucksenkende Medikamente an. Allerdings muss man auch hier mit Spätschäden innerer Organe rechnen.

Symptome. Hypertoniker können lange *beschwerdefrei* sein. Krankheitserscheinungen treten oft erst auf, wenn es zu Schäden innerer Organe gekommen ist, wie Herz, Niere Gefäße, Augen und/oder Gehirn.

Erste geklagte Symptome sind meist Kopfschmerzen (v. a. morgens), Sehstörungen, Schwindel, Ohrensausen, Nervosität, unangenehmes Herzklopfen, Atemnot bei Belastung. Die später auftretenden Symptome hängen von der eingetretenen Organveränderungen ab.

Komplikationen

- **Am Herz.** Durch die andauernde Druckbelastung des Herzens kommt es zunächst zur Hypertrophie und später zur Dilatation des linken Herzens und damit zur Linksherzinsuffizienz. Außerdem können durch Gefäßveränderungen der Koronararterien Angina-pectoris-Anfälle bis hin zum Herzinfarkt auftreten.
- **An den Nieren** kann es durch den hohen Blutdruck zur Nierenparenchymschädigung und damit zur Schrumpfniere kommen, außerdem zur Stenosierung einer oder beider Nierenarterien (renovaskuläre Hypertonie). Die Folgen sind Niereninsuffizienz bis hin zum Nierenversagen.
- **Am Gehirn** kann die Arteriosklerose der Hirngefäße zur Minderversorgung und damit zum geistigen Abbau führen. Der Bluthochdruck kann aber auch zu Veränderungen an Hirngefäßen führen, die die Ruptur (Zerreißen) einer Arterie zur Folge haben können, was zum Hirnschlag (Apoplexie) führt.
- **Am arteriellen Gefäßsystem** kann es durch Arteriosklerose zu Durchblutungsstörungen (z. B. der Beine) kommen, was im betroffenen Bereich zu Ernährungsstörungen führt, bis hin zur Gangränbildung.
- **An den Augen.** Aufgrund hypertoniebedingter Gefäßveränderungen kann man bei der Spiegelung des Augenhintergrundes Veränderungen der Netzhautgefäße feststellen, wodurch man Hinweise auf Schwere und Dauer der Hypertonie bekommt. Gefürchtete Folge der Augenhintergrundveränderungen sind Netzhautblutungen.

> **Gefürchtete Folgen der Hypertonie**
> - Linksherzhypertrophie bis -dilatation
> - Niereninsuffizienz bis Nierenversagen
> - Geistiger Abbau und/oder Hirnschlag
> - Gangränbildung (vor allem der Beine)
> - Sehstörungen bis hin zum Erblinden

Therapie. Selbstverständlich gilt es in erster Linie, soweit möglich, die Ursache herauszufinden und zu behandeln.

Sind die Blutdruckwerte *wesentlich erhöht*, muss der Patient an den *Arzt* verwiesen werden, damit ihn dieser durch entsprechende verschreibungspflichtige Medikamente auf einen angemessenen Blutdruckwert einstellt und somit die oben genannten gefürchteten Komplikationen vermieden werden können.

Allgemeine Behandlungsgrundsätze: Obwohl Nikotin keinen direkten Einfluss auf den Blutdruck ausübt, sollte darauf strikt verzichtet werden, da es sich um ein wesentliches Gefäßgift handelt; Kochsalz sollte möglichst reduziert werden und das Körpergewicht normalisiert. Es soll ein Umgang mit Stress gelernt werden, eventuell durch entsprechende Entspannungsübungen wie autogenes Training und Yoga. Eine angemessene körperliche Betätigung (Wandern, Schwimmen, Radfahren) und Regelung der Lebensweise (ausreichender Schlaf, angemessene Arbeitspausen) sind unverzichtbar. An pflanzlichen Mitteln kommen vor allem Mistel und Knoblauch in Betracht. Bewährte naturheilkundliche Verfahren sind Homöopathie, Akupunktur, Schröpfen und Aderlass.

6.4 Erkrankungen der Arterien

6.4.1 Arteriosklerose (Atherosklerose, Arterienverkalkung)

Unter dem Begriff „Arteriosklerose" werden degenerative Arterienveränderungen zusammengefasst, die zur Verhärtung und Verdickung der Arterienwand führen und mit Elastizitätsverlust und Lumeneinengung (Einengung der Lichtung) einhergehen. Die Arteriosklerose hat unterschiedliche Erscheinungsformen und Ursachen. Es handelt sich bei uns um die häufigste Gefäßerkrankung überhaupt.

Pathogenese. Meist werden zuerst fettartige Substanzen, später auch Kalzium, in die Gefäßwand eingelagert. Handelt es sich in erster Linie um Fetteinlagerungen, so wird der Vorgang als *Atheromatose* bezeichnet. Er ist, zumindest anfänglich, durch eine Senkung des Blutfettspiegels noch reversibel (Atlas Abb. 6-25).

Über die eigentliche **Arterioskleroseentstehung** gibt es unterschiedliche Theorien. Im Wesentlichen wird aber davon ausgegangen, dass durch Bluthochdruck, Wirbelbildungen des Blutstroms an Gefäßaufzweigungen, lokalen Sauerstoffmangel und fehlerhafter Blutzusammensetzung, die Intima geschädigt wird. Es wird versucht, diese kleinen Endothelschäden zu beheben, indem sich Blutplättchen an den geschädigten Bereich anheften. Diese verschließen die geschädigte Stelle jedoch nur unzureichend, so dass Blut hinter die Intima fließen kann, diese aufquillt (Intimaödem) und sich hier Fett- und Kalkablagerungen bilden können, so genannte arteriosklerotische Plaques. Durch die daraus folgende Gefäßeinengung und durch weiter anhaltende Gefäßverletzungen (z. B. durch ständigen Bluthochdruck oder durch Rauchen) wird die Gefäßwand weiter nachhaltig geschädigt, so dass es zusätzlich zu örtlichen Geschwüren kommt, die durch Thromben (Blutgerinnsel) abgedeckt werden. Diese engen ihrerseits den Durchmesser der Gefäße jedoch noch weiter ein bzw. verschließen die Arterie sogar völlig. Lösen sich solche Thromben von der Gefäßwand ab, können sie zum Ausgangspunkt arterieller Embolien werden (➔ Abschn. 6.4.2).

Ursachen bzw. Risikofaktoren
- **Erhöhung der Blutfettwerte** (Hyperlipidämie). Die wichtigste Ursache scheint dabei der Blutcholesterinspiegel zu sein, hier vor allem eine Erhöhung der LDL-Werte (➔ Abschn. 10.10.1).
- **Bluthochdruck** (Hypertonie) verstärkt das Arterioskleroserisiko. Gleichzeitig verursacht Arteriosklerose eine Blutdruckerhöhung. Dadurch kommt es zu einem „Teufelskreis" (Circulus vitiosus): Bluthochdruck → Arteriosklerose verstärkt sich → weitere Blutdruckerhöhung → Arteriosklerose verstärkt sich weiter usf.
- **Zigarettenrauch.** Zigarettenrauch erhöht zum einen den Blutcholesterinspiegel, zum anderen ruft sein CO-Gehalt eine Gewebsschädigung hervor. Zigarettenrauchende Frauen, die gleichzeitig hormonelle Antikonzeptiva („Pille") einnehmen, haben ein erhöhtes Arterioskleroserisiko.
- **Männliches Geschlecht.** Frauen sind bis zur Menopause seltener von Arteriosklerose betroffen, da die weiblichen Geschlechtshormone eine Schutzfunktion auf die Gefäßwände ausüben. Nach dem Klimakterium fällt dieser Arteriosklerose-Schutz weg.
- **Diabetes mellitus** führt zur Sklerose der großen und mittleren Arterien, aber auch zur Beteiligung der Arteriolen und Kapillaren (diabetische Makro- und Mikroangiopathien).
- **Schilddrüsenunterfunktion** verursacht eine vermehrte Cholesterinablagerung an den Gefäßwänden. In diesen Fällen kann es schon bei Jugendlichen zu schweren Verkalkungen (v. a. der Herzkranzgefäße und der Aorta) kommen.
- **Alter, genetische Disposition, Bewegungsmangel**

Folgen der Arteriosklerose. Durch die Gefäßverengung, bzw. durch den Gefäßverschluss, kommt es zu Durchblutungsstörungen bis hin zum Absterben von Gewebe (Gangränbildung, Infarkt) in dem betroffenen Bereich. Je nach Lokalisation der Gefäßeinengung entwickeln sich unterschiedliche Krankheitsbilder.

- **Periphere arterielle Verschlusskrankheit (pAVK).** Darunter versteht man arteriosklerotische Verengungen bzw. Verschlüsse der Gefäße der Extremitäten. In über 90 % der Fälle sind Beinarterien betroffen.
- **Arterielle Verschlüsse.** Davon können praktisch alle Arterien betroffen sein, besonders häufig spielt sich der arterielle Verschluss jedoch in den Herzkranzgefäßen ab (Angina pectoris bis Herzinfarkt) und in den Gehirngefäßen (Hirnleistungsstörungen bis hin zu Demenz und Hirnschlag).
- **Arteriosklerotische Aneurysmen.** Durch die arteriosklerotischen Wandveränderungen kann es zur Bildung von Aneurysmen (umschriebene

Aussackung eines Blutgefäßes) kommen. Aneurysmen können platzen und so zu tödlichen Blutungen führen.

Leidet ein Patient an *einer* der vorstehend genannten Erkrankungen, so liegt meistens eine generalisierte Arteriosklerose vor und früher oder später treten noch *andere* der genannten Störungen auf.

Diagnose. Folgende Befunde können den Untersucher auf eine vorliegende Arteriosklerose hinweisen:

- Verhärteter Radialispuls,
- Strömungsgeräusche bei der Auskultation im betroffenen Gebiet,
- Seitendifferenzen der Pulsqualitäten,
- Augenhintergrundveränderungen.

Symptome. Die auftretenden Symptome hängen von dem Ausmaß der Gefäßschädigung, der Schnelligkeit des Verschlusses und der Bildung von Kollateralkreisläufen ab.

Unter einem **Kollateralkreislauf** (Atlas Abb. 6-26) versteht man einen Umgehungskreislauf, der neben dem Hauptgebiet die gleichen Versorgungsgebiete erreicht, so dass auch bei einer Unterbrechung des Hauptgefäßes die Blutversorgung des Erfolgsorganes noch gewährleistet ist. Bei dauernder Beanspruchung des Kollateralkreislaufes passt sich dieser der steigenden Anforderung an.

Unter Ruhebedingungen bleibt das Stromvolumen bis zu einer Querschnittsabnahme um 95 % nahezu unverändert. Wird dieser kritische Wert unterschritten, so hängt es von der Funktionstüchtigkeit der Kollateralkreisläufe ab, wie weit eine Versorgung der nachgeschalteten Bezirke noch erfolgen kann.

Deshalb bereitet die Arteriosklerose anfangs lange Zeit überhaupt keine Beschwerden. Noch bei einer bereits fortgeschrittenen Erkrankung kann die Leistungsfähigkeit weitgehend erhalten sein. Erste auftretende Beschwerden sind *Parästhesien* (Kribbeln, Ameisenlaufen), *Kältegefühl* oder rasche Ermüdbarkeit der minderdurchbluteten Extremität. Mit Fortschreiten der Erkrankung kommt es zu *Schmerzen* im betroffenen Bereich, wobei Art und Lokalisation des Schmerzes Rückschlüsse über den Sitz des Strömungshindernisses zulassen.

Wichtige diagnostische Hinweise auf bestehende Arteriosklerose der Beingefäße geben Hautblässe, schlecht heilende Wunden und häufige Pilzerkrankungen zwischen den Zehen.

Claudicatio intermittens (intermittierendes Hinken, Schaufensterkrankheit). Zum intermittierenden Hinken, der so genannten Schaufensterkrankheit, kommt es durch einen zunehmenden Verschluss der Beinarterien. Hier reicht die Durchblutung der Muskeln im Ruhezustand noch aus. Beim Laufen jedoch kommt es zur Minderversorgung der Muskulatur und in deren Folge zu heftigen Wadenschmerzen, die den Patienten zum Stehenbleiben zwingen. Durch das Stehenbleiben sinkt der Sauerstoffbedarf in den Muskeln, so dass nach kurzer Zeit die Schmerzen verschwinden und der Kranke weiterlaufen kann, und zwar so lange, bis ihn ein erneuter Schmerz wiederum zum Anhalten zwingt. Deshalb heißt diese Erkrankung auch „Schaufensterkrankheit", da der Betroffene von Schaufenster zu Schaufenster wandert und dort das Verschwinden des Schmerzes abwartet.

Komplikationen. Häufige Komplikationen der Arteriosklerose sind Herzinfarkt, Hirnschlag (Apoplexie), Gangränbildung an den Beinen, Niereninfarkt und arterielle Embolien.

Therapie. Die therapeutischen Maßnahmen müssen sich nach den Ursachen, den bereits eingetretenen Gefäßveränderungen und der Lokalisation der Erkrankung richten. Im Vordergrund der Behandlung steht die Beseitigung der Risikofaktoren: Regulierung des Blutfettspiegels, ausreichende Bewegung, Abbau von Übergewicht, Rauchverbot und Behandlung des Diabetes mellitus bzw. der Gicht.

Empfehlenswert sind folgende Allgemeinbehandlungen: Ganzkörperwaschungen, ansteigende Fußbäder, Wechselfußbäder, Armbäder u. a. Die wichtigsten pflanzlichen Mittel, die eingesetzt werden können, sind Knoblauch (Allium sativum), Weißdorn (Crataegus oxyacantha), Ginseng (Panax Ginseng) und Ginkgo (Ginkgo biloba). Es gibt eine Vielzahl von Arzneimitteln, die diese Pflanzen in Auszügen oder in homöopathischen Aufbereitungen enthalten.

Bei Claudicatio intermittens soll der Patient auf ebenen Wegen viel laufen, barfuß gehen und morgens Tau treten. Dabei muss aber darauf geachtet werden, dass es zu keiner Überanstrengung kommt.

6.4.2 Arterielle Embolie

Unter einer arteriellen Embolie versteht man einen *akuten Verschluß* eines *Gefäßlumens* durch eine Embolus (Blutgerinnsel, Blutpfropf).

Mit **Embolus** bezeichnet man grundsätzlich jedes Gebilde, das durch die Blutbahn verschleppt wird und zum Verschluss eines Gefäßes führt. Meist handelt es sich um Thrombusteile und nur selten um Fett oder Luft.

Ein **Thrombus** ist ein an der Gefäßwand festsitzendes Blutgerinnsel. Die Bildung dieser Thromben wird durch Atheromatose, Arteriosklerose und andere Gefäßerkrankungen gefördert. Bei der Entstehung können aber auch Gerinnungsstörungen des Blutes eine Rolle spielen. Reißt sich ein Teil oder der gesamte Thrombus los und wird im Blut mitgespült, so spricht man vom Embolus. Der Embolus schwimmt nun so lange im Blutstrom mit, bis er aufgrund seiner Größe in einer Arterie stecken bleibt.

Ursache. Die Ursache einer Embolie ist ein Embolus. Bei einer arteriellen Embolie stammt der Embolus häufig aus dem linken Herzen. Dort können sich Thromben aufgrund eines abgelaufenen Myokardinfarktes, bei Mitralklappenfehlern oder nach einer bakteriellen Endokarditis gebildet haben. Selbstverständlich können sich aber auch in Arterien Thromben bilden.

Anmerkung: Dagegen stammt der Embolus einer Lungenembolie aus den Bein-, Bauch oder Beckenvenen. In diesem Fall gelangt der Embolus ins rechte Herz und von dort in die Lungenarterie, die er verstopft.

Symptome. Je nach Größe und Lokalisation der arteriellen Embolie kommt es zu ganz unterschiedlichen Symptomen.

So verursacht eine *Hirnembolie* oft eine Halbseitenlähmung. Eine Mesenterialembolie (Verschluss eines den Darm versorgenden Gefäßes) führt zu kolikartigen Bauchschmerzen und evtl. zum paralytischen Ileus (Darmlähmung). Bei einer Embolie der Extremitätenarterien (Atlas Abb. 6-29) tritt ein plötzlicher, peitschenhiebähnlicher Schmerz auf, dem später ein bohrender Schmerz folgt. Die betroffene Extremität ist wachsbleich, kalt, gefühllos und nicht funktionstüchtig. Ein Puls kann an der betroffenen Seite nicht mehr getastet werden. Wird die Embolie nicht rechtzeitig behandelt, so kommt es zur Nekrosebildung.

Therapie. Es handelt sich um einen Notfall, der sofortige Krankenhauseinweisung erfordert. Dort stehen verschiedene Möglichkeiten der Behandlung zur Verfügung: Auflösung des Embolus durch Medikamente, die operative Entfernung aus den Arterien, Bypass-Operation oder das Herausziehen mittels Ballonkatheter. Ist es bereits zur Gangränbildung gekommen, muss rechtzeitig amputiert werden.

6.4.3 Endangiitis obliterans
(Endangitis obliterans, Thrombangi(i)tis obliterans, Winiwarter-Buerger-Krankheit)

Es handelt sich um eine segmentale Entzündung kleiner und mittelgroßer Extremitätenarterien, vor allem von Unterschenkel und Fuß, aber auch von Unterarm und Hand. Von der Erkrankung sind in erster Linie *junge Männer* zwischen dem 20. bis 40. Lebensjahr betroffen, und zwar in 98 % der Fälle *starke Raucher*. Durch den bei Frauen erheblich gestiegenen Zigarettenkonsum ist deren Anteil am Patientenkollektiv von früher 1 % in den letzten Jahren erheblich angestiegen.

In ca. 40 % der Fälle sind gleichzeitig – manchmal sogar vorauseilend – die Venen an den Entzündungsvorgängen mit beteiligt.

Ursache. Die Ursache ist unbekannt. Man vermutet Autoimmunvorgänge auf den Tabakrauch.

Pathophysiologie. Die Entzündung nimmt von der Intima ihren Ausgang. Es kommt zur Anlagerung von Thromben, die zum Gefäßverschluss führen können. Rauchen und Kälteeinwirkung verschlechtern den Krankheitsverlauf. Ein strikter Rauchverzicht führt oft einen Krankheitsstillstand herbei, wohingegen eine Wiederaufnahme meist prompt ein Rezidiv auslöst.

Eine Abgrenzung gegenüber der Arteriosklerose ist oft nicht möglich, zudem sich später auf die Gefäßentzündung häufig eine Arteriosklerose aufpfropft.

Symptome. Je nachdem, wie ausgeprägt das Krankheitsbild ist und wie weit die Erkrankung fortgeschritten ist, treten unterschiedliche Symptome auf. Es kann zu Kälte-, Taubheits- und Schweregefühl, zu Parästhesien, Raynaud-artigen Anfällen (➔ Abschn. 6.5.1), rascher Ermüdbarkeit und zu brennenden Schmerzen im betroffenen Areal kommen, gelegentlich auch zu Claudicatio intermittens, wenn sich die Erkrankung in den Beingefäßen abspielt. Treten Schmerzen im Fußgewölbe auf, so werden diese häufig orthopädisch fehlgedeutet. Es besteht eine ausgeprägte Neigung zur Nekrosebildung, wobei diese Gewebsdefekte durch entzündliche Prozesse des umliegenden Gewebes mit erheblichen Schmerzen verbunden sind. Nächtliche gesteigerte Schmerzattacken weisen auf eine ischämische Neuropathie hin. Begleitende Phlebitiden (Venenentzündungen) führen zu peripheren Ödemen.

Diagnose. Der Nachweis erfolgt histologisch. Die Verdachtsdiagnose kann beim Vorliegen folgender Faktoren gestellt werden: früher Krankheitsbeginn, peripherer Verschlusstyp, begleitende Venenentzündung, schubweiser Verlauf und Fehlen atherogener Risikofaktoren außer Rauchen.

Differentialdiagnose. Die Abgrenzung zwischen einer primär degenerativen zu einer primär entzündlichen Gefäßerkrankung bereitet oft große Schwierigkeiten, zumal der Übergang tatsächlich fließend ist.

Therapie. Die Behandlung *schwerer Verlaufsformen* erfolgt in der *Klinik*, und zwar medikamentös oder operativ (thorakale oder lumbale Sympathektomie), dabei müssen eventuell gefäßchirurgische Maßnahmen durchgeführt werden, manchmal sogar eine Amputation. Es besteht *absolutes Rauchverbot*, eventuell ist bei Frauen die weitere Einnahme der hormonellen Antikonzeptiva („Pille") einzustellen. Die schlecht versorgten Extremitäten müssen vor Druck, Kälte und Verletzungen geschützt werden. Ein vorsichtiges Bewegungstraining sollte durchgeführt werden, damit sich funktionstüchtige Kollateralkreisläufe ausbilden können.

Prognose. Die mittlere Lebenserwartung wird durch die Endangitis obliterans nicht eingeschränkt, da die Erkrankung auf die Extremitätengefäße begrenzt ist. Bei Fortbestand des Nikotinkonsums verläuft die Erkrankung in der Regel langsam progredient, so dass nach zehn Jahren Krankheitsdauer mit einer Amputationsrate von mindestens 20 % zu rechnen ist. Mehrfachamputationen sind keine Seltenheit.

6.4.4 Vaskulitiden (Angitiden)

Bei den Vaskulitiden (lat. vas = Gefäß) handelt es sich um *Gefäßentzündungen*, die in der Regel durch *Autoimmunvorgänge* bedingt sind. Je nachdem welche Gefäße betroffen sind, kommt es zu unterschiedlichen Krankheitsbildern. Im Folgenden werden stichpunktartig die wichtigsten vorgestellt.

Panarteri(i)tis nodosa (Periarter(i)itis nodosa, Polyarter(i)itis nodosa, PAN, Kußmaul-Mayer-Syndrom). Es handelt sich um eine seltene Gefäßwandentzündung der kleinen und mittleren Arterien, die zur Zerstörung der Zellwand, zu Gefäßverschlüssen und zu Aneurysmenbildung führen kann. Die Erkrankung gehört zu den Kollagenosen. Sie tritt vor allem bei Männern im mittleren Lebensalter auf. Betroffen sind vor allem die Gefäße der Nieren (Glomerulonephritis, Niereninsuffizienz, renale Hypertonie), des Herzens (Angina pectoris, Herzinfarkt, Herzrhythmusstörungen), der Leber (Leberinfarkt), des Magen-Darm-Traktes (Bauchschmerzen, Darmblutungen, Magen-Darm-Infarkte), der Haut (Urtikaria, Hautausschläge, Hautblutungen, Nekrosen) und der Gelenke (Arthritis). Neben organbedingten Symptomen kommt es zu Fieber, Abgeschlagenheit und Gewichtsverlust bis hin zur Kachexie.

Wegenersche Granulomatose (Wegener-Klinger-Granulomatose). Die Wegenersche Granulomatose ist eine seltene granulomatöse Gefäßentzündung, von der vor allem Männern zwischen dem 30. bis 50. Lebensjahr betroffen sind. Anfangs kommt es zu Beschwerden des oberen Atemtraktes (Rhinitis, Sinusitis, Otitis). Nach Wochen bis Monaten generalisiert die Erkrankung, was zur Lungen-, oft auch zur Nierenbeteiligung führt.

Arteri(i)tis temporalis (Horton-Syndrom, Riesenzell-Arter(i)itis). Von dieser Gefäßentzündung ist in erster Linie die Schläfenschlagader (A. temporalis superficialis) betroffen, aber auch die Augenschlagader (A. ophthalmica) und die Netzhautschlagader (A. centralis retinae). Die Erkrankung befällt v. a. Frauen jenseits des 50. Lebensjahres.

Die Schläfenarterie quillt verdickt hervor, ist verhärtet und druckschmerzhaft. Es bestehen meist einseitige, starke, oft anfallsartige Kopfschmerzen, vor allem in der Schläfenregion, evtl. tritt Fieber auf. Sind Augengefäße betroffen, besteht die Gefahr der Erblindung; sind Gehirngefäße mitbeteiligt, kann es zum Hirnschlag kommen.

Purpura Schoenlein-Henoch. Von dieser, durch Autoimmunvorgänge ausgelösten Entzündung, sind überwiegend Jungen im Vorschulalter betroffen. Dabei kommt es zwei bis drei Wochen nach einem Infekt (aber auch durch Nahrungsmittel oder Medikamente) zu Hautblutungen (Purpura), und zwar vor allem an der Streckseite der Extremitäten, außerdem zu Fieber, Gelenk- und Bauchschmerzen (evtl. auch zu Darmblutungen). Oft sind die Nieren in Form einer Glomerulonephritis mitbeteiligt.

6.5 Funktionelle Durchblutungsstörungen

Man spricht von *funktionellen* Durchblutungsstörungen, wenn die Arterien nicht von organischen Hindernissen verlegt sind, sondern die Durchblutungsstörung durch einen *Spasmus* der großen bzw. mittleren Arterien ausgelöst wird. Als wichtige funktionelle Durchblutungsstörungen werden hier der Morbus Raynaud und die Migräne vorgestellt.

6.5.1 Morbus Raynaud (Raynaud-Krankheit)

Es handelt sich um eine *anfallsweise* auftretende *Minderdurchblutung* der *Finger*. In ca. 80 % der Fälle sind *Frauen* betroffen (Atlas Abb. 6-23).

Die Erkrankung spielt sich am 2. bis 5. Finger ab (also die Finger mit Ausnahme des Daumens). Tritt die Mangeldurchblutung nur an einzelnen Fingern auf, so spricht man vom abgestorbenen Finger bzw. *Leichenfinger* (Digitus mortuus).

Verlaufsformen
- **Primärer Morbus Raynaud.** Es liegt keine erkennbare Grunderkrankung vor, die die Anfälle verursacht, sondern die typischen auslösenden Ursachen sind *Kälte*, *Vibrationen* (Motorrad fahren, Presslufthammerarbeiten, Spielen von Zupfinstrumenten) und (selten) emotionaler Stress. Das primäre Morbus-Raynaud-Syndrom gilt als harmlos, da es nicht zu Ernährungsstörungen des Gewebes führt.
- **Sekundäres Morbus-Raynaud-Syndrom.** Die Anfälle treten im Rahmen einer Grunderkrankung auf, wie Sklerodermie, Lupus erythematodes (➔ Abschn. 4.6.6), Endangitis obliterans, Arteriosklerose, Halsrippen- und Scalenus-anterior-Syndrom (s. u.). Der sekundäre M. Raynaud kann zu Ernährungsstörungen des Gewebes bis hin zur Nekrosebildung führen.

Beim **Scalenus-anterior-Syndrom** werden die A. subclavia und das Nervengeflecht (Plexus brachialis) in der Skalenuslücke komprimiert, was zu Schmerzen im Bereich von Halswirbelsäule, Schulter, Arm und Hand führen kann, außerdem zu Parästhesien und Durchblutungsstörungen am Arm.

Bei der vorderen Skalenuslücke handelt es sich um die Durchtrittsstelle („Lücke") zwischen dem M. scalenus anterior (vorderer Rippenheber bzw. vorderer Treppenmuskel) und der Rückfläche des Schlüsselbeins (Atlas Abb. 17-9).

Symptome. Beim klassischen Morbus-Raynaud-Anfall kommt es am 2. bis 5. Finger zunächst zur Blässe, dann zur Zyanose, auffolgend zur schmerzhaften Rötung. Häufig treten allerdings abgekürzte Verlaufsformen auf, die sich auf eine isolierte Blässe oder Zyanose beschränken. Besonders die Phase der Rötung kann mit starken Schmerzen einhergehen. Die Dauer des Anfalls schwankt zwischen 10 bis 20 Minuten.

Nur bei *sekundären* Morbus-Raynaud-Anfällen gehen die anfangs isoliert auftretenden schmerzhaften Attacken in anhaltende Beschwerden wie Parästhesien, Kältegefühl, Schmerzen und Gewebsnekrosen über.

Pathophysiologie. Die Blässe der betroffenen Finger ist ein Zeichen für die ausgebliebene Blutversorgung im betroffenen Bereich. Zur Zyanose kommt es durch den auffolgenden erhöhten Sauerstoffentzug des Blutes. Lässt der Gefäßkrampf nach, so fließt in das betroffene Gebiet vermehrt Blut ein, was zur Rötung (Hyperämie) führt.

Diagnose. Während des akuten Anfalles sind die Pulse in der betroffenen Region deutlich abgeschwächt bis fehlend.

Differentialdiagnose. Es muss sorgfältig zwischen einem primären und sekundären Morbus Raynaud unterschieden werden.

Abzugrenzen ist die Akrozyanose (bläuliche Verfärbung der Akren = die endenden Körperteile, z. B. Finger, Zehen, Kinn, Nase), der der Anfallscharakter fehlt.

Therapie. Beim sekundären Morbus Raynaud muss, soweit möglich, die Grunderkrankung behandelt werden. Schulmedizinisch wird medikamentös therapiert, gelegentlich auch durch Sympathektomie (Durchtrennung des Sympathikus im Thorakal- oder Lendenbereich).

Beim primären Morbus Raynaud hat sich als naturheilkundliche Maßnahme die Behandlung mit Mutterkorn (Secale cornutum) in der homöopathischen Aufbereitung ab D4 bewährt. Hydrotherapeutische Maßnahmen können mit vorsichtiger schrittweiser Anpassung an den Patienten durchgeführt werden. Es wird immer an der gesunden Seite begonnen und die Belastung in Dauer und Temperatur langsam gesteigert. Geeignet sind auch Bürstungen, Trockenabreibungen, Güsse, Bäder- und wechselwarme Anwendungen. Als Badezusatz eignen sich Kampfer- und Rosmarinöl.

Prognose. Besteht die Erkrankung aufgrund einer *rein funktionellen* Durchblutungsstörung, ist sie meist *harmlos*, da der Anfall vorüber ist, bevor es zu versorgungsbedingten Schäden kommt. Anders verhält es sich beim *sekundären* M. Raynaud, bei der es zu *Ernährungsstörungen* des Gewebes mit Nekrosebildung kommen kann.

6.5.2 Migräne

Bei Migräne kommt es zu *anfallsweisen, meist halbseitigen starken Kopfschmerzen* mit gastrointestinalen und visuellen, evtl. auch neurologischen *Begleitsymptomen*.

Ursache. Die eigentliche Ursache ist unbekannt, jedoch findet man in 50 % der Fälle eine familiäre Häufung. Auslösende Faktoren können Wetterumschwung, psychische Belastungen (auch freudige Ereignisse) oder Entlastung („Wochenendmigräne"), Alkoholgenuss, Veränderungen im Halswirbelsäulenbereich, Störungen der inneren Sekretion (Leber, Galle), das Essen von Schokolade oder Käse oder die Anwendung oraler Antikonzeptiva („Pille") sein. Für hormonelle Ursachen spricht, dass überwiegend Frauen betroffen sind und die Erkrankung mit der Menopause aufhören kann, oft eine Abhängigkeit zum Menstruationszyklus besteht und die Anfälle während der Schwangerschaft ganz verschwinden können.

Symptome. Der Kopfschmerz tritt typischerweise einseitig auf und ist von pulsierendem oder klopfendem Charakter. Er dauert Stunden bis Tage an. Die Patienten sind während des Anfalles gereizt und suchen die Abgeschiedenheit auf. Man unterscheidet:

- **einfache Migräne** (Migräne ohne Aura). Hier kommt es *nicht* zu begleitenden neurologischen Funktionsstörungen (s. u.), allerdings treten vegetative Begleitsymptome wie Übelkeit und Erbrechen auf, außerdem besteht Licht- und Geräuschüberempfindlichkeit.
- **klassische Migräne** (Migräne mit Aura). Bevor es zu den Kopfschmerzen kommt, treten kurzzeitige neurologische Funktionsstörungen auf wie Seh-, bzw. Sensibilitätsstörungen, nur selten Lähmungen.

Die Beschwerden zeigen bei den einzelnen Patienten einen bestimmten Ablauf, mit der Ausnahme, dass die einseitigen Kopfschmerzen nicht immer auf der gleichen Seite auftreten müssen. Die *Anfallshäufigkeit* reicht von täglichen Anfällen bis zu Abständen von mehreren Monaten.

Therapie. Die Therapie muss sich nach den *auslösenden Faktoren* richten. Bei Veränderungen im Halswirbelbereich kommen chiropraktische Maßnahmen in Betracht. Außerdem sollte das Sehvermögen überprüft werden, um angestrengtes Sehen als Ursache auszuschließen. Verschiedene homöopathische Medikamente sowie Akupunktur, Neuraltherapie, Schröpfen und Baunscheidtieren haben sich als Therapien bewährt. Bei Störungen der inneren Sekretion muss immer das betreffende Organ mitbehandelt werden (z. B. Leber und Galle).

> **Analgetikakopfschmerz**
>
> Migräne-Patienten entwickeln oft durch eine regelmäßige Einnahme von Schmerzmitteln einen sog. „Analgetikakopfschmerz". Schon 8 g Paracetamol oder 50 g Acetylsalicylsäure monatlich können dafür ausreichen (Einzeldosis liegt bei 0,5 bis 1 g). Auch die in der Schulmedizin eingesetzten Ergotamin-Abkömmlinge können selbst zu einem Dauerkopfschmerz führen. Die Diagnose „Ergotaminkopfschmerz" setzt voraus, dass über mindestens drei Monate täglich 2 mg Ergotamin oral oder 1mg rektal eingenommen wurde. Zu beachten ist, dass nach Absetzen des Schmerzmittels zwar der substanzinduzierte Kopfschmerz verschwindet, zurück bleibt jedoch üblicherweise das primäre Kopfschmerzleiden.
> Dem Patienten ist nachdrücklich anzuraten, dass er auf den Griff zur Tablette weitgehend verzichtet und durch eine ge-

eignete Therapie, eine geregelte Lebensweise, durch Vermeidung der bekannten Auslöser und durch Ruhe- und Entspannungsübungen zu Beschwerdefreiheit gelangt.

6.6 Angeborene Gefäßmissbildung

6.6.1 Morbus Osler (Osler-Rendu-Weber-Krankheit)

Beim Morbus Osler handelt es sich um eine angeborene Erweiterung der oberflächlichen Hautgefäße (hereditäre Teleangiektasie). Es bilden sich kleine, flache, rotbraune Knötchen (angiomatöse Teleangiektasien), und zwar bevorzugt im Gesicht und an der Nasen- und Mundschleimhaut, aber auch an inneren Organen (Atlas Abb. 6-30). Die Erkrankung tritt meist ab dem 40. Lebensjahr in Erscheinung, wobei es, aus scheinbar voller Gesundheit zu stärkeren Blutungen kommt, zum Beispiel zum Nasenbluten. Es besteht die Tendenz zur Verschlimmerung mit Bluthusten (Beteiligung der Lungen) oder lebensbedrohlichen Blutungen aus einem Gebiet (z. B. dem Magen-Darm-Kanal). Trotz dieser Zunahme der Blutungen im Alter ist die Lebenserwartung weitgehend normal.

6.7 Erkrankungen der Venen

6.7.1 Varikosis (Krampfaderleiden)

Krampfadern (Varizen) sind *örtliche Venenerweiterungen*, wobei vor allem die Venen der Unterschenkel knotig aufgeweitet und geschlängelt sind. Es handelt sich um ein außerordentlich verbreitetes Leiden, das bei ca. einem Drittel der Bevölkerung auftritt. Frauen sind 4mal häufiger betroffen als Männer.

Ursache. Die Ursache kann in einer *Venenklappeninsuffizienz* liegen und/oder in einer *angeborenen Bindegewebsschwäche*. Darüber hinaus wird das Leiden durch stehende Arbeitsweise, Übergewicht und Schwangerschaft verstärkt.

Die *sekundäre* Varikosis entwickelt sich als Folge einer anderen Venenerkrankung, beispielsweise einer tiefen Beinvenenthrombose, die zu einer Zerstörung der Venenklappen geführt hat (Atlas Abb. 6-31).

Einteilung. Nach den betroffenen Venen unterteilt man in:

- **Besenreiservarizen.** Hier sind kleine, in der Haut gelegene Venen erweitert. Typisch ist ihre parallele Anordnung.
- **Retikuläre Varikosis.** Die Varizen liegen im subkutanen Gewebe. Die Verbindungsvenen (Perforansvenen) zwischen den tiefen und oberflächlichen Venen sind intakt.
- **Nebenastvarikosis.**
- **Stammvarikosis.** Hier sind die großen, tiefliegenden Venen, die sogenannten Hauptstämme (V. saphena magna und die V. saphena parva), betroffen, die an der Innenseite von Ober- und Unterschenkel bzw. an Rück- und Außenseite des Unterschenkels verlaufen. In diesen Fällen sind oft auch die Verbindungsvenen (Perforansvenen) funktionsunfähig. Die Perforansvenen haben die Aufgabe, das Blut aus den oberflächlich verlaufenden Venen den tiefen Beinvenen zuzuführen.

Diagnose. Der Patient muss im Stehen untersucht werden, da die Krampfadern im Liegen „leerlaufen" können. Die Untersuchung erfolgt durch Inspektion und Palpation. An der Stelle insuffizienter Verbindungsvenen finden sich häufig lokale Venenausweitungen („Blow outs", ➜ Atlas S. 139). Apparative Untersuchungsmöglichkeiten sind die Ultraschall-Doppler-Untersuchung und die Phlebographien (➜ Abschn. 6.2.3).

Symptome. In *leichten* Fällen *fehlen* Beschwerden; die Krampfadern werden dann nur als Schönheitsfehler empfunden. In ausgeprägten Fällen kommt es zu *Schwere- und Spannungsgefühl, Ödemen* und *nächtlichen Wadenkrämpfen* (Atlas Abb. 6-32).

Komplikationen. Schon bei geringen Verletzungen können die erweiterten *Venen platzen*. Durch die schlechte Hautdurchblutung kann es zu *ekzematösen Hautveränderungen* kommen. Darüber hinaus kann sich eine *Entzündung* der

Venen einstellen (Phlebitis bzw. Thrombophlebitis), in weit fortgeschrittenen Fällen sogar ein *Unterschenkelgeschwür* (Ulcus cruris).

Therapie. Die Therapie zielt auf eine *Verbesserung der venösen Strömungsverhältnisse*: Gehen, Schwimmen und Hochlagern der Beine. Mit gutem Erfolg wird auch die *Hydrotherapie* eingesetzt, um die Hautdurchblutung anzuregen: Wassertreten, Wechselbäder und kühle Packungen der Beine. Verfahren wie beispielsweise Unterwasserdruckstrahlmassagen dürfen wegen der bestehenden Emboliegefahr nicht eingesetzt werden.

Wird eine Tätigkeit im Stehen ausgeübt oder liegt eine Schwangerschaft vor, müssen *Kompressionsstrümpfe* getragen werden, um die örtlichen Strömungsverhältnisse zu verbessern.

Von den pflanzlichen Mitteln steht die *Rosskastanie* (Aesculus hippocastanum) an erster Stelle. Sie kann innerlich und äußerlich angewandt werden (Vorsicht: allergischer Schock bei intravenöser Behandlung möglich). Aber auch Ginkgo biloba und die virginische Zaubernuss (Hamamelis virginiana), Steinklee und Weinlaub können zur Behandlung eingesetzt werden.

Besondere Bedeutung hat auch die Diätetik bei der Behandlung. Besteht Übergewicht, so muss eine Gewichtsnormalisierung angestrebt werden. Die Verdauung muss geregelt, insbesondere eine eventuell bestehende Obstipation bekämpft werden. Die Kost soll ballaststoffreich sein, Nikotin muss gemieden werden, damit die Gefäße nicht noch weiter geschädigt werden.

In der **Schulmedizin** werden kleinere Venen, vor allem kosmetisch störende Krampfadern an Seitenästen oder Verbindungsvenen, meist ambulant *verödet*. Dazu wird ein Mittel in die Vene gespritzt, das eine begrenzte lokale Entzündung auslöst. Werden Besenreiser auf diese Art behandelt, so kehren sie häufig an anderer Stelle wieder.

Manchmal wird bei Besenreisern auch mit dem *Laser* behandelt. Dies erfordert besondere Erfahrung, damit es durch den Laserstrahl nicht zu Verbrennungen und damit zu narbigen Defekten kommt.

Das *chirurgische Stripping* wird unter örtlicher Betäubung oder unter Vollnarkose durchgeführt. Dabei wird die Krampfader mit Hilfe von mindestens zwei Schnitten entfernt, die im günstigsten Fall nur je ungefähr ein Zentimeter groß sind. Die Schnitte werden in der Leistenbeuge, der Kniekehle bzw. dem Unterschenkel oder der Knöchel-

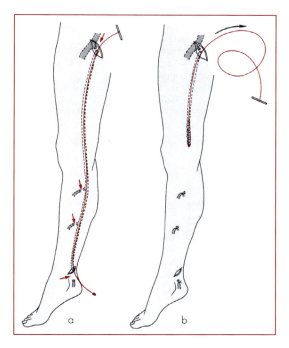

Abb. 6-6 Venenstripping der großen Hautvene des Beines (große Saphena, V. saphena magna)
Beim chirurgischen Stripping werden Schnitte in der Leistenbeuge oder der Kniekehle und dem Unterschenkel oder der Knöchelregion durchgeführt. Auffolgend wird die Krampfader auf eine flexiblen Sonde (sog. Venenstripper) aufgefädelt und herausgezogen.

region durchgeführt. Dann wird die Krampfader mit einer speziellen Sonde aus dem Bein herausgezogen. Diese Methode darf nur eingesetzt werden, wenn die tiefen Beinvenen eindeutig durchgängig sind.

Sind Stammvenen, Verbindungsvenen oder dicke Seitenastvenen betroffen, so wird *chirurgisch* behandelt. Diese Venen dürfen ebenfalls nur operativ entfernt werden, wenn die tieferliegenden Venen einwandfrei funktionieren, was vorher durch geeignete Untersuchungen sorgfältig abgeklärt werden muss.

Die *Häkchenmethode* eignet sich nur für kleine Krampfadern. Dabei werden durch kleine Schnitte Krampfadern von Seitenästen entfernt. Die kosmetischen Ergebnisse sind hier im allgemeinen gut.

Eine endoskopische Chirurgie kann vorgenommen werden, um zum Beispiel Verbindungsvenen zum tiefen Venensystem zu entfernen. Dabei wird die Krampfader unter Zuhilfenahme eines Sichtgerätes und einer speziellen Sonde entfernt.

6.7.2 Thrombophlebitis (oberflächliche Thrombophlebitis)

Das Wort Thrombophlebitis setzt sich aus Thrombose und Phlebitis zusammen:

- **Thrombose**. Bei einer Thrombose hat sich ein *Blutgerinnsel* an der Gefäß- oder Herzwand abgesetzt. Dabei spielen vor allem drei Faktoren eine Rolle (Virchow-Trias, thrombogene Funktionstrias):
  - **Gefäßwandschaden** (durch Entzündungen, Verletzungen, Arteriosklerose),
  - **Blutgerinnungsstörung** (erhöhte Neigung der Blutplättchen und der roten Blutkörperchen zu verklumpen),
  - **herabgesetzte Blutströmungsgeschwindigkeit** (Stase, z. B. durch Krampfadern, Operationen, langen Flug- bzw. Autoreisen oder Herzinsuffizienz). Weitere begünstigende Faktoren sind Übergewicht, höheres Lebensalter, Schwangerschaft, Einnahme hormoneller Antikonzeptiva („Pille") und bestimmte Tumorleiden (v. a. Bronchial- und Pankreaskrebs, durch Veränderung der Blutzusammensetzung).
- **Phlebitis** (Phleb, griech. = Vene). Unter Phlebitis versteht man eine *Venenentzündung*.

Tritt eine Venenentzündung zusammen mit einer Thrombose auf, spricht man von Thrombophlebitis. Dabei ist es wichtig festzustellen, ob eine oberflächlich verlaufende oder eine tiefe Vene (Phlebothrombose, ➔ Abschn. 6.7.3) betroffen ist, da diese Erkrankungen unterschiedlich gefährlich sind und eine unterschiedliche Therapie erfordern.

Ursache. Eine oberflächliche Thrombophlebitis entwickelt sich meist aufgrund von Krampfadern, aber auch durch Verletzungen, paravenöse Injektionen und langdauernde Infusionsbehandlungen.

Symptome. Es kommt zu örtlichen Entzündungszeichen: Rötung, Schmerz, Überwärmung. Die geschwollene, thrombotisch verhärtete Vene kann getastet werden. Da der venöse Blutabfluß über die großen tiefliegenden Venen erfolgt, bildet sich *kein Beinödem* aus.

Therapie. Beine nachts hochlagern, damit sich der Rückfluss des Blutes in den Venen verbessert. Tagsüber soll sich der Patient in frischer Luft und Sonne bewegen – im Gegensatz zur Phlebothrombose (s. u.), die strenge Bettruhe erfordert. Außerdem können feucht-kühle Umschläge mit Quark, Kamille, Arnika oder Echinacea aufgelegt werden. Nach neuen Erkenntnissen ist das Tragen von Kompressionsstrümpfen der Klasse 2 bzw. 3 unerlässlich.

> Wegen bestehender Emboliegefahr dürfen bei **Thrombophlebitis f**olgende Therapien **nicht** durchgeführt werden:
> - Unterwasserdruckstrahlmassage
> - Mechanische Vibrationen
> - Manuelle Schüttelung der Beine

6.7.3 Phlebothrombose (tiefe Venenthrombose, alt: tiefe Thrombophlebitis)

Es handelt sich um eine Thrombose des tiefen Venensystems mit der akuten Gefahr einer *Lungenembolie* und häufigen Spätkomplikationen in Form einer *chronisch-venösen Insuffizienz* (CVI, postthrombotisches Syndrom, ➔ Abschn. 6.7.4).

Ursache. Vor allem ältere und übergewichtige Patienten sind erhöht thrombosegefährdet. Wie bereits zuvor geschildert, wird die Thromboseentstehung durch drei Faktoren begünstigt: Blutstase, Gefäßwandschädigung und Veränderung der Blutgerinnung (➔ Abschn 6.7.2).

Diagnose. Die Diagnosestellung ist erschwert, da das *Anfangsstadium* oft *symptomarm* ist (bei *großer* Emboliegefahr!) Die Zyanose am betroffenen Bein ist nur beim Stehen sichtbar. Man untersucht auf lokalen Schmerz und ob eine Schwellung und Überwärmung des betroffenen Hautareals feststellbar ist. Dabei können das Payr- und das Homans-Zeichen einen wichtigen Frühhinweis auf eine bestehende Phlebothrombose geben.

- **Payr-Zeichen** (Fußsohlendruckschmerz). Hier wird beim Druck auf die Innenseite der Fußsohlen Schmerz angegeben.
- **Homans-Zeichen.** Bei Dorsalflexion des Fußes kommt es zum Wadenschmerz.

Symptome. Anfangs stellt der Betroffene meist ein Schwere- und Spannungsgefühl am erkrankten Bein fest, außerdem einen belastungsabhängigen Fußsohlen- bzw. Wadenschmerz, evtl. auch einen ziehenden Schmerz entlang der Vene. Oft besteht ein allgemeines Unwohlsein, manchmal auch mäßiges Fieber und anhaltende Wadenkrämpfe.

Im Frühstadium der Erkrankung sind oft die Leitsymptome, *Schwellung*, *zyanotische Verfärbung* und *Überwärmung* **nicht** voll ausgebildet (Atlas Abb. 6-35). So bleiben auch in ihrem akuten Stadium fast die Hälfte aller Phlebothrombosen unerkannt und werden unter Umständen erst nachträglich durch eine Lungenembolie festgestellt.

Deshalb muss allen Symptomen, die in diese Richtung weisen, größte Aufmerksamkeit geschenkt werden. Schon im Verdachtsfall muss eine sorgfältige klinische Abklärung erfolgen!

> **!** **Leitsymptome der Phlebothrombose** (tiefen Venenthrombose):
> - **Schwellung**, wobei das Ausmaß des Ödems vom Sitz und dem Ausprägungsgrad der Phlebothrombose abhängt.
> - **Zyanotische Verfärbung**
> - **Überwärmung**

Komplikationen. Die gefürchtetste und lebensgefährlichste Komplikation liegt in der Lungenembolie. Die größte Emboliegefahr besteht während der ersten *ein* bis *drei* Tage (bis hin zum 5. Tag). In dieser Zeit ist der Thrombus mit der Gefäßwand noch nicht fest verbunden, so dass er sich leicht lösen kann. Vom 3. bis 14. Tag, wenn also die ersten Beschwerden auftreten, nimmt die Emboliegefahr ab. Grundsätzlich besteht eine Emboliegefahr jedoch ca. 3 Wochen lang.

Durch die Thrombose ist der venöse Abstrom nicht mehr ausreichend gewährleistet, so dass es bei knapp 50 bis 80 % der Betroffenen als Spätkomplikation zur chronisch-venösen Insuffizienz (CVI, postthrombotisches Syndrom, → Abschn. 6.7.4) kommt, sofern keine Kompressionsstrümpfe getragen werden. Werden Kompressionsstrümpfe getragen, so reduziert sich das Risiko an CVI zu erkranken auf ca. 10 bis 20 %. Zur CVI kommt es, wenn die Venenklappen infolge des abgelaufenen Entzündungsprozesses geschädigt wurden.

Die vorgeschädigten Venenwände begünstigen die Bildung neuer Thromben, so dass es verhältnismäßig häufig zu Thrombose-Rezidiven kommt.

> **!** **Phlebothrombose** verläuft in den ersten Tagen symptomenarm – trotzdem besteht *große Emboliegefahr*!

Therapie. Die Therapie erfolgt durch den Arzt mittels Antikoagulanzien (→ Abschn. 5.10.7), medikamentöser Fibrinolyse (Auflösung von Gerinnseln) oder (selten) durch gefäßchirurgische Maßnahmen. Es muss ein Kompressionsverband angelegt werden und strikte Bettruhe eingehalten werden.

6.7.4 Chronisch-venöse Insuffizienz (CVI, postthrombotisches Syndrom)

Mit dem Begriff „chronisch-venöse Insuffizienz" werden venöse Abflussstörungen unterschiedlichster Ursache zusammengefasst. Dabei unterscheidet man eine Tiefeninsuffizienz (betroffen sind die tiefen Venen) von einer Oberflächeninsuffizienz (Hautvenen betroffen). Oft bestehen allerdings Mischformen und es ist keine genaue Differenzierung möglich.

Einteilung. Man kann bei der chronisch-venösen Insuffizienz drei Stadien unterscheiden:

Stadium I: Stauungszeichen im Fußknöchelbereich ohne Ernährungsstörungen des Gewebes,

Stadium II: Stauungszeichen mit Ernährungsstörungen, Pigmentverschiebungen und Induration (Verhärtung des Gewebes), allerdings besteht kein Unterschenkelgeschwür,

Stadium III: akutes oder abgeheiltes Unterschenkelgeschwür (Ulcus cruris).

Pathogenese. Durch Klappenschädigungen, Abstromhindernisse oder durch eine ungenügende Leistung der Beinvenenpumpe kommt es zur Stauung des Blutes und damit zu einem erhöhten Druck in den Venolen und Kapillaren, was schließlich zu Störungen der Mikrozirkulation und zu einem verstärktem Austritt von Flüssigkeit und Eiweiß aus den Gefäßen führt. Ist das Lymphsystem nicht mehr in der Lage, die vermehrt anfallende Flüssigkeit abzutransportieren, so kommt es zu einer erhöhten Ödemneigung und zu einer Induration (Verhärtung) von Haut und Unterhaut, wodurch die Haut und die Hautanhangsgebilde geschädigt werden. Letztendlich werden die Zellen nur noch so schlecht versorgt, dass es zur Geschwürsbildung (Ulcus cruris) und zu Nekrosen kommt.

Symptome. Die Patienten geben anfangs im Waden- und Knöchelbereich ein Schwere- bzw. Spannungsgefühl an, manchmal bis hin zu einem „Berstungsgefühl". Die Beschwerden verschlechtern sich durch längeres Stehen und Sitzen und nehmen gegen Abend zu.

Mit Fortschreiten der Erkrankung kommt es zu Beinödemen, Pigmentstörungen der Haut, Ekzemen, Krampfadern (Atlas Abb. 6-36) und an der Innenseite des Unterschenkels meist ungefähr handbreit über dem Innenknöchel zum Unterschenkelgeschwür (Ulcus cruris, Atlas Abb. 6-33 und 6-34). Die Ödeme sind anfangs weich und verschwinden über Nacht. Später kommt es zu Umbauten im Gewebe und damit zur Induration.

Krampfadern (Varizen) kommen bei CVI aus zwei Gründen fast immer vor: zu einem besteht schon grundsätzlich eine anlagebedingte Venenwandschwäche, zum anderen bilden sich Varizen oft in Folge einer abgelaufenen Thrombophlebitis, die zur Schädigung der Venenklappen und damit zur Krampfaderbildung führt. In diesem Fall spricht man von sekundären Varizen.

Therapie. Die Therapie ist abhängig vom Schweregrad der Erkrankung. Im Wesentlichen gilt, was auch für die Behandlung der Krampfadern gesagt wurde: Langes Sitzen und Stehen muss vermieden werden. Die Beine sollen möglichst häufig hochgelagert werden. Die Beindurchblutung ist anzuregen (Kneipp, Massagen). Übermäßige Wärme in jeder Form (Fango, Thermalbad) ist zu vermeiden. Das Anlegen von Kompressionsverbänden bzw. das Tragen von Kompressionsstrümpfen gilt heute als unerlässlich.

Ist es zum Unterschenkelgeschwür gekommen, so muss dieses vorschriftsmäßig gereinigt werden. Bewährt haben sich hier vor allem Hydrokolloidverbände zur feuchten Wundbehandlung, Quarkauflagen, feucht-kühle Umschläge mit Heilpflanzen und die Einnahme homöopathischer und pflanzlicher Heilmittel, wie im Abschn. 6.7.1 unter „Therapie der Varizen" beschrieben.

6.8 Fragen

Beantworten Sie die Fragen möglichst knapp! Die richtigen Antworten finden Sie auf im angegebenen Abschnitt entweder **halbfett** oder *kursiv* gedruckt.

Verschiedene Kreisläufe

▶ Wo erfolgt der Stoffaustausch? In den Arterien, Arteriolen, Kapillaren, Venolen oder Venen? Transportieren die Arterien in Körperkreislauf sauerstoffarmes oder sauerstoffreiches Blut? Transportieren die Venen im Lungenkreislauf sauerstoffarmes oder sauerstoffreiches Blut? Fließt im Pfortadersystem sauerstoffarmes oder sauerstoffreiches bzw. nährstoffarmes oder nährstoffreiches Blut? (➜ Abschn. 6.1.1)

Aufbau und Aufgabe der Gefäße

▶ Geben Sie an, aus wieviel Schichten die Gefäßwand aufgebaut ist und zählen Sie die einzelnen Schichten auf! Aus welcher Gewebeart besteht die innerste Schicht der Gefäßwände? Warum werden die Venen auch Kapazitätsgefäße genannt? Wie werden besonders weite Kapillaren noch bezeichnet? (➜ Abschn. 6.1.2)

Verlauf der wichtigsten Gefäße

▶ Wie heißt die große Körperschlagader, die aus der linken Herzkammer abgeht? In welche drei Abschnitte wird sie unterteilt? Wie heißen die ersten Gefäße, die aus der Aorta entspringen? Geben Sie drei Abgänge aus dem Aortenbogen an! Zählen Sie die wichtigsten Abgänge aus der Bauchaorta auf! Welches Gefäß bringt das Blut aus den unteren Extremitäten und dem Bauch-Becken-Raum zum rechten Vorhof des Herzens zurück? (➔ Abschn. 6.1.3)

Untersuchungsmethoden

▶ Zählen Sie einfache körperliche Untersuchungsmethoden auf, mit denen sich der Heilpraktiker einen ersten Überblick über das Herz-Kreislauf-Geschehen verschaffen kann! (➔ Abschn. 6.2.1)
▶ Welche wichtigen Pulspalpationsstellen kennen Sie? (➔ Abschn. 6.2.1)
▶ Worauf weisen Seitendifferenzen bei vergleichender Pulstastung hin? (➔ Abschn. 6.2.1, Kasten)
▶ Welche Strömungsgeräusche können in frei durchgängigen Arterien wahrgenommen werden? Welche Arterien sollten – vor allem bei älteren Patienten – routinemäßig auskultiert werden? (➔ Abschn. 6.2.1)
▶ Was wird bei einer Kreislauffunktionsprüfung nach Schellong gemacht? Wozu dient der Schellong-Test? (➔ Abschn. 6.2.2, Kasten)
▶ Wozu dient der Ratschow-Test? (➔ Abschn. 6.2.2)

Hypotonie

▶ Geben Sie die Blutdruckwerte an, unterhalb derer man bei Männern bzw. Frauen von Hypotonie spricht! (➔ Abschn. 6.3.1, Kasten)

Hypertonie

▶ Was versteht man unter arterieller Hypertonie? (➔ Abschn. 6.3.2)
▶ Wie werden Hypertonien nach der Ursache unterteilt? (➔ Abschn. 6.3.2)
▶ Was ist die wichtigste Ursache der kardiovaskulären Hypertonie? (➔ Abschn. 6.3.2)
▶ Wie werden Hypertonien nach den eingetretenen Endorganschäden eingeteilt und wie nach dem Verlauf? (➔ Abschn. 6.3.2)
▶ Geben Sie die gefürchteten Folgen einer lang andauernden Hypertonie an! (➔ Abschn. 6.3.2, Kasten)
▶ Wie behandelt der Heilpraktiker, wenn ein Patient mit sehr hohen Blutdruckwerten in seine Praxis kommt? (➔ Abschn. 6.3.2)

Arteriosklerose

▶ Zählen Sie Risikofaktoren für Arteriosklerose auf! Geben Sie einfache Untersuchungstechniken an, die den Behandler auf eine Arteriosklerose hinweisen! Nennen Sie Beschwerden, die aufgrund einer Beinarteriosklerose auftreten können! Geben Sie die Fachbezeichnung für Schaufensterkrankheit an! Was sind typische Folgen (Komplikationen) einer Arteriosklerose? (➔ Abschn. 6.4.1)

Arterielle Embolie

▶ Was versteht man unter einer arteriellen Embolie? Ein Thrombus hat sich aus der linken Herzkammer gelöst. Geben Sie an, in welchen Organen es zur arteriellen Embolie kommen kann! (➔ Abschn. 6.4.2)

Endangitis obliterans

▶ Wer ist in erster Linie von der Endangitis obliterans betroffen? Zählen Sie Symptome der Endangitis obliterans auf! Wie wird die Therapie durchgeführt? (➔ Abschn. 6.4.3)

Vaskulitiden

▶ Was sind Vaskulitiden und wodurch sind sie bedingt? Zählen Sie einige Vaskulitiden auf! (➔ Abschn. 6.4.4)

Morbus Raynaud

▶ Worum handelt es sich beim Morbus Raynaud? Welches Geschlecht ist davon meistens betroffen? (➔ Abschn. 6.5.1)
▶ Wie bezeichnet man es, wenn von der Durchblutungsstörung nur ein Finger betroffen ist? (➔ Abschn. 6.5.1)
▶ Geben Sie die wichtigsten Ursachen an, die einen primären Morbus-Raynaud-Anfall auslösen können! Schildern Sie einen typischen Morbus-Raynaud-Anfall! Wie ist die Prognose der Erkrankung? (➔ Abschn. 6.5.1)

Migräne

▶ Was versteht man unter Migräne? Welche beiden Verlaufsformen werden unterschieden? Wie häufig treten bei den Betroffenen Migräneanfälle auf? Wie würden Sie Migräne behandeln? (➔ Abschn. 6.5.2)

Varikosis

▶ Was sind Krampfadern? Was sind die Ursachen von Varizen? Wie wird die Varikosis je nach den betroffenen Venen unterteilt? Welche Beschwerden wird eine Patientin mit leichter Varikosis angeben, welche eine mit schwerer? Geben Sie mögliche Komplikationen von Varikosis an! Was sind wichtige Behandlungsgrundsätze bei Krampfaderleiden? Zählen Sie einige schulmedizinische Therapien auf, die bei Varizen eingesetzt werden! (➔ Abschn. 6.7.1)

Oberflächliche Thrombophlebitis

▶ Was ist ein Thrombus? Zählen Sie die Virchow-Trias (thrombogene Funktionstrias) auf! Worum handelt es sich bei einer Phlebitis? Stellt sich bei einer oberflächlichen Thrombophlebitis ein Beinödem ein? (➔ Abschn. 6.7.2)

Phlebothrombose

▶ Was sind die gefürchteten Folgen einer Phlebothrombose? Treten im Anfangsstadium deutliche oder nur wenig Symptome auf? Wie verhält es sich hier mit der Emboliegefahr? Welche beiden einfach zu untersuchenden Zeichen können einen wichtigen Frühhinweis auf Phlebothrombose geben? (➔ Abschn. 6.7.3)
▶ Geben Sie die Leitsymptome der Phlebothrombose an (➔ Abschn. 6.7.3, Kasten)
▶ Wann besteht die größte Emboliegefahr (in den ersten Krankheitstagen oder wenn die Erkrankung schon länger besteht)? (➔ Abschn. 6.7.3)
▶ Wie wird bei Phlebothrombose behandelt? (➔ Abschn. 6.7.3)

Chronisch-venöse Insuffizienz

▶ Welche Stadien werden bei der CVI unterschieden? (➔ Abschn. 6.7.4)

7 Blut

7.1 Zusammensetzung des Blutes 213
7.1.1 Blutplasma mit Bluteiweißen 213
Bluteiweiße (Plasmaproteine) 213
7.1.2 Blutzellen (korpuskuläre Bestandteile) und Hämatokrit 215
Hämatokrit (Hkt, Hk) 215
Blutzellen 215

7.2 Erythrozyten (rote Blutkörperchen) 216
Erythrozytenbildung (Erythropoese) 216
Erythrozytenabbau 216

7.3 Leukozyten (weiße Blutkörperchen) 216
7.3.1 Monozyten 217
7.3.2 Granulozyten 217
7.3.3 Lymphozyten 218

7.4 Thrombozyten (Blutplättchen) 220

7.5 Blutgruppen 220
7.5.1 Blutgruppenunverträglichkeiten 221
7.5.2 Rhesusfaktor 222
7.5.3 Bluttransfusionen 222

7.6 Aufgaben des Blutes 223
7.6.1 Allgemeine Aufgaben 223
7.6.2 Blutstillung (Hämostase) mit Blutgerinnung und Gerinnselauflösung 223
Gefäßreaktionen 224
Thrombozytenaggregation (Blutplättchenpfropf) 224
Blutgerinnung 224
Hemmstoffe der Blutgerinnung 226
Fibrinolyse (Gerinnselauflösung) 226
Gerinnungsstörungen 227
7.6.3 Entzündung 227
Ablauf einer lokalen Entzündungsreaktion 227
Ablauf einer allgemeinen Entzündungsreaktion 228

7.7 Untersuchungsmethoden 228
7.7.1 Blutbild (Hämogramm) 228
Differentialblutbild 228
7.7.2 Blutkörperchensenkungsgeschwindigkeit 230
7.7.3 Blutungszeit (BZ) 231
7.7.4 Quick-Test (Thromboplastinzeit, TPZ, Prothrombinzeit) 231
7.7.5 Wichtige klinische Untersuchungsmöglichkeiten 231

7.8 Anämie (Blutarmut) 232
Einteilung nach der Ursache 232
Einteilung nach der Form der Erythrozyten 232
Einteilung nach dem Hämoglobingehalt der Erythrozyten 232
Einteilung nach dem Verlauf 233
7.8.1 Eisenmangelanämie 233
7.8.2 Perniziöse Anämie (Vitamin-B_{12}-Mangelanämie) 235
7.8.3 Folsäuremangelanämie 236
7.8.4 Hämolytische Anämie 236
7.8.5 Aplastische Anämie 237

7.9 Leukämie 237
Einteilung nach dem klinischen Verlauf 237
Einteilung nach dem Reifegrad der Leukozyten 238
Einteilung nach der Abstammung 238
7.9.1 Akute Leukämie 238
7.9.2 Chronische lymphatische Leukämie (CLL, chronische Lymphadenose) 238
7.9.3 Chronische myeloische Leukämie (CML) 239

7.10 Weitere wichtige Blutkrankheiten 239

7.10.1 Agranulozytose 239
7.10.2 Polyglobulie 240
7.10.3 Polyzythämie (Polycythämia vera) 240
7.10.4 Hämophilie (Bluterkrankheit) 241

7.11 Fragen 242

Obwohl das Blut mit dem bloßen Auge betrachtet als homogene Flüssigkeit erscheint, ist es aus unterschiedlichen Anteilen zusammengesetzt. Blut ist ein wichtiges Transportmittel, da es über das Kreislaufsystem praktisch alle Zellen erreicht und diese einerseits mit Nährstoffen und Sauerstoff versorgt und andererseits Abbaustoffe abtransportiert.

Blut spielt in der Krankheitserkennung eine wichtige Rolle, da sich bei vielen Krankheiten typische Abweichungen in seiner Zusammensetzung ergeben und es außerdem leicht zu gewinnen ist. Der Heilpraktiker muss allerdings beachten, dass im Patientenblut Erreger (z. B. Bakterien, Viren) enthalten sein können und er sich so beim unsachgemäßen Umgang infizieren könnte.

Blutvolumen. Die Gesamtblutmenge beträgt ca. 8 % des *Körpergewichts* bzw. 1/12 bis 1/13 des Körpergewichts. Dies ergibt beim Erwachsenen eine Gesamtblutmenge von ca. 5–6 (4–7) Litern. Ist die Gesamtblutmenge erhöht, spricht man von *Hypervolämie*, ist sie herabgesetzt von *Hypovolämie*.

Blutverlust. Kleinere Blutverluste werden vom Körper innerhalb von ca. 2 Tagen ausgeglichen, und zwar vor allem indem Zwischenzellflüssigkeit in das Kreislaufsystem aufgenommen wird. Die Erneuerung der Blutzellen dauert länger, und zwar bei größeren Blutverlusten über einen Monat.

Grundsätzlich werden Blutverluste von bis zu 10 % (500–800 ml) im Allgemeinen vom Gesunden problemlos verkraftet; Blutverluste von über 30 % rufen die Symptome eines Volumenmangelschocks hervor; ein plötzlicher Verlust von über 50 % verläuft – ohne geeignete therapeutische Maßnahmen – *tödlich*.

7.1 Zusammensetzung des Blutes

Blut besteht aus zwei Hauptbestandteilen:

1. **Blutplasma:** die Blutflüssigkeit („Blutwasser"), in der Stoffe gelöst sind
2. **Blutzellen:** rote und weiße Blutkörperchen und Blutplättchen, die im *roten Knochenmark* gebildet werden.

Diese zwei Anteile kann man im *ungerinnbar* gemachten Blut gut unterscheiden: Die schweren Blutzellen sinken nach unten, und die flüssigen Anteile stehen als leicht gelbliche Flüssigkeit darüber (siehe auch Hämatokrit, HK, Abschn. 7.1.2 und Blutkörperchensenkungsgeschwindigkeit, BKS, Abschn. 7.7.2).

7.1.1 Blutplasma mit Bluteiweißen

Das *Plasma* ist das „Blutwasser", also der flüssige Anteil des Blutes, das heißt Blut ohne Blutzellen. Im Plasma ist noch Fibrinogen enthalten, somit ist Plasma *gerinnbar*. Serum ist Plasma *ohne* Fibrinogen, weshalb Serum *ungerinnbar* ist.

Blutplasma besteht zu 90 % aus Wasser, zu 7 bis 8 % aus Bluteiweißen und zu ca. 2 % aus anderen Stoffen:

- **Bluteiweiße**, zum Beispiel Albumine, Globuline (s. u.),
- **Elektrolyte** (Natrium, Kalium, Magnesium, Kalzium),
- **Nährstoffe** (Glukose, Aminosäuren, Fettsäuren),
- **Abbaustoffe** (Harnstoff, Harnsäure, Kreatinin, Kohlendioxid),
- **Spurenelemente**, **Vitamine**, **Sauerstoff**, **Hormone**.

Bluteiweiße (Plasmaproteine)

Bei den Bluteiweißen handelt es sich um ein Gemisch aus nahezu 100 verschiedenen Eiweißen, die zum größten Teil in der Leber hergestellt werden.

Die Bluteiweiße lassen sich durch verschiedene Techniken in Gruppen aufspalten (fraktionieren). Ein bekanntes Verfahren ist die **Elektrophorese** (Abb. 7-1). Hierbei erfolgt die Trennung der Bluteiweiße aufgrund der unterschiedlichen Wanderungsgeschwindigkeit im elektrischen Gleichspannungsfeld. Die Wanderungsgeschwindigkeit der Eiweiße wird von ihrer elektrischen Ladung und ihrer Molekülgröße beeinflußt. Mit dieser Untersuchungsmethode lassen sich fünf Hauptfraktionen trennen: Albumin, Alpha-1-, Alpha-2-, Beta- und Gammaglobuline (s. u.). Eine noch weitergehende Auftrennung der Bluteiweiße gelingt mit der Immunelektrophorese.

Die Bluteiweiße haben ganz unterschiedliche Aufgaben:

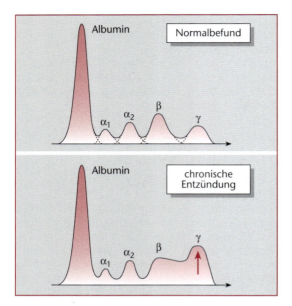

Abb. 7-1 Elektrophorese. Zu sehen ist oben ein Normalbefund und unten ein Befund bei chronischer Entzündung. Letztere hat durch einen Anstieg der Antikörper zu einer Erhöhung der Gamma-Globuline geführt.

- **Trägerfunktion.** Viele Stoffe (z. B. Eisen, Hormone, Bilirubin, Medikamente) werden im Blut durch bestimmte Trägereiweiße befördert.
- **Mitwirkung bei der Homöostase.** Die großen Bluteiweiße können die Kapillarwände nur unter bestimmten Voraussetzungen verlassen (z. B. bei Entzündungsvorgängen), so dass sie normalerweise in den Kapillaren verbleiben, hier einen osmotischen Druck ausüben und so das Wasser aus dem Zwischenzellraum zurückholen ins Kreislaufsystem. Fehlen Bluteiweiße, zum Beispiel durch Nierenerkrankungen (Albumine!), Hungerzustände oder Leberschäden, so kommt es zu Ödemen, und zwar zu so genannten „Eiweißmangelödemen".
- **Blutgerinnung.** Damit die Blutgerinnung ablaufen kann, müssen im Blut bestimmte Gerinnungsfaktoren wie Prothrombin und Fibrinogen (s. u.) vorkommen.
- **Abwehr.** Die von den Plasmazellen (→ Abschn. 7.3.3, B-Lymphozyten) produzierten Antikörper werden zu den Bluteiweißen gerechnet (Gamma-Globuline). Darüber hinaus spielt das Komplement (→ Abschn. 26.3.1) eine wichtige Rollen.
- **Pufferfunktion.** Der Blut-pH-Wert muss innerhalb der engen Grenzen von 7,37 bis 7,43 (arteriell) konstant gehalten werden. Dabei spielen Eiweiße eine wichtige Rolle, da sie freie H^+-Ionen binden können.

Wichtige Vertreter der Bluteiweiße sollen nun kurz vorgestellt werden:

- **Albumine.** Die Albumine gehören zu den kleinsten Bluteiweißen. Ihr Anteil an den Gesamteiweißen im Blutplasma beträgt ca. 60 %. Aufgrund ihrer großen Konzentration spielen sie einerseits eine wichtige Rolle bei der Aufrechterhaltung des kolloidosmotischen Druckes, andererseits stellen sie eine beachtliche *Eiweißreserve* des Organismus dar. Des Weiteren haben sie wichtige Transportfunktionen, zum Beispiel für Bilirubin, freie Fettsäuren und bestimmte Medikamente.
- **Globuline.** Die Globuline sind ein Gemisch verschieden großer Eiweißkörper, die (mit Ausnahme der Gamma-Globuline) annähernd kugelförmige Gestalt haben.

Man unterteilt:
- **Alpha-1-Globuline.** Hierzu gehört das Alpha-1-Lipoprotein, das in erster Linie dem Lipidtransport dient. Außerdem das Transcobalamin, das für den Transport des Vitamin B_{12} zuständig ist, weiterhin Transkortin, das Cortisol befördert, der Gerinnungsfaktor Prothrombin u. a.
- **Alpha-2-Globuline.** Alpha-2-Makroglobulin mit Proteasenhemmfunktion, Alpha-2-Haptoglobin mit der Fähigkeit, freies Hämoglobin zu binden u. a.
- **Beta-Globuline** sind vor allem wichtige Trägereiweiße, zum Beispiel dient das Beta-Lipoprotein dem Transport von Lipiden; Transferrin transportiert Eisen zu den Blutbildungsstätten und zu den Speicherorganen (Leber, Milz, rotes Knochenmark). Zu den Beta-Globulinen gehören aber auch bestimmte Anteile des Komplements (→ Abschn. 26.3.1)
- **Gamma-Globuline.** Da sie Abwehrfunktion (Immunfunktion) haben, werden sie auch als Immunglobuline (Ig) bezeichnet. Sie werden in fünf Gruppen unterteilt: IgG, IgA, IgM, IgD, IgE (→ auch Abschn. 26.3.4)
- **Fibrinogen und Prothrombin.** Die Hauptaufgabe von Fibrinogen und Prothrombin liegt in der Blutgerinnung. Dabei wird das in inaktiver, gelöster Form vorliegende Fibrinogen in das aktive Fibrin verwandelt (Schema 7-5).
- **Plasminogen** wird in der Leber hergestellt. Es handelt sich um die inaktive Vorstufe des Plasmins, das in der Lage ist, das Fibrin in Blutgerinnseln aufzulösen.

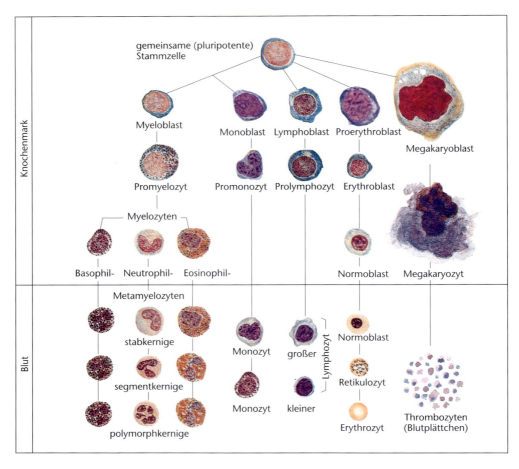

Abb. 7-2 Stammreihe der Blutzellen.
(Vereinfachtes Schema)

Da Plasmin außerdem Fibrinogen, Prothrombin und bestimmte Gerinnungsfaktoren spalten kann, spielt es nicht nur bei der Auflösung von Blutgerinnseln eine wichtige Rolle, sondern auch bei der Verminderung der Blutgerinnungsfähigkeit. Darüber hinaus bewirkt Plasmin eine Freisetzung von Bradykinin und reguliert so den Gefäßtonus mit.

- **Transferrin** wird ebenfalls in der Leber gebildet. Es ist in der Lage, freies Eisen im Plasma zu binden und in die Eisendepots Milz, Leber und rotes Knochenmark zu transportieren bzw. von dort abzutransportieren zum Blutbildungsort. Normalerweise wird nur 30% der Bindungskapazität des Gesamt-Transferrins genutzt. Der Rest wird als freie Eisenbindungskapazität bezeichnet.

Transferrin ist bei Eisenmangel erhöht. Bei infektiösen bzw. neoplastischen Erkrankungen und bei Leberschädigung ist es erniedrigt.

7.1.2 Hämatokrit und Blutzellen (korpuskuläre Bestandteile)

Wie vorstehend erwähnt, besteht Blut einerseits aus Flüssigkeit, in der bestimmte Stoffe gelöst sind, andererseits aus den Blutzellen (korpuskulären Bestandteilen).

Hämatokrit (Hkt, Hk)

Mit Hämatokrit bezeichnet man den *Anteil* der *zellulären Bestandteile* (bzw. der Erythrozyten) am Volumen des Blutes.

Zur Bestimmung wird das Blut in ein graduiertes Röhrchen eingefüllt und anschließend in einer Hk-Zentrifuge zentrifugiert. Ausgewertet wird nur der Volumenanteil der roten Blutkörperchen; der weitaus geringere Anteil der restlichen Blutzellen (ca. 4 Vol.%) ist über der Erythrozytensäule als schmaler weißer Ring („Buffy-Coat") zu sehen. Er ist bei stärkerer Leukozytose erhöht und darf bei Angabe des Hk-Wertes nicht berücksichtigt werden.

Bei elektronischen Zählgeräten wird der Hk rechnerisch ermittelt. Hierbei gehen die Leukozyten in die Berechnung mit ein, und es kann bei Leukozytose zu falsch hohen Hk-Werten kommen.

> **Normalwerte des Hämatokrits**
> - **Männer:** 40–54 Vol.-%
> - **Frauen:** 37–47 Vol.-%

Blutzellen

Bei den Blutzellen unterscheidet man rote und weiße Blutkörperchen und Blutplättchen (Schema 7-1).

Bildungsstätten. Die Hauptbildungsstätte der Blutzellen ist das *rote Knochenmark*. Hier werden aus den indifferenten Stammzellen (Hämozytoblasten) die roten und weißen Blutkörperchen und die Blutplättchen gebildet (Abb. 7-2, Farbtafel). Eine Ausnahme bilden die Lymphozyten, eine Untergruppe der weißen Blutkörperchen, die, außer im Knochenmark, auch noch in den lymphatischen Organen Thymus, Mandeln, Milz und Lymphknoten gebildet werden. Während der Fetalzeit findet die Blutbildung nicht nur im roten Knochenmark statt, sondern auch in Leber und Milz.

Zur Erinnerung: Rotes Knochenmark ist in den platten (z. B. Schädel, Brustbein, Rippen), kurzen Knochen (Hand- und Fußwurzelknochen, Wirbel) und in den Epiphysen der Röhrenknochen enthalten. Bis zur Pubertät enthält auch der Schaft der Röhrenknochen rotes Knochenmark, welches sich beim Erwachsenen zu gelbem Fettmark umwandelt.

Die roten und weißen Blutkörperchen und die Blutplättchen werden nun im Einzelnen ausführlich vorgestellt.

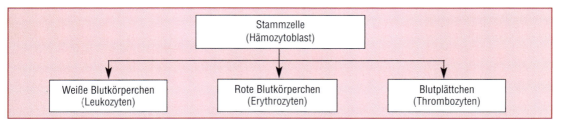

Schema 7-1

7.2 Erythrozyten (rote Blutkörperchen)

Im Blut schwimmen die Erythrozyten (oft kurz Erys genannt) als runde, kernlose Scheiben, die eine zentrale Eindellung (durch den abgestoßenen Kern) besitzen. Erythrozyten bestehen im Wesentlichen aus *Hämoglobin*, dem roten Blutfarbstoff, der dem Blut seine charakteristische rote Färbung verleiht. Das Hämoglobin ist am *Sauerstoff-* und *Kohlendioxidtransport* beteiligt, ebenso an der Pufferfunktion des Blutes.

Erythrozytenbildung (Erythropoese)

Die roten Blutkörperchen entstehen, wie oben dargelegt, im roten Knochenmark aus einer Stammzelle, dem Hämozytoblasten. Der Hämozytoblast entwickelt sich zum Proerythroblast, weiter zum Erythroblasten und schließlich zum Normoblasten (Abb. 7-2). Letzterer stößt seinen Kern ab und tritt ins Blut über. Diese unmittelbare Vorstufe der reifen Erythrozyten wird *Retikulozyt* genannt. Jede Steigerung der Erythropoese führt auch zu einer Steigerung der Retikulozytenanzahl im Blut.

Kommt es zu einem Sauerstoffmangel im Gewebe, so regt dies die Ausschüttung des in der *Niere* gebildeten Wirkstoffes *Erythropoetin* an, der das Knochenmark stimuliert, vermehrt Erythrozyten zu bilden. Diese Tatsache machen sich manche Hochleistungssportler zunutze. Sie trainieren in großen Höhen, wodurch es zum Sauerstoffmangel im Gewebe kommt. Dadurch wird die Erythropoetinausschüttung der Niere angeregt, was zur vermehrten Bildung der roten Blutkörperchen führt. Beim Wettkampf in der Ebene stehen nun vermehrt rote Blutkörperchen zur Verfügung, allerdings nur so lange, bis der Erythrozytenabbau einsetzt (s. u.).

Auch durch schwere Lungenerkrankungen kann es im Gewebe zum Sauerstoffmangel kommen, weshalb auch in diesen Fällen vermehrt Erythrozyten gebildet werden und es so zur Polyglobulie (Blutfülle) kommt (➔ Abschn. 7.10.2).

Erythrozytenabbau

Die Erythrozyten zirkulieren ca. 120 Tage im Blut und werden danach vom Monozyten-Makrophagen-System (MMS) in Milz, Leber und Knochenmark abgebaut. Den ständigen Wechsel zwischen Untergang und Neubildung der roten Blutkörperchen bezeichnet man auch als „Blutmauserung".

Das beim Abbau anfallende Hämoglobin wird in Häm (Farbstoffanteil plus Eisen) und Globin (Eiweißanteil) aufgespalten. Der Farbstoffanteil wird in der Leber zu Gallenfarbstoff (Biliverdin ➔ Bilirubin) umgebaut, über die Gallenflüssigkeit in den Darm abgegeben und ausgeschieden. Globin wird zum Aufbau neuer Bluteiweiße verwendet. Das anfallende Eisen kann in Leber, Milz und Knochenmark gespeichert werden und steht so bei Bedarf zur Bildung von neuen roten Blutkörperchen zur Verfügung.

Normalerweise werden in 24 Stunden 0,8 % aller Erythrozyten abgebaut und durch neue ersetzt. Daraus ergibt sich, dass beim Erwachsenen in jeder Minute 160 Mio. Erythrozyten neu gebildet werden.

> **Normalwerte der Erythrozyten im Blut**
> - **Männer:** 4,6–6,2 Mio./mm³ (= 4,6–6,2 T/l)
> - **Frauen:** 4,2–5,4 Mio./mm³ (= 4,2–5,4 T/l)

Bitte beachten Sie zum Erythrozytenabbau auch Abschn. 8.1.5 Milz (Aufbau, rote Pulpa).

7.3 Leukozyten (weiße Blutkörperchen)

Leukozyten (auch kurz Leukos genannt) spielen eine wichtige Rolle bei der *Abwehr*. Dazu haben sie die Aufgabe, Fremdkörper (Bakterien, Viren, Staub) und Zelltrümmer aufzunehmen und zu phagozytieren (= aufzulösen, zu „fressen"). Des Weiteren stellen Sie Antikörper her.

> **Normalwerte der Leukozyten im Blut:** 4 000–9 000/mm³

Normalerweise findet man 4 000 bis 9 000 Leukozyten pro mm³ Blut. Ungefähr 90 % der insgesamt im Körper vorhandenen Leukozyten halten sich jedoch *außerhalb* des Blutgefäßsystems auf, und zwar im Knochenmark und in den Geweben. Das Blut ist für die Leukozyten in erster Linie ein Transportweg, um von hier aus zu *den* Stellen zu gelangen, an denen sie benötigt werden. Dazu besitzen die Leukozyten die Fähigkeit, aus der Blutbahn auszuwandern (*Emigration*). Dabei treten sie durch kleine Lücken zwischen den Gefäßwandzellen aus, wobei sie sich erheblich verformen müssen (*Diapedese*, Abb. 7-3). Nach ihrem Austritt ins Körpergewebe können sie sich hier durch amöboide Bewegungen vorwärtsbewegen. Dazu stülpen sie einen Teil ihres Zellleibs füßchenförmig aus und ziehen dann den restlichen Leukozytenkörper nach. Mittels dieser Fortbewegungsart können sie innerhalb einer Minute das Dreifache ihrer eigenen Körperlänge zurücklegen, das sind einige Tausendstel Millimeter.

Es gibt chemische Substanzen im Gewebe, die die Leukozyten veranlassen, sich auf sie zu- oder sich von ihnen wegzubewegen. Diese Erscheinung wird als *Chemotaxis* bezeichnet.

Bei den Leukozyten unterscheidet man Monozyten, Granulozyten und Lymphozyten (→ Schema 7-2), die nachfolgend im einzelnen vorgestellt werden.

7.3.1 Monozyten

Die Monozyten sind die größten Leukozyten. Sie zirkulieren ca. ein bis zwei Tage im Blut, und wandern dann in verschiedene Gewebe ein und werden so zu Histiozyten bzw. Gewebsmakrophagen. Sowohl die sich im Blut als auch die sich im Gewebe aufhaltenden Makrophagen haben die Aufgabe, *Fremdkörper* zu *phagozytieren*. Monozyten können einen Teil des phagozytierten Materials auf ihrer Zelloberfläche lokalisieren. Dort bieten sie es den Lymphozyten zur „Erkennung" an (Antigen-Präsentation). Diese Antigen-Präsentation regt die Lymphozyten zur Antikörperbildung an.

7.3.2 Granulozyten

Die Granulozyten sind im Wesentlichen *Mikrophagen*, also kleine Fresszellen. Ihre wichtigste Aufgabe liegt ebenfalls in der *Phagozytose*. Je nach Phagozytoseleistung haben sie eine Lebensdauer von wenigen Stunden bis zu mehreren Tagen. Der Zellleib der Granulozyten enthält eine

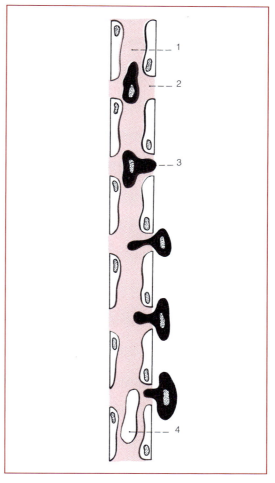

Abb. 7-3 Diapedese der Leukozyten
Unter Diapedese versteht man die Fähigkeit der Leukozyten, sich durch kleinste Lücken zwischen den Gefäßwandzellen zu zwängen, wobei sie sich erheblich verformen müssen.
1. Blutkapillare, 2. Wandpore, 3. Leukozyt, 4. Erythrozyt.

feine Körnung, die Granula, die unter dem Mikroskop sichtbar ist. Es handelt sich dabei um lysosomenartige Zellorganellen, die eiweißauflösende Enzyme enthalten (→ Abschn. 2.2.2).

Bei den Granulozyten werden drei Untergruppen unterschieden, nämlich Neutrophile, Eosinophile und Basophile (Schema 7-3):

- **Neutrophile** stellen die *mengenmäßig größte* Gruppe der Granulozyten dar, da sie 60 % bis 70 % aller Leukozyten ausmachen. Gebildet werden sie im roten Knochenmark. Sie haben die Aufgabe, Erreger zu phagozytieren, indem

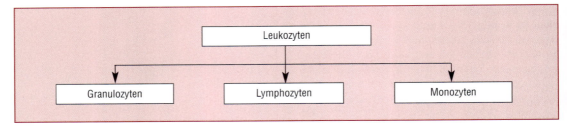

Schema 7-2

sie sie mit Hilfe ihrer Lysosomen abbauen („verdauen"). Junge Neutrophile haben einen *stabförmigen* Kern, je älter sie werden, desto mehr wird er in kleinere Abschnitte unterteilt (segmentiert). Deshalb werden letztere als *segmentkernige* Neutrophile bezeichnet.

- **Segmentkernige Neutrophile** sind reife, neutrophile Granulozyten. Ihr Kern ist voll ausgebildet. Unter den Leukozyten sind die segmentkernigen Neutrophilen im Blut am stärksten vertreten. Ihre Anzahl ist bei akuten Infektionen erhöht.
- **Stabkernige Neutrophile** sind neutrophile Granulozyten mit einem stabförmigen Kern, einem Kern also, der noch nicht so vollständig ausgebildet ist wie bei den segmentkernigen Neutrophilen. Kommen sie vermehrt im Blut vor, so spricht man von einer „*Linksverschiebung*" (Atlas Abb. 7-3). Eine Linksverschiebung weist auf einen akuten Infekt, der es notwendig macht, dass im Knochenmark vermehrt neue Granulozyten gebildet werden, um die körpereigene Abwehr zu verstärken. Zur Linksverschiebung kommt es vor allem auf dem Höhepunkt einer ablaufenden Infektion. Geht die Linksverschiebung zurück und tritt eine (evtl. lymphozytäre) Eosinophilie auf, so spricht das für eine günstige Prognose der Erkrankung. Dies wird als Eosinophilie bzw. lymphozytär-eosinophile Heilphase bezeichnet.

- **Eosinophilie**. Die Eosinophilen machen 3% der Leukozyten aus. Sie wirken bei allergischen Erkrankungen mit, da sie zur Phagozytose von Immunkomplexen (v. a. der Allergen-IgE-Komplexe) befähigt sind. Deshalb findet man ihre Anzahl bei *allergischen Erkrankungen* (z. B. Asthma bronchiale) und bei *Parasitenbefall* erhöht. Zum Anstieg der Eosinophilen im Blut kommt es auch bei *beginnender Heilung* von Infekten (s. o.).
- **Basophile** (Blutmastzellen). Basophile stellen nur einen geringen Anteil der Leukozyten dar, nämlich bis 1%. Sie enthalten *Heparin*, einen gerinnungshemmenden Stoff und *Histamin*, das bei allergischen Reaktionen vom Sofort-Typ (Allergie-Typ-I) freigesetzt wird. Die Basophilen sind keine Fresszellen.

7.3.3 Lymphozyten

Nur ungefähr 4% der Lymphozyten (Atlas Abb. 7-1, 7-2) halten sich im Blut auf. Der größte Teil, nämlich ca. 70%, befindet sich in den *lymphatischen Organen*, der Rest hält sich im Knochenmark und in anderen Geweben auf. Lymphozyten *rezirkulieren*, das heißt, dass sie

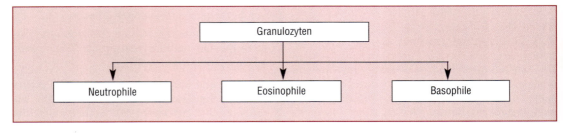

Schema 7-3

durch Diapedese aus der Blutbahn austreten, ins Gewebe wandern, in die Lymphbahn eintreten und über die Lymphflüssigkeit wieder ins Blut zurückgelangen.

Lymphozyten haben, je nach ihrer Aufgabe, eine sehr unterschiedliche Lebensdauer. Sie beträgt bei kurzlebigen Formen ungefähr sieben Tage, bei langlebigen dagegen bis zu mehreren Jahren. Letzteres ist vor allem bei den Gedächtniszellen (s. u.) der Fall.

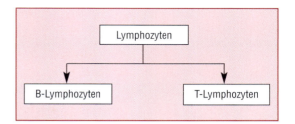

Schema 7-4

Bildungsstätte und Prägungsort. Nach neueren Erkenntnissen wird im *Knochenmark* aus der gemeinsamen Stammzelle eine Vorform des Lymphozyten gebildet. Dieser Lymphozyt wandert über den Blutweg zu den *primären lymphatischen Organen*, in denen die Prägung zum T- oder B-Lymphozyten erfolgt. Die T-Lymphozyten werden im *Thymus* geprägt und die B-Lymphozyten im *Bursa-fabricii-Äquivalent*.

Die **Bursa fabricii** ist ein lymphoretikuläres Organ, das man bei Vögeln in der Nähe des Enddarmes entdeckt hat. Bei Säugetieren und Menschen hat man bisher keine solche Bursa fabricii gefunden. Deshalb ist hier der Prägungsort der B-Lymphozyten noch nicht völlig geklärt. Man bezeichnet deshalb den Prägungsort als Bursa-fabricii-Äquivalent (Bursa-abgeleitete Entsprechung) und nimmt an, dass es sich beim Menschen hierbei um die Peyer-Plaques, eine Ansammlung von lymphatischem Gewebe im Darm, handeln könnte. Vermutet wird als Prägungsort aber auch das Knochenmark (bone-marrow-derived lymphocytes) und die fetale Leber.

Der Thymus und das Bursa-fabricii-Äquivalent (Peyer-Plaques bzw. das Knochenmark) werden als *primäre* lymphatische Organe bezeichnet. Sind die B- und T-Lymphozyten in diesen primären lymphatischen Organen geprägt worden, wandern sie von hier aus in bestimmte Regionen der *sekundären* lymphatischen Organe Milz, Lymphknoten, Mandeln und Lymphfollikel, wo sie sich durch Zellteilung weiter vermehren.

Nach funktionellen Gesichtspunkten unterscheidet man B- und T-Lymphozyten.

B-Lymphozyten (B-Zellen). Auf der Zelloberfläche der B-Lymphozyten befinden sich bestimmte Antikörper (Zellmarker). Trifft ein B-Lymphozyt mit seinem Antikörper auf ein passendes Antigen (z. B. Bakterium, Virus), so wandelt er sich zur *Plasmazelle* um und beginnt sich zu klonen, das heißt, er stellt identische Abbilder von sich her. Plasmazellen sind die wichtigsten *antikörperbildenden Zellen*. Ihre Antikörper richten sich immer nur gegen ein ganz *bestimmtes* Antigen. An-

tigen und Antikörper müssen zusammenpassen wie *Schlüssel* und *Schloss* (s. a. allgemeine Infektionslehre, Abschn. 26.3.4).

Nachdem sich die Lymphozyten mit einem Antigen auseinandergesetzt haben, speichern einige Zellen die Information über den Erreger und werden so zu Gedächtniszellen (Memoryzellen). Dringt nun der gleiche Erreger zu einem späteren Zeitpunkt erneut in den Körper ein, so kann dank dieser Gedächtniszellen sofort eine wirkungsvolle Antikörperproduktion beginnen, so dass die Krankheit nicht zum Ausbruch kommt. Ein bekanntes Beispiel hierfür ist das Masernvirus. Hat man die Krankheit einmal durchlaufen, so speichern die Gedächtniszellen die Information über das Virus, so dass man bei einem späteren Kontakt mit diesem Erreger nicht mehr erkrankt. Bei den meisten Infektionskrankheiten kann die Information jedoch nur für kürzere Zeit gespeichert werden, meist einige Jahre. Deshalb hängt es entscheidend davon ab, ob rechtzeitig ein erneuter Kontakt mit dem Erreger zustande kommt und somit das Immungedächtnis aufgefrischt wird. Ist die Zeitspanne, bis der Erreger wieder in den Körper eindringt zu groß, kann die Erkrankung erneut ausbrechen.

An manchen Infektionskrankheiten (z. B. Scharlach, Influenza) kann man jedoch auch kurzfristig mehrfach erkranken. Dies liegt daran, dass es so genannte Antigendifferenzen zwischen den einzelnen Spezies der Erreger gibt. Das bedeutet, dass sich die Oberflächenstruktur der einzelnen Erregerspezies unterscheidet, so dass sie von den Gedächtniszellen nicht identifiziert werden können.

T-Lymphozyten (T-Zellen). Schon vorgeburtlich, aber auch noch während der Kindheit, findet im *Thymus* die Prägung zum T-Lymphozyten statt. Dabei spielen die Thymusfaktoren (Thymushormone) Thymosin und Thymopoetin (Thymopoietin) I und II eine Rolle.

Die T-Lymphozyten sind die Träger der *zellvermittelnden Immunität*. Dazu produzieren sie Lymphokine, so genannte Mittlersubstanzen, die vor allem nach Kontakt mit ihrem passenden Antigen freigesetzt werden. Lymphokine können unspezifische Abwehrzellen wie Monozyten, Granulozyten und nicht-sensibilisierte Lymphozyten zu einer gesteigerten Abwehrtätigkeit anregen. Zu den Lymphokinen gehören Interleukine, Interferone, makrophagen-aktivierende Faktoren (MAF) und andere.

Aufgrund ihrer Differenzierungsformen unterscheidet man:

- **Helferzellen** (T-Helferzellen). Sie aktivieren Freß- und zytotoxische Zellen (s. u.). Außerdem wirken sie bei der Umwandlung der B-Lymphozyten zu Plasmazellen mit und helfen somit indirekt bei der Antikörperproduktion. Diese stimulierenden Effekte können die Helferzellen entweder durch direkten Zellkontakt vermitteln oder indirekt über die Abgabe von Mittlersubstanzen (z. B. Lymphokine).
- **Unterdrückerzellen** (T-Suppressorzellen). Sie unterdrücken unnötige und zu heftige Reaktionen des Immunsystems. Nehmen sie überhand, so können sie die übrigen Abwehrzellen so stark hemmen, daß diese nicht mehr gegen körperfremde Stoffe vorgehen können.
- **Gedächtniszellen** (T-Memoryzellen). Sie speichern Informationen über einen einmal in den Körper eingedrungenen Erreger.
- **Killerzellen**
  - **Zytotoxische Zellen** (zytotoxische T-Lymphozyten). Sie zerstören *virus-* und *krebsbefallene Zellen*. Dabei reagieren sie auf bestimmte Antigene der Zielzelle, d. h., sie erkennen Antigene mittels bestimmter Rezeptoren, die sie auf ihrer Zelloberfläche tragen. Allerdings können sie die Antigene nicht allein identifizieren, sondern sie müssen ihnen in einer speziell aufbereiteten Form dargeboten werden. Solche antigen-präsentierende Zellen (APZ) können beispielsweise Makrophagen oder B-Lymphozyten sein.
  - **Natürliche Killerzellen** (NK, NK-Lymphozyten). Sie arbeiten nicht antigenspezifisch, sondern können *virus-* und *krebsbefallene Zellen* direkt angreifen. Dabei reagieren sie auf bestimmte Änderungen der Zelloberfläche der Zielzellen. Interferon und Interleukin verstärken ihre Aktivität. Ihre Tätig-

keit wird auch durch die T-Helfer- und T-Suppressorzellen gesteuert.

7.4 | Thrombozyten (Blutplättchen)

Thrombozyten (kurz Thrombos genannt) werden im Knochenmark aus den zerfallenden Megakaryozyten gebildet. Damit handelt es sich bei den Blutplättchen nicht mehr um Zellen, sondern lediglich um *Zellfragmente* (Zellteile). Deshalb haben Thrombozyten nur eine kurze Lebensdauer von ca. 10 Tagen. Danach werden sie in der Milz abgebaut. Ihre wichtigsten Aufgaben liegen in der *Blutstillung* (mittels Thrombozytenaggregation) und in der *Blutgerinnung* (durch Freisetzung ihrer Plättchenfaktoren).

> **Normalwerte der Thrombozyten im Blut:**
> 150 000–380 000/mm^3

Kommt es zu einem Ansteigen der Thrombozytenzahl im Blut (Thrombozytose), so besteht eine erhöhte Thromboseneigung. Nimmt dagegen die Thrombozytenzahl ab (Thrombozytopenie bzw. Thrombopenie), so können die Blutstillung und Blutgerinnung nicht mehr ordnungsgemäß ablaufen, weshalb die ständig entstehenden Gefäßschäden nicht mehr abgedichtet werden können, was zu spontanen Blutungen (hämorrhagische Diathese) führt. Je nach Ausmaß des vorliegenden Mangels kann es zu Petechien (punktförmigen Hautblutungen), Purpura (punktförmigen Hautblutungen mit Fleckenbildung), Hämatomen (Blutergüssen) oder sogar zu flächenhaften Hautblutungen (Sugillationen, Suffusionen) kommen.

7.5 | Blutgruppen

Die Erythrozyten sind Träger der so genannten „Blutgruppenindividualität" jedes Menschen. Darunter versteht man ein erbliches Merkmal, das von Alter, Geschlecht und Umwelt unabhängig ist. Dazu sitzen auf der Oberfläche der roten Blutkörperchen bestimmte Kohlenhydrat-Eiweiß-Gemische (Glykoproteine).

7.5 Blutgruppen

Tabelle 7-1 B- und T-Lymphozyten

	B-Lymphozyt	T-Lymphozyt
Bildungsstätte	Knochenmark (aus pluripotenten Stammzelle)	der Knochenmark (aus der pluripotenten Stammzelle)
Prägungsort	Peyer-Plaques, Knochenmark, fetale Leber (Prägungsort noch nicht endgültig geklärt)	Thymus
Hauptaufgabe	Antikörperproduktion (humorale Immunität)	zellvermittelnde Immunität

Differenzierungsformen	– Plasmazellen
	– Gedächtniszellen (Memoryzellen)
		– Helferzellen,
		– Unterdrückerzellen (Suppressorzellen)
		– Gedächtniszellen (Memoryzellen)
		– Killerzellen
		  • zytotoxische Zellen
		  • natürliche Killerzellen (werden manchmal auch als eigene Untergruppe der Lymphozyten betrachtet)

Lösliche Stoffe, die von aktivierten Lymphozyten in die Körperflüssigkeiten abgegeben werden	Antikörper	Lymphokine

Die Blutgruppen erhalten ihre Bezeichnung aufgrund des Vorhandenseins oder Nicht-Vorhandenseins dieser Oberflächenmerkmale, die in diesem Zusammenhang auch als Antigene bezeichnet werden, da sie bei bestehender Blutgruppenunverträglichkeit Antikörperbildung verursachen können.

Das AB0-Blutgruppensystem umfasst vier Gruppen, nämlich *A, B, AB* und *0* mit den Untergruppen A_1, A_1B und A_2B und bestimmten Varianten, beispielsweise A_3.

7.5.1 Blutgruppenunverträglichkeiten

Bei Blutgruppenunverträglichkeiten spielen einerseits die Oberflächenmerkmale der Erythrozyten eine wichtige Rolle, andererseits auch das Vorhandensein der Antikörper.

So ist bei Blutgruppe A im Plasma der Antikörper Anti-B vorhanden, bei Blutgruppe B der Antikörper Anti-A, bei Blutgruppe 0 die Antikörper Anti-A und Anti-B; Blutgruppe AB besitzt keine Antikörper.

Die Antikörper des AB0-Systems gehören in der Regel der Immunglobulinklasse IgM an und können aufgrund ihrer Struktur und Größe bei Fremdblutübertragung ein Agglutinieren (Verklumpen) des Blutes bewirken. So wird beispielsweise bei Übertragung von Vollblut der Gruppe A auch der Antikörper Anti-B übertragen, der beim Empfänger der Blutgruppe B ein Verklumpen seiner roten Blutkörperchen verursacht. Außerdem besitzt Blutgruppe B bereits den Antikörper Anti-A in seinem Plasma, was in diesem Fall zum Agglutinieren des empfangenen Blutes führt.

> **Blutgruppe A:** besitzt das Antigen A und den Antikörper Anti-B
>
> **Blutgruppe B:** besitzt das Antigen B und den Antikörper Anti-A
>
> **Blutgruppe AB:** besitzt die Antigene A und B, aber keine Antikörper
>
> **Blutgruppe 0:** besitzt keine Antigene, aber die Antikörper A und B

Deshalb verträgt sich Blut der Gruppe A nicht mit Blut der Gruppe B und umgekehrt. Ein AB-Träger verträgt Erythrozyten der Gruppe A und B, da er selbst keine Antikörper gegen A und B besitzt. Blutgruppe 0 dagegen verträgt kein Blut der Gruppen A, B und AB, da sie Antikörper gegen A und B besitzen.

Ein Mensch mit Blutgruppe AB wird als *Universalempfänger* bezeichnet, da er Erythrozytenkonzentrate der Gruppen A, B und 0 empfangen kann. Ein Mensch mit Blutgruppe 0 ist *Universalspender*: Da er keine Antigene besitzt und somit sein Blut den anderen Gruppen spenden kann. Er selbst kann aber nur Blut der Gruppe 0 empfangen, da er gegen die Blutgruppen A und B Antikörper besitzt. Als Spenderblut kommt in diesem Fall plasmaarmes Erythrozytensediment (Erythrozytenkonzentrat) bzw. gewaschene Erythrozyten in Betracht.

> **Für gewaschene Erythrozytenkonzentrate gilt:**
> - **Blutgruppe AB** ist *Universalempfänger*
> - **Blutgruppe 0** ist *Universalspender*

Wird unverträgliches Blut übertragen, so wirkt es beim Empfänger als Antigen und setzt hier eine *Antigen-Antikörper-Reaktion* in Gang. Die Folge ist ein *Agglutinieren* (Verklumpen) des Blutes. Dadurch kommt es beim Betroffenen zu Reaktionen, die von einem bloßen Temperaturanstieg bis hin zum schweren Schock reichen können.

7.5.2 Rhesusfaktor

Beim Rhesusfaktor handelt es sich um eine weitere erbliche Blutgruppeneigenschaft, die ebenfalls auf der Oberfläche der roten Blutkörperchen lokalisiert ist. Sie spielt nicht nur bei Fremdblutübertragungen eine wichtige Rolle, sondern auch bei Immunisierungsvorgängen während einer Schwangerschaft.

15% der Mütter sind rhesus-negativ, das heißt, dass die roten Blutkörperchen der Frau dieses Merkmal (Rhesusfaktor) *nicht* besitzen. Ist die Mutter rhesus-negativ, aber der Vater rhesus-positiv, so besteht eine Wahrscheinlichkeit von 50%, dass das Kind den Rhesusfaktor des Vaters erbt und auch rhesus-positiv wird.

Normalerweise sind während der Schwangerschaft der mütterliche und der kindliche Kreislauf voneinander getrennt. Die Plazenta ist für Blutzellen nicht durchlässig, und deshalb wird die Mutter während der ersten Schwangerschaft keine Antikörper gegen das kindliche Blut ausbilden.

Die Plazenta ist aber Teil der Nachgeburt und bei diesem Vorgang können rhesus-positive Blutkörperchen des Kindes durch die aufgerissenen mütterlichen Blutgefäße in deren Kreislauf eindringen. Dem Kind entstehen dadurch keine Nachteile, da es bereits geboren ist. Die kindlichen Blutzellen, die in den mütterlichen Kreislauf eingedrungen sind, verursachen hier jedoch eine Antikörperbildung.

Kommt es nun zu einer zweiten Schwangerschaft, so kreisen bereits Antikörper im Blut der Mutter. Diese Rhesus-Antikörper gehören der Immunglobulinklasse IgG an, sind kleiner als die Antikörper des ABO-Systems und kleiner als Blutzellen und können deshalb die Plazentaschranke durchdringen und so in den kindlichen Blutkreislauf gelangen. Die Rhesus-Antikörper zerstören die kindlichen Blutzellen (Hämolyse), da sie diese als Fremdstoffe erkennen. Die Folgen für das Kind hängen vom Ausmaß der eintretenden Hämolyse ab: Sie reichen von einer leichten Gelbfärbung (Ikterus) bis zum Auftreten eines Hirnschadens (unzureichende Sauerstoffversorgung des Gehirns) sogar bis hin zum Absterben des Kindes.

Um diesen Unverträglichkeitsreaktionen entgegenzuwirken, erhalten rhesus-negative Frauen innerhalb von 36 Stunden (max. bis 72 Std.) nach der Geburt Anti-Rhesus-D-Gammaglobulin. Dabei werden fix und fertige Antikörper (Anti D = IgG-Antikörper) gegen den Rhesusfaktor gespritzt. Damit sind die entsprechenden Stellen durch diese verabreichten Antikörper blockiert, und die Mutter braucht so keine Antikörper mehr zu produzieren. Nachfolgende Schwangerschaften bringen dann weniger Rhesus-Probleme mit sich.

Trotzdem wird im Allgemeinen beim betroffenen Neugeborenen kurz nach der Geburt ein Blutaustausch vorgenommen, um den erwähnten Schäden vorzubeugen.

7.5.3 Bluttransfusionen

Da jede Bluttransfusion das Risiko einer Unverträglichkeitsreaktion in sich birgt, sind bestimmte Untersuchungen (zum Beispiel Coombs-Test, Kreuzprobe mit Minor- und Majortest) gesetzlich vorgeschrieben, die in der Blutbank (zentralem Krankenhausdepot für Blutprodukte) durchgeführt werden müssen.

Bei Bluttransfusionen unterscheidet man:
- **ACD-Frischblutkonserve.** Sie haben eine Lagerungsdauer von 49 bis 72 Stunden und werden bei akutem Blutverlust mit gleichzeitiger Gerinnungsstörung verabreicht. Sie werden heute nur noch selten eingesetzt, da die Gefahr der Übertragung von Krankheitserregern besteht. Außerdem kommt es relativ häufig zu Unverträglichkeitsreaktionen. Nach 72 Stunden wird die Frischblutkonserve als Vollblutkonserve bezeichnet.
- **Vollblutkonserve.** Sie hat je nach Antikoagulanz und Nährlösung eine Lagerungsdauer von normalerweise

33 Tagen (max. 45 Tage). Früher wurde sie nach akuten Blutverlusten gegeben, was heute allerdings nur noch sehr selten der Fall ist.
- **Erythrozytenkonzentrat.** Durch Zentrifugieren gewonnene plasmafreie Erythrozyten werden vor allem bei akuten Blutverlusten, zum Beispiel während oder nach größeren Operationen verabreicht.
- **Gewaschene Erythrozyten.** Durch fünf bis sechsmaliges Waschen sind die Erythrozyten praktisch eiweißfrei. Sie können nach vorausgegangenen Unverträglichkeitsreaktionen und bei chronischer Niereninsuffizienz zur Vermeidung von Kaliumübertragung gegeben werden. Gewaschene Erythrozyten werden heute nur noch sehr selten eingesetzt.
- **Thrombozytenkonzentrate** bei schwerem Thrombozytenmangel.
- **Leukozytenkonzentrate.** Bei leukopenischen Krankheitsbildern (Leukozytenmangel).
- **Humanalbumin** wird bei Eiweißverlusten (zum Beispiel nach Verbrennungen) eingesetzt.
- **Gerinnungswirksames Plasma** bei Blutgerinnungsstörungen aufgrund eines Mangels an Gerinnungsfaktoren.
- **Eigenbluttransfusionen.** Soweit möglich, spendet ein Patient 30, 20 und 10 Tage vor einer geplanten Operation je etwa 300 ml Blut, das dann während seiner Operation zur Verfügung steht. Dieses Verfahren eignet sich natürlich nur für planbare operative Eingriffe.

7.6 Aufgaben des Blutes

7.6.1 Allgemeine Aufgaben

Zur besseren Übersichtlichkeit hier eine Zusammenstellung der wichtigsten Aufgaben des Blutes:

- **Transportfunktion.** Auf dem Blutweg werden Sauerstoff, Nährstoffe (Glukose, Aminosäuren, Fettsäuren), Vitamine, Mineralstoffe und Medikamente zu den Zellen gebracht. Abbaustoffe (Kreatinin, Harnstoff, Harnsäure) und Kohlendioxid werden von den Zellen zu den Ausscheidungsorganen (Lungen, Leber, Darm, Nieren, Haut) abtransportiert.
- **Vermittlerfunktion.** Über das Blut wird die Tätigkeit einzelner Organe aufeinander abgestimmt. So kann beispielsweise die Arbeit bestimmter Zellen durch Hormone oder Vermittlerstoffe (Mediatoren) stimuliert werden, bzw. ein Anstieg von Kohlendioxid im Blut regt das Atemzentrum im Gehirn an.
- **Chemische Pufferfunktion.** Im Blut wird der pH-Wert innerhalb der engen Grenzen von 7,37 bis 7,43 (arterielle) aufrechterhalten. Hauptpuffer des Blutes und der Zwischenzellflüssigkeit ist der Bikarbonatpuffer:

  CO_2 + H_2O = HCO_3^- + H^+
  Kohlen- + Wasser = Hydrogen + Wasserdioxid karbonat stoff

  Des Weiteren gibt es noch den Phosphat-, den Hämoglobin- und den Proteinpuffer.

- **Aufrechterhaltung der Körpertemperatur.** Durch die ständige Zirkulation des Blutes kann die Wärme, die in sehr stoffwechselaktiven Organen (z. B. Leber) entsteht, in die Peripherie transportiert werden. Darüber hinaus können sich die peripheren Blutgefäße bei Kälte zusammenziehen und so dafür sorgen, dass möglichst viel Wärme im Körper zurückgehalten wird. Bei hohen Außentemperaturen dagegen stellen sie sich weit und geben so überschüssige Wärme nach außen ab.
- **Infektabwehr und Mitwirkung bei Entzündungen.** Durch die Arbeit der Leukozyten leistet das Blut einen wichtigen Beitrag zur Bekämpfung von Krankheitserregern. Die Aufgaben des Blutes bei Entzündungen werden wegen ihrer Wichtigkeit in Abschn. 7.6.3 gesondert besprochen.
- **Aufrechterhaltung der Homöostase** (Salz- und Flüssigkeitshaushalt). Durch die Verteilung der Bluteiweiße, Salze und Wasser spielt das Blut mit eine entscheidende Rolle bei der Aufrechterhaltung der Homöostase (dynamisches Gleichgewicht).
- **Blutstillung.** Es handelt sich um einen lebenswichtigen Vorgang, ohne den es zum Verbluten käme. Siehe beachten Sie hierzu den folgenden Abschn. 7.6.2.

7.6.2 Blutstillung (Hämostase) mit Blutgerinnung und Gerinnselauflösung

Unter dem Begriff Blutstillung fasst man verschiedene Faktoren zusammen, die zur Beendigung einer Blutung führen. Gefäße können nicht nur bei äußerlich sichtbaren Verletzungen undicht werden, sondern auch aufgrund von innerlichen Entzündungsvorgängen, durch einen Stoß von außen oder aufgrund von Wachstumsvorgängen, bei denen es ständig zu kleinen Gefäßschädigungen kommt. Da das Gefäßsystem unter Druck steht, käme es in diesen Fällen zu Blutungen, die bis zum Verbluten führen könnten. Um dies zu verhindern, gibt es das System der Blutstillung mit der Blutgerinnung.

Bei der Blutstillung unterscheidet man drei Schritte: *Gefäßreaktionen*, *Thrombozytenaggregation*, (Pfropfbildung aus Blutplättchen) und den eigentlichen Vorgang der *Blutgerinnung*.

> **Blutstillung**
> - Gefäßreaktionen
> - Thrombozytenaggregation
> - Blutgerinnung

Gefäßreaktionen

Sobald es zur Verletzung eines Blutgefäßes kommt, zieht sich dieses reflektorisch zusammen (*Vasokonstriktion*). Dieser Vorgang wird teilweise nerval und teilweise durch die Thrombozytenaggregation (s. u.) ausgelöst. Letztere führt zur Freisetzung von Adrenalin und Serotonin, die beide gefäßverengend wirken.

Darüber hinaus kann sich das *geschädigte Endothel zusammenrollen* und verkleben. Dadurch fließt nun weniger Blut durch das betroffene Gebiet, was den Blutverlust herabsetzt.

Thrombozytenaggregation
(Blutplättchenpfropf)

Die Thrombozyten lagern sich an die geschädigten Bindegewebsfasern der Wundränder an und bilden einen *Thrombozytenpfropf*. Blutplättchen enthalten eine Vielzahl von Gerinnungsfaktoren und Enzymen. Ballen sie sich zusammen, so setzen sie diese Substanzen frei. Diese freiwerdenden Stoffe spielen bei den Gefäßreaktionen (s. vorstehend) und bei der eigentlichen Blutgerinnung (s. nächster Punkt) eine wichtige Rolle.

Die Gefäßreaktionen und der Thrombozytenpfropf führen normalerweise zu einer vorläufigen Blutstillung. Die dazu benötigte Zeitspanne beträgt 1 bis 3 Minuten. Ein wirklich dauerhafter Wundverschluss wird jedoch erst durch die eigentliche Blutgerinnung erzielt.

Blutgerinnung

Schon um die Jahrhundertwende war bekannt, dass sich zur eigentlichen Blutgerinnung das im Blut in inaktiver Form vorliegende Prothrombin in Thrombin umwandeln muss. Thrombin seinerseits veranlasst das inaktive Fibrinogen, sich in Fibrin umzuwandeln. Heute hat man darüber hinausgehende Erkenntnisse erlangt. Man weiß, dass verschiedene Blutgerinnungsfaktoren, die man mit römischen Ziffern bezeichnet, eine wichtige Rolle spielen. Diese Gerinnungsfaktoren müssen – einer nach dem anderen – aktiviert werden. Man spricht deshalb auch von „*Gerinnungskaskade*". Vorsorglich sei aber darauf hingewiesen, dass die Blutgerinnungsfaktoren *nicht* in der Reihenfolge ihrer Numerierung aktiviert werden.

> **Blutgerinnungsfaktoren**
>
> | | |
> |---|---|
> | Faktor I | Fibrinogen |
> | Faktor II | Prothrombin |
> | Faktor III | Gewebethromboplastin (Gewebethrombokinase, neuere Bezeichnung: Prothrombinase). *Leitet als sog. Gewebefaktor das Extrinsic-System ein.* |
> | Faktor IV | Kalziumionen |
> | Faktor V | Proakzelerin |
> | Faktor VI | Akzelerin Labiler Blutgerinnungsfaktor, dessen Existenz nicht bestätigt werden konnte. |
> | Faktor VII | Prothrombinogen (Prokonvertin) |
> | Faktor VIII | Antihämophiler Faktor A *(Bei Mangel besteht Hämophilie A)* |
> | Faktor IX | Antihämophiler Faktor B *(Bei Mangel besteht Hämophilie B)* |
> | Faktor X | Stuart-Prower-Faktor |
> | Faktor XI | Rosenthal-Faktor |
> | Faktor XII | Hageman-Faktor *Leitet das Intrinsic-System ein.* |
> | Faktor XIII | Fibrinstabilisierender Faktor |

Der Ablauf der Blutgerinnung wird in Aktivierungsphase, erste, zweite und dritte Phase unterteilt.

7.6 Aufgaben des Blutes

- **Aktivierungsphase** (Vorphase). Damit sich Prothrombin in Thrombin umwandeln kann, müssen eine Vielzahl von Gerinnungsfaktoren aktiviert werden, die im Blut, in den Thrombozyten, in der Gefäßwand und in der Zwischenzellflüssigkeit vorliegen. Diese Aktivierung geht als Kettenreaktion vor sich (Gerinnungskaskade). Sie kann *exogen* (Extrinsic-System) oder *endogen* (Intrinsic-System) ausgelöst werden.

  - **Das Extrinsic-System** (exogenes System, extravaskuläres System) aktiviert die Blutgerinnung bei Gefäßverletzungen, bei denen es zu Einblutungen in das umliegende Gewebe kommt. Dieser Vorgang dauert nur einige Sekunden.

    Es wird zuerst Gewebethromboplastin (Faktor III) aktiviert. Faktor III kommt innerhalb von Zellen vor und wird bei deren Verletzung freigesetzt. Er aktiviert nun Faktor VII zu Faktor VIIa, der seinerseits unter Mitwirkung von Kalziumionen den Faktor X aktiviert. (→ Schema 7-5).

  - **Das Intrinsic-System** (endogenes System, intravaskuläres System) läuft bei einer Verletzung des Endothels ab, beispielsweise bei Gefäßentzündungen oder bei Kalkablagerungen in die Gefäßwand. Bestehen Defekte im Endothel, so kommt das Blut mit kollagenen Fasern des darunterliegenden Bindegewebes in Berührung. Die Thrombozyten lagern sich in diesem Fall an die geschädigten Fasern an, ballen sich zusammen und setzen dadurch bestimmte Gerinnungsstoffe frei. Da hier eine größere Anzahl von Gerinnungsfaktoren aktiviert werden muss, dauert der Vorgang länger als beim Extrinsic-System, nämlich einige Minuten.

    Das Intrinsic-System setzt mit der Aktivierung des Faktors XII ein. Hierdurch wiederum werden nacheinander die Faktoren XI, IX und VIII aktiviert. Auch bei diesem System wird am Ende der Faktor X aktiviert (→ Schema 7-5).

- **1. Phase.** Der aktivierte Faktor X veranlasst zusammen mit Faktor V und Kalziumionen, dass Prothrombin in Thrombin überführt wird.
- **2. Phase.** Thrombin seinerseits spaltet nun Fibrinogen zu Fibrin.
- **3. Phase** (Nachphase). Das Fibrinnetz wird durch den Faktor XIII unlöslich und zieht sich zusammen (Retraktion). Durch Annäherung der Wundränder verkleinert sich die Wunde. Es kann nun die eigentliche Wundheilung einsetzen (→ Abschn. 21.1.5).

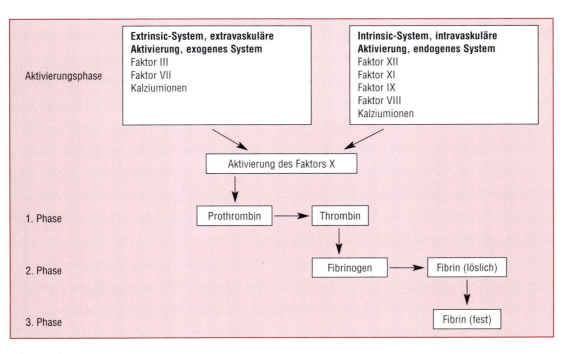

Schema 7-5

> **Blutgerinnungszeit:** 3 bis 11 Minuten

Bedeutung von Kalzium. Wie aus dem Vorstehenden ersichtlich, spielt Kalzium bei der Blutgerinnung eine wichtige Rolle. Entzieht man dem Blut das Kalzium, so kann man die Blutgerinnung verhindern. Das macht man sich zunutze, wenn man für bestimmte diagnostische Untersuchungen ungerinnbar gemachtes Blut benötigt, beispielsweise zur Durchführung einer BKS (→ Abschn. 7.7.2), oder wenn man Blutkonserven herstellen möchte.

Hemmstoffe der Blutgerinnung

- **Natriumzitrat.** Wenn man frisch entnommenem Blut Natriumzitrat zugibt, so verbindet es sich sofort mit den Kalziumionen. Dadurch steht dem Blut kein freies Kalzium mehr zur Verfügung, so dass die Gerinnungsvorgänge nicht ablaufen können. Weitere gerinnungshemmende Stoffe, die nach dem gleichen Prinzip wirksam sind, sind Natriumoxalat und Natrium-EDTA (Ethylen-Diamin-Tetra-Acetat).
- **Cumarin** (z. B. Dicumarol) dagegen ist ein Wirkstoff, der in vielen Pflanzen, beispielsweise im Waldmeister oder im Steinklee, vorkommt. Es handelt sich hier um einen Vitamin-K-Antagonisten. Er verdrängt in der Leber das Vitamin K und verhindert damit die Prothrombinbildung.
- **Heparin** ist ein körpereigener gerinnungshemmender Stoff, der in den basophilen Granulozyten, der Leber und in anderen Organen vorkommt. Er verhindert die Bildung von Fibrin, indem er bestimmte Schritte des endogenen Gerinnungssystems blockiert. Darüber hinaus verhindert er die Zusammenballung der Thrombozyten. Heparin wird vor allem im Krankenhaus bei bettlägerigen Patienten zur Thromboseprophylaxe eingesetzt.
- **Acetylsalicylsäure** (ASS) verhindert gleich zu Beginn des Gerinnungsvorganges die Zusammenballung der Thrombozyten. Sie wird heute zur Rezidivprophylaxe nach abgelaufenem Herzinfarkt oder nach Hirnschlag eingesetzt.

Fibrinolyse (Gerinnselauflösung)

Die Fibrinolyse (lyse = Auflösung) dient einerseits der Neutralisation der ständig ablaufenden endogenen Gerinnung, andererseits dient sie aber auch dem Auflösen von Blutpfröpfen (Thromben). Letzteres wird auch als Thrombolyse (s. u.) bezeichnet.

Neutralisation der ablaufenden endogenen Gerinnung. Im Körper darf die Blutgerinnung natürlich *nur* an Verletzungsstellen erfolgen. Deshalb zirkulieren im Blut Hemmstoffe, um eine unerwünschte Thrombosebildung zu verhindern. Diese Hemmstoffe (z. B. Antithrombin III) inaktivieren Thrombin, das von einer Verletzungsstelle aus in den Blutstrom gelangt ist.

Thrombolyse (Schema 7-6). Im Zuge der Wundheilung wachsen Fibroblasten in das geschädigte Gebiet ein, dadurch wird der Blutpfropf überflüssig und muss abgebaut werden. Damit dies gelingt, zirkuliert im Blut das in der Leber gebildete *Plasminogen*. Wie man auch hier an der Endung -ogen sieht, liegt es im Blut zunächst in seiner inaktiven Form vor. Durch bestimmte Aktivatoren (z. B. Urokinase) wird Plasminogen bei Bedarf in das aktive *Plasmin* umgewandelt. Plasmin ist in der Lage, das im Pfropf enthaltene Fibrin zu spalten.

Allerdings darf eine Gerinnselauflösung nicht *zu* schnell erfolgen, damit die eigentliche Wundheilung ungestört verlaufen kann. Um sich vor einer zu frühen Gerinnselauflösung zu schützen, gibt es nun wieder so genannte Antiplasmine, also Hemmstoffe der Fibrinolyse.

Medikamente zur Fibrinolyse. Therapeutisch wird zur Auflösung eines Blutgerinnsels nicht nur Urokinase, das im Urin ausgeschieden und hier gewonnen werden kann, eingesetzt, sondern auch Streptokinase. Die Streptokinase wird aus Streptokokkenkulturen hergestellt (→ Schema 7-6).

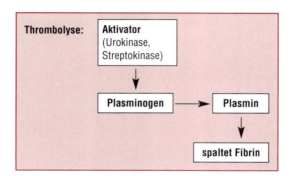

Schema 7-6

Gerinnungsstörungen

- **Mangel an Gerinnungsfaktoren.** Ein Mangel oder sogar ein völliges Fehlen von Gerinnungsfaktoren führt zu einer *erhöhten Blutungsneigung*. Beim Bluterkranken (Hämophilie) fehlen meist die Faktoren VIII oder IX (➔ Abschn. 7.10.4).
- **Mangel an Hemmstoffen.** Bei einem Mangel an Hemmstoffen, beispielsweise an Antithrombin III, besteht eine *erhöhte Thromboseneigung* mit all ihren möglichen Folgen (➔ Abschn. 6.7.2).

7.6.3 Entzündung

Die typischen lokalen Entzündungszeichen wurden bereits im 1. Jahrhundert v. Chr. von Celsus aufgestellt:

- **Rubor** (Rötung),
- **Calor** (Wärme),
- **Dolor** (Schmerz),
- **Tumor** (Schwellung).

Dem wurde später nur noch die

- **Functio laesa** *(Beeinträchtigung der Funktion)* hinzugefügt.

Bei einer Entzündung handelt es sich immer um eine Abwehrreaktion des Organismus auf einen schädigenden Einfluss (Noxe). Die Entzündung soll den schädigenden Reiz ausschalten oder zumindest dessen zerstörerischen Auswirkungen begrenzen und sie soll möglichst die Noxe aus dem Körper entfernen.

Ursachen
- **Mechanische Einflüsse:** Druck, Reibung, Fremdkörper,
- **Physikalische Faktoren:** Hitze, Kälte, Strahlen,
- **Chemische Substanzen:** Säuren, Basen,
- **Mikroorganismen:** Bakterien, Viren, Pilze, Parasiten,
- **Autogene Reize** (Autoaggressoren) gehen vom Körperinneren aus, zum Beispiel Zellzerfall bei bösartigen Tumoren, Urämie („Harnvergiftung") u. a.
- **Allergene:** Blütenpollen, Hausstaub, Katzenhaare u. v. m.

Pathogenese. Eine Entzündungsreaktion läuft im Bindegewebe und im Gefäßapparat ab. Parenchym entzündet sich nicht. Allerdings kann es hier durch das umgebende entzündete Bindegewebe und die versorgenden Gefäße zu einer sekundären Parenchymschädigung kommen.

Der Einwirkungsort der Noxe bestimmt den Sitz des Entzündungsherdes. Je nach Stärke des schädigenden Reizes und je nach Immunlage des Betroffenen, kommt es entweder lediglich zu einer lokalen Entzündungsreaktion, zum Übergreifen auf umliegendes Gewebe oder sogar zur generalisierten Entzündungsreaktion.

Ablauf einer lokalen Entzündungsreaktion
Kurz nach Einwirkung des schädigenden Reizes kommt es in dem Gebiet zu einer starken Gefäßerweiterung (*aktive Hyperämie*), die mit einer erhöhten Durchlässigkeit der Gefäße einhergeht. Für die gesteigerte Gefäßdurchlässigkeit sind verschiedene Mittlersubstanzen (Mediatoren) verantwortlich wie Histamin, Prostaglandine, Kinine, Serotonin, Anaphylatoxine und „slow reacting substance".

Die gesteigerte Gefäßdurchlässigkeit führt zu einem Austritt von Blutplasma und von Abwehrzellen (*Exsudat*). Durch den Austritt des Blutplasmas entsteht ein Ödem. Außerdem dickt das Blut ein, und es kommt zu einem Blutstau (*Stase*). Bei dieser Stase spielt auch das Zusammenkleben der Blutzellen eine wichtige Rolle.

Aus dem umliegenden Gewebe wandern nun Histiozyten (große Fresszellen) zum Entzündungsherd. Außerdem treten aus den Gefäßen Neutrophile, Eosinophile, Monozyten und Lymphozyten aus und wandern ebenfalls zum Entzündungsherd. Der Verlauf der weiteren Entzündungsreaktion hängt wesentlich von der *Phagozytoseleistung* der Fresszellen ab.

Im Zentrum des Entzündungsherdes bildet sich aus abgestorbenem Gewebe eine Nekrosezone. Aus den hierin enthaltenen Zelltrümmern bilden die Leukozyten mit Hilfe ihrer Enzyme den flüssigen *Eiter*, der mithilft die Noxe aus dem Körper zu entfernen. Kann der Eiter nicht nach außen abgeleitet werden, so kann er sich ansammeln und zum Abszess werden.

Oft wird um einen eitrig-nekrotischen Entzündungsherd eine deutlich sichtbare Demarkationslinie (Grenzlinie) ausgebildet. Damit wird der geschädigte Bereich gegen gesundes Gewebe abgegrenzt. Die Demarkation besteht aus erweiterten Blutgefäßen und einem Saum von Abwehrzellen.

Ablauf einer allgemeinen Entzündungsreaktion
Reicht eine örtliche Entzündungsreaktion nicht aus, kann der Körper auch mit allgemeinen Reaktionen antworten:

- **Leukozytose.** Es kommt zu einer Vermehrung der Leukozytenzahl auf über 9000 Leukozyten pro mm^3 Blut. Dies wird durch eine Aktivierung des Immunsystems durch Mediatoren ausgelöst.
- **Erhöhung der Blutkörperchensenkungsgeschwindigkeit** (BSG, BKS): Im ungerinnbar gemachten Blut sinken die Blutkörperchen ab. Die Geschwindigkeit dieser BSG kann in einem markierten Röhrchen gemessen werden (➔ Abschn. 7.7.2).
- **Fieber** entwickelt sich durch pyrogene Stoffe (➔ Abschn. 26.1.5), die den Hypothalamus veranlassen, die Körpertemperatur heraufzusetzen. Fieber dient der Steigerung der Stoffwechseltätigkeit und damit der verbesserten Abwehr der eingedrungenen Mikroorganismen.
- **Subjektive Erscheinungen** wie Krankheitsgefühl, Müdigkeit, Abgeschlagenheit, Kopf- und Gliederschmerzen.
- **Immunreaktionen.** Im Sinne einer Infektabwehr kommt es zu Antigen-Antikörper-Reaktionen, vermittelt über die Lymphozyten, außerdem zur vermehrten Phagozytoseleistung der Fresszellen.
- **Anstieg von bestimmten Bluteiweißen**, so genannten Akute-Phase-Proteine, wie dem C-reaktiven-Protein **(CRP)**, das sich an Erreger anlagert und so das Komplement und Fresszellen aktiviert (➔ auch Abschn. 26.3.1). CRP kann bei entzündlichen Prozessen innerhalb von Stunden auf das 1000-fache seines Normwertes ansteigen. Wegen dieser schnellen Reaktion eignet es sich zur Frühdiagnose bakterieller Erkrankungen. Es wird aber auch zur Beurteilung des Krankheitsverlaufes und zur Kontrolle des Behandlungserfolges eingesetzt. In letzterem Fall normalisiert es sich früher als die BKS, weshalb die Bestimmung des CRP teilweise die der BKS (Abschn. 7.7.2) verdrängt hat, da es schneller reagiert und weniger störanfällig ist. Allerdings kann eine CRP-Bestimmung nur im Labor erfolgen, die BKS dagegen kann in der Praxis durchgeführt werden.

7.7 Untersuchungsmethoden

7.7.1 Blutbild (Hämogramm)

Zur Erstellung eines Blutbildes untersucht man die qualitative und die quantitative Zusammensetzung des Blutes. Dazu werden meist die Erythrozyten, Leukozyten, Thrombozyten und die Retikulozyten (junge rote Blutkörperchen) ausgezählt. Die Angabe für die Erythrozyten, Leukozyten und Thrombozyten erfolgt üblicherweise pro 1 mm^3 (= 1 µl). Die Retikulozyten werden in Promille, bezogen auf die Erythrozyten pro 1 mm^3, angegeben.

> ▶ **Hämogramm** (Blutbild)
> Es wird die qualitative und quantitative Zusammensetzung des Blutes ermittelt.

Eine wichtige Veränderung des Blutbildes stellt die Erhöhung der Leukozyten dar, die auf das Vorliegen einer *(meist bakteriell bedingten)* Infektionskrankheit schließen lässt **(Leukozytose)**. Die verschiedenen Zellarten der Leukozyten haben im komplexen Geschehen der Infektabwehr unterschiedliche Aufgaben. So kommt es, dass in Abhängigkeit vom Erreger, der Dauer und der Schwere der Erkrankung im Blutbild charakteristische Verschiebungen auftreten. Das macht die Erstellung eines Differenzialblutbildes notwendig.

Differenzialblutbild

Beim Differenzialblutbild ermittelt man krankhafte Zellformen und die prozentuale Verteilung der Leukozyten (weißes Differenzialblutbild) bzw. der Erythrozyten (rotes Differenzialblutbild).

Weißes Differenzialblutbild. Es wird die qualitative Beschaffenheit und die prozentuale Verteilung der weißen Blutkörperchen festgestellt. Ihre normale Konzentration ist in Tabelle 7-2 dargestellt.

Bei den meisten bakteriellen Infektionen kommt es zuerst zu einer Erhöhung der neutrophilen Granulozyten (Granulozytose). Diese erscheinen zunächst als reife segmentkernige neutrophilen

Granulozyten im Differentialblutbild. Bei anhaltendem Bedarf an segmentkernigen Granulozyten werden aus dem Knochenmark *zunehmend* die *unreifen stabkernigen neutrophilen Granulozyten* abgegeben (sog. **„Linksverschiebung"**, → Atlas Abb. 7.3). Ist die Kapazität des Knochenmarkes aufgrund einer schweren Infektion schließlich erschöpft, so kommt es zur *Verminderung* der *stab- und segmentkernigen neutrophilen Granulozyten* **(Leukopenie bzw. Granulozytopenie)**.

Bei einer bakteriell bedingten Infektionskrankheit verändert sich das Differentialblutbild oft in der folgenden charakteristischen Weise: In der „akuten Kampfphase" kommt es zur Erhöhung der Neutrophilen, dann folgt die „Überwindungsphase", in der die Monozyten ansteigen. Schließlich kommt es zur „Heilphase" mit dem Aufstieg der Lymphozyten, der noch die postinfektiöse Erhöhung der Eosinophilen folgt. In neuerer Zeit werden die beiden letzten auch als lymphozytäre-eosinophile Heilphase zusammengefasst.

Allerdings weichen bestimmte Infektionskrankheiten von diesem Schema in einer für sie charakteristischen Weise ab. Bei Typhus abdominalis kommt es beispielsweise zu einer Abnahme der Leukozyten als typischem Befund, obwohl es sich um einen bakteriell bedingten Infekt handelt.

Bei *viral* bedingten Infektion kommt es meist von vornherein zur *Leukopenie!*

Tabelle 7-2 Weißes Differenzialblutbild

Weiße Blutkörperchen	Anteil
Stabkernige neutrophile Granulozyten	unter 3%
Segmentkernige neutrophile Granulozyten	60 bis 70%
Eosinophile Granulozyten	1 bis 5%
Basophile Granulozyten	unter 1%
Lymphozyten	20 bis 30%
Monozyten	2 bis 6%

> **Typischer Ablauf einer bakteriellen Infektion**
> ↓
> Erhöhung der neutrophilen Granulozyten
> (Granulozytose)
> **(akute Kampfphase)**
> ↓
> Erhöhung der Monozyten (Monozytose)
> **(Überwindungsphase)**
> ↓
> Erhöhung der Lymphozyten und Eosinophilen
> **(lymphozytäre-eosinophile Heilphase)**

Rotes Differenzialblutbild. Hier werden die Erythrozyten nach Anzahl, Qualität, Form und Größe beurteilt, wodurch wichtige Kriterien für die Beurteilung einer Anämie oder anderer Blutkrankheiten geliefert werden.

Zur besseren Übersichtlichkeit eine Auflistung wichtiger Laborparameter:

- **Normalwerte der Erythrozyten im Blut**
  Männer: 4,6–6,2 Mio./mm³ (= 4,6–6,2 T/l)
  Frauen: 4,2–5,4 Mio./mm³ (= 4,2–5,4 T/l)

- **Normalwerte des Hämatokrits**
  Männer: 40–54 Vol.-%
  Frauen: 37–47 Vol.-%
  Der Hämatokrit gibt den prozentualen Anteil der zellulären Anteile (bzw. der Erythrozyten) am Gesamtblut an.

- **Hämoglobingehalt des Blutes**
  Beim Hämoglobin handelt es sich um einen roten Farbstoff, der dem Blut seine charakteristische rote Farbe verleiht. Hämoglobin setzt sich aus einem Eiweißanteil (Globin) und einem eisenhaltigen Farbstoffanteil (Häm) zusammen (→ Abschn. 12.1.3 Gallenflüssigkeit, Billirubin).
  Männer: 14–18 g/dl (140–180 g/l)
  Frauen: 12–16 g/dl (120–160 g/l)

- **Retikulozytenzahl**
  Die Bestimmung der Retikulozytenanzahl (→ Abschn. 7.2) gibt Aufschluss über die Aktivität des Knochenmarks. Erhöhte Retikulozytenzahlen findet man nach akutem Blutverlust und bei hämolytischer Anämie. Vermindert ist die Anzahl bei einer Schädigung des Knochenmarks.

- **Mittleres korpuskuläres Hämoglobin (MCH = mean corpuscular hemoglobin)**
  MCH gibt den *Hämoglobingehalt* eines *durchschnittlichen Erythrozyten* an (alte Bezeichnung: HB_E). Er kann bei verschiedenen Krankheiten erniedrigt bzw. erhöht sein. Ist MCH er-

niedrigt, spricht man von hypochromer Anämie, ist er erhöht von hyperchromer Anämie. Liegt MCH im Normbereich, handelt es sich um eine normochrome Anämie. Bitte beachten Sie hierzu auch Abschn. 7.8, Einteilung nach dem Hämoglobingehalt der Erythrozyten
MCH: 28–32 pg (1,7–2,0 fmol)

- **Mittleres korpuskuläres Volumen** (**MCV** = mean cell volume)
MCV gibt das *mittlere Volumen* eines *durchschnittlichen Erythrozyten* an. Ist es erhöht, liegt eine makrozytäre Anämie vor, ist es erniedrigt eine mikrozytäre. Handelt es sich um eine Anämie mit normal großen Erythrozyten, spricht man von normozytärer Anämie.
- **Mittlere Hämoglobinkonzentration eines Erythrozyten** (**MCHC** = mean corpuscular hemoglobin concentration)
MCHC gibt die durchschnittliche Hämoglobinkonzentration eines einzelnen Erythrozyten an. MCHC ist bei hypochromen Anämien (z. B. Eisenmangelanämie) erniedrigt, bei Kugelzellanämie erhöht (Tab. 7-3).

Bitte beachten Sie zum Eisenstoffwechsel auch Abschn. 7.8.1

7.7.2 Blutkörperchensenkungsgeschwindigkeit

Die **B**lutkörperchen**s**enkungs**g**eschwindigkeit wird auch als **B**lut**s**enkungs**g**eschwindigkeit bezeichnet und infolgedessen mit BKS oder BSG abgekürzt.

Wird Blut durch entsprechende Zusätze ungerinnbar gemacht, so sinken die geformten, korpuskulären Bestandteile des Blutes ab, und das Blutplasma steht als klare Flüssigkeit über dem roten Sediment der Blutzellen. Die Geschwindigkeit dieser Blutsenkung kann in einem markierten Röhrchen gemessen werden. Nach der Westergren-Methode werden die entsprechenden Werte nach einer und nach zwei Stunden abgelesen.

Durchführung einer BKS. In eine 2-ml-Spritze zieht man 0,4 ml Natriumzitrat-Lösung auf, die danach mit 1,6 ml Venenblut aufgefüllt wird. Beides wird durch vorsichtiges Hinundherkippen vermischt. Danach wird ein graduiertes Röhrchen mit diesem Blut gefüllt, und die entsprechenden Werte werden nach einer und nach zwei Stunden abgelesen (Tab. 7-4).

Beurteilung. Ursache der veränderten BKS ist eine veränderte Blutzusammensetzung.

- **Beschleunigte BKS.** Die BKS ist bei *Infektionskrankheiten*, *Entzündungen*, *Tumoren* und bei Störungen in der Zusammensetzung der Bluteiweiße beschleunigt.
  Grund der Beschleunigung kann eine Zunahme der Akute-Phase-Proteine und eine relative Abnahme der Albumine im Plasma sein bzw. eine qualitative und quantitative Veränderung der Erythrozyten.
- **Verlangsamte BKS.** Die BKS ist bei *Polyzythämie* (Vermehrung der Blutzellen), *Polyglobulie* (Vermehrung der Erythrozyten), Lebererkrankung, Herzinsuffizienz und bei Sichelzellanämie verlangsamt. Medikamente, die als so genannte *Senkungsblocker* wirken, sind Acetylsalicylsäure, Cortison und Phenylbutazon.

Tabelle 7.3 Veränderung der einzelnen Blut-Parameter in Abhängigkeit von verschiedenen Erkrankungen. MCV und MCHC sind vom Eisenvorrat bzw. der Eisenverwertung abhängig, weshalb die Werte meist erst mit Abnahme des Eisens bzw. bei Verwertungsstörungen oder im fortgeschrittenen Stadium der Krankheit sinken.

	Erythrozytenanzahl	Hämoglobin HB	Hämatokrit Hk	Retikulozyten	MCH	MCV	MCHC
Eisenmangelanämie	↓ oder normal	↓	↓	↓	↓	↓	↓
Perniziöse Anämie (Vit.B12-Mangelanämie)	↓	↓	↓	↓	↑	↑	normal
hämolytische Anämie	↓	↓	↓	↑	normal	normal	normal
Polyglobulie	↑	↑	↑	normal oder ↑	normal	normal	normal oder ↓

7.7.3 Blutungszeit (BZ)

Zur Bestimmung der Blutungszeit wird eine Stichinzision mittels Lanzette am Ohrläppchen oder der Fingerbeere durchgeführt. Es wird die Zeit gemessen, bis die Blutung zum Stillstand kommt (normalerweise 2 bis 5 Minuten). Das Verfahren wird zur Aufdeckung einer vermehrten Blutungsneigung (hämorrhagischen Diathese) verwendet.

Die Blutungszeit hängt von der Thrombozytenaggregation, den Gefäßreaktionen und der Aktivität des Intrinsic- und Extrinsic-Systems ab (➔ Abschn. 7.6.2). Da das Ergebnis von einer Vielzahl von Faktoren abhängig ist, ist der Test nur begrenzt aussagekräftig, denn er lässt *keine* exakten Rückschlüsse auf die Ursachen zu. Durchblutung, Beschaffenheit der Blutgefäße und Medikamente können außerdem das Ergebnis beeinflussen.

7.7.4 Quick-Test (Thromboplastinzeit, TPZ, Prothrombinzeit)

Der Quick-Test ist ein Verfahren, mit dem die *Blutgerinnungszeit* bestimmt und kontrolliert werden kann.

Einsatzgebiete. Der Quick-Test wird vor allem in den folgenden Fällen eingesetzt:

- bei Verdacht auf Blutgerinnungsstörungen,
- bei Behandlung mit Gerinnungshemmern (Antikoagulanzien),
- zur Kontrolle des Verlaufs bei Vitamin-K-Mangelzuständen aufgrund von Lebererkrankungen,
- bei Vitamin-K-Resorptionsstörungen.

Seit einiger Zeit wird der Quick-Test zunehmend ersetzt durch die Bestimmung der INR (International Normalized Ratio), die den Vorteil hat, laborunabhängig zu sein. Grundlage ist ein Standardreagens der WHO. Daher sind von verschiedenen Laboratorien bestimmte INR-Werte miteinander vergleichbar, Quick-Werte dagegen nicht. Einem Quick-Wert von 100 % entspricht eine INR von 1,00 (40 % = 1,93, 15 % = 4,71).

Quick-Test
Referenzbereich: 70 bis 120 %

Tabelle 7-4 Normalwerte der Blutsenkungsgeschwindigkeit nach Westergren

Ablesezeit	Männer	Frauen
nach einer Stunde	3 bis 8 mm	6 bis 11 mm
nach zwei Stunden	5 bis 18 mm	6 bis 20 mm
Heute wird allerdings der Zweistundenwert meist nicht mehr bestimmt.		

Durchführung des Quick-Tests. Zur Durchführung werden im Labor neun Teile Blut mit einem Teil Natriumzitrat vermischt. Dieses wird mit Gewebethromboplastin und Kalzium vermischt. Darauffolgend wird die Gerinnungsaktivität gemessen. Der Messwert wird in Prozent der normalen Gerinnungszeit angegeben (= 70–120 %).

Bei Therapie mit Gerinnungshemmern beträgt der **therapeutische Bereich 15 % bis 25 %** (Messwertangabe in Prozent der normalen Gerinnungszeit). Für die INR beträgt der entsprechende Bereich 4,71–2,90.

Neben dem Quick-Test gibt es noch andere Verfahren zum Nachweis von Störungen im endogenen System der Blutgerinnung:

- **Parzielle Thromboplastinzeit** (PTT) zum Nachweis von Störungen im endogenen System der Blutgerinnung
- **Thrombinzeit** (TZ, Plasmathrombinzeit, PTZ) zur Überwachung der Behandlung mit Heparin

7.7.5 Wichtige klinische Untersuchungsmöglichkeiten

Blutgasanalyse. Bei der Blutgasanalyse werden die Blutgase, also hauptsächlich Sauerstoff und Kohlendioxid, bestimmt. Sie spielt in der Klinik eine wichtige Rolle bei der Narkoseüberwachung, im Rahmen der Lungenfunktionsprüfung und des Herzkatheterismus, zum Beispiel bei Intensivpatienten.

Knochenmarkpunktion (Knochenmarkbiopsie). Bei der Knochenmarkpunktion wird mittels einer Spezialkanüle aus dem Markraum platter Knochen (z. B. Brustbein, Beckenkamm) Gewebe entnommen, um es zu untersuchen. Damit kann beispielsweise eine ungenügende oder veränderte Blutzellbildung (z. B. bei Leukämie) festgestellt werden.

7.8 Anämie (Blutarmut)

Beim gesunden Erwachsenen werden in einer Sekunde ungefähr 2,5 Millionen Erythrozyten neu gebildet!

Bei einer Anämie (Blutarmut) besteht ein Mangel an Erythrozyten oder an Hämoglobin (roter Blutfarbstoff), eventuell auch an beiden. Daneben können die Erythrozyten in Größe, Form und Färbung verändert sein.

Es gibt verschiedene Möglichkeiten, Anämien einzuteilen:

Einteilung nach der Ursache

Ursachen einer Anämie können grundsätzlich eine verminderte Produktion, ein erhöhter Abbau oder ein Verlust von Erythrozyten (durch Blutungen) sein. Es können auch Kombinationen von Ursachen vorliegen. Eisen, Vitamin B_{12} und Folsäure spielen beim Aufbau der roten Blutkörperchen eine ganz zentrale Rolle.

- **Blutungsanämie.** Durch akuten oder chronischen Blutverlust, der aufgrund einer inneren oder äußeren Blutung verursacht sein kann.
- **Mangelanämie.** Sie entsteht durch einen Mangel an lebenswichtigen Aufbaustoffen:
  - Eisenmangelanämie,
  - perniziöse Anämie (Mangel an Vitamin B_{12}),
  - Folsäuremangelanämie,
  - Eiweißmangelanämie.
- **Hämolytische Anämie.** Durch gesteigerten Erythrozytenabbau.
- **Aplastische Anämie.** Durch Störung der Bildung der roten Blutkörperchen bei Knochenmarkschädigung.
- **Renale Anämie.** Der zu 90% in der Niere hergestellte Wirkstoff Erythropoetin stimuliert die Bildung der roten Blutkörperchen. Bei Niereninsuffizienz kommt es zu einem Mangel an Erythropoetin, was zur ungenügenden Produktion der Erythrozyten führt und eine renale Anämie zur Folge hat.
- **Symptomatische Anämie.** Die Anämie ist ein Symptom eines anderen zugrundeliegenden Krankheitsprozesses, zum Beispiel Krebs, Tuberkulose, Bleivergiftung. Weitere mögliche Ursachen sind chronische Infekte, Blutungen und regelmäßige Blutwäsche (Hämodialyse).

Einteilung nach der Form der Erythrozyten

- **Normozytäre Anämie.** Die Erythrozyten sind normal groß.
- **Makrozytäre Anämie.** Es liegen junge, große, früh entkernte Erythrozyten vor (z. B. bei Vitamin-B_{12}-Mangel).

  Es kann noch genauer differenziert werden: **Makrozyten** haben eine normale Form, aber einen erhöhten Durchmesser. **Megalozyten** sind auch vergrößert, haben aber eine leicht ovale Form. Sowohl Makro- als auch Megalozyten können bei Vitamin-B_{12}-Mangel und bei Folsäuremangel vorkommen.
- **Mikrozytäre Anämie.** Es liegen abnorm kleine Erythrozyten vor (z. B. bei Eisenmangel). Ihre Form ist normal.
- **Kugelzellanämie.** Die Erythrozyten haben kugelförmige Gestalt, sind klein und können sich nicht mehr durch Formveränderungen in den Kapillaren anpassen (Atlas Abb. 7-6). Sie werden in der Milz vermehrt abgebaut (v. a. bei der erblichen hämolytischen Anämie).
- **Sichelzellanämie.** Eine fast nur bei Schwarzen und im Mittelmeerraum vorkommende erbliche Störung in der Zusammensetzung des Globinanteils des Hämoglobins (Hämoglobinopathie). Die Erythrozyten nehmen nach Sauerstoffabgabe Sichelform an und sind nicht mehr verformbar (Atlas Abb. 7-7). Sie können die kleinen Gefäße verstopfen, wodurch es zu einer erhöhten Thromboseneigung kommt. Die Erythrozyten gehen vorzeitig zugrunde. Die Erkrankung verläuft in Schüben. Sie hat eine ungünstige Prognose, da sie schon im Kindes- und Jugendalter zum Tode führen kann.

Einteilung nach dem Hämoglobingehalt der Erythrozyten

Im Blut ist eine bestimmte Menge Hämoglobin (Hb) enthalten. MCH (früher HB_E, Färbekoeffizient) gibt den Hämoglobingehalt eines durchschnittlichen Erythrozyten an. MCH kann bei verschiedenen Krankheiten erniedrigt oder erhöht sein. Danach unterteilt man:

- **Hypochrome Anämie.** Es besteht ein Mangel an Hämoglobin, das heißt, der Farbstoffgehalt der einzelnen Erythrozyten ist vermindert (z.B. bei Eisenmangelanämie).

- **Hyperchrome Anämie.** Hier liegt ein Mangel an Erythrozyten vor. Um diesen Mangel auszugleichen, ist der Hämoglobingehalt der einzelnen Erythrozyten erhöht (z. B. bei Vitamin-B_{12}-Mangelanämie).
- **Normochrome Anämie.** Hier besteht ein etwa gleichmäßiger Mangel an Erythrozyten und Hämoglobin. Der Farbstoffgehalt der einzelnen Erythrozyten ist normal (z. B. aufgrund einer akuten Blutung).

Einteilung nach dem Verlauf

- **Akute Anämie.** Durch eine einmalige oder wiederkehrende innere oder äußere Blutung kann sich eine akute Anämie entwickeln. Das Ausmaß der Anämie und der auftretenden Beschwerden hängt vom Ausmaß des Blutverlustes ab: Sie reichen von Blässe, Herzklopfen, Schwäche, Schwindelgefühl zu Atemnot, kaltem Schweiß, Unruhe, Durst, Herzrasen, Schwarzwerden vor den Augen bis zum Schock.
- **Chronische Anämie.** Eine chronische Anämie kann die verschiedensten Ursachen haben, zum Beispiel Sickerblutungen oder Mangel an lebenswichtigen Aufbaustoffen (Eisen, Vitamin B_{12}, Folsäure). Es kann sich um eine hämolytische, aplastische, renale oder symptomatische Anämie handeln.
  Die typischen Beschwerden sind Blässe, Leistungsminderung, Tachykardie (Herzjagen), Atemnot bei Belastung, Neigung zu Schwindel, Kälteempfindlichkeit und Konzentrationsstörungen.
  Die Diagnose „chronische Anämie" reicht für eine wirkungsvolle Therapie keinesfalls aus, sondern es muss immer sorgfältig nach der Ursache geforscht werden.

> ▶ **Chronische Anämie**
> Blässe, Leistungsminderung, Tachykardie (Herzjagen), Atemnot bei Belastung, Neigung zu Schwindel, Kälteempfindlichkeit, Konzentrationsstörungen

Im Folgenden sollen nun die wichtigsten Anämieformen ausführlich beschrieben werden.

7.8.1 Eisenmangelanämie

Bei einer Eisenmangelanämie steht nach Ausschöpfen der Eisenspeicher nicht mehr genügend Eisen zur Hämoglobinbildung zur Verfügung. Es handelt sich um eine *hypochrome, mikrozytäre* Anämieform (Atlas Abb. 7-4). Sie macht 80% aller Anämien aus, betroffen sind in erster Linie Frauen im gebärfähigen Alter (80% der Fälle).

> ▶ **Eisenmangelanämie**
> Es handelt sich um eine hypochrome, mikrozytäre Anämie.

Ursachen

- **Blutungen.** Es kann sich um einen akuten oder chronischen Blutverlust handeln, beispielsweise aufgrund von Magen- oder Darmgeschwüren, Hämorriden, Zwerchfellhernie, Krebserkrankungen, verstärkten Regelblutungen. Eisenverlust durch Blutungen ist die *Hauptursache* der Eisenmangelanämie!
- **Mangelhafte Zufuhr.** Vor allem bei Säuglingen und Kleinkindern, aber auch durch einseitige Ernährung.
- **Verminderte Eisenaufnahme.** Obwohl das Eisenangebot der Nahrung genügt, kann aufgrund einer Malabsorption (ungenügenden Stoffaufnahme) das Eisen nicht ausreichend aufgenommen werden, beispielsweise aufgrund einer Magenentfernung, durch Mangel an Magensäure (gestörte Herauslösung des Nahrungseisens) oder durch Magenkrebs.
- **Erhöhter Eisenbedarf.** Ein erhöhter Eisenbedarf besteht während der Schwangerschaft, der Stillzeit, in der Wachstumsperiode, bei Sportlern, bei Infekten und Tumoren, aber auch unter der Behandlung einer perniziösen Anämie mit Vitamin B_{12} (➔ Abschn. 7.8.2)
- **Eisenverteilungsstörung.** Bei chronischen Infekten, Entzündungen, Tumoren und rheumatoider Arthritis (PCP).

> ❗ **Wichtige Überlegungen zur Eisenmangelanämie**
> - Bestehen (versteckte) Blutungen?
> - Liegt ein chronischer Infekt vor?
> - Besteht eine Krebserkrankung?

- Besteht ein erhöhter Bedarf durch Schwangerschaft, Stillzeit oder Wachstum?
- Ist die Eisenaufnahme gestört (Magenkrebs, Magenentfernung, Mangel an Magensäure)?

Symptome. Der Eisenmangel wirkt sich nicht nur auf die Blutbildung aus, sondern auch auf Haut, Schleimhaut und Hautanhangsgebilde. Deshalb kommt es zusätzlich zu den allgemeinen Anämiesymptomen noch zu spröder, trockener Haut, brüchigen Haaren und Nägeln (selten zu Hohlnägeln), Mundwinkelrhagaden (-schrunden), zu Zungenbrennen und zur Atrophie von Mundhöhlen-, Rachen- und Speiseröhrenschleimhaut.

Bei der Herzauskultation ist oft ein funktionelles Strömungsgeräusch zu hören (➔ Abschn. 5.3.4, Herzgeräusche).

Die Anämiesymptome Blässe, Müdigkeit und Konzentrationsschwäche, *können* bereits auftreten, wenn die Eisendepots verarmen (= latenter Eisenmangel, s. u.).

Hautblässe kann nicht nur durch Anämie verursacht werden, sondern auch durch schlechte Hautdurchblutung infolge tiefliegender Hautgefäße, durch Gefäßkonstriktion, Aortenklappenstenose, niedrigen Blutdruck und Nierenerkrankungen.

▶ **Hautblässe** ist ein *unsicheres* Anämiezeichen; **Schleimhautblässe** dagegen ein sichereres.

Eisenstoffwechsel und Diagnose
- **Eisentransport.** Eisen wird im Blut durch *Transferrin* (gehört zu den Bluteiweißen, und zwar zu den Globulinen) transportiert. Normalerweise ist die Eisenbindungskapazität des Transferrins nur zu 30% ausgenutzt. Bei Eisenmangel *steigt* der Transferrinspiegel *an*, da vermehrt Eisen aus den Speichern freigesetzt wird. Bei Tumor-, chronischer Entzündungs- und Infektanämie dagegen sinkt er ab, weil hier die Eisenabgabe aus dem RHS (➔ Abschn. 26.3.5) gestört ist.
- **Speichereisen.** *Ferritin* befindet sich innerhalb der Zellen des RHS, der Leber, des Knochenmarks, der Milz und der Muskeln. Es handelt sich um ein Eiweiß, das der Speicherung des Eisens dient und gleichzeitig die Zellen vor den giftigen Effekten ionisierten Eisens schützt.

Man kann sich Ferritin als Hohlkugel vorstellen, in der bis zu 4000 Eisenatome gespeichert werden können. Allerdings enthält das im Blut zirkulierende Ferritin nur eine vergleichsweise kleine Menge an Eisen.

Ferritin korreliert mit den Eisenvorräten des Körpers, so dass ein *erniedrigter Ferritinspiegel* auf *Eisenmangel* schließen lässt. Allerdings ist bei Tumor-, chronischer Entzündung- und Infektanämie der Ferritinspiegel normal bis erhöht. Auch bei Leberparenchymschäden werden stets erhöhte Ferritinwerte gemessen. In diesen Fällen besteht also *keine* Korrelation zwischen Ferritin und Eisenvorräten.

Eisenmangelstadien
- **Prälatenter Eisenmangel.** Es handelt sich um einen Mangel an Speichereisen, weshalb es zu erniedrigten Ferritinwerten und/oder zu erniedrigten Eisenwerten kommt. Es bestehen *keine* Symptome.
- **Latenter Eisenmangel.** Es handelt sich um einen Eisenmangel *ohne* Anämie. Ferritin und Eisen sind erniedrigt, Transferrin erhöht. Es *kann* zu Anämiesymptomen kommen.

Tabelle 7-5 Eisenmangelstadien und Laborwerte

	Beginnender (prälatenter und latenter Eisenmangel	Eisenmangelanämie	Tumoranämie chron. Infekt- und Entzündungsanämie (Eisenverteilungsstörung)
Transferrin	normal bis ↑	↑	↓
Ferritin	↓	↓	normal bis ↑
Eisen	normal bis ↓	↓	↓
Hämoglobin	normal	↓	↓
Erythrozyten	normal	↓	↓
Hämatokrit	normal	↓	↓

- **Manifester Eisenmangel.** Es kommt zu ausgeprägten Anämiesymptomen. Eisen und Ferritin sind erniedrigt. Transferrin ist erhöht. Zusätzlich sind Hämoglobin, Erythrozyten und Hämatokrit erniedrigt.

Die Zusammenhänge zwischen den Eisenmangelstadien und den wichtigsten Laborwerten sind in Tabelle 7-5 wiedergegeben.

> - **Frühstadium eines Eisenmangels** (prälatenter oder latenter Eisenmangel): Transferrin normal bis erhöht, Ferritin erniedrigt
> - **Manifester Eisenmangel:** Transferrin erhöht, Ferritin erniedrigt
> - **Tumor- und chronische Infekt- oder Entzündungsanämie** (Eisenverteilungsstörung): Transferrin erniedrigt, Ferritin erhöht

Therapie. In jedem Fall ist die Ursache des Eisenmangels festzustellen und zu behandeln! Grundsätzlich muss das fehlende Eisen *substituiert* (ersetzt) werden. Dazu wird zweiwertiges Eisen *oral* gegeben. Die Eisenaufnahme wird durch gleichzeitige Verabreichung von Vitamin C begünstigt. Es ist zu beachten, dass eine fehlende oder herabgesetzte Magensäureproduktion zu einer verminderten Eisenaufnahme führt.

Eine *parenterale* Gabe (dreiwertiges Eisen) ist wegen schwerer möglicher *Nebenwirkungen* nur ausnahmsweise angezeigt, und zwar bei entzündlichen Magen-Darm-Erkrankungen, bei Malabsorption und bei schweren Nebenwirkungen der oralen Therapie (Geschwürsbildung).

Haben sich die Hämoglobinwerte normalisiert, muss das Eisen noch *sechs Wochen* lang weiter eingenommen werden, damit sich die *Eisendepots auffüllen* können.

7.8.2 Perniziöse Anämie (Vitamin-B_{12}-Mangelanämie)

Bei der perniziösen Anämie liegt meist eine *Resorptionsstörung* von *Vitamin B_{12}* (Cobalamin) vor. Dies ist die Folge einer verminderten oder erloschenen Produktion des Intrinsic-Faktors in der Magenschleimhaut, wie sie als Folge einer schweren Gastritis, eines Magenkarzinoms oder nach einer Magenentfernung auftreten kann. Ohne Intrinsic-Faktor kann im Dünndarm kein Vitamin B_{12} aufgenommen werden, da dieses sich mit dem Intrinsic-Faktor zu einem Komplex verbinden muss, damit es die Darmwand passieren kann.

Die perniziöse Anämie tritt vorwiegend im höheren Lebensalter auf (ab 45. Lebensjahr), nur vereinzelt kommt sie bei jüngeren Menschen vor.

Ursachen. Der Mangel an Intrinsic-Faktor kann sich aufgrund einer Magenschleimhautatrophie entwickeln. Meist können auch Autoantikörper gegen den Intrinsic-Faktor oder gegen die Belegzellen des Magens, die den Intrinsic-Faktor produzieren, gefunden werden. Weitere mögliche Ursachen sind narbige, entzündliche oder tumoröse Veränderungen im unteren Ileum, in dem die Resorption des Vitamin B_{12} normalerweise erfolgt. Auch könnte ein erhöhter Bedarf an Vitamin B_{12} vorliegen, zum Beispiel während einer Schwangerschaft. Bei Veganern, also bei Personen, die sich ohne tierische Produkte wie Fleisch, Butter, Käse und Milch ernähren, kann sich ein Vitamin-B_{12}-Mangel einstellen, wenn nicht auf anderweitige ausreichende Zufuhr geachtet wird.

Pathogenese. Das Fehlen von Vitamin B_{12} führt (ebenso wie ein Folsäuremangel, → Abschn. 7.8.3) zu einer Verzögerung der Zellteilung, bei sonst normalem Zellwachstum. Deshalb entstehen bei dieser Anämieform besonders große, nicht ausgereifte Zellen *(makrozytäre Anämie)*. Von dieser Zellteilungsverzögerung sind nicht nur die Erythrozyten betroffen, sondern auch die Zellen der Schleimhäute und des Nervengewebes.

Da ein Mangel an Erythrozyten besteht, werden die noch vorhandenen vermehrt mit Hämoglobin beladen, weshalb es zu einer *hyperchromen* Anämie kommt.

> **Perniziöse Anämie** (Vitamin-B_{12}-Mangelanämie)
> Es handelt sich um eine makrozytäre, hyperchrome Anämie (Atlas Abb. 7-5).

Symptome. Der Krankheitsbeginn ist schleichend, häufig stehen Magen-Darm-Störungen im Vordergrund, wie Völlegefühl und Appetitlosigkeit. Es kommt zu Leistungsminderung, Mattigkeit, Schwindelgefühl und meist auch zu Symptomen seitens des Nervensystems, die durch den Vitaminmangel bedingt sind: Kribbeln (Parästhesien), Verlust der Tiefensensibilität bzw. des Vibrationsempfindens, Gangunsicherheit bis hin zu Lähmungen. Die Zungenschleimhaut atrophiert, was zu Zungenbrennen und einer hochroten, glatten Zunge (= Lackzunge) führt. Es entwickelt sich ein leichter Ikterus (Gelbsucht) der die typische fahle Hautblässe mit gelblichem Unterton verursacht.

> **Symptome bei Vitamin B_{12}-Mangel**
> - **Anämiesymptome**
>   Müdigkeit, Leistungsminderung, Schwindelgefühl, Blässe (evtl. leicht gelbliche Blässe), Zungenbrennen, Lackzunge
> - **Gastrointestinale Symptome**
>   Völlegefühl, Appetitlosigkeit
> - **Neurologische Symptome**
>   Kribbeln (Parästhesien) der Hände und Füße, Störung der Tiefensensibilität bzw. des Vibrationsempfindens, Gangunsicherheit bis Lähmungen.

Therapie. Nach Feststellung – und wenn möglich Beseitigung – der Ursache, wird Vitamin B_{12} *parenteral* gegeben. Außerdem müssen meist noch Eisen (➔ Abschn. 7.8.1 Eisenmangel, Ursache: erhöhter Eisenbedarf) und Folsäure (➔ Abschn. 7.8.3) verordnet werden. Häufig muss eine zugrundeliegende Magenerkrankung behandelt werden. Das Zusammengehen von perniziöser Anämie und Magenkrebs ist so häufig, dass ein karzinogenes Geschehen ausdrücklich ausgeschlossen werden muss!

Die Behandlung der perniziösen Anämie *nur* mit Folsäure (s. u.) ist kontraindiziert, weil es dadurch zwar zu einer erfolgreichen Beendigung der Anämiesymptome kommt, aber eventuell zu einer drastischen Verschlechterung der neurologischen Symptome.

> Bei **perniziöser Anämie** muss ein Magenkrebs ausdrücklich ausgeschlossen werden!

7.8.3 Folsäuremangelanämie

Folsäuremangel führt zu ähnlichen Beschwerden wie Vitamin-B_{12}-Mangel, allerdings fehlen die neurologischen Symptome. Es handelt sich um eine makrozytäre, hyperchrome Anämie.

Ursachen der Erkrankung sind vor allem *Alkoholismus*, aber auch unausgewogene Ernährung, erhöhter Bedarf und gestörte Aufnahme (z. B. Magenentfernung, Sprue, Zöliakie).

Die Therapie besteht in der Beseitigung der Ursachen und der oralen Gabe von Folsäure.

7.8.4 Hämolytische Anämie

Bei einer hämolytischen Anämie kommt es zu einem *vermehrten* und *verfrühten Untergang* der *Erythrozyten*, dabei ist die normale Lebensdauer der roten Blutkörperchen von 120 Tage auf Wochen bis Tage verkürzt. Ab dem Zeitpunkt, an dem der Zellzerfall größer ist als die Neubildung, kommt es zur Anämie.

Bleibt der Hämoglobingehalt des Blutes durch eine vermehrte Neubildung normal, spricht man von einer *kompensierten Hämolyse* (also nicht von Anämie).

Ursachen. Man unterscheidet erbliche und erworbene Ursachen. Zu den *erblichen* gehören die *Kugel-* und *Sichelzellanämie* (➔ Abschn. 7.8, Einteilung nach der Form der Erythrozyten). Die *erworbene* hämolytische Anämie kann durch eine Schädigung der Erythrozyten durch Autoantikörper entstehen. Diese können sich im Verlauf von Infektionskrankheiten, bei karzinogenen Prozessen, bei Blutgruppenunverträglichkeiten, durch Medikamentengabe, durch Kälte (Kälteantikörper) oder durch Wärme (Wärmeantikörper) gebildet haben. Des Weiteren können chemische Gifte (Blei, Sulfonamide, Schlangengifte u. a.), Infekte (Malaria) und physikalische Bedingungen (Herzklappenersatz) zu einer hämolytischen Anämie führen.

Symptome. Durch den vermehrten Erythrozytenabbau fällt eine größere Menge *Bilirubin* (Abbauprodukt des Hämoglobins) an, was zum *hämolytischen Ikterus* (Gelbsucht) führt. Leber und Milz können wieder, wie während der Embryonalzeit, zu Blutbildungsstätten werden. Die Milz (evtl. auch die Leber) schwillt an und kann getastet werden. Kommt es zu einer plötzlichen Verschlimmerung, so handelt es sich um eine hämolytische Krise mit allgemeinem Krankheitsgefühl, Fieber, Leibschmerzen, Ikterus und Milzvergrößerung.

Diagnose. Es handelt sich um eine normochrome Anämie. Im Blut sind die Retikulozyten und das indirekte Bilirubin erhöht; im Urin wird vermehrt Urobilinogen ausgeschieden.

Therapie. Die Therapie richtet sich nach der Ursache. Beim Auftreten von Autoantikörpern wird der Arzt eine Cortisongabe erwägen. In manchen Fällen wird die Milz entfernt.

7.8.5 Aplastische Anämie

Durch eine Schädigung des Knochenmarks kommt es zum Umbau von rotem Knochenmark in gelbes Fettmark. Die Folge ist eine Blutbildungsstörung, von der meist nicht nur die Erythrozyten, sondern häufig auch die Thrombozyten und Leukozyten betroffen sind. Es handelt sich in der Regel um eine normochrome Anämie.

Aplastische Anämie
Es liegt eine Blutbildungsstörung vor.

Ursachen. Die Schädigung des Knochenmarks kann durch *Medikamente* (Antibiotika, Analgetika, Antirheumatika, Antimalariamittel, Thyreostatika, Antidiabetika u. a.), *Strahlen*, *Gifte* (Quecksilber), *maligne Tumoren* oder aufgrund eines *angeborenen Defektes* bestehen. Auch kann sich eine aplastische Anämie nach *Infektionskrankheiten* (Hepatitis A, B, Epstein-Barr-Virus, Zytomegalievirus) oder bei *Autoimmunerkrankungen* (LE, ➔ Abschn. 4.6.5) einstellen. Bei ungefähr der Hälfte der Fälle bleibt jedoch die Ursache unbekannt.

Symptome. Meist sind zuerst nur die Erythrozyten betroffen, so dass sich eine schleichend einsetzende Anämie entwickelt. Allerdings nehmen oft schon relativ früh auch die Thrombozyten ab, was zur vermehrten Blutungsneigung (oft tödliche Hirnblutung) führt. Später kommt es noch zu einem Mangel an Leukozyten (Granulozytopenie), was eine erhöhte Infektanfälligkeit zur Folge hat.

Therapie. Die Therapie muss sich nach der zugrundeliegenden Ursache richten. Heute gehört bei schweren Erkrankungsbildern die frühzeitige Knochenmarktransplantation zu den erfolgreichsten therapeutischen Maßnahmen.

7.9 Leukämie

Bei den Leukämieerkrankungen handelt es sich um eine bösartige (maligne) Erkrankung der weißen Blutkörperchen, bei denen es zu einer *qualitativen* und meist auch zu einer *quantitativen Veränderung* der *Leukozyten* kommt. Die Folge ist eine *Abwehrschwäche* gegen Infektionen, da die entarteten Leukozyten ihrer Aufgabe nicht mehr nachkommen können.

Durch die unkontrollierte Wucherung der Leukozyten wird meist auch die Bildung der Erythrozyten und Thrombozyten (Thrombozytopenie = Verminderung der Blutplättchen) in Mitleidenschaft gezogen. Die Folge der unzureichenden Bildung der Erythrozyten ist eine Anämie. Durch die Verminderung der Blutplättchen kann es zu bedrohlichen Blutungen kommen, zum Beispiel aus dem Nasen-Rachen-Raum, den Atemwegen, dem Magen-Darm-Trakt, dem Uterus oder den Harnwegen.

Bei der Erkrankung kommt es häufig zu *Remissionen*, das heißt, die Krankheitserscheinungen gehen zurück, und der Patient fühlt sich ganz gesund, aber mit großer Wahrscheinlichkeit kehrt die Leukämie zurück. Behandlungsziel ist die *völlige* Gesundung. Gelingt dies nicht, versucht man zumindest Remissionen herbeizuführen und über möglichst lange Zeit zu erhalten.

Ursache. Die Ursache der Leukämie ist noch nicht eindeutig bekannt. Folgende Faktoren sollen eine Rolle spielen: *chemische Substanzen* (z. B. Benzol, Zytostatika), *radioaktive Strahlung*, *genetische Faktoren* (z. B. gehäuftes Auftreten beim Down-Syndrom) und *Viren*.

(HTLV 1-Viren verursachen eine so genannte T-Zell-Leukämie, die endemisch in der Karibik, in Südjapan und im Südosten der Vereinigten Staaten auftritt.)

Häufigkeit
- **Akute Leukämien:** 4 Fälle pro 100 000 Einwohner und Jahr.
- **Chronische lymphatische Leukämie:** 3 bis 6 Fälle pro 100 000 Einwohner und Jahr.
- **Chronische myeloische Leukämie:** 1 Fall pro 100 000 Einwohner und Jahr.

Bei den Leukämien werden folgende wichtige Einteilungen vorgenommen:

Einteilung nach dem klinischen Verlauf
- Akute Leukämie
- Chronische Leukämie

Einteilung nach dem Reifegrad der Leukozyten
- Unreifzellige Leukämie
- Reifzellige Leukämie

Einteilung nach der Abstammung
- **Myeloische Leukämie:**
  vom Knochenmark ausgehend, die bösartigen Zellen gehören einer Vorstufe der Granulozyten an
- **Lymphatische Leukämie:**
  vom lymphatischen Gewebe ausgehend, das heißt, die bösartigen Zellen gehören der lymphatischen Stammreihe an.

Die folgende Besprechung der einzelnen Leukämieformen beschränkt sich auf das Wesentliche, denn eine Behandlung dieser schweren Erkrankung kann vom Heilpraktiker nicht durchgeführt werden, da er die zur Therapie notwendigen Medikamente nicht verschreiben darf. Jeder Heilpraktiker muss aber eine vorliegende Leukämie erkennen können, damit er einen solchen Fall rechtzeitig an eine entsprechende Stelle zur Therapie überweisen kann.

7.9.1 Akute Leukämie

Etwa die Hälfte aller Leukämien tritt akut auf. Unbehandelt führen sie innerhalb weniger Wochen bis Monate zum Tode.

Bei den akuten Leukämien unterscheidet man zwischen der akuten lymphatischen (ALL), der akuten myeloischen (AML) und der undifferenzierten Leukämie (AUL). Letztere wird im Allgemeinen wie eine akute lymphatische Leukämie behandelt.

Von der *akuten lymphatischen* Leukämie sind vor allem *Kinder* zwischen *zwei* und *fünf* Jahren betroffen. Durch neue, moderne Behandlungsmethoden konnten hier von der Schulmedizin beträchtliche therapeutische Erfolge erzielt werden.

Die *akute myeloische* Leukämie betrifft überwiegend *Erwachsene*; sie kommt allerdings auch im Kindesalter vor. Die Behandlungserfolge sind geringer als bei der akuten lymphatischen Leukämie.

Symptome. Akute Leukämien können entweder wie eine *schwere Infektionskrankheit* mit Schüttelfrost, Fieber und Ulzerationen im Mundbereich beginnen oder *schleichend* mit *unklarer Symptomatik*. Bei Kindern findet man in 30 % der Fälle eine generalisierte Lymphknotenschwellung und eine Milzvergrößerung (evtl. auch Lebervergrößerung), was bei Erwachsenen seltener der Fall ist. Oft bestehen Knochenschmerzen und Hautinfiltrationen (Atlas Abb. 7-8). Aufgrund der Anämie kommt es zu Blässe, Müdigkeit, Belastungsdyspnoe und Tachykardie. Die Granulozytopenie führt zu einer Abwehrschwäche, weshalb es zu Fieber, eitrigen Hautinfektionen, Soor, Mundschleimhautentzündungen und zu Infektionskrankheiten kommen kann. Als Folge der Thrombozytopenie können sich Hämatome nach Bagatellverletzungen, Petechien (Atlas Abb. 7-9), Nasen- und Zahnfleischbluten einstellen.

Diagnose. Die Diagnosestellung der akuten Leukämie erfolgt über das *veränderte Blutbild*. Hier kann man oft eine Anämie, eine Thrombozytopenie (Abnahme der Blutplättchen), eine Granulozytopenie (Abnahme der Granulozyten) und immer eine Differenzierungsstörung der betroffenen Leukozyten feststellen. Eine Spiegelung des Augenhintergrundes zeigt petechiale oder flächenhafte Blutungen bzw. leukämische Infiltrate. Dem schließt sich in der Klinik eine Knochenmarkpunktion an.

Während bei Patienten mit chronischer Leukämie fast immer eine Vermehrung der Leukozyten festzustellen ist, muss das bei der akuten Leukämie nicht der Fall sein. Hier ist in 50 % der Fälle die Leukozytenzahl erhöht, in 25 % ist sie erniedrigt, und bei den restlichen 25 % ist sie normal. Aber alle Leukozyten zeigen eine Differenzierungsstörung!

7.9.2 Chronische lymphatische Leukämie (CLL, chronische Lymphadenose)

Von der chronischen lymphatischen Leukämie sind vorwiegend *Männer* im *fortgeschrittenen Alter* betroffen; 90 % der Betroffenen sind über 50 Jahre alt.

Symptome. Erste geklagte Beschwerden sind *leichte Ermüdbarkeit* und *Leistungsminderung*. Es treten *gehäuft Infektionen* auf, wie Lungenentzündungen, Herpes zoster, entzündliche Hauterkrankungen, Juckreiz, knotige Hautinfiltrate und Pilzinfektionen. Fast immer bestehen im fortgeschrittenen Krankheitsverlauf (anfangs nur bei 50 %) *symmetrische Lymphknotenschwellungen* und *Leber- und Milzvergrößerungen*. Die geschwollenen Lymphknoten fühlen sich derb an, sind nicht druckschmerzhaft und gut verschieblich.

Diagnose. Wegen des symptomenarmen Krankheitsbeginns, spielen bei der Krankheitsaufdeckung die *Lymphknotenvergrößerungen* und die *Lymphozytose* eine wichtige Rolle.

In 98 % der Fälle findet man eine Erhöhung der Leukozyten. Bei der Zunahme handelt es sich überwiegend um B-Lymphozyten mit einem funktionellen Defekt, weshalb es zu einem Mangel intakter Antikörper und zu Abwehrschwäche kommt. Im weiteren Krankheitsverlauf stellen sich meist auch eine Anämie und eine Thrombo- und Granulozytopenie ein.

▶ **Stadieneinteilung der CLL** (nach Rai und Mitarbeiter)

- 0   Lymphozytose im Blut und Knochenmark
- I   Lymphozytose + Lymphknotenvergrößerung
- II Lymphozytose + Vergrößerung von Leber und/oder Milz
- III Lymphozytose + Anämie
- IV Lymphozytose + Thrombozytopenie

Prognose. Es handelt sich um die gutartigste Leukämieart. Die Überlebenszeit ist abhängig vom Stadium der Erkrankung. Im Gegensatz zur akuten Leukämie bei der die Therapie „rasch und aggressiv" erfolgt, wird hier „schonend und spät" behandelt.

7.9.3 Chronische myeloische Leukämie (CML)

Bei der chronischen myeloischen Leukämie kann es zur Vermehrung der Granulozyten auf über 500.000 Zellen pro mm³ kommen. Der Erkrankungsausbruch liegt meist zwischen dem 20. und 40. Lebensjahr.

Symptome. Die Krankheit beginnt schleichend mit Müdigkeit, Leistungsminderung, Gewichtsverlust und Druck im Oberbauch durch eine erhebliche Milz-, später auch Leberschwellung. Im weiteren Verlauf kommt es, da die Abwehrfähigkeit immer mehr abnimmt, zu Nachtschweiß und Fieber mit erhöhter Infektneigung. Oft bestehen Knochenschmerzen, vor allem im Schien- und Brustbein. Durch die hohe Leukozytenanzahl besteht eine erhöhte Thromboseneigung (leukämische Thromben), die noch durch eine Plättchenthrombose gefördert werden kann, falls es im Anfangsstadium der Krankheit zur Thrombozytose kommt.

Später entwickelt sich allerdings durch Verdrängung im Knochenmark eine Thrombozytopenie mit vermehrter Blutungsneigung, außerdem eine Anämie.

Diagnose. Die Leitsymptome sind anfangs *Leukozytose* mit *Linksverschiebung* und *Milzvergrößerung*.

Prognose. Die mittlere Überlebenszeit beträgt ungefähr drei Jahre mit einer Streuung von ein bis zehn Jahren.

7.10 Weitere wichtige Blutkrankheiten

7.10.1 Agranulozytose

Bei der Agranulozytose kommt es nach *Medikamenteneinnahme* oder (selten) im Rahmen von Entzündungen) zu einem starken *Rückgang* oder sogar zum völligen *Verschwinden* der *Granulozyten*.

Verlaufsformen

1. **Typ I:** Schnell auftretend (innerhalb von Stunden) kommt es durch eine Immunreaktion (Allergie) auf ein Medikament zum Rückgang bzw. zum völligen Verschwinden der zirkulierenden Granulozyten.
2. **Typ II:** Dosisabhängig führt ein Medikament langsam zu einer medikamentös-toxischen Schädigung des Knochenmarks und damit zu einer schweren Bildungsstörung der Vorläuferzellen der Granulozyten.

   Allerdings können nicht alle Agranulozytosen eindeutig einem dieser beiden Typen zugeordnet werden, da gelegentlich Mischformen auftreten.

Ursachen. Als auslösende Medikamente kommen vor allem in Betracht:

Schmerzmittel, Beruhigungsmittel, Antidiabetika, Diuretika, Antibiotika und Sulfonamide.

Symptome. Bei Typ I setzt der *Granulozytenrückgang* meist innerhalb von *Stunden* ein. Häufig kommt es zu Schüttelfrost mit darauffolgendem hohem Fieber (Kontinua) und schwerem Krankheitsgefühl. Charakteristisch sind die bald auftretenden Schleimhautnekrosen an Rachen, Tonsillen und im Anal- und Genitalbereich. Es kommt zu lokaler Lymphknotenschwellung (keine generalisierte Reaktion der Lymphknoten). Eine Sepsis kann schnell zum Tode führen.

Diagnose. Beim Auftreten der obigen Symptome muss immer ein *Differenzialblutbild* angefertigt werden. Die endgültige Diagnose erfolgt in der Klinik durch eine *Knochenmarkuntersuchung*.

Therapie. Sofortige *Krankenhauseinweisung* ist notwendig. Bei der dort erfolgenden Therapie steht das Absetzen des unverträglichen Medikaments an erster Stelle. Der Erkrankte darf keinen Kontakt mit krankheitsauslösenden Keimen haben.

Von einer *Pseudopolyglobulie* spricht man, wenn es durch großen Flüssigkeitsverlust (Erbrechen, Durchfälle, Schwitzen, Durst) zu einer starken Bluteindickung gekommen ist.

Symptome. Die auftretenden Symptome hängen von der Ursache der Erkrankung ab. Haut und Schleimhäute können rötlich bis rötlich-bläulich (bei Herz/Lungen/Erkrankungen!) verfärbt sein.

Diagnose. Die *Erythrozytenzahl* ist auf 6 bis 8 Mio. pro mm³ *erhöht*. Dadurch sind der *Hämatokrit-* und *Hämoglobinwert* ebenfalls heraufgesetzt. Die *BKS* ist *verlangsamt*.

Therapie. Es muss versucht werden, soweit möglich, die Ursache zu beseitigen. Aderlässe können nur eine vorübergehende Hilfe sein, vor allem weil sie meist eine reaktive Neubildung von Erythrozyten zur Folge haben. Besteht die Polyglobulie, um einen Sauerstoffmangel auszugleichen, ist ein Aderlass i.a. nicht sinnvoll!

7.10.2 Polyglobulie

Bei der Polyglobulie treten im Blut *vermehrt Erythrozyten* auf, meist um einen *Sauerstoffmangel* auszugleichen. Hämatokrit und Hämoglobin sind im Blut erhöht.

> ▶ **Polyglobulie**
> Es kommt zu einer Vermehrung der roten Blutkörperchen.

Ursachen

- **Sauerstoffmangel.** Hier spielen vor allem schwere *Lungen-* und *Herzerkrankungen* eine wichtige Rolle, wie Lungenemphysem, Lungenfibrose und schwere Herzfehler mit Shunt.
  Beim Aufenthalt in großen Höhen bildet sich eine *Höhenglobulie* aus, da der Körper den Sauerstoffmangel durch eine Vermehrung der Erythrozyten ausgleicht.
- **Toxine** (Kohlenmonoxid und Blausäure).
- **Medikamente** (Kortison, Androgene).
- **Starkes Rauchen** (Kohlenmonoxidhämoglobin, CO-Hb, ist erhöht).
- **Erythropoetinsteigerung** durch Nierentumor (Nierenkrebs, Zystenniere), paraneoplastisches Syndrom (z. B. bei Leber- oder Eierstockkrebs).

7.10.3 Polyzythämie
(Polycythämia vera)

Bei der Polyzythämie kommt es zu einer *Vermehrung* aller *drei Blutzellarten* (Erythrozyten, Leukozyten, Thrombozyten). Die Ursache ist unbekannt. Der Häufigkeitsgipfel liegt um das 60. Lebensjahr. Männer sind häufiger betroffen als Frauen.

Die Zunahme der Blutzellen führt zu einer *schlechten Fließeigenschaft* des Blutes und damit zu einer erhöhten *Thromboseneigung*.

> ▶ **Polyzythämie**
> Es kommt zur Vermehrung der roten und weißen Blutkörperchen und der Blutplättchen.

Symptome. Haut und Schleimhaut des Patienten haben ein tiefrotes Aussehen mit rotblauer Zyanose (*Plethora*). Es können *Schwindel, Kopfschmerz, Hautjucken* (v. a. nach heißem Bad), Sehstörungen (Schleiersehen), Parästhesien, Hypertonie und Ohrensausen bestehen. Die Augenbindehaut ist deutlich gestaut, so dass man von *Pseudokonjunktivitis* spricht. Es besteht eine Bluteindickung, die zu einer *erhöhten Thrombo-*

seneigung führt. Leber und Milz sind häufig vergrößert. Durch eine Funktionsstörung der Blutplättchen besteht eine vermehrte Blutungsneigung (v. a. Nasen- und Hautblutungen und blutende Magengeschwüre).

Komplikationen. Thrombosen, vermehrte Blutungsneigung (hämorrhagische Diathese), akute Leukämie, Knochenmarkinsuffizienz.

Diagnose. Zunahme der Erythrozyten, Leukozyten, Thrombozyten, des Hämoglobin- und Hämatokritwertes. Die BKS ist *verlangsamt*. Oft ist der Harnsäurewert erhöht, da aus den wuchernden Zellen beim Abbau Harnsäure frei wird (was zum Gichtanfall führen kann).

Therapie. Rein symptomatisch können *Aderlässe* gemacht werden. Ein Nachteil dabei ist, dass es zum Eisenmangel kommen kann, der nicht behandelt werden sollte, um die Blutbildung nicht wieder anzuregen. In der Schulmedizin werden Versuche mit Zytostatika gemacht, evtl. wird gegen den Juckreiz ein Antihistaminikum, gegen die erhöhten Harnsäurewerte Allopurinol und gegen die schlechte Blutfließeigenschaft ein Thrombozytenaggregationshemmer (z. B. ASS) verordnet.

Nur noch selten wird in Kliniken eine Röntgenbestrahlung des Knochenmarks (Radiophosphortherapie) versucht, da es dadurch zur akuten Leukämie kommen kann.

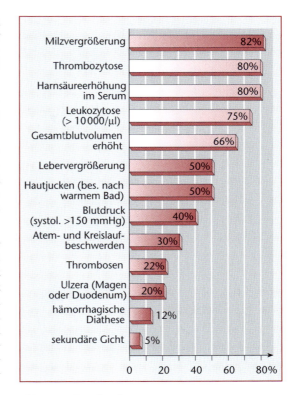

Abb. 7-4 Polyzythämie.
Dargestellt sind wichtige Symptome und Befunde geordnet nach der Häufigkeit ihres Auftretens.

7.10.4 Hämophilie (Bluterkrankheit)

Bei der Hämophilie liegt eine *erblich bedingte Blutgerinnungsstörung* vor, die auf einer ungenügenden Bildung des Gerinnungsfaktors VIII (Hämophilie A) oder IX (Hämophilie B) beruht, kombinierte Fälle kommen gelegentlich vor. Es besteht eine *erhöhte Blutungsneigung* (hämorrhagische Diathese).

Ursache. Es handelt sich um eine Erbkrankheit, die über das X-Chromosom übertragen wird. Frauen spielen als Überträgerin (Konduktorin) eine Rolle. Es können nur Männer erkranken, da sie nur ein X-Chromosom besitzen. Hat eine Frau ein defektes X-Chromosom, erkrankt sie nicht (allerdings können Blutgerinnungsstörungen unterschiedlichen Ausprägungsgrades auftreten), da das andere, intakte X-Chromosom das für die Bildung des Gerinnungsfaktors erforderliche Erbgut besitzt.

(Äußerst seltene Ausnahme: Es kann auch eine Frau Bluter sein, wenn ihre *beiden* Chromosomen defekt sind. In diesem Fall war ihre Mutter Überträgerin und der Vater Bluter.)

Pathogenese. Faktor VIII und IX spielen beim Intrinsic-System der Blutgerinnung (→ Abschn. 7.6.2) eine Rolle, weshalb es hier zu Störungen kommt. Die Folge können spontane Blutungen sein, aber auch Bagatellverletzungen können zu unstillbaren Blutungen führen.

Symptome. Die Krankheit tritt meist nach der Säuglingszeit in Erscheinung. Die Blutungsneigung ist Schwankungen unterworfen. Sie ist fast immer im Kindesalter stärker ausgeprägt als im Erwachsenenalter.

Kleine Verletzungen, Fehlbelastungen der Gelenke und Schleimhautentzündungen (z. B. Magen, Darm, Harnwege) können *unstillbare, lebensbe-*

drohliche Blutungen auslösen. Gefürchtet sind vor allem die *Gelenkblutungen*, die zu Gelenkstörungen und Gelenkversteifungen („Blutergelenke") führen können (Atlas Abb. 7-10).

90% der schwer an Hämophilie Erkrankten, die *vor* 1985 mit Blutpräparaten behandelt wurden, wurden mit dem AIDS-Virus infiziert! Ungefähr die Hälfte der davon Betroffenen ist mittlerweile verstorben.

! Vorsicht!
Es ist zu beachten, dass **Bluterkranke keine i. m.** Injektion erhalten dürfen, da es zu schwersten Einblutungen in den Muskel kommen kann. Außerdem dürfen keine Medikamente verordnet werden, die die Blutungsneigung erhöhen (z. B. ASS bei Schmerzen).

Therapie. Bluter müssen seitens der Klinik langfristig betreut werden und sie müssen sich vor Verletzungen hüten. Bei auftretenden Blutungen muss eine Notversorgung erfolgen, bis ein Arzt eine Behandlung mit einem Fibrin- bzw. Thrombinpräparat einleiten kann.

7.11 Fragen

Beantworten Sie die Fragen möglichst knapp! Die richtigen Antworten finden Sie im angegebenen Abschnitt entweder **halbfett** oder *kursiv* geduckt.

Blutvolumen

▸ Wieviel Blut hat ein Erwachsener? Wie wird ein Blutverlust von 50% Ihrer Meinung nach vom Körper verkraftet? (➔ Abschn. 7, Einleitung)

Zusammensetzung des Blutes

▸ Aus welchen beiden Hauptbestandteilen setzt sich das Blut zusammen? (➔ Abschn. 7.1)
▸ Wodurch unterscheidet sich das Blutserum vom Blutplasma? Geben Sie Bestandteile des Plasmas an! Zählen Sie Aufgaben der Bluteiweiße auf! (➔ Abschn. 7.1.1)
▸ Was gibt der Hämatokritwert an? (➔ Abschn. 7.1.2)

Blutzellen

▸ Kennen Sie die Normalwerte des Hämatokrits für Männer und Frauen? (➔ Abschn. 7.1.2, Kasten)
▸ Wo werden die Blutzellen gebildet? (➔ Abschn. 7.1.2)

Erythrozyten

▸ Geben Sie an, woraus die Erythrozyten im Wesentlichen bestehen! Was ist die wichtigste Aufgabe der Erythrozyten? Wie heißt die Vorstufe des Erythrozyten im Blut? Kennen Sie einen Wirkstoff, der in den Nieren gebildet wird und der die Bildung der Erythrozyten stimuliert? (➔ Abschn. 7.2)
▸ Wieviel Erythrozyten befinden sich in 1 mm^3 Blut beim Erwachsenen (bitte die Werte getrennt für Frauen und Männer angeben)? (➔ Abschn. 7.2, Kasten)

Leukozyten

▸ Worin liegen die wichtigsten Aufgaben der Leukozyten? (➔ Abschn. 7.3)
▸ Geben Sie die Normwerte der Leukozyten im Blut an! (➔ Abschn. 7.3, Kasten)

- Wie nennt man die Vorgänge, mittels deren Leukozyten aus dem Blut zu Entzündungsherden gelangen können? Wie wird das Phänomen bezeichnet, dass Leukozyten durch chemische Substanzen veranlasst werden, sich auf diese Substanzen zu- oder sich von ihnen wegzubewegen? (→ Abschn. 7.3)
- Geben Sie die Aufgaben der Monozyten an! (→ Abschn. 7.3.1)
- Geben Sie die Aufgaben der Granulozyten an! Wie heißen die drei Untergruppen der Granulozyten? Welches ist die mengenmäßig größte Untergruppe der Granulozyten? Wie erscheinen junge und wie ältere Neutrophile im Mikroskop? Wodurch kann es zur Eosinophilie kommen? (→ Abschn. 7.3.2)

Lymphozyten
- Wo hält sich der größte Teil der Lymphozyten auf? Wo werden Lymphozyten gebildet? In welche zwei Grundtypen werden die Lymphozyten nach funktionellen Gesichtspunkten unterteilt? Geben Sie die Hauptaufgabe der Plasmazelle an! (→ Abschn. 7.3.3)
- Wo erfolgt die Prägung der T-Lymphozyten? Nennen Sie Differenzierungsformen der T-Lymphozyten! Geben Sie an, welche Zellen von Killerzellen zerstört werden! (→ Abschn. 7.3.3)

Thrombozyten
- Nennen Sie die Hauptaufgabe der Thrombozyten! (→ Abschn. 7.4)
- Geben Sie an, wieviel Thrombozyten sich in einem Kubikmillimeter Blut befinden! (→ Abschn. 7.4, Kasten)

Blutgruppen
- Geben Sie an, in welche Gruppen das AB0-Blutsystem unterteilt ist! (→ Abschn. 7.5)
- Welche Blutgruppe gilt als Universalempfänger, welche als Universalspender? (→ Abschn. 7.5.1, Kasten)
- Geben Sie die Folge an, die es beim Empfänger hat, wenn unverträgliches Blut übertragen wird! (→ Abschn. 7.5.1)

Aufgaben des Blutes
- Nennen Sie allgemeine Aufgaben des Blutes! (→ Abschn. 7.6.1)

Blutgerinnung
- Geben Sie die drei Schritte der Blutstillung an! (→ Abschn. 7.6.2, Kasten)
- Was gehört zu den Gefäßreaktionen? Was versteht man unter Thrombozytenaggregation? In welchen Phasen läuft die Blutgerinnung ab? Wie kann die Aktivierungsphase ausgelöst werden? Geben Sie an, was in Phase 1 bis 3 der Blutgerinnung abläuft (→ Abschn. 7.6.2, Schema 7-5)
- Zählen Sie Hemmstoffe der Blutgerinnung auf! Wie heißt das Bluteiweiß, das in der Lage ist Thromben aufzulösen? Geben Sie mögliche Gerinnungsstörungen an! (→ Abschn. 7.6.2)

Entzündung
- Nennen Sie die typischen Entzündungszeichen! Welche Ursachen kann eine Entzündung haben? Schildern Sie stichpunktartig den Ablauf einer lokalen Entzündungsreaktion! Nennen Sie allgemeine Entzündungsreaktionen des Körpers! (→ Abschn. 7.6.3)

Untersuchungsmethoden
Blutbild
- Was wird bei der Erstellung eines Blutbildes (Hämogramms) untersucht? (→ Abschn. 7.7.1, Kasten)

▶ Wird eine Leukozytose eher von Bakterien oder Viren verursacht? Welcher Zelltyp tritt bei einer Linksverschiebung anteilsmäßig vermehrt auf? Worum handelt es sich bei einer Leukopenie? Geben Sie stichpunktartig die typischen Blutbildveränderungen beim Ablauf einer bakteriellen Infektion an! Was wird mit MCH angegeben? Was wird mit MCV angegeben? (➔ Abschn. 7.7.1, Kasten)

BKS
▶ Geben Sie die BKS-Werte nach Westergren getrennt für Männer und Frauen nach einer Stunde an! (➔ Abschn. 7.7.2, Kasten)
▶ Woran denken Sie bei einer beschleunigten BKS? Nennen Sie Ursachen für eine verlangsamte BKS! (➔ Abschn. 7.7.2)

Anämien
▶ Geben Sie an, wie Anämien nach ihrer Ursache unterteilt werden! Wie werden Anämien nach der Form der Erythrozyten eingeteilt? Wie wird bei Anämien nach dem Hämoglobingehalt der Erythrozyten unterschieden? (➔ Abschn. 7.8)
▶ Welche Symptome können bei einer chronischen Anämie auftreten? (➔ Abschn. 7.8, Kasten)

Eisenmangelanämie
▶ Handelt es sich bei einer Eisenmangelanämie um eine hypo- oder hyperchrome bzw. um eine mikro- oder makrozytäre Anämie? (➔ Abschn. 7.8.1, Kasten)
▶ Geben Sie Ursachen für Eisenmangelanämie an! (➔ Abschn. 7.8.1)
▶ Angenommen, Ihr Patient leidet unter einem ausgeprägten Eisenmangel. Wie verhält es sich mit Transferrin und Ferritin? Sind diese erhöht oder erniedrigt? (➔ Abschn. 7.8.1, Kasten)
▶ Sie haben diesem Patienten eine orale Eisengabe verordnet und daraufhin haben sich seine Hb-Werte im Blut normalisiert. Würden Sie dem Patienten nun empfehlen das Medikament abzusetzen, oder soll er es noch weiter einnehmen? Falls Ihrer Meinung nach letzteres zutrifft, geben Sie bitte an, wie lange Sie die Eisengabe noch weiter empfehlen würden! (➔ Abschn. 7.8.1)

Perniziöse Anämie
▶ Worauf beruht eine perniziöse Anämie? Handelt es sich bei der perniziösen Anämie um eine mikro- oder makrozytäre bzw. um eine hypo- oder hyperchrome Anämie? (➔ Abschn. 7.8.2, Kasten)
▶ Welche Symptome treten bei der perniziösen Anämie auf? (➔ Abschn. 7.8.2, Kasten)
▶ Wie therapieren Sie bei perniziöser Anämie? (➔ Abschn. 7.8.2)

Folsäuremangelanämie
▶ Geben Sie eine wichtige Ursache für Folsäuremangelanämie an! (➔ Abschn. 7.8.3)

Hämolytische Anämie
▶ Was ist eine hämolytische Anämie? Nennen Sie die bekanntesten erblichen hämolytischen Anämien! Wieso kommt es bei der hämolytischen Anämie zu einem Ikterus? (➔ Abschn. 7.8.4)

Aplastische Anämie
▶ Worum handelt es sich bei der aplastischen Anämie? (➔ Abschn. 7.8.5, Kasten)
▶ Nennen Sie wichtige Ursachen einer aplastischen Anämie! (➔ Abschn. 7.8.5)

Leukämien
▶ Was liegt den Leukämien für eine Störung zugrunde? Welche Ursachen sollen beim Ausbruch einer Leukämie eine Rolle spielen? Nach welchen Gesichtspunkten werden Leukämieerkrankungen unterteilt? (➔ Abschn. 7.9)

- Welches Lebensalter ist in erster Linie von der akuten lymphatischen Leukämie betroffen Geben Sie an, mit welchen Symptomen eine akute Leukämie beginnen kann! (→ Abschn. 7.9.1)
- Wer ist in erster Linie von der chronischen lymphatischen Leukämie betroffen? Geben Sie erste Beschwerden bei chronischer lymphatischer Leukämie an! (→ Abschn. 7.9.2)
- Geben Sie die Leitsymptome einer beginnenden chronischen myeloischen Leukämie an! (→ Abschn. 7.9.3)

Weitere Blutkrankheiten

Agranulozytose
- Geben Sie die Ursache der Agranulozytose an! Was geht bei einer Agranulozytose vor sich? Was müssen Sie bei Verdacht auf Agranulozytose umgehend veranlassen? (→ Abschn. 7.10.1)

Polyglobulie
- Was liegt einer Polyglobulie zugrunde? (→ Abschn. 7.10.2, Kasten)
- Nennen Sie Ursachen einer Polyglobulie! Geben Sie an, welche Laborwerte bei Polyglobulie verändert sind! (→ Abschn. 7.10.2)

Polyzythämie
- Was liegt einer Polyzythämie zugrunde? (→ Abschn. 7.10.3, Kasten)
- Wie wirkt sich die Zunahme der Blutzellen auf die Fließeigenschaft des Blutes aus? Was hat das wiederum zur Folge? Zählen Sie wichtige Symptome bei Polyzythämie auf! Ist die BKS beschleunigt oder verlangsamt? (→ Abschn. 7.10.3)

Hämophilie
- Worum handelt es sich bei Hämophilie? Geben Sie das Leitsymptom bei Hämophilie an! (→ Abschn. 7.10.4)

8 Das lymphatische System

8.1	**Anatomie und Physiologie** 248
8.1.1	Lymphe (Lymphflüssigkeit) 248
8.1.2	Lymphgefäße 248
8.1.3	Lymphstämme 249
8.1.4	Lymphknoten 250
8.1.5	Milz (Lien, Splen) 252
8.1.6	Thymus (Bries) 253
8.1.7	Lymphatischer Rachenring 254
8.1.8	Darmassoziiertes lymphatisches Gewebe (z.B. Peyer-Plaques) 256

8.2	**Ausgewählte Erkrankungen des lymphatischen Systems** 256
8.2.1	Angina (Tonsillitis, Mandelentzündung) 256
8.2.2	Milzerkrankungen 258
8.2.3	Lymphangitis (Lymphangiitis) 258
8.2.4	Erysipel (Wundrose) 258
8.2.5	Lymphödem 259
8.2.6	Lymphogranulomatosis maligna (Morbus Hodgkin, malignes Lymphom) 259
8.2.7	Non-Hodgkin-Lymphome 260

8.3 Fragen 260

Unter dem lymphatischen System versteht man die Gesamtheit des lymphatischen Gewebes wie Lymphgefäße, Lymphknoten, Milz, Thymus, lymphatischer Rachenring (mit Gaumen-, Rachen- und Zungenmandel), Wurmfortsatz (Appendix vermiformis) und das lymphatische Gewebe des Darmes (z. B. Peyer-Plaques). Das lymphatische System hat die folgenden Aufgaben:

- Mithilfe bei der *Abwehr* von *Erregern*.
- *Transport* (Drainage des Zwischenzellraumes durch die Lymphflüssigkeit). In diesem Transportsystem werden Stoffe befördert, wie Wasser, Eiweiß, Zellen (z. B. Lymphozyten), Krebszellen aber auch unbelebte Teile wie Staubteilchen und Farbstoffe nach Tätowierung.
- *Transport* von *Nahrungsfetten* aus dem *Darm*.

Die lymphatischen Gefäße stellen zwar ein wichtiges Transportsystem dar, allerdings handelt es sich nicht um einen tatsächlichen „Kreislauf", vergleichbar dem Blutkreislauf, denn die Lymphgefäße beginnen blind endend im Zwischenzellraum und geben später die Lymphe an das venöse System ab.

8.1 Anatomie und Physiologie

8.1.1 Lymphe (Lymphflüssigkeit)

Die Lymphe, die in den Lymphgefäßen fließt, ist eine wasserklare Flüssigkeit. Eine Ausnahme bildet die Lymphe aus dem Abstromgebiet des Darmes. Nach einer fettreichen Mahlzeit hat diese ein *milchig-trübes* Aussehen. Diese fettreiche Lymphe wird *Chylus* genannt.

Die Lymphe bildet sich aus der *Zwischenzellflüssigkeit*, die wiederum durch Austritt von Blutplasma aus den Blutkapillaren entstanden ist. Deshalb entspricht die Zusammensetzung der Lymphe weitgehend dem Blutplasma. Die wichtigsten Unterschiede zwischen Blut und Lymphe bestehen in der unterschiedlichen Verteilung von Erythrozyten, Lymphozyten und im Eiweißgehalt. Letzterer ist bei der Lymphe starken Schwankungen unterworfen (Tab. 8-1).

Es wird über die Lymphe ungefähr 10 % der Flüssigkeit aus dem Zwischenzellraum gesammelt und später dem Blut zugeführt (Abb. 8-1). Das sind täglich ca. 2 Liter. Wichtig ist in diesem Zusammenhang, dass über das Lymphsystem Eiweißpartikel aufgenommen werden können, die für die Blutkapillaren zu groß sind. Die Aufnahme der Eiweißpartikel, aber auch die der anderen Stoffe, erfolgt meist durch Diffusion. Ein Teil der Stoffe wird aber auch aktiv in die Lymphkapillaren aufgenommen.

Die Lymphe fließt in den Lymphgefäßen langsamer als das Blut im Kreislaufsystem. Das hat den Vorteil, dass genug Zeit zur Verfügung steht, um die Lymphe von Erregern, Zelltrümmern und Fremdstoffen zu reinigen.

8.1.2 Lymphgefäße

Die Lymphgefäße beginnen als blind endende, kleinste Kapillaren im Interstitium (Zwischenzellraum). Sie ähneln in ihrem Aufbau den Blutkapillaren. Die Lymphkapillaren vereinigen sich zu größeren Zweigen, die wiederum zu Lymphgefäßen zusammenfließen. Die größeren Lymphgefäße bilden schließlich die großen Lymphstämme des Körpers, die die Lymphe in das venöse Blut fließen lassen (Atlas Abb. 8-1).

Große Lymphgefäße bestehen, wie die Blutgefäße auch, aus Intima (Endothel), Media (glatte Muskulatur) und Adventitia (Bindegewebe).

„Lymphpumpe". Da das Lymphsystem keine eigene Pumpe besitzt, wie es das Herz für den Kreislauf ist, muss sich die Lymphe von verschiedenen Faktoren vorwärts „pumpen" lassen.

> **Faktoren der „Lymphpumpe"**
> - eine gewisse Fähigkeit der Lymphgefäße, sich zusammenzuziehen (Lymphangiomotorik)
> - der Flüssigkeitsdruck im Interstitium, wodurch die Lymphe vorangetrieben wird
> - die arteriellen Pulsationen (Lymphgefäße liegen im Allgemeinen den Arterien an)
> - Muskelkontraktionen
> - die Bewegungen der Eingeweide
> - die Veränderung der Druckverhältnisse bei der Ein- und Ausatmung
> - Gelenkbewegungen (Gelenkpumpen)

8.1 Anatomie und Physiologie

Damit sich diese Faktoren nicht gegenseitig aufheben können, sind die Lymphgefäße, mit Ausnahme der Lymphkapillaren, reichlich mit *Klappen* versehen, die einen Rückfluss der Lymphe verhindern.

In ihrem Aufbau ähneln die Lymphgefäße den Venen. Sie sind jedoch dünnwandiger und weisen mehr Klappen auf.

Tabelle 8-1 Inhaltsstoffe von Blut und Lymphe

	Blut	Lymphe
Nährstoffe	ja	ja
Abbaustoffe	ja	ja
Eiweißstoffe	ja	schwankend
Erythrozyten	ja	nein (vereinzelt)
Lymphozyten	wenige (4%)	reichlich (70%)

8.1.3 Lymphstämme

Das Hauptlymphgefäß ist der **Milchbrustgang** (Ductus thoracicus). Er entspringt in dem Bereich zwischen dem 2. Lenden- und dem 10. Brustwirbelkörper aus der *Cisterna chyli* (Abb. 8-1 und Atlas Abb. 8-2).

Die Cisterna chyli ist eine sackartige Ausweitung des Milchbrustganges, die durch den Zusammenfluss der beiden Beckenhauptlymphgefäße (Trunci lumbales) und des Eingeweidelymphganges (Truncus intestinalis) gebildet wird. In den Beckenhauptlymphgefäßen (Trunci lumbales) wird die Lymphe aus den unteren Extremitäten, dem Becken, dem Urogenitalsystem und den paarigen Baucheingeweiden aufgenommen. Der Eingeweidelymphgang (Truncus intestinalis) nimmt die Lymphe der unpaaren Bauchorgane auf.

▶ Das **Hauptlymphgefäß** ist der **Milchbrustgang** (Ductus thoracicus). Er entspringt aus der *Cisterna chyli*.

Der Milchbrustgang (Ductus thoracicus) nimmt die gesamte Lymphe des menschlichen Körpers

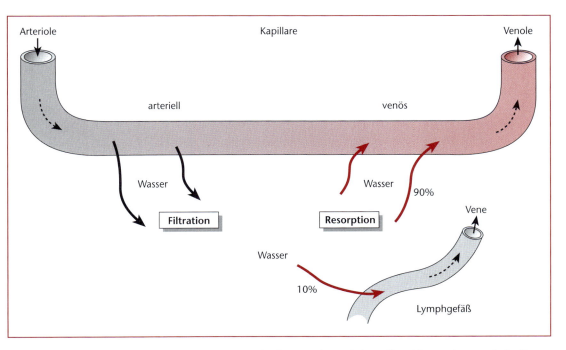

Abb. 8-1 Lymphflüssigkeit. Aus den Blutkapillaren tritt Blutplasma in den Zwischenzellbereich, von dem aus die Ernährung der Zellen erfolgt. Aus der Zwischenzellflüssigkeit (Interzellularflüssigkeit) wird die Lymphe gebildet. Allerdings transportiert das Lymphsystem lediglich 10% dieser Flüssigkeit ab, 90% wird vom Blutkreislaufsystem aufgenommen.

auf, mit Ausnahme der rechten oberen Körperhälfte (s. u. und Abb. 8-2). Der Milchbrustgang begleitet auf seinem Weg nach oben die Aorta und tritt durch den Hiatus aorticus durch das Zwerchfell in das hintere Mediastinum (mittlerer Brustkorbraum). Er mündet in die *linke Vena subclavia* (Schlüsselbeinvene), genauer: in den linken Venenwinkel, der durch den Zusammenfluss der linken Vena subclavia und der Vena jugularis (Drosselvene) gebildet wird.

Der dünnwandige Milchbrustgang hat einen Durchmesser von ein bis fünf Millimetern, also bei guter Füllung ungefähr den Durchmesser eines Streichholzes.

Der **rechte Hauptlymphstamm** (Ductus lymphaticus dexter) sammelt die Lymphe aus der *rechten oberen Körperhälfte*, und zwar aus dem rechten Arm, aus der rechten Hälfte des Brustkorbes und der rechten Hals- und Kopfhälfte. Er mündet in die *rechte Vena subclavia*, genauer: in den rechten Venenwinkel, der durch den Zusammenfluss der rechten Vena subclavia und der Vena jugularis gebildet wird.

8.1.4 Lymphknoten

Die Lymphknoten sind etwa linsen- bis bohnengroß und liegen in den Strombahnen der Lymphgefäße. Im Kopf, in der Leiste, in der Achselbeuge und teilweise im Hals (Atlas Abb. 8-3) sitzen die meisten Lymphknoten oberflächlich und können deshalb bei Schwellung gut getastet werden. Dagegen liegen die Lymphknoten des Bauch- und Brustraumes tief und sind deshalb der Palpation nicht zugänglich.

Fast die Hälfte der Lymphknoten ist in der *Rachen-Hals-Region* konzentriert. Sie bilden einen ersten Abwehrring gegenüber Krankheitserregern, die mit der Nahrung oder über die Atemluft aufgenommen werden. Die restlichen Lymphknoten sind nicht gleichmäßig über den Körper verteilt, sondern gewissermaßen als Verteidigungsanlagen an den Grenzen des Rumpfes zusammengezogen. So filtern die Leistenlymphknoten die Lymphe der Beine, der Bauchwand und der Gesäßgegend. Die Achsellymphknoten nehmen die Lymphe der Arme und der vorderen und hinteren

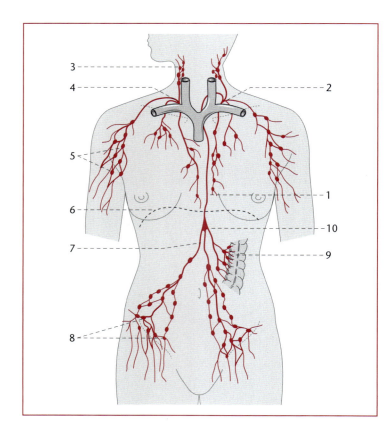

Abb. 8-2 Schematische Darstellung des Lymphgefäßes. Das Lymphgefäßsystem beginnt mit den blind endenden Lymphkapillaren im Interstitium. Die Lymphkapillaren fließen zu größeren Zweigen und diese zu Lymphgefäßen zusammen. Letztere bilden schließlich die großen Lymphstämme, die die Lymphe dem venösen Blut zuführen.
1. Milchbrustgang (Ductus thoracicus), 2. Einmündungsstelle des Milchbrustganges in den Venenwinkel der V. subclavia und V. jugularis sinistra, 3. Halslymphknoten (Nodi lymphatici cervicales), 4. Einmündungsstelle des rechten Hauptlymphstammes (Ductus lymphatiucs dexter) in den Venenwinkel der V. subclavia und V. jugularis dextra, 5. Axellymphknoten (Nodi lymphatici axillares), 6. Zwerchfell (Diaphragma), 7. Rechtes Beckenhauptlymphgefäß (Truncus lumbalis dexter), 8. Leistenlymphknoten (Nodi lymphatici inguinales), 9. Absteigender Dickdarm (Colon descendens), 10. Cisterna chyli.

Brustwand einschließlich der Brustdrüsen auf, die Halslymphknoten filtern die Lymphe aus dem Kopfbereich (Atlas Abb. 8-4).

Als *regionäre* oder *regionale Lymphknoten* bezeichnet man die Lymphknoten, die einem *bestimmten Organ* zugehören, und die die erste Filterstation der abströmenden Lymphe dieses Organs bilden. Regionäre Lymphknoten sind von besonderer Bedeutung, da Erreger und bösartige Geschwulstzellen auf dem Lymphweg abtransportiert werden. Metastasen (Tochtergeschwülste) von Krebszellen findet man deshalb gewöhnlich zuerst in den regionären Lymphknoten, und zwar dann, wenn die Lymphknoten mit ihrer Abwehraufgabe überfordert sind. In diesem Fall können die ankommenden Krebszellen nicht mehr alle phagozytiert werden, und der Lymphknoten wird nun selbst zu einer Stelle, an der sich Metastasen ansiedeln können.

Als *Sammellymphknoten* bezeichnet man dagegen die Lymphknoten, die die Lymphe aus verschiedenen regionären Lymphknoten aufnehmen. Sammellymphknoten kommen besonders zahlreich entlang der Bauchaorta und im Hals vor.

So durchfließt die Lymphe, bevor sie ins venöse Blut gelangt, typischerweise zunächst den regionären Lymphknoten und danach noch mehrere Sammellymphknoten.

Beim Gesunden sind die Lymphknoten *nicht* zu tasten, da sie von weicher Beschaffenheit sind. Bei bestimmten Erkrankungen können sie jedoch anschwellen und so palpabel werden. Nach Abheilung nehmen sie wieder ihre ursprüngliche Größe und Konsistenz an und sind dann wiederum nicht mehr zu tasten. Manchmal kommt es jedoch infolge einer Erkrankung zur Vernarbung des Lymphknotens. Dabei lagert er vermehrt Bindegewebe ein. In diesem Fall bleibt der Lymphknoten auch später verhärtet und somit palpabel. Grundsätzlich gilt, dass bei einer entzündlichen Erkrankung, die regionalen Lymphknoten anschwellen, druckschmerzhaft sind und gut verschieblich bleiben. Mit Krebszellen infiltrierte Lymphknoten sind dagegen charakteristischerweise schmerzlos, und sie verbacken mit dem umgebenden Gewebe, weshalb sie unverschieblich sind.

Aufgaben. Lymphknoten sind *Filterstationen*, die die Lymphe von Mikroorganismen wie Bakterien und Viren, aber auch von Toxinen, Ruß und Staubpartikeln, die aus der Lunge kommen, reinigen. Außerdem bauen sie Zelltrümmer und überalterte Lymphozyten ab. Darüber hinaus gehört zu ihren Aufgaben die Vermehrung und Speicherung von B- und T-Lymphozyten.

Die Strömungsgeschwindigkeit der Lymphe innerhalb des Lymphknotens ist niedrig. Deshalb steht den Abwehrzellen genügend Zeit zur Verfügung, die Lymphe gründlich zu reinigen.

▶ **Aufgaben der Lymphknoten**
- Reinigung der Lymphe
- Vermehrung und Speicherung von B- und T-Lymphozyten

Aufbau. An einem durchgeschnittenen Lymphknoten kann man zwei Hauptanteile unterscheiden: ein Bälkchenwerk mit retikulären Fasern, in dem die Lymphe in erweiterten Lymphkapillaren (Sinus) fließt und ein dazwischenliegendes lymphatisches Gewebe, in dem sich Lymphozyten vermehren.

Ein Lymphknoten ist von einer bindegewebigen Kapsel umgeben, von der aus die Balken (Trabekel) ins Innere ziehen (Abb. 8-3). An diesen Trabekeln ist ein feines Gerüst aus retikulären Fasern befestigt. Man kann die Trabekel mit Mauern (Wänden) vergleichen, zwischen denen sich die retikulären Fasern aufspannen.

Es münden mehrere Lymphgefäße in einen Lymphknoten ein, und ein (manchmal auch zwei oder mehrere) Lymphgefäße gehen ab. Die Lymphe strömt zunächst in einen so genannten Randsinus, der direkt unter der Kapsel liegt. Von diesem Randsinus aus ziehen radiäre Sinus (Intermediärsinus) zu zentralen Marksinus.

Sinus bedeutet in diesem Zusammenhang „Erweiterung von Lymphgefäßen". Die Einzahl lautet S**i**nus, die Mehrzahl Sin**u**s.

Damit nimmt die Lymphe den folgenden Weg: vom zuführenden Lymphgefäß (Vas lymphaticum afferens) in den Randsinus, weiter in die radiären Sinus (Intermediärsinus) zum Marksinus. Der Abfluss erfolgt am Hilum des Lymphknotens durch das abführende Lymphgefäß (Vas lymphaticum efferens).

Innerhalb der Sinus befinden sich Abwehrzellen, um die Lymphe zu reinigen. Bei diesen Abwehrzellen handelt es sich um Lymphozyten und Makrophagen. Bei den letzteren spielen so genannte

Uferzellen (früher: Sinusendothelzellen) und Retikulumzellen die wichtigste Rolle.

In dem Raum *zwischen* den Sinus befinden sich Bereiche mit lymphatischem Gewebe, in denen Lymphozyten heranreifen und sich vermehren.

Mark- und Rindenregion des Lymphknotens. Man kann den Lymphknoten in eine Rinden- und eine Markregion unterteilen. Der Übergang ist allerdings fließend.

In der **Rindenregion** sitzen zahlreiche *Lymphfollikel* (Lymphknötchen). Hier *vermehren* sich vor allem *B-Lymphozyten*. Dieses Gebiet wird deshalb auch als B-Region bezeichnet. Unterhalb dieser Lymphfollikel im sog. Parakortex liegen die Vermehrungsstätten der T-Lymphozyten (T-Region), die sich allerdings nicht in Form von Lymphknötchen anordnen.

Die **Markregion** besteht aus den vorstehend beschriebenen netzförmig miteinander verbundenen *Marksinus*, in denen die *Reinigung* der Lymphe stattfindet. Zwischen diesen Marksinus befinden sich Stränge von lymphatischem Gewebe, das hauptsächlich B-Lymphozyten enthält.

> **Vermehrungsstätten der Lymphozyten innerhalb eines Lymphknotens:**
> - **B-Lymphozyten:** – Rindenregion in Lymphfollikeln
>   – Markregion
> - **T-Lymphozyten:** – Parakortex (tiefere Rindenregion)
>
> (sie ordnen sich nicht in knötchenförmigen Lymphfollikeln an, wie die B-Lymphozyten)

8.1.5 Milz (Lien, Splen)

Lage. Die Milz ist ein weiches, schwammiges Organ, das im *hinteren linken Oberbauch* liegt. Sie schmiegt sich der linken Zwerchfellkuppel an und berührt Magen, Pankreas, Dickdarm und Niere (Atlas Abb. 1-4, 1-5, 1-6b, 6-8, 9-47, 13-4). Sie ist vom Bauchfell umgeben (intraperitoneale Lage) und wiegt ca. 150 bis 200 g.

Aufbau. Die Milz ist von einer bindegewebigen Kapsel umgeben, von der aus Bälkchen (Trabekel) ins Innere ziehen. Schneidet man eine Milz auf, kann man eine weiße und eine rote Pulpa unterscheiden (Abb. 8-4, Atlas Abb. 8-6). Die rote Pulpa ist ein ausgedehntes, dunkelrotes Gewebe, in das viele stecknadelkopfgroße, weißliche Stippchen eingelagert sind (= weiße Pulpa).

- **Weiße Pulpa.** Die weiße Pulpa stellt den *lymphatischen Anteil* der Milz dar. Sie ist stets wie eine Scheide um eine Arterie herum angeordnet. Diese Scheide zeigt stellenweise kugelförmige Verdickungen (Follikel oder Malpighi-Körperchen). Ihr Bau entspricht den Lymphfollikeln der Lymphknoten. Auch sie haben die Aufgabe, *Lymphozyten* zu *vermehren*. Allerdings filtert ein Lymphknoten nur die Lymphe einer bestimmten Körperregion. Die Milz dagegen ist für das gesamte Blut zuständig. So entzünden sich bei einer lokalen Infektion die zugehörigen Lymphknoten, bei einer Sepsis dagegen schwillt die Milz an.

- **Rote Pulpa.** In der roten Pulpa fließt das Blut in einem weichen Gewebe, das im Wesentlichen aus kleinen, zartwandigen Blutgefäßen und den Milzsinusoiden besteht. Die Milzsinusoide sind erweiterte Kapillaren, an deren Wänden viele Retikulumzellen liegen, die zur *Phagozytose* fähig sind. Hier werden vor allem *überalterte Erythrozyten abgebaut*, aber auch Blutplättchen, Mikroorganismen und körpereigene Zellfragmente.

Der Abbau der Erythrozyten geht folgendermaßen vor sich: Die roten Blutkörperchen müssen sich durch ein enges Netzwerk von Milzsträngen zwängen. Da junge Erythrozyten gut verformbar sind, gelingt ihnen dies. Ältere rote Blutkörperchen sind dagegen nicht mehr gut verformbar, weshalb sie sich in dem Netz verfangen und dann von Makrophagen abgebaut werden.

Es gibt aber auch Fälle, in denen die Milz in einem solchen Übermaß Erythrozyten und/oder Thrombozyten abbaut, dass sie entfernt werden muss. Die Aufgaben der Milz werden in diesem Fall von anderen Organen mit übernommen. Allerdings werden in der ersten Zeit nach einer Milzentfernung relativ häufig Komplikationen wie Abwehrschwäche mit Neigung zu bakteriellen Infekten, Müdigkeit, Abgeschlagenheit und eine erhöhte Blutgerinnungsneigung beobachtet.

> **Aufbau der Milz**
> - **Weiße Pulpa** aus lymphatischem Gewebe
> - **Rote Pulpa** aus Milzsinusoiden und kleinen, zartwandigen Blutgefäßen

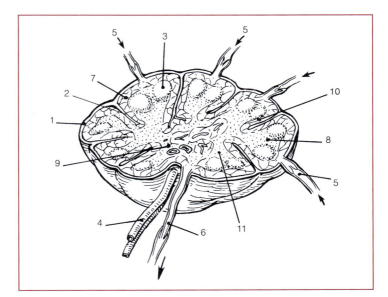

Abb. 8-3 Schematische Darstellung eines Lymphknotens
1. Kapsel (Capsula), 2. Balken (Trabekel, Zwischenwand), 3. Lymphfollikel (Nodulus lymphaticus, B-Region), 4. Blutgefäße (Arterie und Vene), 5. Zuführendes Lymphgefäß (Vas lymphaticum afferens), 6. Abführendes Lymphgefäß (Vas lymphaticum efferens), 7. Randsinus (Sinus subcapsularis), 8. Rindenregion (Cortex), 9. Marksinus (Medulla) mit dazwischenliegenden Strängen aus lymphatischem Gewebe, 10. Radiärer Sinus (Intermediärsinus), 11. Parakortex (T-Region).

Gefäßversorgung. Die Milz wird von der *Milzarterie* (A. lienalis) versorgt, die aus dem Magen-Leber-Milz-Schlagaderstamm (T. coeliacus) entspringt. Die Milzarterie tritt durch das Milzhilum (Atlas Abb. 8-5), das sich an der hohlen, den Eingeweiden zugewandten Seite der Milz befindet, in das Organ ein. Kleinere Milzschlagaderzweige werden dann innerhalb der Milz von der weißen Pulpa umgeben (s. o.). Dann fließt das Blut außerhalb dieser Scheiden durch die rote Pulpa, und zwar durch kleine, zartwandige Blutgefäße und auffolgend durch die Milzsinusoide. Danach sammelt sich das Blut über Zwischenwandvenen zur *Milzvene*, die durch das Milzhilum austritt. Die Milzvene gibt ihr Blut über die *Pfortader* an die Leber ab.

Aufgaben
- **Infektabwehr:** Phagozytose und Vermehrung von Lymphozyten
- **Abbau überalterter Erythrozyten:** Der dabei anfallende Blutfarbstoff und der Eiweißanteil des Hämoglobins werden an die Leber zur weiteren Verarbeitung abgegeben; das Eisen kann in der Milz gespeichert und bei Bedarf ins Knochenmark transportiert werden.
  Dieser Vorgang gehört zur **Blutmauserung**: Darunter versteht man den Abbau den Erythrozyten in Kombination mit ihrer Neubildung (Erythropoese). Die roten Blutkörperchen werden im Knochenmark gebildet, ans Blut abgegeben und nach ca. 120 Tagen im RES (→ Abschn. 26.3.5) abgebaut.
- **Thrombozytenspeicher:** Bei einem erhöhten Bedarf (z. B. Blutung) können von hier aus zusätzliche Blutplättchen ins Blut abgegeben werden.
- **Abfangen kleiner Thromben**, die im Blut schwimmen.
- **Blutbildung bis ca. zum 5. Fetalmonat**.

Nach neuen Erkenntnissen spielt die Milz beim Menschen als Blutspeicher so gut wie keine Rolle, da sie zu klein ist.

8.1.6 Thymus (Bries)

Der Thymus ist ein zweilappiges Organ, das im oberen Mediastinum liegt. Die Lappen sind weiter in Läppchen unterteilt, an denen man bei Betrachtung unter dem Mikroskop jeweils eine dunklere Rinde und ein helleres Mark unterscheiden kann. Die dunklere Färbung der Rinde kommt durch eine dichte Lage von Lymphozyten zustande. Im Mark befinden sich die Thymuskörperchen (Hassall-Körperchen), deren Aufgabe noch nicht völlig geklärt ist.

Der Thymus wird heute zu den lymphatischen Organen gerechnet. Es ist gelungen, im Thymus hormonähnliche Substanzen, so genannten *Thymusfaktoren* (Thymosin und Thymopoetin) nachzuweisen, die auf die Differenzierung der T-Lymphozyten einwirken.

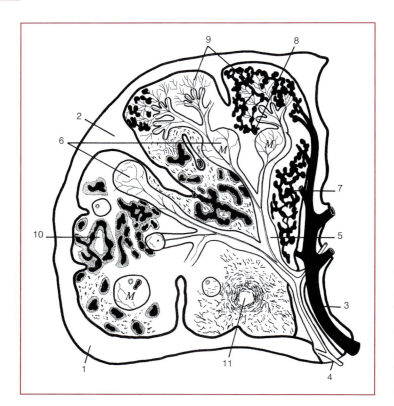

Abb. 8-4 **Schnitt durch die Milz**
1. Kapsel (Tunica fibrosa), 2. Milzbälkchen (Trabecula splenica), 3. Vene, 4. Arterie, 5. Weiße Pulpa, die wie eine Scheide um die kleine Arterie liegt (Pulpa alba), 6. Milzfollikel (Malpighi-Körperchen), 7. Milzsinusoid, 8. Sinusnetz mit einmündenden Kapillaren, 9. Pinselarterien, 10. Intersinusoider Raum, 11. Fasergenist eines Milzkörperchens.

Lage. Der Thymus liegt *hinter* dem *Brustbein* und *vor* dem *Herzbeutel*. In seiner Längsausdehnung reicht er beim Kind vom Herzbeutel bis hinauf zur Schilddrüse. Der Thymus nimmt bis zur Pubertät an Größe zu, bildet sich dann langsam zurück (physiologische Involution) und verfettet. Man bezeichnet ihn dann als *retrosternalen Fettkörper* (Abb. 8-5, Atlas Abb. 8-7).

Aufgabe. Durch die oben geschilderte Produktion der Thymusfaktoren erfüllt der Thymus in der Abwehr eine übergeordnete Aufgabe. Er selbst hat *keine unmittelbare* Abwehrfunktion. Seine wichtigste Aufgabe liegt in der *Differenzierung* der *T-Lymphozyten* (thymusabhängige Lymphozyten). Die Lymphozyten werden im Knochenmark aus der pluripotenten Stammzelle (Hämozytoblasten) gebildet, reifen dann im Thymus zu T-Lymphozyten heran und besiedeln danach die sekundären lymphatischen Organe (z. B. Lymphknoten oder Milz), wo sie sich durch Zellteilung vermehren.

Bis zur Pubertät werden besonders viele Lymphozyten gebildet, da das spezifische Abwehrsystem noch weiter ausgebildet werden muss. Im Erwachsenenalter nimmt ihre Anzahl dann allmählich ab.

8.1.7 Lymphatischer Rachenring

Der lymphatische Rachenring bzw. Waldeyer-Abwehrring besteht aus einer Ansammlung von lymphatischem Gewebe im Rachenbereich. Er bildet ein erstes Schutzsystem am Eingang des Verdauungs- und Atmungssystems. Er hat die Aufgabe, Fremdkörper und Erreger zu phagozytieren. Weiterhin vermehren sich in ihm die Lymphozyten, und aus den ansässigen B-Lymphozyten gehen die antikörperproduzierenden Plasmazellen hervor.

Anteile des lymphatischen Abwehrrings (Atlas Abb. 8-9)

- **eine Rachenmandel** (Tonsilla pharyngea),
- **zwei Gaumenmandeln** (Tonsillae palatinae),

- eine **Zungenmandel** (Tonsilla lingualis),
- zwei **lymphatische Seitenstränge** bzw. Ohrtrompetenmandeln (Tonsillae tubariae).

Aufbau der Mandeln. Die Mandeln (Tonsillen) liegen unter dem Epithel der Mundschleimhaut. Ihr Grundgerüst besteht aus retikulärem Bindegewebe, in das Lymphfollikel eingelagert sind. Beides zusammen wird als lymphoretikuläres Gewebe bezeichnet. An manchen Stellen dringt das Epithel tief zwischen das lymphatische Gewebe, wodurch sich die Mandeloberfläche vergrößert. Aus der Tiefe des lymphatischen Gewebes wandern massenhaft Lymphozyten in das Epithelgewebe ein, so dass die Abgrenzung zwischen Epithel und lymphatischen Gewebe fließend sein kann.

Dringen Erreger ein, kommt es zur Mandelentzündung (Tonsillitis). Dabei vergrößert sich das lymphatische Gewebe, was zu Spannungen in der bindegewebigen Kapsel führt und damit zu Schmerzen. Die regionären Lymphknoten der Gaumenmandeln unter dem Kieferwinkel sind in diesem Fall ebenfalls angeschwollen und leicht zu tasten.

Rachenmandel (Tonsilla pharyngea). Die Rachenmandel sitzt am *Dach* des *Nasenrachens* (Epipharynx, Atlas Abb. 9-11, 17-5). Sie kann sich beim Kind so weit vergrößern, dass die hinteren Nasenöffnungen eingeengt werden und so die Nasenatmung erschwert ist. Durch die Mundatmung trocknen die Schleimhäute aus, und es entwickelt sich eine Neigung zu Katarrhen (Angina, Bronchitis).

Die Vergrößerung der Rachenmandel wird als *adenoide Vegetation* bezeichnet (fälschlich: Rachenpolypen, denn Polypen sind Schleimhautwucherungen).

Gaumenmandel (Tonsilla palatina). Die beiden Gaumenmandeln, die *zwischen* dem *vorderen* und *hinteren Gaumenbogen* sitzen (Atlas Abb. 9-1), sind die größten Tonsillen. Ihre Oberfläche ist durch ungefähr 10 bis 20 Einstülpungen (Krypten) zerklüftet. Die Gaumenmandeln haben keine zuführenden, sondern nur wegführende Lymphgefäße.

Bis zum Alter von fünf oder sechs Jahren sind die Mandeln noch relativ groß, danach werden sie kleiner. Beim Erwachsenen sind meist nur noch kleine Überreste vorhanden.

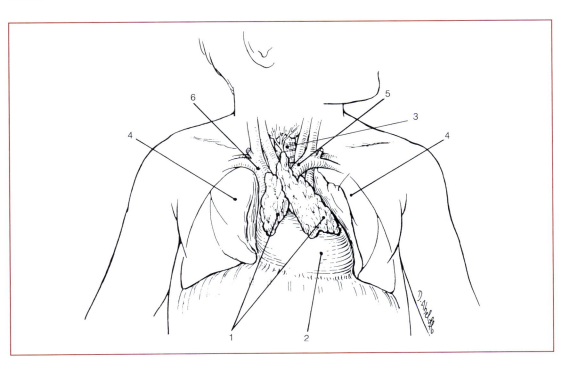

Abb. 8-5 Thymus beim Neugeborenen
1. Thymus (Bries), 2. Herzbeutel (Perikard), 3. Luftröhre (Trachea), 4. Lunge (Pulmo), 5. Linke Arm-Kopf-Vene (V. brachiocephalica sinistra), 6. Rechte Arm-Kopf-Vene (V. brachiocephalica dextra).

Die Gaumenmandeln sind gegen ihre Umgebung (Muskulatur, Bindegewebe und Drüsen) durch straffes Bindegewebe abgegrenzt. Aus dieser Bindegewebskapsel werden die Gaumenmandeln bei einer operativen Entfernung herausgeschält.

In der Schulmedizin wurden früher vergrößerte oder vereiterte Gaumenmandeln oft vorschnell entfernt. Man ging von der Vorstellung aus, dass die Mandeln eine direkte Kampfstätte der Abwehrzellen mit den Erregern sind. Wurde diese Abwehrfestung nun von den Erregern (Feind) eingenommen, so wurden die Mandeln entfernt, damit sie nicht zu einem Bollwerk des Feindes werden konnten.

Heute weiß man aber, dass die Mandeln nicht nur ein Abwehrorgan, sondern vor allem auch ein Informationsorgan sind. Hier können eindringende Erreger identifiziert werden, was auffolgend durch eine entsprechende Antikörperbildung zu Abwehrmaßnahmen im *gesamten* Körper führt. Aus diesen Erkenntnissen heraus werden heute die Mandeln nur noch entfernt, wenn es unumgänglich ist.

Zungenmandel (Tonsilla lingualis). Es handelt sich um lymphatisches Gewebe, das an der *Zungenwurzel* liegt (Atlas Abb. 8-9, 17-5).

Lymphatische Seitenstränge und Ohrtrompetenmandeln (Tonsillae tubariae). Die Schleimhaut um die Öffnung der Ohrtrompete enthält lymphoretikuläres Bindegewebe, das auch als Ohrtrompetermandeln bezeichnet wird. Nach unten setzt sich dieses Gewebe als so genannte „Seitenstränge" (Atlas Abb. 8-9) fort. Entzünden sie sich, kommt es zur *Seitenstrang-Angina*, was vor allem nach Mandelentfernung der Fall sein kann.

8.1.8 Darmassoziiertes lymphatisches Gewebe (z. B. Peyer-Plaques)

Das darmassozierte lymphatische Gewebe wird abgekürzt als *GALT* (gut associated lymphoid tissue) bezeichnet.

Es handelt sich um lymphatisches Gewebe, das in die Darmschleimhaut als Solitärfollikel bzw. als *Peyer-Plaques* (➔ Abschn. 9.1.6, Atlas Abb. 9-33) eingelagert ist. Im darüberliegenden Epithel kommen so genannte M-Zellen vor, die Antigene aus dem Darmlumen aufnehmen und an die darunterliegenden Lymphozyten weitergeben. Letztere bilden die passenden Antikörper. Die nun sensibilisierten B-Lymphozyten teilen sich und verlassen dann teilweise das lymphatische Keimzentrum, um im ganzen Körper verteilt zu werden. Ein großer Teil kehrt allerdings in das lymphatische Gewebe des Darms zurück und verwandelt sich in Plasmazellen, die nun Antikörper (IgA) freisetzen, die direkt auf die Schleimhautoberfläche abgegeben werden. Bei erneutem Kontakt mit demselben Antigen stehen nun schon auf der Schleimhaut passende Antikörper zur Erregerbekämpfung zur Verfügung.

Im Gegensatz dazu handelt es sich bei *MALT* (Mukosa assoziiertes lymphatisches Gewebe) um analog arbeitende Schleimhautbereiche des Atmungs-, Verdauungs- und Urogenitaltraktes).

8.2 Ausgewählte Erkrankungen des lymphatischen Systems

8.2.1 Angina (Tonsillitis, Mandelentzündung)

Unter einer Tonsillitis (Tonsilla = Mandel) versteht man eine Entzündung der Mandeln. Es handelt sich um eine Sonderform der Angina.

Angina ist eine Sammelbezeichnung für eine akut oder chronisch verlaufende Erkrankung des lymphatischen Rachenringes, bei der es zu einer entzündlichen Schwellung kommt, die eine *Enge* (= Angina) hervorruft. Anginen können als eigenständige Erkrankungen auftreten, als Begleiterkrankung bei verschiedenen Infektionskrankheiten und bei schweren Allgemeinerkrankungen, hier vor allem bei Erkrankungen des blutbildenden Apparates, wie akute Leukämie und Agranulozytose.

Eigenständige Anginen treten besonders in den *Wintermonaten* auf, vor allem bei *Kindern* und *Jugendlichen*; jenseits des 35. Lebensjahres sind sie nur noch selten anzutreffen.

Erkrankungsstellen. Gaumen-, Rachen- und Zungenmandel, Seitenstränge der Rachenrückwand, Lymphfollikel im Rachen und weichen Gaumen. Da also der *gesamte lymphatische Rachenring* betroffen sein kann, können auch Personen, denen die Mandeln entfernt wurden, an einer Angina erkranken. Gerade eine „Seitenstrang-Angina" (Angina lateralis) ist oft besonders schmerzhaft!

Erreger sind meist Streptokokken der Gruppe A (➔ auch Abschn. 27.3.5 Scharlach); gelegentlich aber auch andere Bakterien (z. B. Staphylokokken), Viren und selten sogar Pilze. Die Ansteckung erfolgt durch *Tröpfcheninfektion.*

Symptome. Wichtigstes Symptom sind die *Halsschmerzen*, die vor allem beim Schlucken auftreten und bis in die Ohren ausstrahlen können. Es kommt zu kloßiger Sprache, Fieber und zu Schwellung und Druckschmerzhaftigkeit der Lymphknoten am Kieferwinkel.

Abgrenzung unterschiedlicher Anginaformen. Morphologisch teilt man die Anginen nach dem Tonsillenbefund ein in Angina catarrhalis, follicularis, lacunaris, membranacea und ulcerosa.

- **Angina catarrhalis.** Schwellung und Rötung, manchmal auch nur Rötung.
- **Angina follicularis.** Über Lymphfollikeln kommt es zur Bildung von Stippchen.
- **Angina lacunaris.** Es kommt zu Belägen an den Kryptenmündungen.
- **Angina membranacea.** Es bilden sich zusammenhängende Beläge.
- **Angina ulcerosa.** Es kommt zu geschwürigen Veränderungen.

Des Weiteren kann man noch gegeneinander abgrenzen:

- **Plaut-Vincent-Angina** (Atlas Abb. 8-10). Aufgrund einer bakteriellen Infektion kommt es zum *einseitigen Belag* mit *geschwürigem* Zerfall der Tonsille. Es bestehen kaum Schluckbeschwerden. Die Temperatur ist meist normal oder nur wenig erhöht; Krankheitsgefühl kann fehlen. Die Ausheilung erfolgt nach ca. ein bis zwei Wochen. Die Erkrankung tritt meist zwischen dem 20. und 40. Lebensjahr auf. Die Behandlung erfolgt durch den Arzt mittels Antibiotika und/oder lokaler Wasserstoffperoxidanwendung.
- **Streptokokken-Angina.** Erreger sind Streptokokken der Gruppe A. Die Krankheit beginnt meist als Angina catarrhalis mit einem schnellen Fieberanstieg bis 39,5 °C und ausgeprägten Allgemeinerscheinungen. Es entwickelt sich dann schnell eine Angina lacunaris.

  Diese Angina gehört in jedem Fall in die Hand des *Arztes*, da zur Behandlung *Antibiotika* benötigt werden, da es sonst zu gefürchteten *Komplikationen* am Ohr (Otitis media), am Herz (Endo-, Myo- und Perikarditis) und an der Niere (Glomerulonephritis) kommen kann. Weitere gefürchtete Folgekrankheiten sind rheumatisches Fieber, Sepsis, Scharlach (➔ Abschn. 27.3.5) und Tonsillarabszess.
- **Tonsillarabszess.** Ein Tonsillarabszess bildet sich meist einseitig aus. Dabei steigt das *Fieber* nach einer Angina erneut an, es kann *Schüttelfrost* auftreten. Eine *Kieferklemme* (erschwerte Mundöffnung) kann sich einstellen. Eine Inspektion des Rachens ergibt eine meist *einseitige* Vorwölbung der Tonsillen mit *Abdrängung* des *Zäpfchens* zur *Gegenseite*. Der Patient muss unverzüglich an den Arzt bzw. an die Klinik verwiesen werden, da verschreibungspflichtige Medikamente eingesetzt werden müssen.
- **Diphtherie.** Sie kann als follikuläre oder lakunäre Angina beginnen, dann bilden sich die charakteristischen grauweißen Membranen, die so genannten *Pseudomembranen* (➔ auch Abschn. 27.1.3).

> **! Gefürchtete Komplikationen einer Streptokokken-Angina**
> - Glomerulonephritis
> - Rheumatisches Fieber
> - Endo-, Myo-, Perikarditis
> - Otitis media
> - Scharlach
> - Tonsillarabszess
> - Sepsis

Therapie. Die Behandlung einer Angina, bei der es zu Eiterbildung, Abszessen oder diphtherischen Belägen gekommen ist, gehört in die Hand des Arztes. Bitte beachten Sie hierzu Abschn. 27.3.5, Meldepflicht und Behandlungsverbot.

Eine Angina catarrhalis dagegen kann vom Heilpraktiker mit geeigneten naturheilkundlichen Maßnahmen therapiert werden (z. B. Halswickel, ansteigende Fußbäder), soweit es sich bei dem Erreger nicht um Streptococcus pyogenes handelt. Bewährte pflanzliche Mittel sind Kamille, Salbei und Sonnenhut. Daneben gibt es noch eine Vielzahl pflanzlicher und homöopathischer Komplexpräparate.

8.2.2 Milzerkrankungen

Bei vielen Erkrankungen, die sich anderswo im Körper abspielen, ist die Milz mitbeteiligt. Sie kann mit einer erhöhten Tätigkeit reagieren (*Hypersplenismus*), oder sie kann anschwellen (*Splenomegalie*), meist handelt es sich um eine Kombination von beidem.

Bei *krankhaft* erhöhter Tätigkeit der Milz weist das Blut eine verminderte Anzahl von Erythrozyten, Leukozyten und/oder Thrombozyten auf. Gleichzeitig kommt es im Blut zu einer Zunahme unreifer roter Blutzellen (Retikulozyten), da die blutbildenden Zellen im Knochenmark versuchen, den erhöhten Abbau auszugleichen. In schweren Fällen in denen die Krankheitsursache nicht behandelt werden kann, hilft dann nur eine operative Entfernung der Milz (Splenektomie).

Palpation der Milz. Nur eine deutliche Anschwellung der Milz (über 300 g) kann gut palpiert werden, da die gesunde Milz ein weiches Organ ist und unterhalb des linken Rippenbogens liegt!

Bei der Palpation geht man folgendermaßen vor: Der Patient wird aufgefordert, sich in halbrechter Seitenlage mit etwas angewinkelten Beinen auf die Untersuchungsliege zu legen. Die Arme liegen rechts und links neben dem Körper (nicht unter dem Kopf!). Die linke Hand des Untersuchers stützt von hinten den Patienten am Rippenrand, während er mit der rechten vorsichtig die Palpation vornimmt.

Bei einer Milzvergrößerung unterscheidet man eine geringe Splenomegalie (Ausdehnung der Milz um ca. 1–2 cm), eine starke und eine massive. Bei letzterer dehnt sich die Milz vom linken Oberbauch bis über die Körpermittellinie in den Unterbauch aus (z. B. bei schweren Bluterkrankungen).

8.2.3 Lymphangitis (Lymphangiitis)

Die Lymphangitis ist eine *Entzündung der Lymphbahn*, die von einem *lokalen Infektionsherd* ausgeht (z. B. Furunkel, Fußmykosen, Panaritien) und sich entlang der Lymphbahn ausbreitet, die den Infektionsort drainiert.

▶ Bei einer **Lymphangitis** ist ein *roter Streifen* auf der *Haut* sichtbar. Umgangsprachlich wird in diesem Zusammenhang oft fälschlich von einer „Blutvergiftung" (das heißt aber Sepsis) gesprochen.

Erreger. Staphylokokken und Streptokokken der Gruppe A, Mischinfektionen kommen vor.

Symptome. Vom Infektionsherd ausgehend, erkennt man einen *roten Streifen*, der sich entlang der Lymphbahn ausbreitet. Die regionären Lymphknoten sind vergrößert und können schmerzhaft sein. Es kann zur Temperaturerhöhung kommen.

Therapie. Der Patient wird zum *Arzt* überwiesen, da (je nach Schweregrad der Erkrankung) evtl. Antibiotika verschrieben werden muss. Die betroffene Extremität wird ruhiggestellt; es können feuchte Umschläge gemacht werden. In schweren Fällen wird der Entzündungsherd chirurgisch saniert.

❗ Eine **Lymphangitis** kann zur *Sepsis* führen!

8.2.4 Erysipel (Wundrose)

Bei einem Erysipel handelt es sich um eine Entzündung der Lederhaut (Corium), die meist durch Streptokokken, manchmal durch Staphylokokken, verursacht wird. Die Erreger dringen über kleine Hautverletzungen (Wunden, Rhagaden, Ulcus cruris, Fußpilz) ein und breiten sich über die intrakutanen Lymphspalten aus.

Prädilektionsstellen sind das *Gesicht* („Gesichtsrose") und die *Unterschenkel*.

Symptome. Die Erkrankung beginnt meist akut mit Schüttelfrost und hohem Fieber, Übelkeit, Erbrechen und Kopfschmerzen. Typisch ist die *scharf begrenzte*, *flammenförmige Rötung* der Haut, die mit Schmerzen, Überwärmung und Schwellung einhergeht. Es kommt zur Vergrößerung der regionalen Lymphknoten.

Komplikationen. Rezidivneigung, Verlegung der Lymphbahn mit der Gefahr, ein Lymphödem (s. u.) auszubilden und Hautverdickung. Nur selten kommt es zu Phlegmonen, Glomerulonephritis, Sepsis, Meningitis, Thrombosen u. a.

Differentialdiagnose. Hautentzündungen durch andere Erreger, Allergien (v. a. Arzneimittelexantheme), Erysipeloid (Schweinerotlauf), bei einseitigem Auftreten im Gesicht auch Zoster ophthalmicus.

Immunität. Keine.

Therapie. Desinfektion, Ruhigstellung, Antibiotikagabe durch den Arzt.

8.2.5 Lymphödem

Ein Lymphödem entsteht durch eine *Behinderung* des *Lymphabflusses*, wodurch es zu einer sicht- und tastbaren Flüssigkeitsansammlung im Zwischenzellgewebe kommt. *Frische* Ödeme sind *eindrückbar* und hinterlassen charakteristische Dellen, dagegen können *chronische* Ödeme *derb* verhärtet sein (Induration), so dass sie *nicht* mehr eindrückbar sind. Im Laufe der Jahre kann sich das Ödem vergrößern, bis es zu unförmigen Verdickungen kommt. Man spricht dann von *Elephantiasis*.

Ursachen. Je nach Ursache unterscheidet man primäre und sekundäre Lymphödeme (Atlas Abb. 8-11, 8-12, 8-13):

- **Primäre Lymphödeme.** Es liegt eine Entwicklungsstörung der Lymphgefäße vor, aufgrund derer die *Anzahl* der Lymphgefäße oder deren *Durchmesser* zu *gering* ist. Auch können Lymphkapillaren teilweise fehlen, oder es kann eine Erweiterung der Lymphgefäße vorliegen und somit eine *Klappeninsuffizienz*. Primäre Lymphödeme bestehen meist angeborenermaßen (häufig sind Frauen unter 35 betroffen). Primäre Lymphödeme können seit der Geburt bestehen oder sich im Laufe der Zeit entwickeln, und zwar ohne auslösende Faktoren oder durch Bagatellverletzungen (hier genügen schon kleinste Verletzungen).

- **Sekundäre Lymphödeme** können infolge einer verminderten Anzahl an Lymphgefäßen durch *Operationen* entstehen. So kam es früher relativ häufig nach radikaler *Mastektomie* (Entfernung der weiblichen Brustdrüsen und der zugehörigen Lymphknoten) zu einem sekundären Lymphödem des Armes.
Andere mögliche Ursachen sind Verlegungen der Lymphbahn durch *Metastasen* oder *Vernarbungen*. Aber auch nach *Bestrahlungen* oder durch eine vorausgegangene Lymphangitis kann es zur bindegewebigen Schrumpfung der Lymphbahn mit darauffolgender Ödembildung kommen.

Primäre und sekundäre Lymphödeme sind oft schwer zu unterscheiden. Dagegen bereitet die Unterteilung in *gut- und bösartige Lymphödeme* meist keine Schwierigkeiten. Kennzeichen von letzteren sind: schnelles Entstehen, stechende Schmerzen, sicht- und tastbare Knoten, Hautveränderungen (Rötungen, Hämatome, Ulzerationen), Betonung des Ödems zur Körpermitte und Venenzeichnungen der Haut.

Differentialdiagnose. Lymphödeme treten meist *einseitig* auf (Ausnahme: das angeborene auch beidseitig), herz- und nierenbedingte Ödeme dagegen beidseitig.

Therapie. Es muss versucht werden, die Ursache herauszufinden und – wenn möglich – zu beseitigen.
Gute Erfolge bei Lymphödemen zeigt die Lymphdrainage. Dabei wird mittels einer bestimmten Streichmassage in Abflussrichtung der Lymphbahnen massiert. Weiterhin müssen Kompressionsverbände angelegt werden, und es ist eine Bewegungstherapie durchzuführen.

8.2.6 Lymphogranulomatosis maligna (Morbus Hodgkin, malignes Lymphom)

Der Morbus Hodgkin ist eine *bösartige*, chronisch fortschreitende Erkrankung des *lymphatischen Gewebes*, bei der es zu Granulomen kommt, die charakteristische Zellen enthalten (sog. Hodgkin-Zellen). Die Ursache ist unbekannt.

Symptome. Es kommt zur schmerzlosen Schwellung einzelner Lymphknotengruppen, von der besonders die Halslymphknoten betroffen sind („*Kartoffelsack-Schwellung*", da die Lymphknoten miteinander verbacken!). Sind zuerst die Lymphknoten des Bauchraumes befallen, bleibt die Erkrankung meist zunächst unerkannt. Nach Alkoholgenuss stellen sich in den betroffenen Regionen häufig Schmerzen ein („Alkoholschmerz"). Oft kommt es zu hartnäckigem Juckreiz, zu Milz- und Leberschwellung und zu Haut- und Schleimhautveränderungen. Die Ausbreitung auf weitere Lymphknoten erfolgt schubweise entgegen dem Lymphstrom. Dabei kann es zu Fieber (evtl. wellenförmigem sog. Pel-Ebstein-Fieber) und Nachtschweiß kommen. Es entwickelt sich eine Infektabwehrschwäche.

Therapie. Eine Überweisung ins *Krankenhaus* muss erfolgen. Dort werden im Anfangsstadium die befallenen Lymphknoten chirurgisch entfernt. Im fortgeschrittenen Stadium wird bestrahlt und mit Zytostatika behandelt.

8.2.7 Non-Hodgkin-Lymphome

Als Non-Hodgkin-Lymphome (NHL) werden alle malignen Lymphome bezeichnet, die sich vom Morbus Hodgkin abgrenzen lassen. Sie unterscheiden sich untereinander erheblich durch ihr histologisches Bild, es handelt sich also nicht um eine einheitliche Krankheitsform. Einige Non-Hodgkin-Lymphome verlaufen besonders bösartig, es gibt aber auch so genannte niedrigmaligne NHL.

8.3 Fragen

Beantworten Sie die Fragen möglichst knapp! Die richtigen Antworten finden Sie im angegebenen Abschnitt entweder **halbfett** oder *kursiv* gedruckt.

Anatomie und Physiologie
▶ Geben Sie Aufgaben des lymphatischen Systems an! (➔ Abschn. 8, Einleitung)

Lymphe
▶ Was für ein Aussehen hat die Lymphe aus dem Abstromgebiet des Darmes und wie wird sie genannt? (➔ Abschn. 8.1.1)
▶ Woraus bildet sich die Lymphe? (➔ Abschn. 8.1.1)
▶ Geben Sie getrennt für Blut und Lymphe an, ob sie die folgenden Bestandteile enthalten: Nährstoffe, Abbaustoffe, Eiweißstoffe, Erythrozyten, Lymphozyten! (➔ Abschn. 8.1.1, Tabelle)

Lymphgefäße
▶ Zählen Sie Faktoren der „Lymphpumpe" auf (➔ Abschn. 8.1.2., Kasten)
▶ Wodurch kann in den Lymphgefäßen ein Rückfluss der Lymphe verhindert werden? (➔ Abschn. 8.1.2)

Lymphstämme
▶ Wie heißt das Hauptlymphgefäß, wie seine Ursprungsstelle, wo mündet es in das Venensystem? (➔ Abschn. 8.1.3)
▶ Aus welchem Körpergebiet sammelt der Ductus lymphaticus dexter die Lymphe? Wo mündet er in das Venensystem? (➔ Abschn. 8.1.3)

Lymphknoten
▶ Wo liegt fast die Hälfte aller Lymphknoten konzentriert? Wie werden Lymphknoten bezeichnet, die die Lymphe aus mehreren regionären Lymphknoten aufnehmen? (➔ Abschn. 8.1.4)
▶ Geben Sie Aufgaben der Lymphknoten an! (➔ Abschn. 8.1.4, Kasten)
▶ Was findet man vornehmlich im Rindengebiet eines Lymphknotens und was wird hier produziert? Was findet vornehmlich in der Markregion statt? (➔ Abschn. 8.1.4)

Milz
▶ Wo liegt die Milz? Welche beiden Anteile kann man an einer aufgeschnittenen Milz gut unterscheiden? (➔ Abschn. 8.1.5)
▶ Worin liegt die Hauptaufgabe der weißen Pulpa? Worin sehen Sie die Hauptaufgabe der roten Pulpa? (➔ Abschn. 8.1.5)
▶ Wie heißt das Gefäß, das die Milz mit sauerstoffreichem Blut versorgt? (➔ Abschn. 8.1.5)

▶ Wohin gibt die Milzvene ihr Blut ab? (➔ Abschn. 8.1.5)
▶ Zählen Sie Aufgaben der Milz auf! (➔ Abschn. 8.1.5)

Thymus
▶ Welche hormonähnliche Substanz produziert der Thymus? Wo liegt der Thymus? Worin sehen Sie die wichtigste Aufgabe des Thymus? (➔ Abschn. 8.1.6)

Lymphatischer Rachenring
▶ Nennen Sie Anteile des lymphatischen Rachenringes! (➔ Abschn. 8.1.7)
▶ Wo sitzt die Rachenmandel? Wie wird eine Vergrößerung der Rachenmandel richtig bezeichnet (falsch: Rachenpolypen)? (➔ Abschn. 8.1.7)
▶ Wo sitzen die Gaumenmandeln? Wo befindet sich die Zungenmandel? (➔ Abschn. 8.1.7)

Ausgewählte Erkrankungen des lymphatischen Systems
Angina
▶ Was ist das gemeinsame Symptom bei den verschiedenen Anginaformen? In welcher Jahreszeit und in welchem Lebensalter treten Anginen gehäuft auf? Geben Sie mögliche Erkrankungsstellen bei Angina an! Wie erfolgt die Ansteckung bei Angina? Grenzen Sie unterschiedliche Erscheinungsformen von Angina gegeneinander ab! Welche Erscheinungen sieht man bei einer Racheninspektion bei
  - Angina catarrhalis
  - Angina follicularis
  - Angina lacunaris
  - Angina membranacea
  - Angina ulzerosa
  - Plaut-Vincent-Angina? (➔ Abschn. 8.2.1)
▶ Wie muss eine Streptokokken-Angina behandelt werden? Warum? Geben Sie die Leitsymptome bei Tonsillarabszess an! Nennen Sie die typische Rachenveränderung bei Diphtherie! (➔ Abschn. 8.2.1)

Milzerkrankungen
▶ Geben Sie die Fachbezeichnungen für eine erhöhte Milztätigkeit und für Milzanschwellung an! (➔ Abschn. 8.2.2)

Lymphangitis
▶ Was ist eine Lymphangitis? Wo hat sie meist ihren Ursprung? (➔ Abschn. 8.2.3)
▶ Was wird umgangssprachlich fälschlich als „Blutvergiftung" bezeichnet (➔ Abschn. 8.2.3, Kasten)
▶ Geben Sie das Leitsymptom einer Lymphangitis an! Welche Maßnahmen würden Sie therapeutisch ergreifen? (➔ Abschn. 8.2.3)
▶ Geben Sie die gefürchtetste Komplikation bei Lymphangitis an! (➔ Abschn. 8.2.3, Kasten)

Erysipel
▶ Wie lautet die deutsche Bezeichnung? Geben Sie die Prädilektionsstellen an! Nennen Sie das Leitsymptom der Hauterscheinung (➔ Abschn. 8.2.4)

Lymphödem
▶ Wodurch kann es zum Lymphödem kommen? Sind Lymphödeme eindrückbar? Besteht diesbezüglich ein Unterschied zwischen frischen und chronischen Ödemen? Wie nennt man die unförmigen Verdickungen, die sich im Laufe der Jahre entwickeln können? Geben Sie Ursachen für Lymphödeme an! Treten Lymphödeme typischerweise ein- oder beidseitig auf? (➔ Abschn. 8.2.5)

Lymphogranulomatosis maligna (Morbus Hodgkin)
▶ Worum handelt es sich beim Morbus Hodgkin? Geben Sie das Leitsymptom an! Würden Sie eine Lymphogranulomatose behandeln? (➔ Abschn. 8.2.6)

9 Der Verdauungstrakt

9.1	**Anatomie und Physiologie** 265
9.1.1	Mundhöhle (Cavum oris) und Gaumen (Palatum) 265
	Lippen (Labia oris) 266
	Zunge (Lingua) 266
	Zähne (Dentes) 267
	Gaumen (Palatum) 268
9.1.2	Speicheldrüsen (Glandulae salivariae) 268
9.1.3	Rachenraum (Pharynx) 269
9.1.4	Speiseröhre (Ösophagus) 270
9.1.5	Magen (Ventriculus, Gaster) 271
9.1.6	Dünndarm (Intestinum tenue) 274
9.1.7	Dickdarm (Intestinum crassum) 277
9.1.8	Bauchfell (Peritoneum) 280

9.2	**Untersuchungsmethoden** 281
9.2.1	Körperliche Untersuchung 281
9.2.2	Apparative Verfahren 282

9.3	**Erkrankungen der Mundhöhle** 283
9.3.1	Stomatitis catarrhalis 283
9.3.2	Stomatitis aphthosa (Aphthen) 283
9.3.3	Stomatitis herpetica 284
9.3.4	Stomatitis mycotica (Soor) 284
9.3.5	Angulus infectiosus oris (Stomatitis angularis) 284
9.3.6	Leukoplakie (Weißschwielenkrankheit) 284

9.4	**Erkrankungen der Speiseröhre** 285
9.4.1	Sodbrennen (Pyrosis) 285
9.4.2	Singultus (Schluckauf) 285
9.4.3	Ösophagitis (Entzündung der Speiseröhre) 286
	Akute Ösophagitis 286
	Chronische Ösophagitis 286
9.4.4	Achalasie (Ösophagusachalasie, Kardiaachalasie, veraltet: Kardiospasmus) 287
9.4.5	Ösophagusdivertikel 287
9.4.6	Ösophagusvarizen 288
9.4.7	Ösophaguskarzinom (Speiseröhrenkrebs) 288
9.4.8	Hiatushernie (Zwerchfellbruch) 289

9.5	**Erkrankungen des Magens** 289
9.5.1	Reizmagen (nervöser Magen) 289
9.5.2	Akute Gastritis (akute Magenschleimhautentzündung) 289
9.5.3	Chronische Gastritis (chronische Magenschleimhautentzündung) 290
9.5.4	Magen- und Zwölffingerdarmgeschwür (Ulcus ventriculi et duodeni) 291
9.5.5	Magenkrebs (Magenkarzinom, Carcinoma ventriculi) 293

9.6	**Erkrankungen des Dünndarms** 293
9.6.1	Maldigestion und Malabsorption 293
9.6.2	Morbus Crohn (Enteritis regionalis Crohn) 294
9.6.3	Sprue bzw. Zöliakie 295

9.7	**Erkrankungen des Dickdarms** 296
9.7.1	Colon irritabile (Reizkolon) 296
9.7.2	Diarrhö (Durchfall) 296
9.7.3	Obstipation (Verstopfung) 297
9.7.4	Ileus (Darmverschluss) 298
	Mechanischer Ileus 298
	Funktioneller Ileus 298
9.7.5	Appendizitis (Wurmfortsatzentzündung) 299
9.7.6	Kolondivertikulitis 300
9.7.7	Colitis ulcerosa 301
9.7.8	Dickdarmtumoren und Dickdarmkrebs 302
9.7.9	Hämorridalleiden 303
9.7.10	„Blut im Stuhl" 303

9.8 Erkrankungen des Bauchfells 304
9.8.1 Peritonitis (Bauchfellentzündung) 304

9.9 Wurmerkrankungen 304
9.9.1 Spulwurmbefall (Askariasis) 304
9.9.2 Madenwurmbefall (Enterobiasis, syn. Oxyuriasis) 305
9.9.3 Bandwurmbefall (Taeniasis) 306

9.10 Fragen 307

Damit der Körper die ihm zugeführte Nahrung durch die Zellen verwerten kann, muss sie

- mechanisch zerkleinert,
- chemisch abgebaut und
- resorbiert werden.

Unter **Resorption** (Absorption) versteht man in diesem Zusammenhang die Aufnahme von Stoffen über die Schleimhaut des Verdauungstraktes.

Nachdem die Nahrungsstoffe abgebaut und resorbiert wurden, werden sie über das Kreislaufsystem zu den einzelnen Körperzellen transportiert, die sie zum Beispiel zum Aufbau von körpereigener Substanz, zur Hormon- oder Enzymherstellung oder zur Energiegewinnung verwenden.

9.1 Anatomie und Physiologie

Den Verdauungstrakt kann man als langen „Schlauch" betrachten, der an den Lippen beginnt, im Magen eine Ausweitung erfährt und am After (Anus) endet. Ihm sind verschiedene exokrine Drüsen zugeordnet, die ihre Verdauungssekrete (Mundspeichel ca. 1 l, Magensaft ca. 2 l, Gallenflüssigkeit ca. 0,5 bis 1 l, Pankreassaft ca. 1,5 l, Dünndarmsaft ca. 2,5 l) in diesen „Schlauch" einleiten (Abb. 9-1).

> **Organe des Verdauungstraktes**
> - Mundhöhle (Cavum oris),
> - Rachen (Pharynx),
> - Speiseröhre (Ösophagus),
> - Magen (Gaster, Ventriculus),
> - Dünndarm (Intestinum tenue),
> - Dickdarm (Intestinum crassum) mit
>   - Blinddarm (Caecum),
>   - Grimmdarm (Colon),
>   - Mastdarm (Rectum).
>
> **Zugehörige Verdauungsdrüsen**
> - Speicheldrüsen (Glandulae salivariae),
> - Leber mit Gallenblase (Hepar mit Vesica fellea),
> - Bauchspeicheldrüse (Pancreas).

Aufgaben des Verdauungstraktes
- Kontrolle der Nahrungsmittel durch Geschmack und Geruch,
- Mechanische Zerkleinerung,
- Vermischung der Nahrung mit Enzymen (durch segmentale Bewegungen),
- Weitertransport der Nahrung (durch peristaltische Bewegungen),
- Aufspaltung der Nahrungsmittel in einfachere Bestandteile (Katabolismus),
- Resorption (Aufnahme) der verdauten Stoffe in die Blut- bzw. Lymphbahn,
- Ausscheidung der unverdaulichen Nahrungsreste.

Aufgabe der zugehörigen Verdauungsdrüsen. Die Verdauungsdrüsen bilden *Enzyme* (veraltet: Fermente), also Eiweißverbindungen, die im Körper als Katalysatoren wirken, das heißt, sie beschleunigen chemische Reaktionen, die ohne sie überhaupt nicht oder nur langsamer ablaufen würden. Das Enzym geht aus dieser Reaktion unverändert hervor. Ohne Enzyme wäre ein geordneter Stoffwechsel nicht möglich.

Im Folgenden werden nun die einzelnen Organe des Verdauungstraktes besprochen.

9.1.1 Mundhöhle (Cavum oris) und Gaumen (Palatum)

Aufbau und Definition. Die Mundhöhle im weiteren Sinn gliedert sich in

- **Vorhof der Mundhöhle**, der außerhalb der Zahnbögen liegt (Raum zwischen Wangen, Lippen und Zähnen) und die
- **eigentliche Mundhöhle**, die innerhalb der Zahnbögen liegt (Abb. 9-2, Atlas Abb. 9-1).

Im engeren Sinn gehört lediglich der Bereich, der von den Zahnbögen umschlossen wird, zur Mundhöhle. Nach hinten schließt sich der Gaumen an.

Die Mundhöhle im weiteren Sinne wird vorne von den Lippen, seitlich von den Wangen, unten vom Mundboden und von oben durch den harten und weichen Gaumen begrenzt. Zwischen Mundhöhle und dem mittleren Rachenteil liegen der Gaumen und die Rachenenge (Isthmus faucium). Wichtige Organe der Mundhöhle sind die Zunge (Lingua) und die Zähne (Dentes).

9 Der Verdauungstrakt

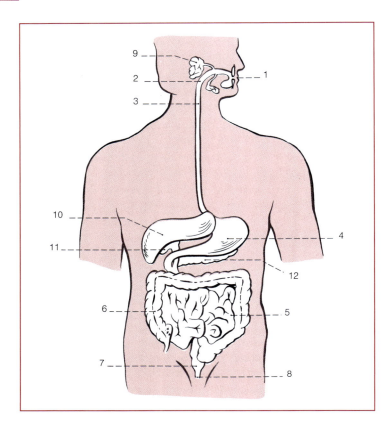

Abb. 9-1 Vereinfachte Darstellung des Verdauungsschlauches mit den zugehörigen Verdauungsdrüsen
1. Mundhöhle (Cavum oris), 2. Rachen (Pharynx), 3. Speiseröhre (Oesophagus), 4. Magen (Ventriculus), 5. Dünndarm (Intestinum tenue), 6. Aufsteigender Dickdarm (Colon ascendens), 7. Mastdarm (Rectum), 8. Analkanal (Canalis analis), 9. Speicheldrüsen (Glandulae salivariae), 10. Leber (Hepar), 11. Gallenblase (Vesica fellea), 12. Bauchspeicheldrüse (Pancreas).

Diese Definitionen spielen für den Heilpraktiker eine wichtige Rolle, da es ihm aufgrund des Gesetzes zur Ausübung der Zahnheilkunde verboten ist, „Erkrankungen des Mundes" zu behandeln. Leider wird der Begriff „Mund" in diesem Gesetz nicht näher definiert!

Lippen (Labia oris)

An den Lippen geht die Mundschleimhaut in die äußere Haut über. Hier ist die Epithelschicht so dünn, dass das darunterliegende gefäßreiche Bindegewebe deutlich durchschimmert. Deshalb eignen sich die Lippen gut zu einer vorläufigen Beurteilung der Sauerstoffsättigung des Blutes (z. B. Lippenzyanose bei Cor pulmonale).

Die Lippen gehören, zusammen mit der Zunge und den Augenlidern, zu den berührungsempfindlichsten Teilen des Körpers.

Zunge (Lingua)

Die Zunge (Atlas Abb. 9-2) besteht im Wesentlichen aus *quergestreifter Muskulatur*, deren Muskelfasern in alle drei Richtungen des Raumes laufen, wodurch sie eine große Beweglichkeit bekommt. Außen ist die Zunge von Schleimhaut überzogen, deren äußerer Überzug aus mehrschichtigem Plattenepithel besteht.

Die Zunge ist mit dem Mundboden verwachsen. Man unterscheidet die frei bewegliche Zungenspitze, den Zungenkörper und die Zungenwurzel (Zungengrund). Die Zungenwurzel ist der Rachenrückwand zugewendet und kann nur mit einem Kehlkopfspiegel vollständig betrachtet werden. In die Zungenwurzel ist reichlich lymphatisches Gewebe eingelagert (Atlas Abb. 9-11). Die Gesamtheit dieses lymphatischen Gewebes bezeichnet man als Zungenmandel. Sie ist Bestandteil des lymphatischen Abwehrringes (Waldeyer-Abwehrring, ➔ Abschn. 8.1.7). Unterhalb der Zunge in der Mittellinie liegt eine Schleimhautfalte, das Zungenbändchen (Frenulum linguae), das die Zunge am Mundboden befestigt.

Die Zunge wird vom XII. Hirnnerv (N. hypoglossus) innerviert. Bei beidseitiger Lähmung dieses Nervs kann die Zunge nicht mehr bewegt werden. Bei einseitiger Lähmung weicht die herausgestreckte Zunge zur gelähmten Seite ab, da die geschädigte Seite sich nicht mehr aktiv verlängern kann und deshalb gegenüber der gesunden Seite zurückbleibt. Auch bei nur einseitiger Lähmung sind Sprechen, Kauen und Schlucken erheblich behindert.

Die Zunge erhält ihr rauhes Aussehen von kleinen Papillen (warzenförmigen Erhebungen), die der *Oberflächenvergrößerung* dienen. Nach der Form dieser Papillen unterscheidet man Faden-, Pilz-, Blatt- und Wallpapillen.

Papillenarten
(Atlas Abb. 9-2, 9-3)
- **Fadenpapillen** (Papillae filiformes) befinden sich vor allem im vorderen Bereich der Zunge. An ihnen sitzen viele Rezeptoren, die der Tastempfindung dienen.
- **Pilzpapillen** (Papillae fungiformes) findet man überwiegend im mittleren und vorderen Bereich der Zunge. Auf ihrer Oberfläche liegen zahlreiche Rezeptoren, die für Geschmacksempfindungen zuständig sind.
- **Blattpapillen** (Papillae foliatae) findet man am Zungenrand. Die einzelnen „Blätter" sind durch tiefe Einschnitte getrennt.
- **Wallpapillen** (Papillae vallatae) befinden sich im hinteren Teil der Zunge, in einer V-förmigen Linie. Sie sind jeweils von einem Ringwall umgeben. Hier liegen besonders viele Rezeptoren, die der Geschmacksempfindung „bitter" dienen.

Geschmacksrezeptoren. Geschmacksrezeptoren liegen bei den Wall-, Pilz- und Blattpapillen. Nach neueren Erkenntnissen liegen Geschmacksrezeptoren nicht nur auf der Zunge, sondern auch am weichen Gaumen und der Rachenrückwand bis hinunter zum Kehlkopf. An der Innervation der Geschmacksrezeptoren sind der VII., IX. und X. Hirnnerv beteiligt.

Schmeckstörungen. Heute spricht man von Schmeckstörungen und nicht mehr von Geschmacksstörungen, da „Schmeck"- auf die Wahrnehmungsfähigkeit des Organs weist, „Geschmack" dagegen auf eine Stoffeigenschaft. Schmeckstörungen können infolge von Diabetes mellitus, Schilddrüsenunterfunktion, Nebennierenrindeninsuffizienz, Vitaminmangel, Schädel-Hirn-Trauma und Intoxikation (Alkohol, Nikotin, ätzende Stoffe, Lösungsmittel, Pflanzengifte, Industriegifte) auftreten.

Zähne (Dentes)

Aufgrund des „Gesetz über die Ausübung der Zahnheilkunde" in Verbindung mit dem Heilpraktikergesetz §6 ist die Ausübung der Zahnheilkunde den bestallten Zahnärzten und Zahnärztinnen vorbehalten. Da der Heilpraktiker also keine Zahnerkrankungen behandeln darf, soll hier nur der Aufbau eines Zahnes in groben Umrissen aufgezeichnet werden.

Zähne sind knochenartige Gebilde, die einen noch höheren Anteil anorganischer Substanzen besitzen als Knochen. Das Milchgebiss ist aus 20 Zähnen aufgebaut; der Erwachsene besitzt 32 Zähne. Der einzelne Zahn besteht aus dem Zahnbein (Dentinum), das die Zahnpulpa umschließt. Die Pulpa besteht aus feinfaserigem Bindegewebe, das reich an Blutgefäßen und Nervenfasern

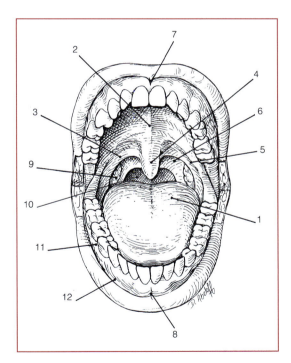

Abb. 9-2 Mundhöhle
1. Zunge (Lingua), 2. Harter Gaumen (Palatum durum), 3. Weicher Gaumen (Palatum molle), 4. Zäpfchen (Uvula), 5. Vorderer Gaumenbogen (Arcus palatoglossus), 6. Hinterer Gaumenbogen (Arcus palatopharyngeus), 7. Oberes Lippenbändchen (Frenulum labii superioris), 8. Unteres Lippenbändchen (Frenulum labii inferioris), 9. Gaumenmandel (Tonsilla palatina), 10. Rachenenge (Isthmus faucium), 11. Zahnfleisch (Gingiva), 12. Vorhof der Mundhöhle (Vestibulum oris).

ist. Das Zahnbein wird in seinem Kronenanteil vom Zahnschmelz umgeben. Dieser Zahnschmelz ist die härteste Substanz im menschlichen Körper; er besteht im Wesentlichen aus phosphorsaurem Kalk. In seinem Wurzelanteil ist das Zahnbein vom Zement umgeben, einer knochenähnlichen Hartsubstanz, in die kräftige Bandzüge einstrahlen, die den Zahn im Kiefer verankern (Atlas Abb. 9-4).

Gaumen (Palatum)

Der Gaumen (Abb. 9-2, Atlas Abb. 9-1) stellt zum einen den Boden der Nasenhöhle und zum anderen das Dach der Mundhöhle dar. Man unterscheidet:

- **Harter Gaumen** (Palatum durum). Er wird vom Oberkieferknochen gebildet (Atlas Abb. 9-6).
- **Weicher Gaumen** (Palatum molle). Er besteht aus quergestreifter Muskulatur, Bindegewebe und einem Schleimhautüberzug. Er hängt wie ein „herabhängendes Zelttuch" am hinteren Rand des Gaumens. In der Mitte bildet er das Zäpfchen (Uvula). Während des Schluckaktes schließt es den oberen Rachenteil (Pars nasalis) gegenüber dem mittleren ab (s. u.).
- **Gaumenbögen**. Inspiziert man den weit geöffneten Mund und drückt mit einem Spatel die Zunge herab, so sieht man von der Basis des Gaumenzäpfchens ausgehend je zwei Schleimhautfalten bogenartig nach seitlich unten verlaufen, zwischen denen sich eine Nische befindet. Somit kann man einen vorderen und einen hinteren Gaumenbogen unterscheiden. Zwischen diesen beiden Gaumenbögen liegen die Gaumenmandeln (➔ Abschn. 8.1.7).

9.1.2 Speicheldrüsen (Glandulae salivariae)

Die großen, paarig vorkommenden Speicheldrüsen der Mundhöhle sind Ohr-, Unterkiefer- und Unterzungenspeicheldrüsen (Atlas Abb. 9-8). Die speichelbereitenden Drüsenzellen laufen in den Drüsenendstücken (Acini) zusammen. Über ein Röhrchensystem von zunehmendem Innendurchmesser wird der Speichel vom Drüsenendstück über Sekretröhrchen bis zum Ausführungsgang geleitet. Da die Drüsen über einen Ausführungsgang verfügen, handelt es sich um *exokrine* Drüsen.

Lage der großen Speicheldrüsen des Kopfes
- **Ohrspeicheldrüse** (Glandula parotis). Die Ohrspeicheldrüse liegt im subkutanen Wangengewebe. Ihr Ausführungsgang verläuft über den Kaumuskel (M. masseter), durchbricht den Trompetermuskel (M. buccinator) und mündet gegenüber dem zweiten Mahlzahn (Molar) in den Vorhof des Mundes (Vestibulum oris). Sie produziert ein überwiegend dünnflüssiges (seröses) Sekret.
- **Unterkieferspeicheldrüse** (Glandula submandibularis). Die Unterkieferspeicheldrüse liegt unter dem Mundboden, nahe dem Kieferwinkel. Der Ausführungsgang mündet unterhalb der Zungenspitze auf einer kleinen Warze in die Mundhöhle (Atlas Abb. 9-10). Sie produziert ein gemischtes Sekret mit serösen und mukösen (dickflüssigen) Anteilen.
- **Unterzungenspeicheldrüse** (Glandula sublingualis). Die Unterzungenspeicheldrüse befindet sich seitlich unterhalb der Zunge. Die Ausführungsgänge liegen am seitlichen Zungengrund auf einer Schleimhautfalte (Atlas Abb. 9-9). Ein großer Ausführungsgang mündet meist gemeinsam mit dem Ausführungsgang der Unterkieferspeicheldrüse auf der kleinen Warze unterhalb der Zungenspitze. Das produzierte Sekret ist überwiegend mukös.

Neben diesen großen Speicheldrüsen gibt es noch kleine, die in die Schleimhaut der Lippen, Wangen, Zunge und Gaumen eingebettet liegen. Sie besitzen nur kurze Ausführungsgänge.

> **Große Speicheldrüsen des Kopfes**
> - Ohrspeicheldrüsen
> - Unterkieferspeicheldrüsen
> - Unterzungenspeicheldrüsen

Aufgabe des Speichels. Die Speichelabsonderung wird vom Parasympathikus gefördert und vom Sympathikus gehemmt. Die Speichelsekretion kann allerdings schon durch die Vorstellung oder das Ansehen einer angenehmen Speise gefördert werden! Darüber hinaus wirken der mechanische Reiz der Nahrung in der Mundhöhle und positive Geschmacks- und Geruchsempfindungen auf die Speichelbildung ein. Im einzelnen hat der Speichel folgende Aufgaben:

- **Befeuchten der Nahrung**, damit sie gleitfähig wird,

9.1 Anatomie und Physiologie

- **Lösen von Geschmacksstoffen**, die man trocken nicht schmecken könnte,
- **antibakterielle und mundreinigende Wirkung**,
- **Beginn der Kohlenhydratverdauung**: Im Speichel ist *Alphaamylase* (alte Bez.: Ptyalin) enthalten, die Kohlenhydrate zu Maltose oder Maltotriose (einfachere Zuckerformen) spaltet. Im sauren Milieu des Magens verliert diese Alphaamylase ihre Wirkung, so dass die weitere Kohlenhydratverdauung erst im Dünndarm stattfinden kann.

9.1.3 Rachenraum (Pharynx)

Der Rachenraum zählt sowohl zum Verdauungs- als auch zum Atemtrakt (Abb. 9-3). Sein oberer Anteil steht mit den Nasenhöhlen, sein mittlerer mit dem Mund in Verbindung.

Die Wand des Rachens besitzt einen Überzug aus Schleimhaut unter der sich Bindegewebe und die Muskelwand befinden. An letzterer kann man zwei quergestreifte Muskelsysteme unterscheiden (Atlas Abb. 9-12): Schlundschnürer (zirkulär angeordnete Muskelfasern) und Schlundheber (längsverlaufende Muskelfasern).

Die **Rachenmuskeln** werden vom IX. (N. glossopharyngeus) und X. Hirnnerv (N. vagus) motorisch innerviert. Die sensible Innervation der Rachenschleimhaut erfolgt durch den V. (2. Ast des N. trigeminus = N. maxillaris), IX. (N. glossopharyngeus) und X. Hirnnerv (N. vagus).

Abschnitte des Rachenraumes
(Atlas Abb. 9-14, 17-5)

- **Nasenrachenraum** (Pars nasalis, früher: Epipharynx). Der Nasenrachenraum ist der oberste Teil des Rachenraumes. Er liegt hinter den Nasenhöhlen. Am Rachendach sitzt die Rachenmandel (Atlas Abb. 9-11, 17-5). An den Seitenwänden des Nasenrachenraumes, ca. 1 cm hinter dem Hinterende der unteren Nasenmuschel (➔ Abschn. 17.1.1) liegen die Mündungsstellen der Ohrtrompete (Eustachi-Röhre, Tuba auditiva). Um diese Mündungsstellen herum liegt reichlich lymphatisches Gewebe, das zum lymphatischen Rachenring gehört (➔ Abschn. 8.1.7).
- **Mundrachenraum** (Pars oralis, früher: Mesopharynx). Dieser mittlere Teil des Rachens liegt

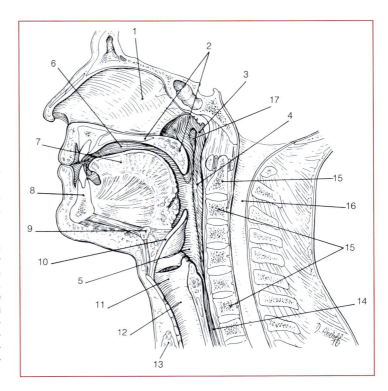

Abb. 9-3
Mittelschnitt durch Kopf und Hals
1. Nasenhöhle (Cavum nasi), 2. Harter und weicher Gaumen (Palatum durum et molle), 3. Nasenrachenraum (Epipharynx, Pars nasalis), 4. Mundrachenraum (Mesopharynx, Pars oralis), 5. Kehlkopfrachenraum (Hypopharynx, Pars laryngea) 6. Mundhöhle (Cavum oris), 7. Zunge (Lingua), 8. Unterkiefer (Mandibula), 9. Zungenbein (Os hyoideum), 10. Kehldeckel (Epiglottis), 11. Kehlkopf (Larynx), 12. Luftröhre (Trachea), 13. Schilddrüse (Glandula thyroidea), 14. Speiseröhre (Oesophagus), 15. Wirbelkörper (Corpus vertebrae), 16. Wirbelkanal (Canalis vertebralis), 17. Mündung der Ohrtrompete.

zwischen dem weichen Gaumen und dem Kehldeckel (Epiglottis). In diesem Abschnitt *kreuzen* sich *Atem-* und *Speiseweg* (Atlas Abb. 9-13).

- **Kehlkopfrachenraum** (Pars laryngea, früher: Hypopharynx). Dieser untere Anteil des Rachens reicht von der Höhe des Kehldeckels bis zum Beginn der Speiseröhre. Er verläuft *hinter* dem Kehlkopf (Larynx).

> ▶ **Abschnitte des Rachenraumes**
> - **Nasenrachenraum**
>   Pars nasalis (Epipharynx)
> - **Mundrachenraum**
>   Pars oralis (Mesopharynx)
> - **Kehlkopfrachenraum**
>   Pars laryngea (Hypopharynx)

Schluckakt. Beim Schluckakt drückt zuerst die Zunge willkürlich die Nahrung in den Mundrachenraum. Durch die Berührung mit der Rachenschleimhaut wird der unwillkürliche Schluckreflex ausgelöst. Der weiche Gaumen mit dem Zäpfchen schließt den Mundrachenraum gegenüber dem Nasenrachenraum ab. Es tritt Atemstillstand ein. Der Kehldeckel (Epiglottis) verschließt den Kehlkopf, damit keine Speise in den Luftweg gerät (Schutz vor „Verschlucken"). Da der Schluckakt als Reflex abläuft, ist er nicht mehr aufzuhalten, sobald der Bolus (geschluckter Bissen) die Rachenrückwand berührt hat.

Gelangt die Nahrung in die Speiseröhre, wird sie von dort durch peristaltische Bewegungen in den Magen befördert.

9.1.4 Speiseröhre (Ösophagus)

Die Speiseröhre stellt die Verbindung des Rachens mit dem Magen her. Sie ist ein etwa daumendicker, 25 cm langer muskulärer Schlauch. Sie liegt hinter der Luftröhre und vor der Wirbelsäule (Atlas Abb. 9-15, 9-16). Beim Hiatus oesophageus durchtritt sie das Zwerchfell und dringt in den Bauchraum vor. Dieser Durchtritt hat die Wirkung eines Ringmuskels (Sphinkter). Die Übergangszone der zweischichtigen Ösophagusmuskulatur in die dreischichtige Magenmuskulatur wird als Cardia (Magenmund) bezeichnet. Dieser Verschlussmechanismus ist besonders wichtig, weil die aggressiven Magensäfte sonst in die Speiseröhre gelangen und diese reizen oder sogar andauen könnten, was Sodbrennen, Geschwürsbildung oder eine Krebserkrankung zur Folge haben könnte.

Engstellen. Die Speiseröhre besitzt drei natürliche Engstellen, an der verschluckte Fremdkörper und übergroße Bissen bevorzugt steckenbleiben (Atlas Abb. 9-17):

- direkt am Übergang vom Rachen in die Speiseröhre, ca. auf Höhe des Unterrandes des Ringknorpels des Kehlkopfes,
- im mittleren Abschnitt durch die Anlagerung des Aortenbogens,
  Wurde ein Kontrastmittelbrei verabreicht, so kann der Abdruck des Aortenbogens deutlich im Röntgenbild gesehen werden.
- beim Durchtritt durch das Zwerchfell (Hiatus oesophageus), also ca. 1 bis 2 cm vor der Mündung in den Mageneingang.

Aufbau der Speiseröhrenwand. Der Aufbau der Speiseröhre entspricht grundsätzlich dem des übrigen Verdauungstraktes (Atlas Abb. 9-18).

- **Schleimhaut** (Mukosa, Tunica mucosa). Die innerste Schleimhautschicht schafft für den geschluckten Bissen eine glatte Gleitfläche. Sie hat einen Überzug aus unverhorntem mehrschichtigem Plattenepithel, unter dem sich noch eine Bindegewebeschicht und eine kleine Muskelschicht befinden. Letztere hat die Aufgabe, die Schleimhaut an die Form des zu schluckenden Bissens anzupassen, und sie stellt einen gewissen Schutz der Schleimhaut vor Verletzungen durch spitze Gegenstände (Gräten, kleinen Knochen) dar. Diese kleine Muskelschicht der Schleimhaut darf nicht mit der eigentlichen Muskelwand (s. u.) verwechselt werden, die für die Bewegungen der Speiseröhrenwand zuständig ist.
- **Verschiebeschicht** (Submukosa, Tela submucosa). Unter der Schleimhaut sitzt eine Verschiebeschicht aus Bindegewebe, in der Blutgefäße, Nerven, lymphatisches Gewebe und Schleim produzierende Drüsen (Glandulae oesophageae) eingelagert sind.
- **Muskelwand** (Muskularis, Tunica muscularis). An der Muskelwand unterscheidet man eine innere, zirkulärverlaufende Muskelfaserschicht und eine sich daran anschließende Schicht aus längsverlaufenden Muskelfasern. Das obere

Drittel der Speiseröhrenwand besteht aus quergestreifter, das untere Drittel aus glatter Muskulatur. Das mittlere Drittel weist beide Muskelarten auf.

- **Hüllschicht** (Adventitia, Tunica adventitia). Die bindegewebige Hülle dient dem Einbau und der Verschieblichkeit der Speiseröhre gegenüber ihren Nachbarorganen.

> **Aufbau der Speiseröhrenwand** (Atlas Abb. 9-18)
> - **Mukosa** (Schleimhaut)
> - **Submukosa** (Verschiebeschicht)
> - **Muskularis** (Muskelwand)
> - **Adventitia** (Hüllschicht)

9.1.5 Magen (Ventriculus, Gaster)

Aufgaben. Der Magen erfüllt bei der Verdauung gleich mehrere Funktionen:

- **Speicherfunktion.** Der Magen gibt die enthaltene Nahrung nur in kleinen Portionen an den Dünndarm zur weiteren Verdauung ab. Das hat den Vorteil, dass Nahrung nicht ständig in kleinen Mengen aufgenommen werden muss, sondern dass größere Mengen auf einmal gegessen werden können.
- **Keimabtötende Wirkung.** Solange Erreger nicht massenhaft in den Magen gelangen, ist die Magensäure in der Lage die meisten Bakterien abzutöten, so dass es nicht zu einer Infektion kommt.
- **Eiweißverdauung.** Durch das im Magensaft enthaltene Pepsin wird die Eiweißverdauung eingeleitet.
- **Intrinsic-Faktor.** Im Magensaft ist der Intrinsic-Faktor, ein Enzym, enthalten, das die Aufnahme von Vitamin B_{12} im letzen Dünndarmabschnitt (Ileum) ermöglicht.
- **Magenbewegungen.** Der Magen kann segmentale Bewegungen zur Durchmischung der Nahrung mit dem Magensaft und peristaltische Bewegungen zum Weitertransport des Mageninhaltes vornehmen.

Lage. Form und Lage des Magens können sehr unterschiedlich sein, denn dabei spielen folgende Faktoren eine Rolle: der Füllungszustand, die Festigkeit der Aufhängung, die Körperhaltung, der Zwerchfellstand bei der Atmung und der Konstitutionstyp, zum Beispiel Stierhornform des Pyknikers (breitwüchsiger, gedrungener Körperbau) und der Langmagen des Asthenikers (schmaler Körperbau, Atlas Abb. 9-20).

Der Magen liegt intraperitoneal (vom Bauchfell überzogen, → Abschn. 9.1.8) im Oberbauch, überwiegend links der Medianlinie (Mittellinie) in der Regio epigastrica, zwischen Leber und Milz. Weitere Nachbarorgane sind nach oben das Zwerchfell, nach unten und hinten der Dickdarm und nach hinten die Bauchspeicheldrüse, die linke Niere und Nebenniere. An den Magenausgang (Pförtner) schließt sich direkt der Zwölffingerdarm an (Atlas Abb. 9-28, 1-6 B, 9-39, 11-1).

Aufbau. Man unterscheidet die folgenden Anteile (Abb. 9-4, Atlas Abb. 9-19):

- **Mageneingang** (Cardia). Kurz unterhalb des Zwerchfells geht die Speiseröhre in den Mageneingang über. Dabei sind die Speiseröhrenschleimhaut mit mehrschichtigen Plattenepithel und die Magenschleimhaut mit Zylinderepithel scharf gegeneinander abgegrenzt.
- **Magenkuppel** (Fundus). Der Fundus liegt oberhalb des Mageneinganges. Er ist meist mit Gas gefüllt, was auf dem Röntgenbild gut zu sehen ist (Magenblase der Röntgenologen).
- **Magenkörper** (Corpus ventriculi). Der Magenkörper ist der größte Abschnitt des Magens. Er steht beim Gesunden nahezu aufrecht.
- **Magenausgangsteil** (Antrum pyloricum). Hier handelt es sich um das verengte Endstück direkt vor dem Pförtner.
- **Magenausgang** (Pförtner, Pylorus). Der Magenausgang ist ein ringförmiger Muskel (Sphinkter) an der Ausgangsöffnung des Magens in den Zwölffingerdarm.

Darüber hinaus gibt es zwei bogenförmige Seitenbegrenzungen, die

- **kleine Innenkrümmung** (Curvatura minor) und die
- **große Außenkrümmung** (Curvatura major).

Von der kleinen Magenkrümmung aus erstreckt sich das kleine Netz (Omentum minus) zum Leberhilum. Von der großen Krümmung und vom querliegenden Dickdarm aus zieht das große Netz (Omentum majus) schürzenförmig über den Darm herab.

9 Der Verdauungstrakt

> **Anteile des Magens**
> - **Mageneingang** (Cardia)
> - **Magenkuppel** (Fundus)
> - **Magenkörper** (Corpus)
> - **Magenausgangsteil** (Antrum)
> - **Magenausgang** (Pförtner, Pylorus)

Aufbau der Magenwand. Betrachtet man die innere Magenoberfläche, so sieht man Schleimhautfalten (Plicae gastricae), die nahe der kleinen Krümmung die so genannte Magenstraßen bilden, die dem Durchlauf von Flüssigkeiten dienen (Atlas Abb. 9-21). Kommt es zur Magenfüllung und damit zur Dehnung der Magenwand, verstreichen diese Falten.

Bei einer mikroskopischen Betrachtung der inneren Magenschleimhautoberfläche kann man die Magenfelder (Areae gastricae), warzenartige Vorwölbungen von 1–6 mm Durchmesser, und die auf ihnen mündenden Magengrübchen (Foveolae gastricae, Atlas Abb. 9-27) sehen (Atlas Abb. 9-24, 9-26). An der Magenwand unterscheidet man von innen nach außen die folgenden Schichten (Atlas Abb. 9-24):

- **Schleimhaut** (Mukosa, Tunica mucosa). Sie hat einen Überzug aus einschichtigem Zylinderepithel (hochprismatisches Epithel), mit einer darunterliegenden Bindegewebeschicht. In diese sind zahlreiche schlauchförmige Drüsen eingebettet (Atlas Abb. 9-22). Daran schließt sich (wie bei der Speiseröhre, → Abschn. 9.1.4) eine dünne Muskelschicht an.
- **Verschiebeschicht** (Submukosa, Tela submucosa). Es handelt sich um eine Verschiebeschicht aus lockerem Bindegewebe, in der viele Blutgefäße verlaufen.
- **Muskelwand** (Muskularis, Tunica muscularis). Bei der Muskelschicht unterscheidet man drei Anteile:
  - **Innere schrägverlaufende Muskelschicht**. Sie kommt allerdings nicht an der gesamten Magenwand vor. Ihre Aufgabe ist es, Festigkeit zu geben. Sie reicht teilweise bis in die zirkuläre Schicht.
  - **Mittlere zirkuläre Muskelschicht**. Sie umgibt den ganzen Magen und wird zum Mageneingang (Cardia) hin kräftiger.
  - **Äußere Längsmuskelschicht**. Sie kommt verstärkt im Bereich der beiden Krümmungen (Kurvaturen) vor.
- **Bauchfell** (Peritoneum, Tunica serosa). Der Magen ist vom Bauchfell überzogen, deshalb spricht man von einer intraperitonealen Lage. Genau genommen unterscheidet man noch das eigentliche Bauchfell (Tunica serosa) und eine darunterliegende Bindegewebeschicht (Tela subserosa). Bitte beachten Sie hierzu auch Atlas Abb. 9-25.

Magenbewegungen. Die Nahrung verbleibt zwischen einer und fünf (evtl. bis 7) Stunden im Magen. Die Verweildauer hängt von der Zusammensetzung der aufgenommenen Nahrung und der Verdauungsleistung ab. Fette haben die längste Verweildauer, Eiweiße eine mittlere, Kohlenhydrate verlassen den Magen am schnellsten.

Ist der Magen leer, so zieht er sich zusammen, so dass seine Innenwände dicht aneinanderliegen; nur im Fundus befindet sich eine Gasblase, die im Röntgenbild stets gut darstellbar ist. Füllt sich der Magen, so erschlafft die Magenmuskulatur und die Muskelfasern verlängern sich. So dehnen sich die Magenwände, ohne dass es zu einer Drucksteigerung kommt.

Die Nahrung wird nun durch *peristaltische Kontraktionswellen* durchmischt, die im Abstand von

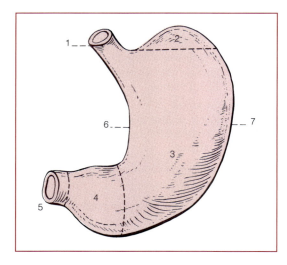

Abb. 9-4 Anatomischer Aufbau des Magens
1. Mageneingang (Cardia), 2. Magenkuppel (Fundus), 3. Magenkörper (Corpus ventriculi), 4. Magenausgangsteil (Antrum pyloricum), 5. Magenausgang (Pförtner, Pylorus), 6. Kleine Innenkrümmung (Curvatura minor), 7. Große Außenkrümmung (Curvatura major).

ungefähr 20 Sekunden über den Magen laufen. Diese Bewegungen beginnen im Korpusbereich (Schrittmacherzone) und ziehen Richtung Pförtner. Bei leerem Magen kommt es manchmal zu so genannten Hungerkontraktionen, die sich durch „Magenknurren" bemerkbar machen können.

Die eigentliche Magenentleerung erfolgt portionsweise in den Zwölffingerdarm. Diese Magenentleerung wird, wie die übrigen Magenbewegungen auch, von in der Magenwand gelegenen Nervengeflechten (= mechanische Steuerung), vom N. vagus (= nervale Steuerung) und durch gastrointestinale Hormone (= humorale Steuerung) gesteuert. Bei letzterem spielen Gastrin↑, Motilin↑, Sekretin↓, GIP↓ und CCK↓ eine wichtige Rolle (s. u. Magensaftproduktion). Sekretin, GIP, CCK werden von der Duodenalwand bei Kontakt mit Nahrungsbestandteilen abgegeben und ermöglichen so eine Anpassung der Magenentleerung an die Verdauungsleistung des Zwölffingerdarms. Wird die Nahrung vom Duodenum weitertransportiert, wird die Herstellung dieser Gewebshormone eingestellt und der Magen kann wieder eine Nahrungsportion an den Zwölffingerdarm abgeben.

- **Auerbach-Plexus** (Plexus myentericus). Zwischen der ringförmigen und längsgerichteten Muskelschicht der Magen-Darm-Wand liegen Ansammlungen von Nervenzellen (Ganglien) des vegetativen Nervensystems. Von hier aus erfolgt die autonome Steuerung der Magen-Darm-Bewegungen. Seine Aktivität wird durch den Parasympathikus gefördert, durch den Sympathikus gehemmt, wobei diese beiden lediglich einen modulierenden Einfluss haben. Von den Nervenzellen des Auerbach-Plexus ziehen Nervenfasern direkt zu den glatten Muskelzellen der Längs- und Ringmuskulatur.
- **Meißner-Plexus** (Plexus submucosus). Er liegt in der Submukosa und steuert die Drüsentätigkeit und die Bewegungen der Schleimhautmuskulatur (➔ auch Nervensystem, Abschn. 18.6.3).

Magensaft. Pro Tag werden durchschnittlich 2 Liter Magensaft gebildet. Die tatsächliche Menge hängt von der aufgenommenen Nahrung und der persönlichen Verdauungsleistung ab. Magensaft wird nur gebildet, wenn sich Nahrung im Magen befindet oder wenn der Magen Nahrung „erwartet".

Der Magensaft setzt sich aus den folgenden Anteilen zusammen:

- **Salzsäure** (HCl). Der pH-Wert des Magens liegt zwischen 1 bis 2. Wie schon erwähnt, können die meisten der mit der Nahrung eingedrungenen Bakterien durch die Salzsäure abgetötet werden. Die Salzsäure hat des Weiteren die Aufgabe, Pepsinogen (s. u.) zu Pepsin zu aktivieren, was allerdings auch durch Autokatalyse erfolgen kann. Außerdem denaturiert sie Eiweiße, das heißt, sie verändert die Struktur von Eiweißkörpern.
- **Pepsin.** Um die Magenwand vor Selbstandauung zu schützen bilden die Drüsenzellen zunächst eine inaktive Vorstufe des Pepsins, nämlich Pepsinogen.
- **Schleim.** Der Schleim, der von allen Oberflächenzellen und den Nebenzellen der Magendrüsen (s. u.) gebildet werden kann, legt sich als geschlossener Film schützend über die Magenzellen, damit sie durch die aggressiven Magensäfte nicht geschädigt werden.
- **Intrinsic-Faktor.** Der Intrinsic-Faktor wird zur Aufnahme des Vitamin B_{12} benötigt. Fehlt er, kommt es zur perniziösen Anämie (Vitamin-B_{12}-Mangelanämie).

Zellarten der Magendrüsen. In der Magenschleimhaut kommt eine große Anzahl magensaftsezernierender Drüsen vor, an denen drei Zellarten unterschieden werden (Atlas Abb. 9-22):

- **Nebenzellen** produzieren Schleim (Muzin),
- **Hauptzellen** stellen Pepsinogen her,
- **Belegzellen** sondern Salzsäure und den Intrinsic-Faktor ab.

Außerdem gibt es im Antrum und v. a. in der Schleimhaut des Pförtners so genannten **G-Zellen**, die das Gewebshormon Gastrin (s. u.) produzieren.

Magensaftproduktion. Die Steuerung der Magensaftproduktion wird auf verschiedene Arten gesteuert:

- **Nerval.** Der Parasympathikus fördert über den N. vagus die Magensaftproduktion; der Sympathikus hemmt sie.
  Die Auslösung der Magensaftproduktion kann über viszerale Reflexe, bereits *vor* der eigentlichen Nahrungsaufnahme über Vorstellung, Geruchs- und Geschmacksempfindungen erfolgen. Allerdings können auch Stress, Aggressionen und Ärger die Magensaftbildung auslösen, ohne dass sich Nahrung im Magen be-

findet, was über längere Zeit gesehen, zur Schädigung der Magenschleimhaut führt. Trauer und Angst hemmen die Produktion (Bei einer Durchtrennung des N. vagus (= Vagotomie) werden die Einflüsse unterbunden.
Der N. vagus bewirkt außerdem eine Freisetzung von Gastrin (s. u.).

- **Mechanisch.** Bei Füllung wird die Magenwand gedehnt, wodurch über lokale intramurale Reflexe (s. o., Auerbach- und Meißner-Plexus) die Magensaftproduktion und die Gastrinfreisetzung gefördert wird. Eine Dehnung der Zwölffingerdarmwand hemmt dagegen die Magenmotorik.
- **Humoral**, über Gewebshormone
    - **Gastrin** wird aus den G-Zellen (s. o.) der Schleimhaut des Antrums freigesetzt, gelangt über den Blutweg zu den Belegzellen des Korpus und Fundus und regt dort die Salzsäure- und Pepsinogenproduktion an. Außerdem fördert es die Magenmotorik.

      Gastrin wird aber nicht nur durch Vagusreizung freigesetzt, sondern auch durch Dehnungs- (s. u., mechanische Steuerung) und Chemorezeptoren (durch Proteinabbauprodukte). Gastrin regt nicht nur die Magensäureproduktion (in hohen Dosen hemmt es sie allerdings), sondern auch die Produktion von Pepsin und Pankreassaft an.
    - **Sekretin** wird aus dem Zwölffingerdarm freigesetzt. Es hemmt die Salzsäureproduktion, setzt aber die Pepsinogenproduktion herauf. Außerdem verzögert es die Magenentleerung und stimuliert die Gallenproduktion in der Leber.
    - **GIP** (gastric inhibitory polypeptide, früher: Enterogastron) stammt aus dem Zwölffingerdarm und setzt die Magensäureproduktion und die Magenbewegung herab.
    - **Cholezystokinin** (CCK, Pankreozymin) stammt aus dem Zwölffingerdarm. Seine Aufgaben sind die Freisetzung von Pankreasenzymen, Gallenblasenkontraktion, Steigerung der Pepsinproduktion, Hemmung der Magensäureproduktion, Verzögerung der Magenentleerung, aber Steigerung der Darmmotilität.

9.1.6 Dünndarm
(Intestinum tenue)

Der Dünndarm sorgt für die weitere Verdauung der Nahrung und resorbiert schließlich die einzelnen Nahrungsbestandteile (Glukose, Aminosäuren, Fettsäuren), die aufgenommene Wassermenge (ca. 1,5 Liter) und die Verdauungssekrete, die täglich ca. 7,5 Liter ausmachen. Von diesen insgesamt 9 Litern resorbiert der Dünndarm ca. 8 Liter und der Dickdarm 1 Liter

Lage. Der Dünndarm ist ein langer Schlauch. Er schließt sich an den Pförtner (Pylorus) des Magens (Atlas Abb. 9-19) an und erstreckt sich bis zum Beginn des Dickdarms. Seine Länge beträgt 3 bis 5 m, der Durchmesser ca. 2,5 bis 4,0 cm (Atlas Abb. 9-28).

Dünndarmabschnitte. Der Dünndarm besteht aus drei Abschnitten: dem Duodenum (Zwölffingerdarm), dem Jejunum (Leerdarm) und dem Ileum (Krummdarm).

- **Zwölffingerdarm** (Duodenum). Der Zwölffingerdarm schließt sich direkt an den Magenpförtner an und umfaßt mit seinem Anfangsteil den Kopf der Bauchspeicheldrüse (Atlas Abb. 6-8 Nr. 5, 9-29). Er hat eine etwa C-förmige Gestalt und ist an der Hinterwand der Bauchhöhle festgewachsen, liegt also hinter dem Bauchfell (retroperitoneal, → Abschn. 9.1.8).
  Der Name Zwölffingerdarm leitet sich von seiner Länge ab: Er hat die Länge von 12 Fingerbreiten. In das Duodenum mündet der Gallengang (Ductus choledochus) zusammen mit dem Ausführungsgang der Bauchspeicheldrüse (Ductus pancreaticus). Diese beiden Gänge haben meist ein gemeinsames Endstück (Atlas Abb. 12-3). Die Mündungsstelle ist die Vater-Papille. Gelegentlich münden die Gänge aber auch auf getrennten Papillen ins Duodenum.
- **Leerdarm** (Jejunum). Das Jejunum liegt mehr links und oben im Bauchraum. Der Übergang zum nächsten Dünndarmabschnitt verläuft fließend.
- **Krummdarm** (Ileum). Das Ileum liegt mehr rechts und unten im Bauchraum. Das Ileum ist etwas länger als das Jejunum (Atlas Abb. 9-28).

Jejunum und Ileum sind durch ein bindegewebiges, fettreiches Aufhängeband mit der rückwärtigen Bauchwand verwachsen. Es handelt sich dabei um das so genannte Gekröse (Mesenterium), das auch der Blut-, Lymph- und Nervenversorgung dieses Dünndarmteils dient. Bitte beachten Sie zu Bauchfell und Gekröse auch Abschn. 9.1.8.

> **Dünndarmabschnitte**
> - **Duodenum** (Zwölffingerdarm)
> - **Jejunum** (Leerdarm)
> - **Ileum** (Krummdarm)

Dünndarmwand. Sie besteht, wie der übrige Verdauungstrakt auch, aus vier Schichten (Atlas Abb. 9-32):

- **Schleimhaut** (Mukosa, Tunica mucosa). Allerdings besitzt die Schleimhaut des Dünndarms, in Abweichung zum übrigen Verdauungstrakt, **Zotten**. Dabei handelt es sich um fingerförmige Ausstülpungen, die dem Darm, von innen gesehen, ein samtartiges Aussehen verleihen. Die Zotten vergrößern die resorptionsfähige Fläche des Dünndarms (Abb. 9-5).
Jede Zotte besitzt Arteriolen, Venolen, ein Netzwerk von Blut- und Lymphkapillaren und ein zentrales Lymphgefäß. In den Blutkapillaren werden Glukose, Aminosäuren und kurzkettige Fettsäuren resorbiert und über das Pfortadersystem zur Leber gebracht. Die langkettigen Fettsäuren werden wegen ihrer Größe von Lymphkapillaren aufgenommen und gelangen somit in das Lymphgefäßsystem.
Zwischen den Zotten befinden sich Einstülpungen (Krypten); hier liegen die Lieberkühn-Drüsen (s. u.). Unter dem Epithelüberzug befindet sich Bindegewebe, dem sich eine dünne Muskelschicht anschließt, wie in Speiseröhre und Magen (➔ Abschn. 9.1.4, Speiseröhre).
- **Verschiebeschicht** (Submukosa, Tunica submucosa). Die Submukosa, die bindegewebige Verschiebeschicht, gewährleistet die Anpassung des Dünndarms an die unterschiedlichen Füllungszustände. Außerdem befinden sich hier autonome Nervengeflechte (z. B. Meissner-Plexus), die die Schleimhaut innervieren.
- **Muskelwand** (Muskularis, Tunica muscularis). Die Muskularis besteht aus einer inneren zirkulär und einer äußeren längs verlaufenden glatten Muskelfaserschicht. Diese beiden Schichten werden von einem dazwischenliegenden Nervengeflecht, dem Auerbach-Plexus (Plexus myentericus) innerviert.
- **Bauchfell** (Peritoneum, Tunica serosa). Das Bauchfell überzieht die äußere Oberfläche des Dünndarms. Auch hier unterscheidet man das eigentliche Bauchfell, das aus einschichtigem, sehr flachem Plattenepithel besteht und eine darunterliegende Bindegewebeschicht (Tela subserosa).

Oberflächenvergrößerung. Die Dünndarmwand erhöht ihre Resorptionsfläche durch:

- **Ringfalten** (Kerckring-Falten, Plicae circulares). Die Schleimhaut und die Verschiebeschicht bilden Ringfalten, die bis knapp 1 cm hoch sind. Diese Falten verstreichen auch bei maximaler Darmfüllung nicht (Atlas Abb. 9-34, 9-31).
- **Zotten** (Villi intestinales). Die einzelnen Zotten haben eine Länge von ungefähr 1 mm.
- **Einstülpungen** (Krypten). Sie liegen als Lieberkühn-Drüsen zwischen den Zotten (s. u.).
- **Bürstensaum** (Kleinzotten, Mikrovilli). Die Epithelzellen der Dünndarmschleimhaut, die der Stoffaufnahme dienen, tragen einen Bürstensaum, wodurch sich die resorptionsfähige Oberfläche nochmals erheblich vergrößert. Bei dem Bürstensaum handelt es sich um kleinste Ausstülpungen der Zelloberfläche. Man hat bis zu 3000 Mikrovilli an einer einzigen Zelle gezählt.

Damit erreicht die Darmwand insgesamt eine resorbierende Oberfläche von ca. 120 bis 200 m^2! Die Oberflächenvergrößerung nimmt zum Ende des Dünndarms hin kontinuierlich ab. Im Ileum sind die Kerckring-Falten weitgehend verstrichen, und die Zottenhöhe nimmt ab. Ursache ist, dass in diesem Darmteil die Resorption von Nährstoffen geringer wird und zunehmend nur noch Wasser aufgenommen wird.

> **Vergrößerung der Resorptionsfläche des Dünndarms**
> - **Ringfalten** (Kerckring-Falten)
> - **Einstülpungen** (Krypten)
> - **Villi** (Zotten)
> - **Mikrovilli** (Bürstensaum)

Dünndarmdrüsen. Hier unterscheidet man:

- **Lieberkühn-Drüsen** (Glandulae intestinales). Sie bilden ein alkalisches Verdauungssekret und wirken bei der Erneuerung der Darm-

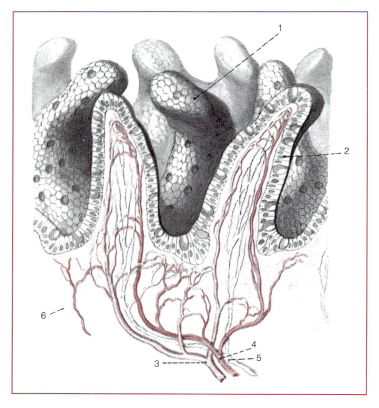

Abb. 9-5 Zotten des Dünndarms
1. Darmzotte (Villus intestinalis), 2. Einschichtiges Zottenepithel, 3. Venole, 4. Arteriole, 5. Zentrales Lymphgefäß, 6. Verschiebeschicht (Submucosa).

schleimhaut mit. Die Lieberkühn-Drüsen senken sich schlauchförmig in das darunterliegende Gewebe ein. Sie kommen sowohl im Dünn- als auch im Dickdarm vor (Atlas Abb. 9-32).

- An den Lieberkühn-Drüsen unterscheidet man folgende Zellarten:
  - **Schleimbildende Becherzellen:** liegen mehr oberflächenwärts
  - **Paneth-Körnerzellen:** in der Tiefe der schlauchförmigen Drüse, produzieren vermutlich Darmsaft und haben antibakterielle Wirkung (Aufgabe noch nicht ganz geklärt).
  - **Regenerationszellen:** haben eine sehr hohen Zellteilungsrate. Von hier aus erneuert sich das Darmepithel. Dies ist notwendig, da das Darmepithel innerhalb von 3 Tagen abschilfert und deshalb von den Lieberkühn-Drüsen aus ständig erneuert werden muss. Die überalterten Zellen werden mit dem Stuhl ausgeschieden.
  - **Gewebshormone produzierende Zellen**
- **Brunner-Drüsen** (Glandulae duodenales). Sie kommen nur im Duodenum vor, reichen bis tief in die Submukosa und geben ein schleimiges Sekret ab, das einen Schutzfilm für die Darmwand bilden.

Darmassoziertes lymphatisches Gewebe. In die Schleimhaut des Dünndarms eingelagert, kommen vereinzelt oder in Gruppen stehend zahlreiche Lymphfollikel vor, die in ihrer Gesamtheit als darmassoziertes lymphatisches Gewebe (➔ Abschn. 8.1.8) bezeichnet werden. Zum Ileum hin nimmt dieses lymphatische Gewebe zu. Es liegt dann als zusammenhängende „Platten" vor und wird als *Peyer-Plaques* bezeichnet (Atlas Abb. 9-33).

Das darmassoziierte lymphatische Gewebe erhält seine Antigene (➔ Abschn. 26.3.4) von der Darmoberfläche. Das Schleimhautepithel über der Peyer-Plaques enthält zahlreiche M-Zellen, die die Antigene aus dem Darmlumen aufnehmen und an die darunterliegenden Lymphozyten weiterreichen. Diese wandeln sich nach Antigenkontakt in antikörperproduzierende Plasmazellen um und wandern dann in andere Körperteile, um dort Abwehraufgaben zu übernehmen.

Dünndarmbewegungen. Bei der Dünndarmwand unterscheidet man

- **Zottenbewegungen** werden durch Kontraktionen der Schleimhautmuskelschicht verursacht, die vom Meißner-Plexus (➔ Abschn. 9.1.5 und 18.6.3) gesteuert werden. Sie haben die Aufgabe den Zotteninhalt aus dem zentralen Lymphgefäß und den Zottenvenen auszupressen und den Kontakt zwischen dem Speisebrei (Chymus) und den resorbierenden Epithelzellen zu verbessern (Atlas Abb. 9-32, 9-34).

- **Mischbewegungen** mischen den Speisebrei kräftig mit den Verdauungsenzymen durch. Sie setzen sich aus Pendelbewegungen der Längsmuskelschicht und Segmentierungsbewegungen der Ringmuskelschicht zusammen. Sie werden durch den Dehnungsreiz der Darmwand ausgelöst.
- **Peristaltische Wellen** haben die Aufgabe den Chymus in Richtung Dickdarm weiterzutransportieren. Es handelt sich um „wandernde Kontraktionsringe", die durch eine entsprechende Darmwanddehnung ausgelöst werden. Diese peristaltischen Wellen befördern den Darminhalt in ca. 6–10 Stunden durch den Dünndarm zum Dickdarm.

Gesteuert werden diese Bewegungen mechanisch über die Darmwanddehnung. Es handelt sich hierbei um eine autonome Steuerung vom Auerbach- bzw. Meißner-Plexus (➔ Abschn. 9.1.5 und 18.6.3) aus. Parasympathikus, Sympathikus und Gewebshormone (z.B. CCK) besitzen lediglich einen modifizierenden Einfluss.

Darmflora. Mit dem Begriff Darmflora bezeichnet man Mikroorganismen (v. a. Bakterien), die sich physiologischerweise in einem gesunden Darm befinden. Lange Zeit glaubte man, der Dünndarm sei – im Gegensatz zum Dickdarm, dessen Colibakterien schon lange bekannt waren – frei von Mikroorganismen. Heute weiß man jedoch, dass der Dünndarm von 95% Milchsäurebakterien (Laktobazillen) und 5% Streptokokken besiedelt ist. Es handelt sich um ähnliche Keime, wie sie auch in der Mundhöhle vorkommen. Im Dickdarm dagegen befinden sich 40% Bifidobakterien und 40% Bacteroides. Den Rest stellen Milchsäurebakterien, Streptokokken u. a. dar. Die allgemein bekannten Escherichia coli und die Clostridien sollen einen Anteil von 1% nicht überschreiten.

Die Bauhin-Klappe, die den Übergang vom Dünn- in den Dickdarm bildet, ist auch eine Grenze zwischen unterschiedlichen bakteriellen Besiedlungen. Die Mikroorganismen sitzen normalerweise in der oberen Schleimhautschicht und gelangen nicht über die Lymphbarriere hinaus.

Die Symbiose zwischen den Mikroorganismen (Bakterien) und dem Makroorganismus (dem Körper) kann auf zwei Arten gestört werden:

- Die Mikroorganismen nehmen unkontrolliert zu. Sie gelangen in andere Körperregionen und verursachen dort Störungen.
- Die Mikroorganismen gehen zugrunde (z. B. durch Antibiotikagabe).

9.1.7 Dickdarm (Intestinum crassum)

Aufgabe. Der Dickdarm hat die Aufgabe, Wasser und Elektrolyte zu resorbieren und somit den *Darminhalt* zur Stuhlbildung weiter *einzudicken*. Darüber hinaus mischt er den verbliebenen unverdaulichen Nahrungsresten reichlich Schleim bei, um ihn für die Ausscheidung als Stuhl gut gleitfähig zu machen. Diese große Menge Schleim führt dazu, dass, auch wenn keine Nahrung aufgenommen wird (aufgrund von Erkrankungen, Hunger, Fasten), trotzdem Stuhl aus Schleim und abgeschilferten Epithelzellen abgesetzt wird. Auch kann es aufgrund von Entzündungen der Dickdarmschleimhaut zu einer vermehrten Schleimproduktion und damit zum Absetzen von „Schleimstühlen" kommen.

Wie bereits vorstehend erwähnt, befindet sich auch im Dickdarm eine Bakterienbesiedelung. Diese Bakterien können für den Menschen unverdauliche Nahrungsreste (z. B. Zellulose) durch Gärungs- und Fäulnisvorgänge weiter abbauen. Die Vergärung der Zellulose spielt bei reinen Pflanzenfresser für die Nahrungsaufnahme eine wichtige Rolle. Beim Menschen dagegen ist sie ohne wesentliche Bedeutung.

Lage. Der Dickdarm hat eine Länge von 1,5 bis 2,0 m. Meist hat er einen etwas größeren Durchmesser als der Dünndarm (Atlas Abb. 9-37).

Der Dünndarm mündet in den aufsteigenden Teil des Dickdarms. An der Stelle des Übertritts des Dünn- in den Dickdarm sitzt die Krummdarm-Blinddarm-Klappe (Ileozäkalklappe, Bauhin-Klappe, Valva ileocaecalis), die von zwei Schleimhautfalten gebildet wird, und die den Darminhalt nur in Richtung Dickdarm passieren läßt (Atlas Abb. 9-36).

Dickdarmabschnitte. Der Dickdarm wird in drei Hauptabschnitte unterteilt, nämlich in den *Blind-*

darm (Caecum) mit dem Wurmfortsatz (Appendix vermiformis), den *Grimmdarm* (Colon) und den *Mastdarm* (Rectum). Bitte beachten Sie Abb. 9-6 und Atlas Abb. 9-35.

- **Blinddarm** (Caecum) mit **Wurmfortsatz** (Appendix vermiformis). Der Blinddarm ist ein blind endender Sack, an dessen Ende der Wurmfortsatz (Appendix) hängt. Bei letzterem handelt es sich um ein lymphatisches Organ, da sich in seiner Wand zahlreiche Lymphfollikel befinden. Man bezeichnet ihn auch als „Mandel des Darmes". Der Wurmfortsatz kann sich entzünden (= Appendizitis). Fälschlicherweise wird dies umgangssprachlich als Blinddarmentzündung bezeichnet. Aber bei einer Appendizitis ist nicht der Blinddarm (Caecum) entzündet, sondern der dranhängende Wurmfortsatz!
Die Länge des Wurmfortsatzes beträgt meist ca. 10 cm. Sie variiert jedoch erheblich zwischen 0 (angeborenes Fehlen) bis hin zu 25 cm. Er kann sehr unterschiedliche Lagen einnehmen (Atlas Abb. 9-36, 9-37)
- **Grimmdarm** (Colon). Der Grimmdarm umgibt den Dünndarm wie ein Rahmen (Abb. 9-6).

  - **Aufsteigender Dickdarm** (Colon ascendens). Er reicht von der Bauhin-Klappe bis zur Biegung des Dickdarms unterhalb der Leber.
  - **Rechte Dickdarmkrümmung** (Flexura coli dextra). Der Bogen liegt unterhalb der Leber und heißt deshalb auch Flexura hepatica.
  - **Querliegender Dickdarm** (Colon transversum). Er zieht von der rechten zur linken Dickdarmkrümmung.
  - **Linke Dickdarmkrümmung** (Flexura coli sinistra). Der linke Knick liegt meist etwas höher als der rechte. Da sich die Krümmung bei der Milz befindet, nennt man sie auch Flexura lienalis.
  - **Absteigender Dickdarm** (Colon descendens). Er ist, wie der aufsteigende Teil auch, mit der rückwärtigen Bauchwand verwachsen. Er reicht von der linken Krümmung bis zur Lendengrube.
  - **S-förmiger Abschnitt** (Sigmoid, Colon sigmoideum). Der S-förmige Abschnitt befindet sich links im kleinen Becken.

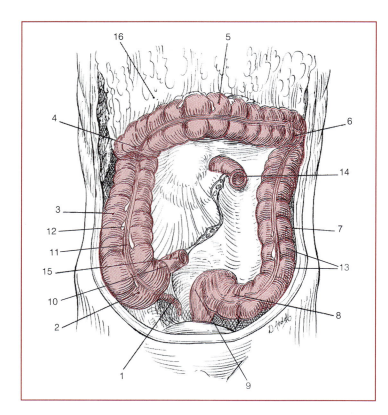

Abb. 9-6 Lage des Dickdarms im Bauchraum
1. Wurmfortsatz (Appendix), 2. Blinddarm (Caecum), 3. Aufsteigender Dickdarm (Colon ascendens), 4. Rechte Dickdarmkrümmung (Flexura coli dextra), 5. Querliegender Dickdarm (Colon transversum), 6. Linke Dickdarmkrümmung (Flexura coli sinistra), 7. Absteigender Dickdarm (Colon descendens), 8. S-förmiger Abschnitt (Sigmoid), 9. Mastdarm (Rectum), 10. Lage der Bauhin-Klappe (Ileozäkalklappe), 11. Taenia coli (Streifen aus Längsmuskulatur), 12. Fettanhängsel, 13. Ausbuckelungen (Haustren), 14. Zwölffingerdarm (Duodenum), 15. Endstück des Krummdarms (Ileum), 16. Großes Netz (Omentum majus), hochgeschlagen.

- **Mastdarm** (Rectum). Der Mastdarm ist ein 15 bis 20 cm langer Abschnitt des Enddarms, der die Ampulle enthält, den eigentlichen Kotbehälter. Die Ampulle geht in den Analkanal über.

Aufbau der Dickdarmwand. Die Dickdarmwand zeigt einen ähnlichen Aufbau wie die Dünndarmwand, mit Mukosa, Submukosa, Muskularis und (teilweise) Bauchfellüberzug (s. u.). Allerdings kommen im Dickdarm keine Zotten vor. Jedoch findet man auch hier tiefe Krypten. In diesen sitzen die Becherzellen noch zahlreicher als im Dünndarm (Atlas Abb. 9-38).

Die Muskelschicht des Dickdarms weist eine Besonderheit auf: Die Längsmuskelschicht umgibt den Darmschlauch nicht gleichmäßig, sondern ist zu drei Bändern verdickt, den so genannten

- **Tänien** (Bandstreifen), die in 3 Streifen am Dickdarm entlangziehen. Sie haben eine Breite von ca. 1 cm. Zwischen diesen Tänien ist die Längsmuskelschicht der Muskelwand nur sehr schwach ausgebildet (Atlas Abb. 9-36, 9-37). Durch den Spannungszustand (Tonus) dieser Tänien und durch lokale Kontraktionen der Ringmuskulatur, werden tiefe Falten in den Dickdarm eingeschnürt, zwischen denen sich die Darmwand zu
- **Haustren** ausbuchtet. Haustren sind also keine starren Gebilde, sondern kommen durch die Kontraktion der Ringmuskulatur zustande. Diese quergestellten Kontraktionsfalten können verstreichen, weshalb die Haustren mit der ablaufenden Peristaltik ständig ihre Form verändern. Langsame peristaltische Wellen (s. u.) vermitteln im Röntgenbild deshalb ein Bild von einem „Fließen der Haustren".
  Außerdem sind für den Dickdarm kleine
- **Fettanhängsel** typisch, deren Ausmaß von der Ernährungslage abhängig ist.

Bauchfellüberzug des Dickdarms. Folgende Anteile des Dickdarms sind vollständig vom Bauchfell überzogen (intraperitoneale Lage): Caecum, Colon transversum und Sigmoid. Der auf- und absteigende Dickdarm liegen dagegen der Bauchrückwand an und sind nur an ihrer Vorderseite vom Bauchfell überzogen, sie liegen also retroperitoneal (➔ hierzu auch Abschn. 9.1.8).

Bewegungen der Dickdarmwand. An der Dickdarmwand unterscheidet man zwei Arten von Bewegungen, die durch intramurale Nervengeflechte ausgelöst werden (Auerbach-Plexus, Plexus myentericus, ➔ Abschn. 9.1.5 und 18.6.3). Die Bewegungen werden vom Parasympathikus (Fasern stammen vom N. vagus und aus dem Plexus sacralis) gefördert und vom Sympathikus gehemmt.

- **Langsame Wellen** (slow waves), die über kürzere Darmabschnitte laufen, bewirken im Wesentlichen eine Durchmischung. Dabei handelt es sich um rhythmische Segmentierungen und Pendelbewegungen, bei denen Chymus hin- und hergeschoben wird. Dadurch wird der Darminhalt längere Zeit zurückgehalten (Reservoirfunktion), wodurch die Voraussetzung für einen gründlichen Flüssigkeits- und Elektrolytentzug gegeben ist. Diese langsamen wellenförmigen Bewegungen sind bei einer Röntgenuntersuchung des Dickdarms durch eine sich ständig ändernde Haustrierung gut zu sehen.
- **Große Wellen** (Massenbewegungen) überlagern zwei- bis viermal am Tag die langsamen. Diese Massenbewegungen verschieben größere Mengen Darminhalt in Richtung Rektum. Solche großen propulsiven (vorwärtstreibende) Bewegungen treten vor allem morgens nach dem Aufstehen und nach der Nahrungsaufnahme auf (z. B. nach dem Frühstück). Sie können Stuhldrang und auffolgend evtl. eine Stuhlentleerung auslösen.

Mastdarm (Rektum). Das Rektum verläuft nicht, wie sein Name sagt, gerade, sondern hat S-Form. Sein oberer Anteil bildet die Ampulle, den Sammelbehälter des Kotes (Atlas Abb. 9-40, 9-41). Nach unten schließt sich der Analkanal an.

Analkanal. Der After wird durch folgende Faktoren verschlossen (Atlas Abb. 9-40, 9-42):

- **Innerer Afterschließmuskel** (M. sphincter ani internus). Er wird aus der inneren Ringmuskelschicht des Darmes gebildet und arbeitet deshalb *unwillkürlich*. Sein hoher Ruhetonus wird vom Sympathikus aufrecht erhalten.
- **Äußerer Afterschließmuskel** (M. sphincter ani externus). Er gehört zur quergestreiften Beckenbodenmuskulatur und ist deshalb *willkürlich* beeinflussbar. Der äußere Afterschließmuskel umgibt den inneren wie eine Scheide.
- **Afterheber** (M. levator ani). Er entspringt am Schambein und umfasst den Mastdarm schlingenförmig. Seine Verletzung führt in höherem Maße zu einer Stuhlinkontinenz (Unfähigkeit

den Stuhl zurückzuhalten) als die der beiden anderen.

- **Schwellkörper** (Corpus cavernosum ani). In seinem oberen Anteil hat der Afterkanal acht bis zehn Längsfalten (Aftersäulen), zwischen denen Schwellkörper aus arteriellen Gefäßknäuel liegen. Sie haben die Aufgabe, den After gasdicht zu verschließen. Vergrößern sie sich, kommt es zur Bildung von inneren Hämorriden (Atlas Abb. 9-40 Nr. 3)

Defäkation (Stuhlentleerung). Aus dem vorstehend Gesagten wird deutlich, dass die Defäkation unwillkürliche und willkürliche Anteile hat.

Durch Reizung von Dehnungsrezeptoren der Rektumwand werden Nervenimpulse ausgelöst, die zum Sakralabschnitt des Rückenmarks laufen. Von hier aus erfolgt die Aktivierung parasympathischer Fasern, die einer Erschlaffung des inneren Afterschließmuskels bewirken. Die Darmentleerung erfolgt allerdings nur, wenn der äußere Afterschließmuskel willentlich entspannt und der Druck im Bauchraum durch die Bauchpresse (Kontraktion der Bauchmuskulatur und Senkung des Zwerchfells) erhöht wird.

Somit kann eine Stuhlentleerung hinausgeschoben werden, indem der äußere Afterschließmuskel willentlich angespannt wird. Bei sehr starkem Stuhldrang kann darüber hinaus als weitere Sicherung des Verschlusses die Gesäßmuskulatur eingesetzt werden, indem die Gesäßbacken kräftig zusammengepresst werden.

Bei der Empfindung des Stuhldrangs spielt auch die Mastdarmschleimhaut eine wichtige Rolle. Tritt eine kleine Menge Stuhl in den Afterkanal ein, so wird das hier registriert und verursacht Stuhldrang. Der Stuhl kann aber zunächst noch durch willkürliche Bewegungen wieder in die Ampulle zurückbefördert werden. Ist die Sensibilität der Mastdarmschleimhaut gestört, hat dies Defäkationsstörungen zur Folge.

Die Entleerungshäufigkeit ist individuell starken Schwankungen unterworfen. Bei der Ansicht was als „normal" zu betrachten ist, gehen die Meinungen stark auseinander. Meist findet man Angaben, dass Entleerungen von 3 mal täglich bis alle 3 Tage normal ist. Sicher spielt aber das Empfinden des Betroffenen eine entscheidende Rolle, nämlich ob er sich „verstopft" fühlt oder nicht!

9.1.8 Bauchfell (Peritoneum)

Das Bauchfell ist eine seröse (d. h. ein serumähnliches Sekret absondernde) Haut, an der man zwei Anteile unterscheiden kann (Atlas Abb. 9-43):

- **Peritoneum parietale** (parietales Blatt), das die Wand der Bauch- und Beckenhöhle auskleidet
- **Peritoneum viszerale** (viszerales Blatt), das dem größten Teil der Bauch- und Beckenorgane direkt aufliegt.

Diese beiden Blätter hängen kontinuierlich zusammen und bilden einen geschlossenen „Peritonealsack". Das Bauchfell gibt ständig einen Flüssigkeitsfilm in den Peritonealsack ab, der als Transsudat aus den Blutgefäßen gebildet wurde. Durch den Flüssigkeitsfilm, der sich lediglich in einem kapillären Spalt befindet, sind reibungslose Verschiebungen der Baucheingeweide mühelos gegeneinander möglich.

Den Übergang zwischen den beiden Blättern bildet das Gekröse (Mesenterium und Mesocolon). Des Weiteren gehören noch das große (Omentum majus) und das kleine Netz (Omentum minus) zum Bauchfell (Atlas Abb. 9-43 bis 9-47).

Das Bauchfell kann man mit einem schwach aufgeblasenen Luftballon vergleichen. Schiebt man eine Faust so weit in den Luftballon vor, bis die Wände der beiden Hälften des Luftballons einander anliegen, so ist diese Faust nun vom Luftballon umgeben, wie das Organ vom Bauchfell. Die der Faust direkt anliegende Wand entspricht dem viszeralen Blatt, die gegenüberliegende dem parietalen. Die Stelle am Handgelenk stellt die Umschlagfalte dar, in der die beiden Blätter ineinander übergehen. Hier liegt das Gekröse, in dem Nerven, Blut- und Lymphgefäße zu den Bauchorganen ziehen.

Während der Embryonalzeit entwickelten sich die Bauchorgane zunächst im Retroperitonealraum (= Raum hinter der Bauchhöhle) und schoben sich dann in die Bauchhöhle vor – gewissermaßen wie die Faust in den Luftballon.

Aufgaben

- **Luftdichter Abschluss.** Das Bauchfell schließt die Bauchhöhle luftdicht ab.
- **Sezernieren** einer serösen Flüssigkeit, die die Verschieblichkeit der Organe gegeneinander ermöglicht, die innerhalb des Bauchfellsacks liegen.
- **Resorbieren.** Das produzierte Transsudat muss wieder resorbiert und dem Kreislaufsystem zugeführt werden.
- **Abwehr.** Im großen Netz (Omentum majus) befinden sich Ansammlungen von lymphatischem

Gewebe (so genannten Milchflecken, Maculae lacteae) mit Abwehrzellen.
- **Befestigung.** Bei der Befestigung der Bauchorgane an der Bauchrückwand spielt das Gekröse mit eine Rolle.
  Allerdings sind die Bauchorgane selbst im Wesentlichen ihre eigenen Träger. Sie füllen den unter Unterdruck stehenden Bauchraum vollständig aus und halten sich dadurch gegenseitig in ihrer Lage.

Aufbau. Das Bauchfell besteht aus einschichtigem Plattenepithel (Mesothel, Serosa, Tunica serosa) unter dem sich etwas Bindegewebe (Tela subserosa) befindet, ➔ auch Atlas Abb. 9-25 Nr. 11 und 12, Abb. 9-38, Nr. 12 und 13.

Lage von Organen. Hinsichtlich ihres Bezuges zum Bauchfell unterscheidet man bei den Organen eine intra-, retro- und extraperitoneale Lage (Atlas Abb. 9-43).

- **Intraperitoneale Lage.** Das Organ wird vollständig bzw. zum größeren Teil vom Bauchfell umgeben. Intraperitoneal liegen Magen, Leber, Milz, Dünndarm (ohne Duodenum), Blinddarm mit Wurmfortsatz, querliegender Dickdarm, Sigmoid, Mastdarm (nur oberer und seitlicher Teil), Eierstöcke, Eileiter und Gebärmutterkörper. Über das Gekröse, das durch Bindegewebe verstärkt ist, sind auch die intraperitoneal gelegenen Organe, gewissermaßen über einen „Stiel", an der Bauchrückwand befestigt.
- **Retroperitoneale Lage.** Das Organ ist nur auf der Vorderseite vom Bauchfell überzogen. Damit kann es zwar sein Volumen, aber kaum seine Lage verändern. Retroperitoneal liegen die Nieren, die Harnblase, der Zwölffingerdarm, die Bauchspeicheldrüse und der auf- und absteigende Teil des Dickdarms. Mit Ausnahme der Nieren und der Harnblase sind die retroperitonealen Organe mit der Bauchrückwand verwachsen. Retroperitoneal gelegene Organe besitzen kein Gekröse.
- **Extraperitoneale Lage.** Das Organ ist an *keiner* Stelle vom Bauchfell überzogen. Das ist bei der Vorsteherdrüse (Prostata) des Mannes der Fall.

Gekröse (Mesenterium). Das Gekröse (Atlas Abb. 9-44, 9-45) ist Teil des Bauchfells und hat zwei Aufgaben:

- **Vorsorgungsstraße.** Hier verlaufen Nerven, Blut- und Lymphgefäße.
- **Halteband** der Organe. Zusammen mit dem eingelagerten Bindegewebe befestigt es die intraperitoneal gelegenen Organe an der Bauchrückwand.

Großes Netz (Omentum majus). Es handelt sich um eine Bauchfellduplikatur in der viele Blut- und Lymphgefäße verlaufen. Es ist am querliegenden Dickdarm und teilweise an der großen Krümmung des Magens festgewachsen und hängt „wie eine Schürze" über den Darm (Atlas Abb. 9-45, Abb. 9-46). Es hat drei wichtige Aufgaben:

- **Abwehr.** Im großen Netz befinden sich viele Fresszellen und Lymphozyten. Kommt es im Bauchraum zu einer Entzündung, so kann sich das große Netz auf die entzündete Stelle legen, um sie abzudichten, um einen Eiterdurchbruch zu verhindern. Das große Netz verklebt dann irreversibel mit dieser Stelle.
- **Resorption.** Das große Netz kann nicht nur Flüssigkeit resorbieren und damit mithelfen, dass das Flüssigkeitsgleichgewicht im Bauchfellspalt aufrechterhalten wird, sondern es kann auch Teilchen (z. B. Farbstoffe) aufnehmen. Diese Fähigkeit hat allerdings den Nachteil, dass die Toxine von Bakterien, die zum Beispiel aufgrund einer geplatzten Appendizitis in die Bauchhöhle gelangt sind, sehr schnell aufgenommen werden und so zur Sepsis führen können.
- **Fettdepot.** Bei Adipositas (Fettsucht) kann das große Netz enorme Mengen Fett einlagern und mehrere Zentimeter dick werden. Es kann sich eine so genannte „Fettschürze" ausbilden.

9.2 Untersuchungsmethoden

9.2.1 Körperliche Untersuchung

Quadrantenaufteilung des Bauches. Um sich bei Bauch- und Oberbauchbeschwerden zu orientieren, teilt man den Bereich in *vier* Quadranten ein: rechts oben, links oben, rechts unten, links unten (Abb. 9-7). Zentraler Ausgangspunkt ist der Nabel. Als weitere Orientierungshilfen dienen die beiden Beckenkämme und Rippenbögen.

Inspektion. Schon beim Betrachten des Bauches können krankhafte Veränderungen auffallen, zum

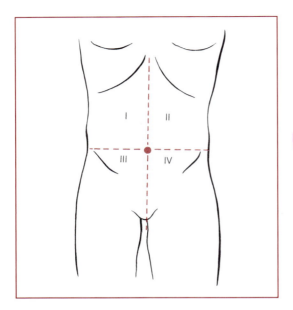

Abb. 9-7 Quadrantenaufteilung des Bauches
I. Rechter oberer Quadrant, II. Linker oberer Quadrant, III. Rechter unterer Quadrant, IV. Linker unterer Quadrant.

Beispiel an Haut (Operationsnarben?) und Behaarung (Bauchglatze beim Mann, maskuline Behaarung bei der Frau) oder am Bauchniveau (Vorwölbung, „Trommelbauch", eingefallener Bauch).

Palpation. Der Patient liegt bei angenehmer Raumtemperatur entspannt auf der Liege. Es ist unbedingt darauf zu achten, dass die Bauchmuskulatur entspannt ist. Dies kann am besten dadurch erreicht werden, dass eine Knierolle untergelegt wird. Die Hände liegen neben dem Körper und nicht verschränkt unter dem Kopf!

Die Untersuchung beginnt vorsichtig an der Stelle, an der *kein* Schmerz angegeben wird. Es wird auf Druckempfindlichkeit, auf Druckschmerz, auf Abwehrspannung und Loslassschmerz palpiert. Dabei wird mit den Fingerspitzen getastet, und zwar entweder mit einer Hand, oder besser mit beiden (bimanuelle Technik). Bei letzterer übt die obenliegende Hand einen Druck auf die untere tastende aus.

Die Palpation wird in zwei Ebenen durchgeführt:
- **Leichte Palpation.** Die Finger werden für einige Sekunden leicht eingedrückt. Während so der gesamte Bauchraum abgetastet wird, wird das Gesicht des Patienten beobachtet, da sich hier auftretende Schmerzen am besten feststellen lassen.

Diese leichte Palpation erlaubt es, eine Entzündung des Bauchfells (Peritonitis) festzustellen. In diesem Fall zuckt der Patient schon bei der leichtesten Berührung zusammen und spannt die Bauchmuskulatur reflektorisch an. Des Weiteren stellt man bei Peritonitis Loslassschmerz (→ Abschn. 9.8.5) und Schonhaltung fest.

- **Tiefe Palpation.** Nun wird mit den Fingerspitzen ein tiefer, fester Druck ausgeübt. Ist der Patient ausreichend entspannt, so kann tief in das Abdomen eingedrückt werden. Durch Anspannung tritt der gerade Bauchmuskel (M. rectus abdominis) deutlicher hervor, wodurch die intraabdominellen Strukturen schlechter tastbar werden. Es wird vor allem auf pathologische Resistenzen und raumfordernde Prozesse geachtet.

Bitte beachten Sie wichtige Untersuchungspunkte des Bauchraumes im Abschn. 9.7.5, Appendizitiszeichen.

Auskultation. Bei der Auskultation des Bauches achtet man auf die Darmgeräusche, die durch die Peristaltik entstehen. Krankhaft sind laute, metallisch klingende, spritzende Darmgeräusche. Sie weisen auf einen mechanischen Darmverschluss (Ileus) hin (→ Abschn. 9.7.4). Dagegen spricht das Fehlen von Darmgeräuschen („Grabesstille") für eine Darmlähmung (paralytischer Ileus).

9.2.2 Apparative Verfahren

Sonographie (Ultraschalldiagnostik). Die Ultraschalluntersuchung macht sich die Reflexion von Schallwellen an Grenzflächen unterschiedlich dichter Gewebestrukturen zunutze. In der Klinik wird sie in der Vorfelddiagnostik von Oberbaucherkrankungen eingesetzt.

Röntgenuntersuchung
- **Abdomenübersichtsaufnahme** (Leeraufnahme). Bei der Abdomenleeraufnahme handelt es sich um eine röntgenologische Darstellung des Bauchraumes ohne Kontrastmittel. Diese Methode wird zur Ileusdiagnostik, bei Verdacht auf Perforation von Magen- oder Darmwand, zur Fremdkörpersuche und bei Verdacht auf Tumoren eingesetzt.
- **Kontrastmittelaufnahme.** Der Patient muss oral oder rektal (Kolonkontrasteinlauf) einen Kontrastbrei zu sich nehmen. Auf dem Rönt-

genbild können Lage, Größe, Form, Bewegungsablauf und Wandrelief des betreffenden Abschnittes erkannt werden. Mit dieser Methode sind besonders Geschwüre und Karzinome gut festzustellen (Atlas Abb. 9-51).

Gastroskopie (Magenspiegelung). Ein flexibles Gastroskop, ein dünner, mit Lichtquelle und optischem System ausgestatteter Schlauch, wird in den Magen eingeführt. Wegen der Beweglichkeit des von außen steuerbaren Instrumentes können alle Bereiche des Magens betrachtet und evtl. photographiert werden. Aus verdächtigen Bezirken kann Material zur histologischen Untersuchung entnommen werden, und es können kleinere operative Eingriffe (Polypenentfernung, Elektro- oder Laserkoagulation blutender Gefäße) durchgeführt werden.

Diese Untersuchungsmethode hat große Bedeutung bei Verdacht auf maligne Tumoren. Sie kann auch als Ösophago-Gastro-Duodeno-Skopie durchgeführt werden.

Rektoskopie (Darmspiegelung). Die Rektoskopie ist eine Untersuchung des Mastdarms und evtl. des Sigmoids (Rekto-Sigmoido-Skopie) durch ein eingeführtes Rektoskop. Mittels eines Gummischlauchs wird das zu untersuchende Darmstück dazu aufgeblasen. Die Rektoskopie stellt die wichtigste klinische Untersuchungsmethode zur Früherkennung eines Mastdarmkarzinoms dar.

9.3 Erkrankungen der Mundhöhle

Entsprechend dem Gesetz über die Ausübung der Zahnheilkunde darf der Heilpraktiker Erkrankungen der Mundhöhle *nicht* behandeln. Trotzdem sollte er natürlich die wichtigsten Erkrankungen kennen. Einige besonders häufige bzw. wichtige Mundschleimhautentzündungen werden nun im einzelnen vorgestellt.

9.3.1 Stomatitis catarrhalis

Es handelt sich um eine Entzündung der Mundschleimhaut, die oft als Symptom einer anderen zugrundeliegenden Erkrankung auftritt.

Ursachen. Die Ursachen können außerordentlich verschieden sein. Eine Stomatitis kann als *Begleiterscheinung* einer *Infektionskrankheit* auftreten, als *Nebenwirkung* einer *Zytostatika-, Kortison-,* oder *Antibiotikabehandlung*, als Folge einer *Zahnfleischentzündung* (Gingivitis), durch *Abwehrschwäche* (Diabetes, AIDS, Leukämie), *Anämie, Traumen* (schlecht sitzende Prothesen, Zahnspangen) oder *schlechte Mundhygiene*.

Dabei kann die Entzündung durch Bakterien (Streptokokken, Gonokokken, Spirochäten u. a.), Viren (v. a. Herpes-simplex-Virus!), Pilze (v. a. Candida albicans), Allergien und Autoimmunvorgänge ausgelöst werden.

Symptome. Es kommt zu schmerzhafter Schleimhautschwellung, Rötung, Mundgeruch, vermehrter oder verminderte Speichelbildung, evtl. auch zu Blutungen und Belägen. Die Schmerzen können so stark sein, dass sie die Nahrungsaufnahme und das Sprechen- und Schlucken erschweren. Bei schweren Verlaufsformen kann es zu Geschwürsbildungen kommen (Stomatitis ulcerosa).

9.3.2 Stomatitis aphthosa (Aphthen)

Es handelt sich um eine Mundschleimhautentzündung, bei der sich einzeln oder in Gruppen vorkommende, graugelbe, flach erhabene Herde mit einem äußeren, roten Ring bilden (Atlas Abb. 9-52).

Ursachen. Die genaue Ursache ist *unbekannt*. Bei Kindern und Abwehrgeschwächten können allerdings oft *Viren* nachgewiesen werden (s. u. Stomatitis herpetica aphthosa). Des Weiteren spielen *Allergien* auf bestimmte Nahrungsmittel (v. a. Nüsse, Tomaten, Gewürze), *Traumen* (durch falsche Zahnputztechnik oder Zahnarztbesuch), *Stress, elektrogalvanische Ströme* (durch unterschiedliche Füllungsmaterialien) und *Mangelernährung* (Folsäure-, Eisen-, Vitamin-B_{12}-Mangel, vor allem bei M. Crohn, Sprue und perniziöser Anämie) eine Rolle. Manchmal treten Aphthen familiär gehäuft auf.

Vorkommen. Ca. 20 % der Gesamtbevölkerung erleiden irgendwann im Laufe ihres Lebens Aphthen. Frauen sind häufiger betroffen als Männer, wobei bei Frauen die Aphthen oft kurz vor der Periode auftreten. Das bevorzugte Lebensalter liegt zwischen 10 bis 40 Jahren.

Symptome. Die anfänglich gebildeten Herde können in sehr schmerzhafte Erosionen oder Geschwüre übergehen. Kleinere Aphthen bestehen meist über 10 bis 14 Tage und heilen dann spontan ohne Narbenbildung ab; größere können sich über Wochen bis Monate halten und nach Abheilung Narben hinterlassen.

Oft sind im Mund gleichzeitig 2 bis 3 Stellen betroffen (selten noch mehr). Solche Schübe können in ununterbrochener Reihenfolge auftreten oder als einzelne Schübe, zum Beispiel zwei- bis dreimal im Jahr.

9.3.3 Stomatitis herpetica

Vorkommen. Bei der Stomatitis herpetica (Stomatitis aphthosa, Gingivostomatitis herpetica, umgangssprachlich auch Mundfäule) handelt es sich um eine akute Entzündung der Mundschleimhaut mit dem *Herpes-simplex-Virus* (HSV Typ I, ➔ Abschn. 28.2.1). Von der primären Form sind meist Kleinkinder betroffen, manchmal jedoch auch Jugendliche oder junge Erwachsene, die sich bei einer andern an Herpes simplex erkrankten Person infizierten.

Da das HSV im Körper eines einmal Infizierten verbleiben kann, kann es zu Rezidiven kommen.

Symptome. An der Mundschleimhaut bilden sich viele Bläschen mit einem roten Hof, die aufplatzen und zu Erosionen werden. Sie beginnen mit Kribbeln und Brennen, werden dann schmerzhaft und heilen meist innerhalb von 2 bis 3 Wochen spontan ohne Narbenbildung ab.

Bei schweren Erkrankungen (v. a. aufgrund von Abwehrschwäche) kann die gesamte Mundschleimhaut betroffen sein, es bestehen dann sehr starke Schmerzen und evtl. Fieber. Es kann zu Erscheinungen an anderen Körperstellen kommen (➔ auch Abschn. 28.2.1).

9.3.4 Stomatitis mycotica (Soor)

Im engeren Sinn versteht man darunter eine Pilzinfektion der Mund- und Zungenschleimhaut, die durch den Hefepilz *Candida albicans* (Soor) verursacht wurde, im weiteren Sinn jede Mundschleimhautentzündung, die durch einen Pilz verursacht wird.

Vorkommen und Ursache. Vor allem bei Abwehrschwäche (AIDS, Leukämie, Krebs, Diabetes), schwachen Säuglingen, Gebißträgern, Zahnlosigkeit, alten Menschen und nach Radiatio (Strahlentherapie). Soor kann sich jedoch auch unter Cortison- oder Antibiotikagabe entwickeln. Cortison wirkt immunsuppressiv und Antibiotika können nicht nur die physiologische Darm-, sondern auch die Mundflora zerstören.

Symptome. Anfangs kommt es zu den charakteristischen weißen Stippchen, die sich später zu einem weißen oder gelbbraunen, leicht abwischbaren Belag vereinigen. In schweren Fällen kann die Pilzinfektion absteigen und den Rachen, die Speiseröhre und den Darm befallen.

9.3.5 Angulus infectiosus oris (Stomatitis angularis)

Bei der Stomatitis angularis (Mundwinkelrhagaden, Faulecken, Perlèche, Cheilitis angularis) handelt es sich um einen ein- oder beidseitig auftretenden schmerzhaften, schlecht heilenden Einriß im Mundwinkel. Er kann geschwürig werden und mit Krusten bedeckt sein (Atlas Abb. 9-53).

Ursachen. Mundwinkelrhagaden treten häufig bei *Mangelernährung* und bei hochgradigen *Resorptionsstörungen* auf. Eine wichtige Rolle spielen *Vitamin-B$_{12}$-Mangel* und *Eisenmangel*. Des Weiteren kommen als Ursache in Betracht: vermehrter Speichelfluss, Staphylokokken-, Streptokokken- und Candida-albicans-Infektionen (s. o.) oder Infektionen mit dem Herpesvirus (s. o.), Diabetes mellitus, schlecht sitzender Zahnersatz und Austrocknung der Haut.

9.3.6 Leukoplakie (Weißschwielenkrankheit)

Es handelt sich um eine Verhornungsstörung der Mundschleimhaut („Epithelisierung"). Sie gilt als Präkanzerose, da sie in ein Plattenepithelkarzinom übergehen kann.

Leukoplakien können sich auch an den Geschlechtsorganen und im Magen-Darm-Trakt entwickeln.

Vorkommen. Die genaue Ursache ist unbekannt. Leukoplakien kommen allerdings häufig bei *Rauchern* vor (v. a. bei Zigaretten- und Pfeifenrauchern, die die Zigarette bzw. Pfeife immer an der gleichen Stelle halten), so dass vermutlich eine chronisch-exogene Reizeinwirkung verursachend sein dürfte.

Symptome. Es bilden sich zunächst Herde, in Form von schleierartigen weißlichen Auflagerungen oder Verdickungen. Die Verdickungen nehmen zu und können pflastersteinartig aussehen mit rissigen oder gefurchten Hornauflagerungen. In der Regel bestehen keine Beschwerden, nur gelegentlich werden an der betroffenen Stelle ein Prickeln oder Brennen angegeben.

Komplikation. Entwicklung eines Plattenepithelkarzinoms.

! **Leukoplakien** müssen immer vom Arzt abgeklärt werden, da es sich um eine *Präkanzerose* handelt.

Erkrankungen der Rachenmandeln werden im Abschn. 8.2.1 besprochen.

9.4 Erkrankungen der Speiseröhre

Da der Transport der Speise die einzige Aufgabe der Speiseröhre ist, sind *Transportstörungen* das Leitsymptom der meisten Ösophaguserkrankungen, weitere wichtige Beschwerden sind *Druckgefühl* und *Schmerzen* hinter dem *Brustbein*.

Die häufigste Erkrankung ist die Refluxösophagitis, die gefährlichste der Speiseröhrenkrebs. Da letzterer oft zu spät erkannt wird, muss der Heilpraktiker allen Symptomen, die in diese Richtung weisen, größte Aufmerksamkeit widmen.

9.4.1 Sodbrennen (Pyrosis)

Sodbrennen ist keine Krankheit, sondern das *Symptom*, einer anderen zugrundeliegenden Erkrankung.

Dabei kommt es zu einem *brennenden Schmerz* in der *Magengegend*, der in die Speiseröhre *aufsteigt*.

Ursachen. Die Ursache liegt in einem *Rückfluss* von *Mageninhalt* in die *Speiseröhre* (gastro-ösophagealer Reflux). Zu solch einem Rückfluss kann es kommen bei:

- Über- oder Untersäuerung des Magens,
- Reizmagen, Magengeschwür und Magenkrebs,
- Entzündung der Speiseröhre (Refluxösophagitis),
- Zwerchfellbruch (Hiatushernie),
- Pylorusstenose,
- Verlagerung des Magens (Schwangerschaft, Adipositas),
- Gallenblasenerkrankung.

Therapie. Die Therapie richtet sich nach der zugrundeliegenden Ursache.

9.4.2 Singultus (Schluckauf)

Auch hier handelt es sich um keine eigenständige Erkrankung, sondern nur um das Symptom einer anderen zugrundeliegenden Krankheit.

Symptom. Es kommt zu einer plötzlichen, oft rhythmischen Kontraktion des Zwerchfells mit nachfolgendem plötzlichem Verschluss der Stimmritze, wodurch das Einströmen der Luft unterbrochen wird und der charakteristische Laut („Hicksen") entsteht.

Meist handelt es sich um ein vorübergehendes und harmloses Symptom, es kann jedoch auch anhaltend und regelmäßig, evtl. Tag und Nacht über Wochen, Monate bis Jahre anhalten. Singultus kommt bei Männern häufiger vor als bei Frauen.

Ursachen
- Entzündung abdomineller Organe (Galle-, Leber-, Magen-, Darm-, Speiseröhren- oder Bauchspeicheldrüsenentzündung),
- Entzündung im Brustraum (Mediastinitis, Perikarditis, Pleuritis, Pneumonie),
- Reizung des Atemzentrums (Enzephalitis, Schädel-Hirn-Trauma),
- Tumoren im Mediastinum oder Gehirn.

Manchmal kann jedoch überhaupt keine Ursache festgestellt werden.

Therapie. Grundkrankheit behandeln. Eventuell muss der Patient durch eine allgemeine Lebensumstellung ruhiger werden. Dabei kann der Heilpraktiker unterstützend mithelfen: durch die Verordnung von beruhigenden Tees, autogenem Training, Meditation u. ä.

Versagen einfache Methoden kann in der Schulmedizin der Zwerchfellnerv (N. phrenicus) mit einer kleinen Menge Procain blockiert werden, wobei allerdings die Gefahr einer Atemdepression und eines Pneumothorax gegeben ist. Weiterhin ist zu bedenken, dass selbst eine beidseitige Durchtrennung des N. phrenicus nicht in allen Fällen hilft.

9.4.3 Ösophagitis (Entzündung der Speiseröhre)

Bei der Ösophagitis, der Entzündung der Speiseröhre, unterscheidet man verschiedene Verlaufsformen.

Akute Ösophagitis

Bei der akuten Ösophagitis (Ösophagusverätzung, Atlas Abb. 9-54) handelt es sich um einen Notfall, meist hervorgerufen durch das Verschlucken von Säuren oder Laugen. Es sind sofortige Notfallmaßnahmen einzuleiten. Dabei muss eine rasche Neutralisation der aufgenommenen Säure oder Lauge erzielt werden. Deshalb gibt man als Erste-Hilfe-Maßnahme bei Verätzungen durch Säure Natriumbikarbonat zu trinken, bei Laugenvergiftung verdünnten Essig (100 ml verdünnt mit 400 ml Wasser). Steht von diesen Mitteln im Notfall nichts zur Verfügung, so lässt man in beiden Fällen *reichlich Wasser trinken*.

> **! Ösophagusverätzung**
> Patient *nicht* zum *Erbrechen* bringen, da es dadurch zur erneuten Schädigung von Speiseröhre und Mundhöhle kommt!
> *Keine Milch* zu trinken geben!

Chronische Ösophagitis

Bei der chronischen Ösophagitis ist es zu einer *Dauerschädigung* der Speiseröhre, zum Beispiel durch Alkohol- oder Nikotinmissbrauch oder durch einen Reflux (s. u., Refluxösophagitis) gekommen. Hier muss die Therapie in erster Linie auf die Ausschaltung des schädigenden Reizes zielen.

Soorösophagitis. Sie tritt bei *Abwehrschwäche* auf, zum Beispiel durch AIDS, immunsuppressive Therapie, schwerem Alkoholismus, langdauernder Antibiotika- oder Kortisongabe. Das Leitsymptom ist der zunehmende Schluckschmerz, der dazu führen kann, dass die Nahrungsaufnahme verweigert wird. Es kann zu Blutungen und Stenosierungen kommen. Die Verdachtsdiagnose kann meist aufgrund der typischen Soorbeläge, die oft schon in der Mundhöhle (➔ Abschn. 9.3.4) beginnen, gestellt werden. Die Diagnose wird durch die Endoskopie und den Erregernachweis gesichert.

Refluxösophagitis. Sie ist die *häufigste* Erkrankung der Speiseröhre. Durch eine Insuffizienz des Ringmuskels am Mageneingang (Kardiainsuffizienz), oft verbunden mit einer Hiatushernie (➔ Abschn. 9.5.8), kommt es zu einem Rückfluss (Reflux) von Mageninhalt in die Speiseröhre und dadurch dort zu entzündlichen Schleimhautveränderungen (Atlas Abb. 9-55). Eine *sekundäre* Refluxösophagitis kann sich nach einer Operation an Magen oder Speiseröhre, bei Sklerodermie oder Pylorusstenose einstellen.

- **Diagnose.** Endoskopie, evtl. mit Biopsie; Ösophagusmanometrie (Messung des intraluminalen Druckes zur Beurteilung der Speiseröhrenmotilität und der Spinkterfunktion).
- **Symptome.** *Sodbrennen*, *saures Aufstoßen*, *brennender retrosternaler Schmerz*, *Schmerzen* beim *Schlucken*, *Schlingstörungen* (Dysphagie), und *Regurgitation* (= nach der Nahrungsaufnahme kommt es zum Zurückfließen von festen oder flüssigen Nahrungsbestandteilen in die Mundhöhle). Meist *verstärken* sich die Beschwerden durch *Bücken*, *Bauchpressen* (zum Beispiel Husten oder Niesen), *fettreiche Speisen* und *Nikotin*.
- **Komplikationen.** Blutungen, Geschwürsbildung, Eisenmangelanämie, Ösophagusstenose, maligne Entartung.
- **Therapie.** Die Ursache muss herausgefunden und behandelt werden. Zu empfehlen sind diätetische Maßnahmen, evtl. die Gabe von Antazida (= Medikamente zur Neutralisation der Magensäure). Der Patient soll mehrmals täglich kleinere Mahlzeiten einnehmen. Säurelockende Speisen (Kaffee, Alkohol, Süßigkeiten) sind zu meiden. Da Nikotin den Ringmuskel schwächt, soll nicht geraucht werden. Um den intraabdominellen Druck zu senken, muss die Verdauung geregelt, eine bestehende Obstipation und Meteorismus behandelt und bestehendes Übergewicht reduziert werden. Bücken möglichst vermeiden. Beim Schlafen das Kopfende des Bettes höher stellen.
Gelegentlich muss eine operative Behandlung in Betracht gezogen werden. In diesem Fall bil-

det der Chirurg einen neuen Muskelring an der Einmündungsstelle der Speiseröhre in den Magen (Angelchik-Prothese = Umschlingung der Kardia mit einem mit Silikon gefüllten Schlauch).

9.4.4 Achalasie (Ösophagusachalasie, Kardiaachalasie, veraltet: Kardiospasmus)

Bei einer Achalasie (= Unfähigkeit der glatten Muskulatur zur Entspannung) kommt es durch eine Innervationsstörung zur *fehlenden Erschlaffung* des unteren *Ösophagussphinkters*. Dadurch ist der Übergang des geschluckten Bissens aus der Speiseröhre in den Magen erschwert oder sogar unmöglich. Oberhalb des betreffenden Abschnittes erweitert sich durch das Anstauen der geschluckten Nahrung die Speiseröhre sackartig. Es kommt zum Bild der „zugebundenen Wurst".

> **DD Klassischer Ösophagusspasmus und Achalasie**
>
> Bei *rein funktionellen Störungen* der Speiseröhre (klassischer Ösophagusspasmus) kommt es zu einem Krampf der Speiseröhrenmuskulatur. Die Sphinkterfunktion ist hier im Gegensatz zur Achalasie ungestört. Der Patient klagt beim klassischen Ösophagusspasmus über Transportstörungen der Speise (Dysphagie) und starke retrosternale Schmerzen.

Ursachen. Der Achalasie liegt eine *Innervationsstörung* zugrunde, die ihre Ursache in einer Degeneration oder in einem Fehlen des zugehörenden Nervenplexus (Auerbach-Plexus, Plexus myentericus ➔ Abschn. 9.1.5 und 18.6.3, Magenbewegungen) haben kann.

Symptome. Vor allem zu Beginn der Erkrankung kommt es zu *starken retrosternalen Schmerzen*, da die Speiseröhre durch verstärkte Bewegungen versucht, die Engstelle zu überwinden. Später nimmt die Speiseröhrenmotilität ab. Leitsymptome sind *Schlingstörungen* (Dysphagie), *Regurgitationen* (s. o.) und *Gewichtsverlust*. Der Betroffene nimmt beim Essen eine Zwangshaltung ein, spült mit Flüssigkeit nach und meidet beim Essen die Gesellschaft anderer.

Vor allem nachts und beim liegenden Patienten kann es durch Regurgitation zur Aspirationspneumonie („Schluckpneumonie") kommen.

Therapie. Die Schulmedizin behandelt medikamentös (z. B. Kalziumantagonisten oder Nifedipin), dehnt mit einem Ballonkatheder langsam den Spasmus oder sprengt ihn mit der Starck-Sonde (Gefahr der Refluxösophagitis). Operiert wird nur selten (Kardiomyotomie nach HELLER: Durchtrennung der distalen Ösophagusmuskulatur).

Eine ganzheitliche Therapie wird auf jeden Fall die Frage zu lösen versuchen, warum es zu einem solchen Fehlen von Entspannung kommt und warum der Mensch nichts mehr in sich aufnehmen kann oder will.

9.4.5 Ösophagusdivertikel

Divertikel sind sackartige Ausstülpungen der Wand. Man unterscheidet echte und unechte Divertikel. Bei den *echten* Divertikeln liegt eine Ausstülpung *aller* Wandschichten vor; beim *unechten* (Pseudodivertikel) ist es durch *Lücken* der *Muskularis* (v. a. an Gefäßdurchtrittsstellen) lediglich zur Ausstülpung von *Mukosa* bzw. Submukosa gekommen (Atlas Abb. 9-58, 9-59, 9-76).

Am häufigsten kommen in der Speiseröhre Divertikel am Übergang von der Muskelschicht des Rachens in die Muskelschicht der Speiseröhre vor, da hier aufgrund der unterschiedlichen Verlaufsrichtungen der Muskelfasern ein muskelschwaches Dreieck entsteht. An dieser Stelle kann sich ein unechtes Divertikel (Zenker-Divertikel) bilden. Betroffen sind davon meist Männer nach dem 60. Lebensjahr. Divertikel können jedoch auch im weiteren Verlauf der Speiseröhre entstehen. Bitte beachten Sie zu Divertikeln im Verdauungstrakt auch Abschn. 9.7.6, Kolondivertikulitis.

Symptome. Typisch ist im Krankheitsverlauf die Zunahme der *Schluckbeschwerden* beim Essen. Das Divertikel füllt sich beim Schlucken mit Speise, vergrößert sich deshalb im Laufe der Zeit und ruft beim Betroffenen das Gefühl hervor, dass ihm der Bissen im Hals stecken bleibt. Bei Divertikeln im Halsbereich kann es zeitweise zur Halsschwellung kommen (links stärker als rechts), manchmal sind diese Divertikel palpierbar.

Leitsymptome sind *Schlingstörungen* (Dysphagie) und *Fremdkörpergefühl*, später kommt es zu *Regurgitation* mit der Gefahr der *Aspirationspneumonie*.

Komplikationen. Aspirationspneumonie, Druckgeschwüre, Fistelbildung, maligne Entartung. Liegengebliebene Speisereste können zur Entzündung der Schleimhaut führen (Divertikulitis) und damit zu Blutungen.

Therapie. Die schulmedizinische Therapie besteht bei stärkeren Beschwerden in einer chirurgischen Entfernung des Divertikels.

9.4.6 Ösophagusvarizen

Es handelt sich um *Erweiterungen* der *Speiseröhrenvenen*. Sie treten infolge von *Pfortaderhochdruck* auf, wie er beispielsweise bei Leberzirrhose vorkommt. Da das Blut von der Leber nicht ausreichend aufgenommen werden kann, fließt es vermehrt in die Speiseröhrenvenen ein. Diese sind aber auf Dauer der erhöhten Druckbelastung nicht gewachsen und werden immer dünnwandiger. Es besteht die Gefahr der Blutung aus den Varizen und später Perforationsgefahr (lebensgefährlich!). Geplatzte Ösophagusvarizen sind die häufigste Todesursache bei Leberzirrhose!

Symptome. Leitsymptom sind auftretende Blutungen mit Bluterbrechen (Hämatemesis), Teer- und Blutstuhl. Beim Bluterbrechen kann entweder hellrotes Blut erbrochen werden oder durch vorheriges Verschlucken des Blutes kann es zum kaffeesatzartigen Bluterbrechen kommen, da in diesem Fall das Hämoglobin durch Einwirkung der Magensäure in das dunkle Hämatin umgebaut wurde.

Gefürchtet sind die möglicherweise akut auftretenden, lebensbedrohlichen Blutungen.

Diagnose. Röntgen (Breipassage), Ösophagoskopie.

Therapie. Die Therapie der Ösophagusblutung erfolgt in der Klinik durch Kompression mit Ballonsonde. Weiter therapeutische Maßnahmen sind endoskopische Verödung und medikamentöse Drucksenkung (z. B. mit Vasopressin, Somatostatin).

9.4.7 Ösophaguskarzinom
(Speiseröhrenkrebs)

Tumoren an der Speiseröhre sind zu über 90% bösartig. Männer sind wesentlich häufiger befallen als Frauen; die Erkrankungshäufung liegt im 60. Lebensjahrzehnt. Der Krebs entwickelt sich meist an den physiologischen Ösophagusengen im mittleren und distalen Abschnitt (Atlas Abb. 9-60, 9-61)

Ursachen. Die genaue Ursache ist unbekannt. Als chronische Schädigung der Speiseröhre spielen *Alkoholismus* (hochprozentiger!), *Rauchen*, *scharf gewürzte* und ständig *zu heiß* genossene *Speisen* eine Rolle, mit der Nahrung aufgenommene *Nitrosamine*, *Refluxösophagitis*, *Achalasie*, Sklerodermie und Speiseröhrenverätzungen.

Symptome. Treten erste Beschwerden auf, so ist das Speiseröhrenlumen meist schon zu 2/3 verlegt. Es kommt zu *Schlingstörungen*, *Gewichtsverlust*, *Regurgitation*, *Mundgeruch*, *Druckgefühl* und *Schmerzen hinter* dem *Brustbein*. Das Passagehindernis wird meist zuerst bei festen Speisen, später auch bei breiiger und flüssiger Nahrung bemerkt. Schon in einem frühen Stadium kann es zur Unfähigkeit kommen, den eigenen Speichel zu schlucken.

Bei weiter fortgeschrittener Erkrankung kommt es zu Heiserkeit (Rekurrensparese), Husten (angestauter Speisebrei läuft in den Kehlkopf, oder die Geschwulst hat auf Bronchien übergegriffen), Bluterbrechen (Tumor hat Blutgefäße eröffnet) und Pleuraerguß (Befall des Brustfells).

Metastasierung. Der Krebs infiltriert frühzeitig in Nachbarorgane, streut zunächst lymphogen, später auch hämatogen (v. a. in Leber und Lunge).

Diagnose. Röntgen, Endoskopie mit Biopsie.

Prognose. Die mittlere Überlebenszeit beträgt nach Diagnosestellung 4 bis 5 Monate. Nur 1% der Patienten haben eine Überlebenschance von über 5 Jahren.

Therapie. Operation, Strahlentherapie, Zytostatika. Der Heilpraktiker kann, wie bei anderen Krebserkrankungen auch, begleitend behandeln.

> ! Jede **Schlingstörung** (Dysphagie) muss endoskopisch abgeklärt werden, da sich dahinter ein *Speiseröhrenkrebs* verbergen kann.

9.4.8 Hiatushernie (Zwerchfellbruch)

Es handelt sich um einen Zwerchfellbruch, in dessen Folge *Magenanteile* durch den Hiatus oesophageus *in* den *Brustkorb* treten. Ältere Menschen sind häufiger betroffen als junge. Meist liegt eine axiale Gleithernie vor (zu 90 %). Bitte beachten Sie hierzu Atlas Abb. 9-56, 9-57).

> **Hiatushernie**
> Magenanteile treten durch den Hiatus oesophageus in den Brustkorb.

Symptome. Die meisten Patienten sind *beschwerdefrei*. Bei den übrigen treten, je nach Art und Ausmaß der Schädigung, unterschiedliche Beschwerden auf. Dabei kann es zu Druckgefühl und Schmerz hinter dem Brustbein kommen, Refluxösophagitis, Aufstoßen, Dysphagie, Sodbrennen, evtl. durch Herzverlagerung auch Tachykardie. Innerhalb der Hernie können durch *Druckgeschwüre* Sickerblutungen auftreten, die zur sekundären *Eisenmangelanämie* führen.

Diagnose. Röntgen, Endoskopie

Therapie. Bei großen Hernien mit *Einklemmungsgefahr* muss *operiert* werden. Meist genügt aber schon eine *allgemeine Behandlung* durch häufige kleine Mahlzeiten, Gewichtsreduzierung, Beseitigung von Obstipation und Meteorismus (wichtig, um den intraabdominellen Druck zu senken). Falls aufgrund einer Sickerblutung Blutarmut besteht, ist eine Eisengabe notwendig.

9.5 Erkrankungen des Magens

9.5.1 Reizmagen (nervöser Magen)

Beim Reizmagen besteht eine *funktionelle Störung* des *Magens*, ohne dass ein organischer Befund nachweisbar ist. Oft besteht gleichzeitig ein Reizkolon (➔ Abschn. 9.7.1).

Ursachen. Es kommt zu *Spasmen* der *Magenmuskulatur*, *vermehrter Magensaftproduktion* und entweder galligem Reflux vom Duodenum in den Magen oder zu saurem Reflux vom Magen in die Speiseröhre. Psychische Faktoren spielen für die Auslösung und die Verstärkung der Krankheit eine wichtige Rolle.

Symptome. Es kommt zu Sodbrennen, Druck- und Völlegefühl in der Oberbauchgegend, Schmerzen (Krämpfen) in der Magengegend, Appetitlosigkeit und Unverträglichkeit bestimmter Nahrungsmittel (v. a. Alkohol, Kaffee, erhitzte Fette, Süßspeisen).

Therapie. Psychische Betreuung, Ernährungsumstellung, bei der säurelockende Speisen vermieden werden sollen. Über den Tag verteilt sind mehrere kleine Mahlzeiten einzunehmen. Lokale Wärmeanwendung wird bei auftretenden Magenkrämpfen meist als wohltuend empfunden.

> **Bewährte pflanzliche Heilmittel bei Reizmagen:**
> - **Kamille** — entzündungshemmend und krampfstillend
> - **Pfefferminze** — gärungswidrig und gegen Übelkeit
> - **Melisse** — beruhigend und krampflösend
> - **Kalmus** — appetitsteigernd

9.5.2 Akute Gastritis (akute Magenschleimhautentzündung)

Bei einer akuten Gastritis kommt es zur entzündlichen Veränderung der Magenschleimhaut, bei der sich Erosionen bilden können. Oft besteht gleichzeitig eine Sekretionssteigerung (Hypersekretion) von Magensaft.

Ursachen. Die Ursache ist meist in schädlichen Stoffen zu suchen, die dem Körper zugeführt wurden, wie zum Beispiel *Alkohol* oder *Medikamente* (Salicylate, Zytostatika). Sie kann jedoch auch *infektiös* bedingt sein. In diesen Fällen kommt es allerdings oft zur Gastroenteritis, so dass auch Durchfälle und Bauchschmerzen auftreten.

Das Bakterium Helicobacter pylori konnte in neuerer Zeit auch bei akuter Gastritis nachgewiesen werden (s. u., chronische Gastritis).

Symptome. Es kommt zu Übelkeit, Brechreiz, Erbrechen, Appetitlosigkeit, Völlegefühl und dumpfen Schmerzen in der Magengegend, die sich nach Nahrungsaufnahme eher verstärken, eventuell tritt Fieber auf. Die Erosionen der Magenschleimhaut können bei schweren Krankheitsbildern zu Blutungen führen.

Therapie. Nach Absetzen des schädigenden Reizes besteht eine große Spontanheilungstendenz. Die Therapie beginnt man mit einer ein- bis zweitägigen Nahrungskarenz, bei der aber reichlich dünn gebrühter Tee verabreicht wird. Dann erfolgt ein allmählicher Kostaufbau, angefangen mit Schleim und Zwieback.

Gegen den Brechreiz helfen sehr gut Ipecacuanha (Brechwurzel) in der homöopathischen Aufbereitung D$_6$ und dünn gebrühter Pfefferminztee. Kamillentee wirkt antientzündlich und krampfstillend. Johanniskrautöl, morgens nüchtern ein Teelöffel voll eingenommen, schützt die Magenschleimhaut.

9.5.3 Chronische Gastritis (chronische Magenschleimhautentzündung)

Die chronische Gastritis kommt außerordentlich häufig vor, vor allem im höheren Lebensalter (bei mindestens 80 % der über 50-Jährigen ist sie nachweisbar).

Nach dem Ausmaß der aufgetretenen Magenschleimhautschädigung unterscheidet man

zwischen der *Oberflächengastritis* und der *chronisch-atrophischen Gastritis*. Bei der Oberflächengastritis ist die Magenschleimhaut oberflächlich entzündet. Kommt es dann zu einem tieferen Eindringen von entzündlichen Infiltraten, die die Drüsen schädigen, so spricht man von chronisch-atrophischer Gastritis. Die Folgen können Erosionen, Ulzerationen (Geschwürbildungen) und evtl. auch Magenkrebs sein.

> **Verlaufsformen der chronischen Gastritis**
>
> **Nach dem Ausmaß der aufgetretenen Schädigung**
> - Oberflächengastritis
> - Chronisch-atrophische Gastritis
>
> **Nach der Ursache**
> - Typ A: **a**utoimmunbedingt
> - Typ B: **b**akteriell bedingt
> - Typ C: **c**hemisch bedingt (Medikamente u. a.)

Ursachen. Nach der Ursache unterscheidet man heute Typ A, B und C.

- **Typ A** ist durch ein **A**utoimmungeschehen bedingt. Es werden Autoantikörper gegen Belegzellen und den Intrinsic-Faktor gebildet; oft bestehen noch andere Autoimmunerkrankungen (Diabetes mellitus Typ 1, Hashimoto-Thyroiditis u. a.). Es besteht eine *große* Neigung einen Magenkrebs auszubilden.

- **Typ B** wird durch **B**akterien (Helicobacter pylori, s. u.) verursacht. Es handelt sich um die häufigste Form (80 % aller Gastritiden). Es besteht eine Tendenz ein Magen- oder Zwölffingerdarmgeschwür oder einen Magenkrebs auszubilden.

- **Typ C** entwickelt sich durch **c**hemische Reize (z. B. Medikamente oder Gallerückfluss in den Magen). Als verschlimmernde Faktoren werden angeschuldigt: zu kalte und zu heiße Speisen, ungenügendes Kauen und hochprozentiger Alkohol.

Helicobacter pylori gilt heute als Grundvoraussetzung für die Entwicklung einer Gastritis. Der Keim lebt in den Grübchen der Magenschleimhaut, kann durch spezielle Enzyme um sich herum ein neutrales Milieu herstellen und so im sauren Magen überleben. Man nimmt an, dass die Ansteckung über gemeinsam benutzte Gebrauchsgegenstände erfolgt, und zwar auf fäkal-oralem Weg. Die Durchseuchung ist altersabhängig. Bei uns findet man die Keime bei ca. 20 % der 30-Jährigen, bei 50 % der 50-Jährigen und bei fast 80 % der 70-Jährigen, unabhängig davon, ob Magenbeschwerden vorliegen oder nicht. So wird das Bakterium also auch bei 20–30 % der Bevölkerung gefunden, *ohne* dass Schleimhautveränderungen im Magen vorliegen. In Afrika sind nahezu alle Menschen bereits in der Kindheit Träger des Keims. Man vermutet einen Zusammenhang mit mangelhaften hygienischen Verhältnissen. Damit bleibt aber die genaue Rolle des Keims unklar. Er darf sicher *nicht* als alleinige Ursache von Gastritiden und Geschwüren angesehen werden, spielt aber vermutlich als Ko-Faktor mit eine Rolle.

Symptome. Das Beschwerdebild ist uneinheitlich, oft besteht völlige Symptomfreiheit. Es kann aber auch nach Nahrungsaufnahme zu Druck- und Völlegefühl in der Magengegend kommen. Der Appetit ist nur selten beeinträchtigt, auch Übelkeit und Brechreiz fehlen meist. Erbrechen gehört nicht zum typischen Erscheinungsbild der chronischen Gastritis. Häufig wird jedoch eine Unverträglichkeit von schwerverdaulichen Speisen (erhitzten Fetten) angegeben.

Diagnose. Endoskopisch und histologisch.

Therapie. Die Mahlzeiten sollen in mehreren kleinen Portionen über den Tag verteilt eingenommen werden. In Ruhe essen! Gründliches Kauen ist wichtig, da Speichel ein gutes Antazidum (magensäurebindendes Mittel) ist. An Tees können Fenchel, Kalmus, Melisse und Pfefferminze verabreicht werden. Hochprozentigen Alkohol, unbekömmliche, schwerverdauliche und scharf gewürzte Speisen sind zu meiden.

9.5.4 Magen- und Zwölffingerdarmgeschwür (Ulcus ventriculi et duodeni)

Bei einem Geschwür kommt es zu einem *tiefen Gewebedefekt*, der über die Schleimhaut hinaus, bis in die Verschiebeschicht (Submukosa) bzw. die Muskelwand (Muskularis), hineinreicht. Das typische Geschwür entwickelt sich innerhalb weniger Tage zu seiner vollen Größe.

Die „**Ulkuspersönlichkeiten**", das heißt Menschen, die zu dieser Krankheit besonders disponiert sind, sind meist schlank, hager und leiden unter vegetativer Labilität. Rein äußerlich sind sie manchmal an dem typischen „Ulkusgesicht" zu erkennen, vor allem an der scharfen Ausprägung der Nasolabialfalte (Nasen-Lippen-Furche). Durch eine Vagotonie (Überwiegen des Parasympathikus) bestehen oft gleichzeitig Bradykardie, Hypotonie mit kleiner Blutdruckamplitude und positiver *Dermographismus*. Unter letzterem versteht man die so genannte „Hautschrift", das heißt nach mechanischer Reizung der Haut mit einem spitzen Gegenstand kommt es zu einer sichtbaren Hautreaktion, und zwar meist zum roten Dermographismus (Rötung durch Gefäßerweiterung), manchmal auch zum weißen Dermographismus (Abblassen der Haut durch Gefäßverengung). Diese typische Ulkuspersönlichkeit ist allerdings nicht die Regel!

Im Frühjahr und Herbst kommt es zu einem Häufigkeitsgipfel der Erkrankung (in den letzten Jahren rückläufig).

Sitz von Geschwüren. Je nach Sitz unterscheidet man:

- **Ulcus pepticum.** Durch Einwirkung von Pepsin und Magensäure hat sich ein Geschwür in einem Abschnitt des Verdauungstraktes entwickelt, der mit Magensaft in Berührung gekommen ist, zum Beispiel als pylorusnahes Zwölffingerdarmgeschwür, als Magengeschwür oder als Speiseröhrengeschwür bei Refluxösophagitis.
- **Magengeschwür** (Ulcus ventriculi). Es sitzt fast immer an der kleinen Krümmung und zwar an der Grenze zwischen Magenkörper und Magenausgangsteil (Atlas Abb. 9-63). Kommt es häufiger zu Rezidiven, so kann das Ulkus in Richtung Mageneingang hochwandern. Der Patient gibt *punktuelle Schmerzen* eher *links* der *Mittellinie* in der Magengegend an.
- **Zwölffingerdarmgeschwür** (Ulcus duodeni). Das Zwölffingerdarmgeschwür kommt häufiger als das Magengeschwür vor. Es hat seinen Sitz meist nahe beim Pförtner (Atlas Abb. 9-64). Der Patient gibt Schmerzen deshalb eher *rechts* der Mittellinie an.

Ursachen und Pathogenese. Männer sind wesentlich häufiger als Frauen betroffen. Krankheitsauslösend können *Stress*, *Überforderung* und *anhaltende Angst-* und *Spannungssituationen* wirken.

Der Magen schützt sich vor Selbstandauung durch das eiweißabbauende Pepsin durch einen Schleimüberzug. Besteht an einer Stelle ein Missverhältnis von Schleim und Magensaft (zu wenig Schleim bzw. zu viel Magensaft) so wird die Magenwand geschädigt. Es bildet sich ein pfennig- bis fünfmarkstückgroßer Schleimhautdefekt, der weiter ins Gewebe vordringen (penetrieren) und sogar zum Durchbruch (Perforation) in die Bauchhöhle führen kann. Beim Zwölffingerdarmgeschwür liegt überwiegend eine Übersäuerung vor, beim Magengeschwür dagegen eher eine Untersäuerung.

Bei 80% der Magengeschwüre und fast 100% der Zwölffingerdarmgeschwüre kann das Bakterium *Helicobacter pylori* (s. o.) nachgewiesen werden. Außerdem können Störungen der Magenentleerung, Rauchen (steigert nächtliche Säureproduktion) und Medikamente (z. B. Acetylsalicylsäure, hochdosiertes Cortison) die Entstehung eines Geschwürs begünstigen.

Symptome. Leitsymptom des Geschwürs ist der *lokalisierte Schmerz*. Bei der Beschreibung des Schmerzes zeigt der Patient gewissermaßen von außen auf das Geschwür. Zu beachten ist allerdings, dass bei Einnahme von Acetylsalicylsäure Schmerzen fehlen können!

Man unterscheidet Sofort-, Spät- und Nüchternschmerz (Tab. 9-1). Beim

- **Sofortschmerz** setzen die Schmerzen bald nach der Nahrungsaufnahme ein. Das ist typisch für ein hochsitzendes Korpusgeschwür.
- **Spät-** und **Nüchternschmerz** (Hungerschmerz) tritt mehrere Stunden nach der letzten Mahlzeit, oft auch nachts durch eine krankhafte Übersäuerung des Magens auf und weist auf Ulcus duodeni. Nüchternschmerz *bessert* sich durch Essen und durch Einnahme von Antazida (magensäurebindende Mittel).

Die Schmerzen werden oft begleitet von Übelkeit, Aufstoßen, Druck- und Völlegefühl. Säurelockende Speisen (Alkohol, Kaffee, Süßigkeiten, Röstprodukte) werden schlecht vertragen.

Komplikationen

- **Stenosierung** des Pylorus. Das abgeheilte Geschwür hinterlässt eine Narbe, die schrumpft. Dadurch wird die Lichtung eingeengt. Tritt dies im Magen auf, so spielt das meist weiter keine Rolle, im Röntgenbild kann dann ein so genannter „Sanduhrmagen" nachweisbar sein. Im Bereich des Pförtners kann es aber durch die Narbenzüge mehrerer Geschwüre so eng werden, dass der Transport des Speisebreies behindert wird. Der Magen kann sich nur noch verzögert entleeren. Übelkeit, anhaltendes Erbrechen, Appetitlosigkeit und Gewichtsabnahme sind die Folge.
- **Blutungen.** Wird die Wand eines Blutgefäßes im Geschwür durch den Magensaft aufgelöst, so kommt es zu Bluterbrechen und/oder Teerstühlen. Bei großem Blutverlust besteht Schockgefahr (Atlas Abb. 9-65).
- **Penetration.** Das Ulkus dringt von der Schleimhaut bzw. von der Verschiebeschicht aus weiter vor bis in die Muskelschicht. In diesem Stadium ändern sich die Beschwerden des Patienten: Der *Schmerz strahlt* nun in den *Rücken* aus. Es besteht die Gefahr der Perforation.
- **Perforation.** Bei der Perforation sind alle Wandschichten, einschließlich des Bauchfells, aufgelöst. Der Mageninhalt gelangt in die freie Bauchhöhle und verteilt sich auf die umliegenden Organe. Die Magensäfte und die im Speisebrei enthaltenen Bakterien greifen nun die Organe an. Eine Perforation ist am *plötzlich* einsetzenden, *heftigen* (messerstichartigen) *Schmerz* im Oberbauch und der sich ausbildenden *Abwehrspannung* erkennbar. Es entwickelt sich eine Peritonitis mit Schockgefahr. Da es sich immer um einen lebensbedrohlichen Zustand handelt, ist sofortige Klinikeinweisung erforderlich. Der Patient darf sich nicht mehr bewegen und muss liegend im Krankenwagen transportiert werden.
- **Maligne Entartung.** Ein Magengeschwür kann maligne entarten, was beim Duodenalgeschwür nur äußerst selten vorkommt.

Diagnose. Gastroskopie mit Biopsie, evtl. Röntgen. Magensaftuntersuchungen spielen heute nur noch eine untergeordnete Rolle.

Therapie. Die Therapie muss in erster Linie danach trachten, die Faktoren auszuschalten, die zur Entstehung des Ulkus beigetragen haben. Die Magensaftproduktion muss normalisiert werden. Des Weiteren kann eine psychische Betreuung notwendig sein. Der Patient muss lernen, Stress abzubauen und an sich selbst keine überhöhten Forderungen zu stellen.

Bei der Ernährung kann man beratend mitwirken. Meist spürt der Patient selbst genau, was ihm guttut. Unbekömmliches soll er meiden, und damit auch zu schnelles, zu heißes, zu reichliches Essen,

Tabelle 9-1 Unterscheidungsmerkmale von Ulcus ventriculi und duodeni

	Lokalisation des Geschwürs	Lokalisation des Schmerzes	Schmerztyp	Säurebildung
Ulcus ventriculi	Meist Antrum und kleine Kurvatur	meist links der Körpermittellinie	oft Sofortschmerz (auch Spätschmerz)	eher Untersäuerung
Ulcus duodeni	Pylorusnahe	meist rechts der Körpermittellinie	meist Nüchternschmerz	eher Übersäuerung

heiße Fette, scharfe Gewürze, scharf Angebratenes, hochprozentigen Alkohol, Kaffee und Rauchen. Wichtig sind gutes Kauen, in Ruhe essen und nur kleinere Portionen pro Mahlzeit einnehmen.

Pflanzliche Heilmittel, die sich bewährt haben sind Kalmus, Kamille, Süßholzwurzel, Melisse u. a.

9.5.5 Magenkrebs (Magenkarzinom, Carcinoma ventriculi)

Weltweit ist eine (unerklärliche?) *kontinuierliche Abnahme* des Magenkrebses zu verzeichnen (in einigen Ländern bis zu 50%!).

Als Risikofaktoren, an einem Magenkarzinom zu erkranken, gelten chronisch-atrophische Gastritis, perniziöse Anämie, Magenpolypen (Atlas Abb. 9-66, 9-67), lange Zeit (15 und mehr Jahre) zurückliegende (teilweise) Magenentfernung, Nitrosamine und reichlicher Genuß von geräuchertem Fleisch und Fisch.

Der Altersgipfel der Erkrankung liegt zwischen dem 50. bis 70. Lebensjahr. Vor dem 30. Lebensjahr ist die Erkrankung selten.

Pathogenese. Man unterscheidet (Atlas Abb. 9-69)

- **Magenfrühkarzinom** (Oberflächenkarzinom). Der Krebs bleibt auf Mukosa und Submukosa beschränkt (Atlas Abb. 9-68). Der Betroffene hat nach Operation eine Fünf-Jahres-Überlebensrate von 90%!
- **Fortgeschrittenes Karzinom.** Dabei wird unterschieden, ob Submukosa, Subserosa, Serosa oder bereits Nachbarorgane infiltriert sind.
- **Magenstumpfkarzinom.** 15 bis 20 Jahre nach einer Magenentfernung entwickelt sich bei ungefähr 10% der Patienten Krebs, weshalb regelmäßige Magenspiegelungen zur Kontrolle notwendig sind.

Symptome. Im Anfangsstadium verläuft die Erkrankung oft vom Patienten *unbemerkt*, manchmal besteht ein „empfindlicher Magen". Es können *uncharakteristische Beschwerden* wie Druck- und Völlegefühl, Schmerzen im Oberbauch, Appetitlosigkeit und Abneigung gegen bestimmte Speisen, hier vor allem ein Widerwille gegen Fleisch bestehen.

Im weiteren Krankheitsverlauf können sich die bereits bestehenden Symptome verstärken und noch neue einstellen, zum Beispiel Schlingstörungen (bei Kardiakrebs) und blutiges Erbrechen. Schreitet die Krankheit unbemerkt noch weiter fort, so kommt es zu Krankheitserscheinungen, die *deutlich* auf ein karzinogenes Geschehen hinweisen: *Gewichtsabnahme, Anämie, Lymphknotenschwellungen, beschleunigte BKS* und *Blut* im *Stuhl.*

> **!** Bei allen unspezifischen Magenbeschwerden auch an **Magenkrebs** denken!

Diagnose. Gastroskopie mit Biopsie, Röntgen.

Therapie. Wird die Erkrankung im Frühstadium erkannt, so hat eine Operation gute Erfolgsaussichten.

9.6 Erkrankungen des Dünndarms

9.6.1 Maldigestion und Malabsorption

Unter **Maldigestion** versteht man eine *Störung* der *Nahrungsaufspaltung;* unter **Malabsorption** eine schlechte (lat.: mal) *Stoffaufnahme* (Absorption, Resorption). Maldigestion und Malabsorption führen, über längere Zeit gesehen, zwangsläufig zu Mangelernährungssymptomen.

> ▶ **Maldigestion** und **Malabsorption** führen, über längere Zeit gesehen, zur *Mangelernährung.*

Ursachen der Maldigestion
- Pankreasinsuffizienz
- Fehlen von Gallensaft, zum Beispiel bei Gallengangsverschluss
- Magenentfernung
- Allergien gegenüber Nahrungsmittel, zum Beispiel Milchprodukte oder Fisch
- Nahrungsmittelunverträglichkeit durch Fehlen bestimmter Enzyme, zum Beispiel Sprue oder Kohlenhydrat-Malabsorption

Ursachen der Malabsorption
- Darminfektionen (durch Bakterien, Viren, Pilze, Parasiten)
- Schädigung der Dünndarmschleimhaut (Morbus Crohn, Sprue, Narben, Fisteln, Divertikel, Tumoren)
- Verkürzung des Dünndarms (durch Operation)
- Störung in der Blutversorgung des Dünndarms nach Gefäßverschluss (Mesenterialembolie)

Symptome. Es kommt zu Gewichtsabnahme, Massenstühlen und Durchfällen. Je nachdem, welche Stoffe nicht aufgenommen werden können, stellen sich entsprechende Mangelerscheinungen ein: zum Beispiel bei Eiweißmangel Muskelschwäche und Eiweißmangelödeme; beim Fehlen der fettlöslichen Vitamine Haut- und Schleimhautveränderungen u. v. m.; können Eisen, bzw. Vitamin B_{12} nicht aufgenommen werden, stellt sich eine Anämie ein.

Diagnose. Die Verdachtsdiagnose wird vor allem aufgrund der beim Patienten sichtbaren Mangelerscheinungen gestellt.

Es gibt verschiedene klinische Tests, die prüfen, ob bestimmte oral zugeführte Stoffe vom Körper richtig aufgenommen werden und danach im Blut oder Harn erscheinen. Bekannte Testverfahren hierzu sind der Xylose-Test, der die Kohlenhydratresorptionsfähigkeit des Dünndarms prüft und der Schilling-Test, ein Vitamin-B_{12}-Resorptionstest.

Therapie. Die Therapie muss sich nach der zugrundeliegenden Erkrankung richten. Die fehlenden Stoffe müssen ersetzt (substituiert) werden und es muss eine Ernährungsberatung durchgeführt werden.

9.6.2 Morbus Crohn
(Enteritis regionalis Crohn)

Es handelt sich um eine *chronische Darmentzündung* unklarer Ursache. Die Erkrankung kann *alle* Abschnitte des Verdauungstraktes von der Mundhöhle bis zum After befallen. Meist ist jedoch der *letzte Abschnitt* des *Ileums* (Ileitis terminalis Crohn) oder das *Kolon* (Colitis Crohn) betroffen (Atlas Abb. 9-70).

Pathophysiologie. Die entzündeten Wandabschnitte sind durch Ödeme und/oder Fibrosen sulzig verdickt. Typisch ist das diskontinuierliche Auftreten der Entzündung, das heißt, entzündete Bereiche wechseln mit nicht entzündeten ab. Es bilden sich Granulome und Geschwüre, letztere können penetrieren und so zur Fistelbildung zu benachbarten Hohlorganen oder zur Haut führen. Durch narbige Schrumpfungsprozesse und durch zunehmende Wandverdickung können sich Stenosen entwickeln, die ein Passagehindernis für den Darminhalt darstellen (Atlas Abb. 9-71).

Ursachen. Die eigentliche Ursache ist *unbekannt*. Man nimmt an, dass es sich um ein multifaktorielles Geschehen mit genetischer Disposition handelt. Autoimmunvorgänge spielen vermutlich eine Rolle. Bakterien und Viren konnten bisher nicht mit Sicherheit als verursachende Faktoren festgestellt werden. Ernährungsgewohnheiten, wie ein erhöhter Konsum raffinierten Zuckers, ballaststoffarme und fettreiche Ernährung sollen ebenfalls mitverursachend sein. Inwieweit es sich um eine psychosomatische Erkrankung handelt, ist sehr umstritten.

Symptome. Die Symptome beginnen *meist schleichend* mit *Durchfällen* und *krampfartigen Bauchschmerzen*, die im Mittelbauch oder rechtsseitig lokalisiert sein können. Die Beschwerden können aber auch akut einsetzen, mit heftigsten abdominellen Schmerzen, Durchfällen (nur selten blutig) und Fieber. Es kommt zur Gewichtsabnahme. Spielt sich die Erkrankung im *Ileum* ab, so ist eine *Verwechslung* mit *Appendizitis* gegeben. Zumal in diesen Fällen der entzündete Bereich rechtsseitig als schmerzhafter walzenförmiger Tumor tastbar sein kann.

Meist sind die Durchfälle morgens und nach Genuß von Obst und kalten Getränken am schlimmsten. Häufig ist die Analregion miterkrankt und es kommt dort zu Fisteln, Fissuren und ödematösen Schwellungen.

Komplikationen. *Malabsorption* (z. B. perniziöse Anämie durch Störung der Vitamin-B_{12}-Aufnahmen), es kann auch an *anderen Organen* zu *Entzündungen* kommen: zum Beispiel an der Haut (Erythema nodosum = Knotenrose), der Leber, der Galle, an den Augen und/oder Gelenken. Am Darm kann es zur *Perforation*, *Stenosierung*, *Ileus* (Darmverschluss) und zur *malignen Entartung* (Risiko ist allerdings nicht besonders hoch) kommen.

Diagnose. Inspektion der Analgegend, Rektoskopie, Ultraschall, Röntgen (Dünndarm-Doppelkontrastuntersuchung). In Abhängigkeit von der ablaufenden Entzündung auch Beschleunigung der BKS, gelegentlich kann man Autoantikörper (z. B. BPI-ANCA) nachweisen.

Differentialdiagnose. Infektiöse Darmentzündungen, Reizkolon, Appendizitis, Divertikulitis, Colitis ulzerosa, Darmtuberkulose (bei uns Rarität), Darmkarzinom.

Prognose. Meist schreitet die Erkrankung mit Phasen wechselnder Aktivität fort. Bei optimaler Therapie hat jedoch die Mehrzahl der Betroffenen eine normale Lebenserwartung.

Therapie. Der Patient muss vor allem im akuten Schub ärztlich betreut werden, da verschreibungspflichtige Mittel eingesetzt werden müssen (z. B. Cortison). Beim Auftreten von Komplikationen muss oft operiert werden. Mehr als 50 % der an Morbus Crohn Erkrankten werden mehrmals operiert!

Der Heilpraktiker kann begleitend behandeln. Als unterstützende Maßnahmen kommen Massagen, Bewegungstherapien, Bäder, Packungen (Heublumen, Schlamm, Fango, Moor) in Betracht. Bekannte homöopathische Mittel sind Aloe D_3–D_6 bei dünnbreiigen Stühlen mit Flatulenz und Sphinkterschwäche, Arsenicum album D_4–D_{12} bei ruhrartigem, übelriechendem Stuhlgang, der von Bauchkrämpfen, brennenden Schmerzen und Erschöpfung begleitet ist, Bryonia D_4–D_6 bei vorwiegend nächtlichen Entleerungen, gussartig mit Schleimbeimengung.

Bei Malabsorption muss *substituiert* werden, zum Beispiel Vitamin B_{12}, fettlösliche Vitamine, Elektrolyte, Eisen, auch andere Bedarfsstoffe wie Eiweiße und Kalorien. Es sollte eine Ernährungsberatung erfolgen, wobei Speisen, die nicht vertragen werden, gemieden werden müssen.

9.6.3 Sprue bzw. Zöliakie

Bei der einheimischen Sprue (Zöliakie) handelt es sich um eine *Überempfindlichkeit* der Dünndarmschleimhaut gegen *Gluten*. Gluten ist in der Klebereiweißschicht des Getreides (Roggen, Hafer, Gerste, Weizen) enthalten. Leitsymptom sind die massiven Fettstühle und die folgende Malabsorption. Im Verlauf der Erkrankung kommt es zur Atrophie der Zotten (Atlas Abb. 9-72 B).

Tritt die Erkrankung beim Erwachsenen auf, so wird sie als Sprue bezeichnet, bei Kindern spricht man von Zöliakie. In zwei Drittel der Fälle manifestiert sich die Erkrankung bereits im Säuglingsalter, und zwar wenn erstmals Getreideprodukte verfüttert werden. Ein 2. Erkrankungsgipfel liegt um das 40. Lebensjahr. Frauen sind häufiger betroffen als Männer.

> **Sprue bzw. Zöliakie**
> Ursache: Überempfindlichkeit gegen Gluten.

Ursache. Bei der Unverträglichkeit gegenüber dem Gluten ist noch ungeklärt, ob es sich um einen Enzymmangel in der Dünndarmschleimhaut oder um eine allergische Reaktion handelt.

Symptome. Werden glutenhaltige Nahrungsmittel gegessen, kommt es durch eine gestörte Fettresorption zu *voluminösen, breiigen, sehr übelriechenden, grau-weißlich-glänzenden Durchfällen*. Da die Fette nicht aufgenommen werden können, ist auch die Aufnahme der fettlöslichen Vitamine A, D, E und K gestört. Die Folge sind *Vitaminmangelerscheinungen, Gewichtsverlust* und *allgemeine Schwäche*.

Des Weiteren kann es zur *Anämie, Ödemen* (Eiweißmangel), Osteomalazie (Calcium- und Vitamin-D-Mangel) und zur *vermehrten Blutungsneigung* (Vitamin-K-Mangel) kommen. Gefürchtet sind die Zöliakiekrisen, die durch anhaltende, wässrige Durchfälle zur Exsikkose führen können.

Diagnose. Fettstühle (Steatorrhoe), Malabsorptionszeichen, Nachweis der Zottenatrophie.

Therapie. Es muss vom Patienten eine *streng glutenfreie Kost* eingehalten werden, das heißt, Getreideprodukte müssen vermieden werden. Das stellt für die Betroffenen im Alltag eine erhebliche Belastung dar, da Gluten oft auch versteckt in Suppen, Würsten, Gewürzen u. a. enthalten ist. In den ersten Monaten nach Behandlungsbeginn müssen wegen eines sekundären Laktase-Mangels auch Milchprodukte gemieden werden. Erlaubt sind Reis, Mais, Hirse, Kartoffeln, Soja u. a. Die fettlöslichen Vitamine müssen in regelmäßigen Abständen parenteral verabreicht werden.

Unter der Diät bilden sich die Zottenveränderungen nur langsam innerhalb von Monaten zurück.

9.7 Erkrankungen des Dickdarms

Die wichtigsten Symptome, die auf eine Erkrankung des Dickdarms hinweisen, sind *Durchfälle* (Diarrhö), *Verstopfung* (Obstipation), *Bauchschmerzen*, *Darmverschluss* (Ileus) und *blutiger Stuhl*.

9.7.1 Colon irritabile (Reizkolon)

Beim Reizkolon handelt es sich um eine *funktionelle Störung* des Dickdarms, die außerordentlich häufig vorkommt. Frauen sind häufiger betroffen als Männer. Der Altersgipfel liegt zwischen dem 20. bis 40. Lebensjahr.

Die Diagnose darf erst gestellt werden, wenn organische Leiden des Dickdarms durch entsprechende Untersuchungen *ausgeschlossen* werden konnten.

Ursachen. Meist handelt es sich um Patienten mit psychovegetativen Störungen.

Symptome. Es kommt zu *Schmerzen* im Kolonbereich, häufig in der Gegend des Sigmoids, des Blinddarms und der rechten oder linken Flexur des Dickdarms. Typischerweise sind die Schmerzen unterschiedlich stark und „wandern". Oft kann der verkrampfte Kolonabschnitt getastet werden. *Obstipation* und *Durchfälle* können sich *abwechseln*. Bei bestehender Obstipation kommt es oft zum Absetzen von schafkotartigem Stuhl. Meist leiden die Betroffenen auch unter *Meteorismus* (Blähungen). Liegen gleichzeitig Sekretionsstörungen vor, so kann der Stuhl mit Schleimabsonderungen vermischt sein.

Oft besteht gleichzeitig ein Reizmagen!

> **Kennzeichen des Reizkolons**
> - Keine beschleunigte BKS
> - Keine Leukozytose
> - Kein Fieber
> - Kein Blut im Stuhl
> - Keine Gewichtsabnahme
> - Keine nächtlichen Schmerzen

Je kürzer die Krankheitsgeschichte und je älter der Betroffene, desto **un**wahrscheinlicher ist es, dass es sich um ein Reizkolon handelt!

Therapie. Zur Behandlung sind sanfte naturheilkundliche Therapien wie Bach-Blüten, Homöopathie, Akupunktur und Phytotherapie bestens geeignet. Eine psychische Betreuung ist unerläßlich. Meist müssen Lebensgewohnheiten verändert werden, und es ist für ausreichende Bewegung zu sorgen. Es dürfen keine stark wirkenden, reizenden Abführmittel verordnet werden. Es muss ein individueller Diätplan erstellt werden, der sich vor allem daran orientiert, dass unverträgliche Lebensmittel gemieden werden.

9.7.2 Diarrhö (Durchfall)

Bitte beachten Sie, dass die meldepflichtigen infektiösen Erkrankungen des Verdauungskanals (Cholera, Shigellenruhr, Enteritis infectiosa, Typhus abdominalis, Paratyphus, Botulismus, Trichinose) im Kap. 27 besprochen werden, da in diesen Fällen für den Heilpraktiker Behandlungsverbot besteht.

Bei der Diarrhö kommt es täglich zu mehr als drei dünnen Stühlen, deren breiige bis wässrige Beschaffenheit ihren Grund in einer beschleunigten Darmpassage hat, die dazu führt, dass dem Stuhl nicht genügend Wasser entzogen werden kann.

Akute Durchfälle sind oft *infektiös* bedingt (manchmal auch Angstsymptomatik), *chronische* sind meist *nicht-infektiös* bedingt. Bitte beachten Sie zu „blutigen Durchfällen" Abschn. 9.7.10.

> **!** Bei **infektiös bedingten** Durchfällen (z. B. Salmonellosen) besteht für den Heilpraktiker **Behandlungsverbot**!

Ursachen. Diarrhö ist *keine* eigenständige *Erkrankung*, sondern das *Symptom* einer zugrundeliegenden Störung des Dünn- oder Dickdarms oder des Pankreas. In folgenden Richtungen kann nach der Ursache gefahndet werden:

- Infektionen: Bakterien (z. B. Salmonellose, Typhus abdominalis, Cholera), Viren (z. B. Rota-Viren bei Kleinkindern, Parvo-Viren), Pilze, Protozoen (z. B. Amöbenruhr),
- Nahrungsmittelvergiftung (Salmonellen, Staph. aureus, Clostridien), meist als Brechdurchfall,
- Reizkolon,
- Colitis ulcerosa und M. Crohn,
- Divertikulitis,
- Sprue bzw. Zöliakie,

- Medikamente (Abführmittel, Digitalis, Antibiotika),
- Allergien (Milch, Fischeiweiß), oft bestehen dann gleichzeitig Hauterscheinungen,
- Parasiten (Madenwürmer, Bandwürmer),
- Schilddrüsenüberfunktion und Nebennierenrindeninsuffizienz (M. Addison),
- AIDS,
- Vergiftungen durch Schwermetalle (Arsen, Quecksilber) oder Pilze,
- Gesteigerte nervöse Erregbarkeit, z. B. durch Angstsymptomatik,
- Darmkrebs (Durchfälle meist im Wechsel mit Verstopfung),
- Diabetes mellitus (durch Neuropathie),
- Laxanzienabusus.

Symptome. Es kommt zur *häufigen Entleerung* von *dünnen Stühlen*, die oft von *Tenesmen* (krampfartigen Leibschmerzen) begleitet sind.

Therapie. Die Therapie richtet sich nach der zugrundeliegenden Ursache.

Symptomatische Maßnahmen: Der Patient muss viel trinken und es müssen die Elektrolyte ersetzt werden.

> **!** Bei **Säuglingen** und **Kleinkindern** kommt es bei Durchfall sehr schnell zur **Austrocknung**, evtl. schon innerhalb eines Tages!

9.7.3 Obstipation (Verstopfung)

Bei Obstipation kommt es zur verzögerten Entleerung eines harten, knolligen Stuhles. Von schulmedizinischer Seite wird eine Stuhlfrequenz, die zwischen dreimal täglich bis dreimal wöchentlich liegt, als normal angesehen. Ein wichtiges Kriterium sollte aber sein, ob der Patient angibt, dass er sich „verstopft fühlt"!

Frauen sind häufiger betroffen als Männer. Die Störung nimmt mit zunehmendem Lebensalter zu (ca. 25 % der über 60-Jährigen).

Ursachen. Die Ursache kann in einem verzögerten Transport des Speisebreis durch den Darm liegen oder in einer Störung der Defäkation (Absetzen des Stuhls).

- **Verzögerter Transport** des Speisebreis.
  - **Spastische Obstipation:** durch Verkrampfung der Darmmuskulatur
  - **Atonische Obstipation:** durch Erschlaffung der Darmmuskulatur

  Beide Veränderungen können in verschiedenen Darmabschnitten zur gleichen Zeit vorkommen. Verstärkend auf die Erkrankung wirken sich fehlende Bewegung, ballaststoffarme Ernährung und eine Schädigung der Darmwand (z. B. durch Tumor) aus.

- **Gestörte Defäkation** (Absetzen des Stuhls). Hier können psychische Einflüsse eine wichtige Rolle spielen. Man muss aber auch eine schwache Bauchmuskulatur und eventuell Erkrankungen im Analbereich wie Hämorriden, Tumoren, Entzündungen und Verwachsungen in Erwägung ziehen. In diesen Fällen kann sich aus Angst vor den Schmerzen bei der Defäkation eine Obstipation entwickeln.

Grundsätzlich kommt bei Verstopfung eine Vielzahl von Ursachen in Betracht: Ernährungsfehler, Ernährungsumstellung (z. B. auf Reisen), Bewegungsmangel, zu geringe Trinkmenge, Unterdrückung des Defäkationsreizes (keine Zeit für den Stuhlgang!), Schilddrüsenunterfunktion, Schwangerschaft, Reizdarm, Medikamente (z. B. Eisenpräparate, Antidepressiva, Neuroleptika, Diuretika), Fieber, Bettlägerigkeit, entzündliche Darmerkrankungen (z. B. Divertikulitis), Diabetes mellitus (durch Neuropathie), stenosierende Prozesse im Darm (z. B. Darmtumoren, Hernien).

Es kommen auch Elektrolytstörungen in Betracht. Hier spielt vor allem Kalium eine wichtige Rolle. Durch *Abführmittelmißbrauch* kommt es durch die dadurch ausgelösten Durchfälle zum Elektrolytverlust, vor allem zum Kaliumverlust. Kaliumverlust führt zu Muskelschwäche und damit auch zur Darmträgheit. Deshalb werden wiederum Abführmittel (evtl. in höherer Dosis) genommen, weshalb es wiederum zu Durchfällen und weiterem Kaliumverlust kommt u. s. f. Es handelt sich also um einen Circulus vitiosus (Teufelskreis).

Komplikationen. *Hämorriden*, *Divertikulose*, *Kotsteine* (Kotknollen), *Darmkrebs*.

Laxanzienkolon. Unter letzterem versteht man eine chronische Diarrhö mit sekundärer Hypokaliämie, Weitstellung und fehlende Haustrierung im aufsteigenden Dickdarmteil und Dickdarmmelanose, das heißt Schwarzfärbung der Schleimhaut.

Therapie. Die Therapie richtet sich nach der zugrundeliegenden Ursache. Symptomatische Maßnahmen: Die Ernährung sollte ballaststoffreich sein. Es muss langsam gegessen und gut gekaut werden; genügend Zeit für den Stuhlgang einräumen! Es ist auf eine ausreichende Trinkmenge (1–2 Glas Wasser vor den Mahlzeiten) und auf ausreichende Bewegung zu achten.

Es können Darmmassagen, Yoga-, Entspannungs- und Atemübungen empfohlen werden.

Es gibt eine Vielzahl von Tees, die einer Obstipation entgegenwirken: Sennesblätter, Sennesschoten, Faulbaumrinde und Aloe. Allerdings dürfen diese *keinesfalls* unbedenklich und über *längere Zeit* eingenommen werden, da sie die Obstipation verstärken (s. o.) und zum Laxanzienkolon führen. Bekannte salinische Abführmittel sind Bittersalz, Glaubersalz und Karlsbader Salz. Ein wirksames Mittel stellen Einläufe dar.

> ❗ Auch pflanzliche Mittel dürfen bei Obstipation nicht unbedenklich über längere Zeit eingesetzt werden, da sonst die Gefahr eines **Laxanzienkolons** besteht!
> Quellmittel wie Leinsamen und Flohsamen dürfen nur verordnet werden, wenn dazu ausreichend getrunken wird, da sonst die Gefahr eines **Subileus** oder eines **Ileus** gegeben ist.

9.7.4 Ileus (Darmverschluss)

Beim Darmverschluss kommt es zu einer *lebensgefährlichen Unterbrechung* des *Speisebreiflusses* im Dünn- oder Dickdarm.

Ursachen. Man unterscheidet zwischen mechanischem und funktionellem Ileus.

Mechanischer Ileus

Es besteht eine *Verlegung* des *Darmlumens*. Es wird dabei noch weiter in Obstruktions- und Strangulationsileus unterteilt.

- **Obstruktionsileus.** Beim Obstruktionsileus kommt es zu einer Verlegung des Darmes *ohne* Durchblutungsstörung. Das kann beispielsweise durch verschluckte Fremdkörper, Kotmassen, Wurmknäuel, Darmtumoren oder durch Strikturen infolge abgelaufener Entzündungen der Fall sein. Die häufigste Ursache sind allerdings Verwachsungen des Bauchfells nach früheren Operationen. Wird das Bauchfell durchtrennt, so verliert es oft seine Glätte, und zufällig aufeinandergelagerte Stellen verkleben und verwachsen miteinander. Hierbei bilden sich Nischen und Taschen, in denen sich Darmschlingen verfangen können, so dass die Stelle unpassierbar wird. Kommt es dabei zusätzlich zur Abklemmung der zuführenden Blutgefäße, so liegt ein Strangulationsileus vor.
- **Strangulationsileus.** Beim Strangulationsileus ist es zur Abschnürung eines Darmabschnittes bei *gleichzeitiger* Durchblutungsstörung der Darmwand gekommen. Das ist beispielsweise bei einer Brucheinklemmung (Inkarzerationsileus) oder bei einer Invagination, bei der sich ein Darmabschnitt in einen anderen eingestülpt hat der Fall. Letzteres kommt bevorzugt bei Kindern vor, bei denen eine abnorme Beweglichkeit des Darmes besteht.

Funktioneller Ileus

Hier liegt eine Störung der Darm*bewegung* vor.

- **Paralytischer Ileus.** Es ist zur Darm*lähmung* gekommen. Die Ursache ist meist eine Bauchfellentzündung, die sich nach einem Magen-, Gallen- oder Blinddarmdurchbruch eingestellt hat. Aber auch stoffwechselbedingte Vorgänge (Hypokaliämie) oder Verschlüsse der Gekrösegefäße (Mesenterialembolien) können zum paralytischen Ileus führen.
- **Spastischer Ileus.** Es handelt sich um eine akute, reflektorische *Dauerkontraktion* einzelner Darmabschnitte, zum Beispiel durch Bleivergiftung.

Es kommen auch Mischformen des paralytischen und spastischen Ileus vor.

Symptome. Beim **mechanischen** Ileus versucht der Darm das Hindernis durch besonders kräftige Darmbewegungen zu überwinden, weshalb es zu so *heftigen*, *anfallsweisen*, *stechenden Schmerzen* kommt, dass sich der Betroffene zusammenkrümmt. Zwischen den einzelnen Attacken liegen *schmerzfrei Intervalle*.

Gelingt es dem Darm auch durch die heftigen, stundenlangen Anstrengungen nicht, die Blockade zu durchbrechen, so gibt er seine Bemühungen auf. Der mechanische Darmverschluss geht nun in einen paralytischen über. Eine Untersuchung mit dem Stethoskop ergibt dann eine „Grabesstille" im Bauchraum, da keinerlei Darmgeräusche mehr zu hören sind. Beim **paralytischen** Ileus dagegen bestehen nur *mäßige, dumpfe Dauerschmerzen*.

Weitere Symptome des Ileus sind *Meteorismus* (im gestauten Darminhalt vermehren sich die Bakterien rasch) und sobald sich der Abschnitt zwischen Anus und Passagehindernis entleert hat, *Stuhl-* und *Windverhalten*. Die Bauchdecke ist anfangs weich, später wird sie durch die zunehmende *Abwehrspannung* der Bauchmuskulatur hart. Da der Darminhalt nicht mehr auf natürlichem Weg entleert werden kann, wird nun der umgekehrte Weg genommen. Deshalb stellt sich zuerst ein saures *Erbrechen* ein, da der Mageninhalt entleert wird; danach kommt es zum bitteren Erbrechen, wenn der Inhalt des Zwölffingerdarms erbrochen wird; letztendlich kann es sogar zum Koterbrechen (Miserere) kommen, wenn tiefere Darmabschnitte entleert werden.

Komplikationen. Je nachdem, welche Ursache dem Darmverschluss zugrunde liegt, kommt es bereits nach Stunden oder erst nach einigen Tagen zum *Absterben* von Darmteilen. Die Folgen davon können ein *Darmdurchbruch*, eine *Bauchfellentzündung*, eine *Sepsis* oder ein *Schock* sein. Wird ein Darmverschluss nicht rechtzeitig behandelt, führt er zum Tode.

Therapie. Bei Verdacht auf Ileus ist sofortige *Krankenhauseinweisung* notwendig. In jedem Fall, wenn wir bei einem Patienten einen „brettharten Bauch" feststellen, handelt es sich um einen lebensbedrohlichen Zustand, der eine sofortige Krankenhauseinweisung erfordert. Der Patient wird in diesem Fall nicht weiter untersucht, um herauszufinden, was nun die Ursache ist, denn jedes Abtasten oder gar Drücken auf der Bauchdecke könnte, zum Beispiel bei einer vereiterten Appendizitis, zum Durchbruch führen.

! Bei „**bretthartem Bauch**" den Patienten auf der Liege belassen, sofort *Krankenwagen* rufen und Patienten nicht weiter bewegen. Die Lagerung erfolgt nach Wunsch des Patienten, zum Beispiel durch Unterlegen eines Kissens oder einer Knierolle.

9.7.5 Appendizitis (Wurmfortsatzentzündung)

Umgangssprachlich wird die Appendizitis fälschlicherweise als „Blinddarmentzündung" bezeichnet. Es hat sich aber nicht der Blinddarm (Caecum) entzündet, sondern der Wurmfortsatz (Appendix vermiformis).

Von der *akuten* Verlaufsform sind in erster Linie *Kinder* und *Jugendliche* betroffen.

Ursache. Die Entzündung wird meist durch örtliche Darmkeime ausgelöst.

Symptome. Bei der **akuten Appendizitis** beginnen die Beschwerden aus „heiterem Himmel", unvermittelt mit *Übelkeit, Erbrechen* und *heftigen Schmerzen* im Mittelbauch (manchmal auch im Oberbauch), die erst nach Stunden in den rechten Unterbauch ziehen. Die *Zunge* ist *belegt* und es besteht *Appetitlosigkeit*, evtl. auch leichtes Fieber. Es kommt zu einer rektal-axillar gemessenen *Temperaturdifferenz* von über 0,6 °C. Es entwickelt sich *zunächst* eine *lokale Abwehrspannung*.

Eine **chronische Appendizitis** entwickelt sich meist aus einer akuten heraus. Hierbei kommt es lediglich zu uncharakteristischen, wiederkehrenden Beschwerden im rechten Unterbauch.

Komplikationen. *Perforation* (meist am 2. Tag) mit *Peritonitis, Abszessbildung, Ileus, Verwachsungen* mit Nachbarorganen. Es ist zu beachten, dass es nach einer Perforation kurzzeitig zum Nachlassen der Bauchschmerzen kommen kann.

Zu besonders gefährlichen Verläufen kann es bei Kindern nach durchgestandenen Infektionskrankheiten, bei alten Menschen (Greisenappendizitis) und bei Schwangeren kommen.

Diagnose. Es besteht eine lokale Abwehrspannung, der rechte Unterbauch ist druck- und klopfempfindlich. Es muss sorgfältig nach einem Gebiet umschriebener Druckschmerzhaftigkeit gesucht werden. Die beiden dazu wichtigsten Stellen sind (Abb. 9-8, Atlas Abb. 9-49)

- **McBurney-Punkt,** der in der Mitte auf der gedachten Verbindungslinie vom vorderen rechten oberen Darmbeinstachel (Spina iliaca anterior superior) zum Nabel liegt.
- **Lanz-Punkt.** Zum Auffinden verbindet man die beiden vorderen oberen Darmbeinstachel miteinander und drückt beim rechtsseitigen Drittelpunkt vorsichtig ein.

Weitere wichtige Zeichen sind:

- **Rovsing-Zeichen** (spr.: rousing): Beim Ausstreichen des aufsteigenden Dickdarmes in Richtung Blinddarm kommt es zu Schmerzen (Abb. 9-8, Atlas Abb. 9-50).
- **Blumberg-Zeichen.** Es wird eine Stelle im linken Unterbauch eingedrückt und schnell losgelassen. Kommt es daraufhin im Appendixbereich zum Loslassschmerz als Erschütterungsschmerz, so spricht dies für eine Beteiligung des Bauchfells im Appendixbereich.
- **Psoas-Zeichen.** Beim Heben des gestreckten rechten Beines gegen Widerstand kommt es im rechten Unterbauch zu Schmerzen.
- **Rektale Austastung.** Diese Untersuchung hilft bei der Erkennung eines entzündlichen Wurmfortsatzes, der atypisch in der Beckenhöhle lokalisiert ist.

Zu beachten ist, dass gerade bei alten Menschen die typischen Symptome völlig fehlen können, was häufig zu falschen Diagnosen führt!

Des Weiteren kommt es bei Appendizitis zur *Leukozytose* mit relativer Lymphopenie und *CRP-Anstieg*. Die *BKS* ist erst nach *12* bis *24 Stunden* beschleunigt. Sind BKS und CRP *stark* erhöht, spricht dies eher für andere entzündliche Baucherkrankungen (z. B. Eileiter- oder Eierstockentzündung, M. Crohn).

! **Appendizitis-Diagnose**
Fragen Sie das Kind, ob es Lust hätte, seine Lieblingsspeise zu essen!
Appetit darauf schließt eine Appendizitis mit großer Wahrscheinlichkeit aus!

Differentialdiagnose. Akutes Abdomen anderer Ursache, Adnexitis (Eileiter- bzw. Eierstockentzündung), Eileiterschwangerschaft, Stieldrehung einer Ovarialzyste, Pyelonephritis, Gastroenteritis, Cholezystitis, Magen-Darm-Geschwür evtl. mit Perforation, M. Crohn, Peritonitis

Therapie. Bei Peritonitis mit generalisierter Abwehrspannung muss dringend operiert werden. Entfernung des Appendix entweder als Früh-Operation innerhalb von 48 Stunden oder bei rezidivierender subakuter bzw. chronischer Appendizitis nach Abklingen der Symptome.

9.7.6 Kolondivertikulitis

Divertikel sind *sackförmige Ausstülpungen* von *Wandteilen*. Sie können im gesamten Verdauungsrohr vom Beginn der Speiseröhre bis einschließlich Kolon vorkommen. Man unterscheidet zwischen echten und unechten Divertikeln (Atlas Abb. 9-76).

- **Echte Divertikel.** Es handelt sich um eine Ausstülpung *aller* Wandschichten. Ein bekanntes echtes Divertikel ist das Meckel-Divertikel, das bei ca. 2 % der Bevölkerung besteht. Es handelt sich dabei um eine 2 bis 20 cm lange Ausstülpung des Ileum als angeborene Fehlbildung.
- **Unechtes Divertikel** (Pseudodivertikel). Durch Lücken der Muskelwand (meist an Gefäßdurchtrittsstellen) kommt es lediglich zum Ausstülpen von Mukosa bzw. Submukosa. So kann sich zum Beispiel am Übergang des Rachens in die Speiseröhre ein Divertikel bilden, da hier ein muskelschwaches Dreieck durch die unterschiedlichen Verlaufsrichtungen der Muskelschichten von Rachen und Speiseröhre besteht (→ auch Abschn. 9.4.5).

Divertikulose. Unter Divertikulose versteht man das *zahlreiche Auftreten* von *Divertikeln*. Dabei handelt es sich meist um eine **Kolondivertikulose**, die sich vor allem an Durchtrittstellen von Gefäßen zur Ausbildung von unechten Divertikeln führt. Ihr Auftreten wird durch ballaststoffarme Ernährung und chronische Obstipation gefördert. Sie tritt bevorzugt im höheren Lebensalter auf (60 % der 80-Jährigen sind betroffen). Eine Divertikulose bleibt im allgemeinen symptomlos und damit unbemerkt (Atlas Abb. 9-77).

Divertikulitis. Kommt es zur *Entzündung* der Divertikel, spricht man von Divertikulitis. Dabei bestehen (erhebliche) Beschwerden.

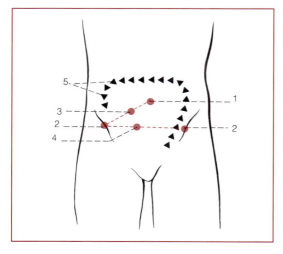

Abb. 9-8 Wichtige Punkte des Bauchraumes
1. Nabel, 2. Vorderer oberer Darmbeinstachel (Spina iliaca anterior superior), 3. McBurney-Punkt, 4. Lanz-Punkt, 5. Rovsing-Zeichen.

Ursache. Ist die Entleerung von Darminhalt aus den Kolondivertikeln nicht möglich, so verweilen hier Stuhlbestandteile, so dass Darmbakterien eine Entzündung verursachen können.

Symptome. Die auftretenden Beschwerden ähneln einer Appendizitis, spielen sich aber bevorzugt im linken Unterbauch ab, weshalb man von „Linksappendizitis" spricht.

Es kommt zu *Schmerzen* (oft kolikartig!) im linken Unterbauch und zur *Änderung* der *Stuhlgewohnheiten*, das heißt wenn vorher eher Obstipation bestand, kommt es nun zur Diarrhö – und umgekehrt. Es können sich jedoch auch Verstopfung und Durchfall abwechseln. Es kann zu *Völlegefühl*, *Meteorismus*, *Übelkeit*, *Erbrechen* und – je nach Krankheitsschwere – zu *Fieber* kommen. Dem Stuhl kann *Blut* und vermehrt *Schleim* beigemischt sein. Des Weiteren kann es zu Blasenentleerungsstörungen (Dysurie) kommen.

Komplikationen. Subileus, Ileus, Abszessbildung, Fistelbildung.

Differentialdiagnose. Kolonkrebs, Appendizitis, Colitis ulcerosa, M. Crohn, Ileus.

Diagnose. Körperliche Untersuchung, BKS-Beschleunigung, Leukozytose, CRP-Anstieg, Ultraschalldiagnostik, Röntgen, Rektoskopie.

Therapie. Je nach Ausprägungsgrad: Bettruhe, Stuhlregulierung (ballaststoffreich, nicht-blähende Kost), Nahrungskarenz, Eisblase, evtl. parenterale Ernährung; beim Auftreten von Komplikationen muss evtl. operiert werden.

Einläufe sind wegen bestehender Perforationsgefahr zu vermeiden. Keine Abführmittel verordnen!

9.7.7 Colitis ulcerosa

Colitis ulcerosa ist eine *chronisch rezidivierende Entzündung* des *Dickdarms*, bei der es zu *geschwürigen Darmwandschädigungen* kommt (Atlas Abb. 9-74). In den meisten Fällen (>95%) ist der Mastdarm in das Entzündungsgeschehen mit einbezogen. Die Schleimhautentzündung breitet sich meist innerhalb des Kolons von distal (Rektum) nach proximal aus (Atlas Abb. 9-73).

Ursachen. Die Ursache ist ungeklärt, man vermutet jedoch ein Autoimmungeschehen. Infektionen mit Bakterien und Viren spielen (wenn überhaupt) nur eine untergeordnete Rolle. Die Erkrankung tritt familiär gehäuft auf.

Verläufe
- **Chronisch-rezidivierender Verlauf** (85%). Nach Zeiten *kompletter* Remissionen (= Zurückgehen von Krankheitserscheinungen) können durch psychische und/oder körperliche Belastungen Krankheitsschübe ausgelöst werden. 5–10% der Betroffenen bleiben nach einem einzigen Krankheitsschub viele Jahre symptomfrei.
- **Chronisch-kontinuierlicher Verlauf** (10%). Die Erkrankung läuft in unterschiedlicher Intensität ab, aber es kommt *nicht* zu vollständigen Remissionen.
- **Akuter fulminanter Verlauf** (5%). Plötzlicher Krankheitsbeginn mit heftigen Tenesmen, Durchfällen und hohem Fieber. Es besteht große Schockgefahr!

Symptome. Aufgrund einer verletzlichen, hochroten, leicht blutenden Schleimhaut kommt es zu *blutig-schleimigen Durchfällen*. Es kann zu Geschwürsbildungen mit darauffolgenden narbigen Schrumpfungen und Stenosierungen kommen.

Die Ausprägung der Symptome hängt von der Ausdehnung und Schwere des entzündlichen Geschehens ab. Oft ist der Beginn schleichend mit wässrigen Stühlen, denen Schleim und Blut beigemengt sind. Anfänglich unklare Bauchbeschwerden steigern sich zu *schmerzhaften Tenesmen*.

Nur selten beginnt die Krankheit akut mit Fieber, heftigen Tenesmen und schweren Durchfällen (s. o.).

Komplikationen. Wie bei Morbus Crohn, kann es auch bei Colitis ulcerosa zu Entzündungen an anderen Körperstellen kommen, das ist allerdings seltener der Fall:

- Haut (Erythema nodosum, Pyoderma gangraenosum),
- Gelenke (Arthritis, Spondylitis),
- Augen (Iritis),
- Venen (Thrombophlebitis),
- Leber- und Pankreasentzündungen.

Weitere Komplikationen sind Analabszesse, Analfisteln, Gewichtsabnahme, massive Darmblutungen und toxische Kolondilatation („toxisches Megakolon", eine akute Dilatation des Kolons mit hohem Fieber, Tachykardie, Subileus und akutem Abdomen). Eine weitere seltene Spätkomplikation ist die Amyloidose (Ablagerung fibrillärer Eiweiße führt zur Behinderung des Stoffaustausches in Organen).

Das Entartungsrisiko korreliert mit der Dauer der Erkrankung und dem Ausmaß der Kolonbeteiligung. Nach 8- bis 12-jähriger Erkrankungsdauer werden jährliche Koloskopien empfohlen, da nach 15 Jahren das Krebsrisiko um ca. das Dreifache erhöht ist.

Kommt es zu Darmperforation und Peritonitis, handelt es sich um einen lebensbedrohlichen Zustand, der eine sofortige Krankenhauseinweisung erfordert.

Diagnose. Anusinspektion, digitale Austastung des Rektums, Darmspiegelung mit Biopsie, Ultraschalluntersuchung, Röntgen, bakteriologische Stuhluntersuchung (zum Ausschluß einer infektiösen Kolitis).

Differentialdiagnose. Morbus Crohn, Divertikulitis, infektiöse Kolitis, Durchfälle bei AIDS, medikamenteninduzierte Durchfälle, Nahrungsmittelallergien (einschließlich Glutenunverträglichkeit), Kolonkarzinom.

Therapie. Da verschreibungspflichtige Medikamente eingesetzt werden müssen, kann der Heilpraktiker nur *begleitend* zum Arzt behandeln.

Die Therapie muss dem Schweregrad der Erkrankung angepaßt sein. In leichten Fällen genügt oft eine Diätumstellung auf ballaststoffarme Kost und psychische Betreuung. In schweren Fällen ist eine Einweisung ins Krankenhaus notwendig, da die Ernährung nur noch intravenös erfolgen kann.

Bei Versagen der konservierenden (bewahrenden) Maßnahmen kann es notwendig sein, Teile des Rektums bzw. des Dickdarms oder auch den gesamten Dickdarm (Proktokolektomie) operativ zu entfernen. Colitis ulcerosa gilt durch operative Maßnahmen als heilbar, im Unterschied zum M. Crohn, der auch nach der operativen Entfernung des entzündeten Darmabschnittes meist fortschreitet.

9.7.8 Dickdarmtumoren und Dickdarmkrebs

Im Dickdarm kommen gut- und bösartige Tumoren vor.

Gutartige Tumoren. Es handelt sich um *Schleimhautpolypen*, die mit steigendem Lebensalter gehäuft vorkommen. Sie verursachen meist keine Beschwerden, erst bei Verletzungen machen sie sich durch Blutungen bemerkbar. Ihr Entartungsrisiko hängt von der Polypengröße (unter 1 cm unter 1%, über 2 cm bis 50%), dem Dysplasiegrad und der Histologie ab. Wegen ihres Entartungsrisikos werden Polypen in der Schulmedizin entfernt (Atlas Abb. 9-67).

Polypen kommen im Dickdarm nur selten allein vor. Liegen mehr als 100 Polypen vor, spricht man von Polyposis.

Bösartige Tumoren. Dickdarmkrebs entwickelt sich häufig im Rektum (Atlas Abb. 9-78), meist zwischen dem 60. und 70. Lebensjahr. Bei rechtzeitiger Diagnosestellung ist die Prognose günstig. Allerdings bestehen zum Zeitpunkt der Diagnose bereits bei jedem 4. der Betroffenen Lebermetastasen.

Symptome bei Dickdarmkrebs. Darmkrebs entwickelt sich *anfangs schleichend*, ohne besondere Beschwerden. Im weiteren Verlauf kommt es zur *Änderung* der *Stuhlgewohnheit* (➔ Abschn. 9.7.6, Kolondivertikulose) bzw. Obstipationen und Diarrhöen wechseln sich ab. *Schmerzen* und *Blutbeimengung* im Stuhl sind immer wichtige Verdachtsmomente auf Darmkrebs. In diesem Fall muss eine Krebserkrankung immer durch geeignete Untersuchungsmethoden ausdrücklich ausgeschlossen werden. Zu beachten ist ferner, dass ungefähr in der Hälfte der Fälle von Darmkrebs gleichzeitig Hämorriden bestehen. Deshalb muss bei einem Hämorrhoidalleiden immer eine sorgfältige Abklärung erfolgen.

Später kommt es zu Abgeschlagenheit, unwillkürlichem Stuhlabgang, Meteorismus, Flatulenz, Müdigkeit, Gewichtsverlust, Anämie, Schmerzen und evtl. tastbarer Tumor; im Spätstadium dann Ileus, Darmperforation und Fistelbildungen.

> **!** **Leitsymptome bei Dickdarmkrebs**
> - Blutbeimischung im Stuhl
> - Änderung der Stuhlgewohnheit
> - unwillkürlicher Stuhlabgang
> - Meteorismus, Flatulenz

9.7.9 Hämorridalleiden

Hämorriden (frühere Schreibweise Hämorriden) sind Hyperplasien bzw. knotenförmige Erweiterungen der Arterien, die das Blut zu den Schwellkörpern bringen, die die Aufgabe haben, den Anus gasdicht zu verschließen. Bitte beachten Sie hierzu auch im Atlas die Abb. 9-40 und 9-79. Die frühere Vorstellung, Hämorriden seien Krampfadern des Afters, gilt als widerlegt.

Es handelt sich um ein ausgesprochen weitverbreitetes Leiden.

Ursachen. *Bewegungsmangel, ballaststoffarme Ernährung, Bindegewebsschwäche*, häufige *Verstopfung* und starkes Pressen beim Stuhlgang (v. a. das sog. *Nachpressen*), Abführmittel und dadurch verursachte *Diarrhöen*.

Verschlechternd auf die Beschwerden wirken sich scharfe Gewürze, Kaffee, Nikotin und Alkohol aus.

Diagnose. Rektale Austastung, Rektumspiegelung, evtl. Röntgenkontrastdarstellung.

! Ungefähr die Hälfte aller Patienten mit **Dickdarmkrebs** leidet *gleichzeitig* unter *Hämorriden*. Deshalb bei auftretenden Blutungen nie einfach nur auf Hämorriden behandeln, ohne einen Darmkrebs ausgeschlossen zu haben.

Symptome. Jucken, Brennen und evtl. dumpfe Schmerzen am After, hellrote Blutungen nach dem Stuhlabgang, die typischerweise dem Stuhl aufgelagert sind, gehäufter Stuhldrang, Analekzeme, Analfissuren (Atlas Abb. 9-83), Analgeschwüre, Analschleimhautvorfall (Atlas Abb. 9-80).

Komplikationen. Starke Blutungen, Anämie, Stuhlinkontinenz, Analprolaps, Abklemmen und Absterben vorgefallener Hämorriden, akute Hämorridalthrombose (äußerst schmerzhaft, Atlas Abb. 9-81).

Therapie. Ballaststoffreiche Ernährung, ausreichend Zeit für Stuhlgang einräumen, möglichst nicht Nachpressen, auf ausreichende Bewegung achten. An pflanzlichen Mitteln haben sich der Mäusedorn, Eichenrinde und der Zauberstrauch (Hamamelis) bewährt. Bei akuten Entzündungen sind Quarkauflagerungen wohltuend. Zu meiden sind Abführmittel, scharfe Gewürze, Alkohol, Nikotin und Kaffee.

Schulmedizinische Verfahren sind Verödung, operative Abtragung und Gummibandligatur. Bei letzterem wird ambulant über den Knoten ein dünnes Gummibändchen plaziert. Die Knoten werden nekrotisch und mitsamt dem Bändchen in der Folgezeit abgestoßen.

9.7.10 „Blut im Stuhl"

Beim blutigen Stuhl liegt eine Beimengung von rotem oder schwarzem Blut im Stuhl vor.

- **Rotes Blut.** Das Blut stammt aus den *unteren Darmabschnitten* (Ausnahmen s. u.). Ist hellrotes Blut dem Stuhl aufgelagert, so stammt es aus dem Rektum oder dem Analkanal. Mögliche Blutungsquellen sind Hämorriden, Rektumkrebs, Polypen, Rektumgeschwüre und Fissuren.

- **Schwarzes Blut.** Kommt das Hämoglobin des Blutes mit der *Salzsäure*, die im Magen gebildet wird, in Berührung, so bildet sich das schwarze Hämatin, das dann zum so genannten Teerstuhl führt. Blutungsquellen, deren Blut mit der Salzsäure des Magens in Berührung kommen können, sind der Nasen-Rachen-Raum, Speiseröhre, Magen und der obere Duodenumabschnitt, Blutungsquellen, die darunter liegen, bilden, bis auf die nachstehend genannten Ausnahmen, keine Teerstühle mehr.

Ausnahmen
- Blut, das länger als acht Stunden im Darm bleibt, zersetzt sich und es kommt zur Schwarzfärbung.
- Massive Blutungen aus dem Magen können den Magen-Darm-Kanal so schnell passieren, dass sie nicht mit Salzsäure in Verbindung kommen und deshalb keine Schwarzfärbung einsetzt. Es wird dann flüssiges, rotes Blut entleert (selten).
- Wenn der Magen keine Salzsäure enthält, so kommt es auch bei Blutungen aus dem oberen Magen-Darm-Trakt nicht zu Teerstühlen (selten).

> **Blut im Stuhl ist ein Krebsverdachtszeichen!**
> Deshalb muss in jedem Fall die Blutungsquelle festgestellt werden. Dazu müssen geeignete klinische Untersuchungsmöglichkeiten in die Wege geleitet werden!

9.8 Erkrankungen des Bauchfells

9.8.1 Peritonitis (Bauchfellentzündung)

Eine Peritonitis ist eine lebensgefährliche Entzündung des Bauchfells, die akut oder chronisch verlaufen kann.

Ursachen. Die Entzündung des Bauchfells erfolgt fast immer *sekundär*, das heißt, es liegt an einer anderen Stelle der primäre Erkrankungsherd vor, von dem aus die Entzündung auf das Bauchfell übergreift: zum Beispiel *Appendizitis*, *Magen-* oder *Darmperforation*, Entzündung oder Perforation der *Gallenblase*, des *Pankreas* oder der *weiblichen Genitalorgane*.

Es handelt sich in 95 % der Fälle um eine infektiös bedingte Entzündung mit *Darmkeimen* als „Durchwanderungsperitonitis". Nur selten erfolgt die Infektion durch exogene Kontamination (z. B. Messerstich oder bei Peritonealdialyse) oder durch hämatogene Streuung.

Einteilung nach der Ausdehnung
- **Lokale Peritonitis** (Peritonitis circumscripta) in der näheren Umgebung der Infektionsquelle, zum Beispiel bei Appendizitis
- **Diffuse Peritonitis** (Peritonitis diffusa) Ausbreitung der Entzündung in die gesamte Bauchhöhle.

Symptome. Eine *beginnende* Peritonitis ist nicht leicht zu erkennen.

Die wichtigsten Symptome der *fortgeschrittenen* Peritonitis sind:

- Plötzliche bzw. zunehmend heftiger werdende Bauchschmerzen,
- Abwehrspannung beim Betasten des Bauches, später kommt es zum „bretthartem Bauch", das heißt, die Abwehrspannung besteht ständig,
- Darmlähmung, im Stethoskop sind keine Darmgeräusche mehr zu hören („Grabesstille im Stethoskop"),
- Obstipation, Meteorismus, Übelkeit, Erbrechen,
- evtl. Fieber bzw. Differenz zwischen axillarer und rektaler Messung über 1 °C,
- evtl. Schock: Tachykardie, Blutdruckabfall, kalter Schweiß.

> **Notfallmaßnahmen bei akuter Peritonitis:**
> - Unverzügliche Verständigung des Notarztes,
> - Patient darf sich nicht mehr bewegen, sondern muss liegend den Krankenwagen abwarten.

9.9 Wurmerkrankungen

Die Wurmerkrankungen, von denen es so aussah, als ob sie zurückgedrängt worden seien, haben in den letzten Jahren wieder zugenommen. Bei allen Beschwerden, vornehmlich des Bauchraumes, muss deshalb auch immer an die Möglichkeit einer Wurmerkrankung gedacht werden.

Der besseren Übersichtlichkeit wegen unterscheiden wir die zwei Hauptgruppen Fadenwürmer und Bandwürmer. Zu den Fadenwürmern (Nematoden) zählen Spulwürmer, Madenwürmer und Trichinen.

Bitte beachten Sie zu den Wurmerkrankungen auch die Echinokokkose, Abschn. 27.2.3 und die Trichinose, Abschn. 27.2.23.

9.9.1 Spulwurmbefall (Askariasis)

Durch unsachgemäße Kopfdüngung („Fäkaliendüngung") können Gemüse und Obst mit Wurmeiern verunreinigt werden (Atlas Abb. 9-85). Die so befallenen Menschen scheiden sehr widerstandsfähige Eier aus und sind damit infektiös.

Spulwürmer kommen weltweit vor; die Weibchen werden 20–40 cm, die Männchen etwa 15–25 cm lang.

Pathogenese. Nachdem die Wurmeier mit der Nahrung in den Dünndarm gelangt sind, schlüpfen dort die Larven aus. Sie dringen durch die Darmwand in die Darmvenen ein und lassen sich in die Leber transportieren. Von hier aus gelangen sie nach fünf bis zehn Tagen über das rechte Herz in die Lunge. Sie durchwandern die Alveolenwand und werden durch Hustenstöße in den Kehlkopf befördert. Von hier aus gelangen sie durch Verschlucken wieder in den Dünndarm, wo sie Geschlechtsreife erlangen. Die Eiablage beginnt ungefähr 70 Tage nach dem Wurmbefall (Atlas Abb. 9-86).

Symptome. Hält man sich diese Wanderung der Larven im Körper vor Augen, so werden die Symptome unmittelbar einsichtig:

- **Wanderung der Larven in Blut und Lungen.** *Eosinophilie, Reizhusten, Bronchitis,* evtl. *Fieber,* auch *allergische Reaktionen* auf die Stoffwechselprodukte der Würmer. In der Lunge sind eosinophile Lungeninfiltrate röntgenologisch nachweisbar.
- **Festsetzung der Würmer im Darm.** Wechselnde *Oberbauchbeschwerden, Durchfälle* und *Verstopfung* können sich abwechseln, *Appetitlosigkeit, Nervosität, Schlafstörungen*.

Komplikationen. Gelangen Würmer in den Magen, so werden sie eventuell *erbrochen,* dringen sie in den Gallengang, kann es zum *Verschlussikterus* kommen. Bei Befall des Wurmfortsatzes (Appendix) treten *appendizitische Erscheinungen* auf, bei Knäuelbildung der Spulwürmer im Dünndarm droht ein *Darmverschluss* (Ileus), beim plötzlichen Absterben der Würmer (z. B. durch eine Wurmkur) kann es zu *Krämpfen* bzw. zum *Schock* kommen.

Diagnose. Im Stuhl können mikroskopisch Wurmeier nachgewiesen werden, im Blut eine Eosinophilie. Es kann zum Abgang von Spulwürmern im Stuhl kommen, evtl. zum Erbrechen von Würmern oder (selten) zum Austritt aus der Nase oder dem Mund.

Therapie. Die Abtreibung der Spulwürmer gelingt nur schwer. Deshalb müssen hier stärker wirkende und nicht ungefährliche Mittel zum Einsatz kommen (Mebendazol, Pyrantel), weshalb die Therapie dem Arzt überlassen bleibt.

9.9.2 Madenwurmbefall (Enterobiasis, syn. Oxyuriasis)

Madenwürmer sind Darmparasiten von ungefähr 0,5 bis 1 cm Länge, von denen in erster Linie Kinder befallen werden. Die Würmer halten sich im untersten Dünndarmabschnitt, im Blinddarm und im übrigen Dickdarm auf. Allerdings müssen die Weibchen zur Eiablage den Darm verlassen, da sich die Eier nur in Anwesenheit von Sauerstoff entwickeln können. Deshalb wandern die Weibchen nachts zum After, um in den Analfalten ihre Eier abzulegen. Innerhalb weniger Stunden liegen infektiöse Larven vor.

Ansteckung. Die Ansteckung erfolgt zum einen durch *Retroinfektion,* das heißt, die am After ausgeschlüpften Larven wandern in den Darm zurück. Zum anderen erfolgt aber auch eine Selbstinfektion, und zwar über den *After-Finger-Mund-Weg.* Die Kinder kratzen sich am juckenden After, die Eier (Atlas Abb. 9-87) gelangen dabei unter die Fingernägel. Später wird der Finger in den Mund gesteckt und die Eier verschluckt. Außerdem ist eine Ansteckung über *verunreinigte Lebensmittel,* durch *Schmierinfektion* über Gegenstände und durch *erregerhaltigen Staub* möglich.

Symptome. Beschwerden treten nur bei ungefähr 20 % der Betroffenen auf. Im Vordergrund steht der *nächtliche Juckreiz* in der *Analgegend,* der zu Schlafstörungen führen kann. Als Folge der Schlafstörungen kommt es tagsüber zu *Unruhe, Nervosität, Konzentrationsstörungen* und *Leistungsschwäche.* Durch das Kratzen kann es zu *Analekzemen* kommen.

> **!** Bei einem **Analekzem** bei einem Kind immer einen *Madenwurmbefall* in Betracht ziehen!

Diagnose. Manchmal kann die Diagnose schon durch die Beobachtung der Würmer im Stuhl erfolgen. Der Nachweis der Wurmeier kann durch *Analabstriche* oder durch die *Zellophan-Klebestreifen-Methode* geführt werden. Dazu wird ein Klebestreifen auf die Analpartie aufgebracht, anschließend wird der Klebestreifen mikroskopiert. Eventuell können die Eier auch im Fingernagelschmutz oder im Nasenschleim gefunden werden. *Stuhluntersuchungen* erbringen nur in 5 % der Fälle einen positiven Befund.

Therapie. Beim Durchführen einer Wurmkur muss peinliche Sauberkeit herrschen. Dabei Fingernägel kurz halten, häufig Händewaschen, Bett- und Leibwäsche muss oft gewechselt werden (Wäsche kochen!). Bei Kindern muss darauf geachtet werden, dass sie sich nicht kratzen (z. B.

dichte Höschen tragen lassen), Finger eventuell mit einer ihnen unangenehmen Lösung bestreichen, um das Fingerlutschen zu verhüten. Oft muss die ganze Familie behandelt werden. Wirksame naturheilkundliche Mittel zur Behandlung von Madenwürmern sind Knoblauch, Kürbiskerne, strahlenlose Kamille und rohe Mohrrüben.

Schulmedizinisch werden Pyrvinium, Pyrantel oder Mebendazol eingesetzt.

9.9.3 Bandwurmbefall
(Taeniasis)

Man unterscheidet je nach Zwischenwirt:

- **Rinderbandwurm** (Länge ca. 5 bis 10 m), bei uns häufigster Bandwurm (Atlas Abb. 9-89),
- **Schweinebandwurm** (Länge ca. 3 bis 5 m),
- **Fischbandwurm** (Länge ca. 10 m), bei uns sehr selten.

Im Gegensatz zur Echinokokkose (→ Abschn. 28.3.1) ist bei der hier geschilderten Bandwurmerkrankung der Mensch Wirt, das heißt, er beherbergt in seinem Darm den Wurm. Bei der Echinokokkose dagegen ist der Mensch Zwischenwirt, denn hier leben in ihm die Finnen (Larvenstadium der Würmer). Der Wirt kann bei der Echinokokkose ein Hund, ein Fuchs oder eine Katze sein.

Pathogenese. Der voll entwickelte Bandwurm besteht aus einem Kopf, der sich in der Darmwand festhakt und den Gliedern. In seinen hintersten Gliedern entwickeln sich Eier, die dann einzeln oder in Kettenform ausgeschieden werden.

Gelangen diese Eier in einen Zwischenwirt (z. B. Rind, Schwein), so entwickeln sie sich hier zu Finnen (Larvenstadium). Diese Finnen durchdringen die Darmwand und lassen sich mit dem Blut oder der Lymphe zur quergestreiften Muskulatur transportieren, in der sie sich einkapseln. Wenn das infizierte Fleisch dieses Zwischenwirts gegessen wird, lösen sich die Kapseln mit den Larven durch die Verdauungssäfte auf, und der Bandwurmkopf hakt sich beim Wirt in der Darmwand fest.

Symptome. Meist machen Bandwürmer *keine großen Beschwerden*. Der Patient bemerkt den Wurmbefall oft selber aufgrund der sich bewegenden Glieder im Stuhl.

Es können aber auch wechselnde Oberbauchbeschwerden, blasses Aussehen und Gewichtsabnahme bestehen. Kinder haben oft halonierte Augen (von dunklen Ringen und Furchen umgeben).

> Bei **Bandwurmbefall** oft Beschwerdefreiheit oder
> - Oberbauchbeschwerden
> - Blässe
> - Gewichtsabnahme
> - halonierte Augen (vor allem bei Kindern)

Therapie. Bekannte pflanzliche Mittel gegen Bandwürmer sind *Wurmfarn* (verschreibungspflichtig!) und *Kürbissamen*. Kürbissamen wirken schwächer als Wurmfarn, haben aber den Vorteil der Unschädlichkeit. Da Kürbis den Bandwurm nicht abtötet, sondern ihn nur so lähmt, dass er sich nicht mehr an die Wand anheften kann, muss zwei bis drei Stunden nach der Einnahme ein wirksames Abführmittel genommen werden, damit der Wurm ausgetrieben wird. Der Stuhl muss immer sorgfältig daraufhin untersucht werden, ob tatsächlich auch der Bandwurmkopf abgegangen ist oder ob nur Endglieder abgestoßen wurden.

Schulmedizinisch werden Praziquantel, Niclosamid und Mebendazol eingesetzt.

9.10 Fragen

Beantworten Sie die Fragen möglichst knapp! Die richtigen Antworten finden Sie im angegebenen Abschnitt entweder **fett** oder *kursiv* gedruckt.

Anatomie und Physiologie
▸ Zählen Sie die Organe des Verdauungstraktes auf! Wie heißen die zugehörigen Verdauungsdrüsen? Welche Aufgaben hat der Verdauungstrakt? Welche Aufgaben haben die Verdauungsdrüsen? (➔ Abschn. 9.1, Einleitung)

Mundhöhle
▸ Wie wird die Mundhöhle definiert? Besteht die Zunge aus glatter oder quergestreifter Muskulatur? Welche Papillenarten werden unterschieden? Welche Anteile werden am Gaumen unterschieden? (➔ Abschn. 9.1.1)

Speicheldrüsen
▸ Handelt es sich bei den Speicheldrüsen um exo- oder endokrine Drüsen? (➔ Abschn. 9.1.2)
▸ Zählen Sie die großen Speicheldrüsen des Kopfes auf! (➔ Abschn. 9.1.2, Kasten)
▸ Geben Sie die Aufgaben des Speichels an! Welches Verdauungsenzym ist im Speichel enthalten? (➔ Abschn. 9.1.2)

Rachenraum (Pharynx)
▸ In welche drei Abschnitte wird der Rachenraum unterteilt? (➔ Abschn. 9.1.3, Kasten)
▸ In welchem Abschnitt kreuzen sich Atem- und Speiseweg? (➔ Abschn. 9.1.3)

Speiseröhre (Ösophagus)
▸ Nennen Sie die Engstellen der Speiseröhre! (➔ Abschn. 9.1.4)
▸ Aus welchen Schichten baut sich die Speiseröhrenwand auf? (➔ Abschn. 9.1.4, Kasten)

Magen (Ventriculus, Gaster)
▸ Zählen Sie wichtige Aufgaben des Magens auf! Welche Magenanteile werden unterschieden? Aus welchen Schichten baut sich die Magenwand auf? Was ist im Magensaft enthalten? Welche Zellarten unterscheidet man an den Magendrüsen? Wie wird die Magensaftproduktion gesteuert? (➔ Abschn. 9.1.5)

Dünndarm (Intestinum tenue)
▸ In welche Abschnitte wird der Dünndarm unterteilt? (➔ Abschn. 9.1.6, Kasten)
▸ Wie ist die Dünndarmwand aufgebaut, welche Besonderheit hat die Dünndarmschleimhaut gegenüber der Schleimhaut des übrigen Verdauungstraktes? (➔ Abschn. 9.1.6)
▸ Wodurch erhöht die Dünndarmwand ihre Resorptionsfläche? (➔ Abschn. 9.1.6, Kasten)
▸ Wie heißen die Drüsen des Dünndarms, die bei der Verdauung mitwirken? Wie nennt man das plattenförmige lymphatische Gewebe, das der Dünndarmschleimhaut anliegt? Welche Bewegungen der Dünndarmwand unterscheidet man? (➔ Abschn. 9.1.6)

Dickdarm (Intestinum crassum)
▸ Geben Sie die Hauptaufgabe des Dickdarms an! Welche Dickdarmabschnitte werden unterschieden? Zählen Sie drei Kennzeichen auf, die die Dickdarmwand äußerlich vom übrigen Verdauungstrakt unterscheiden! Welche Dickdarmbewegungen werden unterschieden? (➔ Abschn. 9.1.7)

Bauchfell (Peritoneum)
▸ Welche beiden Hauptanteile unterscheidet man am Bauchfell? Zählen Sie Aufgaben des Bauchfells auf! Wie unterteilt man die Lage der Bauchorgane hinsichtlich ihres Bezuges zum Bauchfell (d. h., ob sie vom Bachfell überzogen sind oder nicht)? Geben Sie die Aufgaben vom Gekröse und vom großen Netz an (➔ Abschn. 9.1.8)

Untersuchungsmethoden

Körperliche Untersuchung
▸ In welche Quadranten wird der Bauchraum eingeteilt? Schildern Sie stichwortartig, wie Sie bei einer Palpation des Bauchraumes vorgehen! (➜ Abschn. 9.2.1)

Apparative Verfahren
▸ Zählen Sie apparative Untersuchungsverfahren auf, wie sie in Kliniken eingesetzt werden! (➜ Abschn. 9.2.2)

Erkrankungen der Mundhöhle
▸ Welche Erkrankungen der Mundhöhle kennen Sie? (➜ Abschn. 9.3)
▸ Geben Sie die Ursachen einer Stomatitis catarrhalis an! (➜ Abschn. 9.3.1)
▸ Zählen Sie mögliche Ursachen von Aphthen auf! (➜ Abschn. 9.3.2)
▸ Was ist die Ursache der Mundfäule (Stomatitis herpetica) (➜ Abschn. 9.3.3)
▸ Welcher Pilz ist die häufigste Ursache der Soorerkrankung des Mundes? (➜ Abschn. 9.3.4)
▸ Wenn Sie bei einem Patienten Mundwinkelrhagaden feststellen, woran denken Sie? (➜ Abschn. 9.3.5)
▸ Wer ist in erster Linie von der Weißschwielenkrankheit (Leukoplakie) betroffen? (➜ Abschn. 9.3.6)

Speiseröhrenerkrankungen
▸ Geben Sie die Leitsymptome für Speiseröhrenerkrankungen an! (➜ Abschn. 9.4)

Sodbrennen (Pyrosis)
▸ Welche Beschwerde tritt bei Sodbrennen auf? Zählen Sie Ursachen für Sodbrennen auf! (➜ Abschn. 9.4.1)

Singultus (Schluckauf)
▸ Zählen Sie mögliche Ursachen von anhaltendem Singultus auf! (➜ Abschn. 9.4.2)

Ösophagitis (Entzündung der Speiseröhre)
▸ Welche Verlaufsformen werden bei Ösophagitis unterschieden? Welche Erste-Hilfe-Maßnahme führen Sie bei einer Verätzung der Speiseröhre mit Säuren oder Laugen durch? Ist es ratsam, den Patienten bei einer Verätzung der Speiseröhre zum Erbrechen zu bringen? Wodurch kann es zu einer chronischen Ösophagitis kommen? Wer ist in erster Linie gefährdet, an einer Soorösophagitis zu erkranken? (➜ Abschn. 9.4.3)
▸ Welche Beschwerden werden bei Refluxösophagitis geklagt? Wodurch werden diese Beschwerden verstärkt? (➜ Abschn. 9.4.3)

Achalasie (veraltet: Kardiospasmus)
▸ Welche Störung liegt der Achalasie zugrunde? Zählen Sie typische Beschwerden bei Achalasie auf! (➜ Abschn. 9.4.4)

Ösophagusdivertikel
▸ Was sind echte, was unechte Divertikel? Welche Beschwerden treten bei Ösophagusdivertikeln auf? (➜ Abschn. 9.4.5)

Ösophagusvarizen
▸ Was sind Ösophagusvarizen? Welche Ursache liegt ihnen zugrunde? (➜ Abschn. 9.4.6)

Ösophaguskarzinom (Speiseröhrenkrebs)
▸ Welche auslösenden Faktoren spielen beim Speiseröhrenkrebs eine Rolle? Zählen Sie frühe Symptome der Erkrankung auf! (➜ Abschn. 9.4.7)

Hiatushernie (Zwerchfellbruch)
▶ Was ist bei einer Hiatushernie geschehen? (→ Abschn. 9.4.8, Kasten)
▶ Wodurch kann es bei Hiatushernie zur Eisenmangelanämie kommen? In welchen Fall muss bei Hiatushernie operiert werden? (→ Abschn. 9.4.8)

Erkrankungen des Magens
Reizmagen
▶ Was liegt dem Reizmagen für eine Störung zugrunde? (→ Abschn. 9.5.1)

Akute Gastritis
▶ Zählen Sie Ursachen der akuten Gastritis auf! (→ Abschn. 9.5.2)

Chronische Gastritis
▶ Welche beiden Verlaufsformen werden nach dem Ausmaß der eingetretenen Magenschleimhautveränderung unterschieden? (→ Abschn. 9.5.3, Kasten)
▶ Wie werden die chronischen Gastritiden nach der Ursache unterteilt (→ Abschn. 9.5.3, Kasten)

Magen- und Zwölffingerdarmgeschwür
▶ Kommt es bei einem Magengeschwür zu oberflächlichen Erosionen oder zu einem tiefen Gewebedefekt? Geben Sie Ursachen an! (→ Abschn. 9.5.4)
▶ Nennen Sie Lokalisation, Schmerztyp und Ausmaß der Säurebildung getrennt für Magen- und Zwölffingerdarmgeschwür (→ Abschn. 9.5.4, Kasten)
▶ Wie ändert sich der Schmerz, wenn es zur Perforation gekommen ist? Woran ist eine Perforation zu erkennen? (→ Abschn. 9.5.4)

Magenkrebs
▶ Haben Magenkrebserkrankungen in den letzten Jahren zu- oder abgenommen? Geben Sie frühe Beschwerden bei Magenkrebs an! Nennen Sie späte Beschwerden, die schon auf Metastasierung hinweisen! (→ Abschn. 9.5.5)

Erkrankungen des Dünndarms
Maldigestion und Malabsorption
▶ Was versteht man unter Maldigestion, was unter Malabsorption?
▶ Nennen Sie Ursachen für Maldigestion und Malabsorption (→ Abschn. 9.6.1)

Morbus Crohn
▶ An welchen Körperstellen spielt sich der Morbus Crohn ab? Geben Sie die Ursache an! Nennen Sie das Leitsymptom! Was sind mögliche Komplikationen? (→ Abschn. 9.6.2)

Sprue bzw. Zöliakie
▶ Was liegt der Sprue bzw. Zöliakie für eine Störung zugrunde? Zählen Sie typische Symptome auf! (→ Abschn. 9.6.3)

Dickdarmerkrankungen
▶ Nennen Sie Leitsymptome für Dickdarmerkrankungen! (→ Abschn. 9.7)

Colon irritabile (Reizkolon)
▶ Was liegt dem Reizkolon für eine Störung zugrunde? Geben Sie die Leitsymptome an! (→ Abschn. 9.7.1)

Diarrhö (Durchfall)
▶ Zählen Sie einige mögliche Gründe für Durchfälle auf! Nennen Sie die Leitsymptome! (→ Abschn. 9.7.2)

Obstipation (Verstopfung)
▸ Geben Sie Ursachen für Obstipation an! Was sind mögliche Komplikationen? Würden Sie einer Patientin, die unter chronischer Verstopfung leidet, empfehlen über längere Zeit Sennesblätter einzunehmen? Begründen Sie Ihre Meinung! (➔ Abschn. 9.7.3)

Ileus (Darmverschluss)
▸ Was liegt einem Ileus zugrunde? Was ist die Ursache eines mechanischen, was eines funktionellen Ileus? Was ist der Unterschied zwischen einem Obstruktions- und einem Strangulationsileus? (➔ Abschn. 9.7.4)
▸ Schildern Sie den auftretenden Schmerz beim mechanischen und beim paralytischen Ileus! Nennen Sie mögliche Komplikationen eines Ileus! Welche Therapie führen Sie bei Darmverschluss durch? (➔ Abschn. 9.7.4)

Appendizitis (Wurmfortsatzentzündung)
▸ Schildern Sie die Beschwerden einer akuten Appendizitis! Was sind mögliche Komplikationen? Geben Sie die beiden wichtigsten druckempfindlichen Stellen des Bauchraumes bei Appendizitis an! Nennen Sie weitere diagnostische Hilfsmittel! (➔ Abschn. 9.7.5)

Kolondivertikulitis
▸ Was sind Divertikel; was eine Divertikulose; was eine Divertikulitis? In welchem Abschnitt des Verdauungstraktes kommt es besonders häufig zu einer Divertikulose? Welche Beschwerden treten bei Kolondivertikulitis auf? (➔ Abschn. 9.7.6)

Colitis ulcerosa
▸ Worum handelt es sich bei Colitis ulcerosa? Welche Verläufe werden unterschieden? Geben Sie dazu jeweils die Leitsymptome an!
▸ Nennen Sie mögliche Komplikationen bei Colitis ulcerosa! (➔ Abschn. 9.7.7)

Dickdarmtumoren und Dickdarmkrebs
▸ Welche gutartigen Tumoren kommen im Dickdarm vor? (➔ Abschn. 9.7.8)
▸ Nennen Sie Leitsymptome des Dickdarmkrebses (➔ Abschn. 9.7.8, Kasten)

Hämorridalleiden
▸ Geben Sie Ursachen für Hämorridalleiden an! (➔ Abschn. 9.7.9)

„Blut im Stuhl"
▸ Woher stammt rotes Blut im Stuhl? Wodurch kommt es zu schwarzem Blut im Stuhl? (➔ Abschn. 9.7.10)

Peritonitis (Bauchfellentzündung)
▸ Geben Sie Ursachen der Peritonitis an! Zählen Sie Leitsymptome auf! (➔ Abschn. 9.8.1)

Wurmerkrankungen

Spulwurmbefall (Askariasis)
▸ Nennen Sie Symptome bei Spulwurmbefall! Nennen Sie Komplikationen! (➔ Abschn. 9.9.1)

Madenwurmbefall (Enterobiasis)
▸ Nennen Sie Ansteckungsquellen! Geben Sie Symptome der Erkrankung an! Nennen Sie wichtige Diagnosequellen! (➔ Abschn. 9.9.2)

Bandwurmbefall (Taeniasis)
▸ Geben Sie Beschwerden bei Bandwurmbefall an! Welche pflanzlichen Mittel werden eingesetzt? (➔ Abschn. 9.9.3)

10 Stoffwechsel

10.1	**Klärung wichtiger Begriffe** 312
10.2	**Kohlenhydrate (Saccharide)** 312
10.3	**Fette (Lipide)** 313
10.4	**Eiweiße (Proteine)** 314
10.5	**Mineralstoffe (Mengen- und Spurenelemente)** 314
10.5.1	Natrium 314
10.5.2	Kalium 315
10.5.3	Kalzium 315
10.5.4	Magnesium 316
10.5.5	Weitere Mineralstoffe 316
10.6	**Vitamine** 317
10.6.1	Vitamin A 318
10.6.2	Vitamin-B-Komplex 318
10.6.3	Vitamin C 320
10.6.4	Vitamin D 320
10.6.5	Vitamin E 321
10.6.6	Vitamin K 321
10.7	**Wasser** 322
10.8	**Abbau und Resorption der Nahrungsstoffe** 322
10.8.1	Kohlenhydratabbau 322
10.8.2	Fettabbau 322
10.8.3	Eiweißabbau 323
10.8.4	Aktiver und passiver Transport bei der Nahrungsresorption 323
10.9	**Störungen des Gesamtstoffwechsels** 323
10.9.1	Magersucht (Anorexia nervosa) und Ess-Brechsucht (Bulimia nervosa) 324
10.9.2	Fettleibigkeit (Fettsucht, Adipositas) 325
10.10	**Störungen des Fettstoffwechsels** 325
10.10.1	Hyperlipidämie (Hyperlipoproteinämie) 325
10.10.2	Hypolipidämie (Hypolipoproteinämie) 326
10.10.3	Gicht 326
10.11	**Störungen des Knochenstoffwechsels** 327
10.11.1	Osteoporose 328
10.11.2	Osteomalazie 328
10.12	**Fragen** 329

Der Körper benötigt Nahrung, damit er wachsen und seine Substanz erneuern (Zellerneuerung) kann. Außerdem braucht er die Nahrung zur Energiegewinnung, damit er chemische und mechanische Arbeit leisten kann.

> **Der Körper benötigt folgende Stoffe:**
> - Kohlenhydrate
> - Fette
> - Eiweiße
> - Mineralstoffe und Spurenelemente
> - Vitamine
> - Wasser

10.1 Klärung wichtiger Begriffe

Verdauung (Digestion). Unter Verdauung versteht man den *Abbau* der *aufgenommenen Nahrungsmittel* (Kohlenhydrate, Fette, Eiweiße) in einfachere Bestandteile, die vom Blut- bzw. Lymphsystem aufgenommen (resorbiert) werden können.

Stoffwechsel (Metabolismus). Mit Stoffwechsel bezeichnet man in einem *weiteren Sinn alle chemischen Reaktionen des Körpers*, die beim Abbau und der Umwandlung der aufgenommenen Stoffe (Nahrungsmittel, Sauerstoff) ablaufen. Damit dient der Metabolismus dem Auf-, Um- und Abbau körpereigener Substanz.

In einem *engeren Sinn* meint man mit Stoffwechsel aber lediglich die *Nahrungsmittelverwertung* durch die *Zelle*, das heißt, die Veränderungen, die die Nahrungsmittel innerhalb der Zellen erfahren.

Anabolismus (Aufbaustoffwechsel). Aus *einfacheren* Stoffen werden *komplexere* aufgebaut. Dabei werden die aufgenommenen Nahrungsmittel durch Stoffwechselvorgänge in körpereigene Substanz umgewandelt (z. B. in Zellprotoplasma).

Katabolismus (Abbaustoffwechsel). *Komplexere* Stoffe werden unter Energiefreisetzung in *einfachere* abgebaut. Dabei werden die durch Anabolismus gebildeten Fette, Eiweiße und Kohlenhydrate über verschiedene Zwischenstufen und unter Freisetzung von Energie abgebaut, was zur Bildung von Wasser, Kohlendioxid und Harnstoff als End- bzw. Ausscheidungsprodukt führt.

10.2 Kohlenhydrate (Saccharide)

Kohlenhydrate machen etwa 50% der normalen Ernährung aus. Sie bestehen aus relativ kleinen Molekülen, in denen Kohlenstoff (C) mit Wasser (H_2O) verbunden ist. Die Grundstruktur der Kohlenhydrate ist überwiegend die Hexose: $C_6H_{12}O_6$, das heißt, sechs Kohlenstoffatome sind mit sechs Wassermolekülen verbunden.

Kohlenhydrate werden fast ausschließlich zur Energiegewinnung genutzt. Sie verhindern, dass die wertvollen Eiweiße als Energielieferanten verbrannt werden. Werden zuviel Kohlenhydrate zugeführt, so können sie in Fett umgewandelt und gespeichert werden.

> **Kohlenhydrate** dienen der *Energiegewinnung*.

Photosynthese. Kohlenhydrate können nur von den grünen Pflanzen – also nicht von Menschen oder Tieren – im Zuge der Photosynthese gebildet werden. Die Pflanzen benötigen dazu lediglich Kohlendioxid, Wasser und Sonnenlicht. Die dabei aufgenommene Sonnenenergie wird von der Pflanze als chemische Energie in den Kohlenhydraten gespeichert und kann in dieser Form von Pflanzen, Tieren und Menschen genutzt werden.

Je nach ihrem Aufbau werden die Kohlenhydrate eingeteilt in:

- **Monosaccharide** (setzen sich aus einer Hexose zusammen)
  - Glukose (Traubenzucker)
  - Fruktose (Fruchtzucker)
  - Galaktose
- **Disaccharide** (bestehen aus zwei Hexosen)
  - Maltose (Malzzucker)
  - Saccharose (Rohrzucker)
  - Laktose (Milchzucker)
- **Polysaccharide** (bestehen aus vielen Hexosen) Es handelt sich um die Speicherform der Glukose.
  - Glykogen (Speicherform bei Mensch und Tier)
  - Stärke (Speicherform bei Pflanzen)

> Das wichtigste Kohlenhydrat der *tierischen Nahrung* ist das **Glykogen**. Es wird vor allem in der Leber und in den Muskeln gespeichert.
>
> Das wichtigste Kohlenhydrat der *pflanzlichen Nahrung* ist **Stärke**.

10.3 Fette (Lipide)

Fette sind keine einheitliche Stoffklasse, sondern unterscheiden sich in ihrem chemischen Aufbau. Sie haben jedoch als Gemeinsamkeit die *Unlöslichkeit* in *Wasser* und die Löslichkeit in organischen Lösungsmitteln.

Fette (Lipide) und die fettähnlichen Substanzen (Lipoide) enthalten meist als wesentlichen Bestandteil *Fettsäuren* und *Glyzerin*. Fettsäuren können, mit Ausnahme der essentiellen Fettsäuren, im Körper hergestellt werden. Essentielle Fettsäuren müssen mit der Nahrung zugeführt werden, da es sonst zu Mangelerscheinungen kommen kann.

> **Fette** dienen als *Reservestoffe*, *Aufbaustoffe* und *Energielieferanten*.

Hinsichtlich der Nahrungsaufnahme unterscheiden wir mehrfach ungesättigte, ungesättigte, gesättigte Fettsäuren.

- **Mehrfach ungesättigte Fettsäuren** sind in Pflanzenölen enthalten, die bei 20 °C flüssig sind. Sie können evtl. eine Senkung des Blutfettspiegels bewirken.
- **Ungesättigte Fettsäuren.** Flüssiges Pflanzenfett, das zu fester Konsistenz verarbeitet wird, verliert den größten Teil der ungesättigten Fettsäuren. Es hat keinen Einfluss auf den Blutfettspiegel.
- **Gesättigte Fettsäuren** stammen aus tierischen Fetten und sind bei 20 °C von fester Konsistenz. Sie können evtl. einen Anstieg des Blutfettspiegels bewirken.

Es werden nun wichtige Fette vorgestellt:

- **Neutralfette** (Triglyzeride) bestehen aus drei Fettsäuremolekülen und einem Molekül Glyzerin. Die meisten natürlich vorkommenden Fette sind Gemische von Triglyzeriden.
- **Phospholipide** sind aus zwei Fettsäuren, einem Molekül Glyzerin und meist einem stickstoffhaltigen Alkohol zusammengesetzt. Phospholipide spielen beim Aufbau der Zellmembran eine wichtige Rolle.
- **Cholesterin** wird einerseits dem Körper über tierische Nahrungsmittel zugeführt (in pflanzlicher Nahrung fehlt es), andererseits kann Cholesterin aber auch im Körper selbst hergestellt werden. Hauptproduktionsort ist hier die Leber, außerdem kann es noch in der Darmschleimhaut, der Nebenniere und den Keimdrüsen gebildet werden. Cholesterin wird im Körper benötigt zum
  - Aufbau der Zellmembran,
  - Aufbau der Steroidhormone (NNR- und Keimdrüsenhormone, → Abschn. 14.1),
  - Aufbau von Gallensäure,
  - Aufbau von Vitamin D.

Transport der Fette. Fette werden wegen ihrer Wasserunlöslichkeit in Blut und Lymphe durch so genannte *Lipoproteine* (Trägereiweiße) transportiert. Wichtige Trägereiweiße sind:

- **LDL** (low density lipoprotein, d. h. Lipoproteine von geringer Dichte). LDL besteht zu 78 % aus Fett. Eine Erhöhung der LDL-Werte im Blut *steigert* das *Arterioskleroserisiko*.
- **HDL** (high density lipoprotein, d. h. Lipoproteine von hoher Dichte). HDL besteht zu ca. 50 % aus Fett. HDL transportiert Cholesterin aus peripheren Zellen zur Leber. Dabei kann es noch Cholesterin aus Gefäßwänden aufnehmen und abtransportieren, weshalb ihm ein *Schutzeffekt* vor Arteriosklerose zugeschrieben wird.
- **VLDL** (very low density lipoprotein). Sie bestehen zu 85 % bis 90 % aus Fett und transportieren hauptsächlich im Körper selbst produzierte Neutralfette. Die Leber gibt zunächst Cholesterin als VLDL ans Blut. Hier wird es auf LDL umgeladen und zu den Körperzellen gebracht.
- **Chylomikronen** (Chyluströpfchen). Die langkettigen Fettsäuren gelangen in die Dünndarmepithelzellen, in denen sie, zusammen mit anderen Fetten und Eiweißen, zu so genannten Chylomikronen umgebaut werden. Diese gelangen in das Lymphsystem und von da aus ins Blut (→ Abschn. 10.8.2, Fettabbau).

Um beim Patienten das Arterioskleroserisiko abschätzen zu können, bestimmt man zunächst das

Gesamtcholesterin. Liegt dies im Normbereich, so braucht man bezüglich der Blutfette keine weiteren Untersuchungen anzustrengen. Ist das Gesamtcholesterin jedoch erhöht, so bestimmt man LDL und HDL. Dabei gilt:

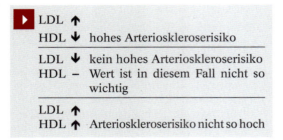

Bitte beachten Sie zur Erhöhung der Blutfette auch Abschn. 10.10.1, Hyperlipidämie).

10.4 | Eiweiße (Proteine)

Eiweiße unterscheiden sich hinsichtlich ihrer elementaren Zusammensetzung von Kohlenhydraten und Fetten dadurch, dass sie außer Kohlenstoff (C), Wasserstoff (H) und Sauerstoff (O) noch *Stickstoff* (N) enthalten. Weiterhin können auch noch Schwefel (S), Phosphor (P) und Eisen (Fe) vertreten sein.

Eiweiße sind aus Aminosäuren (kleinste Bausteine der Eiweiße) zusammengesetzt. Je nach der Anzahl der beteiligten Aminosäuren unterscheidet man:

- **Makropeptide** (Proteine), die aus mehr als 100 Aminosäuren bestehen,
- **Polypeptide**, die aus 10 bis 100 Aminosäuren aufgebaut sind und
- **Oligopeptide**, die aus weniger als 10 Aminosäuren bestehen.

Eiweiße spielen im Körper als Aufbaustoffe eine wichtige Rolle, da die Körperzellen im Wesentlichen aus Eiweißen bestehen. Außerdem haben sie eine Bedeutung bei der Herstellung von Enzymen, Hormonen (Peptidhormone, → Abschn. 14.1), Bluteiweißen (→ Abschn. 7.1.1), Gerüsteiweißen (z. B. kollagene Fasern), Muskeleiweiße (Aktin- und Myosinfilamente) und bei vielem mehr.

▶ **Eiweiße** dienen in erster Linie als *Aufbaustoffe*.

Proteide (zusammengesetzte Eiweiße) dagegen sind Eiweiße, die mit weiteren chemischen Stoffen verbunden sind, zum Beispiel Nukleoproteide, Lipoproteide, Glykoproteide.

10.5 | Mineralstoffe (Mengen- und Spurenelemente)

Mineralstoffe sind Substanzen aus dem mineralischen (unbelebten) Teil unserer Erde. In der Natur kommen sie überwiegend als Salze vor. Manche dieser Salze sind in Wasser gelöst, wobei sie in kleine elektrisch geladene Teilchen, die Ionen, zerfallen.

Mineralstoffe werden vom Körper in ganz unterschiedlichen Mengen benötigt. Danach unterteilt man sie in Mengen- und Spurenelemente.

- **Mengenelemente** kommen mit Gewichtsanteilen von 25 bis 1000 g beim Erwachsenen vor. Hierzu gehören Natrium, Kalium, Kalzium, Phosphor, Chlor, Magnesium und Schwefel.
- **Spurenelemente** dagegen werden vom Körper nur in kleinsten „Spuren" benötigt, und zwar kommen sie beim Erwachsenen mit einem Gewichtsanteil von 1 Milligramm bis 5 Gramm vor. Aber auch in diesen kleinsten Mengen erfüllen sie wichtige biologische Funktionen. Zu den Spurenelementen gehören Eisen, Kupfer, Selen, Zink, Jod, Kobalt, Molybdän, Chrom u. a.

Nachstehend werden die wichtigsten Mengen- und Spurenelemente vorgestellt.

10.5.1 Natrium

Das wichtigste Natriumsalz ist das Kochsalz (NaCl, Natriumchlorid). Es befindet sich zu 98 % in den *Körperflüssigkeiten*. Seine wichtigsten Aufgaben sind die Aufrechterhaltung des Flüssigkeitsgleichgewichtes und die Mitwirkung bei der Muskel- und Nervenerregbarkeit.

Da der Natriumhaushalt eng mit dem Wasserhaushalt verknüpft ist, wirken sich Abweichungen des Natriumbestandes unmittelbar auf den Wasserhaushalt aus.

Hyponatriämie (verminderter Natriumgehalt des Blutes). Ernährungsbedingte Natriummangelzustände (weniger als 135 mmol/l) sind wegen der natriumreichen Essgewohnheiten bei uns selten. Trotzdem kann sich auch bei uns ein Natriummangel einstellen. Wichtige Ursachen hierfür sind starkes Schwitzen (vor allem bei Sportlern!), Nierenerkrankungen, starkes Erbrechen, Durchfälle und intensiver Einsatz von Diuretika.

Hyponatriämie verursacht *Hypotonie*, *Tachykardie* bis hin zum *Kollaps*, Muskelschwäche, Apathie, eventuell Krämpfe und Verwirrtheit.

Hypernatriämie (erhöhter Natriumgehalt des Blutes). Zur Hypernatriämie kann es durch übermäßige Kochsalzzufuhr, durch bestehende Ödeme und durch Niereninsuffizienz kommen. Dabei erhöht sich der Natriumspiegel im Blut auf mehr als 150 mmol/l.

Es muss aber nicht immer ein tatsächlicher Natriumüberschuss vorliegen, sondern ein Wasserverlust bei normalem Natriumbestand kann auch zur Hypernatriämie führen.

Die Deutsche Gesellschaft für Ernährung empfiehlt eine tägliche Zufuhr von 2 bis 3 g Natrium (entspricht 5 bis 7,5 g Kochsalz). Die mittlere tägliche Zufuhr liegt aber bei uns bei 4 bis 6 g Natrium (entspricht 10 bis 15 g Kochsalz). Es soll ein Zusammenhang zwischen der Höhe des Kochsalzverbrauches und *Bluthochdruck* bestehen. In Ländern mit hohem Kochsalzverbrauch, zum Beispiel Nordjapan, tritt Hypertonie häufig auf. In Ländern mit niedrigem Kochsalzverbrauch, zum Beispiel bei den Eskimos, ist Bluthochdruck weitgehend unbekannt. Allerdings reagieren nicht alle Menschen auf einen erhöhten Kochsalzverbrauch mit Bluthochdruck, so dass darüber hinaus noch weitere Faktoren mit berücksichtigt werden müssen.

10.5.2 Kalium

Kalium kommt zu 98 % *innerhalb* der Zellen vor und ist hierin unentbehrlicher Bestandteil. Erythrozyten sind besonders kaliumreich.

Im einzelnen hat Kalium die folgenden Aufgaben: Mitwirkung bei der *Aufrechterhaltung* des *Membranpotentials* (➔ Abschn. 3.4.5 Physiologie der Nervenzelle, Membranpotential) und damit bei der *Muskel-* und *Nervenerregbarkeit* (Aktionspotential), Beeinflussung der *Herztätigkeit*, Aufrechterhaltung des *Zellwassergehaltes* (d. h. Aufrechterhaltung des osmotischen Druckes in der Zelle),

Mitwirkung beim Eiweißaufbau und bei der Kohlenhydratverwertung (Glykogenstoffwechsel).

Hypokaliämie (verminderter Kaliumgehalt des Blutes). Bei einer Hypokaliämie sinkt der Serumwert unter 3,5 mmol/l. Kaliummangel kommt häufiger vor als Kaliumüberschuss. Als Ursachen kommen in Betracht: *Abführmittelmissbrauch* (häufig!), gastrointestinale Verluste durch *Erbrechen* oder *Durchfälle*, ungenügende Zufuhr, Cushing-Syndrom (➔ Abschn. 14.12.1), Conn-Syndrom (➔ Abschn. 14.12.3), renaler Verlust durch Diuretika und Niereninsuffizienz in der polyurischen Phase (Kaliumverlustniere).

Symptome des Kaliummangels sind Muskelschwäche, Reflexminderung, Obstipation, Apathie und kardiale Symptome wie Herzinsuffizienz, Extrasystolen und Tachykardie. In fortgeschrittenen Fällen kommt es zu Lähmungen, paralytischem Darmverschluss, Bewusstlosigkeit und Koma.

Zu beachten ist, dass bei *Kaliummangel* eine *gesteigerte Empfindlichkeit* gegenüber *Digitalis* besteht und somit die Gefahr von Vergiftungserscheinungen auch bei Einnahme einer normaler Digitalisdosis besteht.

Hyperkaliämie (erhöhter Kaliumgehalt des Blutes). Von Hyperkaliämie spricht man bei Serumwerten, die über 5,5 mmol/l liegen. Ursache eines Kaliumanstieges im Blut kann eine vermehrte Zufuhr sein, ein gehäuftes Zugrundegehen von Erythrozyten, Niereninsuffizienz, Nebennierenrindeninsuffizienz (M. Addison) und kaliumsparende Diuretika.

Als Folge der Hyperkaliämie kommt es zu allgemeiner Schwäche, Verwirrtheit, Parästhesien, schlaffen Lähmungen, Herzrhythmusstörungen, Bradykardie, eventuell sogar zum Herzstillstand.

10.5.3 Kalzium

Im Körper befindet sich ca. 1 kg Kalzium, womit es sich um die größte Menge eines bestimmten Mineralstoffs handelt. Ungefähr 99 % dieses Kalziums sind in Knochen und Zähnen deponiert, wo es eine wichtige *Aufbaufunktion* erfüllt. Die Knochen werden dadurch aber auch zu Kalziumspeichern. Außerdem spielt Kalzium eine bedeutende Rolle bei der Aufrechterhaltung der normalen *Nerven-* und *Muskelerregbarkeit*. Indem es nämlich die Zellmembrandurchlässigkeit herabsetzt, dämpft es die Erregbarkeit von Nerven- und Muskelzellen. Des Weiteren ermöglicht Kalzium das Gleiten der Aktin- und Myosinfilamente innerhalb der Muskelzelle und leistet deshalb einen wichtigen Beitrag bei der *Muskelkontraktion*. Darüber hinaus ist Kalzium wesentlich an der *Blutgerinnung* (Faktor IV) mitbeteiligt (➔ Abschn. 7.6.2) und wirkt antiallergisch und antientzündlich.

Der Kalziumspiegel des Blutes wird durch das Parathormon der Nebenschilddrüse und das Kalzitonin (Calcitonin) der Schilddrüse in sehr engen Bereichen konstant gehalten.

Hypokalz(i)ämie (verminderter Kalziumgehalt des Blutes). Zu einem verminderten Blutkalziumspiegel (weniger als 2,2 mmol/l Serum) kann es durch eine Unterfunktion der Nebenschilddrüse (Parathormonmangel), durch Vitamin-D-Mangel, durch Malabsorption, durch Nieren- und Pankreaserkrankungen und beim Cushing-Syndrom (➔ Abschn. 14.12.1) kommen.

Hypokalziämie führt zu einer *gesteigerten Muskelerregbarkeit*, bis hin zu Krämpfen und manifester Tetanie mit meist symmetrischen Muskelkrämpfen, bevorzugt im Bereich der Gliedmaßen, eventuell mit „Pfötchenstellung" der Hand. Bei langandauernden Mangelzuständen kann es bei Kindern zu *Rachitis* (➔ Abschn. 10.6.4) und bei Erwachsenen zu *Osteomalazie* (➔ Abschn. 10.11.2) kommen.

Hyperkalz(i)ämie (erhöhter Kalziumgehalt des Blutes). Zur Erhöhung des Blutkalziumspiegels (über 2,7 mmol/l) kann es durch eine gesteigerte Kalziumaufnahme im Darm oder durch Medikamente (z. B. Vitamin D), durch eine verminderte Ausscheidung durch die Nieren, durch Nebenschilddrüsenüberfunktion oder durch eine gesteigerte Kalziumfreisetzung aus den Knochen kommen. Letzteres kann zum Beispiel bei Knochentumoren und Knochenmetastasen der Fall sein.

Ein ständig erhöhter Kalziumspiegel des Blutes kann zur Bildung von *Nierensteinen*, zur *Nephrokalzinose* (Ablagerung von Kalzium im Nierengewebe), zu *Gelenkverkalkungen* und zu *Arteriosklerose* führen. Bei schwerer Hyperkalziämie kommt es zu Appetitverlust, vermehrtem Durst, erhöhter Harnausscheidung, psychischen Störungen, Übelkeit und Erbrechen. Die Muskelerregbarkeit ist herabgesetzt, so dass es zu Muskelschwäche und Obstipation bis hin zu schlaffen Lähmungen kommen kann.

10.5.4 Magnesium

Magnesium ist ein Kalziumantagonist und kommt in unterschiedlicher Konzentration in fast allen Körperzellen vor. Insgesamt befinden sich ca. 25 bis 30 g im Körper.

Magnesium wird für zahlreiche *Enzymreaktionen* benötigt. Besondere Bedeutung besitzt es als *Aktivator* von allen *Reaktionen* an denen *ATP* beteiligt ist. Außerdem *dämpft* Magnesium die *Nerven-* und *Muskelerregbarkeit* und *hemmt* die *Blutgerinnung*, weshalb es zur Thromboseprophylaxe eingesetzt wird. Ähnlich wie Kalzium ist auch Magnesium am *Aufbau* von *Knochen*, *Sehnen* und *Zähnen* beteiligt.

Hypomagnesiämie (verminderter Magnesiumgehalt des Blutes). Da die Magnesiumzufuhr meist den Bedarf überschreitet, sind ernährungsbedingte Mangelzustände selten. Sie können aber bei Niereninsuffizienz, chronischen Darmerkrankungen, Hungerzustand, chronischem Alkoholismus, Schilddrüsen- und Nebenschilddrüsenüberfunktion und im diabetischen Koma gefunden werden.

Magnesiummangelzustände (weniger als 0,7 mmol/l) führen zu *Muskelzuckungen*, Zittern, Tetanie, mitunter zu *Krämpfen*, epileptischen Anfällen und deliranten Zuständen. Die Magnesiummangeltetanie unterscheidet sich äußerlich nicht von der Kalziummangeltetanie. Außerdem kann Magnesiummangel zu *Herzrhythmus-* und *Durchblutungsstörungen* (z. B. der Koronarien) führen.

Hypermagnesiämie (erhöhter Magnesiumgehalt des Blutes). Eine Hypermagnesiämie (mehr als 2,5 mmol/l) kommt bei Nierenversagen, Urämie, erhöhter Magnesiumzufuhr (Medikamente, Infusionstherapie) und Schilddrüsenunterfunktion vor.

Sie führt zur Herabsetzung bis zur Blockade der Erregbarkeit der quergestreiften Muskulatur und damit zur *Erschlaffung* der *Muskulatur* bis hin zu *Lähmungen*, auch zu Atemlähmungen und Herzstillstand.

10.5.5 Weitere Mineralstoffe

Phosphat befindet sich zum größten Teil in Knochen und Zähnen. Es wird aber auch innerhalb der Zelle beim Energiestoffwechsel (ATP) benötigt. Im Blut wirkt es bei der Aufrechterhaltung des Säure-Basen-Gleichgewichtes mit.

Phosphat spielt in der Lebensmittelindustrie als Konservierungsmittel eine wichtige Rolle. Es wird vermutet, dass eine übermäßige Zufuhr bei Kindern eine Hyperaktivität zur Folge haben kann.

Eisen. Im Körper befinden sich etwa 4 bis 5 g Eisen. Der größte Teil hiervon sitzt im *Hämoglobin* der Erythrozyten und im Myoglobin der Muskelzellen. Eisen kann in der *Leber*, der *Milz* und im *Knochenmark* als Ferritin und Hämosiderin gespeichert werden. Wird Eisen im Serum transportiert, wird es an Transferrin gebunden.

Vitamin C verbessert die Eisenaufnahme im Körper. Bei Eisenmangel kommt es zur Anämie (→ Abschn. 7.8.1). Wird mehr Eisen zugeführt als benötigt, sinkt normalerweise die Resorptionsquote im Darm. Bei der seltenen Eisenspeicherkrankheit (Hämochromatose, Hämosiderose) und bei Alkoholabusus kann es zur erhöhten Eisenresorption kommen.

Jod. Fast das gesamte aufgenommene Jod gelangt in die Schilddrüse, wo es zur Produktion der *Schilddrüsenhormone* benötigt wird. Jodmangel bewirkt eine Schilddrüsenunterfunktion und Ausbildung einer Struma (Kropf).

Zink ist in vielen Enzymen enthalten. Es beeinflusst das Immunsystem und den Eiweiß-, Fett-, Kohlenhydrat- und Hormonstoffwechsel (im Insulin enthalten).

Zinkmangel bewirkt Kleinwuchs, Unterfunktion der Keimdrüsen, gesteigerte Hautverhornung, Hautentzündungen, Leber- und Milzvergrößerung.

Man findet eine Erhöhung des Zinkgehaltes im Blut bei Schilddrüsenüberfunktion, essentieller Hypertonie, Polyzythämie und perniziöser Anämie. Dagegen kann er bei Infekten, Diabetes mellitus, Leberzirrhose und nach Myokardinfarkt erniedrigt sein.

Selen ist Bestandteil von vielen Enzymen und kann die Wirkung giftiger Schwermetalle wie Cadmium, Quecksilber und evtl. auch Blei herabsetzen. Da man in Gegenden mit selenreicher Ernährung beobachtete, dass es weniger Fälle von Brustkrebs und Herzinfarkt gab, wird Selen diesbezüglich eine Schutzwirkung zugeschrieben. Des Weiteren wird vermutet, dass Selen den Alterungsprozess verzögern kann.

Chrom, Mangan, Kobalt, Kupfer. Neben anderen Aufgaben aktivieren diese Spurenelemente Enzyme oder sind ein unentbehrlicher Bestandteil von Enzymen.

10.6 Vitamine

Bei den Vitaminen unterscheiden wir die *wasserlöslichen* Vitamine B und C von den *fettlöslichen* Vitaminen A, D, E und K. Fettlösliche Vitamine können im Körper gespeichert werden, während die wasserlöslichen bei überhöhter Zufuhr ausgeschieden werden. Dieser Sachverhalt führt dazu, dass es nur selten zu einem Mangel an fettlöslichen Vitaminen kommt, dass aber andererseits die Gefahr von Überdosierungserscheinungen (Vergiftungen) besteht. Ob wasserlösliche Vitamine zu Vergiftungserscheinungen führen können, ist noch nicht eindeutig geklärt.

In *naturbelassenen* Nahrungsmitteln kommen Vitamine so ausreichend und häufig vor, dass sich beim Menschen im Laufe der Entwicklung kein besonderer Steuerungsmechanismus für die Bedarfsdeckung herausgebildet hat, der in etwa mit Hunger und Durst vergleichbar wäre. Die meisten Vitamine des B-Komplexes und Vitamin K können in gewissen Mengen durch die Darmflora synthetisiert werden. Außerdem werden Vitamin A und D bei ausreichender Sonnenbestrahlung im Körper selbst aus Provitaminen hergestellt.

Von Rachitis abgesehen, sind deshalb typische Vitamin*mangelkrankheiten* selten. Das darf aber nicht darüber hinwegtäuschen, dass Vitamin*mangelzustände* heute *häufig* sind und schwere Funktionsstörungen verursachen können. Sie werden allerdings oft wegen ihrer unspezifischen Symptome nicht erkannt. Als Ursachen für Vitaminmangel sind denkbar:

- Falsche oder ungenügende Ernährung,
- Malabsorption (z. B. Mangel an Intrinsic-Faktor, M. Crohn),
- Zerstörung der Darmflora (z. B. durch Antibiotika),
- Leberschaden, dadurch Stoffwechselstörungen und Störungen der Fähigkeit, Vitamine zu speichern,
- Schwangerschaft, Stillzeit und Stress durch erhöhten Bedarf.

Mit *Hypovitaminosen* bezeichnet man Vitaminmangelkrankheiten, mit *Hypervitaminosen* krankhafte Zustände, die sich durch ein Überangebot an Vitaminen entwickelt haben. Letztere sind fast immer medikamenteninduziert.

10.6.1 Vitamin A

Der Hauptvertreter der Vitamin-A-Gruppe ist das Retinol. Es kommt in tierischen Organismen und damit in Milch, Eigelb und vor allem in der Leber (Lebertran!) vor. Pflanzen besitzen eine Vorstufe des Retinols (Carotinoide, Hauptvertreter Betacarotin), das vom Menschen durch pflanzliche Nahrung (z. B. Möhren, Spinat, Grünkohl) aufgenommen und im Körper in Vitamin A umgewandelt werden kann.

Vitamin A sichert den Aufbau und das normale Funktionieren von Haut und Schleimhaut. Es ist an der Rhodopsinbildung in der Retina (Netzhaut) mitbeteiligt und wirkt so auf das Hell-Dunkel-Sehen ein. Außerdem wird Vitamin A für das Wachstum des gesamten Körpers benötigt, für die Reproduktion (Spermienbildung, Entwicklung der Plazenta) und zur Fetalentwicklung.

> ▶ **Vitamin A**
> - Haut
> - Auge
>
> Da Vitamin A vom Körper nur gemeinsam mit Fett aufgenommen werden kann, sollten Möhren immer mit etwas Öl oder Butter gegessen werden.

Vitamin-A-Hypovitaminose. Ursachen für Vitamin-A-Mangelzustände können Maldigestion, Malabsorption, verminderte Gallensaftproduktion, Pankreaserkrankungen und Alkoholismus sein.

Zunächst treten Lichtscheu, herabgesetzte Sehschärfe bei Dämmerlicht bis hin zu Nachtblindheit auf, später kommt es zu trockener, schuppiger Haut und zur Atrophie von Schleimhäuten und Schleimdrüsen. Bei Kindern führt Vitamin-A-Mangel zu Wachstumsverzögerungen und zu Störungen bei der Knochenbildung. Während der Schwangerschaft kann Vitamin-A-Mangel zu Fehlbildungen des Feten führen.

Vitamin-A-Hypervitaminose. Bei akuter Überdosierung sind Kopfschmerzen, Schwindel, Übelkeit und Erbrechen möglich; bei chronischer Überdosierung schmerzhafte Periostschwellung, Haarausfall, erhöhte Reizbarkeit, Blutbildungsstörungen mit vermehrter Blutungsneigung und Hautschäden. Während der Schwangerschaft kann sie zur Fruchtschädigung führen.

10.6.2 Vitamin-B-Komplex

Der Vitamin-B-Komplex besteht aus Thiamin (B_1), Riboflavin (B_2), Nikotinamid, Folsäure, Pyridoxin (B_6), Cobalamin (B_{12}), Biotin (Vitamin H), Pantothensäure und Niacin. Diese Vitamine kommen oft gemeinsam vor. Sie sind vor allem in *tierischen Lebensmitteln* enthalten, und zwar in Butter, Milch, Fleisch, Eiern, aber auch in Getreide, Kartoffeln und Grüngemüse. Nachstehend werden die wichtigsten Vertreter des Vitamin-B-Komplexes vorgestellt.

Vitamin B_1 (Thiamin, Aneurin, „antineuritisches Vitamin") ist in pflanzlichen und tierischen Nahrungsmitteln weit verbreitet. Trotzdem können Mangelerscheinungen in allen Altersgruppen auftreten, sind aber vor allem bei Alkoholikern häufig.

Thiamin spielt im Kohlenhydratstoffwechsel eine wichtige Rolle, hier besonders bei der Energiegewinnung. Da Nervenzellen sehr viel Energie benötigen, zeigen sich hier die ersten Mangelsymptome.

- **Vitamin-B_1-Hypovitaminose.** Leichtere Vitamin-B_1-Hypovitaminosen gehen mit Verdauungsstörungen, Appetitlosigkeit, Müdigkeit und neurologischen Symptomen (Muskelschwäche) einher, schwere Mangelzustände führen zu psychischen Veränderungen (Reizbarkeit, Angstzustände, Depressionen), neurologischen Symptomen (Muskellähmungen an Händen, Füßen, Augenmuskeln) und Herz-Kreislauf-Versagen.

    Schwere Mangelzustände werden auch als **Beri-Beri** bezeichnet. Diese Erkrankung ist in Asien in den Bevölkerungsgruppen weit verbreitet, in denen geschälter Reis Hauptnahrungsmittel ist. Beri-Beri hat als Leitsymptome Polyneuritis mit Parästhesien und Lähmungen, psychische Veränderungen und evtl. Ödeme durch Herzmuskelschwäche.

- **Vitamin-B_1-Hypervitaminosen**, die durch Injektionen verursacht wurden, können zu Kopfschmerzen, Tachykardie, Schweißausbruch bis hin zum anaphylaktischen Schock führen.

> ❗ Bei **parenteraler Vitamin-B_1-Gabe** kann es zu Unverträglichkeitsreaktionen bis hin zum anaphylaktischen Schock kommen.

Vitamin B_2 (Riboflavin) spielt ebenso wie Vitamin B_1 eine wichtige Rolle bei der Energiegewinnung in der Zelle, außerdem bei Auf- und Abbauvorgängen von Eiweißen und Fetten. Darüber hinaus schützt es die Haut.

- **Vitamin-B_2-Hypovitaminosen** treten bei uns kaum auf (im Gegensatz zu Dritte-Welt-Ländern). Sie führen zu entzündlichen Veränderungen an Haut und Schleimhaut (Mundwinkelrhagaden, Lippenentzündungen, Ekzeme), Konjunktivitis, Hornhauttrübungen und bei Säuglingen zu Wachstumsstörungen.
- **Vitamin-B_2-Hypervitaminosen** sind nicht bekannt.

Vitamin B_6 (Pyridoxin) spielt als Coenzym beim Aminosäurestoffwechsel (Transaminierungsprozess, das heißt Übertragung einer Aminogruppe von einer Substanz auf eine andere, ➔ Abschn. 11.2) eine Rolle, außerdem in den Leberzellen beim Abbau von Glykogen zu Glukose. Des Weiteren wird es zur Bildung von Gallensäure und Hämoglobin benötigt.

- **Vitamin-B_6-Hypovitaminosen** führen zu Hautentzündungen (v. a. Mund, Lippen, auch als Dermatitis), Schlaflosigkeit, Müdigkeit, erhöhter Infektanfälligkeit; bei ausgeprägtem Mangel auch zu Anämie und Krämpfen (bei Neugeborenen auch generalisierte Krämpfe).
- **Vitamin-B_6-Hypervitaminosen** kommen nur durch therapeutische Anwendung hoher Dosen vor. Sie führen zu Sensibilitäts-, Gang- und Reflexstörungen, außerdem zu einer Beeinträchtigung des Tast- und Temperaturempfindens.

Vitamin B_{12} (Cobalamin, Antiperniziosa-Faktor, Extrinsic-Faktor) kann weder von Mensch, Tier noch Pflanze gebildet werden, sondern nur von bestimmten Mikroorganismen. Es kommt in der Leber, im Darminhalt und in vielen anderen Organen von Mensch und Tier vor. In Pflanzen konnte das Vitamin bisher nicht gefunden werden (Ausnahme vergorene Produkte wie Sauerkraut).

Damit Vitamin B_{12} im Darm aufgenommen werden kann, benötigt es den im Magen gebildeten *Intrinsic-Faktor*, der es im Ileum durch die Darmwand transportiert.

- **Vitamin-B_{12}-Hypovitaminosen.** Vitamin B_{12} wird zur Ausreifung der roten Blutkörperchen und zum Aufbau der Myelinscheiden um die Nervenzellen benötigt. Infolgedessen führen Vitamin-B_{12}-Mangelzustände zur *perniziösen Anämie* (➔ Abschn. 7.8.2) und zu *neurologischen Ausfallserscheinungen*. Das Knochenmark produziert in diesen Fällen vergrößerte rote Blutkörperchen, die nur ca. halb so lang leben wie normale Erythrozyten.
  Bei streng veganischer Ernährung (Verzicht auf alle tierischen Produkte wie Fleisch, Eier, Milch, Käse, Butter) stellen sich wegen der großen Körperreserven meist erst nach 5 bis 10 Jahren Mangelerscheinungen ein. Anders bei kleinen Kindern, bei denen ein solcher Mangel schnell sehr gefährlich ist. Allerdings muss eine veganische Ernährung nicht in jedem Fall zu Mangelzuständen führen, da Vitamin B_{12} zum Beispiel auch in vergorenen Sojaprodukten (Miso, Tempeh), in Sauerkraut und in Algen enthalten ist.
  Vitamin B_{12} muss bei Mangelzuständen substituiert werden, bei Intrinsic-Faktor-Mangel *parenteral*.
- **Vitamin-B_{12}-Hypervitaminosen** sind auch bei Anwendung hoher Dosen unbekannt, da ein Zuviel vom Körper ausgeschieden wird.

Vitamin H (Biotin) kann von der Darmflora produziert werden. In Nahrungsmitteln (Hefe, Leber, Niere) ist es oft nur in geringer Konzentration vorhanden. Beim häufigen Verzehr von rohen Eiern kam es zu Biotinmangel, da im Eiklar das Antivitamin Avidin enthalten ist, das sich im Darm mit Biotin verbindet und so seine Aufnahme unmöglich macht.

- **Vitamin-H-Hypovitaminosen** führen zu Hautveränderungen, brüchigen Fingernägeln, Haarausfall, Müdigkeit, Appetitlosigkeit und Depressionen.
- **Vitamin-H-Hypervitaminosen** sind nicht bekannt.

Folsäure spielt im Zellstoffwechsel bei der Herstellung der DNS und RNS eine wichtige Rolle, außerdem ist es – zusammen mit Vitamin B_{12} – an der Ausreifung der roten Blutkörperchen im Knochenmark beteiligt.

- **Folsäure-Hypovitaminosen** können in allen Bevölkerungsgruppen auftreten, besonders häufig sind Schwangere, Stillende, Säuglinge, Pubertierende und Alkoholkranke betroffen, aber auch die Einnahme bestimmter Medikamente („Pille", Zytostatika, Chemotherapeutika u. a.) kann zu Folsäuremangel führen. Eine

Folsäure-Hypovitaminose führt zur Störung der Zellteilung, wovon in erster Linie die blutbildenden Zellen betroffen sind. Die Folge sind Anämie und eine Abnahme der Leuko- und Thrombozyten. Des Weiteren kommt es zur Schleimhautatrophie im Verdauungstrakt, was zu Resorptionsstörungen und Durchfällen führt. Außerdem treten neurologische Erscheinungen (sensomotorische Polyneuropathie) auf. Folsäuremangel in der Frühschwangerschaft kann beim Feten zu schweren Missbildungen führen, zum Beispiel Spaltbildung in der Wirbelsäule (Spina bifida).

- **Folsäure-Hypervitaminosen** können durch eine zu große Zufuhr an Folsäure auftreten. Sie führen zu Magen-Darm-Beschwerden, Schlaflosigkeit, psychische Störungen, selten auch zu Allergien.

! **Bei Folsäuregabe beachten:**
- Folsäuregabe kann die Wirkung von Antiepileptika abschwächen!
- Folsäuregabe kann einen Vitamin-B_{12}-Mangel verschleiern. In diesen Fällen kann es zu schweren neurologischen Ausfallserscheinungen kommen!

10.6.3 Vitamin C

Vitamin C (Ascorbinsäure) steigert die *Abwehrbereitschaft* des Körpers, verbessert die *Wundheilung*, fördert die *Aufnahme* von *Eisen* und stimuliert *Bildung* und *Funktion* von *Bindegewebe*, *Knochen* und *Zähnen*. Außerdem ist es ein Gefäßschutzstoff, da es gefäßabdichtend wirkt und Thrombin aktiviert (*Blutgerinnungsbeschleunigung*). Vitamin C gilt als *Radikalenfänger* (Radikale = verbindungsfreudige Stoffe) und es besitzt eine *Schutzwirkung* vor *Krebs* (Hemmung der Nitrosaminbildung).

Vitamin-C-Hypovitaminosen führen zu Müdigkeit, Infektanfälligkeit und Anämie. Bei schwerem Mangel kommt es zum **Skorbut** und damit zu abnormer Müdigkeit, Anämie, vermehrter Blutungsneigung, verzögerter Wundheilung, Infektanfälligkeit, Zahnfleischentzündung und Ausfallen der Zähne.

Die entsprechende Erkrankung beim Kleinkind wird als **Möller-Barlow-Krankheit** (infantiler Skorbut, Säuglingsskorbut) bezeichnet, bei der es zusätzlich zu den vorstehenden Symptomen noch zu Störungen des Knochenwachstums kommt.

Vitamin-C-Hypervitaminosen können zu kurz andauernden Durchfällen führen. Bei prädisponierten Personen kann es, durch die vermehrte Ausscheidung des Metaboliten (Zwischenprodukt des Stoffwechsels) Oxalsäure, zur Bildung von Nierensteinen kommen.

10.6.4 Vitamin D

Die beiden wichtigsten Vitamine der D-Gruppe sind Vitamin D_2 und D_3. Sie können sowohl mit der Nahrung aufgenommen als auch aus einem Provitamin in der Haut unter Einwirkung von UV-Strahlen des Sonnenlichts gebildet werden. Da das Provitamin (7-Dehydrocholesterin) in der Leber aus Cholesterin gebildet wird, ist Vitamin D genau genommen gar kein Vitamin und sollte deshalb eher zu den hormonähnlichen Wirkstoffen gerechnet werden.

Die in der Haut produzierte Menge von Vitamin D reicht normalerweise aus, um den Organismus ausreichend zu versorgen, ohne dass das Vitamin noch über die Nahrung zugeführt werden müsste. In Zeiten erhöhten Bedarfs, beispielsweise während der ersten beiden Lebensjahre oder während Schwangerschaft und Stillzeit, kann es allerdings sein, dass sich doch ein Mangel einstellt. Wichtige Ursachen hierfür sind die hohe UV-Absorption der Lichtstrahlen durch die gestiegene Luftverschmutzung und ein zu kurzer Aufenthalt im Freien.

Vitamin D hat die Aufgabe, den Kalzium- und Phosphathaushalt zu regulieren. Dies bewerkstelligt es einerseits durch die Verbesserung der Aufnahme von Kalzium und Phosphat aus dem Darm und andererseits durch die Steigerung der Rückresorption in den Nieren.

Vitamin D ist in tierischen Produkten enthalten, wie Leber (vor allem in der Leber von Fischen, „Fischlebertran") und tierischem Fettgewebe, in geringen Mengen kommt es auch in Butter, Milch und Eigelb vor.

Vitamin-D-Hypovitaminose. Kommt es zu einem Vitamin-D-Mangel, so sinkt der Blutkalziumspiegel ab. Da Kalzium aber im Körper wichtige Aufgaben hat, hält nun das Parathormon der Nebenschilddrüse, den Blutkalziumspiegel konstant. Dies geschieht dadurch, dass Kalzium aus den Knochen herausgelöst wird. So kann es zur Demineralisierung der Knochen kommen und damit beim Kind zur *Rachitis* und beim Erwachsenen zur *Osteomalazie*.

Das „Sonnenvitamin D" hat so durch die **Rachitis** der Kinder eine traurige Berühmtheit erhalten. Hierbei entstehen Wirbelsäulen- und Brustkorbverkrümmungen, außerdem Bein- und Schädelfehlbildungen. An der Knochen-Knorpel-Grenze der Rippen kommt es zu Auftreibungen, zum so genannten rachitischen Rosenkranz. Die Erkrankung zeigt sich meist bereits im 2. bis 3. Lebensmonat mit vermehrtem Schwitzen (vor allem am Kopf), Unruhe und Schreckhaftigkeit. Später treten eine schlaffe Bauchdecke („Froschbauch"), Verstopfung, Muskelhypotonie und ein „Quadratschädel" (Caput quadratum) auf, letzteres ist durch eine abnorme Weichheit des Schädelknochens bedingt. Kommt es bei Erwachsenen zum Vitamin-D-Mangel, entwickelt sich eine Osteomalazie (➔ Abschn. 10.11.2).

Vitamin-D-Hypervitaminose. Schon bei geringen Überdosierungen kann es zu toxischen Erscheinungen mit erhöhter Reizbarkeit, Appetitlosigkeit, Verstopfung, Erbrechen und Muskelschwäche kommen. Bei längerer Dauer der Überdosierung erfolgen Kalkeinlagerungen in Nieren (Nierensteine, irreversible Nierengewebeschäden) und Gefäßen (Verkalkung der Blutgefäße).

10.6.5 Vitamin E

Vitamin E (Tokopherole) kann *freie Radikale* (verbindungsfreudige Stoffe) *unschädlich* machen und *schützt* so die *Zellmembranen* und *hemmt* den *Alterungsprozess*. Es wirkt *Arteriosklerose* und *Krebs* (Hemmung der Nitrosaminbildung) entgegen, beschleunigt die Wundheilung und verringert die Narbenbildung. Es wird für die normale Funktion der Keimdrüsen („*Fruchtbarkeitsvitamin*") und der Nerven- und Muskelzellen benötigt.

Vitamin E ist hitzebeständig und kommt in Pflanzenölen (v. a. im Weizenkeimöl), Sojabohnen, Nüssen, Getreide und Gemüse vor.

Vitamin-E-Hypovitaminosen sind selten, können allerdings beispielsweise infolge einer ungenügenden Galleproduktion auftreten. Bei Vitamin-E-Mangelzuständen besteht eine erhöhte Neigung, an Arteriosklerose, koronaren Herzkrankheiten und Krebs zu erkranken. Es kann zum Abbau von Nerven- und Muskelzellen kommen, bei Frauen zu Unfruchtbarkeit und spontanen Aborten, beim Mann zu Libidoschwäche und Bewegungsstörungen der Spermien.

Vitamin-E-Hypervitaminosen wurden nur bei extrem hohen Gaben beobachtet. In diesen seltenen Fällen kam es zu Leberparenchymschäden, erhöhter Blutungsneigung, verringerter Immunabwehr und Blockierung von Vitamin K.

10.6.6 Vitamin K

Vitamin K (Phyllochinone) wird für die *Blutgerinnung* benötigt, denn es ist Voraussetzung für die Bildung von Prothrombin und anderer Vitamin-K-abhängiger Gerinnungsfaktoren in der Leber („antihämorrhagisches Vitamin"). Diese Eigenschaft macht sich der Arzt bei Antikoagulanziengabe vom Typ der Cumarine zunutze (Abschn. 5.10.7), die bei erhöhter Thrombosegefahr verordnet werden. Durch die Cumarine wird in der Leber das Vitamin K verdrängt und somit die Bildung von Prothrombin herabgesetzt. Die Folge ist eine Verzögerung der Blutgerinnung.

Vitamin K kommt in allen grünen Pflanzen vor, außerdem in Leber und Blumenkohl. Da es darüber hinaus von der Darmflora synthetisiert werden kann, kommt ein Mangel praktisch nicht vor, es sei denn, es liegt ein Gallestau (Störung der Fettverdauung und der fettlöslichen Vitamine) oder eine Schädigung der Vitamin-K-produzierenden Darmflora vor. Letzteres kann beispielsweise eine Folge von Antibiotikagabe sein.

Vitamin-K-Hypovitaminose führt zu einer verlängerten Blutgerinnungszeit; ein typisches Frühsymptom hierfür ist Zahnfleischbluten. Gefährlich kann ein Vitamin-K-Mangel beim Neugeborenen (Morbus haemorrhagicus neonatorum) und beim Säugling sein. In diesem Fällen kommt es zur vermehrten Blutungsneigung, wobei besonders Hirnblutungen gefürchtet sind.

Vitamin-K-Hypervitaminosen sind sehr selten. Jedoch kann es nach Injektion sehr hoher Dosen zu Thrombosen, Hämolyse und anaphylaktoiden Reaktionen kommen.

10.7 Wasser

Ein Säugling besteht zu ca. 75%, erwachsene Männer zu ca. 60% und erwachsene Frauen zu ca. 50% aus Wasser. Frauen haben im Unterschied zu Männern einen niedrigeren Wasser-, aber dafür höheren Fettanteil. Mit zunehmendem Lebensalter nimmt der Wassergehalt bei beiden ab.

Das Körperwasser ist auf zwei Flüssigkeitssysteme verteilt:

- **den Intrazellularraum**, das heißt, das Wasser befindet sich *innerhalb* der Zellen. Das macht ca. 40% des Körpergewichtes aus.
- **den Extrazellularraum**, das heißt, das Wasser befindet sich *außerhalb* der Zellen (ca. 15% des Körpergewichtes). Bei der extrazellulären Flüssigkeit unterscheidet man noch die interzelluläre Flüssigkeit des Zwischenzellraumes (10%) und die intravasale Flüssigkeit, die sich im Blutkreislaufsystem befindet. Letztere macht lediglich ca. 5% des Körpergewichtes aus.

Beim älteren Menschen sinkt der Wasseranteil durch Zellschrumpfung und Verkalkung ab. Adipöse Menschen haben einen deutlich reduzierten Anteil an freiem Körperwasser, da Fett der wasserärmste Bestandteil des Organismus ist.

Beim gesunden Menschen besteht ein ausgeglichenes Verhältnis zwischen Wasserzufuhr und Wasserausscheidung. Die Flüssigkeitszufuhr erfolgt durch Getränke und Nahrung. Die Wasserabgabe erfolgt über Nieren, Haut (Schweiß), Atmung und Darm. Die wichtigste Rolle bei der Wasserausscheidung spielen die Nieren, die nicht nur durch Wasserabgabe und -retention das Flüssigkeitsgleichgewicht aufrechterhalten, sondern darüber hinaus durch Elektrolytausscheidung bzw. -retention noch indirekt auf den Wasserhaushalt einwirken.

Hormonelle Steuerung des Wasserhaushaltes. Bei der Aufrechterhaltung des Wasser- und Elektrolythaushaltes spielen hormonelle Einflüsse eine wichtige Rolle:

- **ADH** (antidiuretisches Hormon, Adiuretin, Vasopressin) stammt aus dem Hypophysenhinterlappen und bewirkt in den Nieren eine Wasserretention.
- **Renin-Angiotensin-Aldosteron-System.** Das Renin-Angiotensin-Aldosteron-System regelt den Wasser- und Elektrolythaushalt und den Blutdruck (➜ Abschn. 15.2.5).

10.8 Abbau und Resorption der Nahrungsstoffe

10.8.1 Kohlenhydratabbau

Kohlenhydrate werden zum größten Teil in Form von Stärke aufgenommen, die restlichen Kohlenhydrate bestehen aus tierischem Glykogen und aus Di- (Rohr- und Milchzucker) und Monosacchariden (Trauben- und Fruchtzucker).

- **Mundhöhle.** Die Kohlenhydratverdauung wird bereits in der Mundhöhle durch die im Speichel enthaltene *Alphaamylase* (alte Bezeichnungen: Ptyalin, Speicheldiastase) eingeleitet. Dadurch werden die Kohlenhydrate in Dextrine („Polysaccharidbruchstücke") und Maltose (Disaccharide) abgebaut.
- **Magen.** Im Magen ist die weitere Kohlenhydratverdauung unterbrochen, da die Alphaamylase im sauren Magenmilieu nicht wirken kann.
- **Dünndarm.** Im Duodenum wird die Kohlenhydratverdauung weitergeführt. Durch die *Alphaamylase* des *Pankreas* erfolgt der Abbau zu Maltose, soweit dies noch nicht in der Mundhöhle geschehen ist. Die *Disaccharidase*, die aus dem Bürstensaum der *Dünndarmschleimhaut* stammt, bewerkstelligt den endgültigen Abbau zu Glukose.

Die Glukose wird von den Dünndarmzotten aufgenommen und ins Blut abgegeben. Über das Pfortadersystem gelangt sie zur Leber, wo sie als Glykogen gespeichert werden kann, sofern sie momentan im Körper nicht benötigt wird.

> **Kohlenhydratabbau**
> - in der Mundhöhle
> - im Dünndarm

10.8.2 Fettabbau

Fette werden zu über 90% als Neutralfette (Triglyzeride) aufgenommen, der Rest besteht aus Cholesterin, Phospholipiden und fettlöslichen Vitaminen.

- **Mundhöhle** und **Magen**. Aus der Mundhöhle stammt die Zungengrundlipase, die bereits im Magen bei einem kleineren Teil der Nahrungsfette den Abbau einleitet. Der größte und abschließende Teil der Fettverdauung findet jedoch im Dünndarm statt.
- **Dünndarm**. Die Gallensäure emulgiert (zerteilt) die Fette im Duodenum in feinste Tröpfchen. Die Lipase des Pankreassaftes baut auffolgend die Triglyzeride zu Fettsäuren und Glyzerin ab. Dieser Prozess wird teilweise noch durch die Darmlipase in tieferen Dünndarmabschnitten zu Ende geführt.

Die im Darm vorliegenden Spaltprodukte (Fettsäuren, Monoglyzeride, Cholesterin, Phospholipide) und die fettlöslichen Vitamine bilden winzig kleine Fettkügelchen, so genannte *„Mizellen"*, die durch passive Diffusion von der Dünndarmschleimhaut aufgenommen werden. Die kurzkettigen Fettsäuren dieser Mizellen gelangen in die Blutkapillaren, die übrigen Bestandteile werden umgebaut, erhalten eine Proteinhülle und werden als nunmehr wasserlösliche Tröpfchen in das zentrale Lymphgefäß der Dünndarmzotte aufgenommen. Diese Fett-Eiweiß-Tröpfchen werden als *Chylomikronen* bezeichnet.

> **Fettabbau** erfolgt im Wesentlichen im Dünndarm.

10.8.3 Eiweißabbau

- **Mundhöhle.** In der Mundhöhle findet *keine* Eiweißverdauung statt.
- **Magen.** Die Salzsäure des Magens leistet einen wichtigen Beitrag zur Einleitung der Eiweißverdauung. Zum einen quellen die Eiweißfasern unter ihrer Einwirkung auf und werden so für die Enzyme angreifbar. Zum anderen hilft sie mit, dass sich das in inaktiver Form vorliegende eiweißverdauende Enzym Pepsinogen in die wirksame Form Pepsin umwandelt. Durch Pepsin werden die Eiweiße (Makropeptide) zu Polypeptiden gespalten (Albumosen, Peptonen).
- **Dünndarm.** Im Duodenum erfolgt die weitere Aufspaltung der Polypeptide zu Oligopeptiden. Dazu entleert das Pankreas Trypsinogen und Chymotrypsinogen über den Ductus pancreaticus in den Zwölffingerdarm. Hier werden sie durch die Enterokinase (Enteropeptidase) in die wirksamen Formen Trypsin und Chymotrypsin gespalten. In dieser Form wirken sie beim weiteren Eiweißabbau zu Tri- bzw. Dipeptiden mit. Neben Trypsin und Chymotrypsin spielen beim Eiweißabbau im Dünndarm noch die Carboxypeptidase des Pankreas und die Aminopeptidase des Dünndarms eine Rolle.

Die Dünndarmschleimhaut kann Dipeptide und Aminosäuren in die Blutkapillaren aufnehmen, von wo aus sie über das Pfortadersystem zur Leber transportiert werden. Ungefähr 10% der Nahrungseiweiße gelangen in den Dickdarm, wo sie unter Einwirkung von Fäulnisbakterien teilweise zersetzt werden.

> **Eiweißabbau** erfolgt in Magen und Dünndarm.

10.8.4 Aktiver und passiver Transport bei der Nahrungsresorption

Die Resorption von Nahrungsstoffen kann durch aktiven und passiven Transport erfolgen:

- **Aktiver Transport** bedeutet Stofftransport durch die Zellmembran *unter Energieverbrauch*. Es handelt sich im Wesentlichen um Trägereiweiße der Zellmembran (Carrier), die Substanzen mit oder entgegen einem Konzentrationsgefälle durch die Membran transportieren können.
- **Passiver Transport** erfolgt *ohne Energieverbrauch* aufgrund eines Konzentrationsgefälles, und zwar durch Diffusion, Filtration und osmotischen Druck.

10.9 | Störungen des Gesamtstoffwechsels

Die Regulierung des Energiebedarfs des Menschen erfolgt durch die Nahrungsaufnahme, die ihrerseits durch das Hunger- und Sättigungsgefühl gesteuert wird. Jedoch üben auch psychische Faktoren, die Situation, in der man sich befindet, Geschmacks- und Geruchsreize, Stimmung, Gewohnheit und Erziehung einen großen Einfluss auf die Nahrungsaufnahme aus.

Broca-Formel. Mittels der Broca-Formel kann man das Körpergewicht im Verhältnis zur Körpergröße beurteilen.

> ▶ **Broca-Formel** ≙ Normalgewicht in kg:
> Körpergröße in cm minus 100

Die physiologische Variationsbreite wird hierbei mit 10 bis 20 % angegeben.

Body-Mass-Index (Körpermasse-Index). Eine neuere Berechnung des Idealgewichtes ist der Body-Mass-Index:

$$\frac{\text{Körpergewicht in kg}}{\text{Körpergröße in m}^2}$$

Beispiel: Körpergewicht: 80 kg
Körpergröße: 1,80 m

Berechnung:

$$\frac{80}{1{,}80 \times 1{,}80} = 24{,}69$$

Normwerte: Frauen: 18–24 kg/m^2
Männer: 20–25 kg/m^2

Handelt es sich bei dem gewählten Beispiel um eine Frau, so liegt sie knapp über dem Normwert. Ein Mann liegt gerade noch innerhalb des Normbereiches.

10.9.1 Magersucht (Anorexia nervosa) und Ess-Brechsucht (Bulimia nervosa)

Die *Magersucht* ist die häufigste Form der Mangelernährung in Friedenszeiten. Mädchen sind 20- bis 25-mal häufiger betroffen als Jungen. Meist beginnt die Erkrankung zwischen dem 12. bis 20. Lebensjahr. Betroffen sind in erster Linie intelligente Angehörige der sozialen Mittel- und Oberschicht (Atlas Abb. 10-1).

Die *Ess-Brechsucht* tritt nicht nur bei jungen Mädchen auf, sondern auch bei Frauen. Der Erkrankungsgipfel liegt hier zwischen dem 18. bis 35. Lebensjahr.

Die Abgrenzung zwischen Magersucht und Ess-Brechsucht ist oft schwierig. So findet man bei der Hälfte der Magersüchtigen bulimische Phasen!

Ursachen. Bei der Magersucht handelt es sich um eine Reifungskrise im Anschluss an die Pubertät. Bei Mädchen kommt es zur Ablehnung ihrer weiblichen Geschlechtsrolle. Als Ursachen kommen in Betracht: sexueller Missbrauch, eine dominierende überbehütende Mutter und ein passiver ängstlicher Vater und eine gestörte Partnerschaftsbeziehung der Eltern. Krankheitsverstärkend kann das von der Mode diktierte Schlankheitsideal wirken.

Symptome. Bei der **Magersucht** kommt es zu einer Abwehrreaktion gegen das Essen, wobei trotz fortschreitender Gewichtsabnahme große Angst besteht, zu dick zu werden. Dies führt zur erheblichen Einschränkung der Nahrungsaufnahme, zu provoziertem Erbrechen, Einnahme von Abführmitteln, Diuretika und Schilddrüsenhormonen (➔ Abschn. 14.5.1).

Der Abmagerung folgt schnell ein *Ausbleiben* der *Regel*. Bald läuft der Körper insgesamt auf „Spargang": *Blutdruck*, *Puls* und *Körpertemperatur sinken ab*. Des Weiteren kommt es zu Verstopfung und evtl. zu *Mangelerscheinungen* wie Hypokaliämie und Hypovitaminosen.

Häufiger als die vorstehend beschriebene reine Magersucht ist die **Ess-Brechsucht** (Bulimia nervosa). Hier kommt es nach Phasen der Essensverweigerung zu einer unkontrollierten Aufnahme großer Mengen Nahrungsmittel. Nach solchen „Fressphasen" wird meist ein künstliches Erbrechen herbeigeführt und es werden große Mengen Abführmittel eingenommen.

Therapie. Die Therapie ist *äußerst langwierig* und muss meist über Jahre erfolgen, wobei der körperliche und der psychische Aspekt (z. B. Einzel- bzw. Familientherapie) zu behandeln ist. Bei lebensbedrohlicher Abmagerung muss eine künstliche Ernährung erfolgen.

Zweckmäßigerweise sollte die Behandlung in einer auf diese Erkrankungen spezialisierten Klinik erfolgen. Hier werden nach zum Teil mehrmonatiger Behandlung ca. 40 % geheilt, 30 % gebessert, 20 % bleiben unverändert und 10 % sterben an den Folgen der Unterernährung. Auch nach der stationären Entlassung ist eine intensive Weiterbetreuung notwendig.

10.9.2 Fettleibigkeit
(Fettsucht, Adipositas)

Zur Fettleibigkeit kommt es durch eine Vermehrung des Körperfettes, da die Kalorienzufuhr im Verhältnis zum Bedarf zu groß ist. Die nicht verbrauchte Kalorienmenge wird als Depotfett abgelagert. Bevorzugte Fettdepots sind das *Unterhautfettgewebe*, das *Bauchfell*, das Gebiet *zwischen* den *Muskeln* und um die Organe Niere und Herz herum. Darüber hinaus kann in den Leberzellen Fett (➔ Abschn. 11.4.1, Fettleber) eingelagert werden (Atlas Abb. 10-2).

Ursachen. Meist handelt es sich um eine *alimentär* bedingte Adipositas. In einigen Fällen sind jedoch organische Störungen krankheitsverursachend (Schilddrüsenunterfunktion, M. Cushing, angeborene Stoffwechselstörungen).

Symptome. Durch die vermehrte Arbeit, die das Herz zu leisten hat, kommt es zu Herzvergrößerung und *Herzinsuffizienz*. Die Folge sind Atemnot, Pulsbeschleunigung und Ödeme in der Knöchelgegend. Der *Blutdruck* ist fast immer erhöht, da pro 10 kg Übergewicht der systolische Wert um ca. 3 mmHg, der diastolische um ca. 2 mmHg ansteigt. Gelenke und Bänder sind extrem belastet, was *Arthrosen* nach sich zieht. Der länger bestehenden Fettleibigkeit folgt oft ein *Diabetes mellitus*. Die Blutfette sind meist erhöht. Der *plötzliche Herztod* tritt bei erheblich Adipösen ca. 15-mal häufiger auf als bei Normalgewichtigen. Fast immer besteht eine leichte *Leberverfettung* oder sogar eine *Fettleber*, außerdem *Gallen-* (Gallensteine, Gallenentzündungen) und *Nierenerkrankungen* (nephrotisches Syndrom, Nierenarterienstenosen, Gichtniere, Nierensteine). *Gicht* tritt bei einem Übergewicht von 50 % ca. 7-mal häufiger auf als bei Normalgewichtigen.

> **!** **Das „tödliche Quartett"**
> - Adipositas
> - Diabetes mellitus
> - Hypertonie
> - Hypercholesterinämie

Therapie. Es hat sich die Erkenntnis durchgesetzt, dass eine psychische Betreuung beim Abnehmen fast immer notwendig ist. Es muss darauf geachtet werden, dass die Energiebilanz negativ wird. Das kann durch zwei Möglichkeiten erreicht werden. Zum einen können weniger Kalorien zugeführt werden als momentan verbraucht werden. Zum anderen muss der Kalorienbedarf erhöht werden (Bewegung, Sport). Daneben muss meist auch eine bestehende Obstipation mit geeigneten Mitteln behandelt werden (s. a. Abschn. 9.7.3).

10.10 Störungen des Fettstoffwechsels

10.10.1 Hyperlipidämie
(Hyperlipoproteinämie)

Bei der Hyperlipidämie liegt im Blut ein erhöhter Gehalt an Fetten vor. Da die Lipide im Blut an bestimmte Eiweißträger (LDL, HDL, ➔ Abschn. 10.3) gebunden transportiert werden, spricht man auch von Hyperlipo*protein*ämie.

Pathophysiologie und Folgen. Die in diesem Zusammenhang wichtigsten Blutfette sind Triglyzeride und Cholesterin. Eine Erhöhung dieser Blutfette bedeutet eine erhöhte *Arteriosklerosegefahr*, wodurch das Risiko vor allem für die folgenden Erkrankungen steigt:

- koronare Herzerkrankung,
- Nierenerkrankung,
- Hirnarteriosklerose,
- periphere Durchblutungsschäden,
- Netzhauterkrankungen des Auges.

Ursachen. Bei der *primären* Hyperlipidämie vermutet man eine ererbte Störung des Fettstoffwechsels.

Die *sekundäre* Hyperlipidämie tritt vor allem im Zusammenhang mit Adipositas, Alkoholmissbrauch, Diabetes mellitus, Gicht, Schilddrüsenunterfunktion, Nierenerkrankungen (nephrotisches Syndrom) und Gallenstauungen (Cholestase) auf.

Symptome. Die Fettstoffwechselstörung ist dem Patienten oft schon äußerlich an folgenden Veränderungen anzusehen:

- **Xanthome** (Atlas Abb. 10-3, 10-5, 10-6): lipidhaltige, stecknadelkopf- bis bohnengroße Knötchen, die mehr oder weniger erhaben sind und die sich v. a. an schlecht durchblutetem Gewebe

entwickeln. Normalisieren sich die Bluttfettwerte, können sie sich spontan zurückbilden.
- **Xanthelasmen** (Atlas Abb. 10-4): plattenartige, lipidhaltige Gebilde im Bereich der Augenlider. Bei jüngeren Menschen sind sie fast immer die Folge von Hyperlipidämien, bei älteren dagegen können sie auch unabhängig von Blutfetterhöhungen auftreten.
- **Kornealring** (Arcus lipoides, Atlas Abb. 10-7): eine ringförmige weißlich-gräuliche Trübung der Hornhaut des Auges, die beim alten Menschen auch als Greisenring bezeichnet wird.

Oft bestehen gleichzeitig noch eine Fettleber, Adipositas, Diabetes mellitus und Gicht.

Therapie. Eine wirksame Therapie muss in den meisten Fällen eine *Ernährungsumstellung* beinhalten, wobei gesättigte Fettsäuren möglichst gemieden und die Cholesterinzufuhr gedrosselt werden sollten. Eine Normalisierung des Gewichts ist anzustreben, auf Alkohol soll verzichtet werden, Kohlenhydrate sollen reduziert werden. Meist muss auch die Leber behandelt werden. Es ist auf ausreichende Bewegung zu achten.

10.10.2 Hypolipidämie (Hypolipoproteinämie)

Hier besteht ein zu geringer Gehalt an Blutfetten. Bei der primären Hypolipidämie handelt sich um einen sehr seltenen genetischen Defekt, der mit verzögertem Wachstum, Muskelschwäche und Nervenstörungen einhergeht. Bei der sekundären Hypolipidämie kommen als Ursachen Schilddrüsenüberfunktion, Malabsorption, Lebererkrankungen und Hunger in Betracht.

10.10.3 Gicht

Es handelt sich um eine *Störung* des *Purinstoffwechsels*, die mit einer *Erhöhung* der *Harnsäure* im Blut (Hyperurikämie) einhergeht, was zur Ablagerung der überschüssigen Harnsäure in *Gelenken* (Arthritis urica), *Geweben* (z. B. Ohrtophi, Gichtknoten) und *Organen* (z. B. Gichtniere) führt. Betroffen sind in erster Linie *Männer*.

Pathophysiologie und Ursachen. Harnsäure ist das Endprodukt des Purinstoffwechsels. Purinstoffe fallen in der Leber beim Abbau der Zellkerne an, da Purine wichtige Bausteine der DNS und RNS sind.

Bei einer Erhöhung der Harnsäure im Blut können folgende Faktoren eine Rolle spielen:
- Ausscheidungsstörung der Harnsäure durch *Niereninsuffizienz*. Dies spielt bei 98–99 % der Gichtpatienten die wichtigste Rolle;
- Durch eine gestörte Enzymtätigkeit fällt beim Abbau der Purinstoffe vermehrt Harnsäure an (ist bei ca. 1–2 % der Fälle der wichtigste Faktor);
- eine vermehrte Zufuhr von purinhaltigen Nahrungsmitteln (Gicht gilt als Wohlstandskrankheit!);
- vermehrter Untergang von körpereigenen Zellen (z. B. durch Medikamente wie Zytostatika, die zum vermehrten Untergang von Körperzellen führen).

Gicht tritt selten allein auf, meist geht sie mit Adipositas, Diabetes mellitus, Erhöhung der Blutfettwerte und/oder Bluthochdruck einher.

Man unterscheidet primäre und sekundäre Gicht:
- **Primäre Gicht** tritt familiär gehäuft auf. Ernährungsfehler spielen eine wichtige Rolle. Da in erster Linie Männer betroffen sind, vermutet man, dass bei Frauen das Östrogen eine Schutzwirkung vor Gicht bietet.
- **Sekundäre Gicht** kann Folge einer Niereninsuffizienz (häufig) oder von Medikamenteneinnahme (selten) sein.

> **Stadien der Gicht**
> - Latentes Stadium
> - Akuter Gichtanfall
> - Chronische Gicht

Verlauf und Symptome

- **Latentes Stadium.** Im Blut findet man erhöhte Harnsäurewerte (Hyperurikämie), aber es bestehen keine Beschwerden. Das latente Stadium kann sich über Jahre erstrecken.
- **Akuter Gichtanfall.** Auslösend für einen Gichtanfall können überreichliches Essen, Alkoholmissbrauch, körperliche Überbeanspruchung oder Fastenkuren sein. Der Gichtanfall beginnt meist nachts mit dem Befall eines Gelenkes, und zwar fast immer des *Großzehen-*

grundgelenkes (Podagra = „Zipperlein"). Seltener sind das Daumengrundgelenk, ein anderes kleines Gelenk oder ein großes Gelenk (Knie) betroffen (Atlas Abb. 10-8).

Es bestehen über mehrere Stunden hinweg heftige Schmerzen mit Rötung und Schwellung des betroffenen Gelenkes. Die Schmerzen sind so schlimm, dass weder die Bettdecke noch eine leichteste Berührung oder Erschütterung des erkrankten Gelenkes vertragen wird. Außerdem kommt es zu Fieber, Leukozytose, beschleunigter BKS, CRP-Anstieg und Störung des Allgemeinbefindens. Unbehandelt kann der Anfall evtl. mehrere Tage bis Wochen anhalten. Das darauf folgende beschwerdefreie Intervall dauert nach dem ersten Gichtanfall Monate bis Jahre, wird aber mit zunehmender Anfallshäufigkeit kürzer, wobei die Schwere der akuten Anfälle nachlässt.

- **Chronische Gicht.** Das chronische Stadium ist durch anhaltende Gelenkschmerzen und fortschreitende Gelenkdeformationen gekennzeichnet (Atlas Abb. 10-9). Die Ablagerung von Harnsäure im Gewebe führt zu Gichtknoten (Tophi). Diese bilden sich an schlecht durchbluteten Körperstellen wie Sehnen, Schleimbeuteln und in gelenknahen Knochenbezirken; sitzen sie an der Ohrmuschel, werden sie als Ohrtophi bezeichnet.

Bei älteren Menschen mit sekundärer Gicht kann die Erkrankung von vornherein chronisch verlaufen, ohne dass es zunächst zu einem akuten Gichtanfall kommt.

Komplikation „Gichtniere". Durch die *Ablagerung* von *Harnsäure* im *Nierengewebe* kommt es zur Schädigung des Nierengewebes mit entzündlichen Reaktionen, die oft durch sekundäre Bakterienbesiedelungen erschwert werden. Des Weiteren kann es zum Ausfällen von *Harnsäuresteinen* kommen. Diese Faktoren führen zur Einschränkung der Nierenfunktion bis hin zum Nierenversagen.

Therapie. Bei der Behandlung eines *akuten* Gichtanfalles haben sich vor allem die Akupunktur und die Homöopathie bewährt. Die Therapie der *chronischen* Gicht und des *latenten Stadiums* der Hyperurikämie muss in erster Linie eine Ernährungsumstellung beinhalten. Der Verzehr von purinhaltigen Nahrungsmitteln soll reduziert, Alkohol möglichst gemieden werden. Bei bestehendem Übergewicht ist eine Gewichtsabnahme anzustreben, die aber *nicht* durch totales Fasten erreicht werden sollte, da es dabei zu einem Gichtanfall kommen kann, denn durch den erhöhten Zellabbau fallen vermehrt Purinstoffe an!

Unverzichtbar ist eine Behandlung der *Nieren*, zum Beispiel durch die Goldrute (Solidago virgaurea).

Schulmedizinisch wird im akuten Gichtanfall mit Colchicin einem Alkaloid der Herbstzeitlosen (Colchicum autumnale) und mit antientzündlichen Mitteln (Antiphlogistika) therapiert. In der beschwerdefreien Phase wird mit Allopurinol behandelt, einer chemischen Substanz, die die Harnsäureproduktion in der Leber herabsetzt.

! Bei **Gichtpatienten** in regelmäßigen Zeitabständen die Harnsäurewerte im Blut messen, um zu kontrollieren, ob die gewählte Therapie den gewünschten Erfolg zeigt!

10.11 Störungen des Knochenstoffwechsels

Der Knochenstoffwechsel wird durch Hormone (Parathormon, Östrogen, Kalzitonin) und durch Vitamin D reguliert. Auch nach Abschluss des Längenwachstums findet ein reger Knochenstoffwechsel (Umbaustoffwechsel) statt. Dabei regulieren die Osteozyten (Knochenzellen) den Knochenstoffwechsel. Die Osteoblasten, spezielle Bindegewebszellen, bilden neues Knochengewebe und die Osteoklasten, vielkernige Riesenzellen, sind für den Knochenabbau verantwortlich.

Neben ihrer Hauptaufgabe als Stützfunktion des Körpers haben die Knochen noch eine wichtige Aufgabe in der Regulation des Mineralhaushaltes. Sie speichern Kalzium, Phosphor, Magnesium und Natrium und geben diese bei Bedarf an das Blut ab.

Man unterscheidet Störungen, die die Herstellung von Knochengewebe betreffen (Osteoporose) von Krankheiten, bei denen in erster Linie die Mineralisation gestört ist (Osteomalazie). Handelt es sich um ein ungeordnetes Knochenwachstum, bei dem Zellen und Bindegewebe vom Markraum in die Spongiosabälkchen einwachsen, spricht man von Osteodystrophie.

10.11.1 Osteoporose

Bei der Osteoporose kommt es zu einer *mengenmäßigen Verminderung* des *Knochengewebes* bei *erhaltener Knochenstruktur*. Die Verminderung des Knochengewebes beruht auf einem vermehrten Knochenabbau und/oder auf einem verminderten Knochenanbau. Es besteht eine erhöhte Neigung zu Knochenbrüchen.

Oft bestehen Mischformen von Osteoporose und Osteomalazie (➔ Abschn. 10.11.2).

Ursachen. Man unterscheidet eine primäre und eine sekundäre Osteoporose.

- **Primäre Osteoporose.** Hiervon sind vor allem *Frauen* nach den *Wechseljahren* betroffen (25% aller Frauen über 60). Als Ursachen werden Östrogenmangel, Disposition und zunehmendes Lebensalter (Alters-Osteoporose) angenommen.
- **Sekundäre Osteoporose.** Sie macht nur 5% der Osteoporoseformen aus. Von ihr sind mehr Männer als Frauen betroffen. Ursachen für die sekundäre Form sind M. Cushing, Diabetes mellitus, Alkoholismus, Langzeit-Heparin-Behandlung, Schilddrüsenüberfunktion, Mangelernährung, Malabsorption, Maldigestion, Nierenerkrankungen (Störung in der körpereigenen Vitamin-D-Produktion und sekundäre Nebenschilddrüsenüberfunktion), Bewegungsmangel (Inaktivitätsosteoporose), Hypogonadismus (fehlende oder verminderte Hormonproduktion von Hoden bzw. Eierstöcken, was vor allem bei frühzeitiger Menopause eine wichtige Rolle spielt), Nebenschilddrüsenüberfunktion und Knochentumoren.

Symptome. Das häufigste Symptom sind auftretende *Rückenschmerzen*, vor allem im Brust- und Lendenwirbelsäulenbereich, die durch Wirbelsäulenveränderungen, reaktive Muskelverspannungen und Fehlhaltungen bedingt sind. An den Wirbelkörpern kommt es zunächst zu kleinen Deckplatteneinbrüchen, später zu Deformierungen (Keil- und Fischwirbelbildung), zuletzt zu (Spontan)-Frakturen.

Wie obenstehend erwähnt, kommt es durch die Verminderung der Knochensubstanz leicht zu *Knochenbrüchen*. Typisch ist dabei der Oberschenkelhalsbruch bei Alters-Osteoporose, bei dem der Oberschenkelhals schon bei einem geringfügigen Sturz brechen kann. Bei fortgeschrittenen Krankheitsbildern können *Spontanfrakturen* auftreten.

Diagnose. Schon bei der Inspektion sind oft der typische Rundrücken („Witwenbuckel"), der „Tannenbaum" (schlaffe, quere Hautfalten am Rücken) und die durch Rumpfverkürzung scheinbar zu langen Arme zu erkennen.

Im Röntgenbild ist eine Osteoporose erst bei einem Mineralverlust von mindestens 30% feststellbar, weshalb diese Methode zur Früherkennung ungeeignet ist. Besser geeignet ist in diesen Fällen eine Knochendichtemessung (Knochendensitometrie).

Therapie. Sofern eine andere Grundkrankheit vorliegt muss diese, soweit möglich, behandelt werden. Ausreichende Kalzium- und Vitamin-D-Zufuhr ist wichtig. Ein angemessenes Bewegungstraining ist anzuraten, da sich bei einer erhöhten Beanspruchung Knochensubstanz wieder aufbauen kann.

Die Schulmedizin therapiert mit Östrogenen, Kalzitonin, Fluoriden und Biphosphonaten. Bei der nach der Menopause durchgeführten *Osteoporoseprophylaxe* wird Östrogen mit Gestagen kombiniert, um einem erhöhten Gebärmutterkrebs vorzubeugen. Der Östrogengabe wird außerdem noch eine protektive Wirkung gegen Arteriosklerose zugeschrieben. Allerdings erhöht sich das Thrombose- und Brustkrebsrisiko. Bei positiver Brustkrebsanamnese wird deshalb von einer Östrogenprophylaxe abgeraten.

10.11.2 Osteomalazie

Bei der Osteoporose haben wir gesehen, dass zu wenig Knochensubstanz vorhanden ist. Bei der Osteomalazie dagegen besteht eine *Störung* in der *Mineralisation* des Knochengewebes, das heißt, es wird zuwenig Kalzium und Phosphor in die Knochensubstanz eingelagert. Dadurch kommt es leicht zu *Verbiegungen* der Knochen (im Gegensatz zur Osteoporose, bei der eher eine Neigung zu Knochenbrüchen besteht). Allerdings treten Osteoporose und Osteomalazie oft zusammen auf.

Der Knochen bei Osteoporose kann mit dürrem, trockenem Holz, das leicht bricht verglichen werden; der Knochen bei Osteomalazie mit dem frischen, biegsamen Holz der Weide.

Osteomalazie beim Kind wird als *Rachitis* bezeichnet (→ Abschn. 10.6.4)

Ursachen sind Vitamin-D-Mangel, Vitamin-D-Stoffwechselstörung, UV-Mangel durch fehlende Sonnenbestrahlung, Überfunktion der Nebenschilddrüse (Hyperparathyroidismus), Malabsorption, Maldigestion (z. B. Sprue, M. Crohn) und Niereninsuffizienz.

Symptome. Typisch für den Krankheitsbeginn sind eine *Empfindlichkeit* des *Brustkorbes* bei Husten, Niesen und leichter Kompression und diffuse, belastungsabhängige *Skelettschmerzen*, vor allem im Bereich des *Beckengürtels*.

Bei Fortschreiten der Erkrankung kommt es zu einem Größenverlust und – bedingt durch die Schmerzen und Skelettveränderungen – zur *Gangstörung* („Watschelgang"). Es treten *Deformierungen* von Brustkorb und Becken auf, außerdem stellt sich eine *Muskelschwäche* ein.

Diagnose. Röntgen, Knochendichtemessung, evtl. Knochenbiopsie. Im Blut ist die alkalische Phosphatase (AP) meist erhöht; Calcium und Phosphat sind normal oder erniedrigt; Parathormon kann normal oder erhöht sein.

Therapie. Hohe Gaben von Vitamin D. Bitte beachten Sie zu Vitamin-D-Überdosierungserscheinungen Abschn. 10.6.4.

10.12 Fragen

Beantworten Sie die Fragen möglichst knapp! Die richtigen Antworten finden Sie im angegebenen Abschnitt entweder **halbfett** oder *kursiv* gedruckt.

Klärung wichtiger Begriffe

▶ Was versteht man unter Verdauung, was im engeren Sinn unter Stoffwechsel, was unter Anabolismus und was unter Katabolismus? (→ Abschn. 10.1)

Kohlenhydrate

▶ Wozu dienen Kohlenhydrate im Körper fast ausschließlich? (→ Abschn. 10.2, Kasten)
▶ Wie heißt das wichtigste Kohlenhydrat der tierischen Nahrung, wie das der pflanzlichen? (→ Abschn. 10.2, Kasten)

Fette

▶ Welche gemeinsamen Merkmale haben Fette (Lipide)? Wozu dienen Fette im Körper? (→ Abschn. 10.3, Kasten)
▶ Wozu wird Cholesterin im Körper benötigt) (→ Abschn. 10.3)
▶ Wie werden Fette in Blut und Lymphe transportiert? (→ Abschn. 10.3)
▶ Wer hat das höchste Arterioskleroserisiko:
  - 1. Patient: LDL hoch, HDL niedrig
  - 2. Patient: LDL niedrig, HDL niedrig
  - 3. Patient: LDL hoch, HDL hoch (→ Abschn. 10.3, Kasten)

Eiweiße

▶ Eiweiße enthalten, ebenso wie Kohlenhydrate und Fette, die Elemente Kohlenstoff (C), Sauerstoff (O) und Wasserstoff (H). Welches chemische Element enthalten sie außerdem noch? (→ Abschn. 10.4)
▶ Wozu dienen Eiweiße im Körper? (→ Abschn. 10.4, Kasten)

Mineralstoffe

- Wo kommt Natrium im Körper vor? Nennen Sie einige wichtige Folgen von Natriummangel! (→ Abschn. 10.5.1)
- Wo kommt Kalium vor? Nennen Sie wichtige Aufgaben von Kalium! Ein Patient nimmt ein Digitalispräparat ein. Wie wird sich bei ihm ein Kaliummangel auswirken? (→ Abschn. 10.5.2)
- Geben Sie die Aufgaben von Kalzium an! Was hat ein Blutkalziummangel zur Folge? Was kann eine langdauernde Hyperkalziämie verursachen? (→ Abschn. 10.5.3)
- Welche Aufgaben hat Magnesium! Wozu können Magnesiummangelzustände führen? Was hat eine Hypermagnesiämie für Folgen? (→ Abschn. 10.5.4)
- Wo befindet sich der größte Teil des Eisens? Geben Sie die Eisenspeicher an! (→ Abschn. 10.5.5)
- Wozu wird Jod im Körper benötigt? (→ Abschn. 10.5.5)

Vitamine

- Nennen Sie die wasserlöslichen und die wasserunlöslichen Vitamine! (→ Abschn. 10.6)
- Auf welche Organe wirkt Vitamin A (Retinol) in erster Linie ein? (→ Abschn. 10.6.1, Kasten)
- Zählen Sie einige Vitamine des Vitamin-B-Komplexes auf! Wie heißt das im Magen gebildete Enzym, das in der Lage ist, Vitamin B_{12} durch die Darmwand zu transportieren? Wozu führt Vitamin-B_{12}-Mangel? In welcher Form verabreichen Sie bei Vitamin-B_{12}-Mangel das fehlende Vitamin, wenn ein Fehlen des Intrinsic-Faktors krankheitsverursachend war? (→ Abschn. 10.6.2)
- Darf beim gleichzeitigen Fehlen von Folsäure und Vitamin B_{12} lediglich Folsäure gegeben werden? Begründen Sie Ihre Meinung (→ Abschn. 10.6.2, Kasten)
- Geben Sie Hauptaufgaben von Vitamin C an! Zu welcher Krankheit kann ein schwerer Vitamin-C-Mangel führen? (→ Abschn. 10.6.3)
- Wie heißt die Krankheit, die durch Vitamin-D-Mangel verursacht wird beim Kind und wie beim Erwachsenen? (→ Abschn. 10.6.4)
- Zählen Sie wichtige Wirkungen von Vitamin E auf! (→ Abschn. 10.6.5)
- Wozu wird Vitamin K benötigt? (→ Abschn. 10.6.6)

Wasser

- Geben Sie an, auf welche Flüssigkeitsräume sich das Körperwasser verteilt! Welche Hormone spielen bei der Aufrechterhaltung des Wasser- und Elektrolythaushaltes eine wichtige Rolle? (→ Abschn. 10.7)

Aufbau und Resorption von Nahrungsstoffen

- Wo werden Kohlenhydrate abgebaut (im Mund? im Magen? im Darm?)? Wie heißt das Enzym in der Mundhöhle, das die Kohlenhydratverdauung einleitet? Wie heißen die Enzyme, die im Dünndarm beim Kohlenhydratabbau eine wichtige Rolle spielen? (10.8.1)
- Erfolgt Fettabbau im Wesentlichen im Mund, im Magen oder im Darm? (→ Abschn. 10.8.2, Kasten)
- Wo findet Eiweißverdauung statt? (→ Abschn. 10.8.3)
- Wird beim aktiven Transport Energie verbraucht oder nicht? (→ Abschn. 10.8.4)

Störungen des Gesamtstoffwechsels

Magersucht und Ess-Brechsucht

- Geben Sie frühe körperliche Symptome bei Magersucht an! Handelt es sich bei Magersucht und Ess-Brechsucht um leicht oder schwierig zu therapierende Erkrankungen (→ Abschn. 10.9.1)

Fettleibigkeit (Adipositas)
▸ Nennen Sie bevorzugte Fettdepots! Geben Sie typische körperliche Folgeschäden bei Adipositas an! (→ Abschn. 10.9.2)
▸ Zählen Sie auf, was zum „tödlichen Quartett" gehört (→ Abschn. 10.9.2, Kasten)

Störungen des Fettstoffwechsels
Hyperlipidämie (Hyperlipoproteinämie)
▸ Hohe Blutfette sind für welche Erkrankung ein wichtiger Risikofaktor? Wodurch kann man bei einem Patienten eventuell schon rein äußerlich einen Hinweis auf eine bestehende Fettstoffwechselstörung erhalten? Wie würden Sie bei erhöhtem Blutfettspiegel therapieren? (→ Abschn. 10.10.1)

Gicht
▸ Was liegt der Gicht für eine Störung zugrunde? Geben Sie an, an welchen Körperstellen überschüssige Harnsäure deponiert werden kann! Geben Sie *nur* die *wichtigste* Ursache der Erhöhung der Harnsäure im Blut an! Welche Stadien werden bei Gicht unterschieden? Welches Gelenk ist bei einem akuten Anfall in erster Linie betroffen? Welche Faktoren können zur „Gichtniere" führen? (→ Abschn. 10.10.3)

Störungen des Knochenstoffwechsels
Osteoporose
▸ Was liegt der Osteoporose für eine Störung zugrunde? Wer ist in erster Linie von der primären Osteoporose betroffen? Nennen Sie Symptome bei Osteoporose! (→ Abschn. 10.11.1)

Osteomalazie
▸ Was liegt der Osteomalazie zugrunde? Ist die Knochenverbiegung oder der Knochenbruch typische Folge der Osteomalazie? Nennen Sie gefürchtete Folgen von Osteomalazie! (→ Abschn. 10.11.2)

1 Die Leber

11.1	**Anatomie** 334	11.4.2	Chronische Hepatitis 340
11.2	**Physiologie** 335	11.4.3	Leberzirrhose 341
11.3	**Untersuchungsmethoden** 338	11.4.4	Leberschädigung durch Alkoholmißbrauch 342
11.3.1	Körperliche Untersuchung 338	11.4.5	Arzneimittelbedingte Leberschäden 342
11.3.2	Blutuntersuchung 338	11.4.6	Schwangerschaftsbedingte Leberschäden 343
11.3.3	Apparative Verfahren 339	11.4.7	Lebertumoren 343
11.4	**Ausgewählte Erkrankungen der Leber** 339	**11.5**	**Fragen** 343
11.4.1	Fettleber und Leberverfettung 340		

11.1 | Anatomie

Die Leber ist mit ihrem Gewicht von ca. 1,5 kg die größte exokrine Drüse des Körpers. Sie ist das zentrale Stoffwechselorgan, da sie wichtige Aufgaben im Eiweiß-, Kohlenhydrat- und Fettstoffwechsel hat. Weiterhin hat sie wichtige „Entgiftungsfunktionen" und produziert die Gallenflüssigkeit (➔ auch Abschn. 12.1.3). Lebergewebe besitzt ein hohes Regenerationsvermögen.

Lage. Die Leber liegt mit ihrer Hauptmasse im rechten Oberbauch, reicht aber mit ihrem linken Lappen bis vor den Magen und damit in den linken Oberbauchbereich. Ihre hintere und untere Fläche ist den Baucheingeweiden zugewandt. Nach oben schmiegt sie sich dem Zwerchfell an, mit dem sie teilweise verwachsen ist (Atlas Abb. 11-1).

Beim Gesunden schneidet der untere Leberrand den Rippenbogen in der Medioklavikularlinie; die Obergrenze der Leber befindet sich (beim Mann) auf einer Linie kurz unterhalb der Brustwarzen (also im Bereich der 5. Rippe). Die Lage ist jedoch vom Konstitutionstyp, der Atemtätigkeit und der Körperhaltung mit abhängig.

> **Nachbarorgane der Leber**
>
> Zwerchfell, Magen, Zwölffingerdarm, Gallenblase, rechte Niere, rechte Nebenniere, rechte Dickdarmbiegung, querliegender Dickdarm, Speiseröhre, untere Hohlvene

Aufbau. An der Leber gibt es vier Lappen: den großen *rechten* (Lobus hepatis dexter) und den *kleineren* linken Lappen (Lobus hepatis sinister). An der Rückseite befinden sich noch zwei deutlich kleinere Lappen, und zwar der *quadratische* (Lobus quadratus) und der *geschwänzte* Leberlappen (Lobus caudatus) (Abb. 11-1, Atlas Abb. 11-2).

Leber und Gallenblase liegen *intraperitoneal*, da sie mit Ausnahme der Stelle an der die Leber mit dem Zwerchfell verwachsen ist, vom Bauchfell überzogen sind.

Leberpforte (Porta hepatis). An der Rückseite der Leber befindet sich etwa in der Mitte eine Austrittsstelle für den gemeinsamen *Lebergallengang* (Ductus hepaticus communis) sowie eine Eintrittsstelle für die *Pfortader* (Vena portae) und die *Leberarterie* (A. hepatica, Atlas Abb. 11-2).

Außerdem treten zum autonomen Nervensystem gehörende Nervenfasern durch die Leberpforte. Zwar befinden sich innerhalb des Lebergewebes keine Schmerzfasern, aber die Bindegewebskapsel der Leber und die Bauchfellschicht sind sensibel innerviert und somit schmerzempfindlich.

Weiterhin treten Lymphgefäße durch die Leberpforte, weshalb sich hier auch regionäre Lymphknoten (Nodi lymphatici hepatici) befinden, die die Lymphe der Leber und der Gallenblase aufnehmen. Allerdings kann Lymphe aus der Leber auch zu Lymphknoten oberhalb des Zwerchfells gelangen.

Blutversorgung der Leber. Pro Minute fließt über 1 Liter Blut in die Leber ein. 75% dieses Blutes stammt aus der Pfortader und 25% aus der Leberarterie.

- **Leberarterie** (Arteria hepatica) bringt von der Aorta *sauerstoffreiches* Blut in die Leber.
- **Pfortader** (Vena portae) transportiert von den unpaaren Baucheingeweiden (Darm, Magen, Milz, Bauchspeicheldrüse) *sauerstoffarmes* aber *nährstoffreiches* Blut in die Leber. Bitte beachten Sie zum Pfortadersystem auch Abschn. 6.1.1 (Atlas Abb. 6-8).

Das Blut der Leberarterie und der Pfortader mischt sich in den Lebersinusoiden (s. u.), sammelt sich danach in Zentralvenen, die ihr Blut über Sammelvenen in drei Lebervenen abgeben, die ihrerseits in die untere Hohlvene münden (s. u.).

Portokavale Anastomosen. Unter einer portokavalen Anastomose (Atlas Abb. 11-7) versteht man eine Verbindung zwischen der Pfortader und der unteren oder oberen Hohlvene. Sie dient der Drosselung oder Freigabe des Blutstromes, der die Leber durchfließen soll. Es spielen vor allem portokavale Anastomosen im Bereich des Mastdarms, der Speiseröhre und der Bauchdecke eine Rolle.

Bestehen aufgrund eines zirrhotischen Umbaus in der Leber Einflußstörungen (➔ Abschn. 11.4.3, Leberzirrhose), so kommt es in den portokavalen Anastomosen zu Rückstauungen, wodurch sich Rektumvarizen, Speiseröhrenkrampfadern und/oder Erweiterungen der Hautvenen der Bauchdecke (Medusenhaupt) ausbilden können.

11.2 Physiologie

Leberläppchen. Das Lebergewebe besteht aus einer großen Anzahl von Leberläppchen (Lobuli hepatis, Abb. 11-2, Atlas Abb. 11-3, 11-5), die einen Durchmesser von 1 bis 2 mm haben, sechseckig sind und von wabenförmiger Gestalt. In der Mitte dieses Läppchens befindet sich die Zentralvene (V. centralis) und an den Eckpunkten so genannte periportale Felder, in denen jeweils ein kleiner Ast der Pfortader, der Leberarterie und der Gallengänge verlaufen. Diese Versorgungskanäle werden auch als Glisson-Trias, Trias hepatica, Pfortaderkanäle oder Portalkanäle bezeichnet.

In den Leberläppchen befinden sich Leberzellbalken, die aus radiär aneinandergereihten Leberzellen (Hepatozyten) bestehen. Zwischen den Leberzellbalken liegen die Lebersinusoide, erweiterte Leberkapillaren, in denen sich das Blut der Leberarterie und der Pfortader mischt. Von den Sinusoiden fließt das Blut über die Zentralvene des Leberläppchens ab. Die Zentralvenen geben das Blut über Sammelvenen an die drei großen Lebervenen ab, die das Blut dicht unterhalb des Zwerchfells in die untere Hohlvene einleiten, die sich zu diesem Zweck eng an das Lebergewebe anschmiegt (Atlas Abb. 11-2, 11-4). Beachten Sie bitte, dass aus diesem Grund keine Lebervene aus der Leberpforte austritt!

An der Wand der Sinusoide sitzen die *Kupffer-Sternzellen*. Es handelt sich um wichtige *Freßzellen*, die die Aufgabe haben, das durchfließende Blut zu reinigen und *überalterte rote Blutkörperchen abzubauen*. Die Kupffer-Sternzellen gehören zum Monozyten-Makrophagen-System (➔ Abschn. 26.3.5).

Räumlich von den Lebersinusoiden getrennt gibt es in der Leber noch Gallenkapillaren. Hierbei handelt es sich ebenfalls um Aussparungen zwischen den Leberzellbalken, in denen allerdings kein Blut fließt, sondern die von den Leberzellen gebildete Gallenflüssigkeit. Die Fließrichtung in den Gallengängchen ist selbstverständlich der Blutfließrichtung entgegengesetzt, da das Blut in die Leber hineinfließt, die produzierte Gallenflüssigkeit jedoch heraus. Die Gallenkapillaren vereinigen sich zu größeren Sammelgefäßen, schließlich zum rechten und linken Lebergallengang (Ductus hepaticus dexter et sinister) der zum gemeinsamen Lebergallengang (Ductus hepaticus communis) wird. Bitte beachten Sie zu den Gal-

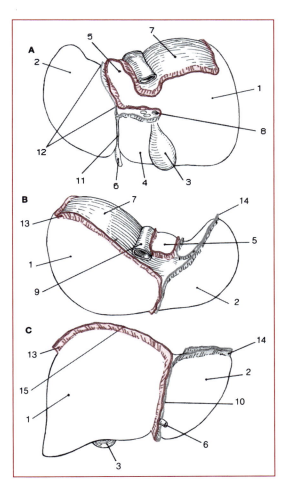

Abb. 11-1 Leber
A. Blick von **hinten** auf die Leber, unterer Leberrand angehoben, B. Blick von **oben** auf die Leber, C. Leber von **vorne**, 1. Rechter Leberlappen (Lobus hepatis dexter), 2. Linker Leberlappen (Lobus hepatis sinister), 3. Gallenblase (Vesica fellea), 4. Quadratischer Leberlappen (Lobus quadratus), 5. Geschwänzter Leberlappen (Lobus caudatus), 6. Rundes Leberband (Ligamentum teres hepatis), 7. Berührungsfläche der Leber mit dem Zwerchfell (Area nuda), 8. Leberpforte (Porta hepatis), 9. Untere Hohlvene (V. cava inferior), 10. Sichelförmiges Leberband (Ligamentum falciforme hepatis), 11. Spalte für das runde Leberband (Fissura ligamenti teretis), 12. Leber-Magen- und Leber-Zwölffingerdarm-Band (Lig. hepatogastricum et hepatoduodenale), 13. Rechtes Dreiecksband (Lig. triangulare dextrum), 14. Linkes Dreiecksband (Lig. triangulare sinistrum), 15. Kranzförmige Umschlagfalte des Leberbauchfells (Lig. coronarium hepatis).

lengängen auch Abschn. 12.1.2 und Atlas Abb. 12-1.

> **Zellarten in der Leber**
> - **Leberzellen** (Hepatozyten)
> - **Kupffer-Sternzellen** (Phagozyten)

Aufgaben. Mit dem Pfortaderblut kommen die im Verdauungskanal aufgenommenen Nährstoffe, Vitamine u. a. zur Leber, die nun die Stoffe, die überschüssig im Blut vorhanden sind einlagern kann, wobei sie manche zuerst in eine speicherbare Form umwandeln muss. Werden die Stoffe wieder im Körper benötigt, gibt sie sie ans Blut ab. Wichtige Aufgaben der Leber im einzelnen:

- **Eiweißstoffwechsel.** Die Leber produziert über 95 % der *Bluteiweiße* (z. B. Albumin, Globulin, Prothrombin, Fibrinogen, Transferrin, Plasminogen). Damit stellt sie auch die Stoffe her, die bei der *Blutgerinnung* eine wichtige Rolle spielen (z. B. Prothrombin und Fibrinogen). Das zur Prothrombinherstellung und anderer Vitamin-K-abhängiger Gerinnungsstoffe benötigte Vitamin K speichert sie in ihren Zellen.

Einen Teil der Aminosäuren, deren Zufuhr größer ist als der Bedarf, wandelt sie im so genannten *Transaminierungsprozess* in andere Aminosäuren um, und zwar in solche, die im Augenblick mehr benötigt werden. Dazu benützt sie bestimmte Leberenzyme, die Transaminasen (**SGOT** = **ASAT** und **SGPT** = **ALAT**). Die Leber kann allerdings nicht alle im Körper benötigten Aminosäuren herstellen, sondern diese müssen mit der Nahrung zugeführt werden. Sie werden als „essentielle" Aminosäuren bezeichnet.

Durch den ständigen Ab- und Umbau von Eiweißen und Aminosäuren fallen größere Mengen Stickstoff an, den die Leber in *Harnstoff* überführt und ans Blut abgibt, so dass er von der Niere über den Harn ausgeschieden werden kann.

- **Kohlenhydratspeicher.** Befindet sich überschüssige Glukose im Blut, so kann die Leber diese in Glykogen umwandeln und speichern. Dieser Vorgang wird als Glykogenese bezeichnet. Bei Bedarf baut die Leber das gespeicherte Glykogen wieder zu Glukose ab und entlässt sie ins Blut (Glykogenolyse). Diese Vorgänge werden durch eine Vielzahl von Hormonen gesteuert. So fördern Adrenalin, Glukagon und

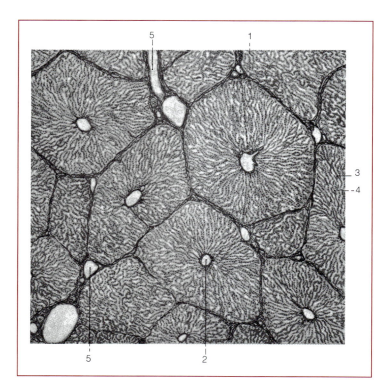

Abb. 11-2 Feinbau der Leber mit Leberläppchen
1. Leberläppchen (Lobulus hepatis), 2. Zentralvene (V. centralis), 3. Leberzellbalken, 4. Lebersinusoid, 5. Zufluss von der Pfortader mittels Zwischenläppchenvene (V. interlobularis).

Cortison die Glykogenolyse; dagegen unterstützt Insulin die Glykogenese. Da schon nach einer kurzen Fastenperiode von 24 Stunden die Glykogenvorräte der Leber erschöpft sind, ist sie in der Lage, auch aus anderen Stoffen (z. B. Aminosäuren, Glyzerin, Laktat) Glukose herzustellen (Glukoneogenese).

> - **Glykogenese:** Aufbau von Glukose zu Glykogen
> - **Glykogenolyse:** Abbau von Glykogen zu Glukose
> - **Glukoneognese:** Aufbau von Glukose aus Nicht-Kohlenhydraten

- **Fettstoffwechsel.** Ein großer Teil der Fette wird in der Leber umgebaut. Sie kann Fettsäuren aufbauen und in Form von Phosphatiden ans Blut abgeben. Außerdem kann sie Cholesterin herstellen, das sie für die Gallensaftproduktion nutzt oder ans Blut abgibt. Werden Fettsäuren aus dem Fettgewebe an die Leberzellen abgegeben, so kann sie diese zur Energiegewinnung nutzen. Bei diesem Vorgang bildet die Leber allerdings Ketonkörper, die von der Niere ausgeschieden bzw. abgeatmet werden müssen. Wird sehr viel Fett abgebaut, zum Beispiel durch Fastenkuren oder im Verlauf eines Diabetes mellitus, fallen massiv Ketonkörper an. Dies kann zum starken Abfall des pH-Wertes und damit zu einem lebensbedrohlichen Zustand führen (Coma diabeticum).
- **Produktion von Gallensaft.** Durch die Herstellung von Gallensaft und dessen Abgabe in den Zwölffingerdarm dient die Leber auch dem Fettabbau. Im Duodenum werden die Fette durch die Galle in feinste Fetttröpfchen aufgeteilt, so dass sie von der Lipase des Pankreas und des Duodenums besser zerlegt werden können. Nur so können die Fette und damit auch die fettlöslichen Vitamine A, D, E, K verdaut und resorbiert werden.
- **Entgiftungsfunktion.** Die Leber entgiftet körpereigene und körperfremde Stoffe und macht sie so für die Niere ausscheidungsfähig.
  - **Entgiftung körpereigener Giftstoffe,** zum Beispiel wandelt sie das beim Eiweißabbau im Darm anfallende giftige Ammoniak in Harnstoff um. Auch baut die Leber bestimmte Hormone ab, zum Beispiel Östrogene.
  - **Entgiftung körperfremder Giftstoffe,** zum Beispiel Medikamente, Farb- und Konservierungsstoffe, aber auch andere für den Körper schädliche Stoffe. Viele dieser Stoffe werden in einer nierengängige Form gebracht, das heißt so aufbereitet, dass sie durch die Nieren ausgeschieden werden können.
- **Regelung des Blutzuckergehaltes.** Durch den Auf- und Abbau von Glykogen wirkt die Leber bei der Aufrechterhaltung des Blutzuckerspiegels mit.
- **Eisenspeicherung.** Der Körper enthält ca. 5 g Eisen. In den Kupffer-Sternzellen werden überalterte Erythrozyten abgebaut. Dabei fällt Eisen an, das in der Leber gespeichert werden kann. Bei Bedarf wird es wieder ins Blut abgegeben, damit es im Knochenmark zur Bildung neuer Erythrozyten zur Verfügung steht.
- **Blutspeicherung.** Durch Verengung und Erweiterung der Lebergefäße kann die Leber die Menge des durchströmenden Blutes beeinflussen und so mithelfen, den Blutkreislauf den wechselnden Anforderungen des Körpers anzupassen.
- **Körpertemperatur.** Durch ihren regen Stoffwechsel erzeugt die Leber so viel Wärme, dass ihre Temperatur ca. 1,5 °C höher liegt als die der anderen inneren Organe. Damit leistet sie einen wichtigen Beitrag zur Aufrechterhaltung der Körpertemperatur.
- **Ort der Blutbildung während der Fetalzeit.** Diese Funktion der Blutbildung erlischt nach dem 5. Fetalmonat. Kommt es allerdings später zu schweren Bluterkrankungen wie beispielsweise einer hämolytischen Anämie, so können Leber (und Milz) wieder zu Blutbildungsstätten werden.
- **First-pass-Effekt.** Da die Leber über das Pfortadersystem (→ Abschn. 6.3) das Blut aufnimmt, wirkt sie als „*Filter*" bevor diese Stoffe in den Körperkreislauf gelangen. Dies hat aber nicht nur den Vorteil, dass Schadstoffe entgiftet werden können, sondern auch den Nachteil, dass manche Medikamente, die oral zugeführt wurden, in der Leber inaktiviert werden und deshalb ihren Bestimmungsort nicht erreichen können. Diesem Verlust versucht man durch eine parenterale Verabreichung des Wirkstoffes (intravenös, intramuskulär, subkutan) oder durch rektale Gabe als Zäpfchen entgegenzuwirken.

11.3 Untersuchungsmethoden

11.3.1 Körperliche Untersuchung

Inspektion. Hinweise auf eine Leberstörung sind eine gelbliche Verfärbung der Skleren bzw. der Haut und die Leberhautzeichen, wie sie im Abschn. 11.4.3, Leberzirrhose, aufgeführt werden.

Palpation. Mittels der Palpation können Vergrößerungen, Verkleinerungen, Verhärtungen und eine höckerige Oberfläche der Leber festgestellt werden und somit einen wichtigen Hinweis auf einen bestehenden Leberschaden geben.

Zur Durchführung stellt man sich auf die rechte Seite des Patienten. Die Fingerspitzen von Zeige-, Mittel- und Ringfinger werden in Richtung des Leberrandes aufgelegt und drücken den Bauch während einer tiefen Einatmung des Patienten ein. Dabei schiebt man die Finger dem dabei nach unten gleitenden Leberrand entgegen, so dass gefühlt werden kann, wie sich der Leberrand unter die Finger schiebt. Bei diesem Vorgang nähert man sich schrittweise dem Rippenbogen, bis der Leberrand getastet wird. Bedenken Sie, falls Sie den Leberrand nach unten verlagert finden, dass die Ursache nicht in jedem Fall eine Lebervergrößerung sein muss, sondern es könnte zum Beispiel auch ein Zwerchfelltiefstand aufgrund eines Lungenemphysems der Grund sein! Um solche Fehldiagnosen zu vermeiden, muss in jedem Fall der untere *und* der obere Leberrand bestimmt werden (s. u.).

Perkussion. Da der obere Leberrand nicht durch Palpieren bestimmt werden kann, wird hier die Perkussion durchgeführt. Dazu beginnt man mit der Perkussion im 3. ICR und fährt nach unten fort. Man achtet auf das sonore Perkussionsgeräusch über der Lunge und auf die absolute und relative Leberdämpfung. Zur relativen Leberdämpfung kommt es in dem Bereich, in dem Lebergewebe vom Lungengewebe überlagert wird; zur absoluten Leberdämpfung in dem Bereich, in dem die Leber direkt der Rumpfwand anliegt.

Es ist zweckmäßig, die obere Lebergrenze durch starke Perkussion zu ermitteln, da dabei das Lungengewebe „durchschlagen" wird. Die untere Lebergrenze wird dagegen durch eine leise Perkussion festgestellt, damit nicht der darunterliegende (oft gasgefüllte!) Dickdarm „durchschlägt".

> ▶ **Perkussion der Leber**
> - **oberen Leberrand** durch starke Perkussion ermitteln
> - **unteren Leberrand** durch leise Perkussion feststellen

Kratz-Auskultation der Leber. Die Kratz-Auskultation dient der Ermittlung des *unteren Leberrandes*. Dazu wird das Stethoskop im epigastrischen Winkel aufgesetzt. Der Untersucher streicht nun mit seinem Mittelfinger mehrfach Linien, beginnend ca. 3 cm oberhalb des rechten Rippenbogens, nach kaudal. Diese „Kratz-Auskultation" führt er in Abständen von ca. 1 cm aus, bis er die Lebergrenze durch das veränderte Auskultationsgeräusch genau ausmachen kann.

11.3.2 Blutuntersuchung

Bei manchen Lebererkrankungen treten vermehrt Enzyme ins Blut über.

- **SGPT** (Serum-Glutamat-Pyruvat-Transaminase, neuere Bezeichnung: Alaninaminotransferase, ALT). Dieses Enzym kommt in der Leber, der Niere, dem Herzen und der Skelettmuskulatur vor.
- **SGOT** (Serum-Glutamat-Oxalacetat-Transaminase, neuere Bezeichnung: Aspartataminotransferase, AST). Dieses Enzym kommt in der Leber und im Herzen vor, aber auch in der Bauchspeicheldrüse und in der Muskulatur.
- **Gamma-GT** (Gamma-Glutamyltransferase) kommt in der Niere, der Leber und der Bauchspeicheldrüse vor.
- **AP** (alkalische Phosphatase) kommt in den Knochen, der Leber, dem Dünndarm und im Gallengangepithel vor.

Sind SGPT und SGOT erhöht, so spricht dies für eine akute Hepatitis oder für eine Leberzirrhose im akuten Schub. Ist lediglich SGPT erhöht, so liegt nur ein leichterer Leberschaden vor, oder es wurde Salicylat eingenommen, da es bei Konzentrationen von über 25 mg/100 ml im Blut zu einem entsprechenden SGPT-Anstieg kommt. Ist nur SGOT erhöht, so besteht die Lebererkrankung schon länger; das ist vor allem bei einer chronischen Hepatitis der Fall. SGOT kann aber auch bei Herzerkrankungen, vor allem nach Herzinfarkt erhöht sein, aber auch bei akuter Karditis. Ein Anstieg von Gamma-GT tritt typischerweise beim alkoholbedingten Leberschaden, aber auch bei akuter und chronischer Hepatitis und beim Verschlussikterus auf; ferner bei degenerativen Nierenerkrankungen, bei Bauchspeicheldrüsenerkrankungen wie akuter und chronischer (selten) Pankreatitis und bei Pankreaskrebs. Auch nach Herzinfarkt kann es zu einem Anstieg von Gamma-GT kommen.

Ein Anstieg der alkalischen Phosphatase kann auf eine Knochenerkrankung mit einer gesteigerten Tätigkeit der Osteoblasten hinweisen, und zwar kann sie bei Knochenbruch, Nebenschilddrüsenüberfunktion, Osteomalazie und Knochenmetastasen erhöht sein. Ein Anstieg kann seine Ursache aber auch in einer Leber- oder Gallenwegerkrankung haben, beispielsweise in einer Hepatitis oder einem Verschlussikterus.

Bestimmung der Serumeiweiße. Bei länger dauernder Leberschädigung steigen die Gammaglobuline an und das Serumalbumin nimmt ab.

Quick-Test (Thromboplastinzeit, TPZ, Prothrombinzeit). Der Quick-Test dient zur Feststellung der Blutgerinnungszeit. Bei Leberzellschädigung kann es zur Verlängerung der Thromboplastinzeit kommen (➔ auch Abschn. 7.7.4).

Bestimmung des Eisenspiegels. Der Eisenspiegel ist bei Hepatitis erhöht.

Galaktosetest. Der Galaktosetest dient der Überprüfung des Kohlenhydratstoffwechsels der Leber. Es werden 40 g Galaktose verabreicht und in bestimmten Zeitabständen der Galaktosespiegel im Blut bestimmt. Dabei darf bei einem intakten Kohlenhydratstoffwechsel der Leber ein bestimmter Grenzwert im Blut nicht überschritten werden.

Bitte beachten Sie zur **Urinuntersuchung** mittels Teststreifen (Anstieg von Bilirubin und Urobiliongen) Abschn. 15.3.4.

11.3.3 Apparative Verfahren

Lebersonographie (Ultraschalldiagnostik). Die Lebersonographie ergibt Hinweise auf Fettleber, Zysten, Leberzirrhose, Pfortaderhochdruck, Aszites und Lebertumoren.

Leberblindpunktion. Es wird ein Stückchen Lebergewebe entnommen, um es histologisch zu untersuchen.

Laparoskopie („Bauchspiegelung"). Ein optisches Instrument wird durch einen kleinen Schnitt in der Bauchwand in die Bauchhöhle eingeführt. Damit können Oberfläche, Farbe und Form der Leber und anderer Organe untersucht werden.

11.4 Ausgewählte Erkrankungen der Leber

Bei Erkrankungen der Leber muss man berücksichtigen, dass sie oft in andere Krankheitsprozesse mit einbezogen wird, zum Beispiel bei Infektionskrankheiten, Herzerkrankungen, Stoffwechselstörungen, Schwangerschaftsstörungen und Vergiftungen. Die Leberstörung kann dabei so sehr in den Vordergrund treten, dass man leicht übersehen kann, dass sie nur *Folge* einer anderen zugrundeliegenden Erkrankung ist.

Leberleiden führen oft zu Veränderungen der Beschaffenheit, Größe und Form des Organs. Durch einen erhöhten Druck des veränderten Lebergewebes auf die umgebende bindegewebige Kapsel, kommt es zum so genannten „Kapseldruck", der beim Betroffenen zu Druckgefühl im rechten Oberbauch führt.

Oft wird eine Leberkrankheit äußerlich an einer Gelbfärbung der Skleren (Atlas Abb. 11-9) und der Haut bemerkt. Weitere mögliche Symptome, die bei einer Leberstörung auftreten können, sind Braunfärbung des Urins und Entfärbung des Stuhls. Ansonsten sind die Symptome, meist uncharakteristisch und vieldeutig: Leistungsminderung, Appetitlosigkeit, Unverträglichkeit bestimmter Nahrungsmittel (v. a. Fett), Übelkeit, Völlegefühl, Druck im rechten Oberbauch.

Bitte beachten Sie zu den Lebererkrankungen auch die akute Virushepatitis, ➔ Abschn. 27.1.5.

11.4.1 Fettleber und Leberverfettung

Die Fettleber ist die häufigste Lebererkrankung. Liegt der Anteil der verfetteten Leberzellen unter 50 %, so spricht man von Leberverfettung, liegt sie über 50 % von Fettleber.

Ursachen. Die häufigsten Ursachen sind *chronischer Alkoholismus*, *Diabetes mellitus* und *Ernährungsfehler*. Gelegentlich kommen Medikamenteneinnahme und Hepatitis (Fettleberhepatitis) in Betracht.

Symptome. Meist besteht lediglich ein *Druckgefühl* im *rechten Oberbauch*, nur gelegentlich kommt es zu geringen Schmerzen (Fettleberhepatitis). Bei der Untersuchung findet man eine vergrößerte Leber, die sich weich anfühlt. Oft liegt im Blut eine Erhöhung der Blutfette vor.

Prognose. Eine alkoholbedingte Fettleber kann bei Fortsetzung des Alkoholmissbrauchs in eine Zirrhose übergehen. Eine Fettleber, die sich aufgrund eines Diabetes mellitus oder durch Überernährung gebildet hat, geht im allgemeinen *nicht* in eine Zirrhose über.

Therapie. Je nach der zugrundeliegenden Erkrankung: Behandlung des Diabetes, Meiden von Alkohol, Ernährungsumstellung, wobei vor allem der Verzehr von Kohlenhydraten eingeschränkt werden sollte. Zu beachten ist, dass auch der Alkoholiker durch den Alkoholkonsum zuviel Kohlenhydrate zu sich nimmt!

11.4.2 Chronische Hepatitis

Die Zeichen einer Hepatitis müssen mindestens sechs Monate lang ohne wesentliche Besserung bestehen, um als chronische Hepatitis bezeichnet zu werden. Es handelt sich um ein uneinheitliches Krankheitsbild.

Ursachen. Akute Virushepatitis B oder C, Alkoholabusus, Autoimmunvorgänge, Medikamente, Gefahrenstoffe (z. B. Arbeitsplatzgifte).

Verlaufsformen
- **Chronisch-persistierende Form.** Bei dieser Verlaufsform bestehen oft jahrelang Hepatitissymptome, ohne dass es zu Verschlimmerungen kommt. Es besteht eine gute Ausheilungstendenz, jedoch ist es auch möglich, dass sie in die progrediente Form übergeht.
- **Chronisch-progrediente (aggressive) Form.** Es kommt zu fortschreitender, oft schubweiser Verschlimmerung und Zirrhosebildung (s. u.). Damit kann die progrediente Form in eine Leberzirrhose übergehen.

Symptome. Oft besteht Beschwerdefreiheit. Es können jedoch auch uncharakteristische Beschwerden auftreten: nachlassende Leistungsfähigkeit, Müdigkeit, Abgeschlagenheit, manchmal Druck im rechten Oberbauch, Übelkeit und Unverträglichkeit bestimmter Speisen (v. a. Fett).

Komplikationen. Leberzirrhose, Leberversagen, primäres Leberzellkarzinom.

Diagnose. Palpatorisch findet man meist eine vergrößerte und verfestigte Leber, manchmal ist die Milz vergrößert. SGOT und SGPT sind im Blut meist nur gering erhöht, außerdem kann es zum Anstieg von Gamma-GT und AP kommen. Je nach Ursache der Erkrankung können Antikörper gegen das verursachende Virus bzw. Autoantikörper nachgewiesen werden.

Weitere wichtige Untersuchungen sind Leberbiopsie, Ultraschall, CT, Kernspintomographie, evtl. Laparoskopie.

Differenzialdiagnose. Leberzirrhose, Fettleber, Speicherkrankheiten (z. B. Hämochromatose).

Therapie. Die Therapie richtet sich nach der Ursache, der Schwere und dem Aktivitätsgrad der Erkrankung. Schulmedizinisch wird mit Interferon (chronische Virushepatitis), Immunsuppressiva (bei Autoimmungvorgängen) und Lebertransplantation behandelt. Ernährung und Vitaminzufuhr entsprechen der Therapie bei Leberzirrhose (➔ Abschn. 11.4.3). Eine zentrale Rolle spielt die Ausschaltung der Ursache (z. B. bei Alkoholabusus!).

Das wichtigste Mittel der Pflanzenheilkunde ist die Mariendistel (Carduus marianus, Silybum marianum) mit ihrem Wirkstoff Silymarin. Sie eignet sich zur Behandlung von Leberparenchymstörung. Wegen seiner spasmolytischen Wirkung auf die Gallenwege (und die Bronchien), kommt noch Schöllkraut (Chelidonium majus) in Betracht.

> ▶ **Mariendistel** ist das wichtigste pflanzliche Mittel bei Leberparenchymschäden.

11.4.3 Leberzirrhose

Die Leberzirrhose ist eine chronisch-fortschreitende Lebererkrankung, bei der *Leberzellgewebe zugrunde geht* und durch *Bindegewebe ersetzt wird* (Atlas Abb. 11-6). So verliert die Leber wertvolles Parenchym und verhärtet durch das zunehmende Bindegewebe. Die Durchblutung der Leber wird behindert und es kommt zur Stauung und Drucksteigerung im Pfortadersystem.

Pfortaderhochdruck. Staut sich das Blut vor der Leber, so muss es sich Umgehungsbahnen suchen, um das Hindernis zu umfließen.

So können sich Speiseröhrenvenen durch den erhöhten Druck zu Varizen erweitern. Diese Ösophagusvarizen können platzen und zu lebensbedrohlichen Blutungen führen. 30 bis 50 % der an Leberzirrhose Erkrankten sterben an Ösophagusvarizenblutungen!

Weitere mögliche Folgen sind eine Erweiterungen der Hautvenen der Bauchdecke, ein so genanntes Medusenhaupt (Caput medusae, Atlas Abb. 11-8) und die Ausbildung eines Aszites (Bauchwassersucht), wobei durch den erhöhten Pfortaderdruck die flüssigen Bestandteile des Blutes (also v. a. Wasser) in den Bauchraum abgepresst werden. Dieses „Bauchwasser" kann bis zu 20 l betragen!

> **Pfortaderhochdruck**
> - **Aszites** (Bauchwassersucht)
> - **Ösophagusvarizen** (Speiseröhrenkrampfadern)
> - **Medusenhaupt** (Erweiterung der Bauchdeckenvenen)

Ursachen. Die bekannteste und häufigste Ursache der Leberzirrhose ist der *Alkohol*. Die Zirrhose entwickelt sich hier aus einer Alkoholhepatitis heraus. Weitere wichtige Ursachen sind noch die *Virushepatitis* (➔ Abschn. 27.1.5) und die *chronische Autoimmunhepatitis*.

Seltener spielen *medikamentös-toxische* Ursachen und *Speicherkrankheiten* eine Rolle, zum Beispiel die Eisenspeicherkrankheit (Hämochromatose), Kupferspeicherkrankheit (M. Wilson) und die Glykogenspeicherkrankheit. Daneben muss man als Ursache auch eine Herzkrankheit in Betracht ziehen (Endzustand einer chronischen *Stauungsleber*).

Verlauf
- **Kompensierte inaktive Form.** Es bestehen nur wenige Krankheitszeichen. Palpatorisch findet man die Leber verändert (s. u., Diagnose). Die kompensierte inaktive Form kann in eine dekompensierte aktive übergehen.
- **Dekompensierte aktive Form.** Sie kann durch körperliche Belastung, Alkoholmissbrauch oder Infekte ausgelöst worden sein. Im Befinden des Patienten kommt es zu Verschlechterungen. Schläfrigkeit und Müdigkeit nehmen zu. Es können sich Gelbsucht, Aszites und Bewusstseinstrübung, bis hin zu Präkoma und Coma (Leberkoma, Coma hepaticum), einstellen. Beim Leberkoma kommt es zum Zusammenbruch aller Leberfunktionen, wodurch sich hirntoxische Substanzen anhäufen.

Symptome. Die Frühsymptome bei der kompensierten inaktiven Verlaufsform entsprechen den Beschwerden der chronischen Hepatitis: Übelkeit, Appetitlosigkeit, Müdigkeit, Leistungsverlust, Unverträglichkeit bestimmter Speisen, Druck im rechten Oberbauch, Meteorismus, später entwickeln sich Menstruations- und Potenzstörungen, Gynäkomastie (weibliche Brustentwicklung beim Mann), Hodenatrophie, Ikterus (nur bei entzündlichen Schüben und im Spätstadium), Dupuytren-Kontraktur (➔ Abschn. 4.4.14), Ödeme und vermehrte Blutungsneigung.

Bei der dekompensierten aktiven Verlaufsform kommt es aufgrund des Pfortaderhochdruckes zu Aszites, Ösophagusvarizen und Medusenhaupt.

Leberhautzeichen
- **Gefäßsternchen** (Spinnennävi, Atlas Abb. 11-10). Es handelt sich um eine zentrale Arteriole mit spinnenbeinartig abgehenden Gefäßen. Sie treten meist im Gesicht, an Hals und Brust auf.
- **Lackzunge und Lacklippen.** Lippen und Zunge sind lackartig und glänzend durch eine ausgeprägte makrozytäre Anämie. Man vermutet als Ursache einen Vitamin-B_{12}- und Folsäuremangel, evtl. könnte auch ein direkter schädigender Einfluss des Alkohols auf das Knochenmark vorliegen.
- **Palmarerythem.** Es handelt sich um eine symmetrische Hautrötung an den Handflächen und Fußsohlen, manchmal auch an der Innenseite der Fingerkuppen. Der Grund liegt vermutlich in einer peripheren Hyperzirkulation durch gefäßerweiternde Substanzen, die aufgrund der

Pfortaderstauung vermehrt in den Kreislauf gelangt sind.
- **Behaarungsanomalie.** Durch einen gestörten Sexualhormonstoffwechsel kann es zum Verlust der Achsel- und Bauchhaare („Bauchglatze") kommen.
- **Teleangiektasien.** In den dem Licht ausgesetzten Körperteilen (Gesicht, Hände) kommt es zur Erweiterung zahlreicher kleiner Hautgefäße.
- **Nagelanomalie.** Es kommen gelegentlich Uhrglasnägel und Weißfärbung vor.
- **Ödeme** durch Mangel an Bluteiweißen. Ödeme treten meist erst in einem späten Stadium auf, und zwar nachdem sich ein Aszites entwickelt hat.
- **Hämatome und Petechien.** Die Leber kann die Blutgerinnungsfaktoren (z. B. Prothrombin und Fibrinogen) nicht mehr ausreichend herstellen.

Komplikationen. Ösophagusvarizenblutungen, Coma hepaticum, primäres Leberzellkarzinom.

Diagnose. Bei der körperlichen Untersuchung findet man die Leber verhärtet; von der Größe her ist sie meist verkleinert, sie kann jedoch auch vergrößert oder normal groß sein. Ist es zu einem grobknotigen Umbau gekommen, so sind die Regeneratknoten meist palpabel. Eine Milzvergrößerung findet man in ca. 10 bis 30 % der Fälle.

Das Blutbild ergibt typischerweise eine Leuko- und Thrombopenie, makrozytäre Anämie (MCH und MCV erhöht), Beschleunigung der BKS, Verminderung der Albumine, Vermehrung der Gammaglobuline, Bilirubinanstieg, Erhöhung des Serumeisens, evtl. leichte Erhöhung von SGOT, SGPT, AP und eine Verlängerung der Blutgerinnungszeit. Es ist allerdings nicht möglich aufgrund der Blutwerte die Diagnose „Leberzirrhose" zu stellen, sondern die Diagnose muss durch Leberbiopsie und evtl. Ultraschall und Laparoskopie abgesichert werden.

Therapie. Die Therapie muss sich nach der zugrundeliegenden Ursache richten. Wegen der Schwere der Erkrankung und da verschreibungspflichtige Medikamente eingesetzt werden müssen, behandelt der Heilpraktiker nur *begleitend* zum *Arzt*. Es besteht absolutes Alkoholverbot, leberschädigende Medikamente sind zu vermeiden, auf ausreichende Kalorienzufuhr muss geachtet werden, die Ernährung soll eiweiß- und vitaminreich sein, ansonsten richtet sie sich weitgehend nach dem Appetit des Kranken. Bei schlechten Ernährungsverhältnissen sollten zusätzlich Vitamin-B-Komplex-Präparate, evtl. auch noch andere benötigte Vitamine, gegeben werden.

Im entzündlichen Schub der dekompensierten Verlaufsform ist Bettruhe einzuhalten. Je nach Ursache und Stadium der Krankheit wird der Arzt evtl. mit Kortison, Antibiotika und Azathioprin (Immunsuppressiva) verordnen. Bei geeigneten Patienten kommt eine Lebertransplantation in Betracht.

11.4.4 Leberschädigung durch Alkoholmissbrauch

Durch Alkoholmissbrauch können in der Leber drei verschiedene Krankheitsbilder hervorgerufen werden:

- Fettleber,
- Hepatitis (Alkoholhepatitis, Fettleberhepatitis),
- Leberzirrhose (begünstigt die Entstehung eines Leberzellkarzinoms).

Symptome. Die auftretenden Symptome hängen vom Krankheitsbild ab.

- **Fettleber:** meist symptomlos, manchmal Völlegefühl, Appetitlosigkeit, Druckschmerz im rechten Oberbauch,
- **Alkoholhepatitis:** in der akuten Phase kommt es zu Fieber, Appetitlosikeit, Übelkeit, Erbrechen, Ikterus, Lebervergrößerung,
- **Leberzirrhose:** (s. oben).

Prognose. Die alkoholbedingte Hepatitis geht bei Fortsetzung des Alkoholmissbrauchs in eine Leberzirrhose über. Kann noch rechtzeitig eine Alkoholentwöhnung erreicht werden, so ist oft ein erstaunliches Regenerationsvermögen der Leber zu beobachten.

Therapie. Sie besteht in erster Linie darin, einen *Alkoholentzug* zu erreichen. Ansonsten muss sie sich nach Stadium und Schwere der Erkrankung richten.

11.4.5 Arzneimittelbedingte Leberschäden

Hier unterscheidet man zwischen obligaten (zwingenden) und fakultativen (möglichen) Schäden:

- **Obligate Schäden** sind oft vorhersehbar und von der verabreichten Dosis abhängig. Das

Zeitintervall zwischen Einnahme und Auftreten einer Leberzellschädigung ist kurz.
- **Fakultative Schäden** sind nur bedingt voraussehbar und oftmals *nicht* von der eingenommenen Dosis abhängig. Sie können nach unterschiedlichen Intervallen auftreten, meist beträgt der Zeitraum jedoch 10 bis 14 Tage nach Einnahme.

Durch arzneimittelbedingte Leberschäden werden in 20–30 % fulminante akute Hepatitiden ausgelöst. Es besteht die Gefahr einer Gallenstauung, einer Leberzirrhose, des akuten Leberversagens und des Leberkarzinoms.

11.4.6 Schwangerschaftsbedingte Leberschäden

- **Gelbsucht in der Schwangerschaft** (idiopathischer Schwangerschaftsikterus). Meist im letzten Drittel der Schwangerschaft kommt es zu intensivem Juckreiz und Ikterus, ansonsten ist das Allgemeinbefinden wenig gestört.
- **EPH-Gestose.** Mit Gestosen (lat. gestare = tragen) bezeichnet man Erkrankungen, die durch eine Schwangerschaft verursacht wurden. E = generalisierte Ödeme (engl. edem), P = Proteinurie, H = Hypertonie (über 140/90 mmHG). 5 bis 10 % aller Schwangeren entwickeln ab der 20. Schwangerschaftswoche bis eine Woche nach der Geburt eine EPH-Gestose. Die Leber ist in diesen Fällen häufig mitbeteiligt. Die Ursache der Erkrankung ist unbekannt.
- **Akute Schwangerschaftsfettleber.** Sie stellt eine lebensbedrohliche Komplikation der Schwangerschaft ab der 30. Schwangerschaftswoche dar, kommt allerdings nur äußerst selten vor. Es kommt zu Oberbauchbeschwerden, Appetitlosigkeit, Übelkeit, Erbrechen, Müdigkeit, Kopfschmerzen und Fieber. Das Vollbild der Erkrankung entwickelt sich innerhalb von wenigen Tagen mit fulminatem Verlauf, der zum Leberversagen führt. Die Therapie besteht in der sofortigen Entbindung (Letalität für die Mutter 10–30 %, für das Kind 25–65 %).

11.4.7 Lebertumoren

In der Leber kommen gut- und bösartige Tumoren vor! Bei den bösartigen unterscheidet man:

- **Primäres Leberzellkarzinom.** Ein primäres Leberzellkarzinom entwickelt sich fast immer auf dem Boden einer *Leberzirrhose*, besonders häufig jedoch bei Zirrhosen, die aus einer akuten Virushepatitis hervorgegangen sind.
Es kommt zur Lebervergrößerung, bei der meist derbe Knoten zu tasten sind. Zusätzlich zu den „Hepatitissymptomen" entwickeln sich Pfortaderhochdruck, Gewichtsverlust, Schmerzen, die in den Rücken und die Schulter ausstrahlen und Fieber.
- **Lebermetastasen.** Häufiger als das primäre Leberzellkarzinom sind Lebermetastasen, da ungefähr ein Drittel der bösartigen Tumoren Lebermetastasen setzt. Sitzt der Primärtumor im Magen-Darm-Trakt, erfolgt die Besiedelung über das *Pfortadersystem*. Beim Bronchial-, Brustdrüsen-, Speiseröhren- und Schilddrüsenkrebs kommt es über die *Leberarterie* (A. hepatica) zur Absiedelung von Metastasen. Krebs der Gallenblase und der Gallenwege setzt durch *regionale Ausbreitung* sehr früh Metastasen in der Leber.

11.5 Fragen

Beantworten Sie die Fragen möglichst knapp! Die richtigen Antworten finden Sie im angegebenen Abschnitt entweder **halbfett** oder *kursiv* gedruckt.

Anatomie

▸ Zählen Sie Nachbarorgane der Leber auf! (➔ Abschn. 11.1, Kasten)
▸ Die Leber ist in einen größeren rechten Lappen und einen kleineren linken Lappen eingeteilt. An der Rückseite können wir noch zwei weitere Leberlappen finden. Welche? (➔ Abschn. 11.1)

▸ Liegt die Leber intra- oder retroperitoneal? Wofür bildet die Leberpforte (Porta hepatis) eine Durchtrittsstelle? Über welche beiden Gefäße erhält die Leber Blut? Transportiert die Pfortader sauerstoffreiches oder -armes bzw. nährstoffreiches oder -armes Blut? (➔ Abschn. 11.1)

Physiologie

▸ Was betrachtet man als Funktionseinheit des Lebergewebes? (➔ Abschn. 11.2)
▸ Welche beiden Zellarten kommen in der Leber vor? (➔ Abschn. 11.2 Kasten)
▸ Welche Aufgaben haben die Kupffer-Sternzellen? Zählen Sie Aufgaben der Leber auf! Was meint man mit dem „First pass effekt" der Leber? (➔ Abschn. 11.2)

Untersuchungsmethoden

▸ Durch welche einfachen allgemeinen Untersuchungstechniken können Sie einen ersten Hinweis auf eine zugrundeliegende Leberstörung erhalten? Wozu dient die Kratz-Auskultation der Leber? (➔ Abschn. 11.3.1)
▸ Zählen Sie wichtige Blutparameter auf, die bei Verdacht auf Lebererkrankung bestimmt werden können! (➔ Abschn. 11.3.2)
▸ Sind Ihnen klinische Untersuchungstechniken bekannt, die einen Hinweis auf eine Lebererkrankung geben? (➔ Abschn. 11.3.3)

Ausgewählte Erkrankungen der Leber

Fettleber
▸ Geben Sie die wichtigsten Ursachen der Fettleber an! Nennen Sie das Leitsymptom der Fettleber! (➔ Abschn. 11.4.1)

Chronische Hepatitis
▸ Welche Ursachen kommen bei chronischer Hepatitis in Betracht? Welche beiden Verlaufsformen unterscheidet man bei chronischer Hepatitis? Zählen Sie mögliche Komplikationen der chronischen Hepatitis auf! Wie heißt das bekannteste pflanzliche Mittel, das bei Leberparenchymschäden eingesetzt wird? (➔ Abschn. 11.4.2, Kasten)

Leberzirrhose
▸ Welcher Umwandlungsprozess geht in der Leber bei Leberzirrhose vor sich? (➔ Abschn. 11.4.3)
▸ Welche Folgen des Pfortaderhochdruckes kennen Sie? (➔ Abschn. 11.4.3, Kasten)
▸ Welche Ursachen sind Ihnen für Leberzirrhose bekannt? Nennen Sie Leberhautzeichen, die typischerweise bei Leberzirrhose auftreten können! Geben Sie die möglichen Komplikationen der Leberzirrhose an! Wie therapieren Sie bei Leberzirrhose? (➔ Abschn. 11.4.3)

Leberschädigung durch Alkoholmissbrauch
▸ Welche Arten von Leberschädigungen kann Alkohol verursachen? Worin besteht in erster Linie die Therapie bei einer Schädigung der Leber durch Alkoholmissbrauch? (➔ Abschn. 11.4.4)

Schwangerschaftsbedingte Leberschäden
▸ Zählen Sie schwangerschaftsbedingte Leberschäden auf! (➔ Abschn. 11.4.6)

Lebertumoren
▸ Welche bösartigen Lebertumoren kommen vor? Was ist die häufigste Ursache für ein primäres Leberzellkarzinom? Über welche Wege können sich in der Leber Metastasen absiedeln? (➔ Abschn. 11.4.7)

12 Galle

12.1 Anatomie und Physiologie 346
12.1.1 Gallenblase (Vesica fellea, Vesica biliaris) 346
12.1.2 Gallenwege 346
12.1.3 Gallenflüssigkeit 346

12.2 Untersuchungsmethoden 347

12.3 Krankheiten der Gallenwege 348
12.3.1 Dyskinesie des Gallensystems 348
12.3.2 Gallensteinleiden (Cholelithiasis) 348
12.3.3 Gallenblasenentzündung (Cholecystitis) 349
12.3.4 Gallenwegentzündung (Cholangitis, Cholangiitis) 350
12.3.5 Gelbsucht (Ikterus) 351
12.3.6 Verschlussikterus 351
12.3.7 Tumoren der Gallenblase und -wege 351

12.4 Fragen 352

12.1 Anatomie und Physiologie

Wie im vorhergehenden Kapitel schon erwähnt wurde, ist die Herstellung der Gallenflüssigkeit eine wichtige Aufgabe der Leber. Man unterscheidet die gelbe Lebergalle und die grüne bis braungrüne Blasengalle. Die Leber produziert pro Tag ungefähr 0,5 bis 1 l Galle, die sie außerhalb der Verdauungszeit über die Gallenwege in die Gallenblase abgibt, wo sie durch Wasserentzug eingedickt wird. Während der Verdauungszeit kann die Galle sowohl direkt aus der Leber als auch aus der Gallenblase in den Zwölffingerdarm gelangen.

12.1.1 Gallenblase (Vesica fellea, Vesica biliaris)

Die birnenförmige Gallenblase liegt an der *Rückseite* der *Leber*, seitlich der Leberpforte (Abb. 11-1, Atlas Abb. 12-1). Sie hat eine Länge von ca. 8 bis 10 cm und einen Durchmesser von ca. 4 cm. Ihr Fassungsvermögen beträgt 50 ml.

Anatomisch unterscheidet man Gallenblasenkörper (Corpus), Gallenblasenhals (Collum) und den nach unten gerichteten Gallenblasengrund (Fundus). Die Innenauskleidung der Gallenblase besteht aus Schleimhaut, die Falten bildet, wodurch sich die Oberfläche vergrößert (Atlas Abb. 12-2). Der Überzug der Schleimhaut besteht aus Zylinderepithel, das kleine Ausstülpungen (Mikrovilli) bildet. Diese Mikrovilli haben die Aufgabe, Wasser aus der Gallenblase zu resorbieren und die Gallenflüssigkeit auf ein Zehntel ihres ursprünglichen Volumens *einzudicken*. Dies hat den Vorteil, dass dem Körper bei Bedarf sofort eine größere Menge Gallenflüssigkeit zur Verfügung steht. Unter der Schleimhaut befindet sich eine Muskelwand aus glatten Muskelzellen. Diese können sich kontrahieren und so die Gallenflüssigkeit über die Gallengänge an den Zwölffingerdarm abgeben.

Wurde die Gallenblase chirurgisch entfernt, so wird die Gallenflüssigkeit direkt über die Gallenwege (s. u.) ins Duodenum abgegeben. Damit steht bei Bedarf keine größere Menge Galle mehr zur Verfügung, weshalb möglichst fettarm gegessen und die Nahrungsaufnahme auf mehrere kleine Mahlzeiten pro Tag verteilt werden sollte.

12.1.2 Gallenwege

Nachdem die Galle in den Leberzellen gebildet wurde, wird sie in die Gallenkapillaren (Aussparungen zwischen den Leberzellbalken) abgegeben. Danach wird sie in kleinen Gefäßen gesammelt, die zu größeren zusammenfließen. Die Sammelkanäle aller dieser Gallengänge sind der rechte und linke Lebergallengang (Ductus hepaticus dexter et sinister), die sich dann zum gemeinsamen Lebergallengang (Ductus hepaticus communis) vereinigen (Abb. 12-1). Von diesem führt der Gallenblasengang (Ductus cysticus) zur Gallenblase. Unterhalb dieser Abzweigung führt der gemeinsame Lebergallengang die Bezeichnung Gallengang *(Ductus choledochus)*. Dieser durchläuft den Kopf der Bauchspeicheldrüse und mündet zusammen mit dem Ausführungsgang der Bauchspeicheldrüse auf der *Vater-Papille* (Papilla duodeni major) in den Zwölffingerdarm (Atlas Abb. 12-3). In dieser Vater-Papille befindet sich ein Schließmuskel, der Oddi-Sphinkter, der erschlaffen muss, wenn die Gallenflüssigkeit an den Zwölffingerdarm abgegeben werden soll. Ist er geschlossen, staut die Gallenflüssigkeit über den Ductus choledochus in die Gallenblase zurück.

12.1.3 Gallenflüssigkeit

Gallenflüssigkeit besteht im Wesentlichen aus *Wasser, Gallensäuren, Bilirubin, Cholesterin, Phospholipiden* (v. a. Lezithin), *Elektrolyten* (Na, Cl, K, Ca) und *Schleim.* Die Gallenflüssigkeit hat die Aufgabe, die *Fette* im Duodenum zu *emulgieren* und die Lipasen zu aktivieren, was durch die enthaltenen Gallensäuren erreicht wird. Ohne Gallenflüssigkeit ist somit keine ausreichende Fettaufnahme möglich und damit auch keine ausreichende Aufnahme der fettlöslichen Vitamine A, D, E und K.

Außerdem wird die Gallenflüssigkeit aber auch benutzt, Stoffe, die im Körper nicht mehr benötigt werden, über den *Darm auszuscheiden* (Bilirubin, Hormone, Medikamente, Schadstoffe, jodhaltige Röntgenkontrastmittel u. a.). Darüber hinaus wirken Gallensäuren *antibakteriell*.

Aktivierung der Galle. In der Duodenalschleimhaut wird bei Kontakt mit Fetten das Gewebshormon *Cholezystokinin* (syn. Pankreozymin) freigesetzt. Es erreicht über den Blutweg die Gallenblase und veranlasst sie zur Kontraktion, damit sie ihren Inhalt in das Duodenum entleert. *Sekretin* veranlasst die Leber, die Gallenproduktion heraufzusetzen (➔ auch Abschn. 9.1.5, Magen).

Enterohepatischer Kreislauf. Mit enterohepatischem Kreislauf bezeichnet man den Sachverhalt, dass bestimmte Stoffe mit der Gallenflüssigkeit in den Darm abgegeben, in tieferen Abschnitten wieder rückresorbiert werden, um mit dem Pfortaderblut erneut in die Leber zu gelangen. Dies betrifft beispielsweise Bilirubin (s. nachstehend), Gallensäuren und bestimmte Medikamente.

Bilirubin (wichtigster Gallenfarbstoff). Beim Abbau des Häms der roten Blutkörperchen in der Milz, dem Knochenmark und der Leber entsteht das grünliche Zwischenprodukt Biliverdin, das dann in das gelbliche Bilirubin umgewandelt wird. Bilirubin ist wasserunlöslich und wird deshalb zum Transport an das Bluteiweiß Albumin gebunden und so als *freies* bzw. *primäres (indirektes, unkonjugiertes)* Bilirubin in die Leber transportiert. Hier wird es vor Aufnahme in die Leberzelle wieder von Albumin gelöst. In der Leberzelle wird Bilirubin an Glucuronsäure gekoppelt und dann als *gebundenes* oder *sekundäres (direktes, konjugiertes)* Bilirubin bezeichnet. Durch diese Bindung an Glucuronsäure wird Bilirubin besser wasserlöslich. Dieses gebundene Bilirubin wird an die Gallenflüssigkeit abgegeben und gelangt so in den Darm. Hier, und zwar vor allem im Dickdarm, wird das Bilirubin im Wesentlichen durch Darmbakterien zu Urobilinogen und Sterkobilinogen, dann zu Urobilin und Sterkobilin umgewandelt. Diese Produkte werden zum größeren Teil mit dem Stuhl ausgeschieden. So ist *Sterkobilin* der Hauptfarbstoff des Stuhls und in erster Linie für die Dunkelfärbung des Stuhls verantwortlich.

Bilirubin und seine Stoffwechselzwischenprodukte (v. a. Urobilinogen!) werden jedoch im Kolon wieder rückresorbiert, über das Pfortadersystem in die Leber transportiert, um danach erneut in die Galle abgegeben zu werden (enterohepatischer Kreislauf!). Der andere Teil wird über das Kreislaufsystem zur Niere transportiert und hier mit dem Harn ausgeschieden.

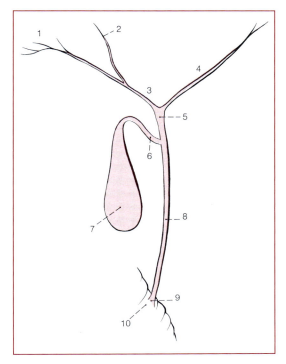

Abb. 12-1 Schematische Darstellung der Gallengänge
1. Aussparungen zwischen den Leberzellbalken (Sinusoide, Vasa sinusoidea), 2. Sammelkanälchen (Ductulus interlobaris), 3. Rechter Lebergallengang (Ductus hepaticus dexter), 4. Linker Lebergallengang (Ductus hepaticus sinister), 5. Gemeinsamer Lebergallengang (Ductus hepaticus communis), 6. Gallenblasengang (Ductus cysticus), 7. Gallenblase (Vesica fellea), 8. Gallengang (Ductus choledochus), 9. Vater-Papille (Papilla duodeni major), 10. Zwölffingerdarm (Duodenum).

12.2 Untersuchungsmethoden

Inspektion. Es erfolgt eine Untersuchung auf Gelbfärbung der Skleren, der Haut und der Schleimhaut.

Palpation der Gallenblase. Die Gallenblase liegt normalerweise verdeckt hinter der Leber, so dass man sie nicht palpieren kann. Nur wenn sie sich vergrößert und verfestigt, wird sie unterhalb des Leberrandes tastbar, s. auch Murphy-Zeichen, ➔ Abschn. 12.3.3, Diagnose der akuten Cholecystitis.

Sonographie (Ultraschall). Diese Untersuchungsmethode erlaubt Rückschlüsse auf Größe und Lage der Gallenblase, Weite der Gallengänge und auf Gallensteine. Da kein Kontrastmittel eingegeben werden muss, handelt es sich um ein für den Patienten schonendes Verfahren.

ERC (Endoskopisch-retrograde Cholangiographie). Mit einem Endoskop wird die Vater-Papille aufgesucht und ein Kontrastmittel eingespritzt, so dass die Gallenwege „retrograd", das heißt von hinten, dargestellt werden können. Bei diesem Verfahren kann auch mittels eines kleinen Schnittes in die Papille ein Stein, der hier steckenblieb zum Abgehen gebracht werden (auch ERCP = Endoskopisch-retrograde Cholangio-Pankreatikographie).

12.3 | Krankheiten der Gallenwege

Bei den Krankheiten der Gallenwege kann man vier große Gruppen unterscheiden:

- Funktionelle Störungen (Dyskinesien),
- Steinbildungen (Gallensteinleiden),
- Entzündungen (Gallenblasenentzündungen, Gallenwegsentzündungen),
- Tumoren.

12.3.1 Dyskinesie des Gallensystems

Es liegt eine *Störung* im *Bewegungsablauf* zwischen Gallenblase, Gallenwegen und dem Oddi-Spinkter (Schließmuskel in der Vater-Papille) vor. Frauen sind wesentlich häufiger betroffen als Männer. Die Diagnose „Dyskinesie" darf nur gestellt werden, wenn organische Veränderungen sicher ausgeschlossen wurden.

Die Störung kann im Rahmen einer vegetativen Dystonie bzw. zusammen mit einem Reizmagen oder Reizdarm auftreten. Eine Dyskinesie kann das Vorstadium einer Gallenblasenerkrankung mit Organveränderungen, vor allem einer Steinbildung sein.

Die Symptome können denen bei Gallensteinkoliken gleichen. Es kann zu Gallenentleerungsstörungen kommen.

12.3.2 Gallensteinleiden (Cholelithiasis)

Je nachdem, wo die Steine sitzen, unterscheidet man:

- Cholezystolithiasis (Steine in der Gallenblase),
- Choledocholithiasis (Steine in den Gallenwegen).

Gallensteine kommen sehr häufig vor. Sie treten bei 25 % der über 60-Jährigen auf. Frauen erkranken häufiger als Männer. Allerdings können Steine auch schon bei Kindern vorkommen (hämolytische Anämie, Anomalien der Gallenwege, s. u.).

Pathophysiologie. Zur Steinbildung kommt es, wenn die normale *Zusammensetzung* der *Gallenflüssigkeit* gestört ist. In der Folge werden wasserunlösliche Substanzen wie Cholesterin, Bilirubin und/oder Kalzium ausgefällt, die dann unterschiedlich große Steine bilden, vom Gallengrieß bis zu einzelnen großen Solitärsteinen. Meist handelt es sich um cholesterinhaltige Mischsteine, die Anteile von Bilirubin und Kalzium besitzen (Atlas Abb. 12-5, 12-6).

Ursachen. Erhöhung des *Blutcholesterinspiegels*, Schilddrüsenunterfunktion, Adipositas, Schwangerschaft, Diabetes mellitus, rasche Gewichtsabnahme, Einnahme oraler Kontrazeptiva („Pille") bzw. Östrogenpräparate und Anomalien der Gallenwege.

Bei Bilirubinsteinen spielen ein vermehrter Abbau von Erythrozyten und Gallenwegsentzündungen eine Rolle.

 „5-F-Regel" (Risikofaktoren Gallensteine zu bilden)
- **female** (weiblich)
- **fat** (übergewichtig)
- **fair** (hellhäutig)
- **forty** (über 40 Jahre)
- **fertile** (fruchtbar)

Symptome. Etwa 50 bis 80 % der Gallensteinträger haben sogenannte *„stumme Steine"*, das heißt, die Steine verursachen *keine* Beschwerden. Bei den restlichen kann es zu uncharakteristischen Beschwerden kommen wie Übelkeit (v. a. morgens), Druckgefühl im rechten Oberbauch, auch (leicht bis stark) ziehende, in den rechten

Rücken oder die rechte Schulter ausstrahlende Schmerzen, Unverträglichkeit bestimmter Speisen (Fettgebackenes, Hülsenfrüchte, harte Eier, Kaffee). Letzteres führt oft zur Fehldiagnose „Magenerkrankung".

Oft werden die Steine erst mit dem Auftreten einer **Gallenkolik** erkannt. Eine solche Kolik kann sich durch Diätfehler oder psychische Belastungen einstellen bzw. wenn sich ein Stein im Gallengang eingeklemmt hat. Die Kolik tritt vor allem abends und nachts mit heftigsten krampfartigen Oberbauchschmerzen auf. Diese Schmerzen strahlen bis in den rechten Rücken, die rechte Schulter und manchmal bis in den rechten Arm aus. Während des Anfalls bestehen Übelkeit und Erbrechen. Im rechten Oberbauch bildet sich in schweren Fällen eine Abwehrspannung; in leichten Fällen fehlt allerdings nur der rechte Bauchdeckenreflex.

Verschließt der Stein den Ductus choledochus oder Ductus hepaticus, so kommt es vier bis sechs Stunden später zum Ikterus, entfärbten Stuhl, dunklem Urin, evtl. auch zum Juckreiz.

▶ **Gallensteinkolik**
- Kolikartige Schmerzen im rechten Oberbauch, die in den rechten Rücken (Schulter) ausstrahlen
- Übelkeit und Erbrechen

Diagnose. Ultraschall (Trefferquote 95 %), Röntgen (bei Kalziumsteinen möglich), Cholangiographie (ERC).

Therapie. Grundsätzlich müssen bei einer Kolik schnell wirkende Verfahren und Medikamente eingesetzt werden, die krampflösend und schmerzstillend wirken. Bewährt haben sich dabei vor allem die Neuraltherapie und die Akupunktur. Vorsichtige physikalische Maßnahmen erweisen sich als günstig: Wärmeanwendung, Fangopackungen und Kurzwellen.

Grundsätzlich ist bei der Behandlung des Gallensteinleidens eine Ernährungsumstellung anzuraten. Speisen, die zu ihrer Verdauung eine größere Gallenmenge brauchen (z. B. Fettgebackenes), sind zu vermeiden, ebenso schwerverdauliche Nahrungsmittel wie Hülsenfrüchte. Außerdem muss für eine geregelte Verdauung gesorgt werden. Das ist auch ein wichtiger Aspekt der Trinkkuren mit Mineralwässern (Mergentheimer, Karlsbader), die sowohl galletreibend als auch etwas abführend wirken.

Weiterhin kann mit entsprechenden naturheilkundlichen Mitteln, wie sie auch als Komplexpräparate von verschiedenen Firmen angeboten werden, eine Auflösung der Steine versucht werden.

In der Schulmedizin werden Gallensteine, die Beschwerden verursachen, mitsamt der Gallenblase operativ entfernt (meist durch laparoskopische Cholezystektomie). Nur in Ausnahmefällen kommt eine Cholelithotripsie in Betracht. Dabei handelt es sich um eine Zertrümmerung der Gallensteine mittels Druckwellen (extrakorporale Stoßwellenlithotripsie). Sie wird häufig in Kombination mit einer medikamentösen oralen Steinauflösung durchgeführt. Die Komplikationsrate gegenüber operativen Verfahren ist geringer, allerdings kann es zur Bildung von Rezidivsteinen kommen.

Wurden Gallensteine operativ entfernt, so stellt sich in ca. 5 % der Fälle ein **Postcholezystektomiesyndrom** ein. Damit fasst man alle Folgeerscheinungen zusammen, die sich Wochen bis Monate nach der Gallensteinentfernung einstellen können. Dabei kommt es zu Schmerzen im rechten Oberbauch, Meteorismus, Sodbrennen und Unverträglichkeit von Nahrungsmitteln (v. a. Fett). Als Ursachen sind in Betracht zu ziehen: übersehene Steine, Strikturen (Vernarbungen und Verziehungen) der Gallenwege, Papillenstenosen, Tumoren, Adhäsionen (Verwachsungen, Verklebungen des Bauchfells), vegetative Dystonie, Dyskinesie der Gallenwege, aber auch schon vor der OP bestehende Erkrankungen wie Magen-Darm-Geschwüre, Pankreatitis u. a.

12.3.3 Gallenblasenentzündung (Cholecystitis)

Die häufigste Ursache einer Gallenblasenentzündung ist ein *Gallenstein*, der den *Ductus cysticus* verlegt. Nur sehr selten kommt sie in steinfreien Gallenblasen vor. Die bakterielle Besiedelung kann vom Duodenum aus oder über den Blutweg erfolgen.

Eine scharfe Trennung zwischen akuter und chronischer Cholecystitis ist nicht möglich, da alle Schweregrade einer Entzündung auftreten können. Darüber hinaus kann eine nicht ausgeheilte akute Form in eine chronische übergehen und eine chronische kann in ihrem Verlauf akute Schübe zeigen.

Symptome
- **Akute Cholecystitis.** Koliken im rechten Oberbauch, die in Rücken und Schulter ausstrahlen können, Fieber, Übelkeit, Erbrechen.
- **Chronische Cholecystitis.** Meist symptomlos oder dumpfes Druckgefühl im rechten Oberbauch, Nahrungsmittelunverträglichkeiten (Fett und Schwerverdauliches).

Diagnose
- **Akute Cholecystitis.** Positives *Murphy-Zeichen*: Bei Druck auf die Gallenblasenregion kommt es bei tiefer Einatmung zum schmerzbedingten Anhalten des Atems. Weiterhin treten auf: Leukozytose mit Linksverschiebung, BKS-Beschleunigung, CRP-Anstieg, Ultraschall, evtl. CT und Cholangiographie (ERC). Kommt es zum Anstieg von Bilirubin, SGPT, SGOT und AP weist das auf eine begleitende Cholangitis hin; ein Anstieg der Amylase auf Pankreatitis.
- **Chronische Cholecystitis.** Evtl. leichte BKS-Beschleunigung, Ultraschall. Grundsätzlich ist die Diagnose schwierig zu stellen.

Differenzialdiagnose. Akutes Abdomen, Pankreatitis, Hepatitis, Appendizitis, Ulkus, Nierenkolik.

Komplikationen
- **Akute Cholecystitis.** Gallenblasenperforation, Gallenblasenempyem (Eiteransammlung in der Gallenblase), Cholangitis, Begleitpankreatitis, akutes Abdomen, Sepsis.
- **Chronische Cholecystitis:** Akute Cholecystitis, Cholangitis, Begleitpankreatitis.

Therapie. Die Therapie hängt vom *Ausmaß* der *Entzündung* ab. In *schweren* Fällen erfolgt die Behandlung durch den *Arzt* bzw. die *Klinik* (operative Steinentfernung).

Leichte Entzündungen können vom Heilpraktiker mit antientzündlichen (z. B. Enzympräparaten) und steinauflösenden Mitteln behandelt werden. Mit pflanzlichen Bittermittel kann der Gallefluss verbessert werden.

12.3.4 Gallenwegentzündung
(Cholangitis, Cholangiitis)

Bei der Entzündung der Gallenwege handelt es sich meist um eine *bakterielle Infektion*, die sich fast immer aufgrund einer *Behinderung* des *Gallenabflusses*, und zwar durch *Steine* (häufig!), Gallengangstrikturen, Papillenstenose, Tumoren oder Parasiten entwickelt. In die gestauten Gallengänge dringen Keime vor allem aus der Darmflora ein (z. B. E. choli, Pseudomonas, Enterokokken). Die Erkrankung kann akut oder chronisch verlaufen.

Bei der seltenen **chronisch-sklerosierenden Cholangitis** handelt es sich um eine chronische Entzündung, die mit einer Fibrosierung und Verengung der Gallenwege einhergeht. Die Ursache ist unbekannt. Die Krankheit tritt jedoch oft in Kombination mit Colitis ulcerosa oder (seltener) M. Crohn auf. Betroffen sind meist Männer zwischen dem 25. bis 50. Lebensjahr.

Die **primäre biliäre Zirrhose** ist eine nicht-eitrige, chronische Cholangitis, bei der es zur fortschreitenden Zerstörung der kleinen Gallengänge und zur Leberzirrhose kommt. Es handelt sich um eine Autoimmunerkrankung, die vor allem bei Frauen im 40. bis 60. Lebensjahr auftritt. Typische Beschwerden sind hartnäckiger Juckreiz, Pigmentierungszunahme der lichtexponierten Stellen, Gelenkschmerzen, Müdigkeit, Abgeschlagenheit, Oberbauchbeschwerden. Oft liegen noch weitere Autoimmunerkrankungen vor wie chronische Hepatitis, Arthritis, Kollagenosen, Hashimoto-Thyroiditis.

Symptome
- **Akute Cholangitis:** Fieber, bei schweren Verläufen auch Schüttelfrost, (kolikartige) Schmerzen im rechten Oberbauch, Ikterus, Juckreiz, dunkler Urin, heller Stuhl,
- **Chronische Cholangitis:** oft symptomenarme Verläufe mit subfebrilen Temperaturen, Druck im rechten Oberbauch, chronisch-rezidivierender Ikterus, Juckreiz.

> **Charcot-Trias** (Leitbefunde der akuten Cholangitis):
> - **rechtsseitige Oberbauchschmerzen**
> - **Schüttelfrost** und **Fieber**
> - **Ikterus**

Komplikationen. Sepsis, Abszesse, sekundäre biliäre Zirrhose (von den Gallengängen ausgehende Leberzirrhose), akutes Abdomen.

Diagnose. Leukozytose, BKS-Beschleunigung, CRP-Anstieg; im Blut Erhöhung von SGPT, SGOT, Gamma-GT und AP. Ultraschall.

Therapie. Die Therapie hängt vom Schweregrad und der Ursache ab. Grundsätzlich entspricht sie der bei Gallensteinleiden und Gallenblasenentzündung (s. o.).

12.3.5 Gelbsucht (Ikterus)

Gelbsucht (Ikterus) bezeichnet eine Gelbfärbung des Gewebes, und zwar vor allem der Skleren, der Haut und der Schleimhäute, aufgrund einer Erhöhung des Bilirubins im Blut. Gelbsucht ist also keine Krankheit (auch wenn im Volksmund damit oftmals eine Leberentzündung gemeint ist), sondern nur ein Symptom, nach dessen Ursache geforscht werden muss.

Man unterscheidet nach der Lokalisation der Ursachen der Gelbsucht drei Formen: den prähepatischen, den intrahepatischen und den posthepatischen Ikterus.

- **Prähepatischer Ikterus** (nicht-hepatischer Ikterus, Überproduktionsikterus). Durch einen vermehrten Abbau von Erythrozyten (zum Beispiel durch Hämolyse, hämolytische Anämie) fällt vermehrt Bilirubin an. Im Blut ist das unkonjugierte Bilirubin erhöht.
- **Intrahepatischer Ikterus** (Parenchymikterus). Die Ursache der intrahepatischen Gelbsucht liegt innerhalb der Leber (zum Beispiel Hepatitis, Leberzirrhose). In diesen Fällen kommt es vor allem zur Erhöhung des konjugierten Bilirubins.
- **Posthepatischer Ikterus** (Verschlussikterus). Infolge einer Störung des Gallenabflusses durch eine Verlegung der Gallenwege durch Steine, Tumoren oder Entzündungen, erfolgt eine Rückstauung des Bilirubins und damit eine Störung des enterohepatischen Kreislaufs. In diesem Fall ist vor allem das konjugierte Bilirubin erhöht. Bitte beachten Sie zum Verschlussikterus Abschn. 12.3.6.

Neugeborenenikterus. Nach der Geburt wird vermehrt Hämoglobin abgebaut, außerdem kann es in der noch unreifen Leber durch einen Mangel eines Enzyms (Gukuronyltransferase) zur verzögerten Bilirubinkonjugation kommen. Beides führt zum Anstieg des unkonjugierten Bilirubins.

12.3.6 Verschlussikterus

Beim Verschlussikterus ist der Gallenabfluss aufgrund eines Abflusshindernisses in den Gallenwegen gestört; es handelt sich um einen *posthepatischen* Ikterus (s. o. → Abschn. 12.3.5).

Ursache können Steine, Entzündungen und Tumoren (v. a. Pankreaskopfkarzinom) im Bereich der abführenden Gallenwege sein.

Symptome. Sitzt der Verschluss im Ductus hepaticus, Ductus choledochus oder bei der Vater-Papille, kommt es zum Rückstau der Gallenflüssigkeit und damit zur Gelbsucht. Befindet sich das Abflusshindernis jedoch im Ductus cysticus fehlt ein Ikterus (s. a. Abb. 12-1). Ansonsten entsprechen die Symptome denen bei Gallensteinleiden.

Therapie. Verschlussikterus ist keine Krankheit, sondern ein Symptom. Es muss immer sorgfältig nach der Ursache geforscht werden, da sich dahinter schwerste Krankheiten verbergen können, zum Beispiel ein Pankreaskopfkarzinom.

12.3.7 Tumoren der Gallenblase und -wege

Tumoren, die sich an der Gallenblase, den Gallenwegen oder der Vater-Papille bilden, sind fast immer bösartig.

Symptome. Im Anfangsstadium sind die Beschwerden so *uncharakteristisch*, dass die Erkrankung meist zu spät erkannt wird. Darüber hinaus entwickelt sich das Karzinom oft bei Gallensteinleiden durch den chronisch ausgeübten Reiz. Die auftretenden Symptome werden dann auf die Steine zurückgeführt und das sich entwickelnde Karzinom bleibt unerkannt. Erst wenn weitere tumorverdächtige Zeichen wie *Anämie* und *Gewichtsverlust* hinzukommen und sich eine *Gelbsucht* entwickelt, wird die Erkrankung richtig diagnostiziert.

Da Gallenkarzinome frühzeitig in die Leber metastasieren, ist die Leber bei der Palpation dann meist schon als vergrößert zu tasten.

> **! Merke:**
> Bei allen Beschwerden seitens der Gallenblase und -wege auch ein **bösartiges Geschehen** in die differenzialdiagnostischen Überlegungen mit einbeziehen!

12.4 Fragen

Beantworten Sie die Fragen möglichst knapp! Die richtigen Antworten finden Sie im angegebenen Abschnitt entweder **halbfett** oder *kursiv* gedruckt.

Anatomie und Physiologie

- Wo liegt die Gallenblase und worin besteht ihre Aufgabe? (➔ Abschn. 12.1.1)
- Geben Sie die Fachbezeichnung für den Gallengang an, und zwar für den Abschnitt zwischen Ductus hepaticus communis und Einmündungsstelle in den Zwölffingerdarm! (➔ Abschn. 12.1.2)
- Wie heißt die Papille, auf der der Ductus choledochus ins Duodenum mündet? (➔ Abschn. 12.1.2)
- Geben Sie die wichtigsten Bestandteile der Gallenflüssigkeit an! Worin sehen Sie wichtige Aufgaben der Galle? Wie heißt das Gewebshormon, das im Duodenum freigesetzt wird, um die Gallenblase zur Kontraktion zu veranlassen, damit sie ihren Inhalt ins Duodenum entleert? (➔ Abschn. 12.1.3)
- Welche Bilirubinarten unterscheidet man im Hinblick darauf, ob es an Glucuronsäure gebunden ist oder nicht? (➔ Abschn. 12.1.3)
- Im „enterohepatischen Kreislauf" nimmt das Bilirubin seinen Weg von der Leber in den Darm. Wozu wird es hier von den Darmbakterien in erster Linie abgebaut? (➔ Abschn. 12.1.3)

Untersuchungsmethoden

- Zählen Sie Untersuchungsmöglichkeiten der Galle auf! (➔ Abschn. 12.2)

Ausgewählte Erkrankungen

- Was versteht man unter einer Dyskinesie des Gallensystems? (➔ Abschn. 12.3.1)
- Wodurch kommt es zur Ausbildung von Gallensteinen? Geben Sie die häufigste Ursache an! (➔ Abschn. 12.3.2)
- Verursacht jeder Gallenstein Beschwerden? (➔ Abschn. 12.3.2)
- Geben Sie die Leitsymptome der Gallensteinkolik an! (➔ Abschn. 12.3.2, Kasten)
- Ein paar Wochen nach seiner operativen Entfernung der Gallenblase, klagt Ihnen ein Patient, dass bei ihm die gleichen Beschwerden wie vor der OP bestehen. Worum handelt es sich? (➔ Abschn. 12.3.2, Kleindruck)
- Geben Sie die häufigste Ursache der Gallenblasenentzündung an! (➔ Abschn. 12.3.3)
- Zählen Sie Symptome der akuten Cholecystitis auf! (➔ Abschn. 12.3.3)
- Wie behandeln Sie bei Cholecystitis? (➔ Abschn. 12.3.3)
- Geben Sie die Ursachen der Cholangitis an! (➔ Abschn. 12.3.4)
- Nennen Sie die Leitbefunde der akuten Cholangitis (sog. Charcot-Trias)! (➔ Abschn. 12.3.4, Kasten)
- Welche Formen des Ikterus werden im Hinblick auf die Lokalisation der Ursache unterschieden? (➔ Abschn. 12.3.5)
- Handelt es sich bei einem Verschlussikterus um einen prä-, intra- oder posthepatischen Verschluss? (➔ Abschn. 12.3.6)

3 Die Bauchspeicheldrüse (Pankreas)

13.1 Anatomie und Physiologie 354

13.2 Untersuchungsmethoden 355

13.3 Erkrankungen der Bauchspeicheldrüse 356
13.3.1 Akute Pankreatitis 356
13.3.2 Chronische Pankreatitis 356
13.3.3 Pankreaskarzinom 357
13.3.4 Endokrine Funktionsstörungen 357

13.4 Fragen 358

Die Bauchspeicheldrüse (*das* Pankreas) ist ein längliches, gelapptes Organ, das einerseits wichtige Verdauungsenzyme für die Kohlenhydrat-, Eiweiß- und Fettverdauung produziert und andererseits in speziellen Zellgruppen (Langerhans-Inseln) wichtige Hormone herstellt.

13.1 | Anatomie und Physiologie

Lage. Das Pankreas liegt in Höhe des ersten und zweiten Lendenwirbelkörpers, *hinter* dem *Magen*. Nur die Vorderfläche ist mit Bauchfell überzogen, die Hinterfläche ist mit der hinteren Bauchwand verwachsen, so dass es sich um eine *retroperitoneale* Lage handelt (Atlas Abb. 13-3).

Aufbau. Anatomisch werden drei Anteile unterschieden (Abb. 13-1, Atlas Abb. 13-1):

- **Kopf** (Caput). Er liegt in der C-förmigen Schlinge des Duodenums.
- **Körper** (Corpus). Er befindet sich vor der Wirbelsäule und verschmälert sich zum Schwanz.
- **Schwanz** (Cauda). Er reicht bis zum Milzhilum.

Der Hauptausführungsgang der Bauchspeicheldrüse (Ductus pancreaticus) mündet gemeinsam mit dem Gallenausführungsgang (Ductus choledochus) auf der Vater-Papille (Papilla duodeni major) in den Zwölffingerdarm; manchmal münden die beiden Gänge jedoch auch auf getrennten Papillen. Einige Menschen besitzen neben dem Hauptausführungsgang noch einen zusätzlichen Nebengang, den Ductus pancreaticus accessorius (➔ Atlas Abb. 13-5).

Anteile. Das Pankreas besteht aus einem exokrinen und einem endokrinen Anteil, die weitgehend unabhängig voneinander arbeiten.

- **Exokriner Anteil**. Er stellt die Hauptmasse des Pankreas dar. Es handelt sich um Drüsengewebe, das wichtige Verdauungsenzyme herstellt, und zwar innerhalb von 24 Stunden ungefähr 1,5 Liter. Im einzelnen werden produziert:
  - **Proteasen**, und zwar Trypsinogen und Chymotrypsinogen (s. u.) für die Eiweißverdauung
  - **Alphaamylase** für die Kohlenhydratverdauung. Sie spaltet die Kohlenhydrate bis zum Zweifachzucker Maltose.
  - **Lipase** für die Fettverdauung, die von den Triglyzeriden (Neutralfetten) Fettsäuren abspaltet.

Die Steuerung des exokrinen Anteils des Pankreas erfolgt nerval durch das vegetative Nervensystem (Parasympathikus und Sympathikus) und hormonell durch Sekretin und Pankreozymin (syn. Cholezystokinin, s. u.).

- **Endokriner Anteil**. Vor allem im Pankreaskörper und -schwanz befinden sich zwischen den exokrinen Zellen, wie kleine Inseln eingestreut, die so genannten Langerhans-Inseln (syn. Inselapparat). Sie stellen den endokrinen Anteil des Pankreas dar, da hier wichtige Hormone (v.a. Glukagon und Insulin) hergestellt werden.
  - **A-Zellen: Glukagon**, mit blutzuckersteigernde Wirkung
  - **B-Zellen: Insulin**, mit blutzuckersenkende Wirkung
  - **D-Zellen: Somatostatin**, das außerdem noch im Hypothalamus produziert wird. Es hat die Aufgabe, die Magen-Darm-Bewegung herabzusetzen und die Ausschüttung bestimmter Hormone zu hemmen (Glukagon, Insulin, STH, TSH, ACTH, gastrointestinale Hormone).

Bitte beachten Sie zum endokrinen Anteil des Pankreas auch Abschn. 14.8, Inselapparat des Pankreas.

Trypsinogen und Chymotrypsinogen. Das Pankreas produziert die eiweißspaltenden Verdauungsenzyme Trypsinogen und Chymotrypsinogen in einer inaktiven Vorstufe, um sich vor Selbstverdauung zu schützen. Nachdem das Pankreas diese Enzyme ins Duodenum abgegeben hat, wird hier das Trypsinogen in das wirksame Trypsin verwandelt. Diese Umwandlung geht durch eine in der Dünndarmschleimhaut gebildete Protease, und zwar durch die *Enterokinase* (syn. Enteropeptidase) vor sich. Das so entstandene Trypsin veranlasst nun seinerseits, dass sich das inaktive Chymotrypsinogen in das aktive Chymotrypsin umwandelt.

Damit das Pankreas Trypsinogen und Chymotrypsinogen ausschüttet, produzieren bestimmte Zellen der Duodenalschleimhaut bei Kontakt mit Speisebrei (Chymus) die Gewebshormone **Sekretin** und **Pankreozymin** (Cholezystokinin, CCK). Diese gelangen auf dem Blutweg zum Pankreas und veranlassen dieses, seine Enzyme abzugeben.

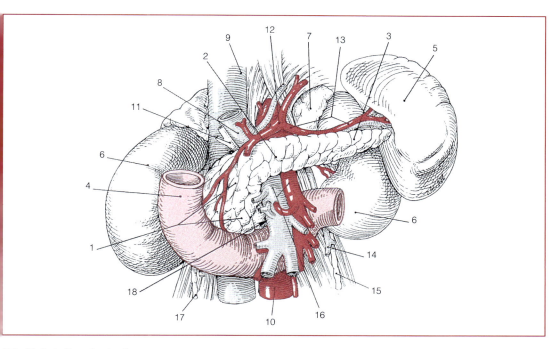

Abb. 13-1 Aufbau des Pankreas
1. Kopf des Pankreas (Caput pancreatis), 2. Körper des Pankreas (Corpus pancreatis), 3. Schwanz des Pankreas (Cauda pancreatis), 4. Zwölffingerdarm (Duodenum), 5. Milz (Lien, Splen), 6. Niere (Ren), 7. Nebenniere (Glandula suprarenalis), 8. Pfortader (V. portae), 9. Untere Hohlvene (V. cava inferior), 10. Bauchaorta (Aorta abdominalis), 11. Gallengang (Ductus choledochus), 12. Stamm der Leber-Milz-Magen-Schlagader (Truncus coeliacus), 13. Milzarterie (A. lienalis), 14. Untere Gekrösevene (V. mesenterica inferior), 15. Linker Harnleiter (Ureter), 16. Obere Gekröseschlagader und -vene (A. und V. mesenterica superior), 17. Rechter Harnleiter (Ureter), 18. Hakenförmiger Anteil des Pankreaskopfes (Processus uncinatus).

13.2 Untersuchungsmethoden

Das Pankreas ist wegen seiner Lage der Palpation nur schwer zugänglich. Es stehen jedoch noch andere wichtige Untersuchungsmethoden zur Verfügung.

Stuhluntersuchung. Bei Mangel an Pankreassaft enthält der Stuhl vermehrt unverdaute Fette (Steatorrhoe), Eiweiße (Kreatorrhoe) und/oder Kohlenhydrate. Diese Bestandteile können deshalb bei einer chemischen Stuhluntersuchung vermehrt nachgewiesen werden.

Der typische makroskopische Stuhlbefund bei Pankreasinsuffizienz sind *pastenartige* bis *breiig*, *fettig-glänzende Stühle* von *stechendem Geruch*. Bei großen Anteilen unverdauter Nahrungsbestandteile kommt es zu voluminösen *Massenstühlen*.

Eine wichtige Rolle spielt bei der Stuhluntersuchung der *Chymotrypsintest*, bei dem der Stuhl auf seinen Gehalt auf Chymotrypsin untersucht wird. Ein erniedrigter Wert weist auf eine exokrine Pankreasinsuffizienz hin.

Bildgebende Verfahren wie Sonographie (Ultraschall, Atlas Abb. 13-6), röntgenologische Abdomenübersichtsaufnahme, CT und ERCP (➔ Abschn. 12.2, Galle, Untersuchungstechniken).

Enzymbestimmung in Blut und Harn. Am gebräuchlichsten ist die Bestimmung der Amylase in Blut und Urin.

Endokrine Funktionsdiagnostik. Hierher gehören die Blutzuckerbestimmungen. (➔ Abschn. 14.8.2).

13.3 Erkrankungen der Bauchspeicheldrüse

13.3.1 Akute Pankreatitis

Bei der akuten Pankreatitis handelt es sich um eine Entzündung der Bauchspeicheldrüse. Es kommen alle Schweregrade vor, von leichten Verlaufsformen bis hin zu tödlichen (Atlas Abb. 13-8).

Ursachen. Der Grund der Pankreatitis liegt meist in *Gallenwegserkrankungen* (Atlas Abb. 13-7) oder in *Alkoholmissbrauch*. Es sind aber noch weitere Ursachen bekannt: Infektionen (z. B. Hepatitis, Mumps), Stoffwechselstörungen (z. B. Überfunktion der Nebenschilddrüse mit Hyperkalziämie und Kalkeinlagerung in das Pankreas), Pankreasgangsteine, Verletzungen (z. B. durch OP) und Medikamente (Kortison, Östrogene, Antikoagulanzien u. a.). In 10 bis 20 % der Fälle bleibt die Ursache jedoch unbekannt.

Pathophysiologie. Das Pankreas ist ödematös geschwollen und von Entzündungsherden durchsetzt. Durch den Rückstau der aktivierten Verdauungsenzyme kommt es zur Selbstverdauung (Autodigestion). In schweren Fällen entsteht eine Pankreasnekrose.

Symptome. Bei den Symptomen, die auf eine akute Pankreatitis hinweisen können, muss man an die **drei „S"** denken: *Stoffwechselstörungen, Schmerzen, Schock*.

In *leichten* Fällen treten lediglich Enzymergleisungen auf, in deren Folge es zu Stoffwechselstörungen kommt (evtl. Malabsorption, Massenstühle).

Schwere Fälle werden oft durch überreichliches Essen ausgelöst. Es setzen plötzlich heftige Oberbauchschmerzen ein, die bis in den Rücken ausstrahlen können. Es kann aber auch sein, dass der Schmerz mehr im linken Oberbauch angegeben wird, oder dass er als „gürtelförmiger" Schmerzen beschrieben wird. Oft gibt jedoch der Betroffene den gesamten Bauchraum als schmerzhaft an. Es treten Übelkeit, Erbrechen und Meteorismus auf.

In *schwersten* Fällen entwickelt sich ein akutes Abdomen bzw. ein Schock. Es kommt zur Abwehrspannung der Bauchdecke, und zwar zum so genannten „elastischen Gummibauch", in manchen Fällen später auch zum „brettharten Bauch".

Es handelt sich um einen lebensbedrohlichen Zustand (ca. 25 % der Fälle enden tödlich), der eine sofortige Krankenhauseinweisung notwendig macht.

> **Akute Pankreatitis (3-S-Regel)**
> - **Stoffwechselstörungen**
> - **Schmerzen**
> - **Schock** (akutes Abdomen)

Diagnose. Der Bauchraum ist druckschmerzhaft, anfangs nur gering gespannt („Gummibauch"), kann aber gelegentlich später bretthart werden.

In Blut und Urin findet man die Alphaamylase und die Lipase erhöht, außerdem kommt es zu Leukozytose, BKS-Beschleunigung, CRP-Anstieg und Hyperglykämie.

Therapie. Die Therapie hängt vom Schweregrad und der Ursache der Erkrankung ab. Bei *leichten* Störungen können die Pankreasenzyme durch Medikamente *substituiert* werden, um die Bauchspeicheldrüse ruhigzustellen und zu entlasten. Außerdem können *antientzündliche* Medikamente (z. B. Enzympräparate) gegeben werden.

Schwerere Erkrankungen gehören in die Hand des *Arztes*; bei *schwersten*, wenn sich schon eine (elastische) Abwehrspannung der Bauchdecke ausgebildet hat, ist sofortige *Krankenhauseinweisung* notwendig. Der Patient darf in diesem Fall nicht mehr bewegt werden, sondern bleibt bis zum Eintreffen des Notarztwagens auf der Untersuchungsliege liegen.

13.3.2 Chronische Pankreatitis

Bei der chronischen Pankreatitis wird im Laufe der Zeit zunehmend Pankreasgewebe zerstört, so dass die Funktion des Organs immer mehr eingeschränkt wird und sich eine Pankreasinsuffizienz einstellt. Die Krankheit kann kontinuierlich oder in Schüben verlaufen. Es kommen unterschiedliche Schweregrade vor.

Ursachen. Die häufigste Ursache ist *Alkoholabusus*. Aber es kommen auch Mukoviszidose und alle *die* Ursachen in Betracht, die schon bei der akuten Pankreatitis aufgeführt wurden.

Pathophysiologie. Im Dünndarm kommt es zu einem Mangel an Verdauungsenzymen und damit zur Maldigestion. Dadurch wird in erster Linie die Fettaufnahme gestört und damit auch die Aufnahme der fettlöslichen Vitamine. Durch die eingeschränkte Pankreasfunktion kann sich auch ein Diabetes mellitus einstellen.

Symptome. Es treten rezidivierende Schmerzen im Oberbauch auf (v. a. nach Nahrungsaufnahme), manchmal jedoch auch Dauerschmerzen, evtl. mit Ausstrahlung in die Flanken und/oder den Rücken. Weitere Beschwerden sind Übelkeit, Erbrechen, Völlegefühl, Fettstühle und Überempfindlichkeit gegen bestimmte Speisen (Alkohol, Fett, Milch). Schon im frühen Stadium kommt es zu Gewichtsabnahme, später zur Maldigestion und schließlich bei schweren Mangelzuständen zu Eiweißmangelödemen, Muskelatrophie und Kachexie, evtl. auch zu Diabetes mellitus.

Je nach Ausprägungsgrad sind die Beschwerden unterschiedlich intensiv. Sie reichen von symptomenarmen Verläufen, bis heftigste Beschwerden bei akuten Schüben.

Diagnose. Im akuten Schub können die Alphaamylase und die Lipase erhöht sein; oft ist der Befund jedoch unauffällig. Chymotrypsintest, Stuhluntersuchung auf unverdaute Fette und Eiweiße, ERCP (➔ Abschn. 12.2), Ultraschall und röntgenologische Abdomenleeraufnahme zur Aufdeckung von Kalkeinlagerungen im Pankreas. Die Diagnosestellung bereitet oft Schwierigkeiten!

Therapie. Es gilt, die *Ursache* zu finden und zu behandeln. Bis diese ursächliche Therapie wirkt, können die Pankreasenzyme mittels geeigneter Präparate ersetzt werden (*Enzymsubstitution*). Ist es durch die gestörte Fettverdauung zum Mangel der fettlöslichen Vitamine gekommen, müssen auch diese ersetzt werden.

Alkohol ist zu meiden, ansonsten sollte die Ernährung fettarm sein und sich nach den Wünschen des Patienten richten.

13.3.3 Pankreaskarzinom

Bei uns ist in den letzten 50 Jahren eine ständige Zunahme des Pankreaskarzinoms zu verzeichnen. Betroffen sind hauptsächlich Männer zwischen 50 bis 70 Jahren. Rauchen erhöht das Erkrankungsrisiko.

Pathogenese. Der Tumor sitzt meist (ca. 70 %) im Pankreaskopf und komprimiert durch sein Wachstum den Gallengang (Ductus choledochus). Dadurch entwickelt sich ein Verschlussikterus.

Symptome. Die Leitsymptome sind:

- Dumpfe Oberbauchschmerzen, die in den Rücken ausstrahlen,
- Anhaltender schmerzloser Ikterus ohne Fieber,
- Gewichtsabnahme.

Außerdem kommt es zu allgemeinen Symptomen wie Völlegefühl, Übelkeit, Abgeschlagenheit, Meteorismus und Durchfällen, später auch zu Pankreasinsuffizienz, Diabetes mellitus und Anämie.

Diagnose. Courvoisier-Zeichen positiv (➔ Kasten), vor allem Ultraschall und ERCP, evtl. Angiographie, Biopsie, Laparotomie

> **❗ Courvoisier-Zeichen**
>
> *Gallenblase* ist *tastbar*, aber *schmerzlos* bei gleichzeitig bestehendem *Ikterus*. Ursache ist ein chronischer Verschluss des Ductus choledochus durch ein **Tumorgeschehen**.

Differenzialdiagnose. Chronische Pankreatitis!

Therapie. Je nach Stadium und Lokalisation.

Prognose. Nach Diagnosestellung beträgt die mittlere Überlebenszeit nur 6 Monate.

13.3.4 Endokrine Funktionsstörungen

Die wichtigste Erkrankung des endokrinen Anteils des Pankreas, der Diabetes mellitus, wird im Kapitel „Endokrinologie" Abschn. 14.13.1 besprochen.

13.4 Fragen

Beantworten Sie die Fragen möglichst knapp! Die richtigen Antworten finden Sie im angegebenen Abschnitt entweder **halbfett** oder *kursiv* gedruckt.

Anatomie und Physiologie

▶ Wo liegt das Pankreas? Handelt es sich um eine intra- oder retroperitoneale Lage? Welche *drei* Teile unterscheidet man *anatomisch* am Pankreas? Welche beiden *funktionell* unterschiedlich arbeitenden Anteile unterscheidet man? Welche wichtigen Verdauungsenzyme produziert das Pankreas? Welches sind die beiden wichtigsten Hormone, die im Inselapparat hergestellt werden? (➔ Abschn. 13.1)

Untersuchungsmethoden

▶ Welche makroskopischen Veränderungen des Stuhls können bei Pankreasinsuffizienz typischerweise festgestellt werden? Nennen Sie eine wichtige chemische Stuhluntersuchung bei Verdacht auf Pankreasinsuffizienz! (➔ Abschn. 13.2)

Ausgewählte Erkrankungen

▶ Welches sind die beiden häufigsten Ursachen bei akuter Pankreatitis? Welches sind die wichtigsten Symptome bei leichter, schwerer und schwerster akuter Pankreatitis? (➔ Abschn. 13.3.1, Kasten)
▶ Wie würden Sie bei chronischer Pankreatitis behandeln? (➔ Abschn. 13.3.2)
▶ Geben Sie die Leitsymptome des Pankreaskarzinoms an! (➔ Abschn. 13.3.3)

14 Endokrinologie

14.1	**Grundbegriffe der Endokrinologie** 360	14.9.4	Akromegalie 372
14.2	**Hypothalamus** 362	14.9.5	Morbus Cushing (zentrales Cushing-Syndrom) 372
14.3	**Hirnanhangdrüse (Hypophyse, Glandula pituitaria)** 363	14.9.6	Diabetes insipidus (Wasserharnruhr) 372

14.3.1 Aufbau und Funktion der Hypophyse 363

14.4 Zirbeldrüse (Epiphyse, Corpus pineale) 364

14.5 Schilddrüse (Glandula thyroidea, früher: Glandula thyreoidea) 365
14.5.1 Aufbau und Funktion 365
14.5.2 Untersuchungsmethoden 365

14.6 Nebenschilddrüsen (Glandulae parathyroidea, Glandulae parathyreoidea) 367
14.6.1 Aufbau und Funktion 367
14.6.2 Untersuchungsmethoden 368

14.7 Nebennieren (Glandulae suprarenales) 368
14.7.1 Aufbau und Funktion 368
14.7.2 Nebennierenrinde (NNR) 368
14.7.3 Nebennierenmark (NNM) 369

14.8 Inselapparat des Pankreas (Langerhans-Inseln) 369
14.8.1 Aufbau und Funktion 369
14.8.2 Untersuchungsmethoden 370

14.9 Erkrankungen der Hypophyse 371
14.9.1 Unterfunktion des HVL (Hypophysenvorderlappeninsuffizienz, Simmonds-Syndrom, Hypopituitarismus) 371
14.9.2 Hypophysärer Minderwuchs 371
14.9.3 Hypophysärer Riesenwuchs (Gigantismus) 371

14.10 Erkrankungen der Schilddrüse 372
14.10.1 Schilddrüsenüberfunktion (Hyperthyreose) 372
14.10.2 Schilddrüsenunterfunktion (Hypothyreose) 374
14.10.3 Struma (Kropf, Drüsenschwellung) 375
14.10.4 Entzündungen der Schilddrüse (Thyroiditis, Thyreoiditis) 376

14.11 Erkrankungen der Nebenschilddrüse 376
14.11.1 Überfunktion der Nebenschilddrüse (Hyperparathyroidismus) 376
14.11.2 Unterfunktion der Nebenschilddrüse (Hypoparathyroidismus) 376

14.12 Erkrankungen der Nebenniere 377
14.12.1 Cushing-Syndrom 377
14.12.2 Morbus Addison (Bronzehautkrankheit) 378
14.12.3 Conn-Syndrom (primärer Hyperaldosteronismus) 379
14.12.4 Adrenogenitales Syndrom (AGS) 379
14.12.5 Phäochromozytom 379

14.13 Erkrankungen des Inselapparates 379
14.13.1 Diabetes mellitus (Zuckerkrankheit) 379
Hypoglykämischer Schock 383
Coma diabeticum 384

14.14 Fragen 385

Mit Endokrinologie bezeichnet man die Lehre vom *Aufbau* und der *Funktion endokriner Drüsen* und der von ihnen produzierten *Hormone*. Es geht hierbei um ein faszinierendes Gebiet und man hat wieder einmal ausreichend Gelegenheit, das Wunder des Lebens zu bestaunen. Hormone werden in verschwindend kleinen Mengen produziert und doch üben sie auf den Organismus einen entscheidenden Einfluss aus. Ihr Fehlen oder ihr Zuviel kann schwere Störungen bis hin zur völligen Lebensunfähigkeit des Organismus zur Folge haben.

Wichtige Erkrankungen, die in diesem Kapitel besprochen werden, sind Diabetes mellitus (Zuckerkrankheit), Cushing-Syndrom und Schilddrüsenerkrankungen.

14.1 Grundbegriffe der Endokrinologie

Unser Körper verfügt über zwei Steuerungssysteme, und zwar über das Nervensystem und über das Hormonsystem (Tabelle 14-1).

Das **Nervensystem** arbeitet mittels *elektrischer Impulse* und dient so der *schnellen* und *gezielten* Informationsübertragung. So meldet es beispielsweise rasch eine exakt lokalisierte Tastempfindung des Fingers an eine bestimmte Stelle im Gehirn und löst dadurch ein Zurückziehen der Hand aus. Da die Leitgeschwindigkeit der Nerven 1 bis 100 m pro Sekunde beträgt, dauert eine solche Meldung nur Millisekunden bis maximal Sekunden.

Das **Endokrinium** arbeitet *chemisch* mittels *Hormonabgabe* ins Blut und ist in seiner Arbeitsweise *langsamer* und *allgemeiner*. Die schnellstmögliche Informationsübertragung entspricht der Strömungsgeschwindigkeit des Blutes und dauert somit Sekunden bis Bruchteile von Minuten. Das Endokrinium beeinflusst zum Beispiel Reifung, Wachstum, Stoffwechsel, Fortpflanzung und die physische und psychische Entwicklung. Bis erkennbare Reaktionen im Körper erfolgen, können deshalb Minuten, Stunden bis hin zu Monaten (z. B. Wachstumsvorgänge) vergehen. Es sind aber auch schnelle Reaktionen möglich, denken Sie nur an das „Stresshormon" Adrenalin.

Das Nervensystem und das Endokrinium arbeiten eng zusammen und beeinflussen sich gegenseitig. Wichtige Orte gegenseitiger Einflussnahme sind der Hypothalamus und das Nebennierenmark.

Hormone sind *Botenstoffe*, die von endokrinen Drüsen *(Hormondrüsen) direkt* an das *Blut* abgegeben werden und an bestimmten Zielzellen spezifische Reaktionen auslösen. Von endokrinen Drüsen spricht man, wenn die Drüse *keinen* Ausführungsgang besitzt und ihr Sekret direkt ans Blut abgibt (➔ Abschn. 3.1.6, Drüsengewebe).

Einteilung der Hormone. Hormone werden nach ihrem chemischen Aufbau in drei Klassen unterteilt. Bitte beachten Sie auch Tabelle 14-2.

- **Peptidhormone** bestehen aus Eiweißen und sind wasserlöslich. Zu therapeutischen Zwecken müssen sie *parenteral* verabreicht werden, da sie bei oraler Aufnahme im Verdauungskanal abgebaut werden (z. B. Insulin).
- **Steroidhormone** leiten sich von Cholesterin ab und sind fettlöslich. Sie werden im Verdauungskanal *nicht* abgebaut und können deshalb oral eingenommen werden (z. B. die „Pille", ein Gemisch aus Östrogen und Progesteron).
- **Amine** leiten sich von Aminosäuren ab. Als Medikament können sie oral eingenommen werden (z. B. Schilddrüsenhormone).

Tabelle 14-1 Steuerungssysteme des Körpers

	Hormonsystem	Nervensystem
Arbeitsweise	chemische Signalübermittlung	elektrische Signalübermittlung
Zielzellen	Körperzellen mit passendem Rezeptor (Schlüssel-Schloss-Prinzip)	andere Nervenzellen, Skelettmuskelzellen, Drüsenzellen u. a.
Aufgaben	Reifung, Wachstum, Stoffwechsel, Fortpflanzung	sensorische Empfindungen, Muskelkontraktionen, Schweißabgabe u. a.
Reaktionseintritt	Sekunden bis Monate	Sekundenbruchteile bis Sekunden

14.1 Grundbegriffe der Endokrinologie

Tabelle 14-2 Einteilung der Hormone nach ihrem chemischen Aufbau

Peptidhormone	Steroidhormone	Amine
Hypothalamus: Freisetzungs- und Hemmhormone, ADH, Oxytozin **Pankreas:** Insulin **HVL:** STH, TSH, ACTH, FSH, LH, Prolaktin **Schilddrüse:** Kalzitonin **Nebenschilddrüse:** Parathormon	**NNR:** Aldosteron, Kortison **Hoden:** Testosteron **Eierstöcke:** Östrogen, Progesteron	**Schilddrüse:** T3, T4 **NNM:** Adrenalin, Noradrenalin (werden auch als Katecholamine bezeichnet)

Erweiterung des Begriffs „Hormon". Die frühere Lehrmeinung, dass Hormone an einem weiter entfernten Ort wirken, wird heute nicht mehr aufrechterhalten, da der Begriff Hormon eine Erweiterung erfahren hat. So werden auch *die* Wirkstoffe als Hormone bezeichnet, die in speziellen Zellgruppen oder in Einzelzellen hergestellt werden. Beispiele sind die **gastrointestinalen Hormone** des Magen-Darm-Trakts (Gastrin, Cholezystokinin, Sekretin u. a.), die **Botenstoffe** der **Niere** (Renin, Erythropoetin) und die **Gewebshormone** (Histamin, Prostaglandine, Bradykinin).
Antihormone besetzen Hormonrezeptoren und verhindern so, dass ein Hormon an der Zielzelle wirken kann. Ein solches Antihormon ist Mifegyne (früher: RU 486, Mifepriston, „Abtreibungspille"), das die Progesteronrezeptoren besetzt und somit die Wirkung des schwangerschaftserhaltenden Hormons ausschaltet.

Hormon und Rezeptor. Damit ein Hormon an einer Zielzelle (Targetzelle) bestimmte Reaktionen auslösen kann, muss diese über bestimmte Rezeptoren verfügen. Peptidhormone und Amine binden an Rezeptoren der Zellmembran; Steroidhormone an Rezeptoren im Zellinnern. Dabei müssen Hormon und Rezeptor zusammenpassen wie Schlüssel und Schloss. Ist dies der Fall, so wird die Zelle zu einer bestimmten Arbeit veranlasst, zum Beispiel ein bestimmtes Sekret oder ebenfalls ein Hormon herzustellen.

Abbau von Hormonen. Hat ein Hormon seine Aufgabe erfüllt, wird es entweder von der Zielzelle oder in Leber und/oder Niere abgebaut.

Regelkreise. Die Ausschüttung der Hormone erfolgt im Allgemeinen über Regelkreise. Dies geht folgendermaßen vonstatten: ein regelndes Hormon wird ausgeschüttet, das sich auf den passenden Rezeptor der Zielzelle setzt und diese somit veranlasst ein bestimmtes Hormon zu bilden. Steigt daraufhin die Konzentration dieses neu gebildeten Hormons im Blut, so wird dadurch die

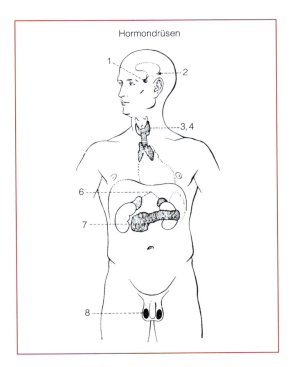

Abb. 14-1 Übersicht über wichtige Hormondrüsen
1. Hirnanhangdrüse (Hypophyse), 2. Zirbeldrüse (Epiphyse, Corpus pineale), 3. Schilddrüse (Glandula thyroidea), 4. Nebenschilddrüsen (Glandulae parathyroideae), die auf der Rückseite der Schilddrüse liegen, 6. Nebennieren (Glandulae suprarenales), 7. Langerhans-Inseln des Pankreas, 8. Männliche Keimdrüsen: Hoden (Testes) bzw. bei der Frau weibliche Keimdrüsen: Eierstöcke (Ovarien).

Ausschüttung des regelnden Hormons gestoppt (negative Rückkopplung).

Hormondrüsen. Es werden nun in den folgenden Abschnitten die einzelnen Hormondrüsen und die von ihnen produzierten Hormone bespro-

Tabelle 14-3 Übersicht über die Freisetzungs- und Hemmhormone des Hypothalamus

Releasing-Hormone (RH, Liberine)	Abkürzung	Bezeichnung	Synonym	Setzt in der Hypophyse frei
	TRH	Thyreotropin-Releasing-Hormon	Thyreoliberin	TSH (Thyroidea stimulierendes Hormon)
	CRH	Corticotropin-Releasing-Hormon	Kortikoliberin	ACTH (Adrenocorticotropes Hormon)
	Gn-RH	Gonadotropin-Releasing-Hormon	Gonadoliberin	FSH (Follikelstimulierendes Hormon) und LH (Luteinisierendes Hormon)
	GH-RH (GRH)	Growth Hormone-Releasing-Hormon (Somatotropin-Releasing-Hormon)	Somatoliberin	STH (Somatotropes Hormon)
	PRL-RH (Existenz umstritten)	Prolaktin-Releasing-Hormon		(PRL) Prolaktin
Release-Inhibiting-Hormone (Statine)	**Abkürzung**	**Bezeichnung**	**Synonym**	**Hemmt die Freisetzung von**
	GH-ICH (GIH)	Growth Hormon-Inhibiting; Somatotropin-Inhibiting-Hormon	Somatostatin	STH (Somatotropes Hormon)
	PRL-ICH (PIH)	Prolaktin-Inhibiting-Hormon	Dopamin (Prolaktostatin)	Prolaktin (PRL, LTH)

chen. Der besseren Übersichtlichkeit wegen wird hier eine kurze Zusammenstellung der zum Endokrinium gehörenden endokrinen Drüsen gegeben (Abb. 14-1).

- Hypothalamus,
- Hirnanhangdrüse (Hypophyse),
- Zirbeldrüse (Epiphyse, Corpus pineale),
- Schilddrüse (Glandula thyroidea),
- Nebenschilddrüsen (Glandulae parathyroideae),
- Nebennieren (Glandulae suprarenales),
- Inselapparat des Pankreas,
- Männliche Keimdrüsen (Testes),
- Weibliche Keimdrüsen (Ovarien) und Plazenta.

14.2 Hypothalamus

Lage. Der Hypothalamus gehört zusammen mit dem Thalamus und der Hypophyse zum *Zwischenhirn* (➔ Abschn. 18.2.5). Hypothalamus und Hypophyse stehen über eine Ausstülpung, den Hypophysenstiel, miteinander in Verbindung.

Da der Hypothalamus sowohl wichtige Aufgaben im Zentralnervensystem besitzt als auch wichtige Hormone produziert, stellt er eine Verbindungsstelle zwischen Zentralnervensystem und Hormonsystem dar.

Hormone. Der Hypothalamus produziert Freisetzungs- und Hemmhormone (Tab. 14-3), ferner Oxytozin und Adiuretin.

- **Freisetzungshormone** (Releasing-Hormone) regen die Hormonausschüttung im Hypophysenvorderlappen an (Tab. 14-3).
- **Hemmhormone** (Release-Inhibiting-Hormone, Hemmhormone, Statine) hemmen die Freisetzung der Hormone im Hypophysenvorderlappen (Tab. 14-3).
- Ferner produziert der Hypothalamus die beiden Hormone **Oxytozin** und **Adiuretin**. Diese gibt er an den Hypophysenhinterlappen ab, der

sie speichert und bei Bedarf ins Blut entlässt. Diese beiden Hormone werden nachstehend, bei den Hormonen des Hypophysenhinterlappens, ausführlich besprochen.

14.3 Hirnanhangdrüse (Hypophyse, Glandula pituitaria)

14.3.1 Aufbau und Funktion der Hypophyse

Die Hypophyse ist kirschkerngroß und wiegt ca. 0,6 g. Sie liegt im *Türkensattel* des *Keilbeinkörpers* und ist über einen Stiel mit dem Hypothalamus verbunden, mit dem sie eng zusammenarbeitet.

Die Hypophyse setzt sich aus zwei Teilen zusammen, die sich sowohl im Aufbau als auch in der Funktion stark voneinander unterscheiden (Abb. 14-2 und Atlas Abb. 14-1).

Zum einen besteht sie aus dem Hypophysenvorderlappen, der allgemein HVL abgekürzt wird. Wegen seines drüsigen Aufbaus trägt er auch die Bezeichnung Adenohypophyse. Zum anderen besteht die Hypophyse aus dem Hypophysenhinterlappen, HHL, auch Neurohypophyse genannt.

Diese beiden Anteile werden durch den Zwischenlappen voneinander getrennt, der meist dem HVL zugerechnet wird. Gelegentlich wird die Hypophyse auch in Vorder-, Zwischen- und Hinterlappen unterteilt.

> **Hypophyse**
> - **Adenohypophyse** (Hypophysenvorderlappen, HVL)
> - **Neurohypophyse** (Hypophysenhinterlappen, HHL)

Aufbau und Funktion des Hypophysenvorderlappens. Der HVL steht über ein kleines verästeltes Gefäßsystem, das im Hypophysenstiel verläuft und Portalkreislauf bezeichnet wird, in indirekter Verbindung mit dem Hypothalamus. Der HVL bildet zum einen Hormone die direkt auf untergeordnete Hormondrüsen (Glandotrope Hormone) einwirken, zum anderen solche, die auf Zielzellen Einfluss nehmen.

Hormone des HVL
Auf untergeordnete Hormondrüsen wirken (Glandotrope Hormone):

- **ACTH** (Adrenokortikotropes Hormon, Kortikotropin) beeinflusst die Nebennierenrinde, vor allem die Herstellung der Glukokortikoide.
- **TSH** (Thyroidea stimulierendes Hormon, thyreotropes Hormon, Thyreotropin) regt die Schilddrüse an.
- **FSH** (Follikelstimulierendes Hormon). Bei Frauen bewirkt es im Eierstock die Reifung der Follikel. Bei Männern stimuliert es die Spermienentwicklung und die Ausreifung der Hodenkanälchen.
- **LH** (Luteinisierendes Hormon). Bei Frauen wirkt es auf die Follikelreifung, den Eisprung (Ovulation) und den Umbau des gesprungenen Graaf-Follikels in den Gelbkörper ein. Beim Mann regt es das Wachstum der Leydig-Zwischenzellen im Hoden an und die Testosteronproduktion.

Auf Zielzellen wirken ein:

- **STH** (Somatotropes Hormon, Somatotropin) regt das Körperwachstum an.

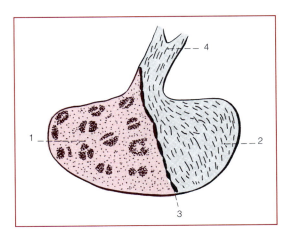

Abb. 14-2 Schematischer Aufbau der Hirnanhangdrüse (Hypophyse)
1. Hypophysenvorderlappen (HVL, Adenohypophyse), 2. Hypophysenhinterlappen (HHL, Neurohypophyse), 3. Zwischenlappen, 4. Hypophysenstiel.

- **Prolaktin** (PRL, LTH, laktotropes Hormon) regt bei Frauen das Wachstum der Brustdrüsen an und setzt in Zusammenarbeit mit Östrogen und Progesteron die Milchproduktion (Laktation) in Gang.
- **MSH** (melanozytenstimulierendes Hormon, Melanotropin). Bei Tieren konnte nachgewiesen werden, dass es auf die pigmentbildenden Zellen der Haut (Melanozyten) einwirkt.

Aufbau und Funktion des Hypophysenhinterlappens. Der HHL steht ebenfalls über den Hypophysenstiel mit dem Hypothalamus in direkter Verbindung. Wie schon erwähnt wurde, erzeugt der Hypothalamus Oxytozin und Adiuretin und gibt sie über Nervenfortsätze (Axone), die im Hypophysenstiel verlaufen, in den HHL ab. Hier werden sie gespeichert und bei Bedarf ins Blut abgegeben.

Hormone des HHL

- **Oxytozin** wirkt auf die glatte Muskulatur der Gebärmutter und der Brustdrüsen ein. Es spielt während der Geburt eine wichtige Rolle, da es die Gebärmutter zur Kontraktion veranlasst. Aus diesem Grund wird es von der Schulmedizin medikamentös zur Geburtseinleitung und zur Wehenverstärkung eingesetzt. Darüber hinaus veranlasst es die Brustdrüsen zur Milchausschüttung.
- **Adiuretin** (antidiuretisches Hormon, ADH, Vasopressin) fördert die Wasserrückresorption in den Nierenkanälchen. Wie schon der Name sagt, richtet es sich gegen die Wasserausscheidung (anti = gegen, Diurese = Wasserausscheidung).

14.4 Zirbeldrüse (Epiphyse, Corpus pineale)

Die Zirbeldrüse liegt etwa in der Schädelmitte (Atlas Abb. 18-3, 18-8, 18-14). Wer sich mit Yoga beschäftigt, weiß vielleicht, dass sie hier als Chakra eine wichtige Bedeutung hat. Früher galt sie bei uns als „Sitz der Seele".

Die Zirbeldrüse produziert *Melatonin*. Über die Wirkung dieser Substanz beim Menschen gibt es noch wenig gesicherte Erkenntnisse, da das meiste Wissen auf Tierversuchen beruht. Melatonin gilt als *„Schlafhormon"*, da seine Konzentration im Blut bei Nacht stark zunimmt. Deshalb wird es vor allem bei Zeitverschiebungsproblemen (Jetlag) bei Interkontinentalflügen, und hier besonders bei Flügen von West nach Ost, eingesetzt.

Des Weiteren vermutet man, dass Melatonin vor der Pubertät eine Hemmung der Geschlechtsentwicklung bewirkt, da es bei Tumoren der Zirbeldrüse im Kindesalter zu einer vorzeitigen Geschlechtsentwicklung kommen kann (Pubertas praecox). Bei Tierversuchen mit Reptilien hat man festgestellt, dass Melatonin eine Aufhellung der Hautfarbe bewirkt. In letzter Zeit wird diskutiert, ob Melatonin das Altern verlangsamt, da es vermutlich freie Radikale abfängt und somit die Zellen widerstandsfähiger gegen Krebs und andere Krankheiten macht.

Genauere Erkenntnisse zum Melatonin können nur durch Langzeitstudien am Menschen erbracht werden. Einzelne Untersuchungen bringen Melatonin mit Augenschäden und sogar mit Tumorwachstum in Verbindung. Allerdings handelt es sich auch hierbei nicht um gesicherte Erkenntnisse.

Hormone der Hypophyse

HVL (stellt selbst her und gibt ab)		HHL (bekommt vom Hypothalamus, speichert und gibt ab)
ACTH	STH	Oxytozin
TSH	MSH	ADH
FSH	Prolaktin	
LH		

14.5 Schilddrüse (Glandula thyroidea, früher: Glandula thyreoidea)

14.5.1 Aufbau und Funktion

Lage und Aussehen. Die Schilddrüse liegt vorne am Hals, unterhalb des Kehlkopfes und umfasst die Luftröhre halbkreisartig (Abb. 14-3, Atlas Abb. 14-4). Sie ist schmetterlingsförmig und besteht aus einem rechten und einem linken Lappen, die durch eine Brücke (Isthmus) miteinander verbunden sind. An ihrer Rückseite liegen vier Epithelkörperchen (Nebenschilddrüsen), die im Abschn. 14.6 besprochen werden. Die Schilddrüse ist das, im Verhältnis zum Gewicht, am stärksten durchblutete Organ des Körpers.

Hormone

- **Trijodthyronin:** T3 (3 Jodatome im Molekül),
- **Thyroxin:** T4 (4 Jodatome im Molekül),
- **Kalzitonin** (Calcitonin): (Nebenschilddrüsen, ➔ Abschn. 14.6).

Um T_3 und T_4 herstellen zu können, benötigt die Schilddrüse *Jod*. Dieses Jod muss der Mensch mit dem Wasser und der Nahrung aufnehmen. 98 % hiervon werden in der Schilddrüse gespeichert.

Regelkreis der Schilddrüsenhormone. Der Hypothalamus produziert das zu den Freisetzungshormonen gehörende TRH, das die Ausschüttung von TSH im HVL anregt. TSH stimuliert die Schilddrüse zur vermehrten Bildung und Ausschüttung von T3 und T4, die dann über den Blutweg einerseits ihre Zielzellen erreichen, andererseits aber auch Hypothalamus und Hypophyse, die mittels Rezeptoren den Anstieg von T3 und T4 registrieren können. Daraufhin stellen diese ihre Produktion von TRH und TSH ein. Beachten Sie hierzu bitte auch Abschn. 14.1, Regelkreise, negative Rückkoppelung.

Wirkungen von T3 und T4. Das biologisch wirksamere Hormon der beiden ist T3, obwohl T4 in 10-fach höherer Konzentration im Blut vorliegt als T3. Die beiden Hormone wirken auf folgende Weisen:

- *Steigerung des Grundumsatzes*, das heißt, sie erhöhen die Verbrennungsvorgänge von Kohlenhydraten, Fetten und Eiweißen. Als Folge davon kommt es zu einer Mobilisierung der Fett- und Glykogendepots mit Gewichtsabnahme und Steigerung der Stickstoff-Ausscheidung im Harn.
- Förderung von Wachstum, Skelett- und Gehirnreifung.
- Beschleunigung der Herztätigkeit.
- Erhöhung der Reaktionsfähigkeit von Nerven- und Muskelgewebe.

14.5.2 Untersuchungsmethoden

Palpation der Schilddrüse. Bei der Palpation umfasst der Behandler von hinten den Hals des sitzenden Patienten und tastet mit den Fingerspitzen die Schilddrüse ab. Dabei achtet er darauf, ob die Schilddrüse insgesamt oder an einzelnen Stellen vergrößert ist, wie ihre Beschaffenheit ist, das

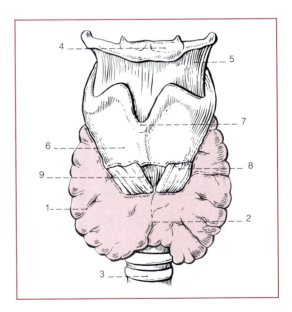

Abb. 14-3 Lage und Aussehen der Schilddrüse
1. Schilddrüse (Glandula thyroidea), 2. Isthmus der Schilddrüse (Isthmus glandulae thyroideae), 3. Luftröhre (Trachea), 4. Zungenbein (Os hyoideum), 5. Membran zwischen Zungenbein und Schildknorpel (Membrana thyrohyoidea), 6. Schildknorpel (Cartilago thyroidea), 7. „Adamsapfel" (Prominentia laryngea), 8. Ringknorpel-Schildknorpel-Muskel (M. cricothyroideus), 9. Band zwischen Ringknorpel und Schildknorpel (Lig. cricothyroideum).

heißt ob sie weich, derb, hart oder normal ist und ob Druckschmerzen auftreten.

Sehr wichtig ist die Palpation im Hinblick darauf, ob *Knoten* vorhanden sind. Falls ja, muss geprüft werden, ob sie derb beschaffen sind und ob sie sich schlecht verschieben lassen, da das ein Hinweis auf Bösartigkeit ist.

> **Jeder Knoten** in der Schilddrüse muss klinisch sorgfältig *abgeklärt* werden (Szintigramm, Ultraschall).

Weiterhin prüft man, ob über der Schilddrüse ein „Schwirren" zu tasten oder auszukultieren ist. Wenn ja, so ist das ein Hinweis auf Schilddrüsenüberfunktion. Es besteht dann nicht nur eine Schilddrüsenvergrößerung, sondern auch eine Vergrößerung der zuführenden Gefäße. Wird hierbei ein kritischer Punkt überschritten, kommt es in den Arterien zu Turbulenzen, die dann als „Schwirren" fühlbar sind.

Bestimmung des Grundumsatzes. Unter dem Grundumsatz versteht man *die* Kalorienmenge, die der nüchterne, ruhende Körper verbraucht, um seine Grundfunktionen wie Atmung und Herztätigkeit aufrechtzuerhalten. Dieser Energieumsatz ist abhängig von Alter, Geschlecht, Körperoberfläche und den Hormonfunktionen, vor allem der Schilddrüsenhormone, weshalb er auch als eine ungefähre Einschätzung der Funktion dieses Organs genutzt werden kann. Da der Grundumsatz auch von anderen Leistungen wie körperlicher Tätigkeit, Verdauung und Wärmeregulation abhängt, muss die Bestimmung am ruhenden, nüchternen (12 bis 14 Stunden nach der letzten Nahrungsaufnahme) Patienten in einem wohltemperierten Raum stattfinden.

Der Grundumsatz kann indirekt aus dem Verhältnis von aufgenommenem Sauerstoff und abgegebenem Kohlendioxid bestimmt werden. Dieses Verfahren wird mit Hilfe eines Spirometers und einer Gasanalyse der Atemluft durchgeführt.

Zu beachten ist, dass der Grundumsatz nicht nur bei Schilddrüsenüberfunktion erhöht ist, sondern auch bei Schwangerschaft, Fieber, Tumoren und Hunger.

Blutuntersuchung. Im Blut werden *T3* und *T4* bestimmt, meist auch gleichzeitig das *TSH* des HVL, evtl. auch das TRH des Hypothalamus. Außerdem wird nach *Schilddrüsenantikörpern* gesucht, und zwar nach

- **TRAK** (TSH-R-AK, **T**SH-**R**ezeptor**a**nti**k**örper), frühere Bezeichnung: **TSI** (thyroideastimulierende Immunglobuline). TRAK ist vor allem *beim M. Basedow* im *Anfangsstadium* erhöht und hier für Hyperthyreose und Struma verantwortlich. Selten tritt er bei der Hashimoto-Thyreoiditis, gelegentlich beim primären Myxödem auf. Bei diesen beiden letzteren Erkrankungen verursacht er eine Schilddrüsenatrophie und damit eine Hypothyreose.

  Der Antikörper imitiert an den Schilddrüsenrezeptoren TSH und veranlasst so die Schilddrüsenzellen zur langanhaltenden Hormonproduktion. Neben diesem stimulierenden Effekt (M. Basedow) hat er jedoch auch eine blockierende Wirkung (Hashimoto-Thyroiditis, Myxödem), da es sich um einen polyklonalen Antikörper handelt.

- **TAK** (**T**hyreoglobin**a**ntik**ö**rper) bzw. **TGAK** (**T**hyre**o**globin**a**nti**k**örper). Es handelt sich um einen Antikörper gegen Thyreoglobulin, die Speicherform der Schilddrüsenhormone. Er kann bei der *Hashimoto-Thyroiditis* (hoher Titer) und bei *M. Basedow* (niedriger Titer) erhöht sein.

- **TPO-AK**, gegen das Enzym **T**hyreo**p**er**o**xidase (dient der Herstellung der Schilddrüsenhormone) gerichteter Antikörper, der zu den mikrosomalen Antikörpern (**MAK**) zählt. Er kann bei der *Hashimoto-Thyroiditis* (hohe Sensitivität!) und bei *M. Basedow* erhöht sein. Er kann das Komplement aktivieren und damit zur Zerstörung von Schilddrüsenzellen beitragen.

Die Ursachen der Antikörperproduktion sind noch ungeklärt und werden kontrovers diskutiert.

Szintigramm. Mittels eines Szintigramms kann man die Verteilung der Jodspeicherung in der Schilddrüse feststellen (Atlas Abb. 14-5). Dem zu untersuchenden Patienten wird radioaktives Jod zugeführt. Da der Körper fast alles aufgenommene Jod in der Schilddrüse einlagert, werden von hier aus nun Strahlimpulse ausgesandt, die durch ein Szintigramm aufgezeichnet werden.

Diese Untersuchung ermöglicht eine Beurteilung der *Aktivitätsverteilung* innerhalb der Schilddrüse. Nun kann man so genannte *heiße Knoten* (Gebiete mit vermehrter Aktivität) und *kalte Knoten* (Gebiete mit verminderter Aktivität) feststellen. Häufigste Ursache eines heißen Knotens ist ein dekompensiertes autonomes Adenom. Kalte Knoten können durch Schilddrüsenkrebs, Zysten, Verkalkungen, Fibrosierungen, Entzündungen, Blutungen und hormonell inaktive Adenome verursacht werden.

Sonographie (Ultraschall). Während man beim Szintigramm Auskunft über die Aktivität der einzelnen Bezirke der Schilddrüse bekommt, zeigt die Sonographie Größe, Form und Struktur des Schilddrüsengewebes (Zysten, Knoten) an, ohne einen Hinweis auf die Hormonbildung der einzelnen Bereiche zu geben. Sonographie und Szintigramm ergänzen sich in ihrer Aussage.

Röntgen. Mittels eines Röntgenbildes sind retrosternale (hinter dem Brustbein gelegene) Kropfbildungen und Verdrängungen mit Einengung der Luft- und Speiseröhre gut festzustellen.

14.6 Nebenschilddrüsen (Glandulae parathyroidea, Glandulae parathyreoidea)

14.6.1 Aufbau und Funktion

Lage und Aussehen. Bei den Nebenschilddrüsen handelt es sich um vier helle, weizenkorngroße Epithelkörperchen, die der Schilddrüse von hinten, an den oberen und unteren Polen, aufliegen. Es ist oft nicht leicht, sie von den Schilddrüsenläppchen zu unterscheiden (Atlas Abb. 14-11, 14-12).

Aufgabe der Nebenschilddrüsen. Die Nebenschilddrüsen erzeugen *Parathormon*, das auf den Kalziumstoffwechsel einwirkt, und zwar hebt Parathormon den Blutkalziumspiegel an, indem es bei Bedarf Kalzium aus dem Knochen herauslöst.

Die Nebenschilddrüsen produzieren das Parathormon *autonom*, das heißt, sie werden nicht von der Hypophyse gesteuert. Die Regelung erfolgt über den Kalziumgehalt des Blutes. Ein niedriger Kalziumspiegel wirkt anregend auf die Parathormonproduktion, ein erhöhter stoppt die Parathormonproduktion und regt die Kalzitoninbildung (s. u.) an.

Kalziumstoffwechsel. Kalzium ist für zahlreiche Lebensvorgänge wichtig, beispielsweise für die *Blutgerinnung* und für die *normale Erregung* des *Nerven-* und *Muskelgewebes*, außerdem wirkt es *antientzündlich* und *antiallergisch*. Im Körper eines Erwachsenen befinden sich ungefähr ein bis zwei Kilogramm Kalzium. Als Kalziumspeicher dient das Skelett. Hier wird das zur Zeit im Blut nicht benötigte Kalzium deponiert und bei Bedarf abgebaut. Nur 1 % des im Körper vorhandenen Kalziums befindet sich im Blut.

Der Blutkalziumspiegel wird im Körper sorgfältig konstant gehalten, und zwar auf 2,5 mmol/l. Sinkt der Blutkalziumspiegel unter 2 mmol/l, so treten Krämpfe auf. Steigt er über 3 mmol/l, so kann Kalzium in den Gefäßen (Arteriosklerose) oder in Form von Steinen in der Niere deponiert werden. Bei der Aufrechterhaltung des Blutkalziumspiegels spielen aber nicht nur das Parathormon sondern auch Kalzitonin und Vitamin D eine wichtige Rolle.

- **Parathormon** aus den Nebenschilddrüsen hebt im Blut den Kalziumspiegel an und senkt die Phosphatkonzentration ab. Im Einzelnen hat es auf die folgenden Organe die Wirkung:
    - **Skelett:** fördert den Abbau des im Knochen gespeicherten Kalziums,
    - **Darm:** erhöht indirekt die Resorption des Kalziums aus der Nahrung,
    - **Nieren:** steigert die Rückresorption von Kalzium und erhöht die Phosphatausscheidung.
- **Kalzitonin** (Calcitonin) wird hauptsächlich in den C-Zellen der Schilddrüse produziert, außerdem noch in den Nebenschilddrüsen und im Pankreas. Es hat zum Parathormon eine antagonistische Wirkung, da es den Blutkalziumspiegel senkt, indem es dafür sorgt, dass Kalzium in die Knochen eingelagert wird. Allerdings ist Parathormon für die Grob- und Kalzitonin lediglich für die Feineinstellung des Blutkalziumspiegels zuständig. Kalzitonin wird medikamentös bei Osteoporose und beim Hyperkalzämiesyndrom eingesetzt.
- **Vitamin D** (Knochenvitamin) erhöht den Kalzium- und Phosphatspiegel im Blut durch die Verbesserung der Aufnahme von Kalzium und Phosphat aus dem Darm und durch Steigerung der Rückresorption in den Nieren. Bei Vitamin-D-Mangel kommt es beim Kind zu Rachitis und beim Erwachsenen zu Osteomalazie.

> **Regelung des Blutkalziumspiegels**
> - **Parathormon** (Nebenschilddrüse)
> - **Kalzitonin** (Schilddrüse)
> - **Vitamin D** (Knochenvitamin)

14.6.2 Untersuchungsmethoden

Untersucht werden kann der Kalziumspiegel in Blut und Urin. Daneben gibt es für die jeweiligen Knochenerkrankungen bestimmte Untersuchungsmöglichkeiten wie Röntgen, Computertomographie und Biopsien.

14.7 | Nebennieren (Glandulae suprarenales)

14.7.1 Aufbau und Funktion

Lage und Aussehen. Die beiden Nebennieren bedecken die oberen Pole der Nieren. Sie liegen retroperitoneal, d. h. hinter dem Bauchfell. Die linke Nebenniere ist halbmondförmig, die rechte hat dreieckige Gestalt (Abb. 14-4 und Atlas Abb. 15-1, 14-13).

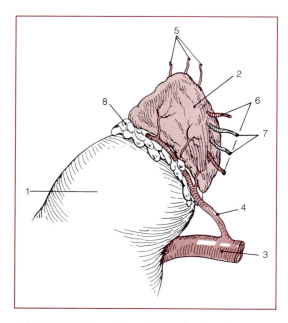

Abb. 14-4 Teil der rechten Niere mit der aufsitzenden dreieckigen (bischofsmützenförmigen) Nebenniere
1. Rechte Niere (Ren dexter), 2. Rechte Nebenniere (Glandula suprarenalis dextra), 3. Nierenarterie (A. renalis), 4. Untere Nebennierenarterie (A. suprarenalis inferior), 5. Obere Nebennierenarterien (Aa. suprarenales superiores), 6. Mittlere Nebennierenarterien (Aa. suprarenales mediae), 7. Nebennierenvenen, 8. Fettgewebe.

Sowohl vom Aussehen als auch von der Funktion her unterscheidet man die helle *Nebennierenrinde* (NNR) und das dunkle *Nebennierenmark* (NNM). Diese beiden Anteile sind entwicklungsgeschichtlich von verschiedener Herkunft. Die NNR entwickelte sich aus dem Bauchfell, das NNM aus Nervengewebe (Atlas Abb. 14-14).

14.7.2 Nebennierenrinde (NNR)

Das Freisetzungshormon CRH (Corticotropin-Releasing-Hormon) des Hypothalamus fördert die Ausschüttung von ACTH aus dem HVL, das seinerseits die NNR zur Hormonabgabe veranlasst.

Morphologisch und funktionell kann man drei Zonen (Atlas Abb. 14-15) unterscheiden, in denen etwa 50 verschiedene Hormone produziert werden:

- **Außenschicht** (Zona glomerulosa):
  Mineralokortikoide (Mineralstoffwechselhormone),
  Hauptvertreter: **Aldosteron**.
- **Mittelschicht** (Zona fasciculata):
  Glukokortikoide (Zuckerstoffwechselhormone),
  Hauptvertreter: **Kortisol**, Kortison, Kortikosteron.
- **Innenschicht** (Zona reticularis):
  Androgene (vermännlichende Hormone),
  Hauptvertreter: **Testosteron**.

Mineralokortikoide (Mineralstoffwechselhormone). Der wichtigste Vertreter der Mineralokortikoide ist das Aldosteron. Seine Aufgabe ist es, den Salz- und Wasserhaushalt des Körpers im Gleichgewicht zu halten. Dazu bewirkt Aldosteron in der Niere eine Natrium-Retention und eine Kalium-Abgabe. Die Ausschüttung von Aldosteron wird vor allem über das Renin-Angiotensin-Aldosteron-System gesteuert (➔ Abschn. 15.2.5).

Glukokortikoide (Zuckerstoffwechselhormone). Der Hauptvertreter ist Kortisol, weitere wichtige Glukokortikoide sind Kortison und Kortikosteron.

Kortisol bewirkt in Stress- bzw. Notfallsituationen eine schnelle Bereitstellung von Energie (v. a. Glukose und Fettsäuren) an Gehirn und Herz. Damit gehört es, wie zum Beispiel Adrenalin, zu den „Stresshormonen". Da Kortisol den Blutzucker

erhöht, hat es eine insulin-antagonistische Wirkung.
Glukokortikoide beeinflussen den Kohlenhydrat-, Fett- und Eiweißstoffwechsel. Wichtige Wirkungen und die sich daraus ergebenden möglichen Nebenwirkungen sind (bitte beachten Sie hierzu auch Tabelle 14-4 und 14-5 in ➔ Abschn. 14.12.1):

- Anstieg des Blutzuckers ➔ Diabetes mellitus,
- Steigerung der Magensaftproduktion ➔ Verschlechterung eines Magen- bzw. Zwölffingerdarmgeschwürs,
- Steigerung des Blutdruckes ➔ Hypertonie,
- Herabsetzung der Eosinophilen im Blut ➔ Abwehrschwäche.

Bitte beachten Sie hierzu auch das wichtige Krankheitsbild des Cushing-Syndroms, Abschn. 14.12.1.

Androgene (vermännlichende Hormone) mit dem Hauptvertreter Testosteron wirken vermännlichend auf die sekundären Geschlechtsmerkmale ein (Körperbau, Stimme, Behaarung). Sind sie bei der Frau vermehrt vorhanden, kommt es zur Virilisierung, also zur Vermännlichung mit tiefer Stimme, männlicher Körperbehaarung (Hirsutismus), bei Mädchen kann sich die Klitoris vergrößern. *Hauptproduktionsstätte* von Testosteron beim *Mann* sind allerdings die Leydig-Zwischenzellen in den Hoden.

14.7.3 Nebennierenmark (NNM)

Das dunkle Nebennierenmark ist von weicher Beschaffenheit und bildet die Hormone (genau genommen sind es allerdings Neurotransmitter) Adrenalin und Noradrenalin, die zu den Katecholaminen gehören. Adrenalin wirkt rascher als Noradrenalin, weshalb es als Notfallmedikament verwendet wird.

Beim NNM handelt es sich im engeren Sinn nicht um eine Hormondrüse, sondern gewissermaßen um einen verlängerten Arm des sympathischen Nervensystems, da Adrenalin über den Blutweg die *Wirkung* des *Sympathikus* unterstützt.

Hormone des Nebennierenmarks
- **Adrenalin** (syn. Epinephrin) verengt die Gefäße der Haut, Schleimhaut und Baucheingeweide, erweitert aber die Gefäße des Herzens und der Skelettmuskulatur. Es *beschleunigt* den *Puls*, *erhöht* die *Herzkraft* und setzt den *Blutzuckerspiegel herauf*.
- **Noradrenalin** (syn. Norepinephrin) hat teilweise schwächere und zum Teil sogar entgegengesetzte Wirkungen wie Adrenalin. Es verengt mit Ausnahme der Koronarien *alle* Gefäße. Es senkt die Pulsfrequenz (bradykarde Wirkung!).
Letzteres wird über eine reflektorische parasympathische Gegenregulation erklärt.

Adrenalin dient der Regulation der Blutverteilung, während Noradrenalin für die Aufrechterhaltung des Gefäßtonus und ggf. für dessen Erhöhung verantwortlich ist.

In hohen – nicht mehr physiologischen – Dosen wirkt allerdings auch **Adrenalin** auf *alle* Gefäße verengend und durch eine Zunahme der Reizbildung am Herz kann es zu Extrasystolen bis hin zum Kammerflimmern kommen. Diese Wirkung ist beim Einsatz des Adrenalins als Notfallmedikament unbedingt zu beachten (**Gefahr Kammerflimmern**)!

> **Hormone des NNM**
> - **Adrenalin**
> - **Noradrenalin**

14.8 | Inselapparat des Pankreas (Langerhans-Inseln)

14.8.1 Aufbau und Funktion

Die Bauchspeicheldrüse (Pankreas) ist eine ca. 15 bis 20 cm lange Drüse, die aus Kopf, Körper und Schwanz besteht. Sie befindet sich hinter dem Magen. Ihr Kopf liegt rechts in einer C-förmigen Duodenalschlinge, mit ihrem Schwanz reicht sie bis zur Milz (Atlas Abb. 13-1 bis 13-5). Die Hauptmasse des Pankreas besteht aus Drüsengewebe, das wichtige Verdauungsenzyme für die Kohlenhydrat-, Eiweiß- und Fettverdauung herstellt (➔ Abschn. 13.1). Zwischen diesen exokrinen Drüsen eingestreut befinden sich die *Langerhans-Inseln* (Atlas Abb. 14-22). Sie stellen ca. 2 % des Gesamtgewebes dar und gehören zum Endokrinium, da hier Hormone erzeugt werden, die im Kohlenhydratstoffwechsel eine wichtige Rolle spielen. Die wichtigsten Zellen der Langerhans-Inseln sind die A- und die B-Zellen.

Hormone des Inselapparates. Die B-Zellen erzeugen *Insulin*; die A-Zellen *Glukagon*. Insulin und Glukagon sind Antagonisten (Gegenspieler).

In den so genannten D-Zellen wird **Somatostatin** hergestellt, das zahlreiche Verdauungsvorgänge und die Freisetzung bestimmter Hormone hemmt.

> ▶ **Inselapparat des Pankreas**
> - **A-Zellen:** Glukagon
>   → Blutzuckeranstieg
> - **B-Zellen:** Insulin
>   → Blutzuckersenkung

Insulin senkt den Blutzuckerspiegel, indem es dafür sorgt, dass Glukose zu Glykogen aufgebaut wird, das dann vor allem in Leber und Muskeln gespeichert wird. Weiterhin erhöht Insulin die Fähigkeit aller Gewebe, Blutzucker aufzunehmen, vermutlich indem es die Zellwände für Glukose durchgängig macht. Der genaue Mechanismus konnte noch nicht erforscht werden. Außerdem verhindert Insulin in der Leber den Abbau von Glykogen zu Glukose.

Der Abbau des Insulins erfolgt in Leber und Niere.

Glukagon (Glucagon) hebt als Gegenspieler des Insulins den Blutzuckerspiegel an, indem es in der Leber für den Abbau von Glykogen zu Glukose sorgt, den Aufbau von Glukose zu Glykogen verhindert und die Glukoneogenese fördert.

14.8.2 Untersuchungsmethoden

Es werden wichtige Harn- und Blutuntersuchungen zur Diabetes-mellitus-Früherkennung und -überwachung beschrieben.

Harnuntersuchung. Der Urin wird mittels Teststreifen (Atlas Abb. 15-14) auf *Glukose* und *Ketonkörper* untersucht.

Die Nieren scheiden Glukose (Glukosurie) aus, wenn sich im Blut ein erhöhter Blutzuckerspiegel befindet und so eine Normalisierung erreicht werden soll. **Glukose** im Urin hat folgende mögliche Ursachen:

- **Diabetes mellitus,**
- **ernährungsbedingte Glukosurie** nach kohlenhydratreicher Mahlzeit,
- **Renale Glukosurie** durch Absenkung der Nierenschwelle. Normalerweise scheiden die Nieren erst Glukose aus, wenn der Blutzucker 160 bis 180 mg/100 ml beträgt. Gerade während der Schwangerschaft wird häufig eine renal bedingte Glukosurie beobachtet,
- **Nierenerkrankungen.** Sinkt die Nierenfunktion auf unter 30%, so kommt es zum vermehrten Auftreten von Glukose im Urin. Diese Glukoseausscheidung tritt bei akutem und chronischem Nierenversagen auf.

Ketonkörper sind Substanzen in Blut und Harn, die bei einem gesteigerten Fettabbau auftreten. Kommen sie beim Diabetiker vor, so weisen sie auf einen gestörten oder unzureichenden Kohlenhydratabbau hin.

> ❗ **Harnuntersuchungen** allein sind bei Diabetes mellitus unzureichend, sie müssen durch *Blutuntersuchungen ergänzt* werden.

Blutuntersuchung
(Atlas Abb. 14-23)
- **Nüchternblutzuckerbestimmung** (mindestens 8 h Nahrungskarenz) im Kapillarblut (entspricht venösem Vollblut):
  - **Normalwert**: unter 96 mg/dl (5,3 mmol/l),
  - **gestörte Nüchternglukose**: 96–110 mg/dl (5,3–6,1 mmol/l),
  - **manifester Diabetes**: über 110 mg/dl (6,1 mmol/l).
- **Postprandiale Blutzuckerbestimmung.** Die Messung findet eine Stunde nach dem Frühstück statt.
- **Oraler Glukosetoleranztest** (oGTT). Zuerst wird der Nüchternblutzucker bestimmt. Dann wird der Patient aufgefordert, innerhalb von 5 Minuten eine bestimmte Menge Glukose (z. B. 75 g) zu trinken. Auffolgend wird der Blutzucker nach einer und nach zwei Stunden erneut bestimmt und anhand einer Tabelle geprüft, ob er sich im Normbereich befindet (Tab. 14-4).
- **Blutzuckertagesprofil.** Hier werden über den Tag verteilt Blutzuckermessungen vorgenommen.
- **HbA$_1$ und HbA$_{1C}$**: HbA ist das normale Hämoglobin des Erwachsenen (engl. **a**dult). Bei

HbA₁ und HbA₁C handelt es sich um bestimmte Hb-Varianten, an die Glukose angelagert wurde (sog. glykosyliertes Hb). Beim Diabetiker kommen diese Varianten in Abhängigkeit von Höhe und Dauer der in den letzten 2 bis 3 Monaten herrschenden Hyperglykämie vermehrt vor. Niedrige HbA₁- und HbA₁C-Werte sprechen für eine gute Einstellung des Diabetikers in den vorangegangenen 2 bis 3 Monaten.

- **Fruktosamine** sind bestimmte Albumine, an die Glukose angelagert wurde (glykiertes Albumin). Eine niedrige Fruktosaminkonzentration spricht für eine gute Blutzuckereinstellung in den vorausgegangenen 2 Wochen.

> **Wichtige Befunde zur Diabetes-Diagnose**
> - **Diabetessymptome** und ein zufällig während des Tages gemessener Blutzuckerwert von über 200 mg/dl
> - **Nüchternblutzuckerwert** von über 110 mg/dl
> - **Glukosetoleranztest** mit 75 g oraler Glukose und einem 2-Stunden-Wert von über 200 mg/dl

Tabelle 14-4 Glukosetoleranztest vor und nach oraler Gabe von 75 g Glukose innerhalb von 5 Minuten. Angabe in mg/dl

	Nüchternblutzucker	nach 1 Stunde	nach 2 Stunden
Normalwert	unter 96	unter 200	unter 140
gestörte Glukosetoleranz	96–110	über 200	140–200
manifester Diabetes	über 110	über 200	über 200

sen. So führt ein Mangel an ACTH zur Nebennierenrindeninsuffizienz (➔ Abschn. 14.12.2), ein Mangel an TSH zur Schilddrüsenunterfunktion (➔ Abschn. 14.10.2) und ein Mangel an FSH und LH zur Keimdrüsenunterfunktion bei Mann und Frau. Beim erwachsenen Mann kommt es in letzterem Fall zur Hodenatrophie mit Libido- und Potenzverlust, bei der erwachsenen Frau zur Amenorrhoe.

Kommt es bei Müttern nach der Geburt durch schweren Blutverlust zu Sauerstoffmangel im Gewebe und dadurch zur HVL-Insuffizienz, spricht man vom **Sheehan-Syndrom**. Es tritt heute nur noch selten auf.

14.9 Erkrankungen der Hypophyse

14.9.1 Unterfunktion des HVL (Hypophysenvorderlappeninsuffizienz, Simmonds-Syndrom, Hypopituitarismus)

Wie der Name sagt, handelt es sich um eine *verminderte Aktivität* des *HVL*.

Gründe können Gehirnnekrose nach Blutung, Thrombose, Tumoren, Granulome und Entzündungen sein. Bei Kindern und Jugendlichen lassen sich allerdings oft gar keine Ursachen feststellen.

Das Krankheitsbild hängt davon ab, welche Hormone betroffen sind. Kommt es zu einer verminderten Ausschüttung der glandotropen Hormone, so kommt es zu Fehlfunktion der abhängigen Drü-

14.9.2 Hypophysärer Minderwuchs

Bei *Ausfall* des *Wachstumshormons* (STH, somatotropes Hormon) kommt es zum Minderwuchs mit einer Körpergröße von ca. 1,40 m. Ein Wachstumsrückstand ist meist ca. ab dem zweiten Lebensjahr feststellbar. Der Körperbau ist wohlproportioniert, bis auf einen leicht vergrößerten Kopf und etwas verkleinerte Füße und Hände (Akromikrie); das Gesicht kann puppenhaft wirken. Die Intelligenzentwicklung ist normal.

Ist allerdings ein Tumor die Krankheitsursache, ist das Krankheitsbild oft nicht so eindeutig, da noch weitere Schäden auftreten können.

14.9.3 Hypophysärer Riesenwuchs (Gigantismus)

Setzt eine *Überproduktion* von *STH* (Wachstumshormon) *vor* Abschluss des Längenwachstums ein, so kommt es zu wohlproportioniertem Riesenwuchs (Körpergröße über 2 m), da die

Wachstumsfugen der Röhrenknochen noch nicht geschlossen sind. Besteht die Störung auch später weiter, so entwickelt sich oft eine Akromegalie. Ursache ist meist ein Adenom des HVL.

14.9.4 Akromegalie

Erfolgt eine Überproduktion von STH *nach* dem Schluss der Wachstumsfugen der Röhrenknochen, so entwickelt sich eine Akromegalie. Dabei kommt es zu einer Vergrößerung der distalen Körperteile wie Hände, Füße, Kopf, Unterkiefer, Jochbeine, Lippen und Nase (Atlas Abb. 14-2, 14-3). Aber es können sich auch innere Organe (z. B. Kehlkopf, was zu tiefer, rauher Stimme führt) und die Haut verdicken. Durch die Veränderungen wirken die Betroffenen „grobschlächtig". Weiterhin können sich ein Diabetes mellitus (STH wirkt blutzuckersteigernd) und Hypertonie (Ursache unklar) einstellen, bei zusätzlicher Störung der Abgabe von FSH und LH auch Amenorrhoe bzw. Libidoabnahme.

Ursache ist meist ein HVL-Adenom, gelegentlich eine Hyperplasie. Der Tumor kann Kopfschmerzen und Sehstörungen (Druck auf Sehnervenkreuzung) zur Folge haben.

14.9.5 Morbus Cushing (zentrales Cushing-Syndrom)

Beim *Cushing-Syndrom* handelt es sich allgemein um die Folgen eines Überangebots an Glukokortikoiden (auch Hyperkortisolismus genannt). Unterschieden werden ein *zentrales* (ACTH-abhängiges) und ein *adrenal* bedingtes (ACTH-unabhängiges) Cushing-Syndrom. Nur das zentrale Cushing-Syndrom wird auch als Morbus Cushing bezeichnet. Ursache ist ein ACTH-produzierendes Hypophysenadenom des Hypophysenvorderlappens. Zur Unterscheidung des Morbus Cushing von anderen endogenen und exogenen Formen des Cushing-Syndroms (z. B. Nebennierenadenom, exogene Glukokortikoidgabe) dienen zuerst Blutuntersuchungen wie der Dexamethason-Hemmtest und der CRH-Stimulationstest; als nächster Schritt folgen bildgebende Verfahren. Die Therapie besteht in einer operativen Entfernung des Adenoms.

Zur Symptomatik der Cushing-Syndrome ➔ Abschn. 14.12.1.

14.9.6 Diabetes insipidus (Wasserharnruhr)

Wird zuwenig Adiuretin produziert, so kommt es zum Diabetes insipidus (nicht mit Diabetes mellitus verwechseln). Die Erkrankung kann als Erbleiden, bei Hirntumoren, nach Enzephalitis, Schädeltrauma oder nach Operationen in der Nähe der Hypophyse auftreten. Darüber hinaus kann sie jedoch auch idiopathisch (ohne erkennbare Ursache) bestehen.

Bei einem Mangel an antidiuretischem Hormon sind die Nieren nicht ausreichend in der Lage, Wasser zurückzuholen. Der Körper muss das verlorene Wasser ersetzen, weshalb es zu großem Durstgefühl kommt. Es können Harnmengen von 4 bis 10 Liter (in seltenen Fällen bis 30 l!) pro Tag auftreten. Der wasserhelle Harn hat ein erniedrigtes spezifisches Gewicht.

Dagegen tritt eine Überproduktion von ADH nur sehr selten auf. Deshalb sei hier auch nur erwähnt, dass in diesen Fällen zuviel Wasser rückresorbiert wird, so dass es zu einer Überwässerung – vor allem der Lungen – und zur Verdünnung der Körpersäfte kommt („**Wasservergiftung**" = Wasserintoxikation).

14.10 Erkrankungen der Schilddrüse

Wenn man sich die Wirkungen die Schilddrüsenhormone vergegenwärtigt (➔ Abschn. 14.5.1), kann man daraus die Symptome ableiten, die entstehen, wenn die Schilddrüse zuviel oder zuwenig T_3 und T_4 produziert.

14.10.1 Schilddrüsenüberfunktion (Hyperthyreose)

Bei einer Schilddrüsenüberfunktion zirkulieren vermehrt T_3 und T_4 im Blut.

Ursache. Die häufigsten Ursachen sind *autonome Adenome* und *M. Basedow*. Gelegentlich liegen jedoch eine Hashimoto-Thyroiditis (➔ Abschn. 14.10.4) oder eine andere Schilddrüsenentzündung vor. Eine Schilddrüsenüberfunktion tritt bevorzugt in *hormonellen Umstellungszeiten* wie Pubertät, Schwangerschaft und Klimakterium auf.

Die Überproduktion der Hormone erfolgt meist *autonom* durch die Schilddrüse, das heißt ohne Beteiligung der übergeordneten Zentren. Es ist aber auch möglich, dass durch die vermehrte *Einnahme* von *Schilddrüsenhormonen* eine Hyperthyreose verursacht wird.

Eine Schilddrüsenüberfunktion kann sich aufgrund einer Überfunktion des gesamten Schilddrüsengewebes oder aufgrund eines Teils („heißer Knoten") entwickeln. Zwar handelt es sich meist um ein gutartiges Adenom, es kommen aber gelegentlich auch bösartige Formen vor, weshalb grundsätzlich immer ein kanzerogenes Geschehen mit in Erwägung gezogen werden muss.

Symptome
(Atlas Abb. 14-6)

- evtl. Struma (Kropf, ➔ Abschn. 14.10.3),
- Tachykardie, große Blutdruckamplitude, Extrasystolen,
- Exophthalmus (Hervortreten der Augäpfel, weite Lidspalte),
- gesteigerte nervöse Erregbarkeit mit feinschlägigem Fingertremor,
- Wärme**in**toleranz und vermehrtes Schwitzen, vor allem an den Handflächen,
- Nervosität, Schlaflosigkeit, innere Unruhe, erhöhte Reizbarkeit, Hyperaktivität, seelische Labilität,
- Gewichtsabnahme trotz gesteigerten Appetits,
- erhöhte Stuhlfrequenz,
- lebhafte Reflexe,
- weiches, dünnes Haar, Haarausfall.

Komplikationen. Muskelschwäche, Herzinsuffizienz, Osteoporose, Diabetes mellitus, thyreotoxische Krise.

Formen. Bei den Schilddrüsenüberfunktionen unterscheidet man immunogene und nicht-immunogene Formen.

- **Nicht-immunogene Form.** Bei der nicht-immunogenen Form liegen ein oder mehrere Bereiche in der Schilddrüse vor, die gesteigert Schilddrüsenhormone produzieren. Im Szintigramm sind ein oder mehrere heiße Knoten nachweisbar. Diese Teile unterliegen nicht mehr der Steuerung durch das TSH der Hypophyse. Bei dieser Verlaufsform tritt meist *kein* Exophthalmus auf.

- **Immunogene Form** (Immunthyroiditis). Bei den immunogenen Formen kommt es zu einer diffusen Vergrößerung der Schilddrüse (diffuse toxische Struma). Im Blut können Antikörper nachgewiesen werden.

Morbus Basedow. Vom Morbus Basedow spricht man, wenn es sich bei der Schilddrüsenüberfunktion um eine immunogene Form, also eine *Autoimmunerkrankung* handelt.

Als Auslöser konnte in diesen Fällen ein Stoff ermittelt werden, der von B-Lymphozyten gebildet wird. Es handelt sich hierbei um **TRAK** (TSH-Rezeptorantikörper, früher: thyroideastimulierende Immunglobuline, TSI). TRAK verdrängt TSH von seinen Bindungsstellen an der Oberfläche der Schilddrüsenzellen. Die Folge ist eine langanhaltende Stimulation der Schilddrüsenzellen. Oft können im Blut neben TRAK auch noch die Antikörper TAK (TGAK), meist niedriger Titer und TPO-AK (MAK) erhöht sein.

Bei M. Basedow kommt es zum Auftreten der *Merseburger Trias*: Struma, Tachykardie und Exophthalmus (Atlas Abb. 14-6).

> **Morbus Basedow** (Merseburger Trias)
>
> **Autoimmunerkrankung** bei der meist TRAK (TSH-R AK früher TSI) und evtl. noch weitere AK (TAK, TPO-AK) nachgewiesen werden können.
> - **Struma**
> - **Tachykardie**
> - **Exophthalmus**

In ungefähr der Hälfte der Fälle von Morbus Basedow kommt es zu Spontanremissionen, das heißt zum Rückgang der Krankheitserscheinungen. Allerdings kann es nach Monaten oder auch nach Jahren zu einem Wiederaufleben des Krankheitsbildes kommen.

Allgemeine Therapiemaßnahmen. Der Patient soll Stress, Aufregung und Ärger meiden. Vom Aufenthalt in jodhaltiger Meeresluft, im Hochgebirge und in sehr heißen Gegenden ist abzuraten.

Naturheilkundliche Therapie. Leichte Formen von Schilddrüsenüberfunktion können vom Heilpraktiker gut behandelt werden. Neben allgemein entspannenden und beruhigenden Maßnahmen wie beispielsweise autogenem Training und Meditation haben sich besonders die Homöopathie, die Neuraltherapie und die Akupunktur bewährt.

An pflanzlichen Mitteln kommt vor allem Wolfstrapp (Lycopus virginicus und Lycopus europaeus) in Betracht. Aber auch weitere beruhigend wirkende Pflanzen wie beispielsweise Herzgespann, Baldrian, Hopfen und Melisse können eingesetzt werden.

Schulmedizinische Therapien
- **Thyreostatika** (Thiamazol und Carbimazol) bewirken eine zeitweilige Blockierung der Schilddrüsenhormonherstellung.
- **Radiojodtherapie** mit J 131. Die Radiojodtherapie wird frühestens ab dem 35. Lebensjahr in speziellen nuklearmedizinischen Abteilungen durchgeführt. Sie ist eine Strahlenbehandlung mit radioaktivem Jod (J 131), das dem Patienten oral oder parenteral verabreicht wird. Da Jod grundsätzlich in der Schilddrüse gespeichert wird, kommt es hier zu einer intensiven lokalen Bestrahlung, mit der eine Schädigung des überproduzierenden Parenchyms erreicht werden soll. Die Gefahr bei dieser Therapie liegt vor allem in einer darauffolgenden Hypothyreose.
- **Operation.** Operiert werden vor allem krebsverdächtige Knoten und autonome Adenome. Gefahren der Operation sind später auftretende Tetanie (durch irrtümliche Entfernung der Nebenschilddrüsen), Sprachstörungen, Heiserkeit (durch Verletzung des Kehlkopfnervs „Rekurrens") und Hypothyreose.

14.10.2 Schilddrüsenunterfunktion (Hypothyreose)

Bei der Schilddrüsenunterfunktion, der Hypothyreose, besteht eine ungenügende Bildung bzw. Freisetzung von Schilddrüsenhormonen. Dieses Defizit kann mit oder ohne Strumabildung (Kropf) einhergehen und es kann angeborener- oder erworbenermaßen auftreten.

Angeborene Hypothyreose (Neugeborenenhypothyreose, Kretinismus)

Kretinismus tritt besonders in Jodmangelgebieten auf, so dass als Ursache ein *Jodmangel vor der Geburt* in Betracht kommt. Andere mögliche Gründe sind Einnahme von Thyreostatika während der Schwangerschaft, Jodfehlverwertung und unzureichende Anlage der Schilddrüse.

Besteht der Jodmangel bereits vorgeburtlich, so kommt es zu *geistiger Behinderung* unterschiedlichen Schweregrades, *Wachstumsrückstand*, *Innenohrschwerhörigkeit* bis *Taubheit*, trockener Haut, flacher Nase und dicker Zunge (Atlas Abb. 14-7).

Bei den betroffenen Kindern müssen die Schilddrüsenhormone substituiert werden, damit eine fortschreitende Schädigung verhindert wird. Die bereits bestehenden Defekte können damit allerdings nicht behoben werden, ausgenommen, dass ein besseres Wachstum erzielt wird.

Erworbene Hypothyreose

Bei der erworbenen Hypothyreose sind alle Verlaufsformen von ganz leichten Fällen bis hin zu schwersten Krankheitsbildern vertreten. Mit zunehmendem Lebensalter tritt die Hypothyreose vermehrt auf, wird aber manchmal übersehen, da oft kaum Beschwerden bestehen. Man unterscheidet primäre und sekundäre Formen:

- **Primäre Hypothyreose.** Die Ursache der Unterfunktion liegt in der Schilddrüse, die zuwenig Hormone produziert. Mögliche Gründe hierfür sind anhaltender Jodmangel, Hashimoto-Thyroiditis oder andere Schilddrüsenentzündungen, Schilddrüsen-OP, Radiojodtherapie, Schilddrüsenkrebs und Einnahme von Medikamenten (Thyreostatika, Jod, Lithium).
- **Sekundäre Hypothyreose.** Die Ursache der Unterfunktion liegt außerhalb der Schilddrüse, zum Beispiel in einer organischen Erkrankung von Hypothalamus bzw. HVL (zum Beispiel HVL-Tumor) oder in einer funktionellen Störung (zum Beispiel nach Schädeltrauma) dieser Organe.

Symptome der erworbenen Hypothyreose
- schleichender Beginn mit Herabsetzung der körperlichen und geistigen Leistungsfähigkeit,
- Apathie, Depression,
- trockene, raue, blasse Haut, die teigig infiltriert sein kann (s. u. Myxödem),
- struppige Haare, evtl. Haarausfall,
- raue, heisere Stimme,
- Bradykardie, evtl. Herzinsuffizienz,
- **Kälte**intoleranz, das heißt, der Betroffene friert leicht,
- mimische Starre,
- oft extreme Stuhlverstopfung,

- verlangsamter Stoffwechsel mit erniedrigtem Blutzuckerspiegel, Anämie (durch Resorptionsstörung von Eisen und/oder Vitamin B$_{12}$),
- Gewichtszunahme,
- verlangsamte Reflexe.

> **Hypothyreose**
>
> Im Alter oft nur wenig Symptome und deshalb oft als „*Altersdepression*" verkannt!

Myxödem. Bei schweren Verlaufsformen bildet sich ein Myxödem (Atlas Abb. 14-10): Hierbei kommt es zum Bild des „aufgeschwemmten Patienten". Durch Einlagerung einer schleimigen Substanz (Glykosaminoglykanen) kommt es zur teigigen Schwellung von Haut, Unterhaut und Muskelgewebe. Es sind vor allem die Unterlider, die Unterlippe und die Handrücken betroffen.

Es handelt sich *nicht* um ein echtes Ödem, da nicht vermehrt Flüssigkeit ins Gewebe eingelagert wird. Deshalb bleiben auch beim Eindrücken des Gewebes keine Dellen zurück.

> ▶ **Myxödem**
>
> ist eine *schwere Hypothyreose*. Es kommt zum Bild des „aufgeschwemmten Patienten".

Therapie. Der Arzt verabreicht Schilddrüsenhormone in synthetischer Form, als L-Thyroxin (T4) oder als T3/T4-Kombinationspräparate. Die Einnahme muss regelmäßig und oft lebenslang erfolgen. Es wird mit niedrigen Dosen begonnen und langsam über einen Zeitraum von ca. drei Monaten bis zur vollen Erhaltungsdosis gesteigert.

Unterstützend zu dieser Therapie kann der Heilpraktiker den Stoffwechsel anregen, eine eventuell bestehende Obstipation behandeln und eine psychische Betreuung durchführen.

14.10.3 Struma (Kropf, Drüsenschwellung)

Mit Struma (Kropf) bezeichnet man *jede Vergrößerung* der *Schilddrüse*. Sie kann mit Funktionsstörungen wie Hyper- und Hypothyreose einhergehen, aber es kann auch eine unveränderte Stoffwechsellage bestehen (blande bzw. euthyreote Struma). Strumen können diffus oder knotig sein (Atlas Abb. 14-8).

Ein Kropf kann gut- oder bösartig sein. Obwohl bösartige Formen selten sind (ca. 1 % aller Schilddrüsenneubildungen), muss in jedem Fall eine sorgfältige Abklärung erfolgen. Hinweise auf Bösartigkeit bei Schilddrüsenknoten sind: schnelles und invasives (eindringendes) Wachstum, derbe Beschaffenheit, schlechte Verschieblichkeit des Knotens, Verwachsungen mit der Haut und schmerzlose Lymphknotenvergrößerungen im Halsbereich (Atlas Abb. 14-9).

Größenklassifikation der Struma nach WHO (Weltgesundheitsorganisation)

0	keine Struma,
I	soeben sichtbare und tastbare Vergrößerung der Schilddrüse,
	Ia einzelner Knoten im sonst normalen Schilddrüsengewebe,
	Ib tastbare Struma, die nur bei rekliniertem (rückwärtsgeneigtem) Hals sichtbar ist,
II	gut sichtbare und tastbare Vergrößerung der Schilddrüse,
III	Struma bereits aus größerer Entfernung sichtbar oder Ausbreitung hinter dem Brustbein (retrosternale Struma). Es kann zu lokalen Kompressionen mit Behinderung der Luft- und Speiseröhre kommen.

> **Struma**
>
> Jeder Knoten in der Schilddrüse muss sorgfältig klinisch *abgeklärt* werden!

Ursachen können Jodmangel, M. Basedow, Schilddrüsenentzündungen (zum Beispiel Hashimoto-Thyreoiditis) und Medikamenteneinnahme (zum Beispiel Lithium) sein.

Therapie. Die Therapie muss sich nach der zugrundeliegenden Ursache richten.

Besteht ein Jodmangelkropf, werden Jod und evtl. Schilddrüsenhormone (vom Arzt) verordnet. Bei Hyperthyreose werden dagegen Thyreostatika verabreicht, also Mittel, die die Arbeit der Schilddrüse hemmen. Operiert wird bei Strumen, bei denen es zu Komplikationen gekommen ist, und bei bösartigen Formen. Die Radiojodtherapie kommt bei nicht operationsfähigen oder nicht operationswilligen Patienten zur Anwendung.

Der Heilpraktiker kann begleitend zur ärztlichen Therapie behandeln oder in den Fällen, in denen noch kein Einsatz von Thyreostatika oder von Schilddrüsenhormonen notwendig ist. Es gibt eine Vielzahl phytotherapeutischer und homöopathischer Präparate, die gute Erfolge bei noch nicht zu lange bestehenden Strumen und bei Strumen bei Kindern haben. Ebenfalls bewährt haben sich Akupunktur und Neuraltherapie.

14.10.4 Entzündungen der Schilddrüse (Thyroiditis, Thyreoiditis)

Bei den Schilddrüsenentzündungen unterscheidet man eine akute, eine subakute und eine chronische Verlaufsform.

- **Akute Schilddrüsenentzündung.** Verursacher dieser seltenen Entzündung sind Bakterien oder Radiojodtherapie. Es kommt im Bereich der Schilddrüse zu starker Rötung, Schwellung, heftigen Schmerzen, Druckempfindlichkeit und Schluckbeschwerden, außerdem bei der bakteriell bedingten Entzündung mit Eiterbildung und Fieber. BKS-Beschleunigung und Leukozytose mit Linksverschiebung.
- **Subakute Schilddrüsenentzündung** (akut-subakute Thyroiditis de Quervain). Die Beschwerden entwickeln sich langsam und sind nicht so heftig wie bei der akuten Form, dafür bestehen sie aber länger, häufig über einen Zeitraum von ungefähr einem halben Jahr. Es bestehen Schmerzen im Halsbereich und Krankheitsgefühl. Typischerweise entwickelt sich zuerst eine Hyper- später eine Hypothyreose. Die BKS ist meist beschleunigt.
  Als auslösende Ursache vermutet man Viren. In ca. 70% der Fälle kommt es auch ohne Therapie zur Spontanheilung.
- **Hashimoto-Thyreoiditis.** Es handelt sich um eine chronische Schilddrüsenentzündung, der ein Autoimmungeschehen zugrunde liegt. Die Erkrankung verläuft anfangs oft unbemerkt; sie wird meist erst festgestellt, wenn sich deutliche Zeichen einer Hypothyreose entwickeln. Zu diesem Zeitpunkt ist aber oft schon ein großer Teil des Schilddrüsengewebes zerstört. Betroffen sind meist Frauen über 40 Jahre. Es kann

zum völligen Verschwinden des Schilddrüsenparenchyms kommen.
Im Blut können **TPO-AK** (**MAK**) und evtl. TAK (TGAK) und selten auch TRAK (TSH-R AK) nachgewiesen werden (→ Abschn. 14.5.2).

14.11 Erkrankungen der Nebenschilddrüse

Bei den Erkrankungen der Nebenschilddrüse unterscheidet man Über- und Unterfunktion (Hyper- und Hypoparathyr(e)oidismus).

14.11.1 Überfunktion der Nebenschilddrüse (Hyperparathyroidismus)

Die Überfunktion kann ihre Ursache in einem Adenom, einer Hyperplasie oder – sehr selten – in einem Karzinom der Nebenschilddrüse haben.

Da bei einer Überfunktion zuviel Parathormon ins Blut gelangt, wird aus den *Knochen zuviel Kalzium* ausgeschwemmt und es kommt zu umschriebenem oder diffusem Knochenabbau, evtl. auch zur Bildung von Knochenzysten. Die Folge ist eine erhöhte Neigung zu *Knochenbrüchen*.

Die Nieren versuchen, das überschüssige Kalzium, das sich im Blut befindet, auszuscheiden. Dabei kann es im Laufe der Zeit zu Kalkablagerungen im Nierengewebe und/oder zur Bildung von *Nierensteinen* kommen. Das Kalzium kann aber auch in der Wand der Blutgefäße (*Arteriosklerose!*) oder in andern Organen (Herz, Gelenken) deponiert werden. Der erhöhte Kalziumspiegel des Blutes bewirkt auch, dass die Erregbarkeit der Nerven und Muskeln herabgesetzt wird. Die Folge sind *Leistungsminderung*, *Müdigkeit*, *Adynamie*, *Depression* und *Muskelschwäche*.

14.11.2 Unterfunktion der Nebenschilddrüse (Hypoparathyroidismus)

Die Unterfunktion der Nebenschilddrüse ist häufig eine Folge der *Schilddrüsenoperation*, wenn die Epithelkörperchen irrtümlich verletzt oder entfernt oder deren Blutversorgung geschädigt wurden. Aber es treten auch Fälle von Insuffizienz bei Schwangerschaft, während der Stillzeit und bei Infektionen auf. Selten besteht sie angeborenermaßen.

Beim Hypoparathyroidismus wird zuwenig Parathormon gebildet; demzufolge *sinkt* der *Kalziumspiegel* des Blutes ab. Der erniedrigte Kalziumspiegel bewirkt eine *gesteigerte neuromuskuläre Erregbarkeit*, wodurch es zu tetanischen Zuständen kommen kann. In leichten Fällen treten Parästhesien (Prickeln, Ameisenlaufen) auf, besonders um den Mund herum und an Fingern und Zehen. Es kann aber auch zu schmerzhaften Krämpfen kommen, bis hin zum epileptischen Anfall.

Ob eine latente Tetanie besteht, kann durch das *Chvostek-Zeichen* (Fazialiszeichen) geprüft werden. Dazu beklopft man mit dem Reflexhammer den Gesichtsnerv (N. facialis) vor dem Ohr und beobachtet, ob im Bereich des Fazialisgebietes zwischen Mundwinkel und Ohr Zuckungen auftreten.

14.12 Erkrankungen der Nebenniere

Bei den Erkrankungen der Nebenniere kennt man Über- und Unterfunktionen der Rinde und des Markes. Nachstehend werden wichtige Krankheitsbilder beschrieben. Das wichtigste und häufigste davon ist das *Cushing-Syndrom*, das Sie auf jeden Fall gut kennen sollten. Diese Erkrankung tritt aufgrund von Langzeit-Kortisoneinnahme relativ häufig auf. Dagegen sind die Krankheitsbilder Conn-Syndrom, AGS und Phäochromozytom vielleicht nicht gerade prüfungsrelevant, man sollte aber zumindest schon einmal etwas von ihnen gehört haben.

14.12.1 Cushing-Syndrom

Zur Unterscheidung des Morbus Cushing (zentrales Cushing-Syndrom) von anderen Cushing-Syndromen bitte ➔ auch Abschn. 14.9.5 beachten

Ein Cushing-Syndrom (spr.: kusching, nicht kasching!) wird meist durch eine *längerdauernde* medikamentöse *Kortison-Einnahme* ausgelöst (exogenes Cushing-Syndrom). Allerdings ist es individuell sehr unterschiedlich, ab welcher Einnahmedosis es zur Auslösung dieses Krankheitsbildes kommt. Gelegentlich führt eine *körpereigene* Überproduktion von Glukokortikoiden zum endogenen Cushing-Syndrom. Ursachen können Adenome, Tumoren und Hyperplasien der NNR, des Hypothalamus bzw. des HVL (➔ Abschn. 14.9.5) und ACTH-bildende Karzinome (zum Beispiel kleinzelliges Bronchialkarzinom, ➔ Abschn. 17.4.17) sein.

> **Cushing-Syndrom**
> = Erhöhung des Blutkortisonspiegels
> 1. **exogen bedingt** (häufig!)
> durch längerdauernde medikamentöse Kortison-Einnahme
> 2. **endogen bedingt**
> - **zentrales Cushing-Syndrom** (M. Cushing). Durch vermehrt ACTH-produzierenden HVL Tumor
> - **adrenal bedingtes Cushing-Syndrom.** ACTH-unabhängiges Cushing-Syndrom durch NNR-Tumor
> - **paraneoplastisch bedingtes Cushing-Syndrom.** Durch ACTH-bildenden Tumor, z. B. kleinzelliges Bronchialkarzinom

Die Betroffenen bemerken anfangs meist eine rasche Gewichtszunahme, die sich von der normalen Adipositas (Fettleibigkeit) dadurch unterscheidet, dass eine Fettverteilungsstörung vorliegt. Dabei kommt es zu vermehrtem Fettansatz im Gesicht, am Nacken (sog. Büffelhöcker) und am Körperstamm. Die Extremitäten bleiben meist relativ schlank. Frauen klagen oft über Hirsutismus (männlicher Behaarungstyp, Atlas Abb. 14-21) und Ausbleiben der Regelblutung; Männer über Potenzstörungen. Bei Kindern treten Wachstumshemmungen auf (Atlas Abb. 14-16). Weitere mögliche Symptome sind Bluthochdruck, Streifen auf der Haut (blaurote Striae, Atlas Abb. 14-17), Haut- und Muskelatrophien (Atlas Abb. 14-18), Osteoporose, Diabetes mellitus, Glaukom, Abwehrschwäche, psychische Veränderungen, Müdigkeit, Leistungsabfall, Infektabwehrschwäche, Verzögerung der Wundheilung, Akne (Atlas Abb. 14-19) und Erhöhung des Thromboserisikos.

Tabelle 14-5 Wirkungen und Nebenwirkungen von Kortisol

Wirkungen von Kortisol	Mögliche unerwünschte Nebenwirkungen
Förderung der Glukoneogenese aus Aminosäuren (katabole Wirkung)	Substanzabbauende Wirkung und dadurch Muskelschwund, Hautatrophie, Osteoporose, Adynamie, Hyperglykämie, Diabetes mellitus
Retention von Na$^+$, Ausscheidung von K$^+$ und Ca^{++} in den Nieren (Vitamin-D-antagonistisch)	Hypertonie, Osteoporose
zusätzliche Wirkungen von hochdosiertem Kortisol	**Mögliche unerwünschte Nebenwirkungen**
Unterdrückung der Fibroblasten-Bildung und der Kollagenherstellung (antiproliferative Wirkung)	blaurote Streifen (Striae), bei Kindern Wachstumshemmungen
Hemmung entzündlicher Prozesse, z. B. durch Blockade der Bildung von Zytokinen (antientzündliche Wirkung)	Abwehrschwäche
Hemmung der Abwehrzellen (v. a. der T-Lymphozyten) (immunsuppressive Wirkung)	Abwehrschwäche
Hemmung von Entzündungsreaktionen und auffolgend (überschießende) Antigen-Antikörper-Reaktionen (antiallergischer Wirkung)	Abwehrschwäche
Zunahme der Thrombozytenzahl	erhöhtes Thromboserisiko
Verminderung der Ausschüttung von FSH und LH. Abnahme der Gonadenfunktion	bei Frauen Amenorrhö, bei Männern Potenzschwäche
euphorisierende, manchmal auch depressive Wirkung	psychische Veränderungen, Auslösen von Psychosen

▶ **Symptome des Cushing-Syndroms**
- Vollmondgesicht
- Stammfettsucht
- Büffelhöcker
- blaurote Striae
- Hirsutismus und Amenorrhö
- Potenzstörungen
- Bluthochdruck
- Diabetes mellitus
- Osteoporose
- Muskel- und Hautatrophie
- bei Kindern Wachstumshemmung
- Glaukom (erhöhter Augeninnendruck)
- Eosinopenie (Abnahme der Eosinophilen im Blut)
- Infektabwehrschwäche
- Akne (Kortisonakne)
- Müdigkeit, Leistungsminderung
- psychische Veränderungen (psych. Labilität, Depressionen, Psychosen)
- erhöhte Thromboseneigung

Tabelle 14-6 Die wichtigsten Wirkungen von Kortisol und seine Haupteinsatzgebiete

Wirkung	Therapeutischer Einsatz
antiallergisch	Allergien
antientzündlich	Entzündungen
immunsuppressiv	gegen Transplantatabstoßungen
antiproliferativ	Rheuma

14.12.2 Morbus Addison (Bronzehautkrankheit)

Beim M. Addison handelt es sich um eine *Insuffizienz* der *NNR*, wodurch es zum Mangel an NNR-Hormonen, vor allem an Kortisol und Aldosteron kommt. Die Ursache liegt meist in einer Zerstörung der NNR durch Autoimmunvorgänge, gelegentlich auch durch Krebs oder Tuberkulose (zum Beispiel bei AIDS); es kann aber auch eine angeborene Fehlbildung der NNR bestehen oder eine Hypothalamus/HVL-Insuffizienz. Die Folge des Hormonmangels sind Störungen im Wasser-, Elektrolyt- und Säure-Basen-Haushalt.

Symptome. Die Krankheit ist am Patienten häufig schon rein äußerlich an einer Zunahme der Pigmentierung der Haut (vor allem Handflächen, Fußsohlen) und der Mundschleimhaut oder am Auftreten von Vitiligo („Scheckhaut", weiße, pigmentfreie Flecken, die langsam größer werden) festzustellen. Es kommt zu Müdigkeit, Antriebsmangel, Hypotonie, niedrigem Blutzucker mit Neigung zu Hypoglykämien und durch eine verminderte Magensaftproduktion zu Magen-Darm-Störungen mit Übelkeit, Erbrechen, Gewichtsverlust, Verstopfung und Durchfällen. Elektrolytverschiebungen können zu Krämpfen bzw. Lähmungen führen.

Therapie. Die Behandlung ist zum einen kausal (abhängig von der Ursache); zum anderen muß eine lebenslange Substitution der fehlenden Hormone erfolgen.

14.12.3 Conn-Syndrom (primärer Hyperaldosteronismus)

Dem Conn-Syndrom liegt eine vermehrte Aldosteronbildung (meist durch ein NNR-Adenom) zugrunde. Die Folge sind eine vermehrte Natrium-Retention und eine gesteigerte Kalium-Abgabe. Es kommt zu Bluthochdruck mit dadurch verursachten Kopfschmerzen und Sehstörungen, außerdem zu vermehrtem Durst mit großen Trinkmengen. Die vermehrte Kalium-Abgabe führt zu Parästhesien, Muskelschwäche, Verstopfung, evtl. zu zeitweisen Lähmungen.

14.12.4 Adrenogenitales Syndrom (AGS)

Das AGS wird durch eine vermehrte Bildung von Androgenen verursacht. Da es sich bei den Androgenen um männliche Sexualhormone handelt, kommt es bei Jungen zu vorzeitiger Geschlechtsentwicklung, bei Mädchen zur unechten Zwitterbildung und bei Frauen zur Vermännlichung (Atlas Abb. 14-20).

14.12.5 Phäochromozytom

Beim Phäochromozytom liegt eine Überfunktion des NNM mit einer vermehrten Adrenalin- und Noradrenalinausschüttung vor. Ursache ist meist ein gutartiger Tumor des NNM. Es kommt zu anfallsweise auftretendem oder zu anhaltendem Bluthochdruck mit Herzklopfen, Schwindelanfällen und Schweißausbrüchen.

14.13 Erkrankungen des Inselapparates

Wie bei allen anderen Hormondrüsen kann es auch bei den Langerhans-Inseln zu Über- und Unterfunktionen kommen, die dann Krankheitsbilder nach sich ziehen. Produzieren die B-Zellen des Inselapparates zuviel Insulin, sinkt der Blutzuckerspiegel zu stark ab. Dabei kann es zum hypoglykämischen Schock (s. u.) kommen. Produzieren sie zu wenig, kommt es zum Diabetes mellitus (Zuckerkrankheit).

14.13.1 Diabetes mellitus (Zuckerkrankheit)

Diabetes mellitus (kurz: Diabetes) ist eine chronisch verlaufende Stoffwechselkrankheit, bei der ein absoluter oder relativer Insulinmangel besteht. Die Folge sind vor allem Störungen im Kohlenhydratstoffwechsel, aber auch im Fett- und Eiweißstoffwechsel.

Man schätzt die Zahl der Erkrankungen heute auf 3 bis 4 % der Bevölkerung, die Anzahl der unentdeckten Diabetiker ist dabei noch nicht mit berücksichtigt.

Liegt eine familiäre Belastung vor, ist die Wahrscheinlichkeit an Diabetes (u. a. Typ II, s. u.) zu erkranken erhöht. Allerdings liegt kein einfacher Erbgang vor, sondern es sind mehrer Gene beteiligt.

Bitte beachten Sie zu den Untersuchungsmethoden Abschn. 14.8.2

Ursachen und Einteilung des Diabetes mellitus. Die wichtigste Unterteilung ist die Unterscheidung in Diabetes Typ 1 und 2, neuerdings wurde Typ 3 und 4 hinzugefügt:

- **Diabetes Typ 1** (früher: juveniler Diabetes bzw. insulinabhängiger D., ca. 10 % der Diabetiker): Diabetes Typ 1 bricht meist vor dem 40. Lebensjahr, oft schon bei Kindern und Jugendlichen, nur selten nach dem 50. Lebensjahr aus. Von eineiigen Zwillingen erkranken 30 bis 40 % der Geschwister.
  Es herrscht ein *absoluter* Insulinmangel, da die insulinproduzierenden Zellen zuwenig oder gar kein Insulin produzieren. Der Erkrankung liegt überwiegend ein *Autoimmungeschehen* zugrunde, das seine Ursache vermutlich in einer vorausgegangenen Viruserkrankung oder in Umweltgiften hat. Es kommt durch Autoantikörper zur Zerstörung der B-Zellen (Inselzellantiköper). Diese Zerstörung erfolgt beim Jugendlichen meist innerhalb kurzer Zeit, im höheren Alter auch langsam.

- **Diabetes Typ 2** (früher: Altersdiabetes, nichtinsulinabhängiger D., ca. 90 % der Diabetiker): Tritt vor allem im höheren Lebensalter auf. Von eineiigen Zwillingen erkranken mehr als 90 % der Geschwister an Diabetes. Damit ergibt sich entgegen der früheren Auffassung bei Typ 2 eine deutlich höhere Wahrscheinlichkeit der Vererbung als bei Typ 1. Jedoch spielen als Realisierungsfaktoren Übergewicht und Bewegungsarmut eine wichtige Rolle.
  Die Krankheit entwickelt sich *langsam*. Im Blut können normale, erniedrigte aber manchmal auch erhöhte Insulinwerte gemessen werden! Man vermutet als Ursache eine *verminderte Insulinempfindlichkeit* der Zellen und ein daraus resultierender *relativer* Insulinmangel. Damit meint man, dass die im Blut vorhandene Insulinmenge nicht ausreicht, die Blutzuckerwerte im Normbereich zu halten.
  Bei Typ 2 könnte folgender Vorgang eine verursachende Rolle spielen: Durch jahrelange Ernährungsfehler waren die B-Zellen ständig gezwungen, vermehrt Insulin herzustellen, wodurch es schließlich zur Erschöpfung der Zellen kam und damit zum absoluten Insulinmangel. Außerdem vermutet man, dass durch diesen Vorgang die Insulinrezeptoren auf den Zellmembranen geschädigt und deshalb abgebaut wurden.
  Die früher übliche Unterteilung in adipöse und nicht-adipöse Diabetiker wurde aufgehoben, da auch bei schlanken Personen eine genetisch bedingte Insulinresistenz vorliegen kann, obwohl normalgewichtige Typ 2 Diabetiker in der Minderzahl sind.

- **Typ 3: Andere spezifische Typen** (früher: sekundärer Diabetes mellitus). Typ 3 Diabetes ist Folge von genetischen Defekten oder zugrundeliegenden Krankheit wie Pankreaserkrankung bzw. -entfernung, Pankreatitis, Schilddrüsenüberfunktion, Akromegalie, Cushing-Syndrom oder Phäochromozytom. Die Ursache kann auch in der Einnahme bestimmter Medikamente liegen, wie Ovulationshemmer („Pille"), Glukokortikoide (Kortison) und Thiazide (Diuretika).

- **Typ 4: Schwangerschaftsdiabetes** (Gestationsdiabetes). Bei 1 bis 5 % der Schwangeren zeigt sich während der Schwangerschaft erstmals eine gestörte Glukosetoleranz. Es handelt sich um eine insulinspflichtige Diabetesform, da die Einnahme oraler Antidiabetika (s. u., Therapie) kontraindiziert ist. Nach der Entbindung sinkt der Insulinbedarf deutlich ab. Unbehandelt steigt das Risiko eine Früh- bzw. Totgeburt zu erleiden.

> **„Tödliches Quartett"**
> - **Diabetes mellitus** (Zuckerkrankheit)
> - **Hypertonie** (Bluthochdruck)
> - **Hypercholesterinämie** (Erhöhung der Blutfette)
> - **Adipositas** (Fettsucht)

Stadieneinteilung nach einem Vorschlag der WHO (Weltgesundheitsorganisation), spielt heute nur noch eine untergeordnete Rolle:

- **Potenzieller Diabetes mellitus.** Es handelt sich um Personen, denen mit hoher Wahrscheinlichkeit ein Diabetes vorausgesagt werden kann: zum Beispiel wenn beide Elternteile Diabetiker sind oder Frauen, die von einem Kind mit mehr als 4,5 kg Gewicht entbunden wurden oder die mehrere Totgeburten hatten.
- **Latenter Diabetes mellitus.** Nur unter besonderen Belastungssituationen wie Schwangerschaft, Fettleibigkeit, Stress oder nach Infektionskrankheiten treten pathologische Werte auf.
- **Verminderte Glukosetoleranz,** Glukosetoleranzstörung (früher: subklinischer Diabetes). Der orale Glukosetoleranztest ergibt erhöhte Werte, die Nüchternblutzuckerwerte können normal oder erhöht sein. Es treten (noch) keine Diabetessymptome auf.
- **Klinisch-manifester Diabetes mellitus.** Der Nüchternblutzucker ist erhöht (über 110 mg/dl) und ebenso der Glukosetoleranztest. Außerdem kommt es zur Glukoseausscheidung im Urin (Glukosurie) und es treten typische *Diabetessymptome*, evtl. auch Komplikationen auf.

Mögliche Ursachen des Diabetes mellitus. Der besseren Übersichtlichkeit wegen hier eine Zusammenstellung der Faktoren, die beim Ausbruch der Erkrankung eine Rolle spielen können.

- **Insulinmangel** (Tabelle 14-7). Der Insulinmangel kann *absolut* oder *relativ* sein. Bei Typ 1 liegt ein absoluter Mangel vor, das heißt, eine Blutuntersuchung zeigt eine zu geringe Menge oder ein völliges Fehlen von Insulin an. Bei Typ 2 ergibt eine Blutuntersuchung oft normale Werte, aber diese Insulinmenge reicht nicht aus, den Blutzuckerspiegel zu normalisieren (relativer Insulinmangel).
- **Gegenregulationsdiabetes** (vermehrt *Insulin-Antagonisten* vorhanden). Die Insulinkonzentration im Blut ist normal, aber es treten vermehrt Antagonisten auf wie Glukagon, Kortison, Adrenalin bzw. somatotropes Hormon (STH).
- **Insulinantikörper.** Es sind *Antikörper* gegen die B-Zellen oder gegen Insulin vorhanden (Autoimmunerkrankung).
- **Ansprechbarkeit der Zellen.** Die Zellen, die Glukose als Glykogen speichern (Leber, Muskeln, Fettgewebe), sprechen nicht mehr ausreichend auf Insulin an. Man vermutet eine *Störung* der *Insulin-Rezeptoren*.

Auswirkungen des Insulinmangels. Folge des absoluten oder relativen Insulinmangels ist eine Blutzuckererhöhung (Hyperglykämie), die ihrerseits zur Glukosurie (Glukoseausscheidung im Urin) führt, da versucht wird, über die Harnausscheidung, den erhöhten Glukosegehalt des Blutes zu normalisieren. Um die überschüssige Glukose ausscheiden zu können, benötigen die Nieren vermehrt Wasser, so dass es zu gesteigertem Durst (Polydipsie) und zu vermehrter Harnmenge (Polyurie) kommt. Wird nicht ausreichend getrunken, können sich Zeichen der Austrocknung (Exsikkose) einstellen.

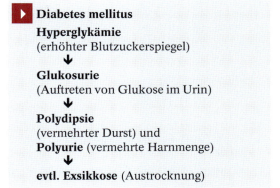

Frühsymptome
- Hyperglykämie und Glukosurie,
- Polyurie und Polydipsie,
- Müdigkeit und Leistungsminderung (Glukosemangel in den Zellen)
- Gewichtsabnahme (vermehrter Abbau körpereigener Fette, um den Energiemangel in den Zellen zu beheben),
- Sehstörungen,
- Juckreiz, besonders Genital- und Analgegend,
- rezidivierende Infekte: zum Beispiel Furunkel, Karbunkel, Soor, Haut- bzw. Harnweginfekte,
- Hypertonie,
- Potenz- und Menstruationsstörungen,
- erhöhte Blutfettwerte (Hypercholesterinämie). Insulinmangel bewirkt eine Steigerung der Cholesterinproduktion!
- „Heißhunger", das heißt, es muss manchmal ein Stück Brot, Schokolade o. ä. gegessen werden, damit man sich wieder gut fühlt.

> ! Gibt der Patient „**Heißhunger**" an, besteht der Verdacht auf zeitweise Unterzuckerung des Blutes (Hypoglykämie), was immer Veranlassung sein sollte, auf Diabetes zu untersuchen.

Durch hohe Blutzuckerwerte kommt es zur Schädigung der kleinen und großen Blutgefäße (Mi-

Tabelle 14-7

Wirkung des Insulinmangels	Folge
Verminderte Glykogenese (Aufbau von Glykogen aus Glukose)	Anstieg des Blutzuckerspiegels (Hyperglykämie)
Steigerung der Glukoneogenese (Umbau von Eiweiß und Fett zu Glukose)	Anstieg des Blutzuckerspiegels (Hyperglykämie)
Steigerung der Lipolyse (Fettabbau)	Bildung von Azeton, Fettleber
Steigerung der Proteolyse (Proteinabbau)	Gewichtsverlust

kro- und Makroangiopathien). Heute spielt bei der Beurteilung des Risikos von evtl. auftretenden Spätfolgen HbA$_1$ und HbA$_{1C}$ die wichtigste Rolle. HbA$_1$ soll unter 9 % liegen, HbA$_{1C}$ unter 7 % (beim Gesunden um 5 %).

Früher ging man davon aus, dass wenn die Blutzuckerwerte oft über 160 mg/dl liegen, man nach 5 bis 10 Jahren mit Spätschäden zu rechnen hat, beim gut eingestellten Diabetes dagegen erst nach 15 Jahren.

Spätfolgen
(Atlas Abb. 14-24 bis 14-28)
- **Makroangiopathien** sind Erkrankungen der *großen* arteriellen Gefäße, und zwar kommt es hier zu *Arteriosklerose*. Am häufigsten sind betroffen:
  - **Herz:** Angina pectoris, Gefahr eines Herzinfarktes;
  - **Gehirn:** Hirnarteriosklerose, Gefahr eines Hirnschlages;
  - **Nieren:** rezidivierende Pyelonephritiden, Nierenarterienstenose mit Gefahr des Nierenversagens,
  - **periphere Durchblutungsstörungen:** vor allem im Bereich der Beine mit Gefahr der Gangränbildung;
- **Mikroangiopathien** sind Schäden an den *kleinen* arteriellen Gefäßen:
  - **Auge:** Schädigung der Netzhautgefäße (Retino- und Makulopathien) mit der Gefahr des Erblindens. Außerdem kann es durch eine Ernährungsstörung der Linse zur Linsentrübung (Katarakt, grauer Star) kommen,
  - **Nieren:** Schädigung der kleinen Gefäße der Niere mit Gefahr des Nierenversagens,
  - **Nerven:** durch Schädigung der Gefäße, die die Nerven versorgen, kommt es zur diabetischen Polyneuropathie mit Parästhesien, nächtlichen Wadenkrämpfen, Sensibilitätsstörungen und/oder Nervenschmerzen, motorischen Störungen bis Lähmungen, Hypo- bzw. Areflexie und Potenzstörungen. Durch Störungen der gastrointestinalen Motorik kommt es zu Obstipation und/oder Diarrhö und verzögerter Magenentleerung;
- **erhöhte Infektanfälligkeit:** durch eine verminderte Abwehrkraft gegen Erreger. Es kommt zu einer schlechten Wundheilung und häufigen Pilzinfektionen;
- **diabetischer Fuß:** Durch Schädigung der kleinen Gefäße, vor allem im Bereich der Zehen,

Ferse oder an Druckstellen kommt es zum Absterben von Gewebe (diabetische Gangrän). Durch Sensibilitätsstörungen bleiben Verletzungen des Fußes oft unbemerkt (Polyneuropathien). Durch eine gestörte Wundheilung heilen Verletzungen nur sehr schwer ab;
- **Leber:** Aufgrund eines gestörten Fettstoffwechsels kommt es zur Fettleber. Dies kann als Früh- oder als Spätsymptom auftreten.

> **Besonders gefährdete Organe** bei Diabetes
> - **Auge:** Erblindung
> - **Nieren:** Nierenversagen
> - **Herz:** Herzinfarkt (oft so genannter stummer Infarkt durch Neuropathie)
> - **Nerven:** Polyneuropathien
> - **Gehirn:** Hirnschlag
> - **diabetischer Fuß:** Gangrän

Therapie. Je nach Stadium und Ausprägungsgrad der Erkrankung sind verschiedene Maßnahmen notwendig.
- **Diät.** Neuere Ernährungsempfehlungen bei Diabetes zielen auf eine ausgewogene Vollwerternährung, wobei mehrere kleinere Mahlzeiten täglich eingenommen werden sollen, um starke Blutzuckerschwankungen möglichst zu vermeiden.
- **Regelung der Lebensweise.** Auf regelmäßige Lebensweise und ausreichende Bewegung muss geachtet werden.
- **Orale Antidiabetika** (Verschreibungspflichtig!) dürfen nur eingesetzt werden, wenn noch ausreichend insulinproduzierende Zellen vorhanden sind, was lediglich beim Typ-2-Diabetes der Fall ist. Nach MUTSCHLER können allerdings 80 % der Typ-2-Diabetiker mit konsequenter Diät und Gewichtsreduktion ausreichend und mit geringerem Risiko behandelt werden. In diesen Fällen muss die Therapie mit oralen Antidiabetika, wegen der zum Teil gravierenden Nebenwirkungen, als schwerer Fehler bezeichnet werden.

Zu den oralen Antidiabetika gehören:
  - **Resorptionshemmer** verzögern die Glukoseaufnahme im Dünndarm und senken dadurch den postprandialen Blutzuckerspiegel; der Nüchternblutzuckerspiegel wird nur wenig beeinflusst. Es kann zu

Meteorismus und evtl. zu Diarrhö, sehr selten zu einem Anstieg der Leberenzyme im Blut kommen.
- **Biguanide** senken dosisabhängig den Blutzuckerspiegel. Der genaue Wirkmechanismus ist noch nicht bekannt. Da sie aber nicht die Insulinfreisetzung aus den B-Zellen stimulieren, besteht keine Hypoglykämiegefahr. Unerwünschte Nebenwirkungen sind Magen-Darm-Störungen, Blutbildveränderungen und Laktatazidose.
- **Sulfonylharnstoffe** stimulieren die körpereigene Insulinabgabe und senken so Blutzuckerspiegel, bergen aber die Gefahr von schweren Hypoglykämien in sich. Weitere Nebenwirkungen sind Magen-Darm-Störungen, allergische Reaktionen, selten Leukopenie und Thrombopenie. Außerdem wirken sie appetitsteigernd, was eine Gewichtsreduktion erschwert!

- **Insulin.** Kann mittels der vorstehenden Maßnahmen der Blutzuckerwert nicht zufriedenstellend eingestellt werden, muss Insulin verordnet werden. Die Insulingabe darf nicht zu spät erfolgen, damit Spätschäden möglichst vermieden werden! Der Typ-1-Diabetes wird von Anfang an mit Insulin behandelt!

Der Heilpraktiker kann leichtere Formen von Diabetes mellitus, die kein Insulin und keine oralen Antidiabetika benötigen, behandeln. Geeignete *stoffwechselanregende* Pflanzen sind zum Beispiel Bohnenschale und Topinambur. Bei letzterer handelt es sich um eine kartoffelähnliche Knolle (knollige Sonnenblume, Helianthus tuberosus), die Inulin (kein Insulin!) enthält. Sie schmeckt süßlich und ist gut sättigend, weshalb man sie gerne bei der Diabetikerkost einsetzt. Eine direkte blutzuckersenkende Wirkung konnte nicht nachgewiesen werden.
Bestehendes Übergewicht muss durch geeignete diätetische Maßnahmen (s. o.) langsam reduziert, eine evtl. bestehende Obstipation behandelt und eine Regelung der Lebensweise erzielt werden.

Hypoglykämischer Schock

Die beiden wichtigen akuten Komplikationen, die beim Diabetes auftreten können, sind der hypoglykämische Schock und das Coma diabeticum.
Beim hypoglykämischen Schock kommt es zu einem Absinken des Blutzuckerspiegels unter 40 mg/dl. Je nach gewohntem Blutzuckerniveau und je nach Geschwindigkeit des Abfalls kann es jedoch schon bei Werten unter 100 mg/dl oder erst bei Werten unter 30 mg/dl zu Symptomen kommen.

Auslösende Faktoren
- **Medikamentös** durch Insulin- oder Sulfonylharnstoffüberdosierung oder zu langer Abstand zwischen der Insulineinnahme und dem Essen (Insulin gespritzt und sich schlafen gelegt!).
- **Ungenügende Nahrungsaufnahme**, Erbrechen, Durchfälle
- **Vermehrte Muskelarbeit.** Durch die erhöhte Arbeitsleistung wird zuviel Glukose verbraucht, die aufgrund der bestehenden Stoffwechselstörung nicht rasch genug aufgefüllt werden kann.
- **Alkoholmissbrauch** (Hemmung der Glukoneogenese)

Symptome
- **Leichtere Hypoglykämie**
  - Heißhunger
  - kalter Schweiß, Blässe
  - motorische Unruhe, Zittern
  - Schwäche, Müdigkeit
  - Konzentrations- und Sprachstörungen
  - Gleichgewichtsstörungen
  - Verhaltensauffälligkeit (zum Beispiel Euphorie oder Wut, Verwirrtheit)
- **Schwere Hypoglykämie**
  - Bewusstseinstrübung
  - neurologische Ausfälle
  - Koma mit Krampfanfällen

> **Kennzeichen des hypoglykämischen Schocks beim Bewusstlosen**
> - schneller Puls
> - normaler Blutdruck
> - unauffällige Atmung
> - Pupillen weit
> - kaltschweißige Haut
> - Eventuell kann man Einstichstellen nach Insulininjektionen finden.

> **Erste-Hilfe beim hypoglykämischen Schock**
> - **Bei erhaltenem Bewusstsein.** Zuckerlösung zu trinken geben oder Zuckerstücke essen lassen. Diabetiker sollen deshalb immer etwas Würfelzucker bei sich tragen.
> - **Bei Bewusstlosigkeit.** Sofort den Notarzt verständigen, Glukose (i. v.) oder Glukagon (s. c., i. m., i. v.) verabreichen. Glukagon ist verschreibungspflichtig! Es wirkt nicht bei alkoholbedingten Hypoglykämien.
>
> **Beim hypoglykämischen Schock niemals Insulin spritzen, da dadurch der Schock verstärkt würde!**

Tabelle 14-8 Differentialdiagnose hypoglykämischer Schock und Coma diabeticum

	Hypoglykämischer Schock	Coma diabeticum
Beginn	schnell	langsam
Puls	schnell	schnell, kaum tastbar
Blutdruck	normal	niedrig
Haut	feucht	trocken
Atmung	normal	Kussmaul-Atmung
Atemluft	unauffällig	obstartig
Urinbefund	keine Glukose kein Azeton	Glukose Azeton
Exsikkosezeichen	nein	ja
Behandlung	Glukose oral oder i. v. Glukagon s. c., i. m., i. v.	in der Klinik Insulingabe und Flüssigkeitssubstitution

Coma diabeticum

Beim Coma diabeticum kommt es zu einem Anstieg des Blutzuckerspiegels auf über 400 bis 600 mg/dl, evtl. bis über 1000 mg/dl. Diese Comaform entwickelt sich meist *langsam* (Tabelle 14-8).

Vorboten sind *großer Durst*, *vermehrte Urinmenge*, *Appetitlosigkeit*, *Müdigkeit*, *Übelkeit*, *Erbrechen*. Manchmal treten so *starke Bauchschmerzen* (Pseudoperitonitis) auf, dass eine Verwechslung mit einem akutem Abdomen möglich ist. Entwickelt sich ein ausgeprägtes Coma diabeticum, so kommt es zu *tiefer Bewusstlosigkeit*. Dabei tritt die so genannte *Kussmaul-Atmung*, mit gleichmäßig tiefen Atemzügen auf. Da die ausgeatmete Luft Azeton enthält, riecht sie *obstartig*. Da der Körper versucht, durch vermehrte Urinausscheidung Glukose und Azeton auszuschwemmen, verliert er viel Wasser, und so kann sich eine *Exsikkose* entwickeln. Dadurch kommt es zu trockener Haut, erniedrigter Harnmenge und niedrigem Blutdruck bis Schock. Im Urin befinden sich Glukose und Azeton.

Therapie. Die Behandlung erfolgt in der Klinik, vor allem durch Flüssigkeits- und Elektrolytsubstitution und durch Insulingabe.

! Im Zweifelsfall einem **bewusstlosen Diabetiker** immer **Glukose** verabreichen, da die Hypoglykämie der akut lebensbedrohlichere Zustand ist. Die Glukosezufuhr im Coma diabeticum ist weit ungefährlicher als die Insulingabe im hypoglykämischen Schock!

14.14 Fragen

Beantworten Sie die Fragen möglichst knapp! Die richtigen Antworten finden Sie im angegebenen Abschnitt entweder **halbfett** oder *kursiv* gedruckt.

Grundbegriffe der Endokrinologie
▸ Womit beschäftigt sich die Endokrinologie? Welche zwei großen Steuerungssysteme werden unterschieden? Was sind Hormone? Zählen Sie wichtige Hormondrüsen auf! (➜ Abschn. 14.1)

Hypothalamus
▸ Wo liegt der Hypothalamus? Welche Hormone bildet er? (➜ Abschn. 14.2)

Hirnanhangdrüse (Hypophyse)
▸ Wo liegt die Hypophyse? (➜ Abschn. 14.3.1)
▸ Welche beiden Anteile unterscheidet man an der Hypophyse? (➜ Abschn. 14.3.1, Kasten)
▸ Geben Sie die wichtigsten Hormone an, die der HVL erzeugt! (➜ Abschn. 14.3.1, Kasten)
▸ Geben Sie die wichtigsten Hormone an, die der HHL an das Blut abgibt! (➜ Abschn. 14.3.1, Kasten)

Zirbeldrüse (Epiphyse)
▸ Welches Hormon wird in der Zirbeldrüse produziert? (➜ Abschn. 14.4)

Schilddrüse
▸ Welche Hormone produziert die Schilddrüse und welches Spurenelement benötigt sie hierzu? (➜ Abschn. 14.5.1)
▸ Welche Wirkungen haben T3 und T4 auf den Organismus? (➜ Abschn. 14.5.1)
▸ Sie haben Verdacht auf eine Schilddrüsenerkrankung. Welche Parameter können nun sinnvollerweise im Blut bestimmt werden? (➜ Abschn. 14.5.2)
▸ Was zeigt ein Szintigramm an? (➜ Abschn. 14.5.2)

Nebenschilddrüse
▸ Welches ist das wichtigste Hormon, das die Nebenschilddrüse erzeugt? (Abschn. 14.6.1)

Nebenniere
▸ Welche beiden Anteile werden bei der Nebenniere sowohl vom Aussehen als auch von der Funktion her unterschieden? (➜ Abschn. 14.7.1)
▸ Zählen Sie die drei Zonen der Nebennierenrinde auf, nennen Sie die hier produzierten Hormone mit dem jeweiligen Hauptvertreter! (➜ Abschn. 14.7.2)
▸ Geben Sie wichtige Wirkungen von Kortisol an! (➜ Abschn. 14.7.2)
▸ Wie wirkt Adrenalin? (➜ Abschn. 14.7.3)

Inselapparat des Pankreas
▸ Wie wird der Inselapparat des Pankreas noch bezeichnet? (➜ Abschn. 14.8.1)
▸ Welche Hormone werden hier erzeugt, und welche Hauptaufgabe haben sie? (➜ Abschn. 14.8.1.1, Kasten)

- Geben Sie mögliche Ursachen einer Glukosurie an! (→ Abschn. 14.8.2)
- Welche Blutuntersuchungen sind bei Diabetes mellitus sinnvoll? (→ Abschn. 14.8.2)

Wichtige endokrinologische Erkrankungen

Erkrankungen der Hypophyse
- Was ist das Simmonds-Syndrom? (→ Abschn. 14.9.1)
- Welche Störung liegt dem hypophysären Minderwuchs zugrunde (→ Abschn. 14.9.2) und welche dem Gigantismus? (→ Abschn. 14.9.3)

Erkrankungen der Schilddrüse
- Zählen Sie Symptome der Schilddrüsenüberfunktion auf! (→ Abschn. 14.10.1)
- Was gehört zum M. Basedow? (→ Abschn. 14.10.1, Kasten)
- Wodurch kann es zur *angeborenen* Schilddrüsenunterfunktion kommen? Zu welchen Symptomen kommt es in diesem Fall? Wie könnte sich eine *erworbene* Hypothyreose bemerkbar machen? (→ Abschn. 14.10.2)
- Was bezeichnet man mit Struma? (→ Abschn. 14.10.3)
- Beim Abtasten der Schilddrüse stellen Sie einen Knoten fest, der alle Zeichen von Gutartigkeit zeigt, da er sich weich und verschieblich anfühlt. Wie verhalten Sie sich nun? (→ Abschn. 14.10.3, Kasten)
- Welche Schilddrüsenentzündungen kennen Sie? (→ Abschn. 14.10.4)

Erkrankungen der Nebenschilddrüse
- Was passiert bei einer Überfunktion der Nebenschilddrüse im Körper? (→ Abschn. 14.11.1)
- Wie wirkt sich eine Unterfunktion der Nebenschilddrüse aus? (→ Abschn. 14.11.2)

Erkrankungen der Nebenniere
- Nennen Sie die häufigste Ursache eines Cushing-Syndroms! (→ Abschn. 14.12.1)
- Welche Symptome können bei dieser Krankheit auftreten? (→ Abschn. 14.12.1, Kasten)
- Was liegt dem M. Addison für eine Störung zugrunde? (→ Abschn. 14.12.2)

Diabetes mellitus
- Geben Sie die wichtigsten Unterteilungen des Diabetes mellitus und deren jeweilige Ursache an! Nennen Sie Frühsymptome der Erkrankung! Welche Spätfolgen kennen Sie? (→ Abschn. 14.13.1)
- Wodurch kann ein hypoglykämischer Schock ausgelöst werden? Welche Symptome treten hierbei auf? (→ Abschn. 14.13.1)
- Welche Erste-Hilfe-Maßnahmen führen Sie in diesem Fall durch, wenn das Bewusstsein erhalten ist? Welche bei Bewusstlosigkeit? (→ Abschn. 14.13.1, Kasten)
- Ein hypoglykämischer Schock entwickelt sich meist schnell. Wie sieht es in dieser Hinsicht beim Coma diabeticum aus? Nennen Sie Vorboten eines Coma diabeticums! (→ Abschn. 14.13.1)

5 Der Harnapparat

15.1 Anatomie 388
15.1.1 Die Nieren (Renes) 388
15.1.2 Harnleiter (Ureter) 389
15.1.3 Harnblase (Vesica urinaria) 390
15.1.4 Harnröhre (Urethra) 393

15.2 Physiologie 393
15.2.1 Aufgaben des Harnapparates 393
15.2.2 Das Nephron 393
15.2.3 Harnbereitung 394
15.2.4 Selbstregulation der Niere 395
15.2.5 Steuerung der Nierentätigkeit 395

15.3 Untersuchungsmethoden 396
15.3.1 Körperliche Untersuchung 396
15.3.2 Laboruntersuchungen 397
15.3.3 Apparative Verfahren 397
15.3.4 Harnanalyse mit Mehrfachteststreifen 398
    Allgemeines 398
    Spezifisches Gewicht 398
    Leukozyten 399
    pH-Wert 399
    Nitrit 400
    Eiweiß 400
    Glukose 401
    Ketonkörper 401
    Urobilinogen 401
    Bilirubin 402
    Blut im Urin 402

15.4 Ausgewählte Erkrankungen des Harnapparates 403
15.4.1 Harnblasenentzündung (Zystitis) 403
15.4.2 Akute Pyelonephritis 404
15.4.3 Chronische Pyelonephritis 404
15.4.4 Akute Glomerulonephritis 405
15.4.5 Chronische Glomerulonephritis 406
15.4.6 Nephrotisches Syndrom (Eiweißverlustniere) 406
15.4.7 Gichtnephropathie (Gichtniere) 406
15.4.8 Analgetika-Nephropathie (Analgetikaniere, „Schmerzmittelniere", früher: Phenazetinniere) 407
15.4.9 Nierensteine (Nephrolithiasis) 407
15.4.10 Nieren- und Blasenkarzinom 408
15.4.11 Niereninsuffizienz und Nierenversagen 409
    Akutes Nierenversagen (Schockniere) 409
    Chronisches Nierenversagen 409
15.4.12 Urämie (Harnvergiftung) 410
15.4.13 Angeborene Nierenerkrankungen 410

15.5 Fragen 411

Die Nieren haben die Aufgabe, das Blut von schädlichen Stoffen zu reinigen. Dazu bilden sie den Urin, der dann über die ableitenden Harnwege nach außen transportiert wird. Die Nieren sind lebenswichtige Organe, fallen beide aus, so kommt es zur tödlichen Harnvergiftung.

15.1 Anatomie

Abschnitte des Harnapparates
(Abb. 15-1, Atlas Abb. 15-1):
- zwei Nieren (Renes)
- zwei Nierenbecken (Pyelon, Pelvis renalis) mit ihren Kelchen (Calices renales)
- zwei Harnleiter (Ureter)
- eine Harnblase (Vesica urinaria)
- eine Harnröhre (Urethra)

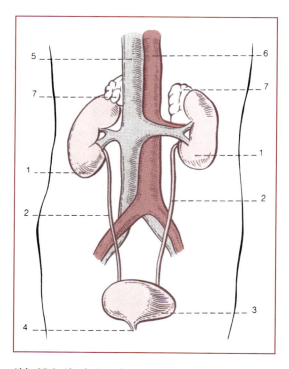

Abb. 15-1 Abschnitte des Harnapparates
1. Niere (Ren), 2. Harnleiter (Ureter), 3. Harnblase (Vesica urinaria), 4. Harnröhre (Urethra), 5. Untere Hohlvene (V. cava inferior), 6. Bauchaorta (Aorta abdominalis), 7. Nebenniere (Glandula suprarenalis).

15.1.1 Die Nieren (Renes)

Lage und Form. Die Nieren liegen *rechts* und *links* der *Wirbelsäule*, unterhalb des Zwerchfells. Der obere Nierenpol kann die 11. Rippe erreichen, nach unten sollen die Nieren *nicht unter* den *Beckenkamm* absinken (Atlas Abb. 15-2). Die linke Niere liegt unterhalb der Milz, die rechte hinter der Leber, wodurch letztere etwas tiefer steht. Die Nieren sind 10 bis 12 cm lang, 120 bis 200 g schwer und nicht vom Bauchfell (Peritoneum) umgeben, liegen also *retroperitoneal*.

Die Nieren schwimmen gewissermaßen in einer Fettkapsel (Stützfett), die sie schützt und in ihrer Lage hält. Bei starker Abmagerung (z.B. bei Magersucht) wird dieses Fett eingeschmolzen. Dadurch kann es zum Absinken der Nieren kommen (Senknieren, Wandernieren), und es besteht die Gefahr einer Harnleiterabknickung.

Die Nieren sind *bohnenförmig*. Ihr innerer Rand ist konkav gewölbt, in seiner Mitte befindet sich der Nierenhilum (Abb. 15-2, Atlas Abb. 15-3). Hier treten der *Harnleiter*, die *Nierenarterie* und *-vene*, außerdem *Nerven* und *Lymphgefäße* in das Organ ein bzw. aus.

Längsschnitt durch die Nieren. Schneidet man eine Niere auf, so kann man schon mit bloßem Auge drei Anteile unterscheiden (Abb. 15-3, Atlas Abb. 15-4):

- **Nierenrinde** (Cortex renalis). Die feinkörnige, hellere äußere Zone enthält die Nierenkörperchen und die gewundenen Abschnitte der Harnkanälchen (➔ Abschn. 15.2.2). Diese hellere Schicht senkt sich in Form von Nierensäulen (Columnae renales) zwischen die dunklere Markschicht. Außen ist die Nierenrinde von einer derben, bindegewebigen Kapsel umgeben.

- **Nierenmark** (Medulla renalis). Das dunklere, fein gestreifte Nierenmark enthält die geraden Anteile der Nierenkanälchen (Henle-Schleifen) und die Sammelrohre (➔ Abschn. 15.2.2). Es bildet keine zusammenhängende Schicht, sondern ist in einzelne Abschnitte, die Pyramiden, gegliedert. Jede Niere enthält 8 bis 16 dieser Pyramiden, deren Spitzen (Nierenpapillen) zum Zentrum hin ausgerichtet sind. Die Nierenpapillen reichen in die Kelche hinein und geben über mikroskopisch kleine Öffnungen den von den Nieren produzierten Urin ans Nierenbecken ab.

- **Nierenbecken** (Pyelon, Pelvis renalis). Es handelt sich um eine Ausweitung des Harnleiters mit 8 bis 10 Nierenkelchen (Calices renales, Atlas Abb. 15-4).

Blutversorgung der Nieren. Den Nieren wird ungefähr ein Drittel der Gesamtblutmenge des großen Kreislaufes zugeführt. Dazu zweigen direkt von der Aorta die beiden *Nierenarterien* (Aa. renales) ab, die sich innerhalb der Nieren zu immer kleineren Gefäßen bis hin zu den Glomerulusschlingen aufspalten (Abb. 15-4, Atlas Abb. 15-6).

Die Nierenarterie teilt sich in zwei Hauptäste, die sich in Segmentarterien und weiter in Zwischenlappenarterien (Aa. interlobares) aufspalten, die an den Lappengrenzen verlaufen. Aus diesen Zwischenlappenarterien gehen die Bogenarterien (Aa. arcuatae) hervor. Hierbei handelt es sich um bogenförmige, querverlaufende Gefäße zwischen Rinde und Mark. Aus diesen Bogenarterien zweigen die Zwischenläppchenarterien (Radiärarterie, Aa. interlobulares) radiär zur Nierenoberfläche ab. Aus den Zwischenläppchenarterien gehen in regelmäßigen Abständen die zuführenden Arteriolen (Vasa afferentia) hervor, die zum Nierenkörperchen laufen. Die zuführenden Arteriolen werden zu den Glomerulusschlingen des Nierenkörperchens.

Bei den Glomerulusschlingen handelt es sich um Kapillaren, in denen der Primärharn abgepresst wird. Das zuführende Gefäß wird Vas afferens, das wegführende Vas efferens bezeichnet. Letzteres zweigt sich auffolgend in ein zweites Kapillarnetz auf, das um die Nierenkanälchen herum liegt. Bitte beachten Sie hierzu auch Abschn. 15.2.2, das Nephron.

Die Kapillaren laufen zu Zwischenläppchenvenen (Vv. interlobulares) zusammen, dann zu Bogenvenen (Vv. arcuatae) und zu Zwischenlappenvenen (Vv. interlobares), die sich ihrerseits zur rechten bzw. linken Nierenvenen vereinigen, die das Blut der unteren Hohlvene zuführen.

> Das Blut durchfließt in der **Niere** also **zwei Kapillarsysteme**: das erste im *Nierenkörperchen* (im Glomerulus), das zweite *um* die *Kanälchen* (Tubuli) herum.

15.1.2 Harnleiter (Ureter)

Die Harnleiter sind *25* bis *30* cm lange muskulöse Schläuche, die das Nierenbecken mit der Harnblase verbinden. Es können folgende Wandschichten unterschieden werden (Atlas Abb. 15-7):

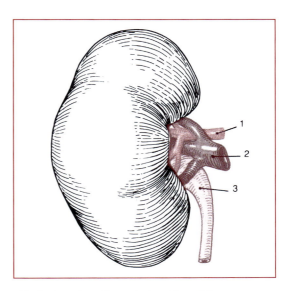

Abb. 15-2 Rechte Niere mit dem Nierenhilum
Das Nierenhilum ist die Durchtrittsstelle für: 1. Nierenarterie (A. renalis), 2. Nierenvene (V. renalis), 3. Harnleiter (Ureter).

- **innere Schleimhautschicht:** Übergangsepithel mit etwas darunterliegendem Bindegewebe,
- **Muskelschicht:** mit einer inneren Längsmuskelfaserschicht, einer mittleren Ringmuskelschicht und einer äußeren Längsmuskelfaserschicht,
- **äußere Hüllschicht:** aus Bindegewebe.

Die Muskelschicht besteht aus glatten Muskelfasern, die vom vegetativen Nervensystem versorgt werden. Sie führt zur Beförderung des Harns *peristaltische* Bewegungen aus, denn der Urintransport kann nicht einfach der Schwerkraft überlassen werden, da sich sonst der Urin im Liegen im Nierenbecken anstauen würde.

Die Harnleiter münden unten seitlich von hinten in die Harnblase ein. Da sie schräg durch die Blasenmuskulatur durchtreten, entsteht eine Art Druckverschluss. Dieser öffnet und schließt sich, um den Urin in die Blase einfließen zu lassen, aber er verhindert gleichzeitig ein Zurückströmen des Urins. Pro Minute laufen durchschnittlich zwei bis drei peristaltische Wellen über den Harnleiter.

Engpässe des Harnleiters. Der Harnleiter ist an drei Stellen eingeengt:

- kurz unterhalb des Nierenbeckens,
- an der Überkreuzungsstelle mit den großen Blutgefäße des Beckens (Abb. 15-1, Atlas Abb. 15-1),
- am Eintritt in die Blase.

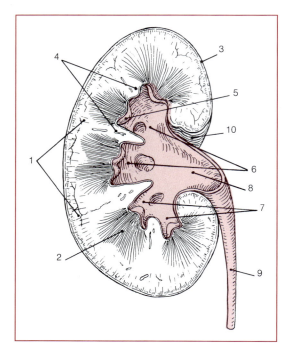

Abb. 15-3 Längsschnitt durch die Niere
1. Nierenrinde (Cortex renalis), 2. Nierenmark (Medulla renalis), gebildet von den Nierenpyramiden (Pyramides renales), 3. Bindegewebige Kapsel (Capsula fibrosa), 4. Nierensäulen (Columnae renales), 5. Nierenpapille (Papilla renalis), die die Spitze der Nierenpyramide darstellt, 6. + 7. Nierenkelche (Calices renales), stellen einen Teil des Nierenbeckens dar, 8. Nierenbecken (Pyelon, Pelvis renalis), 9. Harnleiter (Ureter), 10. Nierensinus.

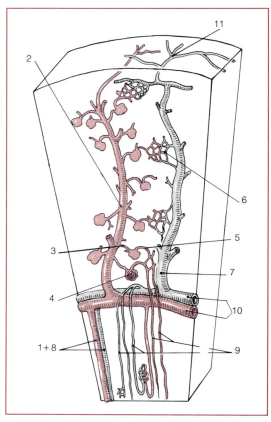

Abb. 15-4
Darstellung der Aufzweigung der Nierenschlagader
1. Zwischenlappenschlagader, (A. interlobaris), 2. Radiärarterie (Zwischenläppchenschlagader, A. interlobularis), 3. Zuführende Arteriole (Vas afferens), 4. Nierenkörperchen (Malpighi-Körperchen, Corpusculum renale), 5. Wegführende Arteriole (Vas efferens), 6. Kapillarnetz, 7. Radiärvene (Zwischenläppchenvene, V. interlobularis), 8. Zwischenlappenvene (V. interlobaris), 9. Aufrechte Arterien und Venen (Arteriolae und Venulae rectae), 10. Bogenarterie und Bogenvene (A. und V. arcuata), 11. Sternvenen (Venulae stellatae).

An diesen Stellen können sich leicht Nierensteine einklemmen. Dabei wird die Harnleiterwand schmerzhaft aufgedehnt, so dass sich die Muskulatur des Harnleiters „krampfartig" bemüht, den Stein weiterzutransportieren. Dadurch kommt es zu kolikartigen Schmerzen.

15.1.3 Harnblase (Vesica urinaria)

Die Harnblase ist ein Sammelgefäß für den Urin, der von den Nieren produziert und über Nierenbecken und Harnleiter zur Blase transportiert wurde. Im gefüllten Zustand hat sie annähernd kugelförmige Gestalt, entleert liegt sie als „schlaffer Sack" im kleinen Becken (Atlas Abb. 15-8).

Lage. Die Harnblase liegt unterhalb des Bauchraumes im kleinen Becken, hinter der Schambeinfuge und unterhalb des Dünndarms. Bei der **Frau** liegt sie *vor* der *Scheide* und vor und unterhalb der *Gebärmutter* (Atlas Abb. 16-19); beim **Mann** vor dem *Mastdarm* und oberhalb der *Prostata* (Atlas Abb. 16-1).

Die Harnblase hat meist ein Fassungsvermögen von *300* bis *500* ml. Ab einer Blasenfüllung von 200 ml kommt es zu Harndrang, der im allgemeinen ab *400* ml sehr heftig wird. Das größtmögliche Fassungsvermögen ab dem eine Entleerung willkürlich nicht mehr unterdrückt werden kann, hängt entscheidend vom Trainingszustand der Blase ab.

Wandaufbau der Harnblase
(Atlas Abb. 15-9)
- **Schleimhaut** (Mukosa, Tunica mucosa). Im entleerten Zustand ist die Schleimhaut, mit Ausnahme des Blasendreiecks (s. u.), in Falten gelegt; im gefüllten Zustand erscheint sie glatt. Sie besitzt eine Auskleidung aus Übergangsepithel. Hierbei handelt es sich um ein mehrreihiges Epithel, in dessen oberflächlicher Lage schleimabsondernde Zellen sitzen, die die darunterliegenden Zellen vor dem konzentrierten Harn schützen. Ein weiteres Kennzeichen des Übergangsepithels ist seine Fähigkeit, sich unterschiedlichen Füllungszuständen anzupassen. Dabei geht es von einer mehrreihigen in eine zweireihige Form über (➔ auch Abschn. 3.1.5).
- **Muskelwand** (Muskularis, M. detrusor vesicae). Es handelt sich um glatte Muskulatur, an der man drei Verlaufsrichtungen der Muskelfasern unterscheiden kann, und zwar eine innere Längsschicht, eine mittlere, zirkulär verlaufende Schicht und eine äußere Längsmuskelschicht. Diese Schichten sind allerdings miteinander stark verflochten (Atlas Abb. 15-10).
- **Hüllschicht** (Adventitia, Tunica adventitia). Es handelt sich um eine Hüllschicht aus Bindegewebe, die allerdings *nur* an den Anteilen der Blase vorkommt, die *nicht* vom Bauchfell umgeben sind (s. u.).
- **Bauchfell** (Peritoneum). Der obere, der hintere und der seitliche Anteil der Harnblase sind mit Bauchfell überzogen. Füllt sich die Harnblase, so wird das Bauchfell mit nach oben gehoben, so dass die volle Harnblase der vorderen Bauchwand *ohne* Zwischenschaltung von Bauchfell anliegt. Deshalb ist es möglich, die gefüllte Blase durch die Bauchwand oberhalb der Schambeinfuge zu punktieren, ohne dabei das Bauchfell zu verletzen. Dies macht man sich bei der Harnblasenpunktion zunutze.

Blasendreieck (Trigonum vesicae).
An ihrem unteren Anteil besitzt die Harnblase drei Öffnungen, die das Blasendreieck bilden: zwei Öffnungen der Mündungsstellen der Harnleiter und eine Öffnung für die Harnröhre. Hier ist die Schleimhaut fest mit der Muskulatur verbunden und weist *keine* Falten auf (Atlas Abb. 15-8 Punkt 3).

Schließmuskeln der Blase. Wie schon erwähnt wurde, durchstoßen die Harnleiter die Blasenwand nicht rechtwinkelig, sondern schräg. Dadurch wird verhindert, dass Urin in die Harnleiter zurückfließen kann, denn durch den Innendruck der Blase wird der in der Blasenwand gelegene Teil der Harnleiter zusammengepresst (Abb. 15-5).

- **Oberer Ringmuskel** (Sphincter internus, M. sphincter urethrae superior). Früher nahm man an, dass dieser Ringmuskel, der am Beginn der Harnröhre liegt, aus einer Verstärkung der zirkulär verlaufenden Muskelfasern der Harnblase gebildet würde.

    Neuere Untersuchungen zeigen jedoch, dass es sich nicht um einen Ringmuskel im engeren Sinn handelt, sondern dass der Verschluss durch elastische Netze und durch ein Erschlaffen des Austreibungsmechanismus bewerkstelligt wird. Aber auch Muskelschlingen, die am Schambein entspringen und den inneren Harnröhrenmund umrunden, spielen eine Rolle.

    Der obere Ringmuskel arbeitet selbsttätig und ist *nicht* dem *bewussten* Willen unterworfen.

- **Unterer Ringmuskel** (Sphincter externus, M. sphincter urethrae inferior). Der untere Ringmuskel wird von der quergestreiften Muskulatur des Beckenbodens gebildet. Er kann *willkürlich* gesteuert werden.

Miktion (Blasenentleerung). Ist die Harnblase stark gefüllt, so wird der elastische Verschlussapparat gedehnt, so dass der Urin in die Harnröhre eintritt. Zunächst kann der untere Ringmuskel noch eine Blasenentleerung verhindern.

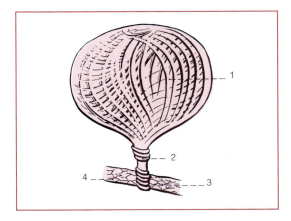

Abb. 15-5 Schließmuskeln der weiblichen Blase
1. Harnblase (Vesica urinaria), 2. Oberer Ringmuskel (Sphincter internus, M. sphincter urethrae superior), 3. Unterer Ringmuskel (Sphincter externus, M. sphincter urethrae inferior), 4. Beckenbodenmuskulatur.

Je stärker der Harndrang wird, desto stärker wird die willentliche Anstrengung, die Blasenentleerung zu vermeiden. Wird schließlich die Kraft des unteren Schließmuskels überschritten wird, erfolgt eine *unwillkürliche* Harnentleerung.

Normalerweise wird jedoch die Blasenentleerung *willentlich* ausgelöst, wobei der nachfolgende Vorgang reflektorisch abläuft:

– Die Blasenwand kontrahiert sich
– dadurch wird der obere Ringmuskel aufgedehnt,
– der untere Ringmuskel erschlafft willentlich;
– das Abfließen des Urins wird durch eine Kontraktion der Bauch- und Beckenmuskulatur unterstützt.

Miktionsreflex. In der Wand der Harnblase befinden sich Dehnungsrezeptoren, die den Füllungszustand über afferente Nervenfasern zum Sakralmark (unterster Teil des Rückenmarks) melden. Von hier aus wird der Impuls zu einem Reflexzentrum in der Brücke (Pons) weitergeleitet. Nimmt die Frequenz der afferenten Impulse zu, so stellt sich das Empfinden „Harndrang" ein. Zentrale Hemmungsmechanismen aus Mittel- und Großhirn können aber eine Entleerung verhindern. Bei Fortfall dieser Hemmung kommt es über einen Reflexbogen, der die vordere Brückenregion durchläuft, zur Aktivierung motorischer Neuronen im Sakralmark. Die efferenten Impulse gelangen hierbei über parasympathische Fasern zur Blasenwand (Kontraktion) und zum äußeren Ringmuskel (Erschlaffung), ➔ Abb. 15-6.

Durch Impulse aus dem Mittel- und Großhirn kann der Miktionsreflex willentlich unterdrückt werden. An dieser Hemmung sind sympathische Fasern aus dem Lumbalmark beteiligt. Ihre Aktivierung führt zu einer Erschlaffung der Blasenmuskulatur und zur Tonussteigerung des oberen Ringmuskels.

Inkontinenz (Unvermögen, den Urin willentlich zurückzuhalten).

Bei Inkontinenz unterscheidet man:

- **Überlaufinkontinenz.** Bei Nervenschädigung (z. B. Polyneuropathie) oder durch ein Abflusshindernis (z. B. Prostatahyperplasie) kann zur „Überlaufblase" kommen. Dabei füllt sich die Blase zunehmend mit Urin und läuft dann ab einer bestimmten Menge „über". Durch den in der Blase ständig vorhandenen Resturin sind die Betroffenen erhöht gefährdet einen Harnweginfekt zu erleiden. Evtl. muss ein Dauerkatheter gelegt werden.

- **Stressinkontinenz.** Eine Erhöhung des Bauchinnendrucks durch Husten, Niesen, Hüpfen, bei Frauen auch durch Gebärmuttersenkung, beim Mann nach Prostataoperation, führt es zum unwillkürlichen Abgang kleiner Harnmengen.

- **Urge-Inkontinenz** (urge = engl. nötigen, zwingen). Es kommt zu attackenartigem Harndrang, so dass oft die Toilette nicht mehr rechtzeitig erreicht werden kann. Direkte Ursachen sind meist nicht nachweisbar. Jedoch kann psychische Anspannung eine entscheidende Rolle spielen. Therapeutisch bewährt haben sich hier vor allem ein gezieltes Blasentraining und entspannende Maßnahmen wie zum Beispiel autogenes Training. Mischformen von Stress- und Urge-Inkontinenz kommen vor.

- **Neurogene Inkontinenz.** Es handelt sich um einen *unbemerkten* Urinabgang, der mit Restharnbildung und Harnverhalten kombiniert auftreten kann. Als Ursachen sind Erkrankungen des ZNS (Enzephalitis, Hirntraumata) und Medikamenteneinnahme (Tranquilizer, Neuroleptika, Antiepileptika, Antiparkinsonpräparate, Beta-Blocker) in Betracht zu ziehen.

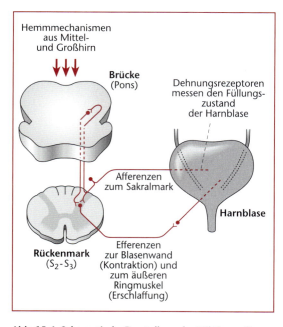

Abb. 15-6 Schematische Darstellung des Miktionsreflexes.

15.1.4 Harnröhre (Urethra)

Die Harnröhre ist ein röhrenförmiges Gebilde, das den Urin aus der Harnblase nach außen transportiert. Innen ist sie mit Schleimhaut, in die kleine Schleimdrüsen eingelagert sind, ausgestattet.

Wegen ihrer unterschiedlichen anatomischen Lage werden die männliche und weibliche Harnröhre getrennt besprochen.

Harnröhre der Frau. Die Harnröhre der Frau ist gerade und etwa 5 cm lang (Atlas Abb. 16-19). Sie mündet *zwischen Klitoris* und *Scheidenöffnung* im *Scheidenvorhof*. Die Auskleidung der weiblichen Harnröhre ist, ebenso wie die Scheidenschleimhaut, hormonellen Einflüssen unterworfen. Die Harnröhrenöffnung ist nur unzureichend gegen Verunreinigungen aus Scheide und Rektum geschützt, weshalb es bei Frauen oft zu mikrobiellen Kontaminationen (Verunreinigungen) mit entzündlichen Reizungen kommt.

Harnröhre des Mannes. Die Harnröhre des Mannes ist etwa 20 bis 25 cm lang. Sie zeigt bei schlaff herunterhängendem Glied zwei typische Krümmungen (Abb. 16-1). Sie wird in drei Abschnitte unterteilt (Atlas Abb. 16-13):

- **Pars prostatica** (Vorsteherdrüsenteil). Der Anfangsteil der ungefähr drei bis vier Zentimeter langen Harnröhre durchläuft die Prostata.
- **Pars membranacea** (membranöser Teil). Der ungefähr ein Zentimeter lange mittlere Anteil durchstößt den bindegewebigen Beckenboden. Er wird vom äußeren Ringmuskel (M. sphincter urethrae inferior) umschlossen.
- **Pars spongiosa** (Schwellkörperteil). Der letzte Abschnitt verläuft im Innern des Harnröhrenschwellkörpers des Gliedes.

Da die männliche Harnröhre ab der Einmündungsstelle der beiden Ausspritzgänge *gleichzeitig* als *Samenweg* dient, handelt es sich ab dieser Stelle um die kombinierte Harn-Samen-Röhre (Abb. 16-1).

15.2 Physiologie

15.2.1 Aufgaben des Harnapparates

Der Harnapparat hat wichtige Aufgaben:

- **Ausscheidung der Stoffwechselendprodukte** Kreatinin, Harnstoff und Harnsäure. *Kreatinin* ist ein Abbauprodukt des Muskelstoffwechsels, *Harnstoff* des Eiweißstoffwechsels. Bei der *Harnsäure* handelt es sich um ein Endprodukt des Purinstoffwechsels.
- **Ausscheidung giftiger Substanzen.** Medikamente, Farb- und Giftstoffe werden in der Leber in eine ungiftige, „nierengängige" Form umgebaut und dann durch die Nieren ausgeschieden.
- **Aufrechterhaltung der Homöostase.** Unter der Aufrechterhaltung der Homöostase versteht man die *Regelung* des *Wasser- und Salzhaushaltes* (v. a. der Natrium-Kalium-Bilanz), des *Säure-Basen-Gleichgewichtes* und des *osmotischen Druckes* durch die Ausscheidung von Salzen.
- **Endokrine Funktion.** Die Nieren produzieren die beiden wichtigen Hormone Renin und Erythropoetin.
  - **Renin** für das Renin-Angiotensin-Aldosteron-System, das der Blutdruckregulation dient (➔ Abschn. 15.2.5).
  - **Erythropoetin** regt die Erythrozytenbildung im roten Knochenmark an. Die Erythropoetinbildung kann bei renaler Insuffizienz erniedrigt sein (renale Anämie!), bei Zystennieren und Nierenadenomen kann sie vermehrt sein (renale Polyglobulie).

15.2.2 Das Nephron

Die *kleinste Funktionseinheit* der *Niere* ist das Nephron (Abb. 15-7, Atlas Abb. 15-12). Man versteht darunter das Nierenkörperchen (Glomerulus und Bowman-Kapsel) und die Nierenkanälchen (Tubulussystem). In jeder Niere befinden sich ungefähr eine Million Nierenkörperchen mit etwa 10 km Nierenkanälchen.

Aufbau einer Arbeitseinheit. Eine Arbeitseinheit setzt sich aus den folgenden Anteilen zusammen:

- **zuführende Arteriole** (Vas afferens), die das Blut zum
- **Nierenkörperchen** (Malpighi-Körperchen) bringt, das aus *Glomerulus* (Gefäßknäuel des Nierenkörperchens) und *Bowman-Kapsel* besteht (Atlas Abb. 15-11),
- **Nierenkanälchen** mit proximalem Tubulusanteil, Henle-Schleife und distalen Tubulusanteil,
- **wegführendes Gefäß** (Vas efferens)
- **Sammelrohre**.

Die Nierenkörperchen liegen, zusammen mit den gewundenen Anteilen des Nierenkanälchen, in der Nierenrinde, wodurch diese ein feines, gekörntes Aussehen erhält. Die geraden, zur Henle-Schleife gehörenden Anteile der Kanälchen, liegen zusammen mit den Sammelrohren im Nierenmark, was zu deren streifigem Aussehen führt. Die Nierenkanälchen (Tubuli) sind von einem Netzwerk von Kapillaren umgeben, mit deren Hilfe die tubuläre Rückresorption und Sekretion stattfinden (s. u.).

15.2.3 Harnbereitung

Bei der Harnbereitung werden drei Arbeitsschritte unterteilt:

- glomeruläre Filtration,
- tubuläre Rückresorption,
- tubuläre Sekretion.

Diese Arbeitsvorgänge werden nun im Einzelnen vorgestellt, um die Arbeit der Nieren zu verdeutlichen.

Glomeruläre Filtration. Das Blut gelangt über die zuführende Arteriole in den Glomerulus, einem Kapillarknäuel, dessen Wand wie ein Filter wirkt, durch den Wasser, Salze und Glukose hindurchtreten können. Dagegen werden Erythrozyten und die Bluteiweiße aufgrund ihrer Größe zurückgehalten und können den Filter nicht passieren. Die abgepresste Flüssigkeit heißt Primärharn (Glomerulumfiltrat). Sie gelangt in die Bowman-Kapsel und von hier aus in den proximalen Tubulusanteil (Atlas Abb. 15-13). Aus den *1500 l* Blut, die die Nieren in 24 Stunden durchfließen, bilden sie ungefähr *180 l* Primärharn. Aus diesem Primärharn wird ca. *1,5 l* Urin gebildet, der über die Harnblase ausgeschieden wird.

Effektiver Filtrationsdruck (Arbeitsdruck). Um die glomeruläre Filtration durchführen zu können, benötigen die Nieren einen bestimmten Arbeitsdruck (effektiven Filtrationsdruck). Dieser setzt sich aus dem Filtrationsdruck abzüglich des Resorptionsdruckes zusammen.

- **Filtrationsdruck.** Der notwendige Filtrationsdruck ergibt sich
  - aus dem Blutdruck
  - aus der Tatsache, dass die zuführenden Gefäße (Vasa afferentia) einen größeren Durchmesser als die abführenden haben.
- **Resorptionsdruck.** Der Resorptionsdruck wirkt dem Filtrationsdruck entgegen, da er bestrebt ist, die Flüssigkeit am Verlassen des Glomerulus zu hindern. Er setzt sich aus dem kolloidosmotischen und den kapsulären Druck zusammen.
  - **Kolloidosmotischer Druck.** Die Bluteiweiße können aufgrund ihrer Größe nicht durch die Poren der Glomeruluskapillaren treten. Diese zurückgehaltenen Eiweiße wirken wasserhaltend. Damit Bluteiweiße zurückgehalten werden, müssen sie ein Molekulargewicht von 70 000 überschreiten. Fibrinogen hat ein Molekulargewicht von 340 000 und Globulin von 165 000. Dagegen hat Albumin nur ein

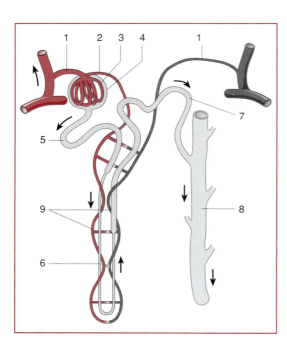

Abb. 15-7 Das Nephron (funktionelle Einheit aus Glomerulus, Bowman-Kapsel und Harnkanälchen)
Die Pfeile zeigen die jeweilige Richtung der Flüssigkeitsverschiebung während der Harnfiltration an.
1. Zuführendes Gefäß (Vas afferens), 2. Abführendes Gefäß (Vas efferens), 3. Gefäßknäuel des Nierenkörperchens (Glomerulus), 4. Bowman-Kapsel, 5. Proximaler Tubulusanteil, 6. Henle-Schleife, 7. Distaler Tubulusanteil, 8. Sammelrohr, 9. Kapillarnetz um die Nierenkanälchen, 10. Zwischenläppchenvene.

Molekulargewicht von 70 000. So kommt es, dass die Albumine bei manchen Nierenerkrankungen die Glomerulusmembran passieren können. Die Folge ist eine „Albuminurie", das heißt, im Harn befinden sich Albumine.
- **Kapsulärer Druck.** Die Bowman-Kapsel, die den Glomerulus umgibt, wirkt ebenfalls dem Filtrationsdruck entgegen.

Der Filtrationsdruck abzüglich des Resorptionsdruckes ergibt den effektiven Filtrations- bzw. Arbeitsdruck. Das ist der Druck, der den Nieren tatsächlich für ihre Arbeit zur Verfügung steht.

> **Effektiver Filtrations- bzw. Arbeitsdruck:**
> Filtrationsdruck abzüglich Resorptionsdruck

Tubuläre Rückresorption. Aufgrund der glomerulären Filtration gelangen pro Minute ungefähr 125 ml Primärharn in die Nierenkanälchen. Der Körper kann sich einen so großen Verlust an Wasser, Elektrolyten und Nährstoffen nicht leisten, weshalb es zur *Rückresorption* der *noch benötigten Nährstoffe* (Glukose, Aminosäuren), *Elektrolyte* und *Wasser* kommt. So bleibt von den pro Minute gebildeten 125 ml Primärharn nur 1 ml in den Nierenkanälchen zurück. Die restlichen 124 ml werden ins Blut zurückgeholt.

Die Rückresorption geschieht durch aktiven und passiven Transport, wobei der Elektrolyt- und Wassertransport miteinander kombiniert wird und sich gegenseitig beeinflusst.

Abbauprodukte wie Harnstoff, Harnsäure und Kreatinin werden *nicht* resorbiert, sie verbleiben in den Nierenkanälchen, da sie ausgeschieden werden sollen.

Schwellenwert. Dieser Rückresorptionsmechanismus kann nur bestimmte Konzentrationen im Blut bewältigen. Wird ein bestimmter Schwellenwert überschritten, so wird dieses „Zuviel" mit dem Urin ausgeschieden. So scheiden die Nieren über dem Schwellenwert von 160 bis 180 mg/dl Glukose aus (→ auch Diabetes mellitus, Abschn. 14.13.1).

Tubuläre Sekretion. *Medikamente*, *Farbstoffe*, *Gifte*, *Kreatinin* und verschiedene Sulfate werden aktiv in den Primärharn sezerniert. Dies geschieht vor allem im distalen Tubulusanteil. Diese Stoffe können also entweder durch glomeruläre Filtration oder über tubuläre Sekretion in den Harn gelangen.

15.2.4 Selbstregulation der Niere

Wie aus dem Vorstehenden ersichtlich ist, benötigen die Nieren einen bestimmten Arbeitsdruck, um ihrer Aufgabe nachkommen zu können. Dabei spielt der Blutdruck eine wesentliche Rolle, um den benötigten glomerulären Filtrationsdruck aufrecht zu erhalten.

Eine Änderung des systolischen Blutdruckwertes zwischen *80* bis *190 mmHg* hat keinen nennenswerten Einfluss auf den effektiven Filtrationsdruck der Nieren. Die zuführenden Gefäße können bei niedrigen Blutdruckwerten ihr Lumen erweitern und bei erhöhten Blutdruckwert verengen. So bleibt der Arbeitsdruck in den Glomeruluskapillaren konstant. Diese besondere Fähigkeit der Nieren wird als *Autoregulation* (Selbstregulation) bezeichnet.

Sinken allerdings die Blutdruckwerte unter 80 mmHg, so muss mit einer eingeschränkten Nierenfunktion gerechnet werden bis hin zum Nierenversagen (Schockniere). Steigen die Werte über 190 mmHg, so kommt es durch den zu hohen Filtrationsdruck zu einem ungenügend konzentriertem Harn; darüber hinaus kann das Nierengewebe durch die hohe Druckbelastung geschädigt werden.

15.2.5 Steuerung der Nierentätigkeit

Der Wasserhaushalt des Körpers wird vor allem durch die beiden Hormone *ADH* und *Aldosteron* (Renin-Angiotensin-Aldosteron-System) geregelt.

ADH (antidiuretisches Hormon, Adiuretin, Vasopressin) wird im Hypothalamus hergestellt und über den Hypophysenstiel an den Hypophysenhinterlappen abgegeben. Von hier aus wird es bei Bedarf an das Blut weitergeleitet.

Kommt es im Körper zum Wasserverlust, zum Beispiel durch starkes Schwitzen oder aufgrund einer Durchfallerkrankung, schüttet der Hypophysenhinterlappen ADH aus, das zur Niere gelangt und dort eine verminderte Wasserausscheidung bewirkt. Außerdem kommt es zu „Durst", wodurch das Körperwasser aufgefüllt werden soll.

Ist dagegen zuviel Wasser im Körper vorhanden, wird die Ausschüttung von ADH eingestellt und die Nieren scheiden vermehrt Wasser aus.

Besteht ein ADH-Mangel, kommt es zum *Diabetes insipidus* (Wasserharnruhr). Dabei werden pro Tag 4 bis 10 Liter (in seltenen Fällen bis 30 l!) Urin pro Tag abgegeben. Durch den großen Wasserverlust haben diese Patienten einen quälenden Durst (➔ Abschn. 14.9.5).

Renin-Angiotensin-Aldosteron-System

- **Renin** ist ein Wirkstoff, der vor allem in den Nieren, aber auch im Uterus, in der Leber und in den Gefäßwänden gebildet wird. Von den Nieren wird er ausgeschüttet, wenn der *Arbeitsdruck ungenügend* ist.
- **Angiotensin** ist ein Bluteiweiß, das im Blutplasma unter dem Einfluss von Renin aus Angiotensinogen entsteht, das aus der Leber stammt. Angiotensin wirkt blutdrucksteigernd, indem es eine Verengung der Gefäße bewerkstelligt; außerdem regt es die Aldosteronausschüttung aus der NNR an.
- **Aldosteron** ist ein Hormon, das in der Nebennierenrinde gebildet wird und auf den Mineralstoffwechsel einwirkt. Es bewirkt eine *erhöhte Natrium-* und *Wasserrückresorption* und eine *vermehrte Kalium-Ausscheidung*.

Zwischen Renin, Angiotensin und Aldosteron bestehen enge Wechselbeziehungen: Sinkt der Arbeitsdruck in der Niere, wird Renin freigesetzt, das nun seinerseits die Bildung von Angiotensin aus Angiotensinogen im Blutplasma anregt. Angiotensin wirkt einerseits verengend auf die Gefäße, wodurch es zu einer Blutdrucksteigerung kommt. Andererseits wirkt es noch auf die Aldosteronausschüttung in der Nebennierenrinde ein. Durch Aldosteron werden Natrium und Wasser zurückgehalten, wodurch der Blutdruck noch weiter ansteigt. Reicht der Arbeitsdruck in der Niere aus, so stellt sie die Reninfreisetzung ein (Schema 15-1).

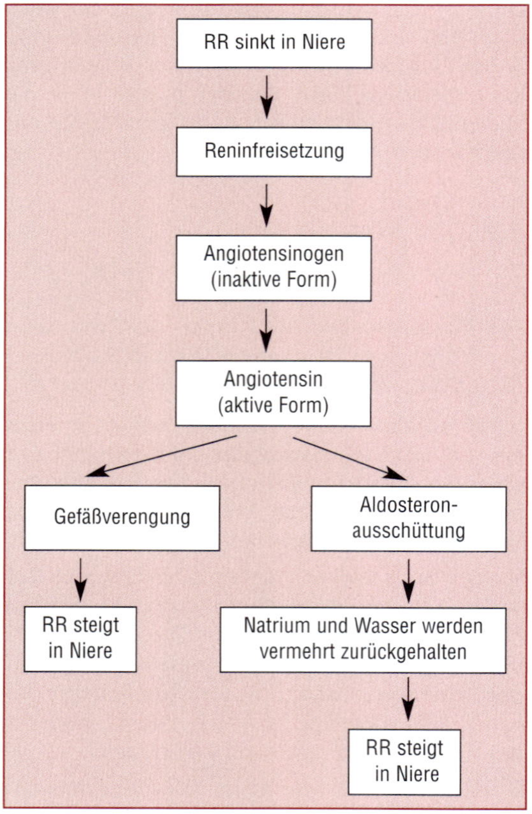

Schema 15-1 Renin-Angiotensin-Aldosteron-System.

15.3 Untersuchungsmethoden

15.3.1 Körperliche Untersuchung

Anamnese. Typische Beschwerden, die auf Blasen- oder Nierenschädigung hinweisen können sind:

- häufiges und schmerzhaftes Wasserlassen mit schmerzhaftem Harndrang (z. B. Zystitis, Prostataerkrankung),
- erhöhte Harnmenge und vermehrter Durst (z. B. chronische Niereninsuffizienz),
- verminderte oder fehlende Harnausscheidung (z. B. akute oder chronische Niereninsuffizienz im Endstadium),
- Rotfärbung des Urins (durch Erythrozyten, aber auch durch Nahrungsmittel, Medikamente, Farbstoffe),
- Druckgefühl oder Schmerzen in der Nierengegend (z. B. Pyelonephritis, Glomerulonephritis, Harnstau),
- Ödeme (Niereninsuffizienz),
- Kopfschmerz (Blutdruck kontrollieren, evtl. liegt ein renaler, sog. „weißer Hochdruck" vor),

- Müdigkeit, Abgeschlagenheit (z. B. chronische Niereninsuffizienz).

Inspektion. Wichtige diagnostische Hinweise sind *Blässe* (renale Anämie), *gedunsenes Gesicht*, *Ober-* bzw. *Unterlidödeme* und *Ödeme* von *Händen* und *Füßen*, die *morgens* am *schlimmsten* sind.

Perkussion. Durch das *Abklopfen* der *Nierenlager* erhält man Informationen über die *Empfindlichkeit* der *Nierenlager*. Der Patient setzt sich mit leicht nach vorne gebeugtem Oberkörper auf die Untersuchungsliege, während der Untersucher die Nierenlager mit lockerer Faust großflächig und seitenvergleichend perkutiert. Dabei wird der Patient aufgefordert, jede Schmerzempfindung sofort zu melden. Sind die Nierenlager klopfempfindlich, muss der Patient an einen Facharzt verwiesen werden.

15.3.2 Laboruntersuchungen

Harnuntersuchung. Der Harnuntersuchung kommt eine große diagnostische Bedeutung bei der Aufdeckung von Nierenerkrankungen zu, da praktisch jede Harnwegserkrankung den Urin in irgendeiner Weise verändert. Beachten Sie hierzu die ausführliche Besprechung ➔ Abschn. 15.3.4.

Blutuntersuchung. Eine Blutuntersuchung ist bei Verdacht auf Nierenerkrankung *unerlässlich*, da die wichtige Frage geklärt werden muss, ob die Nieren in der Lage sind, die harnpflichtigen Substanzen aus dem Blut herauszuholen und auszuscheiden. Deshalb sollten vor allem Kreatinin, Harnstoff und Harnsäure bestimmt werden.

Darüber hinaus kann es bei chronischer Niereninsuffizienz zur „renalen Anämie" kommen. Weitere Hinweise auf Nierenerkrankung sind außerdem Verschiebungen im Elektrolythaushalt (v. a. Kalium, Natrium, Kalzium).

Clearance-Untersuchung. Die Clearance-Untersuchung (sprich: klirenß) erlaubt es, bereits leichte Funktionseinschränkungen der Niere zu erkennen. Clearance bedeutet *Klärung* und meint entweder die *Entfernung* bekannter *körpereigener Stoffe*, wie beispielsweise des Kreatinins, oder die Entfernung *künstlich* in die Blutbahn *eingebrachter Stoffe* aus dem Blut. Für letzteres kommen verschiedene Substanzen zum Einsatz, zum Beispiel Inulin (Maß für die glomeruläre Filtrationsleistung) oder radioaktiv markierte Substanzen.

15.3.3 Apparative Verfahren

Ultraschall-Verfahren. Das Ultraschall-Verfahren eignet sich, um Lage, Größe und Form der Nieren zu bestimmen. Es kann auch zum Nachweis von Zysten und Steinen dienen.

Röntgenuntersuchung. Durch Röntgen ohne Kontrastmittel können die Nierengröße und eventuelle Verkalkungen festgestellt werden, außerdem können Harnsteine erkannt werden.

Urographie. Eine Urographie ist die röntgenologische Darstellung der Nierenkelche, des Nierenbeckens, der Harnleiter und der Blase, nachdem ein Röntgenkonstrastmittel eingebracht wurde. Sie eignet sich vor allem um Anomalien der Harnwege und Harnsteine aufzudecken.

Zystoskopie (Blasenspiegelung). Ein Blasenspiegel wird durch die Harnröhre in die mit sterilem Wasser gefüllte Harnblase geschoben, um die Blasenwand zu betrachten. Dünne Katheter (Ureterkatheter) können sogar bis in das Nierenbecken hochgeschoben werden, um Nierenbeckenurin aufzufangen oder um Kontrastmittel für die Urographie einzubringen.

Suprapubische Blasendrainage. Es handelt sich um eine Punktion der Harnblase mittels einer Kanüle. Der Einstich erfolgt 1 bis 2 Querfinger oberhalb der Symphyse senkrecht zur Bauchdecke in die gut gefüllte Harnblase. Mittels dieser Methode kann steriler Harn zu Untersuchungszwecken entnommen werden bzw. bei Harnverhalten eine Harnableitung als Dauerdrainage vorgenommen werden.

Radioisotopennephrographie (Isotopennephrogramm, Nierensequenzszintigraphie). Der Patient bekommt eine nierenpflichtige, radioaktiv markierte Substanz intravenös verabreicht. Auffolgend werden die zeitlichen Radioaktivitätsschwankungen der Niere gemessen und graphisch dargestellt. Damit können Lage, Form und Größe der Niere, renale Durchblutungsstörungen, die Tubulusfunktion und die Entleerungsdynamik untersucht werden.

Nierenbiopsie. Bei der Biopsie wird mittels einer Punktion Gewebe am Lebenden entnommen.

15.3.4 Harnanalyse mit Mehrfachteststreifen

Allgemeines

Teststreifen haben ihren festen, unverzichtbaren Platz in der Labordiagnostik erobert. Sie liefern zuverlässige und schnelle Aussagen bei bestimmten Veränderungen und sind einfach und unproblematisch in der Handhabung (Atlas Abb. 15-14).

Einsatzgebiete. Teststreifen werden heute vor allen Dingen in der *Vorfelddiagnostik*, zu *Routineuntersuchungen* und zur *Kontrolle* des Krankheitsverlaufes eingesetzt.

Parameter. Vom Handel werden Teststreifen mit den folgenden Parametern angeboten: spezifisches Gewicht, pH-Wert, Leukozyten, Nitrit, Eiweiß, Glukose, Ketonkörper, Urobilinogen, Bilirubin, Blut (Erythrozyten, Hämoglobin) und Vitamin C.

Probengewinnung. Es dürfen nur völlig *saubere Sammelgefäße* verwendet werden. Es ist darauf zu achten, dass keine Desinfektions- und Reinigungsmittelrückstände vorhanden sind, da sie zu Verfälschungen bestimmter Testfelder führen können.

In den meisten Fällen hat es sich bewährt, *Morgenurin* zu verwenden, da er, durch eine genügend lange Verweildauer in der Blase, weitgehend unabhängig von tageszeitlichen Schwankungen und von der Nahrungs- und Flüssigkeitsaufnahme ist. Eine Ausnahme bildet eine Untersuchung auf Glukosurie, da hier zweckmäßigerweise ein Urin verwendet wird, der ungefähr zwei Stunden nach einer kohlenhydratreichen Mahlzeit gelassen wurde.

Empfehlenswert ist die Verwendung von *Mittelstrahlurin*, da er weniger Verunreinigungen aufweist als Spontanurin. Zur Gewinnung wird die erste Portion des Urins in die Toilette gelassen. Die mittlere Portion wird in dem Sammelgefäß aufgefangen. Das letzte Drittel geht wieder in die Toilette.

Eine *Kontamination* des Urins tritt vor allen Dingen bei Frauen mit Ausfluss auf.

Bei Frauen sollte während der *Menstruation* und zwei bis drei Tage davor und danach möglichst *keine* Untersuchung mittels Teststreifen zur Harnanalyse erfolgen, da es hier sehr häufig zu Kontaminationen kommt, beispielsweise durch Erythrozyten der Monatsblutung oder durch Leukozyten bei Ausfluss.

Probenaufbewahrung. Nachdem der Urin gelassen wurde, sollte er so schnell wie möglich untersucht werden, spätestens aber vier Stunden nach der Miktion. Die Verfälschung von Testwerten kann verlangsamt werden, wenn der Urin im geschlossenen Behälter im Kühlschrank aufbewahrt wird. Das Sammelgefäß darf *nicht* dem direkten Sonnenlicht ausgesetzt werden.

Fehlerquellen. Durch eine erhöhte Ausscheidung von Ascorbinsäure im Harn kann es zu falschen Untersuchungsergebnissen kommen. Eine solche vermehrte Ausscheidung könnte nach der Einnahme größerer Mengen Vitamin C durch Vitamintabletten, aber auch durch das Trinken von Obst- oder Fruchtsäften bedingt sein. Um falsche Befunde zu vermeiden, darf die Harnuntersuchung erst zehn Stunden nach der letzten Vitamin-C-Einnahme durchgeführt werden.

Durchführung. Den Teststreifen maximal eine Sekunde in die Harnprobe eintauchen. Es ist darauf zu achten, dass alle Testfelder befeuchtet werden.

Überschüssigen Harn am Rand des Sammelgefäßes abstreifen.

Das Ergebnis wird nach 30 bis 60 Sekunden mit der Farbskala auf der Verpackung der Harnstreifen verglichen.

Es ist darauf zu achten, dass der Sammelbehälter wieder gut verschlossen wird, damit die Teststreifen vor Luftfeuchtigkeit geschützt sind.

Tritt im Urin nur eine *geringe* Menge *Blut* auf, so erfolgt ein Farbumschlag des Teststreifens erst ein bis zwei Minuten nach dem Eintauchen. Diese Veränderung kann dann ebenfalls zur Beurteilung des Krankheitsbildes verwendet werden. Alle anderen Farbveränderungen, die nach mehr als zwei Minuten auftreten oder die sich nur an den Rändern der Testbezirke abspielen, können diagnostisch *nicht* verwertet werden.

Spezifisches Gewicht

Das spezifische Gewicht des Harns wird in erster Linie von der Flüssigkeitsaufnahme und von der Flüssigkeitsabgabe über die Nieren bestimmt. Es kann beim Gesunden grundsätzlich zwischen 1000 nach einer überreichlichen Wasseraufnahme bis hin zu 1040 nach Dursten schwanken.

15.3 Untersuchungsmethoden

Um vergleichbare Werte zu bekommen, sollte der Patient am Vorabend keine zu großen Flüssigkeitsmengen mehr zu sich genommen haben. Außerdem sollte nur der Morgenurin untersucht werden.

- **Erniedrigtes spezifisches Gewicht.** Wird ein erniedrigtes spezifisches Gewicht gefunden, so kommen als zugrundeliegende Erkrankungen Diabetes mellitus, Diabetes insipidus, Hyperaldosteronismus, Diuretika-Einnahme oder Nierenerkrankungen in Betracht.
- **Erhöhtes spezifisches Gewicht.** Hier muss an eine herabgesetzte Flüssigkeitsaufnahme und an Fieber gedacht werden.

Leukozyten

Unter einer Leukozyturie versteht man ein vermehrtes Auftreten von Leukozyten im Urin. Eine solche erhöhte Leukozytenzahl kann sich bei *entzündlichen Erkrankungen* der *Nieren* und/oder der *ableitenden Harnwege* einstellen. Bei chronischen Verläufen dieser Erkrankungen ist die Leukozyturie ein konstanteres Symptom als auftretende Bakterien im Urin!

Zu beachten ist allerdings, dass bei Frauen in bis zu 30 bis 40 % der Fälle Leukozyten im *Spontanurin* nachweisbar sind. Dies hängt nicht nur damit zusammen, dass Frauen aufgrund ihrer kürzeren Harnröhre häufiger an Blasenentzündungen leiden, sondern es kann sich auch um eine *Kontamination* der Urinprobe handeln.

Ursachen. Besonders wichtig ist eine Leukozyturie zum Auffinden einer *chronischen Pyelonephritis*, da sie oft das einzige Symptom ist.

Natürlich kann eine Leukozyturie aber auch bei allen anderen entzündlichen Erkrankungen der ableitenden Harnwege wie Glomerulonephritis, Urethritis und Zystitis vorkommen, aber auch bei Harnsteinen oder bei angeborenen Fehlbildungen, die zu Harntransportstörungen geführt haben.

Bei einer *abakteriellen Leukozyturie* kommen abheilende Harnweginfekte, Schädigungen der Niere durch Schmerzmittel und degenerative Erkrankungen der Nierenkörperchen in Betracht. Außerdem Infektionen durch Erreger, die mit dem Nitritfeld nicht nachweisbar sind wie Viren, Pilze, Trichomonaden, Gonokokken und Mykoplasmen. Differentialdiagnostisch müssen aber auch alle Arten von Harntransportstörungen, Tumoren und Tuberkulose der Nieren und der ableitenden Harnwege in Betracht gezogen werden.

 Leukozyturie

kann das einzige Zeichen einer *chronischen Pyelonephritis* sein!

Aber nicht jede Leukozyturie ist auf eine chronische Pyelonephritis zurückzuführen!

- **Leukozyturie und Bakteriurie.** Meist treten bei entzündlichen Erkrankungen der Harnwege gleichzeitig eine Leukozyturie und eine Bakteriurie auf. In diesen Fällen ist klar, dass Bakterien zu einer Entzündung geführt haben.
- **Leukozyturie und Glukosurie.** Kommt es sowohl auf dem Leukozyten- als auch auf dem Glukosefeld zu einem Farbumschlag, so ergibt das einen starken Verdachtshinweis auf eine Diabetes-mellitus-Erkrankung, die bereits zu einer diabetisch bedingten Nierenschädigung geführt hat. Evtl. können je nach eingetretener Nierenschädigung auch Albumine und Blut nachweisbar sein.

Fehlerquellen. Durch eine erhöhte Ausscheidung von Ascorbinsäure kann es zu einer Abschwächung des Testfeldes kommen. Außerdem kann eine massive Albuminurie zu einem falschnegativen Befund führen.

pH-Wert

Der pH-Wert beim Gesunden schwankt in den weiten Bereichen von 4,5 bis 8. Meistens werden jedoch Werte zwischen pH 5 bis 6 gemessen.

Der pH-Wert ist in erster Linie von der Ernährung abhängig, wird aber auch von der allgemeinen Stoffwechsellage und von der Einnahme bestimmter Medikamente beeinflusst.

Beurteilung. Treten über längere Zeit saure Werte auf, liegt also der pH-Wert anhaltend unter 6,5, so muss man vor allen Dingen an eine Gichterkrankung denken. Dabei muss in Betracht gezogen werden, dass sich eventuell Harnsäuresteine gebildet haben können. Werden über mehrere Tage anhaltend alkalische Werte von pH 7 bis 8 gefunden, so kann die Ursache ein Harnweginfekt sein.

Fehlerquellen. Wird der Urin vor der Untersuchung zu lange stehengelassen, so können sich falsch-alkalische Werte von pH > 7 ergeben. Das Ergebnis kann in diesem Fall nicht verwertet werden.

Nitrit

Escherichia coli, der häufigste Erreger von Harnweginfektionen, aber auch andere krankmachende Keime, bauen das im Urin vorhandene Nitrat zu Nitrit um. Dadurch ist ein indirekter Nachweis von nitritbildenden Keimen möglich. Ein positiver Nitritbefund ist gleichbedeutend mit *Harnweginfekt*.

Fehlerquellen. Die Treffsicherheit des Testfeldes ist sehr hoch, da schon bei einmaliger Untersuchung ungefähr 90 % der Harnweginfekte erfasst werden.

Damit die Umwandlung von Nitrat zu Nitrit erfolgen kann, ist eine bestimmte Verweildauer des Harns in der Blase notwendig. Deshalb sollte der Morgenurin verwendet werden, da damit gewährleistet ist, dass die Verweildauer in der Blase mindestens vier bis sechs Stunden betragen hat.

Es ist darauf zu achten, dass der Patient am Vortag eine normale gemüsehaltige Nahrung (Spinat, Kohlrabi, Karotten) zu sich genommen hat, damit eine ausreichende Menge Nitrat im Harn gesichert ist.

Eine Antibiotika- oder eine Chemotherapie könnte zu einem falsch-negativen Befund führen, da die Anzahl der Keime so herabgesetzt ist, dass für den Test nicht genug Nitrit gebildet wurde.

Kommen größere Mengen Ascorbinsäure im Harn vor, so kann dies zu falsch-negativen Ergebnissen führen.

Beurteilung. Auch schon eine geringe Rosa-Färbung des Testfeldes ist als positiver Befund zu werten. Es ist zu beachten, dass ein *negatives* Ergebnis einen vorliegenden *Harnweginfekt nicht* ausschließt, da auch nicht-nitritbildende Keime Harnweginfekte verursachen können!

Eiweiß

Treten im Urin vermehrt Eiweiße auf, so kann es sich um eine *pathologische* oder um eine *physiologische* Eiweißausscheidung handeln. An eine pathologische Eiweißausscheidung aufgrund einer Nierenerkrankung ist vor allen Dingen beim Diabetiker und beim Hypertoniker zu denken. Gelingt es in diesen Fällen nicht, eine wirkungsvolle Therapie einzuleiten, so muss man mit einer fortschreitenden Niereninsuffizienz rechnen. Gerade diese Nierenschäden lassen sich aber mit einem neueren Test (Mikroalbuminurie) schon in einem frühen Stadium feststellen (s. u.).

- **Gutartige Proteinurie.** Gutartige Proteinurien werden vor allem *bis* zum 30. Lebensjahr gefunden. Als Ursachen kommen körperliche Anstrengungen, Stress, Lordose, längeres Stehen, Unterkühlung, Erhitzung, Schwangerschaft und Einnahme gefäßverengender Medikamente in Betracht. Ein wichtiges Kennzeichen der gutartigen Proteinurie ist es, dass sie *intermittierend* auftritt. Typisch ist, dass im ersten Morgenurin eine normale Eiweißausscheidung gefunden wird, im Tagesverlauf können dann die Werte jedoch auf insgesamt bis zu 5 g/l ansteigen. Das *intermittierende* Auftreten ist das wichtigste Unterscheidungsmerkmal zu einer pathologischen Eiweißausscheidung im Urin.

- **Pathologische Proteinurie.** Hier kommt vor allem eine Nierenschädigung durch *Diabetes mellitus* oder *Bluthochdruck* in Betracht. Eine Proteinurie kann jedoch auch auftreten bei Pyelonephritis, Zystenniere, Gichtniere und Schmerzmittelniere (Analgetikaniere). Ist eine Glomerulonephritis die Ursache, so kommt es meist zusätzlich zu einer Mikrohämaturie (➔ Abschn. 15.4.4).

Die Ursachen können jedoch auch außerhalb der Nieren liegen, beispielsweise in Fieber oder in einer Herzinsuffizienz, die zu Stauungsnieren geführt hat. Charakteristisch ist in diesen Fällen, dass die Eiweißausscheidung nach Beseitigung der Ursache wieder verschwindet. Nierenbedingte Proteinurien sind *persistierend*, das heißt, sie werden im Tages- und Nachturin gefunden.

Eine Eiweißausscheidung im Urin eignet sich nicht nur zum Aufdecken einer Nierenerkrankung, sondern auch sehr gut zur Verlaufskontrolle. Es ist allerdings zu beachten, dass nicht alle auftretenden Eiweiße im Urin mittels Teststreifen nachgewiesen werden können und deshalb gegebenenfalls weitere Untersuchungen nötig sind.

Mikroalbuminurie. Wie bereits oben dargelegt, eignet sich der Nachweis einer Mikroalbuminurie vor allem bei Diabetes mellitus und Bluthochdruck zum Aufdecken einer Nierenschädigung. Mit diesem Testverfahren ist es möglich, eine Nierenerkrankung in einem so *frühen* Stadium zu erkennen, so dass sie noch gut behandelt werden kann. Dies geschieht beim Diabetiker durch eine optimale Stoffwechseleinstellung und beim Hypertoniker durch blutdrucksenkende Maßnahmen. Zur Harnuntersuchung soll in diesen Fällen der erste Morgen-Mittelstrahl-Urin verwendet werden, da die Eiweißausscheidung in diesem frühen Stadium noch im Tagesverlauf schwankt. Um ein aussagekräftiges Ergebnis zu bekommen, wird an drei

Tagen – möglichst innerhalb einer Woche – untersucht. Die Durchführung des Tests weicht etwas von der Darstellung der hier besprochenen Teststreifen ab. Die entsprechenden Herstellerhinweise sind zu beachten.

Glukose

Eine erhöhte Glukoseausscheidung im Urin kann ein wichtiger Hinweis zum Auffinden einer unentdeckten Diabetes-mellitus-Erkrankung sein. Selbstverständlich genügt der Nachweis von Glukose im Urin alleine *nicht*, um die Diagnose „Diabetes" zu stellen, sondern hier sind weitere Blutuntersuchungen nötig. Einer Glukoseausscheidung im Harn könnten aber auch die nachstehend aufgeführten Ursache zugrunde liegen.

Ursachen
- **Diabetes mellitus.**
- **Ernährungsbedingte Glukosurie.** Nach einer kohlenhydratreichen Mahlzeit kommt es auch beim Gesunden zu einer ernährungsbedingten Glukoseausscheidung im Urin. Dies dient dazu, die Glukosekonzentration im Blut im Normbereich zu halten.
- **Renale Glukosurie.** Normalerweise scheidet die Niere erst Glukose aus, wenn der Blutzucker 160 bis 180 mg/dl beträgt. Gerade während der Schwangerschaft wird häufig eine renal bedingte Glukosurie beobachtet.
- **Nierenerkrankungen.** Sinkt die Nierenfunktion auf unter 30 %, so kommt es zum vermehrten Auftreten von Glukose im Urin. Diese Glukoseausscheidung tritt bei akutem und chronischem Nierenversagen auf.

Ketonkörper

Ketonkörper ist eine Sammelbezeichnung für Azetessigsäure, Betahydroxybuttersäure und Azeton. Ketonkörper fallen vermehrt an, wenn im Körper *gesteigert Fette abgebaut* werden. Dies kann beim Diabetiker (s. u.), bei erhöhter Glukagonkonzentration im Blut, aber auch bei Hungerzuständen und beim Fasten der Fall sein.

Ursachen
- **Diabetes mellitus**. Eine Ketonurie ist besonders beim Diabetiker wichtig zu erkennen, da präkomatöse und komatöse Zustände fast immer von einer Ketonurie begleitet werden (Ausnahme: hyperosmolares Koma). In diesen Fällen findet man aber nicht nur eine Keton-, sondern auch eine Glukosurie.
- **Hunger-, Fasten- und Schlankheitskuren**. Eine Ketonurie tritt bei Hunger- und Fastenkuren (Null-Diäten und Totalfasten) auf; ebenfalls bei Schlankheitskuren, bei denen keine Kohlenhydrate aufgenommen werden, aber gleichzeitig eine eiweißreiche Ernährung stattfindet.
- **Erbrechen.** Schwangerschaftserbrechen oder lang andauerndes Erbrechen aus anderen Ursachen kann zur Ketonurie führen.

Bewertung. Beim Diabetiker, sollte regelmäßig eine Überprüfung auf Ketonurie stattfinden, um Stoffwechselentgleisungen möglichst rechtzeitig zu erkennen. Kommt es zur Ketonurie aufgrund von Fasten- oder Schlankheitskuren, so ist auch eine langandauernde Ketonurie unbedenklich. Sie kann in diesen Fällen sogar als Kontrolle benutzt werden, ob die geforderte Diät eingehalten wird.

Urobilinogen

Tritt vermehrt Urobilinogen im Urin auf, so muss man in zwei Richtungen differenzialdiagnostische Überlegungen anstellen:

1. kann eine gestörte Leber-Galle-Funktion zugrunde liegen oder
2. ist ein vermehrter Hämoglobinabbau die Ursache.

Urobilinogen wird im Wesentlichen durch die Darmbakterien aus Bilirubin gewonnen. Zu einem geringen Teil wird es jedoch auch in den ableitenden Gallenwegen hergestellt.

Normalerweise wird ein Teil des Urobilinogens über den Pfortaderkreislauf wieder der Leber zugeführt. Scheiden die Nieren vermehrt Urobilinogen aus, so ist das ein Hinweis darauf, dass im Blut der Urobilinogenspiegel erhöht ist. Dies kann der Fall sein, weil die Leber das über die Pfortader zugeführte Urobilinogen nicht weiter abbaut, da sie in ihrer Arbeit beeinträchtigt ist. Eine andere Möglichkeit ist, dass das Pfortaderblut nicht ungehindert in die Leber einfließen kann, weil ein Pfortaderhochdruck vorliegt, beispielsweise aufgrund einer Leberzirrhose, einer Pfortaderthrombose oder durch einen gut- oder bösartigen Tumor, der von außen auf die Pfortader drückt.

Ursachen
- **Vermehrter Hämoglobin-Abbau.** Grund hierfür kann eine hämolytische Anämie oder eine andere Bluterkrankung sein, die mit einer Erhöhung der roten Blutkörperchen einhergeht, wie beispielsweise Polyzythämie oder Polyglobulie.
- **Lebererkrankungen.** Es kommen alle Lebererkrankungen in Betracht wie Virushepatitis, chronische Hepatitis, toxische Leberschädigung (z. B. durch Alkohol oder Medikamente), Stauungsleber durch Herzinsuffizienz, Leberzirrhose und Lebertumoren. Jedoch können auch andere Erkrankungen, vor allem Infektionskrankheiten, zu einer sekundären Leberschädigung und damit zum Urobilinogenanstieg führen.
- **Infektionen der Gallenwege.** Hier kommen alle Entzündungen der Gallenwege (Cholangitis) in Betracht.
- **Darmerkrankungen.** Der Urobilinogenanstieg kann auch auf eine erhöhte Tätigkeit von Darmbakterien zurückzuführen sein aufgrund von Verstopfung, vermehrter Gärung, Darmverschluss und Entzündungsvorgängen im Dünn- und Dickdarm.

Fehlerquellen. Wird der Urin direkter Sonnenbestrahlung ausgesetzt, kann es zu falsch-negativen Befunden kommen. Außerdem können Medikamente eine Verfälschung des Testfeldes herbeiführen.

Es ist zu beachten, dass besonders am Nachmittag nach einer kohlenhydratreichen Mahlzeit höhere Werte auftreten können, die keinen Krankheitswert haben.

Bilirubin

Bilirubin fällt beim Abbau der roten Blutkörperchen in der Milz, der Leber und im Knochenmark an. Dieses (unkonjugierte) Bilirubin wird in die Leberzelle transportiert und hier an Glukuronsäure gekoppelt. Danach wird das Bilirubin als konjugiertes Bilirubin bezeichnet; es ist nunmehr wasserlöslich. Dieses wasserlösliche, konjugierte Bilirubin ist ausscheidungsfähig und kann im Urin auftreten.

Ursachen. Zu einem vermehrten Auftreten von Bilirubin im Harn kommt es, wenn das Bilirubin von der Leber aufgrund eines intra- oder extrahepatischen Verschlusses nicht über die Gallenwege in den Darm abgegeben werden kann. Ursachen für einen solchen *Verschlussikterus* können eine akute oder chronische Hepatitis, eine Leberzirrhose oder ein Verschluss der Gallenwege durch Steine oder Tumoren (Gallenwegstumor, Pankreaskopfkarzinom) sein.

Fehlerquellen. Große Mengen Ascorbinsäure oder Nitrit, aber auch zu langes Stehenlassen des Urins unter Lichteinwirkung kann zu falschen Ergebnissen führen.

Blut im Urin

Obwohl sehr viele Erkrankungen zu Blut im Urin führen können, gilt eine Hämaturie so lange als Tumorverdachtszeichen, bis dafür eine andere Ursache gefunden werden kann.

Bewertung. Man unterscheidet Mikro- und Makrohämaturie. Bei einer Mikrohämaturie kann man die Blutbeimengung nur mittels Testverfahren nachweisen. Eine Makrohämaturie dagegen ist schon mit bloßem Auge zu erkennen.

Ursachen
- **Infektionen** der **Nieren** und der **ableitenden Harnwege**, wobei in diesem Fällen häufig auch Leukozyten und Nitrit im Harn nachweisbar sind. Ursachen können Pyelonephritis, Urethritis oder Zystitis sein.
- **Glomerulonephritis.** Sie tritt vor allem nach eitrigen Streptokokken-Infektionen des Hals-Kopf-Bereiches auf. Oft findet man eine Erhöhung des diastolischen Blutdruckwertes oder eine Eiweißausscheidung im Urin.
- **Steinbildung.** Meistens verursachen Steine Schmerzen in den ableitenden Harnwegen. Im Anfangsstadium kann eine Steinbildung jedoch auch schmerzlos verlaufen.
- **Hämorrhagische Diathese.** Ursache kann eine *Infektionskrankheit* sein, die zur vermehrten Blutungsneigung geführt hat oder eine Therapie mit *Antikoagulanzien*. Des Weiteren können eine *Hämophilie* (Bluterkrankheit) oder eine *Thrombozytopenie* vorliegen.
- **Tumor.** Es kommen vor allem bösartige Tumoren der Nieren, der ableitenden Harnwege und der Blase in Betracht. Gerade in diesen Fällen kann Blut im Urin auftreten, schon lange Zeit bevor über erste Beschwerden geklagt wird.
- **Prostatitis.**
- **Stauungsnieren** durch Rechtsherzinsuffizienz.

- **Analgetikaniere** (früher: Phenazetinniere).
- **Diabetes mellitus.**
- **Nierenzysten.**
- **Nierentuberkulose.**
- **Gichtniere.**
- **Regelblutung.** Bei Frauen kann es sich um eine Kontamination durch Menstruationsblut oder durch Schmierblutungen handeln.

Zweigläserprobe. Die Zweigläserprobe wird bei Blutbeimengung im Urin durchgeführt. Dabei wird der Patient aufgefordert, seinen Harn nacheinander in zwei Gläser zu entleeren:

- **Initiale Hämaturie.** Die Blutbeimengung befindet sich nur in der ersten Portion, die zweite ist klar. In diesem Fall liegt beim Mann oft eine Urethritis, eine Prostatitis oder ein Prostatakarzinom vor; bei der Frau ist häufig ein Harnröhrenpolyp die Ursache.
- **Absolute Hämaturie.** Die Blutbeimengung befindet sich gleichmäßig in beiden Portionen. In diesem Fall spielt sich ein Prozess in der Blase, dem Harnleiter, dem Nierenbecken oder in der Niere ab.

> **Blutungsquellen**
> - **Initiale Hämaturie:** Harnröhre, Prostata,
> - **Absolute Hämaturie:** Blase, Harnleiter, Nierenbecken, Niere.

15.4 Ausgewählte Erkrankungen des Harnapparates

Die wichtigsten begünstigenden Faktoren einer Harnweginfektion sind

- **Harnabflussstörungen,** zum Beispiel durch anatomische Anomalien der Nieren und der ableitenden Harnwege, Verlegungen (Steine, Prostataadenom, Urethralklappen, Tumoren), Gebärmuttersenkung, Blasenfunktionsstörungen (neurogene Störungen z. B. durch Querschnittslähmung),
- **Schmerzmittelmissbrauch** (Analgetikaabusus),
- **Schwangerschaft,**
- **„Flitterwochen-Zystitis",** überwiegend sind Frauen betroffen,
- **Katheterisierung** und **urologische Untersuchung** mit unsterilen Instrumenten,
- **Unterkühlung,** Durchnässung, „kalte Füße",
- **Diabetes mellitus,**
- **Gicht,**
- **Abwehrschwäche,** immunsuppressive Therapie.

In weitaus den meisten Fällen (ca. 98 %) erfolgt die Keimbesiedelung des Harntraktes aufsteigend von der Harnröhre aus. Bei einer Vorschädigung der Niere kann die Absiedlung auch auf dem Blut- oder Lymphweg erfolgen (hämatogene bzw. lymphogene Absiedlung).

Jede zweite Frau erkrankt im Laufe ihres Lebens an einer Harnblasenentzündung. Der Grund liegt in der Kürze der Harnröhre und der unmittelbaren Nähe der Analregion, gegen deren Kontamination sie nur unzureichend geschützt ist.

Bei Männern treten Harnweginfekte erst im höheren Lebensalter gehäuft auf. Hier ist die Ursache meist in Prostataerkrankungen zu suchen.

15.4.1 Harnblasenentzündung (Zystitis, Cystitis)

Bei einer Zystitis kommt es zu einer schmerzhaften Entzündung der Harnblase. Betroffen sind vor allem Frauen im geschlechtsreifen Alter und Kinder.

Ursachen. Meist handelt es sich um eine Entzündung, die durch Escherichia-coli-Bakterien verursacht wird, die über die Harnröhre in die Blase aufgestiegen sind. Beim Auftreten einer Blasenentzündung muss man nach begünstigenden Faktoren suchen (s. o.).

Urinbefund. Im Urin können *Bakterien*, *Leukozyten*, evtl. Erythrozyten und *geringfügig* Albumine nachgewiesen werden.

Sonderformen. Von der bakteriell verursachten Harnblasenentzündung müssen die Reizblase und die asymptomatische Bakterienausscheidung im Urin abgegrenzt werden.

- **Reizblase** (neurogene Blase). Die Reizblase tritt bevorzugt bei Frauen auf. Es handelt sich um einen chronischen Reizzustand des unteren Harntraktes, *ohne* dass Erreger nachgewiesen werden können. Man vermutet, dass die oft erheblichen Beschwerden Dysurie (s. u.) und Harndrang auf psychovegetativen Störungen beruhen.
- **Asymptomatische Bakterienausscheidung** im Urin. Im Harn können *Bakterien nachgewiesen* werden, im Harnsediment kommt es *nicht*

zu Veränderungen. Es bestehen *keine* Symptome.

Es ist zu beachten, dass der vorderen Harnröhrenabschnitt physiologischerweise mit Keinem besiedelt ist, wohingegen die Harnblase keimfrei ist. Dabei kommt dem unteren Ringmuskel eine „Schrankenfunktion" zu.

Symptome. Die wichtigsten Symptome der Zystitis sind eine erschwerte und schmerzhafte Blasenentleerung (Dysurie) mit häufiger, evtl. tropfenweise Entleerung kleiner Urinmengen (Pollakisurie), evtl. auch nächtliches Wasserlassen (Nykturie). Meist liegen Blasentenesmen vor, mit andauerndem, schmerzhaftem Harndrang.

Handelt es sich um eine einfache Blasenentzündung ohne Beteiligung des Nierenbeckens, so tritt *kein Fieber* und *kein Flankenschmerz* auf.

> ▶ **Leitsymptome der Zystitis**
> - **Dysurie** (erschwerte, schmerzhafte Blasenentleerung)
> - **Pollakisurie** (häufige Entleerung kleiner Harnmengen)
> - **Nykturie** (nächtliches Wasserlassen)
> - **Harninkontinenz**
> - **Blasentenesmen**

Therapie. Lokale *Wärmeanwendung* mit entkrampfenden Maßnahmen und *Kneipp-Anwendungen*. Die tägliche *Trinkmenge* soll auf über 2 Liter pro Tag *gesteigert* werden. Das wichtigste pflanzliche Mittel sind *Bärentraubenblätter*. Damit diese optimal wirken können, muss darauf geachtet werden, dass der Urin alkalisch ist (pH-Wert über 8). Außerdem kommen Goldrute und Petersilienfrüchte in Betracht. Es stehen viele gute Fertigpräparate von verschiedenen Firmen zur Verfügung, die pflanzliche und/oder homöopathische Wirkstoffe enthalten.

In jedem Fall muss sorgfältig geprüft werden, ob eine Antibiotikagabe durch den Arzt erforderlich ist.

15.4.2 Akute Pyelonephritis

Bei der akuten Pyelonephritis handelt es sich um eine bakteriell bedingte *Entzündung* des *Nierenbeckens*, der *Nierenkelche* und des *Nierenzwischengewebes* (Interstitiums) mit oder ohne Beteiligung des *Nierenmarks*.

Ursachen. Die Bakterien (zu 80 % Escherichia coli, auch Proteus, Klebsiellen, Staphylokokken) steigen fast immer über Harnröhre und Harnblase auf. Damit es allerdings zur Pyelonephritis kommen kann, spielen begünstigende Faktoren eine wichtige Rolle (➔ Abschn. 15.4. Einleitung).

Symptome. Häufig besteht zuerst eine Blasenentzündung mit den typischen Beschwerden. Als Zeichen der akuten Pyelonephritis treten nun hinzu: Fieber, Flankenschmerz und Klopfempfindlichkeit der Nierenlager (meist einseitig). Oft kommt es zu Müdigkeit und vermehrtem Durst, manchmal auch zu Übelkeit, Erbrechen und Durchfällen.

> ❗ **Symptomen-Trias der akuten Pyelonephritis**
> - **Dysurie** (kann allerdings auch fehlen)
> - **Fieber** (evtl. Schüttelfrost)
> - **Klopfempfindlichkeit** der **Nierenlager**

Diagnose. *Im Urin* können Bakterien, Leukozyten, evtl. Albumin und Erythrozyten nachgewiesen werden. *Im Blut* findet man eine Leukozytose mit Linksverschiebung, eine BKS-Beschleunigung und CRP-Anstieg.

Prognose. Meist heilt die Krankheit gut aus, sie kann jedoch in eine chronische Verlaufsform übergehen.

Therapie. Die akute Pyelonephritis muss vom *Arzt* mit *Antibiotika* behandelt werden. Sie erfordert strenge Bettruhe. Oft werden örtliche Wärmeanwendungen als wohltuend empfunden. Der Heilpraktiker kann begleitend behandeln, zum Beispiel mittels Homöopathie, Akupunktur u. v. m.

15.4.3 Chronische Pyelonephritis

Die chronische Pyelonephritis kann als Folge einer nicht ausgeheilten akuten Pyelonephritis oder als Folge von rezidivierenden Pyelonephritiden auftreten. Sie spielt sich, wie die akute Pyelonephritis, im Nierenbecken, den Kelchen und im Niereninterstitium ab, kann aber auch auf das Parenchym übergreifen und so zu einer mehr oder weniger starken Schädigung vor allem der Harnkanälchen, evtl. auch der Nierenkörperchen führen.

Symptome. Oft ist der Verlauf *symptomenarm* oder sogar *symptomlos*. Es können über lange Zeit *uncharakteristische Beschwerden* bestehen: Kopfschmerzen, *leichte Ermüdbarkeit* und *unklare Fieberanfälle*.

Auch symptomlose oder symptomarme Verläufe können zu schweren Nierenschädigungen bis zum Nierenversagen führen und so eine Dauerdialysebehandlung (künstliche Niere) notwendig machen!

> ❗ Eine **chronische Pyelonephritis** entwickelt sich nur, wenn *Harnabflussbehinderungen* vorliegen!
> Während der beschwerdefreien Intervalle ist eine *Leukozyturie* oft der einzige Hinweis auf die vorliegende Erkrankung!

Diagnose. Bei *akuten* Schüben kann man im Urin *Leukozyten* und *Bakterien* finden, in den *chronischen* Phasen lediglich *Leukozyten*. Im Blut kann es zu BKS-Beschleunigung, CRP-Anstieg, Leukozytose (bei eitrigen Nierenkomplikationen) und Anämie kommen. Um sich ein Bild über die Nierenfunktion machen zu können, sollten Kreatinin und Harnstoff bestimmt werden.

Komplikationen. Eitrige Nierenentzündungen, renale Hypertonie, Sepsis, Niereninsuffizienz bis Nierenversagen (Schrumpfniere).

Therapie. Es müssen die begünstigenden Faktoren ausgeschaltet werden. Eine evtl. bestehende Infektion muss durch den Arzt mittels Antibiotika behandelt werden.

15.4.4 Akute Glomerulonephritis

Glomerulonephritis ist ein Sammelbegriff für verschiedenartige Nierenerkrankungen, bei denen es in den Nierenkörperchen, den Glomeruli, zu entzündlichen Veränderungen kommt. Eine Glomerulonephritis kann akut mit guter Prognose und chronisch mit schlechter Prognose auftreten. Von diesen beiden Formen muss die schnell fortschreitende (rapid progressive) Glomerulonephritis unterschieden werden, bei der es innerhalb von Wochen bis Monaten zum Nierenversagen kommen kann.

Ursache. Der Entzündung der Glomeruli liegt ein *immunologischer Vorgang* zugrunde. Dabei kommt es ein bis drei Wochen nach einer Streptokokkeninfektion zum Beispiel der Mandeln, der Nasennebenhöhlen, der oberen Luftwege, der Ohren oder der Zahnwurzeln durch die Toxine der Erreger in den Glomeruli zu einer *Antigen-Antikörper-Reaktion*. Gelegentlich können auch Staphylokokken, Pneumokokken und Viren eine Glomerulonephritis auslösen (sehr selten).

Symptome. (Gesichts- bzw. Lid-)*Ödeme*, *Kopfschmerzen*, *Hypertonie*, Gliederschmerzen, evtl. Fieber, Schmerzen in der Nierengegend. Allerdings verlaufen ca. die Hälfte der Fälle *symptomlos* und werden nur zufällig oder zu spät diagnostiziert!

Diagnose. Im Urin Mikro- (evtl. Makro)hämaturie und Albuminurie; im Blut Antikörpernachweis, außerdem können Kreatinin und Harnstoff leicht ansteigen (DD: rapid progressive Glomerulonephritis mit hohem Anstieg).

Bei **Streptokokkeninfekten** muss unterschieden werden zwischen einer

- **intrainfektiösen Hämaturie**, die relativ harmlos ist und wieder spontan verschwindet und einer
- **postinfektiösen Hämaturie**, die gefährlich ist, da sie anzeigt, dass sich eine akute Glomerulonephritis entwickelt hat.

> ▶ **Symptomen-Trias bei akuter Glomerulonephritis (Volhard-Trias):**
> - Hämaturie
> - Hypertonie
> - Ödeme
>
> Die Hälfte der Fälle verläuft allerdings symptomlos!

Prognose. Bei Kindern heilt die Krankheit in über 90 % der Fälle völlig aus, bei Erwachsenen nur bei 50 %. Bei den restlichen Fällen kann es zur Defektheilung kommen oder zu einem Übergang in eine chronische Verlaufsform, evtl. bis zum Nierenversagen. Selten kommt es zu tödlichen Komplikationen wie Linksherzversagen oder Lungenödem.

Therapie. In den ersten Wochen strengste Bettruhe, um Herz und Kreislauf zu entlasten. Bei eingeschränkter Nierenfunktion muss die Zufuhr von Kochsalz, Flüssigkeit und Eiweiß eingeschränkt werden. Hochdosierte Antibiotikagabe ist unerlässlich!

Um eventuelle chronische Verlaufsformen zu erfassen, müssen sich die Nachsorgeuntersuchungen auf mehrere Jahre erstrecken.

> **Akute Glomerulonephritis**
> Ärztliche *Antibiotikagabe* ist unverzichtbar.

15.4.5 Chronische Glomerulonephritis

Man fasst darunter verschiedene Erkrankungen zusammen, die mit einer Schädigung der Nierenkörperchen einhergehen. In der Mehrzahl der Fälle findet man in der Anamnese *keine* vorausgegangene akute Glomerulonephritis. Es wird vermutet, dass allen Fällen einer chronischen Glomerulonephritis ein Immungeschehen zugrunde liegt.

Verlaufsform. Man unterscheidet zwei Verlaufsformen:

- **vaskulär-hypertone Verlaufsform:** die Blutgefäßschlingen in den Glomeruli sind verändert und behindern den Blutdurchfluss. Die Folge ist eine *Blutdruckerhöhung*, wobei vor allem der diastolische Wert erhöht ist.
- **nephrotische Verlaufsform:** die Durchlässigkeit der Glomeruli für Eiweiß steht im Vordergrund. Es kommt zu einer ausgeprägten *Proteinurie*, die evtl. zu einer Verringerung der Bluteiweiße führt. Der Blutdruck muss bei dieser Verlaufsform nicht erhöht sein.

Symptome. Schleichender Krankheitsbeginn, Hämaturie, Proteinurie, Hypertonie, evtl. entwickeln sich Zeichen einer langsam fortschreitenden Niereninsuffizienz (➔ Abschn. 15.4.11).

Prognose ist schlecht.

Therapie. In der Schulmedizin erfolgt meist eine immunsuppressive Therapie. Der Heilpraktiker kann begleitend behandeln.

15.4.6 Nephrotisches Syndrom (Eiweißverlustniere)

Unter dem Begriff nephrotisches Syndrom fasst man Nierenerkrankungen zusammen, die die folgenden Symptome vorweisen:

- **Protein- und Lipidurie** (Eiweiß- und Fettausscheidung im Urin)
- **Hypoproteinämie** (Mangel an Bluteiweißen)
- **Hyperlipidämie** bzw. Hypercholesterinämie (erhöhte Fett- bzw. Cholesterinwerte im Blut)
- **Massive Ödeme**. Vor allem im Bereich der Augenlider und der unteren Extremitäten kommt es zu massiven Ödemen. Durch die mangelhafte Wasserausscheidung kann es zu einer Gewichtszunahme von mehr als 20 % des normalen Körpergewichts kommen (Atlas Abb. 15-19).

Die Ursache der Erkrankung liegt in einer veränderten Durchlässigkeit der Glomeruli aufgrund entzündlicher oder degenerativer Nierenerkrankungen.

Der Verlauf des nephrotischen Syndroms hängt von der zugrundeliegenden Erkrankung ab. Betroffen sind oft *Diabetiker*! Häufig gehen der Erkrankung Glomerulonephritiden (Entzündungen der Nierenkörperchen) voraus. Weitere mögliche Ursachen sind Plasmozytom (Vermehrung der Plasmazellen im Knochenmark mit Produktion von pathologischen Antikörpern), Kollagenosen, Nierenvenenthrombose oder toxische Schädigung (Schwermetalle, Antiepileptika u. a.).

15.4.7 Gichtnephropathie (Gichtniere)

In einer „Gichtniere" werden Uratkristalle im Nierenparenchym abgelagert, was entzündliche Reaktionen zur Folge hat, die ihrerseits bis zur Schrumpfniere führen können. Außerdem entwickeln Gichtpatienten oft Nierensteine, weshalb die Gefahr besteht, wiederkehrende Pyelonephritiden und/oder Nierenkoliken zu erleiden.

Bei diesen Patienten muss gleichzeitig die Stoffwechselerkrankung „Gicht" und die Nierenschädigung behandelt werden. Bitte beachten Sie zur Gicht auch ➔ Abschn. 10.10.3.

15.4.8 Analgetika-Nephropathie (Analgetikaniere, „Schmerzmittelniere", früher: Phenazetinniere)

Eine Analgetikaniere entwickelt sich durch langjährige Einnahme (meist über 10 Jahre) von Schmerzmitteln (v. a. Phenazetin). Es handelt sich häufig um Frauen, die unter Migräne oder Rheuma leiden und deshalb große Mengen Schmerzmittel einnehmen.

Die Schmerzmittelniere ist bei uns eine der häufigsten Ursachen der chronischen Niereninsuffizienz. Bei 10 % der Betroffenen entwickelt sich zusätzlich ein Tumorgeschehen, vor allem ein Blasenkarzinom.

Ein erstes Symptom ist häufig Blut im Urin (Hämaturie). Außerdem kommt es zu wiederkehrenden Pyelonephritiden. Die Patienten sind aufgrund einer renalen Anämie meist auffallend blass. Eine gefürchtete Komplikation sind Papillennekrosen, die unter kolikartigen Schmerzen zum Abstoßen der Papillenspitzen in das Nierenbecken führen. Auffolgend kommt es zur Schrumpfniere und damit zum Nierenversagen.

15.4.9 Nierensteine (Nephrolithiasis)

Nierensteine kommen bei 1 bis 2 % der Bevölkerung vor. Männer sind häufiger betroffen als Frauen. Die Steine können in der Niere, im Nierenbecken, im Harnleiter, der Blase oder der Harnröhre vorkommen. Sie können unterschiedliche Ausmaße haben: von reiskorngroß bis zu so genannten Ausgusssteinen, die die ganze Lichtung des Nierenbeckens ausfüllen können und den Korallensteinen, die das ganze Hohlraumsystem bis in die Kelche einnehmen.

In Zeiten des Wohlstandes steigt durch eine eiweißreiche Ernährung die Harnsäure-, Oxalat- und Kalziumausscheidung im Urin, wodurch die Gefahr der Nierensteinbildung zunimmt. In armen Ländern kommen Nierensteine nur selten vor.

Pathogenese. Steine bilden sich, wenn aus übersättigten Lösungen Salze ausgefällt werden. Am häufigsten sind Kalziumsteine, ihnen folgen Harnsäure- und Phosphatsteine (Tab. 15-1).

Begünstigende Faktoren
- **Kalziumoxalatsteine:** *Erhöhung* des *Blutkalziumspiegels* durch Überfunktion der Nebenschilddrüsen, medikamentöse Kalzium- oder Vitamin-D-Einnahme, kalziumreiche Ernährung, oxalatreiche (selten) Ernährung (Rhabarber, Spinat, Tomaten) oder durch zu geringe Trinkmenge.
- **Kalziumphosphatsteinen:** entstehen durch einen *anhaltend alkalischen* Urin, da Phosphate im basischen Milieu gut löslich sind. Deshalb werden Kalziumphosphatsteine vor allem durch Harnweginfekte begünstigt, da Bakterien, den Urin alkalisieren. Außerdem spielen eine Erhöhung von Kalzium und Phosphat im Urin eine Rolle.
- **Harnsäure-Steine:** Gicht, Zytostatika-Therapie (vermehrter Zellzerfall).
- **Phosphatsteine:** entstehen durch Infekte der Harnwege im alkalischen Urin.

> **Nierensteine und Harnweginfekte begünstigen sich gegenseitig!**
> Bakterien verschieben durch ihre Stoffwechseltätigkeit den pH-Wert des Harns in den alkalischen Bereich, wodurch sich die Löslichkeit für Ionen ändert.

Pathophysiologie und Symptome. Nicht jeder Stein macht Beschwerden. Kommt es zu Schmerzen, so handelt es sich um ziehende oder dumpfe Schmerzen in der Nieren- bzw. Harnleitergegend. Meist besteht Druck- und Klopfschmerzhaftigkeit des Nierenlagers.

Tabelle 15-1 Zusammensetzung der Steine. Aufgrund ihrer chemischen Zusammensetzung unterscheidet man verschiedene Steinarten

Steinart	Häufigkeit	Röntgendarstellung
Kalziumsteine (Kalziumoxalat- und Kalziumphosphatsteine)	ca. 70 %	gut sichtbar
Harnsäuresteine	ca. 15 %	nicht sichtbar
Phosphatsteine (Magnesium-Ammonium-Phosphatsteine, Struvite)	ca. 5 %	sichtbar
Mischsteine und (selten) Zystinsteine	ca. 10 %	

Zur **Nierensteinkolik** kommt es, wenn ein Stein zu wandern beginnt und sich dabei im Kelchhals oder an einer physiologischen Enge im Harnleiter festklemmt. Diese heftigen Schmerzen werden fast immer durch kleine Steine verursacht, da nur sie in den Harnleiter, die Blase oder die Harnröhre gelangen können. Geraten die Steine in die Blase, kann durch Blockierung der Harnröhre das Wasserlassen plötzlich unterbrochen werden. Größere Steine verursachen zwar keine Koliken, reizen aber die Nierenbeckenschleimhaut und begünstigen damit die Entstehung von Pyelonephritiden. Außerdem können sie ab einer bestimmten Größe den Harnabfluss behindern.

Akute Nierensteinkolik. Die akute Nierensteinkolik beginnt *ohne Vorboten* mit *heftigsten, wellenförmigen, krampfartigen Schmerzen*. Je nach Sitz des Steins treten die Schmerzen in der *Lendengegend* (evtl. auch auf der gesunden Seite!), dem *Rücken* oder dem *Unterbauch* auf. Bei tiefsitzenden Steinen erfolgt eine Schmerzausstrahlung bis in die *Hoden* bzw. *Schamlippen*. Der Betroffene läuft aufgeregt hin und her.

Die Anfälle können Minuten bis Stunden dauern. Sie können einmalig sein oder häufig wiederkehren. Gelegentlich begleiten *Übelkeit* und *Erbrechen* die Kolik, was zur Fehldiagnose „Magen-Darm-Galle-Erkrankung" führen kann. Im Urin findet man Erythrozyten (Hämaturie).

Komplikationen sind wiederkehrende Pyelonephritiden und Niereninsuffizienz bis Nierenversagen.

Diagnose. Ungefähr 80 % der Steine können im Röntgenbild erkannt werden, außerdem können Ultraschall oder eine Urographie durchgeführt werden.

- **Im Urin:** Hämaturie, evtl. anhaltend saurer oder alkalischer Urin, Leukozyten, Bakterien, Kalzium, Oxalat, Harnsäure, Phosphat, Zystin.
- **Im Blut:** evtl. Erhöhung von Kalzium, Harnsäure, Phosphat.

Differenzialdiagnose. Gallenkolik, Appendizitis, Niereninfarkt oder andere Nierenerkrankungen, akutes Abdomen (Pankreatitis, Bauchhöhlenschwangerschaft, Ileus u. a.).

Therapie
- **Akute Nierensteinkolik.** Im Vordergrund der Therapie steht das Bemühen um einen *spontanen Steinabgang*. Der Patient soll sich bewegen und viel trinken. Lokale *Wärmeanwendungen* werden als wohltuend empfunden. Während der akuten Kolik sind *entkrampfende Maßnahmen* allein meist nicht ausreichend, da die Schmerzen nicht durch eine vermehrte Harnleiterperistaltik, sondern durch eine Harnleiterüberdehnung entstehen. Deshalb müssen zusätzlich *schmerzstillende Maßnahmen* zum Einsatz kommen.
- **Beseitigung der Steine**
  - **Steinauflösung** (Litholyse) bei Harnsäuresteinen durch Medikamente, Ernährungsumstellung, Erhöhung der Harnmenge und Neutralisierung des Urins.
  - **Schlingenextraktion** bei „schlingengerechten" bis bohnengroßen Steinen im distalen Harnleiterdrittel.
  - **Steinzertrümmerung** (Stoßwellenlithotripsie) ist möglich, wenn der Stein lokalisiert werden kann und wenn kein Abflusshindernis vorliegt.
  - **Operationen** nur, wenn keine der vorstehenden Maßnahmen möglich ist.

! **Akute Nierensteinkolik**
Entkrampfende und *schmerzstillende* Maßnahmen sind notwenig!

Prophylaktische Maßnahmen
- Erhöhung der Harnmenge durch reichliche Flüssigkeitszufuhr,
- Schaffung eines günstigeren pH-Wertes des Urins,
- Senkung der steinbildenden Substanzen im Blut durch entsprechende diätetische oder medikamentöse Maßnahmen,
- Behandlung evtl. bestehender Harnwegsinfektionen.

15.4.10 Nieren- und Blasenkarzinom

Formen
- **Bösartige Nierentumoren:**
  - **Nierenkarzinom** (beim Erwachsenen)
  - **Nierenmetastasen**
  - **Wilms-Tumor** (häufigster Nierentumor im Kindesalter)

Es handelt sich um einen meist einseitigen, sicht- und tastbarer Tumor im Bauchbereich, der vor allem Kinder zwischen dem 3. bis 5. Lebensjahr betrifft. Er wächst zunächst verdrängend, metastasiert dann aber oft in Lungen, Leber, Gehirn und regionale Lymphknoten. Es kann zu Bauchschmerzen, Blässe und Hämaturie kommen.

- **Blasenkrebs** (vor allem bei Männern über 60 Jahren)

Symptome. Es gibt *keine* typischen *Früh*symptome bei Nieren- bzw. Blasenkrebs. Allerdings kann es zu Schmerzen in der Nierengegend, Hämaturie und Gewichtsabnahme kommen, bei Blasenkrebs evtl. zu Dysurie und Harnstauung.

> **Nieren- und Blasenkrebs**
> - In 90 % der Fälle kommt es zu Blut im Urin (Hämaturie)!
> - Da jedes Auftreten von Blut im Urin das Zeichen eines Blasen- oder Nierentumors sein kann, muss dieser Befund in jedem Fall sorgfältig abgeklärt werden.

15.4.11 Niereninsuffizienz und Nierenversagen

Akutes Nierenversagen (Schockniere)

Beim akuten Nierenversagen handelt es sich um eine plötzliche Einschränkung der Nierenfunktion, die mit einer verminderten Harnausscheidung (Oligurie, unter 500 ml/Tag) oder einer fast erloschenen Harnproduktion (Anurie, unter 100 ml/Tag) einhergeht, manchmal allerdings mit normalem oder sogar gesteigertem Harnfluss. In jedem Fall nehmen im Blut die harnpflichtigen Substanzen zu (Harnstoff, Kreatinin, Harnsäure).

Ursachen
- **Kreislaufschock**, zum Beispiel durch Blutdruckabfall oder durch Flüssigkeits- bzw. Blutverlust. Es handelt sich um die häufigste Ursache (ca. 50 %);
- **Nierenerkrankungen**, zum Beispiel akute Glomerulo- bzw. Pyelonephritis, Infekte (Streptokokkeninfekte, Leptospirose);
- **Harnstauung**, zum Beispiel durch Blasenstein oder Prostatahypertrophie;
- **Vergiftungen**, zum Beispiel durch Schwermetalle (wie Blei, Gold, Arsen), Pilze (Knollenblätterpilze!), Medikamente (Antibiotika, Zytostatika, Aciclovir u. a.).

Symptome und Stadien
- **Stadium 1: Schädigung der Niere** (Stunden bis Tage), zum Beispiel durch Schock oder Nierengifte,
- **Stadium 2: Oligo- bzw. Anurie** (9 bis 11 Tage) mit den Gefahren der Überwässerung (Lungen- bzw. Hirnödem, Linksherzinsuffizienz) und Hyperkaliämie, metabolische Azidose, Harnvergiftung,
- **Stadium 3: Polyurie** (2 bis 3 Wochen) mit der Gefahr der Exsikkose, Hypokaliämie und Hyponatriämie,
- **Stadium 4: Wiederherstellung** (Wochen bis Monate). Es kann zur völligen Ausheilung oder zur Defektheilung kommen.

Therapie. Bei Verdacht auf akutes Nierenversagen muss sofortige Krankenhauseinweisung erfolgen.

Chronisches Nierenversagen

Beim chronischen Nierenversagen kommt es zu einer irreversiblen, über Jahre sich verschlimmernden Einschränkung der Nierenfunktion, die schließlich zur Harnvergiftung (Urämie, s. u.) führt.

Ursachen. *Chronische Pyelo-* und *Glomerulonephritis* sind die häufigsten Ursachen, außerdem spielen die Zystenniere, diabetischen Nierenerkrankungen, bösartiger Bluthochdruck und die Analgetika- und Gichtniere eine Rolle.

Stadien
1. **Kompensiertes Dauerstadium:** Leichte Einschränkung der Kreatinin-Clearance (➔ Abschn. 15.3.2). Die harnpflichtigen Substanzen sind im Blut noch nicht erhöht.
   Es kann zur renalen Hypertonie und durch einen Vitamin-D-Mangel zur Nebenschilddrüsenüberfunktion kommen.
2. **Kompensierte Retention:** im Blut steigen die harnpflichtigen Substanzen an, es bestehen jedoch noch keine Urämie-Symptome.
3. **Dekompensierte Retention:** im Blut sind die harnpflichtigen Substanzen erhöht. Es bestehen Urämie-Symptome (s. u.).
4. **Terminale Niereninsuffizienz:** Irreversibles Nierenversagen. Es muss eine Behandlung mittels Dialyse oder Nierentransplantation erfolgen, da es sonst zu einem tödlichen Verlauf kommt.

Symptome. Es treten schwere Störungen im Wasser-, Elektrolyt- und Säure-Basen-Haushalt auf. Der Erythropoetinmangel führt zur Anämie.

Bitte beachten Sie zu den möglicherweise auftretenden Beschwerden auch nachfolgend die Symptome der Urämie.

15.4.12 Urämie (Harnvergiftung)

Eine Urämie ist das *Endstadium* einer akuten oder chronischen *Niereninsuffizienz*.

Symptome. Durch die Überwässerung und den Anstieg der harnpflichtigen Substanzen werden nahezu alle Funktionskreise des Organismus betroffen.

- **Allgemein:** Es kommt zu Schwächegefühl, Gewichtsabnahme oder -zunahme (durch Überwässerung), Foetor uraemicus (Betroffene riecht nach Urin), Juckreiz, Kopfschmerzen, „milchkaffeefarbener" Haut (Café-au-lait-Farbe), Abwehrschwäche, Kachexie.
- **ZNS:** Konzentrationsschwäche, Wesensveränderungen, Psychosen, Polyneuropathie, Krampfneigung, Verwirrtheit, Bewusstseinstrübung, Bewusstlosigkeit, Coma urämicum.
- **Herz/Kreislauf:** Hypertonie, Perikarditis.
- **Magen-Darm-Trakt:** Übelkeit, Erbrechen, Durchfälle.
- **Lunge:** Lungenödem, Pneumonie, Pleuritis.
- **Blut:** renale Anämie, Thrombozytopenie mit Blutungsneigung, Thrombozytopathie.
- **Skelett:** Osteoporose und Osteomalazie (durch Mangel an Vitamin D und sekundärer Nebenschilddrüsenüberfunktion).

Therapie. Dialysebehandlung bzw. Nierentransplantation

15.4.13 Angeborene Nierenerkrankungen

Folgende angeborene Nierenerkrankungen sind möglich (Atlas Abb. 15-20):

- **Agenesie.** Eine Niere, meist die linke, fehlt völlig. Die verbleibende Niere hypertrophiert und übernimmt die Arbeit der fehlenden mit.
- **Hufeisenniere** (Verschmelzungsniere). Beide Nieren sind miteinander verwachsen. Meist bestehen gleichzeitig Fehlbildungen des Harnleiters und des Nierenbeckens.
- **Lageanomalie der Niere.** Die Niere ist ins Becken verlegt, der Harnleiter oft verkürzt: ein Harnstau kann die Folge sein.
- **Wanderniere** (Nephroptose). Je nach Körperlage verändert die Niere im Körper ihre Position. Bei aufrechtem Stehen sinkt sie in das kleine Becken ab. Es besteht die Gefahr der Harnleiterabknickung.
- **Zystenniere.** Bei der Zystenniere handelt es sich um eine angeborene Fehlbildung. Hierbei ist die Niere mit mehreren Zysten durchsetzt, und es besteht eine oft erhebliche Organvergrößerung. Bei diesen Patienten befinden sich Zysten häufig auch in der Leber, im Pankreas und in der Schilddrüse.

15.5 Fragen

Beantworten Sie die Fragen möglichst knapp! Die richtigen Antworten finden Sie im angegebenen Abschnitt entweder **fett** oder *kursiv* gedruckt.

Anatomie
▶ Aus welchen Abschnitten setzt sich der Harnapparat zusammen? (➔ Abschn. 15.1)

Nieren
▶ Wo liegen die Nieren? Sind die Nieren vom Bauchfell umgeben? Was tritt am Nierenhilum in die Niere ein bzw. aus? Welche verschiedenen Anteile kann man an einer durchgeschnittenen Niere schon mit bloßem Auge wahrnehmen? (➔ Abschn. 15.1.1)
▶ Welche beiden Kapillarsysteme durchfließt das Blut in den Nieren? (➔ Abschn. 15.1.1, Kasten)

Harnleiter
▶ Welche Länge haben die Harnleiter? Welche Wandschichten unterscheidet man am Harnleiter? Wie erfolgt der Transport des Urins durch die Harnleiter? Geben Sie die drei Engpässe des Harnleiters an! (➔ Abschn. 15.1.2)

Harnblase
▶ Wo liegt die Harnblase bei der Frau, wo beim Mann? Welches Fassungsvermögen hat die Blase normalerweise? Ab wann besteht im Allgemeinen heftiger Harndrang? Geben Sie den Wandaufbau der Blase an! Welche beiden Schließmuskeln der Blase unterscheidet man, geben Sie jeweils an, ob er dem bewussten oder dem unbewussten Willen unterliegt! (➔ Abschn. 15.1.3)

Harnröhre
▶ Wo liegt die Mündungsstelle der Harnröhre bei der Frau? Welche Anteile der Harnröhre unterscheidet man beim Mann? Warum spricht man beim Mann von einer kombinierten Harn-Samen-Röhre? (➔ Abschn. 15.1.4)

Physiologie

Aufgaben des Harnapparates
▶ Welche Hauptaufgaben hat der Harnapparat? Welche harnpflichtigen Substanzen müssen zwingend über die Niere ausgeschieden werden? Was versteht man unter „Aufrechterhaltung der Homöostase"? Welche beiden wichtigen Wirkstoffe werden in den Nieren hergestellt? (➔ Abschn. 15.2.1)

Das Nephron
▶ Was ist ein Nephron? Aus welchen Anteilen setzt sich eine „Arbeitseinheit" in den Nieren zusammen? (➔ Abschn. 15.2.2)

Harnbereitung
▶ In welche drei Hauptschritte kann die Harnbereitung eingeteilt werden? Wieviel Liter Blut durchfließen die Niere in 24 Stunden? Wieviel Liter Primärharn bildet die Niere daraus? Wieviel Liter Urin werden aus diesem Primärharn gebildet? (➔ Abschn. 15.2.3)
▶ Welche Stoffe werden von den Nierenkanälchen aus dem Primärharn durch tubuläre Rückresorption zurückgeholt? Welche Stoffe können durch tubuläre Sekretion aktiv in den Primärharn sezerniert werden? (➔ Abschn. 15.2.3)

Selbstregulation der Niere.
▶ In welchen Bereichen kann eine systolische Blutdruckänderung von den afferenten Arteriolen durch Veränderung ihres Lumens ausgeglichen werden? (➔ Abschn. 15.2.4)

Steuerung der Nierentätigkeit
▶ Welche beiden Hormone sind in erster Linie für den Wasserhaushalt des Körpers verantwortlich? Zu welcher Krankheit kann es bei ADH-Mangel kommen? Wann schütten die Nieren Renin aus? Was bewirkt das in der Nebennierenrinde gebildete Aldosteron? (➔ Abschn. 15.2.5)

Untersuchungsmethoden
Körperliche Untersuchung.
▶ Welche typischen Beschwerden eines Patienten können bei der Anamneseerhebung das Augenmerk auf den Harnapparat lenken? (➔ Abschn. 15.3.1)
▶ Welche Merkmale können bei einem Patienten schon bei der Inspektion eine Schädigung der Niere vermuten lassen? Mit welcher einfachen Untersuchungsmöglichkeit kann man eine Schmerzempfindlichkeit des Nierenbeckens feststellen? (➔ Abschn. 15.3.1)

Laboruntersuchungen
▶ Was ist das Clearance-Verfahren? (➔ Abschn. 15.3.2)

Apparative Verfahren
▶ Welche apparativen Untersuchungsmethoden des Harnapparates kennen Sie? (➔ Abschn. 15.3.3)

Harnanalyse mittels Teststreifen
▶ In welchen Bereichen werden Mehrfachteststreifen zur Urinkontrolle bevorzugt eingesetzt? Worauf ist bei der Probengewinnung zu achten? Geben Sie mögliche Ursachen für eine Leukozyturie an! Worauf weist Nitrit im Urin hin? Geben Sie häufige Ursachen für eine pathologische Proteinurie an! Tritt eine pathologische Proteinurie, die mit einem Mehrfachteststreifen nachgewiesen werden kann, typischerweise intermittierend oder persistierend auf? Geben Sie Ursachen für Glukosurie an! Sie finden Ketonkörper im Urin! Nennen Sie hierfür mögliche Gründe. Woran lässt Sie eine erhöhte Urobilinogenausscheidung im Urin denken? Blut im Urin! Welche Ursachen kommen in Betracht? (➔ Abschn. 15.3.4)

Apparative Verfahren
▶ Welche apparativen Untersuchungsmethoden des Harnapparates kennen Sie? (➔ Abschn. 15.3.3)

Ausgewählte Erkrankungen des Harnapparates
▶ Zählen Sie Faktoren auf, die Harnweginfektionen begünstigen! (➔ Abschn. 15.4, Einleitung)

Harnblasenentzündung (Zystitis)
▶ Welchen Befund erwarten Sie bei einer Untersuchung des Harns mittels Mehrfachteststreifen bei einer Zystitis? (➔ Abschn. 15.4.1)
▶ Was versteht man unter einer asymptomatischen Bakteriurie? (➔ Abschn. 15.4.1)
▶ Welches sind die wichtigsten Symptome einer Blasenentzündung? (➔ Abschn. 15.4.1)
▶ Wie therapieren Sie in diesem Fall? (➔ Abschn. 15.4.1)

Akute und chronische Pyelonephritis
▶ Wo spielt sich eine Pyelonephritis ab? (➔ Abschn. 15.4.2)
▶ Geben Sie die Leitsymptome der Pyelonephritis an! (➔ Abschn. 15.4.2)
▶ Was ergibt in diesem Fall die Urinuntersuchung, was die Blutuntersuchung? (➔ Abschn. 15.4.2)
▶ Wie würden Sie bei akuter Pyelonephritis behandeln? (➔ Abschn. 15.4.2)
▶ Welche Symptome können bei einer chronischen Pyelonephritis auftreten? (➔ Abschn. 15.4.3)
▶ Welcher Urinbefund ist typisch für chronische Pyelonephritis? (➔ Abschn. 15.4.3)

Akute und chronische Glomerulonephritis
- Wodurch kann es zur akuten Glomerulonephritis kommen? (→ Abschn. 15.4.4)
- Welches Beschwerdebild kann diese Erkrankung zeigen? (→ Abschn. 15.4.4, Kasten)
- Wie wird therapiert? (→ Abschn. 15.4.4, Kasten)
- Geben Sie die beiden Verlaufsformen der chronischen Glomerulonephritis an und nennen Sie jeweils das zugehörige Leitsymptom! (→ Abschn. 15.4.5)

Nephrotisches Syndrom (Eiweißverlustniere)
- Zählen Sie auf, was zu einem nephrotischen Syndrom gehört! (→ Abschn. 15.4.6)
- Welche Ursache liegt dem nephrotischen Syndrom oft zugrunde? (→ Abschn. 15.4.6)

Nierensteine
- Welche Steinarten werden bei Nierensteinen unterschieden? (→ Abschn. 15.4.9, Tabelle 15-1)
- Geben Sie zu den einzelnen Steinarten die jeweils begünstigenden Faktoren an! (→ Abschn. 15.4.9)
- Nennen Sie Leitsymptome einer Nierensteinkolik! Welche therapeutischen Maßnahmen stehen zur Therapie von Nierensteinen zur Verfügung? Welche prophylaktischen Maßnahmen gegen Nierensteinbildung kennen Sie? (→ Abschn. 15.4.9)

Nieren- und Blasenkarzinom
- Geben Sie das häufigste Erstsymptom bei Nieren- bzw. Blasenkrebs an! (→ Abschn. 15.4.10, Kasten)

Niereninsuffizienz und Nierenversagen
- Was ist die häufigste Ursache für akutes Nierenversagen, welches für chronisches Nierenversagen? (→ Abschn. 15.4.11)

Urämie
- Was ist eine Urämie? (→ Abschn. 15.4.12)
- Zählen Sie einige Symptome auf, die bei Urämie auftreten können! (→ Abschn. 15.4.12)
- Welche angeborenen Nierenerkrankungen kennen Sie? (→ Abschn. 15.4.12)

6 Die Fortpflanzungsorgane

16.1 Allgemeines 416

16.2 Die männlichen Geschlechtsorgane 416
16.2.1 Hoden (Testes) 416
16.2.2 Nebenhoden (Epididymis) 418
16.2.3 Samenleiter (Ductus deferens), Samenstrang (Funiculus spermaticus) und Ausspritzgang (Ductus ejaculatorius) 418
16.2.4 Harn-Samen-Röhre (Urethra) 419
16.2.5 Cowper-Drüse (Glandula bulbourethralis) 419
16.2.6 Der Hodensack (Scrotum) 419
16.2.7 Bläschendrüse (Samenbläschen, Glandula vesiculosa, Vesicula seminalis) 419
16.2.8 Prostata (Vorsteherdrüse) 420
16.2.9 Das männliche Glied (Penis) 420
16.2.10 Die Samenflüssigkeit (Sperma, Ejakulat) 421

16.3 Ausgewählte Erkrankungen der männlichen Fortpflanzungsorgane 421
16.3.1 Prostatitis (Vorsteherdrüsenentzündung) 421
16.3.2 Gutartige Prostatahyperplasie (früher: Prostataadenom, Prostatahypertrophie) 422
16.3.3 Prostatakarzinom (Prostatakrebs) 422
16.3.4 Phimose (Vorhautverengung) 422

16.4 Die weiblichen Geschlechtsorgane 422
16.4.1 Eierstöcke (Ovarien) 423
16.4.2 Eileiter (Tubae uterinae) 424
16.4.3 Gebärmutter (Uterus) 425
16.4.4 Scheide (Vagina) 426
16.4.5 Die äußeren Geschlechtsorgane (Vulva) 426
16.4.6 Die Brustdrüsen (Mammae) 427
16.4.7 Der Menstruationszyklus 428

16.5 Ausgewählte Erkrankungen der weiblichen Fortpflanzungsorgane 431
16.5.1 Eierstockentzündung (Oophoritis) 431
16.5.2 Ovarialtumoren 431
16.5.3 Eierstockzyste (Follikelzyste) 431
16.5.4 Eileiterentzündung (Salpingitis) 431
16.5.5 Gebärmuttersenkung (Descensus uteri) 431
16.5.6 Gebärmuttermyom (Myoma uteri) 432
16.5.7 Endometriose 432
16.5.8 Gebärmutterkrebs 432
16.5.9 Brustkrebs (Mammakarzinom) 433

16.6 Fragen 434

Dem Heilpraktiker ist aufgrund des § 24 Infektionsschutzgesetz die Behandlung sexuell übertragbarer Krankheiten verboten. Ein *generelles* Verbot Geschlechtsorgane zu untersuchen und Erkrankungen der Geschlechtsorgane zu behandeln besteht seit dem außer Kraft treten des Gesetzes zur Bekämpfung der Geschlechtskrankeiten jedoch *nicht* mehr (➔ Abschn. 1.2.8).

! Der Heilpraktiker darf sexuell übertragbare Erkrankungen **nicht** behandeln.

16.1 Allgemeines

Unter dem Fortpflanzungssystem versteht man die Gesamtheit der Organe, die dazu dienen, ein neues Lebewesen hervorzubringen und damit den Fortbestand der Art zu sichern. Im Einzelnen haben sie die folgenden Aufgaben:

- Produktion der Sexualhormone (Östrogen, Progesteron, Testosteron),
- Bereitstellung der Ei- bzw. Samenzellen,
- Produktion von Sekreten, die die Gleitfähigkeit der Geschlechtsorgane beim Geschlechtsakt ermöglichen,
- Schaffung eines optimalen Milieus für den Transport und die Ernährung der Spermien, damit es zur Vereinigung der Ei- und Samenzelle kommen kann,
- Austragen der Frucht.

Geschlechtsmerkmale. Man unterscheidet primäre, sekundäre und tertiäre Geschlechtsmerkmale:

- **Primäre Geschlechtsmerkmale** sind die Organe, die direkt der Fortpflanzung dienen und die schon zum Zeitpunkt der Geburt vorhanden sind.
  - **Beim Mann:** Hoden, Nebenhoden, Samenwege, Penis, Geschlechtsdrüsen
  - **Bei der Frau:** Eierstöcke, Eileiter, Gebärmutter, Scheide, Vulva (➔ Abschn. 16.4.5, äußere Geschlechtsorgane)
- **Sekundäre Geschlechtsmerkmale** dienen nicht direkt der Fortpflanzung, sondern prägen das *geschlechtliche äußere Erscheinungsbild*. Sie sind zum Zeitpunkt der Geburt noch *nicht* vorhanden, sondern entwickeln sich erst während der *Pubertät*. Es handelt sich dabei um die Art der Körperbehaarung, des Körperbaues, der Fettverteilung und der Stimmlage. Ebenso zählen die Brustdrüsen der Frau dazu.
- **Tertiäre Geschlechtsmerkmale** sind Skelettmerkmale wie Körpergröße und Körperbau aber auch die angeborenen und erworbenen geschlechtstypischen Verhaltensweisen.

16.2 Die männlichen Geschlechtsorgane

Zu den männlichen Geschlechtsorganen gehören (Abb. 16-1 und Atlas Abb. 16-1):

- **äußere Geschlechtsorgane:** Penis und Hodensack,
- **innere Geschlechtsorgane:**
  - **Geschlechtsdrüsen:** Hoden, Bläschendrüse, Cowper-Drüse, Prostata,
  - **ableitende Ausführungsgänge:** Nebenhoden, Samenleiter mit Samenstrang, Ausspritzgang, Harn-Samen-Röhre.

16.2.1 Hoden (Testes)

Die paarig angelegten, eiförmigen Hoden liegen im taschenartigen Hodensack (Scrotum). Es handelt sich um eine *gemischte* Drüse, die endo- und exokrine Anteile besitzt (s. u.). Bitte beachten Sie zum Folgenden die Abb. 16.3 und Atlas Abb. 16-2, 16-8, 16-9.

Aufbau und Aufgabe. Der Hoden ist von einer bindegewebigen Hülle umgeben, von der aus Trennwände (Septen) in die Mitte ziehen und jeden Hoden in ca. 250 Läppchen (Lobuli) unterteilen. In jedem Läppchen befinden sich zwei bis drei gewundene Hodenkanälchen, in denen die Spermien hergestellt werden. Bei der *Spermienherstellung* handelt es sich um den *exokrinen* Teil der Hoden.

Die Heranreifung der Spermien wird als **Spermatogenese** bezeichnet. Sie beginnt mit dem Zeitpunkt der Pubertät. Am Rand der Hodenkanälchen befinden sich unreife, teilungsaktive Zellen (Spermatogonien), die schon vorgeburtlich eingewandert sind (Atlas Abb. 16-9). Diese reifen weiter aus und wandern dabei immer mehr zur Mitte der Hodenkanälchen. Während dieser Entwicklung zum

Spermium finden auch die beiden Reifeteilungen statt, bei denen der diploide Chromosomensatz auf den einfachen (haploiden) Satz reduziert wird (➔ Abschn. 2.3.2). Die ausgereiften Geschlechtszellen werden dann in Richtung Nebenhoden abtransportiert.

Den *endokrinen* Anteil bilden die *Leydig-Zwischenzellen* (Atlas Abb. 16-8), die *Testosteron* produzieren. Sie liegen wie Inseln zwischen den Hodenkanälchen im interstitiellen Bindegewebe. Testosteron ist für die Ausprägung der männlichen sekundären Geschlechtsmerkmale zuständig.

▶ **Hoden**
- **Exokriner Anteil:** Spermien
- **Endokriner Anteil:** Testosteron

Lage. Die Hoden liegen außerhalb der Bauchhöhle, da die Spermienreifung nur eine Temperatur verträgt, die ca. 3 °C unter der der Bauchhöhle liegt. Um die Temperatur in den Hoden möglichst konstant zu halten, erschlafft der Hodenhebermuskel (M. cremaster) bei Wärme, so dass sich die Hoden vom Körper entfernen, bei Kälte dagegen zieht er sich zusammen, so dass sie näher an die Bauchhöhle gehoben werden.

Die Hoden werden während der Embryonalzeit an der hinteren Bauchwand angelegt; entwicklungsgeschichtlich entsprechen sie den Eierstöcken. Meist senken sie sich vorgeburtlich während des 3. bis 10. Embryonalmonats, zusammen mit ihren Versorgungsgefäßen, durch den Leistenkanal in den Hodensack ab, wobei sie alle Schichten der Bauchwand, einschließlich des Bauchfells, in den Leistenkanal ausstülpen. Dabei liegen die Hoden nicht im Bauchfellsack, sondern neben ihm! Sie sind jedoch vollständig von Peritoneum umhüllt. Die einzelnen Schichten entwickeln sich zu Hodenhüllen (Atlas Abb. 16-3).

Eine unvollständige Wanderung des Hodens während der Embryonalzeit wird „Maldescensus testis" genannt. Als „Kryptorchismus" bezeichnet man den Zustand, dass der Hoden durch Palpation nicht aufzufinden ist, *p*endelt er zwischen Leiste und Hodensack, spricht man vom „Pendelhoden", bleibt er im Leistenkanal stecken, vom „*Leistenhoden*". In diesem Fall wird der Abstieg meist innerhalb des 1. Lebensjahres nachgeholt, andernfalls wird eine hormonelle Therapie oder sogar ein operativer Eingriff notwendig, da es sonst zur Unfruchtbarkeit kommen kann.

Ist der Hoden in den Hodensack (Scrotum) abgesunken, schließt sich der Sack, bis auf eine Durchtrittsstelle für den Samenstrang. Bleibt der Verschluss aus, so besteht zeitlebens eine offene Verbindung zwischen Bauchhöhle und Hodensack, durch die Baucheingeweide absinken können (angeborener Leistenbruch). Dabei tritt meist

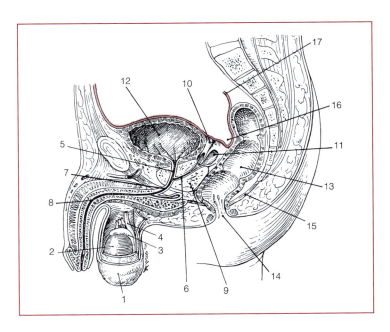

Abb. 16-1 Übersicht über die männlichen Geschlechtsorgane
1. Hodensack (Scrotum), 2. Hoden (Testis), 3. Nebenhoden (Epididymis), 4. Samenleiter (Ductus deferens), 5. Harnröhre (Urethra – Pars prostatica), 6. Ausspritzgang (Ductus ejaculatorius), 7. Kombinierte Harn-Samen-Röhre (Urethra – Pars membranacea), 8. Kombinierte Harn-Samen-Röhre (Urethra – Pars spongiosa), 9. Vorsteherdrüse (Prostata), 10. Samenleiter (Ductus deferens), 11. Samenbläschen (Glandula seminalis), 12. Harnblase (Vesicula urinaria), 13. Mastdarm (Rectum), 14. Analkanal (Canalis analis), 15. Afterhebermuskel (M. levator ani), 16. Bauchhöhle, 17. Bauchfell (Peritoneum).

zuerst das große Netz durch, bei zunehmender Erweiterung können Darmteile folgen. Es besteht die Gefahr eines Darmverschlusses. Bei erworbenen Leistenbrüchen treten Darmschlingen nicht durch eine angeborenermaßen offengebliebene Durchtrittsstelle aus, sondern aufgrund einer Bindegewebsschwäche in der Leiste bei hohen Druckbelastungen (Bauchpresse).

Bitte beachten Sie hierzu auch im Atlas Abb. 16-4: Leistengegend beim Mann, Abb. 16-5: Schematische Darstellung des Leistenkanals und des Leistenbruchs, Abb. 16-6: Darstellung von zwei Leistenbrüchen unterschiedlicher Größe und Abb. 16-7: Leistenbruchoperation.

Spermien (Samenfäden). Die Spermien, die in den Hodenkanälchen gebildet werden, bestehen aus Kopf, Mittelstück und Schwanz (Abb. 16-2). Der *Kopf* enthält den *Zellkern* mit den *Chromosomen*, womit er zum eigentlichen Träger der väterlichen Erbinformation wird. Der vordere Teil des Kopfes ist mit einer dünnen Kopfkappe überzogen, die Enzyme enthält, die das Durchdringen des Schleimpfropfes im Gebärmutterhals ermöglichen und das Eindringen in die Eizelle. Das Mittelstück liefert die Bewegungskraft. Dazu enthält es zahlreiche spiralig angeordnete Mitochondrien zur Energieversorgung. Der Schwanz bewegt das Spermium durch schlängelnde Bewegungen vorwärts.

Die Samenzelle bewegt sich pro Minute um ca. 3 mm vorwärts. So kann sie den Weg aus der Scheide zum Eileiter, den Ort der Befruchtung, in ein bis zwei Stunden zurücklegen.

16.2.2 Nebenhoden (Epididymis)

Die Nebenhoden liegen dem oberen und hinteren Teil der Hoden an. Man unterscheidet Kopf, Körper und Schwanz (Abb. 16-3 und Atlas 16-2, 16-10). Es handelt sich um eine Ansammlung zahlreicher, gewundener Kanälchen, in denen die *Spermien gespeichert* werden, außerdem wird hier ein Sekret produziert, das die Spermien unbeweglich macht.

Von den Nebenhoden aus werden die Spermien beim Samenerguss (Ejakulation) durch peristaltische Bewegungen der glatten Wandmuskulatur des Nebenhodenganges in den Samenleiter ausgetrieben.

16.2.3 Samenleiter (Ductus deferens), Samenstrang (Funiculus spermaticus) und Ausspritzgang (Ductus ejaculatorius)

Die paarigen, 50 bis 60 cm langen **Samenleiter** stellen die *Fortsetzung* der *Nebenhoden* dar. Sie sind in ihrem Anfangsteil stark geschlängelt (Atlas Abb. 16-10), steigen vom Hoden durch den Leistenkanal in die Bauchhöhle, laufen seitlich an der Harnblase vorbei und kommen zwischen Harnblase und Harnleiter zu liegen (Atlas Abb. 16-12). Bevor sie in die Prostata einmünden, erweitern sie sich zur Ampulle (Abb. 16-4 und Atlas Abb. 16-14). Sie nehmen die Ausführungsgänge der Bläschendrüse innerhalb der Prostata auf. Die Wand der Samenleiter besteht aus glatter Muskulatur, die sich während des Samenergusses kräftig zusammenzieht und die Spermien in die Harn-Samen-Röhre treibt (Atlas Abb. 16-11).

Die **Samenstränge** erstrecken sich vom oberen Pol der Hoden bis zum oberen Leistenring. Sie

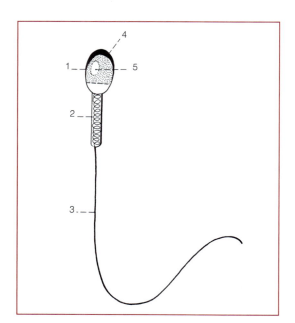

Abb. 16-2 Spermium (Samenfaden)
1. Kopf, 2. Mittelstück, 3. Schwanz, 4. Kopfkappe mit Enzym, 5. Vakuole.

sind ungefähr bleistiftdick und 10 cm lang. Es handelt sich um den ersten Abschnitt der Samenleiter, zusammen *mit* ihren *Hüllen* aus Bindegewebe, Hodenhebermuskel, Nerven, Blut- und Lymphgefäßen (Atlas Abb. 16-16).

Bei den **Ausspritzgängen** handelt es sich um die Fortsetzungen der Samenleiter im Inneren der Prostata, nachdem sie sich mit den Ausführungsgängen der Bläschendrüsen vereinigt haben (Atlas Abb. 16-13). Sie enden an der Stelle, an der sich die paarigen Ausspritzgänge mit der Harnröhre vereinigen und zur kombinierten Harn-Samen-Röhre werden. Die Ausspritzgänge geben Spermien und das Sekret der Bläschendrüsen in die kombinierte Harn-Samen-Röhre ab.

16.2.4 Harn-Samen-Röhre (Urethra)

Die beiden Ausspritzgänge vereinigen sich innerhalb der Prostata mit der Harnröhre und bilden so die kombinierte Harn-Samen-Röhre (Abb. 16-1 und Atlas 16-1, 16-13), die bis zur Spitze der Eichel eine Länge von etwa 20 bis 25 cm hat. Wie schon im Kap. Harnapparat, ➔ Abschn. 15.1.4, dargestellt wurde, wird die Urethra in drei Abschnitte unterteilt: *Pars prostatica, Pars membranacea* und *Pars spongiosa* (Atlas Abb. 16-13).

16.2.5 Cowper-Drüse (Glandula bulbourethralis)

Die paarig angelegten Cowper-Drüsen (sprich: kauper) sind erbsgroß und liegen im bindegewebigen Beckenboden (Atlas Abb. 16-15). Bei sexueller Erregung geben sie schon vor der eigentlichen Ejakulation ein *visköses Sekret* in die Harn-Samen-Röhre ab. Dadurch bewirken sie während des Geschlechtsverkehrs (Koitus) die *Gleitfähigkeit* der Geschlechtsorgane. Darüber hinaus zerstört das Drüsensekret Urinreste in der Harn-Samen-Röhre.

16.2.6 Der Hodensack (Scrotum)

Beim Hodensack handelt es sich um eine Ausstülpung der Bauchwand, die Hoden, Nebenhoden und Samenstrang enthält. Er besitzt eine

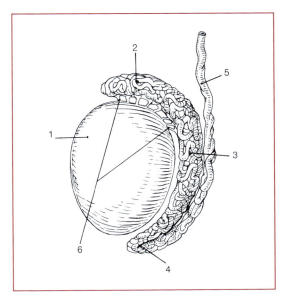

Abb. 16-3 Schematische Darstellung von Hoden und Nebenhoden
1. Hoden (Testis), 2. Kopf des Nebenhodens, 3. Körper des Nebenhodens, 4. Schwanz des Nebenhodens, 5. Samenleiter (Ductus deferens), 6. Kanälchennetz zwischen Hodenkanälchen und Ausführungsgängen (Rete testis).

gerunzelte, pigmentierte Haut, in die Talg-, Schweiß- und Duftdrüsen eingelagert sind. Das Unterhautbindegewebe ist nahezu fettfrei und enthält als Besonderheit eine Lage glatter Muskelzellen. Ziehen sie sich zusammen, wird die Hodensackhaut gefaltet und so die Wärmeabgabe an die Umgebung herabgesetzt (Atlas Abb. 16-16).

16.2.7 Bläschendrüse (Samenbläschen, Glandula vesiculosa, Vesicula seminalis)

Zwischen Blasengrund und Rektum liegen zwei gewundene Drüsenschläuche, die Bläschendrüsen, die ein *alkalisches, fruktosereiches Sekret* abgeben (Atlas Abb. 16-14). Das alkalische Sekret ermöglicht die *Bewegungsfähigkeit* der *Spermien*, die im sauren Milieu unbeweglich sind. Die Fruktose dient der Ernährung der Spermien.

16.2.8 Prostata (Vorsteherdrüse)

Die Prostata liegt als kastanienförmiges, derbes Organ direkt unterhalb der Blase, wobei sie die Harnröhre ringförmig umschließt (Abb. 16-4 und Atlas 16-4, 16-3). Ihre Rückfläche kann mit dem Finger (digital) vom Mastdarm aus getastet werden (Atlas Abb. 16-12).

Die Prostata besteht aus ca. 40 einzelnen Drüsen, die über 15 bis 30 Ausführungsgänge (Atlas Abb. 16-13 B) direkt in die Harn-Samen-Röhre ein *dünnflüssiges, milchiges Sekret* abgeben, das die *Beweglichkeit* der *Spermien* stimuliert. Mengenmäßig stellt das Prostatasekret den *Hauptanteil* der *Samenflüssigkeit* dar.

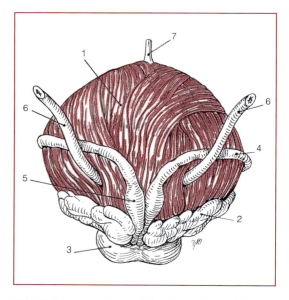

Abb. 16-4 Lage von Samenleiter, Harnleiter und Samenbläschen
1. Harnblase (Vesica urinaria), 2. Samenbläschen (Vesicula seminalis), 3. Vorsteherdrüse (Prostata), 4. Samenleiter (Ductus deferens), 5. Erweiterung des Samenleiters zur Ampulle (Ampulla ductus deferentis), 6. Harnleiter (Ureter), 7. Mittleres Nabelband (Ligamentum umbilicale medianum).

16.2.9 Das männliche Glied (Penis)

Der Penis ist das Begattungsorgan, das die Aufgabe hat, den Samen tief in die Scheide, möglichst bis unmittelbar vor den Gebärmuttermund einzubringen. Um diesem Zweck gerecht werden zu können, besitzt er die Fähigkeit zur Erektion, also zur Versteifung, Verlängerung und Verdickung.

Am distalen Ende des Penis kann man die Eichel (Glans penis) als leicht hervorgewölbtes Gebilde ausmachen (Atlas Abb. 16-13, 16-16). Sie wird von der Vorhaut (Praeputium), der dehnbaren, kapuzenförmigen Hautfalte, fast vollständig umgeben. Diese ist am proximalen Ende der Eichel angewachsen.

Im Glied befinden sich drei längliche Schwellkörper (Atlas Abb. 16-17), die von bindegewebigen Hüllen und von einer äußeren, besonders glatten und dünnen Haut umgeben sind. Das Schwellkörpergewebe wird aus unregelmäßig großen, untereinander in Verbindung stehenden Bluträumen gebildet. In ihrer Wand enthalten sie ein Netzwerk von glatter Muskulatur und Bindegewebe. Bei sexueller Erregung stellen sich die kleinen zuführenden Arterien und Arteriolen weit, so dass das Blut in die Bluträume fließt und sie ausdehnt. Die Bindegewebshülle, die die Schwellkörper umgibt, wird angespannt und wirkt so einer weiteren Ausdehnung entgegen. Die abführenden Venen werden komprimiert, so dass der größte Teil des eingeflossenen Blutes in den Bluträumen zurückgehalten wird. Die Erektion des Penis kommt also durch das gestaute Blut zustande. Klingt die sexuelle Erregung ab, ziehen sich die Arterien zusammen, die Venen erweitern sich, so dass wieder mehr Blut abfließen kann. Das Glied kehrt zu seinem normalen, schlaffen Zustand zurück.

Dieser Erektionsreflex wird vom Parasympathikus gesteuert und hat sein Zentrum im Kreuzbeinteil des Rückenmarks. Jedoch spielen auch Einflüsse aus übergeordneten ZNS-Teilen eine Rolle, was man daran erkennt, dass bei 25 % der Männer, bei denen es zur Zerstörung des Sakralmarks gekommen ist, die Erektionsfähigkeit weiter erhalten bleibt.

Warum wird nun bei der Versteifung des Gliedes die Harn-Samen-Röhre nicht zugedrückt? Die Harn-Samen-Röhre verläuft unterhalb der paarigen Schwellkörper (Corpora cavernosa) im

Schwammgewebe des Schwellkörpers der Urethra (Corpus sponigosum). Dieser Schwellkörper ist nur zu einer so genannten „weichen" Anschwellung fähig, wodurch ein Zusammenpressen der Harn-Samen-Röhre verhindert wird. Dieser Harnröhrenschwellkörper endet in der Eichel, die ebenfalls nicht zu einer harten, sondern nur zu einer weichen Schwellung fähig ist.

16.2.10 Die Samenflüssigkeit (Sperma, Ejakulat)

Unter der Bezeichnung Samenflüssigkeit fasst man alle Bestandteile des Samenergusses (Ejakulat) des Mannes zusammen. Es handelt sich um eine schwach alkalische (pH 7,3), weißliche Flüssigkeit von zähklebriger Konsistenz und charakteristischem Geruch. Der Samenerguss wird vom Sympathikus gesteuert, im Gegensatz zur Erektion, die, wie gesagt, vom Parasympathikus ausgeht. Das Zentrum dieses Sympathikusanteils liegt im Lendenmark.

Sperma setzt sich aus Spermien und dem Sekret der Geschlechtsdrüsen zusammen.

Spermien. Auch bei gesunden Männern findet man bis zu 30 % abnorm gestaltete Samenzellen, zum Beispiel Zwerg- oder Riesenformen, mehrköpfige und mehrschwänzige Gestalten. Nehmen diese abnormen Spermien überhand, so besteht keine Zeugungsfähigkeit mehr. Im normalen Sperma von 3 bis 5 ml sind pro ml ca. 60 Millionen Spermien enthalten.

Beim Samenerguss (Ejakulation) entleert sich der Samenspeicher des Nebenhodenschweifes. Kommt es zu einem weiteren Erguss, so enthält dieser deutlich weniger Spermien als der erste. Bei einem dritten Erguss fehlen die Spermien in der Regel völlig.

Sekret. Das Sekret des Samenergusses setzt sich aus den Absonderungen der Cowper-Drüsen, der Prostata und der Bläschendrüsen zusammen.

- **Cowper-Drüsen** ermöglichen die Gleitfähigkeit der Geschlechtsorgane beim Geschlechtsakt (Koitus) und schützen die Spermien vor dem sauren Milieu in der Harn-Samen-Röhre und der Scheide.
- **Prostata.** Ihr milchiges Sekret stimuliert die Beweglichkeit der Spermien
- **Bläschendrüsen** geben ein alkalisches, fruktosereiches Sekret ab.

> **Zusammensetzung des Spermas** (Samenflüssigkeit, Ejakulat)
> - **Spermien**
> - **Sekret**
>   - Cowper-Drüse
>   - Prostata
>   - Bläschendrüse

16.3 Ausgewählte Erkrankungen der männlichen Fortpflanzungsorgane

16.3.1 Prostatitis (Vorsteherdrüsenentzündung)

! **Erkrankungen** der **Prostata** sind häufig!

Bei einer Prostatitis kommt es zu *Beschwerden* beim *Wasserlassen* (häufiger Harndrang, abgeschwächter Strahl, Harnträufeln, Schmerzen bei der Miktion) und zu *Schmerzen* beim *Absetzen* des *Stuhls*, oft auch zu *schmerzhaftem Stuhldrang*. Liegt eine akute Prostatitis vor, so können sich außerdem Fieber und Schüttelfrost einstellen.

Die Ursache der Entzündung kann in Keimen liegen, die über die kombinierte Harn-Samen-Röhre aufgestiegen sind oder in Erreger, die sich über den Blut- oder Lymphweg abgesiedelt haben. Ausnahmsweise kann sich eine Prostatitis auch durch Übergreifen einer Entzündung eines Nachbarorgans entwickeln.

16.3.2 Gutartige Prostatahyperplasie
(früher: Prostataadenom, Prostatahypertrophie)

Bei einer Prostatahyperplasie, die bei 60 % der Männer über 50 Jahre auftritt, ist es zu einer Zunahme der Zellzahl der Vorsteherdrüse gekommen. Die genaue Ursache ist unbekannt. Man vermutet, dass eine Verschiebung des Östrogen-Testosteron-Verhältnisses in Richtung Östrogenzunahme eine Rolle spielen könnte.

An Beschwerden stellen sich *häufiger Harndrang*, *Nykturie* und zu *geringer Druck* beim *Wasserlassen* ein. Typisch ist die, vor allem nachts, erst nach längerem Warten erfolgende Harnentleerung mit einem *abgeschwächten* und *verdünnten Strahl*. Im fortgeschrittenen Stadium ist keine vollständige Blasenentleerung mehr möglich. Es kommt zur Restharnbildung, die die Ansiedlung von Bakterien begünstigt. Im Endstadium wird der Harnblasengang vollständig abgedrückt, wodurch es zum Harnverhalten kommt, was zu schleichender Niereninsuffizienz bis zum Nierenversagen führen kann.

16.3.3 Prostatakarzinom
(Prostatakrebs)

Das Prostatakarzinom ist die dritthäufigste Krebsart des Mannes (an erster Stelle steht der Lungenkrebs, gefolgt vom Magen-Darm-Krebs). *Frühsymptome* eines Prostatakrebses gibt es *nicht*. Eine Früherkennung ist nur durch eine Vorsorgeuntersuchung möglich. Im fortgeschrittenen Stadium kommt es zu Blasenentleerungsstörungen, die denen der Prostatahyperplasie ähneln. Außerdem können Schmerzen bei der Stuhlentleerung auftreten und evtl. Blutungen. Kreuzschmerzen älterer Männer können ein Hinweis auf Knochenmetastasen sein, da das Prostatakarzinom frühzeitig zu einer Metastasierung ins Skelettsystems neigt.

> **!** **Prostatakrebs** und **Prostatahyperplasie** verursachen *ähnliche Beschwerden*!

16.3.4 Phimose
(Vorhautverengung)

Von einer *vollständigen* Vorhautverengung spricht man, wenn sich die Vorhaut schon im schlaffen Zustand nicht über die Eichel zurückschieben lässt; von einer *unvollständigen*, wenn das Zurückziehen der Vorhaut nur beim erigierten Glied Schwierigkeiten bereitet (Atlas Abb. 16-18). Bei Knaben bis zum dritten Lebensjahr ist es aber völlig normal, dass sich die Vorhaut nicht zurückschieben lässt (physiologische Phimose). Danach beginnt ein Ablöseprozess, bei dem sich die beiden Vorhautblätter allmählich von der Eichel lösen. Es sollte tunlichst vermieden werden, diesen Prozess zu beschleunigen, da dadurch der Bildung einer Vorhautverengung Vorschub geleistet wird.

Eine echte Phimose kann durch Vorhautplastik oder durch Zirkumzision behandelt werden.

> ▶ Eine **Phimose** (Vorhautverengung) kann die Entstehung eines *Peniskarzinoms* fördern.

Zirkumzision (Beschneidung). Bei einer Beschneidung kommt es aus medizinischen oder rituellen Gründen zur Kürzung oder völligen Entfernung der Vorhaut. Medizinisch wird sie aus hygienischen Gründen bzw. zur Krebsprophylaxe durchgeführt, dabei wird angeführt, dass die Absonderungen der Eichel- und Vorhautdrüsen (Smegma), krebsbegünstigend sein sollen (Peniskarzinom, Gebärmutterhalskrebs). Diese prophylaktische Maßnahme ist auch innerhalb der Schulmedizin *nicht* unumstritten. Darüber hinaus kann eine Zirkumzision zur Behandlung einer Phimose (s. o.) durchgeführt werden.

16.4 Die weiblichen Geschlechtsorgane

Vergleicht man männliche und weibliche Geschlechtsorgane, so lässt sich trotz augenscheinlicher Unterschiede, ein gemeinsamer Bauplan erkennen. Klitoris und Eichel des Gliedes sind beide mit einer Vorhaut versehen. Auch besitzen Penis und Klitoris Schwellkörper und sind so zu einer Aufrichtung in der Lage.

16.4 Die weiblichen Geschlechtsorgane

Die großen Schamlippen entsprechen dem Hodensack, bleiben jedoch „leer". Die großen Scheidenvorhofdrüsen (Bartholin-Drüsen) der Frau sind mit den Cowper-Drüsen des Mannes vergleichbar.

In der Embryonalzeit entstehen die Hoden, ähnlich wie die Eierstöcke, an der hinteren Bauchwand. Allerdings wandern die Hoden vorgeburtlich durch den Leistenkanal in den Hodensack. Bei der Frau bleiben die Eierstöcke an der hinteren Bauchwand liegen. Es werden jedoch auch Leistenkanäle angelegt. Das runde Mutterband, das die Gebärmutter umhüllt, zieht von hier aus durch diese Leistenkanäle zu den großen Schamlippen.

Bei den weiblichen Geschlechtsorganen unterscheidet man innere und äußere Geschlechtsorgane (Abb. 16-5, Atlas Abb. 16-19 und 16-20):

- **Innere Geschlechtsorgane**, liegen geschützt im kleinen Becken:
  - Eierstöcke (Ovarien),
  - Eileiter (Tuben),
  - Gebärmutter (Uterus),
  - Scheide (Vagina);
- **Äußere Geschlechtsorgane** (Vulva):
  - Venushügel (Mons pubis),
  - Große Schamlippen (Labia majora pudendi),
  - Kleine Schamlippen (Labia minora pudendi),
  - Scheidenvorhof (Vestibulum vaginae),
  - Kitzler (Klitoris),
  - Bartholin-Drüsen (Glandulae vestibularis major).

16.4.1 Eierstöcke (Ovarien)

Die weiblichen Eierstöcke sind Drüsen, die, wie die männlichen Hoden, sowohl einen endokrinen als auch einen exokrinen Anteil besitzen. Der *exokrine* Anteil produziert die *befruchtungsfähige Eizelle*, der *endokrine* die weiblichen Sexualhormone *Östrogen* und *Progesteron*.

Lage. Bei den Eierstöcken handelt es sich um paarig aufgehängte Organe, die sich unterhalb und hinter den Eileitern befinden. Sie sind etwa pflaumengroß und mandelförmig. Sie liegen an der Seitenwand des kleinen Beckens und sind mit Bändern zwischen Gebärmutter und Beckenwand aufgehängt (Abb. 16-6, Atlas Abb. 16-20).

Aufbau. An den Eierstöcken wird eine Rinden- und eine Markschicht unterschieden. In der inneren Markschicht findet man vor allem Bindegewebe und Gefäße, in der äußeren Rindenschicht *Follikel* (s. u., Eizelle). Zum Zeitpunkt der Geburt liegen in jedem Eierstock ca. 200 000 so genannte *Primärfollikel* (Abb. 16-6) vor. Nach der Geburt werden keine neuen Eizellen mehr erzeugt, sondern es finden nur noch Reifungs- und Wachstumsvorgänge dieser Primärfollikel zu Sekundär- und Tertiärfollikel (Bläschenfollikel) statt. Bitte beachten Sie hierzu auch den Menstruationszyklus, Abschn. 16.4.7.

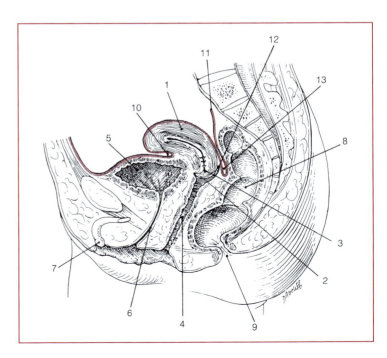

Abb. 16-5 Übersicht über die weiblichen Geschlechtsorgane
1. Gebärmutter (Uterus), 2. Portio, 3. Muttermund (Ostium uteri), 4. Scheide (Vagina), 5. Blase (Vesica urinaria), 6. Harnröhre (Urethra), 7. Kitzler (Klitoris), 8. Mastdarm (Rectum), 9. Analkanal (Canalis analis), 10. Blasen-Gebärmutter-Zwischenraum (Excavatio vesico-uterina), 11. Bauchfell (Peritoneum), 12. Hinteres Scheidengewölbe, 13. Mastdarm-Gebärmutter-Zwischenraum (Excavatio recto-uterina).

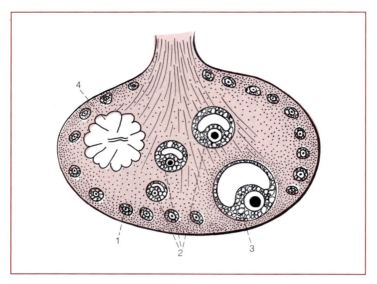

Abb. 16-6 Schematischer Querschnitt durch einen Eierstock. 1. Primärfollikel mit Eizelle, 2. Bläschenfollikel mit Eizelle, 3. Graaf-Follikel, 4. Gelbkörper.

Eizelle. Wie oben dargestellt wurde, liegen alle Eizellen schon bei der Geburt in der äußeren Rindenschicht der Eierstöcke vor. Jedes Ei wird dabei von einer Gruppe von Zellen umgeben, den Follikelzellen. Die *Eizelle* zusammen mit den sie umgebenden *Follikelzellen* wird als *Eierstockfollikel* oder kurz als *Follikel* bezeichnet. In den Follikelzellen wird das weibliche Geschlechtshormon Östrogen und etwas Progesteron gebildet. Man vermutet außerdem, dass sie für die Ernährung der Eizelle von Bedeutung sind.

Bis zur Pubertät verändern sich die Primärfollikel nicht, und es werden nur sehr geringe Mengen Östrogen hergestellt. Ab der Pubertät kommt es unter dem Einfluss des Hypophysenhormons FSH (follikelstimulierendes Hormon) zur monatlichen Heranreifung eines Eies in einem Eierstock. Dabei beginnen die umgebenden Follikelzellen sich zu vermehren und Hormone zu produzieren. Dabei entwickelt sich der Primärfollikel zum Sekundär- und schließlich zum Tertiärfollikel (Bläschenfollikel). Während dieser Ausreifungsphase haben sich die Follikel zum Eierstockzentrum bewegt. Danach ziehen sie wieder zur Rinde, so dass der *sprungreife Graaf-Follikel* eine sicht- bzw. tastbare Auswölbung der Eierstockwand hervorruft. Durch die Ausschüttung des Hypophysenhormons LH (luteinisierendes Hormon) kommt es dann zum Eisprung.

Eisprung (Ovulation). Beim Eisprung *platzt* der *Graaf-Follikel* auf und schleudert das Ei heraus, das vom *Fransentrichter* des Eileiters *aufgefangen* wird. Dieses Ei kann nun innerhalb von 12 bis 18 Stunden, während es den Eileiter entlangwandert, befruchtet werden (Atlas Abb. 16-24).

16.4.2 Eileiter (Tubae uterinae)

Die Eileiter sind zwei etwa bleistiftdicke, 12 bis 15 cm lange Schläuche, die vom Eierstock bis zum Tubenwinkel der Gebärmutter reichen. Ihre Aufgabe ist es, die Eizelle nach dem Eisprung aufzufangen und vom Eierstock zur Gebärmutter zu transportieren. Außerdem erfolgt hier eine eventuelle Befruchtung des Eies. Ein befruchtetes Ei beginnt bereits im Eileiter, sich zu teilen (Atlas Abb. 16-27). Für den Weg durch den Eileiter benötigt es etwa 4 bis 5 Tage.

Um das Ei auffangen zu können, besitzt der Eileiter in Richtung des Eierstocks ein freies Ende mit einem Fransentrichter, der aus 1–2 cm langen Fransen (Fimbrien) besteht (Abb. 16-7 und Atlas Abb. 16-24, 16-19 und 16-20). Dieser Fransentrichter legt sich an die Stelle des Eierstocks, an der der Eisprung erfolgen wird. Wird das Ei einmal nicht aufgefangen und fällt in die freie Bauchhöhle, so wird es vom körpereigenen Abwehrsystem abgebaut. Wird jedoch ein Ei im Eileiter befruchtet und gelangt auffolgend in die freie Bauchhöhle (z. B. bei Eileiterverklebungen), so kommt es zur gefürchteten *Bauchhöhlenschwangerschaft*. Dabei nistet sich das Ei oft auf der Gebärmutterrückwand oder am Bauchfell ein und beginnt zu wachsen. Meist kommt es dabei nach 4 bis 6 Wochen zum Absterben des Kindes, da es nicht mehr ausreichend mit Blut versorgt werden kann. In sehr seltenen Fällen kann ein solches

Kind ausgetragen werden. Die Geburt muss dann mittels eines Kaiserschnitts erfolgen.

Die Eileiterwand ist aus drei Schichten aufgebaut: einer inneren, reich gefalteten Schleimhautschicht mit Flimmerzellen, einer glatten Muskelschicht und einem Bauchfellüberzug. Die Flimmerzellen haben die Aufgabe, das Ei in Richtung Gebärmutter weiterzutransportieren. Die Schleimhautfalten können durch ablaufende Entzündungen verkleben und verwachsen, was *Unfruchtbarkeit* bzw. eine *Eileiterschwangerschaft* zur Folge haben kann. In letzterem Fall nistet sich das befruchtete Ei im Eileiter ein, beginnt zu wachsen und dehnt dabei die Eileiterwand auf, was meist innerhalb der ersten vier Monate zum Platzen des Eileiters führt und zur Entwicklung einer lebensbedrohlichen Blutung („akutes Abdomen").

16.4.3 Gebärmutter (Uterus)

Die birnenförmige, ca. 7 bis 9 cm lange Gebärmutter liegt hinter und zum Teil über der Blase, dorsal schließt sich der Mastdarm an. Ihr oberer Teil heißt Kuppel oder Gebärmuttergrund (Fundus uteri, kurz: Fundus), diesem schließt sich der Körper (Corpus uteri, kurz: Korpus) an, gefolgt vom Gebärmutterhals (Cervix uteri, kurz: Zervix). Der Teil des Gebärmutterhalses, der in die Scheide hineinreicht, wird als Portio bezeichnet. Der Muttermund ist die Öffnung der Portio in die Gebärmutterhöhle (Abb. 16-5 und 16-7).

Während der Schwangerschaft dient sie als „Fruchthalter", dabei kann sich die Uterusmuskulatur der Vergrößerung der Frucht anpassen und das Kind am Ende der Schwangerschaft durch Muskelkontraktionen austreiben (s. u.).

Wandaufbau der Gebärmutter. Die Gebärmutterwand setzt sich aus drei Schichten zusammen:

- **Innere Schleimhautschicht** (Endometrium), in die sich das befruchtete Ei einnistet. Diese Schleimhaut unterliegt einem hormonell gesteuerten monatlichen Auf- und Abbau. Man unterscheidet zwei Schleimhautschichten (Atlas Abb. 16-29): die *Basalschicht* (Lamina basalis), die bei der Menstruation nicht abgestoßen wird und die *Funktionsschicht* (Lamina functionalis), die Zyklusveränderungen unterliegt (➔ Abschn. 16.4.7, Menstruationszyklus).
Die Drüsen der Zervixschleimhaut bilden einen zähen Schleim, der als Pfropf vor dem Gebärmuttermund sitzt und während der unfruchtbaren Tage der Frau für die Spermien undurchdringbar ist. Während der fruchtbaren Tage verdünnt sich der Schleim und den Spermien gelingt es mittels ihrer Enzyme, den Schleim zu durchwandern.

- **Mittlere Muskelschicht** (Myometrium) aus glatter Muskulatur. Sie vergrößert bei einer Schwangerschaft ihr Gewicht von 50 bis 60 g auf 1 kg. Ihre Kontraktionen verursachen am Ende der Schwangerschaft die Geburtswehen.

- **Äußerer Bauchfellüberzug** (Perimetrium).

Die Gebärmutter wird von den *breiten* und den *runden Mutterbändern* in ihrer Lage gehalten (Atlas Abb. 16-30). Das breite Mutterband (Lig. latum uteri) ist eine Bauchfellduplikatur, die von der Seitenkante des Uterus zur seitlichen Beckenwand läuft. Das runde Mutterband (Lig. teres ute-

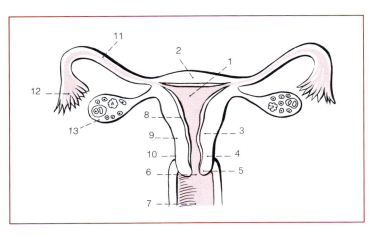

Abb. 16-7 Gebärmutter und weitere innere Geschlechtsorgane der Frau
1. Gebärmutterhöhle (Cavum uteri), 2. Gebärmuttergrund (Kuppel, Fundus uteri), 3. Gebärmutterkörper (Corpus uteri), 4. Gebärmutterhals (Cervix), 5. Portio, 6. Gebärmuttermund (Ostium uteri), 7. Scheide (Vagina), 8. Innere Schleimhautschicht (Endometrium), 9. Mittlere Muskelschicht (Myometrium), 10. Äußerer Überzug aus Bauchfell (Perimetrium), 11. Eileiter (Tuba uterina), 12. Fransentrichter des Eileiters, 13. Eierstock (Ovarium).

ri) verläuft vom Gebärmutter-Eileiter-Winkel in der Vorderwand des breiten Mutterbandes durch den Leistenkanal in das Bindegewebe der großen Schamlippe.

16.4.4 Scheide (Vagina)

Die Scheide ist ein etwa 10 cm langer, muskulös-bindegewebiger Kanal, der nach oben zum Gebärmutterhals führt und nach unten im Scheidenvorhof endet (Atlas Abb. 16-31). Innen ist sie mit Schleimhaut ausgekleidet. Sie dient als Geburtskanal und als Begattungsorgan. Zu letzterem nimmt sie beim Geschlechtsverkehr das männliche Glied auf, das die Samenflüssigkeit in der Nähe des Muttermundes ablagert. Die Spermien wandern dann durch den Gebärmutterhals in die Uterushöhle und von hier aus in den Eileiter, dem Ort der Befruchtung.

Jungfernhäutchen (Hymen). Das Jungfernhäutchen ist eine ringförmige Schleimhautfalte, die die äußere Scheidenöffnung ringsum begrenzt (Atlas Abb. 16-32). Auch das unversehrte Hymen muss eine Öffnung haben, damit das Blut während der Mens abfließen kann. Fehlt ausnahmsweise die Öffnung, so entsteht mit Einsetzen der ersten Monatsblutung ein Rückstau des Blutes. In diesem Fall ist eine ärztliche Eröffnung des Jungfernhäutchens nötig.

16.4.5 Die äußeren Geschlechtsorgane (Vulva)

Zu den äußeren Geschlechtsorganen gehören der Schamberg, die Schamlippen, der Scheidenvorhof mit Schamspalte, Klitoris und die Bartholin-Drüsen (Atlas Abb. 16-33).

Schamberg (Venusberg, Mons pubis, Mons veneris). Der Schamberg ist ein hautbedecktes Fettpolster über der Schambeinfuge (Verbindung zwischen den beiden Schambeinen). Mit Eintritt der Geschlechtsreife bildet sich hier eine Behaarung aus.

Große und kleine Schamlippen (Labia majora pudendi und Labia minora pudendi). Die großen Schamlippen sind zwei von Fettgewebe unterpolsterte Hautfalten, die entwicklungsgeschichtlich betrachtet dem Hodensack des Mannes entsprechen. Sie enthalten zahlreiche Talg-, Schweiß- und Duftdrüsen. Die kleinen Schamlippen sind gut mit Talgdrüsen, Nerven und Schwellkörpern versorgt.

Scheidenvorhof, Schamspalte und Kitzler (Vestibulum vaginae, Rima pudendi und Klitoris). Der Scheidenvorhof ist das Gebiet, das von den kleinen Schamlippen umfasst wird, dagegen bezeichnet man den Raum, der von den großen Schamlippen umgeben wird, als Schamspalte. Am vorderen Ende der kleinen Schamlippen liegt am Scheidenvorhof der Kitzler (Klitoris), ein erbsenförmiges Organ, das von Schwellkörpern gebildet wird. Er ist hochempfindlich gegen Berührungsreize und hat deshalb große Bedeutung für die sexuelle Erregung der Frau. Er wird teilweise von den vorderen Enden der kleinen Schamlippen bedeckt. Entwicklungsgeschichtlich entspricht der Kitzler dem Penis des Mannes. Befindet sich bei einer Frau vermehrt Testosteron im Blut (Medikamenteneinnahme, Hormonstörung), kann es zu einer Größenzunahme der Klitoris kommen.

Unterhalb der Klitoris mündet die Harnröhre in den Scheidenvorhof. Darunter wiederum befindet sich die Scheidenöffnung (Atlas Abb. 16-33).

Bartholin-Drüsen (Glandulae vestibularis major). Die Bartholin-Drüsen sind zwei kleine muköse Drüsen, die im unteren Drittel der großen Schamlippen eingebettet liegen. Ihre Ausführungsgänge münden im unteren Drittel der kleinen Schamlippen (Atlas Abb. 16-33).

Entwicklungsgeschichtlich entsprechen die Bartholin-Drüsen den männlichen Cowper-Drüsen. Sie sezernieren eine *präkoitale Flüssigkeit*, die die Aufgabe hat, bei sexueller Erregung den Scheidenvorhof *gleitfähig* zu machen.

Der Damm (Perineum). Mit Damm bezeichnet man das Gebiet *zwischen Scheidenöffnung* und *After* (Atlas Abb. 16-34). Diese Muskelregion ist während des Geburtsvorganges stark angespannt und und kann deshalb reißen. Im ungünstigsten Fall kann sich der Riss bis zum äußeren Afterschließmuskel erstrecken. Besteht die Gefahr eines solchen Dammrisses, kann unmittelbar vor dem Durchtritt des Feten durch die Vagina ein entsprechender Dammschnitt durch den Arzt vorgenommen werden.

16.4.6 Die Brustdrüsen (Mammae)

Die Brustdrüsen sind paarige Organe, die über dem Brustmuskel (M. pectoralis) liegen und durch Faszien mit ihm verbunden sind (Abb. 16-8, Atlas Abb. 16-35 und 16-39). Die Brustdrüsen gehören, wie Talg- oder Schweißdrüsen, zu den Hautdrüsen, denn das sezernierende Drüsengewebe liegt im Unterhautgewebe und das Sekret wird mittels Ausführungsgänge an die Außenhaut abgegeben.

Milchbläschen (Alveolen) aus Zylinderepithel bilden kleinere Drüsenlappen, die wiederum zu 15 bis 20 größeren Drüsenlappen zusammengesetzt werden. Diese geben das produzierte Sekret (Milch) in Ausführungsgänge ab, die sich, kurz bevor sie die Brustwarze erreichen, zu Ampullen (Milchsäckchen) erweitern. Die Ampullen dienen als Reservoir für die erzeugte Milch. Die Ausführungsgänge enden in winzigen Öffnungen an der Oberfläche der Brustwarze.

Die äußere Form und die Größe der Brust wird weitgehend durch das eingelagerte Fettgewebe bestimmt und nicht durch das Drüsengewebe. Damit steht die Brustgröße in keiner unmittelbaren Beziehung zu ihrer Funktionstüchtigkeit, also zur Milchbildung. Die jugendliche Brust wird weitgehend durch das eingelagerte Bindegewebe in Form gehalten. Mit zunehmender Bindegewebserschlaffung sinken die Brustdrüsen immer tiefer („Hängebrust").

Die Entwicklung der Brustdrüsen während der Pubertät wird durch die Hormone Östrogen und Progesteron gesteuert.

Warzenhof. Die Brustwarze (Mamille) ist von einem kreisrunden, pigmentierten Warzenhof umgeben. Die kleinen Höckerchen, die hier auftreten, sind durch Talg- und Schweißdrüsen bedingt, die die Haut vorwölben (Atlas Abb. 16-37). Sie dienen dem Einfetten und Anfeuchten des Warzenhofes, um einen besseren Kontakt mit dem Mund des Säuglings zu gewährleisten. Die Brustwarze enthält ein schraubenförmig angeordnetes Netz von Muskelfasern. Dieses schiebt die Brustwarze bei einem Berührungsreiz aus dem Warzenhof heraus, wobei sie länger wird (Atlas Abb. 16-38). Der biologische Sinn ist eindeutig: Auf den Berührungsreiz hin schiebt sich die Brustwarze geradezu in den Mund des Säuglings.

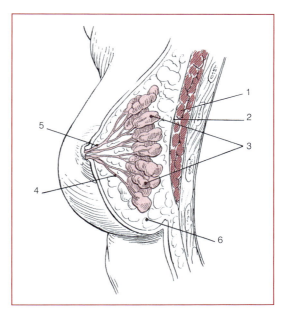

Abb. 16-8 Querschnitt durch die weibliche Brust
1. Großer Brustmuskel (M. pectoralis major), 2. Muskelfaszie (Fascia pectoralis), 3. Milchdrüsenlappen, 4. Milchgang (Ductus lactifer), 5. Milchsäckchen (Ampulle, Sinus lactifer), 6. Fettgewebe.

Untersuchung der Brustdrüsen. Bitte beachten Sie hierzu im Atlas Abb. 16-40.

- **Inspektion.** Bestehen auffällige Größenunterschiede der Mammae, Hauteinziehungen, Orangenhaut (großporige Haut als Folge eines Lymphödems), Einziehung der Brustwarze, pathologische Sekretion oder Ekzeme?

- **Palpation.** Abgetastet werden müssen alle vier Quadranten der Brust auf Knoten und sonstige Veränderungen, die Achselhöhlen und die Gruben oberhalb des Schlüsselbeins (Supraklavikulargruben) auf vergrößerte Lymphknoten. Zu beachten ist hierbei, dass sich die Krebserkrankung in 50 bis 60 % der Fälle im oberen äußeren Quadranten befindet. Bei verdächtigen und unklaren Befunden muss die Patientin sofort an den Facharzt zur weiteren diagnostischen Abklärung verwiesen werden (Mammographie, Ultraschall, Röntgen, Thermographie, Mamma-Zytologie).

Die meisten Knoten werden übrigens von den betroffenen Frauen selbst entdeckt und nicht etwa im Rahmen der Krebsfrüherkennung festgestellt!

16.4.7 Der Menstruationszyklus

Nach dem Eintritt der ersten Blutung (Menarche) bis zum Aufhören der Blutungen (Menopause) kommt es bei der Frau zu periodischen Veränderungen. Dieser Geschlechtszyklus umfasst die Menstruation, die Hormonsekretion, Veränderungen in den Eierstöcken und der Gebärmutter, aber auch Veränderungen in Stimmungs- und Gefühlslage. Er hat die Aufgabe, optimale Bedingungen für eine Einnistung einer befruchteten Eizelle zu garantieren. Bei der Steuerung des Menstruationszyklus spielen Hormone eine zentrale Rolle.

Hormonale Steuerung des Geschlechtszyklus. Im Eierstock werden die sogenannten Eierstockhormone Östrogen und Progesteron hergestellt.

- **Östrogen** (Follikelhormon) wird in den *Follikelzellen*, im *Graaf-Follikel* und im *Gelbkörper* gebildet; während der Schwangerschaft auch in der *Plazenta*. Es wirkt auf die *Ausreifung* der *Follikels* ein, veranlasst die *LH-Ausschüttung* (Regelkreis!), das *Schleimhautwachstum* in der *Gebärmutter* und den *Eitransport*, indem es die Bewegung der Eileiter erhöht. Des Weiteren fördert Östrogen die *Knochenreifung*, verbessert die Resorption von Kalzium, Natrium und Phosphor, bewirkt eine *Wasserretention* und fördert während der Pubertät die Ausprägung der *sekundären weiblichen Geschlechtsmerkmale*. Östrogen wird vor allem in der 1. Zyklushälfte (s.u.) produziert (Abb. 16-9).

- **Progesteron** (Gelbkörperhormon). Progesteron wird im *Gelbkörper* (s.u.) und zu geringen Teilen auch in der Nebenniere gebildet. Kommt es zur Schwangerschaft, so wird es ab dem vierten Schwangerschaftsmonat in der *Plazenta* hergestellt. Progesteron *bereitet den Organismus auf eine Schwangerschaft vor*, indem es die Gebärmutterschleimhaut für die Einnistung des befruchteten Eies aufbaut. Außerdem hat es eine *schwangerschaftserhaltende Wirkung*. Zusammen mit Östrogen wirkt es auf die Milchbildung und auf die Zusammensetzung des Schleimpfropfes des Gebärmutterhalskanals ein (s.u.). Es wird vor allem in der 2. Zyklushälfte hergestellt (Abb. 16-9).

  Unter Einfluss von Progesteron steigt die Körpertemperatur um 0,4 bis 0,6 °C an, was zu einer entsprechenden Erhöhung der rektal oder oral gemessenen Aufwachtemperatur (Basaltemperatur, Morgentemperatur) der Frau führt. Man kann über die Messung der Basaltemperatur wichtige Hinweise auf Zyklusstörungen und Sterilität erhalten. Sie wird außerdem bei Kinderwunsch und zur Konzeptionsverhütung (Methode nach Knaus-Ogino) eingesetzt.

- **Gonadotropin-Releasing-Hormon** (Gn-RH, Gonadoliberin). Es gehört zu den *Releasinghormonen* des Hypothalamus und bewirkt somit die Freisetzung von FSH und LH (➔ Abschn. 14.2, Tab. 14-3 Übersicht über die Freisetzungs- und Hemmhormone des Hypothalamus)

- **FSH** (follikelstimulierendes Hormon), veranlasst das Wachstum der Follikel.

- **LH** (luteinisierendes Hormon), wirkt zusammen mit FSH auf die Follikelreifung ein, löst den Eisprung aus und fördert die Entwicklung und Funktion des Gelbkörpers.

Ablauf des Menstruationszyklus. Im Eierstock reift durchschnittlich alle 28 Tage (25 bis 35 Tage) unter dem Einfluss von FSH eine Gruppe von *Primärfollikel* heran. Diese entwickeln sich zu *Sekundärfollikeln*, die Flüssigkeit einlagern und dadurch zu *Tertiärfollikeln* (Bläschenfollikeln) werden. Von diesen Bläschenfollikeln reift pro Zyklus lediglich *ein* Bläschenfollikel zum *Graaf-Follikel* heran, der die befruchtungsfähige Eizelle enthält (Atlas Abb. 16-21, 16-22, 16-23). Der Graaf-Follikel bewegt sich zur Oberfläche des Eierstockes, von der aus – ca. 14 Tage vor Beginn der nächsten Monatsblutung – der Eisprung (➔ Abschn. 16.4.1) erfolgt. Bis zu diesem Zeitpunkt hat der Graaf-Follikel einen Durchmesser von ungefähr 2 cm erreicht.

Im nächsten Zyklus reift eine andere Follikelgruppe – meist im anderen Ovar – heran und wieder erlangt nur ein Primärfollikel die volle Reife. So reifen bei einer Frau in der Zeitspanne von der Pubertät bis zur Menopause ca. 400 bis 500 Primärfollikel zum Graaf-Follikel heran.

 Der **Graaf-Follikel** ist der *sprungreife Follikel*.

Die Ausreifung erfolgte vom Primär-, über den Sekundär- zum Tertiär- (Bläschenfollikel) und schließlich zum Graaf-Follikel.

Die im Eierstock verbleibenden *Reste des gesprungenen Follikels* bilden sich zum *Gelbkörper* um, der nun das Gelbkörperhormon Progesteron, aber auch Östrogen erzeugt. Die Gebärmutter wird jetzt auf eine mögliche Schwangerschaft vorbereitet (s. u.). Kommt es nicht zur Befruchtung, so bildet sich der Gelbkörper nach 14 Tagen zurück, woraufhin die Progesteronproduktion erlischt und an der Gebärmutterschleimhaut die Monatsblutung ausgelöst wird. Kommt es allerdings zur Schwangerschaft, so vergrößert sich der Gelbkörper und setzt seine Hormonproduktion bis etwa zum vierten Schwangerschaftsmonat fort. Danach wird die Progesteronproduktion von der Plazenta übernommen.

Aus der Abb. 16-9 und Atlas Abb. 16-44 kann der Zusammenhang zwischen Follikelreifung, Eisprung, Gebärmutterschleimhaut und Hormonproduktion entnommen werden.

Gebärmutterschleimhaut und Menstruationszyklus.
Aufgrund der Veränderungen der Gebärmutterschleimhaut unterscheidet man drei Phasen:

- **Menstruation** (Regelblutung). Am 1. bis 4. Tag des Menstruationszyklus werden die obersten Zellschichten der Gebärmutterschleimhaut abgestoßen. Die Funktionsschicht löst sich dabei in Fetzen ab und wird mit Blut vermischt (ca. 50 ml) unter teilweise schmerzhaften Gebärmutterkontraktionen abgestoßen.

- **Aufbauphase** (Proliferationsphase). Am 5. bis 14. Tag wird die Funktionsschicht der Gebärmutterschleimhaut (➔ Abschn. 16.4.3, Wandaufbau der Gebärmutter) erneut aufgebaut. Durch die Östrogenzunahme wachsen neue Gefäße ein, die Drüsen entstehen wieder und das Gewebe wird aufgelockert.

- **Sekretionsphase** beginnt nach dem Eisprung und dauert bis zur Regelblutung (15. bis 28. Tag). Der Aufbau der Gebärmutterschleimhaut wird vervollständigt, indem sie sich optimal auf die Einnistung des befruchteten Eies vorbereitet. Die Schleimhaut ist nun stark durchblutet und erreicht eine Höhe von 6 bis 8 mm.

Unterbleibt eine Befruchtung, bildet sich der Gelbkörper zurück, der Progesteronspiegel des Blutes sinkt ab, weshalb die Gebärmutterschleimhaut nicht mehr aufrecht erhalten werden kann und wird abgestoßen. Es kommt zur Regelblutung.

Hormonelle Regelkreise (Abb. 16-6). Mit dem Zugrundegehen des Gelbkörpers am Zyklusende steigt FSH an, das für die Heranreifung von Follikeln sorgt. Diese bilden vermehrt Östrogen. Daraufhin wird – zunächst – die FSH-Produktion unterdrückt (negative Rückkopplung). Hat sich ein Graaf-Follikel gebildet, so setzt dieser große Mengen Östrogen frei. Durch diesen „überschwelligen" Östrogenspiegel kommt es nun zu einer positiven Rückkopplung und dadurch zu einem schnellen Anstieg von LH und FSH. Die LH-Spitze in der Zyklusmitte löst den Eisprung aus. Durch den Eisprung sinkt der Östrogenspiegel des Blutes ab. Der Gelbkörper produziert nun Progesteron und Östrogen, was ein Absinken von FSH und LH zur Folge hat. Der Abfall des Progesteronspiegels am Zyklusende führt zur Regelblutung. Kommt es zur Schwangerschaft, so produziert der Gelbkörper weiter Progesteron. Dies verhindert im HVL die Ausschüttung von FSH, weshalb während der Schwangerschaft kein Follikel heranreift und deshalb keine weitere Eizelle befruchtet werden kann.

„Pille" *(Ovulationshemmer)*. Führt man dem Körper künstlich Eierstockhormone zu, so reagiert der HVL, als ob eine Schwangerschaft vorläge und veranlasst keine Follikelreifung. Wenn aber kein Follikel reift, kann auch keine Befruchtung erfolgen. Auf diesem Prinzip beruhen die Ovulationshemmer („Pille"). Grundvoraussetzung ist dabei die regelmäßige Einnahme, da der HVL auf ein Absinken des künstlich zugeführten Hormons sofort mit der Ausschüttung von gonadotropen Hormonen reagiert und damit eine Follikelreifung veranlasst.

Der Schleimpfropf vor dem Gebärmutterhalskanal spielt eine wichtige Rolle beim Funktionieren der „Minipille". Dieser Schleimpfropf schützt die Gebärmutterhöhle gegen die Einwanderung von Bakterien, aber auch die Samenzellen lässt er nur während der befruchtungsfähigen Tage durchtreten. Dazu ändert sich die Zusammensetzung des Schleims, er wird dünnflüssiger und fadenziehend. Wird regelmäßig die Minipille eingenommen, so bleibt diese Verflüssigung aus. Kommt es trotz Einnahme der Minipille gelegentlich zu einem Eisprung, so verhindert der undurchlässige Schleimpfropf eine Befruchtung. Damit ist die Minipille jedoch ein nicht ganz so sicheres Empfängnisverhütungsmittel wie die anderen Ovulationshemmer. Die Statistik zeigt hier bei 100 Anwendungsjahren drei Schwangerschaften.

Störungen im Geschlechtszyklus. Wichtige Störungen des Geschlechtszyklus im Hinblick auf die monatliche Regelblutung sind:

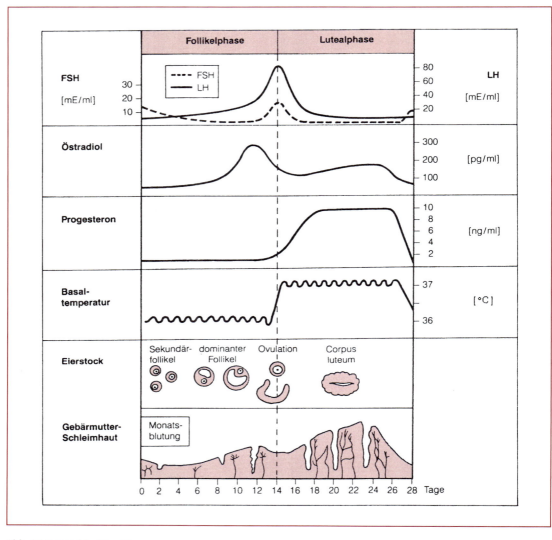

Abb. 16-9 Geschlechtszyklus
Hormonprofile, Basaltemperatur sowie Veränderungen am Eierstock und an der Gebärmutterschleimhaut. Östradiol gehört zu den wichtigsten natürlichen Östrogenen.

- **Amenorrhö:** Ausbleiben der monatlichen Regel,
- **Oligomenorrhö:** Menstruationsblutung von normaler Dauer und Stärke mit einem Intervall von mehr als 35 bis max. 45 Tagen,
- **Menorrhagie:** zu lange dauernde, verlängerte Regelblutung,
- **Metrorrhagie:** langdauernde Gebärmutterblutung, außerhalb der Regel,
- **Dysmenorrhö:** schmerzhafte Regelblutung, wobei die Schmerzen schon vor dem eigentlichen Blutungsbeginn einsetzen können. Der Schmerz ist unabhängig von der Blutungsstärke. Oft kommt es auch zu Allgemeinbeschwerden und Rückenschmerzen.

16.5 Ausgewählte Erkrankungen der weiblichen Fortpflanzungsorgane

16.5.1 Eierstockentzündung (Oophoritis)

Die Eierstöcke entzünden sich fast nie allein, sondern meist sekundär infolge einer Eileiterentzündung (s. u.).

16.5.2 Ovarialtumoren

An den Eierstöcken können sich grundsätzlich gut- und bösartige Tumoren entwickeln, allerdings ist zu beachten, dass jeder dritte Tumor bösartig ist oder entarten wird. Ein häufiger Tumor ist das Kystadenom (Cystadenom), ein vom Drüsenepithel ausgehender Tumor, der sich nicht nur an den Eierstöcken sonder auch am Brustdrüsengewebe, den Lungen, Nieren, der Schilddrüse und am Hoden bilden kann. Er hat ein hohes Entartungsrisiko; zum Beispiel zum Kystadenokarzinom. Eine weitere Gefahr ist die Stieldrehung des Kystadenoms. Dabei wird der Tumor von der Blutversorgung abgeschnitten und stirbt ab (Nekrose). Es kommt zum akuten Abdomen.

Sowohl bei den gut- als auch bei den bösartigen Tumoren, gibt es keine Frühsymptome. In einem relativ fortgeschrittenen Krankheitsstadium kann es zu Zyklusstörungen, Dysmenorrhoe, unklaren Unterleibsbeschwerden, Zunahme des Bauchumfanges, Verdrängungserscheinungen und bei hormonbildenen Tumoren auch zu Blutungen jenseits der Menopause kommen.

16.5.3 Eierstockzyste (Follikelzyste)

Die häufigste Ursache für eine Follikelzyste ist ein *nicht gesprungener Graaf-Follikel*. Der Grund dafür liegt meist in einer *Hormonschwäche*.

Follikelzysten können faustgroß werden. Die meisten dieser Zysten sind gutartig. Die Diagnosestellung erfolgt im allgemeinen durch Tastuntersuchung und durch Ultraschall. Meist verursachen Zysten keine Beschwerden, sondern werden bei einer Routineuntersuchung als Zufallsbefund entdeckt. Gelegentlich können sie aber Störungen im Monatszyklus, ein unangenehmes Druckgefühl oder sogar Schmerzen im Unterbauch verursachen.

Gutartige Zysten können sich spontan oder durch eine entsprechende Behandlung zurückbilden.

16.5.4 Eileiterentzündung (Salpingitis)

Zur Eileiterentzündung kommt es meist durch aufsteigende Infekte aus der Gebärmutter, nur gelegentlich erfolgt die Absiedelung der Erreger über den Blut- oder Lymphweg.

Bei einer *akuten* Eileiterentzündung treten Schmerzen im rechten bzw. linken Unterbauch auf, Übelkeit, Verstopfung (nur selten Durchfälle), Fieber und verstärkte Regelblutung. Mögliche Komplikationen sind Dickdarm- und Blasenentzündungen und Perforationen (akutes Abdomen).

Die *chronische* Eileiterentzündung verläuft mit Druck- und Schweregefühl im Unterleib. Es kann zu zeitweiligen Fieberschüben oder subfebrilen Temperaturen kommen.

Eine gefürchtete *Folge* der Eileiterentzündung ist eine dauernde *Sterilität* durch eine Verklebung der Eileiter, die ihrerseits die Gefahr einer Eileiter- bzw. Bauchhöhlen-schwangerschaft erhöht.

Liegt eine kombinierte Eileiter- und Eierstockentzündung vor, spricht man von *Adnexitis*.

16.5.5 Gebärmuttersenkung (Descensus uteri)

Bei einer Gebärmuttersenkung kommt es zum *Tiefertreten* von *Uterus* und *Scheide*. Handelt es sich um eine stärkere Senkung, so dass ein Teil von Uterus und Scheide *vor die Vulva* (äußere Geschlechtsteile) fällt, spricht man vom *Vorfall* (Prolaps uteri et vaginae). Bei einem „Totalprolaps" ist das ganze Scheidenrohr nach außen gestülpt und tritt vor die Vulva. In ihm liegt die Gebärmutter wie in einem Sack.

16.5.6 Gebärmuttermyom (Myoma uteri)

Beim Gebärmuttermyom handelt es sich um eine *Muskelgeschwulst* des Uterus; eine häufige, gutartige Neubildung. Man findet sie bei ca. 20 % der Frauen über 30 Jahren.

Meist besteht Beschwerdefreiheit. Manchmal kommt es zur verlängerten und verstärkten Regelblutung, die zur Dauerblutung werden kann, mit der Folge der sekundären Anämie. Weitere Beschwerden können sich durch Druck auf die Nachbarorgane einstellen: Blase (Inkontinenz), Darm (Obstipation), Kreuzbein (Kreuzbeinschmerzen).

Mit dem Nachlassen der Östrogenproduktion im Klimakterium hört das Wachstum der Myome auf. Es kommt meist zu einer langsamen Rückbildung.

16.5.7 Endometriose

Bei einer Endometriose *wächst* aus unbekannter Ursache *Gebärmutterschleimhaut* (Endometrium) auch *außerhalb* des Uterus, beispielsweise im Bereich der Eierstöcke, der Eileiter, der Gebärmuttermuskulatur, aber auch auf anderen Organen wie Harnblase, Darm oder Lunge. Diese versprengte Gebärmutterschleimhaut baut sich hormonbedingt im Verlauf des Zyklus genauso auf und ab wie die normale Gebärmutterschleimhaut. Die Ursache ist unbekannt.

Ein bis zwei Tage vor Beginn der Menstruation kommt es zu starken, krampfartigen Schmerzen, die meistens entweder einige Stunden vor oder mit Eintritt der Monatsblutung nachlassen. Bei manchen Frauen treten allerdings auch noch während der Menstruation starke Schmerzen auf. Die Blutung kann verstärkt sein, manchmal ist sie auch verlängert. Gelegentlich bestehen aufgrund der Endometriose Schmerzen oder Blutungen beim Geschlechtsverkehr.

Die Diagnose wird ärztlicherseits meist durch Palpation und Ultraschall, manchmal auch durch eine Zysto- bzw. Rektoskopie gestellt. Die Therapie erfolgt meist in Form einer Hormonbehandlung, um die Endometriose zu verlangsamen oder aufzuhalten. Bestehen die Beschwerden trotzdem weiter, so wird oft eine Bauchspiegelung durchgeführt. Dabei erfolgt ein kleiner Schnitt in die Bauchdecke, dann wird ein optisches Gerät eingeschoben. So kann das Ausmaß der Erkrankung abgeschätzt und ein Teil der Endometriose gleich entfernt werden. Große Schleimhautinseln erfordern allerdings eine größere Operation. Nur in seltenen Fällen müssen dabei auch die Eierstöcke und die Gebärmutter entfernt werden.

Die Endometriose tritt nur in den Jahren auf, in denen es bei der Frau zur Monatsblutung kommt. Mit der letzten Blutung in den Wechseljahren verschwinden die Beschwerden. Auch während einer Schwangerschaft bleiben die Symptome aus, sie können allerdings mit der ersten Monatsblutung nach der Entbindung wieder zurückkehren.

16.5.8 Gebärmutterkrebs

Gebärmutterkrebs kann als Gebärmutter*körper*krebs (Korpuskarzinom) oder als Gebärmutter*hals*krebs (Zervixkarzinom, Kollumkrebs) auftreten. In den letzten Jahren ist ein starker Anstieg des Korpuskarzinoms zu verzeichnen, so dass dieses inzwischen ebenso häufig wie das Zervixkarzinom ist. Vom Zervixkarzinom sind in erster Linie Frauen unter 50, vom Korpuskarzinom Frauen über 50 Jahren betroffen.

Beim Zervixkarzinom besteht ein enger Zusammenhang zwischen Infektionen mit dem durch Geschlechtsverkehr übertragenen Papillomavirus, Rauchen und Genitalhygiene des Sexualpartners. Frauen, die lebenslang sexuell enthaltsam leben, erkranken praktisch nie an Zervixkarzinom! Heute weiß man, dass der eigentlichen Krebserkrankung meist schon 10 bis 20 Jahre vor Ausbruch des Karzinoms Zellveränderungen im Epithelgewebe des Gebärmutterhalses vorangehen. Diese Dysplasien und Oberflächenkarzinome (Carcinoma in situ) können mikroskopisch an Hand eines Zervixabstriches festgestellt werden, woraus die Bedeutung der Krebsvorsorgeuntersuchung ersichtlich ist.

Es gibt bei Gebärmutterkrebs keine direkten Frühsymptome, die als Warnsignale dienen könnten. Die verhältnismäßig spät in Erscheinung tretenden Erstsymptome sind: unregelmäßige Blutungen, fleischwasserfarbener-blutiger Ausfluss, vor allem nach dem Geschlechtsverkehr und nach Absetzen des Stuhls. Schmerzen treten erst sehr spät auf. Symptomenreich ist allein das Spätstadium, wenn der Krebs auf die Nachbarorgane (Blase, Harnleiter, Rektum, Ischias) übergreift. Todesursache ist meist Urämie, infolge einer Ureterumklammerung.

Blutungen, vor allem bei Frauen über 40 Jahren, die außerhalb der Regel auftreten, aber auch Blutungen nach dem Geschlechtsverkehr und Blutungen jenseits des Klimakteriums sind in jedem Fall als *krebsverdächtig* anzusehen, auch wenn es sich nur um Spuren oder Tropfen handelt!

Operationsmethoden an der Gebärmutter
- **Ausschabung** (Kürettage). Bei einer Ausschabung wird eine Kürette, ein löffelartiges Instrument, in die Gebärmutter eingeführt und die Gebärmutterschleimhaut herausgeschabt. Das entfernte Gewebe wird im Labor untersucht. Diese Methode wird bei verdächtigen oder zweifelhaften Abstrichen bei der Krebsfrüherkennung eingesetzt, aber auch bei Entzündungen der Gebärmutterschleimhaut, nach Fehlgeburten oder nach Schwangerschaftsabbruch.
- **Konisation.** Bei einer Konisation wird aus der Portio ein kegelförmiges Gewebestück (Konus) entfernt, um krebsverdächtige Befunde abzuklären. Es handelt sich somit sowohl um eine Diagnosemethode als auch um eine operative Therapie, da der krebsverdächtige Bereich gleich entfernt wird.
- **Gebärmutterentfernung** (Hysterektomie). Eine Gebärmutterentfernung wird bei Gebärmutterkrebs, bei besonders großen Myomen, die Beschwerden verursachen, bei starker Gebärmuttersenkung und bei anders nicht stillbaren, schweren Blutungen durchgeführt.

Die Gebärmutterentfernung wird entweder durch die Scheide oder mit Hilfe eines Bauchdeckenschnittes durchgeführt. Normalerweise werden die Eierstöcke nicht mit entfernt, da diese eine wichtige Aufgabe bei der Hormonproduktion haben.

16.5.9 Brustkrebs (Mammakarzinom)

Brustkrebs ist heute die häufigste bösartige Geschwulstkrankheit der Frau. Etwa 6 %, das ist also jede 16. Frau, erkrankt daran. Der Befall tritt bevorzugt zwischen dem 45. und dem 70. Lebensjahr auf.

Ungefähr die Hälfte der Krebsknoten bilden sich im äußeren oberen Quadranten (Atlas Abb. 16-42), immerhin noch 20 % in Region um die Brustwarze herum.

Leitsymptom bei Brustkrebs
Einseitiger *Knoten* in der Brust, vor allem, wenn er sich derb und höckerig anfühlt. Der Knoten ist häufig mit der Haut verwachsen.

Der Knoten ist in 75 % der Fälle schmerzlos. Weitere Hinweise auf Brustkrebs können eine *sezernierende Mamille*, ein lokales Ödem, *Einziehungen* der *Brustwarze* oder der *Haut*, *Orangenhautphänomen*, *Unverschieblichkeit* über einer Verhärtung und offene *Ulzerationen* sein. Bei den genannten Erscheinungen handelt es sich nicht um Frühsymptome, sondern um die Erstsymptome eines schon fortgeschrittenen Karzinoms.

Die *Metastasierung* erfolgt meist zunächst in die *regionären Lymphknoten*. Hat der Brustkrebsknoten einen Durchmesser bis 2 cm, so findet man in 60 % der Fälle in den Achsellymphknoten bereits nachweisbare Lymphknotenmetastasen. Bei kleineren Knoten unter 2 cm wird zunehmend brusterhaltend operiert. Allerdings wird meist, wie bei der Amputation auch, nachbestrahlt.

Bei der Operation werden auch axilläre Lymphknoten entfernt und untersucht. Dabei werden ableitende Lymphbahnen durchtrennt, wodurch es zum Lymphödem (→ Abschn. 8.2.5) kommen kann. Da es an dem betroffenen Arm leicht zu Ödemen und Entzündungen kommen kann, sollen an ihm keine Blutabnahmen und keine Blutdruckmessungen erfolgen.

Bei Brustkrebs kommt es oft schon bald zur Absiedelung von Metastasen, die sich bevorzugt in der Wirbelsäule, dem Becken, der Leber, der Lunge, der Pleura und in den Ovarien bilden. Ungefähr die Hälfte der erkrankten Frauen erleiden ein Rezidiv, von diesen sterben 70 % innerhalb der nächsten drei Jahre.

Jeder Knoten in der Brust muss klinisch *sorgfältig abgeklärt* werden, zum Beispiel durch eine Mammographie (Atlas Abb. 16-43) bzw. durch Ultraschall

16.6 Fragen

Beantworten Sie die Fragen möglichst knapp! Die richtigen Antworten finden Sie im angegebenen Abschnitt entweder **fett** oder *kursiv* gedruckt.

Allgemeines

- Was ist dem Heilpraktiker im Hinblick auf Erkrankungen der Geschlechtsorgane verboten? (➔ Abschn. 16, Einleitung)
- Nennen Sie die Organe von Mann und Frau, die man zu den primären Geschlechtsmerkmalen zählt! (➔ Abschn. 16.1)
- Was versteht man unter sekundären Geschlechtsmerkmalen? (➔ Abschn. 16.1)

Die männlichen Geschlechtsorgane

- Nennen Sie die *äußeren* und *inneren* männlichen Geschlechtsorgane! Geben Sie dabei die Geschlechtsdrüsen und die ableitenden Ausführungsgänge im einzelnen an! (➔ Abschn. 16.2, Einleitung)
- Handelt es sich bei den Hoden um endo- und/oder exokrine Drüsen? Welche Aufgaben haben die Hoden? Wie bezeichnet man den Sachverhalt, dass ein Hoden bei seinem Abstieg in den Hodensack im Leistenkanal steckenblieb? Welcher Teil des Spermiums enthält die Erbinformation? (➔ Abschn. 16.2.1)
- Geben Sie die Aufgabe der Nebenhoden an! (➔ Abschn. 16.2.2)
- Sind die Begriffe Samenleiter und Samenstrang Synonyme? (➔ Abschn. 16.2.3)
- Zählen Sie die drei Abschnitte der kombinierten Harn-Samen-Röhre auf! (➔ Abschn. 16.2.4)
- Nennen Sie die Hauptaufgabe der Cowper-Drüse (➔ Abschn. 16.2.5), der Bläschendrüse (➔ Abschn. 16.2.7) und der Prostata! (➔ Abschn. 16.2.8)
- Zählen Sie Bestandteile des Ejakulats auf! (➔ Abschn. 16.2.10, Kasten)

Erkrankungen der männlichen Fortpflanzungsorgane

- Welches sind die Leitsymptome der Prostatitis? (➔ Abschn. 16.3.1)
- Welche Beschwerden eines Patienten würden Sie an eine Prostatahyperplasie denken lassen? (➔ Abschn. 16.3.2)
- Was sind frühe Beschwerden bei Prostatakrebs? (➔ Abschn. 16.3.3)

Die weiblichen Geschlechtsorgane

- Zählen Sie innere und äußere weibliche Geschlechtsorgane auf! (➔ Abschn. 16.4, Einleitung)
- Handelt es sich bei den Eierstöcken um endo- und/oder exokrine Drüsen? Geben Sie dazu die Aufgabe an! Was findet man in der äußeren Rindenschicht der Eierstöcke? Was ist ein Follikel? Schildern Sie stichpunktartig, was beim Eisprung vor sich geht! (➔ Abschn. 16.4.1)
- Was kann geschehen, wenn ein befruchtetes Ei in die freie Bauchhöhle gelangt? Was kann geschehen, wenn ein befruchtetes Ei im Eileiter verbleibt und nicht zur Gebärmutter transportiert wird? (➔ Abschn. 16.4.2)
- Geben Sie den Wandaufbau der Gebärmutter an! Wodurch wird die Gebärmutter in ihrer Lage gehalten? (➔ Abschn. 16.4.3)
- Welche Aufgabe hat die Bartholin-Drüse? Welche Körperregion bezeichnet man als Damm? (➔ Abschn. 16.4.5)

- Zählen Sie die Hormone auf, die beim Menstruationszyklus eine Rolle spielen! Wo wird Östrogen hergestellt? Geben Sie Aufgaben von Östrogen an! Woher stammt Progesteron und welche Hauptaufgaben hat es? (➔ Abschn. 16.4.7)
- Wie viele befruchtungsfähige Eier bilden sich durchschnittlich im Laufe des Lebens einer Frau aus den insgesamt 400 000 Primärfollikeln? (➔ Abschn. 16.4.7, Kleindruck)
- Was ist der Graaf-Follikel? (➔ Abschn. 16.4.7, Kasten)
- Woraus ist der Gelbkörper entstanden? Was ist seine Aufgabe? (➔ Abschn. 16.4.7)
- Welche Menstruationsphasen unterscheidet man aufgrund der an der Gebärmutterschleimhaut ablaufenden Veränderungen? Welche Störungen im Geschlechtszyklus kennen Sie bezüglich der Regelblutung? (➔ Abschn. 16.4.7)

Erkrankungen der weiblichen Fortpflanzungsorgane
- Was ist die häufigste Ursache einer Eierstockzyste? (➔ Abschn. 16.5.3)
- Mit welcher Komplikation muss bei Eileiterentzündung gerechnet werden? (➔ Abschn. 16.5.4)
- Was ist eine Gebärmuttersenkung, was ein Vorfall? (➔ Abschn. 16.5.5)
- Zu welcher Veränderung in der Gebärmutterwand kommt es beim Gebärmuttermyom? (➔ Abschn. 16.5.6)
- Was liegt der Endometriose für eine Störung zugrunde? (➔ Abschn. 16.5.7)
- Geben Sie das Leitsymptom für Gebärmutterkrebs an! (➔ Abschn. 16.5.8, Kasten)
- Nennen Sie das Leitsymptom für Brustkrebs! (➔ Abschn. 16.5.9, Kasten)
- Geben Sie weitere mögliche Hinweise auf Brustkrebs an! (➔ Abschn. 16.5.9)
- Sie finden bei einer Patientin eine weiche, gut verschiebliche Veränderung im Brustdrüsengewebe, die keinerlei Hinweise auf Bösartigkeit beim Tastbefund liefert. Was tun Sie? (➔ Abschn. 16.5.9, Kasten)

7 Das Atmungssystem

17.1	**Anatomie** 438		17.5.6	Chronische Bronchitis 459
17.1.1	Die Nase (Nasus) 438		17.5.7	Asthma bronchiale (Bronchialasthma) 460
17.1.2	Der Rachen (Pharynx) 439		17.5.8	Lungenemphysem (Lungenblähung) 461
17.1.3	Der Kehlkopf (Larynx) 440		17.5.9	Bronchiektasen 463
17.1.4	Die Luftröhre (Trachea) 441		17.5.10	Pneumonie (Lungenentzündung) 464
17.1.5	Bronchien 442			Einteilung hinsichtlich der Vorerkrankung 464
17.1.6	Lungen (Pulmones) 443			Einteilung nach dem Verlauf 464
17.1.7	Pleura (Brustfell) 445			Einteilung nach dem Entstehungsort 464
17.2	**Physiologie der Atmung** 445			Einteilung hinsichtlich des Erregers 464
17.2.1	Gasaustausch in den Alveolen („äußere Atmung") 445			Einteilung hinsichtlich der Lokalisation 465
17.2.2	Gastransport 446			Einteilung hinsichtlich der Ausdehnung 465
17.2.3	Die Atembewegung 446		17.5.11	Lungenabszess 467
17.2.4	Steuerung der Atembewegung 446		17.5.12	Lungenfibrose 467
17.2.5	Wichtige Atemgrößen 447			Silikose (Steinstaublunge) 468
17.2.6	Schwere Atemstörungen 448			Asbestose (Asbeststaublunge, Silikatose) 468
17.3	**Körperliche Untersuchung** 449		17.5.13	Sarkoidose (Morbus Boeck, Besnier-Boeck-Schaumann-Krankheit, Lymphogranulomatosis benigna) 469
17.3.1	Anamnese 449		17.5.14	Lungenödem (Lungenstauung) 469
17.3.2	Inspektion 449		17.5.15	Lungenembolie 470
17.3.3	Perkussion (Abklopfen) 449		17.5.16	Atelektase 471
17.3.4	Auskultation 450		17.5.17	Mukoviszidose (zystische Fibrose) 472
	Normale Atemgeräusche 451		17.5.18	Bronchial- und Lungenkarzinom 474
	Krankhafte Nebengeräusche 451		17.5.19	Pleuraerguss 475
17.3.5	Prüfung des Stimmfremitus 454		17.5.20	Pleuritis (Brustfellentzündung) 476
17.4	**Ergänzende Untersuchungen** 454		17.5.21	Pneumothorax 477
17.5	**Ausgewählte Erkrankungen des Atmungssystems** 455		**17.6**	**Fragen** 478
17.5.1	Rhinitis (Schnupfen) 455			
17.5.2	Sinusitis (Nasennebenhöhlenentzündung) 456			
17.5.3	Pharyngitis (Rachenentzündung) 457			
17.5.4	Laryngitis (Kehlkopfentzündung) 457			
17.5.5	Akute Bronchitis 458			

Das Atmungssystem befähigt einen Organismus zum *Gasaustausch*, das heißt Sauerstoff aus der Luft aufzunehmen und Kohlendioxid abzugeben. Den *Gasaustausch* zwischen *Luft* und *Blut* bezeichnet man als „*äußere Atmung*" (Lungenatmung), obwohl er innerhalb der Brusthöhle, in den Lungenbläschen (Alveolen) stattfindet.

Der in den Lungen aufgenommene Sauerstoff wird über das Blutkreislaufsystem zu den einzelnen Körperzellen transportiert, die mit seiner Hilfe die Nährstoffe verbrennen (oxidieren) und so die notwendige Energie (ATP) für die Zellarbeit liefern, die die Aufrechterhaltung des Lebens ermöglicht. Dieser Vorgang wird als „*innere Atmung*" bezeichnet.

Bei diesen Stoffwechselvorgängen innerhalb der Zelle fällt Kohlendioxid (CO_2) an, das von den Zellen ans Blut abgegeben wird, um in der Lunge abgeatmet zu werden.

Aufgaben des Atmungssystems
- Aufnahme von Sauerstoff zur Energiegewinnung in den Körperzellen,
- Abgabe des Kohlendioxids, das bei den Verbrennungsvorgängen in den Körperzellen angefallen ist,
- Regulierung des Säure-Basen-Gleichgewichts (zusammen mit den Nieren),
- Erwärmen, Anfeuchten, Reinigen und Geruchskontrolle der eingeatmeten Luft,
- Mitwirkung bei der Stimmbildung (Kehlkopf).

Um besser verstehen zu können, was im Atmungssystem im Einzelnen vor sich geht, wird zunächst die Anatomie der Atmungsorgane besprochen. Man unterscheidet obere (Nase, Nebenhöhlen, Rachen) und untere (Kehlkopf, Luftröhre, Bronchien, Lunge) Atemwege.

Der eigentliche Gasaustausch erfolgt *nicht* in den Atemwegen, sondern in der Lunge, genauer in den *Lungenbläschen* (Alveolen).

17.1 Anatomie

17.1.1 Die Nase (Nasus)

Lage und Bau. An der Nase unterscheiden wir einen äußeren und einen inneren Anteil. Der äußere Teil, der als Vorsprung im Gesicht liegt (Atlas Abb. 17-1), ist wesentlich kleiner als der innere. Letzterer liegt über dem harten und weichen Gaumen des Mundhöhlendaches (Atlas Abb. 17-5).

Die rechte und linke Nasenhöhle werden durch die *Nasenscheidewand* voneinander getrennt. Dabei handelt es sich um eine teils knöcherne, teils knorpelige Scheidewand, die von Siebbein und Pflugscharbein gebildet wird. Die Nasenscheidewand ist meist nach einer Seite gekrümmt. Stärkere Krümmungen (Septumdeviation) können die Nasenatmung behindern und müssen manchmal operativ korrigiert werden. Der vordere Anteil der Nasenscheidewand ist – auf Höhe des Vorhofes der mittleren Nasenmuschel – *besonders* gefäßreich. Es handelt sich um die Stelle, an der die äußere Haut in die Atemschleimhaut übergeht. Sie wird der *Kiesselbach-Ort* (Locus Kiesselbachi) genannt, nach dem Erlanger HNO-Arzt Wilhelm Kiesselbach. Die meisten Fälle von Nasenbluten gehen von dieser Stelle aus, an der es aufgrund kleiner Verletzungen, beispielsweise beim Nasenbohren oder durch infektiöse Entzündungen zum Platzen von Blutgefäßen kommen kann.

Das Dach der Nasenhöhle besteht aus den Siebplatten des Siebbeins (Atlas Abb. 17-2). Hier liegt die Riechschleimhaut, von der aus die Riechfäden (Nn. olfactorii) zum Riechhirn ziehen.

Die Seitenwände der Nasenhöhle werden durch *drei Nasenmuscheln* (Conchae) erheblich vergrößert, die jede Nasenhöhle in *drei Gänge* unterteilen, und zwar in einen oberen, einen mittleren und einen unteren Nasengang. Nach außen gehen die Nasenhöhlen in die beiden Nasenlöcher (Nares anteriores) über; den Übergang zum Rachen bilden die hinteren Nasenöffnungen (Choanen, Atlas Abb. 8-9 und 9-11).

Die Nasenhöhlen stehen in Verbindung mit der Stirnbeinhöhle (Sinus frontalis), der Kieferhöhle (Sinus maxillaris), der Keilbeinhöhle (Sinus sphenoidalis), den Siebbeinzellen (Cellulae ethmoidales), dem Tränennasengang (Ductus nasolacrimalis), dem Nasen-Rachen-Raum (Epipharynx) und über die hier endigende Ohrtrompete mit dem

Mittelohr (Cavum tympani). Durch diese vielfachen Verbindungswege können Erreger, die sich in den Nasenhöhlen befinden, leicht in andere Körperhöhlen eindringen.

> Die **Nasenhöhlen** stehen in Verbindung mit den
> - Stirnbeinhöhlen
> - Kieferhöhlen
> - Keilbeinhöhlen
> - Siebbeinzellen
> - Tränennasengängen
> - Ohrtrompeten
> - Rachen

Aufgaben. Am Beginn der äußeren Nasenöffnungen befinden sich mehr oder weniger lange, starre Härchen, die die Aufgabe haben, kleine Insekten und Schmutzteile zurückzuhalten. In den Nasenhöhlen wird die Atemluft durch den Kontakt mit den Schleimhäuten *angefeuchtet*, *gereinigt* und *angewärmt*. Von der Riechregion (Regio olfactoria) ausgehend findet in gewissen Ausmaßen eine *Prüfung* der *Atemluft* statt. Einige schädliche Gase können wir an ihrem unangenehmen Geruch erkennen. Werden die Riechrezeptoren durch den Geruch von leckerer Speise gereizt, so führt dies reflektorisch im Magen zur Produktion von Verdauungssäften.

Feinstruktur der Nasenschleimhaut. Die Nasenschleimhaut besteht aus mehrreihigem, zilientragendem Epithelgewebe (inspiratorisches Flimmerepithel, Atlas Abb. 3-1D), in das reichlich schleimproduzierende Becherzellen eingelagert sind. In dem von ihnen hergestellten Schleim verfangen sich Staubpartikelchen und Erreger, die dann durch die schlagenden, rhythmischen Bewegungen der Flimmerhärchen nach außen transportiert werden können. Gelangen, zum Beispiel durch Tröpfcheninfektion, vermehrt Erreger in die Nasenhöhlen, wird gesteigert ein zähflüssiger Schleim produziert und es kommt zum Schnupfen. Der bindegewebige Anteil der Schleimhaut ist gut mit Blutgefäßen versorgt, vor allem mit Venen, die die Schleimhaut schnell zum Anschwellen bringen können.

Nasennebenhöhlen. Zu den Nasennebenhöhlen (Abb. 17-1 und Atlas Abb. 1-3) zählt man die paarig angelegten

- **Stirnhöhlen** (Sinus frontales),
- **Kieferhöhlen** (Sinus maxillares),
- **Keilbeinhöhlen** (Sinus sphenoidales),
- **Siebbeinzellen** (Cellulae ethmoidales). Hierbei handelt es sich um Hohlräume des Siebbeins, die auch als Siebbeinlabyrinth bezeichnet werden.

Die Nebenhöhlen stellen eine Erweiterung der Nasenhöhlen dar, denn ihr Schleimhautaufbau entspricht dem der Nasenhöhle. So haben auch sie die Aufgabe, die Atemluft zu säubern, anzufeuchten und anzuwärmen. Daneben haben sie aber noch die Funktion, das *Gewicht* des knöchernen Schädels zu *vermindern* und als *Resonanzraum* beim Sprechen mitzuwirken.

Die Ausdehnung der Nebenhöhlen ist individuell unterschiedlich und oft seitenungleich. Die geräumigsten Höhlen sind die Kieferhöhlen. Ihre Ausführungsgänge liegen nahe ihrem Dach und ziehen zum mittleren Nasengang. Dies ist für den Sekretabfluss bei aufrecht gehaltenem Kopf ungünstig. Das Sekret kann lediglich bei Seitenneigung des Kopfes aus der jeweiligen gegenüberliegenden Höhle abfließen. Wegen dieses erschwerten Sekretabflusses sind Kieferhöhlenentzündungen bei Erwachsenen häufig (→ Abschn. 17.5.2, Sinusitis).

17.1.2 Der Rachen (Pharynx)

Lage und Bau. Der Rachen erstreckt sich von der Schädelbasis bis zur Speiseröhre in Höhe des Unterrandes des Ringknorpels des Kehlkopfes. Er verläuft *vor* der Halswirbelsäule und *hinter* der Nasen- und Mundhöhle und *hinter* dem Kehlkopf. Er gliedert sich in drei Abschnitte:

- **Nasenrachenraum** (Pars nasalis, Epipharynx). Der Nasenrachenraum erstreckt sich von den Nasenmuscheln bis zum weichen Gaumen. Er hat zwei Öffnungen zur Nasenhöhle (Choanen, Atlas Abb. 8-9 und 9-11) und zwei Öffnungen, in Form von kleinen Schleimhautfalten, die in die Ohrtrompete (Eustachische Röhre) führen (Atlas Abb. 17-5), die Rachen und Mittelohr verbindet. Sie dient dem Druckausgleich im Mittelohr, indem sie sich beim Schlucken öffnet.
Im Nasenrachenraum liegt auch die Rachenmandel (Tonsilla pharyngea). Diese kann bei kleinen Kindern stark wuchern (adenoide Vegetation) und so zur Behinderung der Nasenatmung führen.
Der Epipharynx gehört zu den *Atemwegen*.

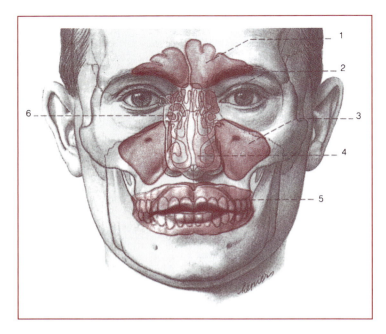

Abb. 17-1 Nasennebenhöhlen
und sonstige Hohlräume des Gesichtsschädels
1. Stirnhöhle (Sinus frontalis), 2. Siebbeinzellen (Cellulae ethmoidales), 3. Kieferhöhle (Sinus maxillaris), 4. Nasenhöhle (Cavitas nasi), 5. Mundhöhle (Cavitas oris), 6. Tränennasengang (Ductus nasolacrimalis).

- **Mundrachenraum** (Pars oralis, Mesopharynx). Der Mundrachenraum steht mit der Mundhöhle in Verbindung und erstreckt sich vom weichen Gaumen bis zum Kehldeckel. Zwischen dem vorderen und dem hinteren Gaumenbogen befinden sich in einer Nische die Gaumenmandeln (Tonsillae palatinae).
Im Mesopharynx kreuzen sich *Atem-* und *Speisewege*.
- **Kehlkopfrachenraum** (Pars laryngea, Hypopharynx). Der Kehlkopfrachenraum verläuft *hinter* dem Kehlkopf bis zur Speiseröhre. Damit gehört er ausschließlich zum Speiseweg, da die Atemluft vom Mesopharynx in den Kehlkopf strömt.

Aufgaben. Beim Schlucken wird mit Hilfe des Gaumensegels, des Zungengrundes und des Kehldeckels der Luftweg verschlossen, damit es nicht zum „Verschlucken" kommt (➔ Abschn. 9.1.3, Schluckakt).

Außerdem ist der Rachen für das Sprechen bedeutsam, da durch seine Formveränderungen verschiedene Vokallaute gebildet werden.

> **Rachen** = Pharynx
> **Kehlkopf** = Larynx

17.1.3 Der Kehlkopf (Larynx)

Lage und Bau. Der Kehlkopf erstreckt sich vom Zungengrund bis zur Luftröhre. Er verläuft *vor* dem Kehlkopfrachenraum. Er besteht aus neun Knorpeln, die durch Gelenke, Bänder und Membranen beweglich miteinander verbunden sind (Abb. 17-2, Atlas Abb. 17-6 und 17-7). Innen ist er mit Schleimhaut ausgekleidet. Er enthält die Stimmbänder.

Die wichtigsten Knorpel des Kehlkopfs sind:

- **Schildknorpel** (Cartilago thyroidea). Er bildet die vordere und seitliche Wand des Kehlkopfes. Vor allem beim Mann kann seine Vorwölbung in der Halsmitte als „Adamsapfel" deutlich gesehen werden. Nach hinten ist der Schildknorpel offen. In seinem inneren Anteil liegen die Stimmbänder (s. u.).
- **Kehldeckel** (Epiglottis). Der Kehldeckel ist am Schildknorpel wie ein Scharniergelenk befestigt. Beim Schluckakt legt er sich über den Kehlkopfeingang und verhindert so das Eindringen von Speise in den Luftweg.
- **Ringknorpel** (Cartilago cricoidea). Er hat die Form eines Ringes, der vorne schmal und hinten breit ist. Er bildet die Basis, auf der die anderen Knorpel ruhen.

17.1 Anatomie

- **Stellknorpel** (Aryknorpel). Die pyramidenförmigen Stellknorpel bewegen sich auf dem Oberrand des Ringknorpels. Sie sind für Spannung und Stellung der Stimmbänder zuständig.

Stimmbänder (Ligamenta vocalia). Die Stimmbänder liegen im Inneren des Kehlkopfes. Sie sind von Schleimhaut überzogen und bilden so die Stimmlippen (Plica vocalis). Der Spalt zwischen den Stimmbändern heißt *Stimmritze*.

Laute werden durch einen Verschlussmechanismus erzeugt (Atlas Abb. 17-8). Dabei geraten die Stimmlippen durch den Luftstrom in Schwingung, wobei, ähnlich wie bei einem Blasinstrument, Töne entstehen. Der erzeugte Ton ist um so höher, je höher die Spannung und je kürzer und dünner die schwingenden Lippen sind.

Während der Pubertät der Knaben kommt es zu einem starken Wachstum des Kehlkopfes, wobei die Stimmbänder länger werden. Als Folge davon kommt es zu einer tieferen Tonlage.

Die Stimmbänder werden vom Kehlkopfnerv (N. recurrens, kurz „Rekurrens") innerviert, einem Seitenast des X. Hirnnervs (N. vagus). Dieser Nerv wird manchmal bei Schilddrüsen-Operationen verletzt. Durch die folgende Stimmbandlähmung kommt es zur Heiserkeit, bei beidseitiger Verletzung auch zu inspiratorischen Stridor (pfeifendem Atemgeräusch) und Atemnot.

Aufgabe. Der Kehlkopf hat zwei Hauptaufgaben:

- Er ist ein Hauptorgan der *Stimmbildung*. Dabei hängt die Tonhöhe von der Länge und Spannung der Stimmbänder ab.
- Der Kehldeckel verschließt beim Schluckakt den Luft- gegen den Speiseweg, um „Verschlucken" zu *verhindern*.

17.1.4 Die Luftröhre (Trachea)

Lage und Bau. Die Luftröhre ist ein ca. 10 bis 12 cm langer, muskulöser Schlauch, mit hufeisenförmigen Knorpelspangen. Sie beginnt unterhalb des Ringknorpels des Kehlkopfes und endet in Höhe des vierten Brustwirbels mit der Aufzweigung in die beiden Stammbronchien (Abb. 17-3, Atlas Abb. 17-12). Sie verläuft zum Teil im Hals und zum Teil im Brustkorb. Sie liegt *hinter* der Schilddrüse und *vor* der Speiseröhre.

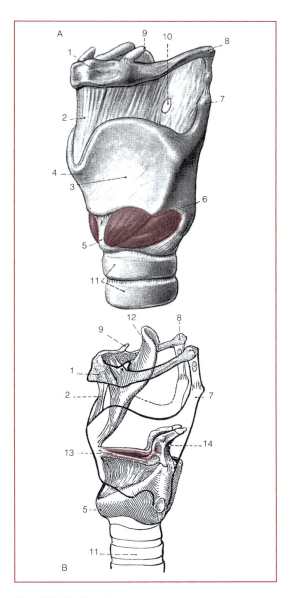

Abb. 17-2 Kehlkopf
A. Kehlkopf von links vorne, B. Darstellung des Kehlkopfgerüstes von links. Der Schildknorpel ist nur in Umrissen dargestellt, so dass die Stimmbänder sichtbar sind. 1. Zungenbein (Os hyoideum), 2. Membran zwischen Zungenbein und Schildknorpel (Membrana thyrohyoideum), 3. Schildknorpel (Cartilago thyroidea), 4. „Adamsapfel" (Prominentia laryngea), 5. Ringknorpel (Cartilago cricoidea), 6. Ringknorpel-Schildknorpel-Muskel (M. cricothyroideus), 7. Oberes Horn des Schildknorpels (Cornu superius), 8. Großes Horn des Zungenbeins (Cornu majus), 9. Kleines Horn des Zungenbeins (Cornu minus), 10. Loch für den Durchtritt des Kehlkopfnervs, 11. Knorpelspange der Luftröhre (Cartilagines tracheales), 12. Kehldeckel (Epiglottis), 13. Stimmband (Lig. vocale), 14. Stellknorpel (Aryknorpel).

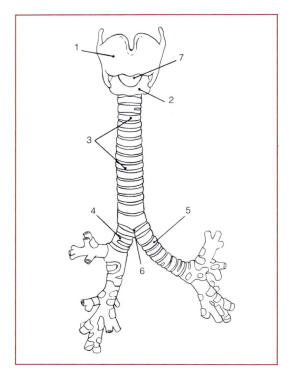

Abb. 17-3 Luftröhre mit Kehlkopf und angedeutetem Bronchialbaum
1. Schildknorpel (Cartilago thyroidea), 2. Ringknorpel (Cartilago cricoidea), 3. Knorpelspangen der Luftröhre (Cartilagines tracheales), 4. Rechter Stammbronchus (Bronchus principalis dexter), 5. Linker Stammbronchus (Bronchus principalis sinister), 6. Teilungsstelle der Luftröhre (Bifurcatio tracheae), 7. Band zwischen Ringknorpel und Schildknorpel (Ligamentum cricothyroideum).

Aufbau der Luftröhre
(Atlas Abb. 17-10)
- **Schleimhaut** (Mukosa, Tunica mucosa) bildet die Innenauskleidung der Luftröhre. Auf der Oberfläche der Schleimhaut befindet sich Flimmerepithel, das die Aufgabe hat, Fremdkörperchen und Schleim in Richtung Rachen zu befördern. In diese Epithelschicht sind viele schleimproduzierende Becherzellen eingelagert.
- **Knorpelspangen** (Cartilago trachealis). 16 bis 20 hufeisenförmige Knorpelspangen verstärken die Wand der Luftröhre. Diese Spangen sind nicht zu Ringen geschlossen, sondern ihre Hinterwand wird von elastischem und kollagenem Bindegewebe gebildet, in das glatte Muskelfasern eingelagert sind. Die Knorpelspangen bestimmen die charakteristische Form der Luftröhre, die im Querschnitt vorne rund und rückwärts gerade erscheint.
- **Hüllschicht** (Adventitia, Tunica adventitia). Es handelt sich um eine äußere lockere Bindegewebsschicht aus kollagenen Fasern, die dem Einbau der Luftröhre gegenüber ihren Nachbarorganen dient.

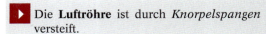

Die **Luftröhre** ist durch *Knorpelspangen* versteift.

Warum hat die Luftröhre Knorpelspangen? Würde die Luftröhre, wie die Speiseröhre, nur als einfacher Muskelschlauch bestehen, so könnte hier die Luft nach dem Unterdruck-Überdruck-System nicht schnell genug bewegt werden. Bei einer Druckerhöhung würde sich das Rohr zwar ausweiten, bei einem Sog würde es aber zusammenfallen und keine Luft passieren lassen. Die Knorpelspangen versteifen die Luftröhre und garantieren so ihre ständige Durchgängigkeit.

Andererseits darf die Luftröhre nicht aus einer völlig starren Röhre bestehen, sondern sie muss ständig ihre Lage anpassen können, entsprechend den Vor- und Rückwärtsbewegungen des Kopfes, den Größenveränderungen der Lunge bei der Ein- und Ausatmung (Atlas Abb. 17-11) und beim Schluckakt. Um diesen beiden gegensätzlichen Anforderungen gerecht zu werden, muss die Luftröhre – ähnlich wie die Wirbelsäule – aus starren und beweglichen Elementen zusammengesetzt sein.

17.1.5 Bronchien

Lage und Bau. Die Luftröhre teilt sich in Höhe des vierten Brustwirbels in den rechten und linken *Stammbronchus* auf. Diese Stammbronchien verzweigen sich entsprechend den Lungenlappen rechts in drei und links in zwei *Lappenbronchien*. Entsprechend der Zahl der Lungensegmente spalten sich diese Lappenbronchien in *Segmentbronchien* auf, das sind rechts zehn und links zwischen acht und zehn Segmentbronchien. Die Segmentbronchien verzweigen sich zu *Bronchiolen*, diese zu den *Alveolargängen*, die in die *Alveolarsäckchen* münden, deren Wände von den dicht stehenden Alveolen gebildet werden, in denen der eigentliche Gasaustausch stattfindet (Abb. 17-3, 17-5 und Atlas Abb. 17-17, 17-18).

Dieses System immer feinerer Verzweigung kann mit einem Baum verglichen werden, man spricht in diesem Zusammenhang vom „*Bronchialbaum*" (➔ Schema 17-1). Der Stamm wird von der Luftröhre gebildet, dann folgt die Verzweigung in immer feinere Äste, bis die Lungenbläschen erreicht werden, die in diesem Vergleich den Blättern entsprechen.

Diesen Aufzweigungen der Bronchien entsprechen die Aufzweigung der Lungenschlagadern. Dadurch kommt es zu selbständig arbeitenden Einheiten, die darüber hinaus noch durch Bindegewebe gegeneinander abgegrenzt sind. So kann bei einer evtl. notwendigen Operation ein Lappen oder ein einzelnes Segment isoliert entfernt werden.

Aufbau der Bronchien und Bronchiolen. Der rechte Stammbronchus hat ein größeres Lumen und verläuft steiler nach unten als der linke. Deshalb geraten Fremdkörper meist in den rechten Stammbronchus.

Die Bronchienwand ist ähnlich wie die Luftröhrenwand aufgebaut; je kleiner sie werden, desto dünnwandiger wird sie allerdings. Besitzen die Lappenbronchien noch große Knorpelspangen, so werden diese bei den Segmentbronchien zu unregelmäßigen *Knorpelplättchen*. Die *Bronchiolen*, die lediglich einen Durchmesser von 1 mm haben, weisen keinen Knorpel mehr auf, sondern bestehen nur aus *glatter Muskulatur*. Kommt es hier zu Verkrampfungen, so entsteht Asthma bronchiale (➔ Abschn. 17.5.7).

Innen sind die Bronchien mit respiratorischem Flimmerepithel ausgestattet. Die Alveolen dagegen bestehen nur noch aus einer Schicht Epithelzellen, deren Lumen durch den Zug von elastischen Fasern aufrechterhalten wird, die sich um die Alveolen herum befinden.

Blutversorgung der Bronchien. Die Bronchien können nicht vom Lungenkreislauf aus versorgt werden, da Lungenarterien sauerstoff*armes* Blut führen und Lungenvenen zwar sauerstoffreiches Blut haben, aber hier der niedrige Druck nicht zur Versorgung der Bronchien ausreicht. Deshalb entspringen die Arterien der Bronchien (Aa. intercostales) aus der Brustaorta, verlaufen in der Bronchialwand und teilen sich mit dem Bronchialbaum auf.

17.1.6 Lungen (Pulmones)

Lage und Bau. Die Lungen liegen in der Brusthöhle und passen sich mit ihrer Form den umliegenden Organen an. Die Lungenspitzen überragen geringfügig die Schlüsselbeine (Atlas Abb. 17-12). Nach unten sitzen sie dem Zwerchfell auf,

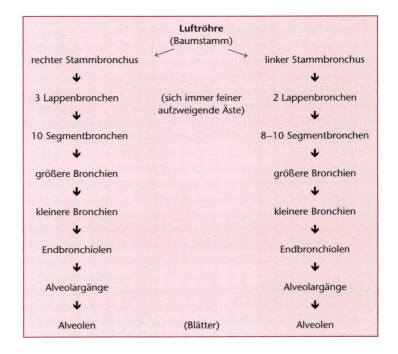

Schema 17-1 Bronchialbaum

weshalb die Lungenbasis konkav gewölbt ist. In ihrem Außenbereich liegen sie den Rippen an. Die medialen Seiten der Lungen sind konkav eingewölbt und passen sich so den Organen des Mediastinums an, also vor allem dem Herzbeutel und den größeren Gefäßen.

Die rechte Lunge wird durch zwei tief einschneidende Spalten (Fissuren) in drei Lappen unterteilt (Abb. 17-4, Atlas Abb. 17-13):

- **Oberlappen** (mit drei Segmenten),
- **Mittellappen** (mit zwei Segmenten),
- **Unterlappen** (mit fünf Segmenten).

Die linke Lunge ist in zwei Lappen unterteilt:
- **Oberlappen** (mit vier bis fünf Segmenten),
- **Unterlappen** (mit vier bis fünf Segmenten).

Ober- und Mittellappen befinden sich größtenteils an der Lungenvorderseite, wogegen der Unterlappen den größten Anteil der Rückfläche der Lungen ausmacht (Atlas Abb. 17-15).

> **Einteilung der Lunge**
> - **Rechte Lunge:** 3 Lappen (10 Segmente)
> - **Linke Lunge:** 2 Lappen (8–10 Segmente)

Lungenhilum (Lungenhilus, Lungenwurzel). An der medialen Seite der Lunge befindet sich der Lungenhilum. Hier treten Bronchien, Arterien, Venen, Lymphgefäße und vegetative Nerven in das Organ ein bzw. aus (Atlas Abb. 17-14).

Luft-Blut-Schranke. In der Lunge verzweigen sich die Bronchiolen zu Endbronchiolen, die zum Alveolargang werden, der in die Lungenbläschen (Alveolen) mündet (Abb. 17-5, Atlas Abb. 17-17), den Ort des eigentlichen Gasaustausches.

Die Alveolen sind von feinen retikulären, kollagenen und elastischen Fasern und von Blutkapillaren umgeben, so dass der Sauerstoff durch das Alveolarendothel, die Basalmembran und das Kapillarendothel (Luft-Blut-Schranke) durchtreten muss (s. u., Gasaustausch in den Alveolen). Die Kapillarmembran der Kapillaren ist teilweise mit der des Alveolarendothels verschmolzen. Diese Luft-Blut-Schranke hat beim Gesunden eine Dicke von ca. 1/1000 mm.

Lungenläppchen (Lobus pulmonis, Atlas Abb. 17-18). Die Funktionseinheit der Lunge ist das Lungenläppchen. Es hat einen Durchmesser von ca. 1 cm und wird von allen Alveolen gebildet, die aus einer Bronchiole hervorgehen. Der Blut- und

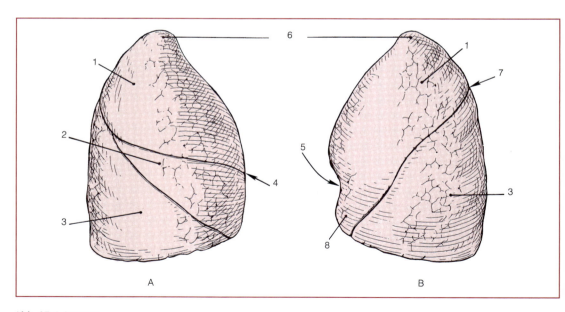

Abb. 17-4 Lungen
A. Rechte Lunge. Ansicht von lateral. B. Linke Lunge. Ansicht von lateral. 1. Oberlappen (Lobus superior), 2. Mittellappen (Lobus medius), 3. Unterlappen (Lobus inferior), 4. Spalte zwischen Ober- und Mittellappen (Fissura horizontalis), 5. Herzbedingte Einbuchtung des Vorderrandes der linken Lunge (Incisura cardiaca pulmonis), 6. Lungenspitze (Apex pulmonis), 7. Spalte zwischen Ober- und Unterlappen (Fissura obliqua), 8. Züngelchen am unteren Lungenrand (Lingula pulmonis).

Lymphabfluss erfolgt an der Außenseite des Läppchens. Zwischen den Alveolen liegt ein verzweigtes Kapillarnetz, von dem aus der Gasaustausch durch die Alveolarwand stattfindet. Die einzelnen Lungenläppchen sind durch Bindegewebssepten gegeneinander abgegrenzt.

17.1.7 Pleura (Brustfell)

Die Lungen werden vom Brustfell überzogen. Es handelt sich hierbei um eine glatt, glänzende Haut, die aus zwei Anteilen bestehen:

- **Rippenfell** (Pleura parietalis). Das Rippenfell kleidet die Brusthöhle von innen her aus und ist mit den Rippen, dem Zwerchfell und der Mediastinalwand verhaftet.
- **Lungenfell** (Pleura visceralis, Pleura pulmonalis). Das Lungenfell liegt direkt den Lungen auf und ist mit ihnen verwachsen.

Am Lungenhilum befindet sich die Umschlagstelle von Lungen- und Rippenfell.

Das Brustfell besteht aus einschichtigem Epithelgewebe und aus etwas Bindegewebe, mit dem es mit den Organen bzw. der Rumpfwand verwachsen ist. Zwischen seinen beiden Blättern (Lungen- bzw. Rippenfell) befindet sich ein schmaler, mit Flüssigkeit gefüllter Spalt, der das reibungslose Gleiten der beiden Blätter bei der Atembewegung ermöglicht. Dank dieses Gleitspaltes kann sich die Lunge nicht von der Brustwand abheben, sondern gleitet an ihr entlang. Wird Luft in diesen Spalt eingebracht, kommt es zum teilweisen oder vollständigen Lungenkollaps (Pneumothorax, ➔ Abschn. 17.5.21).

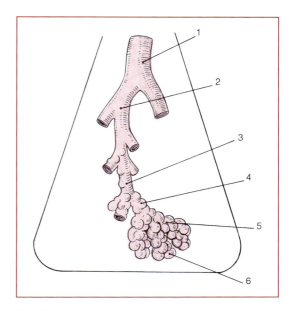

Abb. 17-5
Darstellung der Endaufzweigung einer Bronchiole
1. Bronchiole (Bronchiolus), 2. + 3. Endbronchiole (Bronchiolus respiratorius), 4. Alveolargang (Ductus alveolaris), 5. + 6. Lungenbläschen (Alveolen, Alveoli pulmonis).

17.2 Physiologie der Atmung

17.2.1 Gasaustausch in den Alveolen („äußere Atmung")

Unter Gasaustausch versteht man den Übertritt von Sauerstoff aus der Luft ins Blut und die Abgabe von Kohlendioxid aus dem Blut in die Luft. Dieser Gasaustausch findet durch die Wand der Alveolen statt, die von einem dichten Kapillarnetz umgeben sind (s. o. Luft-Blut-Schranke).

Der Sauerstoff gelangt mit der Atemluft durch die Atemwege in die Alveolen und diffundiert durch die Alveolarwand in die Blutkapillaren. Das Kohlendioxid nimmt den umgekehrten Weg: von den Blutkapillaren diffundiert es durch die Alveolarwand in die Atemwege, durch die es abgeatmet wird.

Der Übertritt von Sauerstoff und Kohlendioxid durch die Alveolar- und Kapillarwand erfolgt passiv, also ohne Energieaufwand, durch Diffusion aufgrund der unterschiedlichen Gaskonzentrationen.

Durch die Sauerstoffentnahme der Luft in den Lungen besitzt die Ausatemluft ca. 5 % weniger Sauerstoff als die Einatemluft, hinsichtlich des Kohlendioxids beträgt die Differenz ca. 4 %.

Die Gesamtoberfläche aller Lungenbläschen zusammen beträgt ca. 100 m². Diese Oberfläche wird pro Tag von ungefähr 7000 l Blut umspült.

Surfactant (Antiatelektasefaktor). Die Lungenbläschen, die bei der Einatmung einen Durchmesser von ca. 0,4 mm haben, fallen bei der Ausatmung auf ca. 0,2 mm zusammen. Ihr Zusammenfallen wird durch den Surfactant (oberflächenaktive Substanz) verhindert, eine filmartige Substanz auf der Alveolaroberfläche und auf den Endbronchiolen. Beim Neugeborenen erleichtert der Surfactant die erste Entfaltung der noch vollständig kollabierten Alveolen.

Compliance (Lungendehnbarkeit). Der Surfactant und die Anzahl der elastischen Fasern um die Alveolen herum sind die wichtigsten Größen für das Ausmaß der Lungendehnbarkeit. Eine erniedrigte pulmonale Compliance liegt bei restriktiven Ventilationsstörungen (Lungenfibrosen, Pleuraschwarten) vor, eine erhöhte vor allem beim Lungenemphysem.

17.2.2 Gastransport

Der aufgenommene *Sauerstoff* wird in den Lungen zu 98 % an das *Hämoglobin* der Erythrozyten gebunden und so im Blut zu seinem Bestimmungsort transportiert. Die restlichen 2 % kommen als O_2 im Plasma gelöst vor. Die Abgabe des Sauerstoffs an das Gewebe erfolgt durch Diffusion, aufgrund des Konzentrationsgefälles zwischen dem sauerstoffreichen Blut und dem sauerstoffarmen Gewebe.

Kohlendioxid wird zu 80 % als *Hydrogencarbonat* (Bicarbonat, HCO_3) im Plasma und zum kleineren Teil gebunden an die Erythrozyten transportiert. Der Rest wird als CO_2 an die roten Blutkörperchen gebunden oder kommt frei im Plasma vor.

17.2.3 Die Atembewegung

Ein gesunder Erwachsener atmet pro Minute ungefähr 12- bis 16-mal. Die Brusthöhle besitzt eine starke Wand, die von Rippen, Brustbein, Wirbelsäule und Muskulatur gebildet wird. Die untere Begrenzung stellt das Zwerchfell dar. Die Atembewegung vergrößert beziehungsweise verkleinert die Ausdehnung der Brusthöhle. Man unterscheidet die Einatmung (Inspiration) von der Ausatmung (Exspiration) (Abb. 17-6, Atlas Abb. 17-19).

Bei der *Einatmung* werden durch Kontraktion der Zwischenrippenmuskulatur die *Rippen angehoben* und dadurch das Volumen der Brusthöhle vergrößert (Brustatmung). Gleichzeitig kontrahiert sich das *Zwerchfell*, das dabei nach *unten* bewegt wird und seinerseits ebenfalls das Volumen des Brustkorbes vergrößert (Bauchatmung, Atlas Abb. 17-22 und 17-23). Als Folge dieser Volumenzunahme der Brusthöhle strömt Luft in die Lunge.

Dieser Vorgang beruht auf der gleichen Wirkungsweise wie ein Blasebalg: Wird er geöffnet, vergrößert er also sein Volumen, strömt Luft ein (Inspiration). Wird er dagegen komprimiert, wird die Luft aufgrund der Volumenverkleinerung herausgepresst (Exspiration).

Bei Atemnot kann der Patient darüber hinaus noch die Atemhilfsmuskulatur einsetzen.

- **Zur Einatmung:**
  - *M. sternocleidomastoideus* (Kopfdrehermuskel). Er hebt das Brust- und Schlüsselbein in Richtung Kopf an.
  - *Mm. scaleni anterior, medius et posterior* (Rippenhebermuskeln).
  - *M. serratus posterior superior et inferior* (hinterer oberer und unterer Sägemuskel). Fixiert die unteren 4 Rippen für die Zwerchfellkontraktion.
  - *M. pectoralis major et minor* (großer und kleiner Brustmuskel). Bei festgestellten Armen, zum Beispiel auf dem Tisch, kann der Brustkorb angehoben werden.

- **Zur Ausatmung:**
  - *Bauchmuskulatur* (M. rectus abdominis, M. transversus abdominis, M. obiliquus internus et externus).
  - *M. erector spinae* (Wirbelsäulenaufrichtermuskel), M. quadratus lumborum (viereckiger Lendenmuskel), M. serratus posterior inferior (hinterer unterer Sägemuskel).

Bei Atemnot, zum Beispiel bei Asthma bronchiale, kann die Atemhilfsmuskulatur eingesetzt werden, indem der Oberkörper etwas nach vorne gebeugt wird und die Arme auf dem Tisch aufgestützt werden oder im Sitzen die Unterarme auf den Tisch gelegt werden oder die Arme auf dem Unterschenkel abgestützt.

17.2.4 Steuerung der Atembewegung

Die Atemtätigkeit muss mit Atemtiefe und Atemfrequenz der jeweiligen Stoffwechsellage optimal angepasst werden. Dazu erfolgt eine Steuerung vom *verlängerten Mark* (Medulla oblongata) aus. Das hier liegende *Atemzentrum* besteht aus zwei getrennten Bereichen: einem Ein- und einem Ausatmungszentrum.

Das Atemzentrum erhält auf dreierlei Wegen Meldungen, um die Atemtätigkeit zu steuern.

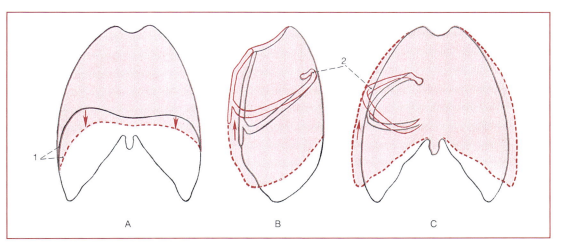

Abb. 17-6 Darstellung der Atembewegung
A. Zur Einatmung kontrahiert sich das Zwerchfell, das heißt, es bewegt sich nach unten, wodurch das Volumen des Brustkorbes vergrößert wird. B. + C. Gleichzeitig werden die Rippen durch die Zwischenrippenmuskulatur angehoben, was zu einer weiteren Vergrößerung des Volumens des Brustkorbes führt. 1. Zwerchfell (Diaphragma), 2. Rippe (Costa).

- **Nervale Steuerung.** Sie geht von den sensiblen Ästen des N. vagus in den Lungenalveolen aus. Der N. vagus meldet den jeweiligen Dehnungszustand an das Atemzentrum. Eine zunehmende Dehnung der Lungen bewirkt eine Hemmung der Einatmung (Hering-Breuer-Reflex).

  Umgekehrt führt eine Verkleinerung der Lungen zu einer reflektorischen Verstärkung der Einatmung. Außerdem spielen bei der Feineinstellung der Atembewegung noch Dehnungsrezeptoren der Zwischenrippenmuskeln eine Rolle.

- **Chemische Steuerung**
  - **Periphere arterielle Chemorezeptoren.** Diese Chemorezeptoren sitzen im Aortenbogen und an der Teilungsstelle der A. carotis. Sie melden ein Absinken des Sauerstoffgehaltes (Hypoxie), bzw. einen Anstieg des Kohlendioxidgehaltes im Blut. Von den Chemorezeptoren des Aortenbogens ziehen Depressornerven zum Atemzentrum; von den Chemorezeptoren der Karotis führen Sinusnerven zum Atemzentrum.
  - **Zentrale Chemorezeptoren.** Die zentralen Chemorezeptoren sitzen im verlängerten Mark, in der Nähe des Atemzentrums, registrieren hier Veränderungen in der Zusammensetzung des Liquors und beeinflussen reflektorisch die Atmung.

Das Atemzentrum seinerseits gibt über den Zwerchfellnerv (N. phrenicus) den Befehl zur Kontraktion ans Zwerchfell und über die Zwischenrippennerven (Nn. intercostales) an die Zwischenrippenmuskulatur.

Atemantrieb. Ein *gesunder* Organismus regelt seine Atemtätigkeit im Wesentlichen über einen CO_2-*Anstieg* im Blut, das heißt, der Atemantrieb rührt daher, dass man CO_2 abatmen will – und nicht daher, weil man O_2 aufnehmen möchte!

Ist jedoch die CO_2-Konzentration im Blut ständig erhöht (z. B. durch eine schwere Lungenerkrankung), so erfolgt der Atemantrieb über Sauerstoffmangel. Erhalten diese Patienten konzentrierten Sauerstoff zum Einatmen (z. B. über Nasensonde), so fällt bei ihnen der Atemantrieb aus und es kommt zum *Atemstillstand*.

17.2.5 Wichtige Atemgrößen

Mit jeder Einatmung strömen ca. 500 ml Luft in den Atemtrakt. Von diesen 500 ml gelangen jedoch nur zwei Drittel in die Alveolen und nehmen am Gasaustausch teil. Das restliche Drittel verbleibt in den Atemwegen, den so genannten *Totraum*.

Die im folgenden angegebenen Größen sind nur als ungefähre Werte zu betrachten. Sie hängen entscheidend vom Geschlecht, dem Alter und der Lebensweise ab und sind deshalb zum Teil beträchtlichen Schwankungen unterworfen.

- **Atemzugvolumen** (Atemvolumen, Respirationsluft). Unter dem Atemzugvolumen versteht man die Luftmenge, die pro Atemzug in Ruhe eingeatmet wird. Beim Erwachsenen beträgt sie ca. *500 ml.*

- **Inspiratorisches Reservevolumen** (Komplementärluft). Die Luftmenge, die man nach einer normalen Einatmung noch maximal zusätzlich einatmen kann, bezeichnet man als inspiratorisches Reservevolumen. Es beträgt ungefähr 2,5 Liter.

- **Exspiratorisches Reservevolumen** (Reserveluft). Die Luftmenge, die man nach einer normalen Ausatmung noch maximal ausatmen kann, wird als exspiratorisches Reservevolumen bezeichnet. Es beträgt ungefähr 1,5 Liter.

- **Residualluft** (Restluft). Auch nach der tiefsten Ausatmung bleibt noch Luft in der Lunge und den Atemwegen zurück. Sie wird als Residualluft bezeichnet. Sie kann nicht direkt, sondern nur indirekt gemessen werden. Diese Restluft beträgt ca. 1,2 Liter.

- **Vitalkapazität** (maximales Atemzugvolumen). Unter Vitalkapazität versteht man das Volumen Luft, das nach *tiefster Einatmung vollständig ausgeatmet* werden kann. Die Vitalkapazität beträgt ungefähr 4,5 Liter. Sie hängt jedoch stark vom Alter, vom Geschlecht und von der Körpergröße ab. So können sich Werte zwischen 2,5 bis 7 Liter durchaus noch im Normbereich bewegen. Sportler und Sänger können eine beachtliche Vitalkapazität erreichen.

- **Totalkapazität.** Die Totalkapazität besteht aus Vitalkapazität plus Residualluft. Sie beträgt ungefähr 6 Liter.

- **Atemminutenvolumen.** Das Volumen des normalen Atemzugs, ca. 500 ml, wird mit der Anzahl der Atemzüge pro Minute (12–16) multipliziert.

Beispiel: 500 ml Atemzugvolumen × 15 Atemzüge/min = 7,5 Liter. Das Atemminutenvolumen beträgt in diesem Fall 7,5 Liter.

> ▶ **Vitalkapazität** (maximales Atemzugvolumen) bezeichnet die Luftmenge, die nach tiefster Einatmung *maximal ausgeatmet* werden kann.

17.2.6 Schwere Atemstörungen

Bei bestimmten Krankheitsbildern ist der Atemtypus in charakteristischer Weise verändert (Atlas Abb. 17-24).

- **Cheyne-Stokes-Atmung.** Sie ist Folge einer schweren Schädigung des Atemzentrums, zum Beispiel durch ausgeprägte Herzinsuffizienz, Hirnarteriosklerose, Enzephalitis oder durch Vergiftungen (z. B. Morphin). Es kommt zu langen Atempausen, nach denen die Atmung erst in ganz kleinen, dann größer werdenden Atemzügen einsetzt, bis sie sich zu ganz tiefen angestrengten Atemzügen steigert.
  Die Ursache liegt im Atemzentrum, das nur noch auf verstärkte Reize anspricht: während des Atemstillstandes steigt der CO_2-Gehalt des Blutes an, wodurch die Atmung ausgelöst wird. Sinkt der CO_2-Gehalt wieder ab, hört die Atmung auf.

- **Biot-Atmung** (intermittierende Atmung). Bei der Biot-Atmung handelt es sich um kräftige, gleichmäßige Atemzüge, die von plötzlichen Atempausen unterbrochen werden. Das Atemzentrum reagiert nur noch auf O_2-Mangel. Sobald der Mangel ausgeglichen ist, setzt die Atmung wieder aus. Dieser Atemtyp kommt vor bei Verletzungen des Atemzentrums und bei intrakranieller Druckerhöhung durch Hirnödem, Hirnblutung oder Meningoenzephalitis.

- **Kussmaul-Atmung.** Bei der Kussmaul-Atmung kommt es zu regelmäßigen, besonders tiefen Atemzügen. Dieser Atemtyp entwickelt sich durch eine Reizung des Atemzentrums, durch Azidose (Übersäuerung, Senkung des pH-Wertes unter 7,38 bzw. Steigerung der Wasserstoffionenkonzentration im Blut). Sie tritt vor allem im Coma diabeticum auf und stellt den Versuch des Körpers dar, die aufgetretene Azidose durch eine vertiefte Atmung abzubauen.

- **Schnappatmung.** Es handelt sich um ein durch Sauerstoffmangel des Atemzentrums bedingtes krampfhaftes „Nach-Luft-Schnappen", das vor allem in der Sterbephase (Agonie) als so genannte agonale Atmung auftritt oder nach Herz-Kreislauf-Stillstand.

- **Schlafapnoesyndrom** (SAS). Es handelt sich um nächtliche Atemstillstände von mehr als 10 Sekunden. Betroffen sind vor allem Männer zwischen dem 40. bis 60. Lebensjahr, und zwar laute und unregelmäßige Schnarcher. Alkohol wirkt begünstigend. Es können auch HNO-Erkrankungen wie Tonsillenhyperplasie, Nasenseptumdeviation, Nasenpolypen, Makroglossie (Zungenvergrößerung, z. B. bei Schilddrüsenunterfunktion, Akromegalie u. a.) und Einnahme von Beruhigungsmitteln eine Rolle spielen. Übrigens berichten meist die *Ehefrauen* der Betroffenen über das laute Schnarchen und die Atemstillstände!

Folge von SAS können ein chronischer Sauerstoffmangel und bedrohliche Herzrhythmusstörungen sein. Die Betroffenen klagen tagsüber oft über Müdigkeit und Kopfschmerzen.

17.3 Körperliche Untersuchung

17.3.1 Anamnese

In der Anamnese werden die wichtigsten Symptome für Atemwegserkrankungen erfragt: zum Beispiel Husten, Auswurf, Atemnot und ob häufig Bronchitiden auftreten.

17.3.2 Inspektion

Zuerst wird die Thoraxform des Patienten betrachtet. Gewisse Asymmetrien und Unregelmäßigkeiten des Thorax kommen auch beim Gesunden vor. So kann beispielsweise bei Rechtshändern der rechte Brustmuskel stärker ausgeprägt sein, was eine scheinbare Vorwölbung der rechten Thoraxseite vorspiegelt. Thoraxvorwölbungen können auch nach Rippenbrüchen, bei Herzvergrößerungen, evtl. auch durch Tumoren, vor allem aber durch Skoliosen oder Kyphoskoliosen (Wirbelsäulenverkrümmungen) bestehen.

Zu den häufigsten Abweichungen von der normalen Thoraxform gehört der *Fassthorax*, wie er beim *Lungenemphysem* auftritt. Ein Querschnitt durch einen Fassthorax ergibt fast einen Kreis. Damit steht diese Brusthöhle gewissermaßen dauernd in einer Einatmungsstellung. Die Trichter- und die Hühnerbrust (Atlas Abb. 17-21) treten familiär gehäuft auf, können aber in seltenen Fällen rachitisch bedingt sein.

Beobachtung der Atmung. Möglichst ohne Wissen des Patienten beobachtet der Untersucher die Atmung des Patienten und beurteilt diese hinsichtlich ihrer Frequenz, Tiefe und Regelmäßigkeit. Wird eine Thoraxseite bei der Atmung nachgeschleppt, muss man vor allem Pneumonie, Pneumothorax, Pleuraerguss, Pleuritis und Pleuraschwarte in Betracht ziehen.

17.3.3 Perkussion (Abklopfen)

Über der gesunden Lunge findet man einen sonoren Perkussionsschall, das heißt, der Klopfschall ist laut, anhaltend und tief. Beim Emphysematiker dagegen ist er hypersonor, also ungewöhnlich laut, sehr lang anhaltend und mit übergroßer Amplitude. Bei Pleuraschwarten und Pneumonien kommt es zum Schenkelschall bzw. zur Dämpfung, einem hohen, leisen Klopfschall. Dämpfung tritt über luftleeren Geweben auf, wie man sie beispielsweise durch Perkussion des Oberschenkels erzeugen kann. Über Lungenkavernen (wie über gasgeblähten Darmschlingen oder der luftgefüllten Magenkuppel) kommt es zum tympanitischen Klopfschall, der wegen seiner Lautstärke auch als „Trommelschall" bezeichnet wird (Tabelle 17-1).

Tabelle 17-1 Perkussion

Perkussionsschall	Klangqualität	zu hören
sonorer Klopfschall	laut, anhaltend, tief	über der gesunden Lunge
hypersonorer Klopfschall	ungewöhnlich laut, sehr lang anhaltend	beim Emphysematiker
tympanitischer Klopfschall	lauter „Trommelschall"	über der Magenkuppel, gasgeblähten Darmteilen und über Lungenkavernen
Schenkelschall	leise, hoch	über luftleerem Gewebe (Pneumonie, Pleuraschwarte)

Bei der Perkussion geht man seitenvergleichend vor. Es muss berücksichtigt werden, dass der Perkussionsschall nur ca. 5 cm tief eindringt, deshalb können tieferliegende, pathologische Prozesse damit nicht erfasst werden. Auch kann ein normaler sonorer Klopfschall durch Muskulatur- oder durch Fettüberlagerungen gedämpft werden.

Zwerchfellstand. Ermitteln Sie bei der Perkussion den Zwerchfellstand. Der Patient soll dabei ruhig und flach atmen. Legen Sie dazu Ihren Zeigefinger (Plessimeterfinger) auf die vermutete Zwerchfellgrenze auf. Perkutieren Sie schrittweise abwärts. Ermitteln Sie den Zwerchfellstand, indem Sie feststellen, wo der sonore Klopfschall der Lunge in die Dämpfung übergeht, die durch das feste Gewebe unterhalb des Zwerchfells verursacht wird. Beachten Sie, dass das Zwerchfell rechts etwas höher steht als links.

Das Zwerchfell tritt bei luftüberfüllten Lungen nach *unten*. Dies ist der Fall bei *Asthma bronchiale*, *Lungenemphysem* und *Spannungspneumothorax*.

Kommt es bei einer Lungenvergrößerung zu einem Zwerchfelltiefstand, so wird die Leber nach unten gedrückt. Wird in einem solchen Fall *nur* der *untere* Leberrand ermittelt, so kann das zur Fehldiagnose „Lebervergrößerung" führen.

Das Zwerchfell steht auffallend *hoch* bei Erkrankungen der Lungen, wie *Pneumonie*, *Atelektasen* und *Pleuritis*. Die Ursache eines Zwerchfellhochstandes kann aber auch außerhalb der Lunge liegen, beispielsweise in Meteorismus, Lebervergrößerung durch Zirrhose, Tumoren oder Abszesse, außerdem in intraabdominellen raumfordernden Prozessen, wie Schwangerschaft, Aszites, Tumoren, Milzvergrößerungen oder in einem übermäßigen Gasgehalt des Magens.

Zwerchfellverschieblichkeit. Fordern Sie den Patienten auf, maximal ein- und auszuatmen. Die atmungsabhängige, größtmögliche Verschieblichkeit des Zwerchfells beträgt normalerweise 5 bis 6 cm. Beim Emphysematiker beispielsweise kann sie auf 1 bis 2 cm eingeschränkt sein.

17.3.4 Auskultation (Abhören)

Vorgehen. Legen Sie das Stethoskop so auf den Brustkorb auf, dass der Membranteil guten Kontakt mit der Haut hat. Vergleichen Sie nun symmetrische Lungenabschnitte. Gehen Sie dabei von oben nach unten vor. Fordern Sie Ihren Patienten auf, mit geöffnetem Mund und etwas tiefer als normal ein- und auszuatmen. Lassen Sie diese verstärkte Atemtechnik aber nicht öfter als acht bis zehn Atemzüge lang durchführen, damit es nicht zu einer Hyperventilation kommt und es Ihrem Patienten schwindelig wird.

Achten Sie bei der Auskultation auf die normalen Atemgeräusche und etwaige krankhafte Nebengeräusche (s. u.).

▶ Es gibt **normale Atemgeräusche** und **krankhafte Nebengeräusche**.

In den letzten Jahren wurde aufgrund neuer Erkenntnisse über die Entstehung der Geräuschphänomene die Nomenklatur überarbeitet und vereinfacht. Bis dahin wurden die Bezeichnungen der Auskultationsgeräusche häufig abgewandelt, was zu einiger Verwirrung auf diesem Gebiet geführt hat.

Veraltete Termini sind beispielsweise das Entfaltungsknistern der Lungenalveolen und die Unterscheidung der diskontinuierlichen Nebengeräusche in fein-, mittel- und grobblasige Rasselgeräusche. Sie wurden durch die Begriffe feines und grobes Rasseln ersetzt. Die Unterscheidung der kontinuierlichen Nebengeräusche Giemen, Pfeifen und Brummen wurde in Pfeifen und Brummen vereinfacht.

Die folgenden Erklärungen beziehen sich nur noch auf die vereinfachte und aktualisierte Nomenklatur.

▶ **Lungenauskultationsphänomene**
  Normale Atemgeräusche
  - **Bläschenatmen** (Vesikuläratmen)
  - **Röhrenatmen** (Bronchial- und Trachealatmen)

  Krankhafte Nebengeräusche
  - **Kontinuierliche Nebengeräusche,** früher: trockene Rasselgeräusche (Pfeifen und Brummen). Während der Ein- und Ausatmung zu hören.
  - **Diskontinuierliche Nebengeräusche**, früher: feuchte Rasselgeräusche (grobes und feines Rasseln). Nur während der Einatmung zu hören.

Atemgeräusche kommen durch vier Faktoren zustande:

1. durch Luftverwirbelungen innerhalb den Bronchien,

2. durch Schwingungen der Bronchialwand,
3. durch explosionsartige Druckausgleiche an Grenzflächen (wie es beispielsweise beim Hineinblasen von Luft in eine verbeulte Plastikflasche vorkommt),
4. durch Durchtritt von Luft durch Flüssigkeit (z. B. beim Lungenödem).

Normale Atemgeräusche

Bläschenatmen (Vesikuläratmen). Über *gesundem Lungengewebe* ist vesikuläres Atmen zu hören. Es kommt durch Turbulenzen zustande, die in den Lappen- und Segmentbronchien liegen.

Der Schalltransport erfolgt bis in die kleinsten Atemwege hinein. Hier erfolgt die Umsetzung in Gewebeschwingungen, die mit dem Stethoskop wahrgenommen werden können. Früher dachte man, das vesikuläre Atmen käme durch eine Auffaltung der Alveolarwände zustande. Heute weiß man, dass hier keine tongebenden Turbulenzen entstehen, weil die Strömungsgeschwindigkeit der Luft in den Alveolen zu gering ist. Damit ist aber strenggenommen die Bezeichnung vesikuläres Atmen (Bläschenatmen) nicht mehr korrekt.

Beim vesikulären Atmen handelt es sich um ein *leises, tiefes, hauchartiges* Geräusch. Es kommt dadurch zustande, dass das Lungengewebe die hohen Frequenzanteile herausfiltert.

Wichtigstes Kennzeichen des Vesikuläratmens ist sein Verhalten bei der Ein- und Ausatmung: Es ist während der *gesamten Einatmungsphase* zu hören, aber *nur* im *ersten Abschnitt* der *Ausatmungsphase*.

▶ **Bläschenatmen** (Vesikuläratmen) ist während der *gesamten Einatmung*, aber *nur* im *ersten Abschnitt* der *Ausatmung* zu hören.

Röhrenatmen (Bronchial- und Trachealatmen) ist über den großen Röhren, also über den großen Bronchien (Bronchialatmen) und über der Luftröhre (Trachealatmen) zu hören. Es tritt bei der Auskultation typischerweise im Bereich des oberen Brustbeins und zwischen den Schulterblättern auf.

Röhrenatmen ist lauter und besitzt höhere Frequenzanteile als das Bläschenatmen. Es ist während der *gesamten Ein-* und *Ausatmungsphase* zu hören.

Dass Röhrenatmen länger und deutlicher wahrnehmbar ist, hat seine Ursache darin, dass der „Frequenz-Filter" Lungengewebe fehlt, da die großen Röhren nahe an der Brustwand liegen und so das Atemgeräusch ohne Dämpfung übertragen werden kann. Erkrankt die Lunge, so verliert sie ihre Filtereigenschaft. In diesem Fall ist über dem erkrankten Lungenabschnitt kein Bläschen-, sondern Röhrenatmen zu hören. Dies ist beispielsweise bei Pneumonien, Lungenfibrosen und Atelektasen im Oberlappen der Fall.

▶ **Röhrenatmen** ist während der *gesamten Ein-* und *Ausatmungsphase* über der Luftröhre und den großen Bronchien zu hören.

Da die Dämpfung durch das Lungengewebe fehlt, ist das Geräusch deutlicher und lauter als beim Bläschenatmen. Tritt Röhrenatmen über dem Lungengewebe auf, so weist dies auf eine Lungenerkrankung (z. B. Pneumonie) hin.

Krankhafte Nebengeräusche

Bei den krankhaften Nebengeräuschen unterscheidet man

- **Kontinuierliche Nebengeräusche:** Pfeifen (hohes Geräusch) und Brummen (tiefes Geräusch) (alte Bezeichnung: *trockene Rasselgeräusche, Giemen, Pfeifen, Brummen*)
- **Diskontinuierliche Nebengeräusche:** grobes und feines Rasseln (alte Bezeichnung: *feuchte Rasselgeräusche*).

Kontinuierliche Nebengeräusche sind typischerweise in der Ein- und Ausatmungsphase als Pfeifen oder Brummen zu hören. Sie werden durch eine Verengung der Atemwege hervorgerufen. Liegt in den Bronchien eine Stenose durch Sekretmassen, Schleimhautschwellung, Spasmen oder einen Tumor vor, so kommt es durch den durchströmenden Luftstrom zu einer Sogwirkung. Dadurch kollabieren die Bronchialwände und verschließen die betreffenden Bronchien kurzzeitig. Allerdings springen sie sofort nach Aufhören der Sogwirkung wieder auf. Dieser Vorgang wiederholt sich ständig und ruft das kontinuierliche Nebengeräusch hervor.

Kontinuierliche Nebengeräusche treten vor allem bei den folgenden Erkrankungen auf: bei *Asthma bronchiale*, bei *Bronchitis* (hier allerdings manchmal auch diskontinuierliche Nebengeräusche), bei

Raucherbronchitis und bei *Bronchialwandtumoren*, die die Bronchialwege verlegen.

> **Kontinuierliche Nebengeräusche** (Pfeifen und Brummen) sind typischerweise bei der Ein- *und* Ausatmung zu hören.
>
> Sie treten vor allem bei Asthma bronchiale, (Raucher-)Bronchitis und stenosierenden Bronchialwandtumoren auf.

Stridor. Stridor zählt zu den kontinuierlichen Nebengeräuschen. Es handelt sich dabei um ein einklängig *pfeifendes Atemgeräusch*, das am Mund zu hören ist. Es kommt durch eine *Verengung* oder *Verlegung* der *Luftwege* zustande. Ein Stridor kann während der Ein- oder der Ausatmung auftreten.

- **Inspiratorischer Stridor** deutet auf eine Erkrankung außerhalb des Brustkorbes hin, beispielsweise auf eine Schilddrüsenvergrößerung („Säbelscheidentrachea") oder auf eine Kehlkopferkrankung wie Pseudo-Krupp, Laryngospasmus oder Stimmbandlähmung.
- **Exspiratorischer Stridor** weist auf eine Erkrankung innerhalb des Brustkorbes hin, beispielsweise auf Asthma bronchiale, Fremdkörper oder ein Bronchialkarzinom.

Diskontinuierliche Nebengeräusche sind nur während der Einatmungsphase zu hören. Es handelt sich um Rasselgeräusche, die sich aus „Lautgemischen" kurzer Geräusche zusammensetzen.

Die alte Bezeichnung feuchte Rasselgeräusche wird heute nicht mehr verwendet, weil Rasselgeräusche nicht ausschließlich bei Erkrankungen auftreten, bei denen es zu einer Sekretvermehrung gekommen ist. So sind sie beispielsweise auch bei einer Lungenfibrose zu hören.

Außerdem wurden die feuchten Rasselgeräusche noch in klingende und nicht-klingende Rasselgeräusche unterteilt. Der Vollständigkeit halber werden diese Geräuschphänomene nachstehend kurz beschrieben.

- **Klingende** (feinblasige) **Rasselgeräusche** sind hell und hoch. Sie klingen „ohrnah", sind also besonders deutlich zu hören. Sie treten bei einer Infiltration der Lunge (Pneumonie) auf, da hier die Dämpfung durch das Lungengewebe fehlt, so dass die Schallleitung von den Bronchien zum Stethoskop verbessert wird.
- **Nicht-klingende** (grobblasige) **Rasselgeräusche** werden durch lufthaltiges normales Lungengewebe gedämpft. Sie klingen tiefer und ohrferner. Sie können bei Bronchitis auftreten.

Heute unterscheidet man nur noch feines und grobes Rasseln:

- **Feines Rasseln** hört sich an, wie das Reiben von einigen Haaren in Ohrnähe zwischen den Fingern. Es handelt sich bei diesem Geräuschphänomen um ein leises Geräusch, das aus einem Gemisch von kurzen Geräuschen besteht, die vor allem höhere Frequenzen enthalten.
- **Grobes Rasseln** wird gerne mit dem Rascheln von zerknülltem Papier oder mit dem blubbernden Geräusch verglichen, das beim Durchtritt von Luft durch Wasser entsteht. Dieses Geräuschphänomen tritt beim Lungenödem auf.

Man nimmt als Ursache der diskontinuierlichen Nebengeräusche ein plötzliches Öffnen der Luftwege an. Dabei kommt es während der Einatmungsphase durch den erhöhten Druck zu einem plötzlichen Öffnen der während der Ausatmung vorzeitig geschlossenen Atemwege.

Zu einem explosionsartigen Öffnen kollabierter Lungenareale kommt es auch beim tiefen Durchatmen nach längerem Liegen. Deshalb ist in diesem Fall auch beim Gesunden einige Atemzüge lang ein spätinspiratorisches, diskontinuierliches, feines Rasseln zu hören. Dies hat keinen Krankheitswert. Dieses Geräusch tritt typischerweise auch bei Bettlägerigen auf, da hier durch eine oberflächliche Atmung die basalen Lungenabschnitte nicht ausreichend belüftet werden.

Treten Rasselgeräusche in der frühen Phase der Einatmung auf, so ist dies ein Hinweis auf Bronchitis oder auf Bronchiektasen, die mit einer Bronchitis einhergehen. Treten die Rasselgeräusche dagegen erst in der späten Phase der Einatmung auf, so weist dies auf Pneumonie, Lungenödem, Lungenfibrose oder Linksherzinsuffizienz mit Rückstauung hin. Die Ursache liegt darin, dass die Luft zuerst durch die Bronchien strömt und dann in die Alveolen.

> **Diskontinuierliche Nebengeräusche** (feines und grobes Rasseln), die in der *frühen* Einatmungsphase auftreten, weisen auf *chronische Bronchitis* oder auf *Bronchiektasen* hin.
>
> Treten Rasselgeräusche dagegen erst in der *späten* Einatmungsphase auf, so kann es sich um eine *Pneumonie*, ein *Lungenödem*, eine *Linksherzinsuffizienz* oder um eine *Lungenfibrose* handeln.

Vermindertes Atemgeräusch. Zu einem verminderten Atemgeräusch kommt es, wenn das Lun-

Tabelle 17-2 Atemgeräusche

Normales Atemgeräusch		Krankhaftes Nebengeräusch	
Bläschenatmen (Vesikuläratmen)	Röhrenatmen (Bronchial- und Trachealatmen)	Kontinuierliche Nebengeräusche Pfeifen und Brummen (alte Bezeichnung: trockene Rasselgeräusche)	Diskontinuierliche Nebengeräusche feines und grobes Rasseln (alte Bezeichnung: feuchte Rasselgeräusche)
zu hören: über den gesunden Lungen	zu hören: über der Trachea, im Bereich des oberen Brustbeins, zwischen den Schulterblättern	zu hören: bei Einengung der Atemwege durch zähe Sekretmassen, Spasmus, Schleimhautschwellung, Tumor	zu hören: beim plötzlichen Öffnen der Luftwege, die bei der Ausatmung vorzeitig geschlossen wurden. Früher: „Entfaltungsknistern" der Alveolen
Geräusche wahrnehmbar: während der gesamten Inspiration; während der Exspiration nur in 1. Abschnitt	Geräusche wahrnehmbar: während der Ein- und der *gesamten* Ausatmungsphase	Geräusche wahrnehmbar: während der Ein- und Ausatmungsphase	Geräusche wahrnehmbar: in der Einatmungsphase
Geräuschphänomen: leiser, tiefer, hauchartig	Geräuschphänomen: lauter und höher	Geräuschphänomen: Pfeifen und Brummen	Geräuschphänomen: **Feines Rasseln:** Reiben von Haaren. **Grobes Rasseln:** Rascheln von Papier; blubbernder Durchtritt von Luft durch Wasser
Ursache: Lungengewebe filtert die hohen Frequenzanteile heraus. abgeschwächt bei: *Asthma, Emphysem, Tumor*	Ursache: Über Lunge zu hören bei *Pneumonie* (Fibrosen, Pleuraerguss – am Rand des Ergusses)	Ursache: *Asthma bronchiale*, chronische (Raucher-) und akute Bronchitis, Bronchialwandtumoren, bei denen es zu einer Einengung der Atemwege kommt	Ursache: **Frühinspiratorisch:** akute und chronische Bronchitis und Bronchiektasen, **Spätinspiratorisch:** beim Gesunden nach längerem Liegen Pneumonie, Lungenödem, Fibrosen und Linksherzinsuffizienz mit Rückstauung

gengewebe nur vermindert belüftet wird oder wenn es von der Thoraxwand abgedrängt wurde. Dies kann bei *Lungenemphysem*, bei *Pleuraschwarten* und beim *Pleuraerguss* der Fall sein. Beim Emphysematiker ist das abgeschwächte Atemgeräusch typischerweise beidseitig wahrnehmbar. Ist die Verminderung nur einseitig zu hören, so kann es sich um eine *Pleuraschwarte*, um einen *Pneumothorax* oder um einen *Bronchusverschluss* handeln. Bei *Atelektasen* kann das Atemgeräusch über dem betroffenen Bereich völlig verschwinden.

Beachten Sie bitte, dass auch bei Überlagerung von erheblichen Fett- oder Muskelmassen das Atemgeräusch vermindert sein kann.

Pleurareiben. Beim Gesunden bewegen sich die beiden Pleurablätter dank des Gleitspalts geschmeidig und geräuschlos gegeneinander. Liegt eine *trockene Brustfellentzündung* (➔ Abschn. 17.5.20) vor, reiben die Pleurablätter bei jeder Atembewegung aneinander, wodurch Geräusche ähnlich dem Knarren von Leder (Gehen in neuen Lederschuhen!) entsteht. Diese Geräusche sind meist laut. Allerdings sind sie nur auf einen kleinen Bereich der Brustwand beschränkt, und zwar typischerweise auf den Bezirk, der vom Patienten als *schmerzhaft* bei der Atmung angegeben wird. Der Patient muss während der Auskultation aufgefordert werden, trotz der Schmerzen tief zu atmen, da bei zu flacher Atmung das

Geräusch oft nicht wahrgenommen werden kann.

Kommt es im Verlauf der Brustfellentzündung zur Ergussbildung, so verschwindet das Pleurareiben. Manchmal kann es allerdings sein, dass es weiterhin oberhalb des Ergusses in einem streifenförmigen Bezirk gehört werden kann.

Pleurareiben wird meist in der Ein- und Ausatmungsphase wahrgenommen. Manchmal ist es aber auf die Einatmungsphase beschränkt. Gerade wenn Pleurareiben nur diskret ausgebildet und auf die Einatmungsphase beschränkt ist, kann es leicht mit Rasselgeräuschen verwechselt werden (Tabelle 17-2).

17.3.5 Prüfung des Stimmfremitus

Als Stimmfremitus bezeichnet man die tastbaren Schwingungen der Brusthöhle beim Sprechen mit tiefer Stimme. Diese Untersuchung kann vor allem bei Männern gut durchgeführt werden. Bei Frauen und Kindern kann diese Prüfung nicht durchgeführt werden, wenn die Stimmlage so hoch ist, dass die Eigenschwingung des Thorax nicht ausreicht.

Zur Durchführung wird der Patient aufgefordert, mehrmals die Zahl 99 so tief wie möglich zu sprechen. Dabei legt der Untersucher seine Hände auf den Brustkorb des Patienten. Die Schwingungen kann man besonders gut fühlen, wenn man die Fingergrundgelenke der Handflächen auf die Zwischenrippenräume legt. An den Fingergrundgelenken ist der Vibrationssinn besonders gut ausgeprägt. Mit jeweiligem neuem Sprechen des Patienten können verschiedene Partien des Thorax hinten und vorne abgetastet werden. Wichtig ist auch hier der Seitenvergleich.

- **Verstärkter Stimmfremitus:** Pneumonie, bindegewebig verhärtete Lunge.
- **Abgeschwächter Stimmfremitus:** Pleuraerguss, Pneumothorax, Pleuraschwarte, Verlegung eines Bronchus durch ein Karzinom, wenn der nachgeschaltete Lungenabschnitt nicht mehr mit Luft gefüllt ist (Atelektase).

Die Tastbefunde stehen relativ zueinander. So ist es oft schwierig zu entscheiden, ob nun die linke Seite abgeschwächt oder die rechte Seite verstärkt ist. Zu beachten ist noch, dass im allgemeinen auf der rechten Thoraxseite und den höheren Abschnitten der Fremitus etwas verstärkt ist.

17.4 Ergänzende Untersuchungen

Röntgen. Das Röntgen nimmt noch immer bei Lungen- und Brustfellerkrankungen eine überragende diagnostische Stellung ein. Sie wird evtl. durch die Computertomographie ergänzt. Seltener wird eine Bronchographie durchgeführt (s. u.).

Blutgasanalyse. Im arteriellen Blut wird die Pufferkapazität und der Gehalt an Atmungsgasen, die in gelöster und gebundener Form vorkommen, ermittelt. Blutgasanalysen werden zum Beispiel zur Kontrolle von Beatmungspatienten durchgeführt, um Einblick in das Krankheitsgeschehen bei Lungenerkrankungen zu erhalten.

Spirometrie (Atemmessung). Mit einem Spirometer können verschiedene Atemgrößen gemessen werden, wie beispielsweise die Vitalkapazität. Damit kann zwar keine krankheitsspezifische Diagnose gestellt werden, aber es werden Auskünfte über eventuelle Leistungseinschränkungen der Lunge gewonnen.

Bronchoskopie. Bei der Bronchoskopie wird mittels eines Bronchoskops das Bronchialsystem von innen betrachtet, gegebenenfalls kann gleich eine Gewebeprobe entnommen werden. Ein Bronchoskop ist ein dünnes Rohr (starres Bronchoskop) oder ein Schlauch (flexibles Bronchoskop), die mit einem optischen System, einer Lichtquelle und meist mit Kanälen zum Einführen von benötigten Instrumenten, zum Beispiel Biopsiezange, ausgestattet sind. Diese Methode wird vor allem bei Verdacht auf Bronchialkarzinom durchgeführt und zur Fremdkörperentfernung (Atlas Abb. 17-27).

Bronchographie. In den Bronchialbaum wird mittels eines Katheters oder eines Bronchoskops ein Kontrastmittel in den zu untersuchenden Bereich eingebracht, auffolgend wird geröntgt.

Angiographie. Nach Injektion eines Kontrastmittels erfolgt eine röntgenologische Darstellung der Gefäße (Arterien, Venen, Lymphgefäße). Diese Methode wird angewandt, um eine Lungenembolie nachzuweisen. Außerdem wird sie vor bestimmten chirurgischen Eingriffen (Embolusentfernung) durchgeführt.

Szintigramm. Eine radioaktiv markierte Substanz, die vorübergehend in Arteriolen und Kapillaren der Lungenstrombahn Mikroembolien setzt, wird intravenös injiziert. Ist ein Lungenteil minderbelüftet, beispielsweise durch ein Karzinom, kommt es hier zum Aktivitätsausfall.

17.5 Ausgewählte Erkrankungen des Atmungssystems

17.5.1 Rhinitis (Schnupfen)

Beim Schnupfen kommt es zu einer katarrhalischen Entzündung der Nasenschleimhaut, wobei diese anschwillt und vermehrt Schleim und ein seröses Exsudat, also eine entzündungsbedingte „Ausschwitzung" von Blutplasma bildet.

Ursachen unterschiedlicher Schnupfenarten
- **Rhinitis acuta** (akuter Schnupfen). Erreger sind *Schnupfenviren* (Rhinoviren). Bisher sind über 110 verschiedene Typen bekanntgeworden, die sich untereinander so stark unterscheiden, dass die Infektion mit dem einen Schnupfenvirus keine Immunität gegen andere Schnupfenviren hinterlässt. Deshalb kann man mehrmals hintereinander an Schnupfen erkranken. Kommt es anschließend an den Virenbefall noch zu einer sekundären Bakterienbesiedlung, so führt dies zu einem eitrigen Schnupfen. Die Übertragung erfolgt durch Tröpfcheninfektion oder durch direkten Kontakt (z. B. Händeschütteln).
  Es ist zu beachten, dass ein Schnupfen jedoch auch das erste Symptom einer anderen beginnenden (meldepflichtigen!) Infektionskrankheit sein kann, beispielsweise Poliomyelitis, Masern oder Keuchhusten.
- **Rhinitis chronica** (chronischer Schnupfen). Die chronische Entzündung der Nasenschleimhaut kann bei *Abwehrschwäche* auftreten. Es müssen jedoch auch schädigende chemische oder physikalische Reize und Nasenfremdkörper in Betracht gezogen werden.
  Es kann zur trockenen Nasenschleimhautentzündung (Rhinitis sicca) mit Ekzem- und Borkenbildung an der Schleimhaut des Naseneinganges und der Innenfläche der Nasenflügel kommen.
- **Rhinitis allergica** (allergischer Schnupfen). Der *allergische* Schnupfen ist eine IgE-vermittelte Entzündung der Nasenschleimhaut. Man unterscheidet den saisonalen, den vor allem durch Blütenpollen verursachten, vom nichtsaisonal auftretenden allergischen Schnupfen, der beispielsweise durch Hausstaubmilben, Haustierepithelien, aber auch durch Arbeitsplatzallergene wie Mehlstäube hervorgerufen werden kann.
- **Rhinitis vasomotorica** (medikamentöser Schnupfen) wird durch die häufige Anwendung von *abschwellenden Nasentropfen* (s. u.) und von Rauwolfia-Präparaten ausgelöst.

Symptome. Die Symptome des Schnupfens dürften jedem bekannt sein: Niesen, vermehrtes Nasensekret, Behinderung der Nasenatmung, evtl. Hüsteln und Kratzen im Hals. Der allergische Schnupfen geht oft mit einer Augenbindehautentzündung einher.

Diagnose. Es wird eine Inspektion von Nase und Rachen durchgeführt. Es müssen andere Infektionskrankheiten, vor allem die meldepflichtigen, ausgeschlossen werden.

Komplikationen. Durch an der Rachenwand herablaufendes, erregerhaltiges Sekret kann es zur Rachen- und Kehlkopfentzündung kommen. Vor allem bei abwehrgeschwächten Menschen, bei Säuglingen, älteren Menschen und unter einer immunsuppressiven Therapie, kann es zur sekundären bakteriellen Besiedelung des Areals kommen.

Therapie. Gerade bei einem beginnenden akuten Schnupfen haben sich ansteigende Fußbäder, Wechselfußbäder, Ganzkörperwaschungen, Trockenbürstungen und Anwendung von Rotlicht bewährt. Ist die Nasenatmung stark behindert, können evtl. abschwellende Nasentropfen verabreicht werden. Sie dürfen jedoch nur vorsichtig und kurzfristig eingesetzt werden, da sie gefäßzusammenziehend wirken und so zur Austrocknung der Nasenschleimhaut führen können. Die Folge der Austrocknung ist ein Weitstellen der Gefäße, um eine vermehrte Durchblutung der Schleimhaut zu erreichen, was wiederum zur Behinderung der Nasenatmung führen kann (medikamentöser Schnupfen).

Tabelle 17-3 Übersicht über wichtige Atemwegserkrankungen

Krankheit	Veränderung	Klopfschall	Auskultationsbefund
Akute Bronchitis	Einengung der Atemwege durch Schleimhautschwellung und Sekret	sonor	Röhrenatmen. Kontinuierliche und diskontinuierliche Nebengeräusche (Pfeifen, Brummen, Rasseln) je nach Sekretbeschaffenheit und Sekretmenge
Chronische Bronchitis, Raucherbronchitis	Einengung der Atemwege durch zähe Sekretmassen	sonor	Meist kontinuierliche Nebengeräusche wie Pfeifen und Brummen in der frühen Ein- und während der gesamten Ausatmungsphase oder evtl. diskontinuierliche Geräusche nur während der Einatmung (je nach Sekretmenge und -beschaffenheit)
Asthma bronchiale	Einengung der Atemwege durch Schleimhautschwellung, Sekretmassen und Bronchialspasmus	sonor	Kontinuierliche Nebengeräusche wie Pfeifen und Brummen bei der Ein- und/oder Ausatmung, je nach Schwere des Krankheitsbildes
Lungenemphysem	Lungenüberblähung. Die überreichliche Luft dämpft die Atemgeräusche	hypersonor	Leises Atemgeräusch! Nebengeräusche können fehlen oder es können Zeichen einer Bronchitis bestehen
Pneumonie	Lungengewebe durch Exsudat verdichtet (Lungenverdichtung)	Dämpfung	Bronchialatmen (verschärftes Atemgeräusch!) evtl. mit einem feinen, ohrnahen Rasseln. (Bei gleichzeitiger Pleuritis auch Pleurareiben)
Bronchiektasen (gehen oft mit Bronchitis einher)	Aussackungen der Bronchialwände	sonor	Während der frühen Einatmung grobes Rasseln, während der Ausatmung kontinuierliche Geräusche
Cor pulmonale, Asthma cardiale, Linksherzinsuffizienz mit Rückstau in die Lunge	Lungeninterstitium ist blutüberfüllt	Dämpfung oder Verkürzung	Bläschenatmen, manchmal mit verlängerter Ausatmungsphase und spätinspiratorischem Rasseln über der Lungenbasis, evtl. Pfeifen
Lungenödem	Übertritt von Flüssigkeit in die Alveolen	gedämpft	Anfangs evtl. nur feines Rasseln bei der Ein- und Ausatmung. Später grobes Rasseln (brodelndes Atemgeräusch) bis hin zum „Todesröcheln"

Beim allergisch bedingten Schnupfen hat sich vor allem die Eigenbluttherapie bewährt.

Prognose. Ein akuter Schnupfen heilt im Allgemeinen nach einer Woche aus.

17.5.2 Sinusitis (Nasennebenhöhlenentzündung)

Es kommt zur *akuten* oder *chronischen Entzündung* der Schleimhaut der *Nasennebenhöhlen*. Beim Erwachsenen sind vor allem die Kieferhöhlen betroffen, bei Kindern die Siebbeinzellen.

Ursache. Als Erreger kommen *Viren*, Bakterien (beispielsweise Strepto-, Staphylo-, Pneumokokken) und selten auch Pilze in Betracht.

Pathogenese. Eine Entzündung der Nebenhöhlen entwickelt sich typischerweise in der *Folge* eines *Schnupfens*. Hierbei werden durch die Anschwellung der Nasenschleimhaut die Ausführungsgänge der Nebenhöhlen verlegt. Die Luft in den Nebenhöhlen wird resorbiert, wodurch ein schmerzhafter Unterdruck in der betroffenen Nebenhöhle entsteht. Der Unterdruck reizt die Schleimhaut, die mit Anschwellung, Ödembildung und Sekretion reagiert. Gerade die Sekretbildung bietet nun Bakterien den besten Nährboden. Durch den gestörten Sekretabfluss entsteht nun ein Überdruck, der zu pochenden Kopfschmerzen führt.

Symptome. Das wichtigste Symptom ist der *Kopfschmerz*.

- **Kieferhöhlenentzündung.** Es kommt zu Schmerzen über der betroffenen Kieferhöhle. Der Austrittspunkt des Unteraugenhöhlennervs (N. infraorbitalis) ist druckschmerzhaft.
- **Siebbeinzellenentzündung.** Der Kopfschmerz tritt vor allem hinter den Augen auf. Er kann in die Stirn ausstrahlen.
- **Stirnhöhlenentzündung.** Es kommt zu einem starken Stirnkopfschmerz. Die Stirnhöhle ist druck- und klopfempfindlich.
- **Keilbeinhöhlenentzündung.** Der Schmerz tritt in der Kopfmitte auf, er kann in den Hinterkopf ausstrahlen.

Diagnose. Untersucht man die Nasenschleimhaut mit einem Rhinoskop (Nasenspiegel), so findet man sie geschwollen und gerötet. Im mittleren Nasengang sitzt typischerweise ein dickliches, gelbliches Sekret. Ein Röntgenbild zeigt durch die Schleimhautschwellung und das Sekret eine Verschattung der betroffenen Nebenhöhle. Weitere Untersuchungsmöglichkeiten sind Diaphanoskopie (Durchleuchtung mit einer Lichtquelle), Ultraschalldiagnostik, Probepunktion und Sinuskopie (endoskopische Untersuchung).

Differenzialdiagnose. Es müssen Kopfschmerzen anderen Ursprungs ausgeschlossen werden, beispielsweise Migräne, Hirntumoren, Augenerkrankungen und Meningitis.

Komplikation. Nebenhöhlenentzündungen treten oft zusammen mit einer chronischen Bronchitis auf. Gerade bei der akuten Sinusitis ist ein *Übergreifen* auf die *Hirnhäute*, den *Knochen* (Osteomyelitis) oder die *Augenhöhle* (Lidödem) möglich. Geht die Entzündung auf die venösen Blutleiter (Hirnsinus) über, so kann es zur Sinusthrombose kommen.

Therapie. Es muss geprüft werden, ob Antibiotikagabe notwendig ist, was vor allem bei der akuten Sinusitis der Fall sein kann. Bei der chronischen Sinusitis ist eine Ernährungsumstellung anzuraten, bewährt haben sich hier Fasten, Rohkost und die Mayr-Kur. An Heilpflanzen kommen vor allem die Kegelblume und Kamillenblüten in Betracht. Gut bewährt haben sich Senfmehlpackungen über den Nasennebenhöhlen. Aber Vorsicht, die Augen müssen gut abgedeckt werden! An hydrotherapeutischen Maßnahmen sind ansteigende Fußbäder und Kamillendampfbäder anzuraten.

Besteht eine mangelhafte Luftdurchlässigkeit der Nase durch Verkrümmung der Nasenscheidewand oder durch Schleimhautwucherungen, müssen operative Maßnahmen erwogen werden.

17.5.3 Pharyngitis (Rachenentzündung)

Es kommt zu einer meist durch *Viren*, selten durch Bakterien verursachten *Entzündung* der *Rachenschleimhaut*.

Pathogenese. Der Rachen kann sich primär oder sekundär entzünden. Bei letzterem spielen vor allem absteigende Infektionen („Schleimstraßen") aus der Nase und den Nebenhöhlen eine wichtige Rolle.

Symptome. Halsschmerzen, Schluckbeschwerden, Kratzen und Trockenheitsgefühl im Hals, evtl. Fieber und Lymphknotenschwellungen.

Diagnose. Die Inspektion ergibt eine Rötung, evtl. auch eine Eiteransammlung der Rachenhinterwand.

Differenzialdiagnose. Rhinitis, Sinusitis, Angina, Tonsillitis.

Therapie. Wie bei Angina (➔ Abschn. 8.2.1) beschrieben.

17.5.4 Laryngitis (Kehlkopfentzündung)

Die Laryngitis ist eine akut oder chronisch verlaufende *Kehlkopfentzündung*. Sie kann sich durch eine katarrhalische auf- oder absteigende Entzündung entwickeln oder auch durch stimmliche Überbeanspruchung, Nikotinmissbrauch, Staub oder trockene Luft hervorgerufen werden.

Ursachen. Neben den vorstehend geschilderten Ursachen spielen Viren und Bakterien eine Rolle. Bei den Bakterien werden vor allem beta-hämolysierende Streptokokken, aber auch Staphylo- und Pneumokokken sowie Haemophilus influenzae gefunden.

Symptome. Das wichtigste Symptom ist die *Heiserkeit*, die bis zur *Stimmlosigkeit* (Aphonie) reichen kann. Es kann zu einem *Kitzel-* bzw. *Reizhusten* und zu *Trockenheitsgefühl* kommen. Schmerzen im Kehlkopf treten nur selten auf.

Diagnose. Die Diagnose kann durch Kehlkopfspiegelung (Laryngoskopie, Atlas Abb. 17-26) gestellt werden.

Differenzialdiagnose. Stimmbandkrebs und Lähmung des Kehlkopfnervs (Rekurrensparese) durch einen Bronchialkrebs müssen differentialdiagnostisch abgeklärt werden.

! Bei **chronischer Heiserkeit** muss auch an *Kehlkopfkrebs* gedacht werden.

Therapie. Schädliche Reize wie Rauchen, trockene Luft, Staub und zuviel Sprechen müssen vermieden werden. Bewährt haben sich Inhalationen und Halswickel.

Pseudo-Krupp (Krupp-Syndrom). Es handelt sich um eine meist viral bedingte Kehlkopfentzündung von der Kinder zwischen 1 bis 5 Jahren betroffen sind. Es spielen jedoch auch Bakterien, Allergien und Kehlkopfkrämpfe eine Rolle.

Es kommt zu plötzlicher, lebensbedrohlicher Atemnot, Erstickungsangst, Stridor, Zyanose und Pseudokrupp-Husten. Mit letzterem bezeichnet man einem trockenen, bellenden Husten, der sich ähnlich wie der Krupp-Husten bei Kehlkopfdiphtherie anhört.

Die eigentliche Ursache ist noch nicht geklärt, jedoch scheint Umweltverschmutzung und die Tatsache, dass beide Eltern Raucher sind, mit krankheitsverursachend zu sein.

Da Erstickungsgefahr besteht, muss sofort der Notarzt verständigt werden. Bis zum Eintreffen soll das Kind möglichst feuchte, kalte Luft einatmen; Eltern und Kind müssen beruhigt werden, damit sich der Kehlkopfkrampf nicht noch mehr verstärkt. Der Notarzt setzt häufig Adrenalin-Aerosol bzw. Kortison ein.

! Bei **Pseudo-Krupp** mit lebensbedrohlicher Atemnot sofort den *Notarzt* verständigen!

17.5.5 Akute Bronchitis

Bei der akuten Bronchitis kommt es – meist aufgrund einer Besiedlung mit Viren – zu einer Entzündung der Schleimhaut der Bronchien. Nur gelegentlich sind Bakterien oder Pilze die Ursache.

Eine akute Bronchitis heilt meist von allein aus. Allerdings kann die Krankheit bei Abwehrgeschwächten oder bei einer bereits vorliegenden Herzerkrankung einen schweren Verlauf nehmen, insbesondere stellt das Auftreten einer Lungenentzündung (Bronchopneumonie) eine schwere Komplikation dar.

Eine akute Bronchitis gehört allerdings auch zum Krankheitsbild von manchen meldepflichtigen Infektionskrankheiten, beispielsweise zu Masern oder Keuchhusten. In diesen Fällen besteht Behandlungsverbot für den Heilpraktiker.

Ursachen. In ungefähr 50 % der Fälle sind *Rhinoviren* die Ursache der akuten Bronchitis. Die andere Hälfte der Erkrankungen wird durch Adenoviren, Influenzaviren, Parainfluenzaviren, RS-Viren, Coxsackieviren, ECHO-Viren und selten durch beta-hämolisierende Streptokokken, Staphylokokken, Pneumokokken, Haemophilus influenzae oder Pilze ausgelöst.

Neben diesen Erregern spielen aber auch *Allergene, Zigarettenrauchen, schädliche Gase, Chlor, Schwefeldioxid, Ozon, Staub* und *Fremdkörper* eine Rolle. Des Weiteren kann sich die Krankheit infolge einer Herzerkrankung als so genannte *Stauungsbronchitis* einstellen.

Immer wiederkehrende Bronchitiden können aber auch im Rahmen einer *chronischen Sinusitis*, von *Bronchiektasen*, von *Allergien* und von *chronisch vereiterten Mandeln* auftreten.

Pathogenese. Die Krankheit kann sich primär entwickeln, oder sie kann aus einer absteigenden Pharyngitis oder Laryngitis entstehen. Die Erkrankung tritt bevorzugt in den Wintermonaten auf.

Symptome. Es kommt zu *Fieber*, meist mit Abgeschlagenheit, Krankheitsgefühl, Kopf-, Muskel- und Gliederschmerzen, des Weiteren zu *Schmerzen hinter* dem *Brustbein* und *Husten* mit eher spärlichem, zähem Auswurf. Oft bestehen zusätzlich die Beschwerden einer Rhinitis, Sinusitis und/oder Laryngitis.

Auswurf. Der Auswurf ist typischerweise zunächst weißlich-schleimig, wird durch den Gehalt an Granulozyten und Eosinophilen später gelblich. Kommt es zur sekundären Bakterienbesiedlung wird der Auswurf grünlich. Bei der hämorrhagischen Bronchitis kann der Auswurf durch Blutbeimengung auch bräunlich werden.

Diagnose. Bei der Auskultation sind meist kontinuierliche Nebengeräusche (trockene Rasselgeräusche) wie Pfeifen und Brummen zu hören; je nach Beschaffenheit und Menge des Schleims können aber auch diskontinuierliche Nebengeräusche (Rasseln) auskultierbar sein. Gerade bei Kindern kommt es oft zu einem verstärkten Röhrenatmen durch eine Spastik der Bronchiolen. Im Blut kann es zur Leukopenie kommen.

Komplikationen. Der Verlauf der Erkrankung kann durch sekundäre Bakterienbesiedlung kompliziert werden. Fieber besteht bei der akuten Bronchitis meist für drei bis fünf Tage mit 38–40 °C. Besteht das Fieber länger, muss man davon ausgehen, dass es zur Bronchopneumonie gekommen ist.

Therapie. Der Patient muss Bettruhe einhalten. Er muss zum Abhusten angehalten werden! Hustenreizdämpfende Mittel sollen nur bei quälendem Husten zur Nachtzeit eingesetzt werden. Bewährt haben sich Schwitzkuren und Kneipp-Brustwickel.

Der Patient muss bei schweren Verläufen an den Arzt verwiesen werden, da dann geprüft werden muss, ob der Einsatz von Antibiotika angezeigt ist. Dies ist vor allem bei sekundärem Bakterienbefall wichtig und wenn es zur Bronchopneumonie gekommen ist.

17.5.6 Chronische Bronchitis

Schädigende Reize, vor allem *Zigarettenrauch*, führen zu einer chronischen Entzündung der Bronchialschleimhaut. Nach einer Definition der WHO (Weltgesundheitsorganisation) liegt eine chronische Bronchitis vor, wenn eine Bronchitis mit Husten und Auswurf mindestens ein Vierteljahr lang in wenigstens zwei aufeinanderfolgenden Jahren bestand. Die chronische Bronchitis ist eine der häufigsten Krankheiten überhaupt.

Ursachen. Es sind vor allem *Raucher* gefährdet. Jeder zweite Raucher über 40 Jahren leidet an einer chronischen Bronchitis. Es spielen aber auch *chronische Nebenhöhlenentzündungen, Umweltverschmutzung* und berufsbedingte schädigende *Dämpfe, Gase* und *Stäube* eine Rolle.

Pathogenese. Beim Gesunden schlagen die Zilien der Bronchialschleimhaut 2000mal pro Minute, um Schleim, Bakterien und Fremdkörper hinauszubefördern. Durch Zigarettenrauch wird diese Reinigungsfunktion herabgesetzt. Es kommt zu einer Hyperplasie der Schleimdrüsen, die einen veränderten, zähen Schleim produzieren. Dieser veränderte Schleim kann nur erschwert abtransportiert werden. Später atrophiert die Bronchialschleimhaut und der Bronchus kollabiert bei der Ausatmung. Dadurch kommt es zu einer Einengung des Atemweges und zu Atemstörungen. Auf lange Sicht gesehen wird durch die geschilderten Vorgänge die Entwicklung von Bronchiektasen gefördert.

Symptome. Man kann zwei Krankheitsstadien unterscheiden:

- **Chronisch nicht-obstruktive Bronchitis.** Es handelt sich um eine unkomplizierte chronische Bronchitis, die ausheilen kann. Es bestehen *Husten* und *schleimiger Auswurf*. Atemnot und Krankheitsgefühl fehlen.
- **Chronisch obstruktive Bronchitis** (asthmatoide Bronchitis). Bei der chronisch-obstruktiven Bronchitis kommt es neben dem Husten und dem Auswurf noch zur *Atemnot*. Es entwickelt sich eine zunehmende Belastungsdyspnoe, später eine Ruhedyspnoe.
  Die drei Faktoren, die zur Obstruktion (Verlegung, Verstopfung) der Atemwege führen, sind: entzündliche Schwellung der Bronchialschleimhaut, Spasmus der glatten Bronchiolenmuskulatur und Bildung eines glasigen, evtl. eitrigen Schleims.
  Die chronisch obstruktive Bronchitis kann sich aus der chronisch nicht-obstruktiven entwickeln. Sie kann jedoch auch aus einer Erkältung heraus entstehen und von Anfang an obstruktiv verlaufen.

Diagnose. Bei der Inspektion sieht man im fortgeschrittenen Krankheitsstadium eine Lippenzyanose, Trommelschlegelfinger und Uhrglasnägel. Bei der Anamnese fragt man nach Husten, Auswurf, körperlicher Belastbarkeit, Rauchgewohnheiten und Luftbelastungen am Arbeitsplatz und im Haus. Ist der Auswurf gelblich-eitrig, kann eine Sputumdiagnostik sinnvoll sein. Es kann eine Lungenfunktionsprüfung durchgeführt werden. Bei der Auskultation findet man die Ausatmung verlängert und je nach Sekretmenge und -beschaffenheit kontinuierliche (Pfeifen und Brummen) und diskontinuierliche (Rasseln) Nebengeräusche (frühere Bezeichnung: trockene und/oder feuchte Rasselgeräusche). Um die Diagnose abzusichern, vor allem um einen Bronchialkrebs auszuschließen, können ein Röntgenbild, eine Bronchoskopie und eine Bronchographie durchgeführt werden.

Differenzialdiagnose. Bronchialkrebs, Asthma bronchiale, Lungenemphysem, Bronchiektasen, Tuberkulose, Mukoviszidose (bei Kindern und Jugendlichen), Linksherzinsuffizienz.

! Bevor die Diagnose „**chronische Bronchitis**" gestellt wird, muss ein *Bronchialkrebs* immer durch geeignete Untersuchungen (z. B. Röntgen, Bronchoskopie, Bronchographie) *ausgeschlossen* werden, da die beiden Krankheiten die gleiche Ursache und eine ähnliche Symptomatik haben!

Komplikationen. Es kann sich ein *Lungenemphysem* mit einer respiratorischen Insuffizienz (eine ungenügende Leistung der Atemtätigkeit) einstellen. Im Lungenkreislauf kann es zu einem Hochdruck (*pulmonale Hypertonie*) kommen mit Ausbildung eines *Cor pulmonale* und nachfolgender Rechtsherzinsuffizienz (➔ Abschn. 5.4). Durch Sekretstau und chronische Infektionen kann sich eine *Bronchopneumonie* bilden.

Therapie. Grundlage der Therapie ist die Ausschaltung des schädigenden Reizes; es muss in jedem Fall das Rauchen eingestellt werden!

Es können Inhalationen, Brust- und Rumpfwickel, Fuß- oder Teilbäder, Atemgymnastik, Freiluftbehandlungen und Klopfmassagen eingesetzt werden. An pflanzlichen Mitteln kommen vor allem Thymian, Spitzwegerich, Königskerze, Schlüsselblume, Efeu und Islandmoos in Betracht.

Prognose. Besteht der schädigende Reiz (Rauchen!) weiter, so muss mit einer respiratorischen Insuffizienz, Bronchiektasen, Lungenemphysem, Cor pulmonale mit Rechtsherzinsuffizienz und Bronchialkarzinom gerechnet werden.

17.5.7 Asthma bronchiale
(Bronchialasthma)

Es kommt zu Anfällen von Atemnot durch eine zeitweise Verengung der Atemwege. Zwischen den Anfällen liegen (solange sich noch keine Komplikationen entwickelt haben) Zeitspannen völliger Beschwerdefreiheit, was eine wichtige Abgrenzung zur chronischen Bronchitis darstellt. Es handelt sich um eine häufige Erkrankung, die bei Kindern und Erwachsenen vorkommen kann.

Pathogenese. Auch beim Gesunden kommt es auf einen schädigenden Reiz hin zum Zusammenziehen der Bronchiolen, um die Belastung durch Schadstoffe zu vermindern. Beim Asthmatiker ist diese Aktivität verstärkt. Bei ihm erfolgt diese Reaktion auf einen Reiz überschießend. Zu einer Einengung des Atemweges führt aber nicht nur der Bronchialspasmus, sondern zusätzlich noch ein zäher, glasiger Schleim und eine entzündliche Anschwellung der Bronchialschleimhaut. Meist spielen bei Asthma bronchiale auch psychische Faktoren eine Rolle.

▶ Einengung der Atemwege bei **Asthma bronchiale** durch
- **Bronchialspasmus**
- **zäh-glasigen Schleim**
- **Anschwellung der Bronchialschleimhaut**

Ursachen. Es werden nach der auslösenden Ursache verschiedene Asthmaformen unterschieden:

- **Extrinsic-Asthma** (allergisches Asthma). Der Asthmaanfall wird meist durch das Einatmen von Allergenen ausgelöst, wie beispielsweise Blütenpollen, Hausstaub oder Pilzsporen. Er kann sich jedoch auch auf bestimmte Nahrungsmittel oder auf Medikamenteneinnahme hin einstellen. Typischerweise tritt diese Asthmaform bereits im Kindesalter auf. Sowohl die Einzel- als auch die Familienanamnese ergibt ein gehäuftes Auftreten von Milchschorf, Neurodermitis und Heuschnupfen.

- **Intrinsic-Asthma** (endogenes Asthma). Diese Asthmaform wird durch Infekte der Atemwege

ausgelöst, also ohne ein bestimmtes Allergen. Diese Erkrankungsform tritt meist jenseits des 40. Lebensjahres erstmalig auf.
- **Extrinsic-mixed-Asthma.** Es handelt sich um eine Mischform von Asthma, das durch das Zusammentreffen von Allergenen und Infekten ausgelöst wird.
- **Berufsbedingtes Asthma.** Die Erkrankung wird von chemisch-irritativen, allergisierenden oder toxisch wirkenden Substanzen ausgelöst, wie beispielsweise Mehlstaub, Rauch, Gase oder Kaltluft.
- **Anstrengungsasthma.** Der Asthmaanfall wird durch vorausgegangene körperliche Anstrengungen verursacht, zum Beispiel durch Rennen. Diese Asthmaform tritt vor allem bei Kindern auf.
- **Psychogenes Asthma.** Der Asthmaanfall wird durch psychische Belastungen ausgelöst, aber es muss hierbei auch eine gewisse krankhafte Disposition des Bronchialsystems vorausgesetzt werden.

Symptome. Der Asthmaanfall tritt plötzlich auf. Es kommt vorwiegend *nachts* oder in den *frühen Morgenstunden* zu anfallsartiger Atemnot. Die *Ausatmungsphase* ist deutlich *verlängert* und *erschwert*. Typischerweise sitzt oder steht (Orthopnoe!) der Patient und stützt die Arme auf den Tisch, um die Atemhilfsmuskulatur (➔ Abschn. 17.2.3) zu aktivieren. Die starke Atemnot kann von *quälenden Hustenanfällen* begleitet werden, wobei aber nur geringe Mengen eines zähen, glasigen Sputums entleert werden. Der Anfall dauert Minuten bis Stunden. Er wird meist durch heftiges Husten und die Expektoration eines dicken, zähen Schleims beendet, dem das Gefühl der Erleichterung und die Befreiung von der Atemnot folgt.

Status asthmaticus. Ein sehr *schwerer* und/oder *sehr lang anhaltender Anfall* wird als Status asthmaticus bezeichnet. Es handelt sich um einen lebensbedrohlichen Zustand.

Diagnose. Die Ausatmung ist deutlich verlängert. Es sind auskultatorisch kontinuierliche Nebengeräusche (Pfeifen und Brummen) zu hören. Allerdings kann es bei einem schweren Asthmaanfall durch eine völlige Lungenüberblähung auch zu einem extrem leisen Atemgeräusch („silent lung") kommen! Es liegt eine Tachykardie vor.

Differenzialdiagnose. Chronisch-obstruktive Bronchitis, akutes Linksherzversagen, Lungenembolie, Obstruktionen durch Fremdkörper, Tumoren oder Kehlkopfanomalien.

Komplikationen. Status asthmaticus, respiratorische Insuffizienz, Lungenemphysem mit Cor pulmonale und Rechtsherzinsuffizienz.

Therapie. Asthma bronchiale ist eine potenziell lebensbedrohliche Erkrankung, da jeder Erstickungsanfall zum Tode führen kann. Ziel der Asthmatherapie ist es daher, diese Anfälle zu vermeiden. Beim allergischen Asthma ist Allergenkarenz oberstes Gebot. In der Schulmedizin wird vor allem bei Kindern mit allergischem Asthma Cromoclicinsäure (ein Mastzellstabilisator) mit Erfolg angewandt. Ein weiterer Grundpfeiler der Akut- und Langzeittherapie des Asthma bronchiale sind Beta-Sympathomimetika; sie führen zur Erschlaffung der Bronchialmuskulatur und stellen so die Bronchien weit. Darüber hinaus werden frühzeitig inhalativ Glukokortikoide eingesetzt, um die dem Asthma zugrundeliegende Entzündungsreaktion zu hemmen.

Der schwere Asthmaanfall muss vom Notarzt behandelt werden, da hier verschreibungspflichtige Medikamente eingesetzt werden. Bis zu seinem Eintreffen kann der Heilpraktiker Maßnahmen zur Linderung einleiten.

Gute Behandlungsmöglichkeiten ergeben sich in der anfallsfreien Zeit durch Neuraltherapie, Akupunktur, Homöopathie, Massagen (Bindegewebs, Periost-, Lockerungs- und Fußreflexzonenmassage), aber auch durch Entspannungs- und Lockerungsübungen. An pflanzlichen Mitteln kommt zum Beispiel die Haselwurz in Betracht, um die Anzahl und die Intensität der Anfälle zu reduzieren. Bei Kindern zeigt die Eigenbluttherapie nach Dr. Imhäuser gute Erfolge, bei der mit homöopatisch aufbereitetem Eigenblut gearbeitet wird.

17.5.8 Lungenemphysem (Lungenblähung)

Emphysem kommt aus dem Griechischen und bedeutet Aufblähung, Aufgeblasensein durch Gase.

Beim Lungenemphysem ist es durch den Verlust elastischer Strukturen des interstitiellen Gewebes zu einer irreversiblen Erweiterung und Verschmelzung der Alveolarräume gekommen. Die Folge ist eine Überblähung der Lunge und ein Verlust von Oberfläche, die für den Gasaustausch zur Verfügung steht. Es kommt zu einer Verminderung der Ein- und Ausatmungsfähigkeit.

Ursachen und Pathogenese. Die häufigste Ursache des Lungenemphysems ist jahrzehntelanges inhalatives *Rauchen*, weil es dadurch zur Schädigung der Alveolen kommt. Bei Nichtrauchern bildet sich ein Emphysem nur selten aus. Allerdings kann sich ein Emphysem auch in Folge einer *Asthma-bronchiale-Erkrankung* oder einer anderen Lungenerkrankung ausbilden. Über dem 55. Lebensjahr kann sich ein *Altersemphysem* entwickeln. Dabei kommt es durch eine Alterung des Gewebes zum Untergang von Alveolen.

In neuerer Zeit hat man festgestellt, dass beim Emphysematiker ein Mangel an dem Proteasen-Inhibitor alpha$_1$-PI (vorher: alpha$_1$-Antitrypsin) besteht. Fehlt dieser Inhibitor, so können Proteasen die Septen abbauen, die sich zwischen den Alveolen befinden. Rauchen führt zu einem Mangel an diesem Inhibitor. Aber bei 1–2 % der Emphysematiker besteht ein solcher Mangel angeborenermaßen.

Durch den Abbau der elastischen Strukturen im interstitiellen Gewebe fehlt die Rückstellkraft. Dadurch kommt es bei der Ausatmung zu einem Kollaps der Bronchiolen. Die Instabilität der Bronchiolen bereitet dem Emphysematiker vor allem bei der verstärkten Ausatmung Schwierigkeiten, während die ruhige Ausatmung möglich ist. Soll der Emphysematiker ein Streichholz aus ungefähr 15 cm Entfernung ausblasen, so ist er dazu nicht in der Lage.

Wenn man den Patienten auffordert, mehrmals hintereinander schnell ein- und auszuatmen, so kann man eine deutliche Zunahme des Brustkorbumfanges messen, weil die so eingeatmete Luft nicht mehr vollständig ausgeatmet werden kann.

Diagnose. Schon bei der *Inspektion* fällt der *Fassthorax* auf. Es handelt sich hierbei um einen weitgehend starren Brustkorb, der nur zu eingeschränkten Atemexkursionen befähigt ist. Der Rippenverlauf ist waagrecht anstatt schräg nach unten. Die Schlüsselbeingruben erscheinen verstrichen oder sogar vorgewölbt.

Mit einem *Zentimetermaß* kann die Differenz zwischen der maximalen Ein- und der maximalen Ausatmung gemessen werden (Atlas Abb. 17-20). Bei einem gesunden jungen Mann beträgt diese Differenz 10 bis 12 cm. Beim Emphysematiker sinkt sie bis auf 1 bis 2 Zentimeter ab.

Bei der *Perkussion* zeigen sich die *Lungengrenzen wenig verschieblich*. Es liegt ein *Zwerchfelltiefstand* vor. Über den Lungen ist durch die vermehrte Luftansammlung ein *hypersonorer Klopfschall* zu hören.

Die *Auskultation* ergibt ein *abgeschwächtes Bläschenatmen*, da das Atemgeräusch durch die vermehrte Luftansammlung im Lungengewebe gedämpft wird. Aus diesem Grund erscheinen auch die *Herztöne leise*.

Differenzialdiagnose. Chronisch-obstruktive Bronchitis, Asthma bronchiale.

Symptome. Da sich das Lungenemphysem meist aus einer chronischen Bronchitis heraus entwickelt, bestehen bei den Betroffenen seit längerer Zeit *Husten* und *Auswurf*. Je nach Schweregrad kommt es zu *Atemnot* und *Zyanose*.

Man unterscheidet bei chronisch-obstruktiven Bronchial- und Lungenerkrankungen zwei Typen, wobei der Übergang allerdings fließend ist:

- **Pink puffer** (rosafarbener Schnaufer). Die Betroffenen sind schlank. Es besteht im Gewebe nur ein geringer Sauerstoffmangel. Die Kohlendioxidwerte im Blut sind normal. Allerdings besteht eine ausgeprägte Atemnot bei erschwerter Atmung. Nur selten liegt ein produktiver Husten vor.

- **Blue bloater** (blauer Aufgedunsener). Sie sind übergewichtig. Im Gewebe besteht ein Sauerstoffmangel, wodurch es zur zentralen Zyanose und zur Polyglobulie kommt. Letzteres führt zu einer Erhöhung des Hämatokrit-Wertes. Es besteht nur geringgradige Atemnot („Der Patient hat aufgehört, gegen seine Erkrankung anzukämpfen"). Die Kohlendioxidwerte im Blut sind erhöht. Es bestehen oft die Merkmale einer chronisch-obstruktiven Bronchitis mit produktivem Husten.

Komplikationen. Es kann zur Ausbildung eines *Cor pulmonale* mit auffolgender Rechtsherzinsuffizienz kommen. Des Weiteren können sich *Emphysemblasen* bilden, die platzen können. Die Folge ist ein *Spontanpneumothorax*, manchmal sogar ein *Spannungspneumothorax* (→ Abschn.

> Bei einem **Lungenemphysem** findet sich typischerweise ein *Fassthorax*.

17.5.21). Die Emphysemblasen können aber auch zur Verdrängung von noch funktionstüchtigem Lungengewebe führen. Durch die dadurch bedingte Verminderung der Sauerstoffaufnahme kann es zum Kräfteverfall (Kachexie) kommen.

Therapie. Der Patient muss ärztlich überwacht werden. Die Therapie richtet sich nach der zugrundeliegenden Ursache. Die Erweiterungen der Alveolen sind nicht mehr rückbildungsfähig, deshalb muss sich die Therapie des Heilpraktikers auf allgemeine Maßnahmen beschränken, damit sich die Situation in der Lunge nicht noch mehr verschlechtert: Rauchverbot, Vermeidung von Erkältungen, für feuchte Raumluft sorgen, Behandlung der evtl. bestehenden chronischen Bronchitis und Atemtherapie. Bei letzterer übt der Emphysematiker eine Verbesserung der Zwerchfellatmung und das Atmen gegen Widerstand: Er spitzt die Lippen und verkleinert bei der Ausatmung die Mundöffnung, um so den Druck innerhalb der Lungen zu erhöhen, damit der Bronchialkollaps verhindert wird.

Haben sich Emphysemblasen gebildet, so müssen diese operativ entfernt werden.

Prognose. Der Krankheitsverlauf ist vom Schweregrad der Erkrankung abhängig. Gerade im Anfangsstadium kann es durch eine konsequente Therapie zu einer deutlichen Besserung der Beschwerden kommen. Im fortgeschrittenen Stadium muss man mit respiratorischer Insuffizienz und Ausbildung eines Cor pulmonale mit Rechtsherzinsuffizienz rechnen.

17.5.9 Bronchiektasen

Bronchiektasen sind *nicht mehr rückbildungsfähige Erweiterungen* einer oder mehrerer mittlerer oder kleinerer *Bronchien* von sackförmiger oder zylindrischer Gestalt (Atlas Abb. 17-30). Bei Bronchiektasen besteht eine *Neigung* zu *sekundären bakteriellen Infektionen*.

Ursachen. Die häufigste Ursache von Bronchiektasen ist die *chronische Bronchitis*. Als auslösende Ursachen kommen jedoch auch Lungenentzündungen und Kinderkrankheiten, hier vor allem Masern und Keuchhusten in Betracht. Außerdem können Verengungen in den Bronchien, die durch Fremdkörper, gutartige Tumoren, Lymphknotenschwellungen oder durch Narbenzüge verursacht sein können, Bronchiektasen auslösen.

Nur selten bestehen sie angeborenermaßen aufgrund einer unvollständigen Differenzierung der Bronchien. Sie haben dann sackförmige Gestalt.

Pathogenese. Erworbene Bronchiektasen entstehen durch eine Zerstörung der Bronchialwand, meist aufgrund einer Entzündung; Bindegewebezunahmen (Fibrosierung) um die betroffenen Bereiche verstärken die Strukturzerstörungen. Manchmal sind auch die Bronchialarterien in den Krankheitsprozess mit einbezogen, indem sie sich erweitern und Anastomosen (Nebenverbindungen) bilden. Dies kann das Herz belasten und zu Blut im Sputum führen.

Entscheidend für den weiteren Krankheitsverlauf ist, inwieweit die Schleimhäute noch die Fähigkeit der Selbstreinigung besitzen.

Symptome. Das Krankheitsbild entspricht im Wesentlichen dem der chronischen Bronchitis. Typisch ist allerdings die vermehrte Schleimproduktion, die zu den vor allen morgendlichen, „maulvollen Expektorationen" führt. Dabei werden größere Mengen eines übelriechenden, eitrigen Sputums entleert. Eventuell setzen sich in einem Spitzglas drei Schichten ab: oben schaumig-wässrig, Mitte schleimig, unten eitrig.

Da es bei Bronchiektasen oft zur bakteriellen Besiedelung kommt, kann es sein, dass der Patient tagsüber von chronischem Husten mit mehr oder weniger Auswurf, manchmal auch von Bluthusten (Hämoptyse) gequält wird. Allerdings kommen auch symptomarme Verläufe vor.

> Typisches Symptom von **Bronchiektasen** sind morgendliche „*maulvolle Expektorationen*".

Diagnose. Bei der Krankheitserkennung spielt der charakteristische Auswurf (s. o.) eine wichtige Rolle. Die Patienten sind oft blass, bei einer leichten Lippenzyanose. Es können leichte Trommelschlegelfinger und Uhrglasnägel bestehen. Die Atmung ist beschleunigt. Bei der Auskultation sind aufgrund der meist gleichzeitig bestehenden Bronchitis kontinuierliche Nebengeräusche wie Pfeifen und Brummen, oft aber auch diskontinuierliche Nebengeräusche (feuchte Rasselgeräusche) zu hören. Die BKS kann beschleunigt sein.

Die wichtigste klinische Untersuchungsmöglichkeit der Bronchiektasen ist die Bronchographie.

Komplikationen. Die häufigen bakteriellen Infektionen sind streng genommen keine Komplikation, sondern gehören zum Krankheitsbild.

Wichtige Komplikationen sind immer wiederkehrende Lungenentzündungen mit Abszessbildungen und Blutungen. Es kann zur respiratorischen Insuffizienz mit Ausbildung eines Cor pulmonale mit nachfolgender Rechtsherzinsuffizienz kommen.

Therapie. Der Patient muss angehalten werden, unbedingt gut abzuhusten, evtl. in Hängelage bzw. mit einer bestimmten Klopftechnik, um bakteriellen Infektionen vorzubeugen. Weiterhin kann wie bei chronischer Bronchitis mit pflanzlichen Mitteln, Hydrotherapie und Atemtherapie behandelt werden.

Bei entsprechendem Krankheitsbild besteht in Kliniken die Möglichkeit der therapeutischen Bronchoskopie mit Sekretabsaugung. Besteht nur eine lokalisierte Bronchiektase, die auf konservative Therapie nicht anspricht und die zu schweren Komplikationen geführt hat, so kann operiert werden.

17.5.10 Pneumonie (Lungenentzündung)

Bei einer Pneumonie ist es zu einer akut oder chronisch verlaufenden Entzündung des Lungenparenchyms gekommen. Dabei können infektiöse, allergische, chemische und physikalische Ursachen eine Rolle spielen. Leitsymptome der Pneumonie sind Husten, Auswurf, Fieber und Schmerzen bei der Atmung. Letzteres ist auf eine Beteiligung des Brustfells zurückzuführen. Bei uns stellt die Lungenentzündung die häufigste Todesursache bei den Infektionskrankheiten dar.

> **Leitsymptome der Pneumonie**
> - **Husten**
> - **Auswurf**
> - **Fieber**
> - **Schmerzen bei der Atmung**

Pneumonien können nach verschiedenen Gesichtspunkten unterteilt werden:

Einteilung hinsichtlich der Vorerkrankung
- **Primäre Pneumonie.** Eine bisher gesunde Lunge entzündet sich aufgrund von infektiösen, allergischen, chemischen oder physikalischen Ursachen.
- **Sekundäre Pneumonie.** Bei einer bereits vorgeschädigten Lunge, zum Beispiel Stauungslunge, Lungenödem, bei Fremdkörperaspiration, Bronchiektasen oder Bronchialkarzinom, kommt es durch die genannten Ursachen zur Entzündung. Von einer sekundären Pneumonie spricht man aber auch, wenn sich die Lungenentzündung infolge einer anderen Primärerkrankung einstellt, beispielsweise durch eine Linksherzinsuffizienz oder durch einen Keuchhusten.

Einteilung nach dem Verlauf
- **Akute Pneumonie,**
- **Chronische Pneumonie.** Besteht eine Pneumonie länger als acht bis zehn Wochen, so wird sie als chronisch bezeichnet. Chronische Verlaufsformen treten vor allem bei Patienten mit einer verminderten Immunabwehr auf.

Einteilung nach dem Entstehungsort
- **Nosokomiale Pneumonie.** Nosokomialinfektionen werden in einem Krankenhaus erworben. In großen deutschen Kliniken infizieren sich 4–6 % der stationären Patienten mit einer Pneumonie. Die Übertragung der Erkrankung erfolgt bei der Behandlung und Pflege. Ursache der nosokomialen Pneumonien sind Vernachlässigungen der Hygienevorschriften, unzureichende Kenntnisse des Klinikpersonals, Platzmangel im Krankenhaus, Zunahme von Problempatienten mit veränderter Immunlage und unkritischer Einsatz von Antibiotika. Als Erreger spielen hier vor allem bestimmte Enterobakterien und Pseudomonasarten eine Rolle, aber auch Staphylokokken, Anaerobier, Pilze und andere.
- **Nicht-nosokomiale Pneumonie.** Die Lungenentzündung wurde nicht in einer Klinik übertragen. Hier kommen unter anderem Haemophilus influenzae, Pneumokokken (Streptococcus pneumoniae), Mycoplasma pneumoniae, Legionellenarten, Staphylococcus aureus, Influenzaviren, Parainfluenzaviren, RS-Viren, Adenoviren und Coxsackieviren in Betracht.

Einteilung hinsichtlich des Erregers
- **Bakterielle Pneumonie.** Sie machen nur ein Zehntel aller Lungenentzündungen aus. Erreger sind vor allem Pneumo-, Strepto- und Staphylokokken. Bakterielle Pneumonien laufen typischerweise als Lobärpneumonie (s. u.) ab.

- **Atypische Pneumonie.** Der Begriff atypische Pneumonie wurde im Laufe der Zeit unterschiedlich definiert. Heute versteht man darunter alle infektiösen Pneumonien, die *nicht durch „klassische" Bakterien* hervorgerufen werden (zu den „nicht-klassischen" Bakterien gehören Chlamydien, Rickettsien und Mykoplasmen). Als Erreger kommen im einzelnen in Betracht:
  - Viren (Influenza-, Parainfluenza-, Adeno-, RS- und Coxsackieviren),
  - Pilze (Candida, Cryptococcus, Aspergillus, Mucor),
  - Parasiten (Protozoen, Würmer),
  - besondere Bakteriengruppen: Chlamydien (Chlamydia psittaci), Rickettsien (Coxiella burnetii), Mykoplasmen (Mycoplasma pneumoniae).

  Die atypische Pneumonie tritt bevorzugt bei Kindern, jungen Erwachsenen, Älteren und Bettlägrigen auf. Meist kommt es dabei zu einer atypischen Bronchopneumonie (Herdpneumonie, s. u.).

Einteilung hinsichtlich der Lokalisation
- **Alveoläre Pneumonie.** Die Erkrankung spielt sich vor allem im *Lungenparenchym* ab. Es handelt sich meist um eine *bakterielle Lobärpneumonie*.
- **Interstitielle Pneumonie.** Bei dieser Form der Lungenentzündung tritt das entzündliche Exsudat vor allem im *Interstitium* auf, also in dem Bindegewebe, das zwischen dem Lungenparenchym liegt. Die interstitielle Pneumonie wird oft durch *Viren* ausgelöst. Es kommt zu Krankheitsgefühl mit Kopf-, Glieder- und Rückenschmerzen. Schüttelfrost kommt nicht vor, sondern das Fieber steigt langsam an, wird dann zur Kontinua und fällt danach langsam (lytisch) ab. Es besteht ein trockener, oft quälender Husten mit spärlichem Auswurf.

Einteilung hinsichtlich der Ausdehnung
- **Lobärpneumonie** (Lappenpneumonie, Atlas Abb. 17-31). Es handelt sich um ein akutes, schweres Krankheitsgeschehen, bei dem ein oder mehrere *Lungenlappen* befallen sind. Erreger sind meist Bakterien. Diese Form ist heute seltener geworden.
- **Bronchopneumonie** (Herdpneumonie). Es bestehen in der Lunge *herdförmige*, entzündliche Infiltrate, die von den kleinen *Bronchiolen* auf die *Alveolen* übergreifen und sich nicht an die Lappenbegrenzungen halten. Eine Bronchopneumonie entwickelt sich oft auf dem Boden einer *chronischen Bronchitis* oder bei bettlägerigen Patienten mit *Herzinsuffizienz*. Verschiedenste *Erreger* kommen als auslösende Ursache in Betracht: Pneumo-, Strepto- und Staphylokokken, aber auch Viren und Pilze.

Pathogenese. Mikroorganismen können die Lunge aerogen (über den Luftweg) oder über den Blutweg (hämatogen) erreichen. Ob sich die Keime hier ansiedeln können, hängt in erster Linie von der Fähigkeit der alveolären Makrophagen und von der Anzahl und Virulenz der eingedrungenen Erreger ab. Virusinfektionen können bakterielle Besiedelungen erleichtern. Eine wichtige Rolle spielt die Unversehrtheit der Schleimhäute des Atemtraktes und ihre Fähigkeit, mittels Flimmerhärchen und Schleim die Atemwege rein zu halten. Das Einatmen bestimmter Stoffe (z. B. Ozon) kann zu einer Schädigung der pulmonalen Abwehrfunktionen führen und damit eine Entzündung begünstigen.

Bei der alveolären Pneumonie werden die Kapillaren, die die Alveolen umgeben, durch die Entzündung abnorm durchlässig, so dass Exsudat von den Kapillaren in die Alveolen übertritt. Erythrozyten und Leukozyten folgen nach. Da das Exsudat gerinnt, erhält der betroffene Lungenbereich eine verfestigte Konsistenz. Im weiteren Verlauf verflüssigt sich das Exsudat wieder und kann abgehustet werden.

Symptome. Je nach Ausdehnung, Lokalisation, Erreger und Entstehung der Lungenentzündung kommt es zu unterschiedlichen Beschwerden. Es werden im folgenden die beiden wichtigsten Verlaufsformen, die bakterielle Lobärpneumonie und die atypische Bronchopneumonie (Herdpneumonie) vorgestellt.

- **Bakterielle Lobärpneumonie.** Die Erkrankung bricht typischerweise akut im Winter aus. Es kommt zu einem ungefähr 30 bis 60 Minuten andauernden *Schüttelfrost*. Danach steigt das Fieber oft auf 39–40 °C an. Es bleibt, ohne entsprechende Therapie, als *Kontinua-Fieber* für eine Woche bestehen. Es kommt zu *Tachykardie, Tachypnoe*, schwerem Krankheitsgefühl, starkem *Schwitzen* und *Hustenreiz mit Auswurf*. Des Weiteren kommt es in der Mehrzahl der Fälle aufgrund einer Pleurabeteiligung zu verstärktem Pleurareiben mit *atemabhängigen*, *stechenden Schmerzen.* Der Auswurf ist vom zweiten Tag an meist *rostbraun,* manchmal auch blutig, später kann er gelblich werden. Oft tritt Herpes labialis auf.

Die Inspektion ergibt ein Nachschleppen der betroffenen Thoraxseite bei der Atmung. Manchmal kommt es zur Nasenflügelatmung, das heißt, die Nasenflügel weiten sich bei der Einatmung auffällig. Die Haut ist gerötet, manchmal auch zyanotisch. Über dem betroffenen Lungenbereich kommt es bei der Perkussion zur Dämpfung. Auskultatorisch sind Bronchialatmen und ohrnahe klingende Rasselgeräusche bei der Einatmung zu hören. Der Stimmfremitus ist verstärkt.

- **Atypische Bronchopneumonie** (Herdpneumonie). Die Erkrankung beginnt *langsam* ohne Schüttelfrost. Das *Fieber* steigt meist nur *gering* an, manchmal fehlt es sogar völlig. Es besteht *Husten* mit wenig, oft schleimigem oder schleimig-eitrigem Auswurf. Es kann zu starkem Krankheitsgefühl kommen, jedoch kann das Allgemeinbefinden auch weniger stark beeinträchtigt sein. Betroffen sind in erster Linie Kindern, jungen Erwachsenen, Älteren und Bettlägrige.

Die Auskultation und die Perkussion ergeben *oft keine* auffälligen Befunde. Manchmal sind bei der Auskultation diskontinuierliche Nebengeräusche (Rasselgeräusche) zu hören, und bei der Perkussion kann es zur Dämpfung kommen. Das Blutbild zeigt keine oder nur eine geringgradige Leukozytose, manchmal auch eine Leukopenie. Eine Pleurabeteiligung ist eher selten. Die spärliche Symptomatik und der geringe Untersuchungsbefund stehen in einem deutlichen Kontrast zu dem erhobenen Röntgenbild, das erhebliche Lungenveränderungen zeigt! (Tabelle 17-4).

> ▶ Bei einer **atypische Herdpneumonie** besteht ein deutlicher Kontrast zwischen geringen Auskultations- und Perkussionsbefund einerseits und dem Röntgenbild andererseits, das e*rhebliche Lungenveränderungen* zeigt.

Differenzialdiagnose. Tuberkulose, Bronchialkarzinom, Lungeninfarkt und Pneumonien, die nicht durch Erreger verursacht sind.

Komplikationen. Gefürchtet ist der *tödliche Kreislaufkollaps* bei der kritischen Entfieberung bei der Lobärpneumonie nach einer Woche. Des Weiteren kann es zum *Herzversagen* durch toxische Myokardschädigung, zum *Lungenabszess* durch eitrige Einschmelzungen im Lungenlappen, zum *Pleuraerguss,* zum *Pleuraempyem* (eitriger Erguss in der Pleurahöhle), zur Bildung von *Bronchiektasen* und zur Lungenfibrose kommen. Bei schlechter Abwehrlage kann sich eine *Wanderpneumonie* einstellen, das heißt, die Lobärpneumonie heilt in einem Lappen aus und befällt dann einen anderen. Die Lungenentzündung kann auch in eine chronische Verlaufsform übergehen.

Die Erreger können sich in anderen Organen absiedeln und so zur Meningitis, zum Hirnabszess, zur Endo- oder Perikarditis, zur Arthritis oder zur Osteomyelitis (Knochenmarkentzündung) führen.

Tabelle 17-4 Bakterielle Lobärpneumonie und atypische Herdpneumonie

	Bakterielle Lobärpneumonie	Atypische Bronchopneumonie
Krankheitsbeginn	plötzlich	langsam
Schüttelfrost	ja	nein
Fieber	39–40 °C	meist mäßig
Tachykardie	ja	fehlt meist
Tachypnoe	ja	manchmal
Schmerzen in der Brust	ja	fehlt meist
Auswurf	rostbraun, evtl. auch eitrig und reichlich	meist schleimig, evtl. schleimig-eitrig
Leukozytose	oft	fehlt meist

Therapie. Die Therapie gehört in die Hand des *Arztes*, da zur Behandlung verschreibungspflichtige Arzneimittel notwendig sind. Handelt es sich bei der Pneumonie um den pulmonalen Verlauf einer meldepflichtigen Infektionskrankheit (z. B. Ornithose, Q-Fieber), so besteht Behandlungsverbot für den Heilpraktiker. In den anderen Fällen kann *begleitend* behandelt werden. Die Therapie muss sich nach der zugrundeliegenden Ursache richten.

17.5.11 Lungenabszess

Ein Lungenabszess ist ein umschriebener nekrotischer (abgestorbener) Bezirk in der Lunge, der Eiter enthält. Es werden große Eitermengen abgehustet. Meist bildet sich ein einzelnstehender Abszess, es kommen jedoch auch multiple Abszesse vor.

Ursachen und Pathogenese. Ein Lungenabszess entwickelt sich meist als *Komplikation* einer *Pneumonie* oder durch *Aspiration* (Eindringen von flüssigen oder festen Stoffen in die Atemwege). Zur Aspiration kommt es vor allem bei Bewusstlosen, bei durch Alkohol betäubten Personen, bei Allgemeinanästhesien und bei Schluckstörungen. Seltenere Ursachen für einen Lungenabszess sind Bronchialkrebs, Lungeninfarkt oder Verletzungen (infiziertes Hämatom). Bei den auslösenden Erregern spielen Anaerobier eine wichtigere Rolle als Aerobier.

Der Abszess bricht gewöhnlich in einen Bronchus ein und wird abgehustet.

Symptome. Das Krankheitsbild kann sich akut oder chronisch entwickeln. Die Anfangssymptome ähneln denen der Pneumonie: Es kommt zu schwerem Krankheitsgefühl, Fieber von 39 °C (oder mehr), Schweißausbrüchen und Husten mit eitrigem Auswurf. Der Auswurf ist häufig mit Blut durchmischt, später kann er auch bräunlich oder grünlich sein.

Diagnose. Auch die körperliche Untersuchung ergibt ein ähnliches Bild wie eine Pneumonie. Die exakte Diagnosestellung erfolgt mittels eines Röntgenbildes (rundliche Verschattung mit Höhlenbildung und Flüssigkeitsspiegel) und/oder einer Bronchographie. Es kann eine mikrobiologische Untersuchung des Sputums durchgeführt werden, evtl. auch eine Brustkorbcomputertomographie.

Differenzialdiagnose. Pneumonie, Tuberkulose, Bronchialkarzinom, Lungeninfarkt.

Komplikationen. Pleuraempyem (eitriger Erguss in der Pleurahöhle), Fistelbildung zwischen Bronchien und Brustfell, selten massiver Bluthusten.

Therapie. Die Therapie erfolgt wegen der Gefährlichkeit der Erkrankung durch den *Arzt*. Es wird mit Antibiotika behandelt und eine Lagerungsdrainage durchgeführt. Heilt der Abszess hierbei nicht aus, so muss eine operative Drainage der Abszesshöhle oder eine Resektion (operative Entfernung des Herdes) durchgeführt werden.

Prognose. Die Letalität beträgt 5–6 %. Der Krankheitsverlauf hängt von der Größe des Abszesses ab, von der Ursache und der Abwehrlage des Betroffenen.

17.5.12 Lungenfibrose

Bei der Lungenfibrose oder Lungenvernarbung kommt es zu einem bindegewebig-narbigen Umbau des Lungengerüstes. Hierbei wird *zusätzliches Bindegewebe* herdförmig oder diffus in das Lungenparenchym eingelagert. Dabei wird meist die *Alveolarstruktur zerstört*. Es kommt zu einer restriktiven Ventilationsstörung, die zu einer erheblichen Störung des Gasaustausches und zu einer Stauung im Lungenkreislauf (pulmonale Hypertonie) führt.

Exkurs: Ventilationsstörungen sind Störungen der Lungenbelüftung. Man unterscheidet restriktive und obstruktive Ventilationsstörungen.

- **Restriktive Ventilationsstörung**. Die Ausdehnungsfähigkeit von Lunge und Thorax sind eingeschränkt. Die Ursachen können in der Lunge liegen, zum Beispiel in einer Lungenfibrose, oder außerhalb der Lunge, zum Beispiel in einer Verwachsung der Pleurablätter (Pleuraschwarte).
- **Obstruktive Ventilationsstörung**. Der Strömungswiderstand innerhalb der Atemwege ist erhöht. Dies ist vor allem bei der chronischen Bronchitis und bei Asthma bronchiale der Fall. Die Ursache sind eine erhöhte Schleimproduktion, eine entzündliche Schleimhautschwellung und ein Krampf der Bronchiolen. Aufgrund einer länger bestehenden obstruktiven Ventilationsstörung kann sich ein Lungenemphysem entwickeln.

Ursache. Die Ursache einer Lungenfibrose liegt meist in einer *chronischen Alveolitis*. Dabei kann es sich um den Endzustand eines chronisch-entzündlichen oder -destruktiven Lungenprozesses handeln, um das Resultat einer physikalischen Schädigung, wie bei der Strahlenfibrose bzw. der „Staublunge" (Einatmen von Stein- oder Kohlenstaub) oder um eine rheumatische Erkrankung (LE, Sklerodermie, PCP, Morbus Bechterew). Oft kann die eigentliche Ursache der Fibrose nicht aufgedeckt werden. Man vermutet in diesem Fall, dass sich die Fibrose unabhängig von anderen Erkrankungen (idiopathisch) entwickelt hat. Hier können evtl. erbliche Faktoren eine Rolle spielen.

Es werden nun die Silikose, die Asbestose und die Sarkoidose ausführlicher vorgestellt, da es sich hierbei um die wichtigsten Krankheiten handelt, die zu einer Lungenfibrose führen können.

Silikose (Steinstaublunge)

Durch langjähriges Einatmen von *quarzhaltigem Staub* kommt es zur Lungenfibrose. Es handelt sich um eine *Berufskrankheit,* von der vor allem Sandstrahlbläser, Bergleute, Gießer und Tunnelarbeiter betroffen sind. Sie wird nach der Berufskrankheitenverordnung als Berufskrankheit geführt. Durch Arbeitsschutzmaßnahmen ist die Silikose in den letzten Jahren stark zurückgegangen.

Pathogenese. Die Fresszellen sind überfordert und geben bestimmte Stoffe ab, die zur Aktivierung von Fibroblasten führen. Die Fibroblasten lösen die Granulombildung (silikotische Knötchen) und die Fibrose aus.

Symptome. Das Anfangsstadium der Erkrankung ist im allgemeinen symptomlos. Später kommt es zu Reizhusten mit Auswurf, nachfolgend auch zu zunehmender Atemnot mit Brustschmerzen.

Komplikationen. Es kann sich eine pulmonale Hypertonie mit einem Cor pulmonale einstellen. Die Lunge ist in erhöhtem Maße infektanfällig. Es treten immer wiederkehrend Bronchitiden auf. Es besteht eine erhöhte Neigung, an Tuberkulose zu erkranken.

Diagnose. Bei der Krankheitserkennung spielt die berufliche Exposition mit den entsprechenden Schadstoffen eine wichtige Rolle. Für eine exakte Diagnosestellung ist die Anfertigung eines Röntgenbildes unerlässlich.

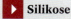

Silikose
kann nur mittels eines *Röntgenbildes* sicher diagnostiziert werden.

Therapie. Vorbeugende Arbeitsschutzmaßnahmen spielen die wichtigste Rolle, um die Krankheitsentstehung zu verhindern, da es nach Krankheitsausbruch keine wirkungsvolle spezifische Silikosetherapie gibt, sondern lediglich symptomatische Maßnahmen möglich sind.

Prognose. Die Krankheit kann auch nach Beendigung der Einwirkung der Schadstoffe fortschreiten. In den letzten Jahren hat sich die Lebenserwartung der Betroffenen allerdings deutlich verbessert. Man führt dies einerseits auf verbesserte Arbeitsschutzmaßnahmen zurück, andererseits auf eine Verbesserung der Therapie der Begleiterkrankungen.

Eine Ausnahme bildet allerdings die akute Silikose. Sie ist dadurch gekennzeichnet, dass sie schon nach einer kurzen Expositionszeit rasch fortschreitet und innerhalb weniger Jahre tödlich enden kann.

Des Weiteren kommt es in der Mehrzahl der Fälle aufgrund einer Pleurabeteiligung zu verstärktem Pleurareiben mit Schmerzen.

Asbestose
(Asbeststaublunge, Silikatose)

Die Asbestose gehört zu den gesetzlich anerkannten Berufskrankheiten. Asbest, ein Silikat, kommt in verschiedenen Formen vor, die unterschiedlich schädigend sind.

Asbest wurde wegen seiner günstigen wärmeisolierenden und fast unbrennbaren Eigenschaften jahrelang als idealer Werkstoff für die Herstellung von Isolationen, Feuerwehrschutzkleidungen, Bremsbelägen und Eternitplatten angesehen. Das durch Asbest hervorgerufene Gesundheitsrisiko wurde erst später erkannt.

Pathogenese. Eingeatmete Asbestfasern von über 0,5–10 µm können von den Makrophagen nicht abgebaut werden, weshalb es zur *Fibrose* von *Lunge* und *Pleura* sowie zum *Bronchial-* und *Pleurakarzinom* kommen kann. Zigarettenraucher, die Asbest ausgesetzt sind, haben ein 100-fach höheres Risiko an einem Bronchialkrebs zu erkranken als Nichtraucher!

Symptome. Leitsymptom ist die *Atemnot*. Meist bestehen auch ein *trockener Husten* mit spärlichem Auswurf und eine erhöhte Neigung immer wieder an *Bronchitiden* zu erkranken.

Diagnose. Wichtig ist die berufliche Exposition. Auskultatorisch können oft feinblasige, basale Rasselgeräusche gehört werden. Es kann eine

Bronchoskopie durchgeführt werden, evtl. mit gleichzeitiger Gewebeentnahme zu Untersuchungszwecken.

Die endgültige Diagnosestellung erfolgt über das Röntgenbild!

Komplikationen. Bronchial- und Pleurakrebs, Hypoxie (Sauerstoffmangel im Gewebe), Cor pulmonale mit Rechtsherzinsuffizienz.

Therapie. Da auch hier keine ursächliche Therapie bekannt ist, muss das Schwergewicht auf der Krankheitsverhütung liegen! Die Behandlung kann nur symptomatisch erfolgen. Der Betroffene muss zum strikten Nichtrauchen angehalten werden!

17.5.13 Sarkoidose (Morbus Boeck, Besnier-Boeck-Schaumann-Krankheit, Lymphogranulomatosis benigna)

Die Sarkoidose ist eine *Allgemeinerkrankung* unbekannter Ursache, von der vor allem Frauen unter 40 Jahren betroffen sind. Sie wird an dieser Stelle bei den Lungenerkrankungen besprochen, weil sie sich fast immer in der Lunge abspielt und oftmals zu einer *Lungenfibrose* führt.

Ursache ist unbekannt. Genetische Faktoren werden vermutet, sind aber noch nicht mit Sicherheit nachgewiesen.

Pathogenese. Es kommt zur Bildung von Granulomen, die den Tuberkeln der Tuberkulose ähneln, allerdings haben die Granulome kein verkäsendes Zentrum.

In 90 % der Fälle ist die Lunge betroffen. Die Krankheit kann sich jedoch auch an den Lymphknoten, der Haut, der Leber, dem Herz, der Milz, der Skelettmuskulatur und den Augen abspielen, sehr selten auch im ZNS, in den Nieren, den Gelenken, im Verdauungstrakt und in den Hormondrüsen.

Symptome. Die Erkrankung verläuft fast immer chronisch. Anfangs treten meist keine Symptome auf. Die Krankheit wird dann oft als Zufallsbefund im Röntgenbild festgestellt. Später kommt es zu Reizhusten und unter Belastung zu Atemnot. Spielt sich die Erkrankung auch an anderen Organen ab, so kommt es zu Beschwerden seitens des betroffenen Organs, beispielsweise bei der Hautsarkoidose zur Bildung von kleinen oder größeren blauroten, frostbeulenartigen Knoten im Gesicht und an den Akren.

Bei der seltenen akuten Verlaufsform (**Löfgren-Syndrom**) kommt es zur beidseitigen Schwellung der Hiluslymphknoten der Lunge, zu knötchenförmigen Hauterscheinungen (Erythema nodosum) und Arthritis mit Gelenkschmerzen.

Diagnose. BKS-Beschleunigung, Bronchoskopie mit Gewebeentnahme, Röntgen, Lungenfunktionsprüfung u. a.

Therapie. Im Anfangsstadium besteht eine gute Tendenz zur Spontanheilung. Die Behandlung erfolgt durch den Arzt, da verschreibungspflichtige Medikamente eingesetzt werden müssen, beispielsweise Kortison, das allerdings in seinem Nutzen in diesem Fall umstritten ist.

Prognose. Schreitet die Erkrankung fort, muss mit einer Lungenfibrose, mit respiratorischer Insuffizienz und einem Cor pulmonale mit nachfolgender Rechtsherzinsuffizienz gerechnet werden.

17.5.14 Lungenödem (Lungenstauung)

Beim Lungenödem kommt es zum Austritt von *Flüssigkeit* aus den Kapillaren in das *Lungeninterstitium* und in den *Alveolarraum*.

Ursachen. Die Ursache liegt meist in einer *Linksherzinsuffizienz*, die zu einem so genannten kardialen Lungenödem führt.

Seltener liegt eine *Überwässerung* vor, beispielsweise beim nephrotischen Syndrom. Hier wirkt der Mangel an Bluteiweißen, der zu einem fehlenden kolloidosmotischen Druck führt, noch krankheitsverstärkend. Eine andere mögliche Ursache kann eine abnorme Erhöhung der Durchlässigkeit der Kapillaren sein. Dies ist beispielsweise beim *anaphylaktischen Schock* der Fall.

Pathogenese. Steigt der Kapillardruck in der Lunge an, so tritt vermehrt Flüssigkeit aus den Kapillaren aus und gelangt in den Zwischenzellbereich (Interstitium). Sind die Lymphgefäße in der Lunge nicht mehr in der Lage, die vermehrte Flüssigkeit aufzunehmen, so kommt es zu einem interstitiellen Ödem. Steigt die Flüssigkeitsmenge im Interstitium noch weiter an, so kommt es zum Übertritt von Flüssigkeit in die Alveolen (alveoläres

Ödem), wodurch der Gasaustausch behindert wird. Ein interstitielles bzw. alveoläres Ödem sind also unterschiedliche Stadien des gleichen Krankheitsgeschehens.

Schocklunge. Eine Schocklunge ist eine Sonderform des Lungenödems. Dieses Lungenödem kann sich 18–36 Stunden nach einem Kreislaufschock entwickeln, zu einem Zeitpunkt, zu dem die Blutdruck- und Volumenverhältnisse wieder normal sind. Die Ursache liegt darin, dass es aufgrund des Schocks zu einer Schädigung des Kapillarendothels gekommen ist und sich deshalb ein interstitielles bzw. alveoläres Ödem entwickeln können.

Symptome
- **Beim interstitiellen Ödem:** Tachypnoe, Orthopnoe, Zyanose, Angst, Husten, Asthma cardiale.
- **Beim alveolären Ödem:** Hochgradige Atemnot mit brodelndem Atemgeräusch („Todesröcheln"), Husten mit weißlichem bis rötlich-schaumigem Sputum, Zyanose, Todesangst.

Diagnose. Die Auskultation ergibt beim beginnenden interstitiellen Ödem anfangs ein normales Auskultationsgeräusch. Später kommt es über der Lungenbasis zum spätinspiratorischen Rasseln (feuchte Rasselgeräusche), evtl. auch zum Pfeifen. Beim schweren Lungenödem kommt es zu einem brodelnden Atemgeräusch (Todesröcheln), das schon ohne Stethoskop zu hören ist.

Zur Sicherung der Diagnose kann ein Röntgenbild angefertigt werden. Es zeigt erweiterte pulmonale Gefäße und eine interstitielle Wasseransammlung. Eine Blutgasanalyse gibt Aufschluss über die Blutgasverhältnisse.

Therapie. Sie richtet sich nach der zugrundeliegenden Erkrankung und nach der Schwere des Krankheitsbildes.

> **Erste-Hilfe-Maßnahmen beim schweren Lungenödem:** Bis zum Eintreffen des Notarztes wird der Patient mit aufgerichtetem Oberkörper gelagert, die Beine sollen herabhängen. Es kann ein unblutiger Aderlass zur Verminderung der Blutüberfüllung in den Lungen durchgeführt werden. Dazu werden jeweils drei Extremitäten im 10-minütigen Wechsel venös gestaut. Des Weiteren muss der Patient beruhigt und zum Abhusten veranlasst werden.

Prognose. Die Krankheitsentwicklung hängt von der zugrundeliegenden Ursache und der intensivmedizinischen Betreuung ab.

17.5.15 Lungenembolie

Bei der Lungenembolie ist es zum *Verschluss* einer *Lungenarterie* gekommen. Der Verschluss wird in weitaus den meisten Fällen durch einen Thrombus verursacht, der aus den tiefen *Bein-*, *Becken-* oder *Bauchvenen* stammt. Nur selten wird eine Lungenembolie durch Luft, Fetttröpfchen oder Geschwulstfragmente ausgelöst.

Die Folgen der Lungenembolie hängen in erster Linie von der Größe des verschleppten Thrombus ab. So verursachen Verschlüsse von kleinsten und kleinen Gefäßen überhaupt keine Symptome. Der Verschluss einer Segmentarterie, eines größeren Pulmonalarterienastes oder sogar einer Hauptlungenschlagader können zu einer akuten massiven Lungenembolie mit evtl. tödlichem Rechtsherzversagen führen.

5–10 % aller Embolien verlaufen als solch eine massive Embolie. Bei den nicht-massiven Embolien kommen manchmal rezidivierende Verläufe vor. 10–15 % der Lungenembolien führen zu einem Lungeninfarkt.

> Bei der **Lungenembolie** gibt es symptomlose, leichte, schwere bis hin zu tödlichen Verläufen.

Ursachen. Ungefähr ein Drittel der Lungenembolien tritt nach *Operationen*, ein Drittel bei Patienten mit *Herzinsuffizienz* und das restliche Drittel bei *Varikosis*, *Blutgerinnungsstörungen* und *Immobilität* (s. u.) auf.

> **Risikofaktoren der Lungenembolie:**
> Operationen, Entbindungen, Schwangerschaft, Einnahme von oralen Kontrazeptiva („Pille") oder anderen Östrogenpräparaten, Einnahme von Diuretika, Zigarettenrauchen, Herzinsuffizienz, Blutgerinnungsstörungen, Alter, Krampfaderleiden, Immobilität durch Bettlägerigkeit, lange Autofahrten oder (Interkontinental-)Flüge.

Pathogenese. Die durch den Embolus verursachte Einengung des Gefäßquerschnittes führt zur pulmonalen Druckerhöhung und zum Rückstau in das rechte Herz. Das linke Herz dagegen erhält weniger Blut, was zur Tachykardie führt.

Der weitere Krankheitsverlauf ist davon abhängig, ob sich der Thrombus auflöst, was meist der Fall ist, oder ob das Gefäß verschlossen bleibt.

Symptome
- **Massive Lungenembolien** zeigen ein dem *Herzinfarkt ähnliches Bild* (Tabelle 17-5): Atemnot, schnelle Atmung, Brustschmerzen, gelegentlich Hustenanfälle, Zyanose, Tachykardie, Angst bis hin zu Vernichtungsgefühl, Hypotonie, Schweißausbruch, evtl. Schock. Es kann zum plötzlichen Tod durch Rechtsherzversagen kommen.
- **Nicht-massive Lungenembolien** können zur vorübergehenden Atemnot mit einer zeitweisen Verschlechterung des Allgemeinbefindens führen. Grundsätzlich sind jedoch auch hier unterschiedliche Schweregrade möglich.
- **Rezidivierende Lungenembolien.** Manchmal gehen mehrere kleinere Lungenembolien einer massiven Embolie voraus. Deshalb muss auch der Verdacht auf eine kleinere Lungenembolie immer ernst genommen werden. Typische Symptome bei rezidivierenden Lungenembolien sind Tachykardie, Schwindelanfälle, manchmal kommt es kurz zur Bewusstlosigkeit oder zu Fieber.

! Einer großen Lungenembolie können kleinere, wiederkehrende Embolien vorausgehen. Deshalb muss jede, auch eine kleine Embolie, in der Klinik sorgfältig abgeklärt werden.

Diagnose. Die Verdachtsdiagnose kann aufgrund des Beschwerdebildes gestellt werden. Die körperliche Untersuchung ergibt eine beschleunigte Atmung, eine Stauung der Halsvenen und eine Lebervergrößerung. Bei der Auskultation ist oft ein gespaltener zweiter Herzton zu hören, bei lautem Pulmonalschlusston. Eventuell kommt es zum Galopprhythmus.

Die endgültige Diagnosestellung erfolgt in der Klinik mittels Röntgen, EKG, Blutgasuntersuchung, Pulmonalarteriographie u. a.

Differenzialdiagnose. Herzinfarkt (Tab. 7-4), Lungenödem, Pneumothorax und Pleuraerguss.

Komplikationen. Atelektasen (s. u.) und Lungeninfarkt.

Ein Lungeninfarkt führt zu Husten, blutigem Sputum, atemabhängigen Schmerzen, Pleurareiben, Tachykardie und meist nur geringgradigen Atemstörungen. Später kann es durch eine zusätzliche Infektion zu Fieber kommen.

Therapie. Es muss sofort der *Notarzt* gerufen werden. Der Patient wird mit erhöhtem Oberkörper gelagert. Es wird eine Verweilkanüle gelegt und der Patient beruhigt. Die weitere Behandlung erfolgt in der Klinik. Hier kommen Heparingaben oder andere Fibrinolytika in Betracht. Nur selten wird der Embolus operativ entfernt, da in diesen Fälle ein hohes Operationsrisiko besteht.

Prognose. Bei massiven Lungenembolien sind plötzliche Todesfälle häufig. Todesursache ist in diesen Fällen ein plötzliches Rechtsherzversagen durch den massiven Blutrückstau. Die nicht-massiven Lungenembolien haben eine gute Prognose, sie heilen in der Mehrzahl der Fälle komplikationslos aus.

17.5.16 Atelektase

Bei der Atelektase liegt in der Lunge ein *nicht belüfteter Bereich* vor. Die Wände der *zusammengefallenen Alveolen* liegen aneinander. Eine Atelektase kann die gesamte Lunge oder einen Teil der Lunge betreffen. Die Erkrankung kann akut oder chronisch verlaufen. Es kann sich zusätzlich eine Infektion einstellen.

Als fetale Atelektase bezeichnet man den physiologischen Zustand der Lunge vor dem ersten Atemzug. Es handelt sich um einen wichtigen Befund bei einer Totgeburt.

> **Atelektase**
> In der Lunge liegt ein *nicht belüfteter Bereich* vor.

Ursachen. Die wichtigste Ursache sowohl der akuten als auch der chronischen Atelektase ist die *Verlegung* eines *Bronchus*. Diese Verlegung kann sich aufgrund eines *zähen Sekretpfropfes* (z. B. bei Mukoviszidose, s. u.), eines verschluckten *Fremdkörpers* oder eines *Bronchialtumors* ausgebildet haben, seltener durch andere Tumoren, vergrößerte Lymphknoten oder Aneurysmen.

Tabelle 17-5 Differenzialdiagnose von Lungenembolie und Herzinfarkt

	Lungenembolie	Herzinfarkt
Beginn	meist plötzlich	plötzlich
Vorgeschichte	Immobilität, Bettlägerigkeit, Operation	Angina-pectoris-Anfälle
Schmerz	atemabhängig	atemunabhängig, oft Ausstrahlung in die Kleinfingerseite des linken Armes
Atemnot	stark, manchmal Reizhusten	allmählich zunehmend

Außerdem können Atelektasen durch eine Abknickung oder eine Verdrehung von Bronchien verursacht werden, aber auch durch Druck von außen auf die Lunge, beispielsweise durch einen Pleuraerguss, durch einen Pneumothorax oder durch große Emphysemblasen.

Pathogenese. Nach einer Bronchusverlegung wird die Luft in den Alveolen durch das Blut absorbiert, weshalb die Alveolen durch den Unterdruck zusammenfallen und deren Wände aufeinander zu liegen kommen.

Je nach Größe des betroffenen Bereichs kann durch eine Überdehnung der nicht betroffenen benachbarten Lungenteile der Volumenverlust teilweise ausgeglichen werden. Betrifft die Atelektase eine ganze Lungenhälfte, kann es zur Verlagerung des Herzens und des Mediastinums zur betroffenen Seite hin kommen.

Symptome. Die Symptomatik hängt von der Schnelligkeit ab, mit der sich der Verschluss ausbildet, von der Größe des betroffenen Bereichs und ob sich zusätzlich eine komplizierende Infektion einstellt.

Bei einem schnellen Verschluss eines großen Lungenteils treten auf der betroffenen Seite Schmerzen auf. Außerdem kommt es zu Atemnot, Zyanose, Blutdruckabfall, Tachykardie, erhöhter Temperatur und Schock. Entwickelt sich eine Atelektase nur langsam, so kann es sein, dass überhaupt keine Beschwerden auftreten. Dazwischen sind alle Schweregrade vertreten.

Komplikation. Es kann zur Infizierung des geschädigten Bereiches kommen, später auch zur Fibrosierung.

Diagnose. Die Inspektion ergibt eine eingeschränkte oder fehlende Atemexkursion des betroffenen Bereiches. Bei der Perkussion kommt es im geschädigten Areal zur Dämpfung, bei der Auskultation stellt man hier ein abgeschwächtes oder fehlendes Atemgeräusch fest.

Die Diagnose muss mittels einer Röntgenaufnahme abgesichert werden. Sie zeigt eine luftleere Masse, eine Minderung des Zwischenrippenraumes, eine Zwerchfellanhebung und eine Verlagerung des Mediastinums, manchmal auch eine Verlagerung der Interlobärfissuren.

Differenzialdiagnose. Ein Spontanpneumothorax kann ähnliche Symptome hervorrufen wie eine Atelektase. Allerdings ergibt die Perkussion beim Pneumothorax einen tympanitischen Schall und bei Atelektase eine Dämpfung.

Therapie. Die Therapie erfolgt in der Klinik und richtet sich nach der zugrundeliegenden Ursache. So können beispielsweise ein Schleimpfropf oder ein Fremdkörper endoskopisch entfernt werden, so dass sich die befallene Lunge wieder ausdehnt.

17.5.17 Mukoviszidose (zystische Fibrose)

Es handelt sich bei uns um die häufigste letal verlaufende angeborene Stoffwechselerkrankung. Ursache ist ein Gendefekt auf dem langen Arm des Chromosom 7. Je nach aufgetretener Mutation kommt es zu unterschiedlichen Verläufen. Es liegt eine Häufigkeit von 1 : 2500 Lebendgeburten vor.

Es besteht eine allgemeine Störung in der Abgabe der Drüsenabsonderungen, vor allem im Verdauungs- und Atmungssystem. Die Erkrankung zeigt sich meist im Kindesalter, schreitet dann chronisch fort und führt schließlich zu einer Lungenfibrose und zu einer Pankreasinsuffizienz. Vor allem im Schweiß finden sich stark erhöhte Konzentrationen von Na- und Cl-Ionen, was zu entsprechendem Wasserverlust führt.

> **Mukoviszidose**
> Es besteht eine angeborene *Störung* der *Drüsenabsonderung* des Verdauungs- und Atmungssystems.

Die Erkrankung wird autosomal-rezessiv vererbt. Das heißt, sie tritt nur auf, wenn der zugrundeliegende Gendefekt auf beiden Chromosomen 7 vorhanden ist. Das erkrankte Kind muss also sowohl von der Mutter als auch vom Vater ein fehlerhaftes Gen erhalten haben. Vater und Mutter haben diesen Genschaden, ohne selbst erkrankt zu sein, da sie den Defekt nur auf einem Chromosom haben und noch ein intaktes Chromosom besitzen. So liegt die Häufigkeit der Erkrankung bei diesen Eltern bei einem kranken zu drei gesunden Kindern, das heißt, es besteht ein Erkrankungsverhältnis von 1:4.

Ursache und Pathogenese. Es kommt zu einem Versagen eines intrazellulären Enzymmechanismus mit einer daraus folgenden Zähflüssigkeit von Sekreten und sekundären Veränderungen der Drüsen. Der vermehrte und zähe Schleim überzieht die Darmschleimhaut und die Bauchspeichelgänge und verstopft die Bronchiolen. Die Folge sind Störungen der Verdauung und der Stoffaufnahme (Malabsorption). Außerdem kommt es zu schweren Schäden der Atemwege. Durch die Veränderung der Schleimqualität besteht eine chronische Infektionsneigung und so können sich ein Lungenemphysem, Bronchiektasen und eine Lungenfibrose einstellen, was später wiederum zu einem Cor pulmonale und zu Rechtsherzinsuffizienz führen kann.

Symptome. Die Krankheit kann als sehr leichte, schwere, schwerste oder als verzögerte (protrahierte) Verlaufsform in Erscheinung treten.

Bei 7–10 % der betroffenen Kinder kommt es bereits zum Zeitpunkt der Geburt zu einem **Mekoniumileus:** Die erste Darmentleerung des Neugeborenen, das so genannte Kindspech, die dunkle, fast pechschwarz aussehende Masse aus Darmschleim, Darmepithel und Darmsekreten, kann nicht abgesetzt werden. Außerdem können sich beim Neugeborenen im Dickdarm Pfröpfe bilden, die zu einer Darmverlegung führen. Bei den anderen Säuglingen kündigt sich der Krankheitsbeginn oft durch eine unzureichende Gewichtszunahme an.

Die Folgen der Sekretstörung zeigen sich am ausgeprägtesten in den *Atemwegen*. Hier hängt das Ausmaß der Beschwerden vom Schweregrad der Erkrankung ab. Typisch sind die chronische Bronchitis mit hartnäckigem Husten (oft keuchhustenähnlicher Reizhusten!) und Auswurf. Es bilden sich immer wieder entzündliche bronchopneumonische Herde. Im weiteren Verlauf der Erkrankung kommt es zu Dyspnoe, Zyanose, Trommelschlegelfingern, Uhrglasnägeln und immer wieder zu Sinusitiden und Pneumonien.

Zu den Symptomen seitens des Atemtraktes treten die des *Verdauungsapparates*: fortschreitende Pankreasinsuffizienz mit häufigen, reichlichen, faulig-übelriechenden Fettstühlen, Bauchschmerzen und Meteorismus. Durch die Malabsorption kann es zu einem Mangel an fettlöslichen Vitaminen und Bluteiweißen kommen, was wiederum Ödeme und Anämien zur Folge haben kann.

Diagnose. Bei der Anamnese wird nach Auftreten von Mukoviszidose in der *Familie* geforscht. Wichtig ist der *Schweißtest* (quantitativer Pilocarpin-Iontophorese-Schweißtest). Dazu wird pharmakologisch eine lokale Schweißproduktion stimuliert. Anschließend wird die Menge des Schweißes und die Elektrolytkonzentration bestimmt. Bei vorliegender Mukoviszidose können erhöhte Werte von Chlorid und Natrium nachgewiesen werden. Ein negativer Befund schließt allerdings eine Erkrankung nicht aus.

Die Lungenauskultation ergibt *Rasselgeräusche*, sofern der Schleim nicht so zäh ist, dass er so fest an den Bronchialwänden klebt, dass er keine Geräusche verursacht. Des Weiteren können eine Lungenfunktionsprüfung, bakteriologische Sputumuntersuchungen und Pankreasuntersuchungen, hier vor allem die *Chymotrypsinbestimmung* im Stuhl, durchgeführt werden.

Differenzialdiagnose. Bei ungefähr 7 % der Patienten wird trotz bronchialer Beschwerden die Diagnose Mukoviszidose erst nach dem 10. Lebensjahr gestellt. Häufigste *Fehldiagnosen* sind die *chronische Bronchitis*, *Asthma bronchiale* und *Bronchiektasen*.

> **Mukoviszidose**
> Die *Früherkennung* ist von *entscheidender Wichtigkeit*, da sich irreversible Organschäden und Funktionsdefizite nur so aufschieben oder sogar vermeiden lassen. Auch die gezielte Antibiotikatherapie ist bedeutend für den weiteren Krankheitsverlauf.

Komplikationen. Das vermehrte, zähe Sekret bildet einen idealen Nährboden für Keime, so dass es immer wieder zu Infektionen mit Pseudomonas, Staphylokokken und Haemophilus influenzae kommt. So treten immer wieder Pneumonien auf.

Durch den zähen Schleim können aber auch die kleinen Bronchien verstopfen, was zur Ausbildung von Atelektasen führt. Des Weiteren können sich Bronchiektasen und ein Lungenemphysem ausbilden. Gelegentlich kommt es zum Pneumothorax. Die Lungenfibrose führt zum Cor pulmonale mit Rechtsherzinsuffizienz.

Bei 3% der Kinder entwickelt sich ein Diabetes mellitus und bei 5% eine biliäre Leberzirrhose.

Therapie. Wichtig ist eine möglichst frühzeitige Betreuung in einem *spezialisierten Behandlungszentrum*, in dem regelmäßige Sputum- und Blutkontrollen durchgeführt werden. Da es keine ursächliche Therapie gibt, wird symptomatisch behandelt. Dabei wird versucht, die Ansammlung des zähen Sekretes zu verhindern und Entzündungen seitens des Atemtraktes vorzubeugen. Nur in bestimmten Fällen werden Lungentransplantationen durchgeführt, da diese viele Probleme aufwerfen.

Eine wichtige Rolle spielen krankengymnastische Übungen, Drainagemaßnahmen, Inhalationen, schleimlösende Mittel, regelmäßiges, aktives Abhusten, Atemgymnastik, ausreichende körperliche Ertüchtigung und eine genügende Flüssigkeitszufuhr. Bei Infektionen ist eine gezielte Antibiotikabehandlung (erfolgt oft stationär i. v.) wichtig. Gegebenenfalls müssen die Pankreasenzyme ersetzt werden.

Bei der Ernährung muss darauf geachtet werden, dass ausreichend Kalorien, Eiweiße und Fette zugeführt werden! Dabei kann es sein, dass die durchschnittlichen Bedürfnisse um 50% überschritten werden. Multivitaminpräparate müssen erhöht dosiert werden, um eine ausreichende Versorgung zu gewährleisten. Bei vermehrtem Schwitzen ist nicht nur auf ausreichenden Flüssigkeits-, sondern auch auf einen Elektrolytersatz zu achten.

Bei Männern besteht oft Unfruchtbarkeit (Mangel an reifen Spermien). Bei Frauen sollte bei Kinderwunsch von kompetenter Seite eine genetische Beratung (autosomal-rezessiver Erbgang s. o.) erfolgen und eine Aufklärung über mögliche Schwierigkeiten und Probleme während einer Schwangerschaft, wie evtl. Gewichtsabnahme am Anfang der Schwangerschaft, evtl. Verschlechterung der Lungenfunktion, Auswirkungen der Medikamenteneinnahme auf das Kind u. a.

Prognose. Dank der Fortschritte in der Frühdiagnostik und Therapie ist die durchschnittliche Lebenserwartung von früher 5 Jahren auf über 30 Jahre gestiegen.

17.5.18 Bronchial- und Lungenkarzinom

Das Bronchialkarzinom ist bei Männern die häufigste Ursache der Krebstodesfälle, bei Frauen ist es die zweithäufigste (erste Stelle: Brustkrebs), allerdings ist hier die Tendenz steigend, da Frauen in den letzten Jahren vermehrt zur Zigarette greifen. Der Häufigkeitsgipfel der Erkrankung liegt zwischen dem 50. bis 60. Lebensjahr.

Beim *Bronchialkarzinom* handelt es sich um einen bösartigen, von der *Bronchialschleimhaut* ausgehenden Tumor. Beim *Lungenkarzinom* dagegen geht der Tumor von den *Alveolarzellen* aus. Diese Krebsart ist sehr selten und wird deshalb hier nicht weiter besprochen, zumal Diagnostik und Therapie dem Bronchialkarzinom entsprechen.

Oft wird allerdings vom Lungenkrebs gesprochen, wenn es sich genau genommen um einen Bronchialkrebs handelt.

Ursachen. Als wichtigster kanzerogener Stoff gilt beim Bronchialkrebs der *Tabakrauch*. Raucher sind von dieser Krebsart 10 bis 20-mal häufiger betroffen als Nichtraucher. Weitere *kanzerogene Stoffe* sind Asbest, Arsen, Nickel, Chrom, Teer, Öldestillate und radioaktive Strahlungen (Uran, Radon u. a.).

Eine *chronische Bronchitis* gilt, unabhängig von ihrer Ursache, als Risikofaktor. Außerdem hat man eine *familiäre Häufung* der Erkrankung beobachtet. Personen, bei denen ein Elternteil an einem Bronchialkarzinom erkrankt ist, haben ein 2,5-fach erhöhtes Risiko ebenfalls zu erkranken.

Pathogenese. Die Epithelzellen des Atemtraktes werden vor allem durch den Teer beim Zigarettenrauch geschädigt und produzieren eine erhöhte Menge an Schleim. Diese vermehrte Schleimproduktion führt zum „Raucherhusten". Manche Zellen der Bronchialschleimhaut reagieren allerdings auf die Schadstoffe mit einer überschießenden Zellteilung. Diese gereizten Zellen können entarten und ein Bronchialkarzinom auslösen.

! Leider ruft ein **Bronchialkarzinom** *keine krankheitsspezifischen Beschwerden* hervor!

Symptome. Es kommt zu einem *symptomenarmen Frühstadium*, das von den Beschwerden her einer *chronischen Bronchitis* entspricht: Charakteristisch ist ein Reizhusten, der vor allem nachts auftritt. Sputum wird nur spärlich entleert, evtl. mit faserigen Blutbeimengungen. Es kann ein (leichter) dumpfer oder bohrender Schmerz hinter dem Brustbein oder im Rücken bestehen.

Im *Spätstadium* kommt es zu *blutigem* oder *himbeergeleefarbenem Sputum, Heiserkeit* (Lähmung des Kehlkopfnervs), Gewichtsverlust, Abgeschlagenheit, Appetitlosigkeit, BKS-Beschleunigung und Lymphknotenschwellungen. Je nach Ort der Metastasenabsiedelung treten weitere Beschwerden seitens der betroffenen Organe hinzu.

Außerdem können die Tumorzellen bestimmte Hormone oder hormonähnliche Substanzen freisetzen und so zu einem **paraneoplastischen Syndrom** führen. Dabei kann es unter anderem zu Hormonerkrankungen (Cushing-Syndrom durch vermehrte Freisetzung von ACTH), zu neurologischen Symptomen, Polyglobulie und zur Veränderung der Blutgerinnung kommen.

> ❗ Jeder **Husten**, der *länger* als 3 *Wochen* besteht und der auf die gängigen Hustenmittel nicht anspricht, muss *abgeklärt* werden.

Metastasierung. Grundsätzlich können sich in allen Organen Metastasen absiedeln. Am häufigsten sind jedoch die Leber, das Gehirn, die Knochen und die Nebennieren betroffen, seltener die Lunge, der Magen-Darm-Trakt und die Haut.

Komplikationen. Pneumonie, Horner-Symptomen-Komplex, Pleuraerguss, Atelektasen und Vena-cava-superior-Syndrom (starke venöse Einflussstauung im Bereich von Kopf, Hals und oberen Extremitäten mit prall gefüllten Venen, Ödemen und Zyanose), Heiserkeit durch Lähmung des Kehlkopfnervs (N. recurrens), Zwerchfellhochstand durch Lähmung des Zwerchfellnervs (N. phrenicus), Schluckbeschwerden durch Kompression der Speiseröhre, Herzbeuteltamponade, Arrhythmien, Schmerzen im Arm durch Kompression des Armnervengeflechts (Plexus brachialis).

Diagnose. Bronchoskopie mit Gewebeentnahme, Röntgen, Computertomographie und Sputumuntersuchung zum Nachweis von Tumorzellen. Bei einer Sputumuntersuchung ist zu beachten, dass ein negativer Befund ein Karzinom nicht ausschließt!

Therapie. Der Betroffene muss unbedingt an eine geeignete Klinik zur Behandlung verwiesen werden. Es wird, wie bei den anderen Krebserkrankungen auch, vor allem operiert, bestrahlt und mit Zytostatika behandelt. Der Heilpraktiker kann begleitend und nachsorgend behandeln. Ein Schwerpunkt der heilpraktischen Behandlung sollte darin liegen, einer späteren erneuten Krebserkrankung vorzubeugen.

Prognose. Fünf Jahre nach Diagnosestellung leben nur noch ungefähr 5 % der Betroffenen. Der Behandlungserfolg hängt davon ab, in welchem Stadium die Erkrankung entdeckt wird, von der Tumorart und der eingesetzten Therapie.

17.5.19 Pleuraerguss

Beim Pleuraerguss ist es zu einem *Anstieg* der *Flüssigkeitsmenge* im *Gleitspalt* zwischen Lungen- und Rippenfell gekommen. Erst wenn die Flüssigkeitszunahme mehr als 200 ml beträgt, treten Beschwerden auf, und auch erst ab dieser Menge kann man den Erguss im Röntgenbild nachweisen.

Exkurs: Exsudat und Transsudat. Bei einer Flüssigkeitszunahme unterscheidet man Exsudat und Transsudat:

- **Exsudat.** Es handelt sich um eine *entzündliche, eiweißreiche* Ausschwitzung aus den Blutgefäßen. Ein Exsudat hat ein trübes Aussehen. Das spezifische Gewicht liegt über 1,016.
- **Transsudat.** Es handelt sich um einen *nicht-entzündlichen* Erguss in eine Körperhöhle oder ins Interstitium. Ein Transsudat entsteht aufgrund von Stauungen und durch eine abnorme Durchlässigkeit der Kapillaren. So handelt es sich beispielsweise beim Aszites (Bauchwassersucht) um ein Transsudat. Aber auch bei einer Herzinsuffizienz kann sich ein Transsudat entwickeln.

  Ein Transsudat enthält nur wenig Bluteiweiße und hat deshalb ein klares, hellgelbes Aussehen. Das spezifische Gewicht liegt unter 1,016.

Ursachen. Ein Pleuraerguss kann verschiedenste Ursachen haben:

- *Pneumonie, Brustfellentzündung* (erhöhte Kapillardurchlässigkeit durch Entzündung),
- *Herzinsuffizienz* (Anstieg des hydrostatischen Drucks),
- *Leberzirrhose, nephrotisches Syndrom* (Abnahme des onkotischen Drucks in den Kapillaren durch Mangel an Bluteiweißen),
- *Behinderung* des *Lymphabflusses* der Lymphbahnen im Mediastinum, beispielsweise durch

Lymphome, Metastasen oder durch auf die Pleura übergreifende Karzinome bei Bronchial- oder Brustdrüsenkrebs,
- rheumatische Erkrankungen (LE, PCP),
- Tuberkulose,
- Lungeninfarkt,
- Traumata des Brustkorbes,
- Übertritt von Flüssigkeit aus der Bauchhöhle bei Aszites (z. B. akute Pankreatitis) über Defekte im Zwerchfell oder über Lymphbahnen, die durchs Zwerchfell treten.

Pathogenese. Je nach Ursache kommt es zur Bildung eines Transsudates (z. B. bei Herzinsuffizienz, Leberzirrhose und nephrotischem Syndrom) oder eines Exsudates (z. B. bei Pleuritis und rheumatischen Erkrankungen).

Symptome. Wie schon erwähnt, verursachen *kleinere* Ergüsse *keine Beschwerden*. Je nach Ergussmenge kommt es zur *Belastungsdyspnoe* oder sogar zur *Ruhedyspnoe*. Ob es zu Schmerzen im Brustkorb kommt, ist von der auslösenden Ursache abhängig.

Diagnose. Über dem Erguss ist der Stimmfremitus abgeschwächt bis aufgehoben. Perkutorisch ergibt sich eine Dämpfung, und zwar zuerst im hinteren und seitlichen Bereich, da sich hier aufgrund der Druckverhältnisse zuerst die Flüssigkeit sammelt. Auskultatorisch ist das Atemgeräusch abgeschwächt bis aufgehoben. Am oberen Rand des Ergusses kann es in einer streifenförmigen Zone zu Bronchialatmen kommen.

Wichtige klinische Untersuchungen sind Ultraschall, Röntgen, Pleurapunktion, evtl. auch Computertomographie (vor allem bei Ergüssen, die durch maligne Tumoren bedingt sind), Endoskopie (Thorakoskopie, wenn sich die Ursache mit einer Punktion nicht feststellen lässt) und Bronchoskopie (wenn der Erguss auf eine pulmonale Erkrankung zurückzuführen ist).

Komplikationen. Bildet sich der Pleuraerguss nur unvollständig zurück, so kann sich eine *Pleuraschwarte* entwickeln. Dabei handelt es sich um eine Verdickung und Verwachsung von Lungen- und Rippenfell, was zu einer eingeschränkten Atmungsfunktion führen kann.

Therapie. Die Grunderkrankung muss behandelt werden. Auch die Lokalbehandlung hängt von der zugrundeliegenden Ursache ab. Bei großen Ergüssen wird in der Klinik zur Entlastung und zur Vermeidung von ausgedehnten Verschwartungen der Pleurablätter eine Pleurapunktion durchgeführt.

17.5.20 Pleuritis (Brustfellentzündung)

Es handelt sich um eine Entzündung von Lungen- und Rippenfell aus verschiedensten Ursachen. Die Erkrankung kann mit (häufiger) oder ohne Ergussbildung verlaufen.

Ursachen. Das Brustfell entzündet sich nur sehr selten primär, fast immer entsteht die Entzündung sekundär.

- Pneumonie, Tuberkulose,
- maligne Erkrankungen (Brustdrüsen-, Bronchial- und Pleurakrebs),
- rheumatische Erkrankungen (LE, PCP),
- Urämie,
- Lungeninfarkt,
- schwere Herzinsuffizienz (Stauungstranssudat),
- Strahlentherapie,
- Pankreatitis.

Pathogenese. Durch die entzündliche Reaktion werden vermehrt Mediatoren freigesetzt, wodurch die Kapillardurchlässigkeit erhöht wird. Diese Erhöhung der Kapillardurchlässigkeit führt zur Bildung eines Ergusses. Es entstehen entzündliche Fibrinbeläge, die die Ausbildung einer Pleuraschwarte verursachen können.

Man unterscheidet eine trockene und eine feuchte Brustfellentzündung.

Formen der Pleuritiden
- **Pleuritis sicca** (trockene Brustfellentzündung). Die trockene Brustfellentzündung stellt meist das Vorläuferstadium der feuchten dar.
    - **Symptome.** Es kommt zu atemabhängigen, heftigen Schmerzen der betroffenen Seite, die sich bei tiefer Atmung verstärken. Die Atmung ist oberflächlich und beschleunigt. Es besteht ein Reizhusten. Fieber fehlt meist. Geht die trockene Brustfellentzündung in eine feuchte über, so bessern sich (zunächst) die Schmerzen.
    - **Diagnose.** Nachschleppen der betroffenen Seite bei der Atmung. Auskultatorisch kann man in dem betroffenen Bereich Pleurarei-

ben hören. Gerade wenn es nur diskret ausgebildet ist, kann es leicht mit Rasselgeräuschen verwechselt werden.
- **Pleuritis exsudativa** (feuchte Brustfellentzündung). Es kann sich wenig oder viel (bis zu mehreren Litern) Ergussflüssigkeit bilden.
  - **Symptome.** Je nach Ergussmenge kommt es zu Atemnot, Druck- bzw. Beklemmungsgefühl. Es können subfebrile Temperaturen bis hohes Fieber (Kontinua) auftreten.
  - **Diagnose.** Bei der Perkussion kommt es in den hinteren und seitlichen Anteilen des Brustkorbes zur Dämpfung, da sich hier aufgrund der Druckverhältnisse die Ergussflüssigkeit sammelt. Bei der Auskultation stellt man ein abgeschwächtes bis aufgehobenes Atemgeräusch fest. Oberhalb des Ergusses kann es über dem komprimierten Lungengewebe zum „Kompressionsatmen" kommen, das heißt, in einer streifenförmigen Zone tritt Bronchialatmen auf.

Komplikationen. Pleuraempyem (eitrige Brustfellentzündung), Sepsis, Pleuraschwarte mit restriktiver Ventilationsstörung.

Therapie. Die Therapie richtet sich nach der zugrundeliegenden Ursache. Um eine Pleuraschwartenbildung zu vermeiden soll Atemgymnastik mit kräftigem Durchatmen ausgeführt werden.

17.5.21 Pneumothorax

Beim Pneumothorax ist es zur *Luftansammlung* im *Pleuraraum* gekommen. Dem liegt eine Ruptur entweder des Lungen- oder des Rippenfells zugrunde. Reißt das Lungenfell ein, so tritt Luft von den Alveolen in den Gleitspalt über, reißt dagegen das Rippenfell durch äußerliche Verletzung, so tritt die Luft von außen in den Spalt ein.

Formen
- **Spontanpneumothorax** (innerer Pneumothorax). Er ist die häufigste Form. Ohne erkennbare äußere Verletzung ist es zur Luftansammlung im Pleuraspalt gekommen. Dies ist meist auf eine *Ruptur* von (kleinen) *Emphysemblasen* zurückzuführen. Hiervon sind vor allem junge Männer zwischen 15 bis 35 Jahren betroffen.
- **Traumatischer Pneumothorax** (äußerer Pneumothorax). Durch eine *Stichverletzung* oder durch einen *Rippenbruch* ist es zur Verletzung des Rippenfells gekommen, so dass die Luft von außen in den Gleitspalt eintritt. Diese Form des Pneumothorax kann auch durch einen *Behandlungsfehler* ausgelöst werden. So könnte es beispielsweise durch eine fehlerhafte Injektion im Brustkorbbereich zum Anstechen des Lungenfells kommen (Neuraltherapie!). Aber auch bei fehlerhaft durchgeführten Lungen- und Leberbiopsien, bei Pleurapunktionen, Pleuradrainagen, intrakardialer Punktion und bei Reanimationsmaßnahmen, bei denen es zu Rippenbrüchen gekommen ist, kann es zum traumatischen Pneumothorax kommen.
- **Sonderform: Spannungs- oder Ventilpneumothorax.** Hier bildet das verletzte Brustfell einen *Ventilmechanismus* aus, so dass zwar Luft in den Pleuraraum ein-, aber nicht mehr ausströmen kann. Durch den sich dadurch ausbildenden Überdruck kann es innerhalb von Minuten zur *lebensbedrohlichen Atemnot* und durch den zunehmenden Druck auf das Herz zu *Kreislaufversagen* kommen.

Pathogenese. Dringt Luft in den Pleuraspalt, so beginnt die Lunge zusammenzufallen (zu kollabieren), bis sie schließlich nur noch faustgroß um das Lungenhilum liegt.

Symptome. Bei einem *kleinen* Pneumothorax kann *Beschwerdefreiheit* bestehen. Hat sich die Öffnung, durch die die Luft eindrang, wieder verschlossen, so können kleinere Mengen Luft vom Körper selbst *absorbiert* werden.

In *ausgeprägteren* Fällen kommt es zu plötzlich auftretenden, einseitigen *Schmerzen* im Brustkorb mit *Atemnot* bei Belastung oder schon in Ruhe (je nach Ausprägungsgrad) und *Hustenreiz*.

Diagnose. Die Inspektion ergibt ein *Nachschleppen* der geschädigten Seite. Es kommt im betroffenen Bereich bei der Perkussion zu einem *hypersonoren Klopfschall*, bei der Auskultation zum *abgeschwächten Atemgeräusch*. Der Stimmfremitus ist aufgehoben. Die Absicherung der Diagnose erfolgt durch ein *Röntgenbild*.

Differenzialdiagnose. Lungenembolie, Asthma bronchiale, Herzinfarkt, Lungenödem.

Komplikationen. Entstehung eines Ventil- bzw. Spannungspneumothorax (s. o.) oder Mediastinalflattern (atemabhängige Rechts-links-Bewegung des Mediastinums, die zur Beeinträchtigung der Atemtätigkeit führen kann).

> **Erste-Hilfe-Maßnahmen**
> Bei Stichverletzungen muss das *Loch* mittels sterilem Verbandmull und Heftpflaster so fest *überklebt* werden, dass keine Luft mehr eindringen kann. Dazu sollte zusätzlich die Hand und/oder ein Tuch aufgedrückt werden, bis die chirurgische Behandlung erfolgt. Sind Gegenstände in den Brustraum eingetreten, so werden diese *nicht* entfernt, sondern steril umwickelt und so fixiert, dass sie sich nicht verschieben können.

Therapie. Die Therapie wird in der Klinik durchgeführt. Sie hängt von der Ursache ab. Bei einem kleinen Spontanpneumothorax ohne Atmungseinschränkung wird unter Zuführung von Sauerstoff über eine Nasensonde abgewartet, bis sich die Luft spontan resorbiert hat. Bei einem größeren Pneumothorax muss die Luft über mehrere Tage über eine Pleura-Saugdrainage kontinuierlich abgesaugt werden.

17.6 Fragen

Beantworten Sie die Fragen möglichst knapp! Die richtigen Antworten finden Sie im angegebenen Abschnitt entweder **fett** oder *kursiv* gedruckt!

Anatomie

- Geben Sie die Aufgaben des Atmungssystems an! (→ Abschn. 17, Einleitung)
- Wodurch wird die Nase in eine rechte und linke Hälfte unterteilt? In wie viele Gänge unterteilen die Conchae (Nasenmuscheln) die Nasenhöhle? (→ Abschn. 17.1.1)
- Geben Sie an, mit welchen Höhlen die Nasenhöhlen in Verbindung stehen! Nennen Sie Aufgaben der Nasennebenhöhlen! (→ Abschn. 17.1.1)
- In welche Abschnitte wird der Rachen eingeteilt? Geben Sie jeweils an, ob der Abschnitt zum Atem- und/oder Speiseweg gehört! (→ Abschn. 17.1.2)
- Nennen Sie die wichtigsten Knorpel des Kehlkopfes! Nennen Sie die wichtigsten Aufgaben des Kehlkopfes! (→ Abschn. 17.1.3)
- Wie ist die Luftröhre aufgebaut? (→ Abschn. 17.1.4)
- Wie sind die Bronchien aufgebaut, wie die Bronchiolen? (→ Abschn. 17.1.5)
- Was versteht man unter dem „Bronchialbaum"? (→ Abschn. 17.1.5, Schema 17-1)
- Aus wie vielen Lappen und Segmenten ist die rechte Lunge zusammengesetzt, aus wie vielen die linke? Wie heißt die Funktionseinheit der Lunge? (→ Abschn. 17.1.6)
- Wie ist die Pleura aufgebaut? (→ Abschn. 17.1.7)

Physiologie

- Wie werden Sauerstoff und Kohlendioxid im Blut vorwiegend transportiert? (→ Abschn. 17.2.2)
- Schildern Sie das Zustandekommen der Einatmung! (→ Abschn. 17.2.3, Abb. 17-6)
- Wo sitzt das Steuerzentrum der Atembewegung? Woher erhält dieses Atemzentrum Meldungen, um die Atembewegung zu steuern? Woher erhält ein Gesunder seinen Atemantrieb (durch Sauerstoffmangel oder Kohlendioxidanstieg)? (→ Abschn. 17.2.4)
- Wie groß ist das normale Atemzugvolumen eines Erwachsenen? Was versteht man unter Vitalkapazität? (→ Abschn. 17.2.5)
- Zählen Sie schwere Atemstörungen auf! (→ Abschn. 17.2.6)

Untersuchungsmethoden

- An welche zugrundeliegende Erkrankung denken Sie, wenn Sie einen fassförmigen Thorax sehen? (→ Abschn. 17.3.2)
- Geben Sie für die folgenden Perkussionsklänge jeweils an, wie sich diese anhören und wo diese bei der Untersuchung des Patienten gehört werden können: sonorer, hypersonorer, tympanitischer Klopfschall und Schenkelschall! (→ Abschn. 17.3.3, Tabelle 17-1)
- Bei einem Patienten ist die Lunge luftüberfüllt. Erwarten Sie in diesem Fall, dass das Zwerchfell nach oben oder nach unten tritt? Wie groß ist normalerweise die atmungsabhängige Verschieblichkeit des Zwerchfells? (→ Abschn. 17.3.3)
- Welche normalen und welche krankhaften Atemgeräusche werden unterschieden? (→ Abschn. 17.3.4, Kasten)
- Wo kann Bläschenatmen gehört werden? (→ Abschn. 17.3.4)
- In welcher Atemphase kann Bläschenatmen gehört werden? (→ Abschn. 17.3.4, Kasten)
- In welcher Atemphase kann Röhrenatmen gehört werden ? (→ Abschn. 17.3.4, Kasten)
- Welche krankhaften Nebengeräusche werden unterschieden? Geben Sie auch die früheren Bezeichnungen an! (→ Abschn. 17.3.4)
- Nennen Sie Erkrankungen, bei denen es typischerweise zu kontinuierlichen Nebengeräuschen kommt (→ Abschn. 17.3.4, Kasten)
- Was versteht man unter Stridor und wodurch kommt er zustande? (→ Abschn. 17.3.4)
- Worauf weisen diskontinuierliche Nebengeräusche hin, die in der frühen Einatmungsphase auftreten? Worauf weisen diskontinuierliche Nebengeräusche hin, die am Ende der Einatmungsphase auftreten? (→ Abschn. 17.3.4, Kasten)
- Zählen Sie Erkrankungen auf, bei denen es zu einer Verminderung des Atemgeräusches kommen kann! (→ Abschn. 17.3.4)
- Wodurch kann es zum Pleurareiben kommen? An welcher Stelle ist es dann gut zu hören? (→ Abschn. 17.3.4)
- Zählen Sie apparative Untersuchungsmöglichkeiten des Atmungssystems auf (→ Abschn. 17.4)

Ausgewählte Erkrankungen des Atmungssystems

Rhinitis
- Geben Sie die häufigste Ursache des akuten Schnupfens an! Nennen Sie noch weitere mögliche Ursachen! (→ Abschn. 17.5.1)

Sinusitis
- Was ist eine Sinusitis? Geben Sie das Leitsymptom bei Sinusitis an! Was sind mögliche Komplikationen? (→ Abschn. 17.5.2)

Pharyngitis
- Was ist eine Pharyngitis? Wodurch wird sie ausgelöst? (→ Abschn. 17.5.3)

Laryngitis
- Was ist eine Laryngitis und welches sind die wichtigsten Symptome? (→ Abschn. 17.5.4)
- Ein Patient klagt über chronische Heiserkeit! Welche Ursachen ziehen Sie neben Laryngitis in Betracht? (→ Abschn. 17.5.4, Kasten)

Bronchitis
- Nennen Sie Ursachen für akute Bronchitis! (→ Abschn. 17.5.5)
- Geben Sie die Leitsymptome bei akuter Bronchitis an! (→ Abschn. 17.5.5)

- Wodurch unterscheiden sich die Symptome der chronisch nicht-obstruktiven von denen der chronisch obstruktiven Bronchitis? (➔ Abschn. 17.5.6)
- Welche Erkrankung muss ausdrücklich ausgeschlossen werden, bevor die Diagnose „chronische Bronchitis" gestellt wird? (➔ Abschn. 17.5.6, Kasten)
- Geben Sie typische Komplikationen der chronischen Bronchitis an! (➔ Abschn. 17.5.6)

Asthma bronchiale
- Zählen Sie Faktoren auf, die beim Asthma bronchiale zur Einengung der Atemwege führen! (➔ Abschn. 17.5.7, Kasten)
- Welche verschiedenen Asthmaformen können nach der Ursache unterschieden werden? Schildern Sie einen typischen Asthmaanfall! Was ist ein Status asthmaticus? Geben Sie mögliche Komplikationen an! (➔ Abschn. 17.5.7)

Lungenemphysem
- Zählen Sie wichtige Ursachen eines Lungenemphysems auf! Welchen typischen Befund ergibt die Inspektion eines Emphysematikers?
- Was ist ein Pink puffer, was ein Blue bloater? Geben Sie mögliche Komplikationen beim Lungenemphysem an! (➔ Abschn. 17.5.8)

Bronchiektasen
- Was sind Bronchiektasen? Nennen Sie die wichtigste Ursache! (➔ Abschn. 17.5.9)
- Welches ist das charakteristischste Symptom? (➔ Abschn. 17.5.9, Kasten)

Pneumonie
- Geben Sie die Leitsymptome der Pneumonie an! (➔ Abschn. 17.5.10, Kasten)
- Nach welchen Gesichtspunkten werden Pneumonien unterteilt? Was ist eine atypische Pneumonie, welche Krankheitsbeschwerden treten auf und welche Erreger kommen hier in Betracht? Was kennzeichnet eine Lobär- und was eine Bronchopneumonie? Wodurch wird letztere vor allen Dingen ausgelöst? Geben Sie die Symptome der bakteriellen Lobärpneumonie und der atypischen Herdpneumonie an! (➔ Abschn. 17.5.10)
- Handelt es sich bei der atypischen Herdpneumonie um eine gefährliche Erkrankung? (➔ Abschn. 17.5.10, Kasten)
- Was sind gefürchtete Komplikationen bei Pneumonie? Wie sieht die Therapie aus? (➔ Abschn. 17.5.10)

Lungenabszess
- Geben Sie mögliche Ursachen eines Lungenabszesses an! Wie würden Sie bei einem Lungenabszess behandeln? (➔ Abschn. 17.5.11)

Lungenfibrose
- Schildern Sie kurz, worum es sich bei einer Lungenfibrose handelt! Welche Krankheiten können zu einer Lungenfibrose führen? (➔ Abschn. 17.5.12)

Silikose
- Wodurch kommt es zur Silikose? (➔ Abschn. 17.5.12)
- Wie wird die exakte Diagnose bei Silikose gestellt? (➔ Abschn. 17.5.12, Kasten)

Asbestose
- Welche Lungenerkrankungen können durch das Einatmen von Asbestfasern entstehen? Geben Sie die Beschwerden der Asbestose an! (➔ Abschn. 17.5.12)

Sarkoidose
- Worum handelt es sich bei der Sarkoidose? Geben Sie an, welches Organ in erster Linie betroffen ist! (➔ Abschn. 17.5.13)

Lungenödem
- Was geht bei einem Lungenödem in der Lunge vor sich? Zählen Sie die Ursachen des Lungenödems auf! Geben Sie die Leitsymptome eines Lungenödems an! (→ Abschn. 17.5.14)
- Welche Erste-Hilfe-Maßnahmen würden Sie bei einem akuten Lungenödem durchführen? (→ Abschn. 17.5.14, Kasten)

Lungenembolie
- Was ist eine Lungenembolie? Woher stammt in den meisten Fällen der Thrombus? (→ Abschn. 17.5.15)
- Zählen Sie Risikofaktoren für Lungenembolie auf! (→ Abschn. 17.5.15, Kasten)
- Mit welcher anderen Erkrankung kann eine massive Lungenembolie leicht verwechselt werden? Wie therapieren Sie bei Lungenembolie? (→ Abschn. 17.5.15)

Atelektase
- Geben Sie mögliche Ursachen an! (→ Abschn. 17.5.16)

Mukoviszidose
- Was liegt der Mukoviszidose für eine Störung zugrunde? (→ Abschn. 17.5.17, Kasten)
- Zählen Sie die wichtigsten Symptome auf! Zählen Sie typische Befunde auf, die bei der Diagnosestellung helfen! Welche Erkrankungen müssen differenzialdiagnostisch abgegrenzt werden? Wie erfolgt die Therapie? (→ Abschn. 17.5.17)

Bronchial- und Lungenkarzinom
- Von welcher Struktur nimmt ein Bronchialkarzinom und von welcher ein Lungenkarzinom seinen Ausgang? Geben Sie wichtige kanzerogene Stoffe für Bronchialkrebs an! Geben Sie Symptome des Früh- und des Spätstadiums bei Bronchialkrebs an! (→ Abschn. 17.5.18)

Pleuraerkrankungen
- Worum handelt es sich bei einem Pleuraerguss? Was ist ein Exsudat und was ein Transsudat? Geben Sie wichtige Ursachen eines Pleuraergusses an! Welche Beschwerden rufen kleinere Pleuraergüsse hervor, welche größere?
- Was bleibt nach Pleuraerguss oft für ein Spätschaden zurück? (→ Abschn. 17.5.19)

Pleuritis
- Zählen Sie wichtige Ursachen der Pleuritis auf! Welche Pleuritiden werden nach der Ergussbildung unterschieden? (→ Abschn. 17.5.20)

Pneumothorax
- Worum handelt es sich bei einem Pneumothorax? Welche Formen werden hier unterschieden? (→ Abschn. 17.5.21)
- Geben Sie die häufigste Ursache eines Spontanpneumothorax an! Wodurch kommt es typischerweise zu einem traumatischen Pneumothorax?
- Worum handelt es sich bei einem Spannungspneumothorax? Welche Beschwerden treten bei einem kleinen, welche bei einem ausgeprägten Pneumothorax auf? Wie wird die Diagnose gestellt? (→ Abschn. 17.5.21)
- Welche Erste-Hilfe-Maßnahmen würden Sie bei Pneumothorax durchführen? (→ Abschn. 17.5.21, Kasten)

8 Das Nervensystem

18.1	**Rückenmark (Medulla spinalis)** 484	18.7.2	Fremdreflexe 503
			Pupillenreflex 504
18.2	**Gehirn (Encephalon)** 487		Blinzelreflex (Augenlidschutzreflex) 505
18.2.1	Verlängertes Mark (Medulla oblongata) 487		Würgereflex 505
18.2.2	Brücke (Pons) 488		Bauchdeckenreflex (BDR, auch: Bauchhautreflex, BHR) 505
18.2.3	Mittelhirn (Mesencephalon) 488		Epigastrischer Reflex 505
18.2.4	Kleinhirn (Cerebellum) 488		Fußsohlenreflex (Plantarreflex) 505
18.2.5	Zwischenhirn (Diencephalon) 489		Babinski-Zeichen 505
18.2.6	Großhirn (Cerebrum) 490	18.7.3	Läsionen 506
18.3	**Rückenmarknerven (Spinalnerven)** 494	18.8	**Apparative Untersuchungen** 506
18.4	**Hirnnerven (Nn. craniales)** 495	18.9	**Ausgewählte Nerven- und ZNS-Erkrankungen** 507
	Bezeichnung und Aufgaben der Hirnnerven 496	18.9.1	Nervenschäden 507
		18.9.2	Horner-Symptomenkomplex (Horner-Trias) 507
18.5	**Willkürliches Nervensystem** 497	18.9.3	Ischiassyndrom (Ischialgie) 507
18.6	**Unwillkürliches Nervensystem** 498	18.9.4	Lähmungen 508
		18.9.5	Multiple Sklerose (MS) 508
18.6.1	Sympathikus 498	18.9.6	Parkinson-Syndrom (Schüttellähmung) 510
18.6.2	Parasympathikus 500		
18.6.3	Intramurales System bzw. enteritisches Nervensystem (ENS) 500	18.9.7	Apoplexie (apoplektischer Insult, Schlaganfall, Gehirnschlag) 511
18.7	**Reflexe** 501		Hirninfarkt (ischämischer zerebraler Insult) 512
18.7.1	Eigenreflexe 501		Hirnblutung (intrazerebrale Massenblutung) 513
	Bizepsreflex 502		
	Radiusreflex (Brachioradialisreflex, Radiusperiostreflex) 502	18.9.8	Alzheimer-Krankheit 514
	Trizepsreflex 502	18.9.9	Epilepsie (Anfallsleiden) 514
	Patellarsehnenreflex (PSR, Quadrizepsreflex) 502	18.9.10	Hirntumor (Hirngeschwulst) 516
	Achillessehnenreflex (ASR, Triceps-surae-Reflex) 503	18.10	**Fragen** 517

Bevor Sie in das Nervensystem „einsteigen", dürfte es sinnvoll sein, das Kapitel über das Nervengewebe (➔ Abschn. 3.4) zu wiederholen, falls Sie sich auf diesem Gebiet noch nicht ganz fit fühlen.

Das Nervensystem stimmt, zusammen mit dem Hormonsystem, die Tätigkeit der einzelnen Organe sinnvoll aufeinander ab. Dadurch wird die Arbeit der Organe auf einer höheren Ebene zu einem sinnvollen Ganzen zusammengefasst. Außerdem befähigt das Nervensystem den Menschen zur Reizaufnahme und -verarbeitung. Dank des Großhirns kann er das Wahrgenommene begreifen und ihm einen Sinn zuweisen.

Damit das Nervensystem diese Aufgaben erfüllen kann, muss die Nervenzelle in einem hohen Maße die Fähigkeit der Erregbarkeit und der Erregungsleitung besitzen.

Das Nervensystem wird nach topographischen und funktionellen Gesichtspunkten unterteilt:

- **Topographische Einteilung:**
  - **Zentralnervensystem (ZNS)** (Rückenmark und Gehirn, Abb. 18-1),
  - **peripheres Nervensystem (PNS)** (12 Hirnnervenpaare und 31 Rückenmarknervenpaare),
- **Funktionelle Einteilung:**
  - **willkürliches** (animales, somatisches) Nervensystem
  - **unwillkürliches** (autonomes, vegetatives) Nervensystem (mit Sympathikus und Parasympathikus).

Zum besseren Verständnis soll nochmals ausdrücklich darauf hingewiesen werden, dass es sich bei der Einteilung nicht um Systeme handelt, die völlig getrennt voneinander arbeiten, sondern um Hilfskonzepte, die das Verständnis vom Funktionieren des Nervensystems, das ein sinnvolles Ganzes darstellt, erleichtern sollen. Im Folgenden wird zuerst das Zentralnervensystem mit Rückenmark und Gehirn vorgestellt, anschließend die zum peripheren Nervensystem gehörenden Rückenmark- und Hirnnerven. Danach werden das willkürliche und unwillkürliche Nervensystem besprochen.

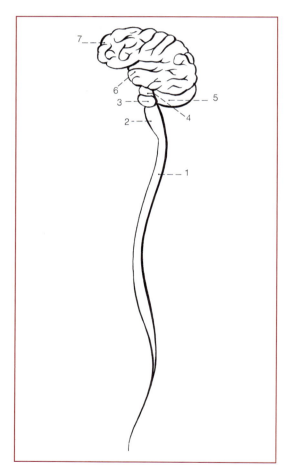

Abb. 18-1 Schematische Darstellung von Gehirn und Rückenmark
Zur besseren Darstellung in etwas veränderter Lage.
1. Rückenmark (Medulla spinalis), 2. Verlängertes Mark (Medulla oblongata), 3. Brücke (Pons), 4. Mittelhirn (Mesencephalon), 5. Kleinhirn (Cerebellum), 6. Zwischenhirn (Diencephalon, durch das Großhirn verdeckt), 7. Großhirn (Cerebrum).

18.1 | Rückenmark (Medulla spinalis)

Beim Rückenmark handelt es sich um den im knöchernen Wirbelkanal eingeschlossenen Teil des Zentralnervensystems (Atlas Abb. 18-22). Es erstreckt sich vom Gehirn (verlängerten Mark) bis zur Grenze des ersten bis zweiten Lendenwirbels (Atlas Abb. 18-27) und beträgt je nach Körpergröße ca. 40 bis 50 cm. Über diese gesamte Länge verteilt entspringen beidseits regelmäßig 31 Rückenmarknervenpaare (Atlas Abb. 18-31), durch deren Abgänge das Rückenmark in 31 Segmente unterteilt wird (Atlas Abb. 18-27):

- 8 Segmente des Halsrückenmarks,
- 12 Segmente des Brustrückenmarks,

- 5 Segmente des Lendenrückenmarks,
- 5 Segmente des Kreuzbeinrückenmarks,
- 1 Segment des Steißbeinrückenmarks.

Unterhalb von L_1/L_2 befindet sich nur noch der „Pferdeschweif" (Cauda equina) im Wirbelkanal. Hierbei handelt es sich um die im Wirbelkanal absteigenden Rückenmarknerven des Lenden-, Kreuzbein- und Steißbeinrückenmarks (Abb. 18-2 und Atlas 18-27).

Im Querschnitt erscheint das Rückenmark oval (Abb. 18-3). Es hat einen Durchmesser von ca. 1 cm. Dieser Durchmesser ist allerdings nicht gleichmäßig, sondern weist im Hals- und Lendensegment Anschwellungen auf (Atlas Abb. 18-23). Diese Anschwellungen entstehen durch die Vielzahl von motorischen und sensiblen Nerven, die von hier aus zu den Extremitäten ziehen.

Außerdem kann man am Rückenmarkquerschnitt eine *graue* und eine *weiße Substanz* unterscheiden (Atlas Abb. 18-23 und 18-24).

Graue Substanz (Substantia grisea). Die graue Substanz weist in etwa Schmetterlingsform auf. Sie erhält die graue Färbung durch eine Ansammlung von *Nervenzellkernen*. Es handelt sich somit um wichtige *Schaltstellen*.

Die graue Substanz des Rückenmarks wird in drei Abschnitte unterteilt (Abb. 18-3), die unterschiedliche Funktionen haben:

- **Vorderhorn** (Columna anterior, Columna ventralis). Hier liegen die Zellkörper der *motorischen* Zellen (Motoneurone). Ihre Axone treten über die Vorderwurzel aus (Atlas Abb. 18-30).
- **Seitenhorn** (Columna lateralis). Gibt es nur in den Rückenmarksegmenten C_8 bis L_2 (Ursprungsstellen des Sympathikus) und S_2 bis S_4 (Ursprungsstellen des Parasympathikus, → Abschn. 18.6.2). Ihre Bahnen treten ebenfalls über die Vorderwurzel aus.
- **Hinterhorn** (Columna posterior, Columna dorsalis). Es enthält die Kerne der *sensiblen* Nervenzellen (2. sensibles Neuron), weshalb Empfindungen, die von der Haut (Schmerz, Berührung, Temperatur) kommen, hier umgeschaltet werden. Die nervalen Impulse treten über die Hinterwurzel ein.

Die graue Substanz ist außerdem für das Zustandekommen von Reflexen wichtig.

Weiße Substanz (Substantia alba). Die weiße Substanz umhüllt die graue wie ein Mantel. Sie be-

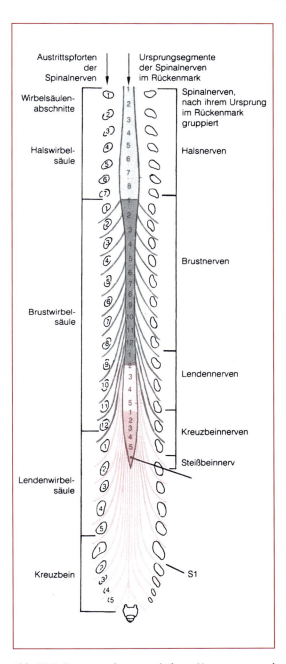

Abb. 18-2 Zusammenhang zwischen Ursprungs- und Austrittsstelle der Spinalnerven und den Wirbelkörpern.
Die Spinalnerven verlaufen erst eine Strecke im Wirbelkanal, bevor sie austreten.

steht aus *durchziehenden markhaltigen Nervenfasern*, die Impulse von der Peripherie zu höheren Gehirnteilen bzw. umgekehrt leiten. Es handelt sich somit um auf- und absteigende Bahnen.

Aufgaben des Rückenmarks. Damit hat das Rückenmark drei wichtige Aufgaben:

- *Leitungsapparat*, der das Gehirn mit den Rückenmarknerven verbindet (weiße Substanz),
- *Umschaltstation* für Reize (graue Substanz),
- Selbständige *Schaltstelle* für *Reflexe* (graue Substanz).

Rückenmarkhäute (Meningen). Wie das Gehirn wird auch das Rückenmark von drei Häuten umgeben (Abb. 18-3 und Atlas 18-21, Hirnhaut), die die Aufgabe haben, das empfindliche Rückenmark zu schützen.

- **Weiche Rückenmarkhaut** (Pia mater): Sie liegt dem Rückenmark direkt auf und enthält zahlreiche Blutgefäße. Die Pia mater endet wie das Rückenmark in Höhe L_1/L_2.
- **Spinnwebenhaut** (Arachnoidea): Sie ist fast gefäßlos und liegt mit einer Membran der harten Rückenmarkhaut auf. Mit Bindegewebsbälkchen ist sie mit der weichen Rückenmarkhaut verbunden. Der Raum zwischen Spinnwebenhaut und weicher Hirnhaut wird Hirnwasserraum (Subarachnoidalraum) genannt.

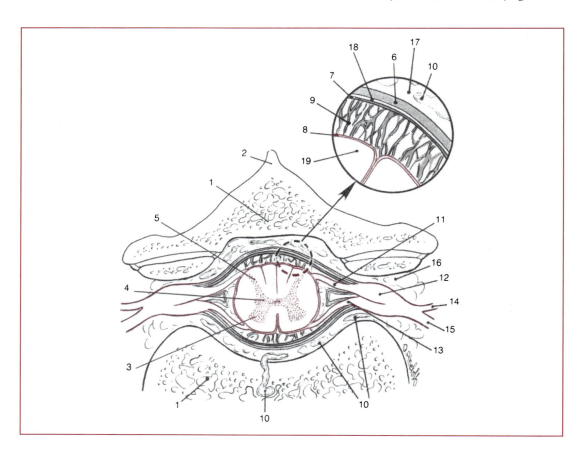

Abb. 18-3 Lage des Rückenmarks im Wirbelkanal und Darstellung der Rückenmarkhäute
1. Wirbelkörper (Corpus vertebrae), 2. Dornfortsatz (Processus spinosus), 3. Vorderhorn (Columna anterior), 4. Seitenhorn (Columna lateralis), 5. Hinterhorn (Columna posterior), 6. Harte Rückenmarkhaut (Dura mater), 7. Spinnwebenhaut (Arachnoidea), 8. Weiche Rückenmarkhaut (Pia mater), 9. Hirn-Rückenmark-Wasserraum (Subarachnoidalraum), 10. Innere Venen der Wirbelsäule (Vv. vertebrales internae), 11. Hintere Wurzel (Radix dorsalis), 12. Nervenknoten (Ganglion spinale), 13. Vordere Wurzel (Radix ventralis), 14. Rückenmarknerv, hinterer Ast (Ramus dorsalis), 15. Rückenmarknerv, vorderer Ast (Ramus ventralis), 16. Zwischenwirbelloch (Foramen intervertebrale), 17. Epiduralraum zwischen den beiden Durablättern, 18. Subduralraum, 19. Weiße Rückenmarksubstanz (Substantia alba).

Hier zirkuliert die Hirn-Rückenmark-Flüssigkeit (→ Abschn. 18.2.6, Ventrikelsystem und Liquor).

- **Harte Rückenmarkhaut** (Dura mater): Im Rückenmark besteht die Dura mater im Unterschied zur harten *Hirn*haut (→ Abschn. 18.2.6, Hirnhäute) aus zwei getrennten Blättern: einem äußeren Blatt, das dem Wirbelkanal von innen anliegt und die Aufgaben der Knochenhaut übernimmt und einem inneren Blatt, das als derber bindegewebiger Sack das Rückenmark und den ersten Abschnitt der austretenden Rückenmarknerven umgibt.

Die Dura mater („Durasack") reicht im Wirbelkanal weiter hinunter als die Pia mater, nämlich bis zur Höhe des *2. Kreuzbeinwirbels* (S_2). Dies ist der Grund warum Liquorentnahmen aus dem Subarachnoidalraum in Höhe von L_3 bis L_4 vorgenommen werden, da sich in diesem Abschnitt noch Liquor befindet, aber keine graue Substanz des Rückenmarks mehr verletzt werden kann.

18.2 Gehirn (Encephalon)

Das Gehirn ist eine Ansammlung aus Nervengewebe, das das Innere der Schädelhöhle einnimmt. Beim Erwachsenen wiegt es ungefähr 1,5 kg.

Obwohl das Gehirn aus einer einzigen zusammenhängenden Gewebemasse besteht, wird es in sechs Hauptteile untergliedert, die sich in ihrem Aufbau unterscheiden und die unterschiedliche Aufgaben haben. Darüber hinaus ist diese Einteilung auch entwicklungsgeschichtlich begründet.

> **Hirnanteile** (Abb. 18-1, Atlas Abb. 18-1, 18-3)
> - **Verlängertes** Mark (Medulla oblongata)
> - **Brücke** (Pons)
> - **Mittelhirn** (Mesencephalon)
> - **Kleinhirn** (Cerebellum)
> - **Zwischenhirn** (Diencephalon)
> - **Großhirn** (Cerebrum)

18.2.1 Verlängertes Mark (Medulla oblongata)

Das verlängerte Mark schließt sich unmittelbar an das Rückenmark an (Abb. 18-1). Es hat eine Länge von ca. 3 cm. Es wird von sensiblen und motorischen Fasern durchzogen, die zu höheren Gehirnteilen aufsteigen oder von diesen absteigen. Diese durchziehenden Nervenfasern bilden die „weiße Substanz" (s.o.). Der größte Teil der durchziehenden Pyramidenbahnfasern (→ Abschn. 18.2.6) kreuzt hier auf die andere Seite (*Pyramidenbahnkreuzung*). Das erklärt, warum eine Gehirnhälfte jeweils die gegenüberliegende Körperhälfte steuert, das heißt motorische Impulse, die aus der rechten Gehirnhälfte kommen, ziehen zur linken Körperhälfte und umgekehrt. Allerdings kreuzen auch ca. 80 % der aufsteigenden sensiblen Nervenfasern in Höhe der Medulla oblongata auf die andere Seite, so dass die Empfindungen aus der einen Körperhälfte auch in der entgegengesetzten Hirnhälfte registriert werden.

Außer dieser weißen Substanz enthält das verlängerte Mark auch wichtige Kerne. Bei den Kernen handelt es sich um „graue Substanz", die aus einer Anhäufung von Nervenzellkernen (Schaltstationen) besteht. Sie enthält lebenswichtige Zentren des Stoffwechsels, der Atmung, des Herzschlages und der Blutgefäßweite. Hier werden auch zahlreiche Reflexe gesteuert wie Schlucken, Saugen des Säuglings, Husten, Niesen, Brechen und Lidschluss. Diese Zentren erhalten die zu ihrer Aufgabenerfüllung erforderlichen Informationen über afferente Bahnen des vegetativen Nervensystems (z. B. das Atemzentrum von sensiblen Fasern des X. Hirnnervs und von Rezeptoren im Aortenbogen und Karotissinus, → Abschn. 5.8.2, Karotissinus-Druckversuch).

Außerdem liegen in der Medulla oblongata die Ursprungskerne der VIII. bis XII. Hirnnerven (Atlas Abb. 18-4).

> **Medulla oblongata** (verlängertes Mark)
> **Lebenswichtige Zentren für**
> - **Stoffwechsel**
> - **Atmung**
> - **Herzschlag**
> - **Blutgefäßweite**
> - **Reflexe** (Husten, Niesen, Brechen, Schlucken, Lidschluss, Saugen des Säuglings)

Formatio reticularis (Hirnnetz). Von der Medulla oblongata ausgehend reicht die Formatio reticularis bis ins Zwischenhirn. Es handelt sich dabei um eine Durchflechtung von grauer und weißer Substanz, wobei ein netzartiger Eindruck entsteht. Die Nervenzellen der Formatio reticularis erhalten aus allen Hirnteilen Informationen, die sie verarbeiten und mit Erregungsimpulsen zu anderen Hirngebieten beantworten. Sie spielt bei der Steuerung des Bewusstseins- und Wach-Schlaf-Zustandes mit eine Rolle, moduliert Wahrnehmungen der Sinnesorgane und beeinflusst über Magoun-Zentren Haltung und Bewegung.

18.2.2 Brücke (Pons)

Die Brücke liegt direkt über und vor dem verlängerten Mark (Abb. 18-1, Atlas Abb. 18-1, 18-3). Auch sie setzt sich aus weißer Substanz (durchziehende Nervenfasern) und grauer Substanz (Anhäufung von Nervenzellkernen) zusammen.

Sie enthält auf- und absteigende Bahnen, die vom Gehirn zum Rückenmark bzw. umgekehrt ziehen. Ihr Hauptanteil wird jedoch aus querverlaufenden Faserzügen gebildet, die zum Kleinhirn führen. Diese Faserzüge geben ihr das brückenartige Aussehen.

Die Brückenkerne sind die Ursprungskerne des V. bis VII. Hirnnervs und Schaltstationen der Bahnen, die die Großhirnrinde mit dem Kleinhirn verbinden.

18.2.3 Mittelhirn (Mesencephalon)

Das Mittelhirn, mit ca. 1,5 cm der kleinste Hirnabschnitt, liegt unmittelbar über der Brücke und unter der Basis des Zwischenhirns (Abb. 18-1, Atlas Abb. 18-1, 18-3). Der größte Teil des Mittelhirns besteht aus weißer Substanz, also aus durchziehenden Nervenfasern, und zwar Großhirn-Kleinhirn-Bahnen und den Pyramidenbahnen. Wichtige Anteile der grauen Substanz sind die Ursprungskerne der *III.* und *IV.* Hirnnerven, außerdem der rote Kern (Nucleus ruber) und die schwarze Substanz (Substantia nigra), die beide mit zum extrapyramidalmotorischen System gehören.

Mit **extrapyramidalmotorisches System** werden alle Zentren des Großhirns zusammengefasst, die mit der Steuerung von Bewegungsimpulsen zu tun haben und *nicht* zu den Pyramidenbahnen gehören. Dazu zählen die Substantia nigra, der Nucleus ruber, Teile der Basalganglien des Großhirns und Teile des Kleinhirns und die Formatio reticularis u. a.

Früher war man der Meinung, dass die Willkürmotorik ausschließlich über die Pyramidenbahnen gesteuert wird, während die übrigen motorischen Kerne für die unwillkürliche Bewegung zuständig seien. Deshalb wurde in pyramidales und extrapyramidales System unterteilt. Nach heutigen Erkenntnissen sind aber die Funktionen aller beteiligten Strukturen aufs Engste miteinander verwoben, weshalb man von dieser Unterteilung in zwei Systeme wieder Abstand nimmt.

Das Mittelhirn wird vom „Aquädukt", dem so genannten Wasserleiter, durchzogen, der den III. mit dem IV. Ventrikel verbindet (➔ Abschn. 18.2.6, Ventrikelsystem und Liquor).

Das verlängerte Mark, die Brücke und das Mittelhirn bilden zusammen einen schlanken Stamm, auf dem das Großhirn sitzt. Deshalb werden diese drei Anteile auch als *Hirnstamm* (Stammhirn, Truncus encephali, Truncus cerebri) zusammengefasst. Von manchen Autoren werden (entgegen der IANC-Definition) auch noch das Zwischenhirn und die Basalganglien des Großhirns mit zum Hirnstamm gerechnet.

Limbisches System. Es handelt sich um einen stammesgeschichtlich alten Hirnbereich, der aus Teilen des Großhirns, des Zwischenhirns und des Mittelhirns gebildet wird und der den Hirnstamm und den Balken wie einen „Saum" (Limbus) umgibt. Zum limbischen System rechnet man unter anderem Hippocampus (Ammonshorn), Teile des Riechhirns, den Mandelkern, Teile des Zwischenhirns u. a. Allerdings besteht *keine völlige Einigkeit*, was zum limbischen System gerechnet wird. Der Begriff wird vor allem in der Physiologie und Pharmakologie gebraucht, da hier viele Psychopharmaka in ihrer Wirkung ansetzen.

Das limbische System wird auch als „*emotionales Gehirn*" bezeichnet, da es eine wichtige Rolle beim Zustandekommen von Gefühlen spielt, das Verhalten affektiv beeinflusst und Erlebnisse emotional bewertet. Hier sollen Gefühle wie Aggression, Furcht, Wut und sexuelle Bedürfnisse ihren Ausgang nehmen. Außerdem soll es das Lernen und die Gedächtnisfunktion beeinflussen.

Über den Hypothalamus werden Emotionen und vegetative Funktionen miteinander verknüpft und so kann es zum Beispiel zu Durchfall bei Angst oder zu Blutdruckanstieg bei Stress kommen. Die Verbindung von Emotionen und Riechhirn sieht man noch deutlich darin, dass man manche Mitmenschen „einfach nicht riechen kann".

18.2.4 Kleinhirn (Cerebellum)

Das Kleinhirn ist der zweitgrößte Teil des Gehirns. Es liegt hinter dem Hirnstamm und unterhalb des Großhirns (Abb. 18-1). Es besteht wie das Großhirn aus zahlreichen Windungen, die hier allerdings feiner sind (Atlas Abb. 18-5). Die

Kleinhirnrinde zeigt graue Substanz, das Kleinhirnmark weiße. In der Mitte des Kleinhirns liegen mehrere Kerne (Atlas Abb. 18-6).

Das Kleinhirn ist mit dem verlängerten Mark, dem Mittelhirn, dem Gleichgewichtsorgan und über die Brücke mit dem Großhirn verbunden. Damit kann es seiner Hauptaufgabe als wichtiges *Kontrollzentrum* der *Motorik* gerecht werden: Setzt die Großhirnrinde eine Bewegung in Gang, sorgt das Kleinhirn für die Koordination und die regelmäßige Ausführung der Bewegung. Außerdem kontrolliert es die *Körperhaltung*, koordiniert die *Zielmotorik* und setzt den *Muskeltonus* herauf.

> **Cerebellum** (Kleinhirn)
> Kontrollzentrum der *Bewegung*

Kommt es zur Schädigung größerer Teile des Kleinhirns, zum Beispiel durch Alkoholmissbrauch, stellen sich folgende Symptome ein:

- Mangel an *Muskelkraft*,
- Mangel an *Muskelspannung*,
- *Gleichgewichtsstörungen*,
- *Störung* der *Koordination* von *Bewegungsabläufen* (Ataxie) mit Schwanken beim Stehen, Torkeln beim Gehen, ausfahrende Bewegungen und ungleicher Schrittlänge,
- *Intentionstremor*, tritt bei zielgerichteten Bewegungen auf. Das Zittern ist unmittelbar vor erreichen des Bewegungsziels am stärksten, z. B. bei Kleinhirnschädigung durch Multiple Sklerose oder Alkoholabusus.

18.2.5 Zwischenhirn (Diencephalon)

Das Zwischenhirn liegt zwischen Großhirn und Hirnstamm, um den III. Hirnventrikel herum. Seine wichtigsten Teile sind Thalamus (Sehhügel) und Hypothalamus mit dem zentralen Höhlengrau (Atlas Abb. 18-8, 18-1, 18-3).

> **Zwischenhirn** (Atlas Abb. 18-8)
> - **Thalamus** (Sehhügel)
> - **Hypothalamus** (mit dem zentralen Höhlengrau)

Thalamus (Sehhügel). Der Thalamus besteht aus grauer Substanz, die sich von der inneren, hinteren Seite jeder Großhirnhälfte nach unten erstreckt. Alle Informationen aus der Außenwelt, zum Beispiel von Auge, Ohr, Nase, Haut aber auch aus der Innenwelt (Schmerzen) gelangen über aufsteigende Bahnen zum Thalamus. Dort werden sie miteinander verschaltet und verarbeitet und evtl. über Projektionsbahnen der Großhirnrinde zur bewussten Verarbeitung weitergeleitet. Der Thalamus wirkt dabei wie ein „Filter", der nur bedeutsame Informationen weiterleitet, damit die Großhirnrinde nicht von banalen Informationen „überschwemmt" wird. Der Thalamus wird deshalb gerne als „*Tor zum Bewusstsein*" bezeichnet.

Hypothalamus mit dem zentralen Höhlengrau. Der Hypothalamus mit dem zentralen Höhlengrau ist ein *übergeordnetes Koordinationszentrum* der *vegetativen Funktionen* wie Körpertemperatur, Kreislauf, Wasserhaushalt und Nahrungsaufnahme. Damit hat er eine zentrale Stellung in der Regulierung des „inneren Milieus" des Körpers.

Im Hypothalamus liegen zahlreiche Kerne. Hier werden auch die *Freisetzungs-* und *Hemmhormone* gebildet. die über ein spezielles Blutgefäßsystem (Pfortadergefäße der Hypophyse) an den Hypophysenvorderlappen abgegeben werden, um dort dessen Hormonabgabe zu steuern.

Weiterhin stellt der Hypothalamus die beiden Hormone *Oxytozin* und *Adiuretin* (Vasopressin, antidiuretisches Hormon, ADH) her und gibt sie über den Hypophysenstiel an den Hypophysenhinterlappen ab, der sie speichert und bei Bedarf ins Blut entlässt.

Damit stellt der Hypothalamus eine wichtige Verbindungsstelle des Zentralnervensystems mit dem Hormonsystem dar.

Der Hypothalamus beeinflusst nachhaltig die folgenden Funktionen:

- **Essen.** Es gibt im Hypothalamus ein „Zentrum", das schon durch den Anblick, den Geruch oder auch schon durch das bloße Denken an Speisen angeregt wird. Dagegen wirken ein gefüllter Magen, eine erhöhte Körpertemperatur und ein erhöhter Blutzuckerspiegel hemmend auf dieses Esszentrum ein. Für die Messung des Blutzuckerspiegels hat der Hypothalamus eigene Rezeptoren.
Das Esszentrum kann durch ein benachbartes Hemmzentrum an seiner Tätigkeit gehindert

werden. Fällt diese Hemmung aus, so kommt es zu Heißhunger und Fettsucht. Wird das Zentrum durch einen Tumor geschädigt, ist ein Mangel an Esslust die Folge, der schlimmstenfalls bis zum Verhungern führen kann.

- **Trinken.** Osmotische Rezeptoren des Hypothalamus kontrollieren den Wasserhaushalt. Man vermutet, dass es darüber hinaus noch spezialisierte Zellen gibt, die auf das Durstgefühl und auf dessen Hemmung einwirken. Außerdem nimmt der Hypothalamus noch über ADH Einfluss auf den Wasserhaushalt.
- **Kreislauf.** Das Kreislaufzentrum des Hypothalamus kann tätig werden, schon bevor örtliche Faktoren im Körper eine Rolle spielen. So kann er eine Erweiterung der Blutgefäße *vor* einer sportlichen Betätigung bewerkstelligen, zum Beispiel beim Anziehen der Jogginschuhe. Damit passt der Hypothalamus den Kreislauf an das Verhalten an und unterscheidet sich dadurch vom Kreislaufzentrum des *verlängerten Marks*, das den Kreislauf nur auf die Gegebenheiten *innerhalb* des Körpers einstellt.
- **Körpertemperatur.** Der Hypothalamus verfügt über ein Erwärmungs- und Abkühlungszentrum. Dazu befinden sich Thermorezeptoren im Hypothalamus.
Die Steuerung der Körpertemperatur erfolgt auf Befehl des Hypothalamus, beispielsweise indem er eine Veränderung der Hautgefäßweite oder eine Veränderung der Muskelaktivität (z. B. durch Zittern bei Kälte) veranlasst. Aber der Hypothalamus ist auch verantwortlich für ein triebhaft gestimmtes Verhalten in dem Sinn, dass man sich bei Kälte die Jacke enger um den Körper zieht, ohne dass dies einem bewussten Willensakt des Großhirns entspringt.
- **Sexualität.** In einem weiteren Sinn wirkt der Hypothalamus, der mit bestimmten Anteilen auch zum limbischen System gerechnet wird, auch auf die Sexualität ein. Außerdem beeinflusst er über Freisetzungs- und Hemmhormone die Abgabe von FSH und LH, die ihrerseits die Östrogen- und Progesteronabgabe steuern.

Aus dem eben dargestellten Sachverhalt wird deutlich, dass sich die Aufgaben von verlängerten Mark und Hypothalamus in einigen Punkten ähneln. Die Aufgaben des Hypothalamus unterscheiden sich von denen des verlängerten Marks jedoch vor allem durch den Einsatz von Trieben. Dies lässt sich gut an Hand der Regulierung des Wasserhaushaltes verdeutlichen: Das verlängerte Mark ist zuständig für die Regulierung des Wasserhaushaltes *innerhalb* des Körpers. Der Wasserhaushalt wird aber auch vom Hypothalamus über das *antidiuretische Hormon* gesteuert. Darüber hinaus kann er jedoch über das Gefühl „Durst" zu einem bestimmten *triebhaften Verhalten* in der Umwelt veranlassen. Dieser Trieb zu trinken kann so stark werden, dass der Hypothalamus dadurch das Großhirn veranlasst, seine ganzen Fähigkeiten einzusetzen, um den Wassermangel zu beseitigen.

18.2.6 Großhirn (Cerebrum)

Das Großhirn stülpt sich wie der Pilzkopf über Stamm- und Zwischenhirn (Abb. 18-1). Es handelt sich um den weitaus größten Hirnteil. Entwicklungsgeschichtlich betrachtet ist es der jüngste Teil des Gehirns (Atlas Abb. 18-14).

Das Großhirn ist Sitz des „*Bewusstseins*", was bedeutet, dass alle Reize, die bewusst werden sollen, die Großhirnrinde erreichen müssen, und alle bewussten Handlungen und Bewegungen von hier ihren Ausgang nehmen. Bei einem Ausfall des Großhirns, kommt es zum *apallischen Syndrom*. Darunter versteht man ein Koma oder Wachkoma, einen schlafähnlichen Zustand mit offenen Augen, bei dem der Betroffene keinerlei Spontanäußerungen oder -bewegungen vornehmen kann. Die Hirnstammfunktionen – also Atmung, Kreislauf, Körpertemperatur – sind weitgehend erhalten, können allerdings auch Störungen aufweisen.

Die außenliegende graue Substanz der Großhirns besteht vor allem aus Nervenzellkörpern. Sie unterscheidet sich optisch deutlich von der innenliegenden weißen Schicht, die aus durchziehenden Nervenfasern besteht. In diese Nervenfaserschicht sind Kerne (Nuclei) wie Inseln eingelagert. Wichtige Kerne sind dabei die Basalganglien, die auf die Motorik (extrapyramidalmotorisches System, → Abschn. 18.2.3) einwirken (Atlas Abb. 18-10).

Die Oberfläche des Gehirns ist in vielen Windungen (Gyri, Einzahl: Gyrus) und Furchen (Sulci, Einzahl: Sulcus) angeordnet, wodurch sich die Oberfläche erheblich vergrößert.

Fissura longitudinalis cerebri (Fissura interhemisphaerica). Das Großhirn wird durch eine tiefe Längsspalte, die Fissura longitudinalis cerebri, in eine rechte und eine linke Hälfte (Hemisphäre) unterteilt (Atlas Abb. 18-31), die allerdings an der Unterseite über einen Balken (Corpus callosum) miteinander verbunden sind.

Außer dieser großen Fissur gibt es noch kleinere, die das Großhirn in 4 Lappen unterteilen (Atlas Abb. 18-9):

- **Stirnlappen** (Lobus frontalis) mit der *motorischen Rinde*. Er enthält auf der vorderen Zentralwindung (Gyrus praecentralis) das motorische Rindenfeld und ist damit Sitz der Willkürmotorik. Von hier nehmen die Pyramidenbahnen (s. u.) ihren Ausgang.
Weitere Regionen des Frontallappens dienen der zentralen *Informationsverarbeitung*.
- **Scheitellappen** (Lobus parietalis) mit der *sensiblen Rinde*. Er enthält auf der hinteren Zentralwindung (Gyrus postcentralis) das sensible Rindenfeld, die so genannte Körperfühlsphäre, die Schmerz-, Tast- und Druckempfindungen bewusst werden lässt. Damit ist der Scheitellappen das höchste Integrations- und Koordinationszentrum für sensorische Information.
- **Hinterhauptlappen** (Lobus occipitalis) mit der *Sehrinde*. Ein großer Teil der Axone, die von der Netzhaut des Auges kommen, werden im Thalamus umgeschaltet, um dann evtl. weiter zur Sehrinde zu ziehen.
- **Schläfenlappen** (Lobus temporalis) mit der *Hörrinde*. Vom Innenohr aus zieht der Hör- und Gleichgewichtsnerv zum Schläfenlappen, in dem die Hörrinde liegt.

Funktionelle Hirnrindenareale. Bei den beiden Großhirnhälften ist in 80–90 % die *linke* Hemisphäre dominant, was sich zumeist auch in einer Rechtshändigkeit zeigt, da die rechte Körperhälfte durch Überkreuzung der Nervenfasern auf die linke Hemisphäre projiziert wird.

Die beiden Großhirnhälften sind auch im Hinblick auf ihre intellektuelle Leistungsfähigkeit unterschiedlich. In der linken sind die Fähigkeit zum Sprechen, Lesen und Schreiben lokalisiert, auf der rechten dagegen Sprachverständnis, Gedächtnis, Abstraktionsvermögen, räumliches Vorstellungsvermögen und Musikverständnis.

Wie Sie sicher schon gehört haben, gibt es „Landkarten" der Großhirnrinde, auf der fest umschriebene Gehirnareale bestimmten Funktionen zugeordnet werden. Wird der betreffende Bereich verletzt oder gar zerstört, kommt es zu entsprechenden Ausfallerscheinungen (Atlas Abb. 18-12).

Pyramidenbahn (Tractus corticospinalis). Die Pyramidenbahn (Atlas Abb. 18-7) dient der *Steuerung der bewussten Bewegungen*. Sie nimmt ihren Ausgang von der motorischen Rinde der vorderen Zentralwindung des Stirnlappens und zieht durch Zwischenhirn und Hirnstamm entweder zu Kernen von Hirnnerven oder zu Motoneuronen des Rückenmarks.

Nach neuen Erkenntnissen ziehen sie nicht nur zu den Motoneuronen des Vorderhorns, sondern auch zum Hinterhorn, wo sie mit Zwischenneuronen verschaltet sind und die sensorische Rückmeldung während einer Bewegung kontrollieren. Außerdem ziehen sie in den intermediären Bereich des Rückenmarks, wo sie ebenfalls über Zwischenneurone Reflexe mit beeinflussen.

80–90 % der Fasern kreuzen in der Medulla oblongata zur Gegenseite („Pyramidenbahnkreuzung"). Die gekreuzten Bahnen verlaufen in der weißen Substanz des Rückenmarks und werden als Pyramidenseitenstrangbahnen (Tractus corticospinalis pyramidalis lateralis) bezeichnet. Die ungekreuzten Fasern bilden die Pyramidenvorderstrangbahnen (Tractus corticospinalis pyramidalis anterior). Sie kreuzen im Zielsegment des Rückenmarks zur Gegenseite.

Bei einer Schädigung der Pyramidenbahnen kommt es zu Störungen der Feinbewegungen, Schwäche der Willkürbewegungen, Massenbewegungen, Lähmungen, Steigerung der Eigenreflexe, Abschwächung bis Verlust der Fremdreflexe und zu pathologischen Reflexen (z. B. Babinski-Zeichen, → Abschn. 18.7.2).

Bei einer Schädigung der ersten motorischen Neurone ist aufgrund des engen benachbarten Verlaufs fast immer auch der Tractus reticulospinalis (zieht von der Formatio reticularis, der Brücke und der Medulla oblongata zu den Vorderhornzellen des Rückenmarks) mit betroffen. Er bringt von zentral her fördernde oder hemmende Einflüsse, die sich in den Vorderhornzellen in den Reflexbogen einschalten. Hier auftretende Schäden führen meist zuerst zu einer schlaffen, später zu einer *spastischen Lähmung* (→ Abschn. 18.9.4).

Ventrikelsystem und Liquor (Liquor cerebrospinalis, Hirn-Rückenmark-Flüssigkeit). In den Hirnkammern (s. u.) und um Gehirn und Rückenmark zirkulieren ca. 150 ml Liquor (Hirn-Rückenmark-Flüssigkeit), eine helle, farblose, klare Flüssigkeit, die eiweißarm und fast zellfrei ist. Außerdem erhält sie Glukose, und ihre Ionenkonzentration entspricht fast der des Blutplasmas.

Im Gehirn befinden sich vier Hohlräume, die Hirnkammern bzw. Ventrikel (Atlas Abb. 18-13 und 18-14), und zwar zwei Seitenventrikel, ein dritter und vierter Ventrikel. Alle diese Kammern und der Hirnwasserraum (Subarachnoidalraum, s. u.) sind mit Liquor gefüllt und stehen miteinander in Verbindung; die beiden letzteren über die Wasserleitung („Aquädukt").

Der Liquor wird im Wesentlichen von Adergeflechten der Hirnkammern gebildet, fließt dann in den Subarachnoidalraum um Rückenmark und Gehirn und wird über Granulationen (Atlas Abb. 18-18) der Spinnwebenhaut wieder dem venösen Blut zugeführt (Atlas Abb. 18-15 und 18-17).

Diese liquorgefüllten Räume schützen Gehirn und Rückenmark. Bei einem kurzen Aufprall des Kopfes, zum Beispiel an einer Wand, bekommt zwar der Kopf eine Beule, jedoch schlägt das Gehirn nicht gleich hart am Knochen an, sondern fällt in das weiche Wasserbett des Liquors. Ist der Aufprall jedoch zu hart, reicht die Dämpfung nicht mehr aus, und es kommt zur „Gehirnerschütterung" (Commotio cerebri). Außerdem soll der Liquor mit eine Rolle bei der Ernährung des Gehirngewebes spielen.

Ist der Liquorabfluss gestört, so steigt der Druck im Schädelinnern an. Da bei Kleinkindern der Schädel dem höheren Druck nachgibt, beginnt er zu wachsen, und es kommt zur Ausbildung eines Wasserkopfes (Hydrocephalus, Atlas, Abb. 18-16). Durch den starken Druck kann es zu einer Schädigung von Hirngewebe kommen, deren Folge eine Intelligenzminderung sein kann. Deshalb wird operativ versucht, dem Liquor über einen Kunststoffschlauch einen Abfluss zu schaffen.

Bei vielen Erkrankungen des Zentralnervensystems ist die Zusammensetzung des Liquors verändert. Deshalb wird in Krankenhäusern Liquor, zum Beispiel durch eine Lumbalpunktion (Atlas Abb. 18-29), zu Untersuchungszwecken entnommen.

Hirnhäute (Meningen). Um Gehirn und Rückenmark laufen zwei verschiedene Hüllen: die äußere Knochenhülle und die inneren Hüllen aus bindegewebigen Häuten (Meningen, Atlas Abb. 18-21). Letztere bestehen aus folgenden Anteilen:

- **Harte Hirnhaut** (Dura mater). Die harte Hirnhaut (Atlas Abb. 18-18) liegt dem inneren Schädelknochen an und erfüllt hier die Aufgaben der *Knochenhaut*. Sie besteht aus derbem kollagenem Bindegewebe. An zwei Stellen löst sie sich vom Schädelknochen los und zieht als Großhirnsichel und Kleinhirnzelt ins Schädelinnere (Atlas Abb. 18-19). An manchen Stellen bildet die Dura mater mit ihren ansonsten fest verwachsenen Blättern starrwandige Blutleiter, die Sinus, die das venöse Blut aus dem Schädel aufnehmen und über die Drosselvene der oberen Hohlvene zuführen (Atlas Abb. 18-5, Nr. 12 und 13).
- **Spinnwebenhaut** (Arachnoidea). Die Arachnoidea besteht aus einer Membran und einem Bälkchenwerk. Mit ihrem Membranteil liegt sie der harten Hirnhaut an und zieht wie diese über die Furchen und Windungen des Gehirns und Rückenmarks hinweg. Nach unten ist sie über das Bälkchenwerk mit der weichen Hirnhaut verbunden. Zwischen dem Membranteil der Spinnwebenhaut und der weichen Hirnhaut befindet sich der Hirnwasserraum (Subarachnoidalraum), in dem der Liquor zirkuliert.
- **Weiche Hirnhaut** (Pia mater). Die weiche Hirnhaut (Atlas Abb. 18-20) liegt direkt dem Gehirn bzw. dem Rückenmark auf und dringt deshalb in alle Furchen und Windungen der Großhirnrinde ein. Sie enthält ein Netzwerk von Blutgefäßen.

> **Meningen** (Hirnhaut)
> - **Dura mater** (harte Hirnhaut)
> - **Arachnoidea** (Spinnwebenhaut)
> - **Pia mater** (weiche Hirnhaut)

Blut-Hirn-Schranke

Alle Substanzen, die aus dem Blut zu den Gehirnzellen transportiert werden sollen, müssen ein besonderes Hindernis überwinden: die Blut-Hirn-Schranke. Hierbei handelt es sich um eine selektiv durchlässige Schranke, durch die der Stoffaustausch mit dem Zentralnervensystem einer aktiven Kontrolle unterliegt. Diese Schranke wird vom porenlosen Endothel der Kapillargefäße und von einem geschlossenen Mantel von Gliaausläufern um die Kapillargefäße gebildet. Diese Schutzeinrichtung soll schädliche Stoffe von den Nervenzellen fernhalten. Die Durchlässigkeit dieser Schranke kann allerdings durch bestimmte Bakteriengifte, Fieber und Sauerstoffmangel verändert werden. Ein *Nachteil* der Blut-Hirn-Schranke ist, dass sie auch *bestimmte Medikamente*, die am Gehirn wirken sollten, *nicht* passieren lässt.

Stark vereinfacht kann man sich vorstellen, dass das Gehirn wie eine einzige große Zelle, die von einer Membran umgeben wird, ernährt wird.

Die **Blut-Hirn-Schranke** soll *schädliche Stoffe* vom Gehirn *fernhalten*.

Blutversorgung des Gehirns. Das Gehirn muss sehr gut mit Sauerstoff und Nährstoffen versorgt werden, da eine Unterbrechung der Blutversorgung schon nach 3 bis 6 Minuten zu irreparablen Schäden führen kann.

Vom Hals ziehen die Halsschlagadern (A. carotis interna) in Richtung Gehirn und geben Äste zur Hypophyse und zu den Augen ab. Danach verlaufen sie weiter als vordere und mittlere Großhirnarterie (A. cerebri anterior et media) zum vorderen und mittleren Hirngebiet.

Der hintere Hirnanteil und die Hirnbasis werden über die Wirbelschlagadern (Aa. vertebrales) versorgt. Diese geben zunächst Äste an das Rückenmark ab, treten dann durch das große Hinterhauptloch in den Schädelraum ein und vereinigen sich an der Hirnbasis zur Schädelbasisarterie (A. basilaris). Diese gibt Zweige zum Kleinhirn ab und teilt sich dann in beiden hinteren Großhirnschlagadern (Aa. cerebri posteriores) auf.

Diese Äste der A. carotis und A. vertebralis sind durch mehrere kleine Verbindungsarterien zu einem Kreis zusammengeschlossen, dem so genannten Circulus arteriosus Willisii. Dieser Gefäßring soll dafür sorgen, dass bei einer Unterbrechung der Blutzufuhr in einem dieser Gefäße es nicht gleich zum Absterben von Hirngewebe kommt. Allerdings ist dieser Gefäßring bei vielen Menschen nur unvollständig ausgebildet, so dass doch bereits ein einseitiger Verschluss eines solchen Hirngefäßes zum Hirnschlag führen kann.

Das arterielle Blut erreicht also von der Hirnbasis aus das Gehirn. Der venöse Abfluss dagegen erfolgt im Wesentlichen über die Hirnoberfläche. Dazu sammelt es sich hier in starrwandigen venösen Blutleitern (Sinus), die das Blut dicht unter der Schädeldecke und an den Rändern der Hirnsicheln zur rechten und linken Drosselvene bringen (Atlas Abb. 18-5, 18-8, 18-18).

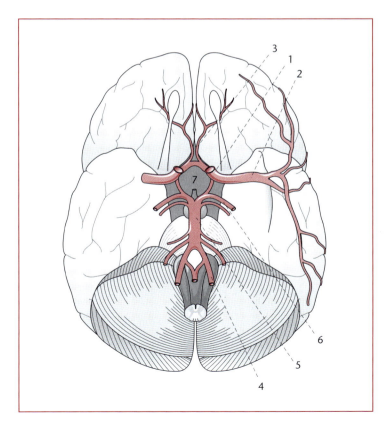

Abb. 18-4 Circulus arteriosus Willisii. Dieser Gefäßring sorgt dafür, dass es bei Unterbrechung der Blutzufuhr in einem dieser Gefäße nicht gleich zum Absterben von Hirngewebe kommt. Allerdings ist der Gefäßring oft nur unvollständig ausgebildet.
1. Halsschlagader (A. carotis interna), 2. mittlere Großhirnschlagader (A. cerebri media), 3. vordere Großhirnschlagader (A. cerebri anterior), 4. Wirbelschlagader (A. vertebralis), 5. Schädelbasisschlagader (A. basilaris), 6. hintere Großhirnschlagader (A. cerebri posterior), 7. Gefäßring (Circulus arteriosus Willisii).

18.3 | Rückenmarknerven (Spinalnerven)

Aus dem Rückenmark treten 31 Nervenpaare, die Spinal- oder Rückenmarknerven, aus, die zum peripheren Nervensystem gehören. Sie werden nach ihrer Austrittsstelle aus dem Zwischenwirbelloch der Wirbelsäule bezeichnet (Abb. 18-2 und Atlas Abb. 18-27). Die Spinalnerven entspringen aber nicht dort, wo sie aus der Wirbelsäule austreten, sondern vor allem im Lenden- und Kreuzbeingebiet verlaufen sie erst eine Strecke im Wirbelkanal.

Entsprechend dem Aufbau und der Einteilung der Wirbelsäule führen die Spinalnerven die folgenden Bezeichnungen:

- 8 Halsnervenpaare, Zervikalnerven, C_1 bis C_8,
- 12 Brustnervenpaare, Thorakalnerven, Th_1 bis Th_{12},
- 5 Lendennervenpaare, Lumbalnerven, L_1 bis L_5,
- 5 Kreuzbeinnervenpaare, Sakralnerven, S_1 bis S_5,
- 1 Steißbeinnervenpaar, Kokzygealnerven, Co_1.

Da das erste Halsnervenpaar zwischen Hinterhauptbein und dem ersten Halswirbel (Atlas) austritt, gibt es acht Halsnervenpaare (aber nur sieben Halswirbel!).

Wurzeln der Rückenmarknerven. Die Spinalnerven sind mit dem Rückenmark nicht in einer einheitlichen Art verbunden, sondern über zwei kurze Wurzeln (Abb. 18-3 und Atlas Abb. 18-30): eine vordere und eine hintere *Wurzel*. Die *vordere* Wurzel (Vorderwurzel) führt efferente (wegführende) Fasern, die *hintere* (Hinterwurzel) dagegen *afferente* (hinführende). Die hintere Wurzel schwillt eiförmig zu einem Nervenknoten an, dem Spinalganglion (Ganglion spinale) bei dem es sich um eine Ansammlung von sensiblen Nervenzellkörpern (1. sensibles Neuron) handelt.

Rückenmarknerven sind dagegen *gemischte Nerven*, da sie efferente und afferente Fasern führen.

Afferente und efferente Nervenfasern
- **Afferente Nervenfasern** (Afferenzen) entspringen aus Rezeptoren und bringen die elektrische Erregung *zum* ZNS. Dabei unterscheidet man *sensible* Afferenzen, die die Meldung von Sinnesorganen (Auge, Ohr, Nase, Haut) transportieren und *viszerale* Afferenzen, die die Erregung von den Eingeweiden (z. B. Schmerzen) zum ZNS weiterleiten.

  Sensible Afferenzen treten über die Hinterwurzel ins Rückenmark ein, ihr Zellkörper liegt im Spinalganglion (S...). Afferenzen haben größtenteils sehr lange Dendriten: Sie erstrecken sich von den verschiedenen Sinnesrezeptoren bis zu den Spinalganglien.

- **Efferente Nervenfasern** (Efferenzen) bringen die elektrische Erregung *vom* ZNS in die Peripherie. Man unterscheidet *motorische* Efferenzen, die die Skelettmuskulatur innervieren und *vegetative* Efferenzen, die zu Sympathikus und Parasympathikus (➔ Abschn. 18.6) gehören und die die glatte Muskulatur der Eingeweide und der Gefäßwände, das Herz und Drüsen innervieren.

Die Zellkörper der motorischen Fasern liegen innerhalb des Rückenmarks im Vorderhorn. Sie werden motorische Vorderhornzellen (Motoneurone) genannt. Die Zellkörper des Sympathikus liegen in den Seitenhörnern des Rückenmarks von C_8 bis L_1/L_2; die Zellkörper des Parasympathikus im Hirnstamm und im Sakralmark. Bitte beachten Sie zum vegetativen Nervensystem mit Sympathikus und Parasympathikus auch Abschn. 18.6.

> - **Efferente Fasern** transportieren die elektrische Erregung *vom* ZNS in die Peripherie.
> - **Afferente Fasern** transportieren die elektrische Erregung von der Peripherie *zum* ZNS.

Hautsegmente (Dermatome). Wie wir gesehen haben, entspringen die Rückenmarknerven paarig aus den Zwischenwirbellöchern. Sie *versorgen* jeweils *bestimmte Hautbezirke*, die als Hautsegmente oder Dermatome bezeichnet werden. Auf der Körperrückseite bilden diese Dermatome eine lückenlose Folge. Auf der Körpervorderseite ist es etwas komplizierter, da einige Dermatome in die Extremitäten verlagert sind (Abb. 18-5 und Atlas Abb. 18-32 und 18-33).

Ein Rückenmarknerv entspringt aus einem bestimmten Rückenmarksegment (➔ Abschn. 18.1)

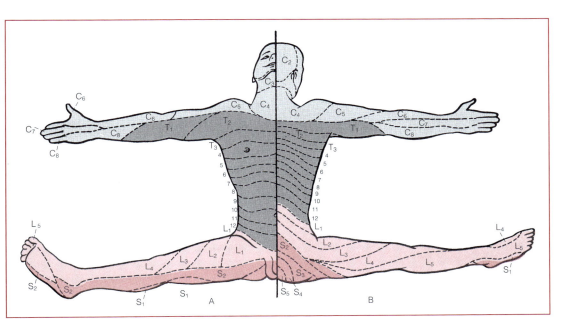

Abb. 18-5 Zuordnung von Hautsegmenten (Dermatomen) zu Rückenmarkabschnitten
A. Vorderansicht, B. Rückansicht.

und führt willkürlich motorische, sensible und vegetative Fasern. Da ein „Segment als Ganzes" reagiert, kommt es, dass bei Reizung von Rezeptoren der Eingeweiden (Schmerzrezeptoren) der Schmerz nicht oder nicht nur im betroffenen Organ sondern auch als Schmerz im zugehörigen Dermatom an der Körperoberfläche empfunden wird. Eine solche Fehllokalisation wird umgangssprachlich als „Ausstrahlen" des Schmerzes bezeichnet, medizinisch wird er „**übertragener Schmerz**" genannt. Diese „Übertragung" erfolgt immer in *den* Abschnitt der Peripherie, der von demselben Rückenmarksegment wie das betroffene Organ versorgt wird.

Ein typisches Beispiel sind Gallenschmerzen, die nicht nur im rechten Oberbauch auftreten, sondern in die rechte Schulter ausstrahlen können. Gallenbeschwerden können sich durchaus auch *nur* als Schmerz in der rechten Schulter zeigen, im Oberbauch fehlen sie dann.

Diese als **Head-Zonen** (Atlas Abb. 18-44) bekannte Beziehungen können eine wichtige diagnostische Hilfe darstellen.

Beim *projizierten Schmerz* dagegen wird eine Schmerzempfindung in das Versorgungsgebiet eines gereizten Spinalnervs projiziert. Schlägt man sich beispielsweise den im Ellenbogenbereich oberflächlich verlaufenden N. ulnaris an, so treten heftige Schmerzen im Unterarm bis in den Kleinfinger auf. Ein anderes Beispiel ist eine Reizung des N. ischiadicus, zum Beispiel durch eine Bandscheibenbeschädigung oder durch eine fehlerhafte Injektion, die nicht nur zu Schmerzen am Ort der Reizung führen kann, sondern im gesamten Versorgungsgebiet des Nervs bis hin in die Ferse.

Da die Rückenmarknerven auch Fasern benachbarter Hautareale führen, kommt es bei Verletzung eines Nervs nicht zu scharf begrenzten Ausfällen, sondern eher zu einer „Verdünnung des Informationsflusses" aus dem zugehörigen Areal. In den Extremitäten spielen noch zusätzlich vier große Nervengeflechte (Hals-, Arm-, Lenden- und Kreuzbeingeflecht) eine Rolle, da Nerven, die hier umgeschaltet werden, Fasern aus mehreren Rückenmarksegmenten führen.

18.4 Hirnnerven (Nn. craniales)

Die Hirnnerven treten paarig aus dem Hirn aus und verlassen den Schädel durch kleine Öffnungen, die Foramina. In der Reihenfolge ihres Austritts von vorn nach hinten werden sie mit römischen Ziffern numeriert (Atlas Abb. 18-39). Aus ihren Namen kann man meist ihren Bestimmungsort oder ihre Funktion entnehmen.

Bei den Hirnnerven kann es sich im Unterschied zu den Spinalnerven um rein afferente, rein efferente oder um gemischte Fasern handeln.

Hirnnerven haben sehr unterschiedliche Aufgaben: sie versorgen die Kopf- und Halsmuskulatur mit motorischen Impulsen, bringen sensible Impulse von Augen, Ohren und Nase zum Gehirn und erfüllen wichtige parasympathische Aufgaben.

Lage der Zellkörper. Die Zellkörper der efferenten Fasern liegen in den Kernen des Hirnstammes. Die Zellkörper der afferenten Fasern liegen außerhalb aber trotzdem nahe beim Hirnstamm (ähnlich wie die Spinalganglien). Eine Ausnahme bilden lediglich der I. und II. Hirnnerv.

Bezeichnung und Aufgaben der Hirnnerven

Siehe dazu auch Atlas Abb. 18-34.

I. Hirnnerv = N. olfactorius (Geruchsnerv). Er zieht von der Riechschleimhaut am Nasendach zum Bulbus olfactorius (Riechkolben), einem schmalen Fortsatz des Stirnhirns. Es handelt sich um einen rein *sensiblen* Nerv.

II. Hirnnerv = N. opticus (Sehnerv). Er entspringt in der Netzhaut, verlässt am blinden Fleck das Auge und tritt durch den Canalis opticus in die Schädelhöhle ein. Hier kreuzen sich teilweise die beiden Sehnerven an der Sehnervenkreuzung (Chiasma opticum). Die meisten Fasern enden im Thalamus, allerdings kann auch eine Umschaltung erfolgen, so dass der Reiz von hier aus zur Sehrinde im Großhirn gelangen kann. Der Sehnerv führt nur *sensible* Fasern.

III. Hirnnerv = N. oculomotorius (Augenbewegungsnerv). Er innerviert mit seinen *willkürlichen motorischen* Fasern den Lidhebermuskel und vier der sechs äußeren Augenmuskeln, die für die Augenbewegung verantwortlich sind. Außerdem wirkt er mittels seiner *unwillkürlichen parasympathischen* Fasern auf den Sphinktermuskel der Iris ein und ist so für die Pupillenverengung zuständig; weiterhin steuert er den Ziliarmuskel für die Linsenanpassung auf unterschiedliche Entfernungen (Nah-Fern-Anpassung, Akkommodation).

IV. Hirnnerv = N. trochlearis (Augenrollnerv). Er innerviert den oberen schrägen Augenmuskel und hat somit nur *willkürlich motorische* Nervenfasern.

V. Hirnnerv = N. trigeminus (Drillingsnerv). Er ist der größte Hirnnerv und besteht aus drei Hauptästen (Atlas Abb. 18-35):

- **Augenhöhlennerv** (N. ophthalmicus): Es ist ein rein sensibler Nerv, der die Haut der Augenhöhle und der Stirn versorgt.
- **Oberkiefernerv** (N. maxillaris): Es ist ein ebenfalls rein sensibler Nerv, der die Gesichtshaut unterhalb der Augenhöhle versorgt, außerdem die Schleimhaut der Nase, die Oberlippe und die Zähne des Oberkiefers.
- **Unterkiefernerv** (N. mandibularis): Seine sensiblen Anteile versorgen die Haut des Unterkieferbereichs mit Unterlippe, Zahnfleisch und Zähnen des Unterkiefers. Er hat noch willkürlich motorische Anteile, die zu den Kaumuskeln und zur Mundbodenmuskulatur ziehen. Damit handelt es sich beim Trigeminus um einen gemischten Nerv, der *sensible* und *willkürlich motorische* Anteile hat. Entzündet sich dieser Nerv („**Trigeminusneuralgie**"), kommt es zu plötzlich einschießenden, äußerst starken Schmerzen meist im Ausbreitungsgebiet des Ober- oder Unterkiefernervs. Zwar dauern diese Schmerzattacken meist nur wenige Sekunden, können sich aber in kurzen Abständen (evtl. Minuten) wiederholen. Auslöser sind meist das Berühren bestimmter Hautareale (Trigger-Zonen), Kältereize, Sprechen oder Niesen. Es kann außerdem zur Hyperästhesie und zu Sensibilitätsstörungen kommen.

VI. Hirnnerv = N. abducens (Augenabziehnerv). Er innerviert den äußeren seitlichen geraden Augenmuskel. Es handelt sich um rein *willkürlich motorische* Nervenfasern.

VII. Hirnnerv = N. facialis (Gesichtsnerv). Es handelt sich um einen gemischten Nerv mit *willkürlich motorischen*, *sensiblen* und *parasympathischen* Anteilen. Seine sensiblen Fasern kommen von Geschmacksrezeptoren der Zunge, seine willkürlich motorischen Fasern ziehen zur Gesichtsmuskulatur, seine parasympathischen zu Tränen-, Unterkiefer- und Unterzungenspeicheldrüse.

Bei einer **Fazialislähmung** (Fazialisparese) kommt es zu dem typischen Herabhängen des Mundwinkels, zur verstrichenen Nasolabialfalte, das Augenlid kann auf der betroffenen Seite nicht vollständig geschlossen werden, und meist besteht eine Unfähigkeit die Stirn zu runzeln. Oft kommt es zusätzlich zu Sensibilitätsstörungen, zu Störungen der Speichel- und Tränensekretion und zu Störungen der Geschmacksempfindung (Atlas Abb. 18-59).

VIII. Hirnnerv = N. vestibulocochlearis (früher: N. statoacusticus, Hör- und Gleichgewichtsnerv). Er besteht aus zwei *sensorischen* Anteilen: dem Hörnerv (N. cochlearis) und dem Gleichgewichtsnerv (N. vestibularis), die die elektrische Erregung zum Thalamus bringen, von wo aus sie zu anderen Hirnteilen weitergeleitet werden kann.

Im Bereich des Hörnervs entstehen relativ häufig gutartige Tumoren, so genannte **Akustikusneurinome**. Sie können sehr groß werden und zu Hörstörungen, Schwindelanfällen und Ohrgeräuschen (Tinnitus) führen.

IX. Hirnnerv = N. glossopharyngeus (Zungen- und Rachennerv). Der Nerv führt *willkürlich motorische*, *sensible* und *parasympathische* Anteile. Seine willkürlich motorischen Fasern ziehen zur Rachenmuskulatur, seine sensiblen kommen von der Schleimhaut von Rachen und Zunge und seine parasympathischen ziehen zur Ohrspeicheldrüse.

X. Hirnnerv = N. vagus (umherschweifender Nerv). Er versorgt nicht nur Bezirke im Kopf- und Halsbereich wie die anderen Hirnnerven, sondern steigt mit seinen parasympathischen Anteilen in den Brust- und Bauchbereich herab. Der N. vagus hat *parasympathische*, *willkürlich motorische* und *sensible* Anteile.

Seine parasympathischen Anteile ziehen zu Brust- und Baucheingeweiden. Er setzt zum Beispiel den Herzschlag herab, verengt die Koronararterien und die Bronchien und stimuliert die Bewegungen der Magen- und Darmwand (➔ Abschn. 18.6.2).

Außer diesen unwillkürlichen parasympathischen Anteilen hat er auch noch willkürlich motorische Anteile. Diese willkürlichen Fasern laufen zu den Kehlkopfmuskeln, den mittleren und unteren Rachenmuskeln und zu den Gaumenmuskeln.

Des Weiteren besitzt der X. Hirnnerv noch sensible Fasern, die vom äußeren Gehörgang, vom Rachen, vom Kehlkopf, von der Luftröhre und den Bronchien kommen.

XI. Hirnnerv = N. accessorius (Beinerv). Es handelt sich um einen rein *willkürlich motorischen* Nerv, der den trapezförmigen Muskel (M. trapezius) und den Kopfdreher (M. sternocleidomastoideus) versorgt.

XII. Hirnnerv = N. hypoglossus (Unterzungennerv). Er ist ebenfalls ein rein *willkürlich motorischer* Nerv der die Zungenmuskulatur innerviert, wodurch er willentliche Zungenbewegungen ermöglicht.

> **Hirnnerven**
> - nur sensible Nervenfasern: I, II, VIII
> - nur willkürlich motorische Nervenfasern: IV, VI, XI, XII
> - sensible und willkürlich motorische Nervenfasern: V
> - willkürlich motorisch und parasympathische Nervenfasern: III
> - sensible, willkürlich motorische und parasympathische Nervenfasern: VII, IX, X

18.5 Willkürliches Nervensystem

Es erfolgt nun eine Besprechung des willkürlichen (animalen, somatischen) und des unwillkürlichen (vegetativen, autonomen) Nervensystems. Bei dieser Aufteilung in willkürliches und unwillkürliches Nervensystem darf aber nicht übersehen werden, dass zwischen diesen beiden eine enge Beziehung besteht.

Das willkürliche (animale, somatische) Nervensystem regelt die Funktionen des Organismus, die dem bewussten Willen unterliegen. Es besteht aus Gehirn und Rückenmark, aber auch aus Anteile der zwölf Hirnnerven- und aus den 31 Spinalnervenpaaren, die willkürlich motorische und sensible Fasern führen.

Das willkürliche Nervensystem dient der Wahrnehmung von Reizen, deren Verarbeitung und der Steuerung der Willkürbewegung. Soll ein Vorgang bewusst werden, müssen Sinnesorgane einen Reiz aufnehmen und dieser muss, wenn es sich um einen Spinalnerv handelt, zum Rückenmark weitergeleitet werden, in dem eine Umschaltung und Weitergabe der Information ans Großhirn erfolgt. Handelt es sich um einen Hirnnerv, so kann die Weiterleitung direkt ins Gehirn erfolgen. Damit uns ein Vorgang bewusst werden kann, muss die elektrische Erregung die Großhirnrinde erreichen! Andererseits wird bei jeder willentlichen Bewegung ein Bereich auf der motorischen Rinde des Großhirns aktiv (und zusätzlich untergeordnete Zentren, wie zum Beispiel das Kleinhirn, das die für diese Bewegung wichtigen Stellreflexe auslöst).

> **Willkürliches Nervensystem**
> Damit ein Reiz bewusst wird, muss er die *Großhirnrinde* erreichen.

18.6 | Unwillkürliches Nervensystem

Das unwillkürliche *(vegetative, autonome)* Nervensystem wird auch als *Innenweltsystem* bezeichnet. Man versteht darunter das Nervengewebe, das dem Einfluss des Willens und dem Bewusstsein entzogen ist. Es dient der Regelung der lebenswichtigen Funktionen wie Atmung, Verdauung, Stoffwechsel, Herz und Kreislauf. Die Zielorte des vegetativen Nervensystems sind vor allem die glatte Muskulatur der Magen-, Darm- und Gefäßwand, aber auch das Herz und die Drüsen. Außerdem ermöglicht es das harmonische Ineinandergreifen der Tätigkeiten der einzelnen Körperteile.

Beim vegetativen Nervensystem werden drei Teile unterschieden: sympathisches, parasympathisches und intramurales System. Diese drei Anteile sollen nun besprochen werden.

> **Das unwillkürliche Nervensystem** regelt die unbewusst ablaufenden Lebensvorgänge, wie Atmung, Herztätigkeit, Kreislauf, Verdauung und Stoffwechsel. Dazu gehören:
> - **Sympathikus,**
> - **Parasympathikus,**
> - **intramurales System** (enteritisches Nervensystem).

18.6.1 Sympathikus

Anatomische Lage. Der Sympathikus hat seinen Ursprung in den Seitenhörnern des 8. Halssegments, den Brust- und den oberen Lendenmarksegmenten, also von C_8 bis L_2 oder L_3 des Rückenmarks (Abb. 18-6). Von diesen Seitenhörnern treten über die Vorderwurzel Nervenfasern zum Grenzstrang (s. u.) aus und ziehen dann weiter zu den Erfolgsorganen.

Anteile des Sympathikus sind somit die Nervenzellen in den Seitenhörnern des Rückenmarks, der Grenzstrang, Nervenfasern, außerdem periphere Eingeweideganglien (s. u.) im Brust- Bauchbereich (z. B. „Sonnengeflecht", Atlas Abb. 18-46).

> Da die Ursprungszellen des **Sympathikus** in den Seitenhörnern der Rückenmarksegmente C_8 bis L_2/L_3 liegen, spricht man auch vom *thorakolumbalen System*.

Grenzstrang (Truncus sympathicus). Der Grenzstrang ist eine *wichtige Schaltstelle* des Sympathikus und verläuft rechts und links neben der Wirbelsäule, und zwar von der Schädelbasis bis zum Steißbein (Abb. 18-6). Es handelt sich um eine „*Ganglienkette*", die Verbindungsäste zum jeweils darüber- bzw. darunterliegenden Ganglion hat. Darüber hinaus bestehen auch Querverbindungen zu den Rückenmarkabschnitten in gleicher Höhe (Atlas Abb. 18-41). Ausgenommen im Hals- und Lendenbereich gibt es genauso viele Ganglien wie Segmentnerven.

Lage der Zellkörper. Die sympathischen efferenten Nervenimpulse durchlaufen zwei Neurone, bevor sie das Zielorgan erreichen. Der Zellkörper des ersten Neurons sitzt im Seitenhorn des Rückenmarks, der zweite entweder im Grenzstrang oder in organnahen vegetativen Ganglien (Eingeweideganglien).

Verlauf der sympathischen Fasern (Atlas Abb. 18-42). Die efferenten sympathischen Nervenfasern treten zusammen mit den willkürlichen motorischen Fasern in der vorderen Wurzel aus dem Rückenmark aus und trennen sich kurz darauf wieder von diesen Fasern, um über einen kurzen Verbindungsast (so genannter weißer Verbindungsast, Ramus communicans albus) zum Grenzstrang zu laufen.

18.6 Unwillkürliches Nervensystem

Die sympathischen Nervenfasern, die zum Herz, den Blutgefäßen, den Bronchien, den Augen und den Speicheldrüsen laufen, werden *im Grenzstrang* vom ersten Neuron auf das zweite umgeschaltet. Ein Teil dieser Fasern läuft wieder zum Spinalnerv zurück und zieht mit diesem in die Peripherie.

Die sympathischen Fasern, die zu den *Bauch-Becken-Organen* laufen (Magen-Darm-Trakt, Geschlechtsorgane), durchziehen den Grenzstrang, *ohne* hier umgeschaltet zu werden. Diese Fasern werden erst in *organnahen Eingeweideganglien* umgeschaltet.

Transmitterstoffe. Transmitterstoff (Überträgerstoff) des Sympathikus bei der Erregungsweiterleitung vom 1. auf das 2. Neuron ist *Azetylcholin*, bei der Weiterleitung vom 2. Neuron auf das Erfolgsorgan in der Regel *Adrenalin*.

Eingeweideganglien. Die 2. efferenten sympathischen Nervenfasern (postganglionäre Fasern) bilden Nervengeflechte (Plexi) und laufen zu den Organen im Bauch-Becken Bereich. In diesen Nervengeflechten verbinden sich auch parasympathische Fasern mit denen des Sympathikus. Das bekannteste dieser Geflechte ist das Sonnengeflecht (Plexus solaris, Plexus coeliacus), das um

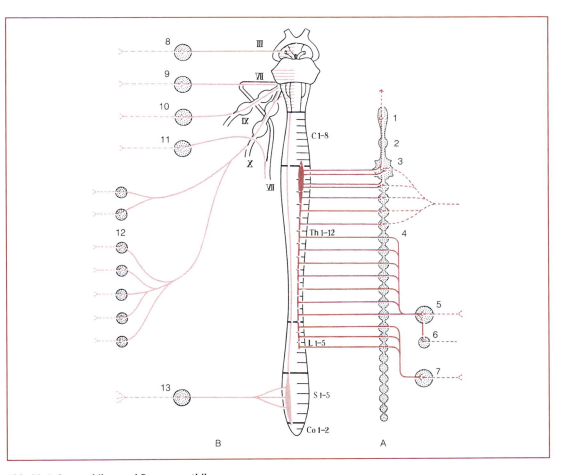

Abb. 18-6 Sympathikus und Parasympathikus
A. Grenzstrang des Sympathikus, bestehend aus Nervenknoten (Ganglien), B. Parasympathikus, 1. Oberes Halsganglion des Sympathikus, 2. Mittleres Halsganglion des Sympathikus, 3. Unteres Halsganglion des Sympathikus, 4. Brustganglien, 5. Sonnengeflecht (Nervengeflecht des Bauchraumes, Plexus coeliacus), 6. Ganglien an der Gekröseschlagader (Plexus mesentericus), 7. Lenden- und Kreuzbeinganglien des Sympathikus, 8. Ganglion zur Schließung des Sehlochs (Pupille), 9. Ganglion für Tränendrüse, 10. Ganglion für Ohrspeicheldrüse, 11. Ganglion für Unterkiefer- und Unterzungenspeicheldrüse, 12. Ganglien für Brust- und Bauchorgane, 13. Ganglion für Beckenorgane, III., VII., IX. und X. Hirnnerv.

den Leber-, Milz- und Magenschlagaderstamm (Truncus coeliacus) herum liegt. Im Bauchraum kommen jedoch noch weitere Geflechte vor, die vor der Wirbelsäule am Abgang der großen Äste der Bauchaorta liegen und die auch wichtige Schaltstellen des Sympathikus für die Bauchorgane darstellen (Atlas Abb. 18-46).

Funktion und Aufgabe. Der Sympathikus dient der Mobilisierung der Energie, die zur Selbsterhaltung in der Auseinandersetzung mit der Umwelt nötig ist (Kampf und Flucht). Deshalb beschleunigt er Atmung und Herzschlag, erweitert die Bronchien und die Gefäße die das Herz und die Skelettmuskulatur versorgen, bewirkt einen Blutdruckanstieg, indem er die peripheren, kleinen Arterien zusammenzieht (was dazu führt, dass sich die Haut in Stresssituationen kalt anfühlt). Er hemmt die Darmbewegung, die Tätigkeit der Verdauungsdrüsen und die Blasen- und Darmentleerung, also Vorgänge, die in der Situation „Kampf oder Flucht" erst einmal hintangestellt werden müssen. Am Auge verursacht er eine Pupillenerweiterung (Mydriasis).

- **Sympathikus:** mobilisiert Energie für die Situation Kampf und Flucht
- **Parasympathikus:** Erholungsnerv

18.6.2 Parasympathikus

Anatomische Lage. Der Parasympathikus (Abb. 18-6) stellt im Gegensatz zum Sympathikus keine morphologische Einheit dar, denn seine Ursprungszentren liegen in den Kernen des Hirnstammes und in den Seitenhörnern der Kreuzbeinrückenmarksegmente (Sakralmark). Deshalb spricht man auch vom *kraniosakralen* System. Die Axone ziehen von *Hirnstamm* und *Sakralmark* zu Ganglien, die entweder in der Wand des Zielorganes (intramurale Ganglien, ➔ Abschn. 18.6.3) liegen oder in dessen Nähe (z. B. Sonnengeflecht).

Der wichtigste parasympathische Nerv ist der *N. vagus*, der X. Hirnnerv. Seine Verzweigungen innervieren Speiseröhre, Lungen, Herz, Magen und Darm, also den gesamten Brust- und große Teile des Bauchraumes. Weitere Hirnnerven, die parasympathische Fasern führen sind der III., VII. und IX. Hirnnerv, die den Kopfbereich parasympathisch innervieren (III.: Pupillenverengung und Linsenanpassung; VII. und IX.: Tränen- und Speichelsekretion).

Funktion und Aufgabe des Parasympathikus. Da der Parasympathikus als Gegenspieler des Sympathikus betrachtet wird, damit also der Energiespeicherung, der Erholung und dem Aufbau dient, sind seine Funktionen unmittelbar einsichtig: Er verlangsamt Atmung und Herzschlag, verengt die Herzkranzgefäße und die Bronchien, senkt den Blutdruck und bringt die Magen-Darm-Bewegung und die Tätigkeit der Verdauungsdrüsen in Gang. Unter seinem Einfluss kommt es zur Blasen- und Darmentleerung. Am Auge bewirkt er eine Pupillenverengung (Miosis).

18.6.3 Intramurales System bzw. enteritisches Nervensystem (ENS)

Unter dem **intramuralen System** versteht man *Geflechte vegetativer Nervenfasern* und *Ganglien* in der *Wand* der *Hohlorgane* (Herz, Magen, Darm, Blase, Uterus). Das intramurale System weist in seiner Funktion eine gewisse Eigenständigkeit auf. Bitte beachten Sie hierzu auch die mechanische Steuerung von Magen-, Darm- und Blasenwand, ➔ Abschn. 9.1.5 und ➔ Abschn. 15.1.3.

Zum **enteritischen Nervensystem** gehören alle Nerven, die innerhalb des Verdauungstraktes von der Speiseröhre bis zum Afterschließmuskel liegen. Es besteht aus mehreren Nervengeflechten, die in unterschiedlichen Schichten der Magen-Darm-Wand liegen. Man unterscheidet:

- **Plexus myentericus** (Auerbach-Plexus) der zwischen der Längs- und Ringmuskelschicht der Magen-Darmwand liegt (➔ Abschn. 9.1.5, Verdauung, Magenbewegung) und für die peristaltischen Bewegungen und den Muskeltonus zuständig sind.
- **Plexus submucosus** (Meißner-Plexus) in der Submukosa, der die Bewegungen der Schleimhaut steuert und für die sekretorische Funktion der Epithelzellen in der Schleimhaut zuständig ist.

18.7 Reflexe

Eine Prüfung der Reflexe sollte bei jeder gründlichen Untersuchung des Patienten durchgeführt werden, da man dadurch evtl. wertvolle Hinweise auf Krankheitsursachen erhalten kann, und sie mit einem Minimum an technischem Aufwand verbunden ist: Wir benötigen dazu lediglich einen Reflexhammer und Einmal-Zahnstocher (Atlas Abb. 18-48).

Definition. Ein Reflex ist eine stets *gleichbleibende* (stereotype), *un*willkürliche Reaktion auf einen Reiz, den das ZNS entweder aus der Umwelt oder aus dem Körperinneren erhält. Damit dienen Reflexe einerseits dazu, durch Stellreflexe bewusste Bewegungen zu unterstützen, und andererseits ermöglichen sie in bestimmten Situationen ein besonders schnelles Reagieren, zum Beispiel beim Stolpern.

Man unterscheidet *physiologische* und *pathologische* Reflexe. Die physiologischen Reflexe sind beim Gesunden auslösbar (z. B. Patellarsehnenreflex), die pathologischen nur im Krankheitsfall (z. B. Babinski-Zeichen). Es gibt aber Eigenreflexe, die latent vorhanden sind und sich im Normalfall nur schwach auslösen lassen. Im Krankheitsfall treten sie deutlich in Erscheinung und sind leicht auslösbar, wie beispielsweise der Fingerbeugerreflex (Troemner-Fingerzeichen).

Reflexbogen. Da der Ort des Reizes und der Ort der Reaktion meist dicht beieinanderliegen, der Nervenimpuls vom Reizort über das Rückenmark zum Reaktionsort also gewissermaßen einen Bogen läuft, spricht man vom Reflexbogen.

Ein Reflexbogen setzt sich aus fünf Teilen zusammen (Abb. 18-7).

1. **Rezeptor:** Das ist die Sinneszelle, die den Reiz aufnimmt.
2. **Afferente Nervenbahn** (rote, gestrichelte Linie): Sie leitet den Reiz zum Hinterhorn des Rückenmarks.
3. **Schaltzelle:** Sie dient beim Fremdreflex (s. u.) der Erregungsübertragung im Rückenmark; beim Eigenreflex fehlt sie.
4. **Efferente Nervenbahn** (rote, durchgezogene Linie): Sie tritt vom Vorderhorn des Rückenmarkes aus und leitet den Reiz zum Erfolgsorgan (Effektor).
5. **Effektor:** Das ist das ausführende Organ, also meist ein Muskel oder eine Drüse.

Der gesamte Reflexbogen liegt im gleichen Rückenmarkniveau. Darum kann man durch Prüfung der wichtigsten Reflexe u. U. die Segmenthöhe einer Schädigung des Rückenmarks bestimmen.

18.7.1 Eigenreflexe

Die Reflexe werden in zwei Hauptgruppen eingeteilt: die Eigenreflexe und die Fremdreflexe (Tabelle 18-1).

Beim Eigenreflex liegen der Ort der *Reizung* und der *Reaktion* im *gleichen Organ*, zum Beispiel im M. quadriceps femoris. Die Prüfung des Eigenreflexes erfolgt mit Hilfe des *Reflexhammers*. Der Eigenreflex wird durch einen Schlag auf die *gespannte* Sehne ausgelöst. Bei einen Schlag auf die zu schlaff daliegende Sehne ist der Reflex nur schwer oder gar nicht auslösbar (Uexküll-Gesetz).

Eine Aktivierung der Muskelspindel kann nicht nur durch einen Schlag mit dem Reflexhammer ausgelöst werden, sondern läuft mehr oder weni-

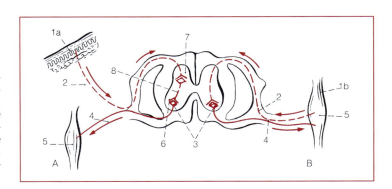

Abb. 18-7 Reflexbogen
A. Fremdreflex, B. Eigenreflex, 1. Rezeptor, 1a. Rezeptor der Haut, 1b. Rezeptor des Muskels (Muskelspindel), 2. Afferente Nervenbahn, 3. Motorische Vorderhornzelle, 4. Efferente Nervenbahn, 5. Effektor (hier: motorische Endplatte im Muskel), 6. Vorderhorn, 7. Hinterhorn, 8. Schaltzelle (Interneuron).

ger ständig ab, um den Muskel in einem bestimmten Ruhetonus zu halten bzw. um bestimmte Stellreflexe auszulösen.

Eigenreflexe sind *monosynaptisch*, das heißt der Impuls wird nur einmal im Rückenmark umgeschaltet. Schlägt man mit dem Reflexhammer auf die Sehne des vierköpfigen Oberschenkelmuskels (M. quadriceps femoris) unterhalb der Kniescheibe, so wird die Sehne gedehnt, was durch die Sehnenspindeln (Dehnungsrezeptor) registriert wird. Eine elektrische Erregung läuft daraufhin die afferente Nervenfaser zum Rückenmark und wird hier auf die Efferenz umgeschaltet, die die Erregung zu den Muskelfasern bringt, die sich daraufhin kontrahieren.

Auffällige Befunde bei einer Reflexprüfung können Seitendifferenzen, Hyporeflexie, Areflexie, Hyperreflexie und Klonus sein. Ein Klonus ist eine rhythmische Kontraktion, die ihre Ursache in einer Störung der Hemmungsmechanismen hat. Man unterscheidet noch erschöpflichen und unerschöpflichen Klonus. Ersterer hört nach der Prüfung allmählich auf, letzterer schlägt rhythmisch weiter, er gilt als sicheres Zeichen für eine Pyramidenbahnschädigung.

Kennzeichen der Eigenreflexe: *kurze Reflexzeit* (nur einmalige Umschaltung), *Unfähigkeit* zur *Summation* (die Reflexantwort ist unabhängig von der Stärke des auslösenden Reizes) und *Unermüdbarkeit*.

Wichtige Eigenreflexe sind Bizeps-, Radius-, Trizeps-, Patellarsehnen- und Achillessehnenreflex.

Bizepsreflex

Der Bizepsreflex wird durch einen Schlag auf die Bizepssehne bei leicht angewinkelter Ellenbeuge getestet (Abb. 18-8 und Atlas Abb. 18-51). Es handelt sich um einen physiologischen, wenig lebhaften Eigenreflex, bei dem es zur Kontraktion des Bizeps und zu einer leichten Beugung des Unterarms kommt. Er wird im allgemeinen seitenvergleichend durchgeführt. Die Segmenthöhe verläuft bei C_5 bis C_6.

Radiusreflex (Brachioradialisreflex, Radiusperiostreflex)

Dieser Reflex wird durch einen Schlag gegen die Seitenkante des distalen Radiusrandes geprüft (Atlas Abb. 18-52). Als Effekt kommt es zu einer leichten Beugung im Ellenbogengelenk. Die Segmenthöhe des Reflexbogens verläuft ebenfalls bei C_5 bis C_6.

Trizepsreflex

Die Prüfung erfolgt durch Beklopfen der Trizepssehne oberhalb des Ellenbogens (Atlas Abb. 18-53). Die Reizantwort besteht in einer Kontraktion des Trizeps und eventuell einer leichten Streckbewegung des Unterarmes. Die Segmenthöhe des Reflexbogens verläuft bei C_6 bis C_8.

Patellarsehnenreflex
(PSR, Quadrizepsreflex)

Der Patellarsehnenreflex ist ein physiologischer Eigenreflex. Die Segmenthöhe des Reflexbogens verläuft bei L_2 bis L_4. Geprüft wird dieser Reflex durch Schlag auf die Sehne des M. quadriceps femoris unterhalb der Patella. Dazu befindet sich der Patient in Rückenlage. Die leicht angewinkelten Knie (Optimum bei 120°) werden vom Untersucher von unten her mit dem linken Unterarm abgestützt (Abb. 18-9 und Atlas Abb. 18-55).

Es ist auch eine Prüfung am sitzenden Patienten möglich. Dazu setzt sich der Patient auf die Liege und lässt die Beine herabhängen. Dann erfolgt ein Schlag auf die oben beschriebene Reizstelle. Die Reizantwort besteht in einer Kontraktion des M.

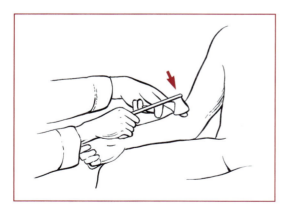

Abb. 18-8 Bizepsreflex
Zur Prüfung des Bizepsreflexes liegt der Unterarm entspannt auf dem Oberschenkel des sitzenden Patienten. Der Behandler drückt mit seinem Zeigefinger auf die Bizepssehne und spannt sie dadurch etwas an. Durch den Schlag auf den eigenen Zeigefinger wird der Bizepsreflex ausgelöst: eine leichte Kontraktion des M. biceps mit einer schwachen Unterarmbeugung.

quadriceps, die zu einer leichten Streckbewegung des Unterschenkels führt.

Kommt es zu einem Ausfall des Reflexes, kann es sich um eine Störung im Reflexbogen, um einen Bandscheibenvorfall oder um das Anfangsstadium einer akuten, schweren Lähmung mit noch nicht bekannter Ursache handeln.

Achillessehnenreflex
(ASR, Triceps-surae-Reflex).

Der Achillessehnenreflex ist ein physiologischer Eigenreflex. Die Segmenthöhe des Reflexbogens liegt bei L_5 bis S_2. Zur Prüfung dieses Reflexes lässt man den Patienten auf einen Hocker o. ä. niederknien und führt mit dem Hammer einen Schlag von hinten auf die Achillessehne aus. Als Reizantwort kommt es zur Plantarflexion (Beugung in Richtung Fußsohle (Abb. 18-10 und Atlas Abb. 18-56). Wichtig ist hier wieder der Seitenvergleich.

Tritt eine Abschwächung oder ein völliges Fehlen des Reflexes auf, so kann das die gleichen Ursachen haben wie ein Ausfall des Patellarsehnenreflexes (s. o.).

18.7.2 Fremdreflexe

Bei den Fremdreflexen liegen *Reizort* und *Erfolgsorgan* in *verschiedenen Gebilden* (meist Haut und Muskel). Damit gehören die Haut- und Schleimhautreflexe zu den Fremdreflexen. Aber auch kompliziertere Vorgänge werden zu den Fremdreflexen gerechnet, zum Beispiel das schnelle, unbewusste Zurückziehen der Finger von der heißen Herdplatte. Der Ort der Reizung sind hier die Thermorezeptoren der Fingerhaut, die Reaktion erfolgt durch Kontraktion der Beugemuskeln des Arms.

Beim Fremdreflex wird ein Hautrezeptor gereizt. Die dadurch ausgelöste elektrische Erregung gelangt über afferente Nervenfasern zum Rückenmark, wo sie auf ein Schaltneuron (Interneuron) umgeschaltet wird, um von hier aus zum Effektormuskel zu laufen. Die Schaltneurone verbinden nicht nur afferente und efferente Bahnen, sondern nehmen auch Verbindungen zu benachbarten Segmenten auf. So besteht die Möglichkeit, dass bei einer Steigerung der Reizintensität weitere Muskelgruppen aktiviert werden (Fähigkeit zur Summation).

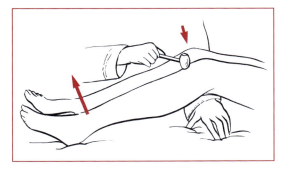

Abb. 18-9 Patellarsehnenreflex (Quadrizepsreflex)
Prüfung am liegenden Patienten. Die leicht gebeugten Knie werden vom Untersucher mit dem linken Unterarm abgestützt. Es erfolgt ein kurzer Schlag gegen die Sehnenmitte. Der Effekt ist eine leichte Streckbewegung des Unterschenkels.

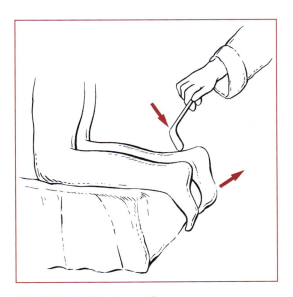

Abb. 18-10 Achillessehnenreflex
Der Achillessehnenreflex wird mit einem mäßigen Schlag von hinten gegen die Achillessehne ausgeführt, wodurch es zu einer leichten Plantarflexion des Fußes kommt. Wichtig ist der Seitenvergleich.

Kennzeichen der Fremdreflexe sind aber nicht nur die *Fähigkeit* der örtlichen und zeitlichen *Summation* der Reize, sondern auch die *Ermüdbarkeit*, das heißt wiederholte gleichartige Reize werden von Mal zu Mal durch geringere Reflexreaktionen beantworten.

Die wichtigsten Fremdreflexe sind die Pupillenreaktion auf Licht, der Bauchdecken-, Plantar- und Würgereflex.

Ihre Prüfung erfolgt meist mit der *Nadel*. Am besten verwendet man Einmal-Zahnstocher, um die Übertragung von Krankheiten wie AIDS oder Virushepatitis zu vermeiden.

Pupillenreflex

Beim Testen der Pupillenreflexe können wir feststellen, ob die Reaktion „prompt" und „ausgiebig" erfolgt oder „überhaupt nicht", allerdings sind alle Zwischenstufen denkbar, wie zum Beispiel „träge". Vor und nach der Prüfung der Pupillenreaktion müssen Weite, Form und Gleichheit der Pupillen untersucht werden.

- **Weite der Pupillen.** Liegt eine Miosis (Pupillenverengung) oder eine Mydriasis (Pupillenerweiterung) vor (Atlas Abb. 18-49)? Mögliche Ursachen einer Miosis können zum Beispiel höheres Lebensalter oder Sympathikuslähmung im Halsbereich durch Tumoren oder Verletzungen sein. Gründe einer Mydriasis können eine Sympathikusreizung (zum Beispiel durch Angst oder Schreck) oder eine Lähmung des Okulomotorius (III. Hirnnerv) sein.
- **Form der Pupillen.** Liegt eine Pupillenentrundung vor, das heißt weicht die Pupille von ihrer normalen Kreisform ab? Ist eine Entrundung vorhanden, kann sie angeborenermaßen bestehen und bedeutungslos sein. Sie kann aber auch ein Hinweis auf vorliegende Augenkrankheiten, Augenverletzungen oder auf eine Pupillotonie sein (ein- oder doppelseitige Erweiterung und Entrundung der Pupillen mit Fehlen der Lichtreaktion mit unbekannter Ursache).
- **Gleichheit der Pupillen.** Besteht zwischen beiden Pupillen ein Unterschied in der Weite (Anisokorie)? Die Ursache liegt in einer einseitigen Miosis oder Mydriasis. Sie kann bedingt sein durch eine örtliche Veränderung des Irismuskels, hervorgerufen durch ein Trauma, durch Verwachsungen, eine Sympathikusschädigung oder durch Augenkrankheiten (Glaukom, Iritis). Aber es muss auch ein so naheliegender Grund wie eine einseitige Anwendung bestimmter Augentropfen in Betracht gezogen werden!

Prüfung des Lichtreflexes (Atlas Abb. 18-50). Bei Lichteinfall in *ein* Auge, kommt es zur Engstellung *beider* Pupillen. Der Lichtreflex wird folgendermaßen geprüft: Man lässt den Patienten in die Ferne blicken und leuchtet nun mit einer nicht zu hellen Untersuchungslampe in das Auge und beobachtet die Pupillenreaktion dieses Auges. Danach prüft man auf die gleiche Art das andere Auge. Darauffolgend untersucht man mit einer erneuten Lichteinbringung die erforderliche gleichzeitige Verengung der anderen, nicht angestrahlten Pupille. Man strahlt also beispielsweise das rechte Auge an und prüft, ob sich die linke Pupille daraufhin verengt.

Prüfung der Konvergenzreaktion (Naheinstellungsreaktion). Bei der Prüfung der Konvergenzreaktion gehen wir folgendermaßen vor: Wir bringen einen Gegenstand, am einfachsten unseren Zeigefinger, bis dicht an die Nasenspitze des Patienten heran. Wir achten dabei auf dreierlei:

- **Schielen.** Kommt es bei der Fixation des Objekts im Nahsehraum zu einer Einwärtsbewegung beider Augen?
- **Miosis.** Tritt durch die Naheinstellung eine Pupillenverengung (Miosis) auf?
- **Nahpunktbezogene Akkommodation =** Fähigkeit des Auges zur Scharfeinstellung

Tabelle 18-1 Kennzeichen von Eigen- und Fremdreflexen

	Eigenreflex	Fremdreflex
Anzahl der beteiligten Organe	1 (Muskel)	2 (Haut oder Schleimhaut und Muskel)
Anzahl der beteiligten Nervenfasern	2	3 oder mehr
Anzahl der Synapsen im Rückenmark	1 (monosynaptisch)	2 oder mehr (polysynaptisch)
Rezeptor	Muskelspindel	Thermo- oder Mechanorezeptor der Haut
Reflexzeit	kurz	etwas länger (durch mehrfache Umschaltung)
Reflexantwort	unabhängig von Reizstärke	nimmt mit steigender Reizstärke zu
Ermüdbarkeit des Reflexes	nein	ja

Kommt es bei der Prüfung zur Pupillenstarre, so unterscheidet man reflektorische und absolute Pupillenstarre.
- **Reflektorische Pupillenstarre.** Bei der reflektorischen Pupillenstarre ist der Lichtreflex erloschen, aber die Naheinstellungsreaktion (Miosis) funktioniert. Dies kann ein Hinweis auf Enzephalitis, MS, Tumor oder Neurosyphilis (Tabes dorsalis = Rückenmarkschwund im Spätstadium der Syphilis) sein.
- **Absolute Pupillenstarre.** Bei der absoluten Pupillenstarre fehlen die Lichtreaktion und die Naheinstellungsreaktion. Ursachen können ein Herd im Kerngebiet des Okulomotorius (III. Hirnnerv) sein oder in der absteigenden Bahn für Licht- und Konvergenzreaktion, außerdem Schädel-Hirn-Traumen, Meningitis, Botulismus, Hirntumoren oder die Anwendung von Mydriatika (pupillenerweiternde Medikamente).

Blinzelreflex (Augenlidschutzreflex)

Bei schneller Annäherung eines Gegenstandes an das Auge kommt es zum Lidschutzreflex. Er gehört zu den Fremdreflexen, gilt als „bedingter Reflex", da er bei wiederholter Prüfung verschwindet.

Würgereflex

Auch der Würgereflex zählt zu den Fremdreflexen. Beim Berühren des Gaumens wird ein Würgen ausgelöst. Die segmentale Zuordnung erfolgt zum IX. und X. Hirnnerven.

Bauchdeckenreflex
(BDR, auch: Bauchhautreflex, BHR)

Der Bauchdeckenreflex wird ausgelöst durch Bestreichen des Leibes von der Lende zur Bauchmitte hin (Atlas Abb. 18-54). Als Effekt kommt es zum Verziehen des Nabels zur Reizseite. Damit es zur Reaktion kommt, muss mit raschem, ausreichend langem Nadelstrich geprüft werden. Dazu liegt der Patient in entspannter Rückenlage (vor allem muss der Kopf entspannt liegen!), die Arme befinden sich locker neben dem Rumpf. Auch hier wird seitenvergleichend untersucht. Die segmentale Zuordnung liegt in Th_8 bis Th_{12}. Ein Fehlen oder eine Abschwächung des Reflexes kann seinen Grund in einer Schädigung im Reflexbogen in der entsprechenden Segmenthöhe haben oder auf einer Läsion der Pyramidenbahn zentralwärts davon beruhen. Die Ursache kann jedoch auch mechanisch bedingt sein: eine zu schlaffe oder zu straffe (Schwangerschaft) Bauchdecke, Narben oder lokale Erkrankungen.

> **Fehlender oder abgeschwächter Bauchdeckenreflex**
> - **Pyramidenbahnschaden**
> - **Schädigung im Reflexbogen**
> - **mechanische Ursachen** (zu straffe/ schlaffe Bauchdecke, Narben.)

Epigastrischer Reflex

Der epigastrische Reflex schließt sich nach oben hin an den Bauchdeckenreflex an. Ein rascher Nadelstrich unterhalb der Mamille nach abwärts erzeugt ein Einziehen des Epigastriums (Atlas Abb. 18-54). Die Segmenthöhe des Reflexbogens liegt bei Th_5 bis Th_6.

Fußsohlenreflex (Plantarreflex)

Der Fußsohlenreflex ist ein physiologischer Fremdreflex. Die Segmenthöhe liegt bei S_1 bis S_2. Um den Reflex auszulösen, streicht man mit der Nadel von der Ferse ausgehend, an der Seite der Fußsohle in Richtung der kleinen Zehe und dann weiter zur großen Zehe (Abb. 18-11 und Atlas Abb. 18-57). Beim Gesunden kommt es zur leichten Krümmung der Zehen mit Fluchtbewegung des Fußes. Wir müssen allerdings die Gegend des Großzehengrundgelenkes meiden, da von hier aus auch beim Gesunden in 50 % der Fälle eine rasche Dorsalflexion der Großzehe erfolgt.

Babinski-Zeichen

Kommt es beim Bestreichen zu einer der folgenden Reaktionen:

- langsame Dorsalflexion der Großzehe,
- Spreizung der Zehen (Fächerphänomen),

so kann dies ein Zeichen auf Pyramidenbahnschaden, Multiple Sklerose oder auf ein Urämie-Anfangsstadium sein. Das Babinski-Zeichen gehört zu den sogenannten Pyramidenbahnzeichen.

Beachtet werden muss, dass der „Babinski" physiologisch bis ins zweite Lebensjahr vorkommt,

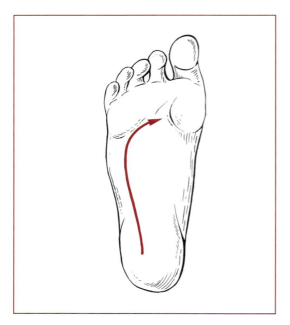

Abb. 18-11 Fußsohlenreflex und Babinski-Zeichen
Ein schwacher Nadelstrich über die Fußsohle führt beim Gesunden zu einer Plantarflexion der Zehen. Tritt dagegen eine langsame Dorsalflexion der Großzehe oder eine Spreizung der Zehen ein, oder sogar beides, spricht man vom Babinski-Zeichen.

da erst bis zu diesem Zeitpunkt das Pyramidenbahnsystem vollständig ausgereift ist.

! Das **Babinski-Zeichen** ist ein wichtiger Hinweis auf einen *Pyramidenbahnschaden*.

18.7.3 Läsionen

Eine Läsion der *Pyramidenbahn* führt beim

- Eigenreflex zur Enthemmung (Klonus), da die Dämpfung über die Pyramidenbahn (bzw. den Tractus reticulospinalis, der die Pyramidenbahn begleitet) fehlt,
- Fremdreflex zum Verschwinden, bzw. zur Abschwächung des Reflexes.

Eine Verletzung *innerhalb* des *Reflexbogens* (zum Beispiel der afferenten oder efferenten Nervenfasern) bedingt immer eine Abnahme des Reflexes, bis hin zum völligen Erlöschen. Das gilt für Eigen- und Fremdreflexe.

18.8 Apparative Untersuchungen

Elektroneurographie (ENG). Mittels der Elektroneurographie kann die Nervenleitungsgeschwindigkeit der peripheren sensiblen und motorischen Nerven bestimmt werden. Dazu wird der Nerv elektrisch gereizt und das dazugehörige Nerven- bzw. Muskelantwortpotential mit Elektroden abgeleitet. Neben der Geschwindigkeit sind auch Dauer und Amplitude des Nerven- bzw. Muskelantwortpotentials von Bedeutung.

Elektroenzephalogramm (EEG). Das EEG ist eine Methode, die Hirnstromwellen (genauer: die Potenzialschwankungen des Gehirns) zu registrieren. Die Hirnstromwellen werden durch Elektroden erfasst, die von außen auf die Kopfhaut angebracht werden. Es erfolgt eine Verstärkung der Wellen und eine fortlaufende Aufzeichnung. Beim EEG werden die vorherrschende Wellenform, die Aktivität, die Frequenz, die Amplituden, die Häufigkeit und die Lokalisation der Hirnstromwellen beurteilt. Seine große Bedeutung liegt in der Untersuchung von Patienten mit Epilepsie, Durchblutungsstörungen des Gehirns und bei Hirntumoren. Allerdings gibt es andere Störungen des Gehirns, wie zum Beispiel Demenz (Minderung intellektueller Fähigkeiten), die im EEG überhaupt keine oder nur wenige Veränderungen hervorrufen.

Computertomographie (CT). Die Computertomographie ist ein Röntgen-Schichtaufnahmeverfahren, das zum Bildaufbau einen Computer benutzt (Atlas Abb. 18-58). Dazu „zerschneiden" Röntgenstrahlen das Gewebe in viele Scheiben, die von unterschiedlichen Stellen aufgenommen werden. Diese Aufnahmen werden vom Computer zusammengesetzt und es entsteht ein Bild, das sich durch eine bessere Kontrastfähigkeit von den üblichen Röntgenbildern unterscheidet.

Bevorzugt wird die Computertomographie zum Nachweis bestimmter Hirnveränderungen, wie Tumoren, Blutungen und Ödeme, eingesetzt. Man spricht dann von der kranialen Computertomographie (CCT). Die Ganzkörper-Computertomographie wird in der Diagnostik des Brust- und Bauchraumes angewandt. Raumfordernde Prozesse (Tumoren, Zysten) können mit diesem Verfahren gut erkannt werden.

Kernspintomographie (NMR, MSI). Die Kernspintomographie kann bei den gleichen Indikationen eingesetzt werden wie die Computertomographie, kommt aber ohne radioaktive Strahlen aus. Dabei werden die Reaktionen der Atomkerne auf ein Magnetfeld ausgenutzt. Weichteile werden bei der NMR oft besser dargestellt als mit der Computertomographie.

18.9 Ausgewählte Nerven- und ZNS-Erkrankungen

Wichtige Nerven- bzw. ZNS-Erkrankungen, nämlich die Poliomyelitis (➔ Abschn. 27.1.11) und die Meningitis-Enzephalitis (➔ Abschn. 27.2.11–27.2.13) werden als meldepflichtige Erkrankungen im Kapitel 27 besprochen.

18.9.1 Nervenschäden

Schäden einzelner peripherer Nerven werden vor allem durch Traumen verursacht. Da es sich bei den Rückenmarknerven um gemischte Nerven handelt, kommt es in dem betroffenen Gebiet sowohl zu einer Störung der Sensibilität als auch der Motorik.

Solange der Zellkörper nicht beschädigt ist, haben die Nervenfasern ein gutes Regenerationsvermögen. Dabei wachsen die Nervenfasern des peripheren Stumpfes in die Schwann-Scheide aus, wobei die Schwann-Scheide als Leitstruktur dient.

Ursachen. Meist werden die Nerven gequetscht, durchschnitten oder angestochen. Seltener sind Entzündungen, Durchblutungsstörungen oder Tumoren die Ursache.

Therapie. Grad, Ausmaß und Ursache der Schädigung bestimmt die Therapie: chirurgische Nervennaht, Elektrotherapie, wobei der gelähmte Muskel elektrisch gereizt wird, damit er bis zur Wiederherstellung der Nervenversorgung in gutem Zustand verbleibt, Behandlung der Entzündung, der Durchblutungsstörung oder des Tumors.

18.9.2 Horner-Symptomenkomplex (Horner-Trias)

Unter dem Horner-Symptomenkomplex versteht man die Trias:

- **Enophthalmus**, das heißt abnorm tiefliegender Augapfel,
- **Ptosis**, das heißt Herabsinken des Oberlids,
- **Miosis**, das heißt Pupillenverengung.

Ursache. Die Ursache liegt in einer Lähmung der zum Auge laufenden Sympathikusfasern, zum Beispiel durch eine wirbelsäulennahe Schädigung des Plexus brachialis (Armnervengeflecht) oder durch eine Stellatumblockade durch Neuraltherapie. In letzterem Fall zeigt das Auftreten eines Horner-Symptomenkomplexes, dass die Injektion richtig verabreicht wurde. Die Symptome verschwinden in diesem Fall spätestens innerhalb von 20 bis 30 Minuten. Eine solche Injektion wird in der Neuraltherapie vor allem bei Schulter-Arm-Syndromen verabreicht.

18.9.3 Ischiassyndrom (Ischialgie)

Im Versorgungsgebiet des Ischiasnervs (Atlas Abb. 18-31 und 18-37) kommt es zu *Schmerzen*, und zwar fast immer *einseitig*; ist jedoch eine Polyneuropathie die Ursache (zum Beispiel bei Diabetes mellitus oder Alkoholismus) treten die Schmerzen überwiegend beidseitig auf.

Charakteristisch ist beim Ischiassyndrom die Schmerzempfindlichkeit bestimmter peripherer Nervendruckpunkte im Verlauf des N. ischiadicus (Valleixpunkte).

Ursachen. Ausgelöst wird eine Ischialgie meist durch schweres Heben oder durch Verdrehen der Wirbelsäule.

Die häufigste Ursache der Ischialgie ist eine lokale Reizung bzw. Kompression des Nervs durch Bandscheibenprotrusion oder -vorfall im Bereich $L_4/L_5/S_1$ (➔ Abschn. 4.5.5 und 4.5.6). Meist wird die Nervenwurzel L_5 komprimiert (Schmerzausstrahlung in Fußrücken) bzw. S_1 (Schmerzausstrahlung in Fußaußenrand und -sohle). Andere seltenere Ursachen können sein: Geschwülste des Beckens (weibliche Genitalien, Prostata, Rektum), Spondylolisthesis (➔ Abschn. 4.5.4), Schwangerschaft, Traumen mit Subluxationen (teilweise Verrenkungen) der Wirbelsäule bzw. der Beckengelenke.

Weitere Möglichkeiten sind zugrundeliegende Infektionskrankheiten, zum Beispiel Meningitis, Scharlach, Herpes zoster, Borreliose (Lyme-Krankheit), AIDS, Lepra u. a. Gelegentlich spielen Nervengifte wie Alkohol, Tabak, Arsen, Blei oder Thallium eine Rolle.

Symptome. Meist einseitige Schmerzen im Verlauf des N. ischiadicus. Dabei können die Schmerzen von der Lenden-Kreuzbein-Gegend in den Gesäßmuskel, den Ober- und Unterschenkel bis in den Fuß ausstrahlen. Husten und Niesen verstärkt die Beschwerden. Im betroffenen Gebiet kommt es zum Muskelhartspann. Der Patient nimmt eine Schonhaltung ein.

Des Weiteren kann es zu Parästhesien, Kältegefühl und Schlaffheit der Wadenmuskulatur kommen. In schweren Fällen können sensible und motorische Ausfallerscheinungen auftreten, zum Beispiel Beuge- bzw. Streckschwäche der Zehen.

Diagnose. Um eine Ischialgie sicher diagnostizieren zu können, sollte man beim Patienten folgende Untersuchungen vornehmen:

- **Valleixpunkte** auf Druckschmerzhaftigkeit untersuchen.
- **Reflexprüfungen.** Es kann zu einer Abschwächung bzw. zu einem Fehlen des Achillessehnenreflexes evtl. auch des Patellarsehnenreflexes kommen.
- **Lasègue-Zeichen.** Beim liegenden Patienten wird das gestreckte Bein angehoben. Durch die starke Dehnung des N. ischiadicus kommt es auf der erkrankten Seite im Verlauf des Nervs zu Schmerzen.
- **Moutard-Martin-Zeichen.** Beim Anheben des *gesunden* Beines kommt es im Bereich des geschädigten N. ischiadicus zu Schmerzen („kontralaterales Lasègue-Zeichen").
- **Minor-Zeichen.** Richtet sich der Patient aus dem Liegen auf, so belastet er bei Ischialgie nur das gesunde Bein, bei Lumbago (→ Abschn. 4.5.7) dagegen beide.
- **Bragard-Gowers-Zeichen.** Bei Dorsalflexion des Fußes kommt es durch die Dehnung des N. ischiadicus zu Schmerzen.

Therapie. Entlastende Lagerung, zum Beispiel mittels eines Stufenbettes oder – falls nicht vorhanden – notfalls auf dem Boden, wobei die Unterschenkel auf die Sitzfläche eines Stuhls gelegt werden, so dass es im Hüft- und Kniegelenk zu einer entlastenden Beugung kommt.

Wärme wird in jeder Form fast immer als wohltuend empfunden, außerdem haben sich vor allem Akupunktur, Neuraltherapie, Schröpfen und Baunscheidtieren bewährt.

18.9.4 Lähmungen

Unter einer Lähmung versteht man die Bewegungsunfähigkeit oder Bewegungsverminderung eines oder mehrerer Muskeln. Dabei unterscheidet man Paralysen und Paresen:

- **Paralyse:** Der Muskel ist vollständig gelähmt.
- **Parese:** Der Muskel ist nicht vollständig gelähmt, sondern es besteht lediglich eine motorische Schwäche.

Bezüglich der *Art* der Lähmung unterscheidet man schlaffe und spastische Lähmung (Tabelle 18-2):

- **Schlaffe Lähmung.** Bei einer schlaffen Lähmung ist der Muskeltonus herabgesetzt. Ursache ist zum Beispiel die Durchtrennung eines peripheren Nervs oder die Zerstörung des Motoneurons im Rückenmark (zum Beispiel durch Poliomyelitis). In diesen Fällen kann der elektrische Impuls nicht zu den Muskelfasern transportiert werden, weshalb sie zur Kontraktion unfähig sind (Tab. 18-2).
- **Spastische Lähmung.** Bei einer spastischen Lähmung ist der Muskeltonus heraufgesetzt. Hier liegt eine Schädigung der Pyramidenbahn vor, und zwar entweder des Zellkörpers in der vorderen Zentralwindung, ihrer absteigenden Bahnen (Tractus corticospinalis) oder der sie begleitenden absteigenden Bahnen (Tractus reticulospinalis, → Abschn. 18.2.6, Pyramidenbahn). Meist liegt der Ort der Schädigung bei den absteigenden Fasern noch innerhalb der Großhirnhemisphären, also noch vor der Pyramidenbahnkreuzung, durch Arterienverschluss oder Hirnblutung.

18.9.5 Multiple Sklerose (MS)

Die Multiple Sklerose, ist eine der häufigsten Nervenerkrankungen. Die Morbidität liegt in Mitteleuropa bei 30–70 Erkrankten auf 100 000 Einwohner. Grundsätzlich nimmt die Erkrankungshäufigkeit bei Angehörigen der weißen Rasse auf

18.9 Ausgewählte Nerven- und ZNS-Erkrankungen

Tabelle 18-2

	Schlaffe Lähmung (periphere Lähmung)	Spastische Lähmung (zentrale Lähmung)
Ruhetonus des Muskels	herabgesetzt	heraufgesetzt
Ort der Schädigung	Vorderhornzelle im Rückenmark, peripherer Nerv bis motorische Endplatte	ab der Hirnrinde, Pyramidenbahn bis Vorderhornzelle im Rückenmark
Muskeleigenreflex	erloschen	gesteigert
Muskelatrophie	ja	nein
Pyramidenbahnzeichen (z. B. Babinski-Zeichen) auslösbar	nein	ja

der nördlichen Halbkugel mit wachsender Entfernung vom Äquator zu. In Afrika beträgt die Morbidität nur noch 0–4 Erkrankte auf 100 000 Einwohner.

Bei Autopsien findet man, dass es doppelt so viele Fälle sind, bei denen man die typischen MS-Veränderungen im ZNS nachweisen kann. Allerdings hat die eine Hälfte keine Beschwerden gehabt und nichts von ihrer Krankheit gewusst. Eine Tatsache, für die es zur Zeit keine Erklärung gibt!

Die **Ursache** der Multiplen Sklerose ist *unbekannt*. Allerdings gibt es die unterschiedlichsten Vermutungen, wie zum Beispiel genetische Disposition, Autoimmungeschehen, Allergien, Ernährung, Umweltfaktoren, Virusinfekte, Amalgam und andere In neuester Zeit gab es Hinweise darauf, dass evtl. eine Chlamydieninfektion eine Rolle spielen könnte.

Pathogenese. Es handelt sich um eine *Entmarkungskrankheit*, da sich im ZNS die weiße Substanz aufzulösen beginnt. Unter dem Mikroskop zeigen diese Herde (Stecknadelkopf- bis Markstückgröße) Markscheidenzerfall, Gliawucherung, Infiltration und Verdickung der Gefäße. Ohne Markscheiden ist keine geordnete Erregungsweiterleitung möglich, so dass es je nach Lokalisation zu unterschiedlichen Funktionsstörungen kommt. Prädilektionsstelle für diese Veränderungen ist die Brücke mit den Kernen der Hirnnerven, die für die Steuerung der äußeren Augenmuskeln zuständig sind, außerdem können die Veränderungen das Kleinhirn, die Pyramidenbahnen und die Sehnerven betreffen.

Verlauf. Man unterscheidet zwei Verlaufsformen: schubweiser Verlauf mit wechselnder Symptomatik (häufig) und chronisch-progredienter Verlauf (selten).

- Bei einem **akut schubweisen Verlauf** entwickelt sich die Symptomatik innerhalb von wenigen Tagen oder von 1 bis 2 Wochen. Die Beschwerden bleiben einige Tage bis Wochen unverändert, um sich dann spontan zurückzubilden (Remission), wobei die Rückbildung jedoch unvollständig ist. Das Intervall zwischen zwei Schüben dauert manchmal nur wenige Monate, meist aber 1 bis 2 Jahre, aber auch bis 10–15 Jahre. Selten kommt es zu foudroyanten (plötzlich einsetzend, feurig) Schüben, so dass die Betroffenen wenige Wochen nach der ersten Krankheitsmanifestation sterben. Solche Verläufe treten eher in jüngeren Jahren auf.
- Beim **chronisch-progredienten Verlauf** kommt es zu schubartigen Verschlimmerungen, Remissionen fehlen aber. Diese Form kommt vor allem bei Patienten in mittleren Jahren vor. Grundsätzlich überwiegt aber bei weitem der akut schubweise Verlauf.

Der Krankheitsbeginn liegt meist zwischen dem 20. und 40. Lebensjahr. Jenseits des 45. Lebensjahres sinkt die Häufigkeit frischer Erkrankungen kontinuierlich ab. Die Prognose des Krankheitsverlaufes ist um so ungünstiger, je jünger der Betroffene bei Krankheitsausbruch ist. Bevorzugt werden *Frauen* von der Krankheit befallen.

Symptome. Das klassische Krankheitsbild zeigt die Trias (so genannte Charcot-Trias):

- **Nystagmus** (Augenzittern). Es handelt sich um unwillkürliche, rasche, zitternde Bewegungen des Augapfels in vertikaler, horizontaler oder schräger Richtung.
- **Skandierende Sprache.** Die Sprache ist langsam und schleppend, ähnlich einem buchsta-

bierenden Kind. Die einzelnen Silben erscheinen voneinander abgehackt.
- **Intentionstremor.** Bei Zielbewegungen kommt es zum Zittern (Tremor), wobei die größte Amplitude unmittelbar vor dem Erreichen des Ziels auftritt.

Diese früher als klassisch angesehene Trias kommt jedoch in dieser Kombination in der Praxis relativ selten vor. Heute gelten als weitere wichtige Symptome bei MS:

- **Sehstörungen.** Dabei kommt es entweder schon frühzeitig durch Augenmuskellähmungen zu Doppeltsehen oder durch eine ein- oder beidseitige Entzündung des Sehnervs (Sehnerveneuritis) zu einer zeitweisen oder bleibenden Sehstörung („Sehen wie durch Milchglas oder Schleier") bis hin zum zeitweisen oder dauernden Erblinden. Der häufigste Verlauf ist hierbei der vorübergehende, einseitige Verlust des Sehvermögens.
- **Parästhesien** (in verschiedenen Hautgebieten)
- **fehlende Bauchdeckenreflexe** (auch abgeschwächte oder seitendifferente)
- **vorübergehende Gliederschwäche,** Unbeholfenheit und Schwerfälligkeit der Bewegungen
- **Steife in den Gliedmaßen**
- **spastische Lähmungen**
- **Blasen- und Potenzstörungen**
- **psychische Veränderungen,** und zwar depressiven Verstimmungen, Euphorie, Verminderung des Verantwortungsbewusstseins, später selten auch Psychosen
- **Kopfschmerzen**
- **Nachlassen der Gedächtnisleistung,** im späteren Verlauf evtl. Demenz.

Prognose. Die mittlere Verlaufsdauer liegt bei 25 Jahren. Ca. 30 % zeigt auch nach längerem Krankheitsverlauf keine wesentlichen Behinderungen, weitere 30 % bleiben arbeitsfähig, der Rest zeigt schwere Behinderungen bis Gehen mit Krücken bzw. Angewiesensein auf den Rollstuhl.

Diagnose. Liquor- und Blutuntersuchung, Kernspin- und Computertomographie, EEG (evozierte Potentiale).

Es gibt allerdings *keinen sicheren* diagnostischen Test auf MS. Die Diagnose wird im Wesentlichen aufgrund der Beschwerden gestellt und durch den Ausschluss aller anderen möglichen Ursachen.

Therapie. Im akuten Schub muss der Patient an den Arzt verwiesen werden, um die Verschlimmerungen möglichst gering zu halten. Schulmedizinisch wird vor allem mit Kortison, manchmal auch mit Interferonen, Zytostatika bzw. ACTH behandelt. Wichtig ist eine gezielte Krankengymnastik, um möglichst lange eine gute Bewegungsfähigkeit aufrechtzuerhalten.

In der naturheilkundlichen Therapie werden vor allem psychotherapeutische und diätetische Behandlungen durchgeführt.

18.9.6 Parkinson-Syndrom (Schüttellähmung)

Die Krankheit führt auch die folgenden Bezeichnungen: Parkinsonismus, Paralysis agitans, akinetisch-rigides Syndrom, akinetisch-hypertonisches Syndrom und extrapyramidales Syndrom.

Beim Parkinson-Syndrom (Schüttellähmung) handelt es sich um die häufigste neurologische Erkrankung des fortgeschrittenen Lebensalters. In der Substantia nigra des Mittelhirns, kommt es meist zwischen dem 50. und 60. Lebensjahr (auch früher oder später) zur Degeneration, die zu einer Verminderung der Transmittersubstanz Dopamin führt.

Ursachen. Man unterscheidet:
- **Primärer** (idiopathischer) **Parkinsonismus.** Es handelt sich um die häufigste Form. Die Ursache ist ungeklärt. Man vermutet ein komplexes Geschehen von Erbanlage und Umwelteinflüssen.
- **Sekundärer** (symptomatischer) **Parkinsonismus**
    - Medikamenteneinnahme (z. B. Neuroleptika, Antiemetika, Reserpin) ist die zweithäufigste Ursache,
    - Hirnarteriosklerose,
    - Folgeerscheinung nach durchgemachter Enzephalitis,
    - Vergiftungen (Mangan, Kohlenmonoxid, Methylalkohol),
    - selten: Traumen (z. B. Boxerenzephalopathie), Tumoren.

Diagnose. CCT, Kernspintomographie. L-Dopa Test: Durch medikamentöse Einnahme kommt es zu einer deutlichen Besserung der Symptomatik.

Symptome. Auch beim Parkinsonismus kann es zu einer Trias kommen: Hypokinese bis Akinese, Rigor und Tremor.

- **Hypokinese bis Akinese** (Bewegungsarmut bis Bewegungslosigkeit). Es handelt sich um eine Verlangsamung und Verminderung der Bewegungsfähigkeit. Durch eine mangelhafte oder fehlende Mimik kommt es zum Maskengesicht. Während des Schreibens wird die Schrift kleiner. Die Sprache ist leise und monoton. Die Haltung ist gebückt, der Gang kleinschrittig und schlurfend, die physiologischen Mitbewegungen der Arme fehlen. Es besteht eine erhöhte Fallneigung. Dies kann leicht geprüft werden, da der Patient schon beim leichten Anstoßen Ausgleichsschritte ausführen muss.

  Anfangs werden Bewegungen nur so weit ausgeführt, wie sie zum Erreichen eines Zieles notwendig sind. Später bleibt die Zielbewegung gleichsam auf halben Wege stehen: Es gelingt nun nicht mehr, die ergriffene Tasse zum Munde zu führen. Typisch sind schon im Frühstadium die Startschwierigkeiten beim Gehen. In schweren Fällen sind die Kranken später nicht mehr in der Lage, eine Bewegung, in der sie sich befinden, abzubremsen. So laufen sie, obwohl sie anhalten sollten, noch einige Schritte weiter, bis sie von etwas aufgehalten werden (erhöhte Unfallgefahr!).

- **Rigor** (Muskelsteifheit). Eine Muskelhypertonie führt zur Muskelsteifheit. Diese kann unterschiedlich verteilt sein, zum Beispiel kann sie beim postenzephalitischen Parkinsonismus besonders ausgeprägt im Nacken auftreten. Die Muskelhypertonie hat folgendes Kennzeichen: Bewegt man ein Glied des Erkrankten, so schießen immer wieder flüchtige Impulse ein, die den Ablauf der passiven Bewegung ruckartig bremsen („Zahnradphänomen").

- **Tremor** (Gliederzittern). Es kommt zu einem grobschlägigen Ruhetremor von vier bis sechs Schlägen pro Sekunde, anfangs als sog. „*Pillendreher-* oder *Münzzählertremor*". Bei zielgerichteten Bewegungen vermindert sich das Zittern oder verschwindet ganz; im Schlaf tritt es nicht auf, bei Erregung verstärkt es sich.

Weitere häufige Symptome sind:

- **Stimmungslabilität.** Die Kranken reagieren emotional langanhaltend und ausgeprägt. Häufig besteht auch ein Unvermögen, Affekte zurückzuhalten. Oft sind die Betroffenen egozentrisch und in sich gekehrt.

- **Salbengesicht.** Eine häufige Erscheinung beim Parkinsonismus ist das „Salbengesicht", ein glänzendes Aussehen der Gesichtshaut, durch eine dauernde Vermehrung der Talgabsonderung.

> **Parkinson-Syndrom**
> - Hypokinese bis Akinese
> - Rigor
> - Tremor
> - Stimmungslabilität
> - Salbengesicht

Prognose. Die Krankheit schreitet langsam voran. Es kommt immer wieder zu Zeitabschnitten, in denen es so scheint, als ob die Erkrankung zum Stillstand gekommen sei.

Der Tod tritt meist durch einen *Unfall* ein, bedingt durch die schlechte Beweglichkeit, oder durch einen hinzukommenden *Infekt*.

Therapie. Sehr wichtig sind auch heute noch die Krankengymnastik und eine gute psychische Betreuung.

In der Schulmedizin werden Dopa-Präparate, also Substanzen, die aus einer Vorstufe des Dopamins gewonnen wurden, meist in Kombination mit weiteren verschreibungspflichtigen Mitteln, eingesetzt. Seltener wird bei einseitigem Parkinson ein operativer Eingriff im Gehirn durchgeführt, eine so genannte stereotaktische Operation. Dabei wird unter Röntgenkontrolle über ein kleines Bohrloch in der Schädeldecke eine Nadel ins Gehirn vorgeschoben und damit ein bestimmtes Zellgebiet ausgeschaltet.

Grundsätzlich kann die Therapie nicht schematisch gehandhabt werden, sondern muss je nach Krankheitsbild vom Arzt individuell zusammengestellt werden. Der Heilpraktiker kann begleitend behandeln.

18.9.7 Apoplexie (apoplektischer Insult, Schlaganfall, Gehirnschlag)

Mit Schlaganfall (Apoplexie) fasst man verschiedene Hirngefäßerkrankungen zusammen, die zum „schlagartigen" Ausfall bestimmter Hirnfunktionen führen. Je nachdem, welche Hirnbereiche betroffen sind, treten unterschiedliche Symptome auf. Dabei verlaufen ca.

- 75 % als Hirninfarkt,
- 25 % als Hirnblutung (Massenblutung).

Allein aufgrund der Symptome ist oft keine zuverlässige Unterscheidung möglich. Betroffen sind vorwiegend ältere Menschen. Je nach Ausmaß der Gehirnschädigung kann der sofortige Tod eintreten, oder es können (schwere) neurologische Ausfälle entstehen (v. a. Lähmungen). Es können jedoch auch nur relativ schwache Nachwirkungen verbleiben, wenn nur ein kleineres Gebiet betroffen ist und evtl. die Aufgaben von anderen Gehirnteilen mitübernommen werden können.

Bei den Ursachen der Apoplexie spielen drei Faktoren eine wichtige Rolle: Hypertonie, Arteriosklerose und Diabetes mellitus.

! **Risikofaktoren der Apoplexie**
- **Hypertonie**
- **Arteriosklerose**
- **Diabetes mellitus**
- Fettstoffwechselstörungen
- Rauchen
- Ovulationshemmer („Pille")

Pathogenese. Das Gehirn ist außerordentlich gut mit Blut versorgt. Die wichtigsten zum Gehirn führenden Arterien sind die beiden paarigen Wirbelschlagadern (Aa. vertebrales) und die Halsschlagadern (Aa. carotides). Diese Arterien gelangen durch das große Hinterhauptloch (Foramen magnum) in den Schädel (→ Abschn. 18.2.6, Blutversorgung des Gehirns). Da der Blutdruck in hohem Maß die Aktivität der Hirnzellen bestimmt, genügt schon ein leichter Blutdruckabfall, um eine Ohnmacht oder Bewusstlosigkeit auszulösen.

Bleibt dem Gehirn nur 3–5 Minuten lang sauerstoffreiches Blut versagt, so kommt es in der Hirnrinde zu ersten Zellnekrosen. Andere Nervenzellen (z. B. im Hirnstamm) haben eine etwas längere Überlebenszeit. Der irreversible Hirntod tritt (bei einer Körpertemperatur von 37 °C) nach 9–10 Minuten ein; bei Unterkühlung ist der Sauerstoffverbrauch des Gehirns erheblich reduziert, so dass in diesem Fall der Hirntod erst später erfolgt. Bestehen (geringe) Restkreisläufe, so verlängert sich dadurch die regenerationsfähige Phase. Bei einem Restkreislauf von über 15 %, ist es sehr wahrscheinlich, dass es zu überhaupt keiner Schädigung von Hirngewebe kommt.

Hirninfarkt
(ischämischer zerebraler Insult)

Beim Hirninfarkt ist es zu einem *akuten Verschluss* einer *Hirnarterie* gekommen, und zwar entweder durch eine lokale *Thrombenbildung* an einem arteriosklerotisch veränderten Hirngefäß oder durch einen *Embolus*, der aus dem linken Herzen oder aus einem Hals- bzw. Hirngefäß stammt.

Es kommt zu einem teilweisen oder völligen Gefäßverschluss, infolgedessen das betroffene Hirngewebe nicht länger ausreichend mit Blut versorgt werden kann und abzusterben beginnt. Das Ausmaß der Schädigung hängt von der Größe des betroffenen Gebietes ab, von der Geschwindigkeit, mit der sich der Gefäßverschluss ausbildet und von der Fähigkeit des benachbarten Gebietes, Kollateralkreisläufe auszubilden.

Stadieneinteilung
- **TIA** (transitorische ischämische Attacken). Hier kommt es durch eine zeitweise Thrombozytenaggregation in arteriosklerotisch veränderten Gefäßen zu *neurologischen Symptomen*, die sich jedoch *längstens* innerhalb von *24 Stunden* (meist weniger als 1 Stunde) vollständig zurückbilden. Bei der Hälfte der Patienten, die später einen vollendeten Hirnschlag (s. u.) erleiden, gingen solche Attacken voraus. Die neurologischen Beschwerden können sich als Schwächegefühl im Arm oder Bein, in plötzlichen Sensibilitäts-, Sprach- oder Sehstörungen zeigen. Die Symptome werden von den Betroffenen in ihrer Bedeutung meist unterschätzt. Sie erfordern jedoch in jedem Fall eine unbedingte sorgfältige diagnostische Abklärung.
- **PRIND** (prolongierte reversible ischämische neurologische Defizite). Hier bilden sich die neurologischen Symptome erst *innerhalb einer Woche* zurück.
- **Vollendeter Hirninfarkt.** Es kommt *nicht zum vollständigen* Verschwinden der neurologischen Symptome.

Symptome. Der Gefäßverschluss tritt meist nachts ein. Er kann sich sowohl langsam (durch Thrombus) als auch plötzlich (durch Embolus) entwickeln. Der Betroffene ist bei Bewusstsein oder nur kurz bewusstlos. Der Puls ist beschleunigt, die Atmung normal, die Gesichtsfarbe blass. Der Patient wirkt im allgemeinen nicht krank. Je nach betroffenen Gefäß kommt es zu unterschiedlichen Symptomen. Häufig sind betroffen:

- **mittlere Großhirnarterie** (A. cerebri media): Sie ist die häufigste Lokalisation; ein Verschluss führt zur *kontralateralen Halbseiten-*

lähmung mit entsprechenden *Sensibilitätsstörungen*. Die Halbseitenlähmung ist meist *armbetont* und von einer *Fazialisparese* begleitet. Die Lähmung ist *anfangs schlaff* und wird nach Tagen bis Wochen *spastisch*. Ist die sprachdominante Hemisphäre betroffen, stellen sich *Sprachstörungen* ein. Des weiteren kann es zu Harninkontinenz, Verwirrtheit und Apathie kommen.

- **vordere Großhirnarterie** (A. cerebri anterior): *kontralaterale beinbetonte Halbseitenlähmung* mit entsprechenden Sensibilitätsstörungen, psychische Störungen und Verlangsamung.
- **hintere Großhirnarterie** (A. cerebri posterior): Gesichtsfeldausfälle, Verwirrtheit, Apathie, Kopfschmerzen.

! **Vorboten eines Hirninfarktes**
Vorübergehende *neurologische Ausfallerscheinungen* (Lähmungen, Sprach-, Schluck- und Kaustörungen). Es muss eine sofortige Klinikeinweisung erfolgen.

Hirnblutung
(intrazerebrale Massenblutung)

Bei einer Hirnblutung (Atlas Abb. 18-60) ist es zur *Gefäßruptur*, also zum Zerreißen eines Blutgefäßes gekommen. Es tritt Blut ins Gehirn aus. Ist lediglich ein kleines Hirngefäß betroffen, so kann der Schaden wiederhergestellt werden. Ist ein großes Gefäß betroffen, führt dies meist zum Tode.

Definition. Unter Hirnblutung versteht man Blutungen aus Hirngefäßen in das Gehirngewebe oder das Ventrikelsystem. Dabei unterscheidet man je nach Blutungsstelle Epidural-, Subdural-, Subarachnoidal- und intrazerebrale Massenblutungen. Die Ursachen und Auswirkungen der Blutungen sowie die Prognose sind bei diesen einzelnen Formen sehr unterschiedlich. Alle Formen von Hirnblutungen gelten als medizinische Notfälle und erfordern eine Krankenhauseinweisung. Hier kurz das Wichtigste zu den einzelnen Formen:

- **Epiduralblutung** (epidurales Hämatom): Die Einblutung erfolgt zwischen Dura mater und Schädelknochen. Sie erfolgt meist durch Kopfverletzungen, zum Beispiel durch einen Schlag auf den Kopf. Es kommt zu Bewusstseinsstörungen und nach einem freien Intervall, das Minuten bis Tage betragen kann, zur erneuten Bewusstseinstrübung bis Koma. Es können kontralaterale Halbseitenlähmungen und Zeichen der Hirndrucksteigerung auftreten.
- **Subduralblutung** (subdurales Hämatom). Die Blutung erfolgt in den Raum zwischen Dura mater und Arachnoidea. Hier liegt auch meist als Ursache eine Kopfverletzung vor, und es können die gleichen Symptome wie bei einer Epiduralblutung auftreten, allerdings entwickeln sie sich langsam innerhalb von Tagen bis Wochen.
- **Subarachnoidalblutung.** Die Blutung erfolgt in den Hirnwasserraum (Subarachnoidalraum). Eine Subarachnoidalblutung tritt fast immer spontan auf, also *ohne* vorausgegangene Kopfverletzung, und zwar durch das Zerreißen eines *Aneurysmas* (s. u.). Nach körperlicher Anstrengung, aber auch im Schlaf kommt es dabei zum „meningealen Syndrom" mit Kopfschmerzen und Nackensteifigkeit ohne Fieber; je nach Krankheitsschwere ohne oder mit Bewusstseinsverlust bis hin zum Koma.
- **intrazerebrale Massenblutung.** Diese Form der Hirnblutung gehört zum Krankheitsbild „Schlaganfall" und wird deshalb nachstehend ausführlicher vorgestellt.

Ursachen. Die häufigste Ursache ist ein durch *Bluthochdruck arteriosklerotisch verändertes Hirngefäß*, das der erhöhten Druckbelastung nicht mehr gewachsen ist und reißt. Seltener ist ein intrakranielles Aneurysma (s. u.) oder eine erhöhte Blutungsneigung (z. B. Hämophilie, Leukämie) die Ursache.

Ein **Aneurysma** ist eine sackartige Erweiterung eines vorgeschädigten arteriellen Blutgefäßes. Intrakranielle Aneurysmen bestehen meist *angeborenermaßen* und sitzen an den basalen Hirngefäßen (Circulus arteriosus Willisii, → Abschn. 18.2.6, Blutversorgung des Gehirns).

Symptome. Die Beschwerden setzen *akut* ein, verschlechtern sich durch die Raumforderung des ausgetretenen Blutes ständig und führen zur Hirndrucksteigerung. Folgen der Hirndrucksteigerung sind *Kopfschmerzen*, *Schwindel*, *Erbrechen* und *Bewusstseinsstörungen*, *Blutdruckabfall*, *Mydriasis*, *Augenmuskellähmungen* und *Stauungspapillen*. Bei letzteren handelt es sich um knopfförmiges Vorwölben der Sehnervenpapille, die bei einer Augenhintergrundspiegelung sichtbar wird.

Kann eine ausgeprägte Hirndrucksteigerung nicht behandelt werden, so kommt es zum Hirntod.

Je nach Lokalisation und Ausmaß der Blutung kommt es zu *Lähmungen, Sensibilitätsstörungen* und *Bewusstseinsstörungen* bis *Koma*. Kennzeichen des durch Hirnblutung verursachten Komas sind ein rotes, gedunsenes Gesicht, eine blasend-schnarchende Atmung und eine völlige Muskelerschlaffung mit Fehlen der Reflexe.

Therapie. Bei Verdacht auf Apoplexie ist sofortige Krankenhauseinweisung notwendig, damit dort die erforderlichen allgemeinen und neurologischen Untersuchungen durchgeführt werden können, gegebenenfalls auch eine kranielle Computertomographie, um weitere Maßnahmen einzuleiten.

zum Verlust des Tag-Nacht-Rhythmus. Schließlich ist der Betroffene völlig desorientiert, versteht nicht mehr, was gesprochen wird, obwohl er hören kann. Letztendlich erkennt er seine nächsten Familienangehörigen wie Ehepartner und Kinder nicht mehr und ist harn- und stuhlinkontinent.

> **Symptomatik der Alzheimer-Krankheit**
> - **Zerstreutheit, Vergesslichkeit**
> - **räumliche und zeitliche Orientierungsstörungen**
> - **Persönlichkeitsveränderungen**
> - **Demenz** (z. B. Störungen des Erkennens und Unfähigkeit einfachste Handlungen auszuführen.

18.9.8 Alzheimer-Krankheit

Die Alzheimer-Krankheit ist eine *Degenerationskrankheit*, die mit einer *Atrophie* der *Großhirnrinde* einhergeht. Sie beginnt meist zwischen dem 50. und 60. Lebensjahr. Frauen sind häufiger betroffen als Männer. Die Krankheit führt schleichend zur Demenz, das heißt, zum Verlust der erworbenen intellektuellen Fähigkeiten und zu Persönlichkeitsveränderungen.

Pathophysiologie. Das Gehirn des Alzheimer-Kranken kann auf ein Drittel seines ursprünglichen Volumens schrumpfen. Die Hirnkammern sind stark erweitert, und die normalerweise engen Hirnfurchen klaffen weit auseinander.

Gewebeuntersuchungen an Verstorbenen zeigten, dass die Nervenzellen in großen Hirnbereichen fast völlig abgestorben waren. Es hatten sich feine Neurofibrillen (Proteinfäden) und Plaques aus ähnlich gebauten Proteinen gebildet.

Ursache. Die Ursache ist unklar. Es wird vermutet, dass es sich um eine Slow-Virus-Infektion handeln könnte oder um eine Stoffwechselstörung des Gehirns.

Symptome. Die Erkrankung beginnt schleichend mit „Zerstreutheit" und Vergesslichkeit, dann treten räumliche und zeitliche Orientierungsstörungen und Persönlichkeitsveränderungen wie Interesselosigkeit, Ängstlichkeit, Stimmungslabilität, Apathie, aber auch erhöhte Reizbarkeit und Aggressivität auf. Im Laufe der Erkrankung kommt es zu drastischen Merkfähigkeitsstörungen und

Diagnose. EEG nur unspezifische Allgemeinveränderungen oder normal, CCT Normalbefund oder Nachweis der Hirnschrumpfung, eine neurologische Untersuchung ergibt manchmal Pyramidenbahnzeichen oder Hinweise auf extrapryramidale Syndrome. Eine absolut sichere Diagnose ist damit erst nach dem Tod möglich.

Therapie. Es steht neuerdings ein verschreibungspflichtiges Medikament zur Verfügung (Rivastigmin®), das in der Lage ist, den Krankheitsverlauf zu verlangsamen.

18.9.9 Epilepsie (Anfallsleiden)

Epilepsie (Fallsucht) ist eine anfallsweise, chronisch rezidivierende *Funktionsstörung* des *Gehirns*, die mit einer *gesteigerten Erregbarkeit* der zentralen Nervenzellen und mit einer *erhöhten Krampfneigung* einhergeht. Während eines Anfalls findet eine ungesteuerte, chaotische elektrische Entladung der Nervenzellen statt. Manchmal können die Anfälle durch bestimmte Reize wie Schlafentzug oder Lichtblitze ausgelöst werden, meist treten sie aber ohne solche erkennbaren Auslöser auf.

Es handelt sich um kein scharf umrissenes Krankheitsbild, sondern um einen Oberbegriff für eine Reihe von Anfallsleiden, die in verschiedenen Schweregraden vorkommen.

Ca. 5 % aller Menschen erleiden im Laufe ihres Lebens einen epileptischen Anfall. Die meisten der Betroffenen führen ein normales Leben und zeigen zwischen den einzelnen Anfällen keinerlei Symptome. Manche können einen bevorstehenden Anfall voraussagen und ankündigen, weil sie kurz vor dem Anfall eine so genannte Aura (Vorbotenzeichen) verspüren, zum Beispiel Unruhe, Reizbarkeit, Unbehagen.

Die Geschichte der Epilepsie ist mit vielen Vorurteilen verbunden. Einerseits vermutete man das Wirken dämonischer Kräfte, andererseits galt Epilepsie als heilige Krankheit, weil während der Aura, die eine tranceähnliche Bewusstseinslage darstellt, Wahrnehmungen möglich sind, die dem normalen Wachbewusstsein nicht zugänglich ist. Letzteres kann gerade bei Kindern dazu führen, dass sie Anfälle willentlich herbeiführen (z. B. durch bestimmte Atemtechniken oder durch schnellen Wechsel von Hell-Dunkel – zum Beispiel Flimmerbilder im Fernsehen, Flackerlicht). Da aber bei jedem Anfall Hirnzellen absterben können, muss dies unbedingt vermieden werden.

Ursachen. Die Anfallsneigung kann ohne ersichtlichen Grund bestehen oder sich aufgrund von Schlafentzug, Fieber (v. a. bei Kindern), Medikamenteneinnahme, Hirntumoren, Kopfverletzungen, Geburtsverletzungen, Meningitis, Enzephalitis, Apoplexie, MS, Hypoglykämie, Urämie, Drogenvergiftung oder -entzug oder Alkoholentzug einstellen.

! **Epileptische Anfälle,** die erstmals bei über 25-Jährigen auftreten, sind häufig das erste Symptom eines *Hirntumors*.

Symptome. Die Anfälle können mit *Zuckungen, Krämpfen, Stereotypien, Bewusstseinstrübungen* bis *Bewusstseinsverlust* und mit *vegetativen Störungen* einhergehen. Einige mögliche Erscheinungsformen sind:

- **Absencen** sind Bewusstseinsstörungen *ohne* motorische oder vegetative Symptome. Für die Dauer von Sekunden bis zu einer halben Minute schwindet dem Betroffenen das Bewusstsein, weshalb er ins Leere starrt und nicht auf Umweltreize reagiert. Es kann zu Zitterbewegungen der Augenlider kommen. Während solch eines kurzen Augenblickes kann die Sprache der Betroffenen für einige Sekunden stoppen, oder sie nicken vielleicht nur kurz mit dem Kopf vornüber. Danach fahren sie in ihrer vorherigen Beschäftigung fort. Absencen beginnen im 6. bis 10. Lebensjahr und führen pro Tag zu zahlreichen Anfällen, wodurch die Schulleistung stark beeinträchtig werden können.

- **Petit mal.** Petit mal kommt aus dem Französischen und bedeutet „kleines Übel". Betroffen sind in erster Linie Kinder und Säuglinge. Bei Kindern im Vorschulalter äußert sich ein solcher Anfall oft mit ruckartigen Bewegungen des Kopfes, der Arme oder Beine. Ihren Händen können dabei gehaltene Gegenstände entfallen, beim Sitzen kann ihr Kopf plötzlich auf dem Tisch aufschlagen, beim Gehen können sie schlagartig zu Boden stürzen.
Beim Säugling kommt es zu einem plötzlichen Zusammenkrümmen des Körpers mit Verdrehen der Augen.

- **Grand mal** (Epilepsia major). Beim Grand mal („großes Übel") handelt es sich um eine schwere Form der Epilepsie. Manche der Betroffenen bemerken an bestimmten Warnsignalen, dass ihnen ein Anfall bevorsteht („Aura wahrnehmen"): Einige Tage vor Ausbruch fühlen sie sich besonders gut oder besonders schlecht. Es kann zur Wahrnehmung von Lichtblitzen, Farben oder Tönen kommen.
Ein typischer, schwerer Anfall läuft folgendermaßen ab: Der Patient wird blass, die Augen sind starr und weit geöffnet. Manchmal wird ein durchdringender Schrei ausgestoßen. Es kommt zu Bewusstseinsverlust, und der Betroffene stürzt zu Boden. Arme und Beine versteifen. Für einen kurzen Augenblick tritt Atemstillstand ein. Der Patient verfärbt sich bläulich. Während dieser Phase des Anfalls, die etwa 10 bis 30 Sekunden dauert, entleeren sich häufig Blase und Darm. Es sieht so aus, als ob der Patient stürbe. Dann folgen auf die Muskelstarre rhythmische Muskelzuckungen. Diese sind anfangs kurz und schnell und werden dann langsamer und kräftiger. Der Betroffene schnappt nach Luft und hat Schaum vor dem Mund, der durch einen Zungen- oder Wangenbiss blutig verfärbt sein kann. Dann lassen die Muskelzuckungen allmählich nach. Diese zweite Phase dauert meist einige Minuten, danach fällt der Patient in einen tiefen, stundenlangen Schlaf.

- **Status epilepticus.** Beim Status epilepticus kommt es entweder zu einem mehr als 20 Minuten dauerndem Anfall oder zu einer Reihe aufeinanderfolgender Anfälle, zwischen denen nur kurze anfallfreie Intervalle liegen. Es muss sofort der Notarzt verständigt werden, da Lebensgefahr besteht.

Erste-Hilfe-Maßnahmen beim Grand-mal-Anfall. Bei den ersten Anzeichen möglichst darauf achten, dass sich der Betroffene beim Sturz nicht verletzt. Falls nach dem Sturz Verletzungsgefahr durch Gegenstände oder Mobiliar besteht, so sind diese zu entfernen, oder der Betroffene ist aus der Gefahrenzone zu bringen. Beengende Kleidung öffnen. Früher wurde empfohlen, ein zusammengelegtes Taschentuch oder einen Keil zwischen die Backenzähne zu schieben, um einen Zungenbiss zu verhüten. Diese Empfehlung gilt heute als veraltet, da für den Helfer dabei eine große Verletzungsgefahr besteht.

Nach Beendigung der Muskelzuckungen wird der Patient seitlich gelagert (stabile Seitenlage), so dass Speichel und Erbrochenes ungehindert aus dem Mund abfließen können.

> **Erste-Hilfe-Maßnahmen beim Grand-mal-Anfall**
> - **Verletzungsgefahren beseitigen**
> - **beengende Kleidung öffnen**
> - **Notarzt verständigen** (beim schweren Anfall, vor allem im Status epilepticus)
> - **stabile Seitenlagerung** *nach* Beendigung des Anfalls

Therapie. Die Therapie erfolgt durch den Arzt, da verschreibungspflichtige Medikamente verordnet werden müssen, durch die der größte Anteil der Patienten anfallfrei bleibt. Es muss versucht werden, die Ursache der Erkrankung zu beseitigen (z. B. Hirntumor).

Der Betroffene muss auf regelmäßige Essgewohnheiten achten, für ausreichenden Schlaf sorgen und Alkohol meiden.

18.9.10 Hirntumor
(Hirngeschwulst)

Bei den Hirntumoren unterscheidet man gutartige und bösartige Geschwülste. Auch gutartige Tumoren sind gefährlich, weil das Gehirn nur wenig Ausweichmöglichkeiten hat und hier jeder raumfordernde Prozess auf Kosten des Nervengewebes geht. Im Endstadium sowohl von gut- als auch von bösartigen Hirntumoren kommt es zu Anzeichen einer Drucksteigerung im Kopf.

Ursache. Die Geschwülste können entweder direkt vom Hirnparenchym ausgehen oder von den Hirnhäuten (Meningeom), den Gliazellen, der Hypophyse, dem Hörnerv (Akustikusneurinom) oder vom knöchernen Schädel bzw. Wirbelkanal. Erfahrungsgemäß handelt es sich bei ungefähr jedem vierten Hirntumor um die Metastasen eines Karzinoms, das sich außerhalb des Schädels befindet! Besonders häufig metastasieren Bronchial-, Mamma- und Nierenkarzinome in das Gehirn.

Symptome. Die Symptome können unterteilt werden in Lokalsymptome und in Symptome, die auf der Drucksteigerung im Schädel beruhen.

- **Lokalsymptome.** Der Tumor kann zum Ausfall bestimmter Hirnfunktionen führen und zu Reizerscheinungen. Die Ausfallerscheinungen hängen von der Lokalisation des Tumors ab. So kann es zu Lähmungen, Sensibilitäts-, Sprach-, Seh- oder Hörstörungen kommen. Schon kleine Tumoren können Krampfanfälle mit sich bringen (epileptische Anfälle).

- **Symptome der Drucksteigerung** im Kopf. Durch die Ausbreitung des Tumors im Schädelinnern kommt es zur Drucksteigerung, da das Gehirn keine Ausweichmöglichkeit hat, ausgenommen bei Kleinkindern, bei denen bis zu einem gewissen Grad eine Ausweitung des Schädels möglich ist (Wasserkopf = Hydrocephalus).
    - Plötzlich auftretendes explosionsartiges Erbrechen, vor allem bei raschen Bewegungen des Kopfes,
    - Kopfschmerzen,
    - Wesensveränderungen (Verlangsamung, Benommenheit, Schläfrigkeit),
    - Stauungspapillen (bei der Augenhintergrundspiegelung kommt es zur knopfförmigen Vorwölbung der Sehnervenpapille, → Abschn.

19.1.2, außerdem zur Erweiterung und Schlängelung der Venen und zur Verengung der Arterien.

! **Mögliche Frühsymptome eines Hirntumors**
- epileptische Anfälle
- Kopfschmerzen
- zunehmende psychische Veränderungen

- **neurologische Ausfallerscheinungen** (Lähmungen, Seh-, Hör-, Sprach-, Sensibilitätsstörungen)
- **Hirnnervenlähmungen**
- **Stauungspapillen**

Diagnose. Computertomographie, Röntgen, zerebrale Angiographie, Kernspintomographie, neurologische Untersuchungen, Biopsie im Rahmen einer stereotaktischen Operation.

18.10 Fragen

Beantworten Sie die Fragen möglichst knapp! Die richtigen Antworten finden Sie im angegebenen Abschnitt entweder **fett** oder *kursiv* gedruckt.

Allgemeines

▶ Wie wird das Nervensystem nach topographischen Gesichtspunkten (also hinsichtlich seiner anatomischen Lage) unterteilt? Wie hinsichtlich seiner Arbeitsweise, also nach funktionellen Gesichtspunkten (➔ Abschn. 18, Einleitung)

Rückenmark

▶ Welche beiden Hauptanteile unterscheidet man von der Färbung her am Rückenmarkquerschnitt? (➔ Abschn. 18.1)
▶ Woraus besteht die graue Substanz, und in welche drei Abschnitte wird sie unterteilt? Woraus besteht die weiße Substanz? Zählen Sie die Aufgaben des Rückenmarks auf! Wie heißen die Rückenmarkhäute? In welcher Höhe endet der Durasack? (➔ Abschn. 18.1)

Gehirn

▶ Zählen Sie die Hirnanteile auf! (➔ Abschn. 18.2., Kasten)
▶ Geben Sie die Aufgaben der Medulla oblongata an! (➔ Abschn. 18.2.1, Kasten)
▶ Kennen Sie die Fachbezeichnung für Brücke? (➔ Abschn. 18.2.2)
▶ Welche Hirnnerven entspringen im Mittelhirn? (➔ Abschn. 18.2.3)
▶ Welches ist die Hauptaufgabe des Kleinhirns? (➔ Abschn. 18.2.4, Kasten)
▶ Nennen Sie typische Beschwerden, die bei Kleinhirnschädigung auftreten können! (➔ Abschn. 18.2.4)
▶ Wie heißen die beiden Hauptanteile des Zwischenhirns? (➔ Abschn. 18.2.5, Kasten)
▶ Mit welchem Schlagwort wird die Hauptaufgabe des Thalamus gerne bezeichnet? Zählen Sie wichtige Aufgaben des Hypothalamus auf! (➔ Abschn. 18.2.5)
▶ Geben Sie die Hauptaufgabe des Großhirns an! In welche Lappen wird das Großhirn unterteilt? Wozu dient die Pyramidenbahn? Welche Aufgabe hat der Liquor? Welche Funktion erfüllt die harte Hirnhaut am inneren Schädelknochen? Welchen Nachteil bringt die Blut-Hirn-Schranke? (➔ Abschn. 18.2.6)

Rückenmarknerven

▸ Geben Sie Anzahl und Bezeichnung der Spinalnerven an! Welche Faserart führt die vordere, welche die hintere Wurzel der Rückenmarknerven? Was sind afferente Nervenfasern, was efferente? Was versteht man unter einem Dermatom? (➔ Abschn. 18.3)

Hirnnerven

▸ Geben Sie die Fachbezeichnungen der I. bis XII. Hirnnerven an, nennen Sie jeweils dazu die Hauptaufgabe und ob der Nerv afferente, efferente und/oder parasympathische Fasern führt! (➔ Abschn. 18.4)

Willkürliches und unwillkürliches Nervensystem

▸ Welcher Hirnteil muss von einer elektrischen Erregung erreicht werden, wenn der Reiz bewusst werden soll? (➔ Abschn. 18.5, Kasten)
▸ Wie wird das unwillkürliche Nervensystem noch bezeichnet? (➔ Abschn. 18.6)
▸ Wie wird das unwillkürliche Nervensystem unterteilt? (➔ Abschn. 18.6, Kasten)
▸ Die Ursprungszellen des Sympathikus liegen in den Seitenhörnern von C_8 bis L_2/L_3. Wie wird deshalb der Sympathikus noch bezeichnet? (➔ Abschn. 18.6.1, Kasten)
▸ Was ist der Grenzstrang? Wo werden die sympathischen Fasern umgeschaltet, die zu den Bauch-Becken-Organen laufen? Welche Transmitterstoffe spielen an den Synapsen des Sympathikus die entscheidende Rolle? (➔ Abschn. 18.6.1)
▸ Geben Sie die Hauptaufgaben von Sympathikus und Parasympathikus an! (➔ Abschn. 18.6.1, Kasten)
▸ Der Parasympathikus hat seine Ursprungszentren in den Kernen des Hirnstammes und im Sakralmark. Wie wird er deshalb noch bezeichnet? (➔ Abschn. 18.6.2)
▸ Was ist das intramurale System? (➔ Abschn. 18.6.3)

Reflexe

▸ Was ist ein Reflex? Wie ist ein Reflexbogen aufgebaut? (➔ Abschn. 18.7, Einleitung)
▸ Geben Sie die Kennzeichen des Eigenreflexes an! Zählen Sie wichtige Eigenreflexe auf (➔ Abschn. 18.7.1)
▸ Was ist ein Fremdreflex? Zählen Sie wichtige Fremdreflexe auf! Worauf achten Sie bei einer Prüfung der Naheinstellungsreaktion (Konvergenzreaktion)? (➔ Abschn. 18.7.2)
▸ Worauf weisen fehlende oder abgeschwächte Bauchdeckenreflexe hin? (➔ Abschn. 18.7.2, Kasten)
▸ Worauf weist ein positives Babinski-Zeichen hin? (➔ Abschn. 18.7.2, Kasten)

Apparative Untersuchungen

▸ Zählen Sie wichtige apparative neurologische Untersuchungen auf! (➔ Abschn. 18.8)

Ausgewählte Nerven- und ZNS-Erkrankungen

▸ Was gehört zum Horner-Symptomenkomplex? (➔ Abschn. 18.9.2)
▸ Geben Sie das Leitsymptom einer Ischialgie an! Welche Untersuchungen nehmen Sie bei Verdacht auf Ischiassyndrom vor? (➔ Abschn. 18.9.3)
▸ Welche Arten von Lähmungen werden unterschieden? (➔ Abschn. 18.9.4)
▸ Was wissen Sie über die Ursache von MS? Zählen Sie die Symptome bei MS auf! (➔ Abschn. 18.9.5)

18.10 Fragen

- Nennen Sie die typischen Beschwerden beim Parkinson-Syndrom! Wie zeigt sich der Tremor bei Parkinson meist im Anfangsstadium der Erkrankung? (→ Abschn. 18.9.6)
- Was ist eine Apoplexie? (→ Abschn. 18.9.7)
- Welches sind die wichtigsten Risikofaktoren der Apoplexie? (→ Abschn. 18.9.7, Kasten)
- Was liegt einem Hirninfarkt zugrunde? Welche Stadien werden bei Hirninfarkt unterteilt? Geben Sie wichtige Symptome bei Hirninfarkt an! (→ Abschn. 18.9.7)
- Nennen Sie Vorboten eines Hirninfarkts! (→ Abschn. 18.9.7, Kasten)
- Was liegt einer Hirnblutung zugrunde? Was sind die häufigsten Ursachen bei Hirnblutung? Zählen Sie typische Symptome einer Hirnblutung auf! (→ Abschn. 18.9.7)
- Was liegt der Alzheimer-Krankheit zugrunde? (→ Abschn. 18.9.8)
- Kennen Sie die typischen Symptome dieser Erkrankung? (→ Abschn. 18.9.8, Kasten)
- Was liegt der Epilepsie zugrunde? Schildern Sie stichpunktartig, zu welchen Erscheinungen es bei einem epileptischen Anfall kommen kann! Wie werden Epilepsie-Anfälle je nach dem Schweregrad unterteilt? (→ Abschn. 18.9.9)
- Welche Erste-Hilfe-Maßnahmen führen Sie bei einem schweren Epilepsie-Anfall durch? (→ Abschn. 18.9.9, Kasten)
- Geben Sie mögliche Frühsymptome eines Hirntumors an! (→ Abschn. 18.9.10, Kasten)

9 Das Auge

19.1	**Anatomie und Physiologie des Auges** 522		19.3.5	Farbenfehlsichtigkeit und Farbenblindheit 529
19.1.1	Aufbau des äußeren Auges 522		19.3.6	Lidrandentzündung (Blepharitis) 530
19.1.2	Aufbau des Augapfels (Bulbus oculi) 523		19.3.7	Gerstenkorn (Hordeolum) 530
	Glaskörper 523		19.3.8	Hagelkorn (Chalazion) 530
	Linse (Lens) 524		19.3.9	Tränenträufeln (Epiphora) 530
	Augenhäute 524		19.3.10	Tränensackentzündung (Dakryozystitis) 530
19.1.3	Die Sehbahn 527		19.3.11	Exophthalmus 531
19.1.4	Die Augenmuskeln 527		19.3.12	Enophthalmus 531
19.2	**Untersuchungsmethoden** 528		19.3.13	Bindehautentzündung (Konjunktivitis) 531
19.3	**Ausgewählte Erkrankungen des Auges** 528		19.3.14	Grauer Star (Linsentrübung, Katarakt) 531
19.3.1	Weitsichtigkeit und Kurzsichtigkeit 528		19.3.15	Grüner Star (Glaukom, erhöhter Augeninnendruck) 532
19.3.2	Schielen (Strabismus) 529		19.3.16	Netzhautablösung (Ablatio retinae) 533
19.3.3	Astigmatismus (Stabsichtigkeit) 529		**19.4**	**Fragen** 533
19.3.4	Nystagmus (Augenzittern) 529			

Durch die Gesamtheit der Sinnesorgane des menschlichen Körpers erhalten Gehirn und Rückenmark Informationen, die entweder aus der Außenwelt stammen oder aus dem Körperinneren.

Exkurs: Rezeptoren

- **Exterozeptive Rezeptoren** liegen in Augen, Ohren und Haut. Über diese Rezeptoren stehen wir mit der *Außenwelt* in Kontakt, da sie durch Reize, die außerhalb unseres Körpers liegen, stimuliert werden. Die Rezeptoren des Auges reagieren auf Lichtreize, die des Ohres auf Schallwellen und die der Haut auf Wärme, Kälte, Berührung und Schmerz.
- **Interozeptive Rezeptoren** sind Rezeptoren, die im Körperinneren liegen und Rückmeldungen über Geschehnisse *innerhalb* des Körpers liefern. Der Gleichgewichtssinn gibt uns Meldung über die Haltung und Stellung unseres Körpers im Raum, der Bewegungssinn über die Stellung einzelner Gelenke.

Schon aus dieser kurzen Übersicht sehen wir, dass es mehr als fünf Sinnesorgane gibt. Außer Sehen, Hören, Riechen, Schmecken, Tasten haben wir Sinnesorgane für Wärme-, Kälte- und Schmerzempfindung, einen Gleichgewichts- und Bewegungssinn.

Damit ein Reiz bewusst werden kann, muss ein Rezeptor so stark erregt werden, dass der Schwellenwert überschritten wird und so ein Nervenimpuls ausgelöst wird, der bis zur Großhirnrinde gelangt. Allerdings erreicht nur ein sehr kleiner Teil der aufgenommenen Reize die Großhirnrinde; der weitaus größte Teil bleibt unbewusst, da wir sonst durch Informationsüberflutung handlungsunfähig wären.

Einen wichtigen Teil der Sinneseindrücke erhalten wir über das Auge. Diese Sinnesempfindungen liefern uns Informationen über Größe, Form, Farbe, Bewegung, Oberflächenbeschaffenheit und Entfernung eines Objektes. Durch das Sehen mit *zwei* Augen erhalten wir ein *räumliches* Bild von der Außenwelt.

19.1 | Anatomie und Physiologie des Auges

19.1.1 Aufbau des äußeren Auges

Die Augäpfel liegen in den Augenhöhlen (Orbitae), die vom knöchernen Schädel gebildet werden, und die innen mit einem Schutzpolster aus Fettgewebe ausgekleidet sind. Bewegt werden die Augäpfel durch jeweils sechs äußere Augenmuskeln. Betrachten wir ein Auge von vorne, so sehen wir vor dem Augapfel das Ober- und Unterlid mit den Wimpern liegen, die dem Auge Schutz vor Licht, Schmutz und Verletzung bieten. Der von den Lidern umgrenzte Raum heißt Lidspalte. Ihre Festigkeit erhalten die Lider durch jeweils eine eingelagerte Bindegewebsplatte (Tarsus), die im freien Rand des Augenlides liegt. Die Lider enthalten Talgdrüsen, die den Lidrand einfetten (Abb. 19-1 und Atlas Abb. 19-1).

Bindehaut des Auges (Konjunktiva). Die Augenbindehaut kleidet die *Lider* von *innen* her aus, bildet dann eine obere und untere *Umschlagfalte* und setzt sich auf der vorderen Fläche der Lederhaut fort, also auf dem *sichtbaren, weißen Anteil* des Auges (Atlas Abb. 19-2). Am Limbus, das heißt am Übergang der Hornhaut (klare durchsichtige Struktur, die vor dem farbigen Anteil des Auges liegt) zur Lederhaut ist die Bindehaut festgewachsen. Die Hornhaut selbst ist also *nicht* mit Bindehaut überzogen. Wirken Schadstoffe auf die Bindehaut ein, reagiert sie mit Entzündung. Man spricht dann von Konjunktivitis (→ Abschn. 19.3.13).

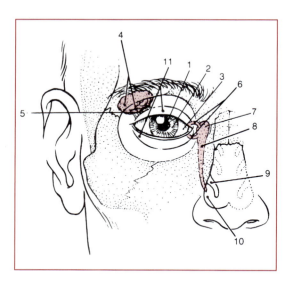

Abb. 19-1 Äußeres Auge und Tränenapparat
1. Sehloch (Pupille), 2. Regenbogenhaut (Iris), 3. Bindehaut auf der Lederhaut des Auges, 4. Tränendrüse (Glandula lacrimalis), 5. Ausführungsgänge der Tränendrüse, 6. Oberes und unteres Tränenkanälchen (Canaliculi lacrimales), 7. Tränensack (Saccus lacrimalis), 8. Tränennasengang (Ductus nasolacrimalis), 9. Untere Nasenmuschel, 10. Mündung des Tränennasenganges in die untere Nasenmuschel, 11. Ober- und Unterlid mit eingelagerter Bindegewebsplatte.

19.1 Anatomie und Physiologie des Auges

▶ Die **Hornhaut** (Kornea) des Auges ist *nicht* mit Bindehaut überzogen.

Tränenflüssigkeit. Die Tränenflüssigkeit wird von den *Tränendrüsen* gebildet, die *außen oben* in die *Augenhöhlen* eingelagert sind. Sie haben in etwa die Größe und Form einer *Mandel* und besitzen mehrere Ausführungsgänge, die im äußeren Augenwinkel in die obere Umschlagfalte einmünden.

Tränen sind eine klare, leicht salzig schmeckende Flüssigkeit mit nur geringem Eiweißgehalt. Sie dienen der *Ernährung, Befeuchtung* und *Reinigung* der *Hornhaut* und *verbessern* deren *optische Eigenschaften*, indem sie Unebenheiten ausgleichen und Staub ausschwemmen. Des Weiteren sind sie ein *Schmierfilm* für die *Lider* und haben eine wichtige Aufgabe als *emotionales Ausdrucksmittel*.

Aufgabe des Lidschlages ist es, die Tränenflüssigkeit über dem Auge zu verteilen.

Zwei kleine Mündungen im nasal gelegenen oberen und unteren Lidrand nehmen die Tränenflüssigkeit auf und leiten sie über ein oberes und ein unteres Tränenkanälchen zum Tränensack, von dem aus sie über den Tränennasengang in die Nasenhöhle geleitet wird (Abb. 19-1 und Atlas Abb. 19-3, 19-4).

19.1.2 Aufbau des Augapfels (Bulbus oculi)

Zum Augapfel gehören Glaskörper, Linse und die umgebenden Augenhäute (Abb. 19-2 und Atlas 19-6).

Glaskörper

Der *durchsichtige, gallertartige* Glaskörper bildet das Innere des Augapfels, das sich von der Linse bis zur Netzhaut erstreckt. Er besteht zu 98 % aus *Wasser*, in das ein Fibrillengerüst eingelagert ist. An der Oberfläche verdichtet sich das Fibrillennetz zu einer Membran. Da der Inhalt des Glaskörpers eine nicht komprimierbare Flüssigkeit ist, kann der Augapfel einem erheblichen Druck standhalten. Außerdem wird durch den Quelldruck des Glaskörpers, zusammen mit dem Kammerwasser, der notwendige enge Kontakt zwischen Netzhaut und den sich anschließenden Augenhäuten hergestellt.

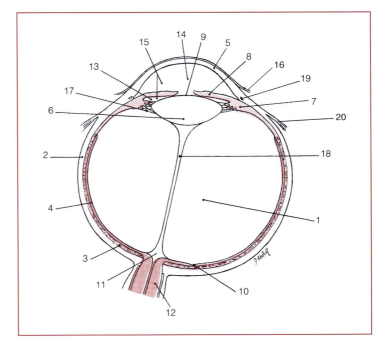

Abb. 19-2
Querschnitt durch das Auge
1. Glaskörper, 2. Lederhaut (Sclera), 3. Aderhaut (Choroidea), 4. Netzhaut (Retina), 5. Hornhaut (Cornea), 6. Linse (Lens), 7. Strahlenkörper (Ziliarkörper), 8. Regenbogenhaut (Iris), 9. Sehloch (Pupille), 10. Gelber Fleck (Stelle des schärfsten Sehens), 11. Blinder Fleck, 12. Sehnerv (N. opticus), 13. Hintere Augenkammer, 14. Vordere Augenkammer, 15. Mit Kammerwasser angefüllte Räume, 16. Augenbindehaut (Conjunctiva), 17. Strahlenbändchen (Zonula ciliaris), 18. Hyaloidkanal, trägt beim Feten die Glaskörperschlagader, 19. Schlemm-Kanal, 20. Äußerer Augenmuskel.

Linse (Lens)

Die Linse ist ein durchsichtiger, bikonvexer (beidseits nach außen gewölbter) Körper, der *zwischen Glaskörper* und *Iris* liegt (Atlas Abb. 19-12. Er ist durch einen Aufhängeapparat mit dem Ziliarkörper (s. u.) verbunden (Atlas Abb. 19-11).

Die in der Linse liegenden kernlosen, zentralen Fasern bilden den Linsenkern, der in einer festen elastischen Kapsel liegt. Durch die Elastizität der Linse ist, mit Hilfe des Ziliarmuskels, die *Anpassung* (Akkommodation) des Auges auf die jeweilige *Sehentfernung* möglich.

Augenhäute

Dem Glaskörper liegen drei Häute an, und zwar eine äußere, eine mittlere und eine innere Augenhaut (Abb. 19-2 und Atlas Abb. 19-6).

> **Augenhäute**
> - **Äußere Augenhaut:** Lederhaut (Sklera) und Hornhaut (Cornea)
> - **Mittlere Augenhaut:** Aderhaut (Choroidea), Ziliarkörper und Iris
> - **Innere Augenhaut:** Netzhaut (Retina)

Äußere Augenhaut (Tunica externa). An der äußeren Augenhaut kann man wiederum Lederhaut (Sklera) und Hornhaut (Kornea) unterscheiden.

- **Lederhaut** (Sklera). Die Lederhaut ist die äußere, weiße, aus *straffem Bindegewebe* bestehende *Schutzschicht*, die den Augapfel vor mechanischer Beschädigung schützt. Entwicklungsgeschichtlich betrachtet handelt es sich bei der Lederhaut um eine Ausstülpung der harten Hirnhaut, ein Vorgang, der während der Embryonalentwicklung abgelaufen ist. Die Lederhaut setzt sich über den Sehnerv als harte Hirnhaut (Durascheide) fort.
  Ihre weiße Farbe erhält die Lederhaut durch eine dichte Lage zugfester Fasern. Bei Säuglingen schimmert, wegen der geringeren Dicke der Sklera, die Pigmentschicht der Aderhaut bläulich durch. Findet man beim Erwachsenen „blaue Skleren", so können evtl. noch andere Entwicklungsstörungen vorliegen, zum Beispiel ein Marfan-Syndrom („Spinnengliedrigkeit" mit langen, schmalen Extremitäten, Großwuchs, Thoraxdeformitäten, überstreckbaren Gelenken und oft kardiovaskulären Fehlbildungen).
  Im vorderen Augenabschnitt geht die Lederhaut in die völlig durchsichtige Hornhaut (Cornea) über. Im Übergangsbereich zwischen Leder- und Hornhaut liegt der Schlemm-Kanal, der dem Abfluss des Kammerwassers (s. u.) dient.

- **Hornhaut** (Kornea). Die Hornhaut ist eine klare, durchsichtige, stark nach vorne gewölbte Struktur, die vor dem farbigen Anteil des Auges liegt (Atlas Abb. 19-8). Sie ist gefäßfrei, damit der Lichteinfall ins Auge nicht behindert wird. Sie arbeitet wie eine photographische *Sammellinse*. Zusammen mit der Augenlinse wird der Brennpunkt der hindurchtretenden Lichtstrahlen auf die Netzhaut eingestellt. Dabei übt die Hornhaut im Vergleich zur Linse den größeren Teil der Gesamtbrechkraft aus, nämlich ungefähr 75 %.
  Die Außenfläche der Hornhaut ist von mehrschichtigem unverhorntem Epithel bedeckt, das von der Tränenflüssigkeit ernährt wird; die Hinterfläche besteht aus einschichtigem Endothel, das vom Kammerwasser (s. u.) versorgt wird (Atlas Abb. 19-9). Trocknet die Hornhaut aus, beispielsweise bei einem fehlenden Lidschlag aufgrund einer Lähmung des Gesichtsnervs (Fazialislähmung), so wird sie trüb, und es kann zu Seheinschränkungen bis hin zum Erblinden kommen.
  Werden in die Hornhaut am Limbus ringförmig Fette eingelagert, so kommt es zum Kornealring (Arcus lipoides, ➔ Abschn. 10.10.1). Eine ungleiche Wölbung der Hornhaut führt zum Astigmatismus (➔ Abschn. 19.3.3).

Mittlere Augenhaut (Uvea). An der mittleren Augenhaut kann man drei Abschnitte unterscheiden: die Aderhaut (Choroidea), den Ziliarkörper (Strahlenkörper) und die Iris (Regenbogenhaut). Bitte beachten Sie hierzu die Abb. 19-3 und Atlas Abb. 19-7.

- **Aderhaut** (Choroidea). Die Aderhaut liegt der Lederhaut nach innen hin an. Sie ist pigmentiert und reich an Gefäßen, da von hier aus die *Versorgung* des Augapfels erfolgt. Entwicklungsgeschichtlich betrachtet, handelt es sich bei der Aderhaut um eine Ausstülpung der weichen Hirnhaut (Pia mater, ➔ „Hirnhäute" im Abschn. 18.2.6). Die eingelagerten Pigmentzellen geben ihr ein dunkles Aussehen, wodurch das Auge zu einer Art *Dunkelkammer* wird. Da-

19.1 Anatomie und Physiologie des Auges

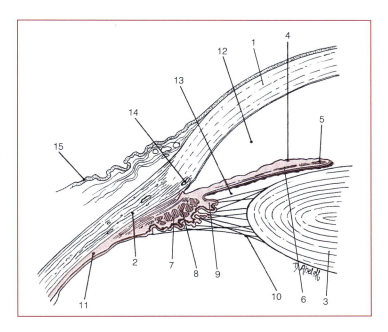

Abb. 19-3 Darstellung des vorderen Augenabschnittes
1. Hornhaut (Cornea), 2. Lederhaut (Sclera), 3. Linse (Lens), 4. Regenbogenhaut (Iris), 5. Schließmuskel der Pupille (M. sphincter pupillae), 6. Erweiterer der Pupille (M. dilator pupillae), 7. Strahlenkörper (Ziliarkörper), 8. Strahlenkörpermuskel (Linsenmuskel, M. ciliaris), 9. Strahlenfortsätze mit Ziliardrüsen, die das Kammerwasser bilden, 10. Linsenaufhängefasern (Zona ciliaris), 11. Aderhaut (Choroidea), 12. Vordere Augenkammer, 13. Hintere Augenkammer, 14. Schlemm-Kanal, 15. Bindehaut (Conjunctiva).

durch wird verhindert, dass das Sehen durch reflektierende Lichtstrahlen beeinträchtigt wird.
- **Ziliarkörper** (Strahlenkörper). Im vorderen Teil geht die Aderhaut in den Ziliarkörper über, in dem der *Ziliarmuskel* und die *Ziliardrüsen* liegen. Der Ziliarmuskel ist durch Aufhängefasern (Strahlenbändchen, Zonulafasern, Zonula ciliaris) mit der Linse verbunden. Durch Zusammenziehen und Erschlaffen reguliert der Ziliarmuskel die Linsenkrümmung und ermöglicht so eine Nah- und Fernanpassung (Akkommodation).
  - **Nahanpassung** (Nahakkommodation). Von Nahanpassung spricht man bei Gegenständen, deren Entfernung vom Betrachter weniger als 5 m beträgt. Zur Nahanpassung zieht sich der ringförmige Ziliarmuskel zusammen, was zur Entspannung der Aufhängefasern führt. Durch ihre Eigenelastizität nimmt die Linse eine kugelige Form an und erhöht damit ihre Brechkraft.
  - **Fernanpassung** (Akkommondationsruhe). Von Fernanpassung spricht man, wenn die Entfernung des betrachteten Gegenstandes mehr als 5 m vom Betrachter beträgt. Zur Fernakkommodation ist der Ziliarmuskel entspannt, wodurch es zur Anspannung der Aufhängefasern kommt. Diese Spannung der Fasern führt zur Abflachung der Linse, die sonst aufgrund ihrer Eigenelastizität eine kugelige Form annimmt.
  - **Kammerwasser.** Das von der Ziliardrüse hergestellte Kammerwasser dient der *Formerhaltung* des Augapfels und der *Ernährung*

von *Linse* und *Hornhaut*. Es strömt aus der hinteren Augenkammer zwischen Linse und Iris in die vordere Kammer. Hier tritt es in den *Schlemm-Kanal* über, von dem aus es ins Venenblut gelangt. Pro Minute werden in einem Auge ca. 2 mm^3 Kammerwasser gebildet und abgeleitet. Kommt es durch einen erhöhten Abflusswiderstand zur Druckerhöhung, entwickelt sich ein Glaukom (grüner Star, → Abschn. 19.3.15), was zur Erblindung führen kann. Kommt es im Bereich der Iris oder des Ziliarkörpers zu entzündlichen Veränderungen, kann die Kammerflüssigkeit getrübt werden.

> **Funktion des Kammerwassers**
> - **Formerhaltung** des Augapfels
> - **Ernährung von** Linse und Hornhaut

- **Iris** (Regenbogenhaut). Der vorderste Anteil der Aderhaut bildet die Iris, also den farbigen Teil des sichtbaren Auges. Sie besteht aus zwei Muskeln (s. u., Ring- und Radiärmuskel) und Bindegewebe. Bei letzterem handelt es sich um das pigmentierte Stroma, das der Iris die Färbung gibt. Damit hängt die Augenfarbe vom Melaningehalt des Irisstromas ab. Bei einer blauen Iris sind wenig, bei einer braunen Iris viele Pigmente eingelagert.

Die Iris ist mit der Blende eines Photoapparates vergleichbar: Durch das Loch (Pupille) in ihrer Mitte kann sie die *Menge* der *einfallenden Lichtstrahlen regeln*, die auf die Netzhaut treffen sollen. So erweitert sich in der Dämmerung und beim Weitsehen die Pupille, bei hellem Licht und beim Nahsehen verengt sie sich. Um diese Pupillenveränderungen vornehmen zu können, sind die Muskelfasern der Iris zirkulär und radiär angeordnet (Atlas Abb. 19-10). Der *zirkuläre Ringmuskel* (Schließmuskel der Pupille, M. sphincter pupillae) wird vom *Parasympathikus* versorgt und verengt die Pupille (Miosis). Die *radiär* angeordneten *Muskelfasern* (M. dilator pupillae, früher: M. dilatator pupillae) werden vom *Sympathikus* innerviert und erweitern die Pupille (Mydriasis).

Innere Augenhaut (Netzhaut, Retina). Die Augenhaut, die zwischen Glaskörper und Aderhaut liegt, ist die Netzhaut (Retina), die die *lichtempfindlichen Zellen*, die Stäbchen und Zapfen, enthält. Die durch die Pupille einfallenden Lichtstrahlen werden durch Hornhaut und Linse gebrochen und projizieren auf die Netzhaut ein umgedrehtes und seitenverkehrtes Bild. Trotzdem entspricht unsere Empfindung der Lage der Dinge in unserer Umwelt, da das Bild im Sehzentrum des Hirns nochmals umgedreht wird.

Die Netzhaut enthält außer *Sinneszellen* noch *Sehnerven-* und *Schaltzellen* und eine *Epithelschicht* (Abb. 19-4 und Atlas Abb. 19-13). Letztere hat die Aufgabe, zusammen mit der Aderhaut, Lichtreflexionen zu verhindern (Atlas Abb. 19-14).

Die Netzhaut wird über die zentrale Netzhautarterie (A. centralis retinae) ernährt, einem Ast der Halsschlagader (A. carotis interna). Sie tritt zusammen mit dem Sehnerv am blinden Fleck (s. u.) in das Auge ein. Der Abfluss erfolgt über die zentrale Netzhautvene (V. centralis retinae). Bei einer Augenspiegelung (Ophthalmoskopie, → Abschn. 19.2) können diese Gefäße betrachtet werden.

Sinneszellen. Bei den Sinneszellen der Netzhaut, die die einfallende Lichtenergie in Nervenimpulse umsetzen, unterscheiden wir Stäbchen und Zapfen. Über kurze Fortsätze (Dendriten) stehen sie mit den Schalt- und über diese mit den Sehnervenzellen in Verbindung.

- **Stäbchen.** Die 80 bis 120 Millionen Stäbchen sind mit Ausnahme des „gelben Fleckes", der Stelle des schärfsten Sehens, etwa gleichmäßig über die Netzhaut verteilt. Sie ermöglichen das *Hell-Dunkel-Sehen* in der Dämmerung. Die Außenglieder der Stäbchen enthalten Rhodopsin, das Sehpurpur, eine lichtempfindliche, chemische Substanz. Für den Aufbau von Rhodopsin wird Vitamin A benötigt. Deshalb führt Vitamin-A-Mangel zur Nachtblindheit. Wirkt nun Licht auf Rhodopsin ein, wird eine chemische Kettenreaktion ausgelöst, an deren Ende die Umsetzung der chemischen Reaktion in einen nervalen Impuls steht.

- **Zapfen.** Drei bis sechs Millionen Zapfenzellen ermöglichen das *Farbensehen*. Besonders dicht sind sie auf dem gelben Fleck (s. u.) angeordnet. Auch in den Zapfen kommt eine lichtempfind-

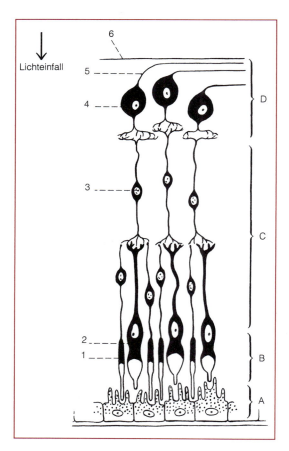

Abb. 19-4 Schematischer Aufbau der Netzhaut
A. Pigmentepithel, B. Schicht der Stäbchen und Zapfen (Sehzellen), C. Körnerschicht, D. Schicht der Sehnervenzellen und Sehnervenfasern, 1. Stäbchenzelle, 2. Zapfenzelle, 3. Schaltzelle, 4. Nervenzelle, 5. Nervenfaser, 6. Grenzmembran zwischen Glaskörper und Netzhaut.

liche, chemische Substanz vor. Es gibt drei Zapfenarten, die unterschiedliche chemische Substanzen enthalten, die jeweils auf Licht von einer bestimmten Wellenlänge reagieren. So ist eine Zapfenart besonders empfänglich für rotes, eine für blaues und eine für grünes Licht. Diese drei Zapfenarten sind die Grundlage des Farbensehens nach der Dreifarbenlehre. Die Farbe eines Gegenstandes hängt davon ab, welche Wellenlänge aus dem Farbspektrum er zurückwirft. Ein weißer Gegenstand reflektiert alle sichtbaren Strahlen, wogegen ein schwarzer alle Strahlen absorbiert.

▶ **Sehzellen**
- **Stäbchen:** ermöglichen in der Dämmerung das Hell-Dunkel-Sehen
- **Zapfen:** ermöglichen das Farbensehen

Gelber Fleck (Macula lutea). Wie schon erwähnt, ist der gelbe Fleck die *Stelle* des *schärfsten Sehens*. Er liegt in der Sehachse (Atlas Abb. 19-6 Nr. 17) und enthält *nur Zapfen*. In der Dämmerung kann nicht scharf gesehen werden, weil die Zapfen eine bestimmte Lichtmenge benötigen, um angeregt zu werden. Die in der Dämmerung noch vorhandene Lichtmenge reicht nur noch aus, um die Stäbchen zu erregen. Deshalb ist in der Dämmerung zwar Hell-Dunkel-Sehen möglich, aber kein Farbensehen (Atlas Abb. 19-15).

Blinder Fleck (Papilla nervi optici). An der Stelle an der der *Sehnerv* (N. opticus) aus dem Augapfel *austritt*, liegt der blinde Fleck. Hier befinden sich *keine* Sinneszellen, so dass hier auch kein Sehen stattfinden kann (Atlas Abb. 19-16).

Den blinden Fleck kann man an sich selbst leicht feststellen: Betrachten Sie das Kreuz mit dem rechten Auge (das linke verschließen). Führen Sie das Buch langsam an das Auge heran, bis der Punkt verschwindet. Dabei aber immer nur das Kreuz fixieren!

+

Normalerweise stört uns der blinde Fleck nicht, da wir mit beiden Augen sehen und das Gehirn den fehlenden Teil ergänzt.

19.1.3 Die Sehbahn

Wir haben gesehen, dass Stäbchen und Zapfen bei Lichtreizung Impulse an die anliegenden Schalt- und Sehnervenzellen weitergeben. Die Axone dieser Sehnervenzellen ziehen durch die Netzhaut zum „blinden Fleck" und bilden hier den Sehnerv (N. opticus), über den alle visuellen Informationen von der Netzhaut ins Zentralnervensystem gelangen (Atlas Abb. 19-17). Dazu verlaufen die beiden Sehnerven zur Sehnervenkreuzung (Chiasma opticum) unterhalb des Zwischenhirns, bei der die aus den nasalen Netzhauthälften stammenden Fasern gekreuzt werden (Atlas Abb. 19-18). Danach ziehen sie als Sehbahnen (Tractus opticus) in das Sehzentrum des Großhirns, das im Hinterhauptlappen liegt.

19.1.4 Die Augenmuskeln

Sechs äußere Augenmuskeln bewegen jeweils einen Augapfel (Atlas Abb. 19-20, 19-21). Es handelt sich dabei um den

- oberen geraden Augenmuskel (M. rectus superior),
- unteren geraden Augenmuskel (M. rectus inferior),
- inneren geraden Augenmuskel (M. rectus medialis),
- äußeren geraden Augenmuskel (M. rectus lateralis),
- oberen schrägen Augenmuskel (M. obliquus superior),
- unteren schrägen Augenmuskel (M. obliquus inferior).

Diese quergestreiften Augenmuskeln werden vom III., IV. und VI. Hirnnerv innerviert. Kommt es zu Störungen dieser Nerven, kann das betreffende Auge nicht mehr in alle Stellungen ausgerichtet werden. Es kommt zum *Schielen* und damit zum *Doppeltsehen*.

19.2 | Untersuchungsmethoden

Augenhintergrundspiegelung (Ophthalmoskopie). Bei der Ophthalmoskopie betrachtet man den Augenhintergrund mit einem Augenspiegel (Ophthalmoskop, Atlas Abb. 19-23). Der eingebrachte Lichtstrahl durchdringt Hornhaut, Linse, Glaskörper und den durchsichtigen Anteil der Netzhaut und trifft dann auf die pigmentierten Zellen (Pigmentepithel) der Netzhaut. Diese Pigmentepithelzellen bestimmen zusammen mit der Aderhaut (Choroidea) die rote Grundfarbe des Augenhintergrundes, die im Farbton durch den individuellen Pigmentgehalt schwanken kann (Atlas Abb. 19-24).

Mit Hilfe des Augenspiegels können bei *bestimmten Augenleiden* typische Veränderungen wahrgenommen werden. Aber auch Allgemeinerkrankungen (Arteriosklerose, Diabetes mellitus, Toxoplasmose, Syphilis) rufen Veränderungen des Augenhintergrundes hervor. Bei *erhöhtem Hirndruck* kommt es zu *Stauungspapillen*, das heißt, bei der Augenhintergrundspiegelung erscheint die Sehnervenaustrittsstelle vorgewölbt, verbreitert und unscharf. Die stark geschlängelten Netzhautvenen sind prall gefüllt; die Netzhautarterien dagegen verengt.

 Das **Ophthalmoskop** dient der Betrachtung des *Augenhintergrundes*.

Augentonometrie. Mit dem Augentonometer (Ophthalmotonometer) kann man die Spannung des Augapfels messen. Es handelt sich um ein wichtiges Gerät, um Glaukomerkrankungen zu erkennen und zu überwachen.

Prüfung der Sehschärfe (Visusprüfung). Unter Sehschärfe versteht man die Fähigkeit der Netzhaut, zwei Punkte eben noch als getrennt zu erkennen. Zur Messung der Sehschärfe dienen Sehproben, meist als Blockbuchstaben oder Zahlen in verschiedenen Größen.

Perimetrie. Bei der Perimetrie wird das Gesichtsfeld geprüft, das heißt der mit unbewegtem Auge gesehene Bereich. Gesichtsfeldausfälle kommen bei Gehirntumoren vor, sind aber auch wichtige Frühsymptome des grünen Stars.

19.3 | Ausgewählte Erkrankungen des Auges

Unter Augenerkrankungen fasst man eine Vielzahl von Störungen im Sehbereich zusammen: Kurz- oder Weitsichtigkeit, Brechungsfehler, Erkrankungen der Augenlider, des Tränenapparates, des Augapfels und der Augenhöhle. Augenerkrankungen können sich primär am Auge entwickeln oder sekundär als Symptom einer Allgemeinerkrankung (z. B. Diabetes mellitus). Die Behandlung von Augenkrankheiten gehört grundsätzlich in die Hand des Augenarztes; der Heilpraktiker kann aber bei vielen Erkrankungen begleitend behandeln, zum Beispiel bei Kurz- und Weitsichtigkeit durch bestimmte Augenübungen, durch (Mit-) Behandlung einer zugrundeliegenden Krankheit oder durch Stärkung der Abwehrkräfte.

19.3.1 Weitsichtigkeit und Kurzsichtigkeit

Weitsichtigkeit (Hyperopie). Mit zunehmendem Alter nimmt die *Eigenelastizität* der Linse *ab* und es kommt zur Altersweitsichtigkeit. Dadurch nimmt die Fähigkeit, nahegelegene Objekte scharf zu sehen, ab. Die kürzeste Entfernung des scharfen Sehens vergrößert sich, so dass ältere Menschen ein Buch oft nur noch mit ausgestreckten Armen lesen können, was diese zu der Bemerkung veranlassen kann: Meine Augen sind in Ordnung, nur meine Arme sind zu kurz! Mit zunehmender Entfernung verkleinert sich allerdings das Bild, wodurch normaler Druck bald unleserlich wird. Wird nun eine Brille mit konvexen Gläsern getragen, so kann diesem Sehfehler abgeholfen werden.

Weitsichtigkeit kann sich aber auch bei einem „zu kurzen Augapfel" einstellen. Es können auch beide Fehler kombiniert auftreten (Atlas Abb. 19-25).

Kurzsichtigkeit (Myopie). Im Gegensatz zur gerade geschilderten Weitsichtigkeit, bei der der Brennpunkt kurz hinter der Netzhaut liegt, ist er bei der Kurzsichtigkeit in den Glaskörper vorverlagert (Tab. 19-1). Bei der Kurzsichtigkeit ist der Augapfel zu lang und/oder die Linse zu stark gekrümmt, weshalb Gegenstände, die weiter ent-

19.3 Ausgewählte Erkrankungen des Auges

Tabelle 19-1 Charakteristika der Weit- und Kurzsichtigkeit

	Weitsichtigkeit	Kurzsichtigkeit
Brennpunkt	hinter der Netzhaut	vor der Netzhaut
Linsenkrümmung	zu schwach	zu stark
Augapfel	zu kurz	zu lang

fernt sind, nicht mehr genau auf die Netzhaut projiziert werden können. So leben Kurzsichtige in einer „kleinen Welt". Weiter entfernte Gegenstände werden nur noch unscharf oder verschwommen wahrgenommen. Dieser Sehfehler wird durch das Tragen einer Brille mit konkaven Gläsern korrigiert.

19.3.2 Schielen (Strabismus)

Beim Schielen weichen die beim Blick in die Ferne normalerweise parallel gestellten Augenachsen von der Parallele ab.

Strabismus tritt meist in den ersten Lebensjahren auf, und zwar als Folge einer *Schwäche* der *äußeren Augenmuskulatur*. Kommt es im späteren Lebensalter zum Schielen, so kann eine schwere Erkrankung wie Multiple Sklerose, Diabetes mellitus oder Hirntumor vorliegen.

Man unterscheidet einseitiges und beidseitiges Schielen.

- **Einseitiges Schielen.** Nur ein (meist schwachsichtiges) Auge verharrt in Schielstellung. Hier besteht die Gefahr, dass die Schwachsichtigkeit des schielenden Auges immer stärker wird. Deshalb muss das kindliche Schielen rechtzeitig augenärztlich behandelt werden. Dabei wird zunächst das führende Auge durch einen Verband verschlossen, damit das Kind mit dem schwachen Auge sehen muss. Damit aber nun nicht durch ein ständiges Abdecken das bisher gute Auge geschwächt wird, wird abwechseln abgedeckt, bis auf beiden Augen eine gleiche Sehschärfe erreicht ist.
- **Beidseitiges** (alternierendes) **Schielen.** Beim alternierenden Schielen können beide Augen abwechselnd fixieren.

Folge des Schielens sind *Doppelbilder*. Liegt keine sehr schwere Störung vor, so kann im ausgeruhten Zustand durch Willenskraft und Anstrengung eine Deckung der Netzhautbilder erreicht werden. Außerdem versucht der Schielende durch Schiefhaltung des Kopfes eine Korrektur herbeizuführen. Auf diese Art kann es gelingen, dass der beobachtete Gegenstand auch im muskelschwachen Auge in die Stelle des schärfsten Sehens projiziert wird.

19.3.3 Astigmatismus (Stabsichtigkeit)

Beim Astigmatismus ist die *Hornhaut* (Kornea) *ungleichmäßig gekrümmt*, wodurch die Abbildung eines Punktes strichförmig verzerrt wird. Dies führt zu einer *verschwommenen Sicht*.

Korrigiert wird dieser Sehfehler durch Zylindergläser oder Kontaktlinsen. Letztere korrigieren die Unregelmäßigkeiten der Hornhautoberfläche, indem die Tränenflüssigkeit zwischen der Vorderseite der Hornhaut und der Rückseite der Kontaktlinse einfließt. In schweren Fällen kommt eine Hornhauttransplantation in Betracht.

19.3.4 Nystagmus (Augenzittern)

Beim Nystagmus kommt es zu unwillkürlichen, rhythmisch schnell aufeinanderfolgenden *Zuckungen* der *Augäpfel*, die waagrecht, senkrecht oder drehend sein können.

Nystagmus kann angeborenermaßen bei Schwachsichtigkeit und Blindheit auftreten; erworbenermaßen bei Multipler Sklerose, Kleinhirntumor, Verletzungen des Labyrinths und bei Schädigung des VIII. Hirnnervs (N. vestibulocochlearis) durch Entzündung (Neuritis) oder Tumor.

19.3.5 Farbenfehlsichtigkeit und Farbenblindheit

Die häufigste Art der Farbenfehlsichtigkeit ist eine Störung der *Rot-Grün-Wahrnehmung*. Ungefähr 4 % der Männer sind von einer Rot-Grün-Blindheit befallen. Bei weiteren 6 % besteht eine Rot-Grün-Schwäche. Es handelt sich um eine *geschlechtsgebundene Erbkrankheit*, die von normalsichtigen Müttern auf einen Teil ihrer Söhne übertragen wird.

Bei *Farbenblindheit* können überhaupt keine Farben wahrgenommen werden, sondern es können nur verschiedene Helligkeitsgrade unterschieden werden. Mögliche Ursachen sind Netzhauterkrankungen, Schädigungen der Sehnervenbahnen oder Schäden der Hirnrinde.

19.3.6 Lidrandentzündung (Blepharitis)

Ist der freie Lidrand gerötet, von weißen Schüppchen bedeckt und besteht dabei Brennen und Jucken, so handelt es sich um eine Entzündung der Lidränder (Blepharitis). Liegt die Ursache in einer bakteriellen Infektion (meist Staphylokokken), so sitzen auf den geröteten, geschwollenen Lidrändern gelbliche Eiterkrusten, evtl. fallen die Wimpern aus. Nach Ausheilung der Erkrankung kann es durch Vernarbungen und Verziehungen zu unregelmäßig geformten Lidränder kommen, bzw. zum *Entropium*, bei dem der Rand des Lides nach innen gerollt ist, so dass die Wimpern das Auge kratzen und reizen oder zum *Ektropium*, bei dem sich der Lidrand nach außen stülpt.

19.3.7 Gerstenkorn (Hordeolum)

Jede Wimper besitzt ihre eigene Drüse, die ein Gleitmittel produziert. Kommt es zur bakteriell bedingten Entzündung dieser Drüse (Moll- oder Zeis-Drüse) treten *Schmerzen* auf und es bildet sich *Eiter* (Atlas Abb. 19-26). Der Abszess platzt meist nach einigen Tagen spontan *auf* und der Schmerz lässt nach. Manchmal ist ein kleiner chirurgischer Schnitt notwendig, um dem Eiter einen Weg nach außen zu bahnen. Es handelt sich meist um eine Entzündung durch Staphylokokken, deshalb muss im Einzelfall geprüft werden, ob Antibiotikagabe erforderlich ist.

19.3.8 Hagelkorn (Chalazion)

Meibom-Drüsen produzieren ein Gleitmittel, das die Aufgabe hat, den Lidrand einzufetten. Kommt es in einer solchen Drüse zu einem Sekretstau, so bildet sich eine *schmerzlose Zyste*, die als Hagelkorn bezeichnet wird (Atlas Abb. 19-27). Sie liegt an der *Innenseite* des *Ober-* oder *Unterlides*, das dadurch nach außen vorgewölbt wird. Die Haut über der Zyste ist frei verschieblich. Ein Hagelkorn kann bis erbsgroß werden. Wird das Hagelkorn sehr groß, kann es durch Druck auf die Hornhaut zu Sehverzerrungen kommen. Im Anfangsstadium kann sich ein Hagelkorn von allein zurückbilden, später muss es meist operativ entfernt werden. Gelegentlich infiziert sich ein Hagelkorn. In diesem Fall schwillt das Lid an, wird rot und schmerzt. Es kann dann leicht mit einem Gerstenkorn verwechselt werden.

> - **Gerstenkorn:** schmerzhafter Abszess am Lidrand
> - **Hagelkorn:** schmerzlose Zyste im Lid

19.3.9 Tränenträufeln (Epiphora)

Ein Überlaufen der Tränen über den Lidrand (Tränenträufeln) kann durch einen *Fremdkörper* im Auge hervorgerufen werden (z. B. Wimper) oder einen Verschluss des *Tränennasenganges*. Vermehrter Tränenfluss kann aber auch durch reizende Gase, durch grelles Licht, durch Wind, Kälte oder durch seelische Erregung verursacht werden.

19.3.10 Tränensackentzündung (Dakryozystitis)

Die Ursache ist fast immer eine *Verlegung* des *Tränenkanälchens* oder des *Tränennasenganges*, der den Tränensack mit der Nasenhöhle verbindet. Bei Neugeborenen kann sie sich aufgrund einer im Tränenkanal übriggebliebenen Membran entwickeln. Manchmal ist es möglich mittels einer Massage des Tränensacks, die Blockierung zu überwinden; in den anderen Fällen muss der Kanal vor dem dritten Lebensmonat mit einer Sonde durchgängig gemacht werden.

Die Haut über dem Tränensack ist im Falle einer akuten Entzündung schmerzhaft geschwollen, gerötet, warm und druckschmerzhaft. Manchmal besteht Fieber.

Evtl. kann der Augenarzt mittels einer Spülung die Verlegung im Tränengang beseitigen. Kommt es zu einer deutlichen Eiteransammlung, so kann

19.3.11 Exophthalmus

Unter Exophthalmus versteht man ein ein- oder beidseitiges *Hervortreten* der *Augäpfel* („Glotzaugen"). Bei beidseitigem Exophthalmus liegt die Ursache meist in einer *Schilddrüsenüberfunktion* durch ein Autoimmungeschehen (Morbus Basedow, ➔ Abschn. 14.10.1).

Bei einseitigem Exophthalmus kommen in Betracht: Tumoren hinter dem Auge und Entzündungen oder Gefäßschäden, wie Aneurysmen oder Thrombosen. Tritt das Auge *sehr* weit vor, wird die Beweglichkeit des Augapfels eingeengt und es ist kein völliger Lidschluss mehr möglich.

Seheinschränkungen drohen, wenn es in schweren Fällen zu einem sehr starken Augendruck kommt, so dass die Blutversorgung des Augennervs behindert wird oder wenn die Hornhaut durch den unvollständigen Lidschluss austrocknet.

19.3.12 Enophthalmus

Sinkt der *Augapfel* in die Augenhöhle *zurück*, spricht man vom Enophthalmus. Ursache kann eine Fraktur der knöchernen Augenhöhle sein oder ein Schwund des Augenhöhlenfettgewebes durch extreme Abmagerung. Kommt es außer dem *Enophthalmus* noch zum Herabhängen des Augenlides (*Ptosis*) und zu einer Pupillenverengung (*Miosis*), handelt es sich um einen *Horner-Symptomenkomplex* (➔ Abschn. 18.9.2). Die Ursache liegt in diesem Fall in einer *Lähmung* der vom *Sympathikus* innervierten Augenmuskulatur.

> - **Exophthalmus:**
>   Hervortreten des Augapfels
> - **Enophthalmus:**
>   Zurücksinken des Augapfels

19.3.13 Bindehautentzündung (Konjunktivitis)

Die Bindehautentzündung (Konjunktivitis, Atlas Abb. 19-28) ist die häufigste Augenerkrankung. Sie kann primär auftreten oder sekundär als Begleiterkrankung anderer Infektionskrankheiten, zum Beispiel bei Masern. Sie kann akut oder chronisch verlaufen, und infektiös (eher bei Kindern), nichtinfektiös oder allergisch (eher bei Erwachsenen) bedingt sein. Zu den nichtinfektiösen Entzündungen gehören die durch Fremdkörper, Wind, Staub, Dämpfe, Säuren und Laugen hervorgerufenen Reizungen der Bindehaut. Dagegen ist die allergische Form häufig eine Begleiterscheinung des Heuschnupfens.

Bei der Konjunktivitis ist die *Rötung* in den *Übergangsfalten* des Ober- und Unterlides *besonders ausgeprägt*. Es sind *einzelne, kräftig gezeichnete Gefäße sichtbar*, die sich mit der Bindehaut verschieben lassen. Der Patient klagt über *Brennen* und *Jucken*, als ob ihm Sand in die Augen gestreut sei. Es kann zu *vermehrter Sekretbildung* kommen, und zwar je nach Krankheitsursache zu einer wässrigen, wässrig-eitrigen oder eitrigen Flüssigkeit. Morgens sind die Lidränder durch das Sekret, das sich nachts zwischen den Lidrändern gebildet hat, verklebt. Die Sehkraft ist aber in *keinem Fall* beeinträchtigt!

Bei Verdacht auf infektiöse Konjunktivitis kann ein Abstrich des Bindehautsekretes angefertigt werden, um den Erreger zu bestimmen. Dies ist vor allem bei Neugeborenen wichtig, da hier der Verdacht auf eine Gonokokkeninfektion besteht, die zum Erblinden führen kann.

Die Therapie der Konjunktivitis muss sich nach der Ursache und der Krankheitsschwere richten. Bei leichterer Bindehautentzündung hat sich in der Naturheilkunde vor allem Augentrost (Euphrasia) bewährt, mit dem Verkrustungen abgewaschen und feuchte Umschläge verabreicht werden können.

> **!** Bei einer *reinen* **Bindehautentzündung** (Konjunktivitis) ist die *Sehkraft* in *keinem Fall beeinträchtigt*!

19.3.14 Grauer Star (Linsentrübung, Katarakt)

Der graue Star (Atlas Abb. 19-29) ist eine verbreitete Augenerkrankung, bei der es zur teilweisen bis vollständigen *Trübung* der *Augenlinse* kommt. In fortgeschrittenen Fällen erscheint die *Pupille grau*. Meist sind beide Augen betroffen, jedoch ist im Allgemeinen ein Auge stärker betroffen als das andere.

Durch die Trübung der Linse kommt es zur Beeinträchtigung der Sehkraft. In fortgeschrittenen Fällen ist nur noch Hell-Dunkel-Sehen bzw. ein „Schattensehen" möglich. Die häufigste Form, der sogenannte *Altersstar*, tritt meist um das 60. bis 65. Lebensjahr auf. Bei *Diabetes mellitus* kann er sich durch eine Ernährungsstörung der Linse entwickeln. Weitere Ursachen sind Cushing-Syndrom, Linsenverletzungen, Strahlenschäden oder andere Augenerkrankungen. Liegt eine *angeborene* Linsentrübung vor, kann eine Rötelninfektion der Mutter während der Schwangerschaft die Ursache sein, Einnahme von Medikamenten oder ein Begleitsymptom bei Down-Syndrom.

Beim grauen Star muss in schweren Fällen die trübe Linse operativ entfernt werden. Der freigewordene Platz füllt sich mit Kammerwasser. Die fehlende Linse wird durch ein Implantat, durch starke, konvexe Gläser oder mittels Kontaktlinsen ausgeglichen. Ist das Auge ansonsten gesund, liefert eine Star-Operation zu über 90 % gute Ergebnisse.

19.3.15 Grüner Star (Glaukom, erhöhter Augeninnendruck)

Unter dem Begriff Glaukom werden Augenerkrankungen zusammengefasst, die mit einer *Druckerhöhung* im *Augeninneren* einhergehen. Dies kann mit einem Augentonometer (➜ Abschn. 19.2) gemessen werden. Der erhöhte Druck kann zur *Atrophie* des *Sehnervs* führen, was Seheinschränkungen, Gesichtsfeldausfälle und Erblindung zur Folge haben kann.

Die Ursache der Druckerhöhung liegt meist in einer *Abflussbehinderung* des Kammerwassers im Schlemm-Kanal, wobei man Weitwinkel- und Engwinkelglaukome unterscheidet. Dagegen ist ein *sekundäres* Glaukom Folge einer anderen Augenerkrankung (z. B. Linsenluxation, Gefäßerkrankungen, losgelöste Pigmente) oder Kortison-Einnahme. Die *häufigste* Verlaufsform ist das *chronische Weitwinkelglaukom*, das meist erst *nach* dem *40.* Lebensjahr auftritt.

Die Behandlung erfolgt durch den Augenarzt; der Heilpraktiker kann begleitend behandeln.

- **Akutes Glaukom.** Das akute Glaukom beginnt mit einem meist einseitigen, plötzlichen, schneidenden Schmerz im Auge mit Nebelsehen, Regenbogenfarbensehen (Sehen farbiger Ringe um Lichtquellen), starken Kopfschmerzen, Trigeminusschmerzen und heftigen Bauchschmerzen mit Übelkeit und Erbrechen (Vorsicht: nicht mit einem akuten Abdomen verwechseln!). Das Sehvermögen lässt nach. Das Auge verfärbt sich dunkelrot (Atlas Abb. 19-30). Es stellt sich ein Hornhautödem (Epithelödem) ein. Die Pupille ist erweitert, entrundet und starr. Hauptsymptom ist der hohe Augeninnendruck durch den sich das Auge beim Betasten hart anfühlt. Ein solcher akuter Anfall tritt bevorzugt im höheren Alter bei vegetativer Labilität auf. Ausgelöst werden kann er durch Überanstrengung, Angst, Schreck und Trauer. Betroffen sind häufig Patienten mit einem anatomischen Kurzbau der Augen mit flacher Vorderkammer und engem Kammerwinkel.

  Es handelt sich um einen medizinischen Notfall, der sofortiger augenärztlicher Behandlung bedarf.

- **Chronisches Glaukom.** Das chronische Glaukom entwickelt sich *langsam*, *ohne* äußere Anzeichen, meist jenseits des 40. Lebensjahres; oft ist eine familiäre Häufung festzustellen. Nur gelegentlich werden morgendliche Kopfschmerzen, Regenbogenfarbensehen und Spannung oder Schmerzen über den Augen geklagt. Die Druckerhöhung im Augeninneren bildet oft das einzige Symptom. Besteht sie schon längere Zeit, so kann man mit einem Augenspiegel typische Veränderungen am blinden Fleck feststellen.

Wird ein Glaukom nicht rechtzeitig richtig behandelt, so degenerieren immer größere Bereiche des Sehnervs. Es kommt zu einer röhrenförmigen Einengung des Gesichtsfeldes. Bevor es zur endgültigen Erblindung kommt, treten oft noch schwere Augeninnenentzündungen und Linsentrübungen auf.

> **!** **Chronisches Glaukom**
> Die Erhöhung des Augeninnendrucks ist anfangs meist symptomlos, kann aber trotzdem den Sehnerv schädigen!

19.3.16 Netzhautablösung (Ablatio retinae)

Eine Netzhautablösung kann sich infolge einer *schweren Augenverletzung*, bei *starker Kurzsichtigkeit* oder spontan aufgrund einer *altersbedingten Netzhautdegeneration* entwickeln. Als Vorboten kann es zu schmerzlosen Sehstörungen („welliges" Sehen), nachlassender Sehschärfe, Wahrnehmung von Blitzen, Schleier- und Schattensehen kommen. Ohne Behandlung schreitet die Netzhautablösung *unablässig fort*. Der Endzustand ist die *totale Erblindung*.

Bei einer *akuten* Netzhautablösung kann es zum Auftreten eines „schwarzen Schleiers" kommen, der ab- oder aufsteigt, von rechts nach links oder umgekehrt wandert, je nach Ort der Ablösung. Es handelt sich um einen medizinischen Notfall, der sofort augenärztlich behandelt werden muss, bevor es zum Ablösen des gelben Flecks kommt! An Therapien werden chirurgische Maßnahmen durchgeführt, vor allem aber Lasertherapien, bei denen die Netzhaut mit der darunterliegenden Aderhaut verklebt wird.

19.4 Fragen

Beantworten Sie die Fragen möglichst knapp! Die richtigen Antworten finden Sie auf der angegebenen Seite entweder **fett** oder *kursiv* gedruckt.

Anatomie und Physiologie

Aufbau des äußeren Auges
- Geben Sie das Ausbreitungsgebiet der Konjunktiven an! Wo wird die Tränenflüssigkeit gebildet? Wo liegen die Tränendrüsen und wie groß sind sie? Was ist die Aufgabe der Tränenflüssigkeit? (➔ Abschn. 19.1.1)

Aufbau des Augapfels
- Woraus besteht der Glaskörper des Auges? (➔ Abschn. 19.1.2)
- Wo liegt die Linse? Was ermöglicht die Linse durch ihre Elastizität? (➔ Abschn. 19.1.2)
- Wie heißen die drei Häute, die dem Glaskörper aufliegen? (➔ Abschn. 19.1.2, Kasten)
- Woraus besteht die Lederhaut und was ist ihre Hauptaufgabe? (➔ Abschn. 19.1.2)
- Wie heißt der vordere, dünnere und völlig durchsichtige Anteil des Auges, der sich über Pupille und Iris befindet? (➔ Abschn. 19.1.2)
- Mit welchem Teil des Photoapparates wird die Hornhaut gerne verglichen? (➔ Abschn. 19.1.2)
- Geben Sie die beiden wichtigsten Aufgaben der Aderhaut an! (➔ Abschn. 19.1.2)
- Was befindet sich im Ziliarkörper? (➔ Abschn. 19.1.2)
- Was ist die Aufgabe des Kammerwassers? (➔ Abschn. 19.1.2, Kasten)
- Wie heißt der Kanal, über den der Abfluss des Kammerwassers ins Blut erfolgt? (➔ Abschn. 19.1.2)
- Welche Aufgabe hat die Iris? (➔ Abschn. 19.1.2)
- Schildern Sie stichpunktartig den Aufbau der Netzhaut! Welche Art von Sehen ermöglichen die Stäbchen, welche die Zapfen? Was ist der „gelbe Fleck"? Wo liegt er? Welche Art Sinneszellen enthält er? Was ist der blinde Fleck? (➔ Abschn. 19.1.2)
- Wie viele äußere Augenmuskeln bewegen jeweils einen Augapfel? Mit welcher Sehstörung muss man rechnen, wenn die Hirnnerven, die die äußeren Augenmuskeln innervieren, geschädigt sind? (➔ Abschn. 19.1.2)

Untersuchungsmethoden
- Welche Untersuchungsmethoden des Auges kennen Sie? Worauf kann eine Augenhintergrundspiegelung hinweisen? Auf welche Erkrankung weist eine Stauungspapille hin? (➔ Abschn. 19.2)

Ausgewählte Augenerkrankungen

Weit- und Kurzsichtigkeit
▸ Wodurch kommt es zur Altersweitsichtigkeit? (➜ Abschn. 19.3.1)
▸ Wo befindet sich der Brennpunkt bei Weitsichtigkeit, wo bei Kurzsichtigkeit? (➜ Abschn. 19.3.1, Tab. 19-1)

Schielen
▸ Wodurch kommt es zum Schielen? Was für ein Sehfehler stellt sich durch Schielen ein? (➜ Abschn. 19.3.2)

Astigmatismus
▸ Welche Augenanomalie liegt beim Astigmatismus vor? Wie ist die Sicht des Betroffenen in diesem Fall? (➜ Abschn. 19.3.3)

Nystagmus
▸ Was ist Nystagmus? (➜ Abschn. 19.3.4)

Farbenfehlsichtigkeit
▸ Welches ist die häufigste Art der Farbenfehlsichtigkeit? Wie kommt es dazu? (➜ Abschn. 19.3.5)

Gersten- und Hagelkorn
▸ Welche beiden bekannten Erkrankungen der Augenlider, bei denen die Drüsen der Lider betroffen sind, kennen Sie? (➜ Abschn. 19.3.7 und 8)
▸ Was ist ein Gerstenkorn, welche Symptome treten dabei auf? (➜ Abschn. 19.3.7)
▸ Was ist ein Hagelkorn und wo tritt es auf? (➜ Abschn. 19.3.8)

Tränenträufeln und Tränensackentzündung
▸ Wodurch kann es zum Tränenträufeln kommen? (➜ Abschn. 19.3.9)
▸ Wodurch kann es zu einer Tränensackentzündung kommen? (➜ Abschn. 19.3.10)

Ex- und Enophthalmus
▸ Was ist ein Exophthalmus? Welche Ursachen können Sie sich hierfür denken? (➜ Abschn. 19.3.11)
▸ Was ist ein Enophthalmus? (➜ Abschn. 19.3.12)
▸ Welche Trias fasst man unter dem Horner-Symptomenkomplex zusammen? Worin muss in diesem Fall die Ursache gesehen werden? (➜ Abschn. 19.3.12)

Konjunktivitis
▸ Welche Symptome zeigt eine Konjunktivitis? (➜ Abschn. 19.3.13)
▸ Ist bei dieser Erkrankung die Sehkraft beeinträchtigt? (➜ Abschn. 19.3.13, Kasten)

Grauer Star
▸ Was ist der graue Star? Wie erscheint die Pupille in fortgeschrittenen Fällen bei der Untersuchung? Bei welchen Patienten entwickelt sich bevorzugt ein grauer Star? (➜ Abschn. 19.3.14)

Grüner Star (Glaukom)
▸ Was versteht man unter einem Glaukom? Was hat das Glaukom zur Folge? Wodurch kommt es zum Glaukom (➜ Abschn. 19.3.15)? Wie entwickelt sich ein chronisches Glaukom? (➜ Abschn. 19.3.15, Kasten)

Netzhautablösung
▸ Wodurch kann es zur Netzhautablösung kommen? Wie schreitet die Krankheit weiter fort, wenn sie nicht behandelt wird? (➜ Abschn. 19.3.16)

Das Ohr
(Hör- und Gleichgewichtsorgan)

20.1 Anatomie und Physiologie 536
20.1.1 Äußeres Ohr (Auris externa) 536
20.1.2 Mittelohr (Auris media) 536
20.1.3 Innenohr (Labyrinth, Auris interna) 538
Das Hörorgan 539
Das Gleichgewichtsorgan (Vestibularapparat) 540

20.2 Untersuchungsmethoden 542

20.3 Ausgewählte Erkrankungen der Ohren 543
20.3.1 Schwerhörigkeit (Schallleitungsstörungen und Schallempfindungsstörungen) 543
20.3.2 Erkrankungen des äußeren Ohres 544
20.3.3 Erkrankungen des Mittelohres 544
20.3.4 Erkrankungen des Innenohrs 545
20.3.5 Ohrgeräusche (Tinnitus) 545
20.3.6 Schwindel (Vertigo) 545
20.3.7 Morbus Ménière 546
20.3.8 Hörsturz 546
20.3.9 Otosklerose (Ohrverhärtung) 546

20.4 Fragen 547

Mit Ohr bezeichnet man den Raum, in dem sich das Hör- und das Gleichgewichtsorgan befinden. *Das Gehör* ist für den Menschen ein außerordentlich wichtiger Sinn, denn er ist eine wesentliche Voraussetzung für die Entwicklung der Sprache. Die Sprache aber ist das wichtigste zwischenmenschliche Kommunikationsmittel, das die Möglichkeit von sozialen Kontakten schafft. Ein Ausfall des Gehörs führt oft zu schweren Verhaltensstörungen.

Das Gleichgewichtsorgan registriert die Lage und Bewegung des Kopfes im Raum.

20.1 Anatomie und Physiologie

Am Ohr unterscheidet man äußeres Ohr, Mittelohr und Innenohr.

20.1.1 Äußeres Ohr (Auris externa)

Zum äußeren Ohr gehören Ohrmuschel und Gehörgang.

- **Die Ohrmuschel** (Auricula) besteht aus elastischem Knorpel, der mit Haut überzogen ist; lediglich das Ohrläppchen ist frei von Knorpel. Sie dient dem *Auffangen* der *Schallwellen* (Abb. 20-1 und Atlas Abb. 20-1).
- **Der Gehörgang** (Meatus acusticus externus) besitzt einen äußeren knorpeligen und einen inneren knöchernen Anteil. Seine Aufgabe ist es, die Schallwellen zum Trommelfell weiterzuleiten. Er hat eine Länge von 2,5 bis 3,5 cm und einen Querschnitt von 0,5 bis 1,0 cm (Atlas Abb. 20-2).
Der elastische Knorpel der Ohrmuschel geht kontinuierlich in den Gehörgang über. Am Übergang des knorpeligen in den knöchernen Anteil befindet sich die engste Stelle des Ganges und ein Knick. Möchte man das Trommelfell mit einem Ohrenspiegel (➔ Abschn. 20.2) betrachten, so muss die Ohrmuschel kräftig nach oben und hinten gezogen werden, um diesen Knick zu überwinden.
Der Gehörgang ist in seinem ersten Teil mit staubfangenden Härchen ausgestattet, die das Eindringen von Insekten verhindern sollen. Weiterhin befinden sich im Gehörgang Drüsen, die das Ohrenschmalz (Cerumen, Zerumen) absondern. Es handelt sich dabei um ein hellgelb bis bräunliches Sekret, das die Aufgabe hat, abgeschilferte Epithelzellen, Staub- und Schmutzteilchen zu binden und nach außen zu transportieren (Atlas Abb. 20-3, 20-4).

Trommelfell (Membrana tympani). Das Trommelfell bildet die Grenze zwischen äußerem Ohr und Mittelohr. Es handelt sich um eine nur 0,1 mm dünne Membran, die perlmuttfarben glänzt und einen Durchmesser von ca. 1 cm hat. Die Membranseite, die dem äußeren Gehörgang zugewendet ist, ist mit *Haut* überzogen; die dem Mittelohr zugekehrte Seite besteht aus *Schleimhaut*. Diese Schleimhaut kann sich entzünden (➔ Abschn. 20.3.3, Mittelohrentzündung).

Bei der Betrachtung mittels eines Ohrenspiegels sieht man, dass das Trommelfell durch den angewachsenen Griff des Hammers leicht trichterförmig nach innen gezogen wird. Die Mitte dieser Einziehung wird „Trommelfellnabel" genannt (Atlas Abb. 20-5).

Infolge seiner guten Beweglichkeit reagiert das Trommelfell auf kleinste Druckschwankungen mit Ein- und Auswärtsbewegungen. So fängt es die Schallwellen des Gehörganges auf und überträgt sie durch Eigenschwingungen auf das Mittelohr.

> **Äußeres Ohr**
> - **Ohrmuschel**
> - **Gehörgang**
>
> **Mittelohr**
> - **Paukenhöhle** (mit Gehörknöchelchen)
> - **Hohlräume** des Warzenfortsatzes (Mastoid)
>
> **Innenohr** (Labyrinth)
> - **Schnecke** (Hörorgan)
> - **Vorhof** und Bogengänge (Gleichgewichtsorgan)

20.1.2 Mittelohr (Auris media)

Das Mittelohr liegt im Schläfenbein und besteht aus der mit Schleimhaut ausgekleideten Paukenhöhle (Cavum tympani), in der sich die Gehörknöchelchen Hammer, Amboss und Steigbügel befinden (Abb. 20-2 und Atlas Abb. 20-6). Außerdem werden zum Mittelohr die ebenfalls mit Schleimhaut überzogenen luftgefüllten Hohlräume des Warzenfortsatzes (Processus mastoideus) gerechnet. Es handelt sich dabei um so genannten Nebenhöhlen des Mittelohrs (Atlas Abb. 20-7, 20-8).

> Im Mittelohr liegen die drei **Gehörknöchelchen:**
> - **Hammer** (Malleus)
> - **Amboss** (Incus)
> - **Steigbügel** (Stapes)

Ohrtrompete (Tuba auditiva, Eustachi-Röhre). Die Ohrtrompete schafft eine Verbindung zwischen Mittelohr und oberem Rachenraum (Epipharynx) und ermöglicht so einen Druckausgleich beidseits des Trommelfells (Atlas Abb. 20-7, 20-9, 20-10).

Die Mündungsstelle der Ohrtrompete im Rachen ist eine Schleimhautfalte, die sich beim Schlucken und Gähnen öffnet, so dass dabei Luft in das Mittelohr je nach Druckverhältnis ein- bzw. ausströmen kann (Atlas Abb. 20-11). Schwillt die Schleimhaut im Rachen an und kann sich diese Mündungsstelle deshalb nicht mehr öffnen, wird im Laufe der Zeit die im Mittelohr vorhandene Luft absorbiert. Durch den dadurch entstehenden Unterdruck wird das Trommelfell schmerzhaft nach innen gedrückt, so dass es zu Ohrenschmerzen und Hörstörungen kommt (→ Abschn. 20.3.3, Mittelohrentzündung).

Auch Luftdruckschwankungen, aufgrund von Höhenunterschieden, können zu einem unangenehmen „Druck auf den Ohren" führen, wenn sich die Ohrtrompete nicht rechtzeitig öffnet. Je nach Druckverhältnis wird das Trommelfell unangenehm nach außen oder innen gewölbt.

Gehörknöchelchen. Die Gehörknöchelchen Hammer, Amboss und Steigbügel sind gelenkig miteinander verbunden und bilden so eine „Kette". Treffen die Schallwellen auf das Trommelfell, so schwingt der hieran festgewachsene Hammer mit, der die Schwingungen auf den Amboss und dieser weiter auf den Steigbügel überträgt. Letzterer ist mit seiner Steigbügelplatte mit dem ovalen Fenster verwachsen, so dass nun die Schallwellen auf das Innenohr übertragen werden (Atlas Abb. 20-6).

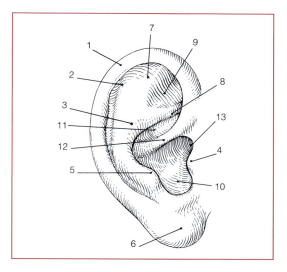

Abb. 20-1 Ohrmuschel (Auricula)
1. Ohrleiste, der äußere Rand der Ohrmuschel (Helix), 2. Ohrrandgrube, die Grube zwischen Helix und Anthelix (Scapha), 3. Gegenleiste, die zur Helix der Ohrmuschel parallel verlaufende Windung (Anthelix), 4. Tragus, der Knorpelvorsprung vor dem äußeren Gehörgang, 5. Antitragus, ein kleiner Höcker, der dem Tragus gegenüberliegt, 6. Ohrläppchen (Lobulus), 7. Oberer Anthelixschenkel (Crus anthelix superior), 8. Unterer Anthelixschenkel (Crus anthelix inferior), 9. Obere Dreieckgrube (Fossa triangularis superior), 10. Untere Grube (Cavum conchae inferior), 11. Obere Grube (Cymba conchae superior), 12. Helixwurzel (Crus helicis), 13. Äußerer Gehörgang (Meatus acusticus externus).

Aufgaben des Mittelohres
- Die Gehörknöchelchen wandeln die eintreffenden *Luftschwingungen in Knochenschwingungen* um und übertragen diese vom Trommelfell auf das ovale Fenster des Innenohres.
- *Schallverstärkung* der eintreffenden Schallwellen um das 22-fache. Bei Mittelohrerkrankungen kommt es nicht zur völligen Taubheit, sondern zur Schwerhörigkeit, da geeignete mechanische Schwingungen durch Knochenleitung über die Schädelknochen gehört werden können.
- Über die Ohrtrompete sorgt es für einen *Druckausgleich* beidseits des Trommelfells und verhindert so ein Zerreißen (Ruptur).
- Es *schützt* das *Innenohr* vor starken Schwingungen, indem es die Amplitude niederfrequenter Töne verkleinert.

Mittelohr und äußeres Ohr werden auch als „schallleitender Apparat" bezeichnet und so dem

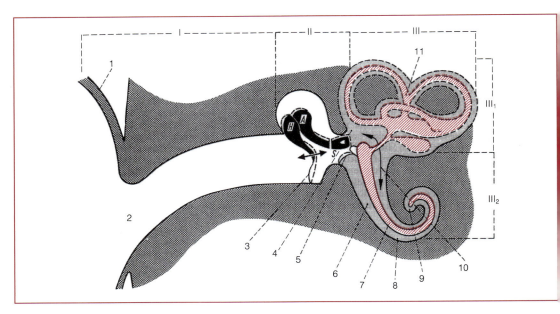

Abb. 20-2 Schematische Darstellung von äußerem, mittlerem und innerem Ohr
I. Äußeres Ohr, II. Mittelohr, III. Innenohr, III$_1$. Gleichgewichtsorgan (Vorhof und drei Bogengänge), III$_2$. Hörorgan (Schnecke), 1. Ohrmuschel (Auricula), 2. Gehörgang (Meatus acusticus externus), 3. Trommelfell (Membrana tympani), 4. Ovales Fenster, 5. Rundes Fenster, 6. Perilymphe, 7. Endolymphe, 8. Corti-Organ, 9. Schneckenspitze (Helicotrema), 10. Perilymphatischer Gang (Scala vestibuli), 11. Bogengänge,
H Hammer, A Amboß, S Steigbügel; Der Pfeil am Trommelfell gibt die Schwingungsrichtung des Trommelfells bei Beschallung an, die gestrichelten Konturen von H, A und S sind die Extremlagen, die die Gehörknöchelchen bei Beschallung einnehmen können.

Innenohr als dem eigentlichen Hörorgan gegenübergestellt.

Verbindungen zum Mittelohr
- **Trommelfell,** Übergang vom äußeren Ohr zum Mittelohr.
- **Ovales Fenster,** an dem der Steigbügel festgewachsen ist. Dient der Schallübertragung vom Mittelohr auf das Innenohr.
- **Rundes Fenster,** dient dem Druckausgleich im Innenohr. Ohne rundes Fenster könnte das ovale Fenster nicht schwingen.
- **Ohrtrompete** (s. o.).

20.1.3 Innenohr
(Labyrinth, Auris interna)

Das Innenohr liegt im Felsenbein, einem Teil des Schläfenbeins (Atlas Abb. 20-12). Wegen seiner komplizierten Struktur wird es auch als Labyrinth bezeichnet. Man unterteilt

anatomisch:
- knöchernes Labyrinth
- häutiges Labyrinth

funktionell:
- Hörorgan mit Schnecke
- Gleichgewichtsorgan mit Vorhof und drei Bogengängen

> **Innenohr** (Labyrinth)
> - **Hörorgan** (Schnecke mit Corti-Organ)
> - **Gleichgewichtsorgan** (Vorhof mit großen und kleinen Vorhofsäckchen, drei Bogengänge)

Knöchernes und häutiges Labyrinth. Das knöcherne Labyrinth (Abb. 20-3 und Atlas Abb. 20-13, 20-14) ist ein kompliziert gebautes Hohlraumsystem an dem man Schnecke, Vorhof und Bogengänge unterscheiden kann. Das häutige

Labyrinth liegt wie ein Ausguss innerhalb des knöchernen. Es ist mit Endolymphe gefüllt (Atlas Abb. 20-15), einer kaliumreichen Flüssigkeit, die in ihrer Zusammensetzung weitgehend der Intrazellularflüssigkeit entspricht. Nach oben hin wird das häutige Labyrinth von der Reissner-Membran begrenzt, nach unten von der Basilarmembran. Dadurch entstehen zwei Spalträume (s. u.), die Vorhof- und die Paukentreppe, die die natriumreiche, liquorähnliche Perilymphe enthalten. Die Perilymphe nimmt ein wesentlich größeres Volumen ein als die Endolymphe (Atlas Abb. 20-16). In der Schneckenspitze stehen die beiden Spalträume miteinander in Verbindung.

Die Vorhoftreppe beginnt am ovalen Fenster und verläuft von außen nach innen bis zur Schneckenspitze, wo sie in die unten gelegene Paukentreppe übergeht. Letztere verläuft die Schneckenspirale abwärts bis zum runden Fenster.

Das Hörorgan

Corti-Organ. Das eigentliche Hörorgan ist das Corti-Organ, das auf der Basilarmembran – innerhalb der häutigen Schnecke – sitzt. Die Schnecke hat ihren Namen von ihrer schneckenförmigen Gestalt mit ihren 2 1/2 Windungen.

Die eigentlichen Hörzellen des Corti-Organs sind Sinneshaarzellen, die mit feinen Härchen (Zilien) ausgestattet sind, die in eine darüberliegende Deckplatte (Membrana tectoria) reichen. Zwischen diesen Sinneshaarzellen befinden sich noch Stützzellen (Abb. 20-4 und Atlas Abb. 20-18, 20-20). Für die Sinneshaarzellen ist die Abscherung (s. u.) der adäquate (angemessene) Reiz.

Akute und chronische Lärmschäden (z. B. Knalltrauma) können zu einer Schädigung der Sinnenhaarzellen, vor allem ihrer Zilien, führen.

Hörvorgang. Wie wir gesehen haben, werden die Schallwellen von der Ohrmuschel aufgefangen und vom äußeren Gehörgang zum Trommelfell weitergeleitet. Dieses wird in Schwingungen versetzt, die von den Gehörknöchelchen Hammer, Amboss und Steigbügel weiter zum ovalen Fenster gegeben werden. Von hier aus werden sie auf die Perilymphe der Vorhof- und Paukentreppe übertragen. Dabei durchlaufen sie als „Wanderwelle" die gesamte Vorhoftreppe bis zur Schneckenspitze und von dort die Paukentreppe hinab zum runden Fenster, wo sie verebben. Diese Wanderwelle setzt auch die häutige Schnecke mit ihrer Endolymphe in Schwingung, was zur Abscherung (Verbiegung) der feinen Sinneshaarzellen des Corti-Organs führt. Mit Abscherung bezeichnet man die Verbiegung der Härchen. Dieser mechanische Biegungsreiz verursacht die Aussendung eines Nervenimpulses, der an die Nervenfaser abgegeben wird, die

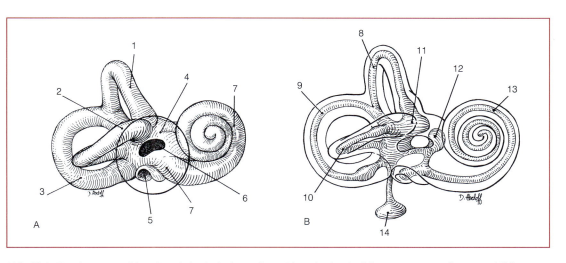

Abb. 20-3 Knöchernes und häutiges Labyrinth des rechten Ohres in der Ansicht von vorne und etwas seitlich
A. Knöchernes Labyrinth, B. Häutiges Labyrinth (liegt innerhalb des knöchernen Labyrinths), 1. Vorderer Bogengang (Canalis semicircularis anterior), 2. Hinterer Bogengang (Canalis semicircularis posterior), 3. Seitlicher Bogengang (Canalis semicircularis lateralis), 4. Vorhof (Vestibulum), 5. Rundes Fenster, 6. Ovales Fenster, 7. Schnecke (Cochlea), 8. Häutiger vorderer Bogengang, 9. Häutiger seitlicher Bogengang, 10. Häutiger hinterer Bogengang, 11. Grosses Vorhofsäckchen (Utriculus), 12. Kleines Vorhofsäckchen (Sacculus), 13. Häutige Schnecke, 14. Endolymphsack (dient dem Druckausgleich).

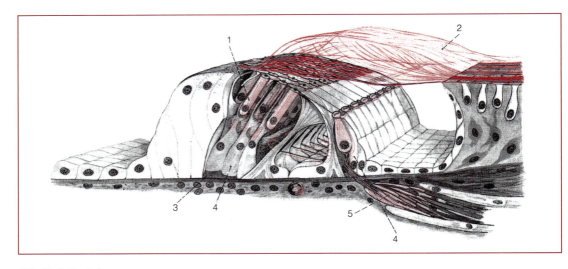

Abb. 20-4 Corti-Organ
1. Hörzelle mit Sinneshaaren (Cellula sensoria pilosa), 2. Deckplatte (Membrana tectoria), 3. Basilarmembran (Lamina basilaris), 4. Stützzelle (Cellula phalangea), 5. Nervenfasern des Hörnervs.

die Haarzelle an der Basis umgreift. Diese Nervenfasern sind Anteile des Hörnervs (Teil des VIII. Hirnnervs), der zu Kernen in der Medulla oblongata verläuft, wo die Fasern größtenteils gekreuzt werden. Sie ziehen dann weiter zu Mittelhirn und Thalamus und teilweise noch weiter zum Hörzentrum des Großhirns im Schläfenlappen.

Tonhöhe. Die Hörzellen haben jeweils eine spezifische Empfindlichkeit für bestimmte Tonhöhen, so dass bei jeder Tonhöhe ein ganz bestimmter Ort auf der Basilarmembran maximal schwingt (Atlas Abb. 20-19). Damit wird das gute Unterscheidungsvermögen des Gehörganges auch für nur geringfügig verschiedene Töne erklärt. Hohe Töne werden an der Schneckenbasis wahrgenommen. Hier ist die Basilarmembran schmal. Tiefe Töne werden gegen die Schneckenspitze gehört, an der die Basilarmembran breiter ist.

Lautstärke. Die Folge der gesendeten Aktionspotentiale ist um so schneller, je lauter ein Ton ist.

Richtungswahrnehmung. Um eine akustische Richtungswahrnehmung zu erzielen, müssen *beide* Ohren intakt sein. Ein Ohr befindet sich etwas näher an der Schallquelle als das andere, so dass bei letzterem der Ton etwas später – und auch etwas leiser – wahrgenommen wird. Aus diesen Unterschieden heraus kann das ZNS ermitteln, woher die Schallquelle stammt.

Das Gleichgewichtsorgan
(Vestibularapparat)

Außer dem Hörorgan finden wir im Innenohr noch das Gleichgewichtsorgan. Zwischen Hör- und Gleichgewichtsorgan besteht eine entwicklungsgeschichtliche Verwandtschaft, weshalb auch das Gleichgewichtsorgan als Rezeptoren Sinneshaarzellen hat, für die die Abscherung der adäquate Reiz ist.

Lage und Aufbau. Zum Gleichgewichtsorgan gehören (Abb. 20-3 und Atlas Abb. 20-21)

- drei Bogengänge,
- ein Vorhof mit zwei Vorhofsäckchen:
  - großes Vorhofsäckchen (Utriculus),
  - kleines Vorhofsäckchen (Sacculus),
- ein Druckausgleichsorgan, der Endolymphsack.

Die drei Bogengänge (Canales semicirculares). Im rechten und im linken Ohr finden wir jeweils drei knöcherne Bogengänge, die rechtwinkelig zueinander stehen und die die mit Endolymphe gefüllten, häutigen Bogengänge enthalten. An ihrem unteren Ende sind die Bogengänge zu Ampullen erweitert (Atlas Abb. 20-15), in denen die eigentlichen Sinneszellen sitzen, die hier wegen ihrer auffallend langen Fortsätze (Zilien) als „Sinneskämmchen" bezeichnet werden. Diese Fortsätze sind in eine hutförmige, gallerthaltige Deckmembran (Cupula ampullaris) eingelassen.

Je nach durchgeführter Drehbewegung kommt es zu einer Verschiebung der Endolymphe in Richtung auf die Ampulle hin oder weg, was zur Abscherung der Sinneskämmchen führt. Durch diese Abscherung werden nervale Impulse ausgelöst, die den Gleichgewichtsnerv entlang laufen

Die Richtung der Bewegung wird aus der Kombination der erregten Sinneskämmchen in den insgesamt sechs Bogengängen (jeweils 3 von jedem Ohr) vom Gehirn ermittelt. Da sich die Endolymphe und die Deckmembran aber nach einiger Zeit der Bewegung anpassen und sich selbst mitdrehen, führt nur eine *Änderung* der *Drehbewegung*, also eine Drehbeschleunigung bzw. -abbremsung, zur Auslösung eines Nervenimpulses.

Vorhof (Vestibulum labyrinthi). Der knöcherne Vorhof enthält das häutige große und kleine Vorhofsäckchen (Utriculus und Sacculus). Er liegt zwischen Schnecke und Bogengängen. Wie das restliche Labyrinth ist auch er mit Perilymphe gefüllt, die die häutigen Strukturen umgibt, die ihrerseits mit Endolymphe gefüllt sind.

Der Vorhof registriert Änderungen der *geradlinigen Beschleunigung*, und zwar misst das große Vorhofsäckchen (Utriculus) eine Zu- oder Abnahme der geradlinigen horizontalen Bewegung und das kleine Vorhofsäckchen (Sacculus) eine Zu- oder Abnahme der geradlinigen vertikalen Bewegung.

Im Vorhof finden wir, ähnlich wie im Corti-Organ, Sinneshaarzellen und Stützzellen. Allerdings sind hier in die Deckmembran kleine, steinförmige Gebilde, die *Statolithen* eingelagert (Atlas Abb. 20-22), weshalb sie Statolithenmembran genannt wird. Werden die Härchen durch eine Zu- oder Abnahme der geradlinigen Bewegung abgeschert, so lösen die Sinneshaarzellen einen Nervenimpuls aus.

Beispiel. Der Vorgang kann mit einem gefüllten Wasserglas verglichen werden: Bewegt man das Glas ruckartig zur Seite, so schwappt das Wasser auf der der Bewegung abgewandten Seite über, weil es „nicht so schnell mitkommt". Im Vorhof kann die Flüssigkeit allerdings nicht überschwappen, weil es sich um ein geschlossenes System handelt.

Wie wir gehört haben, sprechen die Sinneszellen nur auf eine *Änderung* der Bewegung an. Fährt beispielsweise ein Zug, in dem wir sitzen, sehr langsam an, so kann es sein, dass die Reizschwelle nicht erreicht wird. In diesem Fall denken wir, der Zug auf dem Nachbargleis fahre, da unsere Rezeptoren für Bewegungsänderungen aufgrund des geringen Reizes nicht den Schwellenwert überschritten haben und infolgedessen auch keinen Nervenimpuls senden.

> **Gleichgewichtsorgan**
> - **drei Bogengänge** (Änderung der *Drehgeschwindigkeit*)
> - **Vorhof** (Änderung der *geradlinigen* Beschleunigung)
>   – **Großes Vorhofsäckchen** (Utriculus), zuständig für Änderung der geradlinigen *horizontalen* Beschleunigung
>   – **Kleines Vorhofsäckchen** (Sacculus), zuständig für Änderung der geradlinigen *vertikalen* Beschleunigung

Gleichgewichtsnerv. Der VIII. Hirnnerv, der Hör- und Gleichgewichtsnerv (N. vestibulocochlearis, früher: N. statoacusticus), leitet die Nervenimpulse im Wesentlichen zu Kernen in der Medulla oblongata, einen kleineren Teil aber direkt zu Kernen im Kleinhirn. Über *sekundäre* Gleichgewichtsbahnen erfolgt von der Medulla oblongata eine Weiterleitung an Rückenmark, Kleinhirn, Formatio reticularis, Thalamus und bestimmte Hirnnervenkerne (v. a. III., IV., VI., XI.). Über diese Bahnen findet eine Verknüpfung des Gleichgewichtsapparates mit dem motorischen System statt. So können also, ausgehend von den Gleichgewichtsempfindungen, bestimmte Stellreflexe der Muskeln (v. a. der tiefliegenden Halsmuskeln) und der Augenbewegungen ausgelöst werden. Die Bahnen, die *direkt* zum Kleinhirn laufen, können in diese Bewegungsabläufe modulierend einwirken. Vom Thalamus aus können Informationen an das Großhirn weitergegeben werden, so dass die Stellung des Körpers im Raum bewusst werden kann.

Reisekrankheit (Kinetose). Einige Fasern, die zum Hypothalamus ziehen, sind für das Auftreten von Reisekrankheiten von Bedeutung. So kommt es bei ungewohnter Erregung des Gleichgewichtsorgans, zum Beispiel auf dem Schiff, im Flugzeug oder im Auto, zu vegetativen Symptomen wie Übelkeit, Erbrechen und Schweißausbruch. Hauptursache für das Auftreten dieser Bewegungskrankheiten (Kinetosen) sind sich widersprechende Informationen, die von verschiedenen Sensoren, vor allem aber von Augen, Gleichgewichtsorganen und den Propriorezeptoren aus Muskeln und Sehnen stammen. Wenn im Auto gelesen wird, kommt von den Augen die Information, dass der Körper in Ruhe ist, da sich der Abstand Auge – Buch nicht verändert, das Körpergefühl vermittelt aber eine Bewegung. Wird nun aus dem Auto heraus eine Kirchturmspitze fixiert, stimmen die Information von Augen und Körpergefühl wieder überein.

20.2 Untersuchungsmethoden

Otoskopie. Bei der Otoskopie untersucht man den äußeren Gehörgang und das Trommelfell mittels eines Ohrtrichters oder eines Otoskops. Letzteres ist ein *Ohrtrichter*, der eine Beleuchtungsquelle, eine Lupe und einen Griff zum Einführen des Trichters hat (Atlas Abb. 20-23).

Möchte man das Trommelfell betrachten, so muss man zum Einführen des Ohrtrichters die Ohrmuschel kräftig nach hinten oben ziehen, um so den Knick auszugleichen, der sich im äußeren Gehörgang befindet (➔ Abschn. 20.1.1).

Untersucht werden Gehörgang und Trommelfell auf Ohrenschmalz, Sekretabsonderungen, Fremdkörper, Rötung, Schwellung. Außerdem können Trommelfellperforationen und Mittelohrentzündungen festgestellt werden.

Weber-Test. Zur Durchführung des Weber-Testes benötigt man eine Stimmgabel mit einer Frequenz von 512 oder 1024 Hz. Diese Stimmgabel wird durch Anschlagen an den Handrücken oder Tisch in leichte Schwingungen versetzt. Dann wird sie mit ihrer Basis auf die Schädelmitte oder die Stirn des Patienten aufgesetzt. Der Patient muss nun angeben, wo er den Ton hört, ob nur auf einer Kopfseite oder auf beiden. Beim Gesunden wird der Ton gleichermaßen mit beiden Ohren oder in der Kopfmitte wahrgenommen (Abb. 20-5).

Liegt eine einseitige Schallleitungsschwerhörigkeit vor (➔ Abschn. 20.3.1, Schwerhörigkeit), so wird der Ton zum *geschädigten* Ohr hin *lateralisiert*, das heißt, der Ton wird auf der geschädigten Seite *lauter* gehört. Grund ist, dass das geschädigte Ohr, nicht durch Umweltgeräusche abgelenkt wird, so dass es die Knochenvibrationen besser erfassen kann als das gesunde Ohr.

Beispiel. Sie können diesen Versuch leicht an sich selbst nachvollziehen, indem Sie ein Ohr mit dem Finger verschließen und somit eine Schallleitungsstörung erzeugen. Sie hören nun den Ton der aufgesetzten Stimmgabel stärker in dem verschlossenen Ohr.

Liegt dagegen eine Schallempfindungsschwerhörigkeit vor, so hört der Patient den Ton nur im gesunden Ohr.

Rinne-Test. Um den Rinne-Test (Abb. 20-6) durchzuführen, setzt man die leicht vibrierende Stimmgabel mit ihrer Basis so lange auf den Processus mastoideus auf, bis der Patient nichts mehr hört. Danach wird die Stimmgabel schnell vor den Gehörgang gehalten. Ein Hörgesunder kann grundsätzlich über Luftleitung besser hören als über Knochenleitung, so dass er den Ton jetzt noch hören kann.

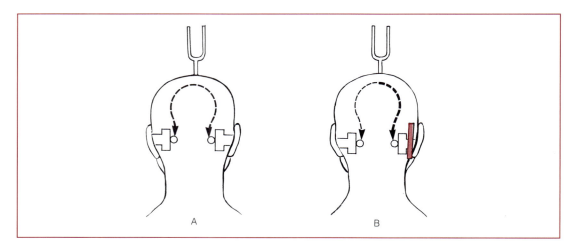

Abb. 20-5 Weber-Test
A. Beim Hörgesunden werden über Knochenleitung die Schwingungen der auf den Scheitel aufgesetzten Stimmgabel auf beiden Seiten gehört.
B. Liegt eine einseitige Schallleitungsstörung vor, so wird der Ton zum geschädigten Ohr hin lateralisiert, das heißt, dass der Ton auf der geschädigten Seite stärker wahrgenommen wird als auf der gesunden. Ursache dafür ist, dass das kranke Ohr nicht durch Umweltgeräusche abgelenkt wird.

20.3 Ausgewählte Erkrankungen der Ohren

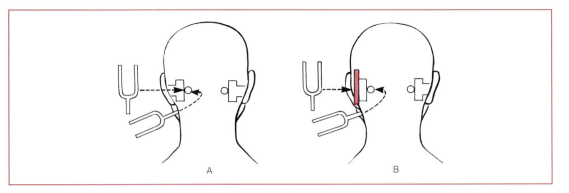

Abb. 20-6 Rinne-Test
A. Die auf den Processus mastoideus aufgesetzte Stimmgabel wird über Knochenleitung gehört. Hört der Patient den Ton nicht mehr, wird die Stimmgabel schnell vor das Ohr gebracht. Vom Hörgesunden kann der Ton nun noch wahrgenommen werden, da ein Ton mittels Luftleitung länger gehört wird als über Knochenleitung.
B. Liegt eine Schallleitungsstörung (Mittelohrschwerhörigkeit) vor, kann der Ton über Luftleitung nicht mehr gehört werden.

Liegt eine *Schallleitungsschwerhörigkeit* vor, so kann der Patient zwar die auf dem Processus mastoideus vibrierende Stimmgabel hören, da die Knochenleitung das Hindernis im äußeren Ohr bzw. Mittelohr umgeht. Wird die Stimmgabel aber auffolgend vor den Gehörgang gehalten, nimmt der Patient den Ton nicht mehr wahr („Rinne negativ").

Bei *Innenohrschwerhörigkeit* kann der Ton sowohl über Knochen- als auch über Luftleitung gehört werden, aber beide Leitungsarten sind verkürzt („Rinne positiv").

20.3 | Ausgewählte Erkrankungen der Ohren

Es kommen Erkrankungen des äußeren Ohres, des Mittelohres und des inneren Ohres vor. Erkrankungen des Ohres sind grundsätzlich von einem Facharzt abzuklären.

20.3.1 Schwerhörigkeit (Schallleitungsstörungen und Schallempfindungsstörungen)

Stellt man beim Patienten eine Schwerhörigkeit fest (➔ Abschn. 20.2, Untersuchungsmethoden), so gilt es herauszufinden, ob es sich um eine Mittelohr- oder um eine Innenohrschwerhörigkeit handelt, genauer: um eine Schallleitungsstörung oder um eine Schallempfindungsstörung.

Schallleitungsstörung. Hier befindet sich der Defekt im äußeren Ohr, am Trommelfell, im Mittelohr oder am ovalen Fenster. Dagegen bleibt die Knochenleitung, d. h. die über die Schädelknochen erfolgende Schallleitung an das Corti-Organ, intakt. Das ist auch der Grund, warum Schäden am schallleitenden Apparat *nicht* zur Taubheit sondern nur zur Schwerhörigkeit führen.

Häufigste Ursachen einer Schallleitungsstörung sind Ohrschmalzpfröpfe, Mittelohrentzündungen, Trommelfellperforationen und Otosklerose (s. u.).

Schallempfindungsstörung. Bei der Schallempfindungsstörung liegt der Defekt im *Innenohr*, am *VIII. Hirnnerv* (N. acusticus) oder in der *Hörrinde* im Gehirn. Häufige Ursachen sind *Hörsturz*, *Morbus Ménière*, *akute Lärmschädigung* (z. B. lauter Knall), *chronische Lärmschädigung* (z. B. Diskotheken), *Ototoxikose* z. B. durch Medikamente wie Aminoglykosid-Antibiotika (z. B. Streptomycin), Zytostatika (Cisplatin), Schleifendiuretika (z. B. Furosemid) oder *Tumoren* (Akustikusneurinom, ➔ Abschn. 18.4, 18.9.10).

Altersschwerhörigkeit wird vor allem durch Versteifung der Basilarmembran, aber auch durch allgemeine Alterungsprozesse verursacht; es können außerdem lärmbedingte Hörschäden mit eine Rolle spielen.

Gelegentlich werden Störungen am Hirnnerv und in der Hörrinde des ZNS auch als Erkrankungen des „Schallverarbeitenden Apparates" zusammengefasst.

> - **Schallleitungsstörung:** Defekt im Gehörgang, am Trommelfell, im Mittelohr oder am ovalen Fenster
> - **Schallempfindungsstörung:** Defekt im Innenohr, am Hörnerv oder im ZNS

20.3.2 Erkrankungen des äußeren Ohres

Ohrenschmalzpfropf (Cerumen obturans, Zerumen). Im äußeren Gehörgang kann es durch die Drüsen zu einer übermäßigen Ohrenschmalzproduktion kommen, in die dann noch abgeschilferte Epithelien, Haare, Fetttropfen und Pigmente eingelagert werden.

Quillt nun diese gelblich-bräunliche Masse auf, zum Beispiel beim Baden, so kann der Gehörgang völlig verlegt werden, wodurch es beim Betroffenen zu einem dumpfen Gefühl im Ohr und zu Schwerhörigkeit kommt.

Eine Ausspülung des äußeren Ohres mit lauwarmem Wasser darf *nur bei intaktem Trommelfell* vorgenommen werden.

Otitis externa (Entzündung des äußeren Ohres). Bei einer *akuten* Otitis externa sind häufig Bakterien die Ursache. In diesem Fall kommt es zur Abscheidung von Flüssigkeit oder Eiter aus dem Gehörgang, evtl. besteht Fieber. Manchmal sind jedoch Viren (v. a. Herpes-zoster-Virus) krankheitsauslösend. Bitte beachten Sie hierzu Abschn. 28.2.2, Herpes zoster, Zoster oticus.

Die *chronische* Verlaufsform zeigt meist nur geringe Symptome wie Juckreiz und leichte Schwellung. Die Ursache liegt oft in einer Pilzinfektion und nur gelegentlich in einer Besiedelung durch Bakterien.

Manchmal treten die Entzündungen in Folge eines Ekzems oder durch Fremdkörper (vor allem bei Kindern!) auf.

Gehörgangfurunkel (Otitis externa circumscripta) treten im äußeren Drittel des Gehörganges auf, da sich nur hier Haarbälge und Talgdrüsen befinden. Furunkel führen unter großen Schmerzen zur Einengung, auch zur völligen Verlegung des Gehörganges.

Ohrenlaufen (Ohrenfluss, Otorrhö). Beim Ohrenlaufen kommt es zur Absonderung eines serösen, eitrigen, gelegentlich auch blutigen Sekretes. Die Ursachen können ein Gehörgangfurunkel, eine Mittelohrentzündung nach Durchbrechung des Trommelfells oder Fremdkörper im Gehörgang sein. Bei chronischem Verlauf muss an eine Knocheneiterung gedacht werden.

Tritt allerdings Liquor (Otoliquorrhö) aus, so besteht eine krankhafte Verbindung zu den Liquorräumen. Die Ursache liegt hier meist in einem Einriss der Hirnhäute bei einem Schädelbasisbruch. Gelegentlich bildet sich eine Liquorfistel aber auch als Operationsfolge.

20.3.3 Erkrankungen des Mittelohres

Akute Mittelohrentzündung (Otitis media acuta). Bei einer akuten Mittelohrentzündung ist die Schleimhaut der Paukenhöhle entzündet. Dies kommt vor allem bei *Kindern* vor. Häufig besteht zuerst eine Erkältung oder eine Infektionskrankheit. Dabei können Krankheitserreger über die *Eustachi-Röhre* ins Mittelohr einwandern. Durch Eiteransammlung und Schleimhautabsonderungen kommt es in der Paukenhöhle zur Druckerhöhung und damit zu *Ohrenschmerzen*, oft auch zu *Hörstörungen* und evtl. auch zu Fieber. Wird die Mittelohrentzündung nicht rechtzeitig erkannt, was aufgrund der typischen Schmerzlokalisation selten ist, so kann die Eiteransammlung zum Durchbruch durch das Trommelfell führen. Um dem vorzubeugen, kann der Arzt von außen selbst das Trommelfell durchstoßen, um den besten Ort für den Eiterdurchbruch zu bestimmen. Dieser kleine Eingriff heilt im allgemeinen gut aus, es sei denn, er muss mehrmals ausgeführt werden, wodurch es im Trommelfell zur Vernarbung und damit zur Höreinschränkung kommen kann.

Bei einer akuten Mittelohrentzündung muss mittels Nasentropfen eine Abschwellung der Nasenschleimhaut erreicht werden, wodurch die Eustachi-Röhre wieder geöffnet wird. Sind Schleim und Eiter aus der Paukenhöhle entfernt und ist die Trommelfellperforation verheilt, wird sich wieder eine normale Hörfähigkeit einstellen. Kommt es allerdings nicht zur Ausheilung, kann die Mittelohrentzündung in einen chronischen Prozess übergehen.

Mastoiditis. Bei einer Mastoiditis liegt eine Entzündung der Schleimhaut in den lufthaltigen Zellen des Warzenfortsatzes (Processus mastoideus) vor, wodurch es zu Druckschmerzen und Schwellungen über dem Mastoid kommt. Die Ursache ist fast immer eine Mittelohrentzündung. Während aber Entzündungen der Paukenhöhle meist rasch ausheilen, können im Warzenfortsatz Eiterungen über Wochen und Monate weiterschwelen. Das kann zu gefährlichen Komplikationen führen, wie Meningitis, Hirnabszess, Entzündung des Innenohrs, gelegentlich auch zu Einschmelzungen der Höhlenzellwände, was zum Durchbruch der Erreger in die Schädelhöhle führt.

Die Therapie muss sich nach der Schwere der Erkrankung richten. Sind knöcherne Anteile in den Krankheitsprozess mit einbezogen, muss eine operative Entfernung des Mastoids (Mastoidektomie) erwogen werden.

20.3.4 Erkrankungen des Innenohrs

Unter Innenohrerkrankungen werden alle Schäden in der Schnecke und den Gleichgewichtsorganen zusammengefasst. Es kann zu Innenohrschwerhörigkeit, Taubheit, Gleichgewichtsstörungen und Ohrgeräuschen kommen.

20.3.5 Ohrgeräusche (Tinnitus)

Ohrgeräusche sind störende Schallempfindungen ohne akustischen Reiz, die der Betroffene entweder zeitweise oder dauernd als Pfeifen, Klingeln, Brausen, Zischen, Brummen o. ä. wahrnimmt. Die Ohrgeräusche können von einer Hörminderung begleitet sein. Oft kann die Ursache des Tinnitus nicht festgestellt werden.

Man unterscheidet subjektive und objektive Ohrgeräusche.

- **Subjektive Ohrgeräusche** werden *nur* vom *Betroffenen* wahrgenommen. Sie treten als Begleitsymptom bei Mittelohrentzündung, Otosklerose, Ménière-Krankheit, Anämie, Blutdruckanomalie, krankhaften Veränderungen im HWS-Bereich, Lärmbelästigung, Akustikusneurinom und Intoxikationen (z. B. Streptomycin, Arsen) auf.
- **Objektive Ohrgeräusche** können nicht nur vom Patienten gehört werden, sondern *auch* vom *Untersucher*. Sie werden häufig durch Gefäßanomalien wie Fehlbildungen, Aneurysmen (Gefäßwandausbuchtungen), Stenosen oder durch vermehrte Ohrdurchblutung ausgelöst. Ohrgeräusche können aber auch durch Bewegungen des Kiefergelenks (Knacken!) oder durch offenstehende Eustachi-Röhre verursacht werden.

20.3.6 Schwindel (Vertigo)

Die meisten Schwindelanfälle sind harmlos und Folge eines momentanen Blutdruckabfalls im Gehirn, zum Beispiel nach einem plötzlichen Aufstehen aus dem Sitzen oder Liegen. Dies ist vor allem bei älteren Menschen mit Hirnarteriosklerose der Fall, bei Einnahme von blutdrucksenkenden Mitteln und bei Hypotonie.

Man unterscheidet

- **Vestibularisschwindel** (systematischer Schwindel). Er zeigt sich als Störung in der Raumorientierung mit Verlust der Körpersicherheit. Er wird fast immer von Nystagmus, Fallneigung, Tinnitus und Schwerhörigkeit begleitet. Er hat seine Ursache im Gleichgewichtsorgan des Innenohrs, im Gleichgewichtsnerv (N. vestibularis) oder im Gehirn (Kleinhirn, Hirnstamm).
  - **Drehschwindel** mit dem Gefühl, der Umwelt- oder Eigendrehung.
  - **Schwankschwindel** mit dem Empfinden, dass der Boden unter den Füßen schwankt.
  - **Liftschwindel** (Otolithenschwindel) mit dem Gefühl zu sinken oder gehoben zu werden.
- **Unsystematischer Schwindel** zeigt sich in Gang- und Standunsicherheit, Schwarzwerden vor den Augen und im Torkel- oder Taumelgefühl. Er hat seine Ursache meist in Durchblutungsstörungen des Gehirns. Es kommen Hirnarteriosklerose, Hypotonie, Anämie, Intoxikationen durch Alkohol und Nikotin, aber auch Kleinhirnschäden und Hirndrucksteigerung in Betracht.

Nach Dauer der Symptome unterscheidet man Anfall- und Dauerschwindel. Der *psychisch* bedingte Schwindel und der Schwindel, der *kreislaufbedingt* ist, zeigt sich meist als *anfallsweiser Schwankschwindel*. Er geht mit Klagen über Unsicherheit und Taumeligsein einher. Diese Zustände können mehr oder weniger akut auftreten, Minuten bis Wochen anhalten und mit Begleitsymptomen wie Blässe, Kollapsneigung, Tachykardie, Schweißausbruch u. ä. einhergehen.

> **Schwindel** ist in jedem Fall eingehend abzuklären!
> Die Therapie richtet sich nach der *zugrundeliegenden Ursache*.

20.3.7 Morbus Ménière

Es handelt sich um die Symptomentrias:

- **anfallsweiser heftiger Drehschwindel** mit Nystagmus, Übelkeit, Erbrechen und Kollapsneigung,
- zeitweise auftretende **Innenohrschwerhörigkeit**,
- einseitige subjektive **Ohrgeräusche**.

Der Anfall kann Minuten bis Tage anhalten. Die Ursache liegt in einem Missverhältnis der Produktion und Resorption der Endolymphe. Als Grund hierfür vermutet man *vasomotorische Regulationsstörungen*. Es kommt zu Einrissen der Reissner-Membran, wodurch sich Endo- und Perilymphe vermischen können, was zur Schädigung der afferenten Fasern des Hörnervs führen kann.

Nach den ersten Anfällen verbessert sich meist die Hörfähigkeit wieder und der Tinnitus verschwindet. Später kommt es zu Höreinschränkungen bis Taubheit.

Die Behandlung erfolgt meist im Krankenhaus mit strenger Bettruhe und Infusionen zum Flüssigkeits- und Elektrolytersatz, evtl. werden Medikamente zur Verbesserung der Innenohrdurchblutung, gegen die Übelkeit und zur Beruhigung verordnet.

20.3.8 Hörsturz

Beim Hörsturz handelt es sich um eine *plötzlich* auftretende Schallempfindungsstörung, die sich fast immer als *einseitig* auftretende *Hörminderung* bis hin zum völligen *Hörverlust* zeigt. Gleichzeitig können *Ohrgeräusche* (Tinnitus) bestehen.

Ursachen. Meist liegen einem Hörsturz *Durchblutungsstörungen* des Innenohrs zugrunde. Ursachen der Durchblutungsstörungen sind häufig Spasmen, Mikroembolien, Thrombosen oder Blutungen der Innenohrgefäße. Ein Hörsturz kann aber auch durch (Virus-) Infektionen, Autoimmunvorgänge und Stress ausgelöst werden.

Therapie. Es handelt sich um einen akuten Notfall, der am zweckmäßigsten sofort in der Klinik behandelt wird. Bettruhe ist erforderlich. Es müssen gefäßerweiternde Mittel und Vitaminpräparate gegeben werden. Schulmedizinisch werden je nach Ursache außerdem noch Kortison, Antibiotika und Sedativa eingesetzt. Es ist wichtig, dass ein Hörsturz von Anfang an fachärztlich behandelt wird. Je mehr Zeit vergeht, bis der Hörsturz behoben ist, desto wahrscheinlicher ist es, dass Höreinschränkungen zurückbleiben.

> **Hörsturz**
> Es ist eine *sofortige* fachärztliche Behandlung notwendig, damit keine Höreinschränkungen zurückbleiben.

20.3.9 Otosklerose (Ohrverhärtung)

Es handelt sich um eine häufige Erkrankung, von der vor allem *Frauen* betroffen sind und die zwischen dem *20.* bis *40.* Lebensjahr beginnt. Typischerweise verschlechtert sich mit jeder Schwangerschaft das Hörvermögen.

Ursache. Man vermutet, dass eine *erbliche* Veranlagung eine Rolle spielt. Aufgrund von *Störungen* des *Knochenstoffwechsels* kommt es zu sklerotischen (verhärtenden) Veränderungen, die im Bereich des ovalen Fensters beginnen und dann auf den Steigbügel übergreifen. Durch diese Umbauten wird die Steigbügelplatte im ovalen Fenster starr und unbeweglich, so dass die Schwingungen nicht mehr vom Mittelohr auf das Innenohr übertragen werden können. Manchmal wirken sich die Knochenstoffwechselveränderungen auch auf das Innenohr aus und führen zusätzlich zu Schallempfindungsstörungen.

Symptome. Die *Höreinschränkungen* beginnen meist *einseitig*, werden im weiteren Verlauf *dann beidseitig*, wobei die Schwerhörigkeit langsam fortschreitet. Häufig treten *Ohrgeräusche* auf. Ungefähr 10 % der Bundesbürger sind von dieser Erkrankung betroffen; bei 1 % der Betroffenen kommt es im Krankheitsverlauf zu einer ausgeprägten *Schwerhörigkeit*.

Therapie. Durch eine Operation, bei der der Steigbügel entfernt (Stapektomie) wird, erlangen ungefähr 90 % der Betroffenen ein gutes Hörvermögen zurück. Allerdings verschwinden die Ohrgeräusche dadurch nur in etwas mehr als der Hälfte der Fälle.

20.4 Fragen

Beantworten Sie die Fragen möglichst knapp! Die richtigen Antworten finden Sie auf der angegebenen Seite entweder **fett** oder *kursiv* gedruckt.

Anatomie und Physiologie

- Wozu dient die Ohrmuschel? (→ Abschn. 20.1.1)
- Womit ist die Seite des Trommelfells ausgekleidet, die dem äußeren Ohr zugewandt ist, womit die, die dem Mittelohr zugewandt ist? (→ Abschn. 20.1.1)
- Was gehört zum äußeren Ohr, zum Mittelohr und was zum Innenohr? (→ Abschn. 20.1.1, Kasten)
- Wie heißen die drei Gehörknöchelchen des Mittelohres? (→ Abschn. 20.1.2, Kasten)
- Zählen Sie Aufgaben des Mittelohres auf! (→ Abschn. 20.1.2)
- Welche beiden Anteile unterscheidet man anatomisch und funktionell am Innenohr? Wie heißt das eigentliche Hörorgan? Wie heißt die Flüssigkeit, die sich in dem häutigen Labyrinth befindet? (→ Abschn. 20.1.3)
- Welche Teile des Innenohrs gehören anatomisch betrachtet zum Gleichgewichtsorgan und auf welche Art von Bewegungsänderung sprechen sie an? (→ Abschn. 20.1.3, Kasten)
- Wie nennt man die kleinen steinförmigen Gebilde, die in die gallertartige Deckplatte des Vorhofes eingelagert sind? (→ Abschn. 20.1.3)

Untersuchungsmethoden

- Nennen Sie Untersuchungsmethoden des Ohres! Was ist ein Otoskop? (→ Abschn. 20.2)

Ausgewählte Erkrankungen der Ohren

- Nennen Sie Erkrankungen des äußeren Ohres! (→ Abschn. 20.3.2)
- Was muss man bei einer Ohrspülung mit lauwarmem Wasser im Hinblick auf das Trommelfell beachten? (→ Abschn. 20.3.2)
- Was ist eine Otitis media acuta? Geben Sie dafür die deutsche Bezeichnung an! Welche Altersschicht ist von der Erkrankung häufig betroffen? Welchen Weg wählen häufig die Krankheitserreger, um das Mittelohr zu besiedeln? Zu welchen Symptomen kommt es bei Mittelohrentzündung? (→ Abschn. 20.3.3)
- Was versteht man unter Tinnitus? Wodurch unterscheiden sich subjektive und objektive Ohrgeräusche? (→ Abschn. 20.3.5)
- Welche beiden Hauptarten von Schwindel kann man unterscheiden? (→ Abschn. 20.3.6)
- Zu welcher Art von Schwindel (Dreh- oder Schwankschwindel) kommt es bei einem psychisch bedingten Schwindel? Tritt er anhaltend oder zeitweise auf? (→ Abschn. 20.3.6)
- Welche Symptome fasst man unter dem Morbus Ménière zusammen? Worin vermutet man die Ursache? (→ Abschn. 20.3.7)
- Was versteht man unter einem Hörsturz? Was würden Sie in diesem Fall tun? (→ Abschn. 20.3.8, Kasten)
- Wer ist in erster Linie von der Otosklerose betroffen? Was liegt der Otosklerose für eine Ursache zugrunde? Welche Beschwerden treten hier auf? (→ Abschn. 20.3.9)

21 Die Haut

21.1 Anatomie und Physiologie 550
21.1.1 Aufbau der Haut 550
  Oberhaut (Epidermis) 550
  Lederhaut (Corium, Dermis) 552
  Unterhautgewebe (Subcutis) 552
21.1.2 Schleimhaut (Mukosa, Tunica mucosa) 553
21.1.3 Anhanggebilde der Haut 553
  Haare 553
  Nägel (Ungues) 554
  Hautdrüsen 555
21.1.4 Hautrezeptoren 555
21.1.5 Wundheilung 556

21.2 Ausgewählte Erkrankungen der Haut 557
21.2.1 Pigmentstörungen 557
21.2.2 Erythem (rote Verfärbung) 559
21.2.3 Schuppenflechte (Psoriasis vulgaris) 559
21.2.4 Neurodermitis (atopisches Ekzem) 560
21.2.5 Kontaktekzem 560
21.2.6 Nesselsucht (Quaddelsucht, Urtikaria) 561
21.2.7 Kleienflechte (Pityriasis) 561
21.2.8 Fischhaut (Ichthyosis vulgaris) 562
21.2.9 Hautkrebs (Hautkarzinom) 562
  Basaliom 562
  Spinaliom (Stachelzellkrebs, Plattenepithelkrebs) 562
  Malignes Melanom 563
21.2.10 Abszess (Eitergeschwür) 563
21.2.11 Fistel (Röhre, röhrenförmiges Geschwür) 563
21.2.12 Zyste (Cyste, Kyste, Kystom) 564

21.3 Fragen 564

Die Haut ist mit ihrer Oberfläche von 1,5 bis 2 m² und ihrem Gewicht von 3,5 bis 10 kg unser oberflächengrößtes Organ. Sie hat die folgenden Aufgaben:

- **Abgrenzung.** Sie trennt in Innen- und Außenwelt (Umwelt).
- **Schutz.** Sie schützt vor mechanischer, chemischer und thermischer Schädigung, außerdem vor dem Eindringen von Krankheitskeimen.
- **Wärmeregulation.** Durch Eng- und Weitstellen von Hautgefäßen und über die Schweißproduktion wirkt sie wesentlich bei der Aufrechterhaltung der Körpertemperatur mit.
- **Regulatur des Wasserhaushaltes.** Dies geschieht zum einen über die Schweißproduktion, bei der Wasser und Elektrolyte (Na⁺) abgegeben werden, zum anderen schützt die Haut vor zu starker Austrocknung indem sie durch ihre Epidermisschicht einen extremen Wasserverlust verhindert.
- **Sinnesorgan.** In der Haut liegen Sinnesorgane für Berühren, Tasten, Druck, Temperatur und Schmerz.
- **Kommunikationsorgan** ist sie zum einen durch ihre sensorischen Rezeptoren, zum anderen aber auch zum Beispiel durch ihre Fähigkeit, zu erblassen oder zu erröten.

21.1 Anatomie und Physiologie

21.1.1 Aufbau der Haut

An der Haut im weiteren Sinne kann man drei Schichten unterscheiden: Oberhaut, Lederhaut und das Unterhautgewebe. Im *engeren Sinn* fasst man unter Haut (Cutis) die *Oberhaut* und die *Lederhaut* zusammen (Abb. 21-1 und Atlas Abb. 21-1).

> **Haut**
> - **Oberhaut** (Epidermis)
> - **Lederhaut** (Corium, Dermis)
> - **Unterhaut** (Subcutis)

Oberhaut (Epidermis)

Die Oberhaut besteht aus einem *gefäßlosen*, *mehrschichtigen*, *verhornenden Plattenepithel*. In ihrer Keimschicht (s. u.) werden ständig neue Zellen gebildet, so dass sich die Epidermis von hier aus erneuert.

An stark beanspruchten Körperstellen bildet sich eine verstärkte Hornschicht aus, zum Beispiel an Händen und Füßen. Dagegen ist sie an mechanisch wenig beanspruchten Stellen (z. B. Augenlider), nur dünn. Damit liegt die Epidermisdicke ca. zwischen 0,04 und 4 mm, bei Schwielen allerdings erheblich darüber. Schwielen bilden sich bei übermäßiger Beanspruchung; sie haben die Aufgabe, das darunterliegende empfindliche Gewebe zu schützen. Ist die Zeit zu knapp, so dass sich keine stärkere Hornschicht ausbilden kann, so löst sich die Hornhaut von der Keimschicht ab; es bildet sich eine Blase.

An der Epidermis unterscheidet man Leisten- und Felderhaut:

- **Felderhaut** kommt an den *behaarten* Stellen vor; sie weist eine durch Furchen hervorgerufene, unregelmäßige, rautenförmige Felderung auf.
- **Leistenhaut** tritt lediglich an den Handflächen und Fußsohlen auf, also an den *unbehaarten* Körperstellen (Atlas Abb. 21-1). Hier findet man ca. 0,5 mm breite „Leisten" bzw. Rillen, deren Muster (Bögen, Wirbel, Schleifen) genetisch festgelegt sind und daher über den Fingerabdruck zur Personenidentifizierung herangezogen werden können (Atlas Abb. 21-4).

Aufbau der Oberhaut. Da sich in der Oberhaut keine Blutgefäße befinden, wird sie von der darunterliegenden *Lederhaut* aus durch *Diffusion* ernährt. Trotz der verhältnismäßig geringen Dicke der Oberhaut, kann man an ihr insgesamt vier (bzw. fünf) Schichten unterscheiden, die jedoch zu zwei Hauptschichten zusammengefasst werden.

- **Keim- oder Mutterschicht** (Stratum germinativum)
  - **Basalzellschicht** (Stratum basale) sitzt einer Basalmembran auf, die an die Lederhaut grenzt. Letztere dringt mit kleinen regelmäßigen Ausstülpungen, den so genannten Papillen (s. u.), in sie ein.
  In der Basalzellschicht findet die *Zellteilung* statt. Dabei werden die neugebildeten Zellen

in Richtung Hautoberfläche geschoben. Dieser Vorgang von Neubildung und Wanderung der Zellen von innen nach außen dauert insgesamt ca. 2 Wochen.
Da dieser Vorgang der Zellteilung sehr strahlenempfindlich ist, sitzen in der Basalzellschicht *Melaninzellen* (Pigmentzellen), die einen braunschwarzen Farbstoff bilden, der ultraviolette Lichtstrahlen abfängt. Ist die Haut vermehrter Strahlungen ausgesetzt, wird dieser Farbstoff verstärkt gebildet. Es kommt zur Hautbräunung (Atlas Abb. 21-14).

Hellhäutige Menschen haben weniger Melanin eingelagert als dunkelhäutige bzw. schwarze. Die gelbliche Hautfarbe der Asiaten beruht dagegen auf einer Karotineinlagerung in der Lederhaut.

– **Stachelzellschicht** (Stratum spinosum). Die Zellen sind in mehreren Schichten angeordnet und stehen über Zytoplasmafortsätze in Verbindung, wodurch sie ein stacheliges Aussehen erhalten. Die Zellen bilden so ein Gerüst, das der Epidermis Stabilität gibt.
Außerdem sitzen hier die *Langerhans-Zellen*, die als Makrophagen Antigene aufneh-

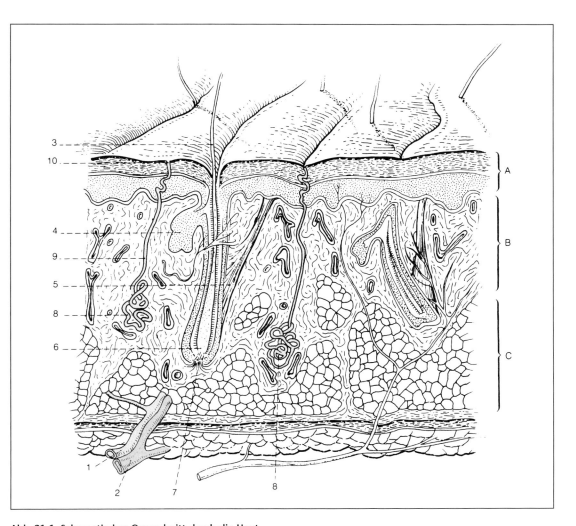

Abb. 21-1 Schematischer Querschnitt durch die Haut
A. Oberhaut (Epidermis), B. Lederhaut (Corium), C. Unterhaut (Subcutis), 1. Arterie, 2. Vene, 3. Haarschaft, 4. Talgdrüse, 5. Haarmuskel (M. arrector pili), 6. Haarzwiebel, 7. Haarpapille, 8. Schweißdrüse, 9. Ausführungsgang der Schweißdrüse, 10. Pore der Schweißdrüse.

men. Sie können zu den regionären Lymphknoten wandern, um dort den Lymphozyten die über die Haut bzw. Schleimhaut eingedrungenen Antigene zu präsentieren und so die Antikörperproduktion anzuregen.

- **Hornschicht**
  - **Körnerzellschicht** (Stratum granulosum) besteht aus zwei bis fünf Reihen platter Zellen, die Körner enthalten, in denen sich ein Vorstadium von Horn befindet (Keratohyalinkörnchen). In dieser Schicht verlieren die Zellen ihren Kern und werden zu kernlosen Hornzellen.
  - **Glanzschicht** (Stratum lucidum) kommt nur an dicken Epidermisstellen vor, wie Hohlhand und Fußsohle. Sie enthalten eine stark lichtbrechende Substanz, das Eleidin, eine Zwischenform von Keratohyalin zu Horn.
  - **Hornschicht** (Stratum corneum). Diese äußerste Schicht besteht aus platten, kernlosen Zellen, die mit Hornstoff (Keratin) gefüllt sind (Atlas Abb. 21-3). In der allerobersten Hornhautschicht sind die Zellgrenzen nicht mehr zu erkennen, da es sich lediglich um Hautschüppchen handelt.
  Zwischen den Hornzellen liegt ein Fettfilm (wie Mörtel zwischen Mauersteinen) der dieser Hautschicht Festigkeit gibt und eine übermäßige Wasserverdunstung über die Haut verhindert. Außerdem wird so ein guter Schutz gegen das Eindringen von Krankheitskeimen gebildet.
  Diese äußerste Schicht wird durch mechanische Einflüsse in feinen Schüppchen abgeschilfert.

Lederhaut (Corium, Dermis)

Die Lederhaut, die sich nach innen an die Oberhaut anschließt, hat meist eine Dicke von 1–2 mm. Sie besteht aus *Bindegewebe*, das reichlich mit elastischen und kollagenen Fasern ausgestattet ist. Außerdem enthält sie Nerven, Blut- und Lymphgefäße.

Die Grenze zwischen Ober- und Lederhaut ist deutlich zu erkennen. Dagegen ist der Übergang von der Leder- zur Unterhaut fließend.

Der Name Lederhaut stammt daher, dass aus der tierischen Lederhaut durch Gerben Leder gewonnen werden kann.

Aufbau der Lederhaut. Die Lederhaut besteht aus zwei Schichten, dem Papillarkörper und einer darunter verlaufenden faserreichen Bindegewebsschicht, der Netzschicht.

- **Papillarkörper** (Stratum papillare). Die obere Schicht der Lederhaut ist mit der darüberliegenden Oberhaut mittels *Papillen verzahnt*. An der Hautoberfläche erscheinen diese Bindegewebszapfen als feine Rillen bzw. Hautlinien, die vor allem an den Handflächen und Fußsohlen deutlich ausgeprägt sind. Diese Rillen sind in einem bestimmten Muster angeordnet. Dadurch ist es möglich, einen Menschen aufgrund seiner Fingerabdrücke zu identifizieren (s. o. Leistenhaut).
  Im Papillarkörper v. a. der Finger liegen auch die Meissner-Körperchen (→ Abschn. 21.1.4 und Atlas Abb. 21-12), die für die Tastempfindung zuständig sind.
- **Netzschicht** (Stratum reticulare). Unter den Papillen verläuft eine *faserreiche Bindegewebsschicht*. Sie enthält größere Nerven, Blut- und Lymphgefäße, Haarfollikel, Talgdrüsen und Gänge von Schweißdrüsen.

▶ **Lederhaut**
  - Papillarkörper
  - Netzschicht

Unterhautgewebe (Subcutis)

Das Unterhautgewebe verbindet die Lederhaut mit dem darunterliegenden Gewebe, wie Muskel, Knochen, Knorpel oder Organ. Der Übergang zwischen Lederhaut und Unterhautgewebe ist fließend.

Die Subcutis enthält je nach Ernährungslage mehr oder weniger *Fettzellen*. Sie dient als *Nahrungsreserve*, zur *Wärmeisolierung* und zur *Polsterung*. Bestimmte Teile des Körpers dienen bevorzugt als Fettspeicher, wie das Unterhautgewebe des Bauches und des Gesäßes. Außer Fettzellen enthält das Unterhautgewebe noch reichlich Blutgefäße und Nerven.

Die Schweißdrüsen reichen meist bis in die Subcutis, außerdem befinden sich hier noch die unteren Abschnitte der Haarbälge und die Vater-Pacini-Lamellenkörperchen, die für die Tiefensensibilität zuständig sind. An Stellen, an denen die Haut oft gegen Knochen gedrückt wird (Kniescheibe, Ellenbogen), sind Schleimbeutel in die Subcutis eingelagert.

21.1.2 Schleimhaut (Mukosa, Tunica mucosa)

Schleimhaut kleidet innere Hohlräume aus. Deshalb kommt sie als Innenauskleidung des Atem-, Verdauungs- und Urogenitaltraktes vor. Des Weiteren findet man sie noch als innere Auskleidung des Mittelohres und am Auge als Augenbindehaut. In der Wand der Schleimhaut kommen reichlich Becherzellen und andere sekretbildende Zellen vor. Die Becherzellen sondern Schleim (Mucus) ab, der vor allem dem Schutz der Schleimhaut dient, im Atemtrakt aber auch der Säuberung der Atemluft und im Verdauungstrakt der Gleitfähigkeit des Speisebreies.

Aufbau. Grundsätzlich besteht Schleimhaut aus zwei Schichten und entspricht von daher weitgehend dem Aufbau der Haut. Man unterscheidet eine Schicht aus Epithel- und eine aus Bindegewebe:

- **Epithelgewebe** (Deckgewebe, Epithelium). Es bildet den äußeren Überzug der Schleimhaut. Es verhornt nicht (bis auf wenige Ausnahmen wie Zungenpapillen, Stimmlippen).
- **Bindegewebe** (Lamina propria mucosae). Hier befinden sich zahlreiche Blut- und Lymphgefäße und Nerven.

> **Schleimhautaufbau**
> - **Epithelgewebe** (nicht verhornend)
> - **Bindegewebe**
>
> Im Verdauungstrakt zusätzlich
> - **Muskelschicht** (nicht mit der Muskel*wand* verwechseln!)

Aufbau der Schleimhaut des Verdauungstraktes. Die Schleimhaut des Verdauungstraktes hat die Besonderheit, dass sich an diese beiden Schichten noch eine kleine Muskelschicht anschließt, so dass man hier unterscheiden kann:

- **Epithelgewebe** (Deckgewebe, Epithelium)
- **Bindegewebe** (Lamina propria mucosae)
- **Muskelschicht** der Schleimhaut (Lamina muscularis mucosae). Diese Muskel*schicht* der Schleimhaut darf nicht mit der Muskel*wand* (Muskularis) verwechselt werden. Die Muskelschicht gibt der Schleimhaut eine gewisse Eigenbeweglichkeit, und schützt sie so, bis zu einem bestimmten Grad, vor Verletzungen beim Verschlucken von scharfkantigen oder spitzen Teilen. Außerdem verbessert sie den Kontakt zwischen Epithelgewebe und der zu resorbierenden Nahrung.

Die **Muskel*wand*** dagegen ermöglicht das Zustandekommen der segmentalen und peristaltischen Bewegungen im Verdauungstrakt. Zwischen der Schleimhaut und der Muskelwand befindet sich im Verdauungstrakt eine aus Bindegewebe bestehende Verschiebeschicht (Submukosa), ➔ Abschn. 9.1.4 bis 9.1.6.

21.1.3 Anhanggebilde der Haut

Zu den Anhanggebilden der Haut zählt man *Haare, Nägel, Schweiß-, Talg-* und *Duftdrüsen*, außerdem die *Brustdrüsen* der Frau. Da letztere funktionell zu den sekundären Geschlechtsmerkmalen gehört, werden sie bei den Fortpflanzungsorganen besprochen.

Haare

Mit Ausnahme von Handflächen und Fußsohlen kommen Haare auf der gesamten Körperoberfläche vor. Ihre Lebensdauer schwankt zwischen einigen Monaten und einigen Jahren.

Der Teil des Haares, der in der Haut liegt, heißt *Haarwurzel*. Er reicht bis tief in das Unterhautgewebe (Abb. 21-1 und Atlas Abb. 21-5, 21-6). Der Teil des Haares, der außerhalb der Haut liegt, heißt *Schaft*.

Das Haar selbst ist ein *Hornfaden*, der von der *Haarzwiebel* aus wächst, und zwar pro Monat ungefähr 1 cm. Diese Haarzwiebel sitzt einer *Haarpapille* („Bindegewebszapfen") auf, von der aus die Ernährung des Haares erfolgt. In der Haarzwiebel teilen sich Zellen, werden nach oben geschoben und verhornen.

Die Haarfarbe ist genetisch festgelegt. Sie hängt von der Anhäufung des Pigments Melanin ab, das von den Pigmentzellen im Bereich der Haarzwiebel gebildet und an das wachsende Haar abgegeben wird. Graue Haare beruhen auf einer verminderten Melaninproduktion bei gleichzeitig vermehrten Lufteinschlüssen.

Jede einzelne Haarwurzel ist von einem *Haarfollikel* umgeben, an dem ein kleiner Haarmuskel (M. arrector pili) befestigt ist. Dieser „*Aufrichter des Haares*" veranlasst bei Kälte oder Furcht, dass einem die „Haare zu Berge stehen".

In den Haarfollikel mündet eine *Talgdrüse*, die eine ölige Substanz abgibt. Diese überzieht die Haare und die Haut mit einer dünnen Fettschicht, um sie vor dem Austrocknen zu bewahren. Außerdem wird jeder Haarfollikel von einem *Haarfollikelrezeptor* (Atlas Abb. 21-12) umsponnen, der jede Bewegung des Haares registriert.

Der Haarfollikel mit seiner Scheide aus Epithelgewebe wird noch von einer bindegewebigen Scheide umhüllt. Beides zusammen, Haarfollikel plus bindegewebige Scheide wird als *Haarbalg* bezeichnet.

Haartypen

- **Terminalhaare** kommen sexualhormonabhängig auf dem Kopf, den Augenbrauen, Wimpern, im Bart-, Achsel-, Brust- und Schambereich vor, außerdem am äußeren Gehörgang und beim Naseneingang. Es handelt sich um die längsten, stärksten und dunkelsten Haare.
- **Wollhaare** (Vellushaar) sind feiner als Terminalhaare. Sie kommen vor allem bei Kindern und bei Erwachsenen an Armen und Beinen vor.
- **Lanugo** (Flaumhaar) ist der Behaarungstyp des Feten. Sie werden vor der Geburt überwiegend durch Wollhaar ersetzt und treten beim Reifgeborenen nur noch an den oberen Schulterpartien auf.

Nägel (Ungues)

Finger- und Zehennägel sind von der Oberhaut gebildete *Hornplatten*. Sie bieten der weichen Fingerbeere ein *Widerlager* und ermöglichen so eine feinere *Tastempfindung* und ein *besseres Greifen*. Außerdem dienen sie dem *Schutz* der Finger- und Zehenspitzen und dem *Kratzen*. Die Nagelplatte liegt auf dem Nagelbett (Atlas Abb. 21-7, 21-8). Die Nagelwurzel, der hintere Teil des Nagels, liegt in der Haut. Ebenso verlaufen die Seitenränder im Nagelfalz, die vom seitlichen Nagelwall bedeckt sind. Hier besteht eine gewisse Gefahr, dass Bakterien eindringen und eine Nagelbetteiterung (Panaritium) mit heftigen Schmerzen verursachen.

Die weiße Zone am hinteren Nagelrand heißt *Lunula* („Möndchen"), hier liegt die *Nagelmatrix*, von der aus der *Nagel wächst*. Ist diese Matrix zerstört, kann der Nagel nicht mehr nachwachsen. Bindegewebsbündel verbinden die Nägel unverschieblich mit dem Periost des darunterliegenden Knochens.

„Möndchen" (Lunula)
Wachstumszone des Nagels

Nageldiagnose. Nägel können zur Diagnose innerer Krankheiten mit herangezogen werden. Diese Methode ist ein seit dem Altertum verbreitetes Diagnoseverfahren.

- **Uhrglasnägel** sind große, in Längsrichtung übermäßig gewölbte Nägel, die oft zusammen mit Trommelschlegelfingern auftreten. Sie können ein Hinweis auf schwere *Herz-, Lungen-* und gelegentlich auch auf Lebererkrankungen sein (Atlas Abb. 5-18).
- **Löffelnägel** (Hohlnägel, Koilonychie) sind Nägel mit muldenförmiger Eindellung der Nagelplatte und erhöhter Brüchigkeit. Sie können bei *Eisenmangelanämie* auftreten, gelegentlich auch bei Ekzemen, Sprue, M. Raynaud (Atlas Abb. 21-9).
- **Abnorm vergrößerte Lunula** können bis weit über die Hälfte des Nagelbettes reichen, evtl. sind sie ein Hinweis auf *Niereninsuffizienz*.
- **Weißnägel** (Leukonychie) können bei Leber- und Nierenerkrankungen auftreten.
- **Weiße Nagelflecken** (Leukonychie punctata). In der Nagelplatte sind meist stecknadelkopfgroße, weiße Flecken zu sehen. Es handelt sich um Lufteinschlüsse in der Hornsubstanz. Dies kann durch fehlerhaftes Zurückschieben und Beschneiden der Nagelhaut oder durch andere geringfügige, meist nicht bemerkte *Verletzungen* verursacht werden. Sie kommen vor allem bei Kindern vor (Atlas Abb. 21-10).
- **Streifenförmige Weißfärbung** (Leukonychie, Mees-Streifen) sind wechselnd breite, weiße Querstreifen, die sich mit dem Nagel nach vorne schieben. Sie treten bei Arsen- und Thalliumvergiftung, nach Verbrennung des Handrückens und nach Röntgenbestrahlung der Nagelmatrix auf.
- **Längsrillen** im Nagel können bei bestehenden Stoffwechselstörungen auftreten, aber auch bei Magen-, Darm- und Lebererkrankungen, außerdem bei Vitamin- A- und -B-Mangel (Atlas Abb. 21-11).

Hautdrüsen

Zu den Hautdrüsen gehören Schweiß-, Talg-, und Duftdrüsen. Außerdem rechnet man noch die ohrschmalzproduzierenden Drüsen im Gehörgang (➔ Abschn. 20.1.1) und die weiblichen Brustdrüsen (➔ Abschn. 16.4.6) dazu.

Schweißdrüsen (Glandulae sudoriferae) sind über den gesamten Körper verbreitet. Besonders zahlreich kommen sie in der *Achselhöhle*, auf der *Stirn*, an *Handflächen* und *Fußsohlen* vor.

Die aufgeknäuelten Schweißdrüsen reichen *meist* bis ins *Unterhautgewebe*. Ein Ausführungsgang befördert das dort gebildete Sekret, den Schweiß, zur Hautoberfläche. Dort ist der Ausführungsgang als *Pore* sichtbar (Abb. 21-1 und Atlas Abb. 21-5).

Schweiß (Sudor) besteht zu 99 % aus Wasser. Außerdem enthält er noch Harnstoff, Harnsäure, Kochsalz, flüchtige Fettsäuren und Cholesterin. Pro Tag werden unbemerkt etwa *0,5 l* Schweiß abgegeben. Diese Menge kann aber bei Hitze, körperlicher Arbeit und großer Flüssigkeitsaufnahme erheblich gesteigert werden (bei schwerster körperlicher Arbeit bis 1,5 l/Std.) Man unterscheidet ein thermisches Schwitzen, das der Wärmeregulation dient, von einem emotionalen Schwitzen, das bei psychischer Anspannung auftritt.

Schweiß an sich riecht nicht. Der mit dem Schwitzen verbundene unangenehme Geruch entsteht durch die Einwirkung von *Bakterien*. Die Schweißabgabe wird vegetativ gesteuert, und zwar vor allem vom Sympathikus.

Talgdrüsen (Glandulae sebaceae). Die meisten Talgdrüsen geben ihr Sekret in den Haarfollikel ab (Abb. 21-1 und Atlas Abb. 21-5, 21-6) und werden deshalb auch als Haarbalgdrüsen bezeichnet. Freie Talgdrüsen, das heißt nicht an Haare gebundene, kommen lediglich am Naseneingang, am Lippenrot, an den Augenlidern und im Genitalbereich vor. Handflächen und Fußsohlen besitzen keine Talgdrüsen.

Der Talg, ein Gemisch aus verschiedenen Fetten, schiebt sich im Haarfollikel nach oben und überzieht Haar und Haut mit einer schützenden Fettschicht. So bewahrt er Haut und Haare vor Austrocknung, verhindert eine zu starke Wasserverdunstung und das Wachstum von Bakterien.

Duftdrüsen produzieren ein duftendes, fetthaltiges, alkalisches Sekret, das sie, wie die Talgdrüsen, an einen Haarfollikel abgeben. Sie kommen lediglich im Genitalbereich, im Brustwarzenhof, in den Achselhöhlen und an den Augenlidern vor. Ihre Tätigkeit beginnt in der Pubertät und nimmt mit Ende der Keimdrüsentätigkeit ab. Ihre Funktion hängt u. a. von psychischen Faktoren ab; bei sexuellen Vorgängen haben sie Signalwirkung.

21.1.4 Hautrezeptoren

Sensorische Rezeptoren sind Zellen, die auf den Empfang bestimmter *Tast-, Druck-* und *Berührungsreize* spezialisiert sind. Sie sind über den ganzen Körper verteilt, allerdings in unterschiedlicher Konzentration. Mit ihrer Hilfe befindet sich die Haut in ständiger „Fühlung" mit der Umgebung. In der Haut können folgende Arten von Rezeptoren unterschieden werden: Mechano-, Thermo- und Schmerzrezeptoren.

Mechanorezeptoren (für Tasten, Berühren und Druck, Atlas Abb. 21-12)

- **Merkel-Zellen** liegen in der Basalzellschicht (bzw. Grenze Oberhaut – Lederhaut) der *unbehaarten* Haut und sind zuständig für Druckempfindungen.

  Direkt unter den Merkel-Zellen befindet sich eine flache Nervenendplatte. Beide zusammen, die Merkel-Zellen plus die Nervenendplatte, werden als Merkel-Scheibe bezeichnet. Nach neueren Erkenntnissen vermutet man, dass es sich im engeren Sinn nicht um Mechanorezeptoren handelt, sondern um neurosekretorische Zellen.

- **Tastscheiben** (Merkel-Tastscheiben) liegen in der *behaarten* Haut. Es handelt sich um eine einschichtige Gruppe von Merkel-Zellen, die leicht erhabene Tastscheiben bilden. Sie sind ebenfalls für Druckempfindungen zuständig.

- **Meissner-Körperchen** (Tastkörperchen). Die Tastkörperchen liegen in den Papillen der Lederhaut. Sie kommen vor allem an den Fingern und an der Plantarseite der Zehen vor, also an unbehaarten Stellen. Sie vermitteln Tastempfindungen (Oberflächensensibilität).

- **Haarfollikelrezeptoren.** In der behaarten Haut sitzen Haarfollikelrezeptoren, die auf Berührung des Haares ansprechen. Dazu umspinnen afferente Fasern spiralförmig die Haarwurzel.

- **Vater-Pacini-Lamellenkörperchen** (Pacini-Körperchen). Die Vater-Pacini-Lamellenkörperchen vermitteln Druckempfindungen der Tiefensensibilität und Vibrationsreize. Sie sitzen in den tieferen Schichten der Haut, vor allem an Händen und Füßen. Sie kommen aber auch in Muskelfaszien, Sehnen, Gelenkkapseln und im Periost vor. Es handelt sich um große Endkörperchen einer Nervenfaser mit einer deutlichen Lamellenstruktur.

Thermorezeptoren (für Kälte- und Wärmeempfindung). Temperaturempfindungen werden durch Kälte- und Wärmerezeptoren vermittelt. Außer in der Haut gibt es noch Thermorezeptoren im Körperinneren und im Hypothalamus, um die Bluttemperatur zu messen.

Thermorezeptoren sind zuständig für Wärme- bzw. Kältereize im Bereich von ca. 17 °C bis 45 °C. Außerhalb dieser Bereiche werden vor allem Schmerzrezeptoren aktiviert, weshalb *starke* Wärme- und Kältereize oft schlecht voneinander unterschieden werden können.

Im mittleren Bereich von 31 °C bis 35 °C besteht eine neutrale Temperaturempfindung, oberhalb von 35 °C stellt sich eine zunehmend intensivere Wärmempfindung ein, die bei ca. 45 °C in eine schmerzhafte Hitzempfindung übergeht. Unterhalb von 31 °C kommt es zur Kälteempfindung, die ab ca. 17 °C in Kälteschmerz übergeht. Besonders deutlich werden Temperatur*änderungen* wahrgenommen.

- **Kälterezeptoren** sitzen überall in der Haut verteilt. Insgesamt gesehen gibt es wesentlich mehr Kälte- als Wärmerezeptoren.

    Eine Sonderform der Kälterezeptoren stellen die **Krause-Endkolben** da. Es handelt sich um rundliche oder ovale Körper, in deren Inneres sich Nervenfasern einsenken. Sie kommen in den Schleimhäuten des Auges, des Mundes, der Nase und der Genitalorgane vor.

- **Wärmerezeptoren** liegen im subkutanen Gewebe und sprechen auf Wärmereize an.

Schmerzrezeptoren sind freie Nervenendigungen, die in fast allen Körpergeweben vorkommen. Allerdings vermitteln sie nicht nur Schmerz-, sondern auch Juck- und Kitzelreize.

Schmerzrezeptoren haben die Besonderheit, dass sie bei Dauerreiz *nicht* adaptieren. Schmerz ist die wichtigste Sinnesmodalität, denn er ist die psychische Entsprechung eines *lebenserhaltenden Schutzreflexes*.

Schmerzrezeptoren werden durch chemische Stoffe aktiviert, wie sie bei einer *Gewebeschädigung* frei werden, zum Beispiel aufgrund einer Entzündung. Der von den Rezeptoren ausgesandte nervale Impuls gelangt über die peripheren Nerven zunächst ins Rückenmark, das eine gewisse „*Gate-Control*" ausübt. Damit meint man, dass das Hinterhorn des Rückenmark wie ein „Tor" funktioniert, das die eingehenden Schmerzimpulse verstärken oder abschwächen kann, ehe sie als Schmerzwahrnehmung ins Bewusstsein gelangen. Dieser Tormechanismus kann durch absteigende Nervenimpulse vom Gehirn beeinflusst werden.

Eine weitere Hemmmöglichkeit der Schmerzwahrnehmung ist die *Endorphinausschüttung* im Gehirn. Endorphine sind morphinähnliche Substanzen, die die Wahrnehmung von Schmerzen unterdrücken und die die Stimmung anheben. Sie werden in starken Stresssituationen aber auch beim Sport ausgeschüttet.

Diese Hemmmechanismen der Schmerzwahrnehmung sind lebenswichtig, denn sie verhindern, dass lebenswichtige Handlungen, wie zum Beispiel ein Kampf, nicht durch Schmerzreize unterbrochen wird.

> **Hautrezeptoren**
> - **Mechanorezeptoren** (Druck-, Tast-, Berührempfindung)
> - **Thermorezeptoren** (Wärme- und Kälteempfindung)
> - **Schmerzrezeptoren**

21.1.5 Wundheilung

Durch die Wundheilung kommt es aufgrund von Zellteilung nach Verletzungen zur Regeneration der Haut, wobei sich *Bindegewebs-* und *Epithelzellen* und *Kapillaren* vermehren.

Ist nur die Oberhaut geschädigt, evtl. auch noch Papillarspitzen der Lederhaut, so kommt es zu einer vollständigen Ausheilung ohne Narbenbildung. Die Regeneration erfolgt in diesem Fall von der Keimschicht (Stratum germinativum) aus.

Wird die Lederhaut tiefgreifend zerstört, so erfolgt die Ausheilung unter Narbenbildung, da die ursprüngliche Oberflächenstruktur der Haut nicht mehr hergestellt werden kann.

Phasen der Wundheilung. Die Wundheilung läuft in drei Phasen ab (Atlas Abb. 21-13):
1. **Latenzphase** (bis 3. Tag)
   a) **Exsudative Phase.** Die exsudative Phase dauert einige Stunden. Hier wird ein erster vor-

läufiger Wundverschluss durch die Blutgerinnung und durch die Schorfbildung erreicht, das heißt, es bildet sich eine Wunddecke aus geronnenem Blut und Wundsekret.
  b) **Resorptive Phase.** Die resorptive Phase dauert ein bis drei Tage. Während dieser Zeit wandern Fresszellen (Phagozyten) ein und beseitigen Gewebetrümmer und eingedrungene Bakterien.
2. **Proliferative Phase** (4.–7. Tag). Es bildet sich ein Granulationsgewebe, also ein junges, gefäßreiches, faserarmes Bindegewebe, indem Kapillaren und Bindegewebszellen in das Blutgerinnsel einwachsen. Die Wunde wird durch ein Häutchen von Deckzellen verschlossen.
3. **Narbenbildung** (ab 8. Tag). Das Granulationsgewebe bildet sich in gefäßarmes, faserreiches Narbengewebe um. Es wird von den Wundrändern aus mit Epithelzellen bedeckt. Eine Narbe bleibt sichtbar, weil das Granulationsgewebe nicht mehr den gleichen Aufbau hat wie vorher die Lederhaut. Haare, Talg- und Schweißdrüsen werden nicht nachgebildet.

Die Wundheilung kann durch bakterielle Infektionen, schlechte Abwehrlage, und zugrundeliegende Allgemeinerkrankungen, wie Diabetes mellitus, verzögert werden.

Arten der Wundheilung
- **Primäre Wundheilung.** Von primärer Wundheilung spricht man, wenn es nur zu einem *geringen Gewebeverlust* gekommen ist. Die Ausheilung erfolgt ungefähr innerhalb einer Woche. Es bleibt lediglich eine *strichförmige*, kaum sichtbare *Narbe* zurück.
- **Sekundäre Wundheilung.** Bei der sekundären Wundheilung dagegen liegt ein *erheblicher Gewebeverlust* vor. Die Wundränder klaffen auseinander. Die Ausheilung dauert länger und es bleibt eine *deutlich sichtbare Narbe* zurück.

21.2 Ausgewählte Erkrankungen der Haut

Hautveränderungen und Hautläsionen können regional begrenzt sein, wobei die Begrenzung scharf oder unscharf sein kann, sie können aber auch über die ganze Haut fleckenweise verstreut auftreten oder die Haut als Ganzes betreffen. Außerdem können sie verschiedene Schichten der Haut betreffen (Abb. 21-2).

21.2.1 Pigmentstörungen

Pigmentstörungen können sich in einem Zuviel oder Zuwenig an Melanin zeigen.

Albinismus. Es handelt sich um eine *angeborene Störung* der *Melaninherstellung* in Haut, Haaren und Augen. Die Betroffenen haben eine hellrosafarbene Haut, weißblonde Kopf- und Körperbehaarung und eine hellblaue oder – aufgrund durchscheinender Blutgefäße – rötliche Iris. Der Melaninmangel im Auge führt zu Lichtscheu (bei Lichteinfall starke Blendungsempfindlichkeit), Nystagmus und Schwachsichtigkeit.

Vitiligo (Scheckhaut). Es handelt sich um einen *erworbenen* Melaninmangel, bei dem es zum Auftreten von scharf begrenzten, weißlichen Flecken der Haut kommt. Es können aber auch andere melanozytenhaltige Organe betroffen sein, und zwar die Augen, die Innenohren und das ZNS. In diesen Fällen handelt es sich um eine Erkrankung des gesamten Melanozytensystems.

Die Erkrankung beginnt mit linsengroßen, runden, depigmentierten Flecken, die scharf begrenzt sind und um die ein hyperpigmentierter Randsaum bestehen kann. Die Haut selbst verändert sich im betroffenen Areal nicht. Die Flecken dehnen sich aus und konfluieren, so dass sich große, depigmentierte Stellen bilden (Atlas Abb. 21-17).

Prädilektionsstellen sind Hände, Gesicht und die anal-genital Region. Die Depigmentierung bildet sich symmetrisch an beiden Körperhälften aus. Es können auch die Mundschleimhaut und die Haare, in Form weißer Strähnen, betroffen sein.

Die Ursachen der Erkrankung sind noch weitgehend unbekannt. Man vermutet ein Autoimmungeschehen, da man teilweise Antikörper gegen Melanozyten nachweisen konnte. Obwohl Vitiligo zu den erworbenen Erkrankungen zählt, kann man gelegentlich familiäre Häufungen beobachten.

Vitiligo kann sich als Begleiterscheinung bei Diabetes mellitus, bei Schilddrüsenüber- und Schilddrüsenunterfunktion, bei Nebenschilddrüsenunterfunktion, bei Lupus erythematodes und bei perniziöser Anämie einstellen.

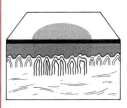

Fleck (Macula):
Veränderung der Hautfarbe infolge Durchblutungsänderung (Abb.: Erythem), Änderung des Melaningehalts, Ablagerung von Nichtmelanin-Pigmenten, Blutaustritt.

a) Hautveränderung, die im normalen Niveau der Haut liegt

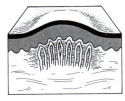

Quaddel (Urtica):
Volumenzunahme der Haut mit beetartiger Erhebung durch umschriebenes Ödem von kurzer Bestandsdauer (Stunden). Juckreiz.

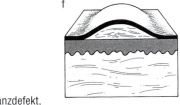

f

Bläschen (Vesicula):
Mit seröser Flüssigkeit gefüllter, sichtbarer Hohlraum in der Haut.

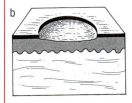

b

Erosion (Erosio):
Epidermaler Substanzdefekt, der einige oder alle Schichten der Epidermis umfassen kann. Eine Sonderform ist die mechanisch bedingte „Exkoriation" (z.B. Abschürfungen, Kratzeffekte).

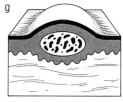

g

Pustel (Pustula):
Mit Eiter gefüllter, sichtbarer Hohlraum der Haut, zum Teil gebunden an Hautadnexe (Follikelöffnungen, Schweißdrüsenöffnungen).

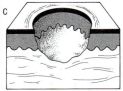

c

Geschwür (Ulcus):
Tiefreichender Substanzdefekt der Haut mit schlechter Heilungstendenz.

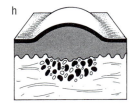

h

Knötchen (Papula):
Bis erbsgroße solide Volumenzunahme der Haut durch Zunahme der Zellzahl (Epithelzellen, Infiltrat) oder Ablagerung fester Substanzen.

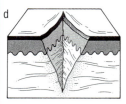

d

Rhagade (Hautschrunde):
Schmerzhafter Einriss in entzündlicher Haut, v. a. in der Umbegung natürlicher Körperöffnungen.

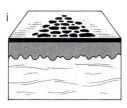

i

Schuppen (Squamae):
Auflagerungen aus ablösbaren Hornzellkomplexen.

b–d) Hautveränderungen, die unter dem normalen Niveau der Haut liegen

e–i) Hautveränderungen, die über dem normalen Niveau der Haut liegen

Abb. 21-2 Hautveränderungen (Effloreszenzen)

Da für die depigmentierten Stellen eine deutlich erhöhte Sonnenbrandgefahr besteht, müssen die betroffenen Hautstellen wirksam durch Kleidung oder eine entsprechende Lichtschutzcreme vor Sonneneinwirkung geschützt werden.

Lentigo (Linsen- bzw. Leberfleck). Es handelt sich um harmlose, erworbene, kleine braune Flecken, die vor allem bei Kindern auftreten (Atlas Abb. 21-41). Eine Sonderform, die Sommersprossen (Lentigo solaris) treten an lichtexponierten Stellen auf. Dagegen handelt es sich bei Lentigo maligna um die Vorform eines malignen Melanoms (➔ Abschn. 21.2.9), weshalb es richtiger Lentigo prämaligna heißen müsste.

Chloasma (Melasma, Clownmaske) ist eine unregelmäßige, fleckförmige, scharf begrenzte Hyperpigmentierung im Gesicht (Stirn, Wangen, Oberlippe), die vor allem bei Frauen auftritt und die durch Sonneneinstrahlung verstärkt wird. Sie kann sich während der Schwangerschaft (Chloasma uterinum), durch hormonelle Kontrazeption („Pille") und durch Medikamenteneinnahme (Hydantoine) entwickeln. Das Chloasma uterinum beginnt sich meist ab dem 2. Monat nach der Entbindung zurückzubilden.

Photodynamische Substanzen, das heißt Stoffe, die die Einwirkung des Lichtes verstärken, sind zum Beispiel in manchen Parfums, in Kölnisch Wasser, Bergamottöl und Johanniskraut enthalten. Sie können ebenfalls zu einer lokalen Hyperpigmentierung führen.

21.2.2 Erythem (rote Verfärbung)

Bei Entzündungen. Bei Entzündungen wird Histamin freigesetzt, das auf kleine Gefäße erweiternd wirkt. Dadurch gelangt mehr sauerstoffreiches Blut in die Lederhaut, wodurch es zur Rotfärbung kommt. Zur Gefäßerweiterung kann es aber auch durch Wärmestrahlung (Sonnenbrand, Atlas Abb. 21-15), durch chemische Substanzen oder durch Giftstoffe von Bakterien (Wundrose) kommen.

Naevus flammeus (Weinfleck, Feuermal). Meist im Gesicht oder Nacken kommt es durch eine anlagemäßige Hautgefäßerweiterung zu einer flammend-roten Hautveränderung, die zu einer erheblichen Aussehensstörung führen kann. Manchmal kann ein Feuermal mit weiteren angeborenen Störungen verbunden sein (Atlas Abb. 21-16).

Eine Sonderform des Weinflecks ist der *Storchenbiss* (Nävus Unna-Politzer). Es handelt sich um einen angeborenen, blassen Weinfleck an der Nacken-Haar-Grenze und/oder auf der Stirn über der Nasenwurzel. Er bildet sich oft in den ersten Lebensmonaten oder im ersten Lebensjahr spontan zurück.

21.2.3 Schuppenflechte (Psoriasis vulgaris)

Bei der Schuppenflechte handelt es sich um eine der häufigsten Hautkrankheiten. Nach Krankheitsausbruch besteht sie meist lebenslang mit wechselnden Schweregraden mit wenigen, kleinen Psoriasherden bis hin zum Befall der gesamten Haut (Atlas Abb. 21-20, 21-21). Hinsichtlich des Verlaufs unterscheidet man stationäre und latente Phasen und Krankheitsschübe. Die Erstmanifestation liegt meist zwischen dem 16. und 20. Lebensjahr, nur seltener handelt es sich um eine Spätmanifestation (55–60 Jahre).

Erscheinungsbild. Es kommt zu *scharf umrissenen*, *rötlichen Flecken* mit *silberweißen Schuppen*. Zuweilen können juckende Herde auftreten.

Psoriasis geht oft mit Nagelveränderungen einher, wie Tüpfelnägel (stecknadelkopfgroße Eindellungen des Nagels) und Ölfleckbildung (gelbliche Verfärbungen des Nagels), evtl. kommt es zum Krümelnagel (völlige Zerstörung der Nagelplatte). Die Erkrankung kann gleichzeitig mit PCP (primär-chronischer Polyarthritis) einhergehen.

Prädilektionsstellen sind *Ellenbogen*, *behaarter Kopf*, *Knie* und *Kreuzbeingegend*.

Ursachen. Über die direkte Ursache ist noch nichts Sicheres bekannt. Vermutlich gehört sie zu den Stoffwechselerkrankungen. Man hat festgestellt, dass die Hautverhornung beim Psoriasis-Erkrankten stark beschleunigt ist. Besonders unter Alkoholeinwirkung kann sie explosionsartig zunehmen. Ein erblicher Faktor spielt auch eine Rolle. Vererbt wird allerdings nicht die Krankheit als solche, sondern die latente Bereitschaft der Haut, psoriatisch zu reagieren. Das heißt, bei genetisch veranlagten Personen müssen noch „Auslöser" hinzukommen, damit die Erkrankung zum Ausbruch kommt, zum Beispiel grippale Infekte, toxische oder allergische Irritationen der Haut, Röntgenbestrahlung, psychischer Stress (vor allem Probleme in der Partnerschaft) u. a.

Diagnose. Löst man durch vorsichtiges Kratzen die oberen Schuppen ab, erscheint ein dünnes Psoriasishäutchen, nach dessen Ablösung es zu dicht beieinanderliegenden, punktförmigen Blutaustrittsstellen kommt (*Auspitz-Phänomen*, Phänomen des blutigen Taus).

Therapie. Ausschaltung der Provokationsfaktoren, Strahlen-, Klima- und Bädertherapie (sonnenreiche Klimazonen), Diät, Fumarsäure

> **Psoriasis-Prädilektionsstellen**
> - Ellenbogen
> - behaarter Kopf
> - Knie
> - Kreuzbeingegend

21.2.4 Neurodermitis (atopisches Ekzem)

Neurodermitis ist ein *endogenes Ekzem*. Charakteristisch ist der *starke Juckreiz* (mit Juckkrisen!) und das Auftreten von *Allergien* (Milchschorf, Asthma bronchiale, Heuschnupfen, Neurodermitis) in der *Eigen-* und/oder *Familienanamnese*. Es besteht eine genetische Disposition; der Ausbruch der Erkrankung wird aber entscheidend von nicht-genetischen Faktoren mit beeinflusst (Atlas Abb. 21-29).

Mit zunehmenden Alter können die Hauterscheinungen verschwinden; manchmal verschwindet die Erkrankung um das 30. Lebensjahr vollkommen.

Erscheinungsbild und Prädilektionsstellen. Die Hautveränderungen treten symmetrisch auf. Sie sind unscharf begrenzt und zeigen Rötung, Nässen, Schuppung, Krusten, Erosionen, Lichenifikation (Vergröberung der Hautfelderung) und Kratzspuren.

- **Säuglingsalter:** meist schon im 3. Lebensmonat kommt es im Gesicht und am Kopf zu „Milchschorf". Bei ungefähr der Hälfte der Kinder bilden sich die Hauterscheinungen völlig zurück (Atlas Abb. 21-30).
- **Kleinkind- und Kindesalter:** mehr subakut bis chronische Erscheinungen mit Lichenifikation, vor allem an Ellenbeugen, Kniekehlen, Hand- und Fußgelenke („Beugenekzem"), auch Hals und Hände.
- **Jugend- und Erwachsenenalter:** Chronische Erscheinungen mit Verschlimmerungsschüben. Prädilektionsstellen wie vorstehend, zusätzlich noch Gesicht und Oberkörper möglich.

Ursachen. Die eigentliche Ursache ist nicht bekannt. Erbliche Faktoren spielen eine Rolle, außerdem Allergien (v. a. gegen bestimmte Nahrungsmittel), psychische Faktoren, Witterungseinflüsse (Verschlechterung im Winter und Frühjahr).

Diagnose. Im Blut oft starke IgE-Erhöhung und Eosinophilie, typische Familienanamnese.

Therapie. In der Naturheilkunde kommt der Ausschaltung von Allergenen eine große Rolle zu, oft werden bestimmte Nahrungsmittel, zum Beispiel tierisches Eiweiß, Weißzucker, Säuren (Apfelsinen, Zitronen) nicht vertragen. Behandlung des psychischen Aspektes, Klimatherapie (Meer, Gebirge); in der Schulmedizin wird auch mit Kortison und Antihistaminikum behandelt.

> **Neurodermitis-Prädilektionsstelle** sind die *Gelenkbeugen*.

21.2.5 Kontaktekzem

Das Ekzem ist die häufigste juckende, schubweise auftretende Erkrankung der Oberhaut und des Papillarkörpers. Es hat ein vielgestaltiges Bild, ist unscharf begrenzt, breitet sich flächenhaft entzündlich aus und heilt ohne Narbenbildung ab. In der akuten Phase kommt es zu Juckreiz, Rötung, Nässen, Lichenifikation und Krustenbildung. Die Krankheit kann chronisch werden. Sie neigt zu Rückfällen.

Nicht-allergisches Kontaktekzem (toxisches Kontaktekzem). Durch eine *Erschöpfung* der chemischen *Abwehrfunktion* der *Oberhaut* durch immer wiederkehrenden Kontakt mit einem schädigenden Reiz und durch zu häufiges Waschen kann sich ein nicht-allergisches Kontaktekzem entwickeln. Im ersten Stadium, das Monate bis Jahre dauern kann, kommt es zunächst lediglich zu trockener und spröder Haut mit oberflächlichen Fissuren (Einrissen) und diskreter Schuppung. Später entwickeln sich die oben beschriebenen Erscheinungen. Das Ekzem beginnt auszuheilen sobald der schädigende Reiz fortfällt. Es treten *keine* Streuphänomene auf. Besonders häufig sind Hausfrauen, Friseurinnen, Krankenschwestern (Desinfektionsmittel!) und Maurer betroffen (Atlas Abb. 21-24).

▶ **Prädilektionsstellen** des **nicht-allergischen Kontaktekzems** sind die *Hände*.

Allergisches Kontaktekzem. Es handelt sich um eine Allergie vom Spät-Typ (Allergie Typ IV, ➔ Abschn. 22.1.4). Die Entwicklung eines allergischen Kontaktekzems wird durch ein vorausgegangenes nicht-allergisches begünstigt, da durch die Hautschädigung das Allergen besser aufgenommen wird. Deshalb treten Hauterscheinungen zuerst nur am Ort des Kontaktes auf, zum Beispiel auf der Kopfhaut nach Dauerwellen, später kommen *Streuphänomene* an anderen Körperstellen dazu (Atlas Abb. 21-25). Die Zahl der möglichen Allergene ist groß. Der Nachweis kann über den Epikutantest (➔ Abschn. 22.3.2, Allergie, Atlas Abb. 21-27) erfolgen.

- **Akutes allergisches Kontaktekzem** tritt ca. 24 bis 48 Stunden nach Allergenkontakt auf, zunächst mit Rötung, danach erfolgt Nässen, Bläschen, Erosionen und Krusten. Zum Schluss kommt es zur Rückbildung mit Schuppung und Reströtung (Atlas Abb. 21-26).
- **Chronisches allergisches Kontaktekzem** mit Hautrötung und Lichenifikation.

Misch- und Zwischenformen sind häufig.

Mikrobielles Ekzem. Vor allem an Hand- und Fußrücken kommt es zu scharf begrenzten Herden bis zu Münzgröße. Es treten Bläschen auf, die zerplatzen, verkrusten und jucken (Atlas Abb. 21-28).

Die Ursache vermutet man in einer allergischen Reaktion gegenüber Toxinen von Mikroorganismen. Eventuell bestehen Streuherde: Tonsillitis, Bronchitis, Prostatitis usw.

21.2.6 Nesselsucht (Quaddelsucht, Urtikaria)

„Quaddel"sucht ist zunächst ein beschreibender Begriff. Die Erkrankung kann in ganz unterschiedlichen Schweregraden auftreten, von lediglich lästig juckenden Quaddeln bis hin zur Gefahr eines anaphylaktischen Schocks.

Erscheinungsbild. Die charakteristische Hauterscheinung des Nesselausschlages ist, wie gesagt, die *Quaddel* (Urtika). Sie ist leicht erhaben, scharf abgegrenzt, und von roter oder weißer Farbe. Sie kann unterschiedlich groß sein: linsengroß bis ausgedehnt flächenhaft (Atlas Abb. 21-31 bis 21-33). Es besteht heftiger Juckreiz.

Prädilektionsstelle. Die Quaddeln können am gesamten Körper auftreten.

Ursache. Ein Nesselausschlag kann auf ein allergisches oder physikalisches Geschehen zurückzuführen sein. Beim allergischen Nesselausschlag kommen als auslösende Antigene Pollen, Hausstaub, Nahrungsmittel, Medikamente, Insektenstiche und vieles mehr in Betracht. Beim physikalisch verursachten Nesselausschlag sind Scheuerstellen der Haut durch Kleidung oder Schmuck, Einwirkung von Sonnenlicht, Stoß-, Druck-, Reibe-, Kälte- oder Wärmeeinwirkung die Ursache.

❗ Bei **massiver Urtikaria** besteht *Schockgefahr!*

Quincke-Ödem. Eine Sonderform der Nesselsucht stellt das Quincke-Ödem (angioneurotisches Ödem, Angioödem) dar. Dabei kommt es, bevorzugt in der *Augenregion*, zu ödematösen Hautschwellungen. Von der Schwellung können jedoch auch andere Gebiete betroffen sein, beispielsweise die Lippen, die Geschlechtsorgane oder die Hände und Füße. Diese Erscheinungen können für sich allein auftreten oder zusammen mit Nesselsucht (Atlas Abb. 21-34).

Ein Quincke-Ödem kann durch Medikamente, Nahrungsmittel, beispielsweise Nüsse, Früchte, Schalentiere und Eier ausgelöst werden, aber auch durch Insektenstiche. Letztere sind besonders gefährlich. Erfolgt der Stich im Mundbereich (z. B. durch eine Wespe bei einem limonadetrinkenden Kind), so kann es zum Anschwellen der Kehlkopfschleimhaut kommen, was zum Ersticken führen kann.

21.2.7 Kleienflechte (Pityriasis)

Bei der Kleienflechte liegt eine zu schnelle und unvollständige Verhornung der Oberhautzellen vor. Ihr typisches Erscheinungsbild ist die *kleieförmige* („hobelspänähnlich") *Schuppung.* Hier sollen nur die beiden häufigsten Erscheinungsbilder der Kleienflechte besprochen werden.

Pityriasis versicolor (Kleienpilzflechte). Scharf begrenzte, unterschiedlich große, zu Konfluenz neigende Herde zeigen eine kleieförmige Schuppung. Die befallenen Stellen sind *hellbraun*, so dass sie im Kontrast zu einer sonnengebräunten Haut weißlich erscheinen, bei dunklem Hautkolorit dagegen heller. Der bevorzugte Sitz ist vor allem die vordere und hintere Schweißrinne des oberen Stamms. Die Herde können sich auch auf den Schultern, dem Hals, Rücken und Brust zeigen (Atlas Abb. 21-22).

Es handelt sich um eine *Hefepilzerkrankung*. Erreger ist der Hefepilz Malassezia furfur, der normalerweise ohne pathogene Bedeutung auf der Haut vorkommt, weshalb nur eine geringe Ansteckungsgefahr besteht. Starkes Schwitzen (an Schilddrüsenüberfunktion denken!), Tragen von synthetischer Unterwäsche und häufiges Eincremen fördern die Erkrankung. Es besteht eine großer Rezidivneigung. Der Pilz kann mikroskopisch mittels der Tesafilm-Methode im Hornhautschichtabriss nachgewiesen werden.

Pityriasis rosea (Schuppenröschen, Röschenflechte). Die Erkrankung beginnt meist mit einem ersten, mehrere Zentimeter großen *Einzelherd* („Primärmedallion"). Nach Tagen bis 2 Wochen können sich *weitere Flecken*, die allerdings kleiner sind, über den Rumpf und die proximalen Extremitäten ausbreiten (Atlas Abb. 21-23). Manchmal besteht Juckreiz. Nach 2 bis 6 Wochen erfolgt meist eine spontane Rückbildung.

Über die Ursache ist wenig bekannt. Man hat festgestellt, dass die Krankheit oft nach Benutzung neuer Wäsche auftritt. Es wird vermutet, dass es sich um eine Virusinfektion handeln könnte.

21.2.8 Fischhaut
(Ichthyosis vulgaris)

Es handelt sich um eine *Erbkrankheit*, die sich meist gegen Ende des ersten Lebensjahres zeigt. Sie kann in unterschiedlichen Ausprägungsgraden auftreten. Es kommt zu einer Verhornungsstörung mit trockener Hautoberfläche und mit festhaftenden Schuppen, die unterschiedlich groß sind. Sie reichen von kleieartigen bis plattenartigen Gebilden von weißlicher bis bräunlicher Färbung. Die Schuppen liegen pflastersteinartig nebeneinander, so dass man genauer von einer Reptilienhaut sprechen müsste, da beim Fisch die Schuppen überlappen.

Prädilektionsstellen sind die *Extremitätenstreckseiten*. Es kann jedoch zur Generalisierung kommen, wobei typischerweise Handteller, Fußsohlen, Beugeseiten der großen Gelenke und Gesicht freibleiben (Atlas Abb. 21-18, 21-19).

▶ **Fischhaut-Prädilektionsstellen** sind die *Extremitätenstreckseiten*.

21.2.9 Hautkrebs
(Hautkarzinom)

Hautkrebs nimmt von der Epidermis seinen Ausgang. Hier werden das Basaliom, das Spinaliom und das maligne Melanom besprochen.

Basaliom

Das Basaliom ist die häufigste Hautkrebsart. Es nimmt von der Basalzellschicht seinen Ausgang und tritt bevorzugt an *lichtexponierten Stellen*, und zwar im Gesicht (v. a. um die Augen!) und auf dem behaarten Kopf auf, kann jedoch auch an anderen Körperstellen wie Nacken, Ohren, Unterschenkel vorkommen.

Es wächst langsam und setzt fast nie Metastasen, weshalb es als *semimaligne* bezeichnet wird. Trotzdem darf eine Behandlung nicht unnötig verzögert werden, da es zerstörend in die Tiefe wächst und dabei Muskel, Knorpel, Knochen, Auge, Gehirn u. a. zerstören kann.

Das Basaliom hat ein sehr *vielgestaltiges Bild*, es kann knotig, geschwürig oder flach wie ein kleiner Sklerodermieherd oder schuppend-ekzemartig wachsen; es kann pigmentiert sein und/oder Teleangiektasien aufweisen (Atlas Abb. 21-37, 21-38).

Bei rechtzeitiger Entfernung mit ausreichendem Sicherheitsabstand bestehen fast hundertprozentige Heilungsaussichten.

Spinaliom
(Stachelzellkrebs, Plattenepithelkrebs)

Das Spinaliom nimmt von den Stachelzellen seinen Ausgang. Es ist ein *maligner* Tumor, der sich auf chronisch entzündeter, lichtexponierter und strahlengeschädigter Haut und auf der Schleimhaut bilden kann, aber auch auf Narben und an

Stellen, an denen Haut in Schleimhaut übergeht (Atlas Abb. 21-39). Häufige Spinaliome sind Lippenkrebs (Atlas Abb. 21-40), Afterkrebs, Peniskrebs, Vulvakrebs. Betroffen sind in erster Linie ältere Menschen (Durchschnittsalter 50–70 Jahre).

Vom Erscheinungstyp her unterscheidet man
- **verhornende** (meist auf chronisch entzündeter bzw. lichtexponierter Haut) und
- **nicht-verhornende** Formen (z. B. After-, Speiseröhren-, Zungenkrebs).

Ein verhornendes Spinaliom entwickelt sich oft auf dem Boden einer *Präkanzerose:* zum Beispiel einer solaren *Keratose*, bei der es durch Lichteinwirkung zu chronisch-entzündlichen Herden mit vermehrter Verhornung kommt oder auf einem *„Hauthorn"* (Cornu cutaneum) mit seiner ausgeprägten hornartigen Hyperkeratose.

Malignes Melanom

Melanome gehen von den Melanozyten der Haut, gelegentlich auch von der Schleim-, Ader- oder Hirnhaut aus. Sie können sich auf vorher völlig gesunder Haut entwickeln, aus einem Muttermal oder aus Nävuszellnävus. Sie sind *sehr bösartig*, da sie sehr früh Metastasen setzen! Es handelt sich um eine Erkrankung des mittleren Lebensalters.

Auch das maligne Melanom hat sehr unterschiedliche Erscheinungsbilder. Typisch sind weiche, dunkle (dunkelbraun, violett, bläulich oder schwarz) Knoten, die unscharf begrenzt sind, Satelittenknötchen aufweisen und/oder von einem roten, entzündlichen Hof umgeben sind (Atlas Abb. 21-42 bis 21-45).

Das maligne Melanom hat in den letzten Jahren außerordentlich zugenommen. Gründe dafür vermutet man in häufigem und intensivem Sonnenbaden, Sonnenbränden, fehlender Ozonschicht der Luft, wodurch vermehrt schädigende Sonnenstrahlen auf die Haut auftreffen können.

! Verdachtszeichen auf Hautkrebs
- scharf umrandete Hautveränderungen, die wachsen und nicht abheilen
- alle unscharfe Hautveränderungen
- schnelles Wachstum
- Ausbildung einer höckerigen Oberfläche
- zunehmende und/oder ungleiche Pigmentierung
- entzündeter, rötlicher Hof um eine Hautveränderung
- Blutungsneigung
- Geschwürsbildung
- Auftreten kleiner Satellitenknötchen
- Anschwellen der regionalen Lymphknoten
- Patient berichtet: Juckreiz, Schmerzen oder „ein Arbeiten in der Geschwulst".

Hauterscheinungen dieser Art müssen immer von einem Hautarzt abgeklärt werden!

21.2.10 Abszess (Eitergeschwür)

Ein Abszess ist eine *Eiteransammlung* in einer *nicht vorgebildeten*, sondern durch krankhafte Vorgänge entstandenen *Höhle* des *Gewebes*. Später kann der Herd von einer Abszessmembran umgeben werden. Typische Eitererreger sind Staphylo- und Streptokokken. Ein so genannter heißer Abszess entwickelt sich aufgrund einer akuten Entzündung. An der betroffenen Stelle kommt es zu den typischen Entzündungszeichen Rötung, Schwellung, Wärme und Schmerz. Beim Betasten weist der Abszess ein „Schwappen" auf. Je nach Schweregrad kann es zu (hohem) Fieber kommen.

Ein kalter Abszess entsteht aufgrund einer chronischen Entzündung, zum Beispiel bei Tuberkulose. Hier treten *keine* akut entzündlichen Symptome auf.

21.2.11 Fistel (Röhre, röhrenförmiges Geschwür)

Eine Fistel ist ein *abnormer Gang* mit einer *eigenen Auskleidung*, der ein tieferliegendes Organ mit der Haut (äußere Fistel) oder mit einem anderen Organ (innere Fistel) verbindet. Sie können angeborenermaßen (z. B. Ösophagotrachealfistel) bestehen oder durch einen Organschaden (Infektionen, Verletzungen) erworben sein. Oft fließt durch die Fistel ein Sekret ab.

Künstliche arteriovenöse Fisteln werden zum Beispiel bei Dialysepatienten geschaffen, um einen unmittelbaren Zugang zum Blutkreislaufsystem zu haben.

21.2.12 Zyste
(Cyste, Kyste, Kystom)

Eine Zyste ist eine durch eine *Kapsel* abgeschlossene *sackartige Geschwulst* mit einem dünn- oder dickflüssigen Inhalt. Man unterscheidet

- **echte Zysten**, die mit *Epithelgewebe* ausgekleidet sind, zum Beispiel Atherome (Grützbeutel) und Follikelzysten.
  Häufig handelt es sich bei den echten Zysten um „**Retentionszysten**", wobei man unter einer Retention ein Zurückhalten von auszuscheidenden Stoffen versteht. Diese Retentionszysten haben sich also gebildet, weil ein Sekret nicht abfließen konnte (z. B. Talg).

- **Pseudozysten** haben nur *Bindegewebeauskleidung*, zum Beispiel Erweichungsherde nach ischämischer Gehirnerweichung, oder Echinokokkuszysten (➜ Abschn. 27.2.3).

Weitere Hautveränderungen, die unter dem normalen Hautniveau liegen, stellt Abbildung 21-2 dar.

21.3 Fragen

Beantworten Sie die Fragen möglichst knapp! Die richtigen Antworten finden Sie im angegebenen Abschnitt entweder **fett** oder *kursiv* gedruckt.

Anatomie und Physiologie
▸ Welche Aufgaben der Haut kennen Sie? (➜ Abschn. 21, Einleitung)

Aufbau der Haut
▸ Welche beiden Hautschichten fasst man im engeren Sinn unter „Haut" zusammen? (➜ Abschn. 21.1.1)

Oberhaut
▸ Woraus besteht die Epidermis, die Oberhaut? Befinden sich in der Epidermis Blutgefäße? Wie wird die Epidermis ernährt? Wo findet in der Oberhaut Zellteilung statt, wie heißt diese Schicht? Welche Zellen sind in diese Schicht eingelagert, die den Vorgang der Zellteilung vor den ultravioletten Lichtstrahlen schützen? (➜ Abschn. 21.1.1)

Lederhaut
▸ Aus welcher Gewebeart besteht die Lederhaut? Kennen Sie die beiden Schichten, aus denen die Lederhaut sich zusammensetzt? Wie sieht die Verbindung der Lederhaut mit der darüberliegenden Oberhaut aus? Was befindet sich in der unter dem Papillarkörper verlaufenden Netzschicht? (➜ Abschn. 21.1.1)

Unterhaut
▸ Geben Sie Aufgaben des Unterhautgewebes an! (➜ Abschn. 21.1.1)

Schleimhaut
▸ Aus welchen beiden Schichten besteht die Schleimhaut? (➜ Abschn. 21.1.2)

Anhanggebilde der Haut
▸ Welche Anhanggebilde der Haut kennen Sie? (➜ Abschn. 21.1.3)

Haare
▸ Wie heißt der Teil des Haares, der in der Haut liegt, wie der, der sich außerhalb der Haut befindet? Von wo aus wächst das Haar, und von wo aus wird es ernährt? Wovon hängt die Haarfarbe ab? (➜ Abschn. 21.1.3)

Nägel
▶ Woraus bestehen Fingernägel, und welche Aufgaben haben sie?
▶ Wie heißt das weiße halbmondförmige Stück des Nagels? Von wo aus erfolgt das Wachstum des Nagels? Geben Sie jeweils an, auf welche zugrundeliegende Störung die folgenden Nagelveränderungen ein Hinweis sein können: Uhrglasnägel, Löffelnägel, abnorm vergrößerte Lunula, Längsrillen! Wodurch kommt es zu weißen Nagelflecken? (→ Abschn. 21.1.3)

Hautdrüsen
▶ An welchen Körperstellen kommen die Schweißdrüsen in besonders großer Anzahl vor? In welcher Hautschicht liegen die aufgeknäuelten Schweißdrüsen? Als was erscheint der Ausführungsgang der Schweißdrüse auf der Haut? Welche Menge Schweiß wird pro Tag unbemerkt abgegeben? Wodurch kommt es zu dem mit dem Schwitzen verbundenen unangenehmen Geruch? (→ Abschn. 21.1.3)

Hautrezeptoren
▶ Was sind sensorische Rezeptoren? Welche Rezeptoren, die in der Haut liegen, kennen Sie? Adaptieren Schmerzrezeptoren bei Dauerreizung? Warum sind Schmerzrezeptoren für einen Organismus wichtig? Wodurch wird ein Schmerzrezeptor aktiviert? (→ Abschn. 21.1.4)

Wundheilung
▶ Es kommt nach einer Verletzung zur Wundheilung. Welche Zellen vermehren sich hierbei? Welche Phasen kann man bei der Wundheilung unterscheiden? Was ist die primäre Wundheilung? Wie heilt sie aus? Was ist die sekundäre Wundheilung? Wie heilt sie aus? (→ Abschn. 21.1.5)

Ausgewählte Hauterkrankungen

Pigmentstörungen
▶ Worauf beruht der Albinismus? Was ist Vitiligo? (→ Abschn. 21.2.1)

Schuppenflechte (Psoriasis)
▶ Schildern Sie das Erscheinungsbild der Schuppenflechte! An welchen Körperstellen tritt sie bevorzugt auf? (→ Abschn. 21.2.3)

Neurodermitis
▶ Was ist Neurodermitis? Über welche Erscheinungen kann der Patient bei der Anamneseerhebung möglicherweise noch klagen? (→ Abschn. 21.2.4)
▶ Nennen Sie die Prädilektionsstelle der Neurodermitis! (→ Abschn. 21.2.4, Kasten)

Kontaktekzem
▶ Geben Sie die Prädilektionsstelle des nicht-allergischen Kontaktekzems an! Treten Streuphänomene beim allergischen oder beim nicht-allergischen Kontaktekzem auf? (→ Abschn. 21.2.5)

Nesselsucht (Urtikaria)
▶ Zu welcher typischen Hauterscheinung kommt es beim Nesselausschlag? Besteht Juckreiz bei Urtikaria? An welcher Körperstelle kommt es bevorzugt zum Quincke-Ödem? (→ Abschn. 21.2.6)

Kleienflechte
▶ Wie sehen die befallenen Stellen bei Pityriasis versicolor aus? Welche Ursache liegt der Erkrankung zugrunde? Schildern Sie stichpunktartig das Erscheinungsbild von Pityriasis rosea! (→ Abschn. 21.2.7)

Fischhaut (Pityriasis)
▶ Welche Ursache liegt der Fischhaut (Ichthyosis vulgaris) zugrunde? Geben Sie die Prädilektionsstelle an! (→ Abschn. 21.2.8)

Hautkrebs
▶ An welchen Körperstellen tritt ein Basaliom bevorzugt auf? Wie sieht ein Basaliom aus? Gilt ein Spinaliom als maligne oder semimaligne? Was geht einem Spinaliom oft voraus? (➔ Abschn. 21.2.9)
▶ Geben Sie Verdachtszeichen auf Hautkrebs an! (➔ Abschn. 21.2.9, Kasten)

Abszess, Fistel, Zyste
▶ Was ist ein Abszess? (➔ Abschn. 21.2.10)
▶ Was ist eine Fistel? (➔ Abschn. 21.2.11)
▶ Was kennzeichnet eine Zyste? Was unterscheidet eine echte von einer unechten Zyste? (➔ Abschn. 21.2.12)

Allergie

22.1 Einteilungen der Allergien 568
22.1.1 Typ-I-Allergie (anaphylaktischer Typ, Sofort-Typ) 568
22.1.2 Typ-II-Allergie (zytotoxischer Typ) 569
22.1.3 Typ-III-Allergie (Arthus-Typ, Immunkomplextyp) 569
22.1.4 Typ-IV-Allergie (verzögerter Typ) 569
22.2 Erscheinungsformen von Allergien 570
22.2.1 Atopie 570
22.2.2 Anaphylaxie 570
22.2.3 Nahrungsmittelallergie 570
22.2.4 Arzneimittelallergien 570
   Häufige Erscheinungsformen von Arzneimittelallergien 570
22.3 Provokationstests und Hauttestverfahren 572
22.3.1 Provokationstests 572
22.3.2 Hauttests 572
22.4 Autoimmunkrankheiten (Autoaggressionskrankheiten) 573
22.5 Fragen 574

Das Wort „Allergie" leitet sich vom griechischen allos = anders, fremd und von ergon = Werk, Verrichtung, Arbeit ab. Man bezeichnet damit die Eigenschaft des Körpers, auf bestimmte Substanzen bei wiederholtem Kontakt anders zu reagieren als beim ersten Mal. Das „anders" bezieht sich auf einen qualitativen Unterschied in der Reaktion.

Mit Allergien bezeichnet man eine angeborene oder erworbene Änderung der Reaktionsfähigkeit des Immunsystems gegenüber körperfremden Substanzen. Diese Substanzen werden als *Antigene* bezeichnet und sind normalerweise harmlos. Es handelt sich dabei häufig um *Blütenpollen*, *körperfremde Eiweiße*, *Hausstaub* oder *Medikamente*. Bei einer Allergie kommt es nach einer Sensibilisierungsphase zu einer übersteigerten Reaktion zwischen dem körperfremden Antigen und einem Antikörper oder zwischen dem körperfremden Antigen und den T-Lymphozyten.

Sensibilisierung. Mit Sensibilisierung meint man, dass der Körper bei einem früheren Kontakt, der zwischen fünf Tagen und mehreren Jahren betragen kann, begonnen hat, gegen ein bestimmtes Antigen Antikörper zu produzieren. Charakteristischerweise kommt es, nach einer erfolgten Sensibilisierung, *bei erneutem Kontakt* mit dem Antigen zu einer *verstärkten Antikörperbildung* (Immunantwort). Dadurch wird der Körper gegen einen bestimmten Stoff überempfindlich (allergisch).

Histamin. Histamin spielt bei Allergien eine zentrale Rolle. Es ist vor allem in Mastzellen, aber auch in basophilen Granulozyten und in Thrombozyten enthalten. Freigesetzt werden kann es, indem sich IgE-Antikörper auf die Mastzellen setzen, was diese zur Histaminabgabe veranlasst (Abb. 22-1).

Eine Histaminausschüttung bewirkt eine *Erweiterung* der *kleinen Gefäße* (Vasodilatation), eine *gesteigerte Gefäßdurchlässigkeit* (Kapillarpermeabilitätserhöhung), eine *Kontraktion* der *glatten Muskulatur* (Asthma bronchiale!) und eine Eosinophilie.

22.1 Einteilungen der Allergien

Im Hinblick auf die Zeit, die zwischen dem Kontakt mit dem Antigen und dem Auftreten von Symptomen vergeht, unterscheidet man Überempfindlichkeitsreaktionen vom Früh- und vom Spät-Typ.

- **Überempfindlichkeitsreaktion vom Früh-Typ** (humorale Allergien). Es handelt sich um die Allergietypen I, II und III. Die Reaktionszeit liegt zwischen Sekunden, Minuten, Stunden bis Tagen.
- **Überempfindlichkeitsreaktionen vom Spät-Typ** (zellvermittelte Allergie). Es handelt sich um den Allergietyp IV. Die Reaktionszeit liegt über zwölf Stunden.

Diese Allergietypen werden nun im Einzelnen beschrieben (Tab. 22-1). Es ist allerdings zu beachten, dass bei manchen Allergien mehrere Typen gleichzeitig ablaufen oder ineinander übergehen können.

22.1.1 Typ-I-Allergie (anaphylaktischer Typ, Sofort-Typ)

Die Reaktionszeit liegt zwischen *Sekunden* bis *Minuten*. Hier spielen die IgE-Antikörper eine entscheidende Rolle. Sie setzen sich auf die Oberfläche von Mastzellen (Abb. 22-1) und basophilen Granulozyten und veranlassen diese, Histamin und andere Gewebsmediatoren freizusetzen. Dadurch kommt es zur Weitstellung von Gefäßen. Dies kann zu anaphylaktoiden Reaktionen bis hin zum anaphylaktischen Schock (→ Abschn. 23.3.6) führen. Andere mögliche allergische Erkrankungen vom Sofort-Typ sind die allergische Rhinitis (z. B. Heuschnupfen), das allergische Asthma, die Urtikaria und das Quincke-Ödem.

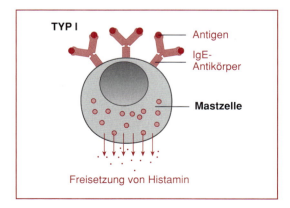

Abb. 22-1 **Allergie Typ I** (anaphylaktischer Typ, Soforttyp)

Typische Substanzen, die eine Typ-I-Allergie verursachen können, sind *Blütenpollen*, *Hausstaubmilben*, *Medikamente*, *Insektenstiche* und *Erdbeeren*.

22.1.2 Typ-II-Allergie (zytotoxischer Typ)

Die Reaktionszeit liegt zwischen 6 und 12 Stunden, manchmal kann sie auch Tage betragen.

Hier spielen die Immunglobuline IgG, evtl. auch IgM, die entscheidende Rolle. Die Antikörper setzen sich auf bestimmte Antigene von Zellwänden (beispielsweise Blutgruppenantigene der roten Blutkörperchen). Sind nun Zellen mit diesen Antikörpern markiert, so werden dadurch zytotoxische T-Lymphozyten (Killerzellen) und das Komplementsystem aktiviert. Beides führt zur Zellauflösung von körpereigenen Zellen (Abb. 22-2).

Diese Typ-II-Allergie kann somit beispielsweise zum Typ-I-Diabetes, zu Zwischenfällen bei Bluttransfusionen, zur allergisch bedingten hämolytischen Anämie, zur Agranulozytose und zur Thrombozytopenie führen. Darüber hinaus ist die Typ-II-Allergie auch für Transplantat-Abstoßungen verantwortlich.

22.1.3 Typ-III-Allergie (Arthus-Typ, Immunkomplextyp)

Die Reaktionszeit liegt meist zwischen sechs und zwölf Stunden. Die vermittelnden Antikörper sind IgG und IgM.

Immunkomplexe (also Verbindungen von Antigen und Antikörper) werden in *Gefäßen* und *Geweben abgelagert*. Von diesen Ablagerungen angelockte Leukozyten setzen lysosomale Enzyme frei, die zu Gewebeschädigungen führen. Außerdem wird das Komplementsystem aktiviert. Beides zusammen, die Komplementaktivierung und die Leukozytenanlockung können zur Gewebezerstörung führen (Abb. 22-3). Unklar ist zur Zeit noch, warum manche Immunkomplexe solche Reaktionen auslösen, andere jedoch nicht.

Die geschilderten entzündlichen Reaktionen können zu *Vaskulitis* (Entzündungen im Bereich kleinster arterieller und venöser Blutgefäße), *LED*, *PCP*, akuter *Glomerulonephritis*, *allergischer Alveolitis* oder zur *Serumkrankheit* (s. u.) führen.

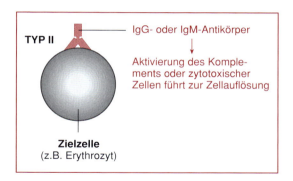

Abb. 22-2 Allergie Typ II (zytotoxischer Typ).

Es hängt nun wesentlich davon ab, ob die Antigene oder die Antikörper im Überschuss vorhanden sind. Sind zu viele Antikörper vorhanden, so treten die Symptome lediglich lokal auf, beispielsweise als asthmaartige Anfälle bei Kontakt mit Taubenkot (Vogelzüchterlunge). Ist dagegen das Antigen im Überschuss vorhanden, so kommt es zu generalisierten Reaktionen. In diesem Fall werden die Immunkomplexe in die Gefäßwände von gut durchbluteten Organen eingelagert. Die Folge sind schwere Gefäßentzündungen, wie sie beispielsweise bei der akuten Glomerulonephritis mit begleitender Vaskulitis auftreten können.

22.1.4 Typ-IV-Allergie (verzögerter Typ)

Hier beträgt die Reaktionszeit 12 Stunden bis 6 Tage. Überempfindlichkeitsreaktionen vom *Spät-Typ* unterscheiden sich von den anderen Überempfindlichkeitsreaktionen dadurch, dass sie nicht von Antikörpern, sondern von sensibilisierten T-Lymphozyten ausgehen. Sensibilisierte T-Lymphozyten wandern in den Antigenbereich ein und können dort die Zielzellen beschädigen. Außerdem setzen sie Lymphokine frei, die die Aktivität der Fresszellen beeinflussen. Alle diese Faktoren zusammen führen zu Infiltrationen (Eindringen fremdartiger Substanzen in gesundes Gewebe) und zu entzündlichen Reaktionen. Letztere werden vor allen Dingen durch das Freisetzen von lysosomalen Enzymen der Fresszellen ausgelöst.

Solche Überempfindlichkeitsreaktionen vom verzögerten Typ sind das *allergische Kontaktekzem*, *bestimmte Medikamentenallergien*, manche *granulomatösen Reaktionen* und *einige Schilddrüsenentzündungen* (z. B. Hashimoto-Thyreoiditis).

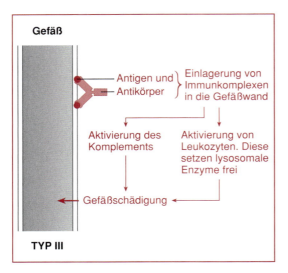

Abb. 22-3 **Allergie Typ III** (Arthus-Typ, Immunkomplextyp).

22.2 Erscheinungsformen von Allergien

22.2.1 Atopie

Man fasst unter dem Begriff Atopie *Überempfindlichkeitsreaktionen* vom *Sofort-Typ* zusammen, die auf einer *genetischen Disposition* beruhen. Der Begriff wird in erster Linie verwendet für das atopische Ekzem (beim *Säugling* als *Milchschorf*, beim *Schulkind* und *Erwachsenen* als *Neurodermitis* oder Prurigo), außerdem für die allergische Konjunktivitis, allergische Rhinitis, Extrinsic-Asthma und Urtikaria.

22.2.2 Anaphylaxie

Anaphylaxie ist eine – evtl. schockartige – *allergische, allgemeine Reaktion* vom Soforttyp (Typ I der Allergie) auf ein bestimmtes Antigen. Vorausgegangen ist eine Sensibilisierung.

Bei einer Anaphylaxie kommen milde, schwere und schwerste (anaphylaktischer Schock) auch tödliche Verläufe vor (➔ Abschn. 23.3.6). Bei einer Anaphylaxie verursacht die Freisetzung von Gewebsmediatoren (v. a. Histamin) zweierlei:

- **Kontraktion der glatten Muskulatur:** keuchende Atmung, gastrointestinale Symptome
- **Gefäßerweiterung und Austreten von Plasma ins Gewebe:** Urtikaria, Quincke-Ödem, Schock

22.2.3 Nahrungsmittelallergie

Bei einer Nahrungsmittelallergie kommt es nach Aufnahme eines bestimmten Nahrungsmittels zu Beschwerden, für die man eine *immunologische Grundlage* nachweisen kann.

Der Begriff muss klar von der **Nahrungsmittelintoleranz** abgegrenzt werden, bei der die Beschwerden des Magen-Darm-Traktes keine immunologischen Grundlagen haben, sondern auf *Defekten* der *Verdauungsenzyme* (z. B. bei Sprue) beruhen.

Nahrungsmittelallergien entwickeln sich meist schon im Säuglingsalter. Es kann zuerst zu Milchschorf kommen, wobei die Beschwerden entweder auf die Haut begrenzt sein können oder es zusätzlich zu gastrointestinalen Symptomen kommen kann. Gegen Ende des ersten Lebensjahres können sich Asthma bronchiale und eine allergische Rhinitis einstellen.

Wird das Kind älter, verlieren Nahrungsmittelallergien an Bedeutung, und das Kind reagiert mehr auf inhalierte Allergene. Bei einem zehnjährigen Kind kann ein Nahrungsmittel kaum noch Atemwegsymptome hervorrufen, selbst wenn noch ein positiver Hauttest besteht.

22.2.4 Arzneimittelallergien

Eine Arzneimittelallergie kann sich an zahlreichen Geweben und Organen zeigen. In ungefähr 80 % der Fälle kommt es allerdings zu Veränderungen an Haut und Schleimhaut. Grundsätzlich sind auf Arzneimittelgabe alle Überempfindlichkeitsreaktionen von Typ I bis IV möglich.

Häufige Erscheinungsformen von Arzneimittelallergien

- **Arzneimittelexantheme** können als leichter Ausschlag bis hin zur Brühhaut auftreten. Der Ausbruch kann plötzlich erfolgen (z. B. als Urtikaria) oder erst nach Stunden oder Tagen. Die Erscheinungen können generalisiert oder lokalisiert sein. Einige Medikamente lösen charakteristische Hautausschläge aus, andere können praktisch jeder anderen Hauterkrankung ähneln. Einige wichtige Arzneimittelexantheme sind:
    - **Schleimhautbefall.** Es können wenige, kleine Bläschen auftreten, bis hin zu ausgedehn-

Tabelle 22-1 Übersicht über Allergietypen, Reaktionszeit, Vermittler, Krankheiten, Mechanismen und mögliche Testungen. Manche Allergien laufen parallel ab oder gehen ineinander über. Der Typ I, der sogenannte Soforttyp, stellt die häufigste Allergieform dar.

Einstellung	Reaktionszeit	Vermittler	Krankheiten	Mechanismen	Tests
Typ I, anaphylaktischer Typ, Soforttyp	Sekunden bis 20–30 Minuten	IgE	anaphylaktoide Reaktionen bis hin zum anaphylaktischen Schock, allergische Rhinitis, allergisches Asthma, Urtikaria, Quincke-Ödem	Mastzellen setzen Histamin und andere Mediatoren frei, z. B. durch Kontakt mit Blütenpollen, Medikamenten, Hausstaub oder Erdbeeren	Hauttest
Typ II, zytotoxischer Typ	Meist 6–12 Stunden, evtl. Tage	IgG, evtl. IgM	Agranulozytose, Typ-1-Diabetes, allergische hämolytische Anämie, allergische Thrombozytopenie, Bluttransfusionszwischenfälle, Transplantatabstoßung	Antigene sitzen auf Zellmembranen (z. B. auf Erythrozyten als Blutgruppenantigenen), **zytotoxische T-Lymphozyten** (Killerzellen) oder das **Komplement** bekämpfen die betroffenen Zellen durch **Zellauflösung** (Zytolyse).	Antiglobulin-Test, Coombs-Test
Typ III, Arthus-Typ, Immunkomplex-Typ	6–8 Stunden	IgG, IgM	Vaskulitis, LED, PCP, akute Glomerulonephritis, allergische Alveolitis, Serumkrankheit	Ablagerung von **Immunkomplexen** in Gefäßen und Gewebe führt zu entzündlichen Reaktionen.	Immunfluoreszenztest, Elektronenmikroskopie, Arthus-Test
Typ IV, verzögerter Typ	12 Stunden bis 6 Tage	T-Lymphozyten (keine Antikörper)	Kontaktdermatitis, einige Medikamentenallergien, Thyroiditis, Granulome	antigenspezifische **T-Lymphozyten** setzen Lymphokine frei, die zur Aktivierung von Makrophagen führen und zu Infiltrationen und Entzündungsreaktionen	Hauttest, Läppchentest, Pflastertest

ten, schmerzhaften Geschwüren. Häufige Auslöser sind Antibiotika, Barbiturate und Sulfonamide.
– **Quaddelbildung** (bei Urtikaria). Auslöser können fast alle Medikamente sein, besonders aber Barbiturate, Sulfonamide und Antibiotika.
– **Akneähnlicher Hautausschlag** ähnelt der Akne beim Jugendlichen. Er tritt bevorzugt nach der Einnahme von Kortison („Kortisonakne"), Jod und Brom auf.
– **Brühhaut** führt zur flächenhaften Ablösung der Haut mit oft tödlichem Ausgang. Sie kann nach Einnahme von Barbituraten, Antibiotika und Sulfonamiden auftreten.
– **Dermatitis exfoliativa allergica** (Schälrötelsucht). Es kommt zu einer großflächigen Entzündung mit flächenhafter Schuppung, oft mit Verlust der Haare und Nägel.
– **Photoallergische Dermatosen** sind Ekzeme und Hyperpigmentierungen, die vor allem nach Einnahme von Sulfonamiden, Tetrazyklinen und Phenothiazinen auftreten.
– **Fixe Arzneimittelexantheme** mit umschriebenen, dunkelroten Herden auf Haut und Schleimhaut (v. a. an den Genitalien) erscheinen typischerweise bei jedem Kontakt mit dem unverträglichen Medikament an der gleichen Stelle.
– **Flechtenähnliche Hautausschläge** (Lichen ruber planus). Papulöse Hauterscheinungen mit stecknadelkopfgroßen, abgeschliffenen Papeln von hell- bis dunkelroter Farbe. Treten vor allem nach Einnahme von Anti-

malariamitteln und goldhaltigen Präparaten auf.
- **Erythema nodosum** ist eine Hautrötung mit Bildung schmerzhafter, roter Knoten in Haut und Unterhaut, vor allem an den Unterschenkeln. Es tritt bevorzugt nach Gabe von Sulfonamiden, oralen Kontrazeptiva, Jod und Brom auf.
- **Agranulozytose** (➔ Abschn. 7.10.1)
- **Arzneimittelfieber.** Es kommt zu Fieber, manchmal mit Urtikaria. Bevorzugt nach Allopurinol, Antibiotika, Sulfonamiden, Barbituraten und Chiniden.
- **Urtikaria** (➔ Abschn. 21.2.6).
- **Quincke-Ödem** (➔ Abschn. 21.2.6).
- **Allergische Lungenerkrankung** (Alveolitis).
- **LE** (Lupus erythematodes, ➔ Abschn. 4.6.5).
- **Anaphylaxie und anaphylaktischer Schock** (➔ Abschn. 23.3.6)
- **Extrinsic-Asthma** (➔ Abschn. 17.5.7)
- **Thrombozytopenie.** Abnahme der Blutplättchen auf weniger als 150 000 pro mm^3. Auslösende Medikamente können Barbiturate, Chinin und Sedativa sein.
- **Hämolytische Anämie** (➔ Abschn. 7.8.4)
- **Serumkrankheit.** Es kommt nach 7–2 Tagen an der Injektionsstelle zu Hautveränderungen. Nach weiteren 2–3 Tagen treten dann Fieber, Urtikaria, Erbrechen, Durchfälle, Gelenkschmerzen, evtl. auch Glomerulonephritis, Vaskulitis und Lymphknotenschwellungen auf. Auslösende Medikamente sind vor allem Fremdeiweiße (Impfungen!) und Antibiotika, gelegentlich auch Sulfonamide.

22.3 | Provokationstests und Hauttestverfahren

22.3.1 Provokationstests

Bei einem Provokationstest versucht man, Krankheitsbeschwerden auszulösen, die unter Normalbedingungen nicht, nur selten oder in untypischer Weise auftreten. So können beispielsweise Hauttests oder Suchdiäten zum Auffinden eines Allergens durchgeführt werden. Es können auch Allergenlösungen in den Augenbindehautsack geträufelt werden, oder der Patient atmet winzige Mengen eines Allergens ein. Allerdings besteht bei einem Provokationstest immer die Gefahr einer überschießenden Reaktion bis hin zum anaphylaktischen Schock.

! Bei allen **Provokationstests** kann es zu *Unverträglichkeiten* bis hin zum *anaphylaktischen Schock* kommen!

22.3.2 Hauttests

Bekannte Hauttestverfahren

- **Reibtest.** Die zu prüfende Substanz wird in die Beugeseite der Unterarmhaut eingerieben. Dieser Test eignet sich bei Kontaktekzemen und bei Urtikaria aufgrund von Blütenpollen oder Tierhaaren. Der Reibtest hat den Nachteil, dass er nur bei hohem Sensibilitätsgrad positiv ausfällt.
- **Stichtest** (Pricktest). Ein Tropfen der zu testenden Lösung wird auf die Haut aufgebracht. Dann sticht man mit einer kleinen Nadel (Pricknadel) im Tropfenfeld ein, wobei höchstens eine minimale Blutung auftreten darf. Die Allergenlösung wird nach fünf Minuten abgewischt. Beim Pricktest besteht der Nachteil, dass die Dosierung ungenau ist.
- **Kratztest** (Scratchtest, Skarifikationstest). Die Epidermis wird mit einer Lanzette unblutig etwa fünf Millimeter lang angeritzt. Hierauf wird die Allergenlösung aufgetropft.
- **Intrakutantest.** Es werden 0,05 ml einer Allergenlösung in den oberen Anteil der Lederhaut (Corium) gespritzt.
- **Epikutantest** (Läppchenprobe). Die zu prüfende Substanz wird auf ein Spezial-Testpflaster (erhältlich in der Apotheke, aber verschreibungspflichtig) aufgebracht. Dieses wird auf dem Rücken des Patienten befestigt und dann nach zwei Tagen entfernt. Der Test soll am ersten, zweiten und dritten Tag abgelesen werden. Es ist zu beachten, dass die zur Testung herangezogenen Hautpartien erscheinungsfrei sein müssen und dass das Allergen in subtoxischer Konzentration aufgebracht wird.

Auswertung der Hauttests. Beim Reib-, Stich-, Kratz- und Intrakutantest wird das Ergebnis nach fünf und nach zwanzig Minuten abgelesen. Mögliche positive Befunde sind Juckreiz, Hautrötung, Quaddelbildung, Schwellung; in seltenen Fällen auch Unverträglichkeitsreaktionen bis hin zur Nekrosebildung und anaphylaktischer Schock.

Um die Reaktionen beim Patienten möglichst gering zu halten, vor allem aber, um der Gefahr eines anaphylaktischen Schocks vorzubeugen, geht man nach der Reihenfolge vor: Reibtest, Stichtest, Kratztest, Intrakutantest.

22.4 Autoimmunkrankheiten (Autoaggressionskrankheiten)

Bei einer Autoimmunkrankheit (Autoaggressionskrankheit) wird aufgrund einer Störung im Abwehrsystem körpereigenes Gewebe („Autoantigene") angegriffen und zerstört. Hiervon können bestimmte Organe, Organsysteme oder der Gesamtorganismus betroffen sein.

Die Schädigung von körpereigenem Gewebe geschieht vor allem auf zwei Arten:

- **Zytotoxische T-Lymphozyten** (Killerzellen). Gewebe wird von zytotoxischen T-Lymphozyten (Killerzellen) und vom Komplement angegriffen und zerstört. (Immunreaktion vom Typ II).
- **Einlagerung von Immunkomplexen.** Antigene werden mit Antikörpern verbunden und bilden Immunkomplexe. Diese Immunkomplexe werden in bestimmten Gefäßen oder Organen eingelagert. Hier kommt es durch eine Aktivierung des Komplements und durch Aktivierung von Leukozyten zur Zerstörung und Entzündung des betroffenen Gebietes. (Immunreaktion III, Immunkomplextyp).

Normalerweise besteht gegenüber körpereigenem Gewebe eine Immuntoleranz. Bei den Autoimmunkrankheiten kann das Abwehrsystem nicht mehr klar zwischen Selbst und Nicht-Selbst unterscheiden. Außerdem sind bestimmte Kontroll- und Regulationsmechanismen des Abwehrsystems außer Kraft gesetzt. Hier spielen vor allem die Unterdrückerzellen (Suppressorzellen) eine wichtige Rolle, die dafür sorgen, dass zu heftige Reaktionen des Abwehrsystems verhindert werden. Manchmal besteht jedoch auch ein Übergewicht der T-Helferzellen über die Unterdrückerzellen.

Mögliche andere Auslöser für Autoimmunerkrankungen können Medikamente oder Mikroorganismen sein, die die körpereigene Substanz derart verändern, dass sie nicht mehr als „Selbst" erkannt wird. Oder die Autoaggression kann durch die Bildung neuer Eiweiße im Rahmen einer Neoplasie entstehen.

Einteilung der Autoimmunkrankheiten
- **Organspezifische Autoimmunkrankheiten** richten sich gegen ein bestimmtes Organ oder Organsystem.
- **Nicht-organspezifische Autoimmunkrankheiten.** Hierzu gehören die Erkrankungen des rheumatischen Formenkreises. Hier richtet sich das Abwehrsystem gegen verschiedene Körpergewebe, und es kann zu Ablagerungen von Immunkomplexen in unterschiedlichen Organen kommen.
- **Misch- und Übergangsformen** sind die Erkrankungsformen, die den Gruppen eins und zwei nicht eindeutig zugeordnet werden können.

Beispiele für Autoimmunkrankheiten. Bei den nachfolgenden Beispielen muss den Erkrankungen aber nicht in jedem Fall als alleinige Ursache ein Autoimmungeschehen zugrunde liegen.

- **Hashimoto-Thyroiditis** (Hashimoto-Thyreoiditis). Im Blut können Autoantikörper gefunden werden, und zwar *TPO-AK* (MAK), evtl. auch TAK (TGAK), selten TRAK (TSH-R AK), ➔ Abschn. 14.10.4
- **Morbus Basedow** (Hyperthyreose). Es wird der Antikörper TRAK (TSH-R AK, früher TSI), evtl. TAK (TGAK) und TPO-AK (MAK) gefunden, ➔ Abschn. 14.10.1
- **Myxödem.** Ursache können Antikörper TRAK (TSH-R AK, früher TSI) gegen das Schilddrüsenparenchym sein, ➔ Abschn. 14.10.2
- **Chronische Gastritis.** Ursache können Antikörper gegen die Belegzellen sein.
- **Perniziöse Anämie.** Die Autoantikörper können sich gegen den Intrinsic-Faktor oder gegen die Belegzellen des Magens richten, die den Intrinsic-Faktor herstellen.
- **Hämolytische Anämie.** Die Ursache kann in einer Schädigung der Erythrozyten durch Autoantikörper liegen.

- **Morbus Addison** (Bronzehautkrankheit). Hier können Antikörper die Zellen der Nebennierenrinde angreifen und evtl. zerstören.
- **Thrombozytopenie.** Autoantikörper zerstören die Thrombozyten.
- **Agranulozytose.** In diesen Fällen tragen die neutrophilen Granulozyten bestimmte Zelloberflächenantigene, die mit Autoantikörpern reagieren, was zur Zellzerstörung führt.
- **Typ-I-Diabetes** (früher: juveniler Diabetes). Ursache können zum einen Antikörper sein, die die Insulinwirkung blockieren, zum anderen können Autoantikörper die Inselzellen direkt zerstören.
- **Chronisch-aggressive Hepatitis.** Autoantikörper richten sich gegen Leberzellen.
- **Biliäre Leberzirrhose.** Ursache können Antikörper gegen Mitochondrien sein. Diese mitochondrialen Antikörper treten in 90 % der Fälle von biliärer Leberzirrhose auf.
- **Colitis ulcerosa.** Hier vermutet man als Ursache Autoantikörper, die sich gegen die Epithelzellen der Dickdarmwand richten.
- **Morbus Crohn** (Enteritis regionalis Crohn). Neben anderem vermutet man hier Autoantikörper gegen Retikulinfasern.
- **Progressive Sklerodermie.** Im Blut können Antikörper nachgewiesen werden, die sich gegen Zellkernbestandteile (antinukleäre Antikörper) richten. Darüber hinaus ist bei einem Drittel der Patienten der Rheumafaktor nachweisbar.
- **Chronische Polyarthritis** (rheumatiode Arthritis). In 80 % der Fälle kann der Rheumafaktor (RF) nachgewiesen werden.
- **Lupus erythematodes** (LE). In den meisten Fällen kann im Blut ein Antikörper gegen Zellkernbestandteile (antinukleäre Antikörper) nachgewiesen werden.

22.5 Fragen

Beantworten Sie die Fragen möglichst knapp! Die richtigen Antworten finden Sie im angegebenen Abschnitt entweder **fett** oder *kursiv* gedruckt.

Allgemeines

▸ Was sind typische Antigene? (➔ Abschn. 22, Einleitung)
▸ Was ist eine Sensibilisierung? (➔ Abschn. 22, Einleitung)
▸ Was bewirkt Histamin? (➔ Abschn. 22, Einleitung)

Einteilungen der Allergien

▸ Wie schnell erfolgen die Reaktionen bei einer Typ-I-Allergie? (➔ Abschn. 22.1.1)
▸ Was sind typische Substanzen, die eine solche Allergie auslösen können? (➔ Abschn. 22.1.1)
▸ Was für ein Geschehen liegt einer Typ-III-Allergie zugrunde? (➔ Abschn. 22.1.3)
▸ Nennen Sie einige Beispiele! (➔ Abschn. 22.1.3)
▸ Was ist eine Typ-IV-Allergie? (➔ Abschn. 22.1.4)
▸ Nennen Sie einige Beispiele! (➔ Abschn. 22.1.4)

Erscheinungsformen der Allergien

▸ Was ist eine Atopie? (➔ Abschn. 22.2.1)
▸ Bei wem und wie kann sie sich zeigen? (➔ Abschn. 22.2.1)

- Was ist eine Anaphylaxie und welche Erscheinungsformen kann sie haben? (→ Abschn. 22.2.2)
- Was ist der Unterschied zwischen einer Nahrungsmittelallergie und einer Nahrungsmittelintoleranz? (→ Abschn. 22.2.3)
- Geben Sie Erscheinungsformen von Arzneimittelallergien an! (→ Abschn. 22.2.4)

Provokationstests und Hauttestverfahren
- Zählen Sie bekannte Hauttestverfahren auf! (→ Abschn. 22.3.2)

Autoimmunkrankheiten
- Welche Autoimmunerkrankungen kennen Sie? (→ Abschn. 22.4)

Schock und Reanimation

23.1	**Schweregrade des Schocks** 578	23.4	**Reanimation (Herz-Lungen-Wiederbelebung)** 582
23.2	**Ablauf des Schocks** 578	23.4.1	Atemspende 582
23.2.1	Kompensierter Schock 578	23.4.2	Herzmassage 583
23.2.2	Dekompensierter Schock 579	23.4.3	Ein- und Zwei-Helfer-Methode 584
23.3	**Schockarten** 579	23.5	**Notfall (Bewusstlosigkeit, fehlende Atmung, Kreislaufstillstand)** 586
23.3.1	Hypovolämischer Schock 579	23.5.1	Der Notfallpatient 586
23.3.2	Kardiogener Schock 580	23.5.2	Lagerung von Notfallpatienten 586
23.3.3	Septischer Schock 580	23.5.3	Bewusstseinsstörungen 588
23.3.4	Neurogener Schock 580	23.6	**Tod und Todeszeichen** 589
23.3.5	Psychischer Schock 580	23.7	**Fragen** 590
23.3.6	Anaphylaktische Reaktionen und anaphylaktischer Schock 580		

Unter einem Schock versteht man im medizinischen Sinn ein *Kreislaufversagen*, das eine *kritische Mangeldurchblutung lebenswichtiger Organe* zur Folge hat. Das Kreislaufversagen führt zu einer Störung der Durchblutung in den größeren (Makrozirkulationsstörung) und kleineren bis kleinsten Gefäßen (Mikrozirkulationsstörungen). Je nach Ursache des Schocks kann er sich akut innerhalb von Minuten entwickeln oder subakut innerhalb von Stunden bis Tagen.

Trotz unterschiedlichster Ursachen haben die einzelnen Schockformen ein recht einheitliches Erscheinungsbild, das im Wesentlichen durch das Missverhältnis zwischen Blutzufuhr und dem tatsächlichen Bedarf bestimmt ist. Besteht ein solches Missverhältnis nur kurze Zeit, bleibt es ohne große Folgen für den Organismus, hält der Zustand jedoch länger an, kommt es zu:

- Sauerstoffmangel der Organe (Hypoxie),
- Anhäufung toxischer Stoffwechselprodukte (z. B. Milchsäure, Kohlensäure), die unter anderem zur Azidose (Ansäuerung des Gewebes) führt.

23.1 Schweregrade des Schocks

Beim Schock unterscheidet man drei Phasen: Frühphase, kompensierte und dekompensierte Phase.

- **Frühphase.** In der Frühphase finden sich ein beschleunigter (nur selten verlangsamter) Puls, eine blasse Haut und ein normaler oder etwas erhöhter Blutdruck.
- **Kompensierte Phase.** Während der kompensierten Phase sinkt der Blutdruck ab und liegt systolisch meist um 100 mm Hg. Allerdings ist der Wert stark vom Ausgangswert abhängig. Typisch ist auch ein Ansteigen des diastolischen Wertes, was zu einer Verkleinerung der Blutdruckamplitude führt. Dies weist auf eine verminderte Auswurfleistung des Herzens hin. Der Puls ist beschleunigt und schlecht tastbar; die Haut blass und kalt und es kommt zum Schweißausbruch.
- **Dekompensierte Phase.** Während der dritten Phase sinkt der Blutdruck noch weiter ab und kann deshalb kaum oder überhaupt nicht mehr gemessen werden. Der Puls ist sehr schnell und flach, weshalb er kaum oder gar nicht mehr getastet werden kann. Die Atmung ist beschleunigt. Der Betroffene ist unruhig und fühlt sich schlecht; es kann zu Bewusstseinsstörungen bis hin zur Bewusstlosigkeit kommen. Werden keine geeigneten therapeutischen Maßnahmen durchgeführt, stirbt der Betroffene.

Schock-Index. Die Schwere eines Schocks lässt sich mit Hilfe des Schock-Index nach ALLGÖWER abschätzen:

> **Schock-Index** $= \dfrac{\text{Pulsfrequenz pro Minute}}{\text{systolischen Blutdruck in mm Hg}}$

Normal ist ein Wert um 0,5. Steigt der Wert auf 1,0, so weist das auf einen drohenden Schock hin. Bei einem Wert von 1,5 liegt ein manifester Schock vor. Allerdings kann auch bei einem Wert unter 1 ein Schock nicht mit Sicherheit ausgeschlossen werden.

Es muss beachtet werden, dass nicht jeder Schockpatient Blutdruckwerte unter 100 mm Hg aufweisen muss. Für Patienten, die an Hypertonie leiden, kann ein Abfall in „normale" Blutdruckwerte bereits einen Schock bedeuten.

23.2 Ablauf des Schocks

23.2.1 Kompensierter Schock

Ein Schock beginnt mit einem akuten oder subakuten Volumenverlust, einer Weitstellung der Gefäße und/oder einer verminderten Herzleistung. Dabei können ein oder zwei oder sogar alle drei Faktoren eine Rolle spielen.

Aufgrund körpereigener Kompensationsmechanismen, vor allem durch eine erhöhte *Adrenalinausschüttung*, kommt es zu einer Kontraktion der Arteriolen, zu einer Entleerung der venösen Blutspeicher, zum verstärkten Rückstrom der Flüssigkeit aus dem Zwischenzellraum in die Gefäße und zum Ansteigen der Herzfrequenz. Durch diese Maßnahmen kann es sein, dass eine *Zentralisation* des Kreislaufes erreicht wird, das heißt, dass die lebenswichtigen Organe wie Gehirn, Herz und Niere noch ausreichend mit Blut versorgt werden. Dagegen wird die Durchblutung der Peripherie gedrosselt.

Möglicherweise kommt es durch diese Kompensationsmaßnahmen des Körpers zu einer Beendigung des Schocks. Reichen die Maßnahmen jedoch nicht aus, weil beispielsweise der Blutverlust so groß war, dass keine Zentralisation erreicht werden konnte, so geht nun der Schock in seine dekompensierte Phase über.

> **Mögliche Ursachen eines Schocks**
> - **Volumenverlust**
> - **Weitstellung der Gefäße**
> - **verminderte Herzleistung**

23.2.2 Dekompensierter Schock

Der Sauerstoffmangel in der Peripherie verursacht eine Histaminfreisetzung, die ihrerseits eine Weitstellung der Kapillaren veranlasst, die zu einer erhöhten Durchlässigkeit führt. Dies hat eine Verlangsamung des Blutstromes zur Folge, was zur Zusammenballung der roten Blutkörperchen (Sludge-Phänomen) und später zur Bildung von Mikrothromben führt. Durch die Mikrothromben werden die feinsten Blutgefäße verstopft und damit die Blutzirkulation in der Peripherie weiter behindert. Die übermäßige Gerinnbarkeit des Blutes geht aber durch den Verbrauch an Gerinnungsfaktoren in eine Phase verminderter Blutgerinnbarkeit über, so dass sich nun eine erhöhte Blutungsneigung einstellt. Diese erhöhte Blutungsneigung kann spontane Blutungen veranlassen, was den Schock noch verschlimmert.

Kommt nun noch eine toxische Schädigung des Kreislaufzentrums (Vasomotorenzentrum) im verlängerten Mark dazu, führt dies zur Tonusverminderung der Gefäße, was den Schock noch weiter verstärkt. Im unterversorgten Gebiet setzt nun ein Gewebetod ein. Wird die dekompensierte Phase nicht rechtzeitig durch geeignete Therapiemaßnahmen überwunden, stirbt der Betroffene, bzw. es kommt an inneren Organen wie Nieren, Lungen, Gehirn zu Spätschäden („Multiorganversagen").

Schockniere. Bei einem länger andauernden Schock kommt es durch den Blutdruckabfall zu einem *ungenügenden Filtrationsdruck* in den Nieren, weshalb diese ihrer Arbeit nicht mehr nachkommen können. Darüber hinaus schädigen der Sauerstoffmangel und die Anhäufung *toxischer Stoffwechselprodukte* die Niere noch zusätzlich, so dass es zum Nierenversagen und damit zur Urämie kommen kann.

Schocklunge (ARDS). Durch die gesteigerte Durchlässigkeit der Kapillaren entwickelt sich in den Lungen eine interstitielles Ödem, das durch eine bestehende Linksherzinsuffizienz zum alveolären Ödem verstärkt werden kann. Die Folge ist eine respiratorische Insuffizienz mit einem ausgeprägten Sauerstoffmangel im Gewebe. Wird der Schock nicht behandelt, so kann es zum Lungenversagen kommen.

23.3 Schockarten

23.3.1 Hypovolämischer Schock

Wichtigstes Kennzeichen eines hypovolämischen Schocks ist eine Verminderung der zirkulierenden Blutmenge. Diese Verminderung kann ihre Ursache in einer inneren oder äußeren *Blutung* haben, aber auch in heftigen *Durchfallerkrankungen*, starkem *Erbrechen*, übermäßigem *Schwitzen*, *Verbrennungen* oder in einer Fistel. Innere Blutungen können zum Beispiel durch einen Milz- oder Leberriss durch einen Unfall ausgelöst werden oder durch Knochenbrüche, bei denen es zu Gefäßverletzungen gekommen ist, aber auch durch ein stark blutendes Magen-Darm-Geschwür. Eine Verletzung innerer Organe ist oft schwer festzustellen.

Zu einem Flüssigkeitsverlust nach innen könnte es auch durch eine Absonderung von entzündlicher Flüssigkeit aufgrund einer *Peritonitis* oder *Pankreatitis* kommen. Bei der Leberzirrhose kann sich aufgrund einer starken *Bauchwassersucht* (Aszites) ein erheblicher Flüssigkeitsverlust in den Blutgefäßen einstellen. Beim mechanischen *Ileus* erfolgt eine starke Flüssigkeitsabgabe in das Darmrohr und in die ödematös geschwollene Darmwand. Beim paralytischen Ileus dagegen kann es zur Peritonitis kommen.

> **Leitsymptome des hypovolämischen Schocks**
> - blasse, feuchte, kalte Haut
> - Erregung
> - Unruhe
> - absinkender Blutdruck
> - Tachykardie
> - Oligurie bis Anurie

23.3.2 Kardiogener Schock

Der kardiogene Schock wird durch ein *Pumpversagen* des Herzens ausgelöst, beispielsweise aufgrund eines Herzinfarktes, durch schwere Herzinsuffizienz, Herzrhythmusstörungen, Myokarditis, Herztamponade oder Lungenembolie. Aufgrund dieser Erkrankungen ist das Herz nicht mehr in der Lage, eine ausreichende Menge Blut in die Peripherie zu pumpen.

Typisch für den kardiogenen Schock ist es, dass der Patient sitzt oder versucht zu sitzen (*Orthopnoe*). Er ist *ängstlich* und *blass-zyanotisch*. Je nach Ursache des Schocks kann man Zeichen der *Linksherzinsuffizienz* („brodelnde Lunge") oder der *Rechtsherzinsuffizienz* (gestaute Halsvenen) feststellen.

Als Erste-Hilfe-Maßnahme wird der Betroffene mit erhöhtem Oberkörper gelagert. Eine Volumenzufuhr darf *nicht* durchgeführt werden. Sie kann evtl. im Krankenhaus unter Kontrolle des zentralen Venendrucks erfolgen. Auch darf keine i.m. Injektion vorgenommen werden, da sonst im Krankenhaus keine Lysetherapie durchgeführt werden kann.

Häufig entwickelt sich bei dem Patienten im weiteren Verlauf eine bläuliche Marmorierung der Haut an Hals, Brust und Extremitäten.

> **! Kardiogener Schock**
> - Lagerung mit *erhöhtem* Oberkörper
> - *keine* Volumenzufuhr!

23.3.3 Septischer Schock

Zum septischen Schock kann es bei *bakteriellen Infektionen* (v.a. mit gramnegativen Erregern) durch Einschwemmung von Bakteriengiften in die Blutbahn kommen. Diese Toxine führen zu einer Weitstellung der kleinen und kleinsten Gefäße der Peripherie, zu Gefäßwandschäden und zu Verlegungen des Kapillarlumens durch Mikrothromben.

Beim septischen Schock bestehen die Zeichen einer Allgemeininfektion mit meist hohem Fieber, manchmal auch mit Schüttelfrost. Aufgrund der ablaufenden Infektion ist der Blutdruck typischerweise zunächst normal, aber nachdem sich der Schock auszubilden beginnt, fällt der Blutdruck ab, und es stellen sich die typischen Schocksymptome ein.

23.3.4 Neurogener Schock

Infolge von sehr starken Schmerzen, Verbrennungen und bei Lungenembolie, aber auch durch Verletzungen des Rückenmarks oder des Hirnstammes kann es zu Störungen der neuralen Kontrollmechanismen der Kreislaufregulation mit der typischen Kreislaufschocksymptomatik kommen. Bei Rückenmark- und Hirnstammverletzungen stellt sich zusätzlich ein spinaler Schock mit Lähmungen, Sensibilitätsstörungen, Reflexminderung und Lähmungen von Blase und Mastdarm ein.

23.3.5 Psychischer Schock

Bei überwältigenden emotionalen Erlebnissen kann es zu heftigen vegetativen Symptomen kommen, die nun ihrerseits zu einem echten Kreislaufschock führen können.

23.3.6 Anaphylaktische Reaktionen und anaphylaktischer Schock

Eine anaphylaktische Reaktion ist eine Überempfindlichkeitsreaktion vom Soforttyp, die auch als Typ-I-Allergie bezeichnet wird. Sie wird durch Antikörper der Immunglobulinklasse IgE vermittelt, und zwar nach einer Sensibilisierungsphase, wenn ein erneuter Kontakt mit dem auslösenden Allergen stattfindet. Die Antikörper setzen sich nach Antigenkontakt auf die Mastzellen und veranlassen diese, Histamin freizusetzen, das bei der Entstehung der Anaphylaxie eine zentrale Rolle spielt.

Der **Schweregrad** der Erkrankung hängt aber nicht nur von der Menge des freigesetzten Histamins ab, sondern auch vom Ort der Freisetzung. Weiterhin spielen noch weitere Mediatoren wie beispielsweise Leukotriene und PAF (plättchenaktivierender Faktor, vor allem bei Asthma bronchiale wichtig) eine Rolle.

Kommt es zu einer generalisierten, schweren Anaphylaxie, spricht man vom anaphylaktischen Schock.

Symptome. Die auftretenden Symptome können sich an der Haut, der Lunge, dem Herz-Kreislauf-System und dem Magen-Darm-Trakt zeigen (s. u., „Schweregrade").

Ursachen. Ausgelöst werden die Anaphylaxie und der anaphylaktische Schock vor allem durch *Medikamente* wie Antibiotika, Röntgenkontrastmittel, Jodide, Acetylsalicylsäure und *Impfseren*. Bei Heilpraktikern spielen in diesem Zusammenhang vor allem die Lokalanästhetika (z. B. Procain), wie sie in der *Neuraltherapie* verwendet werden und *Organextrakte* (mittlerweile meist verschreibungspflichtig) eine wichtige Rolle.

Allerdings können nicht nur die vorstehend erwähnten Medikamente eine Anaphylaxie auslösen, sondern auch Fremdeiweiße, wie sie beispielsweise durch einen Insektenstich in den Körper eingebracht werden.

Anaphylaktische Reaktionen bis hin zum anaphylaktischen Schock können schon während der Verabreichung eines Medikamentes bis Minuten danach auftreten.

Schweregrade. Je nach Schwere des Krankheitsbildes unterscheidet man die Stadien 0 bis IV.

- **Stadium 0.** Es kommt nur zu lokalen, auf den *Kontaktort* beschränkten Hautreaktionen, ohne weitere allgemeine Beschwerden.
  Therapie. Es ist keine unmittelbare Therapie notwendig, aber der Patient muss darauf hingewiesen werden, dass eine diesbezügliche Überempfindlichkeit besteht. Auf der Patientenkartei erfolgt ein entsprechender Vermerk, damit dieses Mittel bei dem betroffenen Patienten nicht mehr angewendet wird, so dass es nicht später zu einem anaphylaktischen Schock kommt. Der Patient wird zur genauen Abklärung und Austestung der allergieauslösenden Substanz(en) an den *Hausarzt* verwiesen.
- **Stadium I.** Es beginnt oft mit Juckreiz und Brennen der Handflächen und Fußsohlen und/oder *Juckreiz* und *Brennen* im und um den Mund und/oder im und um den After herum. Des Weiteren treten *Allgemeinsymptome* auf wie allgemeine Unruhe, Kopfschmerzen und *Haut-* und *Schleimhautreaktionen*. Letztere können sich als Erythem (Hautrötung), Flush (Hautrötung mit Hitzewallung) oder Urtikaria (Quaddelsucht) zeigen.

  Therapie. Der Patient bekommt intravenös langsam (!) ein Antihistaminikum (z. B. ein bis zwei Ampullen Tavegil® oder Fenistil®) und Kalzium (z. B. Calcium-Sandoz®) gespritzt. Anschließend wird er zur weiteren Überwachung und Abklärung an den Hausarzt verwiesen.

- **Stadium II.** Es kommt zu ausgeprägten *Kreislauf-* und/oder *Lungensymptomen* wie Atemnot, Blutdruckabfall, Tachykardie und Bewusstseinstrübung. Des Weiteren können sich Übelkeit, Erbrechen, Durchfall und ein Quincke-Ödem einstellen.
  Therapie
  – Sofort Notarzt rufen!
  – Sauerstoffgabe, falls nötig auch assistierte Beatmung, das heißt, eine ungenügende, also zu flache oder zu seltene Atmung, wird durch eine künstliche Beatmung unterstützt.
  – Venösen Zugang schaffen und Volumen mit Elektrolytlösung (z. B. Ringer-Lösung® 500 bis 1000 ml) auffüllen.
  – Intravenöse Gabe eines Antihistaminikums und Kortison (z. B. Prednisolon® oder Solu-Decortin®, beide verschreibungspflichtig!). Zusätzlich muss der Kreislauf mit einem geeigneten Mittel unterstützt werden, (z. B. mit Effortil®). Nur wenn Effortil® nicht ausreicht, wird Adrenalin (z. B. Suprarenin®, verschreibungspflichtig!) in kleinen Dosen von 0,1 mg pro Minute verabreicht, wobei eine Ampulle Suprarenin® mit 9 ml NaCl verdünnt werden muss.
  – Tritt ein schwerer Bronchospasmus auf, so kann beispielsweise Berotec® (verschreibungspflichtig!) gegeben werden.

- **Stadium III.** Es kommt zu einer *lebensbedrohlichen Reaktion* mit Schock, schweren Atemstörungen und/oder Bewusstseinstrübung bis Bewusstlosigkeit.
  Therapie
  – Notarzt rufen!
  – Sauerstoffgabe
  – Venösen Zugang schaffen und Adrenalin (Suprarenin®, verschreibungspflichtig!) in kleinen Dosen (langsam!) i. v. verabreichen, wobei eine Ampulle Suprarenin® mit 9 ml NaCl verdünnt werden muss.
  – Kortison i. v.

- **Stadium IV** (Herz-Kreislauf-Stillstand)
  Therapie. Sofort Herz-Lungen-Wiederbelebungsmaßnahmen einleiten (s. u.).

> **!** **Allgemeine Maßnahmen bei Schock:**
> - Injektion sofort abbrechen (keine weitere Antigenzufuhr, aber Kanüle belassen!)
> - Notarzt rufen
> - venösen (großlumigen) Zugang schaffen
> - Schocklagerung, außer bei kardiogenem Schock, bei Atemnot, bei Bronchialkrampf und bei Kopf- und Brustverletzungen. In diesen Fällen muss der der Oberkörper hoch gelagert werden!
> - Sauerstoffgabe
>
> Bei unmittelbar lebensbedrohlichen Zuständen stehen an erster Stelle die Herz-Lungen-Wiederbelebungsmaßnahmen, dann erfolgt die intravenöse Gabe von:
> - **Elektrolytlösung** (z. B. Ringer-Lösung® 500 bis 1000 ml). Nur beim Volumenmangelschock, nicht beim kardiogenen Schock!
> - **Adrenalin** (z. B. Suprarenin®, verschreibungspflichtig)
> - **Antihistaminikum** (z. B. Tavegil® oder Fenistil®)
> - **Kortison** (z. B. Prednisolon® oder Solu-Decortin®, verschreibungspflichtig)

23.4 Reanimation (Herz-Lungen-Wiederbelebung)

Unter Reanimation versteht man eine *Wiederbelebung*, die durch Erste-Hilfe-Maßnahmen bei einem Bewusstlosen nach Eintritt eines plötzlichen Herz- und/oder Kreislaufstillstandes erreicht wurde.

Die Zeitspanne zwischen einem erfolgten Herz-Kreislauf-Stillstand und dem Eintritt irreversibler Schädigungen lebenswichtiger Organe aufgrund des Sauerstoffmangels wird als Wiederbelebungszeit bezeichnet. Bei Unterkühlten, Säuglingen und Kleinkindern ist die Wiederbelebungszeit verlängert. Das *Gehirn* ist bei einem Herz-Kreislauf-Stillstand am stärksten gefährdet. Es hat nur eine Wiederbelebungszeit von *3–6 Minuten*; beim Herz dagegen beträgt diese Zeitspanne 15–30 Minuten.

Phasen der Wiederbelebungszeit

1. **Phase: frühe Phase.** Es handelt sich um die Zeitspanne der Funktionserhaltung. Es kommt zu einer völligen Wiederherstellung der Organe.
2. **Phase: zunehmende Zellschädigung.** Wird diese Phase erreicht, so kann die Organtätigkeit nur unvollständig wiederhergestellt werden.
3. **Phase: Zelltod und irreversibler Organausfall.** Ist die Zellschädigung zu weit fortgeschritten, kommt es zum Zelltod und damit zum irreversiblen Organausfall.

> ▶ **ABC-Schema der Herz-Lungen-Wiederbelebung.**
> Die Abkürzung ABC steht für:
> **A = Atemwege freimachen und freihalten**
> **B = Beatmen**
> **C = Compression = Herzmassage**

23.4.1 Atemspende

Bei der Atemspende gibt es die Möglichkeit der Mund-zu-Mund-Beatmung und der Mund-zu-Nase-Beatmung. Bevor man jedoch mit der Atemspende beginnt, müssen die Atemwege freigemacht werden.

Atemwege freimachen. Um die Atemwege freizumachen, müssen Erbrochenes, Fremdkörper und Zahnprothesen mit einem Taschentuch oder ähnlichem aus dem Mund entfernt werden. Dann müssen der Kopf überstreckt (Abb. 23-1) und das Kinn angehoben werden, d.h. der Unterkiefer wird nach vorne und oben geschoben. Wenn ein Atemweghindernis oder die zurückgefallene Zunge die Atemwege blockiert hatten, kann unter Umständen durch diese Maßnahmen die Spontanatmung wieder einsetzen. Setzt die Spontanatmung nicht ein, so muss mit der Atemspende begonnen werden.

23.4 Reanimation (Herz-Lungen-Wiederbelebung)

Mund-zu-Nase-Beatmung. Man überstreckt den Kopf (Abb. 23-1), hebt das Kinn an und verschließt den Mund des Betroffenen. Dann bläst man die eigene ausgeatmete Luft in die Nase des Notfallpatienten. Dieser atmet passiv aus.

Man nimmt zuerst zwei langsame Beatmungen vor. Dann gibt man 10 bis 12 Beatmungen pro Minute mit einem Atemvolumen von 700 bis 1.000 ml. Dabei muss darauf geachtet werden, dass sich der Brustkorb hebt.

Mund-zu-Mund-Beatmung. Kann die Mund-zu-Nase-Beatmung – beispielsweise wegen einer Verlegung der Nasenwege – nicht erfolgen, so wird die Mund-zu-Mund-Beatmung durchgeführt. Dazu überstreckt man den Kopf, hebt das Kinn an und verschließt nun die Nase des Patienten. Man geht nun wie vorstehend beschrieben vor, nur dass man die eigene ausgeatmete Luft in den Mund und nicht in die Nase des Notfallpatienten bläst.

▶ Beim **Erwachsenen** und ab 8-jährigen Kindern werden 10 bis 12 Beatmungen pro Minute vorgenommen.

Atemspende beim Säugling. Liegt dem Atemstillstand ein Verschlucken von Fremdkörpern zugrunde, so wird dem Kind, bei nach unten hängendem Oberkörper auf den Rücken zwischen die Schulterblätter geklopft. Dann entfernt man mit den Fingern aus dem Mund bzw. Rachen den Fremdkörper. Setzt daraufhin nicht die Spontanatmung ein, beginnt man mit der Atemspende.

Hier umschließt der Helfer mit seinem Mund gleichzeitig Mund und Nase des Säuglings. Es werden nur kleine Atemstöße alle drei Sekunden gegeben, das heißt, dass man hier auf eine Frequenz von 20 Beatmungen pro Minute kommt.

23.4.2 Herzmassage

Kennzeichen eines Kreislaufstillstandes sind *fehlende Pulse, Bewusstlosigkeit, blassgräuliche Verfärbung, Atemstillstand* (evtl. mit vereinzeltem Luftschnappen) und *weite, reaktionslose Pupillen*.

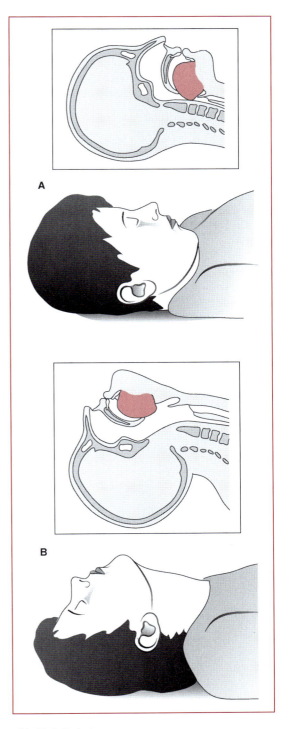

Abb. 23-1 Freie Atemwege
A: Die zurückgesunkene Zunge blockiert die Atemwege.
B: Durch das Überstrecken des Kopfes wurden die Atemwege freigemacht.

Durchführung einer Herzmassage. Die richtige Stelle für die Durchführung einer Herzmassage liegt beim Erwachsenen *zwei Querfinger oberhalb* des *Schwertfortsatzes*. Hier wird der rechte Handballen auf das Brustbein aufgesetzt, die Fingerspitzen werden nach oben gestreckt. Der linke Handballen wird auf das Gelenk der rechten Hand gelegt und die Finger ebenfalls nach oben gestreckt (Abb. 23-2). Die Finger können miteinander verschränkt werden, damit die Massage weniger anstrengend ist.

Das Brustbein wird nun durch regelmäßige Kompressionen *4–5 cm* in Richtung gegen die Wirbelsäule gedrückt. Der Druck ist richtig dosiert, wenn während der Herzmassage der Femoralispuls tastbar ist. Die Kompressionen erfolgen mit einer Frequenz von *100* pro Minute.

Es ist vor Beginn einer Herzmassage darauf zu achten, dass sich der Betroffene auf einer *harten Unterlage* befindet. Das bedeutet, dass ein im Bett liegender Patient auf den Fußboden gelegt werden muss.

Durchführung der Herzmassage bei Säuglingen und Kleinkindern. Die Herzmassage wird in diesem Fall mit einer Frequenz von ungefähr 100–120 pro Minute (bei Neugeborenen 120–140 pro Minute) durchgeführt. Sie erfolgt nicht mit den Handballen, sondern entweder mit dem Daumen oder mit Zeige- und Mittelfinger.

Kennzeichen einer erfolgreichen Herz-Lungen-Wiederbelebung. Die blassgräuliche Verfärbung verschwindet, die Herztätigkeit setzt wieder ein, was durch einen tastbaren Halspuls festgestellt werden kann. Außerdem kehren die Spontanatmung und die Pupillenreflexe zurück.

Pupillenprüfung. Zur Prüfung des Pupillenreflexes hebt man das geschlossene Augenlid an um festzustellen, ob sich die Pupille auf den Lichtreiz hin verengt. Tut sie das, so ist das ein Zeichen dafür, dass sauerstoffreiches Blut zum Gehirn gelangt. Verengt sich die Pupille nicht, so fließt vermutlich kein Blut zum Gehirn. In diesem Fall steht ein Hirninfarkt bevor.

23.4.3 Ein- und Zwei-Helfer-Methode

Alleiniger Helfer. Ist man alleiniger Helfer, so geht man bei Bewusstlosigkeit, fehlender Atmung und Kreislaufstillstand folgendermaßen vor: Man legt den Notfallpatienten auf eine harte Unterlage, dreht den Kopf zur Seite und räumt die Atemwege frei; dann überstreckt man den Kopf und hebt das Kinn an. Danach wird geprüft, ob die Spontanatmung wieder eingesetzt hat. Ist dies nicht der Fall, so beginnt man mit der Mund-zu-Nase-Beat-

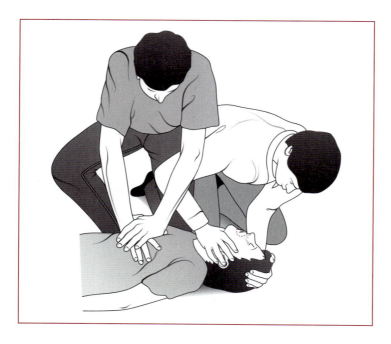

Abb. 23-2
Wiederbelebung durch zwei Helfer.

23.4 Reanimation (Herz-Lungen-Wiederbelebung)

mung. Zuerst werden zwei langsame Beatmungen vorgenommen.

Danach nimmt man jeweils fünfzehn Herzmassagen vor, gefolgt von zwei schnellen Beatmungen, wobei die Herzmassage nur ganz kurzfristig unterbrochen wird. Bitte beachten Sie hierzu auch Tabelle 23-1.

Zwei Helfer. Sind bei dem vorstehend geschilderten Notfall zwei Helfer vorhanden, so geht man grundsätzlich wie vorstehend beschrieben vor, mit dem Unterschied, dass ein Helfer die Herzmassage durchführt und der andere die künstliche Beatmung vornimmt.

Tabelle 23-1 Gesamtablauf einer Herz-Lungen-Wiederbelebung mit nur einem Helfer

Vorgehen	Befund
Ansprechen und Rütteln, um Bewusstlosigkeit zu prüfen. ↓	Bewusstlosigkeit liegt vor.
Atemkontrolle, durch Auflegen der Hände auf den Bauchraum. ↓	Keine Atmung vorhanden.
Pulskontrolle an beiden Seiten des Halses. ↓	Kein Puls vorhanden.
Kopf zur Seite drehen und Atemwege von Erbrochenem, Fremdkörpern und Zahnprothesen freiräumen. Kopf überstrecken und Kinn anheben. Prüfen, ob daraufhin die Spontanatmung wieder einsetzt.	Keine Atmung vorhanden.
Zwei langsame Beatmungen, ohne eine volle Senkung des Brustkorbes abzuwarten. Beidseitige Kontrolle der Pupillenweite. ↓	Pupillen bleiben weit.
Patienten auf harte Unterlage legen (wichtig, wenn Notfallpatient im Bett liegt!). Aufsuchen des Druckpunktes zur Herzmassage und Beginn der Herz-Lungen-Wiederbelebung mit jeweils 15 Herzmassagen, auf die zwei Beatmungen folgen. Diese Maßnahmen werden bis zum Eintreffen des Notarztes durchgeführt.	

Tabelle 23-2 Gesamtablauf einer Herz-Lungen-Wiederbelebung bei zwei Helfern

Erster Helfer (zuständig für Herztätigkeit)	Zweiter Helfer (zuständig für Atemtätigkeit)
Ansprechen und Rütteln, um Bewusstlosigkeit zu prüfen. → *Bewusstlosigkeit liegt vor!* Pulskontrolle an beiden Halsseiten. → *Kein Puls vorhanden!* ↓ Beidseitige Kontrolle der Pupillenweite. → *Pupillen bleiben weit.*	Atemkontrolle, durch Handauflegen auf den Bauchraum. → *Keine Atmung vorhanden!* Kopf zur Seite drehen und Atemwege freiräumen. Kopf überstrecken und Kinn abheben. Prüfen, ob daraufhin die Spontanatmung einsetzt. → *Keine Atmung vorhanden!*
Betroffenen gemeinsam auf harte Unterlage legen.	
Aufsuchen des Druckpunktes zur Herzmassage ↓ Beginn der Herzmassage mit einer Frequenz von 100 pro Minute. ↓	Zwei schnelle, kräftige Beatmungen, ohne eine volle Senkung des Brustkorbes abzuwarten. Nach jeder 15. Herzmassage zweimal Beatmen. Bei der Beatmung darauf achten, dass während der Atemspende der Brustkorb nicht zusammengepresst wird.
Diese Maßnahmen bis zum Eintreffen des Notarztes durchführen!	

Während der Atemspende darf der Brustkorb nicht komprimiert werden (Tab. 23-2).

> **!** **Wiederbelebung durch einen oder zwei Helfer:**
> 15 × Herzmassage
> 2 × Atemspende

23.5 Notfall (Bewusstlosigkeit, fehlende Atmung, Kreislaufstillstand)

23.5.1 Der Notfallpatient

Jemand wird dann als Notfallpatient bezeichnet, wenn es zum Ausfall (oder zumindest zum drohenden Ausfall) einer oder mehrerer lebenswichtiger Funktionen gekommen ist. In diesem Fall ist es *nicht* wichtig zu erkennen, was die eigentliche Grundkrankheit ist, sondern es ist nur wichtig zu sehen, welche lebenswichtige Funktion gestört ist. Die entscheidende Frage lautet also: Woran wird dieser Patient sterben, wenn es nicht sofort gelingt, die lebenswichtigen Funktionen wiederherzustellen? Die Antwort bestimmt die sofort einzuleitenden Notfallmaßnahmen.

Die einzuleitenden Notfallmaßnahmen sind als erstes Glied in einer Rettungskette zu betrachten. In dieser Rettungskette stehen Sie als Helfer am Notfallort an erster Stelle. Das nächste Glied bildet der Rettungsdienst mit Notarzt bzw. den Rettungssanitätern, danach erfolgt die Notaufnahme

in die Klinik und die Behandlung durch Ärzte und Schwestern, dann wird evtl. eine Einweisung in die Intensivstation vorgenommen.

Am Notfallort kommt es nun entscheidend darauf an, die lebenswichtigen Funktionen der Atmung und des Kreislaufes aufrechtzuerhalten. Untrennbar sind damit der Wasser-, der Elektrolyt- und der Säure-Basen-Haushalt verbunden.

> **!** Im **Notfall** kommt es darauf an, die *lebenswichtigen Funktionen wiederherzustellen* und so irreversible Organschäden und den Tod des Betroffenen zu verhindern.
>
> Es kommt **nicht** darauf an, die zugrundeliegende Erkrankung zu erkennen!

23.5.2 Lagerung von Notfallpatienten

Lagerung beim hypovolämischen Schock. Die Lagerungstechnik bei einem hypovolämischen Schock soll den Volumenmangel durch eine so genannte *Autotransfusion* ausgleichen. Dazu wird der *Oberkörper* tief gelagert und die *Beine* werden *angehoben*. Diese Schocklagerung darf beim kardiogenen Schock, bei bestehender Atemnot und bei Bewusstlosigkeit *nicht* durchgeführt werden (Abb. 23-3).

Stabile Seitenlagerung. Die stabile Seitenlagerung wird bei Patienten angewendet, die *bewusstlos* sind, *spontan atmen* und deren *Kreislauffunktion erhalten* ist. Absicht der stabilen Seitenlagerung ist es, *freie Atemwege zu sichern*. Der Kopf wird dabei so gelagert, dass er zum tiefsten Punkt wird, so dass Erbrochenes, Blut und Schleim abfließen kann.

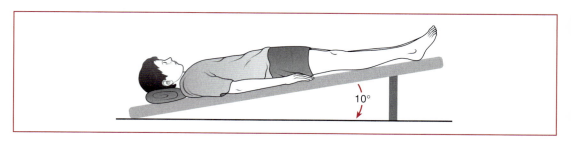

Abb. 23-3 Lagerung beim hypovolämischen Schock.

23.5 Notfall (Bewusstlosigkeit, fehlende Atmung, Kreislaufstillstand)

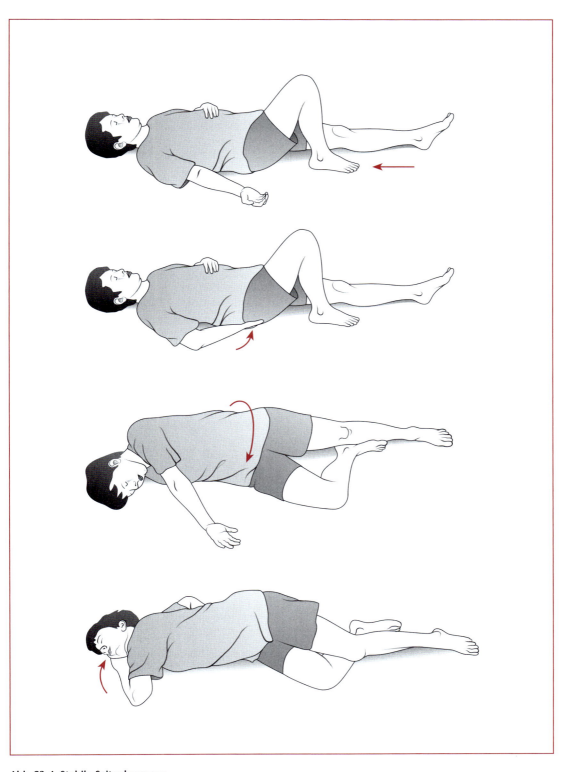

Abb. 23-4 Stabile Seitenlagerung.

Um einen Bewusstlosen in die stabile Seitenlage zu bringen, wird das rechte Bein aufrecht angewinkelt, der linke Arm auf den Körper gelegt, die rechte Hand unter das Gesäß geschoben. Der Patient wird dann auf die rechte Seite gedreht. Danach wird der rechte Arm hinten angewinkelt, um ein Zurückrollen auf den Rücken auszuschließen. Anschließend wird die linke Hand unter das Kinn geschoben, wobei der Kopf überstreckt wird, damit die Atemwege frei bleiben (Abb. 23-4).

Lagerung bei Atemnot. Besteht Atemnot, so wird der *Oberkörper* grundsätzlich *hoch* gelagert. Bei Brustkorbverletzungen muss der Notfallpatient auf die verletzte Thoraxseite gelagert werden, so dass er mit der gesunden Seite atmen kann.

Lagerung bei abdominellen Notfällen. Liegt ein akutes Abdomen oder eine Verletzung des Bauchraumes vor, so wird weitgehend *nach Wunsch* des Betroffenen gelagert. Gegebenenfalls kann eine Knierolle untergeschoben werden und der Oberkörper leicht erhöht werden, um so eine Entspannung der Bauchdecke zu erreichen (Abb. 23-5).

Flachlagerung. Liegt ein Verdacht auf eine *Verletzung* des *Rückenmarks* oder auf einen *Beckenbruch* vor, so wird der Betroffene auf einer festen Unterlage flach gelagert.

23.5.3 Bewusstseinsstörungen

Bewusstseinsstörungen können als qualitative Störungen auftreten, zum Beispiel als Verwirrtheit; sie können jedoch auch quantitativer Natur sein und sich als Störung der Wachheit (Vigilanz) zeigen. Ursachen für Bewusstseinsstörungen können im Gehirn liegen und so beispielsweise nach einem Hirninfarkt, einer Hirnblutung, bei Hirntumoren oder durch Hirnverletzungen auftreten. Sie können aber auch stoffwechselbedingt sein, beispielsweise durch Vergiftungen.

Handelt es sich nur um einen kurz andauernden Bewusstseinsverlust, der Sekunden bis Minuten anhält, so spricht man von einer Synkope. Es handelt sich dabei um die so genannte Ohnmacht, die aufgrund von Kreislaufregulationsstörungen auftreten kann, aber auch bei Herzrhythmusstörungen, Herzinsuffizienz, Cor pulmonale, Herzinfarkt sowie durch Stenosen und Aneurysmen von Hirngefäßen.

Schweregrade von Bewusstseinsstörungen

- **Benommenheit** (leichte Bewusstseinstrübung). Es tritt eine Verlangsamung des Denkens und Handelns auf. Außerdem kommt es zu einer erschwerten Orientierung, zu Wortbildungsstörungen, zu einer Herabsetzung der Wahrnehmung und zu einer Verminderung der Merk- und der geistigen Leistungsfähigkeit.
- **Somnolenz** (starke Bewusstseinstrübung). Zusätzlich zu den vorgenannten Symptomen kommt es zu Schläfrigkeit, aus der der Betroffene allerdings durch äußere Reize geweckt werden kann, allerdings schläft er dann aber sofort wieder ein.
- **Sopor** (weitgehende Reaktionslosigkeit). Es handelt sich hierbei um einen schlafähnlichen Zustand, aus dem der Betroffene durch äußere Reize nicht mehr voll erweckt werden kann. Nur sehr starke Reize, vor allem Schmerzreize, können noch eine Reaktion, beispielsweise eine Abwehrbewegung, auslösen. Spontane Aktionen fehlen jedoch völlig.
- **Coma** (tiefste Bewusstlosigkeit). Es handelt sich um eine sehr tiefe Bewusstlosigkeit, bei der auch auf stärkere Schmerzreize hin keine Reaktion mehr erfolgt.

Je nach Ursache unterscheidet man diabetisches Coma (aufgrund von Hyperglykämie), hepatisches Coma (durch mangelhafte Entgif-

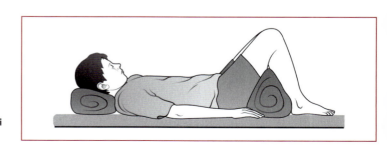

Abb. 23-5 Mögliche Lagerung bei abdominellen Notfällen.

tungsfunktion bei schweren Lebererkrankungen), Coma uraemicum (Folge eines Nierenversagens), Coma cerebrale (aufgrund von Hirnerkrankungen wie Hirninfarkt, Enzephalitis, Hirnblutungen, Vergiftungen), Coma basedowicum (ungünstige Verlaufsform einer Schilddrüsenüberfunktion).

> **Bewusstseinsstörungen**
> - Benommenheit
> - Somnolenz
> - Sopor
> - Coma

23.6 Tod und Todeszeichen

Todeszeitpunkt. Der Tod ist das Ende eines Prozesses, den man als Sterben bezeichnet. Während dieses Vorganges fällt meist erst ein lebenswichtiges Organ aus, weitere lebenswichtige Organe versagen kurz danach ebenfalls. Je nachdem, welches Organ zuerst ausfällt, unterscheidet man Herztod (durch Herzstillstand) und Hirntod (z. B. durch Schlaganfall).

Beim Sterbevorgang kann man den klinischen und den biologischen Tod unterscheiden. Diese Unterscheidung spielt allerdings heute keine große Rolle mehr.

Klinischer und biologischer Tod. Beim *klinischen Tod* ist es zu einem *Stillstand* des *Herz-Kreislauf-Systems* und der *Atmung* gekommen. Nach Eintreten des klinischen Todes besteht innerhalb einer gewissen Zeitspanne grundsätzlich die Möglichkeit zur Wiederbelebung (→ Abschn. 23.4, Reanimation). Danach kommt es zum unwiderruflichen Absterben von Gehirnzellen.

Unter dem *biologischen Tod* versteht man den *Hirntod*, das heißt das Organversagen des Gehirns. Dies führt zum irreversiblen Ausfall aller Hirnfunktionen. Die Kreislauffunktion kann manchmal noch (kurzzeitig) aufrechterhalten sein, bzw. künstlich aufrecht erhalten werden, außerdem kann eine künstliche Atmung mittels einer Beatmungsmaschine erfolgen (s. u.).

> **Äußere Kennzeichen des Hirntodes**
> - **Bewusstlosigkeit**
> - **erloschene Spontanatmung**
> - **Fehlen zerebraler Reflexe** (Pupillenstarre)
> - **Fehlen umweltbezogener Lebensäußerungen**
> - **hirnelektrische Inaktivität** (EEG-Nulllinie)

Transplantationsvoraussetzungen. Die genaue Feststellung des Zeitpunktes des Hirntodes ist eine der notwendigen Voraussetzungen für die Entnahme von Organen zu Transplantationszwecken. Als *sicheres* Zeichen für den eingetretenen *Hirntod* gilt der Ausfall der Durchblutung aller Hirnarterien, was als „Kontrastmittelstase" bei einer Angiographie nachweisbar ist. Weitere unabdingbare Kriterien sind eine anhaltende hirnelektrische Inaktivität (*EEG-Nulllinie*), Bewusstlosigkeit, erloschene Spontanatmung, das völlige Fehlen umweltbezogener Lebensäußerungen und zerebraler Reflexe (ruckartige Bewegungen der Arme und Beine, die vom Rückenmark gesteuert werden, kommen aber gelegentlich vor).

Bevor allerdings der Hirntod diagnostiziert werden kann, muss eine reversible Störung der Hirnfunktion, wie sie beispielsweise nach einer Vergiftung auftreten kann, ausgeschlossen werden.

Als Organspender kommen bevorzugt hirntote Menschen in Betracht, deren Herz noch schlägt, bzw. deren Kreislauffunktion künstlich aufrecht erhalten wird und die künstlich beatmet werden. Würde die Atmung nicht künstlich aufrecht erhalten werden, so würde diese schnell von allein erlöschen, da keine Steuerung mehr über das Atemzentrum im Gehirn möglich ist. Das Herz würde trotz seiner autonomen Steuerung bald zu schlagen aufhören, da kein Kreislauf mehr besteht, der das Herz versorgt.

Todeszeichen. Es werden sichere und unsichere Todeszeichen unterschieden (s. Kasten).

> **Unsichere Todeszeichen**
> - **Blässe/Bleiche der Haut**
> - **Kälte der Haut**
> - **Atemstillstand** bzw. keine erkennbare Atmung

- **Fehlen**der bzw. nicht wahrnehmbarer **Herzschlag und Pulslosigkeit**
- **Austrocknung und Trübung der Kornea**
- **Areflexie**, d. h. das Fehlen sämtlicher Reflexe

Sichere Todeszeichen
(Leichenerscheinungen)
- **Totenflecken** (Leichenflecken, Livores)
- **Totenstarre** (Rigor mortis)
- **Fäulnis und Verwesung**

Totenflecken (Livores). Totenflecken bilden sich durch Absinken des Blutes in tiefer gelegene Leichenteile. Es handelt sich um rötlich-zyanotische Flecken, die sich meist nach einer halben bis einer Stunde nach Todeseintritt bilden, manchmal aber schon während der Sterbephase. Innerhalb der ersten zwölf Stunden nach Todeseintritt können Totenflecken konfluieren (zusammenfließen).

Anfangs sind sie noch wegdrückbar, später (über zwölf Stunden) nicht mehr. Auch können frische Totenflecken beim Umwenden der Leiche noch „wandern", das heißt, dass sie sich in den nun tieferliegenden Leichenteilen neu ansammeln.

Totenstarre. Bei der Totenstarre handelt es sich um ein Starrwerden der Muskeln, aufgrund einer Anhäufung von Säuren. Sie beginnt meist vier bis zwölf Stunden nach Todeseintritt am Kopf, schreitet zur Hals- und Nackenmuskulatur weiter und steigt dann im Körper weiter nach unten ab. Nach 1–6 Tagen löst sich die Totenstarre in der gleichen Reihenfolge auf und geht in Fäulnis über.

Fäulnis und Verwesung. Bei der Fäulnis werden die Eiweiße durch Fäulnisbakterien abgebaut. Dabei entstehen zum Teil übelriechende Gase und Verbindungen (Ptomaine), von denen manche ausgesprochene Giftwirkung besitzen. Ptomaine sind also Leichengifte, die bei Eiweißfäulnis auftreten. Sie haben eine ähnliche Wirkung wie Belladonna-Alkaloide.

Anschließend an die Fäulnis setzt die Verwesung ein. Darunter versteht man die Mineralisierung, das heißt den Abbau organischer Verbindungen zu anorganischen unter Mitwirkung von Bakterien und Pilzen.

23.7 Fragen

Beantworten Sie die Fragen möglichst knapp! Die richtigen Antworten finden Sie im angegebenen Abschnitt entweder **fett** oder *kursiv* gedruckt.

Definition

▶ Was versteht man im medizinischen Sinn unter Schock? (➔ Abschn. 23, Einleitung)

Schweregrade und Ablauf

▶ Welche Schweregrade des Schocks werden unterschieden? (➔ Abschn. 23.1)
▶ Geben Sie den Schock-Index an. (➔ Abschn. 23.1, Kasten)
▶ Geben Sie an, welche Faktoren zur Ausbildung einer Schockniere führen! (➔ Abschn. 23.2.2)

Schockarten

▶ Geben Sie wichtige Schockarten an! (➔ Abschn. 23.3)
▶ Was kann zu einem hypovolämischen Schock führen? (➔ Abschn. 23.3.1)
▶ Geben Sie Leitsymptome des hypovolämischen Schocks an! (➔ Abschn. 23.3.1, Kasten)
▶ Wodurch wird ein kardiogener Schock ausgelöst? (➔ Abschn. 23.3.2)
▶ Zählen Sie Leitsymptome des kardiogenen Schocks auf! (➔ Abschn. 23.3.2)

- Wodurch kann es zum septischen Schock kommen? (→ Abschn. 23.3.3)
- Zählen Sie wichtige Ursachen eines anaphylaktischen Schocks auf! (→ Abschn. 23.3.6)
- Geben Sie an, welche Schweregrade man beim anaphylaktischen Schock unterscheidet und welche Symptome dabei auftreten! (→ Abschn. 23.3.6)
- Geben Sie allgemeine Maßnahmen beim Schock an! (→ Abschn. 23.3.6, Kasten)
- Wie gehen Sie bei unmittelbar lebensbedrohlichen Zuständen vor? (→ Abschn. 23.3.6, Kasten)

Reanimation
- Was versteht man unter einer Reanimation? Geben Sie die Wiederbelebungszeit des Gehirns an! (Abschn. 23.4)
- Was versteht man unter dem ABC-Schema der Herz-Lungen-Wiederbelebung? (→ Abschn. 23.4, Kasten)

Atemspende
- Geben Sie stichwortartig an, wie Sie bei einer Atemspende vorgehen! (→ Abschn. 23.4.1)
- In welchem Zeitabstand wird bei einem Erwachsenen die Atemspende vorgenommen? (→ Abschn. 23.4.1, Kasten)

Herzmassage
- Geben Sie Kennzeichen eines Kreislaufstillstandes an! Wo liegt die richtige Stelle für die Durchführung einer Herzmassage? Wie tief wird bei einer Herzmassage das Brustbein in Richtung gegen die Wirbelsäule gedrückt? Mit welcher Häufigkeit erfolgen die Kompressionen? (→ Abschn. 23.4.2)

Ein- und Zwei-Helfer-Methode
- In welchem Verhältnis werden Herzmassage und Atemspende bei der Wiederbelebung durch einen Helfer durchgeführt, wie bei zwei Helfern? (→ Abschn. 23.4.3, Kasten)
- Geben Sie den Gesamtablauf einer Herz-Lungen-Wiederbelebung mit nur einem Helfer an und mit zwei Helfern! (→ Abschn. 23.4.3, Kasten)

Notfall

Lagerung von Notfallpatienten
- Wie erfolgt die Lagerung bei einem hypovolämischen Schock? Für welche Patienten ist eine stabile Seitenlagerung angezeigt und wozu dient sie? Wie wird bei Atemnot gelagert, wie beim akuten Abdomen? In welchem Fall ist eine Flachlagerung angezeigt? (→ Abschn. 23.5.2)

Bewusstseinsstörungen
- Was versteht man unter einer Benommenheit, was unter Somnolenz, was unter Sopor und was unter Coma? (→ Abschn. 23.5.3)

Tod und Todeszeichen
- Was versteht man unter dem klinischen Tod, was unter dem biologischen? (→ Abschn. 23.6)
- Nennen Sie äußerliche Kennzeichen des Hirntodes! (→ Abschn. 23.6, Kasten)
- Was gilt als sicheres Zeichen für den Hirntod? (→ Abschn. 23.6)
- Nennen Sie unsichere und sichere Todeszeichen! (→ Abschn. 23.6, Kasten)

Onkologie

24.1 Biologisch-ganzheitliche Betrachtungsweise des Krebsgeschehens 594

24.2 Schulmedizinische Betrachtungsweise des Krebsgeschehens 594
24.2.1 Tumoreinteilungen 594
24.2.2 Die Krebszelle 595
24.2.3 Krebsentstehung 595
24.2.4 Symptomenzusammenstellung wichtiger Krebsarten 595

24.3 Fragen 598

Onkologie ist die Lehre von den Geschwulstkrankheiten. Eine Geschwulst wird allgemein als Tumor bezeichnet. Unter einem Tumor versteht man eine örtlich umschriebene Zunahme des Gewebevolumens. So sagt der Begriff Tumor allein noch nicht aus, ob es sich um eine gut- oder bösartige Geschwulst handelt. Da den bösartigen Geschwulstkrankheiten eine überwältigende Bedeutung zukommt, beschäftigt sich die Onkologie im Wesentlichen mit den bösartigen Krebserkrankungen.

Den Krebserkrankungen soll hier ein eigenes Kapitel gewidmet werden. Zum einen haben sie heute durch die Häufigkeit ihres Auftretens eine große Bedeutung in der Praxis. Zum anderen stellen sie in der amtsärztlichen Überprüfung einen wichtigen Teil dar, denn hier kommt es bekanntermaßen darauf an, zu zeigen, dass Sie „keine Gefahr für die Volksgesundheit" sind. Das bedeutet auch, dass Sie Zeichen, die auf eine mögliche zugrundeliegende Krebserkrankung hinweisen, sicher erkennen.

24.1 | Biologisch-ganzheitliche Betrachtungsweise des Krebsgeschehens

Betrachtet man das Krebsgeschehen von einer ganzheitlich-biologischen Sichtweise aus, stellt man fest, dass es sich beim Krebs um ein multifaktorielles (d.h. durch viele Faktoren hervorgerufenes) Geschehen handelt. Es liegen eine Vielzahl von Funktionsstörungen und Leistungsmängeln des Betroffenen vor wie

- Mängel des körpereigenen Abwehrsystems,
- Störungen im Hormonhaushalt,
- Störungen im Elektrolyt- und Mineralstoffhaushalt,
- Störungen im Vitaminhaushalt,
- Störungen in der Wärmeregulation,
- Störungen im Säure-Basen-Gleichgewicht,
- Störungen in den Entgiftungs- und Ausscheidungsfunktionen,
- Störungen der Darmtätigkeit,
- Störungen in den Zellatmungsfunktionen.

24.2 | Schulmedizinische Betrachtungsweise des Krebsgeschehens

24.2.1 Tumoreinteilungen

Wir betrachten nun einige Gesichtspunkte, nach denen sich gutartige und bösartige Tumoren unterscheiden.

Gutartige Tumoren (benigne Tumoren) *wachsen langsam* und sind gegen die Umgebung *gut abgegrenzt*. Sie können zwar aufgrund ihrer Größenzunahme das umgebende Gewebe *verdrängen*, aber sie wachsen *nicht* zerstörend in das Nachbargewebe ein. Abgesehen von Verdrängungsprozessen bleiben benigne Tumoren ohne Einfluss auf das Leben des Tumorträgers. Ein gutartiger Tumor bildet *keine* Tochtergeschwülste (Metastasen). Eine Ausnahme hiervon bildet der Hirntumor. Wegen der begrenzten Platzverhältnisse im Schädel kann hier jeder raumfordernde Prozess Hirngewebe zerstören.

▶ **Gutartige Tumoren**
- **Adenom:**
  gutartiger Tumor aus Drüsengewebe,
- **Polyp:**
  gutartiger Tumor aus Schleimhaut,
- **Fibrom:**
  gutartiger Tumor aus Bindegewebe,
- **Lipom:**
  gutartiger Tumor aus Fettgewebe (Atlas Abb. 22-3),
- **Myom:**
  gutartiger Tumor aus Muskelgewebe,
- **Osteom:**
  gutartiger Tumor aus Knochengewebe,
- **Chondrom:**
  gutartiger Tumor aus Knorpelgewebe,
- **Angiom:**
  gutartiger Tumor aus Blutgefäßen.

Bösartige Tumoren (maligne Tumoren) entwickeln sich oft *schnell* und sind *unscharf* begrenzt. Sie wachsen *zerstörend* in das Nachbargewebe ein und können Blut- und Lymphgefäße eröffnen. Sie können *Metastasen* (Tochtergeschwülste) setzen, die sich weitab vom Primärtumor entwickeln. Aufgrund bösartiger Tumoren kommt es zur schweren gesundheitlichen Beeinträchtigung des Tumorträgers, bis hin zum allgemeinen *Kräftezerfall* (Kachexie) und Tod.

> **Bösartige Tumoren**
> - **Karzinome:**
>   gehen vom Epithelgewebe aus
> - **Sarkome:**
>   gehen vom mesenchymalen Gewebe aus

Semimaligne Tumoren wachsen *lokal invasiv* zerstörend, bilden aber *keine* Metastasen. Es besteht eine große Rezidivneigung. Semimaligne wächst zum Beispiel das Basaliom.

24.2.2 Die Krebszelle

Betrachtet man die Krebszelle, so stellt man fest, dass die Zellkerne im Unterschied zur gesunden Zelle unterschiedlich groß und unterschiedlich geformt sind. Die Zellmembran ist entrundet. Die Farbintensität der Tumorzelle ist stärker als die der gesunden Zelle. Das Zellplasma weist eine größere Vielgestaltigkeit auf als die normale Zelle.

24.2.3 Krebsentstehung

Die Erforschung der Krebsursache stützt sich im Wesentlichen auf zwei Ansätze, und zwar auf krebsauslösende Stoffe und Risikofaktoren.

Krebs auslösende Stoffe (Kanzerogene). Bereits im Jahre 1775 stellte Sir PERCIVAL POTT die Hypothese auf, dass die Krebsgeschwülste am Hodensack und in der Nasenhöhle, die man häufig bei Schornsteinfegern in England fand, auf den ständigen und intensiven Kontakt mit Ruß zurückzuführen seien.

Heute kennt man eine große Anzahl kanzerogener Stoffe:

- chemische Stoffe wie bestimmte polyzyklische Kohlenwasserstoffe, die bei der Verbrennung entstehen,
- aromatische Amine, Nitrosamine, Asbest, Arsen,
- Schimmelpilzgifte (Aflatoxine von der Aspergillus-Pilzgattung),
- physikalische Kanzerogene wie Röntgen-, Radium- und UV-Strahlung,
- biologische Kanzerogene wie onkogene Viren (Tumorviren).

Risikofaktoren. Im Jahre 1700 stellte der italienische Arzt BERNARDINO RAMAZZINI fest, dass Brustkrebs bei Nonnen häufiger auftrat als bei Frauen, die ein normales Leben mit Schwangerschaft und Stillzeit führten.

Im Jahre 1949 wurden diese beiden unterschiedlichen Ansätze von POTT und RAMAZZINI in einem Modell vereinigt, das zwei unterschiedliche Stufen der Krebsentstehung vorsieht: die Auslösung (Initiation) und die Förderung (Promotion). Unter *Auslösung* versteht man eine *kurzfristige* und *unwiderrufliche* Wechselwirkung zwischen den *Kanzerogenen* und dem *Genmaterial* von Zellen. Es kommt zu einer geschädigten Molekularstruktur oder Mutation. Das ist aber noch nicht ausreichend, damit ein klinisch erkennbarer Tumor entsteht. Dazu wird ein *Promotor* benötigt. Dieser kann die umgewandelten Zellen dazu veranlassen, sich stark zu vermehren und einen Tumor auszubilden. Der Promotor muss *beständig* vorhanden sein, damit er eine nicht mehr umkehrbare Wirkung hervorruft (im Unterschied zum Kanzerogen!).

Leider ist erst ein verschwindend kleiner Teil der auslösenden Faktoren bekannt, aber man hat herausgefunden, dass Viren eine wichtige Rolle spielen. Im Zellkern, aber außerhalb der DNS, hat man so genannte Episomen (Plasmide) gefunden, eine Virus-Erbsubstanz, die als freier DNS-Ring vorkommt. Diese Episomen können lange Zeit (immer?) stumm bleiben, bis bestimmte Promotoren ein Aktivwerden veranlassen.

Der Zeitraum zwischen auslösendem Ereignis und dem Auftreten des Tumors heißt Latenzzeit. Sie beträgt im Allgemeinen ungefähr 10–20 Jahre. Man geht außerdem heute davon aus, dass Erbfaktoren eine Krebsentstehung begünstigen können.

24.2.4 Symptomenzusammenstellung wichtiger Krebsarten

Wegen der großen Bedeutung für die amtsärztliche Überprüfung, aber auch für die Praxistätigkeit, folgt eine Zusammenstellung der wichtigsten

Symptome der häufigsten Krebsarten. Es muss bei jeder Krebsart beachtet werden, dass das Anfangsstadium meist symptomenarm verläuft. Typische Symptome für das Spätstadium sind *Lymphknotenschwellungen, Müdigkeit, Gewichtsabnahme, BSG-Beschleunigung* und *Anämie*. Diese Spätsymptome gelten für alle Krebserkrankungen und sind deshalb in der folgenden Aufstellung nicht mehr extra erwähnt.

! Bei jedem **Krebsverdacht** ist der Patient an einen *Arzt* zu verweisen!

Anhand dieser Liste sollten Sie sich die Leitsymptome der verschiedenen Krebserkrankungen einprägen, um für die amtsärztliche Prüfung und für die spätere Praxistätigkeit gerüstet zu sein.

Darmkrebs
(➜ Abschn. 9.7.8)
- veränderter Stuhlgang (Verstopfung und Durchfälle wechseln sich ab),
- Blutungen aus dem After,
- Blutbeimengung im Stuhl (dunkelrot, schwarz, okkult),
- unwillkürlicher Stuhl- oder Schleimabgang,
- Abgehen von etwas Stuhl mit den Winden,
- Meteorismus, Flatulenz.

Magenkrebs
(➜ Abschn. 9.5.5)
- „empfindlicher Magen",
- Schmerzen in der Magengegend,
- Übelkeit, Erbrechen, Appetitlosigkeit,
- Widerwillen gegen Fleisch,
- Blut im Stuhl, Blut im Erbrochenen.

Speiseröhrenkrebs
(➜ Abschn. 9.4.7)
- Schlingbeschwerden zuerst bei fester, später auch bei breiiger und flüssiger Nahrung,
- Druckgefühl bzw. Schmerzen hinter dem Brustbein,
- Regurgitation (= nach der Nahrungsaufnahme kommt es zum Zurückfließen von festen oder flüssigen Nahrungsbestandteilen in die Mundhöhle),
- Mundgeruch.

Pankreaskrebs
(➜ Abschn. 13.3.3)
- Der Pankreasschwanzkrebs bleibt fast immer symptomlos, solange er noch operabel ist.
- Dumpfe Oberbauchschmerzen, die in den Rücken ausstrahlen.
- Anhaltender schmerzloser Ikterus ohne Fieber.
- Gewichtsabnahme.
- Allgemeine Symptome wie Völlegefühl, Übelkeit, Abgeschlagenheit, Meteorismus, Durchfälle, später auch Pankreasinsuffizienz, Diabetes mellitus und Anämie.
- **Courvoisier-Zeichen:** Gallenblase ist tastbar, aber schmerzlos bei gleichzeitig bestehendem Ikterus. Ursache ist ein chronischer Verschluss des Ductus choledochus durch ein Tumorgeschehen.

Leukämie
(➜ Abschn. 7.9)
- Die akute Leukämie befällt meist Kinder. Sie kann entweder wie eine schwere Infektionskrankheit mit Schüttelfrost, Fieber und Ulzerationen im Mundbereich beginnen oder schleichend mit unklarer Symptomatik. Es kann evtl. zu generalisierter Lymphknotenschwellung, Milz- evtl. auch Lebervergrößerung, Knochenschmerzen, Hautinfiltrationen und Anämie mit entsprechenden Symptomen kommen, außerdem zu Abwehrschwäche und vermehrter Blutungsneigung.
- Die chronische lymphatische Leukämie zeigt symmetrische Lymphknotenschwellung, außerdem Leber- und Milzschwellung, leichte Ermüdbarkeit, Leistungsminderung, gehäufte Infektionen.
- Die chronische myeloische Leukämie hat Leistungsminderung, Müdigkeit, Gewichtsverlust, Milz- und Leberschwellung, später Fieber, erhöhte Infektneigung und Anämie als Kennzeichen.

Lymphogranulomatose
(Morbus Hodgkin)
(➜ Abschn. 8.2.6)
- schmerzlose Schwellung einzelner Lymphknotengruppen, vor allem im Halsbereich als so genannte „Kartoffelsack-Schwellung",
- „Alkoholschmerz" der befallenen Lymphknoten,

- hartnäckiger Juckreiz,
- Leber- und Milzschwellung,
- Fieber, Nachtschweiß und Infektabwehrschwäche.

Kehlkopfkrebs
(→ Abschn. 17.5.4)
- chronische Heiserkeit,
- Atemnot,
- Schluckbeschwerden.

Lungen- und Bronchialkrebs
(→ Abschn. 17.5.18)
- symptomenarmes Frühstadium, das von den Beschwerden her einer chronischen Bronchitis entspricht,
- trockener Reizhusten, vor allem nachts,
- spärlicher Auswurf, evtl. mit fasriger Blutbeimengung,
- bohrende Schmerzen hinter dem Sternum oder im Rücken,
- im Spätstadium: blutiges oder himbeergeleeartiges Sputum,
- Heiserkeit durch Lähmung des Kehlkopfnervs.

Prostatakrebs
(→ Abschn. 16.3.3)
- Eine Früherkennung ist nur durch Vorsorgeuntersuchung möglich, da anfangs keine Symptome auftreten.
- Im fortgeschrittenen Stadium entsprechen die Symptome den Blasenentleerungsstörungen der Prostatahyperplasie.
- Blut im Urin.
- Kreuzschmerzen können ein Hinweis auf Knochenmetastasen sein.

Gebärmutterkrebs
(→ Abschn. 16.5.8)
- Es gibt keine Frühsymptome!
- Uterusblutungen, vor allem bei Frauen über 40 Jahren, die außerhalb der Regel auftreten.
- Blutungen bei Frauen jenseits des Klimakteriums, auch wenn es sich nur um Tropfen oder Spuren handelt.
- Alle unregelmäßigen Blutungen.

- Ausfluss, vor allem wenn er fleischwasserfarben-blutig aussieht.
- Blutungen, die durch den Geschlechtsverkehr ausgelöst werden oder nach dem Absetzen des Stuhles auftreten.
- Symptomenreiches Spätstadium (Blase, Harnleiter, Rektum, Ischias)

Brustdrüsenkrebs
(→ Abschn. 16.5.9)
- Einseitiger Knoten in der Brust, vor allem, wenn er sich derb und höckerig anfühlt. Der Knoten ist häufig mit der Haut verwachsen.
- Sezernierende Brustwarzen.
- Einziehungen der Brustwarzen oder der Haut.
- Orangenhautphänomen.
- Unverschieblichkeit über einer Verhärtung.
- Offene Ulzerationen.

Blasen- und Nierenkrebs
(→ Abschn. 15.4.10)
- Blut im Urin,
- wiederholte, meist schmerzlose, evtl. heftige Blutungen aus der Harnröhre.

Tumoren der Gallengänge
(→ Abschn. 12.3.7)
treten häufig bei Gallensteinträgern auf. Die Beschwerden werden dann auf die Steine geschoben und eine mögliche Krebserkrankung oft zu spät erkannt. Erst bei den tumorverdächtigen Zeichen

- Gelbsucht,
- Gewichtsverlust,
- Anämie

wird richtig diagnostiziert.

Hirntumor
(→ Abschn. 18.9.10)
- epileptische Anfälle,
- Kopfschmerzen,
- zunehmende psychische Veränderungen,
- neurologische Ausfallserscheinungen wie Lähmungen, Seh-, Hör-, Sprach- und Sensibilitätsstörungen,
- Hirnnervenlähmungen,

- Stauungspapillen,
- explosionsartiges Erbrechen, vor allem bei schnellen Bewegungen des Kopfes,
- Wesensveränderungen (Verlangsamung, Benommenheit, Schläfrigkeit).

Hautkrebs
(➔ Abschn. 21.2.9 und Atlas Abb. 21-37 bis 21-45)
- schnelle Größenzunahme eines Muttermals,
- unscharfe Begrenzung,
- Ausbildung einer höckerigen Oberfläche,
- zunehmende bzw. unregelmäßige Pigmentierung,
- Blutungsneigung und Geschwürsbildung,
- entzündeter, rötlicher Hof um eine Hautveränderung, die nicht abheilt,
- Auftreten kleiner Satellitenknötchen,
- Anschwellen regionaler Lymphknoten,
- Juckreiz, Schmerzen oder „ein Arbeiten in der Geschwulst".

24.3 Fragen

Beantworten Sie die Fragen möglichst knapp! Die richtigen Antworten finden Sie im angegebenen Abschnitt entweder **fett** oder *kursiv* gedruckt.

Onkologie

▶ Welche Leistungsmängel des Organismus liegen nach biologisch ganzheitlicher Betrachtungsweise einer Krebserkrankung zugrunde? (➔ Abschn. 24.1)
▶ Was sind Kennzeichen eines gutartigen Tumorwachstums? Was sind Kennzeichen eines bösartigen Tumorwachstums? (➔ Abschn. 24.2.1)
▶ Welche Krebs auslösenden Stoffe (Karzinogene) kennen Sie? (➔ Abschn. 24.2.3)
▶ Geben Sie typische allgemeine Symptome für das Spätstadium einer Krebserkrankung an! (➔ Abschn. 24.2.4)
▶ Rufen Sie sich die wichtigsten Früh- bzw. Erstsymptome für die einzelnen Krebsarten ins Gedächtnis! (➔ Abschn. 24.2.4)

Psychische Erkrankung

25.1 Einleitung und Definition wichtiger Begriffe 600

25.2 Ausgewählte Erkrankungen des seelischen Erlebens 602
25.2.1 Leichtere Persönlichkeitsstörungen 602
25.2.2 Neurosen 602
25.2.3 Psychosomatische Erkrankungen 604
25.2.4 Psychosyndrom 605
25.2.5 Psychosen 606
Exogene (symptomatologische, organische) Psychosen 607
Endogene Psychosen 608
25.2.6 Sucht 609

25.3 Fragen 610

25.1 Einleitung und Definition wichtiger Begriffe

Nach den Leitlinienempfehlungen zur Heilpraktiker-Überprüfung (➔ Abschn. 1.1.3) gehören „Grundkenntnisse in der Erkennung und Unterscheidung ... schwerwiegender seelischer Krankheiten" zum Gegenstand der Überprüfung. Deshalb werden im folgenden Kapitel wichtige seelische Störungen und Erkrankungen vorgestellt.

Bei jeder Erkrankung ist zu beachten, dass diese einen körperlichen und einen geistig-seelischen Aspekt hat. Bei manchen Erkrankungen ist es vorrangig, das körperliche Erkrankungsbild zu behandeln, beispielsweise einen Beinbruch zu schienen oder einen Schock adäquat zu behandeln. In der Folge der weiteren Therapie sollte, sofern der Patient dies wünscht, die Bedeutung der Erkrankung für die Lebensgestaltung des Betroffenen mit beachtet werden.

Erfahrungsgemäß suchen nicht nur seelisch mehr oder weniger belastete Personen einen Heilpraktiker auf, sondern auch neurotisch, psychosomatisch oder psychotisch erkrankte Menschen. Deshalb muss ein Heilpraktiker in der Lage sein, von der Norm abweichendes Verhalten zu erkennen und bestimmten Krankheitsbildern zuzuordnen (Tabelle 25-1). Dies ist die Grundlage für die Beurteilung der *Schwere* der psychischen Störung. Hiervon hängt dann die Entscheidung ab, ob die Krankheit vom Heilpraktiker behandelt werden kann oder ob der Patient einer fachspezifischen, psychiatrischen, psychologischen oder psychotherapeutischen Betreuung bedarf. Dies ist insbesondere im Hinblick auf die medikamentöse Behandlung wichtig, da diese bei bestimmten Krankheitsbildern unverzichtbar ist. Dies gilt besonders für alle Psychosen (➔ Abschn. 25.2.5) in der akuten Phase, jedoch auch für andere Krankheitsbilder ab einem bestimmten Schweregrad, weil hier eine unmittelbare Gefährdung (z. B. Selbsttötung) für den Betroffenen selbst und manchmal auch für seine Umgebung besteht. Die medikamentöse Behandlung dient dabei dem Abmildern der akuten Beschwerden, beispielsweise der Reduzierung der oft existentiell bedrohlich empfundenen Angst oder der Herabsetzung von unerträglichen Spannungszuständen, die sich unter Umständen in aggressiven Durchbrüchen äußern können. Andererseits ist es nach neueren Erkenntnissen auch Ziel einer medikamentösen Behandlung, einer (weiteren) zerebralen Schädigung (Absterben von Hirnzellen) vorzubeugen oder diese zumindest zu mildern.

Tabelle 25-1 Übersicht über wichtige psychische Störungen

Psychische Erkrankung	Kennzeichen
Leichtere Persönlichkeitsstörung	Die gestörten Verhaltensbereiche sind weitgehend in die Persönlichkeit integriert und als Störung nicht leicht zu erkennen. Nur schwer zur Charakterneurose abgrenzbar.
Neurose	Psychische Störung, die sich *ohne* organische Ursache entwickelt hat. Die gestörten Verhaltensbereiche treten eher als einzelne Symptomgruppen auf. Es kommt zu symptomfreien Intervallen.
Psychosomatische Erkrankung	Eine psychische Störung verursacht eine organische Erkrankung.
Psychosyndrom	Eine organische Erkrankung verursacht eine psychische Störung.
Psychose	Schwere Beeinträchtigung bis Aufhebung des normalen und zweckmäßigen Seelenlebens mit gravierenden Auswirkungen auf Alltag, Beruf und Familie.
Sucht	Zwanghafte Befriedigung eines Bedürfnisses mit psychischer und physischer Abhängigkeit mittels psychotrop wirkender Substanzen oder durch substanzunabhängiges Verhalten.

Für die konkrete Behandlung muss der Heilpraktiker in einer Gesamtschau des Patienten sowohl die gesunden als auch die kranken Anteile erkennen und bewerten. Für eine solche Bewertung ist es wichtig zu sehen: in welchen Lebensbereichen ist dieser Mensch intakt, das heißt, in welchen Bereichen sind befriedigende soziale Bezüge vorhanden (Beruf, Familie, Freunde) und in welchen besteht eine zufriedenstellende Eigenbeziehung. Vielleicht hat aber bereits ein sozialer Rückzug mit Isolierung begonnen, oder zeigt der Patient sogar schon wahnhafte Tendenzen oder ein Suchtverhalten?

Psychopathologie, die Lehre von den krankhaften, psychischen Störungen und Veränderungen, bildet die wissenschaftliche Grundlage der Psychiatrie (Wissenschaft von den Seelenstörungen und Geisteskrankheiten). Sie beschäftigt sich einerseits mit von der Norm abweichendem Verhalten und andererseits mit speziellen Krankheitsbildern (z. B. Neurosen und Psychosen). Dazu beschreibt sie einzelne Vorgänge, Symptome und Syndrome in ihren qualitativen und quantitativen Veränderungen.

> ▶ **Psychopathologie**
> Lehre von den *krankhaften, psychischen Störungen* und *Veränderungen*

Der psychopathologische Bereich wird gegliedert in:

- Wachbewusstsein und seine Veränderungen,
- Störungen des Gefühlslebens,
- Intelligenzstörungen,
- Störungen der Aktivität und des Antriebs,
- Triebstörungen,
- Denkstörungen,
- Störungen des Wahrnehmens und Erkennens,
- Gedächtnisstörungen,
- Ich-Störungen,
- Störungen des Wollens,
- psychopathologische Syndrome.

Die hier allgemein dargelegten Vorgänge werden weiter unten genauer in ihrer Erscheinungsform, zum Beispiel neurotischer, psychosomatischer und psychotischer Ausprägung, beschrieben. Vorher werden jedoch noch einige wichtige Begriffe geklärt.

Begriffserklärungen

- **Affekt** (Stimmung, Gefühl, Leidenschaft). Der Begriff wird unterschiedlich definiert. In einem weiteren Sinne bezeichnet man mit Affekt jede gefühlsmäßige Regung wie Lust und Unlustgefühle. In einem engeren Sinn meint man damit jedoch nur *starke* und *kurze Gefühlsregungen*, die bei krankhafter Steigerung zum *Fortfall* von *Hemmungen* und/oder zur *Bewusstseinseinengung* führen können. Fast immer ist das vegetative Nervensystem mit betroffen, was sich in einer Blutdrucksteigerung, durch Herzrasen oder durch einen Schweißausbruch zeigen kann.
Ein Affekt kann zu einer *Affekthandlung* führen, also zu einer so genannten Kurzschluss- oder Explosivhandlung, die sich als Folge einer heftigen Gemütsbewegung einstellt. Dabei kommt es zu einer weitgehenden Ausschaltung der Bewusstseinskontrolle, und es besteht eine gesteigerte Handlungsbereitschaft mit häufig aggressiv-destruktivem Inhalt. Dabei kann es auch zu strafbaren Handlungen (Affektdelikte) kommen. Ist die Affekthandlung ausgeführt und der Affekt abgeklungen, wird die Handlung einer kritischen Einsicht zugänglich.

- **Depression** ist eine traurige Verstimmtheit, eine *bedrückte Stimmungslage* mit *Antriebsminderung* und *leichter Ermüdbarkeit*. Sie geht manchmal mit Angst und Selbsttötungstendenzen einher. Die Ursachen dieser Störung können außerordentlich verschieden sein. Sie reichen vom Durchleben schwieriger persönlicher Lebensphasen über organische Beeinträchtigungen wie beispielsweise Hirnverkalkungen, Hirnverletzung und Schilddrüsenunterfunktionen bis hin zu Psychosen.
Grundsätzlich ist im Hinblick auf den Schweregrad zwischen Depressionen des neurotischen und des psychotischen Formenkreises zu unterscheiden. Treten Depressionen im Zusammenhang mit psychotischen Erkrankungen auf, so spielen in ungefähr einem Drittel der Fälle zusätzlich manische Phänomene eine Rolle (siehe auch „Affektive Psychosen", → Abschn. 25.2.5).

- **Manie** ist eine heitere Verstimmtheit, bei der ein unbegründeter, strahlender Optimismus vorliegt. Es kommt zu Antriebsüberschuss, zur Enthemmung, zur Selbstüberschätzung, zu gesteigertem körperlichem Wohlbefinden, zu vermehrter Ablenkbarkeit und zur Ideenflucht (Beschleunigung mit Oberflächlichkeit des Denkens). Der Antriebsüberschuss kann sich in Bewegungs-, Bestätigungs- und Rededrang zeigen, aber auch in einer Triebsteigerung, vor allem in einer Steigerung der Sexualität und der Aggressivität. Allerdings treten Manien selten alleine auf, sondern häufig sind sie kombiniert mit depressiven Phasen. Man bezeichnet sie dann als manisch-depressive Störungen.

Zu den Erkrankungen des monomanischen Formenkreises zählen die Kleptomanie (Stehlsucht) und die Pyromanie (krankhafter Trieb, Brände zu legen und anzusehen).

> - **Depression:** traurige Verstimmtheit
> - **Manie:** heitere Verstimmtheit

25.2 Ausgewählte Erkrankungen des seelischen Erlebens

25.2.1 Leichtere Persönlichkeitsstörungen

Kennzeichen einer leichteren Persönlichkeitsstörung ist es, dass der Mensch in seinen Verhaltensmöglichkeiten beeinträchtigt oder eingeschränkt ist. Diese Persönlichkeitsstörungen werden vom Betroffenen und von seiner Umgebung oft nicht als ein Symptom gewertet, sondern die Störung wird als Charaktereigenschaft empfunden.

Als Ursache einer solchen Persönlichkeitsstörung nimmt man an, dass in der Lebensgeschichte bestimmte Verhaltensmuster erworben wurden, die sich von frühester Kindheit an entwickeln konnten.

Beispiel. Diese Verhaltensmuster können sich beispielsweise in der Auseinandersetzung zwischen dem Wunsch, geliebt zu werden und Selbständigkeitsbestrebungen herausgebildet haben. So könnte es sein, dass ein Kind sein Zuwendungs- und Zärtlichkeitsbedürfnis von den Eltern nur dann erfüllt bekam, nachdem es bestimmte Ordnungstätigkeiten verrichtet hatte (z. B. sein Zimmer aufgeräumt hatte).

Persönlichkeitsstörungen können als innere Konflikte weiterbestehen und/oder im sozialen Bereich zu Störungen führen, was bei den Betroffenen wiederum körperliche Beeinträchtigungen wie Kopfschmerzen, chronische Sinusitis, Verdauungsbeschwerden, ständige Abwehrschwäche oder vegetative Dystonie auslösen kann. Bei diesen Patienten darf nicht nur der körperliche Aspekt therapiert werden, sondern es muss gleichzeitig die dahinterstehende seelisch-geistige Störung erkannt und mitbehandelt werden (z. B. durch psychotherapeutische Beratung, durch Bach-Blüten oder durch Homöopathie). Manchmal haben Patienten mit solchen Beschwerden keine oder nur eine geringe Einsicht in die mitauslösenden psychischen Hintergründe. Es kann jedoch auch vorkommen, dass Betroffene verstandesmäßig um den Zusammenhang zwischen ihren Symptomen und der zugrundeliegenden psychischen Problematik wissen („Ich weiß, ich nehme mir alles zu sehr zu Herzen!"). Trotzdem sind sie nicht in der Lage, ihr Denken, Handeln und Verhalten dementsprechend zu gestalten.

Beispiel. Ein Beamter oder Lehrer mit einer Persönlichkeitsstörung hält seinen Schreibtisch in strikter Ordnung, bei der die Schreibutensilien nach einem bestimmten, unverrückbaren Schema angeordnet sein müssen. Hat die Putzfrau diese Ordnung gestört, so wird diese von ihm unverzüglich und mit einem deutlichen Gefühl des Ärgers wiederhergestellt. Die gestörte Ordnung ruft jedoch nicht nur Ärger hervor, sondern auch Angst. Diese Angst ist dem Betroffenen allerdings nicht bewusst.

Läge dagegen eine *schwerere* Persönlichkeitsstörung vor, zum Beispiel eine *neurotische*, wie sie im nächsten Kapitel beschrieben wird, so würde der Beamte/Lehrer mit einem in Verhältnis zum Anlass *deutlich übersteigerten* Wutgefühl reagieren und von seiner Umgebung in sturer, unnachgiebiger Art und Weise verlangen, dass sie die von ihm vorgegebene Ordnung einhält. Geschieht dies nicht, so sind Schwierigkeiten und Konflikte im sozialen Umfeld unvermeidbar.

25.2.2 Neurosen

Neurosen sind ein Sammelbegriff für psychische Störungen, die *keine organische Ursache* haben. Typischerweise besteht ein verdrängter Entwicklungskonflikt zwischen einem menschlichen Grundbedürfnis (z. B. Sexualität, Hunger) und einem krankmachenden Umwelteinfluss. Dieser biografische Entwicklungskonflikt führt zu Einschränkungen bis hin zu Unfähigkeiten, bestimmte Lebensaufgaben zu bewältigen und/oder Zugang zu bestimmten Erlebnisweisen zu gewinnen. Allerdings gibt es fließende Übergänge zwischen neurotischen Merkmalen bei gesunden Menschen und neurotischen Symptomen, die Krankheitswert haben und damit behandlungsbedürftig sind. Neurotische Grundstörungen werden sichtbar:

- in schwierigen Lebenssituationen, zum Beispiel nach Verlust eines engen Angehörigen,
- durch eine Häufung belastender Faktoren, zum Beispiel durch ein Zusammentreffen von Arbeitsplatzwechsel, Geburt eines Kindes und Verkehrsunfall,
- durch unzureichende Möglichkeiten der Informationsverarbeitung. In bestimmten, belastenden Situationen können äußere, naturgesetzliche Gegebenheiten als Bestrafung erlebt werden, beispielsweise könnte ein Donnerschlag als Strafe Gottes für schlechte Gedanken interpretiert werden.

▶ **Neurose**
Eine psychische Störung hat sich *ohne* organische Ursache entwickelt.

Eine wichtige Unterteilung bei Neurosen besteht in Charakter- und Symptomneurosen.

Charakterneurosen. Die Charakterneurose steht in ihrer Erscheinungsweise der Persönlichkeitsstörung nahe. Ein wichtiger Unterschied hierzu ist jedoch, dass sie in der Gesamtpersönlichkeit tiefer verankert und weiter verzweigt ist. Grundsätzlich sind Charakterneurosen weniger leicht erkennbar als die nachstehend geschilderten Symptomneurosen.

Die Charakterneurose lässt sich als Bewältigungsform frühkindlicher oder später erfahrener Belastungssituationen verstehen, und auch hier spielen anlagebedingte Faktoren sowie Überbehütung und/oder Vernachlässigung eine Rolle.

Beispiel. Ein Kind hat eine überfürsorgliche Mutter. Diese Mutter vermittelt dem Kind durch häufige, überbehütende, ängstliche Äußerungen („Vorsicht, das ist zu gefährlich!"), dass es alleine – ohne sie – in der Außenwelt nicht bestehen kann. Das Kind bindet sich stark an die Mutter, da es die Außenwelt nun selbst als gefährlich und feindlich erlebt. Es entwickelt ein hilfloses Abhängigkeitsverhalten und braucht die Mutter in immer stärkerem Maße. Dadurch kann diese ihr niedriges, labiles Selbstwertgefühl heraufsetzen und festigen. Das Kind jedoch unterdrückt seine Selbständigkeitsbestrebungen und passt sich an, die Folge sind allerdings unbewusste Aggressionen gegen die Mutter. Im Erwachsenenalter wird sich eine solche Person immer wieder Situationen schaffen, in denen sie einerseits ihre angelernte Hilflosigkeit lebt, da sie erfahren hat: „Nur wenn ich hilflos bin, werde ich geliebt." andererseits bäumt sie sich gegen diese Hilfeleistungen auf, da sie hierdurch (wieder) die eigenen Selbständigkeitsstrebungen unterdrücken muss. Dieser Konflikt kann so lange symptomfrei gelebt werden, wie die äußeren Bedingungen entsprechend gestaltet sind. Dies ist dann nicht mehr der Fall, wenn außergewöhnliche Belastungen hinzutreten.

Verliert eine Frau beispielsweise ihren stützenden Ehemann, so bricht das System: „Ich bleibe hilflos und verzichte auf meine Selbständigkeit, dafür liebst du mich," zusammen. Nun nützt ihr ihre Hilflosigkeit nichts mehr, da keiner mehr da ist, der sie dafür liebt. Dies könnte zur Spontanheilung führen, da diese Frau nun ihre Selbständigkeit leben muss/darf. In diesem Fall könnte man von der Heilung einer bis dahin neurotischen Fehlentwicklung sprechen. Die Persönlichkeitsstruktur könnte aber auch bereits so weit beschädigt sein, dass sich die Frau nach einer längeren Phase des erfolglosen Suchens nach anderweitiger Unterstützung aufgibt. Dies könnte daran erkennbar sein, dass ein solchermaßen neurotisch erkrankter Mensch sich nicht mehr selbst versorgt und auf die Pflege und Betreuung durch andere Personen, beispielsweise durch die Kinder (oder andere Dienste), angewiesen ist. Eine weitere Möglichkeit der Konfliktlösung wäre eine psychosomatische Reaktion (s. u.). Dabei wird die Wut, die sich bei der Verdrängung der Selbständigkeitsbestrebung gebildet hat, gegen den eigenen Körper gerichtet, was zu funktionellen oder zu organischen Schäden führen kann.

Symptomneurosen. Eine Symptomneurose ist charakterisiert durch einzelne, eindeutig erkennbare und zur Gesamtpersönlichkeit abgegrenzte Symptome. Hierdurch entsteht entweder für den Betroffenen selbst oder für seine Umgebung ein Leidensempfinden. Zu den Symptomneurosen zählen auch Phobien und Zwangshandlungen.

Beispiel. Ein krankmachender Umwelteinfluss könnte beispielsweise eine in ihren Lebenserwartungen enttäuschte Mutter sein, die alle sexuellen und körperbezogenen Äußerungen ihrer Tochter von frühester Jugend an negativ belegt. So könnte die Mutter der Tochter schon im Kleinkindalter vermitteln, dass der Körper etwas Schmutziges sei; dann im Kindergartenalter, dass es etwas Schmutziges und Schlechtes sei, mit einem Jungen zu spielen. In der Pubertät, wenn sich die Tochter schminken möchte, könnte die Mutter sie als Flittchen beschimpfen. Die Tochter gerät nun in einen immer stärker werdenden Konflikt zwischen dem Wunsch mit ihrer Mutter im Einklang zu sein und von ihr geliebt zu werden und ihrer auflebenden Sexualität. Sie hat nun das Gefühl, etwas Verbotenes und Schmutziges zu wollen und zu tun, und sie verspürt den Zwang, sich mehrmals am Tage zu duschen, um das Schmutzige von sich abzuwaschen und so wieder einen reinen Körper zu haben und dadurch auch wieder reine Gedanken. Auf der anderen Seite stellt das nackte Duschen aber auch eine verborgene Triebbefriedigung dar und wird durch das allgemeine gesellschaftliche Ideal von Sauberkeit und Schönheit weiter unterhalten.

> **Neurosen**
> - **Charakterneurosen** sind in der Gesamtpersönlichkeit *weit verzweigt*.
> - **Symptomneurosen** sind zur Gesamtpersönlichkeit *klar abgegrenzt* (z. B. Phobien und Zwangshandlungen).

25.2.3 Psychosomatische Erkrankungen

Wie eingangs erwähnt, kann man bei jeder körperlichen Erkrankung einen psychischen Faktor als mitbedingend in die Überlegungen einbeziehen. Vor diesem Hintergrund kann auch ein einfacher Schnupfen ein Hinweis darauf sein, dass dieser Mensch auch in anderen Lebensbereichen „die Nase voll hat" (DETHLEFSEN).

Von psychosomatischen Erkrankungen im engeren Sinne spricht man aber nur, wenn bei der Entstehung einer körperlichen Erkrankung eine psychische Störung krankheits*verursachend* war.

> **Psychosomatische Erkrankung**
> Eine *psychische* Störung hat eine *organische* Erkrankung verursacht.

Ähnlich dem Grundmuster der Neurose kann auch bei psychosomatischen Erkrankungen ein frühkindlicher Konflikt bestehen. Häufig sind hier Widersprüche zwischen Abhängigkeits- und Selbständigkeitsbestrebungen vorhanden. Da die frühkindliche Konfliktentstehung oft in der vorsprachlichen Phase liegt, sind die auslösenden Ursachen sprachlich kaum zugängig und deshalb sehr viel schwerer zu behandeln als Neurosen. Die Sprache spielt in diesem Zusammenhang eine so entscheidende Rolle, da erst durch sie tief verletzende Erfahrungen gedanklich verarbeitet werden können und so mitteilbar werden. Zum Zeitpunkt der Kränkung musste das Kleinkind die Verletzung in all ihrer Tiefe erfühlen und erleiden, ohne dass ihm gedankliche Verarbeitungsmöglichkeiten zur Verfügung standen.

Charakteristisch für psychosomatisch erkrankte Personen ist die Unfähigkeit, Gefühle wahrzunehmen und auszudrücken.

> **Psychosomatische Erkrankungen** bedürfen grundsätzlich einer *körperlichen und* einer *psychotherapeutischen Behandlung*.

Reaktionstypen. Bei den psychosomatisch erkrankten Menschen unterscheidet man pseudounabhängige und abhängige Reaktionstypen.

- **Pseudounabhängiger Reaktionstyp.** Das sind Menschen, die, nach außen hin gesehen, keine anderen Personen brauchen. Sie können ihren Wunsch nach Schutz und Zuwendung selbst nicht wahrnehmen und deshalb auch nicht oder nur schwer äußern. Ihre Behandlung gestaltet sich deshalb so schwierig, weil bei ihnen das Zulassen von Abhängigkeit und Schwachheitsgefühlen so stark angstbesetzt ist, dass sie in der Therapie, die sie damit konfrontieren könnte, darüber nicht sprechen können.
- **Abhängiger Reaktionstyp.** Diese Menschen sind der festen Überzeugung, dass sie ihr Leben nicht aus eigener Kraft bewältigen können und signalisieren deshalb ihrer Umwelt, dass sie Hilfe benötigen. Aus diesem Denken heraus unterschätzen sie ihre vorhandenen Fähigkeiten und stellen massive Unterstützungsanforderungen an ihre Umwelt, wodurch sie diese über die Maßen belasten können.

Einteilung der psychosomatischen Erkrankungen. Nach dem Ausprägungs- und Schweregrad der psychosomatischen Erkrankung unterscheidet man funktionelle Syndrome, Psychosomatosen, Ausdruckskrankheiten und sekundäre Ausdruckskrankheiten.

- **Funktionelle Syndrome.** Hier kommt es, trotz jahrelanger funktioneller Beschwerden eines bestimmten Organs, nicht zu Organveränderungen. Man nimmt in diesen Fällen an, dass die frühkindliche Störung weniger schwerwiegend ist und dass anderweitige Bewältigungsmöglichkeiten in eingeschränktem Maße zur Verfügung stehen. Diese Bewältigungsmöglichkeiten sind jedoch insoweit unzureichend, als das Symptom als Vehikel benötigt wird, um den Ausgleich zwischen äußeren Anforderungen und inneren Bedürfnissen herzustellen. Damit dient ein funktionelles Syndrom dazu, im Ich eine individuell angemessene und befriedigende Integration von Es-Wünschen und Über-Ich-Normen zu finden.

Typische funktionelle Beschwerden sind beispielsweise Hypo- und Hypertonie, Störungen im Verdauungstrakt (Diarrhö/Obstipation), Kopf- und Rückenschmerzen oder wechselnde uneindeutige Organbeschwerden.

- **Psychosomatosen.** Bei Psychosomatosen sind *Organveränderungen vorhanden*. Deshalb gehören in diese Rubrik beispielsweise Magen-Darm-Geschwüre, Colitis ulcerosa und Morbus Crohn.
Psychosomatosen sind im Gegensatz zu den Neurosen nicht in erster Linie Folge von Konflikten, sondern Ausdruck und Konsequenz *anhaltender* oder *stetig wiederkehrender, gefühlsmäßiger Spannungs-* und *Angstzustände*.
Beispiel. In einer Zweier-Beziehung kommt es über lange Zeit immer wieder zu Streitereien, bei denen eine Trennung angedroht wird. Bei dem dafür disponierten Partner könnte sich nun ein Magengeschwür entwickeln. Die mangelnde Fähigkeit, die andauernden Konflikte und Aggressionen verstandes- und gefühlsmäßig angemessen zu verarbeiten, lässt sich in der Tiefe der Persönlichkeit auf ungelöste frühkindliche Konflikte zurückführen, die ihrerseits wiederum zu anhaltenden Spannungs- und Angstzuständen führen und schließlich zu einer „Schein"-Lösung, beispielsweise einem Magengeschwür.

- **Ausdruckskrankheiten** liegen neurotisch verlagerte Konfliktelemente zugrunde. Sie sind monosymptomatisch, das heißt, bei ihnen tritt nur ein bestimmtes Symptom auf. Zu den Ausdruckskrankheiten gehören psychogen bedingte Lähmungen, Sensibilitätsstörungen, Ertaubungen, Erblindungen und Luftschlucken.

- **Sekundäre Ausdruckskrankheiten.** Bei sekundären Ausdruckskrankheiten liegt zuerst eine körperliche Erkrankung vor, die zum Auslöser einer psychischen Symptomatik wird.
Beispiel. So könnte ein herzoperierter Mann nach seiner Krankenhausentlassung von seiner Frau/Familie viel Zuwendung erfahren. Die Frau bemuttert ihn, wodurch der Mann erfährt: „Begebe ich mich in Abhängigkeit und lasse mich bedienen, so gibt mir dies wiederum die Möglichkeit, Macht auszuüben". Diese Machtausübung durch (scheinbare) Hilfsbedürftigkeit stellt für ihn einen sekundären Krankheitsgewinn dar und gleicht vorhandene geringe Selbstwertgefühle aus.

25.2.4 Psychosyndrom

Psychosyndrom ist eine Sammelbezeichnung für *psychische Veränderungen*, die sich *aufgrund von organischen Ursachen* entwickelt haben. Es gibt viele mögliche körperliche Krankheitsursachen, aber vergleichsweise nur wenige psychische Veränderungen. Deshalb ist eine Zuordnung der organischen Krankheitsursachen zu den psychischen Krankheitsbildern nur sehr eingeschränkt möglich und bedarf größter Sorgfalt.

> **Psychosyndrom**
> Eine *organische Ursache* ruft eine *psychische Veränderung* hervor.

Nach der Ursache unterscheidet man ein endokrines, ein hirnlokales und ein (hirn-) organisches Psychosyndrom.

- **Endokrines Psychosyndrom.** Hier kommt es aufgrund von Hormonstörungen, in erster Linie aufgrund von Erkrankungen der Schilddrüse, der Hypophyse oder der Nebenniere zu leichteren psychischen Wesensveränderungen. Dies kann sich beispielsweise in einer Steigerung oder einer Verminderung des Antriebs, des Durstes, des Hungers, des Schlafes zeigen, aber auch in einer Veränderung der Stimmungslage (z. B. Depression bei Schilddrüsenunterfunktion) oder in einer Verminderung der Merkfähigkeit oder des Intellekts.

- **Hirnlokales Psychosyndrom.** Beim hirnlokalen Psychosyndrom kommt es durch örtlich begrenzte Hirnschädigungen (Traumata) zu psychischen Veränderungen. Von diesen psychischen Veränderungen sind in erster Linie der Antrieb und das Gefühlsleben betroffen. Bei älteren Patienten kommt es typischerweise zu einer Verminderung, bei jüngeren eher zu einer Steigerung des Antriebs. Charakteristisch ist bei letzteren auch eine Zunahme der Aggressivität, die der Situation nicht angemessen ist und ohne erkennbaren äußeren Anlass ausbricht. Die intellektuellen Funktionen bleiben im allgemeinen erhalten. Jedoch kann es je nach Ort der Schädigung auch zu schweren Gedächtnisstörungen kommen.

- **Organisches Psychosyndrom** (synonym: hirndiffuses Psychosyndrom, hirnorganisches Psychosyndrom, veraltet: HOPS, psychoorganisches Syndrom). Hier ist das Gehirn als Ganzes betroffen. Es kommen als auslösende Ursachen Stoffwechselstörungen, schwerer akuter Sauerstoffmangel, Schädigung durch Toxine (z. B. durch Rauschgifte), Enzephalitis und Hirnarteriosklerose, Alzheimer-Krankheit und Nachwirkungen einer Gehirnerschütterung in Betracht.

Bei einem hirnorganischen Psychosyndrom kommt es typischerweise zu der folgenden **Symptomentrias:** *Orientierungsstörungen* im Hinblick auf Ort und Zeit, *Merkfähigkeitsstörungen* bei erhaltenem Altgedächtnis und *Denkstörungen*, besonders Störungen der Kritik- und Urteilsfähigkeit. Außerdem kann es zu Stimmungslabilität, erhöhter Suggestibilität und Demenz kommen. Bei starker Ausprägung und hoher Intensität der Schädigung können psychotische Erscheinungen auftreten.

Manchmal werden das organische Psychosyndrom und die chronisch-organische Psychose gleichgesetzt. Dies läuft allerdings einer exakten Begriffsbestimmung zuwider, da ein Psychosyndrom (s. o.) nicht notwendigerweise ein psychotisches Erscheinungsbild hat.

25.2.5 Psychosen

Bei einer Psychose ist eine schwere und tiefe Störung im Eigen- und Realitätsbezug erkennbar. Es kommt zu einem veränderten Erleben von der Welt und von sich selbst, und damit auch zu einem deutlich veränderten, manchmal bizarren, karikaturhaften und zumindest zuerst einmal für einen anderen unverständlichen Verhalten. Dies geht soweit, dass psychotisch erkrankte Menschen für sich selbst keine oder nur noch eingeschränkt Verantwortung übernehmen können.

Psychotische Reaktionen stellen *eine grundsätzliche* Möglichkeit der Informationsverarbeitung des menschlichen Gehirns dar, weshalb für *jeden* Menschen die Möglichkeit besteht, psychotische Zustände zu erleiden.

Beispiel. Denken Sie an einen Menschen der freiwillig oder unfreiwillig Drogen einnimmt. Sein Gehirn wird daraufhin psychotisch reagieren, und zwar mit einer Plus-Symptomatik (s. u.).

Eine Psychose ist eine viel schwerere Störung als die Neurose. Ihre Behandlung gehört auf *jeden* Fall in die Hand eines *Psychiaters*.

Als Faktoren, die zu psychotischen Zuständen oder zu Psychosen führen können, vermutet man genetische Einflüsse, hirnorganische Veränderungen, schwere frühkindliche psychische Traumata, anhaltende familiäre Spannungen und belastende Kommunikationsmuster und -stile, Störungen in der Informationsverarbeitung und Stress. Letztlich sind die Ursachen jedoch unbekannt. Man unterteilt in exogene und endogene Psychosen, die allerdings von ihrem Erscheinungsbild her oft nur schwer unterscheidbar sind.

> **!** Eine **Psychose** ist eine sehr viel schwerwiegendere und tiefgreifendere Störung als eine Neurose. Ihre Behandlung gehört auf jeden Fall in die Hand eines *Psychiaters*.

Bei einer Psychose steuern unbewusste Anteile die Lebensführung entscheidend mit. Dies kann sich in den Symptomen *Denkstörungen*, *Ich-Störungen*, *Halluzinationen* und *Wahn* zeigen.

Denkstörungen können sich als *Ideenflucht*, *Zerfahrenheit* oder *Verwirrtheit* zeigen oder in einer Aufeinanderfolge von Bewusstseinsinhalten ohne sachlich logischen Zusammenhang oder in losen Assoziationen. Außerdem kann es zu Wortneubildungen durch ungewöhnliche Kombinationen von Silben oder Worten kommen (z. B. Tischerstift). Gedanken können abreißen oder als von außen entzogen erlebt werden. Des Weiteren sind Störungen des Fühlens (Affektivität) vorzufinden. Hier können verschiedene Gefühle nebeneinander stehen, ohne dass einem Gefühl der Vorrang gegeben werden kann. Typisch sind auch die instabilen und depressiven Stimmungslagen. Neben diesen Leitsymptomen können noch motorische Störungen, wie bizarres Verhalten, Starre (Katatonie) oder Überaktivität auftreten. Häufig liegen auch soziale Isolation und Kontaktscheu vor.

Beispiel. Ein psychotisch gestörter Mensch muss die Gegenstände auf seinem Schreibtisch in stereotyper Weise anordnen. Wird diese Ordnung gestört, löst dies in ihm tiefe Verwirrung und Angst aus. So könnte ein Verrücken eines Bleistifts um nur wenige Zentimeter durch die Putzfrau bei ihm die Idee auslösen, dass sie ihm damit zu verstehen geben will, dass er ein völlig regelloser, schlampiger und verkommener Mensch sei (wahnhafte Eigenbeziehung). Hinzu kommt, dass die gedankliche Beschäftigung mit diesem Ereignis seinen ganzen Tagesablauf bestimmt, ohne dass er dies steuern könnte (Gedankenausbreitung). Verstärkt werden kann dies durch ein Hören von inneren Stimmen (akustische Halluzinationen), die ihn zusätzlich beschimpfen. Mit diesen Stimmen führt er eine Unterhaltung in einer bizarren Sprache. Dies alles führt dazu, dass er nicht mehr in der Lage ist, seiner beruflichen Aufgabe nachzukommen (soziale Beeinträchtigung).

Ichstörungen können sich zum Beispiel als Störungen der Identität im Zeitverlauf, als Störung der Ich-Umwelt-Grenze oder des Einheitserlebens zeigen. So werden beispielsweise eigene seelische Vorgänge nicht mehr als solche, zum eigenen Ich gehörende erlebt, sondern als von außen bestimmt und gelenkt. Zu Ich-Störungen gehören auch Entfremdungserlebnisse, bei denen man sich selbst als von außen beeinflusst erlebt, ohne Grenzen gegen die Außenwelt.

Beispiel. Jemand meint er sei Napoleon Bonaparte. Oder jemand erkennt nicht, dass er eine andere Person hasst und versucht nun ihr Schaden zuzufügen, weil er meint „in einem höheren Auftrag" zu handeln.

Halluzination ist eine Sinnestäuschung, bei der eine Wahrnehmung ohne einen adäquaten Sinnesreiz erfolgt. Die Wahrnehmung erfolgt dabei völlig neu – ohne reales Objekt –, wobei die Halluzination gleichzeitig mit realen Wahrnehmungen bzw. „neben diesen herlaufend" auftreten kann.

Beispiel. Jemand nimmt ein schreckliches Wesen wahr, dass ihn bedroht, so daß er vor Angst versucht aus dem hochgelegenen Fenster zu fliehen. Dieses Wesen ist für keinen anderen der Anwesenden wahrnehmbar

Bei den **Halluzinationen** kann man unterscheiden:

- **akustische Halluzinationen** (Stimmen hören, Gedanken laut werden),
- **Leibhalluzinationen** (gravierende Störungen des Körperempfindens),
- **Halluzinationen anderer Sinne** (Optik, Geschmack, Geruch).

Wahn. Beim Wahn kommt es zu einer Veränderung des Realitätsbewusstseins, wobei es zu Fehlurteilen über die Wirklichkeit kommt, die nicht (bzw. zu mindest nicht unmittelbar) korrigierbar sind. Es kann zu Wahnwahrnehmungen, Wahnvorstellungen, Wahnerinnerungen und Wahnbewusstsein kommen.

Beispiel. So können Wahnwahrnehmungen dazu führen, dass beispielsweise ein roter Teppich als bedrohlich loderndes, verschlingendes Flammenmeer wahrgenommen wird. Da diese Wahrnehmung als Realität erlebt wird, ist sie keiner Korrektur zugänglich. Häufig zeigt sich ein Wahn auch als Verfolgungswahn. Denkbar wäre auch eine Frau, die mit der Wahnerinnerung an ein völlig harmonisches und liebevolles Elternhaus lebt, da sie mit der Tatsache, dass Misshandlungen und Missbrauch an der Tagesordnung waren, nicht anders fertig wird.

▶ Psychosen
- Denkstörungen
- Ichstörungen
- Halluzinationen
- Wahn

Prognose. Grundsätzlich kann man bei einer Psychose Verlauf und Prognose ungefähr in drei Bereiche unterteilen:

- Bei einem Drittel erfolgt nach einer stärker oder schwächer ausgeprägten produktiven Krise (oder wenigen Krisen) eine Gesundung. Es besteht oft eine Plus-Symptomatik.
- Bei einem Drittel kommt es zu immer wieder aufflackernden schizophrenen Zuständen mit Einschränkungen der allgemeinen Lebensführung.
- Bei einem Drittel erfolgt eine schwere Chronifizierung. Meist kann der Betroffene seine Lebensführung nicht mehr selbstverantwortlich gestalten und muss sich in sozialtherapeutisch betreuten Einrichtungen (therapeutische Wohngemeinschaften, Heimen) aufhalten.

Wie sich gezeigt hat, ist es für die Prognose entscheidend, Krisen („Schübe") zu verhindern. Mit jedem weiteren „Schub" erhöht sich die Wahrscheinlichkeit einer schweren Chronifizierung.

Exogene (symptomatologische, organische) Psychosen

Bei den exogenen Psychosen hat eine organische Störung im Gehirn zu einer schweren psychischen Beeinträchtigung geführt. Die Hirnschädigung kann beispielsweise durch *Toxine* (Rauschgift), *Stoffwechselstörungen*, *Hirnverletzungen* (Unfall) oder schweren *Sauerstoffmangel* erfolgen. Deshalb wird die exogene Psychose auch als symptomatologisch bezeichnet, weil sie die Folge (das Symptom) einer anderen Erkrankung (Schädigung) ist.

Bei den exogenen Psychosen kann man nach dem Verlauf in akute und chronische Psychosen und nach dem Ort der organischen Schädigung in hirnlokal- und hirndiffusbedingte Psychosen unterscheiden.

Bei der *akuten exogenen Psychose* besteht ein enger zeitlicher Zusammenhang zwischen der schädigenden Einwirkung auf das Gehirn und der darauf folgenden psychischen Veränderung. Nach Beendigung der schädigenden Einwirkung kann es zum Verschwinden der psychotischen Erscheinungen kommen, oder diese können in eine chronische Verlaufsform übergehen. Eine *chronische exogene Psychose* kann sich aber nicht nur aus einer akuten heraus entwickeln, sondern grundsätzlich auch aufgrund einer dauerhaft anhaltenden Schädigung des Gehirns.

Bei exogenen hirnlokalen und hirndiffusen Störungen kommen als auslösende Ursachen beispielsweise Hirntumoren, Hirnverletzungen, frühkindliche Hirnschäden, Vergiftungen (Alkohol!), Enzephalitiden, Meningitiden, Hirnatrophien (Alzheimer-Krankheit), Hirnarteriosklerosen und Epilepsien in Betracht.

Bei exogenen Psychosen ist manchmal eine Störung des Wachbewusstseins festzustellen, was bei endogenen Psychosen nicht der Fall ist. Die Störung des Wachbewusstseins ist abhängig von einem schädigenden Reiz und kann als Benommenheit, Somnolenz, Sopor oder als Koma auftreten (➔ Abschn. 23.5.3).

Apallisches Syndrom. Auch das apallische Syndrom gehört zu den Psychosen. Dabei handelt es sich um eine Enthirnungsstarre bzw. das so genannte Mittelhirnsyndrom. Es handelt sich um einen Teilhirntod, bei dem es zum Beispiel nach Reanimation, durch ein Schädelhirntrauma, durch Intoxikation oder durch einen Schock, zum Funktionsausfall der Großhirnrinde gekommen ist. Die etwas weniger gegen Sauerstoffmangel empfindlichen Stammhirnteile nehmen ihre Arbeit wieder auf. Es kann dann zu dauernder Bewusstlosigkeit (Koma) oder zum Wachkoma (Coma vigile) kommen. Bei letzterem handelt es sich um einen schlafähnlichen Zustand mit offenen Augen. Der Betroffene ist zwar zeitweise wach, zeigt jedoch keine gerichtete Aufmerksamkeit mehr und keine sinnvollen Reaktionen auf Umweltreize. Er äußert sich nicht mehr spontan.

Endogene Psychosen

Endogene Psychosen entwickeln sich ohne erkennbare organische Ursache. Grundsätzlich vermutet man ein Zusammenwirken von erblichen Belastungen mit somatischen und psychosozialen Einflüssen sowie Störungen in der Informationsverarbeitung und eine geringe Stresstoleranz. Hinzu kommt eine vorbestehende, erhöhte Empfänglichkeit für emotionale Verletzungen. Die endogenen Psychosen werden in die beiden Hauptgruppen affektive und schizophrene Psychosen unterteilt.

Verlaufsformen. Bei den endogenen Psychosen unterscheidet man akute und chronische Verlaufsformen, allerdings treten oft Mischformen auf.

- **Akuter Verlauf mit Plus-Symptomatik,** das heißt mit akuter, florider (blühender) Symptomatik. Hier ist der Krankheitsverlauf besonders dramatisch und läuft mit einer starken und auffälligen Symptomatik ab. Die Heilungsaussichten sind aber vergleichsweise *gut*. Als Erscheinungsform tritt hier häufig die paranoid-halluzinatorische Psychose auf (z. B. durch Rauschgifteinnahme).

- **Chronischer Verlauf mit Minus-Symptomatik.** Schleichend beginnende, wenig ausgeprägte Symptomatik. Es kommt zu einer Chronifizierung der Erkrankung mit einer Verflachung und Versandung der Persönlichkeit, demzufolge die Heilungsaussichten hier schlechter sind. Mit einer Minus-Symptomatik tritt typischerweise die Schizophrenia simplex (s. u.) auf.

Erscheinungsformen. Die endogenen Psychosen lassen sich in zwei Hauptgruppen unterteilen, und zwar in affektive und schizophrene Psychosen.

- **Affektive Psychosen** sind durch Veränderung des Affekts (➔ Abschn. 25.1) im Hinblick auf Stimmungen, Antrieb und Willen gekennzeichnet. Die hervorragenden Stimmungszustände sind Depression und Manie.
  Affektive Psychosen treten phasisch auf, und zwar uni- oder bipolar. Ein *unipolarer* Verlauf ist durch das Auftreten von ausschließlich depressiven bzw. manischen Phasen gekennzeichnet. Ein *bipolarer* Verlauf wechselt zwischen kürzeren oder längeren depressiven und manischen Phasen.
  Die häufigste Verlaufsform ist die unipolare Depression, was in ungefähr 65 % der affektiven Psychosen der Fall ist. Hier besteht – insbesondere gegen Ende der depressiven Phase durch Bewusstwerdung der Erkrankung und durch Beeinträchtigungen der Lebenssituation – eine große Suizidgefahr! Die zweite große Gruppe der Erkrankungen sind bipolare Formen mit manisch-depressiven Erscheinungen (ungefähr 30 % der Fälle). In nur 5 % der Fälle liegen unipolare Manien vor.

- **Schizophrene Psychosen** (Spaltungsirresein). Hauptkennzeichen der schizophrenen Psychose ist, daß gesunde und krankhafte Anteile (Denkstörungen, Ichstörungen, Halluzinationen, Wahn) der Persönlichkeit nebeneinander bestehen. Denken, Fühlen, Erleben und Verhalten können sowohl in sich selbst als auch in ihrem Zusammenhang gespalten sein.

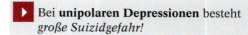

▶ Bei **unipolaren Depressionen** besteht *große Suizidgefahr!*

25.2.6 Sucht

Sucht ist die zwanghafte Befriedigung eines Bedürfnisses mit physischer und psychischer Abhängigkeit. Grundsätzlich kann jedes Bedürfnis zur Sucht entarten. Man unterscheidet eine Sucht, die auf dem Einsatz von psychotrop (auf den psychischen Bereich) wirkenden Substanzen beruht, von einer Sucht, die auf substanzunabhängigem Verhalten beruht. Psychotrop wirkende Substanzen sind Alkohol, Medikamente, Nikotin, Kaffee, aber auch illegale Drogen. Substanzunabhängige Sucht kann sich aus allen Lebensbereichen heraus entwickeln und so zu Spiel-, Risiko- oder Arbeitssucht werden oder zu übersteigertem Sexualverhalten führen.

Kriterien für Suchtverhalten. Suchtverhalten lässt sich nach KISKER an folgenden Symptomen erkennen (leicht gekürzt), wenn mindestens drei der folgenden Kriterien erfüllt sind und einige davon mindestens einen Monat bestehen oder über längere Zeit hinweg wiederholt aufgetreten sind:

- Der Konsum der Substanz übertrifft hinsichtlich Menge und Dauer das geplante Maß.
- Es gibt erfolglose Versuche oder den bleibenden Wunsch, den Substanzgebrauch zu regulieren oder zu reduzieren.
- Für die Beschaffung (z. B. Rezeptfälschung), die Einnahme oder die notwendige Erholung nach Gebrauch der Substanz wird viel Zeit aufgewendet.
- Intoxikations- oder Entzugssymptome sind häufig, auch bei der Ausübung der täglichen Arbeit/Aufgaben. Der Gebrauch der Substanz führt zur körperlichen Gefährdung (z. B. beim Autofahren).
- Wichtige Aktivitäten in Beruf und Freizeit und soziales Engagement verlieren aufgrund des Substanzgebrauchs ihre Bedeutung und werden zurückgestellt oder ganz aufgegeben.
- Die Substanz wird weiter zugeführt, obwohl dem Betroffenen bekannt ist, dass soziale, psychische oder körperliche Probleme entstehen oder bereits bestehende verstärkt werden.
- Es findet sich eine deutliche Toleranzentwicklung. Davon ist auszugehen, wenn der gewünschte Effekt der Substanz (z. B. auch der Intoxikationszustand) erst nach einer Dosissteigerung von ungefähr 50 % gegenüber der ursprünglich benötigten Menge eintritt bzw. die Wirkung bei fortgesetzter Einnahme derselben Dosis als erheblich vermindert beschrieben wird. (Ein objektiver Hinweis für Toleranz ist schwer zu erbringen, brauchbare Hinweise können sich aus der Befragung des Betroffenen ergeben.)
- Spezifische Entzugssymptome wie körperliche und/oder psychische Missbefindlichkeiten treten auf (z. B. Übelkeit, Schwitzen, Tremor, Ängstlichkeit, Tachykardie).
- Die Substanz wird häufig eingenommen, um Entzugserscheinungen zu mildern oder zu vermeiden (z. B. das morgendliche Alkoholtrinken).

25.3 Fragen

Beantworten Sie die Fragen möglichst knapp! Die richtigen Antworten finden Sie im angegebenen Abschnitt entweder **fett** oder *kursiv* gedruckt.

Psychische Erkrankungen

- Womit beschäftigt sich die Psychopathologie? (➔ Abschn. 25.1, Kasten)
- Was meint man im engeren Sinn mit dem Begriff „Affekt"? Was ist eine Depression? (➔ Abschn. 25.1)
- Liegt einer Neurose eine organische Ursache zugrunde? (➔ Abschn. 25.2.2, Kasten)
- Liegt einer psychosomatischen Erkrankung eine organische Ursache zugrunde? (➔ Abschn. 25.2.3, Kasten)
- Was liegt einem psychisch bedingtem Magengeschwür für eine seelische Störung zugrunde? (➔ Abschn. 25.2.3)
- Was ist ein Psychosyndrom? Geben Sie die Symptomentrias des hirnorganischen Psychosyndroms an! (➔ Abschn. 25.2.4)
- Zählen Sie Kennzeichen einer Psychose auf! Würden Sie einen psychotischen Patienten behandeln? (➔ Abschn. 25.2.5 Kasten)
- Geben Sie ein Beispiel für psychotische Denkstörung! Nennen Sie einige Ursachen für exogene Psychosen! Welche Psychose hat bessere Heilungsaussichten: die akute Psychose mit Plus-Symptomatik oder die chronische mit Minus-Symptomatik? (➔ Abschn. 25.2.5)

26 Allgemeine Infektionslehre

26.1 Grundbegriffe 612
26.1.1 Arten von Infektionskrankheiten 612
       Lokalinfektionskrankheiten 612
       Zyklische Infektionskrankheiten 613
26.1.2 Beziehungen zwischen Mikroorganismus und Mensch 614
26.1.3 Schutzimpfung 617
26.1.4 Methoden der Bekämpfung von Krankheitserregern 618
26.1.5 Körpertemperatur, Hyperthermie und Fieber 619
       Körpertemperatur 619
       Hyperthermie (Überwärmung) 619
       Fieber 619
26.1.6 Übertragungswege von Krankheitserregern 621
26.1.7 Keimträger, Ausscheider und Dauerausscheider 623
26.1.8 Zeitliche Abläufe und Schwere von Infektionskrankheiten 623
26.1.9 Nachweis von Krankheitserregern 624

26.2 Krankheitserreger 624
26.2.1 Viren 624
26.2.2 Bakterien 625
26.2.3 Pilze (Fungi) 627
26.2.4 Protozoen 629
26.2.5 Parasiten (Schmarotzer) 629

26.3 Abwehrsysteme des Körpers 630
26.3.1 Unspezifisches Abwehrsystem 630
26.3.2 Spezifisches Abwehrsystem 631
26.3.3 Zusammenarbeit zwischen dem unspezifischen und dem spezifischen Abwehrsystem 631
26.3.4 Antigen und Antikörper 631
26.3.5 Monozyten-Makrophagen-System (früher: retikuloendotheliales/retikulohistiozytäres System (RES/RHS) 636

26.4 Fragen 637

Wie Sie wissen, stellen Infektionskrankheiten einen wichtigen Teil der Amtsarztüberprüfung dar. Arbeiten Sie zuerst das vorliegende Kapitel „Allgemeine Infektionslehre" gründlich durch, bevor Sie sich daranmachen, die meldepflichtigen Infektionskrankheiten zu lernen. Sie haben so ein viel besseres Verständnis und solidere Grundkenntnisse, auf welchen Sie weiter aufbauen können. Sie ersparen sich viel Auswendiglernen, und nichts wird so schnell vergessen wie einfach „Gebüffeltes", das man nicht in ein sinnvolles Ganzes einbauen kann.

26.1 Grundbegriffe

Zur Darstellung wichtiger Grundbegriffe der **allgemeinen Infektionslehre** eignet sich vor allem das Gebiet der **Bakteriologie**. Es liefert besonders einprägsame und deutliche Beispiele. Deshalb gelten die hier dargestellten Grundbegriffe *zunächst* für *Bakterien* und sind nur mit Einschränkungen auf andere Klassen von Mikroorganismen anwendbar.

Infektion. Unter einer *Infektion* versteht man die Tatsache, dass Krankheitserreger (Mikroorganismen) in den menschlichen Körper eindringen und sich hier entwickeln oder vermehren. Dadurch kann es zum Ausbruch einer *Infektionskrankheit* kommen. Eine Infektion kann jedoch auch *symptomlos* verlaufen. Man spricht dann auch von einem *inapparenten* Verlauf.

26.1.1 Arten von Infektionskrankheiten

Bei Infektionskrankheiten kann man Lokalinfektionskrankheiten und zyklische Infektionskrankheiten unterscheiden.

- Infektionskrankheiten
  - Lokalinfektionskrankheiten
  - zyklische Infektionskrankheiten

Lokalinfektionskrankheiten

Lokalinfektionskrankheiten sind meist bakteriell bedingt. Den Erregern dienen *Haut* und *Schleimhaut* als *Eintrittspforten*. Von diesen Eintrittspforten ausgehend, kommt es zu einer kontinuierlichen, *lokalen Ausbreitung* des Entzündungsvorganges.

Ob eine solche lokale Infektion zu einer Erkrankung führt, ist vor allem von der *Menge* und der *Virulenz* des eingedrungenen Erregers abhängig. Die Inkubationszeit hängt von der Infektionsdosis und der Geschwindigkeit der Vermehrung des Krankheitserregers ab.

Die *Diagnose* der Erkrankung ist im allgemeinen *einfach* zu stellen, weil es neben Fieber zu *Symptomen* seitens des *betroffenen Organs* kommt, beispielsweise zu Durchfall bei Enteritis oder zu Halsschmerzen bei Tonsillitis.

Durch die Entzündungsreaktion versucht der Organismus, die Infektion örtlich zu begrenzen. Trotzdem kann es geschehen, dass sich die Infektion entweder auf die Umgebung ausbreitet und es so beispielsweise zur Bildung von Phlegmonen (Entzündung der Teile unter der Haut) kommt oder dass die Erreger in das Lymphsystem eindringen und so zu einer Lymphangitis oder zu einem Erysipel (Wundrose) führen.

Bei manchen Lokalinfektionskrankheiten kommt es jedoch nicht nur zu örtlich begrenzten Reaktionen, sondern durch *Ektotoxine* (Ausscheidungsgifte, s. u.) der Bakterien auch zu *Fernwirkungen* auf andere Organe.

Beispiel. So kann es bei Diphtherie durch Fernwirkung von Toxinen der Erreger auf das Herz zum Tod durch Herzversagen kommen.

Allerdings kann es auch bei Lokalinfektionskrankheiten als mögliche *Komplikation* zum Eindringen der Erreger in die Blutbahn kommen (Bakteriämie bzw. Sepsis, s. u.).

Eine echte *Krankheitsimmunität* wird bei Lokalinfektionskrankheiten *nicht* erworben. Aber es kann sich eine Immunität gegen die Ektotoxine der Erreger aufgrund ihrer antigenen Wirkung entwickeln. Diese Immunität gegen die Toxine schützt zwar nicht vor einer Wiedererkrankung, aber vor deren toxischen Folgen. Deshalb verläuft eine Wiedererkrankung mit dem gleichen Erreger im Allgemeinen leichter.

Beispiel. Dies ist der Grund, warum es nach Durchstehen einer Scharlacherkrankung bei Wiederansteckung mit dem gleichen Erreger nur zu einer Streptokokkenangina und nicht mehr zu dem Vollbild einer Scharlacherkrankung kommt.

Typische Lokalinfektionskrankheiten sind die anaeroben Wundinfektionen Gasbrand/Gasödem und Tetanus, außerdem Milzbrand, Diphtherie, Enteritis infectiosa und Gonorrhö.

Zyklische Infektionskrankheiten

Der Ausbruch einer zyklischen Infektionskrankheit ist weitgehend unabhängig von der Menge und der Virulenz der eingedrungenen Erreger; maßgebend ist hier vor allem die *Abwehrlage*.

Zyklische Infektionskrankheiten sind durch einen *dreiphasigen Ablauf* gekennzeichnet: *Inkubationszeit*, *Generalisation* und *Organmanifestation*.

> **Zyklische Infektionskrankheit**
> - Inkubationszeit
> - Generalisation
> - Organmanifestation

Ablauf zyklischer Infektionskrankheiten

- **Inkubationszeit** ist die Zeitspanne vom Eindringen der Krankheitserreger bis zum Auftreten von ersten Krankheitssymptomen.
Bei zyklischen Infektionskrankheiten kommt es im Allgemeinen an der *Eintrittspforte* der Erreger *nicht* zu Krankheitserscheinungen. Die Erreger dringen in das Blutkreislauf- oder Lymphsystem ein und vermehren sich meist im *RES/RHS*. Nach Ablauf einer für diese Infektionskrankheit typischen Inkubationszeit gelangt der Erreger erneut ins Blut. Dadurch kommt es zum Generalisationsstadium.

- **Generalisationsstadium**. Die erneute Erregereinschwemmung ins Blut (Bakteriämie, Virämie) führt zu unterschiedlich heftigen Allgemeinreaktionen, wie Fieber mit relativer Bradykardie, Leukopenie und Milzschwellung.
Während des Generalisationsstadiums ist es meist schwer, aufgrund der vorliegenden Symptomatik eine richtige Diagnose zu stellen, da typische Organbefunde fehlen. Da sich der Erreger aber im Blut aufhält, gelingt es oft, ihn anhand einer Blutuntersuchung nachzuweisen.

- **Organmanifestation**. Die Erreger befallen ein oder mehrere Organe, zu denen sie eine besondere Affinität haben. Durch den Organbefall kommt es nun zu typischen Krankheitserscheinungen, wie beispielsweise Ikterus bei Virushepatitis.

Aufgrund dieses festgelegten Ablaufes in drei Stadien kommt es bei zyklischen Infektionskrankheiten typischerweise zu einem *zweigipfligen Fie-*

Tabelle 26-1 Einteilung der Infektionskrankheiten (Lokalinfektionskrankheiten und zyklische Infektionskrankheiten)

	Lokalinfektionskrankheit	Zyklische Infektionskrankheit (Inkubationszeit, Generalisation, Organmanifestation)
Erreger	meist Bakterien	Viren, Bakterien, Protozoen
Krankheitserscheinungen an Eintrittspforte	ja (Haut und Schleimhaut)	nein
Ausbreitung der Erreger	lokal (Fernwirkung der Toxine auf andere Organe möglich)	über Blut und Lymphe (Vermehrung meist im RES/RHS)
Ausbruch der Erkrankung hängt ab	vor allem von der Menge und Virulenz der Erreger	vor allem von der Abwehrlage
Blutbild	meist Leukozytose	meist Leukopenie
Diagnosestellung	leicht, da es zu Symptomen seitens des betroffenen Organs kommt	Während des Generalisationsstadiums keine typischen Symptome, sondern erst im Organstadium organtypische Symptome. Zweigipfliger Fieberverlauf, relative Bradykardie, Milzschwellung
Immunität	Keine. Evtl. Immunität gegen Toxine der Erreger (bei Wiedererkrankung kein Scharlach mehr, sondern nur noch Streptokokkenangina)	langandauernde, manchmal lebenslange Immunität

berverlauf (Dromedar-Fieberkurve). Hierbei tritt der erste Fiebergipfel während des Generalisationsstadiums auf, der zweite während der Organmanifestation.

Früher meinte man, dass zyklische Infektionskrankheiten zu einer lebenslangen Immunität führen. Heute geht man davon aus, dass zwar eine längerdauernde Immunität besteht, dass diese aber durchaus wieder verlorengehen kann.

Je nach Verlauf (akut, subakut, chronisch) und je nachdem, ob das Generalisations- oder Organstadium besonders in den Vordergrund tritt, kann man die zyklischen Infektionskrankheiten noch weiter unterteilen:

- **Akute zyklische Infektionskrankheiten.** Hierzu gehören fast alle Viruskrankheiten wie beispielsweise Virushepatitis, Röteln, Masern, Mumps, Windpocken, Pocken, Poliomyelitis und Gelbfieber.
- **Akute zyklische Infektionskrankheiten**, bei denen das Generalisationsstadium überwiegt: zum Beispiel Typhus abdominalis, Leptospirosen, Tularämie, Fleckfieber.
- **Akute zyklische Infektionskrankheiten**, bei denen das Organstadium überwiegt. Bei dieser Gruppe von Erkrankungen beträgt das Generalisationsstadium oft nur wenige Stunden und kann deshalb nur aufgrund einer sorgfältigen Anamnese festgestellt werden; beispielsweise bei der durch Meningokokken hervorgerufenen Meningitis.
- **Subakute rezidivierende zyklische Infektionskrankheiten** sind Malaria, Rückfallfieber und Bruzellosen.
- **Chronische zyklische Infektionskrankheiten.** Hier kann sich das Stadium der Organmanifestation über Jahre ausdehnen, gelegentlich kann es zur erneuten Generalisation kommen. Hierzu gehören Syphilis, Tuberkulose und Lepra.

26.1.2 Beziehungen zwischen Mikroorganismus und Mensch

Sowohl der kranke als auch der gesunde Mensch sind von Mikroorganismen besiedelt. Man unterscheidet hierbei in erster Linie Symbionten und Parasiten.

- **Symbionten** leben mit anderen Lebewesen in Symbiose zusammen, das heißt, beide Partner leisten sich *gegenseitige Hilfe*, und beide sind auf diese Hilfe angewiesen. Um eine solche Symbiose handelt es sich beispielsweise zwischen dem Menschen und seiner physiologischen *Darmflora*.
- **Parasiten** leben durch Stoffentzug *auf Kosten* eines *anderen Lebewesens*, wodurch sie ihm evtl. Schaden zufügen können. Meist wird der Begriff Parasit nur für Protozoen, Würmer und Gliederfüßer benutzt. In einem weiteren Sinn rechnet man jedoch Viren, Bakterien und Pilze dazu.
- **Saprophyten** dagegen sind Mikroorganismen, die von *toter organischer Substanz* leben, hierzu gehören beispielsweise Fäulnisbakterien. Meist besiedeln sie einen Menschen, ohne diesem zu schaden, allerdings nützen sie auch nicht. Manchmal können sie jedoch schädigen, zum Beispiel als Karieserreger.

Eigenschaften von Mikroorganismen
- **Pathogenität** bezeichnet die grundsätzliche *Fähigkeit* von Mikroorganismen, *krankhafte Zustände* herbeizuführen. Damit ist ein Keim bei einem bestimmten Wirt grundsätzlich entweder pathogen oder apathogen. Ist er pathogen, kann er Krankheitserscheinungen hervorrufen; ist er apathogen, hat er diese Fähigkeit *nicht*.

  Nun gibt es aber noch Mikroorganismen, die *fakultativ pathogen* sind. Man bezeichnet sie auch als *Opportunisten*. Man meint damit, dass diese Keime nur bei bestimmten, *infektionsbegünstigenden Faktoren* in der Lage sind, Krankheiten hervorzurufen. Ein infektionsbegünstigender Faktor ist in erster Linie eine Schwächung der körpereigenen Abwehr.

- **Virulenz** gibt den *Ausprägungsgrad* der *Pathogenität* bei einem bestimmten Bakterienstamm an. Es handelt sich um eine erworbene, veränderliche Eigenschaft eines Stammes.

  Beispiel. Diphtheriebakterien sind grundsätzlich pathogen. Ein bestimmter Stamm (Typ gravis) ist aber außerordentlich virulent. Dieser hoch-virulente Stamm kann schwere, lebensbedrohliche Erkrankungen auslösen.

Eigenschaften von Menschen
- **Resistenz** bezeichnet die Tatsache, dass eine *bestimmte Erregerart* bei einem Wirt *nicht* die *Fähigkeit* besitzt, *Krankheitserscheinungen* auszulösen. So kann der Erreger der Hundestaupe beim Menschen keine Symptome auslösen. Resistenz ist ein *Artmerkmal* des Infizierten. Sie ist *genetisch bedingt* und besteht deshalb lebenslang.

Beispiel. Das Staupe-Virus kann bei Hunden das Krankheitsbild der Hundestaupe hervorrufen. Der Mensch ist gegen diesen Erreger resistent und deshalb ist *keine* Übertragung der Erkrankung vom Hund auf den Menschen möglich.

- **Immunität** ist ein *Geschütztsein* gegen einen bestimmten *pathogenen Erreger*. Sie basiert auf Abwehreinrichtungen des Körpers. Damit steht die *erworbene* Immunität im Gegensatz zur genetisch bedingten Resistenz.
Eine *spezifische* Immunität wird durch Überstehen einer Infektionskrankheit, durch stille Feiung (s. u.) oder durch Impfung erworben. Im Gegensatz zur Resistenz besteht eine Immunität meist nicht lebenslang, sondern kann wieder verlorengehen (zu Immunität s. u.).
Stille Feiung. Mit stiller Feiung meint man, dass nach der Infizierung eine *spezifische Immunität* erworben wird, *ohne* dass es zum Auftreten von *Krankheitserscheinungen* kommt. Es stellt sich eine unterschiedlich lang anhaltende Immunität ein.

- **Empfänglichkeit** bezeichnet die Tatsache, dass sich ein Krankheitserreger *grundsätzlich* im Menschen ansiedeln kann. Das heißt aber nicht, dass jede Ansiedlung dieses Erregers zu einem Krankheitsausbruch führen muss.

- **Anfälligkeit** dagegen ist an ein *bestimmtes* Individuum gebunden. Sie bezeichnet das besondere Verhältnis eines bestimmten Menschen zu einem bestimmten Krankheitserreger. So kann beispielsweise ein Mensch häufig an Schnupfen erkranken, weil er für Rhinoviren eine besondere Anfälligkeit besitzt. Diese Anfälligkeit unterliegt im Laufe seines Lebens bestimmten Wandlungen: durch Änderung seiner psychischen Verfassung (er hat nicht mehr von allem „die Nase voll"), durch die Art seiner Ernährung, durch Alkohol, Stress und Medikamenteneinnahme.

Anthroponosen und Zoonosen

- **Anthroponosen** sind Erkrankungen, die *nur* beim *Menschen* auftreten können.
- **Zoonosen** können sowohl bei *Wirbeltieren* als auch bei *Menschen* vorkommen. Sie können vom Tier auf den Menschen und/oder vom Menschen auf das Tier übertragen werden. Zu den Zoonosen gehören die Bruzellosen, die Leptospirosen, Enteritis infectiosa, Rotz, Milzbrand, Ornithose, Q-Fieber, Tollwut, Pest und Toxoplasmose.

Bei den Zoonosen unterscheidet man noch Anthropozoonosen und Zooanthroponosen.

- **Anthropozoonosen** sind Infektionskrankheiten, die vom *Menschen* auf das *Tier* übertragen werden können.
- **Zooanthroponosen** können vom *Tier* auf den *Menschen* übertragen werden.

Sepsis – Bakteriämie – Pyämie. Sowohl bei der Sepsis als auch bei der Pyämie hat sich innerhalb des Körpers ein Herd (Lokalinfektion) gebildet, von dem aus Krankheitserreger in das Blutkreislaufsystem gelangen. Ein solcher Herd kann an den unterschiedlichsten Körperstellen sitzen, beispielsweise an den Tonsillen, in den Nasennebenhöhlen, im Mittelohr, unter einem toten Zahn, aber auch im Darm, im Knochenmark oder in den Eileitern.

- **Sepsis** („Blutvergiftung"). Eine Sepsis ist dadurch gekennzeichnet, dass fortwährend oder zeitweise *reichlich Erreger* mit ihren Toxinen, von einem Herd ausgehend, in das *Blutkreislaufsystem* eindringen. Häufig kommt es durch Absiedelungen an weiteren Organen zur Bildung neuer Herde.

> **Sepsis** („Blutvergiftung")
> Von einem Herd ausgehend, gelangen *reichlich Erreger* in das *Blutkreislaufsystem*.

Charakteristische Symptome einer Sepsis sind Schüttelfrost mit nachfolgendem hohem Fieberanstieg. Bei Kleinkindern kann es zu Fieberkrämpfen kommen. Es kann sich ein septischer Schock entwickeln.

Der Zeitpunkt des Schüttelfrostes, kurz vor Erreichen des Fiebergipfels, eignet sich besonders gut, um den Erreger im Blut nachzuweisen. Deshalb ist dies der optimale Zeitpunkt für eine Blutentnahme.

Grundsätzlich können Bakterien, evtl. aber auch Pilze, Protozoen und Würmer (z. B. Trichinen) eine Sepsis auslösen.

- **Bakteriämie** ist ein vorübergehendes, mehr oder weniger einmaliges Auftreten von Bakterien im Blut. Die Anzahl der ins Blut gelangten Bakterien ist hier kleiner als bei einer Sepsis. Eine Bakteriämie setzt *keine* Lokalinfektion und keinen Herd voraus. Zur Bakteriämie kommt es beispielsweise im Generalisationsstadium von zyklischen Infektionskrankheiten.
- **Pyämie.** Eine Pyämie ist dadurch gekennzeichnet, dass zahlreiche *Eitererreger*, von einer

(oder mehreren) *Lokalinfektion* ausgehend, ins *Blutkreislaufsystem* gelangt sind und sich an *anderen Organen* absiedeln. Aufgrund dieser Absiedelung kommt es an verschiedenen Stellen zu Eiterungen, zu so genannten eitrigen *Metastasen* (Abszessen).

Grundsätzlich gilt, dass der Erreger einer zyklischen Infektionskrankheit keine Lokalinfektion auslösen kann, solange der Wirtsorganismus für den Erreger anfällig ist. Wurde jedoch die Krankheit durchlaufen, kann sich *danach* eine Lokalinfektion einstellen. Von dieser aus kann es dann zur Sepsis, zur Bakteriämie oder zur Pyämie kommen.

Beispiel. Nach Kontakt mit dem Typhuserreger Salmonella typhi kommt es zum Ablauf der akuten zyklischen Infektionskrankheit Typhus abdominalis. Nach Durchstehen dieser Erkrankung kann es in der Gallenblase oder in den Gallenwegen zu einer Lokalinfektion mit dem Typhuserreger kommen. Von dieser Lokalinfektion ausgehend, kann es zur Typhussepsis kommen.

Superinfektion – Sekundärinfektion – Reinfektion

- **Superinfektion.** Es liegt bereits eine Infektion mit einem bestimmten Erreger vor. Nun erfolgt eine *erneute Infektion* mit dem *gleichen Erreger*.
- **Sekundärinfektion.** Zu einer bereits bestehenden Infektion kommt ein *zweiter* Erreger hinzu.

  Sekundärinfektionen kommen typischerweise bei Infektionen der Atemwege vor. Hier wird die Erkrankung im Allgemeinen durch Viren ausgelöst. Diese Viren verändern die Schleimhäute des Atemtraktes so, dass sich nun zusätzlich Bakterien ansiedeln können.

- **Reinfektion.** Nach *Ausheilung* einer *Erkrankung* erfolgt eine *erneute* Ansteckung mit dem *gleichen* Erreger.

  Angenommen, jemand hat eine Infektion mit dem Tuberkuloseerreger durchgemacht. Nach Ausheilung der Krankheit (auch nach einem inapparenten Verlauf) kommt es später zu einer nochmaligen Ansteckung mit dem Tuberkuloseerreger. Durch diese Reinfektion wird nun ein Krankheitsausbruch wahrscheinlicher. Einerseits muss nämlich die Abwehr den eingedrungenen Erreger bekämpfen, und andererseits versuchen die Erreger im tuberkulösen Primärkomplex (➔ Abschn. 27.1.16) die Gelegenheit zu nutzen, um den Abwehrring zu durchbrechen. Diese doppelte Anforderung überfordert evtl. die Abwehr, so dass es zum Krankheitsausbruch kommen kann.

Epidemie – Endemie – Pandemie.
Diese Begriffe beschreiben das geographische und zeitliche Auftreten einer Infektionskrankheit.

- **Epidemie.** Es handelt sich um ein *gehäuftes Auftreten* einer Infektionskrankheit in einem *bestimmten Gebiet* zu einer *bestimmten* Zeit.

  So kommt es oft in Gegenden, in denen beispielsweise ein großes Erdbeben oder eine andere Katastrophe aufgetreten ist, infolge der mangelnden hygienischen Verhältnisse zum epidemischen Auftreten von Cholera oder Typhus abdominalis.

- **Endemie.** Bei einer Endemie liegt eine *Dauerverseuchung* eines *bestimmten* Gebietes vor. So tritt Malaria endemisch in bestimmten sumpfigen Gebieten der Tropen auf.

- **Pandemie.** Bei der Pandemie handelt es sich um die *Ausbreitung* einer *Infektionskrankheit* über *Länder* und *Kontinente*, die dort zeitlich begrenzt besteht. Ein typisches Beispiel hierfür ist die große Influenza-Pandemie von 1918, an der weltweit viele Millionen Menschen erkrankten.

Morbidität – Mortalität – Letalität

- **Morbidität** (Krankheitshäufigkeit) gibt an, wieviel Prozent einer bestimmten Population (Bevölkerungsgruppe) innerhalb eines Jahres an einer *bestimmten Krankheit* leiden.

  Die Angabe, die Krankheit hat eine Morbidität von 2 % bedeutet demnach, dass von 100 Personen einer bestimmten Bevölkerungsgruppe zwei an dieser Krankheit leiden.

- **Mortalität** (Sterblichkeit, Sterbeziffer) nennt die *Anzahl* der *Todesfälle* in einem bestimmten Zeitraum an einer bestimmten Erkrankung, bezogen auf die *Gesamtbevölkerung* oder auf bestimmte Bevölkerungsteile.

  Die Angabe, die Erkrankung hat in Deutschland eine Mortalität von 1 % bedeutet, dass bei uns eine Person von 100 an dieser Krankheit stirbt.

- **Letalität** gibt die *Tödlichkeit* einer bestimmten Erkrankung an. Es handelt sich dabei um ein Maß, das angibt, wieviel Prozent einer bestimmten Population von Erkrankten an dieser Krankheit sterben.

  Es gibt Gebiete, in denen die Letalität des Gelbfiebers bei 10 % liegt, das heißt, von 100 Personen, die dort an Gelbfieber erkrankt sind, sterben zehn. In anderen Gebieten kann die Letalität des Gelbfiebers 80 % betragen, also sterben hier von 100 Personen, die an Gelbfieber erkrankt sind, 80. Die Höhe der Letalität hängt zum Beispiel von der Virulenz des Erregerstamms, der Ernährungslage und der medizinischen Versorgung ab.

Immunität.
Unter Immunität versteht man das *Geschütztsein* eines Organismus gegen einen *bestimmten* Erreger bzw. gegen dessen Toxin. Immunisierung ist der Vorgang, der zur Immunität führt.

Es sind die folgenden Begriffe voneinander abzugrenzen: unspezifische und spezifische Immunität, angeborene und erworbene Immunität, natürliche und künstliche Immunität:

- **Unspezifische Immunität** kommt durch eine Reihe verschiedener Schutzmechanismen zustande: durch den *Säureschutzmantel* der Haut, durch *antibakterielle Enzyme* in Mund, Magen und Darm, durch Fresszellen (Phagozyten), durch das *Komplement* (→ Abschn. 26.3.1), durch *Schleim* und *Flimmerhärchen*. Versuchen Mikroorganismen in den Körper einzudringen, so stoßen sie zuerst auf dieses unspezifische Abwehrsystem und können hiervon in den meisten Fällen abgehalten oder unschädlich gemacht werden. Das unspezifische Abwehrsystem besteht *angeborenermaßen*.
- **Spezifische Immunität** ist der Schutz gegen einen *bestimmten* Erregertyp. Hier spielen *Antikörper* eine entscheidende Rolle, die vor allem von den Plasmazellen produziert werden. Jeder Antikörper kann nur auf ein ganz bestimmtes Antigen (z. B. Virus) reagieren. Antigen und Antikörper müssen zusammenpassen wie ein Schlüssel zum Schloss. Deshalb besteht die Immunität nur gegen dieses passende Antigen.

Neben den Plasmazellen spielen bei der spezifischen Immunität noch die T-Lymphozyten eine Rolle, und zwar die T-Helferzellen, die T-Suppressorzellen und die zytotoxischen T-Lymphozyten.

Die spezifische Immunität wird im Laufe des Lebens durch die Auseinandersetzung des Abwehrsystems mit einem bestimmten Erreger erworben. Sie tritt jedoch auch beim Säugling für eine bestimmte Zeit nach der Geburt durch mütterliche Antikörper auf (Leihimmunität) und nach einer Impfung.

> – **Immunität**
> • **unspezifische Immunität**
>   angeborenermaßen
> • **spezifische Immunität**
>   erworbenermaßen

- **Angeborene Immunität.** Hierunter fallen die Faktoren, die schon bei der unspezifischen Immunität aufgezählt wurden, zum anderen gehört hierzu auch die bereits vorstehend erwähnte Immunität des Säuglings durch die Antikörper der Mutter.

- **Erworbene Immunität.** Eine erworbene Immunität kann sich durch *Überstehen* einer *Infektionskrankheit* einstellen. Ist man zum Beispiel einmal an Masern erkrankt, erlangt man eine lebenslange Immunität. Immunität kann aber auch durch *stille Feiung* oder aufgrund einer *aktiven Impfung* erworben werden.
- **Natürliche Immunität** kann angeborenermaßen bestehen, kann sich aber auch nach Durchstehen einer bestimmten Infektionskrankheit oder durch stille Feiung einstellen. Beim Säugling kann sie durch mütterliche Antikörper vorhanden sein.
- **Künstliche Immunität.** Der Körper bildet die Immunität aufgrund einer Impfung aus.

26.1.3 Schutzimpfung

Bei einer Schutzimpfung wird eine *künstliche Immunität* zur individuellen oder kollektiven Vorbeugung gegen *bestimmte Infektionskrankheiten* erzeugt.

Aktive und passive Impfung
- **Aktive Impfung** (aktive Immunisierung). Bei einer aktiven Impfung (aktiven Immunisierung) wird eine kleine Menge *abgetöteter* oder *virulenzabgeschwächter* Erreger verabreicht, mit dem Ziel, dass der Organismus *selbst gegen* diesen Erreger Antikörper ausbildet und sich so eine *langandauernde Immunität* gegen die betreffende Krankheit ausbildet.
- **Passive Impfung** (passive Immunisierung). Hat sich jemand bereits mit einem bestimmten Erreger infiziert, beispielsweise mit dem Tollwutvirus, so können ihm nun die *spezifischen Antikörper* (Immunglobuline) fix und fertig gespritzt werden. In diesem Fall muss der Organismus also selbst *keine* Antikörper produzieren.
Der Nachteil dieser passiven Immunisierung ist, abgesehen von den hohen Kosten und der verhältnismäßig großen Anzahl von „Impfversagern", dass die Schutzwirkung im Allgemeinen nur ein bis drei Monate anhält. Bei den verabreichten Antikörpern handelt es sich für den Organismus um ein Fremdeiweiß, weshalb er dieses abbaut.

Impfstoffe (Vakzine) zur aktiven Immunisierung. Wichtige Möglichkeiten der aktiven Immunisierung sind:

- **Parenterale Anwendung von Toxoiden.** Dabei handelt es sich um entgiftete Toxine, die die Fähigkeit haben, Immunität gegen eine bestimmte Krankheit hervorzurufen. Toxoidimpfstoffe gibt es gegen Diphtherie und Tetanus.
- **Parenterale Injektion von Mikroorganismen oder aus Teilen von Mikroorganismen.** Hierbei unterscheidet man bei den Vakzinen Tot- und Lebendimpfstoffe:
  - **Totimpfstoffe** bestehen aus *abgetöteten Erregern*. Sie sind *weniger* immunogen (Immunität bewirkend) als Lebendimpfstoffe. Deshalb sind *mehrere* Impfungen erforderlich, um eine ausreichende Immunität zu erreichen. Totimpfstoffe gibt es beispielsweise gegen Keuchhusten, Tollwut, Influenza und Hepatitis B.
  - **Lebendimpfstoffe.** Sie bestehen aus *vermehrungsfähigen, virulenzabgeschwächten Erregern*. Im *allgemeinen* genügt hier einmaliges Impfen, um eine langandauernde Immunität zu erreichen. Lebendimpfstoffe gibt es beispielsweise gegen Masern, Mumps, Röteln, Gelbfieber und Typhus.

  Lebendimpfstoffe sollen bei Abwehrgeschwächten, Schwangeren und bei Personen, die an einem fieberhaften Infekt erkrankt sind, nicht angewendet werden.

Impfreaktion und Impfschaden
- **Impfreaktion.** Die bekanntesten Impfreaktionen sind *allergische Reaktionen*, *Fieber*, *Enzephalitis* (Masern!) und *abgeschwächte* Erscheinungen der jeweiligen Erkrankung, gegen die geimpft wurde.
- **Impfschaden.** Unter einem Impfschaden versteht man einen über die übliche *Impfreaktion hinausgehenden Gesundheitsschaden*. Für einen Impfschaden besteht Meldepflicht. Handelte es sich bei der Impfung mit Impfschaden um eine gesetzlich vorgeschriebene oder um eine von einer Gesundheitsbehörde öffentlich empfohlene Schutzimpfung, so besteht Entschädigungspflicht.

> ▶ Ein **Impfschaden** ist ein *über* die übliche *Impfreaktion hinausgehender* Gesundheitsschaden, für den auch für den Heilpraktiker *Meldepflicht* besteht.

26.1.4 Methoden der Bekämpfung von Krankheitserregern

Als Ignaz Semmelweis (1818–1865), ein ungarischer Gynäkologe, die infizierten Hände von Hebammen und Ärzten als Ursache des Kindbettfiebers (Puerperalsepsis) ausmachte, startete die Medizin, nach anfänglichen heftigen Abwehrkämpfen, einen entschlossenen Kampf gegen Krankheitserreger.

Heute unterscheidet man bei diesen Bekämpfungsmaßnahmen vor allem die Sterilisation und Desinfektion.

Sterilisation. Bei der Sterilisation wird ein Gegenstand von *vermehrungsfähigen pathogenen* und *apathogenen* Keimen befreit. Das bedeutet, dass *alle* Mikroorganismen vernichtet werden und nicht nur die krankmachenden.

Eine Sterilisation kann in der Praxis auf zwei Arten erfolgen, nämlich entweder im *Heißluftsterilisator* oder im *Autoklaven*. Die Durchführungsarten sind in den „Richtlinien für Krankenhaushygiene und Infektionsprävention" festgelegt. Nähere Ausführungen hierzu finden Sie im Kapitel Gesetzeskunde (→ Abschn. 1.3.3). Beachten Sie vor allem die vorgeschriebenen Einwirkungszeiten und Temperaturen der jeweiligen Verfahren.

Desinfektion (Entseuchung). Bei der Desinfektion kommt es zur *gezielten Abtötung*, Reduzierung *beziehungsweise irreversiblen Inaktivierung bestimmter Krankheitserreger*. Sie dient dazu, ein Material in einen *nichtinfektiösen* Zustand zu versetzen. Die Desinfektion kann sowohl an unbelebten Dingen als auch auf der Haut durchgeführt werden. Grundsätzlich wird die Desinfektion als Ersatzverfahren für die Fälle angesehen, in denen keine Sterilisation durchgeführt werden kann.

Zur Desinfektion werden meist *chemische Mittel* verwendet. Aber es sind auch physikalische Methoden wie Bestrahlung, Austrocknung, Hitze und Kälte möglich.

Das Bundesgesundheitsamt (BGA) und die Deutsche Gesellschaft für Hygiene und Mikrobiologie (DGHM) geben Listen über die verfügbaren und geeigneten Desinfektionsmittel heraus mit Hinweisen zu Wirkungsspektrum, Anwendung und Dosierung. In der Liste der DGHM findet man viele Hinweise zu Problemen der hygienischen und chirurgischen Händedesinfektion und der Flächen- und Instrumentendesinfektion.

26.1.5 Körpertemperatur, Hyperthermie und Fieber

Die Wärmeregulation (Thermoregulation) des Körpers erfolgt im *Hypothalamus* (➔ Abschn. 14.2). Dieser gibt die Höhe der Körpertemperatur durch eine bestimmte Sollwerteinstellung vor, vergleichbar mit der Einstellung einer bestimmten Temperatur eines Heizungsthermostaten. Thermorezeptoren, die in der Haut, im Rückenmark und im Hypothalamus sitzen, geben Meldungen an das Temperaturzentrum, wo diese Werte mit dem eingestellten Sollwert verglichen werden. Bei Abweichungen leitet der Hypothalamus bestimmte Gegenregulationsmechanismen ein. Liegt beispielsweise der gemeldete Wert unter dem eingestellten Sollwert, so kommt es zum Zusammenziehen der Hautgefäße, zum Stoppen der Schweißproduktion und zu Muskelzittern.

Körpertemperatur

Bei der Körpertemperatur werden *Kern-* und *Schalentemperatur* unterschieden. Bei der *Kerntemperatur* handelt es sich um die Temperatur, die im *Inneren* des Rumpfes und des Kopfes herrscht. Die *Schalentemperatur* gehört zur *Haut* und zu den *Extremitäten*. Die Grenze zwischen dem Kern und der Schale verläuft fließend. Liegt die Kerntemperatur bei 37 °C, so weist die Schalentemperatur von Händen und Füßen im Durchschnitt nur 28 °C auf. Je nach Außentemperatur und Konstitution unterliegt dieses Temperaturgefälle jedoch erheblichen Schwankungen.

Die Kerntemperatur kann durch eine *Änderung der Hautdurchblutung* wesentlich beeinflusst werden. Bei Kälte wird die Hautdurchblutung eingeschränkt, um den Wärmeverlust über das Blut möglichst gering zu halten. Es kommt schon äußerlich sichtbar zur Hautblässe. Bei Wärme dagegen werden die Hautgefäße erweitert, damit vermehrt Wärme über das Blut abgegeben werden kann. Durch die vermehrte Hautdurchblutung sieht die Haut rot aus.

Eine weitere Thermoregulation ist über die *Schweißproduktion* und die *Muskelaktivität* möglich. Durch Bewegungen der Muskulatur – und damit auch beim Muskelzittern – entsteht vermehrt Wärme.

Diese Regulationsmaßnahmen werden durch den Hypothalamus so schnell ausgelöst, dass es normalerweise nicht zu einer Änderung der Kerntemperatur kommt.

Die Körpertemperatur unterliegt Tagesschwankungen von ungefähr ± 0,5 °C. Die tiefste Temperatur tritt morgens, ungefähr um 3.00 Uhr, auf. Der Tageshöchstwert wird um 18.00 Uhr gemessen. Bei Frauen hängt die Körpertemperatur auch vom Menstruationszyklus ab. Nach dem Eisprung steigt die morgendliche Körpertemperatur bis zum Eintritt der Monatsblutung um 0,4 bis 0,6 °C an.

Hyperthermie (Überwärmung)

Bei einer Hyperthermie bleibt die Sollwerteinstellung durch den Hypothalamus unverändert. Es kommt aber zu einer *Überwärmung* des Körpers durch eine *unzureichende Wärmeabgabe* oder durch eine *vermehrte Wärmezufuhr* von außen, beispielsweise durch intensive Sonnenbestrahlung.

Die Hyperthermie wird therapeutisch als so genannte Überwärmungstherapie bei der Behandlung von bösartigen Tumoren eingesetzt. Dabei erfolgt entweder eine Erwärmung des ganzen Körpers oder von größeren Körperabschnitten. Manchmal wird auch nur ein lokal begrenztes Gebiet mittels einer Wassermatte erwärmt, oder es wird eine Erwärmung des Blutes außerhalb des Körpers vorgenommen. Ziel dieser therapeutischen Maßnahmen ist es, die wärmeempfindlichen Tumorzellen zu schädigen.

Fieber

Bei Fieber kommt es zu einer *Erhöhung* der *Körpertemperatur* aufgrund der *Heraufsetzung* des *Sollwertes* durch das Temperaturregulationszentrum im Hypothalamus. Diese Heraufsetzung wird meist durch *Pyrogene* (s. u.) verursacht. Fieber kann aber auch bei Anspannung („Lampenfieber"), durch körperliche Arbeit oder durch Hirnprozesse (zentrales Fieber, z. B. bei Hirntumor, Hirndrucksteigerung, Ventrikelblutung) ausgelöst werden. Ebenso kann Fieber durch eine Injektion von körperfremdem Eiweiß, das bakteriell verunreinigt ist, oder von körperverfremdetem Eiweiß (Eigenblutbehandlung) hervorgerufen werden.

26 Allgemeine Infektionslehre

Pyrogene sind *fiebererzeugende Stoffe*. Sie können schon in kleinsten Mengen im *Hypothalamus* eine Sollwertverstellung veranlassen. Man unterscheidet *exogene* Pyrogene, die von *Bakterien* (v. a. von gramnegativen) oder Viren stammen und *endogene* Pyrogene, die von *körpereigenen* Makrophagen, Nekrosen oder Tumorzellen herrühren. So kann es bei der Resorption von nekrotischem Gewebe, von Ergüssen und von Blutungen durch pyrogene Eiweißzerfallsprodukte zum *Resorptionsfieber* kommen. Dabei kommt es zu 2–5 Tage lang anhaltendem Fieber, das 38,5 °C nicht übersteigt.

Veranlassen Pyrogene eine Heraufsetzung der Körpertemperatur, so wird zunächst die momentane Umgebungstemperatur als zu niedrig empfunden: man friert. Nun kommt es zu einer Herabsetzung der Hautdurchblutung und zu einer gesteigerten Muskelaktivität mit Zähneklappern und Muskelzittern. Soll die Temperatur sehr stark heraufgesetzt werden, kommt es sogar zum Schüttelfrost. Das Kältegefühl bleibt so lange bestehen, bis der geforderte Sollwert erreicht ist.

Umgekehrt verweist Schwitzen darauf, dass der Sollwert herabgesetzt wurde. Der Betroffene versucht, Wärme abzugeben, beispielsweise indem er sich aufdeckt.

Sinn und Gefahr des Fiebers. Einerseits stellt Fieber eine *Abwehrreaktion* des Körpers gegen die krankmachende Ursache dar. Es *stimuliert* die *Leukozyten* zu einer erhöhten Tätigkeit und setzt die Ausschüttung von *Interferon* herauf. Andererseits ist Fieber eine *Belastung* für *Herz* und *Kreislauf*. Temperaturen um 43 °C sind tödlich. Aber auch schon bei anhaltendem Fieber von 41 °C kann es, vor allem bei Säuglingen und Kindern wegen der Labilität des Wasser- und Elektrolythaushaltes, zu Hirnödem oder Kreislaufschock kommen.

Fieberkrämpfe. Bei Kleinkindern (v. a. zwischen dem *6. Lebensmonat* und dem *5. Lebensjahr*) können – manchmal auch schon bei geringer Erhöhung der Körpertemperatur – Fieberkrämpfe auftreten. Dabei kommt es zunächst zu einer ungefähr 30 Sekunden andauernden Muskelstarre. Danach treten einige Minuten lang Krampfanfälle mit Bewusstseinsverlust auf, wobei es manchmal auch zu Zungenbiss und Einnässen kommen kann. Bei *einigen* der betroffenen Kinder entwickelt sich später ein Anfallsleiden (Epilepsie).

Schüttelfrost. Beim Schüttelfrost kommt es zu einem *äußerst starken Kältegefühl*, zu *grobschlägigem Zittern* des ganzen Körpers und zum *Zähneklappern*. Nachfolgend entwickelt sich ein Hitzegefühl, das zum *Schweißausbruch* führt. Die Temperatur steigt schnell auf über 39 °C.

Ein auftretender Schüttelfrost ist meist ein Zeichen dafür, dass *Krankheitserreger* in die *Blutbahn* gelangt sind. Deshalb eignet sich dieses Krankheitsstadium besonders gut zur Abnahme von Venenblut zum Erregernachweis.

Ein typisches Beispiel für das Auftreten von Schüttelfrost ist Malaria. Hier kommt es in bestimmten Abständen (z. B. alle drei oder vier Tage) zu Schüttelfrost mit nachfolgendem hohem Fieber.

Fieberabfall. Beim Fieberabfall unterscheidet man eine *lytische* und eine *kritische Entfieberung*. Beim lytischen Fieberabfall erfolgt die Entfieberung allmählich und langsam im Verlauf von Tagen. Bei der kritischen Entfieberung kommt es innerhalb von Stunden zum Fieberabfall. In diesem Fall besteht die *Gefahr* eines *Herz-Kreislauf-Versagens*.

Normale Körpertemperatur. Bei der Ermittlung der normalen Körpertemperatur muss die Messstelle mitberücksichtigt werden. So darf die axillar gemessene Temperatur bis 36,8 °C betragen. Meist liegt sie jedoch bei 36,5 °C. Die normale sublinguale, also unter der Zunge gemessene Temperatur, beträgt bis 37,0 °C (meist 36,7 °C). Die normale rektale Temperatur beträgt bis 37,3 °C (meist 37,0 °C).

> **Fieberarten**
> - **subfebrile Temperatur:** bis 38 °C
> - **mäßiges Fieber:** bis 38,5 °C
> - **hohes Fieber:** über 39 °C

Typische Fieberkurven
(Abb. 26-1)

- **Intermittierendes Fieber.** Es kommt zu *stundenweisen Fieberanfällen*. Im Laufe eines Tages treten *unterschiedlich hohe Temperaturen* auf, zwischen denen auch *fieberfreie Intervalle* liegen, wobei die Werte zeitweise sogar unterhalb des Normalwertes sinken können. Das intermittierende Fieber weist auf eine schubweise Erregereinschwemmung in das Blut hin, wie dies beispielsweise bei Malaria geschieht.

- **Remittierendes Fieber.** Das Fieber zeigt *Tagesschwankungen* von 1–1,5 °C. Es tritt bei Lokalinfektionskrankheiten auf, beispielsweise bei Harnwegsinfekten oder bei Sinusitis.

- **Kontinuierliches Fieber** (Kontinua-Fieber). Es besteht ein Fieber von ziemlich *gleichbleibender Höhe*, meist um 39 °C. Die Tagesschwankungen liegen unter 1 °C. Diese Fieberform tritt beispielsweise bei Lobärpneumonie, Typhus, Fleckfieber und bei Ornithose mit typhusartigem Verlauf auf.
- **Septisches Fieber.** Es beginnt meist plötzlich mit *Schüttelfrost* und *nachfolgend hohem* Fieber. Es tritt auf, wenn infektiöse oder toxische Stoffe in die Blutbahn eindringen. Danach kann es in ein intermittierendes, ein remittierendes oder in ein kontinuierliches Fieber übergehen.
- **Undulierendes Fieber.** Beim undulierenden Fieber verläuft die Fieberkurve insgesamt *wellenförmig* (undulierend). Im engeren Sinn spricht man bei den Bruzellosen vom undulierenden Fieber, im weiteren Sinn auch bei der Lymphogranulomatosis maligna (M. Hodgkin), hier als so genanntes Pel-Ebstein-Fieber.

Beim undulierenden Fieber kommt es über längere Zeit, und zwar über Wochen bis Monate (bei chronischem Verlauf aber auch über Jahre), immer wieder zu Temperaturerhöhungen. Dabei steigt das Fieber langsam über Tage an, um dann über einen Zeitraum von mehreren Tagen wieder abzufallen. Dann folgt eine fieberfreie Periode. Die Wiederholung der Wellen zeigt typischerweise einen etwas niedrigeren Temperaturanstieg, und der Fieberverlauf wird jeweils kürzer. (Abb. 26.1)

26.1.6 Übertragungswege von Krankheitserregern

Das Infektionsschutzgesetz definiert den Begriff „übertragbare Krankheit" im § 2 folgendermaßen: „Im Sinne dieses Gesetzes ist eine übertragbare Krankheit eine durch Krankheitserreger oder deren toxische Produkte, die unmittelbar oder mittelbar auf den Menschen übertragen werden, verursachte Krankheit."

Ansteckende Krankheiten können *direkt* von Mensch zu Mensch übertragen werden. So können beispielsweise Masernviren durch Tröpfcheninfektion von einem daran erkrankten Kind auf ein anderes Kind übertragen werden. Dagegen können Malariakranke andere Menschen, zum Beispiel ihre Pflegeperson, *nicht* direkt anstecken, sondern eine Krankheitsübertragung ist nur

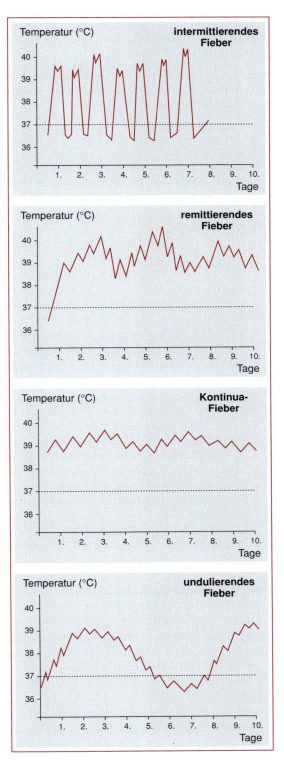

Abb. 26-1 Fieberkurven.

durch die Anophelesmücke möglich. Damit ist Malaria zwar eine übertragbare, aber keine ansteckende Infektionskrankheit.

Ansteckungsquellen von Infektionskrankheiten. Man unterscheidet folgende Übertragungswege von Krankheitserregern:

- **Tröpfcheninfektion.** Die Ansteckung erfolgt durch kleine keimhaltige Tröpfchen von Infizierten durch Ansprechen, Anhusten und Anniesen. Es handelt sich um eine sehr häufige Ansteckungsart. Beispielsweise werden Erkältungskrankheiten, aber auch Masern, Keuchhusten, Angina und Grippe so übertragen.
- **Kontaktinfektion**
  - **Direkte Kontaktinfektion.** Bei der direkten Kontaktinfektion erfolgt die Ansteckung von Mensch zu Mensch oder von Tier zu Mensch durch Berührung, vor allem mit den Händen.
  - **Indirekte Kontaktinfektion.** Bei der indirekten Kontaktinfektion erfolgt die Ansteckung durch die Berührung eines verseuchten Gegenstandes. Im weiteren Sinn wird auch die Schmierinfektion zu den Kontaktinfektionen gerechnet.
- **Schmierinfektion** (fäkal-orale Infektion). Bei der Schmierinfektion wird der Erreger meist mit dem Stuhl, gelegentlich aber auch mit dem Urin, durch Eiter oder Blut ausgeschieden, dann verschmiert, um nachfolgend von der nächsten Person wieder oral aufgenommen zu werden. Durch Schmierinfektion werden beispielsweise Typhus, Cholera und die Virushepatitis A übertragen.
  Die Schmierinfektion wird durch unhygienische Lebensweise, mangelhafte Körperpflege, unsaubere Wohnverhältnisse, ungeeignete Toilettenanlagen und ähnliches begünstigt.
- **Staubinhalation** (aerogene Ansteckung). Die Ansteckung erfolgt durch Einatmen von erregerhaltigem Staub (Ornithose, Lungenmilzbrand).
- **Orale Infektion durch infizierte Speisen oder Getränke.** Durch Fehler bei der Haltbarmachung oder Aufbewahrung von Lebensmitteln können sich Keime vermehren (Botulismus, Salmonellenerkrankungen).
- **Austausch von Körpersäften.** Manche Erreger sind außerhalb der Körpersäfte nicht lebensfähig und können deshalb nur bei direktem Austausch von Körpersäften übertragen werden. Die Ansteckung kann hierbei zum Beispiel über Samenflüssigkeit oder über Blut erfolgen. Dabei müssen die Erreger über Haut- und Schleimhautdefekte bei direktem Körperkontakt in den Körper einer weiteren Person gelangen (AIDS, Virushepatitis B).
- **Parenterale Übertragung.** Parenteral bedeutet „unter Umgehung des Verdauungstraktes". Eine parenterale Übertragung kann beispielsweise durch unsterile Kanülen, Akupunkturnadeln, Schröpfschnepper, Lebenswecker (Baunscheidtiergeräte) u. a. erfolgen. Dabei gelangt der Erreger direkt in die Körperflüssigkeiten, ohne zuerst den Verdauungskanal zu passieren.
- **Vektorielle Übertragung.** Ein Vektor ist ein Überträger von Krankheitserregern. Das kann beispielsweise eine Stechmücke, eine Zecke oder eine Laus sein. So wird von Stechmücken Malaria und Gelbfieber übertragen, von Zecken die Lyme-Krankheit und die FSME und von Läusen das Fleckfieber und das Rückfallfieber.
- **Diaplazentare Übertragung.** Die Übertragung erfolgt von der Mutter über die Plazenta auf den Embryo oder den Fetus (Röteln, Syphilis, Toxoplasmose, Listeriose, Zytomegalie).
- **Perinatale Ansteckung.** Die Ansteckung des Kindes erfolgt in der Zeit um die Geburt herum.
  Genauer: in der Zeit vom Ende der 28. Schwangerschaftswoche bis eine Woche nach der Geburt.
  Im engeren Sinn versteht man unter perinataler Ansteckung eine vor, während oder nach der Geburt bei der Mutter aus dem Genitalbereich aufsteigende Infektion, beispielsweise bei einem vorzeitigen Blasensprung, die zur Ansteckung des Kindes führt.
  Im weiteren Sinn bezeichnet man damit auch lokale Infektionen, die beim Neugeborenen auftreten können, wie Infektionen der Nabelwunde oder durch Chlamydien bedingte Augenentzündungen.
- **Pränatale Ansteckung.** Die Ansteckung des Kindes erfolgt über die Plazenta (diaplazentar), durch aufsteigende Infekte der Mutter aus der Scheide, durch absteigende Infektionen aus dem Eileiter oder durch Absiedelung von Erregern aus dem mütterlichen Blut.
- **Postnatale Ansteckung.** Die Ansteckung des Neugeborenen erfolgt nach der Geburt, beispielsweise durch engen Kontakt mit der Mutter oder über die Muttermilch.

Infektionswege von Krankheitserregern. Krankheitserreger wählen typischerweise die folgenden Wege, um in den Körper einzudringen:

- die Atemwege,
- den Verdauungstrakt,
- den Urogenitaltrakt,
- die verletzte, aber auch die unverletzte Haut, ebenso die Schleimhäute und die *Bindehaut des Auges*.

26.1.7 Keimträger, Ausscheider und Dauerausscheider

Diese drei Begriffe überschneiden sich teilweise.

- **Keimträger** ist eine Person, die *Erreger aufgenommen* hat und
  - nun vor dem Auftreten von Krankheitserscheinungen Erreger ausscheidet, beispielsweise weil die *Inkubationszeit* noch läuft
  - überhaupt keine Symptome hat, sondern die Krankheit *inapparent* durchläuft, trotzdem aber *Erreger* mit dem Speichel, dem Urin oder dem Stuhl *ausscheidet*.

  Damit können auch (scheinbar) gesunde Menschen Krankheitserreger ausscheiden. Solche Keimträger kommen vor allem bei Krankheiten mit geringer Ansteckungsfähigkeit vor, wie Poliomyelitis, Typhus, Scharlach und vielen anderen.

- **Ausscheider** ist eine Person, die *zeitweilig* oder *dauernd* Krankheitserreger im Stuhl, im Urin, im Speichel oder Sputum ausscheidet, *ohne* selbst *krank* oder *krankheitsverdächtig* zu sein. Ausscheider von Choleravibrionen, Salmonellen und Shigellen sind meldepflichtig.

- **Dauerausscheider.** Im weiteren Sinn bezeichnet man eine Person als Dauerausscheider, wenn sie nach dem Durchlaufen einer *Infektionskrankheit* – auch nach einem inapparenten Verlauf – *Erreger* mit dem Stuhl, dem Urin, dem Speichel oder dem Sputum ausscheidet. Im engeren Sinn ist ein Dauerausscheider eine Person, die 10 Wochen nach überstandener Erkrankung immer noch Erreger mit dem Stuhl *ausscheidet*.

26.1.8 Zeitliche Abläufe und Schwere von Infektionskrankheiten

Je nach dem **zeitlichen Ablauf** der Krankheitserscheinungen unterscheidet man:

- **Foudroyanter Verlauf.** Es kommt zu einem *äußerst plötzlichen Beginn* und zu einem *schnellen* und *schwersten* Krankheitsverlauf, oft mit *tödlichem* Ausgang.
- **Akuter Verlauf.** Die Erkrankung beginnt *plötzlich*. Charakteristischerweise kommt es zu Fieber, das mehrere Tage anhält.
- **Subakuter Verlauf.** Der Beginn ist nicht so plötzlich wie bei der akuten Erkrankung und der Verlauf ist nicht so heftig. Somit liegt ein subakuter Verlauf zwischen einem *akuten* und einem *chronischen*.
- **Chronischer Verlauf.** Der Beginn ist *langsam*. Es kann über Wochen bis Monate, manchmal sogar über Jahre zu Beschwerden und evtl. zu subfebrilen Temperaturen kommen.
- **Rezidivierender Verlauf.** Es kommt *wiederholt* zu Krankheitsschüben, bei denen es oft zu Fieberanfällen kommt.
- **Verlauf mit Latenzphasen.** Zwischen den einzelnen Krankheitsphasen können über Monate bis Jahre *beschwerdefreie Intervalle* liegen.

Nach der **Schwere** der bestehenden Krankheitserscheinungen unterscheidet man stumme, abortive und manifeste Infektionen.

- **Stumme Infektionen.** Es treten überhaupt *keine Symptome* auf, sondern es kommt zu einer stillen Feiung.
- **Abortive Infektion.** Unter einem abortiven Krankheitsverlauf versteht man einen *abgekürzten*, *leichten Verlauf*, bei dem die Krankheit nicht zur vollen Entwicklung kommt.
- **Manifeste Infektion.** Es kommt zu *deutlichen* Krankheitserscheinungen.

26.1.9 Nachweis von Krankheitserregern

Zum Nachweis von Krankheitserregern sind die folgenden Verfahren üblich:

- **Direkte Betrachtung** durch das Mikroskop. Dazu muss ein Ausstrich auf einem Objektträger angefertigt werden.
- **Züchtung auf Nährböden.** Beispielsweise aus erregerhaltigem Sputum, Urin oder Blut.
- **Titerbestimmung** (Nachweis von bestimmten Antikörpern im Blut). Dabei wird die Menge (Konzentration) eines Antikörpers im Blut bestimmt. Titer bezeichnet die größtmögliche Verdünnung des Untersuchungsmaterials (Blut, Liquor), bei dem gerade noch eine positive Reaktion erzielt werden kann. Ein hoher Titer bedeutet also eine hohe Verdünnung des Blutes und damit eine hohe Antikörperkonzentration.
- **Tierversuche.** Dabei werden Versuchstiere mit infektionsverdächtigem Material gespritzt und darauffolgend beobachtet, ob sie erkranken (Tuberkulose). Dieses Verfahren wird heute nur noch selten angewendet.

26.2 Krankheitserreger

Die wichtigsten Krankheitserreger, die in diesem Abschnitt besprochen werden sollen, sind Viren, Bakterien, Pilze, Urtierchen (Protozoen) und Parasiten.

26.2.1 Viren

Bei Viren handelt es sich um die *kleinsten* Krankheitserreger. Sie werden noch nicht als selbstständige Lebewesen betrachtet, sondern als Übergang von der unbelebten zur belebten Natur.

Viren besitzen als genetische Information *entweder DNS* oder *RNS*. Sie haben *keinen* eigenen Stoffwechsel und benötigen deshalb für ihr Wachstum und ihre Vermehrung eine *Wirtszelle*. Als solche Wirtszellen können sie menschliche, tierische und pflanzliche Zellen und sogar Bakterien benutzen.

Viren, die Bakterien befallen können, werden als Bakteriophagen bezeichnet.

Um in eine Wirtszelle einzudringen, bindet sich das Virus an bestimmte Rezeptoren der Zellmembran der Wirtszelle an, um so in das Zellinnere transportiert zu werden. Hier wird die Umhüllung des Virus durch Enzyme aufgelöst. Besteht ein Virus aus RNS, so muss diese zunächst in DNS überschrieben werden (reverse Transkriptase). Dies kann zum Beispiel durch ein mitgebrachtes Enzym vonstatten gehen. Die Virus-DNS wird nun in das Erbgut der Wirtszelle eingebaut und veranlasst diese, Viren herzustellen. Diese neu hergestellten Viren können entweder durch Zellauflösung freigesetzt werden, oder sie werden von der Wirtszelle beständig an die Umgebung abgegeben, ohne dass es zum Absterben der Zelle kommt. Die so freigesetzten Viren suchen sich nun neue Wirtszellen, um den geschilderten Vorgang von vorne zu beginnen.

> **Viren** sind die *kleinsten* Krankheitserreger. Sie haben *keinen* eigenen Stoffwechsel und benötigen deshalb eine *Wirtszelle*.

Wird die virusbefallene Zelle nicht vom körpereigenen Abwehrsystem erkannt und aufgelöst, so kann das Virus im Körper verbleiben. In diesem Fall kann entweder eine ständige (manchmal nur geringe) Virusvermehrung stattfinden, oder das Virus liegt im Zellkern nur inaktiv vor (Herpes simplex). Im letzteren Fall kann es durch verschiedene Faktoren wieder reaktiviert werden.

Eine weitere Möglichkeit ist, dass das Virus die Zelle zum ungeordneten Wachstum anregt. Wird diese Fehlinformation bei der Zellteilung auf die Tochterzelle übertragen, so kommt es zur krebsigen Entartung. Diesen Vorgang kennt man beispielsweise beim Gebärmutterhalskrebs durch das (sonst harmlose) Papillomavirus. Sicherlich spielen bei der Entstehung dieser Krebsart neben den Viren auch noch andere Faktoren eine Rolle, wie Umwelteinflüsse, Psyche, Ernährung und Infektionskrankheiten.

Viren verursachen die meisten Kinderkrankheiten und Erkältungskrankheiten, wie Schnupfen, Bronchitis und Grippe. Aber auch Leberentzündung (Virushepatitis), Hirnhautentzündung (FSME) und viele andere Krankheiten können durch Viren ausgelöst werden.

Abwehrmaßnahmen gegen Viren. Dem Körper stehen gegen Viren verschiedene Abwehrmaßnahmen zur Verfügung. Zum einen können *Antikörper* gegen Viren produziert werden, die sich außerhalb von Zellen aufhalten. Zum anderen kann *Fieber* entstehen, außerdem können Viren *phagozytiert* werden, es kann das *Komplement* *aktiviert* werden, und die befallene Wirtszelle kann *Interferon* produzieren, das virushemmend wirkt. Ganz wesentlich ist auch die Fähigkeit der zytotoxischen T-Lymphozyten, virusbefallene Zellen aufzulösen.

Typische Symptome bei Virusbefall. Typische Symptome, die bei Virusbefall auftreten, sind (oft zweigipfliges) Fieber, Leukopenie, relative Bradykardie, Milzschwellung und Allgemeinerscheinungen wie Abgeschlagenheit, Kopf- und Gliederschmerzen. Im Stadium der Organmanifestation kommt es dann zu *den* Beschwerden, die für die jeweilige Erkrankung typisch sind.

> **Typische Symptome einer Viruserkrankung**
> - **Fieber** (oft zweigipfelig, „Dromedar-Fieberkurve")
> - **Leukopenie**
> - **relative Bradykardie**
> - **Milzschwellung**
> - **Allgemeinbeschwerden** (Kopf- und Gliederschmerzen)

Virusklassifizierung. Viren können grundsätzlich nach verschiedenen Gesichtspunkten eingeteilt werden. Früher wurde nach biologischen Merkmalen wie auslösende Erkrankung, Wirtsorganismus und Organbefall unterschieden. Heute teilt man sie in die beiden Hauptgruppen, nämlich DNS- und RNS-haltige Viren. Dann wird aufgrund von chemisch-physikalischen Daten in verschiedene Familien weiter unterteilt, die die Endung -idae tragen. Zu diesen Familien gehören bestimmte Gattungen und Arten, die beide die Endung -virus tragen (Tab. 26-2 und 26-3).

26.2.2 Bakterien

Bakterien sind *einzellige Kleinlebewesen*, die zu den Prokaryozyten gehören. Sie bestehen aus einer *Zellmembran*, einem *Zellleib* und einem *Kernäquivalent*.

Das Kernäquivalent ist nicht durch eine Kernmembran, wie bei den pflanzlichen, tierischen und menschlichen Zellen, gegen den Zellleib abgegrenzt, sondern das Erbgut liegt als langer Faden im Zytoplasma vor. Dies hat den Vorteil, dass sich Bakterien schneller vermehren können als Eukaryonten (Zellen mit dem typischen Zellkern, der durch eine Kernmembran gegen den Zellleib abgegrenzt ist).

Wichtige Bakterienklassifizierungen werden nach der Form, dem Stoffwechsel und der Anfärbbarkeit der Bakterien vorgenommen.

Einteilung der Bakterien nach der Form. Nach ihrer Form kann man sie in kugel-, stäbchen- und schraubenförmige Bakterien unterteilen. Bekannte Bakterien dabei sind:

Tabelle 26-2 Klassifikation wichtiger Viren

Nukleinsäure	Hülle	Familie	Gattung bzw. Art
DNS	mit	Adenoviridae	
DNS	mit	Papovaviridae	Papillomavirus
DNS	ohne	Herpesviridae	Herpes-simplex-Virus, Varicella-Zoster-Virus, Zytomegalievirus, Epstein-Barr-Virus
DNS	ohne	Poxviridae	Variolavirus (Pockenvirus)
DNS	mit	Hepadnaviridae	Hepatitis-B-Virus
RNS	ohne	Picornaviridae	Enterovirus (Hepatitis-A-Virus, Poliovirus, ECHO-Virus, Coxsackievirus), Rhinovirus
RNS	mit	Togaviridae	Gelbfiebervirus, Rötelnvirus
RNS	mit	Retroviridae	HI-Virus
RNS	mit	Paramyxoviridae	Parainfluenzavirus, Mumpsvirus, Masernvirus
RNS	mit	Orthomyxoviridae	Influenzavirus A, B, C
RNS	mit	Rhabdoviridae	Tollwutvirus

Tabelle 26-3 Wichtige Erkrankungen und ihre typischen viralen Erreger

Krankheit	Häufiger viraler Erreger
Hauterscheinungen	Herpesvirus, Enterovirus, Masernvirus, Rötelnvirus
Hepatitis	Hepatitisvirus, Epstein-Barr-Virus, Zytomegalievirus
Gastroenteritis	Rotavirus, Adenoviren, Zytomegalievirus
Pneumonie	bei Kindern: Parainfluenzavirus, Influenzavirus, bei Erwachsenen: Influenzavirus, Zytomegalievirus, Herpes-simplex-Virus, Varicella-Zoster-Virus
Virusgrippe	Influenzavirus
Grippaler Infekt	Parainfluenzavirus, Herpes-simplex-Virus, Adenoviren, Coxsackievirus, Epstein-Barr-Virus
Konjunktivitis	Adenoviren, Herpes-simplex-Virus, Enterovirus, Masernvirus
Meningitis	Mumpsvirus, ECHO-Virus, Coxsackievirus
Enzephalitis	Herpes-simplex-Virus, HI-Virus, Masernvirus, Varicella-Zoster-Virus, FSME-Virus
Poliomyelitis	Poliovirus
Zystitis	Adenoviren

- **Kugelförmige Bakterien**
  - Diplokokken (paarweise gelagert)
  - Streptokokken (kettenförmig)
  - Staphylokokken (haufenförmig)
- **Stäbchenförmige Bakterien**
  - Pasteurella (unbewegliche Stäbchen)
  - Corynebakterien (unbewegliche Stäbchen, meist hantelförmig)
- **Schraubenförmige Bakterien**
  - Spirochäten (biegsam, beweglich)
  - Spirillen (starr, unbeweglich)

Einteilung der Bakterien nach dem Stoffwechsel. Nach einem wichtigen Stoffwechselverhalten unterteilt man die Bakterien in Anaerobier und Aerobier:

- **Anaerobier** können ohne Sauerstoff wachsen. Hierbei kann man noch weiter in obligate und fakultative Anaerobier unterteilen.
  - **Obligate Anaerobier** wachsen ausschließlich unter der Abwesenheit von Sauerstoff.
  - **Fakultative Anaerobier** können mit und ohne Sauerstoff wachsen.
- **Aerobier** können nur in Gegenwart von Sauerstoff wachsen.

Einteilung der Bakterien nach der Anfärbbarkeit. Nach ihrer Anfärbbarkeit unterscheidet man grampositive und gramnegative Bakterien. HANS C. J. GRAM war Arzt und Pharmakologe in Kopenhagen (1853–1938). Er hat die Technik der Gram-Färbung entwickelt. Dabei können Bakterien gleichen Aussehens unterschieden werden, da sie entweder die Farbe der einen oder der anderen Lösung (Karbolgentianaviolettlösung und Karbolfuchsinlösung) annehmen.

- **Grampositive Bakterien** färben sich bei der Gram-Färbung blau,
- **Gramnegative Bakterien** rot.

Rickettsien und Chlamydien wurden früher den Viren zugeordnet, da sie *intrazellulär* leben. Dann bildeten sie eigene Klassen. Heute werden sie den Bakterien zugerechnet.

- **Rickettsien** werden durch *Läuse, Flöhe, Zecken* und *Milben* übertragen, weil sie im Verdauungstrakt dieser Parasiten leben. Zu den meldepflichtigen Rickettsiosen gehören das Fleckfieber (Rickettsia prowazeki) und das Q-Fieber (Rickettsia burneti).
- **Chlamydien** können sich nur *intrazellulär* vermehren, da sie von der Wirtszelle ATP benötigen. Die meisten Krankheitserscheinungen, die Chlamydien auslösen, beruhen auf dieser intrazellulären Vermehrung und der nachfolgenden Zerstörung der Wirtszelle.

Chlamydien können *in* der Wirtszelle längere Zeit überleben und deshalb kurzfristige Antibiotikagaben mühelos überstehen. Lediglich während ihrer Verdopplungsphase sind sie durch Antibiotika hemmbar. Man nimmt an, dass Chlamydien (ähnlich wie Herpes-simplex-Viren) reaktiviert werden können.

Typisch für Chlamydieninfektionen ist ein chronisch-schleichender Verlauf, weshalb die richtige Diagnosestellung oft gar nicht oder erst spät erfolgt. In unseren Breiten spielen vor allem die sexuell übertragenen Chlamydien eine Rolle. Sie lassen sich bei 5–10 % der jüngeren, sexuell aktiven Erwachsenen nachweisen. Typische Erkrankungen, die sich aufgrund von Chlamydieninfektionen einstellen können, sind leichter Scheidenausfluss, wechselnde Oberbauchbeschwerden, Augenbindehautentzündungen, Pneumonien und

Gelenkentzündungen. Chlamydieninfektionen können zu irreparablen Folgeschäden führen.

Früher kannte man nur Chlamydia psittaci (Ornithose) und Chlamydia trachomatis. Chlamydia trachomatis, bzw. deren Serotypen können das Trachom, Lymphogranuloma inguinale, bestimmte Urogenitalinfektionen, Augenbindehautentzündungen und Gelenkerkrankungen hervorrufen. In neuerer Zeit ist zusätzlich Chlamydia pneumoniae (Pneumonie) entdeckt worden. Aufgrund der Persistenz von Chlamydien in arteriosklerotischen Plaques wird derzeit diskutiert, ob diese Erreger an der Entstehung einer Arterienverkalkung beteiligt ist.

Bakteriengifte. Die schädigende Wirkung der Bakterien beruht in erster Linie auf ihren Giften (Toxinen). Dabei unterscheidet man Ekto- und Endotoxine.

- **Ektotoxine** (Exotoxin, Ausscheidungsgift). Bakterien nehmen als Kleinlebewesen bestimmte Stoffe auf, *verstoffwechseln* diese und *scheiden* die nicht benötigten Produkte wieder *aus*. Sind diese ausgeschiedenen Stoffe giftig, so werden sie als Ektotoxine bezeichnet. Krankheiten, die durch Ektotoxine ausgelöst werden sind Diphtherie, Gasbrand, Tetanus, Botulismus und Ruhr. Ektotoxine spielen aber auch bei der Streptokokkenangina und bei Staphylokokken- und Escherichia-coli-Infektionen eine wichtige Rolle.
- **Endotoxine** (Zerfallsgifte) werden beim *Zerfall* von Bakterien freigesetzt. Sie können nicht nur eine Leukopenie, eine Hyperglykämie und Fieber hervorrufen, sondern sogar einen Schock auslösen. Endotoxine bringen allerdings nicht allein die volle Symptomatik einer Infektionskrankheit hervor, sondern zusammen mit den Ektotoxinen.

> **Bakteriengifte**
> - **Ektotoxine** (Ausscheidungsgifte)
> - **Endotoxine** (Zerfallsgifte)

26.2.3 Pilze (Fungi)

Es handelt sich um eine Abteilung des Pflanzenreichs mit rund 100 000 Arten. Zwar besitzen Pilze einen *echten Zellkern*, aber *kein Chlorophyll* wie die übrigen Pflanzen, so dass in ihnen keine Photosynthese stattfindet.

Pilze sind fast überall verbreitet. Viele Pilze sind mikroskopisch klein; andere können bis zu 50 cm große Fruchtkörper ausbilden, deren Ausbildung vom den Boden durchziehenden *Myzel* aus erfolgt. Einige Arten der Pilze sind essbar, andere sind sehr giftig. Im Allgemeinen bevorzugen Pilze saure, feuchte Lebensbereiche, beispielsweise Waldböden. Pilze kommen als *Parasiten* bei Menschen, Tieren und Pflanzen vor; aber auch als *Saprophyten* auf toter organischer Substanz.

Schimmelpilze können Lebensmittel verderben. **Hefepilze** spielen im Bäckereigewerbe und bei der Wein- und Bierbereitung eine wichtige Rolle. **Schlauchpilze** werden industriell in großem Maßstab gezüchtet und zur Gewinnung von Antibiotika, organischen Säuren und Enzymen verwendet.

Pilzerkrankungen (Mykosen) sind durch Pilze hervorgerufene Infektionskrankheiten. Sie können in Form lokaler Infektionen der *Haut*, *Schleimhaut*, *Haare* oder *Nägel* auftreten, oder sie können Erkrankungen von *inneren Organen*, zum Beispiel des Darmes, der Lunge, der Hirnhäute oder des Gehirns verursachen. Kommt es zur Pilzsepsis, so kann diese zum Tode führen.

Pathogene Pilze. Bei den krankheitsauslösenden Pilzen unterscheidet man die drei großen Gruppen: Haut-, Schimmel- und Hefepilze. Sie befallen unterschiedliche Körperregionen.

- **Hautpilze** (Dermatophyten) können Haut-, Fuß-, Haar- und Nagelmykosen (Atlas Abb. 23-4 und 23-5) verursachen. Meist sind sie nur lästig, aber in der Regel nicht gefährlich. Typisch für eine Infektion mit Dermatophyten ist ein runder, ovaler oder unregelmäßiger Hauthed mit starker Randbetonung und zentraler Abblassung. Am Herdrand kommt es zur vermehrten Schuppung (Atlas Abb. 23-1). Allerdings können Hautmykosen nicht nur von Dermatophyten hervorgerufen werden, sondern auch von Hefen oder Schimmelpilzen und dann teilweise erheblichen Krankheitswert aufweisen.
- **Schimmelpilze.** Es handelt sich um eine Sammelbezeichnung für zahlreiche kleine Pilze aus verschiedenen Pilzgruppen (Schlauch-, Algenpilze), die als Saprophyten oder als Parasiten tote oder lebende Tiere, Pflanzen oder sonstige organische Materialien mit *Schimmel* überziehen können. Einige Schimmelpilze haben eine erhebliche wirtschaftliche Bedeutung als Lieferant von Antibiotika und Enzymen. Außerdem spielen sie eine zentrale Rolle bei der Schimmelreifung von Camembert und Roquefort.

Zu Schimmelpilzinfektionen kommt es meist durch das *Einatmen* von Schimmelpilzsporen. Dabei gelangen die Sporen mit der Atemluft in die Lungen. Von hier aus können sie durch lokale Ausbreitung oder über den Blut- und Lymphweg in andere Organe einwandern. Diese Sporen befinden sich vor allem in Blumentöpfen, Mülltonnen und schlecht durchlüfteten Wohnungen.

Aflatoxine (Aspergillus-flavus-Toxine). Es handelt sich um die *Giftstoffe einiger Schimmelpilze*, vor allem des Aspergillus flavus. Sie können sich auf Lebensmitteln befinden. Bevorzugt siedeln sie sich auf *Nüssen*, *Getreide*, *Mandeln* und *geräuchertem Schinken* an. Durch Befall von *Futtermitteln* können Aflatoxine auch in *Milch* und *Milchprodukte* gelangen, wo sie im allgemeinen für den Verbraucher *nicht* wahrnehmbar sind. Aflatoxine sind sehr hitzebeständig. Der Genuss von aflatoxinhaltigen Nahrungsmitteln hat tierexperimentell gezeigt, dass er letale Folgen haben kann. Schon in geringeren Dosen wirken sie krebserzeugend.

- **Hefepilze** befallen vor allem die *Schleimhäute* von *Mund*, *Rachen*, *Magen-Darm-Trakt* und *Scheide*, können aber auch auf andere innere Organe übergreifen (Atlas Abb. 23-2 und 23-3). Gelegentlich führen sie zu tödlich verlaufenden Organmykosen. Hefepilze ernähren sich von Zucker. Ihre Ausbreitung wird deshalb durch einen hohen Blutzuckerwert begünstigt.

Allerdings sind nicht alle Hefepilze pathogen. Manche Hefepilze sind sogar nützlich, wie beispielsweise die Backhefe (Candida robusta), die Bier- oder Weinhefe (Saccharomyces cerevisiae) und der Kefirpilz (Candida kefyr).

Von der Gattung Candida kennt man mehr als 200 verschiedene Arten. Hiervon sind jedoch nur ungefähr 15 unter bestimmten Voraussetzungen pathogen. Es handelt sich also um fakultativ pathogene Keime. Hierzu gehören *Candida albicans*, Candida glabrata, Candida crusei und Candida tropicalis.

Candida albicans. Der mit Abstand *bekannteste* Pilz der Candidagruppe ist sicherlich Candida albicans. Siedelt dieser Pilz nur in geringer Konzentration im Darm, und dringt er von hier aus in die Blut- oder Lymphbahn ein, so wird er normalerweise vom körpereigenen Abwehrsystem erkannt und abgetötet. Befindet sich allerdings Candida albicans massenhaft im Darm oder ist die Abwehr geschwächt, oder ist der Blutzuckergehalt sehr hoch, so kann es sein, dass der Pilz in Blut und Lymphe nicht völlig abgetötet werden kann. Er zirkuliert dann in diesen Körperflüssigkeiten und kann hier mikroskopisch nachgewiesen werden. Ausgehend von einer Blutmykose kann es dann zur Organmykose kommen. Damit es von einer Darmmykose – über eine Blutmykose – zur Organmykose kommt, muss im Darm *kein sichtbarer* Pilzbelag (Soorbelag) vorhanden sein. Es reicht völlig aus, dass sich – vor allem zwischen den Darmzotten – Nester von Hefen gebildet haben.

Candida albicans kann im Darm Zucker und zwar hauptsächlich Trauben- und Malzzucker in minderwertigen Alkohol (Fusel) verwandeln. Dieser Alkohol belastet die Leber und kann zum Entgleisen der Leberwerte führen.

Diabetiker sind in doppelter Hinsicht gefährdet, an einer Mykose zu erkranken: zum einen durch die Abwehrschwäche, zum anderen durch die hohen Blutzuckerwerte. Für Diabetiker ist es wichtig zu wissen, dass Fruchtzucker (Fruktose) das Pilzwachstum genauso fördert wie Traubenzucker (Glukose). Fruktose kann beispielsweise in Diabetiker-Konfitüre enthalten sein.

Candida-Mykose (Soorbefall) des Säuglings
- **Mundsoor.** Infiziert sich ein Säugling während der Geburt mit Hefepilzen aus der mütterlichen Scheide, so kann es zum Mundsoor kommen. Vor allem abwehrgeschwächte und flaschenernährte Säuglinge haben ein erhöhtes Erkrankungsrisiko. In ausgeprägten Fällen kann es zu Behinderungen bei der Nahrungsaufnahme kommen.

- **Windelsoor.** Es handelt sich um einen Soor im Windelbereich. Hierbei gelangte Candida albicans mit dem infizierten Darminhalt in die Windel und von hier aus auf die Säuglingshaut, wo er ein ideales feucht-warmes Klima vorfindet.

Darmmykose
- **Symptome.** Typische Hinweise auf Darmmykosen sind *weiche*, *klebrige*, *ungeformte Stühle*, der *Wechsel* von *Verstopfungen* und *Durchfällen*, *Blähungen*, *Heißhunger* auf *Süßes*, *Unverträglichkeit* von *Alkohol*, ständiger Zink- und Eisenmangel, Abgeschlagenheit, Reizbarkeit, Hauterscheinungen und Allergien.

- **Therapie.** Das bekannteste antimykotische Mittel, das gegen Hefepilze eingesetzt wird, ist sicherlich das Nystatin. Es hat den Vorteil, dass es bei innerlicher Einnahme im Darm nicht resorbiert, sondern wieder ausgeschieden wird. Sinnvollerweise wird die Nystatingabe mit einer Anti-Pilz-Diät kombiniert.

Anti-Pilz-Diät. Bei massivem Pilzbefall empfiehlt sich auf jeden Fall die Gabe eines antimykotischen Mittels, bevor man eine Anti-Pilz-Diät beginnen lässt. Es sind Fälle bekanntgeworden, bei denen der Pilz beim alleinigen Durchführen einer solchen Diät mit seinem Myzel die Darmwand durchdrungen hat, um sich innerhalb des Körpers seine Nahrung zu suchen. So kam es zu schweren Organmykosen.

Die wichtigste Grundlage der Anti-Pilz-Diät ist die *Vermeidung* von *Zucker*, und zwar sowohl von zuckerhaltigen Speisen als auch von zuckerhaltigen Getränken wie beispielsweise Obst- und Traubensäften. Es sollen aber auch kohlenhydratreiche Nahrungsbestandteile, vor allem helles Brot und Nudeln, gemieden werden.

Zu bevorzugen ist eine pflanzenfaserreiche Kost, am besten durch das Essen von reichlich Salat und Gemüse. Übrigens: Essbare Pilze wie beispielsweise Pfifferlinge, Steinpilze, Champignons und Morcheln sind als Nahrungsmittel bei einer Anti-Pilz-Diät hervorragend geeignet!

Allgemeine Behandlungsgrundsätze bei Hautpilzerkrankungen

- In der pilzbefallenen Zone nicht kratzen, da sonst die Haut noch weiter gereizt wird. Außerdem könnten durch Verschleppung die umliegenden Hautpartien und die Fingernägel betroffen werden.
- Kunstfaserkleidung ist zu vermeiden, insbesondere wenn die Genitalregion oder die Füße befallen sind. Es wird sonst ein feuchtwarmes Klima mit mangelndem Luftaustausch geschaffen, das die Ausbreitung des Pilzes begünstigt.
- Es ist zweckmäßig, die betroffene Stelle vor der eigentlichen Behandlung zu waschen, da dadurch für den Pilz ein ungünstiges Milieu geschaffen wird.
- Die Behandlung muss nach Verschwinden der Symptome lange genug fortgesetzt werden, damit es nicht gleich zu einem erneuten Befall kommt.

26.2.4 Protozoen

Bei den Protozoen handelt es sich um so genannte *Urtierchen*. Im Gegensatz zu den Bakterien besitzen sie einen *echten Kern*, der DNS enthält und vom Zytoplasma durch eine feste Membran abgegrenzt ist. Wegen dieses komplexeren Zellaufbaus gehören sie zu den höheren Lebewesen. Unter diesen stellen sie jedoch die primitivsten Vertreter dar, da sie nur aus einer einzigen Zelle bestehen. Es gibt Formen mit ungeschlechtlicher und andere mit geschlechtlicher Vermehrung.

Einige Protozoen sind wichtige Krankheitserreger. Diese können beispielsweise *Toxoplasmose* (Toxoplasma gondii), *Malaria* (verschiedene Plasmodienarten), Amöbenruhr und die Leishmaniasen (z. B. die Orientbeule) hervorrufen.

26.2.5 Parasiten (Schmarotzer)

In einem engeren Sinn versteht man unter Parasiten mehr- oder vielzellige Lebewesen, die als *Schmarotzer* Krankheitserscheinungen oder Befindensstörungen hervorrufen können (nicht müssen). Sie entziehen dem Wirtsorganismus Nährstoffe und schädigen ihn dadurch. Gerade in den letzten Jahren treten Parasiten wieder vermehrt auf.

Wichtige Schmarotzer, die beim Menschen auftreten können, sind Würmer, Milben, Läuse, Flöhe und Zecken.

- **Würmer**
    - Fadenwürmer (Spul-, Maden-, Peitschenwürmer und Trichinen)
    - Bandwürmer (Rinder-, Schweine-, Fisch-, Hunde- und Fuchsbandwurm)
- **Milben** (Spinnentiere). Bekannte Milben sind die *Krätzmilbe*, die die Krätze (Scabies, → Abschn. 27.3.4) hervorruft, die *Haarbalgmilbe*, die evtl. bei perioraler Dermatitis und Rosacea eine Rolle spielen kann, die *Erntemilbe*, die als Erreger der Ernte- oder Heukrätze im Sommer und Herbst vor allem die unteren Extremitäten des Menschen befallen kann und die *Hausstaubmilbe*, die sich vor allem von Hautschuppen und Haaren von Menschen und Haustieren ernährt und deren Kot allergisierend wirkt und so eine häufige Ursache von Asthma bronchiale und allergischer Rhinitis darstellt.

- **Läuse** sind 1 bis 3 mm lange, flügellose, blutsaugende Insekten. Sie sind wichtige Krankheitsüberträger bei Fleckfieber und Rückfallfieber. Man unterscheidet Kopf-, Kleider- und Filzläuse (➔ Abschn. 28.3.1).
- **Flöhe** sind 1 bis 7 mm groß, flügellos und saugen Blut bei Menschen und Tieren. Flöhe spielen eine wichtige Rolle bei der Übertragung der Pest. Auch Hunde- und Katzenflöhe können auf den Menschen überspringen. Der vor allem im tropischen Amerika und Afrika vorkommende Sandfloh bohrt sich in die Haut, vor allem der Zehen und Finger und kann so zur Bildung von Phlegmonen und Nekrosen führen.
- **Zecken** sind blutsaugende Parasiten, die bei uns vor allem wegen der Übertragung der Lyme-Borreliose (➔ Abschn. 28.1.1) und der FSME (Frühsommer-Meningoenzephalitis, ➔ Abschn. 27.2.5) Bedeutung haben. Darüber hinaus können Zecken die meldepflichtigen Erkrankungen Rückfallfieber und Q-Fieber übertragen.

26.3 Abwehrsysteme des Körpers

Jeder Organismus muss in der Lage sein, sich gegen schädigende Einflüsse zu wehren. Solche schädigenden Einflüsse können zum einen eindringende Erreger wie Viren, Bakterien, Pilze, Protozoen und Parasiten sein, zum anderen aber auch körpereigene Stoffe, wie krebsig-entartete, überalterte und krankhaft veränderte Zellen und Eiweißmoleküle.

Um diese Aufgaben erfüllen zu können, stehen dem Körper unterschiedliche, komplizierte Schutzmechanismen zur Verfügung. Offenbar hat es die große Zahl von unterschiedlichsten Bedrohungen notwendig gemacht, dass sich ein Abwehrsystem entwickelt hat, das aus mehreren Teilsystemen besteht, die eng zusammenarbeiten, um so einen optimalen Schutz zu gewährleisten.

26.3.1 Unspezifisches Abwehrsystem

Das unspezifische Abwehrsystem besteht *angeborenermaßen*. Es kann gegen *unterschiedlichste* Erreger vorgehen. Allerdings ist es *allein nicht* in der Lage, besonders virulente Keime wirkungsvoll zu bekämpfen. Außerdem kann es keine Informationen über einen einmal eingedrungenen Erreger im Immungedächtnis speichern.

Anteile des unspezifischen Abwehrsystems
- **Fresszellen** (Phagozyten). Fresszellen sind in der Lage, belebte und unbelebte Partikel aufzunehmen und zu verdauen (s. u. Phagozytose und Abb. 26-2). Bei den Fresszellen unterscheidet man Mikrophagen (neutrophile und eosinophile Granulozyten) und Makrophagen (Monozyten-Makrophagen-System, ➔ Abschn. 26.3.5).
- **Säureschutzmantel der Haut.** Der Säureschutzmantel der Haut ist die schwach saure Reaktion der Hautoberfläche, die vor allem durch die Absonderung der Schweißdrüsen und durch wasserlösliche Inhaltsstoffe der Hornschicht bewirkt wird. So hat die Haut je nach Körperregion einen pH-Wert von vier bis sieben und ist deshalb von vornherein für bestimmte Erreger undurchdringlich.
- **Schleim und Flimmerhärchen** der Luftwege. Im Schleim verfangen sich Erreger und Staubteilchen, die mit der Atemluft in die Luftwege gelangt sind. Dieser Schleim kann durch Husten oder Niesen direkt nach außen befördert werden. Er kann aber auch durch die Bewegungen der Flimmerhärchen nach oben transportiert, verschluckt, im sauren Milieu des Magens abgetötet und in den Peyer-Plaques des Darmes vom spezifischen Abwehrsystem erkannt werden. Das spezifische Abwehrsystem seinerseits kann nun mit Antikörperbildung reagieren, so dass die benötigten Antikörper schon nach kurzer Zeit in den betroffenen Schleimhäuten zur Verfügung stehen.
- **Intakte Darmflora.** Es hat sich gezeigt, dass eine intakte Darmflora (Eubiose) ein wirkungsvoller Schutz gegen Erreger ist, die mit der Nahrung in den Darm gelangt sind.
- **Antimikrobielle Substanzen** des Verdauungstraktes. Im Speichel, im Magensaft (Magensäure) und in den Darmsäften befinden sich antibakterielle Substanzen.
- **Abwehrstoffe** (Lysozym). Ein wichtiger Abwehrstoff ist das Lysozym, das in vielen Körperflüssigkeiten und auch in Granulozyten enthalten ist. Auch Fettsäuren und Milchsäure haben eine bakterizide und fungizide Wirkung.

26.3 Abwehrsysteme des Körpers

- **Immunbotenstoffe** (Zytokine). Zytokine sind Botenstoffe zwischen den verschiedenen Abwehrzellen. Sie wirken vor allem auf die Vermehrung und sonstige Aktivität der Lymphozyten ein.

  Interleukine sind Zytokine, die von Leukozyten abgegeben werden. Sie haben eine wichtige Aufgabe bei der Aktivierung der T-Helferzellen, der neutrophilen Granulozyten und der natürlichen Killerzellen. Außerdem fördern sie die Umwandlung der B-Lymphozyten in Plasmazellen. Des Weiteren regen sie die Freisetzung von Stresshormonen an, fördern die Fieberentstehung, machen müde und fördern damit den zur Infektbekämpfung wichtigen Schlaf.

- **Akute-Phase-Proteine** (Akutphasenproteine) sind Bluteiweiße, die in der Leber hergestellt werden und deren Konzentration während einer akuten Infektion stark ansteigen.

  Ein bekanntes Akute-Phase-Protein ist das **C-reaktive Protein (CRP),** das in neuerer Zeit große Bedeutung als zuverlässiger Indikator für ablaufende entzündliche Prozesse und Gewebeschädigungen erlangt hat. Seine Konzentration im Blut kann bei bakteriellen, nichtinfektiösen entzündlichen und nekrotischen Prozessen innerhalb von Stunden bis zum 1000-fachen seines ursprünglichen Wertes ansteigen. Da bei viralen Infektionen im Unterschied zu bakteriellen nur ein geringfügigerer CRP-Anstieg zu verzeichnen ist, eignet es sich in dieser Hinsicht zur Differentialdiagnose.

  CRP korreliert meist mit der BKS. CRP gilt aber als ein noch besserer Indikator, da der Wert meist früher ansteigt und sich schneller normalisiert. Allerdings muss CRP im Labor bestimmt werden, wohingegen der Heilpraktiker die BKS selbst in der Praxis ermitteln kann.

  Aufgabe des CRP ist es, das Komplement (s. u.) zu aktivieren und Bakterien zu opsonieren (Opson = Leckerbissen), das heißt, es markiert Erreger, so dass sie von den Fresszellen besser erkannt werden. Dadurch wird deren Phagozytose erleichtert.

- **Interferone** sind *antivirale* Eiweißverbindungen, die von Leukozyten (v. a. von T-Lymphozyten), Fibroblasten und von virusbefallenen Zellen gebildet werden können. Gibt eine virusbefallene Zelle Interferon an die Umgebung ab, stimuliert sie damit die Interferonbildung der Nachbarzellen. Dies dient dazu, die Virusresistenz der noch nicht befallenen Zellen zu erhöhen. Außerdem aktiviert Interferon die natürlichen Killerzellen und die B- und T-Lymphozyten, die virusbefallenen Zellen abzutöten.

- **Komplementsystem** (Komplement). Das Komplement wirkt bei vielen Abwehrvorgängen mit (to complement = ergänzen) und *unterstützt* und *ergänzt* die *Antikörperwirkung*. Es arbeitet *unspezifisch* und besteht aus ungefähr 20 verschiedenen Eiweißen, darunter befinden sich viele eiweißauflösende Enzyme (Proteasen). Ein bekanntes Komplementprotein ist das C3b.

  Von seinem Aufbau her kann man das Komplementsystem gut mit dem Blutgerinnungssystem vergleichen, da seine Aktivierung auch nach dem „Kaskadenprinzip" abläuft.

Aufgaben des Komplementsystems. Das Komplementsystem hat drei Aufgaben:

- **Zellauflösung** (Zytolyse). Dazu schiebt das Komplement ein röhrenförmiges Gebilde durch die Bakterienzellmembran durch das es Natrium in die Zelle pumpt. Daraufhin strömt durch den dadurch entstandenen osmotischen Druck so viel Wasser in die Zelle ein, bis diese platzt (lysiert).

- **Opsonierung.** Bestimmte Stoffe des Komplementsystems, zum Beispiel C3b, lagern sich der Bakterienmembran an, wodurch die so gekennzeichneten Erreger für die Fresszellen leichter erkennbar und phagozytierbar werden.

- **Chemotaxis.** Die aktivierten Faktoren des Komplementsystems locken Fresszellen und Lymphozyten zum Ort des Geschehens.

Phagozytose (Abb. 26-2). Unter Phagozytose versteht man die Aufnahme fester Teilchen, beispielsweise Bakterien, Viren oder Zelltrümmer, in das Innere von Fresszellen. Dazu wird das zu phagozytierende Teilchen an die Zellmembran der Fresszelle angelagert (Abb. 26-2 A). Dies aktiviert den Phagozyten zur Ausstülpung von Scheinfüßchen (Pseudopodien), mit denen es das zu verdauende Teilchen umgibt. Diese Pseudopodien bilden dann eine Plasmavakuole (Phagosom), die das Teilchen vollständig umschließt. In das Phagosom ergießen nun die Lysosomen ihr eiweißauflösendes Enzym, das das Teilchen abbaut.

Sind die Erreger durch Antikörper, durch CRP oder durch das Komplement C3b markiert („opsoniert"), erleichtert dies die Erkennung und Phagozytose des Eindringlings (Abb. 26-2 B). So ist zum Beispiel der Antikörper mit seinem Greifarm (Fab-Teil mit spezifischem Rezeptor) an den Erreger und mit seinem langen Ende (Fc-Stück mit unspezifischem Rezeptor) an den Phagozyten gebunden. Bitte beachten Sie hierzu auch den Abschnitt 26.3.4.

26.3.2 Spezifisches Abwehrsystem

Spezifische Abwehrvorgänge besitzen, wie schon der Name sagt, eine hohe Spezifität, das heißt, sie sind immer gegen einen bestimmten Krankheitserreger gerichtet. Spezifische Abwehrvorgänge führen typischerweise zu einer länger anhaltenden Unempfindlichkeit gegen den Erreger, da die Information über den Eindringling in das Immungedächtnis übernommen wird.

Ein wichtiger Teil des spezifischen Abwehrsystems sind die Antikörper, die von den Plasmazellen produziert werden. Wichtige Anteile des zellulären spezifischen Abwehrsystems sind die T-Helferzellen, die T-Unterdrückerzellen (Suppressorzellen), die T-Gedächtniszellen (Memory-Zellen) und die zytotoxischen T-Lymphozyten, die alle im Kapitel 7 Blut näher besprochen wurden. (Tab. 24-4)

26.3.3 Zusammenarbeit zwischen dem unspezifischen und dem spezifischen Abwehrsystem

Versucht ein Erreger, in den Körper einzudringen, so stößt er *zuerst* auf die Bestandteile des *unspezifischen Abwehrsystems*, die an den äußeren und inneren Körperoberflächen lokalisiert sind: beispielsweise auf den Säureschutzmantel der Haut, auf Flimmerhärchen und Schleim im Atemtrakt, auf eine intakte Darmflora, auf mikrobizide Bestandteile in Speichel, Magen- und Darmsaft. Die weitaus meisten Erreger fallen bereits dieser ersten Verteidigungsbarriere zum Opfer.

Gelingt es dem Erreger jedoch, diesen Schutzwall zu durchbrechen, so treten nun zusätzlich das innere unspezifische und das innere spezifische Abwehrsystem auf den Plan. Sobald der Erreger identifiziert ist, erfolgt eine ganz gezielte Immunantwort, vor allem durch Antikörperbildung (s. u.). Zwischen dem Erstkontakt mit einem Erreger und der Ausbildung einer wirksamen Immunantwort vergeht eine gewisse Zeitspanne. Man spricht von einer „immunologischen Lücke". Kommt es zu einem erneuten Kontakt mit demselben Erreger, so tritt aufgrund des Immungedächtnisses (Bildung so genannter Gedächtniszellen) *keine* immunologische Lücke mehr auf. Diese jetzt stark beschleunigte Immunreaktion wird auch als Booster-Effekt bezeichnet (to boost = verstärken, beschleunigen).

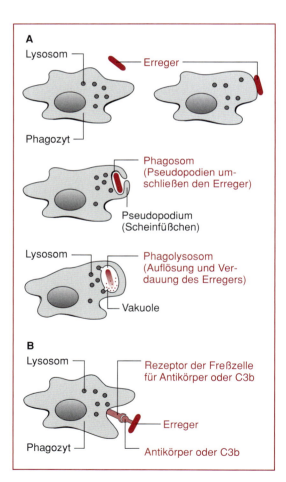

Abb. 26-2 Phagozytose
A: Phagozytose eines Erregers
B: Einleitung der Phagozytose eines opsonierten Erregers.

26.3.4 Antigen und Antikörper

Antigen. Als Antigen betrachtet man *jede Substanz*, die in der Lage ist, die *Bildung* von *Antikörpern* (oder die Herstellung von immunkompetenten Lymphozyten) *auszulösen*. Antigene sind meist körperfremde Stoffe wie Viren und Bakterien, aber es kann sich auch um andere organische oder anorganische Stoffe handeln. Die Anzahl der

26.3 Abwehrsysteme des Körpers

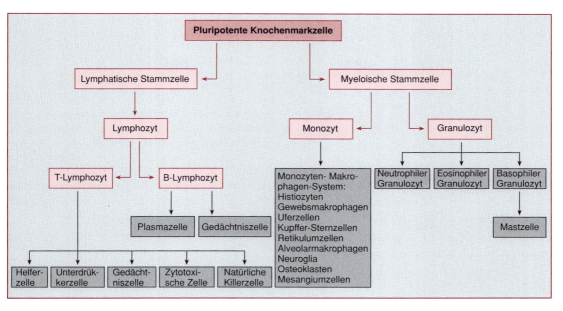

Abb. 26-3 Vereinfachte Stammreihe wichtiger Abwehrzellen.

Tabelle 26-4 Übersicht über das unspezifische und spezifische Abwehrsystem

Unspezifisches Abwehrsystem		Spezifisches Abwehrsystem	
Humorales System	**Zelluläres System**	**Humorales System**	**Zelluläres System**
– Säureschutzmantel der Haut – Schleim und Flimmerhärchen – intakte Darmflora – antimikrobielle Substanzen – Abwehrstoffe (Lysozym) – Immunbotenstoffe (Zytokine, Interleukine) – Akute-Phase-Proteine – Komplementsystem – Interferon	– Makrophagen (Monozyten-Makrophagen-System) – Mikrophagen (neutrophile und eosinophile Granulozyten) – natürliche Killerzellen	– Antikörper (von Plasmazellen)	– T-Helferzellen – T-Unterdrückerzellen – T- und B-Gedächtniszellen – T-zytotoxische Zellen (zytotoxische T-Lymphozyten)

Stoffe, die als Antigene in Betracht kommt, scheint fast unüberschaubar groß. Trotzdem ist das spezifische Immunsystem in der Lage, eine riesige Anzahl Antigene zu erkennen und sich ihrer zu erwehren.
Antigene besitzen auf ihrer Oberfläche bestimmte Antigendeterminanten (Abb. 26-4), die als Epitope bezeichnet werden. Sie sind diejenigen Strukturen, die vom Abwehrsystem als fremd erkannt werden und gegen die sich die Antikörperproduktion richtet. Normalerweise trägt ein Antigen mehrere solcher Determinanten, so dass nach dem Kontakt mit dem Antigen eine Reihe verschiedener Antikörper gebildet werden.

Antikörper, AK (Immunglobuline, Ig). Antikörper bestehen aus Eiweißen (genauer: Glykoproteinen). Sie werden von Plasmazellen und B-Lymphozyten produziert und an die Körperflüssigkeiten abgegeben. Antikörper haben meist eine Y-förmige Gestalt, wobei ihr variabler Teil im oberen Abschnitt der „Greifarme" liegt, der für die Spezifität des Antikörpers verantwortlich ist (Abb. 26-5).

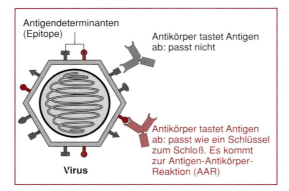

Abb. 26-4 Schematische Darstellung der Antigen-Antikörper-Reaktion (Schlüssel-zu-Schloss-Prinzip).

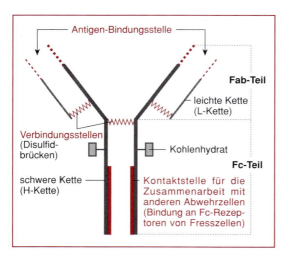

Abb. 26-5 Schematische Darstellung eines IgG-Antikörpers. Zwei leichte (L-Ketten) und zwei schwere Ketten (H-Ketten) sind durch Disulfidbrücken miteinander verbunden.
Fab = antigenbindendes Fragment
     Hier liegen die Antigenbindungsstellen
Fc = cristallisierbares Fragment
     Die Enden neigen in freier Form sehr leicht zur Kristallisation. Mit diesem Abschnitt kann der Antikörper an Rezeptoren von Fresszellen anbinden.

In einem Milliliter Blut kommen über eine Billion Antikörper vor. Diese fast unvorstellbare Anzahl ist durch die extreme Spezialisierung der Antikörper bedingt.

Bildung der Antikörper. Trifft ein Antigen auf einen B-Lymphozyten, der den passenden Antikörper auf seiner Membranoberfläche trägt, so verbinden sich die beiden in einer Antigen-Antikörper-Reaktion. Daraufhin wandelt sich der B-Lymphozyt in eine Plasmazelle um und beginnt sich zu klonen, das heißt, es werden nun Millionen erbgleicher, identischer Nachkommen hergestellt. Diese geklonten Zellen beginnen nun massenhaft den benötigten Antikörper zu produzieren.

Man geht heute davon aus, dass die Antikörper aus gestückelten Genen, die in den B-Lymphozyten nach dem Zufallsprinzip kombiniert werden, hergestellt werden. Wenn man bedenkt, welche Vielfalt von Wort-Kombinationsmöglichkeiten 26 Buchstaben ergeben, kann man sich vorstellen, wie viele Kombinationsmuster aus 100 Genstücken möglich sind!

Antigen-Antikörper-Reaktion. Die Antikörper verbinden sich mit den Antigenen in einer Antigen-Antikörper-Reaktion. Dabei müssen Antigen und Antikörper zusammenpassen wie ein Schlüssel zum Schloss (Abb. 26-4).

Immunkomplexe. Haben sich die *Antikörper* an das *Antigen gebunden*, so spricht man vom Immunkomplex. Diese Immunkomplexe haben folgende Funktionen:

- Die Fresszellen können das Antigen nun leichter erkennen und besser phagozytieren.
- Das Komplementsystem wird aktiviert.
- Es wird das Eindringen des Erregers in Körperzellen verhindert. So kann sich das Virus nicht innerhalb von Körperzellen vor der Abwehr verstecken.
- Die Antikörper können Bakterientoxine direkt entgiften, indem sie diese an sich binden.

Die Immunkomplexe werden von Fresszellen abgebaut. Ist dieser Vorgang gestört, so kann es zur Einlagerung dieser Immunkomplexe in Gefäßwände und Gewebe kommen und hier zu Entzündungsreaktionen führen. Dies ist beispielsweise der Fall bei rheumatischen Erkrankungen, wie bei rheumatischem Fieber, rheumatischer Endokarditis, LE, PCP und akuter Glomerulonephritis.

Immunglobulinklassen (Tab. 26-5). Die von den Plasmazellen produzierten Antikörper werden in

Tabelle 26-5 Bildung der Antikörper

Immunglobulin-klassen	IgG	IgM	IgA	IgD	IgE
Bedeutung	sekundäre Immunantwort	primäre Immunantwort („Frühanti-körper")	sekretorische Antikörper	vermutlich Mit-wirkung bei der Differenzierung der B-Lympho-zyten	Abwehr von Parasiten und Mitwirkung bei Allergien vom Soforttyp
Vorkommen	Blut, Lymphe, Muttermilch	Blut, Lymphe	im Sekret von Schleimhäuten und in Blut, Muttermilch und Lymphe	Blut, Lymphe	Blut, Lymphe
Molekular-gewicht	150 000	950 000	160 000 und 85 000	175 000	190 000
Plazentagängig	ja	nein	nein	nein	nein

fünf Immunglobulinklassen eingeteilt: IgG, IgM, IgA, IgD und IgE. Diese können noch in weitere Subklassen zerlegt werden.

Die Immunglobulinklassen unterscheiden sich in Aufbau und Arbeitsweise voneinander. Sie können im Labor mit Hilfe der Elektrophorese (→ Abschn. 7.1.1) voneinander getrennt werden.

- **IgG** (Immunglobuline der Klasse G). Sie stellen mit ungefähr 75 % die *Hauptmasse* der im Körper vorhandenen Antikörper dar. Manche Subklassen der IgG können das Komplement aktivieren.
  Die IgG benötigen nach dem erstmaligen Kontakt mit einem Erreger drei Wochen für ihre Bildung. Deshalb haben sie beim erstmaligen Kontakt mit einem Erreger keine Bedeutung. Allerdings spielen sie beim Zweitkontakt die wichtigste Rolle, da sie nun als *Sekundärantwort* sofort gebildet werden können.
  IgG-Antikörper sind die einzigen plazentagängigen Antikörper, das heißt, dass sie in der Lage sind, die Plazentaschranke zu überwinden, so dass sie von der Mutter auf das Kind übergehen können. So gewähren sie dem Kind vor und bis ungefähr drei bis sechs Monate nach der Geburt einen Infektionsschutz, da das Kind während dieser Zeit noch nicht in der Lage ist, selbst IgG herzustellen.
- **IgM** (Immunglobuline der Klasse M). Die IgM sind die Antikörper, die beim Erstkontakt mit einem Erreger am schnellsten gebildet werden. Sie heißen deshalb Frühantikörper. Allerdings sinkt die IgM-Konzentration wieder auf niedrigere Werte ab, sobald die IgG-Herstellung erfolgt ist.
  IgM machen ungefähr 10 % der Antikörper aus. Sie kommen hauptsächlich in den Gefäßen vor.
- **IgA** (Immunglobuline der Klasse A). Immunglobulin A stellt ungefähr 20 % der Antikörper dar. IgA ist auf Abwehrvorgänge an der Schleimhaut spezialisiert. Es befindet sich deshalb im Sekret der Schleimhäute des Atem-, Verdauungs- und Urogenitaltraktes. IgA kommt auch in der Muttermilch vor, so dass der gestillte Säugling von der Mutter auf diesem Weg einen Infektionsschutz erhält.
- **IgD** (Immunglobuline der Klasse D). Über IgD ist nur sehr wenig bekannt. Es tritt im Blut nur in sehr geringen Mengen auf. Da es auf der Membranoberfläche von B-Lymphozyten vorkommt, nimmt man an, dass es bei deren Differenzierung eine Rolle spielt.
- **IgE** (Reagine, Immunglobuline der Klasse E). IgE spielt bei *Allergien* vom *Soforttyp* und bei *Parasitenbefall* eine wichtige Rolle. IgE kann sich auf die Oberfläche von basophilen Granulozyten und von Gewebsmastzellen aufsetzen und diese zur Freisetzung von Histamin veranlassen.

26.3.5 Monozyten-Makrophagen-System (MMS) (früher: retikuloendotheliales/retikulohistiozytäres System, RES/RHS)

Das Monozyten-Makrophagen-System wird auch als mononukleäres Phagozytensystem, MPS (im Gegensatz zu den „polymorphkernigen" Granulozyten), bezeichnet.

Beim Monozyten-Makrophagen-System handelt es sich um eine Zusammenfassung aller Phagozyten, die von den Monozyten abstammen. Diese Phagozyten kommen in allen Körpergeweben vor und erfüllen wichtige Abwehraufgaben.

Wichtige Zellen des Monozyten-Makrophagen-Systems bzw. des RES/RHS

- **Monozyten.** Es handelt sich um die größten Leukozyten. Sie zirkulieren nur ein bis zwei (evtl. bis fünf) Tage im Blut und wandern dann ins Gewebe und in verschiedene Organe aus, wo sie sich zu den gewebetypischen Makrophagen ausdifferenzieren. So entwickeln sie sich beispielsweise im Bindegewebe zu Histiozyten, in der Leber zu Kupffer-Sternzellen, in der Lunge zu Alveolarmakrophagen, in der Milz und den Lymphknoten zu freien oder fixierten Makrophagen und in serösen Höhlen zu Pleura- und Peritonealmakrophagen. Allerdings herrscht noch keine völlige Einigkeit, welche Zellen im einzelnen diesem System zugerechnet werden (vor allem bei den Osteoklasten und der Neuroglia).
Monozyten tragen auf ihrer Membranoberfläche Rezeptoren für Komplementproteine (z. B. C3b) und IgG. Dabei lagern sich die Monozyten derart gekennzeichneten Antigenen an und phagozytieren diese.
Allerdings sind Monozyten und andere Makrophagen nicht nur zur Phagozytose befähigt, sondern sie können Teile des phagozytierten Materials auf ihrer Zelloberfläche präsentieren und es so den Lymphozyten zur „Erkennung" anbieten (Antigen-Präsentation). Auf diese Weise stimulieren sie die Lymphozyten zur Antikörperproduktion. Des Weiteren sind sie in der Lage, entweder spontan oder nach Aktivierung, eine Vielzahl Substanzen unterschiedlichster Wirkung zu produzieren, die alle im Dienste der Abwehr stehen. Neuerdings vermutet man, dass sie auch eine wichtige Rolle bei der Abwehr von Krebszellen haben.
- **Histiozyten** sind *bewegliche* Abwehrzellen, die sich bevorzugt im lockeren Bindegewebe aufhalten, beispielsweise in der Adventitia kleiner Blutgefäße. Sie haben einen großen Zellleib, zahlreiche Fortsätze und können eine beachtliche Phagozytoseleistung vollbringen.
- **Gewebsmakrophagen** sind *ortsständige* Fresszellen, die sich ebenfalls bevorzugt im lockeren Bindegewebe aufhalten.
  Von manchen Autoren werden die Begriffe Histiozyt und Gewebsmakrophag auch synonym verwendet. Bei den Gewebsmakrophagen handelt es sich um Histiozyten, die sich im Zellverband niedergelassen haben und nicht umherwandern. Allerdings können sich Gewebsmakrophagen auch wieder aus diesem Zellverband lösen und zu Histiozyten werden, was wiederum ihren synonymen Gebrauch verständlich macht.
- **Uferzellen** sind Makrophagen, die an den Wänden der Sinusoide von Lymphknoten, Milz und Knochenmark sitzen. Kommen sie in der Leber vor, so werden sie als Kupffer-Sternzellen bezeichnet.
- **Kupffer-Sternzellen** sind Fresszellen, die an der Wand der Lebersinusoide liegen und die das Blut reinigen, das durch die Leber fließt. Um dieser Aufgabe besser gerecht werden zu können, besitzen sie lange, sternförmige Zytoplasmafortsätze, die sich in den Blutstrom erstrecken.
- **Retikulumzellen** befinden sich im retikulären Bindegewebe, sind sternförmig verzweigt und zu einem dreidimensionalen Netz verbunden. Sie bilden das Grundgerüst des roten Knochenmarks und der lymphatischen Organe (Lymphknoten, Milz, Tonsillen). Sie haben einerseits die Aufgabe, Retikulinfasern zu produzieren, andererseits können sie sich jedoch auch aus dem Zellverband herauslösen, im Gewebe umherwandern und Abwehraufgaben übernehmen.
- **Alveolarmakrophagen** (Staubzellen der Lunge) sitzen einerseits an der Wand der Lungenbläschen, kommen aber auch frei in den Alveolarräumen vor. Sie haben die Aufgabe, Erreger, Rauch und Staubteilchen zu phagozytieren, die mit der Atemluft in die Lungen gelangen.
- **Langerhans-Zellen** der Haut (Epidermissternzellen) kommen in der Stachelzellschicht (Stratum spinosum) vor und haben die Fähigkeit zur Phagozytose und zur Antigenpräsentation wie

die anderen Makrophagen auch. Wegen ihrer dendritischen Form werden sie auch als Epidermissternzellen bezeichnet.

- **Neuroglia** (Glia) ist eine Art „Nervenbindegewebe", das aus spezialisierten Nervenzellen besteht, die die Aufgabe haben, die impulsleitenden Nervenzellen zu stützen, zu ernähren, zu isolieren und immunologisch zu schützen (Abwehrfunktion). Man unterscheidet Makro- und Mikroglia. Bei der Makroglia (Astrozyten) handelt es sich um große, sternförmige Zellen mit zahlreichen Zellfortsätzen, bei der Mikroglia (z. B. Hortega-Zellen) um kleinere, bewegliche Zellen.
- **Osteoklasten** (Knochenfresszellen) sind vielkernige Riesenzellen, die vor allem in der Knocheninnenhaut (Endost) sitzen. Sie bauen Knochengewebe ab, haben aber auch wichtige Phagozytoseaufgaben.
- **Mesangiumzellen** sitzen als Bindegewebszellen zwischen den Kapillaren des Gefäßknäuels in den Nieren. Sie können phagozytieren. Man vermutet, dass sie evtl. auch an Immunreaktionen der Nieren beteiligt sind.

26.4 Fragen

Beantworten Sie die Fragen möglichst knapp! Die richtigen Antworten finden Sie im angegebenen Abschnitt entweder **fett** oder *kursiv* gedruckt.

Lokalinfektionskrankheiten

▸ Geben Sie Kennzeichen von Lokalinfektionskrankheiten an! Wovon hängt es vor allem ab, ob eine Lokalinfektionskrankheit zum Ausbruch kommt oder nicht? Ist die Diagnose einer Lokalinfektionskrankheit im Allgemeinen einfach oder schwer zu stellen? Kommt es bei einer Lokalinfektionskrankheit nur zu örtlich begrenzten Reaktionen? Wird eine Immunität nach Durchstehen einer solchen Erkrankung erworben? (➔ Abschn. 26.1.1)

Zyklische Infektionskrankheiten

▸ Geben Sie den dreiphasigen Ablauf einer zyklischen Infektionskrankheit an! (➔ Abschn. 26.1.1, Kasten)
▸ Kommt es an der Eintrittsstelle der Erreger zu Krankheitserscheinungen? Geben Sie an, wo sich die Erreger nach Eindringen in das Blut- oder Lymphsystem vermehren! Welcher Fieberverlauf ist typisch bei zyklischen Infektionskrankheiten? (➔ Abschn. 26.1.1)

Beziehung zwischen Mikroorganismus und Mensch

▸ Was versteht man unter einer Symbiose? Geben Sie ein typisches Beispiel für eine Symbiose im Körper an! Was sind Parasiten? Was versteht man unter Pathogenität? Was bezeichnet man mit Virulenz? Erklären Sie den Begriff Resistenz! Was ist Immunität und was ist eine stille Feiung? Wodurch unterscheidet sich die Empfänglichkeit von der Anfälligkeit einem bestimmten Erreger gegenüber? Was ist eine Anthroponose, was eine Zoonose? (➔ Abschn. 26.1.2)

Definitionen

▸ Was versteht man unter einer Sepsis und was unter einer Pyämie? Erklären Sie die Begriffe Superinfektion, Sekundärinfektion und Reinfektion! Erläutern Sie, was man unter Epidemie, unter Endemie und Pandemie versteht!
▸ Was ist Morbidität, was Mortalität und was Letalität? (➔ Abschn. 26.1.2)

Immunität

- Was ist Immunität? (→ Abschn. 26.1.1)
- Zählen Sie einige Faktoren auf, die zur unspezifischen Immunität gerechnet werden! Was ist das Kennzeichen der spezifischen Immunität? Welches ist das wichtigste „Kampfmittel" der spezifischen Immunität? Wodurch kann es zur erworbenen Immunität kommen? (→ Abschn. 26.1.2)

Schutzimpfung

- Was soll mit einer Schutzimpfung erreicht werden? Was ist eine aktive und was eine passive Impfung? Worin unterscheidet sich ein Tot- von einem Lebendimpfstoff? Welcher Impfstoff von beiden ist immunogener? Unterscheiden Sie Impfreaktion und Impfschaden! (→ Abschn. 26.1.3)

Sterilisation

- Was versteht man unter Sterilisation? Welches sind die beiden in der Praxis zulässigen Sterilisierverfahren? (→ Abschn. 26.1.4)
- Was ist eine Desinfektion und womit wird sie im Allgemeinen durchgeführt? (→ Abschn. 26.1.4)

Wärmeregulation

- Wo sitzt das Wärmeregulationszentrum? Welche beiden Körpertemperaturen werden gängigerweise unterschieden? (→ Abschn. 26.1.5)
- Geben Sie wichtige Regelmechanismen der Körpertemperatur an! (→ Abschn. 26.1.5)
- Was ist eine Hyperthermie und wodurch kann sie ausgelöst werden? (→ Abschn. 26.1.5)
- Was ist Fieber und wodurch kann es ausgelöst werden? Was sind Pyrogene und worauf wirken sie ein? Unterscheiden Sie exogene und endogene Pyrogene! Worin liegt der Sinn des Fiebers? Welche Gefahr beinhaltet hohes Fieber? (→ Abschn. 26.1.5)
- In welchem Lebensalter können Fieberkrämpfe auftreten? Schildern Sie das Erscheinungsbild eines Schüttelfrostes! Worauf weist Schüttelfrost hin? Welche zwei Arten des Fieberabfalls werden unterschieden? Welche Art ist der gefährlichere Fieberabfall? (→ Abschn. 26.1.5)
- Bei welchen Werten spricht man von subfebrilen Temperaturen und ab welchen von hohem Fieber? (→ Abschn. 26.1.5, Kasten)
- Zählen Sie einige typische Fieberkurven auf! Was sind Kennzeichen des intermittierenden, des remittierenden, des kontinuierlichen, des septischen und des undulierenden Fiebers? (→ Abschn. 26.1.5)

Übertragungswege von Krankheitserregern

- Zählen Sie wichtige Übertragungswege von Krankheitserregern auf! Geben Sie typische Infektionswege von Krankheitserregern an! (→ Abschn. 26.1.6)

Ansteckungsverdächtiger, Ausscheider und Dauerausscheider

- Was ist ein Ansteckungsverdächtiger, was ein Ausscheider und was ein Dauerausscheider? (→ Abschn. 26.1.7)

Zeitliche Abläufe und Schwere von Infektionskrankheiten

- Wie unterscheidet sich ein foudroyanter Krankheitsverlauf vom einem subakuten, einem rezidivierenden und einem latenten? Was ist eine stumme Infektion, was eine abortive und was eine manifeste? (→ Abschn. 26.1.8)

Krankheitserreger
▶ Wie können Krankheitserreger nachgewiesen werden? (➔ Abschn. 26.1.9)

Viren
▶ Zählen Sie wichtige Kennzeichen von Viren auf! Was sind wirksame Abwehrmaßnahmen des Körpers gegen Viren? Geben Sie typische Symptome einer Viruserkrankung an! (➔ Abschn. 26.2.1)

Bakterien
▶ Was sind Merkmale von Bakterien? Nach welchen Gesichtspunkten werden Bakterien klassifiziert? Zählen Sie kugel-, stäbchen- und schraubenförmige Bakterien auf! (➔ Abschn. 26.2.2)
▶ Wie werden Rickettsien typischerweise übertragen? Wodurch unterscheiden sich Ekto- und Endotoxine? (➔ Abschn. 26.2.2)

Pilze
▶ Zählen Sie wichtige Kennzeichen von Pilzen auf! Nennen Sie Organe, die von Pilzen befallen werden können! Was sind Aflatoxine und wo können sie vorkommen? (➔ Abschn. 26.2.3)
▶ Wo siedeln sich beim Menschen bevorzugt Hefepilze an? Wie heißt der bekannteste Pilz der Candidagruppe, der fakultativ pathogen ist? Geben Sie typische Candidamykosen des Säuglings an! Zählen Sie auf, welche Beschwerden bei Darmmykose auftreten können! Was sind wichtige Behandlungsgrundsätze bei Befall mit Darmpilzen? Was ist die wichtigste Grundlage der Anti-Pilz-Diät? (➔ Abschn. 26.2.3)
▶ Nennen Sie allgemeine Behandlungsgrundsätze bei Hautpilzerkrankungen! (➔ Abschn. 26.2.3, Kasten)

Protozoen
▶ Geben Sie Kennzeichen der Protozoen an! Welche meldepflichtigen Erkrankungen werden von Protozoen hervorgerufen? (➔ Abschn. 26.2.4)

Parasiten
▶ Was sind Parasiten? Zählen Sie einige Parasiten auf! (➔ Abschn. 26.2.5)

Spezifisches und unspezifisches Abwehrsystem
▶ Besteht das unspezifische Abwehrsystem erworbener- oder angeborenermaßen? Zählen Sie auf, was zum unspezifischen Abwehrsystem gerechnet wird! Welche Wirkung hat Interferon? Geben Sie kurz an, was das Komplementsystem ist und welche Aufgaben es hat! (➔ Abschn. 26.3.1)
▶ Ein Erreger versucht, in den Körper einzudringen. Stößt er nun im Allgemeinen zuerst auf das spezifische oder das unspezifische Abwehrsystem? (➔ Abschn. 26.3.3)
▶ Was ist ein Antigen? Was versteht man unter einem Immunkomplex? Welche Immunglobulinklassen gibt es? Welche der Immunglobulinklassen stellt die Hauptmasse der Antikörper? Bei welchen Vorgängen spielt IgE die entscheidende Rolle? (➔ Abschn. 26.3.4)
▶ Zählen Sie einige wichtige Zellen des Monozyten-Makrophagen-Systems auf! (➔ Abschn. 26.3.5)

27 Infektionskrankheiten mit Behandlungsverbot für den Heilpraktiker

27.1	**Behandlungsverbot aufgrund IfSG § 24 und § 6 Abs. 1** 642	27.2.12	Leptospirosen 679
27.1.1	Botulismus 642	27.2.13	Listeriose und angeborene Listeriose (Granulomatosis infantiseptica) 681
27.1.2	Cholera 643	27.2.14	Malaria 682
27.1.3	Diphtherie 644	27.2.15	Meningitis durch Haemophilus influenza Typ b 683
27.1.4	Humane spongiforme Enzephalopathie (HSE) 646	27.2.16	Ornithose (Psittakose) 684
27.1.5	Akute Virushepatitis 648	27.2.17	Q-Fieber 685
27.1.6	Enteropathisches hämolytisch-urämisches Syndrom (HUS, syn. Gasser-Syndrom) 650	27.2.18	Rötelnembryopathie (Embryopathia rubeolosa) 686
27.1.7	Virusbedingtes hämorrhagisches Fieber 651	27.2.19	Rückfallfieber (Febris recurrens) 687
27.1.8	Masern (Morbilli) 651	27.2.20	Salmonellose 687
27.1.9	Meningokokken-Meningitis und -Sepsis 653	27.2.21	Shigellenruhr (Shigellose, Bakerienruhr, bakterielle Ruhr, bakterielle Dysenterie) 688
27.1.10	Milzbrand (Anthrax) 654	27.2.22	Angeborene Toxoplasmose und Toxoplasmose 689
27.1.11	Poliomyelitis (spinale Kinderlähmung, Heine-Medin-Krankheit) 655	27.2.23	Trichinose 690
27.1.12	Pest 657	27.2.24	Tularämie (Hasenpest) 691
27.1.13	Tollwut (Rabies, Lyssa, Hundewut, Hydrophobie) 658	27.2.25	Enterohämorrhagische Escherichia coli (EHEC) 692
27.1.14	Typhus abdominalis 660	**27.3**	**Behandlungsverbot aufgrund IfSG § 24 und § 34 Abs. 1 (nur soweit vorstehend noch nicht genannt)** 693
27.1.15	Paratyphus 661	27.3.1	Borkenflechte (Impetigo contagiosa, Grindflechte, Grindblasen) 693
27.1.16	Tuberkulose (Tb, Tbc) 662	27.3.2	Keuchhusten (Pertussis) 693
27.2	**Behandlungsverbot aufgrund IfSG § 24 und § 7 (soweit unter § 6 noch nicht genannt)** 665	27.3.3	Mumps (Parotitis epidemica) 695
27.2.1	AIDS 665	27.3.4	Krätze (Scabies) 695
27.2.2	Brucellosen 667	27.3.5	Scharlach und sonstige Streptococcus-pyogenes-Infektionen 696
27.2.3	Echinokokkose (Hunde- und Fuchsbandwurm) 668	27.3.6	Windpocken (Varizellen) 698
27.2.4	Fleckfieber (Läusefleckfieber, Typhus exanthematicus, Flecktyphus, klassisches Fleckfieber) 670	**27.4**	**Sexuell übertragbare Krankheiten** 699
27.2.5	Früh-(jahr-)Sommer-Meningoenzephalitis (FSME) 671	27.4.1	Syphilis (Lues, harter Schanker) und angeborene Lues 699
27.2.6	Akute Gastroenteritis bzw. mikrobiell bedingte Lebensmittelvergiftungen 672	27.4.2	Gonorrhö (Tripper) 701
27.2.7	Gelbfieber 674	27.4.3	Ulcus molle (weicher Schanker) 702
27.2.8	Influenza (Virusgrippe) 675	27.4.4	Lymphgranuloma inguinale (Lymphopathia venerea, venerische Lymphknotenentzündung, Lymphogranulomatosis inguinalis Nicolas u. Favre, 4. Geschlechtskrankheit) 703
27.2.9	Keratoconjunctivitis epidemica 676		
27.2.10	Legionärskrankheit (Legionellose) 677		
27.2.11	Lepra (Aussatz, Morbus Hansen) 677	27.4.5	Herpes genitalis 703

Für die amtsärztliche Überprüfung müssen die in diesem Kapitel dargestellten Infektionskrankheiten sicher beherrscht werden. Es handelt sich dabei um die Infektionskrankheiten, für die gem. § 24 IfSG in Verbindung mit den §§ 6, 7 und 34 Behandlungsverbot für den Heilpraktiker besteht. Die Krankheiten werden in der folgenden Reihenfolge vorgestellt:

- Krankheiten mit Behandlungsverbot aufgrund IfSG § 24 und § 6 Abs. 1,
- Krankheiten mit Behandlungsverbot aufgrund IfSG § 24 und § 7 (soweit unter § 6 noch nicht genannt),
- Krankheiten mit Behandlungsverbot aufgrund IfSG § 24 und § 34 (soweit vorstehend noch nicht genannt),
- sexuell übertragbare Krankheiten.

Für alle diese Infektionskrankheiten gilt: Da der Heilpraktiker hier nicht behandeln darf, muss er diese Krankheiten sicher diagnostizieren können, damit er solche Patienten sofort an den Arzt verweisen kann!

Da die Darstellung der einzelnen Krankheiten einem einheitlichen Schema folgt, kann der Studierende sein Wissen anhand der Überschriften leicht nachprüfen, weshalb bei diesem Kapitel auf einen extra Fragenteil verzichtet wird.

> Als wichtige **Lernhilfe** wurde der jeweiligen Krankheit ein Kasten mit den **wichtigsten Stichwörtern** zu der **betreffenden Krankheit** vorangestellt.

27.1 Behandlungsverbot aufgrund IfSG § 24 und § 6 Abs. 1

27.1.1 Botulismus

> Botulismus ist eine **Lebensmittelvergiftung** mit dem Botulismustoxin, einem Neurotoxin. Da es sich also um eine *Vergiftung* handelt und *nicht* um eine Infek-

tion, ist auch keine Ansteckung von Mensch zu Mensch möglich.
Leitsymptome sind **gastrointestinale Beschwerden** (Übelkeit, Erbrechen, Verstopfung) und **Lähmungserscheinungen**, die am Kopf beginnen und sich nach unten ausbreiten können.

Erreger. Erreger ist das Botulismusbakterium, und zwar Clostridium botulinum, ein anaerobes, grampositives, sporenbildendes Stäbchen. Er kann sehr hitzebeständige Sporen bilden. Diese kommen ubiquitär im Erdreich vor.

Als Anaerobier kann er in verunreinigten Konserven, in Weckgläsern aber auch in gestopften Würsten unter Luftabschluss auskeimen und dabei sein hochgiftiges Toxin entwickeln.

Ausbreitung. Die Erkrankung ist weltweit verbreitet. Allerdings sind in Mitteleuropa Botulismusfälle durch eine sorgfältige Nahrungsmittelverarbeitung selten. Jedoch tritt der Erreger gelegentlich noch in selbst eingemachten Konserven (Bohnen) und in geräuchertem Fisch oder Fleisch aus Hausschlachtungen auf. Dabei kann es durchaus sein, dass die Nahrungsmittel einen völlig normalen Geruch und Geschmack haben. Durch Abkochen wird zwar das Bakterium abgetötet, nicht aber die Sporen. So kann der Erreger in abgekochten, eingedosten Lebensmitteln unter anaeroben Bedingungen neu auskeimen und das Toxin bilden. Obwohl die Sporen äußerst hitzeresistent sind und mehrere Stunden 100 °C überdauern können, werden sie in 120 °C heißem Dampf innerhalb von Minuten abgetötet.

Ansteckung. Da es sich um eine Lebensmittelvergiftung handelt, ist keine Ansteckung von Mensch zu Mensch möglich.

Inkubationszeit. Stunden, manchmal 4–6 Tage (selten bis 14 Tage).

Symptome. Es kommt zu *Magen-Darm-Beschwerden* und zu *Nervenlähmungen*. Anfangs entwickeln sich Übelkeit, Erbrechen, Magenschmerzen, selten auch Durchfall, der dann allerdings in eine hartnäckige Verstopfung übergeht. Die Temperatur und der Puls sind anfangs normal. Das Bewusstsein ist erhalten. Es kommt zu Kopfschmerzen.

Gastrointestinale Beschwerden können aber auch fehlen; in diesen Fällen treten als erstes Sehstörungen auf, die zu unscharfen Sehen (bei Befall der inneren Augenmuskeln) oder zu Schielen mit Doppeltsehen (bei Befall der äußeren Augenmuskeln) führen können. Des Weiteren kann es zu Augenflimmern und Lichtscheu kommen. Weitere Hirnnervenlähmungen können Sprach- und Schluckstörungen zur Folge haben. Aufgrund eines Versiegens der Sekretion, besonders der Speicheldrüsen, kommt es zur Trockenheit der Schleimhäute, vor allem der Mundschleimhäute. Das Sensorium ist nicht betroffen.

Im Verlauf von Stunden oder wenigen Tagen breitet sich der Krankheitsprozess weiter aus. Es kommt zur allgemeinen Muskelschwäche, dann im Bereich der Extremitäten und der Rumpfmuskulatur zu schnell fortschreitenden Lähmungen.

Wird die Erkrankung nicht rechtzeitig diagnostiziert und behandelt, so kann es nach 4–8 Tagen zur Atemlähmung kommen, manchmal auch zu Schock oder Herzstillstand.

Diagnose. Oft sind mehrere Personen gleichzeitig betroffen. Allerdings ist das Botulismustoxin nicht unbedingt im gesamten Lebensmittel gleichmäßig verteilt, so dass es durchaus sein kann, dass nicht alle erkranken, die von dem verseuchten Nahrungsmittel gegessen haben. Das Botulismustoxin kann im Nahrungsmittelrest, im Erbrochenen oder im Blut des Patienten nachgewiesen werden.

Um den Nachweis im Blut zu führen, wird das Serum des Betroffenen einem Meerschweinchen injiziert. Stirbt dieses innerhalb von 4–5 Tagen, so muss man von einer Botulismusvergiftung ausgehen. Allerdings darf bei Botulismusverdacht nicht dieser mikrobiologische Erregernachweis abgewartet werden, sondern es muss im Krankenhaus sofort das entsprechende Antitoxin verabreicht werden.

Differenzialdiagnose. Die Erkrankung muss vor allen Dingen gegenüber neurologischen Erkrankungen abgegrenzt werden, da entsprechende Symptome mehr im Vordergrund stehen als gastrointestinale Störungen.

Komplikationen. Eine häufige Komplikation ist die Aspirationspneumonie. Manchmal treten auch Herzrhythmusstörungen auf.

Vorbeugung. Niemals den Inhalt von aufgewölbten Konservendosen verzehren. Vorsicht bei nicht-kommerziell geräucherten Waren. Lebensmittel, die nicht einwandfrei erscheinen, sollen unbedingt weggeworfen werden.

Therapie. Sofortige Krankenhauseinweisung. Hier wird ein antitoxisches Botulismusserum verabreicht, eventuell eine künstliche Darmtleerung herbeigeführt, reichlich Flüssigkeit verabreicht, eine Schocktherapie durchgeführt und bei Bedarf auch künstliche Beatmung.

Meldepflicht für Heilpraktiker bei Verdacht, Erkrankung und Tod gem. §§ 8 und 6 IfSG Abs. 1.

Darüber hinaus besteht gem. §§ 8 und 7 IfSG für die Leiter von Medizinaluntersuchungsämtern und sonstigen privaten oder öffentlichen Untersuchungsstellen einschließlich der Krankenhauslaboratorien eine namentliche Meldepflicht bei Nachweis von Clostridium botulinum oder Toxinnachweis, soweit der Nachweis auf eine akute Infektion hinweist.

> **Botulismus** – Erste-Hilfe-Maßnahmen
> - *Erbrechen lassen*
> - *Einlauf durchführen*
> - *Kreislauf stützen*
> - *falls nötig Herz-Lungen-Wiederbelebung*
> Es ist sofortige *Krankenhauseinweisung* notwendig.

27.1.2 Cholera

> Bei der Cholera handelt es sich um eine **akute Brechdurchfallerkrankung**, die vorwiegend den Dünndarm befällt. Durch die massiven Durchfälle kommt es zu **Wasser- und Elektrolytverlust**, wodurch die Erkrankung innerhalb weniger Stunden zum Tode führen kann. Häufig kommen symptomlose Verläufe vor.

Erreger. Vibrio cholerae. Dabei handelt es sich um gramnegative, bewegliche *Stäbchenbakterien*.

Ausbreitung. Zentraleuropa gilt seit einem Jahrhundert als weitgehend cholerafrei. Allerdings hat sich die Erkrankung aus ungeklärten Gründen von Endemieherden von Asien, Afrika, Südamerika (Peru) ausgehend bis an die Südküste Europas (Italien, Spanien, Portugal) ausgebreitet. Allerdings scheint eine weitere Verbreitung der Krankheit nach Norden wegen des hohen Hygienestandards unwahrscheinlich.

Ansteckung. Die Übertragung erfolgt meist durch verunreinigtes *Trinkwasser* und rohen Fisch.

Da die Choleravibrionen nur für den Menschen pathogen sind, ist auch der Mensch (*Ausscheider!*) die einzige direkte oder indirekte Infektionsquelle.

Inkubationszeit. Meist 2–3 Tage. Sie kann jedoch auch wenige Stunden bis 5 Tage betragen.

Symptome. Die weitaus meisten Cholerainfektionen verlaufen symptomlos. Nur bei einem geringen Teil kommt es zu mittelschweren Durchfallerkrankungen und nur bei 1 % der Infizierten entwickelt sich ein hochdramatisches Krankheitsbild.

Bei diesen beginnt die Erkrankung meist mit plötzlich einsetzenden, erst breiigen, dann wässrigen Durchfällen. Dann werden die Durchfälle immer häufiger und sind von kleinen Schleimflocken durchsetzt. Es tritt nun der typische, *reiswasserartige* Stuhl auf. Im Gegensatz zu den Ruhrerkrankungen sind die Durchfälle nicht schmerzhaft. Es kommt zum Erbrechen ohne Übelkeit. Fieber fehlt, beziehungsweise es kommt sogar zur Untertemperatur (33–30 °C). Durch den Flüssigkeitsverlust kommt es zur Austrocknung der Schleimhäute und der Haut. Die Hautspannung nimmt ab, es kommt zum typischen Choleragesicht mit den eingefallenen Wangen und den tiefliegenden Augen. Die Hände sind runzlig („Waschfrauenhände"). Es kann innerhalb weniger Stunden zu einem Wasser- und Elektrolytverlust von mehreren Litern kommen, was zu Tachykardie, niedrigem Blutdruck, fadenförmigem Puls, Oligurie bzw. Anurie bis hin zum Schock führt. Der Kaliummangel hat Muskelkrämpfe (v. a. Wadenkrämpfe), evtl. Arrhythmien bis Herzstillstand und paralytischen Ileus zur Folge. Die Azidose führt zu einer raschen, tiefen Atmung, evtl. zum Koma.

Die Krankheitsdauer liegt zwischen 2 und 7 Tagen.

Diagnose und Nachweis. Im Stuhl mikroskopisch oder kulturell. Ab 4. bis 6. Krankheitstag im Blut durch Antikörpernachweis. Für die Diagnostik der akuten Erkrankung sind sie allerdings nicht brauchbar, da sie zu lange dauern.

Differenzialdiagnose. Durchfälle durch andere Erreger, wie Clostridien, Escherichia coli, Salmonellen und Viren.

Komplikationen. Schock, Herzstillstand, Koma, durch Oligurie und Anurie akutes Nierenversagen. Erreger können in der Gallenblase bleiben und so zum Dauerausscheidertum führen. Es können Mischinfektionen mit Salmonellen und Shigellen auftreten.

Vorbeugung. Verbesserung der hygienischen Maßnahmen, vor allem Sanierung des Trinkwassers.

Erste-Hilfe-Maßnahmen. Sofortiger Flüssigkeits- und Elektrolytersatz. Der Kreislauf muss gestützt werden. Der Patient wird sofort in die Klinik eingewiesen.

Therapie. Die Therapie erfolgt durch den Arzt mittels Antibiotika und Infusionstherapie.

Impfung. Es steht ein Impfstoff mit inaktivierten Choleravibrionen, der dreimal parenteral verabreicht werden muss, zur Verfügung. Bei den Geimpften verläuft die Cholera leichter, jedoch wird die Infektion nicht verhindert. Da damit der Geimpfte zum Ausscheider werden kann, dient diese Impfung nur zur Individualprophylaxe, nicht aber zur Seuchenprophylaxe. Ein weiterer Nachteil ist, dass die Impfung oft schlecht vertragen wird. An einem verbesserten Impfstoff wird gearbeitet.

Meldepflicht für Heilpraktiker bei Verdacht, Erkrankung und Tod gem. §§ 8 und 6 IfSG Abs. 1.

Darüber hinaus besteht gem. §§ 8 und 7 IfSG für die Leiter von Medizinaluntersuchungsämtern und sonstigen privaten oder öffentlichen Untersuchungsstellen einschließlich der Krankenhauslaboratorien eine namentliche Meldepflicht bei Nachweis von Vibrio cholerae O 1 und O 139, soweit der Nachweis auf eine akute Infektion hinweist.

27.1.3 Diphtherie

> Diphtherie ist eine akute Lokalinfektion der Schleimhäute, vor allem des Nasen- und Rachenraumes. Wichtige diagnostische Hinweise sind **Pseudomembranbildung** auf den Tonsillen, im Rachen oder Kehlkopf, typischer **süßlicher Mundgeruch**, **Fieber** um 38 °C und **beschleunigter Puls**.
>
> Man unterscheidet nach der betroffenen Region: Rachen-, Nasen-, Kehlkopf- und Hautdiphtherie; nach der Verlaufsform: progrediente und toxische (maligne) Diphtherie.

Erreger. Corynebacterium diphtheriae. Es handelt sich um ein grampositives, unbewegliches, sporenloses *Stäbchenbakterium*.

Ausbreitung. Die Diphtherie tritt in Wellenbewegungen von ca. 30 Jahren auf, ist aber auch saisonalen Schwankungen unterworfen, mit Erkrankungshäufungen in den Winter- und Frühjahrsmonaten. In der zweiten Hälfte des 19. Jahrhunderts gab es in Mitteleuropa eine schwere Epidemie. 1975 traten bei uns das letzte Mal Gruppenerkrankungen von Diphtherie auf. Einzelfälle kommen auch bei uns derzeit noch vor. Eine starke Zunahme der Erkrankung wird aus den Staaten der ehemaligen Sowjetunion gemeldet. Ein gewisser Anstieg ist auch in tropischen Ländern zu verzeichnen.

Ansteckung. Vor allem durch Tröpfcheninfektion. Es sind aber auch Schmierinfektionen von erkrankten Hautarealen möglich.

Inkubationszeit. Meist 2–5 Tage (1–7 Tage).

Pathogenese. Es handelt sich um eine Lokalinfektionskrankheit. Der Erreger gelangt durch Tröpfcheninfektion in den Nasen-Rachen-Bereich und führt hier zur Bildung von Pseudomembranen (s. u.). Durch Fernwirkung von Toxinen kann es zu Schäden an Herz, Nieren, Nerven und Gefäßen kommen. Grundsätzlich sind alle Verlaufsformen möglich: vom inapparenten über lokalen, progredienten bis hin zum toxisch-malignen Verlauf.

Symptome. Je nach der befallenen Region unterscheidet man verschiedene Krankheitsbilder, die allerdings auch kombiniert auftreten können:

- **Rachendiphtherie.** Sie stellt mit 50% die häufigste Verlaufsform dar. Anfangs stellen sich uncharakteristische Prodromalerscheinungen ein mit Kopfschmerzen, Abgeschlagenheit, starkem Krankheitsgefühl, Halsschmerzen, Schluckbeschwerden und Tachykardie. Das Fieber liegt meist zwischen 38 und 39 °C. Kommt es zu hohem Fieber, ist dies oft Zeichen einer toxischen Verlaufsform (s. u.). Der gesamte Rachen ist gerötet, mit flächenhaften grauweißlichen Pseudomembranen (s. u.), die nicht auf die Tonsillen begrenzt bleiben, sondern auf die Umgebung übergreifen (Atlas Abb. 24-6). Es kommt zum charakteristischen süßlichen Mundgeruch und zur Schwellung der lokalen Halslymphknoten, die mit einem deutlichen lokalen Ödem einhergehen (Cäsarenhals s. u.).

- **Nasendiphtherie.** Sie tritt vor allem bei Säuglingen und Kleinkindern auf. Es kommt zu blutig-eitrigem Schnupfen mit meist subfebrilen Temperaturen, Appetitlosigkeit und Müdigkeit. In der Nase kommt es zur Bildung von fibrinösen Belägen. Die Erkrankung verläuft meist gutartig, gelegentlich kann sie in eine progrediente Form übergehen. Selbstverständlich können auch diese nur leicht erkrankten Kinder andere infizieren, die dann unter Umständen an einer schweren Form von Diphtherie erkranken.

- **Kehlkopfdiphtherie.** Bei der sekundären Kehlkopfdiphtherie ist es zu einer weiteren Ausbreitung der Rachen- oder Nasendiphtherie auf dem Kehlkopf gekommen. Schreitet die Erkrankung noch weiter fort, können auch die Luftröhre und die Bronchien befallen werden. Mögliche Komplikationen sind dann Bronchopneumonie, eventuell mit tödlichem Ausgang. Die Beschwerden, die bei der sekundären Kehlkopfdiphtherie auftreten, entsprechen denen der primären Kehlkopfdiphtherie, die nachstehend besprochen wird. Die primäre Kehlkopfdiphtherie wird oft nicht richtig erkannt, da Veränderungen des Rachens fehlen und sich die Erkrankung von vornherein im Kehlkopf abspielt. Meist werden Kinder zwischen dem 2. bis 5. Lebensjahr befallen. Es kommt zu einem trockenen, bellenden Husten (Krupp-Husten) mit zunehmender Heiserkeit. Innerhalb von Stunden oder Tagen kommt es zu einer Einengung der Luftwege, erkennbar an der erschwerten Atmung. Durch entzündliche Anschwellung des Kehlkopfes, Kehlkopfkrampf und Verlegung durch abgehustete Pseudomembranfetzen kann es zu lebensbedrohlichen Erstickungsanfällen bis hin zum tatsächlichen Erstickungstod kommen.

- **Hautdiphtherie.** Weitere mögliche, allerdings sehr seltene Lokalisationen der Diphtherie sind die Haut, Wunden, Ohren, Augenbindehäute, Vulva und bei Neugeborenen die Nabelschnur.

- **Progrediente Diphtherie.** Unter progredienter (fortschreitender) Diphtherie versteht man ein Ausbreiten der Erkrankung, ausgehend von Nase oder Rachen auf Kehlkopf, Luftröhre und/oder Bronchien. Die Gefahr von gefährlichen Komplikationen ist in diesen Fällen besonders groß.

- **Toxische (maligne) Diphtherie.** Von toxischer Diphtherie spricht man, wenn der gesamte Organismus von Diphtherietoxinen überschwemmt wird. Meist kommt es hierbei innerhalb 2–10 Tagen durch Herzmuskelschädigungen zu einem tödlichen Ausgang. Es kann zu unstillbarem Erbrechen, Durchfall und Kreislaufschock kommen.

Hinweis auf eine toxische Verlaufsform kann ein „Cäsarenhals" sein. Hierbei handelt es sich um eine hochgradig ödematöse Schwellung von Hals und Nacken, so dass die vergrößerten Halslymphknoten kaum noch tastbar sind.

Pseudomembranen (Atlas Abb. 24-6). Durch das Eindringen der Erreger kommt es zu einer Zerstörung des betroffenen Schleimhautepithels mit Entzündungsreaktionen. Das nekrotische Epithel bildet zusammen mit austretendem Fibrin, weißen und roten Blutkörperchen die charakteristischen festsitzenden Pseudomembranen. Das nekrotische Gewebe bildet einen idealen Nährboden für die Erreger.

Die Pseudomembranen haften fest. Beim Versuch sie abzulösen, kommt es zu Blutungen.

Komplikationen. Als Komplikationen gelten die vorstehend beschriebene progrediente und die toxische Diphtherie.

Gefürchtet ist die durch die Bakteriengifte verursachte Herzmuskelschädigung (Myokarditis), die sich auch unbemerkt entwickeln kann. Dadurch kann es Anfang der 3. Krankheitswoche (noch bis zur 7. Krankheitswoche möglich) schon bei kleinen Anstrengungen (z. B. zu frühem Aufstehen) zu einem plötzlichen Herztod kommen.

Durch Fernwirkung der Toxine kann es aber auch zur Nieren- (Nephritis) oder Nervenentzündung (Polyneuritis) kommen. Letztere zeigt sich meist als Gaumensegel- oder Schlundmuskulaturlähmung. Es können aber auch die Augenmuskeln, der Gesichts- (N. facialis) oder der Kehlkopfnerv (N. recurrens) befallen sein.

Kreislaufschäden können durch ein Versagen des Vasomotorenzentrums oder der peripheren Gefäßinnervation verursacht sein, aber auch durch eine Gefäßschädigung, die zu einer Zunahme der Durchlässigkeit der Kapillaren führte. Erschwerend kann sich eine eventuelle Myokarditis auswirken.

Eine weitere mögliche Komplikation ist das schon oben erwähnte Ersticken bei Kehlkopfdiphtherie.

Differenzialdiagnose. Rhinitis und Angina anderer Ursache, infektiöse Mononukleose, Plaut-Vincent-Angina, Agranulozytose. Kehlkopfdiphtherie muss differenzialdiagnostisch abgegrenzt werden gegen Pseudo-Krupp, stenosierende Laryngitis und Fremdkörper.

Nachweis. Die Diagnose wird in erster Linie aufgrund der Symptome gestellt, da die Therapie sofort einsetzen muss und das Abwarten des Erregernachweises zuviel Zeit in Anspruch nehmen würde. Eine auffolgende Absicherung der klinischen Diagnose ist durch einen Nasen-, Rachen- bzw. Kehlkopfabstrich möglich. Im Blut findet man eine Leukozytose mit Linksverschiebung und Lymphopenie.

Prophylaxe. Isolierung der Erkrankten. Es existiert eine aktive Impfung, in der Regel wird im 1. Lebensjahr geimpft. Wiederholungsimpfungen werden im Abstand von fünf Jahren empfohlen. Eine passive Immunisierung mit Antitoxinen kann dann eingesetzt werden, wenn ein abwehrgeschwächtes Kind geschützt werden soll.

Therapie. Es wird möglichst umgehend eine Serumtherapie mit Antitoxinen (Immunglobulinen) durchgeführt, da nur noch dasjenige Toxin vom Antitoxin gebunden werden kann, das sich noch in der Blutbahn befindet, und nicht das, das bereits an Herz oder Nervenzellen gebunden ist. Antibiotikagabe kommt als zusätzliche Maßnahme in Betracht.

Es ist strikte Bettruhe einzuhalten, Herz und Kreislauf müssen sorgfältig überwacht werden. Dies geschieht durch tägliche, sorgfältige Auskultation und häufige EKG-Kontrollen.

Meldepflicht für Heilpraktiker bei Verdacht, Erkrankung und Tod gem. §§ 8 und 6 IfSG Abs. 1.

Darüber hinaus besteht gem. §§ 8 und 7 IfSG für die Leiter von Medizinaluntersuchungsämtern und sonstigen privaten oder öffentlichen Untersuchungsstellen einschließlich der Krankenhauslaboratorien eine namentliche Meldepflicht bei Nachweis von toxinbildendem Corynebacterium diphtheriae, soweit der Nachweis auf eine akute Infektion hinweist.

27.1.4 Humane spongiforme Enzephalopathie (HSE)

▶ Unter den spongiformen Enzephalopathien fasst man Erkrankungen zusammen, die zu einer **schwammartigen** (spongiformen) **Gehirnerkrankung** (Enzephalopathie) führen:

- bovine spongiforme Enzephalopathie (BSE, Rinderwahnsinn),
- humane spongiforme Enzephalopathie,
- Creutzfeldtfeld-Jakob-Krankheit (CJD),
- Scrapie der Schafe (Traberkrankheit),
- Gerstmann-Sträussler-Scheinker-Syndrom,
- Kuru-Syndrom (durch Kannibalismus übertragbar),
- tödliche familiäre Schlaflosigkeit (fatal familial insomnia, syn. fatale familiäre Insomnie).

Ursache sind Prionen (proteinaceous infectious particles). Dabei handelt es sich um infektiöse, subvirale Eiweißpartikel. Heute geht man von der folgenden Hypothese aus: Ein körpereigenes, wendeltreppenartiges zelluläres Eiweiß PrP^c kann zum Beispiel nach Kontakt mit einem exogen (z. B. über die Nahrung) zugeführten PrP^{Sc}, einem wellblechartig geformten Eiweiß, seine Struktur ändern und sich ebenfalls in ein PrP^{Sc} verwandeln und so zu einem infektiösen Prion werden, das dann fortpflanzend Umwandlungen von PrP^C zu PrP^{Sc} verursacht. Dadurch kommt es zur Anhäufung stab- oder fibrillenförmiger Partikel (Prionenstäbe) im Gehirn, die bei der subakuten spongiformen Enzephalopathie nachgewiesen werden können. Prionen sind Proteasen gegenüber resistent.

Kennzeichen von Prionenerkrankungen
- sporadisches Auftreten und familiäre Häufung,
- übertragbar durch Gewebeinokulation bzw. Eiweißinjektionen,
- lange Latenzzeit (meist mehrere Jahre),
- unaufhaltsam fortschreitender Krankheitsverlauf, der stets zum Tode führt,
- fehlende klassische Entzündungszeichen,
- schwammartige Degeneration des Hirngewebes,
- hohe Resistenz gegen Hitze,
- (scheinbares) Fehlen einer humoralen oder zellulären Immunabwehr.

BSE (bovine spongiforme Enzephalopathie, Rinderwahnsinn). BSE wurde erstmals 1985 in England beobachtet. Nach einer Inkubationszeit von 4–8 Jahren kommt es beim Rind zu einer subakut bis akut verlaufenden Erkrankung des Nervensystems, die innerhalb von 2–3 Monaten stets tödlich verläuft. Symptome sind: Störungen der Motorik, der Wahrnehmungsfähigkeit, des Verhaltens, Koordinationsstörungen der Hintergliedmaßen, Tremor, Stürzen, Lähmungen, Festliegen, abnorme Kopfhaltungen, Fehlstellungen der Ohren, Hyperästhesie, Scheuern des Kopfes an Gegenständen, letzteres führt häufig zu Hautverletzungen.

Die Tatsache, dass BSE früher nicht auftrat, hat vermutlich die folgenden Ursachen: In den 70er Jahren kam es zu einer starken Zunahme der Schafbestände und damit auch zu einem vermehrten Auftreten der Scrapie (s. u.). Die an Scrapie verendeten Tiere wurden zu Tiermehl verarbeitet, das bei der Herstellung nur unzureichend erhitzt wurde. So konnte bei der Verfütterung dieses Tiermehls an Rinder (eigentlich Pflanzenfresser!) der Scrapie-Erreger (Prion) auf diese übertragen werden. Die Verfütterung von Tierkörpermehl an Rinder wurde als notwendig erachtet, weil durch die Intensivhaltung und die enorm hohen Milchleistungen deren Ernährung allein aus der Wiese nicht mehr möglich war. Eine Ansteckung der Rinder durch den Kontakt mit erkrankten Schafen gilt als ausgeschlossen. Ungeklärt ist dagegen, ob eine Übertragung von Rind zu Rind möglich ist (gilt aber als wahrscheinlich) und eine Übertragung von der Mutterkuh auf das Kalb.

Eine erneute Ansteckung durch Tiermehl gilt heute als ausgeschlossen, da die Tierkörper nach einem sicheren Verfahren erhitzt werden. Außerdem ist seit 1990 die Verfütterung von Tierkörpermehl an Rinder in Großbritannien verboten.

Scrapie (Traberkrankheit der Schafe und Ziegen). Scrapie führt bei den betroffenen Tieren zu Ganginkoordination, Ruhelosigkeit, Zittern, Schreckhaftigkeit, nickenden Kopfbewegungen und Zähneknirschen. Die Erkrankung endet stets tödlich, und zwar durch Abmagerung, Schlucklähmung oder Festliegen. Scrapie ist seit ungefähr 200 Jahren bekannt. Die Ansteckung von Schaf zu Schaf erfolgt durch Kontakt, wobei das infektiöse Agens über den Verdauungsapparat, die Augenbindehäute oder über kleine Hautverletzungen eindringen kann. Die Übertragung auf Menschen galt bisher als *nicht* möglich. Allerdings zeigt das Agens eine große Änderungsfähigkeit, wodurch es denkbar ist, dass es sich an eine neue Spezies anpassen könnte.

Das **Kuru-Syndrom** trat in Neuguinea auf. Die Übertragung erfolgte durch Kannibalismus. Die Inkubationszeit liegt zwischen 4 und 20 Jahren. Bei den Erkrankten kommt es zu einer Störung der Koordination von Bewegungsabläufen und damit zu Stand- und Gangataxien, außerdem zu Tremor, heftigen Schreckreaktionen, emotioneller Labilität und pathologischen Lachanfällen. Die Erkrankung führte nach 6 bis 9 Monaten zum Tode. Mit Verschwinden des Kannibalismus traten keine neuen Kuru-Fälle mehr auf.

Creutzfeldt-Jakob-Krankheit (CJK, CJD, engl. Creutzfeldt-Jakob-Disease) und **humane spongiforme Enzephalopathie**. Die Creutzfeldt-Jakob-Krankheit wurde 1921 entdeckt. Sie entwickelt sich im Allgemeinen erst bei über 60jährigen. Sie tritt meist sporadisch auf, in ca. 10 % der Fälle allerdings familiär gehäuft (vermutlich autosomal-dominant vererblich). Selten kann die Erkrankung auch von Mensch zu Mensch übertragen werden. Die Inkubationszeit liegt dann zwischen 6 Monaten und 30 Jahren.

Es kommt zu Gedächtnis- und Konzentrationsstörungen, Apathie, Reizbarkeit, leichter Ermüdbarkeit, Unruhe und Schlaflosigkeit. Im weiteren Krankheitsverlauf treten Gedächtnisausfälle, Sprach- und Schreibstörungen, Rechts-Links-Verwechslungen, noch später dann Schwindelgefühl, Hyperreflexie, klonische Krämpfe, Muskelatrophie, Bewegungsstörungen mit Tremor und choreatische Bewegungen auf. Der Tod erfolgt meist nach 3–12 Monaten und zwar überwiegend durch Pneumonie.

Man vermutet folgende Übertragungsarten: Kontakt mit Körperflüssigkeiten des Kranken, Injektion mit menschlichen Wachstumshormonen (STH) oder Gonadotropin aus Leichenhypophysen und Transplantationen von Hornhaut (Cornea) und Dura mater (harter Hirnhaut) sowie Verzehr von Fleisch infizierter Tiere. Neben dem Fleisch sind auch Nebenprodukte des Tierkörpers wie Gelatine (Gummibärchen) und von Tieren gewonnene Arzneimittel möglicherweise infektiös. Die in Großbritannien aufgetretene Variante der Creutzfeldt-Jakob-Erkrankung, die sich durch einen schnelleren Krankheitsverlauf und eine kürzere Inkubationszeit auszeichnet, gilt inzwischen eindeutig als menschliche Variante des Rinderwahnsinns. Das Durchschnittsalter der Betroffenen liegt hier bei 28 Jahren.

Gerstmann-Sträussler-Scheinker-Syndrom (spinozerebellare Ataxie). Die Erkrankung tritt familiär gehäuft im mittleren Erwachsenenalter auf. Sie zeigt einen ähnlichen Verlauf wie die Creutzfeldt-Jakob-Krankheit mit Koordinationsstörungen, Muskelhypotonie und später Demenz.

Tödliche familiäre Schlaflosigkeit (fatal familial insomnia). Es handelt sich um eine fortschreitend zunehmende, schließlich völlige Schlaflosigkeit, die zu einem traumähnlichen Wachzustand und zu schweren vegetativen Störungen führt.

Meldepflicht für Heilpraktiker bei nicht familiär-hereditären Formen der humanen spongiformen Enzephalopathie bei Verdacht, Erkrankung und Tod gem. §§ 8 und 6 IfSG Abs. 1.

27.1.5 Akute Virushepatitis

▶ Bei der Virushepatitis handelt es sich um die häufigste und wichtigste akute Infektionskrankheit der Leber. Nach dem Erreger unterscheidet man: Virushepatitis A, B, C, D und E, die einander ähnliche Krankheitsbilder besitzen. Leitsymptome des
- **Vorläuferstadiums**: uncharakteristische Beschwerden,
- **ikterischen Stadiums**: Gelbfärbung, v. a. der Skleren (Atlas Abb. 11-9), je nach Krankheitsschwere auch der Haut. Asymptomatische Verläufe sind häufig.

Zur Virushepatitis im weiteren Sinne gehören auch Leberentzündungen im Zusammenhang mit anderen Erkrankungen, bei denen die Hepatitis aber nicht regelmäßig auftritt oder von den Beschwerden her nicht im Vordergrund steht, zum Beispiel Zytomegalie-Virusinfektionen, infektiöse Mononukleose, Herpes-Virus-Infektionen, Mumps, Gelbfieber u. a. m.

Erreger. Nach den Erregern werden folgende Hepatitis-Arten unterschieden:
- Hepatitis-A-Virus: Hepatitis epidemica, Hepatitis infectiosa, Hepatitis Typ A,
- Hepatitis B-Virus: Serumhepatitis, Transfusionshepatitis, Hepatitis Typ B,
- Hepatitis-C-Virus: Hepatitis Typ C,
- Hepatitis-D-Virus: Hepatitis Typ D,
- Hepatitis-E-Virus: Hepatitis Typ E.

Inkubationszeit
Hepatitis A: 15–50 (10–50)Tage
Hepatitis B: 40–80 (40–180) Tage
Hepatitis C: 30–90 (15–160) Tage
Hepatitis D: 10–18 (10–80) Tage
Hepatitis E: 30–50 (20–70) Tage

Ausbreitung und Ansteckung
- **Hepatitis A**: Die Erkrankung tritt weltweit auf. Es handelt sich in unserer Region um die häufigste Hepatitis-Form. Im Mittelmeerraum und in tropischen Ländern besteht bereits im Kindes- bzw. Jugendalter eine hohe Durchseuchungsrate. Bei uns werden Erkrankungsfälle vor allem bei Urlaubsrückkehren aus dem Mittelmeerraum beobachtet.

Die Übertragung erfolgt fäkal-oral, überwiegend durch verunreinigtes Trinkwasser und verseuchte Nahrungsmittel. Des Weiteren ist eine Übertragung durch ungenügend gekochte Meeresfrüchte, insbesondere Austern und Muscheln möglich. Die Übertragung kann auch diaplazentar und perinatal erfolgen.

- **Hepatitis B:** Die Erkrankung tritt weltweit auf. Es handelt sich bei uns um die zweithäufigste viral bedingte Hepatitisform.
  Die Ansteckung erfolgt meist durch Bluttransfusionen, kann aber auch durch unsterile Spritzen, Akupunkturnadeln, Schröpfschnäpper u. ä. erfolgen, da bereits eine Menge von 0,01 ml genügt, um eine Hepatitis zu übertragen. Außer im Blut konnte das Virus noch im Sperma, Sexualsekreten, Speichel, Urin, Stuhl, Muttermilch und Schweiß nachgewiesen werden. Es ist auch möglich, dass das Virus sexuell übertragen wird. Der Erreger kann dabei über kleinste Hautverletzungen in den Körper eindringen. Ein erhöhtes Erkrankungsrisiko haben Empfänger von Blutkonserven, medizinisches Personal und Drogenabhängige. Die Übertragungshäufigkeit ist bei uns seit der Einführung des Screenings von Blutspendern zurückgegangen. Dagegen hat die Häufigkeit der sexuellen Übertragung der Erkrankung zugenommen.
- **Hepatitis C:** Diese Hepatitisform kommt weltweit vor. Bei uns spielt v. a. die parenterale Übertragung, wie bei Hepatitis B vorstehend beschrieben, eine Rolle, grundsätzlich möglich ist, aber auch eine sexuelle Übertragung.
- **Hepatitis D:** Die Erkrankung tritt weltweit auf. Die Übertragung erfolgt wie bei Hepatitis B. Das Hepatitis-D-Virus ist ein unvollständiges RNS-Virus, das für seine Verdoppelung und Übertragung die Hilfe des Hepatitis-B-Virus benötigt. Deshalb kommt diese Hepatitisform nur als Sekundärinfektion bei chronischen Hepatitis-B-Virus-Trägern vor. In unserem Raum ist dieser Hepatitis-Typ sehr selten. Er kommt v. a. bei Blutern und Drogenabhängigen vor.
- **Hepatitis E:** Diese Erkrankung tritt bei uns nur sporadisch auf, und zwar durch Rückkehrer aus Zentralasien, Afrika und Mexiko.
  Die Übertragung erfolgt fäkal-oral, vor allem durch verunreinigtes Trinkwasser.

Symptome. Das klassische Krankheitsbild ist die akute Hepatitis mit Gelbsucht (Ikterus). In über 50 % der Fälle verläuft die Hepatitis jedoch anikterisch.

- **Präikterisches Prodromalstadium** (Vorläuferstadium). Dauer 2–7 Tage. Es bestehen uncharakteristische Beschwerden, wie Bauchschmerzen, Diarrhö, Appetitlosigkeit, Übelkeit, Erbrechen, Widerwillen gegen gebratene und fette Speisen, Alkohol und Nikotin. Daneben kann es zu grippeähnlichen Symptomen kommen mit Fieber von 37,5 bis 38,5 °C, zu Gelenkschmerzen, Juckreiz, Bradykardie und gelegentlich zu Exanthemen oder Enanthemen. Dann erfolgt der Übergang in das ikterische Stadium mit Dunkelfärbung des Urins (bierbraun) und Entfärbung des Stuhls (lehmfarben).
- **Ikterisches Stadium** (4–8 Wochen). Dieses Stadium wird meist zuerst an der Gelbfärbung der Skleren bemerkt. Dabei bessern sich oft die subjektiven Beschwerden. Allerdings besteht häufig Juckreiz. Die Leber ist oft (die Milz gelegentlich), vergrößert und druckempfindlich. Meist kann man an der Intensität der ablaufenden Gelbsucht die Schwere der Erkrankung sehen.
- **Postikterisches Stadium** (Reparationsphase). Die Gelbsucht klingt ab, die pathologischen Laborwerte sind rückläufig. Leber und Milz sind noch für einige Zeit tastbar.
  Aber auch nach Abklingen der Gelbsucht ist der Prozess in der Leber noch nicht beendet. Der Patient muss noch eine Zeitlang weiter überwacht werden. Dabei wird er schulmedizinisch als von der akuten Hepatitis geheilt betrachtet, wenn die im Blut gemessenen Bilirubin- und Transaminasenwerte wieder normal sind. Es kommen jedoch chronische Verläufe vor, bei denen diese Werte normal sein können (s. u.).

Verlaufsformen und mögliche Komplikationen
- **Virushepatitis A:** Sie tritt meist bei Kindern und Jugendlichen auf und verläuft mild und ohne Komplikationen, meist sogar unbemerkt. Sie wird nicht chronisch.
- **Virushepatitis B:** Sie heilt in fast 90 % der Fälle nach einigen Wochen aus, manchmal kann sie jedoch Monate andauern. In etwa 10 % der Fälle geht sie in eine chronische Hepatitis über (➔ Abschn. 11.4.2). Gelegentlich kommt es zum schweren Krankheitsbild bis hin zu Leberkoma und Tod (fulminanter Verlauf).

- **Virushepatitis C:** Neuere Untersuchungen zeigen, dass ca. 80 % der Fälle in eine chronische Verlaufsform übergehen. Die Erkrankung heilt nur selten spontan aus und verläuft meist langsam fortschreitend. Nach ca. 10–20 Jahren hat sich bei rund 20 % der Patienten eine Leberzirrhose entwickelt.
- **Virushepatitis D:** Es laufen oft besonders schwere Krankheitsbilder ab.
- **Virushepatitis E:** Diese Erkrankung verläuft meist mild und wird nicht chronisch.

Differenzialdiagnose. Hepatitiden durch andere Viren (Herpes-Virus, Coxsackie-Virus, Gelbfieber-Virus u. a. m.), bakterielle Infektionskrankheit, die mit einer Hepatitis einhergehen (Brucellose, Leptospirose, Q-Fieber), Malaria, Echinokokkose, Arzneimittelhepatitis, Alkoholhepatitis, akuter Schub einer chronischen Hepatitis, Autoimmunhepatitis, Lebertumoren.

Nachweis. Im Blut, bei Hepatitis A auch im Stuhl.

Immunität. Nach durchgemachter Krankheit besteht jahrelange, wahrscheinlich lebenslange Immunität; allerdings kommt es nicht zur Kreuzimmunität, das heißt, wenn ein Patient beispielsweise eine Hepatitis A durchgemacht hat, kann er durchaus noch an einer Hepatitis B erkranken.

Prophylaxe. Verbesserung der allgemeinen hygienischen Bedingungen. Bluttransfusionen dürfen nur nach strenger Indikationsstellung gegeben werden. Verwendung von Einmalmaterial.

- **Hepatitis A:** Es ist eine aktive und passive Immunisierung möglich.
- **Hepatitis B:** Es ist eine aktive und passive Immunisierung möglich. Um bei der aktiven Immunisierung einen ausreichenden Impfschutz zu haben, ist mehrmaliges Impfen notwendig. Diese Impfung wird Personen empfohlen, bei denen eine erhöhte Infektionsgefahr besteht (Ärzte, Krankenschwestern, Heilpraktiker usw.).
- **Hepatitis C:** Impfung zur Zeit nicht möglich.
- **Hepatitis D:** Es ist eine aktive und passive Immunisierung möglich.

Therapie. Die Therapie erfolgt symptomatisch durch den Arzt. Es wird Bettruhe verordnet. Alle Medikamente, die nicht lebensnotwendig sind, dürfen nicht eingenommen werden. Es besteht striktes Alkoholverbot.

Meldepflicht für Heilpraktiker bei Verdacht, Erkrankung und Tod gem. §§ 8 und 6 IfSG Abs. 1.

Darüber hinaus besteht gem. §§ 8 und 7 IfSG für die Leiter von Medizinaluntersuchungsämtern und sonstigen privaten oder öffentlichen Untersuchungsstellen einschließlich der Krankenhauslaboratorien eine namentliche Meldepflicht bei Nachweis von Hepatitis A-, B-, C-, D- und E-Virus, soweit der Nachweis auf eine akute Infektion hinweist, bei Hepatitis-C-Nachweis jedoch nur, soweit nicht bekannt ist, dass eine chronische Infektion vorliegt.

27.1.6 Enteropathisches hämolytisch-urämisches Syndrom (HUS, syn. Gasser-Syndrom)

Es handelt sich um eine vor allem im Säuglings- und Kleinkindalter (gelegentlich auch beim Erwachsenen, hier bevorzugt bei Älteren und Abwehrgeschwächten) auftretende *akute hämolytische Anämie* mit *Niereninsuffizienz* und *erhöhter Blutungsneigung*. Die Erkrankung tritt im Rahmen von Infektionen auf, vor allem von Infektionen mit enterohämorrhagischen Escherichia coli (EHEC, → Abschn. 27.2.25).

Die erhöhte Blutungsneigung beruht auf einer drastischen Verminderung der Blutplättchen. Die Ursache der hämolytischen Anämie ist zur Zeit noch nicht bekannt. Bisher konnten keine Antikörper gegen Erythrozyten nachgewiesen werden.

Die Erkrankung hat eine hohe Letalität (bis zu 10 %). Etwa 80 % der Erkrankten müssen an die künstliche Niere angeschlossen werden, davon bleiben etwa 10 bis 20 % ihr Leben lang Dialysepatienten.

Meldepflicht für Heilpraktiker bei Verdacht, Erkrankung und Tod gem. §§ 8 und 6 IfSG Abs. 1.

Darüber hinaus besteht gem. §§ 8 und 7 IfSG für die Leiter von Medizinaluntersuchungsämtern und sonstigen privaten oder öffentlichen Untersuchungsstellen einschließlich der Krankenhauslaboratorien eine namentliche Meldepflicht bei Erregerweis (Escherichia coli, enterohämorrhagische Stämme), sofern der Nachweis auf eine akute Infektion hinweist.

27.1.7 Virusbedingtes hämorrhagisches Fieber

▶ Unter dem Begriff „virusbedingtes hämorrhagisches Fieber" fasst man **verschiedene Viruserkrankungen**, vor allem der Tropen und Subtropen zusammen, die folgende **Kennzeichen** haben:
- **Ursache sind Viren,**
- **hämorrhagische Diathese** durch Störungen der Gefäßdurchlässigkeit und der Blutgerinnung mit der Gefahr des hypovolämischen Schocks.

Zum virusbedingten hämorrhagischen Fieber werden gerechnet:
- Gelbfieber (→ Abschn. 27.2.7)
- Marburg-Fieber
- Ebola-Fieber
- Lassa-Fieber
- hämorrhagisches Denguefieber
- Rifttalfieber
- hämorrhagisches Krim-Kongo-Fieber
- Kyasanurwald-Krankheit
- Omsk-Fieber
- argentinisches hämorrhagisches Fieber
- Machupo-Virus-Fieber (bolivianisches, hämorrhagisches Fieber)
- Hanta-Virus-Infektion (hämorrhagisches Fieber mit renalem Syndrom)

Erreger. Viren.

Beispielhaft werden nun Marburg-, Ebola- und Lassafieber vorgestellt.

Marburg-Fieber. 1967 traten fast gleichzeitig in Deutschland und in Jugoslawien Infektionen auf, die von aus Uganda importierten grünen Meerkatzen ausgingen (mit einem bis dahin unbekannten Virus). Innerhalb von wenigen Wochen erkrankten insgesamt 31 Personen, von denen sieben verstarben. In Europa sind bisher keine weiteren Fälle aufgetreten. Als Konsequenz dieser Laborinfektion wurden Richtlinien über Transport und Quarantäne von Versuchstieren verschärft.

Ebola-Fieber. Das Ebola-Fieber löste 1976 im Sudan und Zaire eine große Epidemie mit über 500 Todesopfern aus. 1995 kam es in Zaire zu 300 Erkrankungen mit 244 Todesfällen.

Lassa-Fieber. Das Lassa-Fieber wurde erstmals 1969 in Nigeria (Lassa) beobachtet. Betroffen waren vor allem Krankenpflegerberufe, da die Ansteckung von Mensch zu Mensch über das Blut erfolgte. Als Erregerreservoir dienen Nagetiere.

Krankheitsverlauf. Es kommt zu plötzlichem hohem Fieber und Blutungsneigung, je nach Art der Erkrankung auch zu Übelkeit, Erbrechen, Pneumonie, Hepatitis. Gefürchtet ist vor allem die Blutungsneigung, da sie zu Exsikkose und Schock führen kann.

Meldepflicht besteht für Heilpraktiker bei Verdacht, Erkrankung und Tod gem. §§ 8 und 6 IfSG Abs. 1 für alle Formen von virusbedingten hämorrhagischen Fiebern.

Außerdem ergibt sich aufgrund §§ 8 und 7 IfSG für die Leiter von Medizinaluntersuchungsämtern und sonstigen privaten oder öffentlichen Untersuchungsstellen einschließlich der Krankenhauslaboratorien eine namentliche Meldung für Ebolaviren, Hantaviren, Lassavirus, Marburgvirus und alle anderen Erreger hämorrhagischer Fieber, sofern der Nachweis auf eine akute Infektion hinweist.

27.1.8 Masern (Morbilli)

▶ Bei den Masern handelt es sich um eine äußerst ansteckende, akut verlaufende Kinderkrankheit, die mit einem **katarrhalischen Vorstadium** beginnt, dem unter erneuten **Fieberanstieg** ein **grobfleckiges, konfluierendes Exanthem** (Atlas Abb. 24-9) folgt. Das typische Maserngesicht ist „verheult, verrotzt, verschwollen".

Erreger. Masernvirus.

Ausbreitung. Die Erkrankung tritt weltweit auf.

Bei uns handelt es sich um eine relativ harmlose Kinderkrankheit. Trat jedoch die Erkrankung bei Bevölkerungen auf, bei denen sie bisher unbekannt war, wie zum Beispiel bei den Indios vor der Entdeckung Amerikas, so kam es zu schweren Seuchen mit hoher Sterblichkeit, von der alle Altersklassen betroffen waren.

Ansteckung. Durch Tröpfcheninfektion. Die Infektion ist auch über eine gewisse Entfernung möglich: als so genannte „fliegende Infektion" von Zimmer zu Zimmer.

Ansteckungsfähigkeit besteht bereits 1–2 Tage vor Beginn des katarrhalischen Vorstadiums. Sie dauert an, bis das Exanthem die Füße erreicht hat, also bis zum 3. bis 6. Tag nach Ausbruch des Masernausschlages.

Inkubationszeit. Meist 11 Tage (10–14 Tage).

Pathogenese. Es handelt sich um eine zyklische Infektionskrankheit. Das Virus gelangt durch Tröpfcheninfektion auf die Schleimhäute des Atemtraktes oder auf die Augenbindehaut.

Symptome. Man kann drei Stadien unterscheiden:
- **Prodromalstadium**. Dauer 3–5 Tage. Es kommt zu Fieber von ca. 38 bis 38,5 °C und zu uncharakteristischen katarrhalischen Erscheinungen der oberen Luftwege mit Schnupfen, Husten, Bronchitis, Rachenentzündung mit Angina und Augenbindehautentzündung (ausgeprägte Lichtscheu!). Am 2. bis 3. Tag treten meist die Koplik-Flecken auf (s. u.), die sich nach 2–3 Tagen wieder zurückbilden. Danach fällt das Fieber ab.
- **Exanthemstadium**. Das Fieber steigt erneut an, nun aber auf 39 bis 40 °C. Es kommt zur allgemeinen Lymphknotenschwellung und zum typischen Masergesicht: verheult, verrotzt, verschwollen. Das Masernexanthem (s. u.) breitet sich über den ganzen Körper aus. Unter raschem, manchmal kritischem Fieberabfall, klingt es nach 3–4 Tagen wieder ab.
- **Rekonvaleszenz.** Das Exanthem blasst in gleicher Reihenfolge seiner Entstehung ab. Häufig kommt es anschließend zur typischen kleieförmigen Hautabschilferung, von der allerdings die Handflächen und Fußsohlen ausgenommen sind (DD Scharlach).
Der Körper gewinnt nur langsam seine Abwehrkräfte wieder. Während dieser Zeit besteht eine Resistenzverminderung gegen andere Infekte wie Tbc, Staphylokokken, Streptokokken u. a.

Koplik-Flecken. Bei den Koplik-Flecken handelt es sich um kleine Epithelnekrosen der Wangenschleimhaut. Sie entwickeln sich in Höhe der Backenzähne. Sie erscheinen als kleine, weißliche Stippchen mit leicht gerötetem Hof, die sich nach 2 bis 3 Tagen zurückbilden. Sie sind während des Prodromalstadiums zu sehen. Im Exanthemstadium sind sie wieder verschwunden.

Masernexanthem. Der Masernausschlag hält ca. 3–4 Tage an. Er beginnt hinter den Ohren, breitet sich über Hals, Gesicht, Schultern, Rumpf und Extremitäten aus. Das Exanthem (Atlas Abb. 24-9) ist zunächst kleinfleckig, wird dann großfleckig und konfluiert (fließt zusammen).

Von dieser typischen Erscheinungsform gibt es allerdings viele Abweichungen (Blasen, Papeln, kleinfleckige Exantheme), die jedoch nichts über die Krankheitsschwere aussagen.

Komplikationen. Otitis media, Pseudo-Krupp, Bronchopneumonie, Kreislaufinsuffizienz, Enzephalitis. Es können schon während oder nach der Masernerkrankung Zweiterkrankungen, wie Tuberkulose und Diphtherie auftreten.

Differenzialdiagnose. Röteln, Scharlach, allergische Hautveränderungen, Epstein-Barr-Infektionen.

Nachweis. Im Blut durch Antikörpernachweis.

Immunität. Eine Masernerkrankung hinterlässt lebenslange Immunität. So genannte Zweiterkrankungen beruhen meist auf diagnostischen Irrtümern, zum Beispiel auf Verwechslung mit Röteln.

In den ersten 3–5 Lebensmonaten treten Masern fast nie auf, da der Säugling diaplazentar mütterliche Antikörper übertragen bekommen hat. Danach steigt die Empfänglichkeit für das Virus Monat für Monat an. Vom Ende des 1. Lebensjahres an ist die Empfänglichkeit für das Virus dann so groß, dass früher oder später praktisch alle Kinder daran erkranken.

Prophylaxe. Es existiert eine aktive Impfung. Bei Patienten mit Abwehrschwäche kann auch passiv geimpft werden.

Therapie. Symptomatisch durch den Arzt, da keine ursächliche Therapie zur Verfügung steht. Bei bakteriellen Sekundärinfektionen wird mit Antibiotika behandelt.

Meldepflicht für Heilpraktiker bei Verdacht, Erkrankung und Tod gem. §§ 8 und 6 IfSG Abs. 1.

Darüber hinaus besteht gem. §§ 8 und 7 IfSG für die Leiter von Medizinaluntersuchungsämtern und sonstigen privaten oder öffentlichen Untersuchungsstellen einschließlich der Krankenhauslaboratorien eine namentliche Meldepflicht bei Nachweis von Masernviren, soweit der Nachweis auf eine akute Infektion hinweist.

27.1.9 Meningokokken-Meningitis und -Sepsis

▶ Bei der Meningokokken-Meningitis handelt es sich um eine durch **Tröpfcheninfektion** übertragbare, eitrige Hirnhautentzündung, die durch Meningokokken ausgelöst wird. Leitsymptome sind: **Kopfschmerzen, Nackensteifigkeit, Opisthotonus** (Atlas Abb. 18-62), **Hyperästhesie, Krämpfe, Lähmungen, Bewusstseinstrübung, Bewusstlosigkeit** und **Koma**.

Erreger. Meningokokken, gramnegative, meist intrazellulär liegende Diplokokken (Neisseria meningitidis).

Grundsätzlich können alle Bakterien eine Meningitis hervorrufen; besonders häufige Erreger sind neben den Meningokokken, Haemophilus influenzae (➔ Abschn. 27.2.15) und Pneumokokken. Des Weiteren spielen Escherichia coli, Pseudomonas, Enterobakterien, Mycobacterium tuberculosis u. a. eine Rolle.

Ausbreitung. Der Erreger ist weltweit verbreitet. Erregerreservoir ist der Nasen-Rachen-Raum des Menschen. Bei bis zu 10 % der Bevölkerung kann der Keim in der Mundflora nachgewiesen werden; in Epidemiezeiten sogar bis zu 80 %.

Ansteckung. Die Ansteckung erfolgt in erster Linie durch Tröpfcheninfektion von Keimträgern oder Kranken. Es ist jedoch auch eine Autoinfektion (Selbstansteckung) möglich.

Inkubationszeit. 2–4 Tage.

Pathogenese. Der Erreger vermehrt sich im Nasen-Rachen-Raum und ruft Symptome hervor, die vom Patienten als „Erkältung" fehlgedeutet werden, manchmal aber überhaupt nicht in Erscheinung treten. Anschließend gelangen die Bakterien ins Blut (Bakteriämie) und von hier aus in den Liquor. Es handelt sich um eine zyklische Infektionskrankheit mit kurzem Generalisationsstadium. Im Organstadium ist das Zentralnervensystem betroffen.

Symptome. Die Erkrankung beginnt plötzlich mit *Schüttelfrost* und auffolgendem *Fieberanstieg* auf ca. 39 bis 40 °C. Es kommt zu *Erbrechen* und *heftigen Kopfschmerzen* und nach einigen Stunden zur deutlichen *Nackensteifigkeit*. Wegen der heftigen Kopfschmerzen vermeidet der Patient jede Bewegung des Kopfes. Sind die Rückenmarkhäute mit in das Krankheitsgeschehen einbezogen, bildet sich ein *Opisthotonus* (Atlas Abb. 18-62) aus. Es handelt sich dabei um einen Krampf der Rückenmuskulatur, ausgelöst durch eine Abwehrspannung der Muskulatur, um jede Dehnung oder Störung der Meningitiden zu vermeiden. Da es bei diesem Muskelkrampf zu einem Überwiegen der Strecker kommt, wird der Körper extrem nach hinten gebeugt (dorsalkonkav). Des Weiteren besteht *Hyperästhesie*, das heißt eine gesteigerte Empfindlichkeit gegen Berührungs-, Laut- und Lichtreize. Außerdem kann es zu *Hauterscheinungen* (makulöses Exanthem, Petechien, hämorrhagische Pusteln, (Atlas Abb. 18-63 und 18-64), *Krämpfen, Lähmungen, Bewusstseinstrübungen* und zur *Bewusstlosigkeit* bis hin zum *Koma* kommen.

Symptome des Neugeborenen. Beim Neugeborenen treten oft nur unspezifische Symptome auf, wie vorgewölbte Fontanellen, Fieber und Krämpfe.

Krankheitszeichen
- **Kernig-Zeichen.** Der Patient ist nicht in der Lage, die Beine im Sitzen im Kniegelenk aktiv zu strecken, ebenso kann er sie im Liegen nicht aktiv strecken und liegt deshalb mit im Hüftgelenk gebeugten Knien im Bett. Wird das gestreckte Bein passiv angehoben, so beugt er das Knie, um den N. ischiadicus zu entlasten. Ein positives Kernig-Zeichen findet man bei Meningitis, Ischiasreizung und Bandscheibenschäden.
- **Lasègue-Zeichen.** Beim liegenden Patienten wird das gestreckte Bein angehoben. Durch die starke Dehnung des N. ischiadicus kommt es auf der erkrankten Seite im Verlauf des Nerven zu Schmerzen. Ein positives Lasègue-Zeichen findet man ebenfalls bei Meningitis, Ischiasreizung und Bandscheibenvorfall.
- **Brudzinski-Zeichen** (Nacken-Zeichen). Der Patient liegt flach auf dem Rücken. Der Therapeut steht seitlich von ihm und schiebt seine Hände unter dessen Kopf und beugt ihn nach vorne. Dabei muss er auf Schmerz und Widerstand achten, aber auch auf eine gleichzeitige Knie- und Hüftbeugung. Ein positives Brudzinski-Zeichen findet man bei Meningitis, Subarachnoidalblutung und evtl. bei Enzephalitis.

Komplikationen. Außer dem N. ischiadicus können auch Hirnnerven mitbetroffen sein, zum Beispiel:

- **N. opticus**: Es kommt zur reflektorischen Pupillenstarre (Lichtreaktion fehlt, Konvergenzreaktion vorhanden oder überschießend).
- **N. facialis**: Gesichtslähmungen.
- **N. acusticus**: Schwerhörigkeit.

Es kann zur **Meningokokkensepsis** (Waterhouse-Fridrichsen-Syndrom) kommen mit hohem Fieber, Schocksymptomen und flächenhaften Hautblutungen (Atlas Abb. 18-63 und 18-64). Des Weiteren können sich eine *Enzephalitis* oder ein *massives Hirnödem* einstellen. Letzteres ist eine relativ häufige Todesursache bei Meningokokken-Meningitis.

Differenzialdiagnose. Bakterielle Meningitiden durch andere Erreger.

Nachweis. Im Blut und Liquor.

Therapie. Möglichst frühzeitige Antibiotikagabe durch den Arzt.

Prophylaxe. Für Reisende in Endemiegebiete ist eine aktive Impfung möglich, die Schutz für höchstens 2 bis 3 Jahre bietet.

Meldepflicht für Heilpraktiker bei Verdacht, Erkrankung und Tod gem. §§ 8 und 6 IfSG Abs. 1.

Früher bestand aufgrund des Bundesseuchengesetzes für *alle* Formen von Meningitis/Enzephalitis für den Heilpraktiker Behandlungsverbot. Da aufgrund des Infektionsschutzgesetzes heute lediglich bei Meningokokken-Meningitis, Meningitis durch Haemophilus influenza Typ b und FSME Meldepflicht besteht, ergibt sich nur in diesen Fällen ein Behandlungsverbot für den Heilpraktiker. Allerdings muss der Heilpraktiker aufgrund seiner Sorgfaltspflicht *alle* Fälle von Meningitis/Enzephalitis an den Arzt verweisen, da verschreibungspflichtige Medikamente zum Einsatz kommen müssen. Allerdings darf der Heilpraktiker in *den* Fällen in denen kein Behandlungsverbot besteht, begleitend zum Arzt behandeln.

27.1.10 Milzbrand (Anthrax)

▶ Milzbrand ist eine **Zoonose**, das heißt, sie kann zwischen Menschen und Wirbeltieren übertragen werden. Da bei uns die Hauptüberträger Rinder, Schafe, Schweine und Pferde sind, werden in erster Linie Berufsgruppen befallen, die mit diesen Tieren Kontakt haben. Da aber der Erreger nicht nur durch erkrankte Tiere, sondern auch durch deren Produkte übertragen werden kann, sind auch Beschäftigte der tierproduktverarbeitenden Industrie gefährdet, sich zu infizieren.

In den meisten Fällen kommt es zum **Hautmilzbrand**, nur selten zum Lungen- oder Darmmilzbrand. Besonders gefürchtet ist die Milzbrandsepsis. Leitsymptom des Hautmilzbrandes ist der schmerzlose **Milzbrandkarbunkel** mit dem schwarzen, nektrotischen Zentrum und dem roten, ödematösen Hof.

Erreger. Milzbrandbazillus (Bacillus anthracis) ein großes, unbewegliches Stäbchenbakterium.

Ansteckung. Der Erreger kommt im Boden vor, wo Sporen jahrelang überleben können. Die Tiere infizieren sich bei der Futteraufnahme mit diesen Sporen. Die Menschen stecken sich entweder durch Kontakt mit erkrankten Tieren oder deren Produkten, zum Beispiel Tierhäuten, Wolle, Knochenmehl usw. an. Eine Ansteckung von Mensch zu Mensch kommt nicht vor. Beim Milzbrand handelt es sich um eine Berufserkrankung von Landwirten, Fleischern, Tierärzten, Gerbern und Personen aus der tierverarbeitenden Produktion.

Ausbreitung. Die Erkrankung tritt weltweit auf, bei uns ist sie allerdings selten. Erkrankungsherde gibt es in Südeuropa, Ost- und Nordafrika sowie Mittel- und Südamerika.

Inkubationszeit. 1–3 Tage.

Symptome. Der Erreger kann grundsätzlich über die Haut (Hautmilzbrand), über die Atemwege (Lungenmilzbrand) oder durch den Genuß von verseuchtem Fleisch (Darmmilzbrand, äußerst selten!) eintreten. In über 95% aller Fälle kommt es allerdings zum Hautmilzbrand.

- **Hautmilzbrand.** An der Eintrittsstelle entwickelt sich zunächst ein *Knötchen* auf gerötetem Grund, das später eine bläulich-schwärzliche Verfärbung annimmt. Daraus entwickelt sich ein Bläschen, das eintrocknet. Nach ungefähr 12–15 Stunden entwickelt sich daraus der typische, schmerzlose *Milzbrandkarbunkel*, mit dem schwarzen, nektrotischen Zentrum und dem roten, ödematösen Hof. Es kommt zu lokalen Lymphknotenschwellungen. Meist geht die Erkrankung nur mit geringer Temperaturerhöhung und mit wenig Beeinträchtigung des Allgemeinbefindens einher.

Allerdings spielt der Sitz der Eintrittspforte eine wichtige Rolle beim weiteren Krankheitsverlauf: Ein Milzbrandkarbunkel an Kopf und Nacken ist weitaus gefährlicher als einer an den Extremitäten.

Gelangt der Erreger ins Blut, kommt es zur Milzbrandsepsis mit Schüttelfrost, hohem Fieber, schwerer Beeinträchtigung des Allgemeinbefindens, Kopf- und Gliederschmerzen, Leber- und Milzschwellung, blutigem Erbrechen, blutigen Stühlen und Hautblutungen als Zeichen einer hämorrhagischen Diathese. In diesen Fällen hat die Erkrankung fast immer einen letalen Ausgang.

- **Lungenmilzbrand.** Es kommt zu einer atypischen, hämorrhagischen Bronchopneumonie mit Schüttelfrost, hohem Fieber, Dyspnoe und schaumig-blutigem Sputum. Unbehandelt führt der Lungenmilzbrand innerhalb weniger Tage fast immer zum Tode.
- **Darmmilzbrand.** Es kommt zu einer hämorrhagischen Gastroenteritis mit blutigem Erbrechen und blutigen Stühlen. Außerdem bestehen Übelkeit, Erbrechen und Meteorismus. Die Milzbrandkarbunkel in der Darmwand können perforieren und zur Peritonitis führen.

Nachweis. Bei der Krankheitserkennung spielt eine genaue Anamnese und damit die Kenntnis einer entsprechenden Exposition eine wichtige Rolle. Der Erregernachweis erfolgt bei

- Hautmilzbrand: im Karbunkelsekret,
- Lungenmilzbrand: im Sputum,
- Darmmilzbrand: im Stuhl,
- Milzbrandsepsis: im Blut,
- Falls es zur Meningitis gekommen ist, Nachweis auch im Liquor.

Komplikationen. Sowohl Haut-, als auch Lungen- und Darmmilzbrand können zur Milzbrandsepsis führen (s. o.). Außerdem kann es zum Leberabszess und zur Meningitis kommen.

Prophylaxe. Erkrankte Tiere müssen verbrannt oder vergraben werden.

Therapie. Die Behandlung erfolgt durch den Arzt mit Penicillin G. Chirurgische Eingriffe sind kontraindiziert, da sie zur Milzbrandsepsis führen können.

Meldepflicht für Heilpraktiker bei Verdacht, Erkrankung und Tod gem. §§ 8 und 6 IfSG Abs. 1.

Darüber hinaus besteht gem. §§ 8 und 7 IfSG für die Leiter von Medizinaluntersuchungsämtern und sonstigen privaten oder öffentlichen Untersuchungsstellen einschließlich der Krankenhauslaboratorien eine namentliche Meldepflicht bei Nachweis von Bacillus anthracis, soweit der Nachweis auf eine akute Infektion hinweist.

27.1.11 Poliomyelitis (spinale Kinderlähmung, Heine-Medin-Krankheit)

> Poliomyelitis ist eine durch Viren hervorgerufene Infektionskrankheit, bei der es zu einer Schädigung des ZNS kommen kann, in deren Folge sich **schlaffe Muskellähmungen** entwickeln. Meist verläuft die Erkrankung **symptomlos** oder in Form einer **banalen Erkrankung** ohne neurologische Symptome. Daneben kommen **meningitische** Verlaufsformen vor.
>
> Die Krankheitsbezeichnung Poliomyelitis bzw. spinale Kinderlähmung ist ungenau. Zum einen kommt die Krankheit *nicht nur* bei Kindern vor, und zum anderen spielt sie sich *nicht nur* im Rückenmark ab, sondern auch im Gehirn (griech. polios = grau, Myelitis = Entzündung des Rückenmarks).

Erreger. Poliomyelitis-Viren (Enteroviren). Es gibt drei Typen: Typ I (häufigster Erreger), Typ II und Typ III.

Inkubationszeit. 7–9 Tage (meist 3–14 Tage).

Pathogenese. Nachdem das Virus oral aufgenommen wurde, vermehrt es sich zunächst im Darm, aber auch im Rachenepithel. Meist wird schon in diesem Stadium eine Krankheitsimmunität durch *stille Feiung* erworben. Es kann aber auch nach einer Latenzphase zu einer Vermehrung des Virus im MMS kommen, was dann zur Meningitis führt. Die Meningitis heilt im Allgemeinen aus, sie kann sich jedoch auch zur Enzephalomyelomeningitis weiterentwickeln (Gehirn-, Rückenmark- und Hirnhautentzündung).

Übertragung. Die Übertragung erfolgt *fäkal-oral* von Mensch zu Mensch, durch Schmutz-, Schmier- und Wasserinfektion. Daneben ist auch eine seltene Ansteckung durch Tröpfcheninfektion möglich. Die Erkrankungen treten in den klimatisch gemäßigten Zonen vor allem in den Sommermonaten auf.

In neuerer Zeit sind gelegentliche Erkrankungsfälle von jüngeren Erwachsenen aufgetreten, die in Endemiegebiete (Afrika, Indien) gereist waren.

Nachweis. Die Viren können mit Hilfe von Gewebekulturen aus Stuhl (Nachweis ab 3. bis 4. Tag nach der Infektion), Rachenabstrich (schon 24–48 Stunden nach der Infektion möglich), Gurgelwasser oder Liquor gezüchtet werden. Außerdem kann ein Titer-Anstieg im Serum nachgewiesen werden. Dazu müssen zwei Blutproben im Abstand von 8–14 Tagen untersucht werden.

Vorkommen. Die Erkrankung kommt weltweit vor. Im 19. Jahrhundert trat die Krankheit nur selten auf. Zu Beginn des 20. Jahrhunderts kam es zu den ersten großen Epidemien. In den Ländern mit einem hohen Hygienestandard erreichte die Krankheit nach 1950 einen bedrohlichen Umfang. Nach Einführung der Massenschutzimpfung konnte die Poliomyelitis in den Ländern mit genügend hohem Durchimpfungsgrad fast völlig ausgerottet werden.

Auch heute noch ist Poliomyelitis in tropischen Entwicklungsländern eine vorwiegend endemische Seuche. Hier kommen alle drei Virus-Typen ubiquitär vor. So werden im Allgemeinen diese drei Erreger schon im Kleinkindalter aufgenommen, und es wird eine subklinsche Poliomyelitis ohne Lähmungsstadium durchlaufen, wobei eine Krankheitsimmunität erworben wird.

Krankheitsverlauf. Bei mehr als 99 % der Infizierten treten entweder überhaupt keine Symptome auf, oder es kommt zu einer leichten Erkrankung, die ohne neurologische Symptome einhergeht. Bei den restlichen 1 % kommt es zu einer schweren Erkrankung, bei der man verschiedene Stadien unterscheiden kann. Die Krankheit kann aber auch jetzt noch in jedem Stadium zum Stillstand kommen.

Krankheitsstadien und Pathogenese

- **Vorläuferstadium.** Das ca. 2–5 Tage dauernde Vorläuferstadium erscheint wie eine banale „Sommergrippe" mit Fieber, Müdigkeit, Kopf- und Gliederschmerzen. Bei Kindern kommt es durch eine Infektion des Rachens häufig zu Husten und Halsschmerzen. Gelegentlich treten auch Magen-Darm-Symptome auf. Damit ist die Krankheit meist überwunden. Da die erste Virusvermehrung vor allem im Darmtrakt, aber auch im Rachenepithel erfolgt, können die Betroffenen den Erreger über Speichel und Stuhl ausscheiden und so andere infizieren. Bei den weitaus meisten der Betroffenen ist damit die Infektion ausgestanden und eine Immunität gegen den auslösenden Virustyp erworben. Bei den übrigen kommt es nach einer Latenzzeit von 3–4 Tagen zum meningitischen Stadium.

- **Meningitisches oder präparalytisches Stadium.** Das Fieber steigt nach einem 2- bis 3-tägigen Latenzstadium erneut an. Durch den zweigipfeligen Fieberverlauf spricht man vom „Dromedar-Fiebertyp". Es kommt zu meningitischen Zeichen, und zwar: Nackensteifigkeit, Kopfschmerzen, starke Berührungsempfindlichkeit, Adynamie, gesteigerte Reflexe und positives Kernig- sowie Brudzinski-Zeichen. Die Erkrankung kann komplikationslos ausheilen. Manche Patienten klagen gegen Ende dieses Stadiums schon über Schmerzen im Bereich der später gelähmten Muskelpartien.

- **Paralytisches Stadium (Lähmungsstadium).** Der Übergang vom präparalytischen ins paralytische Stadium ist fließend. Die ersten Lähmungen treten manchmal bereits auf dem Höhepunkt des Fiebers auf und entwickeln sich innerhalb von Stunden bis Tagen. Typisch ist jedoch das Auftreten von schlaffen Lähmungen bei gleichzeitiger Entfieberung. *Nach der Entfieberung kommt es nicht zum weiteren Fortschreiten der Lähmungen.*
Die Muskeln der Beine sind doppelt so häufig betroffen wie die der Arme. Es kann jedoch auch sein, dass zunächst die unteren Extremitäten befallen werden, dann die Rumpfmuskulatur (Gefahr der Atemlähmung!) und schließlich die oberen Extremitäten. Die betroffenen Muskeln schmerzen heftig. Sensibilitätsstörungen dagegen gehören *nicht* zum Krankheitsbild.

- **Reparationsphase.** Die Lähmungen fangen nach einigen Tagen an, sich zurückzubilden. Dieses Stadium kann sich über ein Jahr hinziehen und sogar zur völligen Ausheilung führen, jedoch können auch irreparable Lähmungen bestehen bleiben.
In der Reparationsphase treten oft Störungen im Schlaf-Wach-Rhythmus, mangelnde Konzentrationsfähigkeit und Müdigkeit auf.

Die Erkrankung kann aber auch akut beginnen, als so genannte „Morgenlähmung" der abends gesund zu Bett gebrachten Kinder.

Immunität. Nach einer durchgemachten Erkrankung besitzt man eine langanhaltende Immunität. Dabei besteht die Immunität nur gegen das verursachende Virus und nicht gegen die beiden anderen Virustypen.

Komplikationen. Ist das verlängerte Mark (Medulla oblongata) in den Krankheitsprozess mit einbezogen, so kann es zur zentralen Atemlähmung, zu Schluckstörungen und zu Kreislaufregulationsstörungen kommen. Ist das Großhirn betroffen, können Bewusstseinstrübungen und Halbseitenlähmungen die Folge sein. Bei Befall der Zwischenrippenmuskulatur und des Zwerchfells droht ebenfalls Atemlähmung. Die Letalität liegt zwischen 4 und 15 %.

Aufgrund der Muskellähmungen kann es zur Muskelatrophie und zu Wachstumsstörungen der betreffenden Extremitäten kommen.

Prophylaxe. Seit 1998 gibt es einen neuen Impfstoff auf dem Markt, der die Schluckimpfung (Oral-Poliomyelitis-Virus, OPV) mit abgeschwächten Viren ersetzt. Es handelt sich um den inaktivierten Poliomyelitis-Impfstoff (IPV), der injiziert werden muss. Der neue Impfstoff gilt als sicher, er soll keine Impfkrankheiten verursachen können.

Therapie. Die Behandlung erfolgt symptomatisch durch den Arzt.

Meldepflicht für Heilpraktiker bei Verdacht, Erkrankung und Tod gem. §§ 8 und 6 IfSG Abs. 1.

Darüber hinaus besteht gem. §§ 8 und 7 IfSG für die Leiter von Medizinaluntersuchungsämtern und sonstigen privaten oder öffentlichen Untersuchungsstellen einschließlich der Krankenhauslaboratorien eine namentliche Meldepflicht bei Nachweis von Polioviren, soweit der Nachweis auf eine akute Infektion hinweist. Als Verdacht auf eine akute Infektion gilt jede plötzliche schlaffe Lähmung, die nicht traumatisch bedingt ist

> Bei jeder **akuten schlaffen Lähmung** besteht für den Heilpraktiker *Behandlungsverbot*, sofern die Lähmung nicht traumatisch bedingt ist.
>
> Siehe §§ 24 und 6 IfSG Abs. 1k

27.1.12 Pest

> Pest ist in erster Linie eine Erkrankung der Nagetiere **(Ratten!)**. Die Erreger werden von Nagetier zu Nagetier, aber beim massenhaften Zugrundegehen der Tiere auch von Nagern auf den Menschen übertragen. Von an Lungenpest Erkrankten ausgehend ist auch eine Ansteckung (durch Tröpfcheninfektion) direkt von Mensch zu Mensch möglich. Man unterscheidet **Beulen-** und **Lungenpest** und **Pestsepsis**.

Erreger. Yersinia pestis, ein gramnegatives, sporenloses Stäbchen. Yersinia pestis gehört zur Familie der Enterobacteriaceae. Deshalb wurde die bisherige Bezeichnung, Pasteurella pestis, in Yersinia pestis umgeändert.

Inkubationszeit. Beulenpest: 2–5 (10) Tage, Lungenpest: wenige Stunden bis 2 Tage.

Übertragung. Typischerweise sitzt der Erreger auf dem Floh, der das Nagetier befallen hat. Das Tier erkrankt und kann so bei Kontakt mit einem Menschen diesen infizieren. Beim Ausbruch spielen vor allen Dingen Hausratten eine wichtige Rolle. Gehen die Ratten massenhaft zugrunde, so springt der Floh von dem Nagetier auf den Menschen über. Beim Biss kommt es dann zur Infektion, wobei die Erreger zu den regionalen Lymphknoten vordringen und dort eine Entzündung auslösen. In diesem Fall kommt es (zunächst) zur Beulenpest.

Ein anderer Infektionsweg ist, dass es durch das Einatmen von erregerhaltigem Insektenkot zur Lungenpest kommt. Typischer ist es aber, dass ein an Lungenpest Erkrankter den Nächsten durch Tröpfcheninfektion infiziert.

Nachweis
- bei Beulenpest im Lymphknoten,
- bei Lungenpest im Sputum,
- bei Pestsepsis im Blut.

Vorkommen. In Europa sind in der letzten Zeit keine Erkrankungsfälle aufgetreten. Es wäre aber möglich, dass aus Epidemiegebieten in Südamerika, Zentral- und Südafrika, Zentral- und Südostasien die Erkrankung eingeschleppt wird.

Krankheitsverlauf
- **Beulen- oder Bubonenpest** (häufigste Verlaufsform). Es kommt zu einem plötzlichen

Krankheitsbeginn mit Fieber, Kopfschmerzen, Erbrechen, Durchfällen und Tachykardie. Meist zeigt die Eintrittspforte, der Flohstich, keine Reaktion. Manchmal entsteht jedoch ein kleines Bläschen, aus dem sich ein Pestkarbunkel entwickeln kann. Die regionalen Lymphknoten schwellen schmerzhaft an und zeigen hämorrhagisch-nekrotische Entzündungen, wobei es auch zu eitrigen Einschmelzungen kommen kann. Grundsätzlich können die Lymphknoten bis zur Faustgröße anschwellen.

Die Beulen- bzw. Bubonenpest kann ausheilen, oder sich zur sekundären Lungenpest oder zur Pestsepsis weiterentwickeln.

- **Lungenpest.** Die Lungenpest kann sich durch Tröpfcheninfektion von Mensch zu Mensch und durch das Einatmen von erregerhaltigem Insektenkot entwickeln, oder sie kann als Folge einer Beulenpest auftreten. Es kommt zu einer foudroyant verlaufenden, hämorrhagischen Pneumonie mit Schüttelfrost und hohem Fieber, Atemnot, Husten mit blutigem Sputum, evtl. später Lungenödem und Herz-Kreislauf-Versagen. Unbehandelt verläuft sie fast immer tödlich.
- **Pestsepsis.** Die Pestsepsis kann die Komplikation einer Beulen- oder einer Lungenpest sein, sie kann aber auch primär auftreten. Sie führt innerhalb weniger Tage zum Tode.

Neben den oben beschriebenen schweren Krankheitsbildern gibt es alle Abstufungen bis zu symptomlosen Erkrankungsformen. Leichte Verläufe von Bubonenpest treten häufig gegen Ende einer Pestepidemie auf.

Differenzialdiagnose. Lymphknotentuberkulose, Toxoplasmose, Brucellose, Tularämie, andere foudroyante Pneumonien, Lymphogranulomatose.

Komplikationen. Herzinsuffizienz, Kreislaufversagen.

Prophylaxe. Bekämpfung der Ratten und Flöhe. Zwar existiert ein Impfstoff, der die Sterblichkeit und die Verlaufsform der Pest günstig beeinflusst. Es wurde jedoch keine Wirkung auf den Seuchengang beobachtet. Deshalb werden Impfungen heute nur noch bei Laboratoriumspersonal empfohlen.

Therapie. Antibiotikagabe durch den Arzt.

Meldepflicht für Heilpraktiker bei Verdacht, Erkrankung und Tod gem. §§ 8 und 6 IfSG Abs. 1.

Darüber hinaus besteht gem. §§ 8 und 7 IfSG für die Leiter von Medizinaluntersuchungsämtern und sonstigen privaten oder öffentlichen Untersuchungsstellen einschließlich der Krankenhauslaboratorien eine namentliche Meldepflicht bei Nachweis von Yersinia pestis, soweit der Nachweis auf eine akute Infektion hinweist.

27.1.13 Tollwut (Rabies, Lyssa, Hundewut, Hydrophobie)

> Tollwut ist eine Viruserkrankung, die meist durch den Biss eines tollwutkranken Tieres übertragen wird. Kommt die Krankheit zum Ausbruch, verläuft sie praktisch immer **tödlich**.

Erreger. Tollwutvirus (Rabiesvirus), gehört zur Familie der Rhabdoviren.

Vorkommen. Mit Ausnahme weniger Gebiete (z. B. Großbritannien, Portugal, Spanien, Norwegen, Schweden, Finnland, Australien) ist die Erkrankung weltweit bei Säugern (Fuchs, Dachs, Marder, Reh, Katze, Rind, Hund u. a.) verbreitet.

Ansteckung. Die Ansteckung erfolgt in der Regel durch den Biss eines tollwütigen Tieres, da sich das Virus im Speichel des erkrankten Tieres befindet. Da sich das Virus auch beim infizierten Menschen im Speichel befindet, ist grundsätzlich auch eine Übertragung von Mensch zu Mensch möglich.

Die Ansteckung kann jedoch auch durch anderweitige Einbringung des Erregers in bestehende Hautverletzungen erfolgen, beispielsweise durch das Berühren eines an Tollwut verendeten Tierkadavers.

Nach dem Biss durch ein tollwütiges Tier erkranken nur ungefähr 15 % der Betroffenen. Kommt die Krankheit allerdings zum Ausbruch, verläuft sie fast immer tödlich.

Inkubationszeit. 3 Wochen bis 3 Monate. In seltenen Fällen kann die Inkubationszeit jedoch auch zwischen 10 Tagen und einem Jahr liegen. Die Länge der Inkubationszeit hängt einerseits davon ab, wie hoch die zugeführte Virusmenge ist und andererseits vom Infektionsort: je näher dieser zum Hals-Kopf-Bereich liegt, desto kürzer ist die Inkubationszeit.

Pathogenese. Nach der Bissverletzung bleiben die Erreger für 2–3 Tage im Wundgebiet und vermehren sich im anliegenden Muskelgewebe. Von hier aus wandern sie dann über die peripheren Nerven ins Gehirn und verursachen eine Enzephalitis. Typisch sind hier dann bestimmte Einschlüsse in die Nervenzelle, die als Negri-Körperchen bezeichnet werden. Von hier aus gelangt das Virus – wiederum über Nervenbahnen – zu den Speicheldrüsen. Es setzt sich nun auf die Speicheldrüsen drauf, so dass es dann vom Speichel mitgeschwemmt werden und so beim Biss übertragen werden kann.

Krankheitsverlauf. Man kann drei Phasen unterscheiden, und zwar Vorläufer-, Erregungs- und Lähmungsstadium.

- **Vorläuferstadium** (Prodromalstadium, melancholisches Stadium). Dieses erste Stadium dauert 2–4 Tage. Es kommt zur Temperaturerhöhung oder zu leichtem Fieber, außerdem zu Kopfschmerzen, Krankheitsgefühl, Übelkeit und Erbrechen. Die Bissstelle rötet sich, schmerzt und juckt. Die Patienten sind depressiv und ängstlich, außerdem haben sie Beklemmungszustände und Angstträume.
- **Erregungsstadium** (rasende Wut). Die Betroffenen zeigen eine starke motorische Unruhe. Es kommt zu fibrillären Zuckungen und Krämpfen der Muskulatur. Es bestehen vermehrter Speichelfluss und starker Durst. Jedoch löst der Anblick von Flüssigkeit oder sogar schon der Gedanke daran starke Schlingmuskelkrämpfe aus (Hydrophobie). Durch die mangelhafte Flüssigkeitsaufnahme kommt es aber zur Exsikkose. Die anfängliche motorische Unruhe geht dann in eine hochgradige Erregung über, wobei die Betreffenden um sich schlagen und sogar Beißlust zeigen. Nach solchen Erregungsphasen sind die Erkrankten wieder voll bewusstseinsklar. Ohne intensivmedizinische Betreuung stirbt der Patient meist zwischen dem 5. und 10. Tag der Erkrankung, mit moderner Behandlung um den 20. Tag. Gelegentlich wird das Erregungsstadium überlebt, und es kommt dann zum Lähmungsstadium.
- **Lähmungsstadium.** Die Patienten, die bisher bewusstseinsklar waren, werden zunehmend benommen und komatös. Es kommt zu rasch zunehmenden Lähmungen. Auch hier tritt der Tod durch Atemlähmung oder Herzstillstand ein.

Diagnose. Es muss versucht werden festzustellen, ob das Tier, das gebissen hat, an Tollwut erkrankt war. Dazu kann das Verhalten des Tieres beobachtet werden, oder die Diagnose kann durch den Nachweis der Negri-Körperchen in seinem Gehirn gestellt werden. Ein negativer Befund (das heißt, es wurden *keine* Negri-Körperchen gefunden) schließt jedoch eine Tollwuterkrankung *nicht* aus. In neuerer Zeit wurde ein Kornealtest entwickelt. Dabei wird das Virus in Epithelzellen der Hornhaut nachgewiesen, die dazu auf einen Objektträger aufgetupft werden. Allerdings schließt auch hier ein negativer Befund nicht das Vorliegen von Tollwut aus.

Differenzialdiagnose. Tetraplegie (Lähmung aller vier Gliedmaßen) andere Ursache, Botulismus, Tetanus, Vergiftung.

Erste-Hilfe-Maßnahmen. Im Anschluss an die Bissverletzung durch ein tollwutverdächtiges Tier muss die Wunde sofort gründlich mit Wasser und Seife, besser noch mit Desinfektionsmittel ausgewaschen werden. Auffolgend wird der Patient sofort an den Arzt verwiesen.

Therapie. Ist die Tollwut ausgebrochen, so gibt es keine wirkungsvolle Behandlung mehr. Deshalb spielt hier die Impfung eine besonders wichtige Rolle. Bis 1975 waren die Tollwutimpfstoffe wenig effektiv und hatten oft schwere Nebenwirkungen. Heute stehen Impfstoffe zur Verfügung, die offenbar besser sind. Es existieren Vakzine zur aktiven und passiven Immunisierung. Für den Heilpraktiker besteht Behandlungsverbot.

Meldepflicht für Heilpraktiker bei Verdacht, Erkrankung und Tod, wobei schon jede Verletzung eines Menschen durch ein tollwutkrankes, -verdächtiges oder ansteckungsverdächtigen Tieres oder Tierkörpers meldepflichtig ist (§§ 8 und 6 IfSG Abs. 1 Nr. 1m und Nr. 4).

Darüber hinaus besteht gem. §§ 8 und 7 IfSG für die Leiter von Medizinaluntersuchungsämtern und sonstigen privaten oder öffentlichen Untersuchungsstellen einschließlich der Krankenhauslaboratorien eine namentliche Meldepflicht bei Nachweis von Rabiesviren, soweit der Nachweis auf eine akute Infektion hinweist.

27.1.14 Typhus abdominalis

▶ Die Bezeichnung Typhus abdominalis stammt vom griechischen Wort typhos (Dunst, Schwindel, Benommenheit) und dem lateinischen Wort abdomen (Bauch).

Es handelt sich um eine zyklische Infektionskrankheit, bei der es zur Bakteriämie und zu charakteristischen Veränderungen am lymphatischen Apparat des Dünndarms kommt. Wichtig sind der **treppenförmige Fieberanstieg**, die **Kontinua-Fieberkurve** (Abb. 27-1), die **lytische Entfieberung**, erst **Verstopfung**, dann **erbsbreiartige Durchfälle**, **Benommenheit** und **Roseolen** (hellrote Hautflecken, vor allem am Rumpf).

Erreger. Salmonella typhi. Es handelt sich um Bakterien (Gruppe der Salmonellen).

Ausbreitung. Typhus ist weltweit verbreitet. Bei uns kommt die Erkrankung allerdings nur selten vor.

Ansteckung. Als Infektionsquelle kommen vor allem Dauerausscheider in Betracht. Akut Erkrankte spielen nur eine untergeordnete Rolle. Die Übertragung erfolgt meist indirekt über verunreinigte Lebensmittel und verseuchtes Wasser. Daneben gibt es auch eine Übertragung von Mensch zu Mensch durch Schmutz- und Schmierinfektion. Auch Fliegen sind als Krankheitsüberträger von Bedeutung.

Entscheidend sind die allgemeinen hygienischen Verhältnisse, da die Zahl der Erkrankten eng mit den Lebensgewohnheiten und dem Lebensstandard einer Bevölkerungsgruppe zusammenhängt. Bei uns treten Typhusfälle meist aufgrund von Schmierinfektionen durch Ausscheider auf, die sich in tropischen oder subtropischen Gebieten infiziert haben und die Keime nach hier einschleppen. Nur gelegentlich ist ein Ausscheider bei uns hier Ansteckungsquelle. In Notzeiten kann es auch bei Völkern, bei denen die Erkrankung sonst nur sporadisch auftrat, durch Verunreinigung von Trinkwasser oder Lebensmitteln mit Salmonella typhi zu Explosivepidemien kommen.

Die Erkrankung hat einen verhältnismäßig niedrigen Kontagionsindex von 0,2. Das bedeutet, dass nur 20% der Personen, die mit diesem Erreger erstmals Kontakt haben, auch tatsächlich erkranken.

Inkubationszeit. 1–3 Wochen.

Nachweis. Während der 1. und 2. Krankheitswoche im **Blut**, ab der 2. Krankheitswoche im **Stuhl** und evtl. im **Urin**. Ein serologischer Antikörpernachweis (Widal-Reaktion) ist meist ab dem 10. Krankheitstag möglich.

Pathogenese und Krankheitsverlauf. Der Krankheitsverlauf hängt von den Veränderungen ab, die im Dünndarm vor sich gehen. Man unterscheidet vier charakteristische Stadien. Meist kommt es ungefähr 14 Tage nach Aufnahme der Erreger zum Krankheitsausbruch.

- **Stadium I** (Stadium incrementi, Anwachsen, Schwellen), 1. Woche. Die oral aufgenommenen Keime gelangen durch den Magen in den Darm, durchdringen die Darmwand, werden in die Darmlymphe aufgenommen und gelangen so über den Milchbrustgang in den Blutkreislauf. Eine Bakteriämie besteht dann 1–3 Wochen und ermöglicht eine Aussaat der Erreger in grundsätzlich alle Organe. Auf diesem Weg gelangen die Keime auch wieder in den Darm, wo es in der 1. Woche der Erkrankung zu einer Anschwellung des lymphatischen Gewebes kommt.
Im Laufe der 1. Krankheitswoche erfolgt nun ein treppenförmiger Fieberanstieg auf 40 oder 41°C. Meist bestehen Kopfschmerzen, Verstopfung und Bronchitis (führt häufig zur Fehldiagnose!). Parallel zum Fieberanstieg verschlechtert sich das allgemeine Befinden.
- **Stadium II** (Stadium fastigii, Höhepunkt, höchstes Fieber), 2. Woche. Während dieses Stadi-

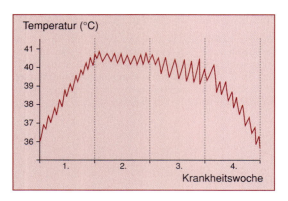

Abb. 27-1 **Fieberverlauf bei Typhus abdominalis.**

ums nekrotisieren im Darm die geschwollenen Lymphfollikel und verschorfen. Die Patienten sind benommen und apathisch bis hin zur Bewusstlosigkeit. Gelegentlich treten Delirien auf. Es kommt zur Fieberkontinua von ca. 40 °C. Die Zunge ist stark belegt; es handelt sich um den so genannten W-förmigen Zungenbelag, bei dem die Zungenspitze und die Zungenränder frei bleiben und der Zungenrand gleichzeitig gerötet ist. Es bestehen relative Bradykardie (d. h., die Pulsfrequenz ist im Verhältnis zur Fieberhöhe niedrig), außerdem Milz- und Leberschwellung. Oft wird die Verstopfung durch erbsbreiartige Durchfälle abgelöst. Manchmal wechseln sich aber auch Erbsbreistühle mit Verstopfung ab.

Ab dem 8. Krankheitstag kommt es zu spärlichen Roseolen, die vor allem an der Bauchwand und im Bereich des seitlichen Rumpfes sitzen. Manchmal kommen sie auch am Rücken vor, nur sehr selten befinden sie sich im Gesicht und an den Extremitäten (Atlas Abb. 9-84). Es handelt sich um kleine, rosarote Flecken, die auf Spateldruck verschwinden. Ihre Anzahl übersteigt selten 15. Im Blut sind eine Leukopenie und eine Linksverschiebung nachweisbar. Die BSG ist stark beschleunigt.

- **Stadium III** (Stadium amphibolicum, schwankend), 3. Woche. Abstoßung der Schorfe und Geschwürsbildung im Darm. Es kommt zu morgendlichen Fieberremissionen, d. h., morgens fällt das Fieber ab, und gegen Abend steigt es wieder an.
- **Stadium IV** (Stadium decrementi, Abnahme). Im Dünndarm kommt es zum Abheilen der Geschwüre. Es setzt eine langsame (lytische) Entfieberung ein, die Milz- und Leberschwellung bildet sich langsam zurück. Charakteristisch ist die langdauernde Rekonvaleszenz.

Von diesem Normalverlauf gibt es relativ häufig Abweichungen. Die Erkrankung kann beispielsweise abgekürzt verlaufen. Dabei kommt es zwar zum typischen Fieberbeginn, aber die Erkrankung verläuft abgekürzt. Möglich ist aber auch ein fulminanter Verlauf. Dabei beginnt die Krankheit plötzlich mit Fieber von 41 °C und mehr und führt innerhalb einer Woche zum Tode.

In der Regel kommt es ohne antibiotische Therapie nach 3–5 Wochen zur Entfieberung, der sich die Rekonvaleszenz anschließt.

Komplikationen. Im Stadium III der Erkrankung können zahlreiche Komplikationen auftreten wie Darmblutungen, Perforation, Peritonitis, Myokarditis, Herz-Kreislauf-Versagen, Pneumonie, Meningitis, Thrombose, Cholangitis und Cholezystitis. Eine weitere mögliche Komplikation ist das Dauerausscheidertum (s. o.).

Letalität. Früher lag die Letalität bei 10 %. Bei richtiger Antibiotikabehandlung beträgt sie heute ca. 1 %.

Differenzialdiagnose. Paratyphus, andere Salmonellosen, Influenza, Pneumonie, Miliartuberkulose, Brucellose.

Prophylaxe. Kranke und Krankheitsverdächtige müssen isoliert werden, außerdem ist deren Stuhl sorgfältig zu desinfizieren.

Zwar ist eine aktive Impfung mit abgetöteten Erregern möglich, der Impfschutz beträgt jedoch nur 60 % und hält nur ein Jahr an. Bei der Impfung kann es zu lokalen und fieberhaften Allgemeinreaktionen kommen. Ein neuer Impfstoff ist in Entwicklung.

Dauerausscheider. 2–5 % der Erkrankten werden zu Dauerausscheidern, das heißt, dass diese Personen 10 Wochen, nachdem sie die Erkrankung überstanden haben, weiterhin Erreger mit dem Stuhl ausscheiden.

Immunität. Meist besteht lebenslange, zumindest aber jahrelange Immunität. Kommt es doch noch einmal zur Erkrankung, so verläuft diese meist abgeschwächt.

Therapie. Antibiotikagabe durch den Arzt.

Meldepflicht für Heilpraktiker bei Verdacht, Erkrankung und Tod gem. §§ 8 und 6 IfSG Abs. 1.

Darüber hinaus besteht gem. §§ 8 und 7 IfSG für die Leiter von Medizinaluntersuchungsämtern und sonstigen privaten oder öffentlichen Untersuchungsstellen einschließlich der Krankenhauslaboratorien eine namentliche Meldepflicht bei direktem Nachweis von Salmonella typhi, soweit der Nachweis auf eine akute Infektion hinweist.

27.1.15 Paratyphus

> Paratyphus ist eine Infektionskrankheit, die durch Salmonellen hervorgerufen wird und einen **typhusartigen Verlauf** zeigt, der allerdings im Allgemeinen **milder** ist als bei Typhus abdominalis.

Erreger. Salmonella paratyphi A, B und C.

Ausbreitung und Ansteckung. Wie bei Typhus abdominalis (→ Abschn. 27.1.14) beschrieben.

In Europa kommt es vor allem zu Paratyphus B; Paratyphus A und C kommen hauptsächlich in wärmeren Ländern vor.

Symptome. Der Krankheitsverlauf *ähnelt* dem von *Typhus abdominalis*. Allerdings ist das erste Stadium (Stadium incrementi, Anwachsen, Schwellen) verkürzt. Paratyphus zeigt in dieser Phase ein akuteres Krankheitsbild mit höherem Fieber. Oft tritt gleichzeitig Herpes labialis auf. Es kann aber auch zum Bild einer bakteriellen Nahrungsmittelvergiftung mit Leibschmerzen, Erbrechen und Durchfall kommen.

Nach 1–3 Wochen kommt es als Zeichen der Organmanifestation zu *Durchfällen*, die zahlreicher und dünnflüssiger sind als bei Typhus. *Roseolen* treten häufiger auf als bei Typhus. Sie sind allerdings nicht auf die Bauchhaut beschränkt, sondern können auch an Rücken und Oberschenkeln auftreten.

Die Krankheitsdauer beträgt durchschnittlich 1–3 Wochen. Sie kann aber auch wesentlich kürzer sein; es kommen auch stumme Verläufe vor.

Komplikationen. Grundsätzlich können die gleichen Komplikationen auftreten wie bei Typhus abdominalis, sie sind allerdings seltener.

Differenzialdiagnose. Typhus abdominalis, andere Salmonellosen, Influenza, Pneumonie, Miliartuberkulose, Brucellose.

Nachweis. Wie Typhus, → Abschn. 27.1.14.

Therapie. Antibiotikagabe durch den Arzt.

Meldepflicht für Heilpraktiker bei Verdacht, Erkrankung und Tod gem. §§ 8 und 6 IfSG Abs. 1.

Darüber hinaus besteht gem. §§ 8 und 7 IfSG für die Leiter von Medizinaluntersuchungsämtern und sonstigen privaten oder öffentlichen Untersuchungsstellen einschließlich der Krankenhauslaboratorien eine namentliche Meldepflicht bei direktem Nachweis von Salmonella paratyphi, soweit der Nachweis auf eine akute Infektion hinweist.

27.1.16 Tuberkulose (Tb, Tbc)

> Tuberkulose kann grundsätzlich akut, subakut, chronisch, aber auch symptomfrei verlaufen. Allerdings tritt sie in den meisten Fällen als **chronische Lungentuberkulose** (Atlas Abb. 17-36) auf. Sie kann jedoch auch andere Organe befallen: Lymphknoten, Bronchien, Pleura, Knochen, Urogenitaltrakt, ZNS, Magen-Darm-Kanal.
>
> In den betroffenen Organen treten die typischen **Tuberkel** (s. u.) auf. Durch die unterschiedliche Reaktions- und Abwehrlage der Infizierten kommt es zu **vielgestaltigen Krankheitsbildern**.

Erreger. Erreger sind Mykobakterien.

- Mycobacterium tuberculosis – Typ humanus (verursacht in Mitteleuropa 99% der Tuberkulosefälle)
- Mycobacterium bovis – Typ bovinus (nach Ausrottung der Rindertuberkulose in Mitteleuropa äußerst selten geworden).

Ausbreitung. Um die Jahrhundertwende konnte man bei 90% der Kinder in Mitteleuropa einen tuberkulösen Primäraffekt (s. u.) nachweisen, das heißt, dass diese Kinder mit dem Erreger in Kontakt gekommen waren. Im Jahre 1948 waren es noch 35%, 1974 knapp 3%. Heute rechnet man bei uns auf 10.000 Einwohner mit 2 Erkrankten.

Ganz anders sieht die Situation in den Vereinigten Staaten (USA) und in den Entwicklungsländern Zentralafrikas, Asiens und Südamerikas aus. Hier nimmt die Erkrankung in Besorgnis erregender Weise zu, wobei AIDS eine wichtige Rolle spielt: AIDS-Kranke können an offener Tb erkranken und andere infizieren. In unseren Breiten hat die Tuberkulose in den letzten Jahren bei Einwanderern aus Osteuropa zugenommen. Bei ihnen kommen auch häufiger multiresistente Erreger (s. u.) vor. Von daher ist zu erwarten, dass Tb auch in anderen Bevölkerungsgruppen zunehmen könnte.

Man rechnet, dass weltweit 1,7 Milliarden Menschen infiziert sind, davon sind 20 Millionen an offener Tb erkrankt. Jährlich sterben knapp 3 Millionen an dieser Krankheit. Neben AIDS gelten Diabetiker, Alkoholiker, Säuglinge bis 2 Jahren, Pubertierende und alte Menschen als besonders erkrankungsgefährdet.

Ansteckung. Die Übertragung erfolgt durch *Tröpfcheninfektion*. Die häufigste Ansteckungsquelle sind Menschen mit offener (ansteckungsfähiger) Tuberkulose.

Weitere sehr seltene Übertragungsmöglichkeiten sind Einatmen von bakterienhaltigen Staubpartikeln und Nahrungsmittelinfektionen durch verseuchte Milch bei Rindertuberkulose (bei uns sind allerdings die Tierbestände tuberkulosefrei). Eine fetale Übertragung durch infektiöses Fruchtwasser oder diaplazentar ist in sehr seltenen Fällen möglich.

Inkubationszeit. 4–6 Wochen.

Pathogenese. Es handelt sich um eine zyklische Infektionskrankheit, die unterschiedlichste Organe – vor allem aber die Lungen – befallen kann. Ob die Erkrankung zum Ausbruch kommt, hängt in erster Linie von der Abwehrlage des Menschen, aber auch von der Infektionsdosis, der Virulenz der Erreger und der Dauer der Exposition ab.

Beim Erstinfizierten gelangen die Erreger in kleinsten Tröpfchen mit dem Luftstrom in die Lungen. Hier bildet sich der *Primärkomplex*. Dieser Primärkomplex besteht aus einem Primärherd (befallener Bereich in der Lunge) und einem oder mehreren erkrankten Lymphknoten im Lungenhilum. In 90 % der Fälle heilt der Primärkomplex narbig ab, ohne dass es bei dem Betroffenen zu Krankheitserscheinungen kommt. Allerdings bleiben im Primärkomplex meist für Jahrzehnte lebensfähige Erreger zurück, die später zu einer postprimären Tuberkulose (s. u.) führen können.

Die Hilumlymphknoten sind entscheidend für den weiteren Ablauf der Tuberkulose. Gelingt es ihnen, die Erkrankung zu stoppen, so ist der Fall (zunächst) für den Betroffenen ausgestanden. Es kann jedoch (evtl. erst später) von hier aus eine Ausbreitung über die Bronchien oder den Blut- und Lymphweg erfolgen.

Kommt es zur Ausbreitung über den Lymphweg, so entwickelt sich eine Lymphknotentuberkulose. Eine Ausbreitung über den Blutweg führt zur Organ- oder Miliartuberkulose (s. u.).

Tuberkel. Die Tuberkel stellen eine Abwehrreaktion des Körpers auf die Erreger dar. Es handelt sich um einen Abwehrring um die eingedrungenen Erreger herum, der im wesentlichen aus Makrophagen, Lymphozyten, Epitheloidzellen und Riesenzellen (Langhans-Zelle) besteht. In ihrer Mitte haben die Tuberkel aus zwei Gründen ein verkästes (nekrotisches) Zentrum: zum einen kommt es zur Schädigung des Gewebes durch Toxine der Erreger, zum anderen besteht eine ungenügende Blutversorgung. Später können in die Tuberkel Bindegewebezellen einwachsen, manchmal wird noch Kalk eingelagert. Die Tuberkel können jahrzehntelang infektionstüchtige Erreger enthalten. Die käsigen Massen können sich aber auch verflüssigen und dann abgehustet werden. In diesem Fall entstehen in den Lungen **Kavernen**, also krankhafte Hohlräume (Atlas Abb. 17-35).

Formen. Man unterscheidet zwei Formen:

- **Primärtuberkulose**. Sie entwickelt sich nach einer Erstinfektion mit dem Mykobakterium. Dabei treten *meist keine Symptome* auf. Gelegentlich kommt es jedoch zu subfebrilen Temperaturen mit Nachtschweiss, Husten und Appetitverlust. Manchmal kommt es dabei auch zu einem Erythema nodosum (Knotenrose), einer akut entzündlichen Hauterkrankung, die nicht nur bei Tuberkulose, sondern auch bei anderen Streptokokkeninfekten, bei Ornithose, Morbus Crohn, Colitis ulcerosa, Sarkoidose, rheumatischem Fieber u. a. auftreten kann.
- **Postprimäre Tuberkulose**. Sie kann als *Reinfektion* (Wiederansteckung) nach einer abgeheilten oder bei einer noch bestehenden Primärtuberkulose auftreten. Die Reinfektion kann vom Primärkomplex (s. o.) ausgehen oder von einer erneuten Ansteckung mit dem gleichen Erreger durch eine andere Person (Superinfektionstuberkulose).

Organtuberkulose. Bei der Organtuberkulose treten Beschwerden seitens des betroffenen Organs auf. Die häufigste Verlaufsform ist die chronische Lungentuberkulose, die wegen ihrer Wichtigkeit nachstehend gesondert besprochen wird. Da bei Tb grundsätzlich die unterschiedlichsten Organe befallen sein können, muss man die Tuberkulose immer in die differenzialdiagnostischen Überlegungen mit einbeziehen.

Mögliche Organtuberkulosen sind:

- Brustfelltuberkulose,
- Lymphknotentuberkulose,
- Nierentuberkulose,
- Genitaltuberkulose,
- Hirnhauttuberkulose,
- Leber- und Milztuberkulose,
- Darmtuberkulose,
- Knochentuberkulose,
- Hauttuberkulose (Atlas Abb. 17-37).

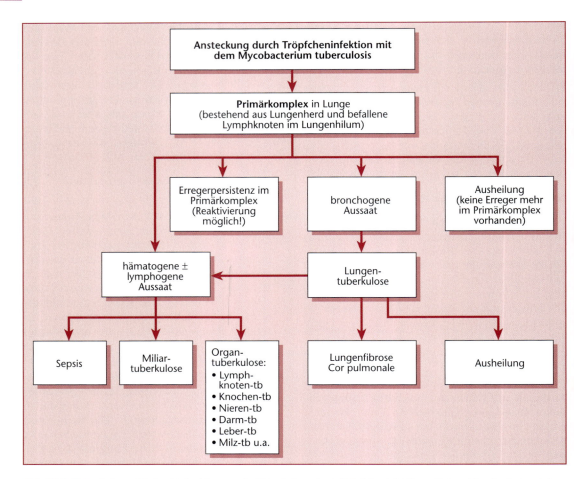

Abb. 27-2 Tuberkulose. Häufige Verlaufsformen der Tuberkulose durch Tröpfcheninfektion mit dem Mycobacterium tuberculosis.

Chronische Lungentuberkulose. 90 % der Erkrankungen verlaufen als chronische Lungentuberkulose. Wichtige Symptome sind hierbei:

- *unspezifische Allgemeinsymptome* wie Abgeschlagenheit und rasche Ermüdbarkeit,
- *Appetitlosigkeit und Gewichtsabnahme,*
- *subfebrile Temperaturen* mit *Nachtschweiß* über mehrere Wochen,
- meist zunächst *trockener Reizhusten*, bei Fortschreiten der Erkrankung kann es zu einem gelblichen, evtl. sogar blutigen Auswurf kommen,
- beschleunigte BSG und Leukozytose.

Miliartuberkulose. Bei schlechter Abwehrlage gelangen die Erreger über die Blut- und/oder Lymphbahn in praktisch alle Organe und führen zu einer generalisierten Tuberkulose. Dies kann akut oder chronisch erfolgen. Dabei kommt es in den Organen zu *hirsekorngroßen* Miliartuberkeln.

- **Akute Miliartuberkulose.** Es kommt zu hohem Fieber. Je nach der Bevorzugung einzelner Organe unterscheidet man typhöse, pneumonische und meningitische Krankheitsbilder.
- **Chronische Miliartuberkulose.** Sie verläuft weniger stürmisch und geht mit subfebrilen Temperaturen und nur geringerer Beeinträchtigung des Allgemeinbefindens einher. Sie führt typischerweise zu einer Organtuberkulose, wobei ein oder mehrere Organe von dem Erreger besonders stark befallen werden.

Prophylaxe. Verbesserung der allgemeinen hygienischen Lebensbedingungen und gute Ernährung. Vermeidung von Kontakt mit Tb-Kranken und möglichen Ansteckungsquellen. Die aktive Impfung gegen Tb gehört bei uns nicht mehr zu den allgemein empfohlenen Impfungen.

Differenzialdiagnose. Lungenentzündungen durch andere Ursachen, Bronchiektasen, Lungenabszesse, Bronchialtumoren, Sarkoidose.

Nachweis. Durch direkten mikroskopischen Erregernachweis, durch bakteriologische Sputumkultur (bzw. Bronchialsekret, Magensaft, Liquor, Urin, Stuhl - je nach Organbefall), durch Tuberkulintest, durch Röntgen oder durch Tierversuch (wird nur noch in Ausnahmefällen gemacht).

Mit dem **Tuberkulintest** will man feststellen, ob auf Tuberkulin (ein Produkt des Tuberkelbakteriums) eine Hautreaktion auftritt. Ein positiver Befund bedeutet, dass der Mensch irgendwann in seinem Leben infiziert worden ist, sagt aber nichts darüber aus, ob die Krankheit aktiv ist. Dies lässt sich nur durch Röntgen und Sputumuntersuchungen nachweisen. Allerdings schließt ein negativer Test eine Erkrankung nicht mit völliger Sicherheit aus.

Therapie. Die Therapie erfolgt durch den Arzt mittels so genannter Antituberkulotika. Es handelt sich dabei um eine Kombination mehrerer Chemotherapeutika, die eine bakteriostatische bzw. bakterizide Wirkung gegen das Mykobakterium haben. Die Zusammenstellung der Medikamente richtet sich auch nach dem so genannten Resistenzspektrum der isolierten Erreger. Dabei überprüft man im Reagenzglas, auf welche Tuberkulostatika die Tuberkelbakterien besonders empfindlich und gegen welche sie widerstandsfähig sind. Schwierigkeiten bereitet die in den letzten Jahren zunehmend häufiger festgestellte Multiresistenz der Erreger, das heißt, sie sind gegen mehrere der gebräuchlichen Tuberkulostatika unempfindlich. Die Medikamente sind mit erheblichen Nebenwirkungen behaftet.

Außerdem erfolgt eine Allgemeinbehandlung mit Aufenthalt in guter Luft, Rauchverbot und Gabe von Hustenmitteln. Bei großen Kavernen kommen auch chirurgische Maßnahmen in Betracht.

Meldepflicht für Heilpraktiker bei Erkrankung und Tod gem. §§ 8 und 6 IfSG Abs. 1.

Darüber hinaus besteht gem. §§ 8 und 7 IfSG für die Leiter von Medizinaluntersuchungsämtern und sonstigen privaten oder öffentlichen Untersuchungsstellen einschließlich der Krankenhauslaboratorien eine namentliche Meldepflicht bei direktem Nachweis von Mycobakterien, soweit der Nachweis auf eine akute Infektion hinweist.

27.2 Behandlungsverbot aufgrund IfSG § 24 und § 7 (soweit unter § 6 noch nicht genannt)

27.2.1 AIDS

> AIDS ist eine Abkürzung, die aus dem Englischen stammt und „**a**cquired **i**mmuno**d**eficiency **s**yndrome" (erworbene Abwehrschwäche) bedeutet. Bei AIDS besteht ein **Immundefekt**, das heißt genauer: ein Defekt des zellulären Abwehrsystems. Deshalb ist AIDS durch bleibende oder wiederkehrende **Infekte** gekennzeichnet, die therapeutisch nur schwer oder überhaupt nicht beherrscht werden können. Außerdem kommt es häufig zu **Krebsbefall**. Der Verlauf der Erkrankung weist große individuelle Schwankungen auf. So kann sich das Vollbild AIDS (4. Stadium) innerhalb weniger Monate bis über mehr als 10 Jahre nach der Ansteckung entwickeln.

Erreger. HI(human immunodeficiency)-Virus (Retrovirus). Man kennt HIV-1 und HIV-2 jeweils mit zahlreichen Subtypen.

Inkubationszeit
- **AIDS** (4. Stadium): sechs Monate bis Jahre, evtl. bis über zehn Jahre,
- **Mononukleoseartige Symptome** (1. Stadium): wenige Wochen,
- **bis Antikörpernachweis möglich** („HIV-positiv"): meist 3 bis 12 Wochen (selten nach bis zu 6 bis 12 Monaten).

Übertragung. Die Übertragung des Virus erfolgt durch den Austausch von Körpersäften, da das Virus außerhalb eines Organismus nicht lebensfähig ist:

- **infektiöse Körpersäfte**: Samenflüssigkeit, Scheidensekret, Blut (und Blutprodukte),
- **virushaltige Körpersäfte**, die aber *in der Regel nicht* infektiös sind: Speichel, Tränenflüssigkeit, Muttermilch, Urin, Liquor.

Die Ansteckung erfolgt in erster Linie durch *Geschlechtsverkehr* und hier vor allem durch so genannte „harte Sexualpraktiken", bei denen es zu kleinen Schleimhautverletzungen kommt über die das Virus eindringen kann. Außerdem kann eine Übertragung durch *Blut*, zum Beispiel durch gemeinsam benützte Fixernadeln bei Drogensüchtigen oder durch Bluttransfusionen (z. B. bei Bluterkranken) erfolgen.

Die Möglichkeit einer Ansteckung beim intensiven Küssen kann, wenn Schleimhautverletzungen im Mundbereich bestehen, nicht mit Sicherheit ausgeschlossen werden.

Aidskranke Mütter können ihre Kinder bereits während der Schwangerschaft oder während bzw. nach (durch Stillen) der Geburt infizieren.

Das Virus wird durch die üblichen Desinfektionsmaßnahmen inaktiviert.

Nachweis. In Blut, Samenflüssigkeit, Scheidensekret, Speichel.

Der Nachweis der Infektion kann meist 3–12 Wochen (1–3 Monate, selten nach über 6–12 Monaten) nach der Ansteckung durch einen Antikörpernachweis erfolgen. Diese Antikörper richten sich gegen Substanzen aus dem Inneren des Virus; ein infektiöses Virus können sie nicht hemmen.

Risikogruppen. In Europa sind vor allem homosexuelle Männer mit häufig wechselnden Sexualpartnern, Drogenabhängige, Prostituierte beiderlei Geschlechts, Bluter sowie Bevölkerungsgruppen der Entwicklungsländer betroffen. In weiten Teilen Afrikas sind dagegen bereits große Teile der Gesamtbevölkerung infiziert.

Krankheitsverlauf. Es werden vier Stadien unterschieden:

- **1. Stadium** (mononukleoseartiges Krankheitsbild): Manchmal kommt es wenige Wochen nach der Infektion zu Erscheinungen *ähnlich* dem *Pfeiffer-Drüsenfieber* (Mononucleosis infectiosa, ➔ Abschn. 28.2.3) mit Fieber, Angina und Lymphknotenschwellung, die einige Tage bis mehrere Wochen andauern. In diesem Stadium können im Allgemeinen noch keine HIV-Antikörper nachgewiesen werden.

- **2. Stadium** (Latenzphase): Es folgt nun eine Monate bis Jahre (evtl. über 10 Jahre) andauernde Latenzphase, in welcher jedoch die HIV-spezifischen Antikörper nachweisbar bleiben und der Betroffene *Virusausscheider* ist, der andere infizieren kann.

- **3. Stadium** (Prä-AIDS): Die dritte Phase wird auch **LAS = Lymphadenopathiesyndrom** bezeichnet. Sie hat als wichtigstes Kennzeichen die *Lymphknotenschwellungen*. Als verdächtig gelten Lymphknotenschwellungen, die länger als drei Monate in mindestens zwei verschiedenen Körperabschnitten bestehen. Häufig ist hiervon der Hals-Nacken-Bereich betroffen. Die Lymphknotenschwellung kann aber auch generalisiert auftreten. Mögliche zusätzliche Symptome sind Mundsoor, Hauterscheinungen, Juckreiz und Haarausfall. Der Übergang zu Stadium 4 ist fließend.

- **4. Stadium** (AIDS): Bei der Mehrzahl der mit dem HI-Virus infizierten Menschen entwickelt sich in der vierten Phase das volle Krankheitsbild AIDS, das durch das Auftreten von opportunistischen Infekten und Krebserkrankungen gekennzeichnet ist.

    - *Allgemeinsymptome*: Fieber, Nachtschweiß, Durchfall, Gewichtsverlust, Appetitlosigkeit, Hautveränderungen.

    - *Neurologische Erscheinungen*: Hirnatrophie (psychische Veränderungen, Konzentrationsstörungen, Demenz) und Degeneration von Rückenmarknerven (Parästhesien und Schwäche der Beine)

    - *Opportunistische Infekte* durch Abwehrschwäche: Pilzbefall (Candida albicans), Lungenentzündung (Pneumocystis carinii), Tuberkulose, Toxoplasmose, Gürtelrose (Herpes zoster).

    - *Krebserkrankungen*: Bekannt sind das Kaposi-Sarkom, eine bösartige Wucherung, die von den Blutgefäßen ausgeht. Es beginnt mit schmerzhaften, rot-violetten Knötchen und Knoten in der Haut und Schleimhaut, die von Blutungen durchsetzt sind. Die Knoten wachsen, und durch Ausbildung neuer Knoten erfolgt die Ausbreitung (Atlas Abb. 24-22 und 24-23). Andere maligne Entartungen, die in diesem Stadium vorkommen können, sind das Non-Hodgkin-Lymphom und das ZNS-Lymphom.

In USA spricht man von AIDS, wenn die Anzahl der T-Helferzellen unter 200/l gesunken ist. Diese Definition hat sich bei uns nicht durchgesetzt.

Therapie. Für den Heilpraktiker besteht nach Inkrafttreten des IfSG Behandlungsverbot. In der Schulmedizin wird heute eine Kombination mehrerer Medikamente (antiretrovirale Substanzen) eingesetzt, die die Lebenserwartung der Betroffenen deutlich heraufsetzen.

Prophylaxe. Der Kontakt mit Körperflüssigkeiten, vor allem mit Blut und Sperma, von erkrankten Personen ist zu vermeiden. In Bezug auf das Sexualverhalten müssen risikoarme Sexualpraktiken und die Verwendung von Präservativen empfohlen werden.

Meldepflicht. Für Heilpraktiker besteht keine Meldepflicht.

Jedoch ist gem. §§ 8 und 7 IfSG Abs. 3 von Leitern von Medizinaluntersuchungsämtern und sonstigen privaten oder öffentlichen Untersuchungsstellen einschließlich der Krankenhauslaboratorien nichtnamentlich der direkte oder indirekte Nachweis von HIV zu melden.

27.2.2 Brucellosen

▶ Brucellose kann durch unterschiedliche Brucella-Spezies ausgelöst werden. Es handelt sich um eine **subakut rezidivierende Infektionskrankheit**, die weltweit von **Haustieren** auf den Menschen übertragen werden kann (**Zoonose**).

Erreger. Die Erreger sind *Brucellen*, das sind gramnegative, unbewegliche *Stäbchenbakterien*, die zur Klasse der Pasteurella gehören.

- **Brucella abortus** (Hauptüberträger Rind). Sie rufen den *Morbus Bang* hervor, die in Mitteleuropa häufigste Brucellose-Erkrankung.
- **Brucella melitensis** (Hauptüberträger Ziege). Sie rufen das *Maltafieber* hervor, das vor allem im Mittelmeerraum und Afrika auftritt, also in Gegenden mit Ziegenhaltung.
- **Brucella suis** (Hauptüberträger Schwein). Schweinebrucellose (selten).
- **Brucella canis** (Hauptüberträger Hund). Löst allerdings beim Menschen nur äußerst selten eine Brucellose aus.

Ansteckung und Ausbreitung. Die Erkrankung tritt weltweit auf.

Infizierte Tiere scheiden den Erreger über den Urogenitaltrakt symptomlos aus. Diese Erreger können übertragen werden, und zwar als

- **Lebensmittelinfektionen** durch verseuchte Milch, Milchprodukte oder Fleisch,
- **direkten** oder **indirekten Kontakt** vom kranken **Tier** auf den Menschen (Berufskrankheit von Tierärzten, Landwirten, Metzgern, Tierpflegern u. a.).

Pasteurisieren zerstört den Erreger. Durch die Bekämpfung der Brucellose durch Schlachtung (latent) infizierter Rinder ist die Erkrankung bei uns zur Rarität geworden. Infektionen werden heute bevorzugt im Ausland erworben.

Eine Ansteckung von Mensch zu Mensch kann nicht erfolgen.

Inkubationszeit. Meist 10–14 Tage, aber auch 1–4 Wochen.

Pathogenese. Der Erreger gelangt meist über den Darm, (manchmal auch über Haut, Schleimhaut oder Augenbindehäute) in das Blut, wodurch es zum Generalisationsstadium kommt. Vom Blut aus können sich die Brucellen in verschiedenen Organen absiedeln, fast immer sind Leber und Milz davon betroffen. In den befallenen Organen bilden sich epitheloidzellige Granulome, in denen die Erreger lange lebensfähig sind.

Symptome. Es kommt zu einem Prodromalstadium mit uncharakteristischen Beschwerden wie Abgeschlagenheit, Krankheitsgefühl, Kopf- und Gliederschmerzen. Die erste Fieberwelle erreicht bald 38 bis 40 °C. Dabei steigt die Temperatur abends an und fällt in den Morgenstunden unter Schweißausbruch ab. Lokalsymptome fehlen in diesem Stadium. Es kann sich ein flüchtiges Exanthem unterschiedlicher Erscheinung (z. B. Roseolen) ausbilden. Leber und Milz sind oft deutlich vergrößert. Das Fieber klingt meist nach einigen Tagen ab. Es kann sich jedoch in unbehandelten Fällen wiederholen, und zwar bei akutem Verlauf über 2–3 Monate, bei subakutem bis 1 Jahr und bei chronischem Verlauf über Jahre (mitunter 20 Jahre).

Bei diesen chronischen Verlaufsformen kommt es dann zu dem typischen *undulierenden* Fieber, das in großen Wellen (15–25 Tage Fieber, 10–15 Tage Pause) verläuft (Abb. 26-1). Bei der Wiederholung einer solchen Welle ist die Temperaturhöhe insgesamt etwas niedriger und die Fieberdauer etwas kürzer. Auffallend ist die merkwürdige Diskrepanz zwischen den hohen Temperaturen und der relativ geringen Beeinträchtigung des Allgemeinzustandes. (Trotz Fieber von über 39 °C fühlt sich der Betroffene verhältnismäßig gut und kann beispielsweise ein Buch lesen).

Es besteht eine relative Bradykardie. Kommt es zur Leberbeteiligung mit Ikterus, führt das zu einem erheblichen Transaminasenanstieg im Blut.

Komplikationen. Mögliche Komplikationen resultieren aus dem Befall von Organen. So kann es zu Arthritis, Osteomyelitis, Endokarditis, Pneumonie, Nephritis, Thrombophlebitis, Neuritis, Meningitis, Entzündungen von Hoden, Nebenhoden, Ovarien, Eileitern, den weiblichen Brustdrüsen u. a. m. kommen. Durch Leberschädigung und Thrombozytopenie kann es zur vermehrten Blutungsneigung (hämorrhagische Diathese) kommen.

Differenzialdiagnose. Da die Brucellose ein sehr unterschiedliches Erscheinungsbild haben kann, müssen grundsätzlich alle unklaren Fieberzustände mit uncharakteristischen Entzündungszeichen abgegrenzt werden, ebenso Miliartuberkulose, Typhus, Malaria und infektiöse Mononukleose.

Nachweis. Im Blut (serologisch, durch Blutkultur und Aussaat auf Nährböden). Die Anamnese spielt eine wichtige Rolle: berufliche Exposition, Ernährungsgewohnheiten und Auslandsaufenthalte.

Therapie. Antibiotika.

Prophylaxe. Regelmäßige Kontrolle der Tierbestände, Pasteurisieren der Milch, ausreichendes Kochen von Fleisch.

Bisher stand ein Lebendimpfstoff zur Verfügung, der unzuverlässig und schlecht verträglich war. Es ist ein neuer Impfstoff in der Erprobung.

Meldepflicht. Für Heilpraktiker besteht keine Meldepflicht.

Jedoch ist gem. §§ 8 und 7 IfSG Abs. 1 von Leitern von Medizinaluntersuchungsämtern und sonstigen privaten oder öffentlichen Untersuchungsstellen einschließlich der Krankenhauslaboratorien namentlich der direkte oder indirekte Nachweis von Brucella sp. zu melden.

27.2.3 Echinokokkose (Hunde- und Fuchsbandwurm)

▶ Echinokokken sind **kleine Bandwürmer** von 1–6 mm Länge, die im Darm von Hunden, Füchsen und Katzen leben können. Nimmt ein Mensch oder ein Säugetier die Eier dieser Bandwürmer oral auf, so können sich bei ihm in der **Leber** (u. a. Organen) **Finnen** (Larvenstadium, so genannte Jugendform der Bandwürmer) entwickeln.

Anmerkung: Im Kapitel Verdauungssystem (→ Abschn. 9.9) wurden die Bandwurmerkrankungen des Menschen besprochen. Dort handelte es sich um Personen, die als Wirt den Bandwurm beherbergen. Bei der Echinokokkose dagegen beherbergt der Mensch als Zwischenwirt das Larvenstadium (Finnen). Genauer betrachtet ist er allerdings ein Fehl-Zwischenwirt, da von ihm aus die Finnen nicht auf den Endwirt übertragen werden können.

Verlaufsform
- **Zystische Echinokokkose** (leichteres Krankheitsbild). Bei der harmloseren zystischen Echinokokkose wachsen die Zysten verdrängend in das Gewebe, vor allem in das *Lebergewebe*, ein. Gelegentlich bilden sich die Zysten zurück und verkalken.
- **Alveoläre Echinokokkose** (schweres Krankheitsbild). Bei der schwerer verlaufenden alveolären Echinokokkose geht das Wachstum der durch die Larven entstandenen Bläschen „krebsartig" infiltrierend vor sich, d. h., dass die Bläschen zerstörend in das Gewebe, vor allem in das *Lebergewebe*, einwachsen. Das zerstörte Gewebe wird durch Bindegewebe ersetzt. Es entwickelt sich eine Leberzirrhose.

Wirt
- **Zystische Echinokokkose:** *Hund* und Wolf.
- **Alveoläre Echinokokkose:** *Fuchs*, auch Hund oder Katze.

Erreger
- **Zystische Echinokokkose:** Echinococcus granulosus (E. cysticus, E. unilocularis),
- **Alveoläre Echinokokkose:** Echinococcus multilocularis (E. alveolaris).

Auftreten
- **Zystische Echinokokkose:** Weltweit, jedoch vor allem im Mittelmeerraum und in Südeuro-

pa, aber auch in Ostafrika, in Mittel- und Südamerika, Asien und Australien. Für manche Länder Südeuropas wird eine Befallsquote des Haushundes mit dem Bandwurm von 30 % angegeben. Bei streunenden verwilderten Hunden ist mit einer doppelt so hohen Befallshäufigkeit zu rechnen. In Deutschland kommt diese Bandwurmgattung nur selten vor. Betroffen sind in erster Linie Urlaubsrückkehrer.
- **Alveoläre Echinokokkose:** In Europa, vor allem in der Alpenregion, im Schwarzwald und in der Schwäbischen Alb; des Weiteren noch in Sibirien, Alaska und Kanada.

Übertragung
- **Zystische Echinokokkose** (Hauptüberträger: Hund). Die Ansteckung erfolgt durch das *Verschlucken* von *Bandwurmeiern*, die der befallene Hund mit dem Kot ausgeschieden hat. Die Aufnahme kann durch engen Kontakt mit dem Tier erfolgen, da sich die Eier auch im Tierfell und an der Schnauze halten können. Es kann aber auch eine Verstäubung von infiziertem Hundekot stattfinden, und es ist eine Verschleppung der Eier durch Fliegen möglich.
- **Alveoläre Echinokokkose** (Hauptüberträger: Fuchs). Die Ansteckung kann hier ebenfalls durch direkten Kontakt mit dem erkrankten Tier erfolgen. Eine wichtigere Rolle spielen bei der Übertragung allerdings *kontaminierte Pilze* und *Waldbeeren*, hier vor allem *Heidelbeeren*, da diese auch von Füchsen verzehrt werden. Grundsätzlich kann aber auch Gemüse und Salat aus *waldnah* gelegenen Gärten kontaminiert sein.

Pathogenese. Aus den aufgenommenen Eiern schlüpfen im Dünndarm die Larven aus. Sie durchdringen die Darmwand und gelangen über das Pfortadersystem zur Leber. Hier siedeln sie sich in 75 % der Fälle an. Bei ungefähr 15 % der Betroffenen gelangen die Larven bei der zystischen Echinokokkose aber weiter in die Lungen. Bei dem Rest lassen sich die Larven in anderen Organen, zum Beispiel Gehirn, Nieren oder Knochen nieder. In dem befallenen Bereich bilden sich flüssigkeitsgefüllte Zysten, die durch Knospung wachsen können. In jeder Tochterzyste entwickelt sich ein Bandwurmkopf.

Symptome. Da die Zysten langsam wachsen, kann jahrelang Beschwerdefreiheit bestehen. Die auftretenden Symptome hängen davon ab, welches Organ befallen ist und in welchem Ausmaß.

- **Zystische Echinokokkose.** Meist bildet sich in der Leber eine Zyste aus, gelegentlich aber auch mehrere. Spätsymptome treten durch Verdrängungserscheinungen des Lebergewebes auf. Es kommt zu Druckgefühl im Oberbauch, Appetitlosigkeit und Übelkeit. Wird der Gallenabfluss behindert, stellt sich ein Ikterus ein. Kommt es zum Pfortaderhochdruck, kann sich ein Aszites ausbilden.
  Ist die Lunge betroffen, so treten Reizhusten, Bronchitis, Pleuritis, Atelektasen (in dem Abschnitt, in dem die Lunge nicht belüftet werden kann, kollabieren die Alveolarwände und liegen aneinander) und gelegentlich blutiges Sputum auf.
  Ist das Gehirn betroffen, so kommt es zu neurologischen Störungen.
- **Alveoläre Echinokokkose.** Da fast immer die Leber betroffen ist, kommt es zu Beschwerden dieses Organs, die denen der zystischen Echinokokkose entsprechen.

Komplikationen. Es kann zur Ruptur einer Zyste kommen. In diesem Fall besteht die Gefahr eines anaphylaktischen Schocks.

Nachweis. Die Diagnose gelingt gelegentlich durch Antikörpernachweis. Allerdings ist ein negativer Befund nicht beweisend dafür, dass keine Echinokokkose vorliegt. Im Blut kann es zur Eosinophilie kommen.

Gelegentlich ist ein mikroskopischer Direktnachweis von Echinokokkusbestandteilen in Liquor, Sputum oder Urin möglich. Oft gelingt ein röntgenologischer Nachweis bei Lungenbefall. Weitere Nachweismethoden sind Ultraschall, Computertomographie und Szintigraphie.

Eine Probepunktion darf *nicht* durchgeführt werden, da es dadurch zur Verschleppung und Ausbreitung der Echinokokken kommen kann.

Therapie. Die Therapie erfolgt durch den *Arzt*. Sie kann in der operativen Entfernung der Zysten bestehen, was allerdings bei der alveolären Echinokokkose oft nicht möglich ist. In diesem Fall wird eine Behandlung mit Mebendazol durchgeführt.

Bei der zystischen Echinokokkose ist die Prognose günstig. Dagegen hat die alveoläre Echinokokkose eine Letalität von 50–75 %.

Prophylaxe. Beim Umgang mit Hunden und Katzen sollten die allgemeinen Hygieneregeln befolgt

27 Infektionskrankheiten mit Behandlungsverbot für den Heilpraktiker

Tabelle 27-1 Übersicht über die zystische und alveoläre Echinokokkose

	Zystische Echinokokkose	Alveoläre Echinokokkose
Ausbreitungsgebiet	Mittelmeer, Südeuropa, Ostafrika Mittel- und Südamerika, Asien, Australien	Europa, vor allem Alpenregion, Schwarzwald und Schwäbische Alb
Schwere des Krankheitsbildes	leichter verlaufend	schwer verlaufend
Erregerbandwurm	Echinococcus granulosus (E. cysticus, E. unilocularis)	Echinococcus multilocularis (E. alveolaris)
Hauptwirt	**Hunde**, Wölfe	**Füchse**, Hunde, Katzen
Zwischenwirt	Schafe, Rinder, pflanzenfressende Huf- und Nagetiere, **Mensch** als Fehl-Zwischenwirt	Mäuse, Ratten, **Mensch** als Fehl-Zwischenwirt
Ansteckung	Aufnahme von Eiern, die mit dem Hundekot ausgeschieden wurden	Aufnahme von Eiern, die mit dem Kot von Füchsen, Hunden oder Katzen ausgeschieden wurden. Verzehr von kontaminierten Waldbeeren, Pilzen oder Gemüse.
Hauptsächlich betroffenes Organ	Leber	Leber
Organe, die gelegentlich betroffen sein können	Lunge Gehirn, Niere, sehr selten Knochen, Milz, Bauchhöhle	äußerst selten Lunge oder andere Organe
Hauptbeschwerden	Druck im rechten Oberbauch, Übelkeit, Appetitlosigkeit Gallenabflußstauung mit Ikterus, evtl. Pfortaderhoch-Druck	Druck im rechten Oberbauch Gallenabflußstauung mit Ikterus, evtl. Pfortaderhochdruck
Diagnose	Antikörpernachweis Eosinophilie, Röntgen, Ultraschall, Computertomographie, Szintigraphie. Keine Probepunktion!	Antikörpernachweis Eosinophilie, Röntgen, Ultraschall, Computertomographie, Szintigraphie. Keine Probepunktion.

werden. Haustiere in regelmäßigen Zeitabständen einer Wurmkur unterziehen.

Meldepflicht. Für Heilpraktiker besteht keine Meldepflicht.

Jedoch ist gem. §§ 8 und 7 IfSG Abs. 3 von Leitern von Medizinaluntersuchungsämtern und sonstigen privaten oder öffentlichen Untersuchungsstellen einschließlich der Krankenhauslaboratorien nichtnamentlich der direkte oder indirekte Nachweis von Echinococcus sp. zu melden.

Echinokokkose
Vorsicht beim Genuss von *Bodenfrüchten* in Endemiegebieten!

27.2.4 Fleckfieber (Läusefleckfieber, Typhus exanthematicus, Flecktyphus, klassisches Fleckfieber)

▶ Fleckfieber ist eine schwere, durch **Läuse** übertragene und durch Rickettsien ausgelöste Infektionskrankheit. Sie tritt vor allem als **Kriegsseuche** (Kriegsgefangenenlagern!) auf, wo es zur Zusammenballung vieler Menschen unter schlechten hygienischen Verhältnissen kommt. Leitsymptome sind: **Kontinua-Fieber**, **Roseolen**, **enzephalitische Erscheinungen** und Apathie bis Sopor.

Erreger. Rickettsia prowazeki. Rickettsien werden neuerdings den *Bakterien* zugerechnet.

Allerdings vermehren sie sich wie Viren nur in lebenden Zellen. Mit den Bakterien haben Rickettsien die Zellwandstruktur, die Zweiteilung und bestimmte Stoffwechselenzyme gemeinsam.

Rickettsien leben als Zellparasiten im Verdauungstrakt von Ungeziefer wie Flöhen, Läusen, Zecken und Milben. Sie sind die Erreger von typhusähnlichen Krankheiten.

Ausbreitung. Der Erreger wird durch die Kleiderlaus von Mensch zu Mensch übertragen. Eine Ansteckung findet aber nur bei einem sehr engem Zusammenleben unter schlechten hygienischen Bedingungen statt. Heute tritt Fleckfieber nur noch in kühlen Höhenlagen der Tropen auf (z. B. in Andenhochtälern Südamerikas, in Burundi und Äthiopien).

Ansteckung. Eine infizierte Laus scheidet rickettsienhaltigen Kot aus. Gelangt dieser beim Biss der Laus *auf* die Haut eines Menschen und wird dann durch Kratzen *in* die Haut eingebracht, so wird nun durch die eingedrungenen Rickettsien die Erkrankung ausgelöst.

Saugt eine Laus bei einem an Fleckfieber Erkrankten Blut, so nimmt sie dabei den Erreger auf, erkrankt selbst und kann nun bei einem weiteren Biss die Krankheit auf eine nächste Person übertragen. Übrigens stirbt die Laus später an dieser Infektion.

Inkubationszeit. 10–14 Tage (5 bis 23 Tage).

Symptome. Die Erkrankung beginnt mit Fieber, Kopf- und Gliederschmerzen und schwerem Krankheitsgefühl. Dabei steigt die Temperatur innerhalb von zwei bis drei Tagen auf 40°C und bleibt als Kontinua-Fieber für ungefähr 14 Tage bestehen. Nach ca. 5 Tagen (4–7 Tagen) treten Roseolen auf, die am Stamm beginnen und sich von hier aus auf die Extremitäten ausbreiten. Gesicht, Hals, Handflächen und Fußsohlen bleiben frei. Die Roseolen sind linsengroß und anfangs wegdrückbar, später werden sie hämorrhagisch.

Das Gesicht ist gerötet, und es kommt zur Augenbindehautentzündung. Es bestehen Obstipation, Bronchitis, Leber- und Milzschwellung. Gegen Ende der ersten Krankheitswoche entwickeln sich enzephalitische Erscheinungen.

Schon bei Krankheitsbeginn besteht eine gewisse Apathie und Somnolenz (schlafähnlicher Zustand, aus dem der Betroffene durch äußere Reize noch weckbar ist). Später geht diese in einen Sopor (schlafähnlicher Zustand, der Betroffene reagiert nur noch schwach auf stärkste Reize, z. B. Schmerzreize) über.

In der zweiten Woche treten Zeichen einer Myokarditis auf, also Tachykardie, Arrhythmien, Hypotonie und EKG-Veränderungen.

Komplikationen. Es besteht eine Neigung zu akutem Kreislauf- und Nierenversagen. Es kann zu Sekundärinfektionen mit Eitererregern, zur Thrombophlebitis, zum Dekubitus, zur Pneumonie, zur Parotitis und zu Otitis media kommen.

Differenzialdiagnose. Typhus abdominalis (Benommenheit, Kontinua-Fieber, enzephalitische Erscheinungen, Roseolen!), andere Rickettsiosen, Lobärpneumonie, Malaria, Leptospirose, Influenza, Masern, Scharlach, Meningokokken-Sepsis.

Nachweis im Blut, ab dem 6. Krankheitstag durch die Weil-Felix-Reaktion.

Immunität. Obwohl sich eine ausreichende Immunität ausbildet, können die Rickettsien jahrelang (vermutlich sogar lebenslang) im Lymphgewebe verbleiben. Nach Reaktivierung kann es 3–40 Jahre nach einem überstandenen Fleckfieber zu einer erneuten leichten Fleckfiebererkrankung kommen. Diese wird als **Brill-Zinsser-Krankheit** bezeichnet.

Eine Ansteckungsgefahr geht von Fleckfieberkranken nicht aus, solange die Läuse als Überträger fehlen.

Prophylaxe. Die sicherste Abwehrmaßnahme ist eine gründlich durchgeführte Entlausung.

Therapie. Durch den Arzt mittels Antibiotikagabe.

Meldepflicht. Für Heilpraktiker besteht keine Meldepflicht.

Jedoch ist gem. §§ 8 und 7 IfSG von Leitern von Medizinaluntersuchungsämtern und sonstigen privaten oder öffentlichen Untersuchungsstellen einschließlich der Krankenhauslaboratorien namentlich der direkte oder indirekte Nachweis von Rickettsia prowazekii zu melden.

27.2.5 Früh-(jahr-)Sommer-Meningoenzephalitis (FSME)

> Bei der FSME handelt es sich um eine **Viruserkrankung**, die durch **Zecken** übertragen wird. Es kommt zu einem **bipha-

> sischen Fieberverlauf mit zunächst **grippeartigen Symptomen**, später zu **Meningitis-Enzephalitis-Symptomen**.

Bei einer **Meningoenzephalitis** handelt es sich um eine Entzündung der Hirnhäute, die auf das Gehirn übergegriffen hat bzw. um eine Gehirnentzündung, die sich auf die Hirnhäute ausdehnte. Bitte beachten Sie zur Meningitis → Abschn. 27.1.9 und 27.2.15.

Erreger. FSME-Virus, gehört zur Gruppe der Togaviren (früher ARBO-Viren).

Ausbreitung. Hauptepidemiegebiete sind Russland, die baltischen Staaten Lettland und Estland und nördliche Teile Chinas und Japans.

In Deutschland wird jährlich mit 150 bis über 300 Erkrankungsfällen gerechnet. Die meisten Fälle treten nach wie vor in Baden-Württemberg auf, gefolgt von Bayern. Nur vereinzelt wird über Fälle aus Hessen, Saarland und den neuen Bundesländern berichtet.

Die FSME wandelt sich in den letzten Jahren von einer hauptsächlich berufsbedingten Krankheit (Forstarbeiter, Waldarbeiter) zur Freizeiterkrankung, da neue epidemiologische Untersuchungen zeigen, dass bis zu 90 % der Erkrankungsfälle auf Freizeitaktivitäten wie Spazierengehen, Wandern, Campen und Radfahren zurückgeführt werden können.

Ansteckung. Die Übertragung kann durch verschiedene Zeckenarten erfolgen. Die Zecken kommen vor allem in Mischwäldern mit Buschbereichen vor. Es gibt sehr unterschiedliche Untersuchungen, wie viele der Zecken tatsächlich von Viren befallen sind.

Inkubationszeit. 7–10 Tage (7–14 Tage)

Symptome. Zunächst kommt zu es einem mäßigen Fieberanstieg mit *grippeähnlichen Symptomen* wie Müdigkeit, Abgeschlagenheit und Kopfschmerzen. Diese Phase dauert 4–6 Tage. In ungefähr der Hälfte der Fälle ist damit die Krankheit ausgestanden.

Bei den übrigen kommt es nach einem *fieberfreien Intervall* von 4–5 Tagen zu einem *erneuten Fieberanstieg*. Die Erkrankung kann nun in unterschiedlichen Schweregraden als Meningitis, Meningoenzephalitis, oder als Meningomyeloenzephalitis (Entzündung der Hirnhäute, des Rückenmarks und des Gehirns) auftreten. Es kann zu *Lähmungen*, vor allem zu schlaffen Lähmungen im Schulterbereich, kommen, des Weiteren zu psychischer Labilität und Einschränkung der Merkfähigkeit.

Komplikationen. Schwere Krankheitsverläufe treten vor allem bei Personen über 50 Jahren auf. Die Letalität der Meningoenzephalitis beträgt 1–2 %. Restschäden werden bei ca. 7 % der Betroffenen beobachtet.

Differenzialdiagnose. Meningoenzephalitiden anderer Ursache und Erreger.

Nachweis. Im Blut und Liquor.

Prophylaxe. Für gefährdete Personen und bei Reisen in Endemiegebieten wird eine aktive Impfung empfohlen. Für eine passive Immunisierung stehen FSME-Antikörper zur Verfügung. Diese Impfung ist allerdings wegen der zum Teil schweren Nebenwirkungen (Schock, neurologische Ausfallserscheinungen) *sehr* umstritten.

Man geht davon aus, dass der Erreger der FSME schon in den ersten Minuten nach dem Zeckenstich mit dem Mückenspeichel übertragen wird. Nur ca. 50 % der Zeckenbisse werden überhaupt vom Menschen bemerkt, da durch eine Anästhesierung der Haut sowohl der Einstich als auch das Blutsaugen schmerzlos erfolgen.

Therapie. Es kann lediglich symptomatisch behandelt werden, da keine ursächliche FSME-Therapie zur Verfügung steht. Zur passiven Immunisierung s. o. unter Prophylaxe.

Meldepflicht. Für Heilpraktiker besteht keine Meldepflicht.

Jedoch ist gem. §§ 8 und 7 IfSG Abs. 1 von Leitern von Medizinaluntersuchungsämtern und sonstigen privaten oder öffentlichen Untersuchungsstellen einschließlich der Krankenhauslaboratorien namentlich der direkte oder indirekte Nachweis von FSME-Viren zu melden.

27.2.6 Akute Gastroenteritis bzw. mikrobiell bedingte Lebensmittelvergiftungen

> Bei einer Gastroenteritis handelt es sich um eine durch Mikroorganismen verursachte **Magen-Darm-Entzündung**. Leitsymptome sind **Fieber**, **Übelkeit**, **Erbrechen** und **Durchfall**.

Worterklärung. *Gaster* kommt aus dem Griechischen und heißt *Magen, enteron* bedeutet Darm. Im weiteren Sinn versteht man unter enteron den Dünn- und den Dickdarm, im engeren Sinn *nur* den Dünndarm. Eine Enteritis ist demnach eine Entzündung des Dünndarms. Sind Dünn- und Dickdarm entzündet, spricht man von einer *Enterokolitis*. Häufig ist aber nicht nur der Dünndarm, sondern auch der Magen betroffen. In diesem Fall handelt es sich um eine *Gastroenteritis;* sind Magen, Dünn- und Dickdarm entzündet, liegt eine *Gastroenterokolitis* vor.

Selbstverständlich kann eine (Gastro-)enteritis nicht nur durch Erreger, sondern auch durch chemische oder mechanische Einflüsse, durch Allergene oder durch Autoaggressionserkrankungen wie Colitis ulcerosa verursacht werden. Unter einer Enteritis *infectiosa* versteht man aber nur die durch Mikroorganismen hervorgerufenen Darmentzündungen. Eine Sonderform der infektiösen Gastroenteritiden stellen die „Lebensmittelvergiftungen" dar. Durch Fehler in der Haltbarmachung der Nahrungsmittel treten Toxine auf, so dass es schon nach wenigen Stunden zu Übelkeit, Erbrechen und Durchfällen kommen kann.

Erreger. Infektiöse Gastroenteritiden werden vor allem durch Bakterien ausgelöst, und zwar in erster Linie durch Salmonellen (➔ Abschn. 27.2.20), pathogene Escherichia-coli-Stämme und durch Shigellen (➔ Abschn. 27.2.21 Shigellenruhr). Es können aber auch Viren, vor allem Rotaviren (Enteroviren), Pilze (Candida albicans), Protozoen (Amöbenruhr) und Würmer die Ursache sein. Bitte beachten Sie zu Meldepflicht und Behandlungsverbot hinsichtlich der Erreger auch die Punkte Meldepflicht und Behandlungsverbot.

Ausbreitung und Ansteckung. Infektiös bedingte (Gastro-)enteritiden sind die häufigste Ursache von akuten Durchfallerkrankungen. Sie treten bevorzugt bei schlechten hygienischen Verhältnissen, in heißen Regionen, bei Reisen in ungewohnte Länder („Reisedurchfall") und in Krisenzeiten auf. Bei Kindern unter zwei Jahren spielen Viren eine wichtige Rolle.

Bei der Ansteckung spielen Schlachttiere und aus Tieren gewonnene Lebensmittel eine wichtige Rolle. Die meisten Enteritiserreger sind für das Nutzvieh pathogen oder können sich zumindest in ihm aufhalten, so dass es bei Befall zu Explosionsepidemien (Lebensmittelvergiftungen) kommen kann.

Inkubationszeit. Wenige Stunden bis 2, maximal 3 Tage. Es gilt: Je massiver die Infektion, desto kürzer die Inkubationszeit.

Symptome. Die Erkrankung beginnt plötzlich mit Durchfällen, die typischerweise wässrig und dünnflüssig sind, zum Teil aber auch mit Schleim vermischt sein können. Begleitet werden diese Durchfälle von krampfartigen Leibschmerzen (Tenesmen). Ist der Magen beteiligt, so kommt es zu Übelkeit, Erbrechen und Magenschmerzen. Die Temperatur kann erhöht sein, je nach Erregertyp sogar auf über 39 °C.

Bei heftigen Durchfällen kann es zu einem beachtlichen Wasser- und Elektrolytverlust und somit zur Exsikkose kommen.

Komplikationen. Bei massiven Durchfällen kann es vor allem bei Vorgeschädigten, Kindern und alten Menschen zur Exsikkose und damit zu Kreislaufschwäche bis hin zum Schock kommen. Weitere mögliche Komplikationen sind Durchwanderungsperitonitis und Sepsis.

Diagnose. Der Erregernachweis erfolgt im Stuhl. Eine Bauchperkussion ergibt Meteorismus, im Blutbild zeigt sich eine meist mäßige Leukozytose mit Linksverschiebung.

Prophylaxe. Beachtung der allgemeinen Hygieneregeln.

Therapie. Die Therapie erfolgt durch den Arzt. Antibiotikagabe ist bei leichteren Erkrankungen nicht erforderlich. Meist wird symptomatisch mittels oraler Flüssigkeitszufuhr behandelt, in schweren Fällen allerdings auch durch intravenösen Flüssigkeits- und Elektrolytersatz.

Meldepflicht. Der Heilpraktiker muss aufgrund der §§ 8 und 6 IfSG namentlich melden, wenn der Verdacht auf oder die Erkrankung an einer mikrobiell bedingten Lebensmittelvergiftung oder einer akuten infektiösen Gastroenteritis vorliegt, wenn

a) eine Person betroffen ist, die eine Tätigkeit im Sinne des § 42 Abs. 1 ausübt,

b) zwei oder mehr gleichartige Erkrankungen auftreten, bei denen ein epidemischer Zusammenhang wahrscheinlich ist oder vermutet wird.

Darüber hinaus besteht aufgrund der §§ 8 und 7 Abs. 1 IfSG für die Leiter von Medizinaluntersuchungsämtern und sonstigen privaten oder öffentlichen Untersuchungsstellen einschließlich der Krankenhauslaboratorien eine namentliche Meldepflicht für den Nachweis folgender Erreger, sofern der Nachweis auf eine akute Infektion hinweist: Campylobacter sp., darmpathogen, Cryptosporidium parvum, Escherichia coli, enterohämorrhagische Stämme (EHEC) und sonstige darmpathogene Stämme, Giardia lamblia, Norwalk-ähnliches Virus (Meldepflicht nur für den direkten Nachweis aus Stuhl), Rotavirus, Salmonella und Yersinia enterocolitica, darmpathogen.

Behandlungsverbot. Aufgrund der §§ 24 und 6 IfSG ergibt sich ein Behandlungsverbot für alle mikrobiell bedingten Lebensmittelvergiftungen und Erkrankungen an einer akuten infektiösen Gastroenteritis, wenn

a) eine Person betroffen ist, die eine Tätigkeit im Sinne des § 42 Abs. 1 ausübt,

b) zwei oder mehr gleichartige Erkrankungen auftreten, bei denen ein epidemischer Zusammenhang wahrscheinlich ist oder vermutet wird.

Darüber hinaus besteht aufgrund der §§ 24 und 7 IfSG in *jedem Fall* bei *allen* Formen von akuten Lebensmittelvergiftungen und Gastroenteritiden Behandlungsverbot, wenn diese durch die *folgenden Erreger* verursacht wird: Campylobacter sp., darmpathogen, Cryptosporidium parvum, Escherichia coli, enterohämorrhagische Stämme (EHEC, → Abschn. 27.2.24) und sonstige darmpathogene Stämme, Giardia lamblia, Norwalk-ähnliches Virus, Rotavirus, Salmonella (→ Abschn. 27.2.20) und Yersinia enterocolitica, darmpathogen.

27.2.7 Gelbfieber

> Beim Gelbfieber bzw. dem „schwarzen Erbrechen", wie es auch genannt wird, kann man bereits aus den Krankheitsbezeichnungen drei wichtige Symptome ableiten: **Gelbfärbung** (Ikterus), **hohes Fieber, vermehrte Blutungsneigung** (hämorrhagische Diathese). Von Bedeutung ist auch noch die **zweigipflige Fieberkurve** (Abb. 27-2).
>
> Gelbfieber wird durch ein Virus hervorgerufen, das durch **Mücken** übertragen wird. Man unterscheidet das Städte- (häufig) und Dschungelgelbfieber (selten).

Erreger. Gelbfiebervirus (Charon evagatus). Es gehört zur Gruppe der ARBO-Viren (Genus Flavivirus, der Togaviridae).

Ausbreitung. Gelbfieber tritt endemisch in den tropischen Zonen Afrikas und Mittel- und Südamerikas auf. Grundsätzlich gelten aber alle diejenigen Gebiete als gelbfiebergefährdet, in denen übertragende Mücken vorkommen. Dies sind fast alle Länder mit warmen Klima.

Übertragung. Die Übertragung geschieht meist durch die Stechmücke Aedes aegyptii. Dabei erfolgt die Virusübertragung durch die Mücke entweder von Mensch zu Mensch oder vom Affen (selten auch von anderen Tieren) zum Menschen. Die Mücke sticht nicht bei Temperaturen unter 23 °C; unter 6 °C stirbt sie ab. Gelbfieber zählt zu den so genannten Krankheiten der Verkehrswege, da die Möglichkeit der Weiterverbreitung auf dem See- und Luftweg besteht.

Inkubationszeit. 3–6 Tage.

Symptome. Es kommen unterschiedlich schwere Krankheitsbilder vor. Möglich sind abortive (abgekürzte) Verläufe mit lediglich leichtem Fieber und Kopfschmerzen für 1–2 Tage. Bei einem schweren Krankheitsverlauf dagegen kommt es zu einem plötzlichen hohen Fieberanstieg (Abb. 27-3) auf 39–40 °C, mit starken Allgemein-

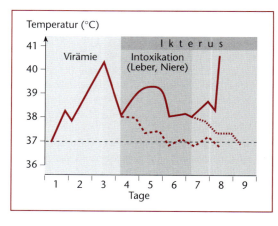

Abb. 27-3 Gelbfieberkurve. Es handelt sich um eine „Dromedarfieberkurve". Im Stadium der Virämie kommt es zu einem ersten hohen Fieberanstieg. Nach einer fieberfreien Phase von 1 bis 2 Tagen steigt das Fieber erneut an. Beim ersten Fieberanstieg handelt es sich um den Kopf, beim zweiten um den Höcker des Dromedars (ein Dromedar hat nur einen Höcker!)
Bei einem abgekürzten Krankheitsverlauf kann es nach dem ersten Fieberanstieg bereits zur Ausheilung kommen. Schreitet die Erkrankung jedoch weiter, so kommt es zum Organbefall, hier sind vor allem Leber und Nieren betroffen. Steigt das Fieber nach dem 6. bis 7. Tag erneut an, so zeigt das auf ernste Komplikationen mit möglicherweise letalem Ausgang hin. Alte Volksregel: „Wer die Sonne des 10. Tages erblickt, hat überlebt!"

symptomen wie Kopf- und Gliederschmerzen, Übelkeit und Erbrechen. Nach einer kurzen fieberfreien Periode von 1–2 Tagen kommt es zum erneuten Fieberanstieg mit Ikterus, Leberschwellung und Nierenbeteiligung. Durch toxische Gefäßschädigung können Bluterbrechen, Darmblutungen oder Hämaturie (Blut im Urin) auftreten.

Komplikationen. Bei einem günstigen Verlauf erfolgt nach einer kurzen Rekonvaleszenz eine völlige Ausheilung der Erkrankung. Bei ungünstigem Verlauf kann es in der zweiten Krankheitswoche durch Leber-, Nieren- oder Kreislaufversagen zum Tod kommen. Normalerweise liegt die Letalität bei 10 %, in Ausnahmefällen wurden aber Werte um 80 % gefunden!

Differenzialdiagnose. Andere fieberhafte Erkrankungen, besonders solche mit hämorrhagischem Fieber (Lassa-, Marburg-, Dengue- und Ebolafieber)

Nachweis. Anamnese (Aufenthalt in gefährdeten Gebieten). Im Blut durch Antikörper- oder Antigennachweis. Ein direkter Virusnachweis kann im Blut oder im Lebergewebe elektronenmikroskopisch erfolgen, eventuell auch im Tierversuch oder in Zellkulturen.

Immunität. Nach Durchstehen der Krankheit besteht lebenslange Immunität.

Prophylaxe. Es gibt eine Schutzimpfung mit einem Lebendimpfstoff, die 10 Jahre vorhält. Da der Impfschutz erst am 9. Tag wirksam wird, muss 10 Tage vor Reisebeginn in gefährdete Gebiete geimpft werden.

Therapie. Eine spezifische Therapie des Gelbfiebers gibt es nicht. Es kann vom Arzt lediglich symptomatisch behandelt werden.

Meldepflicht. Für den Heilpraktiker besteht bei Verdacht, Erkrankung und Tod gem. §§ 8 und 6 IfSG Abs. 1 Meldepflicht, da Gelbfieber zu den virusbedingten hämorrhagischen Fiebern zählt (Abschn. 27.1.7).

Außerdem besteht gem. §§ 8 und 7 IfSG Abs. 1 für die Leiter von Medizinaluntersuchungsämtern und sonstigen privaten oder öffentlichen Untersuchungsstellen einschließlich der Krankenhauslaboratorien eine namentliche Meldepflicht bei Nachweis von Gelbfieber-Viren, soweit der Nachweis auf eine akute Infektion hinweist.

27.2.8 Influenza (Virusgrippe)

▶ Bei der Influenza handelt es sich um eine akute, hochansteckende, fieberhaft verlaufende Infektionskrankheit, die mit **uncharakteristischen Allgemeinsymptomen** und mit Beschwerden seitens des **Atmungstraktes** einhergeht. Der Krankheitsverlauf wird häufig durch **bakterielle Sekundärinfektionen** kompliziert.

Erreger. Erreger ist das Influenza-Virus, das in die drei Hauptgruppen A, B und C eingeteilt wird.

Typ C verursacht, im Gegensatz zu A und B, nur milde Infekte. Typ A ist verantwortlich für die großen Epidemien, die in Abständen von 3–5 Jahren in den Wintermonaten auftreten. Die Ursache für diese regelmäßigen Epidemien sind die abnehmende Immunität der Bevölkerung in diesem Intervall und die Antigendrift (Antigen-Shift) des Influenza-Typ-A-Virus. Diese Neigung zu kleinen Antigendifferenzen führt dazu, dass die typenspezifischen Antikörper auf das neue Antigen nicht mehr passen. Andererseits können über die im Blut vorhandenen Antikörper – die dort jahrzehntelang nachweisbar bleiben – sogar im Nachhinein Subtypen früherer Influenzaseuchen bestimmt werden.

Ausbreitung. Die Erkrankung kommt weltweit vor. Meist tritt sie alle 3–5 Jahre epidemisch auf. Alle paar Jahrzehnte kommt es zu schweren Pandemien. So forderte die „spanische Grippe" in den Jahren 1918 bis 1920 weltweit 22 Mio. Tote bei 500 Mio. Erkrankungsfällen; 1958 kam es zur „asiatischen Grippe", 1969 zur „Hongkong-Grippe".

Schwere Pandemien und Epidemien werden fast ausschließlich durch Typ A, sporadische Fälle vorwiegend durch die weniger virulenten Typen B und C verursacht.

Ansteckung. Durch Tröpfcheninfektion.

Inkubationszeit. 1–3 Tage.

Pathogenese. Als Eintrittsstelle dient der Nasen-Rachen-Raum, wo die Virusinfektion zu einer entzündlichen Schleimhautschwellung führt. Diese Schleimhautveränderungen begünstigen wiederum bakterielle Sekundärinfektionen.

Symptome. Es kommen unterschiedliche Schweregrade vor: vom inapparenten Verlauf über leichte Erkrankungsformen mit *Fieber* und *Halsschmerzen* bis hin zu schwersten und sogar tödlichen Verläufen.

Typischerweise kommt es zu einem plötzlichen Beginn mit Frösteln und hohem Fieber bei relativer Bradykardie. Es besteht ein *starkes Krankheitsgefühl* mit *uncharakteristischen Allgemeinerscheinungen* wie Kopf- und Gliederschmerzen, Brennen im Rachen, trockenem Husten und Schmerzen hinter dem Brustbein im Bereich der Luftröhre. Eine Rhinitis gehört nicht zum klassischen Bild der Influenza, allerdings besteht oft gleichzeitig eine Infektion mit Schnupfenviren. Bei älteren Patienten tritt häufig eine Kreislaufschwäche auf. Bei einem komplikationslosen Verlauf klingen die Beschwerden meist nach 2–5 Tagen ab, wobei die Symptome einer Tracheobronchitis (Husten, Schmerzen hinter dem Brustbein) noch einige Tage länger bestehen können.

Die Rekonvaleszenz ist meist deutlich verzögert. Dabei bestehen noch Abgeschlagenheit, Neigung zu Schweißausbrüchen und niedriger Blutdruck.

Komplikationen. Es kann zu schwersten Krankheitsverläufen kommen, die innerhalb von Stunden oder Tagen zum Tod führen. Der Verlauf der Erkrankung wird wesentlich von den begleitenden bakteriellen Sekundärinfektionen bestimmt. Es können sich eine Bronchopneumonie (Atlas Abb. 24-8), Sinusitis, Otitis media, Myokarditis, Kreislaufinsuffizienz, Meningitis und/oder Enzephalitis entwickeln.

Obwohl grundsätzlich alle Altersklassen für das Influenza-Virus empfänglich sind, treten schwere Verlaufsformen besonders bei Säuglingen, Kleinkindern, älteren Menschen, Herz-Lungen-Kranken und Abwehrgeschwächten auf. Allerdings wurde bei den großen Pandemien ein dritter Sterblichkeitsgipfel zwischen dem 17. bis 28. Lebensjahr festgestellt, ohne dass man dafür eine Erklärung fand.

Differenzialdiagnose. Durch andere Erreger verursachter grippaler Infekt, Sinusitis, Pneumonien.

Nachweis. Im Blut. Im Blutbild kommt es zur Leukopenie mit Linksverschiebung, bei bakteriellen Sekundärinfektionen allerdings zur Leukozytose. Die Blutsenkung bleibt bei einer Influenza normal oder ist nur leicht erhöht (Ausnahme: bakterielle Sekundärinfektionen).

Prophylaxe. Gegen Influenza ist eine aktive Immunisierung möglich, deren Wirkungsdauer jedoch höchstens ein Jahr beträgt. Diese Impfung wird v. a. für ältere Menschen und Patienten mit Vorschädigung von Herz-Kreislauf und Lunge empfohlen.

Meldepflicht. Für den Heilpraktiker besteht keine Meldepflicht.

Jedoch besteht gem. §§ 8 und 7 Abs. 1 IfSG für die Leiter von Medizinaluntersuchungsämtern und sonstigen privaten oder öffentlichen Untersuchungsstellen einschließlich der Krankenhauslaboratorien eine namentliche Meldepflicht bei Nachweis von Influenzaviren, soweit der Nachweis auf eine akute Infektion hinweist.

27.2.9 Keratoconjunctivitis epidemica

▶ Bei einer Keratoconjunctivitis epidemica handelt es sich durch eine durch Adenoviren verursachte Entzündung der Horn- und Augenbindehaut des Auges. Es kommt zu **Fremdkörpergefühl**, **vermehrtem Tränenfluss**, **ausgeprägter Bindehautrötung** und **-schwellung** und **Lidödem**.

Erreger. Adenoviren.

Ansteckung. Die Ansteckung erfolgt vor allem iatrogen (d. h. durch den Arzt verursacht, bzw. infolge diagnostischer oder therapeutischer Einwirkungen) durch Tropfpipetten für Augentropfen oder Ärosole. Selten erfolgt die Ansteckung über bestimmte Stäube.

Zu einer Keratokonjunktivitis kann es auch im Zuge eines Pharyngokonjunktivalfiebers kommen. Dies ist vor allem bei Kindern der Fall. Dabei kommt es zu Fieber, Rachenentzündung und ein- oder beidseitiger Augenentzündung. Die Ursache sind ebenfalls Adenoviren (s. u., Behandlungsverbot).

Inkubationszeit 4 bis 10 Tage.

Symptome. Es treten ein- oder beidseitig heftigste Augenrötung, Fremdkörpergefühl, vermehrter Tränenfluss, Lidödem, Schwellung der Tränenwärzchen und Schwellung der vor dem Ohr gelegenen Lymphknoten auf.

Komplikationen sind Übergreifen der Entzündung auf Iris und Ziliarkörper. Es kann zu wochenlangen Sehstörungen und zu bleibenden Infiltraten mit Sehbeeinträchtigungen kommen.

Meldepflicht. Für den Heilpraktiker besteht keine Meldepflicht.

Jedoch besteht gem. §§ 8 und 7 Abs. 1 IfSG für die Leiter von Medizinaluntersuchungsämtern und sonstigen privaten oder öffentlichen Untersuchungsstellen einschließlich der Krankenhauslaboratorien eine namentliche Meldepflicht bei direktem Nachweis von Adenoviren im Konjunktivalabstrich, soweit der Nachweis auf eine akute Infektion hinweist.

Behandlungsverbot. Laut der amtlichen Begründung zum IfSG richtet sich die Meldepflicht vor allem auf die als Kleinepidemie in augenärztlichen Praxen auftretenden Fälle. Daraus ergibt sich, dass für den Heilpraktiker *kein generelles* Behandlungsverbot bei Erkrankungen besteht, die durch Andenoviren verursacht werden. Adenoviren können weltweit Erkrankungen des Atemtraktes (z. B. Pharyngitis, Rhinopharyngitis, Pharyngokonjunktivalfieber (s. o.), Pneumonien) verursachen, die oft einen leichten oder sogar inapparenten Verlauf nehmen, außerdem können sie Gastroenteritiden mit Atemweginfekt, Harnblasenentzündungen und selten auch Enzephalitiden verursachen.

27.2.10 Legionärskrankheit (Legionellose)

▶ Es handelt sich um eine erstmals 1976 beschriebene Pneumonie, als es in einem Hotel in Philadelphia anlässlich eines Kriegsveteranentreffens zu 180 Erkrankungsfällen mit 39 Todesfällen kam.

Es handelt sich um eine schwere **bakterielle Lungenentzündung**, deren Letalität bis zu 20% betragen kann.

Erreger. Legionellen mit verschiedenen Serotypen.

Ansteckung. Es handelt sich um einen häufigen, weltweit auftretenden Erreger, der Erkrankungen der Atemwege verursacht. Der Erreger kommt ubiquitär (überall verbreitet) in feuchten Böden und Oberflächenwasser (Seen, Flüssen, Feuchtstellen, Klimaanlagen, Kühltürmen, Warmwasserversorgungsanlagen, Leitungsnetzen der Trinkwasserversorgung) vor. Bei Temperaturen über 60 °C sterben Legionellen ab.

Nach heutigen Erkenntnissen erfolgt die Ansteckung auf aerogenem Weg, z. B. durch infizierte Aerosole aus Wasser von Klimaanlagen, Duschköpfen, Warmwasseranlagen, Warmsprudelbecken, Inhalationsgeräten u. ä.

Inkubationszeit. 2 bis 10 Tage.

Symptome. Nur bei 10% der Infizierten kommt es zu Symptomen, es erkranken bevorzugt Abwehrgeschwächte. Man unterscheidet leichte Verläufe mit lediglich grippeähnlichen Symptomen und schwere Erkrankungen, die als Pneumonie verlaufen. Bei letzteren kommt es zu einem Vorläuferstadium mit Krankheitsgefühl, Kopf- und Gliederschmerzen, gefolgt von hohem Fieber, trockenem Husten, Brustschmerzen, Atemnot, Erbrechen, Durchfällen und Verwirrtheit.

Komplikationen. Lungenabszess, Empyem, Myokarditis, Perikaditis, Lungenfibrose, akutes Nierenversagen.

Diagnose. Röntgen. Nachweis von Legionella-Antigen aus Sputum, Bronchialsekret, Serum, Urin, Lungenbiopsie. Leukozytose, Protein- und Leukozyturie.

Meldepflicht. Für den Heilpraktiker besteht keine Meldepflicht.

Jedoch besteht gem. §§ 8 und 7 Abs. 1 IfSG für die Leiter von Medizinaluntersuchungsämtern und sonstigen privaten oder öffentlichen Untersuchungsstellen einschließlich der Krankenhauslaboratorien eine namentliche Meldepflicht bei Nachweis von Legionella sp., soweit der Nachweis auf eine akute Infektion hinweist.

27.2.11 Lepra (Aussatz, Morbus Hansen)

▶ Lepra ist eine durch Bakterien hervorgerufene chronische Infektionskrankheit, die in unterschiedlichen Schweregraden verlaufen kann. Es kommt zu Veränderungen an **Haut**, **Schleimhaut**, **peripheren Nerven** und eventuell inneren Organen. Es besteht eine Neigung zu **Lähmungen** und **Verstümmelungen** (Atlas Abb. 24-1 bis 24-3).

Erreger. Bakterium, Mycobacterium leprae, ein grampositives, unbewegliches Stäbchen.

Ausbreitung. Lepra war früher weltweit verbreitet. In den letzten Jahren konnten mehr als 10 Millionen Leprakranke geheilt werden. Heute kommt Lepra nur noch in tropischen und subtropischen Gebieten mit mangelndem Hygienestandard vor; so in Afrika, Asien, Lateinamerika und Südeuropa.

Neue Schätzung gehen davon aus, dass es derzeit noch 2,5 bis 3 Millionen Leprakranke gibt. Es wurde eine globale Allianz zur Ausrottung der Lepra ins Leben gerufen, die es sich zum Ziel gesetzt hat, die Lepra bis zum Jahr 2005 als Volkskrankheit auszurotten.

Ansteckung. Die Ansteckung erfolgt nur durch engen, meist jahrelangen Kontakt von Mensch zu Mensch. Die Gefahr der Ansteckung ist gering. Meist wird die Krankheit innerhalb der Familie von erkrankten Eltern auf die anfälligeren Kleinkinder übertragen.

Die wichtigste Infektionsquelle ist der bakterienhaltige Nasenschleim (Tröpfcheninfektion) und das Sekret der infektiösen Hautläsionen.

Inkubationszeit. Meist 2–5 Jahre. Sie kann jedoch auch zwischen 9 Monaten und 40 Jahren liegen!

Verlaufsformen. Nach dem Schweregrad der Erkrankung unterscheidet man zwei Verlaufsformen, nämlich die

1. **lepromatöse** Form mit schlechterer Prognose,
2. **tuberkuloide** Form mit guter Prognose.

Liegt das Krankheitsbild zwischen der lepromatösen und der tuberkuloiden Form, spricht man von **Borderlinern**. Dabei kann sich die Erkrankung von einer gutartigen tuberkuloiden zu einer bösartigen lepromatösen Form oder umgekehrt entwickeln.

Als **indeterminierte Lepra** (Lepra indeterminata) bezeichnet man ein noch nicht voll entwickeltes Krankheitsbild. Man betrachtet es als ein Vorstadium von Lepra, bei der es oft zu Spontanheilungen kommt.

Ob es zur Spontanheilung kommt oder ob sich eine gut- oder bösartige Verlaufsform entwickelt, hängt von der Abwehrlage des Betroffenen ab.

Symptome. Schon im Frühstadium der Erkrankung (Lepra indeterminata) fallen die seitlichen Augenbrauen aus. Sowohl bei der gut- als auch bei der bösartigen Verlaufsform kommt es während der Generalisationsphase zu mehrtägigen bis mehrmonatigen Fieberanfällen (Leprareaktion).

Lepromatöse Form – bösartige Form
(Atlas Abb. 24-2)

Aufgrund einer Infiltration der Haut durch Leprabakterien kommt es zu *symmetrischen Hauterscheinungen*, das heißt, dass die Hautveränderungen an *beiden* Körperhälften auftreten, beispielsweise am gesamten Rücken oder an beiden Armen. Die Hauterscheinungen sind knotigpapulös. Aus ihnen heraus entwickeln sich dann die Lepraknoten *(Leprome)*. Treten diese im Gesicht auf, können sie zum so genannten „Löwengesicht" führen.

Die Bakterien zerstören aber nicht nur die Haut, sondern auch die *peripheren Nerven*, was zu Sensibilitätsstörungen und Lähmungen führt. Durch die *Sensibilitätsstörung* kommt es im Laufe der Jahre fast immer zu schweren *Verstümmelungen*, beispielsweise am Fuß, gerade durch Barfußlaufen, oder zu Verstümmelungen der Finger beim Feuermachen, da Verbrennungen nicht bemerkt werden können.

Sind die *Schleimhäute* mit in den Krankheitsverlauf eingeschlossen, so kommt es zu immer wiederkehrenden Rhinitiden und Laryngitiden.

Die Erkrankung kann sich auf weitere Organe wie Lymphknoten, Leber, Milz und Hoden ausdehnen. Bei sehr *schweren* Formen kommt es am Schädel und an Händen und Füßen zu ausgeprägten Knochenveränderungen (Osteoporose, Osteolyse, Knochenzysten, -auftreibungen, -atrophie).

2. Tuberkuloide Form – gutartige Form
(Atlas Abb. 24-1)

Die tuberkuloide Form zeigt *asymmetrische*, scharf begrenzte *Hauterscheinungen*. Dabei kann es sich um depigmentierte Flecken, um Erytheme oder seltener um scharfrandige Effloreszenzen handeln, die entweder im Ganzen, meist aber nur an den Rändern mäßig erhaben sind.

Aber auch bei der tuberkuloiden Form stellen sich schon bald *Sensibilitätsstörungen* ein, wodurch es auch hier meist früher oder später zu *Verstümmelungen* kommt.

Die Hautnerven sind sicht- und tastbar verdickt. Allerdings sind sie nur bis zu den Spinalganglien betroffen. Die inneren Organe werden *nicht* befallen.

3. Borderliner – Grenzfälle
(Atlas Abb. 24-3)

In diese Gruppe gehören die Fälle, die sich von der lepromatösen zur tuberkuloiden Form entwickeln und umgekehrt.

Diagnose. Es kommen verschiedene diagnostische Methoden in Betracht:

- Histologische Untersuchung einer Probeexzision (Gewebebiopsie) aus der Haut,
- Untersuchung von Nasensekret oder von Gewebesaft aus den Hauterscheinungen und Geschwüren,
- Untersuchungen von Lymphknoten, Knochenmark und Leberpunktaten,
- Nachweis von Erregern in der Leukozytenschicht des Blutes,
- neurologische Untersuchungen.

Der **Lepromin-Test** kann nach Diagnosestellung anzeigen, ob es sich um eine tuberkuloide oder um eine lepromatöse Form handelt.

Differenzialdiagnose. Hauterkrankungen wie Syphilis, Pilzbefall, Psoriasis, andere neurologische Erkrankungen

Komplikationen. Aus der tuberkuloiden Lepra kann sich durch eine Verschlechterung der Abwehrlage eine lepromatösen Verlaufsform entwickeln.

Wird das Auge in den Krankheitsprozess mit einbezogen, so kann dies zur Erblindung führen. Es kann zu schlecht heilenden Geschwüren und zu trophischen Störungen (Ernährungsstörungen) kommen. Von der Bronchialschleimhaut aus können sich septische Prozesse entwickeln. Sind die Nieren mit in das Krankheitsgeschehen einbezogen, so verschlechtert sich die Prognose.

Wird die Therapie zu abrupt eingesetzt, so kann es zu allergischen Reaktionen auf Produkte der zugrundegehenden Bakterien (Endotoxine) kommen.

Prognose. Wird die Krankheit rechtzeitig erkannt und *vor* dem Einsetzen von Verstümmelungen behandelt, so hat sie eine gute Prognose. Die Therapie muss ausreichend lang durchgeführt werden, und zwar mindestens 2 Jahre bis hin zu lebenslang.

Prophylaxe. Es existiert keine erfolgreiche Impfung gegen Lepra.

Der Rückgang der Lepra in Nordeuropa bis Anfang dieses Jahrhunderts hat gezeigt, dass Hygiene, Ernährung und ausreichende Wasserversorgung eine wichtige Rolle bei der Ausbreitung der Krankheit spielen, da sich dieser Rückzug ohne medikamentöse Behandlung vollzogen hat.

Therapie. Die Therapie erfolgt durch den Arzt. Gegen Ende der 70er Jahre wurde der Erreger gegen die herkömmlichen Medikamente unempfindlich. Mit einer neuen Kombinationsbehandlung mit drei verschiedenen Medikamenten ist jedoch eine wirksame Therapie möglich. Bei allergischen Leprareaktionen werden auch Kortikoide eingesetzt. Bei Verstümmelungen kommt die plastische Chirurgie zum Einsatz.

Rehabilitationsmaßnahmen. Auf eine gute und vitaminreiche Ernährung muss geachtet werden.

Meldepflicht. Für den Heilpraktiker besteht keine Meldepflicht.

Jedoch besteht gem. §§ 8 und 7 IfSG Abs. 1 für die Leiter von Medizinaluntersuchungsämtern und sonstigen privaten oder öffentlichen Untersuchungsstellen einschließlich der Krankenhauslaboratorien eine namentliche Meldepflicht bei Nachweis von Mycobacterium leprae, soweit der Nachweis auf eine akute Infektion hinweist.

27.2.12 Leptospirosen

> Leptospirosen sind Infektionskrankheiten, die durch **unterschiedliche** Leptospirenarten hervorgerufen werden, die vom **Tier** auf den Menschen übertragen werden. Die Krankheitsschwere variiert von leichten, kurzen Verläufen (Tage) bis hin zu heftigen, langen (ca. 3 Wochen). Die Schwere der Erkrankung hängt von der Leptospirenart und dem geographischen Standort ab.
>
> Typisch ist der **zweiphasige Verlauf**: Es kommt zum primären Generalisationsstadium mit auffolgender Latenzzeit von einigen Tagen und danach zum Stadium der Organschädigung (Leber, Niere, ZNS).
>
> Leptospirosen gelten als **Berufskrankheit** von in der Landwirtschaft Beschäftigten, von Kanalarbeitern, Bergleuten, Tierpflegern, Tierärzten u. a.

Erreger. Es handelt sich um Leptospiren (Leptospira interrogans), die zu den Spirochäten (schraubenförmigen Bakterien) gehören. Wichtige Serotypen sind:

- Leptospira icterohaemorrhagica: ruft die **Weil-Krankheit** hervor, eine durch Ratten übertragbare, schwere, akute hochfieberhafte Leptospirose.

- Leptospira canicola: ruft das **Canicola-Fieber** hervor, eine durch Hunde übertragene, mittelschwere Leptospirose.
- Leptospira grippotyphosa: ruft das **Feldfieber** hervor, eine durch Mäuse übertragene Leptospirose mit gutartigem Verlauf.

Ausbreitung. Die Erkrankung tritt weltweit auf.

Ansteckung. Die Übertragung erfolgt aus dem Tierreich durch Ratten, Mäuse, Hamster, Katzen, Hunde, Schweine, Schafe, Ziegen, Pferde u. a. Die Leptospiren befinden sich in Urin und Kot der erkrankten Tiere. Eine Ansteckung erfolgt bei Kontakt mit verseuchtem Urin oder Kot, wenn der Erreger über kleine Hautverletzungen eindringen kann. Da Leptospiren in stehenden Gewässern wochenlang lebensfähig bleiben, kann es beim Baden und beim Aufenthalt in Sümpfen zu Infektionen kommen.

Inkubationszeit. 2–14 Tage (meist 7–12 Tage).

Pathogenese. Es handelt sich um eine zyklische Infektionskrankheit mit zweiphasigem Fieberverlauf. Der erste Fieberanstieg entspricht dem Generalisationsstadium, bei dem sich die Erreger im Blut befinden. Der zweite Fieberanstieg zeigt die Organerkrankung an. Hier sind Leber, Niere und ZNS betroffen. Zu beachten ist, dass es aufgrund einer Leptospirosennephritis zur Ausscheidung eines infektiösen Harnes kommt!

Symptome. Es kommt zu einem ersten, schnellen (schlagartigen!) Fieberanstieg auf bis zu 40 °C. Das Fieber bleibt meist für 3–8 Tage hoch. Es kann zu Wadenschmerzen, Konjunktivitis, Kopfschmerzen, Gelenkschmerzen, zu gastrointestinalen Symptomen (Übelkeit, Erbrechen, Verstopfung, selten auch Durchfall) und zu Hypotonie mit relativer Bradykardie kommen. Evtl. stellt sich ein flüchtiges Exanthem ein.

Es erfolgt nun ein fieberfreies Intervall von wenigen Tagen, danach steigt das Fieber erneut an, allerdings nicht mehr so hoch. Es kommt zur Hepatitis (Ikterus), zur Nephritis, zu Meningitis bzw. Enzephalitis und zur vermehrten Blutungsneigung.

Krankheitsschwere
- **Morbus Weil:** Schwerer Verlauf, der mit Hepatitis, Nephritis und evtl. hämorrhagischer Diathese einhergeht.
- **Canicola-Fieber:** Es kommt zu einem mittelschweren Verlauf, der ikterisch oder anikterisch sein kann. Oft stehen die Beschwerden der Meningitis im Vordergrund, es kann aber auch zu Nephritis und zur hämorrhagischen Diathese kommen.
- **Feldfieber** verläuft oft gutartig, meist ohne Ikterus, nur als Meningitis, evtl. auch als Nephritis. Todesfälle kommen nur selten vor.

Komplikationen. Die Meningitis kann sich in einzelnen Fällen über Wochen und Monate hinziehen. Leptospiren können im Augenbindegewebe über Wochen und sogar Monate fortbestehen und zu einer vorwiegend allergisch bedingten Erkrankung des Auges führen. Besonders gefürchtet ist bei schweren Krankheitsverläufen das Nieren- und Leberversagen und die Thrombozytopenie, die zur ausgeprägten hämorrhagischen Diathese führen kann.

Differenzialdiagnose. Im Vorläuferstadium und bei leichten Verläufen grippale Infekte; bei schweren Verläufen Nieren-, Leber- und Hirnhauterkrankungen anderer Ursache, außerdem Sepsis und Typhus abdominalis.

Nachweis. In der ersten Woche (Generalisation) in Blut und Liquor. Ab der zweiten Woche (Organmanifestation) im Urin. Ab der 2. Krankheitswoche ist im Blut auch ein IgM-Antikörpernachweis möglich.

Immunität. Nur gegen den betreffenden Serotyp wird eine dauerhafte Immunität entwickelt.

Prophylaxe. Gefährdet sind vor allem bestimmte Berufsgruppen (s. o.), aber auch Angler und Wassersportler. Diese müssen über Infektionswege aufgeklärt werden und sollen angehalten werden, Stiefel und Gummihandschuhe zu tragen. Für gefährdete Personengruppen existiert eine aktive Immunisierung (Todimpfstoff).

Therapie. Antibiotikagabe durch den Arzt.

Meldepflicht. Für den Heilpraktiker besteht keine Meldepflicht.

Jedoch besteht gem. §§ 8 und 7 IfSG Abs. 1 für die Leiter von Medizinaluntersuchungsämtern und sonstigen privaten oder öffentlichen Untersuchungsstellen einschließlich der Krankenhauslaboratorien eine namentliche Meldepflicht bei Nachweis von Leptospira interrogans, soweit der Nachweis auf eine akute Infektion hinweist.

27.2.13 Listeriose und angeborene Listeriose (Granulomatosis infantiseptica)

▶ Listeriose ist eine unter Tieren verbreitete Infektionskrankheit, die gelegentlich vom **erkrankten Tier** oder durch **Tierprodukte** auf den Menschen übertragen werden kann. Beim Erwachsenen kommt es **nur** bei einer entsprechenden Disposition zum Krankheitsausbruch (Abwehrschwäche, Rekonvaleszenz, Schwangerschaft). Dabei kann es zu **grippalen Erscheinungen**, **Angina**, leichter **Meningoenzephalitis** oder auch zu einem **lokalisierten Verlauf**, zum Beispiel als Augenbindehautentzündung kommen. Listeriose kann über die Plazenta auf den Feten übertragen werden.

Erreger. Listeria monocytogenes. Es handelt sich um ein kurzes, grampositives Stäbchenbakterium, das zu den Corynebakterien gehört.

Ausbreitung. Listerien kommen ubiquitär vor. Sie sind deshalb bei Wild- und Haustieren weit verbreitet. Der Mensch kann sich nicht nur durch direkten Kontakt mit den Tieren, sondern auch über Tierprodukte wie Milch, Käse (Camembert!), Fleisch und Gemüse (Kohl!) infizieren. Da sich Listerien auch bei niedrigen Temperaturen noch vermehren können, ist auch ein Wachstum im Kühlschrank möglich. Bei 5 % der Normalbevölkerung findet man eine asymptomatische Stuhlausscheidung der Erreger für die Dauer bis zu einem Monat.

Ansteckung. Über die Übertragungsweise ist noch wenig bekannt. Man vermutet, dass die Erreger nur gelegentlich vom erkrankten Tier auf den Menschen übertragen werden. Häufigste Eintrittspforte ist der Magen-Darm-Trakt, jedoch kommen auch die Augenbindehaut und die Haut in Betracht.

Übertragung auf den Feten. Meist ab dem 5. Schwangerschaftsmonat (gelegentlich aber auch früher) kann die infizierte Mutter die Krankheit über die Plazenta auf den Feten übertragen. Darüber hinaus kann eine Infektion jedoch auch im Geburtskanal erfolgen.

Inkubationszeit. Nicht genau bekannt, vermutlich 3–45 Tage.

Symptome beim Erwachsenen. Listeriose verläuft beim Erwachsenen meist inapparent. Zum Krankheitsausbruch kommt es nur bei entsprechender Disposition, zum Beispiel durch Rekonvaleszenz, Schwangerschaft oder schwere Abwehrschwäche. Der Verlauf kann einer Grippe, einer Angina oder einer leichten Meningoenzephalitis ähneln. Es kann aber auch zu einem lokalen Verlauf, zum Beispiel als Augenbindehautentzündung kommen. Infiziert sich eine Schwangere, so können vor allem Harnblasen-, Nierenbecken- oder Gebärmuttermuskelentzündungen auftreten.

Symptome beim Feten. Gefährlich ist es, wenn sich eine Schwangere infiziert, da dann der Erreger über die Plazenta ins kindliche Blut gelangen kann. Die meisten Fälle fetaler Infektionen finden *nach* dem 5. Schwangerschaftsmonat statt. In neuerer Zeit wurden aber auch frühere Listerioseinfektionen beschrieben, die manchmal zum Abort führten.

Beim Kind kann es zu einer hämatogenen Streuung der Erreger im ganzen Organismus kommen (Sepsis). Die Folge können Frühtotgeburt, Totgeburt oder Frühgeburt sein. Um die Bakterienansammlungen herum treten granulomartige Veränderungen (Granulomatosis infantiseptica) auf. Auf der Haut kommt es zu knötchenförmigen Erscheinungen, des Weiteren kann es zu Meningoenzephalitis und zu Leber- und Milzschwellung, evtl. mit Ikterus kommen.

Differenzialdiagnose. Infektiöse Mononukleose, Meningoenzephalitiden anderer Ursache.

Bei der Neugeborenenlisteriose müssen Toxoplasmose, Lues connata, Sepsis und geburtstraumatische Schädigung abgegrenzt werden.

Nachweis. Je nach betroffenem Organ im Stuhl, Urin, Nasen-Rachen-Abstrich, Blut oder Liquor.

Bei der Mutter im Fruchtwasser, im Urin, im Blut oder im Wochenfluss.

Prophylaxe. Fachgerechte Behandlung von Tierprodukten, beispielsweise durch ausreichendes Pasteurisieren der Milch. Schwangere sollen Tierkontakte meiden und keinesfalls Rohmilchkäse essen.

Therapie. Antibiotikagabe durch den Arzt.

Meldepflicht. Für Heilpraktiker besteht keine Meldepflicht.

Jedoch besteht gem. §§ 8 und 7 IfSG Abs. 1 für die Leiter von Medizinaluntersuchungsämtern und sonstigen privaten oder öffentlichen Untersuchungsstellen einschließlich der Krankenhauslaboratorien eine namentliche Meldepflicht bei direktem Nachweis von Listeria monocytogenes aus Blut, Liquor oder anderen normalerweise sterilen Substraten sowie aus Abstrichen von Neugeborenen, soweit der Nachweis auf eine akute Infektion hinweist.

27.2.14 Malaria

> Es handelt sich um eine von Einzellern (Plasmodien) ausgelöste Infektionskrankheit mit typischen Fieberanfällen. Sie spielt als Tropenerkrankung in Ländern der Dritten Welt eine überragende Rolle. Allerdings wird sie durch den zunehmenden Tourismus auch in unsere Breiten eingeschleppt. Sie zählt zu den so genannten Krankheiten der Verkehrswege (s. u.).
>
> Leitsymptome eines Malariaanfalles sind **starker Schüttelfrost**, *hohes* **Fieber** für einige Stunden und auffolgender **Fieberabfall** unter **Schweißausbruch**.

Erreger. Die Erreger sind Einzeller (Protozoen) der Gattung Plasmodium, die durch die weibliche Anophelesmücke übertragen werden.

- Malaria tertiana: Plasmodium vivax und ovale,
- Malaria quartana: Plasmodium malariae,
- Malaria tropica: Plasmodium falciparum (Atlas Abb. 24-7).

Übertragung. Malaria tritt in fast allen tropischen und vielen subtropischen Ländern bis zu einer Höhe von 2000 m auf. Schwerpunkte liegen südlich der Sahara und in Südostasien. Das von der WHO groß angelegte Bekämpfungsprogramm, um die Anophelesmücke auszurotten und damit die Infektionskette Mensch → Mücke → Mensch zu unterbrechen, gilt als gescheitert. Zwar gab es anfänglich Erfolge, mittlerweile existieren aber Mückenstämme, die gegenüber manchen Chemotherapeutika resistent sind, wodurch sich die Situation in vielen Endemiegebieten sogar noch verschlechtert hat. In Europa werden zunehmend Fälle importierter Malaria und gelegentliche Fälle so genannter Airport-Malaria bekannt. Hier wurde die Mücke mit dem Flugzeug auf das Flughafengelände eingeschleppt, wo sie – an einem heißen Sommertag – jemanden stechen konnte.

Malaria kann auch durch Bluttransfusionen oder Nadelstichverletzungen übertragen werden (Rarität!).

Ansteckung. Die Plasmodien gelangen mit dem Stich der weiblichen Anophelesmücke in die Blutbahn.

Inkubationszeit. Meist 8–15 Tage, gelegentlich mehrere Monate.

Pathogenese. Sticht eine infizierte weibliche Anophelesmücke, so gelangen die Erreger als Sichelkeime über den Speichel der Mücke in die Blutbahn, und von hier aus in die Leberzellen, in denen sie eine weitere Entwicklungsstufe durchlaufen, bis die befallenen Leberzellen zugrunde gehen. Es kommt aber sonst zu keiner weiteren Leberschädigung. Die nun wieder in die Blutbahn gelangten Erreger befallen die Erythrozyten. In ihnen durchlaufen die Plasmodien einen weiteren Entwicklungsschritt. Die Dauer dieses Entwicklungsschrittes ist bei den meisten Plasmodienarten konstant: Malaria tertiana: 48 Stunden, Malaria quartana: 72 Stunden und Malaria tropica: 36–48 Stunden. Danach kommt es zum Zerfall der Erythrozyten und damit zum erneuten Freisetzen der Plasmodien ins Blut. Dieser Vorgang führt zum Fieberanfall. Auffolgend dringen die Plasmodien in andere rote Blutkörperchen ein, und der Vorgang wiederholt sich.

Saugt nun eine Anophelesmücke bei einem Malariakranken Blut, so gelangen die Erreger als Gametozyten in den Magen der Mücke, wo es zu einer geschlechtlichen Vermehrung und zur Entwicklung zum Sichelkeim kommt. Aus dem Mückenmagen wandern auffolgend die Keime in die Speicheldrüsen, um von hier aus mit dem nächsten Stich auf einen Menschen übertragen zu werden.

Symptome. Beim Erstinfizierten kommt es nach einem mehrtägigen Prodromalstadium mit Mattigkeit, Milzschwellung, Kopf- und Gliederschmerzen zu dem so genannten Anfangsfieber (Initialfieber) ohne Schüttelfrost, das meist nur 38,5 °C erreicht und ungefähr eine Woche anhält. Dann setzt das typische Rhythmusfieber im Drei-Tage-Takt bei der Malaria tertiana und im Vier-Tage-Takt bei der Malaria quartana ein. Bei der Malaria tropica erfolgen die Fieberanfälle allerdings unregelmäßig.

Zu beachten ist jedoch, dass es auch zu unregelmäßigen Fieberanfällen kommen kann, wenn eine Infektion mit verschiedenen Plasmodienarten oder mit einer Plasmodienart zu verschiedenen Zeitpunkten stattgefunden hat.

Bei einem Malariaanfall kommt es zu der typischen Reihenfolge der folgenden Symptome: starker Schüttelfrost, dann ein mehrerer Stunden dauernder Fieberanfall mit anschließendem Schweißausbruch, bei dem die Temperatur wieder abfällt. Aufgrund des Zerfalls der roten Blutkörperchen durch die Besiedlung der Plasmodien kommt es zur hämolytischen Anämie. Die Milz (manchmal auch die Leber) ist geschwollen.

Krankheitsverläufe und Komplikationen
- **Malaria tertiana.** Bei der Malaria tertiana nimmt die Schwere der Anfälle anfangs zu und lässt später nach. Nach 1–2 (spätestens 3) Jahren ist diese Malariaform ausgeheilt.
- **Malaria quartana.** Es können noch nach Jahren oder sogar nach Jahrzehnten Spätrezidive auftreten.
- **Malaria tropica.** Es handelt sich um die gefährlichste Malariaart. Hier kommt es zu unregelmäßigen Fieberanfällen. Allerdings kann sie auch ähnlich wie die Malaria tertiana verlaufen, aber sie kann auch bösartig werden und schnell tödlich enden. Die Plasmodien vermehren sich in den Kapillaren innerer Organe. Deshalb kann es zu unterschiedlichsten Symptomen kommen: Myokarditis, Bewusstseinstrübung, Koma, Erbrechen, Durchfälle, Ikterus, Nierenversagen u. a. m, (Atlas Abb. 24-7). Diese Infektion erlischt spätestens ein Jahr nach der Ansteckung.

Differenzialdiagnose. Andere fieberhafte Erkrankungen mit Milzschwellung. Außerdem Rückfallfieber, Brucellose, Leptospirose, Typhus abdominalis, Malaria tropica (kann mit Kontinua-Fieber einhergehen!), Hepatitis, Pyelonephritis, Gastroenteritis.

Nachweis. Im Blut, vor allem zu Beginn des Fieberanfalls. Es steht ein neuer Malaria-Kombitest zur Verfügung („Mala Quick Kombitest"). Damit ist es mittels eines Blutstropfens möglich, nachzuweisen, ob eine Infektion mit Plasmodium falciparum (M. tropica) oder P. vivax (M. tertiana) stattgefunden hat.

Den wichtigen Hinweis – Aufenthalt in malariagefährdeten Gebieten – ergibt die Anamnese.

Immunität. Etwa 40 % der Betroffenen erkranken innerhalb von einem Jahr erneut, davon die Hälfte in den ersten 6 Wochen nach begonnener Therapie.

Prophylaxe. Ein Impfstoff, der in Kolumbien entwickelt wurde, ist zur Zeit in der Erprobung. Bei Reisen in Endemiegebieten wird eine Chemo*prophylaxe* empfohlen. Dabei werden hochwirksame Medikamente eingenommen, bevor überhaupt eine Infektion stattgefunden hat. Dies soll garantieren, dass, falls es zu einer Ansteckung kommt, die Erkrankung nicht ausbricht. Das hierzu am häufigsten verwendete Mittel ist das Chloroquin (Resochin®). Weitere empfohlene Mittel sind Proguaniel und (kurzfristig) Mefloquin. Allerdings sind alle diese Mittel nebenwirkungsbehaftet, außerdem sind bestimmte Kontraindikationen zu beachten.

Weitere prophylaktische Maßnahmen sind Moskitonetze, geeignete Kleidung und mückenabwehrende Mittel.

Therapie. Chloroquin, Proguaniel, Mefloquin u. a. Allerdings sind mittlerweile zahlreiche resistente Stämme bekannt, die auf die Mittel nicht mehr ansprechen.

Mittlerweile wurde allerdings in der Schweiz ein neues Medikament zugelassen (Riamet® von Fa. Novartis), das traditionelle chinesische Pflanzenheilkunde und einen synthetischen Wirkstoff kombiniert. Es handelt sich um ein Malaria-Notfallmedikament, das nicht für die Prophylaxe vorgesehen ist.

Meldepflicht. Für den Heilpraktiker besteht keine Meldepflicht.

Jedoch besteht gem. §§ 8 und 7 IfSG Abs. 3 für die Leiter von Medizinaluntersuchungsämtern und sonstigen privaten oder öffentlichen Untersuchungsstellen einschließlich der Krankenhauslaboratorien eine nichtnamentliche Meldepflicht bei Nachweis von Plasmodien.

27.2.15 Meningitis durch Haemophilus influenza Typ b

▶ Bei einer **Meningitis** ist es zu einer **Entzündung** der **Meningen**, also der Hirn- und/oder Rückenmarkhäute gekommen. Leitsymptome sind: **Fieber**, **Nackensteifigkeit** und **heftige Kopfschmerzen**.

Bei der **Enzephalitis** dagegen handelt es sich um eine **Gehirnentzündung**. Meningitis und Enzephalitis treten oft kombiniert auf. Dabei greift die Entzündung entweder von den Meningen auf das Gehirn oder vom Gehirn auf die Meningen über.

Unterteilung von Meningitis bzw. Enzephalitis nach der Form

A. Meningitis

1. Bakterielle Meningitis
   - **Eitrige Meningitis** (Erreger: Meningokokken, ➔ Abschn. 27.1.9, Pneumokokken, Staphylokokken, Hämophilus influenzae, Mycobacterium tuberculosis, Escherichia coli, Proteus, Pseudomonas, Salmonellen u. a.).
   - **Nicht-eitrige Meningitis.** Es handelt sich dabei um eine so genannte Begleitmeningitis von anderen infektiösen Allgemeinerkrankungen, wie Borreliose, Leptospirose, Brucellose u. a.

2. Abakterielle Meningitis
   - **Virale Meningitis.** Erreger sind Mumps-Viren, Polio-Viren u. a. Geht häufig in eine Meningoenzephalitis über.
   - **Protozoen-Meningitis**, zum Beispiel bei Toxoplasmose.
   - **Pilz-Meningitis.**
   - **Physikalisch bedingte Meningitis.** Durch physikalische Einwirkungen, zum Beispiel durch intensive Sonnenbestrahlung.

B. Enzephalitis

1. **Primäre Virus-Enzephalitis.** Das Gehirn, oft auch das Rückenmark, werden über den Blutweg direkt vom Erreger befallen (Atlas Abb. 18-61). Bitte beachten Sie hierzu auch die im ➔ Abschn. 27.2.5 beschriebene FSME.
2. **Para- oder postinfektiöse Enzephalitis.** Gehirn und Rückenmark entzünden sich aufgrund einer immunologischen Reaktion *ohne* direkt von einem Erreger befallen zu sein. Sie tritt als Begleiterscheinung vor allem bei Kinderkrankheiten, aber auch bei anderen Infektionskrankheiten auf.

Erreger ist das Bakterium *Haemophilus influenza*. Wie aus der vorstehenden Aufstellung ersichtlich ist, kommen bei Meningitis/Enzephalitis grundsätzlich eine große Zahl von Erregern in Betracht. Da jedoch lediglich bei Meningokokken-Meningitis, Meningitis durch Haemophilus influenza Typ b und FSME Meldepflicht besteht, ergibt sich nur in diesen Fällen ein Behandlungsverbot für den Heilpraktiker. Allerdings muss der Heilpraktiker aufgrund seiner Sorgfaltspflicht *alle* Fälle von Meningitis/Enzephalitis an den Arzt verweisen, da verschreibungspflichtige Medikamente zum Einsatz kommen müssen. Der Heilpraktiker darf aber in *den* Fällen in denen kein Behandlungsverbot besteht, begleitend zum Arzt behandeln.

Das Bakterium **Haemophilus influenza** kann bei Kindern eitrige Meningitiden verursachen. Außerdem kann es eitrige Laryngitiden, Konjunktividen, Endokarditiden, Pneumonien und Sekundärinfektionen bei Influenza hervorrufen. Meldepflicht – und damit Behandlungsverbot – besteht jedoch nur bei Meningitis, verursacht durch Haemophilus influenza Typ b. Bitte beachten Sie hierzu auch das Behandlungsverbot bei Meningokokken-Meningitis und –Sepsis (➔ Abschn. 27.1.9)

Ausbreitung. Weltweit.

Ansteckung. Die Übertragung erfolgt durch Tröpfchen- und Kontaktinfektion.

Symptome. Haemophilusinfektionen sind vor allem für Kleinkinder gefährlich. Die auftretenden Beschwerden entsprechen denen bei Meningokokken-Meningitis beschriebenen (➔ Abschn. 27.1.9), allerdings fehlen die Hauterscheinungen.

Meldepflicht. Für Heilpraktiker besteht keine Meldepflicht.

Jedoch ist gem. §§ 8 und 7 IfSG von Leitern von Medizinaluntersuchungsämtern und sonstigen privaten oder öffentlichen Untersuchungsstellen einschließlich der Krankenhauslaboratorien namentlich der direkte oder indirekte Nachweis von Haemophilus influenza aus Liquor oder Blut zu melden, sofern der Nachweis auf eine akute Infektion hinweist.

Laut der amtlichen Begründung zum IfSG wurde die Meldepflicht auch eingeführt, um den Impferfolg durch den Hib-Impfstoff (Haemophilus influenzae Typ b) zu erfassen.

Bitte beachten Sie zum Behandlungsverbot bei Meningitis/Enzephalitis auch die Anmerkungen weiter oben unter „Erreger".

27.2.16 Ornithose (Psittakose)

> Die Ornithose ist eine durch **Vögel** auf den Menschen übertragbare Infektionskrankheit. Grundsätzlich gelten alle Vögel als mögliche Infektionsquelle. Wird die Erkrankung durch **Papageien** übertragen, so spricht man auch von der Psittakose oder Papageienkrankheit.
>
> Ornithose kann in ganz **unterschiedlichen Schweregraden** verlaufen, es kommen stumme Infektionen vor, leichte Infektionen der Atemwege, schwere Pneumonien und schwerste tödliche Verläufe.

Erreger. Chlamydia psittaci. Chlamydien sind intrazellulär wachsende Mikroorganismen, die heute zu den Bakterien gerechnet werden.

Ausbreitung. Die Erkrankung kommt weltweit vor. Man geht in Deutschland heute von einer jährlichen Erkrankungsrate von 200 Fällen aus.

Personen, die berufsmäßig mit Vögeln beschäftigt sind (Geflügelfarmer) gelten als besonders gefährdet.

Die Erkrankung wird vor allem durch Ziervögel wie Papageien und Wellensittiche übertragen. Bei Vögeln ist ein chronisch-subklinischer Verlauf typisch, bei dem die Erreger manchmal jahrelang mit dem Kot ausgeschieden werden, ohne dass die Tiere Krankheitserscheinungen zeigen. Vor allem bei jungen Tieren kann sich eine solche latent vorhandene Erkrankung durch Stress (Verschickung, schlechte Ernährung) zu einer akuten Durchfallerkrankung entwickeln.

Ansteckung. Die Ansteckung erfolgt typischerweise durch das Einatmen kontaminierten Staubes. Allerdings wird eine neu beschriebene Untergruppe von Chlamydia psittaci (TWAR-Stämme) direkt von Mensch zu Mensch übertragen. Dabei treten oft besonders schwere Krankheitsverläufe auf.

Inkubationszeit. Meist 7–14 Tage (4–20 Tage).

Krankheitsverlauf. Der Erreger dringt über die Schleimhäute des Atemtraktes ein; danach werden sie in das MMS von Leber und Milz transportiert, wo sie sich vermehren. Danach werden sie über den Blutweg zur Lunge, eventuell aber auch in Herz, Gehirn und Nieren transportiert, wo es nun zur Organmanifestation kommt. Man unterscheidet verschiedene Verlaufsformen:

- **Grippales Bild.** Es kommt zu einer leichten, fieberhaften Erkrankung ohne Lungenbeteiligung mit Kopf- und Muskelschmerzen.
- **Pulmonales Bild** (Atlas Abb. 24-4). Es kommt zu einem plötzlichen Krankheitsbeginn mit Schüttelfrost, hohem Fieber, Stirnkopfschmerz, Übelkeit, Brechreiz, relativer Bradykardie und Husten mit wenig zähem, schleimigen Auswurf, der gelegentlich hämorrhagisch sein kann. Manchmal ist der Krankheitsbeginn allerdings schleichend über 3–4 Tage, wobei das Fieber langsam zunimmt. Wird die Erkrankung nicht rechtzeitig erkannt und behandelt, so bleibt das Fieber für ungefähr 2 Wochen auf 39 bis 40 °C (Kontinua).
- **Typhusartiges Bild.** Bei schweren Verläufen können sich Verwirrtheit, Delirien, Stupor (Erstarrung), Apathie und Schlaflosigkeit einstellen.

Diagnose. In der Anamnese müssen Vogelkontakte erfragt werden. Die BSG ist häufig nicht beschleunigt. Gelegentlich tritt eine geringe Proteinurie auf. Die Diagnose wird durch direkten Erregernachweis oder durch Komplementbindungsreaktion (KBR) gestellt (serologische Methode zum Nachweis von Antikörpern und Antigenen).

Differenzialdiagnose. Andere Viruserkrankungen, Typhus, Tuberkulose, Rickettsiose und andere Pneumonien.

Komplikationen. Meningitis, Enzephalitis, Myokarditis. Bei älteren Menschen oft Herzinsuffizienz. Manchmal kommen Hautausschläge vor, die an Typhus-Roseolen erinnern.

Therapie. Durch den Arzt mittels Antibiotika (Tetrazykline).

Meldepflicht. Für den Heilpraktiker besteht keine Meldepflicht.

Jedoch besteht gem. §§ 8 und 7 IfSG Abs. 1 für die Leiter von Medizinaluntersuchungsämtern und sonstigen privaten oder öffentlichen Untersuchungsstellen einschließlich der Krankenhauslaboratorien eine namentliche Meldepflicht bei Nachweis von Chlamydia psittaci, soweit der Nachweis auf eine akute Infektion hinweist.

27.2.17 Q-Fieber

▶ Synonyme für Q-Fieber sind Balkangrippe, Q-Fever, Krim-Fieber, Query-Fieber und Queensland-Fieber. In 30–70 % verläuft die Erkrankung **asymptomatisch** oder **grippeähnlich**. Bei den restlichen Fällen kommt es zur **atypischen Pneumonie**. Dabei kommt es in der Regel zu der Trias: hohes Fieber, Kopfschmerzen und trockener Husten mit Brustschmerzen.

Erreger. Coxiella burnetii (Rickettsien).

Ausbreitung und Ansteckung. Es handelt sich um eine weltweit vorkommende Zoonose. Die Ansteckung erfolgt meist durch das *Einatmen von rickettsienhaltigem Staub*. Infizierte Tiere wie Kühe, Schafe, Ziegen, Hunde, Schweine, Vögel u. a. erkranken meist symptomlos und scheiden den Erreger über Kot, Urin und Milch aus. Eine Ansteckung kann auch über Felle, Stroh, Wolle und über infizierte Zecken erfolgen. Eine Übertragung von Mensch zu Mensch findet nur in sehr seltenen Fällen statt.

Inkubationszeit. Meist 1–3 Wochen (3–30 Tage)

Pathogenese. Es handelt sich um eine zyklische Infektionskrankheit mit einem Generalisationsstadium von meist 4–8 Tagen und einem Organstadium, in dem es zur atypischen Pneumonie kommt.

Symptome. Das Generalisationsstadium beginnt akut mit Fieber von 39 bis 40 °C, dem oft ein Schüttelfrost vorausgeht. Es bestehen Abgeschlagenheit, Kopf-, Kreuz-, Muskel- und Gliederschmerzen. Unbehandelt bleibt das Fieber in Form einer Kontinua über 4–7 Tage hoch. Im Organstadium kommt es zur atypischen Pneumonie mit Husten, Schmerzen hinter dem Brustbein und spärlichem, glasig-schleimigem, eventuell auch blutigem Auswurf.

Wie vorstehend bereits erwähnt, verlaufen jedoch die meisten Infektionen asymptomatisch oder grippeähnlich.

Komplikationen. Die Erkrankung verläuft fast immer gutartig, allerdings besteht eine Neigung zu Hypotonie, Myokarditis, Endokarditis, Thrombophlebitis, Meningitis, Orchitis (Hodenentzündung), Epididymitis (Nebenhodenentzündung), Pankreatitis und Nephritis. Es kann auch zum chronischen Verlauf kommen, wobei über Monate subfebrile Temperaturen bestehen und das Allgemeinbefinden des Patienten stark beeinträchtigt ist.

Differenzialdiagnose. Andere atypische Pneumonien, zum Beispiel Ornithose, Influenza, Brucellose, Leptospirose, Typhus abdominalis.

Nachweis. Im Blut (Antikörpernachweis), Urin oder Sputum.

Prophylaxe. Eine Impfprophylaxe für besonders exponierte Personen (Tierärzte, Labor- und Schlachthofpersonal) ist möglich, wird aber nicht uneingeschränkt empfohlen. Pasteurisieren der Milch zerstört den Erreger. Arbeitsschutzmaßnahmen wie Schutzkleidung und Staubmasken sind bei beruflicher Exposition zu tragen.

Therapie. Antibiotikagabe durch den Arzt.

Meldepflicht. Für den Heilpraktiker besteht keine Meldepflicht.

Jedoch besteht gem. §§ 8 und 7 IfSG Abs. 1 für die Leiter von Medizinaluntersuchungsämtern und sonstigen privaten oder öffentlichen Untersuchungsstellen einschließlich der Krankenhauslaboratorien eine namentliche Meldepflicht bei Nachweis von Coxiella burnetii, soweit der Nachweis auf eine akute Infektion hinweist.

27.2.18 Rötelnembryopathie (Embryopathia rubeolosa)

▶ Zur Rötelnembryopathie kann es kommen, wenn sich eine nicht-immune Frau während der Schwangerschaft mit dem Rötelnvirus infiziert. Früher nahm man an, dass eine Rötelninfektion nur während der ersten 3–4 Schwangerschaftsmonate gefährlich sei. Nach neueren Erkenntnissen besteht aber während der **gesamten** Schwangerschaft eine Gefahr für das Kind. Bitte beachten Sie zu den Röteln auch ➔ Abschn. 28.2.5.

Ansteckung. Infiziert sich die Mutter während des 1. Schwangerschaftsmonats mit dem Erreger, so muss man in 30–50 %, im 2. Monat mit 25 %, im 3. mit 10–15 % und im 4. mit 5–10 % der Fälle mit Missbildungen rechnen. Je nach Schweregrad der Defekte besteht eine Letalität bis zu 20 %. Grundsätzlich kann es aber auch jenseits des 4. Schwangerschaftsmonats zu Missbildungen des Gehirns (Mikrozephalie, Intelligenzdefekte, Hörstörungen) kommen.

Erreger. Röteln-Virus.

Mögliche Fruchtschädigungen
- Abort, Totgeburt,
- am Auge: Katarakt (grauer Star, Linsentrübung),
- am Herz: offener Ductus Botalli, Klappenstenosen, Septumdefekt,
- am Ohr: ein- oder beidseitige Taubheit,
- am Gehirn: Mikrozephalie,
- ferner: Wolfsrachen, Hernien, Schäden an Leber, Lunge und Knochen.

Nachweis. Im Blut.

Prophylaxe. Für Mädchen vor der Pubertät (10–14 Jahre) wird eine Schutzimpfung empfohlen. Vor einer geplanten Schwangerschaft soll die Rötelnimmunität überprüft werden. Impfungen dürfen keinesfalls während der Schwangerschaft vorgenommen werden, da es sich um einen Lebendimpfstoff handelt und somit eine Schädigung des ungeborenen Kindes durch das Impfvirus nicht auszuschließen ist.

Therapie. Es existiert eine passive Impfung, und zwar kann diese in der Zeitspanne der Exposition bis zum Ausbruch des Hautausschlages verabreicht werden. Ist das Exanthem bereits ausgebrochen, so ist eine Impfung zwecklos. Hat eine Schwangere eine nachgewiesene Rötelninfektion im 1. Schwangerschaftsdrittel durchgemacht, so gilt dies als Indikation für eine Abtreibung (Interruptio).

Meldepflicht. Für Heilpraktiker besteht keine Meldepflicht.

Jedoch besteht gem. §§ 8 und 7 IfSG Abs. 3 für die Leiter von Medizinaluntersuchungsämtern und sonstigen privaten oder öffentlichen Untersuchungsstellen einschließlich der Krankenhauslaboratorien eine nichtnamentliche Meldepflicht bei Nachweis von Rubellaviren, soweit der Nachweis auf eine konnatale Infektion hinweist.

27.2.19 Rückfallfieber (Febris recurrens)

▶ Es handelt sich um eine Infektionskrankheit, bei der es zu **charakteristischen Fieberschüben** kommt.

Erreger. Borrelien. Borrelia recurrentis ➔ Läuserückfallfieber. Borrelia duttoni ➔ Zeckenrückfallfieber.

Es handelt sich um schraubenförmige Bakterien, die zu den Spirochäten gehören.

Übertragung. Die Borrelien können durch Läuse (Läuserückfallfieber) und durch Zecken (Zeckenrückfallfieber) auf den Menschen übertragen werden.

Vorkommen. Das Läuserückfallfieber kommt heute nur noch in Afrika, Äthiopien, Ostafrika, Asien und Südamerika vor; das Zeckenrückfallfieber in Afrika und anderen tropischen Ländern.

Inkubationszeit. Meist 4–7 Tage (3–18 Tage).

Krankheitsverlauf. Es kommt zu Schüttelfrost mit einem raschen Fieberanstieg auf Werte über 40 °C. Es stellen sich Kopf-, Kreuz- und Gliederschmerzen ein. Des Weiteren kommt es zu Übelkeit, Erbrechen, Benommenheit, Ikterus und deutlicher Milz- und Leberschwellung.

Das Fieber bleibt einige Tage hoch (Läuserückfallfieber 5–7 Tage, Zeckenrückfallfieber 3–4 Tage). Dann kommt es zur plötzlichen Entfieberung. Die Krankheit kann damit beendet sein. Meist kommt es jedoch nach mehrtägigen fieberfreien Intervallen zu weiteren Fieberschüben, die jeweils von kürzerer Dauer sind und milder verlaufen, bis die Fieberschübe ganz aufhören. Beim Läuserückfallfieber treten meist nur ein bis zwei Rückfälle auf, beim Zeckenrückfallfieber sechs bis zwölf. Bei diesen folgenden Fieberschüben vergrößern sich die Abstände der einzelnen Schübe und die Fieberhöhe verringert sich.

Komplikationen. Es kommen schwere Verlaufsformen mit hämorrhagischer Diathese, Nierenversagen, Kreislaufversagen, Myokarditis mit Herzinsuffizienz, Ikterus, Bronchopneumonie, Arthritis und Neuritis vor.

Differenzialdiagnose. Andere Infektionskrankheiten wie Malaria, Fleckfieber, Typhus, Leptospirose, Gelbfieber, virusbedingtes hämorrhagisches Fieber.

Therapie. Antibiotika (Tetracycline und Penicillin mit einschleichender Dosierung, damit es nicht zu Unverträglichkeiten auf Endotoxine der Erreger kommt).

Meldepflicht. Für den Heilpraktiker besteht keine Meldepflicht.

Jedoch besteht gem. §§ 8 und 7 IfSG Abs. 1 für die Leiter von Medizinaluntersuchungsämtern und sonstigen privaten oder öffentlichen Untersuchungsstellen einschließlich der Krankenhauslaboratorien eine namentliche Meldepflicht bei Nachweis von Borrelia recurrentis, soweit der Nachweis auf eine akute Infektion hinweist.

27.2.20 Salmonellose

▶ Bei der Salmonellose handelt es sich um eine durch Salmonellen verursachte **Darmentzündung**. Das Leitsymptom ist der **Durchfall**.

Erreger sind Salmonellen, gramnegative, bewegliche Stäbchenbakterien, die zur Familie der Enterobakterien gehören. Sie werden in fünf Subgenera mit ungefähr 2.000 Serovarianten eingeteilt. Wichtige Erreger sind Salmonella typhi (Typhus abdominalis), Salmonella paratyphi (Paratyphus), Salmonella enteritidis und Salmonella typhimurium. Zu den **Salmonellosen** im engeren Sinne zählt man jedoch *nur* die Infektionen, die durch Salmonellen der Enteritidis-Gruppe verursacht worden sind. In diesem Zusammenhang gehören also Typhus und Paratyphus *nicht* zu den Salmonellosen.

Ausbreitung. Hauptansteckungsquellen der Salmonellose sind kontaminiertes *Fleisch*, *Milch*, *Eier* und aus Eiern hergestellte Produkte wie Speiseeis und Mayonnaise. Bei der Ansteckung mit Salmonellen spielen somit Schlachttiere und aus ihnen gewonnene Lebensmittel eine wichtige Rolle. Die meisten Enteritiserreger sind für das Nutzvieh pathogen oder können sich zumindest in ihm aufhalten, so dass es bei Befall zu Explosionsepidemien (Lebensmittelvergiftungen) kommen kann. In letzter Zeit wurde vor allem bei Kindern eine zunehmende Anzahl von Salmonellenausscheidern registriert.

Inkubationszeit. Wenige Stunden bis 2, maximal 3 Tage. Es gilt:

Je massiver die Infektion, desto kürzer die Inkubationszeit.

Symptome. Die Erkrankung beginnt plötzlich mit Durchfällen, die typischerweise wässrig und dünnflüssig sind, zum Teil aber auch mit Schleim vermischt sein können. Begleitet werden diese Durchfälle von krampfartigen Leibschmerzen (Tenesmen). Ist der Magen beteiligt, so kommt es zu Übelkeit, Erbrechen und Magenschmerzen (s. Gastroenteritis ➔ Abschn. 27.2.6). Die Temperatur kann erhöht sein, je nach Erregertyp sogar auf über 39 °C.

Bei heftigen Durchfällen kann es zu einem beachtlichen Wasser- und Elektrolytverlust und somit zur Exsikkose kommen.

Komplikationen. Die Erkrankung verläuft meist gutartig und heilt schon nach 1–2 Tagen aus. Nur bei massiven Durchfällen und bei Vorgeschädigten, Kindern und alten Menschen treten Komplikationen auf. Die Exsikkose kann zur Kreislaufschwäche bis hin zum Schock führen.

In sehr seltenen Fällen kommt es zur Durchwanderungsperitonitis oder zur Salmonellensepsis.

Diagnose. Der Erregernachweis erfolgt im Stuhl. Eine Bauchperkussion ergibt Meteorismus, im Blutbild zeigt sich eine meist mäßige Leukozytose mit Linksverschiebung.

Prophylaxe. Beachtung der allgemeinen Hygieneregeln.

Therapie. Die Therapie erfolgt durch den Arzt. Antibiotikagabe ist im Allgemeinen nicht erforderlich. Meist wird symptomatisch mittels oraler Flüssigkeitszufuhr behandelt, in schweren Fällen allerdings auch durch intravenösen Flüssigkeits- und Elektrolytersatz.

Meldepflicht. Für den Heilpraktiker besteht gem. § 6 Abs. 1 IfSG Meldepflicht bei Verdacht auf oder bei Erkrankung, wenn entweder eine Person betroffen ist, die eine Tätigkeit im Sinne des § 42 Abs. 1 ausübt oder wenn zwei oder mehr gleichartige Erkrankungen auftreten, bei denen ein epidemischer Zusammenhang wahrscheinlich ist oder vermutet wird.

Außerdem besteht gem. §§ 8 und 7 IfSG Abs. 1 für die Leiter von Medizinaluntersuchungsämtern und sonstigen privaten oder öffentlichen Untersuchungsstellen einschließlich der Krankenhauslaboratorien eine namentliche Meldepflicht bei Nachweis von Salmonellen, soweit der Nachweis auf eine akute Infektion hinweist.

27.2.21 Shigellenruhr (Shigellose, Bakterienruhr, bakterielle Ruhr, bakterielle Dysenterie)

> Bei der Shigellenruhr handelt es sich um eine **akute fieberhafte Durchfallerkrankung**, die sich vorwiegend im Dickdarm abspielt. Meist verläuft sie wie eine unspezifische Durchfallerkrankung. Bei schweren Verläufen kommt es zu **krampfartigen Leibschmerzen** und **blutig-schleimigen**, evtl. eitrigen **Durchfällen**.

Erreger. Shigellen. Shigellen ist ein Gattungsbegriff für gramnegative, unbewegliche Stäbchenbakterien, die beim Menschen ruhrartige Erkrankungen hervorrufen. Man unterscheidet vier Spezies:

Shigella dysenteriae, Shigella flexneri, Shigella boydii, Shigella sonnei.

Inkubationszeit. 2–7 Tage, eventuell nur *wenige Stunden*.

Übertragung. Die Übertragung erfolgt direkt oder indirekt von *Mensch zu Mensch*. Die indirekte Übertragung erfolgt durch *Schmierinfektion*, wobei Dauerausscheider eine wichtige Rolle spielen. Daneben ist die Erregerübertragung auch durch *Fliegen* möglich.

Nachweis. Im Stuhl.

Vorkommen. Weltweit. Zu Epidemien kommt es vor allem unter schlechten hygienischen Verhältnissen. Bei uns treten vor allen Dingen in ländlichen Gegenden mit mangelhafter Hygiene noch Infektionen mit Shigella flexneri und sonnei auf. Betroffen sind vor allem Kinder zwischen sechs Monaten und 10 Jahren, allerdings verläuft die Erkrankung meist so leicht, dass kein Therapeut konsultiert wird. Trotzdem sind auch diese nur leicht Erkrankten oder Ausscheider eine mögliche Ansteckungsquelle.

Krankheitsverlauf. Es kommt zu Entzündungen und Geschwürbildungen im Dickdarm.

- **Leichtere Verlaufsform.** Sie verläuft ähnlich wie eine Gastroenteritis (Schleimhautentzündung von Magen und Darm). Es kommt zu einem plötzlichen Krankheitsbeginn mit Fieber, Erbrechen, Tenesmen (anhaltender schmerzhaft-spastischer Stuhldrang) und *blutig-schleimigen* Durchfällen.
- **Toxische Verlaufsform.** Diese Verlaufsform ähnelt dem Paratyphus. Auch hier ist der Krankheitsbeginn plötzlich mit *Fieber*, *Erbrechen* und *Tenesmen*, bis hin zur *Kolik*. Typisch sind die zahlreichen *blutig-schleimigen Durchfälle* (eventuell 20 bis 40 Entleerungen täglich!) mit *heftigsten Leibschmerzen*. Durch Wasser- und Elektrolytverlust kann es zur *Exsikkose* und so mitunter auch zum *Schock* kommen.

Komplikationen. Geschwürperforation mit Peritonitis, Übergang in chronische Ruhr.

Immunität. Immunität besteht nach durchgemachter Erkrankung nur für den *bestimmten Erregertyp* (Serotyp), der die Krankheit verursachte, und zwar für *unbekannte Dauer*. Man vermutet, dass es in Endemiegebieten durch wiederholte Exposition zu einem gewissen Schutz vor Neuerkrankungen kommt.

Vorbeugende Maßnahmen. Sachgemäße Beseitigung der Fäkalien von Kranken, Krankheitsverdächtigen und Ausscheidern, Verbesserung der hygienischen Verhältnisse durch Fliegenbekämpfung.

Therapie. Durch den Arzt: Wasser und Elektrolyte substituieren, Antibiotikagabe, Bettruhe, Steigerung der Abwehr, Diätempfehlungen.

Meldepflicht. Für den Heilpraktiker besteht gem. § 6 Abs. 1 IfSG Meldepflicht bei Verdacht auf oder bei Erkrankung, wenn entweder eine Person betroffen ist, die eine Tätigkeit im Sinne des § 42 Abs. 1 ausübt oder wenn zwei oder mehr gleichartige Erkrankungen auftreten, bei denen ein epidemischer Zusammenhang wahrscheinlich ist oder vermutet wird.

Außerdem besteht gem. §§ 8 und 7 IfSG Abs. 1 für die Leiter von Medizinaluntersuchungsämtern und sonstigen privaten oder öffentlichen Untersuchungsstellen einschließlich der Krankenhauslaboratorien eine namentliche Meldepflicht bei Nachweis von Shigellen, soweit der Nachweis auf eine akute Infektion hinweist.

27.2.22 Angeborene Toxoplasmose und Toxoplasmose

> Infiziert sich eine Frau während der Schwangerschaft erstmalig mit dem Toxoplasmoseerreger, so kann das Kind angesteckt werden. War die Mutter allerdings bereits *vor* der Schwangerschaft mit den Erregern infiziert, so kommt es wahrscheinlich zu keiner Schädigung des Kindes.
>
> Wichtige Ansteckungsquellen der Toxoplasmose sind **Katzenkot** und rohes oder ungenügend gekochtes **Fleisch** von infizierten Tieren.

Erreger. Toxoplasma gondii, ein Protozoon, also ein einzelliges Lebewesen. Es handelt sich um ein Sporentierchen (Sporozoon).

Ausbreitung. Toxoplasma gondii kommt weltweit bei Säugetieren und Vögeln vor. Er wurde vor allen Dingen im Katzenkot nachgewiesen. Aber auch im Fleisch von infizierten Tieren findet man den Erreger, hier in sehr widerstandsfähigen Zysten eingeschlossen (Atlas Abb. 24-5).

Symptome beim Erwachsenen. Die Mehrzahl der Infektionen verläuft inapparent. Es sind jedoch auch akute und subakute Verläufe möglich. Hierbei können Lymphknotenschwellungen (v. a. am Hals), uncharakteristische Fieberschübe, Angina und grippeähnliche Symptome auftreten, in schweren Fällen auch eine Meningoenzephalitis. Sehr selten kommt es zu einem chronischen Verlauf mit schubweisem Fieber und Gelenkbeschwerden. In diesen Fällen können weitere unterschiedlichste Organe betroffen sein.

Ansteckung und Symptome beim Neugeborenen. Bisher herrschte über die Entstehung der angeborenen Toxoplasmose keine Einigkeit. Inzwischen haben sich die verschiedenen Standpunkte angenähert.

Danach kommt es je nach Infektionszeitpunkt des Kindes zu ganz unterschiedlichen Erscheinungen:

- **Infektionszeitpunkt des Kindes kurz vor der Geburt.** In diesem Fall kann es zu einer generalisierten Toxoplasmose mit Myokarditis, Pneumonie, Leber- und Milzschwellung (evtl. mit Ikterus), Hautblutungen, Erbrechen und Durchfall kommen.
- **Früher vorgeburtlicher Infektionszeitpunkt.** Das Generalisationsstadium läuft vorgeburtlich ab, und das Kind wird mit Enzephalitis und/oder Ader- und Netzhautentzündung des Auges (Chorioretinitis) geboren.
- **Sehr früher vorgeburtlicher Infektionszeitpunkt.** Das Kind kommt mit einem postenzephalitischen Schaden, und zwar mit einem Wasserkopf (Hydrozephalus), mit intrazerebralen Verkalkungen und/oder Augenschäden auf die Welt.

Inkubationszeit. Nicht sicher bekannt.

Nachweis. Je nach Krankheitsverlauf im Blut oder Liquor.

Prophylaxe. Schwangere sollen den Kontakt mit Katzen, vor allen Dingen aber mit Katzenkot (kein Katzenklo säubern!) vermeiden, außerdem soll nur ausreichend gekochtes Fleisch verzehrt werden. Da sich der Erreger auch im Boden befinden kann, sollen Gemüse und Früchte gründlich gewaschen werden.

Therapie. Infiziert sich eine Schwangere erstmalig mit dem Erreger, so wird der Arzt mit Antibiotika behandeln. Bei der Neugeborenentoxoplasmose spielen Antibiotika, Sulfonamide und Pyrimethamin die entscheidende Rolle.

Meldepflicht. Für Heilpraktiker besteht keine Meldepflicht.

Jedoch besteht gem. §§ 8 und 7 IfSG Abs. 3 für die Leiter von Medizinaluntersuchungsämtern und sonstigen privaten oder öffentlichen Untersuchungsstellen einschließlich der Krankenhauslaboratorien eine nichtnamentliche Meldepflicht bei **konnataler** Infektion bei Nachweis von Toxoplama gondii.

Behandlungsverbot. Aus der vorstehend aufgeführten Meldepflicht ergibt sich, dass nur für die angeborene (konnatale) Toxoplasmose Behandlungsverbot besteht.

27.2.23 Trichinose

> Die Trichinose wird durch **Trichinen** verursacht. Es handelt sich um eine meldepflichtige **Wurmerkrankung**, von der Menschen und fleischfressende Säugetiere befallen werden können. Eine Infektion geht bei uns meist von illegal eingeführten Fleischimporten oder gelegentlich von verseuchtem Schweinefleisch aus, das nur ungenügend erhitzt wurde.
>
> Leitsymptome sind anfänglich **Magen-Darm-Beschwerden**, später dann **Fieber**, **Muskelschmerzen**, **Gesichtsödem** und **Eosinophilie**.

Erreger. Trichinella spiralis (Atlas Abb. 9-88). Es handelt sich um relativ kleine Würmer. Die Weibchen erreichen eine Länge bis 4 mm, die Männchen bis 1,5 mm.

Vorkommen und Ansteckung. Weltweit. In Mitteleuropa ist die Trichinose durch die gesetzliche Fleischbeschauung selten geworden. Erkrankungsfälle, die bei uns auftraten, waren fast immer auf illegal eingeführte Fleischimporte zurückzuführen.

Inkubationszeit. Meist 5–10 Tage (auch 1–30, evtl. bis 46 Tage).

Pathogenese. Bei der Trichinose kann man zwei Entwicklungsstadien unterscheiden, nämlich den Aufenthalt der geschlechtsreifen Würmer im Darm und das spätere Larvenstadium, das sich in der Muskulatur abspielt.

Isst ein Mensch trichinenverseuchtes Fleisch, befinden sich die Larven eingekapselt im Muskelfleisch. Die Larven werden im Dünndarm durch die Verdauungssäfte aus ihrer Einkapselung freigesetzt. Sie wachsen in der Darmschleimhaut zu geschlechtsreifen Würmern heran. Nach der Kopulation sterben die Männchen ab. Die Weibchen setzen innerhalb weniger Tage ungefähr 1000 lebende Larven ab, so dass schon ein Befall von 60 Trichinenlarven ausreicht, um beim Menschen eine Erkrankung hervorzurufen. Die geschlüpften Larven wandern mit dem Blut- und Lymphstrom in die Muskulatur, wo sie sich einkapseln und bis zu 30 Jahre überdauern können.

Der normale Wirt ist übrigens die Ratte, bei der sich die Larven in der Muskulatur befinden. Frisst nun das Schwein die Ratte, so infiziert es sich.

Symptome. Je nach Erkrankungsstadium treten unterschiedliche Symptome auf:

- **Darmtrichinose** (nach 5–7 Tagen).
  Befinden sich Larven im Darm, so kann es zu Bauchschmerzen, Durchfällen, Übelkeit, Brechreiz und leichtem Fieber kommen. Allerdings kann es auch sein, dass in diesem Stadium überhaupt keine Beschwerden vorliegen.
- **Muskeltrichinose** (nach 30 Tagen).
  Befinden sich die Larven auf dem Blut- und Lymphweg in die Muskulatur, so kommt es zu hohem Fieber, heftigen Muskelschmerzen, allergischen Reaktionen (wie z. B. Exanthem, Gesichts- und Lidödeme). Im Blut ist eine Eosinophilie nachweisbar.

Komplikationen. Es kann zum Befall der Atem-, Sprach-, Kau- und/oder Schlundmuskulatur kommen. Die Folgen sind Atem-, Sprach- und Schluckstörungen, des Weiteren Trismus (Kieferklemme, durch Befall der Kaumuskulatur) und evtl. Herz-Kreislauf-Versagen. In seltenen Fällen kann es zur Meningoenzephalitis oder Thrombose kommen. Unbehandelt verläuft die Erkrankung in etwa 20 % der Fälle tödlich. Gefährlich ist vor allem ein Befall der Interkostal- und Zwerchfellmuskulatur.

Differenzialdiagnose. Allergien anderer Ursache, rheumatisch bedingte Muskelschmerzen.

Nachweis. Ein Larvennachweis im Blut ist vom 9. bis 28. Tag möglich. Im Stadium der Muskeltrichinose kann der Nachweis durch Muskelbiopsie oder serologisch durchgeführt werden. Wichtige Hinweise liefert die Anamnese (Verzehr von ungenügend gekochtem Fleisch). Im Blut kommt es zur massiven Eosinophilie.

Immunität. Nach durchgestandener Erkrankung besteht keine Immunität.

Prophylaxe. Gesetzliche Fleischbeschau und ausreichendes Erhitzen von Fleisch vor dem Verzehr.

Therapie. Ca. 4–6 Wochen nach der Infektion kann vom Arzt Thiabendazol (Tiabendazol) verabreicht werden. Bei entzündlich-allergischen Reaktionen wird Kortison gegeben. Außerdem sind EKG-Kontrollen erforderlich, um eine eventuelle Myokarditis frühzeitig zu erkennen.

Meldepflicht. Für den Heilpraktiker besteht gem. § 6 Abs. 1 IfSG Meldepflicht bei Verdacht auf oder bei Erkrankung, wenn entweder eine Person betroffen ist, die eine Tätigkeit im Sinne des § 42 Abs. 1 ausübt oder wenn zwei oder mehr gleichartige Erkrankungen auftreten, bei denen ein epidemischer Zusammenhang wahrscheinlich ist oder vermutet wird.

Außerdem besteht gem. §§ 8 und 7 IfSG Abs. 1 für die Leiter von Medizinaluntersuchungsämtern und sonstigen privaten oder öffentlichen Untersuchungsstellen einschließlich der Krankenhauslaboratorien eine namentliche Meldepflicht bei Nachweis von Trichinella spiralis, soweit der Nachweis auf eine akute Infektion hinweist.

27.2.24 Tularämie (Hasenpest)

> Die Hasenpest wird durch erkrankte **Nagetiere** auf den Menschen übertragen, eventuell mittels blutsaugenden Insekten. Charakteristisch sind der **Primäraffekt** an der Eintrittsstelle des Erregers und die Mitbeteiligung der **regionalen Lymphknoten**. Es kommt zu einem **pestähnlichen Bild**.

Erreger. Francisella tularensis, es handelt sich um ein unbewegliches, gramnegatives Stäbchen.

Ausbreitung. Die Erkrankung kommt in der nördlichen Hemisphäre, vor allen Dingen bei Kaninchenjägern in Russland und Nordamerika vor. In Mitteleuropa ist die Erkrankung sehr selten. Betroffen sind Jäger, Wildhändler und Hausfrauen.

Ansteckung. Eine Ansteckung kann auf unterschiedlichen Wegen erfolgen: einmal durch den Biss eines erkrankten Tieres, durch Verletzungen beim Abhäuten von Kadavern, durch Inhalation von kontaminiertem Staub oder durch den Genuss von infizierten Nahrungsmitteln. Es ist jedoch auch eine Übertragung mittels blutsaugender Insekten (Zecken, Flöhe) möglich. Eine direkte Übertragung von Mensch zu Mensch ist ausgeschlossen.

Inkubationszeit. 2–5 Tage (1–10 Tage).

Pathogenese. Der Erreger kann über die Haut oder über die Schleimhaut, beispielsweise durch einen Biss, eindringen.

Krankheitsverlauf. Mit Ende der Inkubationszeit entsteht an der Eintrittsstelle des Erregers der typische Primäraffekt, ein Geschwür oder ein blauroter Knoten. Die regionalen Lymphknoten schwellen an und können vereitern. Es kommt zu Schüttelfrost, hohem Fieber, Krankheitsgefühl, Abgeschlagenheit und Gliederschmerzen. Der weitere Krankheitsverlauf ist langwierig, und es treten intermittierendes Fieber, Schwächegefühl und manchmal eine Milzschwellung auf. Dringt der Erreger über die Bindehaut des Auges ein, so kommt es zu Konjunktivitis, Lidödemen und Anschwellung der regionalen Lymphknoten. Bei Eintritt über die Tonsillen entwickelt sich eine Angina und die Kieferwinkellymphknoten schwellen an. Bei Staubinhalation kommt es zur pulmonalen, bei verseuchten Nahrungsmitteln zur abdominalen Form, des Weiteren kennt man noch eine typhöse Verlaufsform.

Nachweis. Meist im Blut. Manchmal muss jedoch eine Erregeranzüchtung aus Eiter, Blut oder dem Geschwür erfolgen. Bei Lungenbefall wird der Erreger im Sputum nachgewiesen.

Differenzialdiagnose. Lymphogranulomatose, Pest, Typhus, Tuberkulose, Pneumonien anderer Ursachen, Fleckfieber, Toxoplasmose, Brucellosen.

Komplikationen. Sepsis, Mitbeteiligung der Lungen, der Hirnhäute und des Gehirns. Es kommen auch chronische Verläufe vor.

Therapie. Antibiotikagabe durch den Arzt.

Meldepflicht. Für den Heilpraktiker besteht keine Meldepflicht.

Jedoch besteht gem. §§ 8 und 7 Abs. 1 für die Leiter von Medizinaluntersuchungsämtern und sonstigen privaten oder öffentlichen Untersuchungsstellen einschließlich der Krankenhauslaboratorien eine namentliche Meldepflicht bei Nachweis von Francisella tularensis, sofern der Nachweis auf eine akute Infektion hinweist.

27.2.25 Enterohämorrhagische Escherichia coli (EHEC)

> Enterohämorrhagische Escherichia coli können im Verdauungstrakt von Wiederkäuern vorkommen und so durch **kontaminierte Nahrungsmittel** übertragen werden. Es ist aber auch eine **fäkal-orale Übertragung** von Mensch zu Mensch oder vom Tier auf den Menschen möglich.

Symptome sind wässrige Durchfälle, vereinzelt auch mit Blutbeimengungen. Bisher gesunde Erwachsene erholen sich im Allgemeinen rasch. In einem Viertel der Fälle kommt es zu Krämpfen und zur vermehrten Blutungsneigung, außerdem zu Blässe, Abgeschlagenheit und blutigem Urin. Bei 5–10% der Infizierten (meist Säuglinge, Kinder, Ältere, Abwehrgeschwächte) kommt es zum hämolytisch-urämischen Syndrom (HUS, → Abschn. 27.1.6).

Übertragung. Nach Angaben der Deutschen Gesellschaft für Ernährung sind der wahrscheinlichste Nährboden der EHEC-Bakterien rohe Milch und nicht durchgegartes Rindfleisch, insbesondere Rinderhack. Daneben ist auch eine Übertragung über Schmierinfektion möglich.

Schweregrade. Es kommen asymptomatische Verläufe, einfache Verläufe mit lediglich Durchfällen, aber auch blutige Durchfälle bis hin zum hämolytischen-urämischen Syndrom (HUS, → Abschn. 27.1.6) vor.

Meldepflicht. Für den Heilpraktiker besteht gem. § 6 Abs. 1 IfSG Meldepflicht bei Verdacht auf oder bei Erkrankung, wenn entweder eine Person betroffen ist, die eine Tätigkeit im Sinne des § 42 Abs. 1 ausübt oder wenn zwei oder mehr gleichartige Erkrankungen auftreten, bei denen ein epidemischer Zusammenhang wahrscheinlich ist oder vermutet wird.

Außerdem besteht gem. §§ 8 und 7 IfSG Abs. 1 für die Leiter von Medizinaluntersuchungsämtern und sonstigen privaten oder öffentlichen Untersuchungsstellen einschließlich der Krankenhauslaboratorien eine namentliche Meldepflicht bei Nachweis von Escherichia coli, enterohämorrhagische Stämme (EHEC), soweit der Nachweis auf eine akute Infektion hinweist.

27.3 Behandlungsverbot aufgrund IfSG § 24 und § 34 Abs. 1 (nur soweit vorstehend noch nicht genannt)

27.3.1 Borkenflechte (Impetigo contagiosa, Grindflechte, Grindblasen)

▶ Die Borkenflechte ist ein **hochinfektiöser Hautausschlag**, der durch Streptokokken und/oder Staphylokokken verursacht wird. Es sind in erster Linie **Kinder** betroffen, weshalb es in Kindergärten und Schulen zu Epidemien kommen kann (Atlas Abb. 21-35 und 21-36).

Erreger. Erreger sind Streptokokken und/oder Staphylokokken. Den Bakterien dienen kleinste Hautverletzungen als Eintrittspforte.

Ansteckung. Schmierinfektion und Tröpfcheninfektion.

Prädilektionsstellen. Vor allem Gesicht, aber auch Kopf, Hals, Hände und Extremitäten.

Symptome
- **Kleinblasige Form** (Atlas Abb. 21-35). Erreger sind meist Streptokokken. Es kommt zu rötlichen Flecken, auf denen sich zunächst Bläschen, dann Pusteln bilden. Danach kommt es zu Erosionen mit den typischen honiggelben (gelben bis braunen) Krusten. Die Erscheinungen können konfluieren und so größere Herde bilden.
- **Großblasige Form** (Atlas Abb. 21-36). Erreger sind meist Staphylokokken. Es können sich bis einige Zentimeter große Blasen entwickeln, die aufplatzen und verkrusten.
Es kommt im Allgemeinen zur Spontanheilung, gelegentlich aber auch zum wochenlangen Verlauf mit Ausbreitung durch Selbstansteckung, das heißt, der Erreger wird durch Schmierinfektion von einer Hautstelle auf die andere aufgebracht, wo er neue Krankheitserscheinungen verursacht.

Komplikationen sind selten. Durch starkes Kratzen kann es zu Narbenbildungen kommen.
- Bei Streptokokken: akute Glomerulonephritis, Streptokokken-Angina.
- Durch Staphylokokken: Lyell-Syndrom (Syndrom der verbrühten Haut).

Differenzialdiagnose. Verbrennungen, Herpes labialis.

Therapie. Durch den Arzt als Lokalbehandlung (antimikrobielle Externa), in schweren Fällen evtl. Antibiotikagabe. Der Urin des betroffenen Kindes muss wegen der Gefahr der Glomerulonephritis kontrolliert werden.

Meldepflicht. Es besteht keine Meldepflicht. Jedoch ergibt sich für die Erkrankung für den Heilpraktiker Behandlungsverbot aufgrund der §§ 24 und 34 Abs. 1 IfSG.

27.3.2 Keuchhusten (Pertussis)

▶ Keuchhusten ist eine (Kinder-)Krankheit mit typischen, **stakkatoartigen Hustenanfällen**. Des Weiteren kommt es zur ziehenden Einatmung (**inspiratorischer Stridor**) und Abhusten eines **zähen, glasigen Schleims**, oft mit gleichzeitigem **Erbrechen**. Durch einen Krampf der Bronchialmuskulatur kann es zur **zyanotischen Verfärbung** kommen.

Erreger. Bordetella pertussis. Ein kleines, kurzes, gramnegatives sporenloses Stäbchenbakterium, das zur Hämophilusgruppe gehört.

Ausbreitung. Keuchhusten tritt weltweit auf. Bei uns hat in den letzten Jahren die Erkrankungshäufung wegen nachlassender Durchimpfung wieder deutlich zugenommen. Genaue Zahlen fehlen allerdings, da keine Meldepflicht besteht.

Bei uns treten in den letzten Jahren gehäuft Fälle bei Erwachsenen auf, die in den ersten 6 Lebensjahren geimpft wurden und bei denen mittlerweile der Impfschutz erloschen ist.

Ansteckung. Durch Tröpfcheninfektion.

Im katarrhalischen Stadium ist die Kontagiosität so hoch, dass die Übertragung schon nach wenigen Minuten des Kontaktes stattfinden kann. Im konvulsiven Stadium ist die Ansteckungsfähigkeit zwar geringer, aber immer noch vorhanden. Ab der 6. Krankheitswoche ist eine Übertragung kaum noch möglich.

Inkubationszeit. 7–14 Tage.

Pathogenese. Der Krankheitsverlauf ist sehr unterschiedlich. Es kommen alle Schweregrade von inapparenten bis zu schwersten (bei Säuglingen auch tödlichen) Verläufen vor.

Die Erreger vermehren sich im Atemtrakt. Aus den zugrundegegangenen Bakterien werden Endotoxine freigesetzt, die durch bestimmte Veränderungen im ZNS zum Stadium konvulsivum führen.

Symptome. Der Keuchhustenverlauf wird in drei Stadien eingeteilt:

- **Stadium catarrhale.** Dauer 1–2 Wochen. Die Erkrankung beginnt wie ein banaler grippaler Infekt mit Schnupfen, Kratzen im Hals und meist subfebrilen Temperaturen. Gegen Ende dieser Phase tritt vornehmlich nachts ein Husten auf, der auf die üblichen Hustenmittel nicht gut anspricht.
- **Stadium convulsivum.** Dauer 3–6 Wochen. Es treten nun die typischen Keuchhustenanfälle auf: vor allem abends und nachts kommt es zu dem stakkatoartigen Husten, also einer Serie (5–10) schnell aufeinanderfolgender Hustenstöße, nach denen es zur weithin hörbaren ziehenden Einatmung (inspiratorischer Stridor) kommt. Auf der Höhe des Hustenanfalles kann ein Krampf der Bronchialmuskulatur zur zyanotischen Verfärbung führen. Typischerweise wird ein zäher, glasiger Schleim entleert, häufig mit gleichzeitigem Erbrechen. Ein Platzen von Gefäßen im Auge während eines Anfalles kann eine Konjunktivalblutung zur Folge haben. Bei leichteren Krankheitsverläufen kommt es pro Tag zu zwei bis drei, bei schwerem Verlauf bis zu 50 Anfällen. Bei komplikationslosem Verlauf tritt kein Fieber auf.
- **Stadium decrementi.** Dauer 2–6 Wochen. Die Hustenanfälle nehmen an Zahl und Intensität allmählich ab.

Komplikationen. Reagieren die Eltern überängstlich auf die Hustenanfälle des Kindes, so kann sich die Krankheit sehr in die Länge ziehen. Bei Säuglingen handelt es sich um eine lebensbedrohende Erkrankung, da es hier zur gefährlichen Pneumonie kommen kann. Weitere Komplikationen sind Otitis media (durch Sekundärinfektionen), Enzephalitis und Aktivierung schlummernder Infekte wie Tuberkulose. Als Spätfolge können sich Bronchiektasen bilden.

Differenzialdiagnose. Hustenanfälle anderer Ursache, Asthma bronchiale, Mukoviszidose, Fremdkörper.

Nachweis. Tiefe Nasenabstriche sind im Allgemeinen ergiebiger als die Hustenplatte (Sputumuntersuchung). Antikörperbestimmungen im Blut sind ab der 2. Woche nach Krankheitsbeginn möglich.

Am Ende des katarrhalischen und für etwa 4–6 Wochen während des konvulsiven Stadiums kommt es zur Lymphozytose.

Immunität. Immunität besteht für Jahrzehnte, dann kann erneut eine Erkrankung erfolgen. Typisch ist die Zweiterkrankung der Großeltern, die sich bei ihren Enkeln angesteckt haben.

Prophylaxe. Da die Antikörper der Mutter nicht über die Plazenta an den Säugling weitergegeben werden können, muss dieser sorgfältig vor einer Ansteckung geschützt werden. Hat jedoch eine Exposition bereits stattgefunden, so wird eine Antibiotikaprophylaxe durchgeführt.

Zwar ist eine aktive Immunisierung möglich, diese bietet jedoch keinen vollständigen Schutz. Empfohlen wird die Impfung nur bei jungen Säuglingen. Ein neuer Impfstoff ist derzeit in der Entwicklung.

Therapie. Antibiotika werden vom Arzt im Allgemeinen nur bei Säuglingen und bei Sekundärinfektionen älterer Kinder eingesetzt. Ansonsten erfolgt die Therapie symptomatisch, v. a. durch viel frische Luft (Höhenluft!).

Meldepflicht. Es besteht keine Meldepflicht. Jedoch ergibt sich für die Erkrankung für den Heilpraktiker Behandlungsverbot aufgrund der §§ 24 und 34 Abs. 1 IfSG.

27.3.3 Mumps (Parotitis epidemica)

▶ Mumps heißt im Volksmund auch Ziegenpeter, Wochentölpel oder Bauernwetzel. Es handelt sich um eine Virusinfektion, deren hervorstechendes Merkmal die **schmerzhafte Schwellung** der **Ohrspeicheldrüse** (Atlas Abb. 24-14) ist. Allerdings können auch andere Organe, wie Hoden, Pankreas und ZNS betroffen sein.

Erreger. Mumps-Virus (Paramyxovirus).

Ausbreitung. Die Erkrankung tritt weltweit auf. In der kalten Jahreszeit kommt es zu einer Erkrankungshäufung. Besonders betroffen ist das 3. bis 8. (4. bis 15.) Lebensjahr; Jungen werden etwa doppelt so häufig befallen wie Mädchen. Man kann bei ca. 90 % der Bevölkerung Antikörper gegen das Virus nachweisen.

Ansteckung. Tröpfcheninfektion, auch Schmierinfektion. Der Erreger befindet sich in der Schleimhaut des Nasen-Rachen-Raumes. Ansteckungsfähigkeit besteht bereits ca. 4 Tage vor Krankheitsausbruch und dauert dann meist 1 Woche lang an.

Inkubationszeit. 16–18 Tage (12–35 Tage).

Symptome. Es kommt zu Krankheitsgefühl mit Fieber (manchmal auch fieberfreie Verläufe), Kopf- und Gliederschmerzen. Häufig entzündet sich die Mundschleimhaut, und die Ausführungsgänge der Ohrspeicheldrüse sind stark gerötet. In den nächsten Tagen schwillt zumeist zuerst die linke Ohrspeicheldrüse (Atlas Abb. 24-14) an, nach ca. 2 Tagen dann die rechte. Da sich die druckempfindliche Schwellung vor und unter dem Ohr befindet, wird das Ohrläppchen in typischer Weise abgehoben. In den meisten Fällen kommt es nach 5–8 Tagen zum Fieberabfall und zum Rückgang der Schwellung.

Komplikationen. Häufig sind nicht nur die Ohrspeicheldrüsen, sondern auch andere drüsige Organe wie Unterkiefer- und Unterzungenspeicheldrüsen, Hoden, Eierstöcke und das Pankreas betroffen. Daneben kann auch das ZNS befallen sein, wodurch es zur Meningitis, gelegentlich auch zur Enzephalitis kommen kann.

Besonders gefürchtet ist jedoch die Hodenentzündung (Atlas Abb. 24-15), die sich bei 30 % der Mumpserkrankten entwickelt, bei denen sich die Krankheit nach der Pubertät abspielt. Hier besteht die Gefahr der Sterilität. Eierstockentzündungen bei Mädchen sind seltener und führen in der Regel nicht zu einer Beeinträchtigung der Fruchtbarkeit.

Eine Entzündung der Bauchspeicheldrüse wird bei jedem 10. Kind beobachtet, verläuft jedoch meist gutartig.

Eine seltene – oftmals spät diagnostizierte Komplikation – ist eine Schädigung des Hör- und Gleichgewichtsnervs (N. vestibulocochlearis), die zur Ertaubung führen kann.

Differenzialdiagnose. Eitrige Parotitis, Speicheldrüsensteine, Parotismischtumor.

Nachweis. Antikörpernachweis im Blut, Virusnachweis im Speichel, bei Meningitis auch im Liquor.

Immunität. Nach Durchstehen der Erkrankung besteht lebenslange Immunität.

Prophylaxe. Es existiert eine aktive Schutzimpfung, die lebenslangen Schutz bietet. Des Weiteren ist eine passive Impfung möglich.

Therapie. Da keine ursächliche Therapie zur Verfügung steht, kann der Arzt nur symptomatisch behandeln.

Meldepflicht. Es besteht keine Meldepflicht. Jedoch ergibt sich für die Erkrankung für den Heilpraktiker Behandlungsverbot aufgrund der §§ 24 und 34 Abs. 1 IfSG.

27.3.4 Krätze (Scabies)

▶ Krätze ist eine durch **Krätzmilben** verursachte Hautkrankheit, bei der es zu einem charakteristischen **Hautausschlag** (Milbenhügel, winklige Gänge) mit **starkem Juckreiz** kommt (Atlas Abb. 21-46).

Erreger. Erreger ist die Krätzmilbe. Es handelt sich um einen Hautparasiten, der zu den Spinnentieren gehört.

Ansteckung. Die Ansteckung erfolgt im Allgemeinen durch direkten Hautkontakt mit einer infizierten Person. Eine Übertragung wird vor allem durch gemeinsam benutzte Betten begünstigt. Gelegentlich kommt es jedoch auch zu einer Ansteckung über Kleidungsstücke.

Inkubationszeit. Tage bis Wochen.

Pathogenese. Die befruchtete weibliche Milbe gräbt Gänge in die Hornschicht der Haut. Vorzugsweise nachts kommt sie durch die Bettwärme aus ihrem Milbenhügel und legt ihre Eier und Kotballen in diese Gänge ab, wodurch es zum starken Juckreiz kommt. Die Larven schlüpfen innerhalb weniger Tage und sammeln sich in den Haarfollikeln. Durch die mechanische Schädigung der Haut, durch Milbensekrete und Kot kommt es zu entzündlichen Reaktionen und durch heftiges Kratzen häufig zu Sekundärinfektionen.

Symptome. Es kommt zu ekzemähnlichen, stark juckenden Hauterscheinungen mit Knötchen, Pusteln und Kratzspuren mit vor allem nächtlichem, heftigem Juckreiz. Nach Tagen kommt es oft zur Sensibilisierung auf Milbenantigene und damit zum generalisierten Juckreiz mit Hautquaddeln, Papeln und Bläschenbildung.

Prädilektionsstellen. Zwischenfingerfalten, Beugeseite der Handgelenke, Geschlechtsorgane, vordere Achselfalte, Nabel, innerer Fußrand.

Differenzialdiagnose. Hautpilzerkrankungen, Ekzeme.

Nachweis. Mikroskopischer Nachweis der Milben, Eier oder Kotballen im Milbengang.

Prophylaxe. Gute Hygiene, häufiger Wechsel von Bettwäsche und Kleidung, Meidung von infizierten Personen.

Therapie. Durch den Arzt mittels 1%igem Lindan oder 25%iger Benzylbenzoat-Creme. Da die Milbe außerhalb der Haut nur 2–3 Tage überlebt, können Kleidung oder Bettwäsche 4 Tage lang ausgelüftet werden, so dass die Milbe abstirbt.

Meldepflicht. Es besteht keine Meldepflicht. Jedoch ergibt sich für die Erkrankung für den Heilpraktiker Behandlungsverbot aufgrund der §§ 24 und 34 Abs. 1 IfSG.

27.3.5 Scharlach und sonstige Streptococcus-pyogenes-Infektionen

> Scharlach ist eine ansteckende Infektionskrankheit, die durch Beta-hämolysierende **Streptokokken** der Gruppe A (Streptococcus pyogenes) verursacht wird. Leitsymptome sind **eitrige Angina**, **Fieber** und **feinfleckiger Hautausschlag**.

Scharlach muss gegen Streptokokken-Angina und den Streptokokkenträger abgegrenzt werden. Bei der Streptokokken-Angina kommt es zu Fieber und Rachenerscheinungen, der charakteristische Hautausschlag fehlt. Beim Streptokokkenträger können Streptokokken im Abstrich nachgewiesen werden, der Betroffene selbst ist aber symptomlos.

> **Differenzialdiagnose**
> - **Scharlach**
>   - Fieber
>   - Angina
>   - feinfleckiger Hautausschlag
> - **Streptokokkenangina**
>   - Fieber
>   - Angina
> - **Streptokokkenträger**
>   - Keine Symptome, aber Nachweis von Streptokokken im Abstrich

Erreger. Beta-hämolysierende Streptokokken der Gruppen A. Es handelt sich dabei um kleine, runde, grampositive Bakterien, die „Ketten" bilden.

Bei den Streptokokken unterscheidet man die Gruppen A bis R und innerhalb dieser gibt es nochmals unterschiedliche Typen. Die meisten Angitiden werden durch Streptokokken der Gruppe A verursacht. Hierzu gehören auch die Beta-hämolysierenden Streptokokken, die Scharlach und eitrige Angitiden verursachen, für die für den Heilpraktiker Behandlungsverbot besteht (s. u., Behandlungsverbot).

Ausbreitung. Streptokokken der Gruppe A treten weltweit endemisch auf. Bei uns gehören sie zu den häufigsten Krankheitserregern. Ca. 15 % der Kindergarten- und Schulkinder und weniger als 5 % der Erwachsenen sind symptomlose Träger dieses Erregers (Streptococcus pyogenes).

Ansteckung. Durch Tröpfcheninfektion, nur selten über Gegenstände (Wundscharlach). Kinder zwischen 3 und 10 Jahren (noch bis 15 Jahre) sind besonders ansteckungsgefährdet. Die Erkrankung kann jedoch auch in anderen Altersgruppen auftreten. Säuglinge besitzen mütterliche Antikörper und erkranken deshalb fast nie.

Scharlach ist in den ersten Tagen kaum ansteckend, deshalb ist eine Isolierung nach Exanthemausbruch noch sinnvoll. Werden Antibiotika eingenommen, so erlischt die Ansteckungsfähigkeit im Allgemeinen 24 Stunden nach Beginn der Medikamenteneinnahme. Deshalb darf eine Wiederzulassung zu Gemeinschaftseinrichtungen (Kindergärten, Schulen) schon 24 Stunden nach Beginn der Antibiotikatherapie und fehlenden Krankheitszeichen erfolgen.

Inkubationszeit. 3–4 Tage (1–8 Tage).

Pathogenese. Scharlach ist eine Lokalinfektionskrankheit des Rachens, bei der es zur toxischen Fernwirkung, vor allem auf Herz, Nieren und Gelenke kommen kann.

Symptome. Die Krankheitsschwere hat in den letzten 20 Jahren deutlich abgenommen. Es kommt zu einem *plötzlichen Krankheitsbeginn* ohne Vorstadium, mit *hohem Fieber* (evtl. auch Schüttelfrost), *Kopf-, Hals-* und *Gliederschmerzen*. Manchmal beginnt die Erkrankung allerdings mit Erbrechen, Übelkeit und Durchfällen. Typisch ist die *Angina* mit hochrotem Rachen und entweder mehr stippchenartigen, weißlichen Belägen oder mehr weißlich-gelblichen Eiterauflagerungen. Die *Lymphknoten* am *Kieferwinkel* sind *vergrößert* und *druckschmerzhaft*. Die Zunge ist zunächst weißlich belegt, lässt dann aber die roten, entzündeten Papillen hervortreten und entwickelt sich zur typischen *Himbeer-*, bzw. *Erdbeerzunge* (ab ca. 4. bis 6. Krankheitstag).

Schon ab dem 2. Krankheitstag kommt es zu dem typischen *Scharlachexanthem* (s. u.). Das gerötete Gesicht zeigt eine periorale Blässe (ausgespartes Mund-Kinn-Dreieck = „*Milchbart*").

Scharlachexanthem. Das Scharlachexanthem besteht aus feinen, nicht juckenden Flecken, die sich von der geröteten Haut nur schwach abheben. Prädilektionsstellen sind Unterbauch, Achselhöhlen, seitliche Lendengegend, Leistenbeuge und Innenseite der Oberarme und Oberschenkel. Hochrote, so genannte scharlachfarbene Hautausschläge, gehören bei dem heutigen leichteren Verlauf zu den Seltenheiten. Im Allgemeinen beginnt das Exanthem nach 2–4 Tagen abzublassen. Manchmal besteht es sogar nur wenige Stunden.

Mit Abheilung der Hauterscheinungen setzt eine feine Schuppung ein, die in der 2. Krankheitswoche abgeschlossen ist. Ihr folgt eine großflächige Schuppung der Handflächen und Fußsohlen. Diese Abschuppung erfolgt auch bei leichten Scharlachformen, bei denen kein Exanthem auftrat bzw. bei denen das Exanthem übersehen wurde.

Komplikationen. Der Erreger kann sich ausbreiten und so eine Mittelohrentzündung (Otitis media), eine Sinusitis, einen Tonsillarabszess oder eine Sepsis verursachen. Besonders gefürchtete Komplikationen stellen das rheumatische Fieber, die Endokarditis, die Myokarditis und die Glomerulonephritis dar.

Differenzialdiagnose. Streptokokken-Angina durch andere Erreger, Angitiden durch andere Erreger, Masern, Röteln.

Nachweis. Im Rachenabstrich. Im Blut kommt es zu Leukozytose und Eosinophilie. Anstieg des Antistreptolysintiters (= Nachweis von Antikörpern gegen das Streptokokkentoxin Streptolysin).

Prophylaxe. Ein früher verabreichter Scharlachimpfstoff wird wegen der schlechten Verträglichkeit und seiner zweifelhaften Wirksamkeit nicht mehr gegeben. Darüber hinaus besteht wegen der guten antibiotischen Wirkung keine Impfnotwendigkeit.

Therapie. Antibiotikagabe durch den Arzt.

Meldepflicht und Behandlungsverbot. Es besteht keine Meldepflicht. Jedoch ergibt sich für die Erkrankung für den Heilpraktiker Behandlungsverbot für Scharlach und sonstige Streptococcus-pyogenes-Infektionen (s. o., Erreger) aufgrund der §§ 24 und 34 Abs. 1 IfSG.

Stellt ein Heilpraktiker eine eitrige Angina fest, muss er wegen der Häufigkeit der Beta-hämolysierenden Streptokokken der Gruppe A (Streptococcus pyogenes) als Krankheitserreger den Patienten immer an den Arzt verweisen, da der Heilpraktiker schon bei Krankheitsverdacht keine auf diesen speziellen Erreger gerichtete Untersuchung vornehmen darf (§§ 24 und 44 IfSG).

27.3.6 Windpocken (Varizellen)

> Die Windpocken sind eine akute, hochansteckende Infektionskrankheit, die vor allem im Kindesalter auftritt. Die Krankheit beginnt meist *ohne* Vorstadium und geht mit **Fieber** und einem **charakteristischen Exanthem** (Atlas Abb. 24-12) einher. Sie verläuft meist gutartig.

Erreger. Varicella-Zoster-Virus (gehört zu den Herpes-Viren). Es handelt sich um das gleiche Virus, das auch Herpes Zoster (Gürtelrose) auslösen kann (➔ Abschn. 28.2.2)

Ausbreitung. Weltweit. 90 % der über 40-Jährigen haben Antikörper gegen das Virus. Knapp 20 % der Erwachsenen erkranken im Laufe ihres Lebens an Herpes zoster.

Ansteckung. Die Übertragung erfolgt vor allem durch Tröpfcheninfektion, evtl. auch durch direkten Kontakt (Schmierinfektion) oder aerogen, das heißt über die Luft („Windpocken!").
Die Krankheit ist schon 1 Tag vor Exanthemausbruch bis ca. 1 Woche nach Beginn des Hautausschlages ansteckend.

Inkubationszeit. 2–3 Wochen.

Pathogenese. Infizieren sich nicht-immune Kinder mit dem Varicella-Zoster-Virus bei einem Windpocken- oder Herpes-Zoster-Kranken, so kommt es beim Kind zur Windpockenerkrankung. Grundsätzlich kann es aber bei Kontakt mit Windpocken-Erkrankten auch zu Herpes Zoster (Atlas Abb. 24-13) kommen, was allerdings wesentlich seltener vorkommt. Bitte beachten Sie hierzu auch ➔ Abschn. 28.2.2.

Symptome. Ein Vorstadium fehlt meist. Es kommt zu Fieber, dem schon am nächsten Tag der Exanthemausbruch folgt. Die Erkrankung dauert normalerweise 1 bis 2 Wochen an und geht häufig mit Lymphknotenschwellung im Hals- und Nackenbereich einher.

Das Exanthem (Atlas Abb. 24-12) beginnt in Form von linsengroßen roten Flecken, die sich dann in Papeln (bis erbsengroße Knötchen) und später in Bläschen und Pusteln umwandeln. Diese bilden sich nach 1–2 Tagen unter zentraler Dellenbildung in Krusten um und fallen ab. Das schubweise auftretende Exanthem juckt zuweilen sehr stark und zeigt ein polymorphes Bild („Sternenhimmel"), das heißt, mehrere Entwicklungsstadien des Ausschlages sind gleichzeitig vorhanden (im Unterschied zu den echten Pocken, bei denen immer nur *ein* Entwicklungsstadium zu sehen ist).

Das Exanthem beginnt an Kopf und Rumpf; an den Extremitäten ist es nicht so ausgeprägt. Die Anzahl der Effloreszenzen schwankt zwischen nur vereinzelt vorkommenden und vielen Hunderten. Der Ausschlag kann auch die Schleimhäute befallen. Die Abheilung erfolgt ohne Narbenbildung (Ausnahme: Sekundärinfektion).

Komplikationen. Kommt es durch Kratzen zu Sekundärinfektionen der Hauterscheinungen, so können Narben zurückbleiben. Es kann zur Entzündung des Kleinhirns (Cerebellitis), gelegentlich auch zur Enzephalitis kommen.

Infiziert sich eine Schwangere im frühen Stadium, so kann es zu Fehlbildungen beim Kind kommen. Erkrankt die Mutter um den Zeitpunkt der Geburt herum, so wurden schwere Verläufe bei den Neugeborenen beobachtet. Schwere Verläufe treten ebenfalls bei Abwehrgeschwächten (z. B. Leukämiekranken) und bei immunsupprimierten Patienten auf.

Differenzialdiagnose. Andere Kinderkrankheiten, wie Masern und Röteln, Pocken, Impetigo contagiosa, generalisierter Herpes Zoster, Syphilis.

Nachweis. Im Blut und Bläscheninhalt.

Immunität. Nach durchgestandener Windpockenerkrankung kann es später zum Herpes Zoster (Atlas Abb. 24-13) kommen (➔ Abschn. 28.2.2).

Therapie. Die Behandlung erfolgt durch den Arzt, und zwar bei unkompliziertem Verlauf nur symptomatisch durch juckreizlindernde Mittel. Bei immunsupprimierten Patienten wird auch Aciclovir (Zovirax®) eingesetzt.

Meldepflicht. Es besteht keine Meldepflicht. Jedoch ergibt sich für die Erkrankung für den Heilpraktiker Behandlungsverbot aufgrund der §§ 24 und 34 Abs. 1 IfSG. Ein Behandlungsverbot für Gürtelrose (➔ Abschn. 28.2.2) besteht jedoch nicht.

27.4 Sexuell übertragbare Krankheiten

27.4.1 Syphilis (Lues, harter Schanker) und angeborene Lues

▶ Syphilis ist eine chronisch verlaufende Infektionskrankheit, die meistens durch **Geschlechtsverkehr** übertragen wird. Sie wird in vier (manchmal auch in drei) charakteristische Stadien eingeteilt:

Stadium I und II werden als **Frühsyphilis**, Stadium III (und IV) als **Spätsyphilis** bezeichnet.

Erreger. Ein Bakterium. Treponema pallidum, eine korkenzieherförmige Spirochäte.

Ausbreitung. Die Syphilis war bei uns vor allem während und nach dem 2. Weltkrieg stark verbreitet. Von 1950 bis ca. 1980 lag bei uns die Anzahl der Fälle pro Jahr ziemlich konstant mit 14 Fällen pro 100.000 Einwohner. Es wird allerdings vermutet, dass durch die Dunkelziffer die Fälle um ca. 50% höher anzusetzen sind. Eine starke Zunahme der Erkrankung wird seit 1990 in Osteuropa beobachtet. Aus New York wird berichtet, dass 90% der homosexuellen Aidskranken gleichzeitig mit Syphilis infiziert sind.

Ansteckung. Die Ansteckung erfolgt in weitaus den meisten Fällen durch Geschlechtsverkehr und nur in sehr seltenen Fällen über Schmierinfektion, zum Beispiel über gemeinsam benutzte Wäschestücke oder Gegenstände. Über diesen Weg besteht allerdings auch für das medizinische Personal (v. a. Krankenschwestern) eine Infektionsgefahr. Die Erreger dringen über Mikroverletzungen der Haut ein. Die Krankheit ist in den Stadien I und II ansteckend, ab Stadium III in der Regel nicht mehr.

Eine erkrankte Schwangere kann Syphilis ab dem 5. Schwangerschaftsmonat über die Plazenta auf den Fötus übertragen.

Inkubationszeit. 1–3 Wochen.

Symptome
- **Lues I** (Primärstadium, (Atlas Abb. 24-16)). An der Eintrittspforte der Erreger bildet sich ein *Primäraffekt* aus: ein kleines, derbes, entzündliches Knötchen, das sich rasch vergrößert und geschwürig zerfällt. Es hat einen derben Rand und einen harten Grund (harter Schanker!), ist nicht schmerzhaft und sitzt meist an den Geschlechtsorganen, nur sehr selten an Lippen, Tonsillen, Fingern usw. Gleichzeitig schwellen die *regionalen Lymphknoten*, meist einseitig, an. Sie sind schmerzlos, derb, verschieblich und können monatelang bestehen.
  Der Primäraffekt verschwindet spontan nach ca. 35 Wochen. Die Erkrankung besteht jedoch weiter. Nach einer Latenzzeit, die bis ca. 10 Wochen nach der Ansteckung dauert, tritt die Syphilis in ihre zweite Phase.

- **Lues II** (Sekundärstadium, Atlas Abb. 24-17 und 24-18). Die zweite Inkubationszeit kann entweder vom Beginn des Primäraffektes bis zum Erscheinen des ersten Hautausschlages gerechnet werden, und beträgt so 6–8 Wochen bzw. vom Zeitpunkt der Infektion bis zum Auftreten des Hautausschlages (= 10 Wochen). Die Spirochäten befinden sich im Blut. Unter Fieberanstieg, allgemeinem Krankheitsgefühl, Kopf- und Gliederschmerzen kommt es zu hochinfektiösen Veränderungen an Haut und Schleimhaut (Syphiliden) und generalisierter Lymphknotenschwellung. Die Hauterscheinungen sind typischerweise makulopapulös und schuppen. Sie jucken nicht, schmerzen auf Druck und treten bevorzugt an Handtellern und Fußsohlen auf.
  Das Stadium II kann 2–5 Jahre andauern. Dabei kommt es nach diesen ersten Krankheitserscheinungen zu einer Latenzperiode, die allerdings von mehreren Rückfällen durchbrochen sein kann. Das dabei auftretende Exanthem ist typischerweise polymorph und auf kleinere Hautbezirke beschränkt. Weitere auftretende Symptome sind breite Kondylome (Condyloma lata), Haarausfall („Mottenfraßähnlich" = Alopecia specifica), Schleimhautveränderungen im Mund (Plaquebildung an Mundschleimhaut und Zunge), Angina syphilitica, Iritis und Hepatitis, in 1% der Fälle auch Meningitis. Dieses Stadium unter stark wechselnder und zeitweilig fehlender Symptomatik dauert ca. 5 Jahre lang an, wobei es in ungefähr einem Drittel der Fälle zur spontanen Ausheilung kommt.

- **Lues III** (Tertiärstadium, Atlas Abb. 24-19). Das Tertiärstadium wird durch die heute übliche Antibiotikabehandlung nur noch sehr selten

angetroffen. Es beginnt meist 3 bis 5 Jahre nach der Infektion. Nach einer Latenzzeit von einigen Jahren kommt es in den verschiedensten Organen und der Haut zu den typischen Granulationsgeschwülsten, den *Gummen*, bei denen es zur zentralen Verkäsung kommt und Perforationsneigung besteht. Die Gummen können im Gesicht auftreten und durch eine Zerstörung der Nasenscheidewand zur Bildung einer „Sattelnase" führen. Sie können aber auch in jedem anderen Organ wie Gehirn, Herz, Leber, Niere, Muskeln, Knochen und Aortenwand (Mesaortitis luica, später auch Aortenaneurysma) auftreten. In den Gummen können in der Regel keine Erreger mehr nachgewiesen werden. Gummen können nach außen durchbrechen und so zu Geschwüren mit scharfen Rändern werden. Dies ist typischerweise im Bereich der Unterschenkel der Fall. Diese durch Lues bedingten Unterschenkelgeschwüre sitzen meist im mittleren Drittel des Unterschenkels.
- **Lues IV** (Quartärstadium). Das vierte Stadium wird auch manchmal dem Tertiärstadium zugerechnet. Es kommt zur Neurosyphilis mit Tabes dorsalis (Rückenmarkschwindsucht) und progressiver Paralyse (Untergang grauer Hirnsubstanz). Die Hirnveränderungen führen zu psychischen und intellektuellen Veränderungen bis hin zur Demenz. Die Rückenmarkveränderungen führen zu Schmerzen in Bauch und Beinen, Gangunsicherheit, später auch zum Verlust von Sensibiltät und der Schmerzempfindung. Ein Untersuchen der Pupillen zeigt, dass eine Pupillenengstellung und ein Fehlen der reflektorischen Pupillenverengung auf Lichteinfall vorliegt; die Konvergenzreaktion ist erhalten.

Differenzialdiagnose. Andere Geschlechtskrankheiten, bzw. sexuell übertragbare Infektionen.

Komplikationen. Bei akutem Verlauf und Sepsis droht unbehandelt innerhalb weniger Tage der Tod.

Nachweis
- **Primärstadium:** Nachweis des Erregers im Gewebssaft mit Hilfe des Dunkelfeldmikroskops. Bei bestehendem Verdacht und negativem Befund soll diese Untersuchung vom Arzt mehrmals durchgeführt werden.
- **Sekundärstadium:** Im Blut durch Antikörpernachweis.

Immunität. Nach einer durchgemachten Syphiliserkrankung besteht keine Immunität.

Prophylaxe. Für den Untersucher gilt: kein ungeschützter Kontakt mit den syphilitischen Hauterscheinungen, da diese hoch infektiös sind (siehe auch Gonorrhö, ➔ Abschn. 27.4.2). Erkennung und eventuell Behandlung infizierter Sexualpartner. Meidung von Promiskuität, Benutzung von Kondomen.

Therapie. Antibiotikagabe durch den Arzt

Meldepflicht und Behandlungsverbot. Für den Heilpraktiker besteht keine Meldepflicht.

Jedoch besteht gem. §§ 8 und 7 IfSG Abs. 3 für die Leiter von Medizinaluntersuchungsämtern und sonstigen privaten oder öffentlichen Untersuchungsstellen einschließlich der Krankenhauslaboratorien eine nichtnamentliche Meldepflicht bei Nachweis von Treponema pallidum.

Damit ergibt sich für den Heilpraktiker gleich aus zwei Gründen ein Behandlungsverbot:

a) aufgrund des § 24 IfSG, der die Behandlung der sexuell übertragbaren Krankheiten den Ärzten vorbehält.

b) aufgrund des § 24 IfSG in Verbindung mit § 7 Abs. 3.

Angeborene Lues (Syphilis connata)

> Syphilis connata wird durch die infizierte Mutter über die Plazenta auf den Feten übertragen. Die Übertragung erfolgt erst *nach* dem 4. Schwangerschaftsmonat. Die Folge sind **Fehlgeburt** oder eine **Lueserkrankung** des **Neugeborenen** (s. u.).

Erreger. Treponema pallidum (Spirochäten, schraubenförmige Bakterien)

Inkubationszeit. Ausbruch der Erkrankung meist 2–10 Wochen nach der Geburt, manchmal allerdings erst nach Jahren.

Ansteckung und Krankheitsverläufe. Die Erreger können von der Mutter ab dem 5. Schwangerschaftsmonat über die Plazenta auf das Kind übertragen werden. Befindet sich die Mutter im floriden (voll ausgebildet und stark entwickelt) Stadium I oder II der Erkrankung, so kommt es meist im 6. bis 7. Monat zur Frühtotgeburt.

Bei weniger geschädigten Kindern kann es zu folgenden Erscheinungsbildern kommen:

- **Säuglingssyphilis.** Schon das Neugeborene zeigt hochinfektiöse Blasen an den Händen und Füßen und einen fleckigen Hautausschlag. Zunächst besteht ein trockener, später ein blutig-eitriger Schnupfen. Greift die Entzündung auf den Nasenknorpel und -knochen über, so schmilzt der Nasenrücken ein, und es kommt zur Sattelnase. In der 3. bis 7. Lebenswoche bilden sich diffuse flächenhafte Infiltrationen im Gesicht. Häufig ist die Leber vergrößert, oft auch die Milz. Eine generalisierte Lymphknotenschwellung ist meist nur im geringen Ausmaß vorhanden. Des Weiteren können die Niere und die Lunge in das Krankheitsgeschehen mit einbezogen werden. Eventuell kommt es zur Osteochondritis (Knochen- und Knorpelentzündung), zur Periostitis (Entzündung der Knochenhaut) oder gelegentlich zur Osteomyelitis (Knochenmarkentzündung). Bei der syphilitischen Meningitis kann sich ein Hydrozephalos (Wasserkopf) entwickeln.
- **Kleinkind-Syphilis.** In der Anal- und Genitalgegend kommt es zu nässenden Feigwarzen (Condylomen). Des Weiteren kann es in Mund und Rachen zu Schleimhautpapeln kommen, außerdem zu immer wiederkehrenden Hautausschlägen und Augenentzündungen.
- **Schulkindsyphilis** (Syphilis connata tarda). Es kann zur Hutchinson-Trias mit Innenohrschwerhörigkeit, Hornhautentzündung des Auges und Hutchinson-Zähnen kommen. Bei letzteren handelt es sich um halbmondförmige Ausbuchtungen an den Schneideflächen und Tonnenform der beiden oberen mittleren Schneidezähne des bleibenden Gebisses. Außerdem kann es noch zu Tibiaverkrümmungen (Säbelscheidentibia) und zur Sattelnase kommen.

Nachweis. Im Blut.

Therapie. Antibiotikagabe durch den Arzt.

Meldepflicht. Für den Heilpraktiker besteht keine Meldepflicht.

Jedoch besteht gem. §§ 8 und 7 IfSG Abs. 3 für die Leiter von Medizinaluntersuchungsämtern und sonstigen privaten oder öffentlichen Untersuchungsstellen einschließlich der Krankenhauslaboratorien eine nichtnamentliche Meldepflicht bei Nachweis von Treponema pallidum.

27.4.2 Gonorrhö (Tripper)

> Bei der Gonorrhö handelt es sich um eine Lokalinfektionskrankheit, die sich überwiegend an den **Schleimhäuten** des **Urogenitaltraktes** abspielt.

Erreger. Erreger sind Bakterien, und zwar Gonokokken (Neisseria gonorrhoeae). Es handelt sich hierbei um gramnegative, semmelförmige Diplokokken, die meist innerhalb von Leukozyten liegen.

Ausbreitung. Gonorrhö tritt weltweit auf. In den letzten 20 Jahren wurde eine Zunahme der Erkrankungshäufung beobachtet. Man vermutet als Ursache eine zunehmende Promiskuität und das Auftreten antibiotikaresistenter Stämme. Die Altersgruppe der 20- bis 24-jährigen ist am häufigsten betroffen, gefolgt von den 15- bis 19-Jährigen.

Ansteckung. Die Erkrankung wird meist durch Geschlechtsverkehr (genital, rektal, pharyngeal) übertragen. In seltenen Fällen ist auch eine Ansteckung über Kontakt- oder Schmierinfektion der Schleimhäute des Urogenitaltraktes, des Rachens oder der Augenbindehäute möglich.

Inkubationszeit. Meist 3 Tage (2–8 Tage).

Symptome beim Mann. Es kommt zum Prickeln und Brennen der Harnröhre, zu Schmerzen beim Wasserlassen mit zunächst wässrigem, dann schleimig-eitrigem Ausfluss (Atlas Abb. 24-20). Die Erkrankung kann auf Nachbarorgane übergreifen und zur Entzündung von Prostata, Bläschendrüsen und/oder Nebenhoden führen.

Bei oral-genitalem Kontakt kann es zur Pharyngitis (s. u., Komplikationen bei Mann und Frau), bei homosexuellen Männern auch zur Proktitis (Entzündung des Enddarmes) kommen.

Symptome bei der Frau. Je nach Erregereintritt und Erregerausbreitung kann es zur Entzündung der Harnröhre, des Gebärmutterhalses oder der Mastdarmschleimhaut kommen. Die häufigste Eintrittsstelle ist die Vaginalschleimhaut. In diesem Fall kommt es anfangs zu keinen oder nur geringfügigen Beschwerden in Form eines schleimig-eitrigen Ausflusses aus der Scheide. Hat sich eine Harnröhrenentzündung entwickelt, so treten die typischen Entzündungszeichen wie Brennen beim Wasserlassen und häufiger Harndrang auf.

Die Entzündung kann auf andere Organe übergreifen und zur Eierstock- und Eileiterentzündung oder zur Entzündung der Bartholin-Drüsen und/oder der Gebärmutterschleimhaut führen. Gefürchtet ist bei der Frau das Übergreifen auf das Bauchfell (Peritonitis).

Komplikationen bei Mann und Frau. Selten kommt es zur Gonokokkenbakteriämie, wodurch sich die Erreger an anderen Organen absiedeln können. Dabei kann es zum Auftreten von Hauterscheinungen kommen, und zwar von ca. 10 bis 15 Bläschen oder Pusteln bevorzugt an Armen und Beinen. Weitere Möglichkeiten sind Entzündungen der Herzinnenhaut oder des Auges. Relativ häufig kommt es zur Gelenkentzündung. In diesem Fall ist v. a. das Kniegelenk (Monarthritis gonorrhoica), manchmal aber auch ein anderes großes Gelenk, z. B. das Schultergelenk, betroffen. Sehr selten kommt es zur Gonokokkensepsis bzw. Gonokokkenmeningitis.

Gonorrhö des Neugeborenen. Infiziert sich das Neugeborene während des Geburtsvorganges im Geburtskanal der Mutter mit den Gonokokken, so kommt es zu schweren, eitrigen Augenentzündungen, die ohne Behandlung zur Erblindung führen.

Differenzialdiagnose. Urethritis anderer Ursache, andere sexuell übertragbare Erkrankungen, Reiterkrankheit (Arthritis besonders der Fuß- und Kniegelenke, Urethritis und Konjunktivitis – Ursache sind Bakterien).

Nachweis. Im Harnröhrensekret bei Mann und Frau. Im Gebärmutterhalsabstrich bei der Frau.

Immunität. Etwa 40% der Betroffenen erkranken innerhalb eines Jahres erneut, davon die Hälfte in den ersten 6 Wochen nach begonnener Therapie.

Prophylaxe. Kondombenutzung, Meidung von Promiskuität, Erkennung und Behandlung infizierter Sexualpartner.

Therapie. Antibiotikagabe durch den Arzt.

Meldepflicht. Es besteht keine Meldepflicht. Für den Heilpraktiker ergibt sich ein Behandlungsverbot aufgrund des § 24 IfSG, der die Behandlung der sexuell übertragbaren Krankheiten den Ärzten vorbehält.

27.4.3 Ulcus molle
(weicher Schanker)

> Ulcus molle ist eine Infektionskrankheit, die durch **Geschlechtsverkehr** übertragen wird und bei der es an den Genitalorganen zu **Geschwürsbildungen** kommt.

Erreger. Erreger ist ein Bakterium, und zwar Haemophilus ducreyi, ein Kurzstäbchen der Brucella-Gattung.

Ausbreitung. Afrika, Lateinamerika, Südostasien, in Mitteleuropa sporadisch (evtl. zunehmend).

Ansteckung. Durch Geschlechtsverkehr.

Inkubationszeit. Meist 2–3 Tage (1–4 Tage, bei Frauen evtl. mehrere Wochen).

Symptome. Nach Ablauf der Inkubationszeit kommt es am Ort der Eintrittsstelle der Erreger zu mehreren (gelegentlich auch nur zu einem) Geschwüren. Diese haben eine rundlich-ovale Form, sind bis markstückgroß, haben weiche Ränder und sind *schmerzhaft*. Sie treten bevorzugt an der Eichel, der Vorhaut, der Klitoris und den Schamlippen auf. Nach einigen Tagen kommt es zur einseitig lokalisierten schmerzhaften Schwellung der Leistenlymphknoten, die nach außen aufbrechen können.

Differenzialdiagnose. Andere Geschlechtskrankheiten, vor allem Frühsyphilis und Lymphogranuloma inguinale.

Nachweis. Im Geschwürabstrich.

Immunität. Keine.

Therapie. Antibiotikagabe durch den Arzt.

Prophylaxe. → Abschn. 27.4.2, Gonorrhö.

Meldepflicht. Es besteht keine Meldepflicht. Für den Heilpraktiker ergibt sich ein Behandlungsverbot aufgrund des § 24 IfSG, der die Behandlung der sexuell übertragbaren Krankheiten den Ärzten vorbehält.

27.4.4 Lymphogranuloma inguinale (Lymphopathia venerea, venerische Lymphknotenentzündung, Lymphogranulomatosis inguinalis Nicolas u. Favre, 4. Geschlechtskrankheit)

▶ Lymphogranuloma inguinale ist eine selten vorkommende **Geschlechtskrankheit**, bei der es zu einer geringfügigen **Primärläsion**, zu **Allgemeinerscheinungen** und zu **charakteristischen Lymphknotenveränderungen** kommt (Atlas Abb. 24-21).

Erreger. Chlamydia trachomatis.

Ausbreitung. Die Erkrankung kommt weltweit, besonders aber in den Tropen (Hafenstädte) vor.

Ansteckung. Durch Geschlechtsverkehr.

Inkubationszeit. 1–3 Wochen.

Symptome
- **Krankheitsbild beim Mann.** An der Eintrittsstelle der Krankheitserreger bildet sich eine Primärläsion, die aber vom Betroffenen wegen der Geringfügigkeit der Beschwerden übersehen werden kann. Es handelt sich um kleine Knötchen, die sich nach 5–10 Tagen zurückbilden. 2–4 Wochen nach der Ansteckung entzünden sich die regionalen Leistenlymphknoten (Bubonen), wodurch sie ziemlich hart, nur wenig druckschmerzhaft und im Allgemeinen erbs- bis walnussgroß, in seltenen Fällen auch bis faustgroß werden. Die einzelnen Knoten können miteinander verbacken und nach außen aufbrechen. Oft bilden sich schlecht heilende Fisteln, die einen zähen Eiter sezernieren. Die auftretenden Allgemeinsymptome können leicht und unbedeutend sein, es kommen jedoch auch schwere septische Zustände vor. Meist erfolgt die Ausheilung innerhalb von 10 Monaten, wobei sich charakteristische kleine eingezogene Narben ausbilden.
- **Krankheitsbild der Frau.** Bei der Frau entwickelt sich ein ähnliches Krankheitsbild wie beim Mann. Liegt die Eintrittspforte der Erreger jedoch nicht auf den äußeren Geschlechtsteilen, sondern in Scheide oder Portio, so sind nicht die Leistenlymphknoten, sondern die tiefen Lymphknoten des Beckeninneren betroffen, was große Schmerzen verursachen kann.

Komplikationen. Im Genital- und Analbereich kommt es vor allem bei der Frau häufig zu entzündlich-eitrigen, geschwürigen Vorgängen, was wiederum zum Lymphstau, und damit zur Bindegewebsvermehrung und Verdickung der Haut (Elephantiasis) führen kann.

Differenzialdiagnose. Andere Geschlechtskrankheiten.

Nachweis. Im Bläscheninhalt der Primärläsion, im Lymphknotenpunktat (aus geschwollenen Leistenlymphknoten) und im Blut.

Therapie. Antibiotikagabe durch den Arzt

Prophylaxe. ➔ Abschn. 27.5.2, Gonorrhö.

Meldepflicht. Es besteht keine Meldepflicht. Für den Heilpraktiker ergibt sich ein Behandlungsverbot aufgrund des § 24 IfSG, der die Behandlung der sexuell übertragbaren Krankheiten den Ärzten vorbehält.

27.4.5 Herpes genitalis

▶ Bei Herpes genitalis tritt der typische **Herpes-Bläschenausschlag** (➔ Abschn. 28.2.1) am Glied bzw. an den Schleimhäuten der weiblichen Geschlechtsorgane auf. Es handelt sich um eine hochinfektiöse Erkrankung.

Erreger. Herpes-simplex-Virus Typ 2 (genitaler Typ), ruft Erkrankungen unterhalb der Gürtellinie vor. (➔ Abschn. 28.2.1)

Ansteckung. 10% der Bevölkerung sind mit dem Virus in Kontakt gekommen und haben deshalb entsprechende Antikörper im Blut. Die Erkrankungshäufigkeit nimmt zu.

Die Übertragung erfolgt durch sexuelle Kontakte, entweder Glied-Scheide-Kontakt oder Mund-Geschlechtsteil-Kontakt.

Inkubationszeit. 2 bis 7 (9) Tage.

Symptome. Am Glied bzw. den Schleimhäuten der weiblichen Geschlechtsorgane kommt es zu dem typischen Bläschenausschlag wie bei Herpes simplex geschildert (→ Abschn. 28.2.1). Gelegentlich treten rezidivierende Fälle auf.

Prophylaxe. Der Mann soll bis zum Abklingen der Erkankung entweder ein Kondom benutzen oder Geschlechtsverkehr meiden. Frauen wissen oft nicht, dass sie Herpes infiziert sind und verbreiten so das Virus unwissentlich.

Meldepflicht. Es besteht keine Meldepflicht. Für den Heilpraktiker ergibt sich ein Behandlungsverbot aufgrund des § 24 IfSG, der die Behandlung der sexuell übertragbaren Krankheiten den Ärzten vorbehält.

28 Sonstige Infektionskrankheiten

28.1	**Erkrankungen durch Bakterien** 706		**28.2**	**Erkrankungen durch Viren** 711
28.1.1	Lyme-Krankheit (Lyme-Borreliose) 706		28.2.1	Herpes simplex 711
28.1.2	Gasbrand/Gasödem 707		28.2.2	Gürtelrose (Herpes zoster, Zoster) 712
28.1.3	Tetanus (Wundstarrkrampf) 708		28.2.3	Infektiöse Mononukleose (Pfeiffer-Drüsenfieber, Mononucleosis infectiosa) 713
28.1.4	Trachom (Ägyptische Körnerkrankheit) 709		28.2.4	Angeborene Zytomegalie und Zytomegalie 714
28.1.5	Puerperalsepsis 710		28.2.5	Röteln (Rubeola, Rubella) 715
			28.3	**Erkrankungen durch Parasiten** 716
			28.3.1	Läusebefall (Pedikulose) 716
			28.4	**Fragen** 717

Bei den folgenden Erkrankungen besteht weder Meldepflicht noch Behandlungsverbot für den Heilpraktiker. Es handelt sich um wichtige Krankheitsbilder, die sicher erkannt werden müssen, damit sie sachgerecht behandelt werden können.

28.1 Erkrankungen durch Bakterien

28.1.1 Lyme-Krankheit (Lyme-Borreliose)

> Die Lyme-Krankheit (sprich: leim) wurde erstmals 1976 in den USA in der Ortschaft Lyme festgestellt. Es handelt sich um eine durch **Zecken** übertragene Borreliose, die sich bevorzugt an **Haut**, **Gelenken**, **Herz** und **Nervensystem** abspielt.

Erreger. Borrelia burgdorferi, ein korkenzieherförmiges *Bakterium*, das zu den Spirochäten gehört.

Übertragung. Bei uns ist der Hauptüberträger die Zecke. Es handelt sich um die gleiche Zeckenart, die auch die viral bedingte Frühjahr-Sommer-Meningoenzephalitis (FSME) weitergibt.

Durch die Blutaufnahme beginnen sich die Spirochäten im Darm der Zecke zu vermehren. Sie treten danach in die Körperflüssigkeiten der Zecke über, von da in die Speicheldrüsen, um schließlich mit dem Speichel in das Blut des Gebissenen zu gelangen.

Inkubationszeit. Meist 3–20 Tage (bis 45 Tage).

Vorkommen. Weltweit.

Symptome. Die ersten Symptome treten im Allgemeinen zwischen Frühjahr und Frühherbst auf. Es können sich verschiedene Symptome entwickeln, wobei in der Regel keines in jedem Fall auftritt.

In ungefähr 60 % der Fälle kommt es nach Ablauf der Inkubationszeit zu einem kreisrunden Fleck oder zu einem Knötchen an der Bissstelle. Der Fleck oder das Knötchen entwickeln sich zu einem ringförmigen, rötlichen Fleck, der eine zentrale Abblassung zeigt. Dieses *Ringerythem* kann einen Durchmesser von 6 bis 16 cm erreichen. Es wird zur „*Wanderröte*" (Erythema chronicum migrans), die sich zu einem kreis- oder bogenförmigen Erythem ausbreiten kann. Bei der Hälfte der Betroffenen entwickeln sich noch andere Hautveränderungen. Der Ausschlag schmerzt und juckt nicht. Deshalb wird er manchmal gar nicht bemerkt, vor allem, wenn die Bissstelle der Rücken oder das Gesäß sind. Die Hauterscheinungen verschwinden nach einigen Wochen, manchmal auch schon nach Tagen von allein.

Nach Monaten bis Jahren kann es zu *Hautatrophie* (Akrodermatitis chronica atrophicans) kommen. Dabei verfärbt sich die Haut der Streckseiten der Gliedmaßen zunächst bläulich-rötlich und wird dann dünn wie Zigarettenpapier. Das Unterhautfettgewebe schwindet.

Manchmal kommt es Tage bis Wochen nach dem Biss zu *grippeähnlichen Beschwerden* mit Fieber, Abgeschlagenheit, Appetitlosigkeit, Lymphknotenschwellungen, Muskel- und Gelenkschmerzen.

Bei ungefähr 20 % treten *neurologische Symptome* auf. Hier sind vor allem die ein- oder beidseitige *Fazialislähmung* (kann auch als alleiniges Symptom auftreten), die Wochen bis Monate andauern kann, und die Meningoenzephalitis zu nennen. Des Weiteren kann es zu *Entzündungen* der *Spinalnervenwurzeln* kommen. Die Folge sind Parästhesien und/oder Schmerzen im innervierten Bereich oder sogar sensible und motorische Ausfallserscheinungen.

Bei 5–10 % wird das *Herz* in Mitleidenschaft gezogen. Hier kommt es vor allem zu Rhythmusstörungen, aber auch zu Myo- und Perikarditis. Meist verschwinden diese Symptome nach 7–10 Tagen wieder.

In der frühen Phase der Erkrankung kann auch der *Bewegungsapparat* betroffen sein. Es kommt dabei zu Schmerzen in Muskeln, Sehnen und Gelenken. Auch diese Beschwerden verschwinden meist nach einigen Wochen bis Monaten von allein.

Häufig kommt es zur akuten, mehrwöchigen *Arthritis*, bei der an einem (v. a. Knie) oder einigen wenigen Gelenken schmerzhafte Gelenkschwellungen auftreten. Wird die Erkrankung in diesem Stadium nicht erkannt und behandelt, so kann der Zustand chronisch werden, so dass die betreffenden Gelenke ein Jahr oder länger schmerzhaft anschwellen. Charakteristisch für die chronische Lyme-Arthritis ist, dass von den paarig vorkommenden Gelenken nur eines betroffen ist (im Gegensatz zur rheumatoiden Arthritis).

Im Spätstadium der Erkrankung kann es zu *Hirnstörungen* kommen, evtl. bis hin zur Demenz.

Da sich die Borrelien im ganzen Körper ausbreiten, kann praktisch jedes Organ betroffen werden. Jedoch sind die vorstehend geschilderten Beschwerden an Haut, Gelenken, Herz und Nervensystem besonders häufig.

Diagnose. Durch Antikörpernachweis sind im Anfangsstadium der Erkrankung IgM nachweisbar, im späteren Verlauf IgG im Blut, Liquor oder Gelenkpunktat.

Allerdings bereitet die Interpretation der gewonnenen Befunde oft Schwierigkeiten, da die Antikörper bei 7–10% der Bevölkerung (bei Waldarbeitern bis 30%) auftreten, *ohne* dass Beschwerden bestehen. Außerdem treten die Antikörper oft erst einige Wochen bis Monate nach der Infektion auf.

Therapie. Die Therapie erfolgt durch den *Arzt* mittels *Antibiotika*. Diese Behandlung zeigt in der Regel lediglich im Frühstadium der Erkrankung gute Erfolge. Im Spätstadium fehlt er meist. Dieser Zusammenhang ist noch nicht ganz geklärt.

Der Heilpraktiker kann sowohl im akuten als auch im chronischen Verlauf begleitend behandeln.

Ein Impfstoff für eine aktive Impfung ist in der Erprobung. Eine passive Immunisierung hat sich bisher im Tierversuch als nicht wirksam erwiesen.

Anmerkungen. Es ist interessant, dass die Zeckenborreliose in vieler Hinsicht der Syphilis ähnelt, die auch durch Spirochäten (Treponema pallidum) ausgelöst wird. Auch sie vermag sich in unterschiedlichsten Körpergeweben festzusetzen und ist im chronischen Stadium nicht mehr mit Antibiotika behandelbar. Auch die Symptome ähneln sich: Hauterscheinungen, neurologische Symptome, Herzstörungen und Demenz.

Meldepflicht. Keine

28.1.2 Gasbrand/Gasödem

▶ Es handelt sich um eine **schwere Wundinfektion**, die sowohl von traumatischen als auch von chirurgischen Verletzungen ausgehen kann. Letztere waren früher als „Hospitalbrand" gefürchtet.

Es kommt zu **Wundanschwellung** mit **Gasbildung** und Absonderung eines hämorrhagischen, übelriechenden **Exsudates**, bei schweren Krankheitsverläufen auch zu starken **Wundschmerzen** und **Fieber**, ödematösen und kalten Gliedmaßabschnitten bis hin zur **Muskelnekrose**.

Erreger. Clostridien. Es handelt sich um grampositive, sporenbildende, anaerob wachsende Bakterien. Die Krankheit kann durch mehrere Clostridienarten hervorgerufen werden, von denen das Clostridium perfringens der häufigste Erreger ist.

Ausbreitung und Ansteckung. Die Gasbranderreger sind in der Natur außerordentlich verbreitet; vor allem kommen sie in Boden, Schmutz, Staub, aber auch im Darm von Menschen und Tieren vor.

Man unterscheidet äußerliche und innerliche Infektionen. Bei *äußerlichen Infektionen* gilt: je tiefer und schwerer die Wunde, desto größer ist die Neigung zu Gasbrand, besonders wenn sich in der Wunde ein Fremdkörper befindet. Da es sich um einen Anaerobier handelt, tritt die Erkrankung bevorzugt bei arterieller Insuffizienz und nach schweren Stich- oder Quetschwunden auf. *Innerliche Infektionen* spielen in der Chirurgie eine große Rolle, da durch Operationen Erreger aus dem Darm oder von den Gallenwegen in die Wunde einwandern können. Selten kommt es zum Darmbrand durch Aufnahme von Clostridien durch Lebensmittel.

Pathogenese. Die Erreger entwickeln ihr Toxin nur unter anaeroben Bedingungen, das heißt, wenn sie unter Luftabschluss auskeimen. Dies ist vor allem in sehr tiefen und minderdurchbluteten Wunden der Fall.

Die Toxine haben eine Gewebseinschmelzung zur Folge. Dabei kommt es aufgrund von Stoffwechselvorgängen der Clostridien zur Gasbildung in der Wunde, was durch ein typisches Knistern bei der Palpation festzustellen ist. Die Toxine der Erreger können zur Sepsis und damit zum Tode führen.

Inkubationszeit. Wenige Stunden bis 5 Tage.

Symptome. Im Bereich der Wunde kommt es zur vorstehend beschriebenen Gasbildung mit Blasen, Anschwellung, gelb-brauner bis blauschwarzer Verfärbung und üblem fad-süßlichen Geruch. Man kann unterscheiden:

- **Gasödem** (Clostridien-Zellulitis). Es kommt zur Wundanschwellung mit Gasbildung und Absonderung eines hämorrhagischen, übelriechenden Exudats. Wundschmerzen, An-

schwellung der distalen Gliedmaßenabschnitte und Allgemeinerscheinungen fehlen, ebenso eine Beteiligung der Muskulatur.
- **Gasbrand** (Clostridien-Muskelnekrose). Es kommt zum Absterben von Muskeln, wobei diese sich dunkelrot-grau-lila-schwarz verfärben. Es bestehen starke Wundschmerzen, Knistern im betroffenem Gebiet und Absonderung eines übelriechenden Sekretes. Es kann zu Fieber kommen. Die distalen Gliedmaßenabschnitte werden ödematös und kalt. Typischerweise ist der Betroffene bis zum Schluss bei vollem Bewusstsein.

Sonderformen
- **Uterus-Gasbrand.** Meist durch unsachgemäße Aborte. Es kommt zu einem plötzlichen Beginn mit heftigem Wundschmerz, Ausfluss und Ausschwemmung der Toxine ins Blut (Toxinämie).
- **Darmbrand** (Lebensmittelvergiftung). 8 bis 24 Stunden nach Aufnahme der infizierten Nahrung kommt es zu wässrigen Durchfällen, krampfartigen Bauchschmerzen und gelegentlich Fieber. Meistens verschwinden die Beschwerden innerhalb von 24 Stunden.

Komplikationen. Eine schwere Komplikation ist die Gangränbildung, die zuerst das benachbarte Muskelgebiet betrifft und sich dann weiter ausbreiten kann. Die Überschwemmung des Blutes mit Toxinen führt häufig zum Tod durch toxisches Herz-Kreislauf-Versagen.

Nachweis. Im Wundabstrich. Allerdings muss schon im Verdachtsfalle der Patient sofort an den Arzt überwiesen werden, da ein Abwarten der mikrobiologischen Ergebnisse zu lange dauern würde (mehrere Tage). Die Diagnose wird also aufgrund der klinischen Befunde gestellt.

Häufig findet man allerdings in Wundabstrichen Clostridien, ohne dass diese zum Gasbrand/Gasödem führen, da die Erreger ihre Giftigkeit nur unter anaeroben Bedingungen entfalten.

Prophylaxe. Sachgerechte Wundversorgung, frühzeitige Nekroseabtragung. In Kliniken wird bei Operationen am Dickdarm, den Gallenwegen sowie bei Amputationen prophylaktisch Antibiotika verabreicht.

Therapie. Chirurgische Maßnahmen, Sauerstoffüberdruckbeatmung, hochdosierte Antibiotikagabe und Allgemeinbehandlungen wie zum Beispiel Schocktherapie durch den Arzt. Antitoxingaben sind umstritten.

Meldepflicht. Nach dem neuen Infektionsschutzgesetz besteht keine Meldepflicht mehr.

28.1.3 Tetanus (Wundstarrkrampf)

> Tetanus ist eine Erkrankung des **Zentralnervensystems**, die mit **Muskelsteifheit** und **Krampfanfällen** einhergeht. Ausgelöst wird sie durch das Toxin der Tetanusbakterien.

Erreger. Clostridium tetani, ein obligat anaerobes, grampositives sporenbildendes Stäbchenbakterium

Ausbreitung und Ansteckung. Clostridium tetani kommt ubiquitär in Erdboden (v. a. im Tiermist!) und Staub vor. Deshalb kann der Erreger grundsätzlich mit jeder Verschmutzung in die Wunde gelangen. Eine Ansteckungsgefahr von Mensch zu Mensch besteht nicht.

Inkubationszeit. 4–28 Tage (selten mehrere Monate).

Pathogenese. Die Erreger gelangen mittels verunreinigter Erde oder Staub in größere oder kleinere Wunden.

Die Clostridien breiten sich nicht im Körper aus, sondern bleiben auf totes Gewebe beschränkt (Wunden, Verbrennungen, Nähte). Unter anaeroben Bedingungen erfolgt die Toxinproduktion. Die Tetanuserkrankung ist Folge der Fernwirkung dieser Gifte, die sich über die Blutbahn und die motorischen Nervenfasern in das Zentralnervensystem ausbreiten, wo es zu einer überschießenden und regellosen Reizausbreitung kommt.

Symptome. Der Krankheitsverlauf ist im Allgemeinen um so schwerer, je kürzer die Inkubationszeit ist. Je nach Krankheitsschwere unterscheidet man:
- **Leichter Tetanus:** Es kommt zur Muskelsteifheit, die sich zunächst vor allem als *Trismus* (Kieferklemme) zeigt. Dadurch ist die Mundöffnung erschwert und somit bestehen Behinderungen beim Sprechen und bei der Nahrungsaufnahme. Greift die Muskelsteifheit auch auf die mimische Muskulatur über, so kommt es zu einem schmerzverzerrten, weinerlich-grinsenden Gesichtsausdruck *(Risus sar-*

donicus) mit gerunzelter Stirn, breitgezogenem Mund und vermehrtem Speichelfluss. Bei Befall der Nacken- und Rückenmuskulatur kann es zum *Opisthotonus* (Atlas Abb. 18-62) kommen, dem Rückwärtsbeugen des Rumpfes. Oft ist jedoch die Bauchmuskulatur mitbetroffen, weshalb diese Patienten *starr* im Bett liegen.

- **Mittelschwerer Tetanus:** Es entwickelt sich eine erhebliche Muskelsteifheit, die bis zur Grenze der Ateminsuffizienz führt. Es besteht eine leichte Krampfneigung.
- **Schwerer Tetanus:** Es kommt zu ausgeprägter Muskelsteifheit, Ateminsuffizienz, Krämpfen und Kreislauflabilität. Schon bei geringen Reizen, beispielsweise durch Lärm, Licht oder Berührung, können generalisierte Krämpfe ausgelöst werden, die vom bewusstseinsklaren Patienten in voller Qual erlebt werden und die bis zu mehreren Minuten anhalten können. Bei solchen schweren Verläufen kann auch hohes Fieber auftreten (sonst subfebrile Temperaturen). Die Erkrankung dauert meist 6–8 Wochen; sie kann sich jedoch auch über Monate hinziehen. Entscheidend für das Überleben sind die ersten 5 Tage, da danach die Heilungsaussichten immer besser werden.

Komplikationen. Gefürchtete Komplikationen sind Atemlähmung, Pneumonie und Kreislaufversagen. Im akuten Stadium kann es zu Muskelrissen, Verrenkungen und zu Knochenbrüchen kommen. An bleibenden Veränderungen können Muskelverkürzungen, Gelenkversteifungen und Kyphosen (Wirbelsäulenkrümmung, „Buckel") zurückbleiben.

Differenzialdiagnose. Vergiftungen, vor allem Strychninvergiftungen. Bei letzteren verschwinden allerdings zwischen den Anfällen der Trismus und die Nackensteifigkeit.

Prophylaxe. Es existieren eine aktive und eine passive Impfung.

Zur *aktiven Grundimmunisierung* werden zwei Injektionen im Abstand von 4–6 Wochen, und eine Injektion nach 6–12 Monaten empfohlen. Diese Grundimmunisierung führt bei über 90% der Geimpften zu einem 10–20 Jahre anhaltenden vorbeugenden Schutz. Auffrischungsimpfungen werden alle 10 Jahre empfohlen. Ist es zu Verletzungen gekommen, können – je nach Art der Verletzung – Auffrischungsimpfungen alle 5–10 Jahre notwendig sein.

Bei tiefen Verletzungen können bei ungeimpften Personen *Immunglobuline* verabreicht werden, jedoch ist auch heute noch unklar, inwieweit diese Immunglobulingabe den Verlauf einer einmal ausgebrochenen Tetanuserkrankung entscheidend beeinflussen kann. Die Letalität der Erkrankung beträgt auch bei Behandlung ca. 30%, unbehandelt sogar 80–90%.

Therapie. Passive (evtl. gleichzeitig auch aktive) Impfung (s. o. unter Prophylaxe) durch den Arzt. Chirurgische Herdsanierung. Antibiotika spielt nur zur Bekämpfung von Sekundärinfektionen eine Rolle. Des Weiteren wird mit Beruhigungsmitteln, Muskelrelaxanzien und Betablockern therapiert. Eventuell muss künstlich beatmet werden. Der Patient ist ruhig zu lagern und muss vor Reizen aller Art geschützt werden.

Meldepflicht. Nach dem neuen Infektionsschutzgesetz besteht keine Meldepflicht mehr.

28.1.4 Trachom (Ägyptische Körnerkrankheit)

> Beim Trachom handelt es sich um eine **Lokalinfektionskrankheit** der **Binde-** und **Hornhaut** des **Auges**. Unbehandelt führt sie oft zur Erblindung.

Erreger. Chlamydia trachomatis.

Ausbreitung. Die Erkrankung tritt in tropischen und subtropischen Gebieten mit mangelhafter Hygiene auf. Sie kommt endemisch in Nordafrika, Ostasien, Teilen von Nordindien, Osteuropa und Italien vor. Man schätzt, dass 400 bis 500 Mio. Menschen betroffen sind. Weltweit betrachtet ist das Trachom die *häufigste Ursache* der *infektiös bedingten Erblindung*.

Ansteckung. Ansteckungsgefahr besteht vor allem im Frühstadium der Erkrankung, aber auch im späten Stadium (sogar Narbenstadium) kann eine Übertragung nicht ausgeschlossen werden. Diese erfolgt durch Schmierinfektion mit infiziertem Augensekret, zum Beispiel durch gemeinsam benutzte Handtücher oder durch Waschwasser. Auch Fliegen spielen eine wichtige Rolle als Überträger.

Inkubationszeit. Meist 6–10 Tage (auch bis 2 Wochen und länger)

Pathogenese. In den Zellen der Augenbindehaut und Hornhaut findet man typische Einschlusskörperchen. Zunächst kommt es zu entzündlichen Reaktionen, später durch eine Hypertrophie des Bindegewebes zu Vernarbungen und Vaskularisierung (Neueinsprossung von Gefäßen).

Symptome. Man kann drei Stadien unterscheiden:

- Zunächst kommt es zur akuten Augenentzündung mit Lidschwellung, Lichtscheu, vermehrtem Tränenfluss und Druckgefühl am Auge und langandauerndem Tränenfluss mit schleimigeitriger Sekretion.
- Nach weiteren 7–10 Tagen entwickeln sich auf der Bindehaut kleine Follikel, so genannte Trachomkörner, die miteinander verschmelzen können und ein eitriges Sekret entleeren. Im Bereich der Hornhaut kommt es zur starken Gefäßerweiterung (Pannus). Auf der Hornhaut bilden sich Geschwüre. Diese Krankheitsphase dauert meist mehrere Wochen, manchmal aber auch Jahre.
- In der chronischen Phase werden die entzündlichen Follikel durch Bindegewebe ersetzt, wodurch es zu narbigen Veränderungen kommt. Bilden sich diese auf der Hornhaut, so kann das zur Erblindung führen. Auf der Augenbindehaut kann es so zu Schrumpfungen und damit zu Liddeformationen kommen, und zwar zum Entropium (Einwärtskehrung des Lidrandes) oder zum Ektropium (Auswärtskehrung des Lidrandes).

Komplikationen. Bakterielle Sekundärinfektionen können das Krankheitsbild verschlimmern.

Differenzialdiagnose. Andere bakteriell bedingte Augenentzündungen.

Nachweis. Im Bindehautabstrich. Ophthalmologisch auch durch den Nachweis der typischen Follikel in der Augenbindehaut und der Einschlusskörperchen.

Prophylaxe. Verbesserung der hygienischen Verhältnisse.

Therapie. Antibiotikahaltige Augensalbe, eventuell auch orale Antibiotikagabe durch den Arzt. In fortgeschrittenen Fällen sind augenchirurgische Maßnahmen notwendig.

Meldepflicht. Nach dem neuen Infektionsschutzgesetz besteht keine Meldepflicht mehr.

> **Folgen des Trachoms**
> - Erblindung
> - Liddeformation

28.1.5 Puerperalsepsis

> Dringen Krankheitserreger nach einer Geburt oder nach einem Abort in eine **Geburtswunde** ein, so kann es zum Kindbett- oder Wochenbettfieber (Puerperalfieber) kommen. Gelangt der Erreger von diesem Entzündungsherd aus massenhaft ins Blut, so kommt es zu der lebensbedrohenden Puerperalsepsis (lat. puerpera = Wöchnerin, Gebärende).

Erreger. Vor allem Streptokokken, aber auch Staphylokokken, Escherichia coli, Gonokokken, Anaerobier, Saprophyten u. a.

Ausbreitung. Bei uns ist die Erkrankung durch verbesserte Hygienemaßnahmen selten geworden.

Ansteckung. Die Infektion erfolgt meist während des Geburtsvorganges durch die Hände oder Instrumente des Geburtshelfers.

Inkubationszeit. Je nach Erreger unterschiedlich, jedoch meist wenige Tage.

Symptome. Es kommt zu Schüttelfrost mit auffolgendem hohem, meist remittierendem Fieber, außerdem Tachykardie, Tachypnoe und hochgradiger Anämie. Benommenheit und Euphorie wechseln sich ab.

Komplikationen. Kreislaufversagen und septischer Schock.

Nachweis. In Blut und Abstrich. Es kommt zur Leukozytose mit Linksverschiebung.

Prophylaxe. Beachtung der Hygienemaßnahmen während des Geburtsvorganges.

Therapie. Antibiotika durch den Arzt.

Meldepflicht. Nach dem neuen Infektionsschutzgesetz besteht keine Meldepflicht mehr.

28.2 Erkrankungen durch Viren

28.2.1 Herpes simplex

Bei den Herpesviren handelt es sich um eine Gruppe von über 80 DNS-haltigen Viren. Von diesen sind die wichtigsten Krankheitserreger das Herpes-simplex-Virus, das Varicella-Zoster-Virus, das Epstein-Barr-Virus und das Zytomegalievirus.

Das Herpes-simplex-Virus ruft Herpes labialis und Herpes genitalis (➔ Abschn. 27.4.5) hervor. Das Varicella-Zoster-Virus ist der Erreger der Windpocken (Varizellen) und der Gürtelrose (Herpes zoster). Das Epstein-Barr-Virus verursacht das Pfeiffer-Drüsenfieber (Mononucleosis infectiosa). Das Zytomegalievirus kann die Zytomegalie, die so genannte Speicheldrüsenviruskrankheit auslösen (Tab. 28-1).

> **Erstinfektionen** mit dem Herpes-simplex-Virus verlaufen meist **symptomfrei**. Die Erkrankung ist durch **Rezidive** gekennzeichnet, bei denen es meist im **Lippen-** oder **Genitalbereich** zu einem **Bläschenausschlag** kommt.

Erreger. Beim Herpes-simplex-Virus unterscheidet man zwei Typen:

- **Herpes-simplex-Virus HSV 1** (oraler Typ) ruft Erkrankungen *oberhalb* der Gürtellinie hervor und führt meist zu Herpes labialis oder Keratitis. Bei 80 bis 90 % der Erwachsenen lassen sich Antikörper im Blut gegen dieses Virus nachweisen.
- **Herpes-simplex-Virus HSV 2** (genitaler Typ) ruft Erkrankungen *unterhalb* der Gürtellinie hervor. Es kommt meist zu Herpes genitalis (➔ Abschn. 27.4.5). Nur 10 % der Bevölkerung sind mit dem Virus in Kontakt gekommen und haben deshalb entsprechende Antikörper im Blut.

Inkubationszeit. Meist 2–7 (auch bis 9) Tage.

Übertragung
- **HSV 1** wird meist durch *Tröpfcheninfektion*, aber auch durch Kontaktinfektion, selten durch Schmierinfektion (Virus konnte im Stuhl nachgewiesen werden) übertragen.
- **HSV 2** wird meist durch *Geschlechtsverkehr* übertragen.

Nachweis. Im Bläscheninhalt, bei Prozessen in der Mundhöhle im Speichel, bei Virämie im Blut, bei Meningitis im Liquor.

Vorkommen. Weltweit.

Krankheitsverlauf. Die Ansteckung erfolgt nach Abklingen des mütterlichen Antikörperschutzes fast immer im Säuglings- oder Kleinkindalter. Allerdings verlaufen 99 % der Fälle symptomlos. Nur bei 1 % kommt es zu Krankheitserscheinungen. Dabei kann *Fieber* auftreten, das sechs bis zehn Tage andauern kann. Des Weiteren kann es zu *Hauterscheinungen* kommen, gelegentlich auch zu *Stomatitis* (Mundschleimhautentzündung, siehe Stomatitis herpetica, ➔ Abschn. 9.3.3), *Vulvovaginitis* (Entzündung von Vulva und Scheide, s. Herpes genitalis ➔ Abschn. 27.4.5), *Keratokonjunktivitis* (Entzündung der Hornhaut des Auges und der Augenbindehaut), sehr selten auch zu *Meningoenzephalitis* oder zum *generalisierten Herpes*.

Bei Neugeborenen, die durch einen mütterlichen Herpes genitalis infiziert wurden, kann es zu einem schweren generalisierten Herpes mit hohem intermittierendem Fieber, zu Ikterus, Lebervergrößerung und Hautblutungen kommen.

Hauterscheinungen. Herpes simplex tritt bevorzugt an den *Umschlagstellen* von *Haut* und *Schleimhaut* auf (Herpes labialis, Herpes genitalis, Herpes nasalis, Herpes perianalis). In dem betroffenen Bezirk kommt es zunächst zu *Spannungsgefühl, Juckreiz, Brennen* und *Rötung*. Innerhalb von 1–2 Tagen schießen stecknadelkopfgroße, gruppiert stehende *Bläschen* auf gerötetem Grund auf. Bald darauf brechen die Bläschen auf und entleeren einen wässrigen, infektiösen Inhalt. Danach entwickeln sich *Krusten*. Diese fallen innerhalb von 8–12 Tagen ab, ohne Narben zu hinterlassen.

Tabelle 28-1 Erkrankungen durch Herpesviren

Herpesvirus	Typische Erkrankung
Herpes-simplex-Virus	
HSV 1	Herpes labialis, Keratitis
HSV 2	Herpes genitalis
Varicella-Zoster-Virus	Windpocken, Gürtelrose
Epstein-Barr-Virus	Pfeiffer-Drüsenfieber (Mononucleosis infectiosa)
Zytomegalievirus	Speicheldrüsenviruskrankheit (Zytomegalie)

Tabelle 28-2 Herpesrezidive

Rezidiv	Tritt im Zusammenhang auf mit
Herpes febrilis	Fieber und Erkältungskrankheiten
Herpes solaris	Sonnenbestrahlung (Gletscherbrand)
Herpes menstrualis	Monatsblutung
Herpes traumatica	Verletzungen (oft im Mundbereich)

Rezidive. Während der Primärinfektion wandert das Virus entlang der Nervenbahnen in die Spinalganglien ein, wo es lebenslang in latenter Form persistiert. Dabei wird es durch Zellnukleasen an seiner Ausbreitung gehemmt. Durch eine gestörte Abwehrlage kann es jedoch zu einer Reaktivierung des Virus kommen. Das Virus wandert die Nervenbahn entlang und löst am Ort des Auftretens Krankheitserscheinungen aus.

Die häufigste Lokalisation der Rezidive sind die Lippen. Aber es kann auch zu Krankheitserscheinungen am Naseneingang, im Mund und in der Anal- und Genitalregion kommen.

Bei der *Reaktivierung* spielen *Fieber*, *Erkältungskrankheiten*, intensive *Sonnenbestrahlung*, *Monatsblutung*, *Verletzungen*, aber auch *Magen-Darm-Störungen*, *Stress* und *Ekelgefühl* eine Rolle (Tab. 28-2).

Therapie. Bei *Herpes genitalis* besteht aufgrund des Infektionsschutzgesetzes für den Heilpraktiker *Behandlungsverbot* (Verbot der Behandlung sexuell übertragbarer Krankheiten).

Für die übrigen Herpeserkrankungen gilt, dass schwere Erkrankungsfälle in die Hand des Arztes gehören (z. B. Behandlung mit Aciclovir, einem Virostatika). Ansonsten hängt die Therapie von der zugrundeliegenden Ursache ab. Bei Herpes labialis hat sich Melisse in Salbenform bewährt.

Meldepflicht. Keine.

28.2.2 Gürtelrose
(Herpes zoster, Zoster)

▶ Bei der Gürtelrose handelt es sich um eine Virusinfektion, die mit einem **charakteristischen Bläschenausschlag** einhergeht, und bei der es zu **segmentalen Schmerzen** im **Ausbreitungsgebiet** von einem oder von zwei (selten auch von mehreren) **Rückenmark-** oder **Hirnnerven** kommt.

Erreger. Der Erreger ist das *Varicella-Zoster-Virus*, das zur Herpesgruppe gehört. Das Virus kann Windpocken (Varizellen) oder Gürtelrose (Zoster) hervorrufen.

Übertragung. Bei einer *Erstinfektion* mit dem Virus durch *Tröpfcheninfektion* (evtl. auch durch Kontaktinfektion oder durch Staubinhalation) kommt es zur *Windpockenerkrankung*. Nach Überstehen der Erkrankung kann das Virus in den Gliazellen der Spinalganglien verbleiben. Zur Gürtelrose kann es nun auf zwei Wegen kommen:

- Durch *Reaktivierung* des Virus aufgrund einer *Immunschwäche* (häufig). Dies ist vor allem bei Patienten mit Leukämie, AIDS, Tumoren, Vergiftungen und Diabetes mellitus der Fall. Hiervon können aber auch ältere Menschen betroffen sein, bei denen die natürliche Immunität nachlässt.
- Durch *Reinfektion* bei *Teilimmunität* (selten). Hier erfolgt eine Ansteckung von einem an Windpocken oder an Gürtelrose Erkrankten. Durch die erneute Infektion kommt es zu einer Reaktivierung der körpereigenen Viren. In diesem Fall beträgt die Inkubationszeit 7–14 Tage.

Zu beachten ist, dass nicht nur der an Windpocken erkrankte Mensch infektiös ist, sondern auch der an Gürtelrose erkrankte. Letzterer allerdings in einem *geringeren* Maße. Trotzdem ist es grundsätzlich möglich, dass es bei empfänglichen Personen nach Kontakt mit einem an Herpeszoster-Erkrankten zu Windpocken kommt.

Nachweis. Im Bläscheninhalt und im Blut.

Vorkommen. Weltweit.

Krankheitsverlauf. Es kann zu einem mehrere Tage dauernden Prodromalstadium mit subfebrilen Temperaturen, Frösteln und Unwohlsein kommen. Typisch sind in diesem Stadium das Kribbeln oder die Schmerzen in *dem* Hautbezirk, in dem später die Hauterscheinungen auftreten werden.

Nach wenigen Tagen bricht der typische *Hautausschlag* (s. u.) hervor. Es treten im betroffenen Gebiet *Schmerzen* auf. Bei einem komplikationslosen Verlauf heilen die Hauterscheinungen nach 2–3 Wochen ab. Vor allem bei älteren Patienten können die Nervenschmerzen jedoch noch für Wochen, Monate oder sogar Jahre in unterschiedlicher Stärke bestehen bleiben.

Beschaffenheit des Hautausschlages. Typisch ist das Auftreten der Hauterscheinungen im Ausbreitungsgebiet von *einem* oder *zwei*, gelegentlich auch von mehreren *Rückenmark-* oder *Hirnnerven*. Das befallene Gebiet ist *überempfindlich*.

Auf gerötetem Grund bilden sich *stecknadelkopfgroße Bläschen*. Die Bläschen haben zunächst einen *klaren* Inhalt, der sich später aber *trübt*. Nach etwa fünf Tagen werden die Bläschen trocken, und es kommt zur *Krustenbildung*. Die Ausheilung erfolgt im Allgemeinen *ohne* Narbenbildung.

Komplikationen. Es kann zur Generalisierung der Erkrankung kommen. Das ist vor allem bei Patienten mit AIDS, Morbus Hodgkin und anderen malignen Erkrankungen der Fall. Hier kommt es typischerweise zuerst zu einem segmentalen Zoster, der dann die gesamte Haut und die inneren Organe, einschließlich des Gehirns, erfassen kann. Hier tritt ein Hautausschlag auf, der dem bei Windpocken verblüffend ähnlich sieht.

Sonderformen. Es können nicht nur Rückenmark-, sondern auch Hirnnerven betroffen sein. Man kennt hier vor allem Zoster ophthalmicus und Zoster oticus.

- **Zoster ophthalmicus** ist ein Zoster des ersten Trigeminusastes. Es kommt zu heftigen, halbseitigen Kopfschmerzen und zu einem prallen Lidödem. Danach tritt an Stirn, Nasenwurzel und behaarter Kopfhaut der typische Bläschenausschlag auf. Es kann zur Beteiligung der Augenbindehaut und der Hornhaut kommen. In diesem Fall kann die Erkrankung zur Erblindung führen.
- **Zoster oticus** spielt sich im Ausbreitungsgebiet des Nervus facialis (VII. Hirnnerv) und des N. vestibulocochlearis (VIII. Hirnnerv) mit Beteiligung des äußeren Gehörganges und der Ohrmuschel ab. Es kommt zu Ohrenschmerzen und im betroffenen Bereich zu dem typischen Bläschenausschlag. Es kann zur Fazialislähmung mit oft nur unvollständiger Rückbildung, zu Schwerhörigkeit, manchmal auch zur Taubheit kommen.

Therapie. Schwere Erkrankungsfälle werden vom Arzt behandelt (z. B. durch Aciclovir). Bei leichteren Fällen kann eine Behandlung durch den Heilpraktiker nach allgemeinen naturheilkundlichen Grundsätzen erfolgen. Allgemeine abwehrsteigernde Maßnahmen spielen eine wichtige Rolle.

Meldepflicht. Keine.

28.2.3 Infektiöse Mononukleose (Pfeiffer-Drüsenfieber, Mononucleosis infectiosa)

> Bei der infektiösen Mononukleose handelt es sich um eine akut auftretende **fieberhafte** Infektionskrankheit des lymphatischen Gewebes, die typischerweise mit einer **Angina** und mit **generalisierter Lymphknotenschwellung** einhergeht.

Erreger. *Epstein-Barr-Virus*, gehört zu den Herpesviren

Übertragung. Die Übertragung erfolgt durch *Tröpfcheninfektion*. Die Kontagiosität der Erkrankung ist nicht sehr hoch. Zur Übertragung ist in der Regel ein enger Kontakt notwendig, beispielsweise Küssen.

Unter schlechten hygienischen Verhältnissen kann die Erkrankung schon im Säuglings- und Kleinkindalter auftreten. In diesem Lebensalter sind inapparente und leichte Verläufe häufig.

Bei besseren hygienischen Verhältnissen verzögert sich die Infektion meist bis ins jugendliche Alter oder noch später. In dieser Lebensphase kann es dann zum typischen Krankheitsverlauf der infektiösen Mononukleose kommen. Erkrankungsfälle jenseits des 30. Lebensjahres sind selten, kommen aber vor. Ungefähr 85 % der Erwachsenen besitzen Antikörper gegen das Virus.

Inkubationszeit. Meist 5–12 Tage, auch bis 21 Tage.

Vorkommen. Weltweit.

Verlaufsformen
- **Febrile Verlaufsform.** Tritt typischerweise bei Kindern auf. Im Vordergrund stehen Fieber und Lymphknotenschwellungen.
- **Anginöse Verlaufsform** (Monozytenangina). Tritt typischerweise bei jungen Erwachsenen („Studentenkrankheit") auf. Im Vordergrund steht die Tonsillitis.

Symptome. Die Erkrankung kann mit einem verlängerten Vorläuferstadium beginnen. Dabei kann es über einen Zeitraum von einigen Tagen bis hin zu einer oder sogar zwei Wochen zu Müdigkeit, Abgeschlagenheit und Leistungsminderung kommen.

Erst danach bricht der eigentliche akute fieberhafte Infekt aus, für den die folgende Trias charakteristisch ist:

- **Fieber** von 38 bis 40 °C,
- **Tonsillitis** (s. u.),
- **generalisierte Lymphknotenschwellung.** Die Lymphknotenschwellung ist wenig schmerzhaft und beginnt meist hinter den Ohren und im Nacken, wo sie auch am ausgeprägtesten ist.

Des Weiteren kann es zu Konjunktivitis, Rhinitis, Petechien am harten Gaumen, Exanthem, Mundgeruch, Milz-, manchmal auch zur Leberschwellung kommen. Die Nasenatmung ist durch die Schwellung der Rachenmandel und durch die Rhinitis behindert, so dass der Patient charakteristischerweise durch den Mund atmet.

▶ Die **infektiöse Mononukleose** ist nur eine mögliche *Variante* einer *Epstein-Barr-Virusinfektion*, die charakteristische Symptome aufweist. Grundsätzlich können die einzelnen Symptome aber auch als eigenständige Erkrankung auftreten.

Rachenveränderungen. Die Tonsillen sind stark geschwollen, gerötet und mit einem schmutziggrauen oder gelblichen Belag versehen. Die Beläge konfluieren, sind leicht abwischbar, hinterlassen dabei keine Blutungen und greifen *nicht* auf die Umgebung der Tonsillen über. Es kommen auch geschwürige und diphtherieähnliche Bilder vor.

Differenzialdiagnose. Agranulozytose, Diphtherie, Plaut-Vincent-Angina.

Komplikationen. Da der Erreger im RES/RHS zu einer Zellwucherung führt, kann es in seltenen Fällen zur *Milzruptur* kommen. Deshalb darf bei Untersuchungen keine heftige Milzpalpation durchgeführt werden.

Bakterielle Sekundärinfektionen sind möglich: Tonsillitis, Rhinitis, Sinusitis, Laryngitis, Bronchitis und Pneumonie. Sehr selten kommt es zum Ikterus, zur Myokarditis, zur Nephritis, zur Polyneuritis, zur Meningitis, zur Enzephalitis, zur Agranulozytose oder zur hämolytischen Anämie.

Prognose. In fast allen Fällen verläuft die Erkrankung *gutartig* und heilt komplikationslos aus. Es können *gelegentlich chronisch-rezidivierende* Fälle auftreten, die sich über Monate hinziehen. Todesfälle sind sehr selten.

Diagnose. Während der akuten Phase der Erkrankung kommt es zu typischen Blutbildveränderungen. Charakteristisch ist eine Vermehrung der Lymphozyten und Monozyten mit dem Auftreten von pathologischen mononukleären (einen einfachen, nicht gelappten oder geteilten Zellkern besitzend) Zellen. Ab der zweiten und dritten Woche kommt es zur Leukozytose (10000 bis 20000/mm^3).

Therapie. Es muss Bettruhe eingehalten werden, mindestens drei Tage über die Entfieberung hinaus. Bei ausgeprägter Milzschwellung muss dem Patienten Schonung bis zum Rückgang der Schwellung empfohlen werden, um einer Milzruptur vorzubeugen.

Eine ursächliche Therapie steht in der Schulmedizin nicht zur Verfügung. Antibiotika werden nur bei Sekundärinfektionen gegeben. Allerdings ist die Gabe von Ampicillin (Breitbandantibiotika) kontraindiziert, da bei Einnahme häufig allergische Exantheme auftreten.

Meldepflicht. Keine.

28.2.4 Angeborene Zytomegalie und Zytomegalie

▶ Bei der Zytomegalie handelt es sich um eine weitverbreitete Infektionskrankheit, die in den meisten Fällen **inapparent** verläuft. Sie kann aber auch **lokalisiert** mit **leichten** Symptomen auftreten oder bei Abwehrgeschwächten und Neugeborenen **generalisiert** als **schweres** Krankheitsbild. Infiziert sich eine **Schwangere** mit dem Virus, kann es beim Kind zu **schweren angeborenen Schäden** kommen.

Erreger. Zytomegalie-Virus. Es gehört zu den Herpesviren und kommt ubiquitär (überall verbreitet) vor.

Übertragung. Schmierinfektion, Tröpfcheninfektion, Bluttransfusionen. Die Übertragung kann von der Mutter auf das Kind sowohl diaplazentar als auch peri- oder postnatal durch Schmier- oder Tröpfcheninfektion erfolgen.

Diaplazentare Übertragung. Infiziert sich eine Schwangere, so kommt es bei ihr meist zum inapparenten Verlauf, manchmal jedoch auch zu leichten, uncharakteristischen Beschwerden. Trotzdem liegt bei der Mutter eine Virämie vor, wodurch es zur diaplazentaren Übertragung des Virus kommt, die während der ersten 6 Schwangerschaftsmonate schwere Embryonalschäden verursacht.

Symptome beim Erwachsenen. Es kommen inapparente, leichte, aber bei Abwehrgeschwächten auch schwere bis tödliche Verläufe vor. Bei letzteren liegen dann meist noch andere schwere Allgemeinerkrankungen wie Leukämie, Lymphogranulomatose oder AIDS vor. Es kann sich jedoch auch um Personen handeln, die unter einer immunsuppressiven Therapie wegen einer Organtransplantation stehen.

Von der Infektion kann nahezu jedes Organ befallen sein, besonders häufig sind Speicheldrüsen, Nieren, Lungen, Gehirn, Herz, Nebennieren und Augen betroffen. Die auftretenden Symptome hängen selbstverständlich davon ab, welches Organ bzw. welche Organe befallen sind. Bei leichteren Verläufen kann es auch zu einem Krankheitsbild kommen, das dem der infektiösen Mononukleose ähnelt.

Symptome der angeborenen Zytomegalie (vorgeburtlicher Infektionszeitpunkt).
Frühgeburt, Untergewicht, Leber- und Milzschwellung, evtl. mit Ikterus, Anämie, Hautblutungen, intrakranielle Verkalkungen und Skelettveränderungen.

Symptome beim Neugeborenen und Säugling (Infektionszeitpunkt während oder nach der Geburt). 90% der infizierten Neugeborenen haben keine Beschwerden, der Rest zeigt unterschiedliche Verläufe von sehr leichten bis hin zu tödlichen. Es kann zu Milz- und Leberschwellung, evtl. mit Ikterus oder zur Pneumonie kommen.

Nachweis. Je nach befallenem Organ im Urin, Speichel oder Antikörpernachweis im Blut.

Prophylaxe. Impfungen sind umstritten.

Therapie. Es kann nur symptomatisch behandelt werden. Bei Abwehrschwäche wird vom Arzt mit Virostatika und Immunglobulinen behandelt.

Meldepflicht. Nach dem neuen Infektionsschutzgesetz besteht für Zytomegalie und angeborene Zytomegalie keine Meldepflicht mehr.

28.2.5 Röteln (Rubeola, Rubella)

> Röteln sind eine **meist harmlos** verlaufende Virusinfektion, von der in erster Linie **Kinder** betroffen sind. Die wichtigsten Symptome sind **Exanthem** (Atlas Abb. 24-10) und **Lymphknotenschwellung**, manchmal geht ein leichtes katarrhalisches Vorstadium voraus.
>
> Erkrankt eine **Schwangere**, so kann es zu **schweren Schäden** beim **Kind** kommen (➔ Abschn. 27.2.18)

Erreger. Rötelnvirus (Rubellavirus).

Ausbreitung. Röteln kommen weltweit vor.

Ansteckung. Die Übertragung erfolgt durch Tröpfcheninfektion bei engem Kontakt.

Inkubationszeit. 14–18 Tage (12–21 Tage).

Pathogenese. Es handelt sich um eine zyklische Infektionskrankheit, die aber ein so kurzes Generalisationsstadium hat, dass es klinisch nicht in Erscheinung tritt. Im Organstadium kommt es zur Beteiligung von Haut und Lymphknoten.

Symptome. Meist tritt Fieber um 38°C auf, manchmal fehlt es aber ganz. Das Exanthem beginnt im Gesicht und greift dann auf den Rumpf und die Extremitäten über. Es handelt sich um kleine, wenig erhabene rosarote Flecken mit hellem Hof, die nicht konfluieren (Atlas Abb. 24-10). Die Flecken sind größer als bei Scharlach und kleiner als bei Masern. Es kommen aber auch Abweichungen von dieser Norm vor. Der Ausschlag klingt nach 2–3 Tagen ab.

Bereits vor Ausbruch des Exanthems bestehen druckschmerzhafte Lymphknotenschwellungen, vor allem im Nacken, es können aber auch noch andere Lymphknotengruppen beteiligt sein. In ca. 50% der Fälle kommt es zur Milzvergrößerung.

Es ist zu beachten, dass die Hälfte der Kinder die Erkrankung asymptomatisch durchsteht.

Komplikationen. Gelegentlich kommt es zur Rötelnenzephalitis, bei Erwachsenen möglicherweise auch zur Rötelnarthritis.

Bitte beachten Sie zur Rötelnembryopathie auch ➔ Abschn. 27.2.18.

Nachweis. Im Blut durch Antikörpernachweis. Des Weiteren kommt es zur Leukopenie mit relativer Lymphozytose, wobei insbesondere die Plasmazellen ansteigen. Zu beachten ist allerdings, dass während der Prodromalphase eine Leukozytose besteht.

Prophylaxe. Eine aktive Immunisierung kann zur Verhütung der Rötelnembryopathie durchgeführt werden. Dazu werden Mädchen im Alter von ungefähr 10–14 Jahren geimpft. Soll eine Frau im gebärfähigen Alter geimpft werden, so muss eine Schwangerschaft 2 Monate vor und 2 Monate nach der Impfung sicher ausgeschlossen werden.

Eine passive Immunisierung kann bei einer Schwangeren durchgeführt werden, wenn sie mit einem an Röteln Erkrankten Kontakt hatte. Ist es allerdings schon zum Ausbruch des Exanthems gekommen, so zeigt eine passive Immunisierung keinen Erfolg mehr.

Therapie. Durch den Arzt. Leichte Verläufe benötigen allerdings keine Behandlung, falls jedoch notwendig, wird symptomatisch behandelt.

Meldepflicht. Es besteht für Rötelnerkrankung keine Meldepflicht.

Jedoch besteht gem. §§ 8 und 7 IfSG Abs. 3 für die Leiter von Medizinaluntersuchungsämtern und sonstigen privaten oder öffentlichen Untersuchungsstellen einschließlich der Krankenhauslaboratorien eine nichtnamentliche Meldepflicht bei Nachweis von Rubellaviren, soweit der Nachweis auf eine **konnatale** Infektion hinweist. Damit ergibt sich aufgrund des § 24 IfSG ein *Behandlungsverbot* für Heilpraktiker nur für *konnatale Rötelnerkrankung* (➔ Abschn. 27.2.18).

28.3 | Erkrankungen durch Parasiten

28.3.1 Läusebefall (Pedikulose)

> Unter Pedikulose versteht man den Befall der Haut durch **Läuse**. Läuse sind ungefähr 1–4 mm lange, flügellose Insekten, die zu den Blutsaugern gehören. Sie sind wichtige Krankheitsüberträger. Es gibt zahlreiche, verschiedene Lausarten, von denen aber nur drei den Menschen befallen: die **Kopflaus**, die **Kleiderlaus** und die **Filzlaus**.

Kopfläuse. Kinder, die von Kopfläusen befallen sind, *kratzen* sich wegen des starken Juckreizes häufig am *Kopf*. Dieser Juckreiz wird durch den von den Läusen beim Blutsaugen eingebrachten Speichel ausgelöst. Durch die Kratzwunden kann es zu Sekundärinfektionen und damit zu eitrigen Hautausschlägen („*Läuseekzem*", Atlas Abb. 21-47) kommen, die ihrerseits ein Anschwellen der regionalen Lymphknoten verursachen können.

Kopfläuse können zu Beginn des Befalls leicht übersehen werden, da sie die Fähigkeit besitzen, sich der Haarfarbe anzupassen. Leichter kann man die an den Haaren haftenden Eier (Nissen) erkennen. Um sich in einem frühen Stadium des Befalls Sicherheit zu verschaffen, scheitelt man das Haar Strich um Strich am gesamten Kopf, um nach Nissen zu fahnden. Besonders sorgfältig und gründlich muss man die Prädilektionsstellen Nacken, Schläfen und hinter den Ohren untersuchen. Kopfläuse werden einerseits durch direkten Kontakt übertragen, andererseits aber auch durch gemeinsam benutzte Gegenstände wie Wäsche und Betten.

Kleiderläuse. Kleiderläuse halten sich, wie schon der Name sagt, bevorzugt in der Kleidung auf, wobei sie dazu die Nähte der dicht am Körper anliegenden Kleidungsstücke, also der Unterwäsche, vorziehen. Hier legen sie auch ihre Eier ab. Die Kleiderläuse kommen zum Blutsaugen auf die Haut, wodurch es *zu heftig juckenden Pünktchen* und *Quaddeln* kommt. In der Regel sieht man auch strichförmige Kratzspuren und häufig bakterielle Sekundärinfektionen. Die Läuse werden durch direkten Kontakt und über Kleiderstücke weitergegeben.

Kleiderläuse können die Erreger des *Fleckfiebers* (Rickettsia prowazeki), des *Rückfallfiebers* (Borrelia recurrentis) und des *Wolhynischen Fiebers*, des so genannten Fünftagefiebers (Rickettsia quintana), übertragen.

Filzläuse. Filzläuse treten bevorzugt an *Schamhaaren* auf, selten an Bart, Augenbrauen, Wimpern, aber praktisch nie am Kopfhaar. An der Bissstelle besteht *Juckreiz*. Die Hauterscheinungen, die meist im anogenitalen Bereich auftreten, ähneln der Neurodermitis. Es sind Kratzspuren und häufig auch Sekundärinfektionen vorhanden. Gelegentlich kann man die Läuse als *kleine, bläuliche Punkte* auf der Haut sehen, und zwar meist am Stamm.

Therapie. Es wird im Allgemeinen mit 1%igem Lindan behandelt, das als Shampoo, Creme, Lotion, Puder und Gel zur Verfügung steht. Des Weiteren werden Pyrethrin-Präparate oder 0,5%ige Malathion-Lotionen eingesetzt. Zu Bedenken ist, dass Lindan neurotoxisch wirkt und ebenso wie die anderen Präparate hautreizend ist. An Augenlidern und Augenwimpern müssen die Läuse in der Regel mit einer Pinzette entfernt werden, allerdings können Ölanwendungen an den Augenlidern Läuse schwächen oder sogar abtöten. Des Weiteren müssen alle Infektionsquellen wie Bürsten, Kämme und Bettwäsche durch Vakuumbehandlung, sorgfältiges Waschen, Dampfbügeln oder Trockenreinigung behandelt werden. Rezidive sind allerdings häufig.

Meldepflicht. Nach dem Infektionsschutzgesetz besteht für Verlausung *keine* Meldepflicht. Obwohl die Verlausung im § 34 IfSG mit aufgelistet ist und danach von Läusen befallene Personen keine Gemeinschaftseinrichtungen (z. B. Schulgebäude, Kindergärten) betreten dürfen, besteht für den Heilpraktiker trotzdem *kein* Behandlungsverbot, weil die Verlausung im Sinne des Infektionsschutzgesetzes (§§ 34, 24 IfSG) *keine* Krankheit ist, sondern lediglich ein *Ausschlussgrund* für das Betreten von *Gemeinschaftseinrichtungen*.

28.4 Fragen

Beantworten Sie die Fragen möglichst knapp! Die richtigen Antworten finden Sie im angegebenen Abschitt entweder **fett** oder *kursiv* gedruckt.

Erkrankungen durch Bakterien

Lyme-Krankheit
▶ Wie heißt der Erreger der Lyme-Krankheit? Zählen Sie wichtige Symptome der Erkrankung auf! Wie wird therapiert? (➔ Abschn. 28.1.1)

Gasbrand/Gasödem
▶ Geben Sie die Leitsymptome an! (➔ Abschn. 28.1.2)

Tetanus
▶ Welche Beschwerden treten bei einer leichten Tetanuserkrankung auf? (➔ Abschn. 28.1.3)

Trachom
▶ Handelt es sich weltweit betrachtet, um eine häufige Erkrankung?
▶ Geben Sie die gefürchteten Komplikationen der Erkrankung an! (➔ Abschn. 28.1.4)

Puerperalsepsis
▶ Worum handelt es sich bei der Erkrankung? (➔ Abschn. 28.1.5)

Erkrankungen durch Viren

Herpesvirus-Infektionen
▶ Nennen Sie wichtige Krankheitserreger, die zur Familie der Herpesviren gehören und geben Sie an, welche typischen Erkrankungen diese jeweils hervorrufen können! (➔ Abschn. 28.2, Tabelle 28-1)

Herpes simplex
▶ Wie ist der Krankheitsverlauf bei Herpes simplex? Wie wird die Erkrankung übertragen? Beschreiben Sie die auftretenden Hauterscheinungen! (➔ Abschn. 28.2.1) Zählen Sie Faktoren auf, die zu Rezidiven führen können! (➔ Abschn. 28.2.1, Kasten)

Herpes zoster
▶ Wie heißt der Erreger der Gürtelrose? Wie wird die Erkrankung übertragen? Schildern Sie kurz den Krankheitsverlauf der Gürtelrose! Wie ist der Hautausschlag beschaffen? Welche wichtigen Sonderformen der Gürtelrose gibt es? (➔ Abschn. 28.2.2)

Mononukleose
▶ Wie erfolgt die Übertragung der infektiösen Mononukleose? Nennen Sie die Inkubationszeit! Geben Sie typische Verlaufsformen an! Zählen Sie die wichtigsten Symptome auf! Greifen die Tonsillenbeläge auf die Umgebung über? Was sind wichtige Komplikationen der Erkrankung? Wie ist die Prognose? (➔ Abschn. 28.2.3)

Zytomegalie und angeborene Zytomegalie
▶ Geben Sie an in welchen Schweregraden eine Zytomegalie verlaufen kann! (➔ Abschn. 28.2.4)

Röteln
▶ Nennen Sie die Leitsyptome einer Rötelnerkrankung! (➔ Abschn. 28.2.5)

Erkrankungen durch Parasiten
Verlausung
▶ Welche Lausarten können den Menschen befallen? Geben Sie das Leitsymptom bei Kindern an, die von Kopfläusen befallen sind! Welche Krankheiten können durch Kleiderläuse übertragen werden? Darf eine Verlausung vom Heilpraktiker behandelt werden? (➔ Abschn. 28.3.1)

29 Blutentnahme und Injektionstechniken

29.1	Blutentnahme 720	29.5	Intrakutane Injektion 727
29.2	Intravenöse Injektion 722	29.6	Entnahme von Kapillarblut 727
29.3	Intramuskuläre Injektion 722	29.7	Beseitigung der gebrauchten Kanülen und Lanzetten 727
29.4	Subkutane Injektion 726	29.8	Fragen 728

Unter einer Injektion versteht man eine Einspritzung, das heißt eine Einbringung von Arzneimitteln in den Körper unter Umgehung des Verdauungskanals (parenteral). Je nachdem, wohin gespritzt wird, unterscheidet man:

> **Injektionstechniken**
> - **i. v.** **intravenöse Injektion**,
>   d. h. in eine Vene
> - **i. m.** **intramuskuläre Injektion**,
>   d. h. in einen Muskel
> - **i. c.** **intrakutane Injektion**,
>   d. h. in die Haut
> - **s. c.** **subkutane Injektion**,
>   d. h. unter die Haut

Diese Techniken werden von vielen Heilpraktikern angewendet und müssen deshalb auch bei der Überprüfung sicher beherrscht werden.

Des Weiteren gibt es noch die folgenden Injektionen:

- intraarterielle Verabreichung, d. h. in eine Arterie,
- intraartikuläre Verabreichung, d. h. in ein Gelenk,
- intrakardiale Verabreichung, d. h. in das Herz,
- intrathekale Verabreichung, d. h. in den Liquorraum.

Es ist dem Heilpraktiker zwar gesetzlich *nicht* verboten diese risikoreichen Techniken auszuführen, aber aufgrund seiner Sorgfaltspflicht sollten diese Injektionen im Allgemeinen dem Facharzt vorbehalten bleiben. Sie werden deshalb hier auch nicht näher besprochen.

Für die Injektionstechniken gilt ganz allgemein, dass eine nur theoretische Erarbeitung des Stoffes mit Sicherheit *nicht* ausreichend ist. Sie muss unbedingt durch die praktische Anschauung eines entsprechend geschulten Lehrers ergänzt werden.

Bei allen Hautverletzungen ist auf eine *ausreichende Desinfektion* zu achten. Außerdem muss sich der Behandler die Hände in der vorgeschriebenen Weise vor und bei Kontamination auch nach der Injektion oder Blutentnahme desinfizieren. Auf die Sterilität des verwendeten Instrumentariums muss sorgfältig geachtet werden. Damit diesen Anforderungen genügt wird, geht man vor, wie es im Kapitel 1 Gesetzeskunde unter dem Abschnitt 1.3.3, Richtlinie für Krankenhaushygiene und Infektionsprävention, beschrieben wird. Außerdem müssen nach den Vorschriften der Berufsgenossenschaft bei allen Hautverletzungen *Einmal-Handschuhe* getragen werden. In den folgenden Ausführungen wird auf diese Sachverhalte bis auf wenige Ausnahmen nicht mehr gesondert hingewiesen, sondern diese Grundsätze werden als selbstverständlich vorausgesetzt.

29.1 Blutentnahme

Bei der Blutentnahme geht man zweckmäßigerweise nach dem folgenden Schema vor.

Der Patient *legt* sich am besten auf die Liege. Das hat den Vorteil, dass kreislauflabile Patienten, falls sie kollabieren, nicht zu Boden fallen und sich dabei evtl. verletzen.

Der Behandler *wäscht* sich gründlich die Hände mit Wasser, Seife und Bürste und *desinfiziert* sie mit einem Präparat erwiesener Wirksamkeit.

Nun wird die *Staubinde* am Oberarm knapp über dem Ellenbogen angelegt. Danach wird die Haut im Bereich des *Punktionsgebietes* mit einem sterilen Tupfer *desinfiziert*.

Leider widerspricht sich die o. g. Richtlinie selbst. So wird unter Punkt 3 verlangt: „Die vorgeschriebene Einwirkzeit ist zu beachten." Die vorgeschriebene Einwirkzeit beträgt bei den meisten Desinfektionsmitteln lediglich 15 bis 30 Sekunden. Unter Punkt 3.1.3 der Richtlinie ist dann aber zu lesen: „Die vorgeschriebene Einwirkzeit beträgt mindestens 1 Minute."

Die desinfizierte Punktionsstelle darf nun nicht mehr mit einem unsterilen Tupfer oder mit der Hand berührt werden.

Die Kanüle wird der Spritze so aufgesetzt, dass ihre *Schlifffläche* mit der *Skaleneinteilung* der Spritze eine Linie bildet. Das ist wichtig, damit die entnommene Blutmenge genau bemessen werden kann. Es ist darauf zu achten, dass die Kanüle *fest* auf der Spritze aufsitzt, damit beim Ansaugen am Nadelansatz keine Luft in den Spritzenkolben eintritt und das Blut dadurch unnötig aufgeschäumt wird.

Der Einstich in die Vene erfolgt so, dass die Schlifffläche und damit auch die Skaleneinteilung für den Behandler gut sichtbar sind. Dabei umfasst der Behandler mit den vier Fingern der linken Hand den

Arm des Patienten und mit dem Daumen strafft er leicht die Haut unterhalb der Punktionsstelle entgegen dem Venenverlauf. Dieser feste Kontakt ist wichtig, falls der Patient beim Einstich eine unwillkürliche Fluchtbewegung mit dem Arm ausführt.

Die Punktion erfolgt in einem *flachen Winkel* direkt über der Vene durch die Haut. Nach Durchstechen der Haut wird der Einstichwinkel noch weiter abgeflacht und die Venenwand durchstochen, damit die Kanüle parallel zu den Venenwänden zu liegen kommt.

Zur Blutentnahme wird der Spritzenstempel mit Zeigefinger und Daumen erfasst und langsam nach hinten gezogen.

Hat man die benötigte Menge Blut entnommen, wird *zunächst* die *Staubinde geöffnet,* und erst danach wird die Kanüle zügig aus dem Einstichkanal herausgezogen.

Wird die Kanüle vor Öffnen der Staubinde herausgezogen, bildet sich oft ein Hämatom!

Beim Herausziehen ist unbedingt darauf zu achten, dass die Kanülenspitze keine strichförmige Verletzung der Venenwand hinterlässt. Eine solche Verletzung kann zur Thrombenbildung führen.

Zum Schluss wird ein Zellstofftupfer fest auf die Punktionsstelle gedrückt, bis die Blutung zum Stillstand kommt. Danach kann ein Pflaster aufgebracht werden.

Anlegen der Staubinde. Beim Anlegen der Staubinde achtet man darauf, dass die Schnalle vom Körper des Patienten wegzeigt, damit sie später leicht geöffnet werden kann.

Der Staudruck ist so zu wählen, dass der *Radialispuls* noch *gut* zu *tasten* ist. Bei zu fester Stauung kann der Puls nicht mehr getastet werden. In diesem Fall ist der arterielle Blutzustrom unterbrochen, und häufig kann dann nicht die gewünschte Blutmenge entnommen werden. In diesem Fall ist die Staubinde zu lockern. Wird allerdings zu gering gestaut, kann das venöse Blut ungehindert abfließen. Auch in diesem Fall kann die Blutentnahme misslingen.

Um den richtigen Staudruck zu ermitteln, kann man eine Blutdruckmanschette zu Hilfe nehmen. Dazu wird zuerst der *Blutdruck gemessen*. Dann errechnet man die *Differenz* zwischen dem *systolischen* und *diastolischen* Wert. Die *Hälfte* dieses Differenzwertes zählt man zum diastolischen Wert und hat damit den genauen Staudruck errechnet.

Beispiel: Blutdruck 120/80 mmHg
Differenz zwischen systolischem und diastolischem Wert: 40
Hälfte dieses Differenzwertes: 20
Staudruck: 80 + 20 = 100 mmHg

Vor einer Blutentnahme oder einer intravenösen Injektion kann man statt einer Staubinde auch eine Blutdruckmanschette um den Oberarm legen und bis zum idealen Staudruck aufpumpern (in unserem Beispiel bis 100 mmHg). Während der Blutentnahme wird dieser Staudruck beibehalten. Bei einer intravenösen Injektion wird der Staudruck nach der Aspiration und vor der Injektion abgelassen (s. u.).

Kanülengröße. Zur Blutentnahme wird mit der größtmöglichen Kanüle gearbeitet, also Größe 1 oder 2. Je größer der Kanülenquerschnitt, um so besser ist die Qualität des gewonnenen Blutes für die darauffolgende Laboruntersuchung.

Des Weiteren spricht für eine dickere Kanüle, dass sie besser im Venenlumen liegt und damit die Gefahr geringer ist, die Venenhinterwand zu durchstechen.

Heutzutage haben alle Kanülen einen sehr guten Spitzenschliff, so dass eine dickere Kanüle kaum einen schmerzhafteren Einstich bereitet als eine dünnere.

Aufsuchen der Vene in der Ellenbeuge. Im günstigen Falle sieht man bereits vor der Stauung eine oder mehrere Venen durch die Haut schimmern. Sieht man mehrere Venen, so wählt man die am *weitesten radial* gelegene Vene, da hier die Möglichkeit einer Nerven- oder Arterienverletzung am geringsten ist.

Sieht man keine Venen durch die Haut schimmern, so fordert man den Patienten nach der Stauung auf, durch mehrmaliges Bilden einer Faust aktiv als Pumpe mitzuwirken.

Aufsuchen einer tieferliegenden Vene. Wird auch durch das „Pumpen" keine Vene sichtbar, so versucht man durch vorsichtiges Betasten der gestreckten Ellenbeuge mit zwei bis drei Fingerspitzen eine tiefliegende Vene zu erspüren.

Hat man eine solche von Unterhautfettgewebe umgebene Vene ertastet, so muss man sich unbedingt vergewissern, dass es sich auch um eine Vene und nicht um eine Arterie oder um eine Sehne handelt! Pulsiert das Gefäß, so handelt es sich um eine Arterie. Ob es sich um eine Sehne handelt, kontrolliert man, indem man die Stauung ablässt. Die Vene verschwindet nun. Eine Sehne ist weiterhin als derber Strang zu fühlen.

Danach wird erneut gestaut und die Punktionsstelle erneut vorschriftsmäßig desinfiziert! Diese Stelle darf nunmehr weder mit den Fingern noch mit einem unsterilen Tupfer in Kontakt kommen.

Zum besseren Auffinden der Vene werden Daumen und Zeigefinger rechts und links der ertasteten Vene gelegt (nicht die Punktionsstelle berühren!) und durch Spreizen der Finger die darüberliegende Haut gespannt. Bei einer tieferliegenden Vene muss der Einstichwinkel steiler gewählt werden als bei der direkt unter der Haut liegenden Vene. Nach Durchstechen der Haut wird die Kanüle mit unverändertem Winkel vorgeschoben und noch während des Vorschiebens werden *ständig Aspirationsversuche* gemacht.

29.2 | Intravenöse Injektion

Bei einer intravenösen Injektion geht man sinngemäß so vor, wie vorstehend bei der Blutentnahme geschildert. Allerdings muss nach der Punktion *aspiriert* und *vor* der Injektion die *Staubinde gelöst* werden, damit das zu injizierende Mittel ungehindert in die Vene fließen kann.

> **!** **Intravenöse Injektion**
> - vorschriftsmäßige Desinfektion!
> - unbedingt aspirieren!
> - *vor* der Injektion Staubinde lösen!

Aspirieren. Nach der Punktion und vor dem Einbringen des Medikamentes muss unbedingt aspiriert werden, um die richtige Lage der Kanülenspitze zu überprüfen. Dazu wird der Spritzenstempel etwas zurückgezogen. Mischt sich daraufhin venöses Blut mit dem Medikament, so liegt die Kanüle vorschriftsmäßig in der Vene.

Läuft das Blut pulsierend in die Spritze, wurde irrtümlich eine Arterie punktiert. In diesem Fall darf keinesfalls gespritzt werden!

Hat man sich durch Aspirieren vergewissert, dass die Kanülenspitze ordnungsgemäß in der Vene liegt, so wird vor dem Einspritzen des Medikamentes die Staubinde geöffnet.

Aufziehen des zu injizierenden Mittels. Achten sie darauf, dass das zu spritzende Mittel klar ist, das heißt, es dürfen keine sichtbaren, festen oder trüben Teilchen darin schwimmen.

Der Ampullenhals wird mit 2–3 Sägebewegungen der Ampullensäge angesägt (dieser Schritt entfällt bei Brechampullen), auffolgend wird – zur Vermeidung von Schnittverletzungen – ein unsteriler Tupfer mit dem Zeigefinger hinter den Ampullenhals geklemmt und mit einer ruckartigen Bewegung abgebrochen (Abb. 29-1).

Die Injektionslösung wird nun mit einer „Aufziehkanüle" aus der Ampulle entnommen, wobei die Ampulle schräg gehalten wird, so dass kein Rest in der Ampulle zurückbleibt. (Abb. 29-2)

Auffolgend wird die Kanüle – ohne die Kappe aufzustecken – im Kanülensammler entsorgt. Für die Injektion wird dann eine neue Nadel auf die Spritze aufgesteckt und die gesamte Luft wird sorgfältig aus der Spritze entfernt.

Verwendet werden Kanülen der Größe 1 oder 2.

Nachdem man die Spritze aufgezogen hat, verbleibt die leere Ampulle auf dem Spritzentablett, damit man sich jederzeit vergewissern kann, dass das Medikament, das gespritzt werden soll, auch tatsächlich in der Spritze ist und dass es intravenös gespritzt werden darf. Dies gilt um so mehr, wenn das zu injizierende Mittel nicht von einem selbst, sondern von einer entsprechend angelernten Hilfskraft vorbereitet wurde.

29.3 | Intramuskuläre Injektion

Injektionen unter 1 cm³ können (mit Ausnahme von öligen Substanzen) in den *Deltamuskel* des Oberarmes gespritzt werden, Mengen über 1 cm³ werden in den *Gesäßmuskel* verabreicht.

Verwendet werden bei normalgewichtigen Erwachsenen die Kanülengrößen 2 oder 1 (wenn tief i. m. gespritzt wird), bei Injektion in den Deltamuskel Kanülengröße 12 oder 14.

Intramuskuläre Injektion in den Deltamuskel. Der Einstich in den Deltamuskel erfolgt senkrecht zur Hautoberfläche in die größte Vorwölbung des Muskels.

Eine andere Möglichkeit ist, die Haut etwas unterhalb der dicksten Vorwölbung im Bereich der Mulde mit dem linken Daumen zu spannen

29.3 Intramuskuläre Injektion

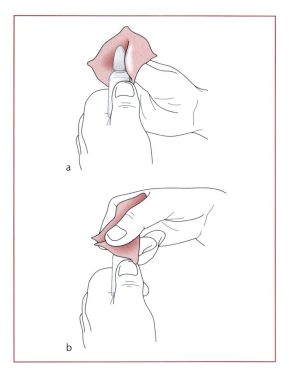

Abb. 29-1 Aufbrechen einer Ampulle. Verwenden Sie zum Aufbrechen der Ampulle immer einen Zellstofftupfer, um Schnittverletzungen zu vermeiden.

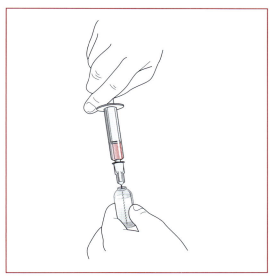

Abb. 29-2 Aufziehen des zu injizierenden Mittels. Verwenden Sie eine „Aufziehkanüle", die sie nach Gebrauch im Kanülensammler entsorgen, und zwar – wegen der Verletzungsgefahr – *ohne* vorher die Kappe aufzustecken. Für die Injektion am Patienten wird dann eine neue Nadel verwendet.

(Abb. 29-3). Dann wird die Kanüle in leicht schräger Richtung nach oben in die Mitte des Deltamuskels gestochen.

Die intramuskuläre Injektion in den Deltamuskel darf nur mit Stichrichtung von der Seite des Patienten aus, senkrecht zur Hautoberfläche erfolgen, da sonst Nerven oder Gefäße des Armes verletzt werden können. (Abb. 29-3)

Intramuskuläre Injektion in den Gesäßmuskel (Methode nach VON HOCHSTETTER). Bei erwachsenen, normalgewichtigen Patienten wird der Injektionsort nach der Methode VON HOCHSTETTER ermittelt (ventrogluteale Injektion).

Erfolgt die Injektion in die rechte Gesäßseite, legt man die linke Handfläche auf den großen Rollhügel (Trochanter major). Die Spitze des Zeigefingers der linken Hand berührt den rechten vorderen oberen Darmbeinstachel (Spina iliaca anterior superior) des Patienten. Der linke Mittelfinger tastet sich nun auf dem Darmbeinkamm (Crista iliaca) entlang, bis er weit abgespreizt ist. Der richtige Injektionsort liegt nun im unteren

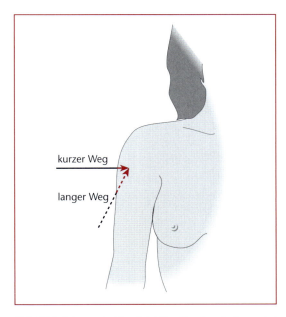

Abb. 29-3 Intramuskuläre Injektion in den Deltamuskel (M. deltoideus). Mengen unter 1 ccm können (mit Ausnahme von öligen Substanzen) in den Deltamuskel des Oberarmes verabreicht werden. Eingestochen wird senkrecht zur Hautoberfläche von der Seite des Patienten aus. Wird der „lange Weg" gewählt, ist der Einstichkanal länger, so dass größere Mengen abgesetzt werden können als beim „kurzen Weg".

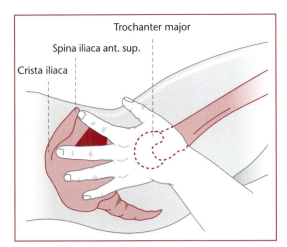

Abb. 29-4 Intramuskuläre Injektion in den Gesäßmuskel (Methode nach von Hochstetter).

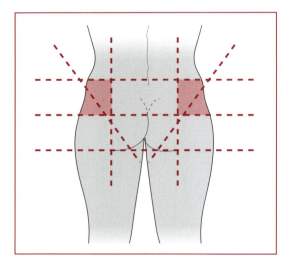

Abb. 29-5 Einteilung der Gesäßhälften in je 4 Quadranten. Der Injektionsort in den oberen äußeren Quadranten wird nur gewählt, wenn eine Bestimmung nach der Methode nach VON HOCHSTETTER nicht möglich ist, wenn also die Behandlerhand zu groß oder zu klein ist oder bei sehr übergewichtigen Menschen und bei Kindern.

Drittel zwischen dem gespreizten Mittel- und Zeigefinger. Der Einstich erfolgt senkrecht zur Hautoberfläche (Abb. 29-4).

Ausnahmen. Die Methode nach VON HOCHSTETTER ist *nicht* geeignet, wenn die Hand des Behandlers zu *groß* oder zu *klein* ist. Die Hand des Behandlers hat für normalgewichtige, erwachsene Patienten die richtige Größe, wenn eine Handschuhgröße von sechs bis acht vorliegt.

Bei sehr *übergewichtigen* Patienten kann der Injektionsort nach der Methode nach VON HOCHSTETTER versehentlich zu hoch und auch zu seitlich nach vorne festgelegt werden, also in einem Bereich, wo keine Muskelmasse mehr vorhanden ist. Auch bei *Kindern* kann sie nicht angewendet werden.

In diesen Fällen erfolgt die Bestimmung des richtigen Injektionsortes durch die Wahl der geeigneten Stelle im oberen äußeren Quadranten.

Bestimmung des Injektionsortes im oberen äußeren Quadranten. Um den oberen äußeren Quadranten zu bestimmen, denkt man sich die eine Gesäßhälfte durch ein Achsenkreuz in vier gleich große Teile zerlegt. Die obere Begrenzung bildet der Darmbeinkamm, die untere der Gesäßknochen. Die senkrechten Linien werden erstens durch eine Linie über den vorderen oberen Darmbeinstachel, zweitens, der Fortsetzung der Gesäßfalte und drittens einer Linie, die in der Mitte zwischen diesen beiden Linien verläuft, gebildet (Abb. 29-5)

Um nun noch den genauen Injektionsort in die rechte Seite des Patienten zu ermitteln, empfiehlt sich folgendes Vorgehen: Der Behandler legt den Zeige- und Mittelfinger seiner linken Hand auf den rechten vorderen oberen Darmbeinstachel des Patienten. Nun wird der Daumen in Richtung Sitzbeinhöcker ganz abgespreizt. So ist eine Linie im oberen äußeren Quadranten vom Daumen zu den beiden anderen Fingern festgelegt, auf deren unterem Drittel injiziert werden darf.

Die Stichrichtung in den Injektionsort des oberen äußeren Quadranten verläuft seitlich nach oben in Richtung des vorderen oberen Darmbeinstachels. (Abb. 29-5 und 29-6)

▶ **Intramuskuläre Injektion**
- **Vorschriftsmäßige Desinfektion**
- **Wahl des richtigen Punktionsortes** (nach VON HOCHSTETTER)
- **Aspiration**

Kontraindikationen der intramuskulären Injektion
- **Erhöhte Blutungsneigung**, bei Blutern oder bei Einnahme von blutverdünnenden Medikamenten (Antikoagulanzien, wie Marcumar und ASS).

29.3 Intramuskuläre Injektion

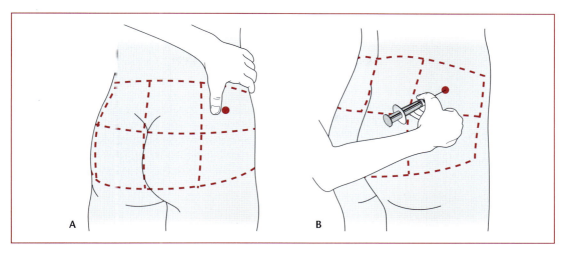

Abb. 29-6 Auffinden des richtigen Injektionsortes im oberen äußeren Quadranten (A) und vorschriftsmäßige Stichrichtung (B).
A Der Behandler legt Zeige- und Mittelfinger seiner linken Hand auf den rechten vorderen oberen Darmbeinstachel und spreizt den Daumen in Richtung Sitzbeinhöcker ab. Der korrekte Injektionsort liegt auf dem unteren Drittel der gedachten Linie vom Daumen zu den anderen beiden Fingern.
B Auf diesem Punkt erfolgt der Einstich seitlich nach oben in Richtung des vorderen oberen Darmbeistachels.

- **Hautveränderungen** im Injektionsgebiet wie Exantheme oder narbige Veränderungen.
- **Kreislaufversagen.** Im Schock darf nicht intramuskulär injiziert werden, sondern nur noch intravenös, da das Mittel sonst nicht mehr in den Kreislauf aufgenommen wird und deshalb keine Wirkung zeigen kann.
- **Verdacht auf Herzinfarkt**, da durch eine i. m.-Injektion die Enzymdiagnostik verfälscht wird und keine Lysetherapie durchgeführt werden kann.

Fehler bei der intramuskulären Injektion
- **Irrtümliche Verabreichung eines intramuskulär zu spritzenden Mittels ins Unterhautfettgewebe.** Im Unterhautfettgewebe sind die Resorptionsbedingungen schlechter als in der Muskulatur. Deshalb bleibt ein gespritztes Medikament hier länger liegen und kann, vor allem bei öligen Substanzen, zu der gefürchteten Fettgewebsnekrose führen. In diesem Fall wird eine chirurgische Behandlung notwendig.
- **Die Nadelspitze gelangt auf den Beckenknochen.** Trifft man mit der Kanülenspitze versehentlich den Beckenknochen, wird das vom Patienten als schmerzhaft empfunden. In diesem Fall muss unbedingt vor Absetzen des Mittels die Kanüle ein Stück ins Muskelgewebe zurückgezogen werden. Setzt man das Medikament nämlich am Beckenknochen ab, kann das zu einer langwierigen und sehr schmerzhaften Knochenhautreizung führen.
- **Auftreten eines ziehenden, starken Schmerzes**, der bis ins Bein hineinstrahlt. In diesem Fall ist die Injektion sofort abzubrechen. Durch die Wahl eines falschen Injektionsortes ist es zu einer Reizung des Nervus ischiadicus gekommen, was unter Umständen schwere Dauerschäden am Ischiasnerv verursachen kann. Manchmal gibt der Patient ein Druckgefühl im Gesäßmuskel an. Diese Beschwerde kann auch auftreten, wenn der Injektionsort richtig gewählt wurde. Vermutlich handelt es sich in diesem Fall um eine Reaktion des N. ischiadicus auf den Umgebungsdruck durch das verabreichte Medikament. Bitte vergegenwärtigen Sie sich den Verlauf des N. ischiadicus nochmals mit den Abb. 18-31 und 18-37 im Atlas.
- **Unsauberes Arbeiten.** Durch unsauberes Arbeiten kann es zu einem Spritzenabszess kommen. Die i. m.-Injektion ist die Injektion mit dem höchsten Injektionsrisiko, weshalb hier die Desinfektion besonders sorgfältig durchgeführt werden muss.

- **Versehentliche Injektion in ein Gefäß.** Wenn vergessen wird zu aspirieren oder wenn aspiriert wurde, aber während der Injektion der Injektionsort unbemerkt verändert wurde, so kann es passieren, dass das Medikament versehentlich in ein Gefäß gespritzt wird. In diesem Fall kann es bei entsprechenden Mitteln zu einem Gefäßkrampf kommen. Handelt es sich um eine Arterie, so wird das Gewebe nicht mehr durchblutet und stirbt ab. Eine umgehende chirurgische Behandlung im Krankenhaus ist unumgänglich.
- **Verwendung eines unverträglichen Mittels.** Aufgrund einer Unverträglichkeit des gespritzten Mittels kann es zu einem *anaphylaktischen Schock* kommen.
- **Nadelabbruch.** Bewegt sich der Patient plötzlich während der Injektion, kann die Nadel am Übergang zwischen Kanülenschaft und -konus abbrechen. Deshalb verbleibt bei einer Injektion zwischen der Haut und dem Kanülenkonus grundsätzlich ein Sicherheitsabstand von mindestens 1 cm, damit die Nadel notfalls von Hand herausgezogen werden kann.

29.4 Subkutane Injektion

Bei einer subkutanen Injektion wird das Mittel in die Unterhaut gespritzt. Kontraindikationen sind Kreislaufversagen, ölige Substanzen (!), Störungen der Hautdurchblutungen und Hauterkrankungen im Punktionsgebiet.

Verwendet werden können die Kanülengrößen 20, 18, 17 und 16.

Injektionsort. Ein häufig gewählter Injektionsort für die subkutane Verabreichung eines Mittels ist die Mulde unterhalb des Deltamuskels am Oberarm. Um eine unnötige Reizung durch die normale Muskelarbeit zu vermeiden, spritzt man bei Rechtshändern in den linken Arm, bei Linkshändern in den rechten Arm. Weitere mögliche Stellen sind die Bauchdecke in der Region um den Nabel und die seitlichen und vorderen Flächen der Oberschenkel.

Selbstverständlich sind aber auch andere Injektionsorte geeignet, je nach der therapeutischen Wirkung, die erzielt werden soll. So kann ein Mittel beispielsweise paravertebral nach den Grundsätzen der Segmenttherapie gespritzt werden.

Desinfektion. Wie bei jeder anderen Hautverletzung auch, ist vor der subkutanen Injektion auf ausreichende Desinfektion der Punktionsstelle und der Hände des Untersuchers zu achten.

Einstichtiefe. Um die erforderliche Einstichtiefe zu bestimmen, hebt man im Injektionsgebiet mit Daumen und Zeigefinger eine Hautfalte ab. Um zu verhindern, dass das gespritzte Medikament wieder aus der Haut herausfließt, legt man einen längeren Einstichkanal an. Deshalb wird der Einstich nicht senkrecht zur Hautoberfläche ausgeführt, sondern man sticht in einem schrägen Winkel durch die Haut, flacht dann den Winkel etwas ab und schiebt die Nadel ins subkutane Gewebe vor.

Aspiration. Liegt die Kanüle in der gewünschten Position, wird aspiriert, um sich zu versichern, dass die Nadelspitze nicht in ein Gefäß gelangt ist.

Allerdings wird von manchen Autoren bei der s. c.-Injektion in die Subkutis der *Bauchdecke* und der *Oberschenkel* mit einer *kurzen* Nadel von einer Aspiration abgeraten, da an diesen Stellen keine versehentliche Injektion in ein größeres Gefäße möglich ist. Eine Aspiration führt aber zu einer zusätzlichen Gewebeschädigung und verlängert die Injektionszeit.

Fehler bei der subkutanen Injektion. Wird der Einstichwinkel zu flach gewählt und damit das Mittel *in* die Haut statt unter die Haut gebracht, so verursachen manche Medikamente einen heftigen Brennschmerz.

Wurde der Einstichwinkel zu steil gewählt und das Mittel deshalb zu tief gespritzt, so kommt es im Allgemeinen nicht sofort zu Schmerzen. Je nach verwendetem Mittel ist es aber möglich, dass es Stunden später zu stärkeren lokalen Schmerzen kommt. In diesen Fällen kann man versuchen, mit kühlenden Umschlägen die Beschwerden etwas zu mildern.

Auch bei subkutaner Applikation eines Mittels kann es bei entsprechender Disposition des Betroffenen zur *anaphylaktischen Reaktion* kommen!

29.5 Intrakutane Injektion

Bei der intrakutanen Injektion wird das Medikament direkt *in* die Haut gespritzt. Auch in diesem Fall muss ausreichend desinfiziert werden.

Der Einstichwinkel wird bei der intrakutanen Injektion noch flacher gewählt als bei der subkutanen. Die richtige Ausführung der intrakutanen Spritzung sieht man daran, dass die Haut an der Stelle, an der das Mittel verabreicht wurde, vom Aussehen her an eine Apfelsine erinnert.

Ansonsten gilt das bei der subkutanen Injektion beschriebene Vorgehen sinngemäß auch für die intrakutane.

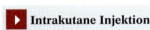

Intrakutane Injektion
Es kommt zur „*Apfelsinenhaut*".

29.6 Entnahme von Kapillarblut

Um Kapillarblut zu entnehmen, verwendet man sterile Einmal-Lanzetten. Damit sticht man ungefähr 1–2 mm tief durch die Haut. Auch hier ist vor dem Einstechen auf die vorgeschriebene Desinfektion zu achten.

Wahl des Stichortes. Geeignet ist die *Fingerbeere* des Ringfingers, und zwar wählt man beim Rechtshänder die linke und beim Linkshänder die rechte Fingerbeere. Das Kapillarblut kann auch aus den Fingerbeeren des Mittel- oder Kleinfingers gewählt werden. Die Zeigefingerbeere sollte man *nicht* benutzen, da diese besonders empfindlich ist.

Befinden sich an den Fingern Schwielen, werden die Finger von Berufs wegen viel benutzt (z. B. Masseure) oder bei Kindern, wählt man als Stichort das *Ohrläppchen*.

Durchführung. Der Behandler umfasst fest die Hand des Patienten und sticht zügig und ausreichend tief ein. Danach sollte ein Blutstropfen auf die Hautoberfläche hervortreten.

Tritt spontan kein Blut aus, so darf nicht versucht werden, durch Drücken und Quetschen doch noch einen Blutstropfen herauszubringen. Durch dieses Vorgehen kommt es zum Austritt von Lymphflüssigkeit aus dem Gewebe, das sich dem Blut zumischt. Will man aus solch einem gewonnenen Blut bestimmte Laborwerte, beispielsweise Glukose bestimmen, so muss man damit rechnen, dass der Wert verfälscht ist. Um einwandfreie Werte zu erreichen, muss das Blut vorschriftsmäßig gewonnen werden. Deshalb muss man beim Misslingen den Vorgang an einer anderen Fingerbeere wiederholen.

29.7 Beseitigung der gebrauchten Kanülen und Lanzetten

Gebrauchte Kanülen werden in einen *Kanülensammler* gegeben, damit sich niemand verletzen kann. Gefüllte Kanülensammler können gut verschlossen zu dem normalen *Hausmüll* gegeben werden. Material, das mit Keimen meldepflichtiger Krankheiten verseucht ist, darf den Entstehungsort allerdings nicht verlassen. Eine Einleitung in den Hausmüll darf erst nach vollständiger Abtötung der infektionstüchtigen Keime erfolgen. Bitte beachten Sie hierzu auch das Abfallbeseitigungsgesetz (➔ Abschn. 1.3.6) und das Infektionsschutzgesetz § 10a (➔ Abschn. 1.2.1).

Achten Sie unbedingt darauf, dass Sie bei gebrauchten Nadeln vor dem Entsorgen *keinesfalls* die Kanülenkappe wieder aufsetzen, sondern werfen Sie die Nadel ohne Kappe in den Kanülensammler. Gerade beim Aufsetzen der Kappe kommt es häufig zu versehentlichen Stichverletzungen, bei denen es zu einer Übertragung von AIDS oder Hepatitis kommen könnte!

> Bei **gebrauchten Kanülen** die Kanülenkappe *nicht* wieder aufstecken, sondern die Nadel direkt im **Kanülensammler** entsorgen!

29.8 Fragen

Beantworten Sie die Fragen möglichst knapp! Die richtigen Antworten finden Sie im angegebenen Abschnitt entweder **fett** oder *kursiv* gedruckt.

Blutentnahme und Injektionstechniken

▶ Zählen Sie wichtige Injektionstechniken auf, die jeder Heilpraktiker beherrschen sollte! (➔ Abschn. 29, Einleitung, Kasten)
▶ Darf ein Heilpraktiker eine intraarterielle Injektion verabreichen? (➔ Abschn. 29, Einleitung)
▶ Schildern Sie stichpunktartig, wie Sie bei einer Blutentnahme vorgehen! Wie fest stauen Sie bei einer Blutabnahme? Vor der Blutabnahme sehen Sie in der Ellenbeuge mehrere gut sichtbare Venen. Entscheiden Sie sich nun eher für eine mehr ulnar oder eine mehr radial gelegene Vene? (➔ Abschn. 29.1)
▶ Was ist bei einer intravenösen Injektion unbedingt zu beachten? (➔ Abschn. 29.2, Kasten)
▶ In welchen Muskel werden i. m.-Injektionen meist verabreicht? Wie wird der Injektionsort in den Gesäßmuskel vorschriftsmäßig bestimmt? In welchen Fällen ist die Bestimmung des Injektionsortes nach von Hochstetter *nicht* geeignet? Wie legen Sie den Injektionsort bei Kindern fest? Zählen Sie Kontraindikationen für i. m. Injektionen auf! Woran können Sie erkennen, dass Sie eine i. m.-Injektion richtig gesetzt haben? (➔ Abschn. 29.3)
▶ Welche Stellen eignen sich gut zur Entnahme von Kapillarblut? (➔ Abschn. 29.6)
▶ Wie entsorgen Sie gebrauchte Kanülen? (➔ Abschn. 29.7)

30 Literatur

Alexander, M., Raettig, H.: Infektionskrankheiten. Thieme, Stuttgart 1998.

Bartels, H., Bartels, R.: Physiologie. Lehrbuch und Atlas. Urban & Fischer, München 2004.

Bates, B.: Großes Untersuchungsbuch. Thieme, Stuttgart 2000.

Benninghoff, A.: Anatomie, Bd. 1 u. 2. Urban & Fischer, München 2000.

Bierbach, E., Georgi, P.: Infektionskrankheiten und Infektionsschutzgesetz. Urban & Fischer, München 2003

Braun, J.: Klinikleitfaden Innere Medizin. Urban & Fischer, München 2003.

Hunnius, Pharmazeutisches Wörterbuch. de Gruyter, Berlin–New York 1998.

Ciompi, L.: Affektlogik. Klett-Cotta, Stuttgart 1998.

Classen, M., Diehl, V., Kochsiek, K.: Innere Medizin. Urban & Fischer, München 2004.

Dethlefsen, Th., Dahlke, R.: Krankheit als Weg. Bertelsmann, München 2000.

Dörner, K., Plog, U.: Irren ist menschlich. Psychiatrie-Verlag, Wunstorf 2004.

Dorsch, F.: Psychologisches Wörterbuch. Huber, Bern 2003.

Dosch, P.: Lehrbuch der Neuraltherapie nach Huneke. Haug, Heidelberg 1995.

Duden, Das Wörterbuch medizinischer Fachausdrücke. Dudenverlag, Mannheim–Leipzig–Wien–Zürich 2003.

Epstein, O., Perkin, G. D., et al.: Bild-Lehrbuch der klinischen Untersuchung (dt. Übersetzung von H. J. Deuber). Thieme, Stuttgart–New York 1994.

Faller, A.: Der Körper des Menschen. Thieme, Stuttgart 1999.

Hall-Craggs, E. C. B.: Anatomy as a Basis for Clinical Medicine. Urban & Fischer, München 1997.

Herold, G.: Innere Medizin. Selbstverlag, 2003.

Kahle, W.: Taschenatlas der Anatomie, Bd. II, Nervensystem und Sinnesorgane. Thieme, Stuttgart 2002.

Kisker, K. P., Freyberger, H., et al. (Hrsg.): Psychiatrie, Psychosomatik, Psychotherapie. Thieme, Stuttgart 1991.

Köhnlein, H.-E.: Erste Hilfe. Thieme, Stuttgart 1992.

Laplanche, J., Pontalis, J. B.: Das Vokabular der Psychoanalyse. Suhrkamp, Frankfurt am Main 2002.

Leonhardt, H.: Taschenatlas der Anatomie für Studium und Praxis, Bd. 2, Innere Organe. Thieme, Stuttgart 1991.

Lippert, H.: Lehrbuch Anatomie. Urban & Fischer, München 2003.

Miksits, K., Hahn, H., et al.: Medizinische Mikrobiologie und Infektiologie. Springer, Berlin–Heidelberg–New York 2003.

MSD – Manual der Diagnostik und Therapie. MSD Sharp/Dohme GmbH München (Hrsg.). Urban & Fischer, München 2000.

Mutschler, E.: Arzneimittelwirkungen. Wiss. Verlagsges., 2001.

Platzer, W.: Taschenatlas der Anatomie. Bewegungsapparat. Thieme, Stuttgart 2003.

Poeck, K.: Neurologie. Springer, Berlin–Heidelberg–New York 2001.

Pschyrembel, W.: Klinisches Wörterbuch. de Gruyter, Berlin 2002.

Rassner, G.: Dermatologie. Lehrbuch und Atlas. Urban & Fischer, München 2002.

Riede, U.-N., Schaefer, H.-E.: Allgemeine und spezielle Pathologie. Thieme, Stuttgart 2004.

Roche Lexikon Medizin. Urban & Fischer, München 2003.

Schäffler, A., Schmidt, Sabine: Mensch Körper Krankheit. Urban & Fischer, München 2003.

Schäffler, A.: Pflege heute. Urban & Fischer, München 1997.

Schettler, G.: Innere Medizin, Bd. 1 und 2, Thieme, Stuttgart, 2002.

Schiebler, Th. H., Schmidt, W., Zilles, K.: Anatomie. Springer Verlag 2002.

Schmidt, R. F., Thews, G.: Physiologie des Menschen. Springer Berlag, 1995.

Siegenthaler, W., Kaufmann, W., et al.: Lehrbuch der inneren Medizin. Thieme, Stuttgart 1997.

Silbernagl, S.: Taschenatlas der Physiologie. Thieme, Stuttgart 2003.

Sobotta, J.: Atlas der Anatomie des Menschen, Bd. 1 und 2. Urban & Fischer, München 2000.

Speckmann, E.-J.: Bau und Funktion des menschlichen Körpers. Urban & Fischer, München 2000.

Thews, G.: Anatomie, Physiologie, Pathophysiologie des Menschen. Wiss. Verlagsges. 1999.

Tischendorf, F. W.: Der diagnostische Blick. Schattauer, Stuttgart 1998.

Index

A

AB0-System **221**
Abbaustoffwechsel **312**
ABC-Schema **582**
Abdomenübersichtsaufnahme **282**
Abfall
- Beseitigung **42**
- Entsorgung **41**
- Gruppen **42**

Abhören s. Auskultation
Abklopfen, Lunge **449**
Ablatio retinae **533**
Abscherung
- Sinneshaarzellen **539**
- Sinneskämmerchen **540**

Absencen **515**
Absonderungseinrichtung **17**
Abszess **563**
- kalter **563**

Abwehrsystem **630**, 633
- spezifisches **632**
- unspezifisches **630**

Abwehrzellen, Stammreihe *633*
ACD-Frischblutkonserve **222**
ACE-Hemmer **178**
Acetabulum **108**, *109*
Acetylsalicylsäure **179**
- Blutgerinnung **226**

Achalasie **287**
- Differenzialdiagnose **287**

Achillessehnenreflex **503**, *503*
Achillessehne *124*
Achselschlagader **189**
Acromion 106, *106*
ACTH (adrenokortikotropes Hormon) **363**
Adamsapfel *365*, **440**, *441*
Addison-Syndrom **378**, 574
Adduktion, Arm **121**
Adenin **67**
Adenohypophyse **363**, *363*
- Unterfunktion **371**

adenoide Vegetation **255**
Adenom **594**
Adenosindiphosphat s. ADP
Adenosintriphosphat s. ATP
Aderhaut **523**, **524**, *525*
ADH (antidiuretisches Hormon) **322**, 322, 362, 364, 395, **396**, 489
Adipositas **325**
Adipozyten **80**

Adiuretin s. ADH (antidiuretisches Hormon)
Adoleszentenkyphose **131**
ADP (Adenosindiphosphat) **65**, 88
Adrenalin **369**, 499
- Schock **578**

adrenogenitales Syndrom (AGS) **379**
adrenokortikotropes Hormon (ACTH) **363**
Adventitia **187–188**, *188*
Ägyptische Körnerkrankheit **709**
Aerobier **626**
Ärzte und Heilpraktiker, Zusammenarbeit **48**
Affekt **601**
Affektdelikte/-handlung **601**
Affenfurche **70**
Afferenzen **494**
Aflatoxine **628**
Afterheber(muskel) **279**, *417*
Afterschließmuskel **279**
Agenesie, Niere **410**
Agglutination (Verklumpen) des Blutes, Blutgruppenunverträglichkeiten **221**
Agonisten, Muskulatur **117**
Agranulozytose **239**, 572, 574
AGS (adrenogenitales Syndrom) **379**
AIDS **665**
- Körpersäfte, infektiöse **666**

AK (Antikörper) **634**
Akinese, Parkinson-Syndrom **511**
akinetisch-hypertonisches Syndrom **510**
akinetisch-rigides Syndrom **510**
Akkommodation **525**
- nahpunktbezogene **504**

Akkommodationsruhe **525**
akneähnlicher Hautausschlag, Arzneimittelallergie **571**
Akrodermatitis **706**
Akromegalie **372**
Akrozyanose, Differenzialdiagnose **202**
Aktinfilamente **85**, 86, *86*
Aktionspotential, Nerven **91**
Aktivierungsphase, Blutgerinnung **225**
Akustikusneurinom **497**, 516
Akute-Phase-Proteine **228**
- Abwehrsystem **631**

Akzelerin **224**
Alaninaminotransferase (ALT) **338**
Albinismus **557**
Albumine **214**
Aldosteron **368**, 396
- Bildung, vermehrte **379**
- Nebennierenrindeninsuffizienz **379**

Alkoholhepatitis **342**
Alkoholmissbrauch, Leberschädigung **342**
Alkoholschmerz, Lymphogranulomatosis maligna **259**
ALL s. Leukämie, akute lymphatische
Allergien **568**
- anaphylaktischer Typ **568**, *568*
- Anaphylaxie **570**
- Antigene **568**
- Arthus-Typ **569**, *570*
- Einteilung **568**
- Erscheinungsformen **570**
- Hauttests **572**
- Histamin **568**
- Immunkomplexe **569**
- Immunkomplex-Typ **569**, *570*
- Provokationstests **572**
- Sensibilisierung **568**
- Sofort-Typ **568**, *568*
- Thrombozytopenie **572**
- Typ I **568**, *568*, 580
- Typ II **569**, *569*
- Typ III **569**, *570*
- Typ IV **569**
- Typen **571**
- Vaskulitis **569**
- verzögerter Typ **569**
- zytotoxischer Typ **569**, *569*

Alles-oder-nichts-Gesetz **92**, 150
Alpha-Amylase **269**, 322, 354
Alpha-Globuline **214**
Alpha-HBDH **175**
ALT (Alaninaminotransferase) **338**
Altersdepression, Differenzialdiagnose **375**
Altersdiabetes **380**
Altersschwerhörigkeit **543**
Altersstar **532**
Alveolargang *445*
Alveolarmakrophagen **636**
Alveolen **444**, *445*
- Gasaustausch **445**

Alzheimer-Krankheit **514**

Amboss 98, 536, **537**, *538*
Amenorrhö **430**
– Cushing-Syndrom 378
AMG s. Arzneimittelgesetz
Amine 360–361
Aminopeptidase 323
Aminosäuren **314**
AML s. Leukämie, akute myeloische
Amphiarthrosen **112**
Ampulle
– Aufbrechen 723
– Brust, weibliche *427*
Amyloidose 301
Anabolismus **62**, **312**
Anämie **232**
– akute **233**
– aplastische 232, **237**
– chronische **233**
– hämolytische 232, **236**, 573
– hyperchrome **232**
– hypochrome **232**
– makrozytäre 232
– mikrozytäre 232
– normochrome **233**
– normozytäre 232
– perniziöse **235**, 573
– renale 232
– symptomatische 232
Anaerobier **626**
Analekzem, Madenwurmbefall 305
Analgetikakopfschmerz **203**
Analgetikanephropathie/-niere **407**, *407*
Analkanal **279**, *417*, *423*
Anaphase **68**, *69*
anaphylaktische Reaktionen s. Anaphylaxie
Anaphylatoxine **227**
Anaphylaxie **580**
– Allergien 570
Anastomosen, portokavale **334**
Androgene **369**, 379
Aneurysma **513**
– arteriosklerotisches 199
Anfälligkeit **615**
Anfallsleiden **514**
Angina **256**, **257**
Angina pectoris **172**, **173**
Angiographie **454**
– Kreislauffunktionsprüfungen 194
Angiom **594**
Angioödem **561**
Angiotensin **396**
Angiotensin-Converting-Enzyme **178**
Angitiis **201**

Angulus infectiosus **284**
Anisokorie **504**
Anorexia nervosa **324**
Anpassungsfähigkeit **62**
Anspannungston **152**
Anspannungszeit **149**
Ansteckung **622**
Ansteckungsverdächtiger 16
Anstrengungsasthma **461**
Antagonisten, Muskulatur **117**
Anthelix *537*
Anthrax **654**
Anthropo(zoo)nosen **615**
Antiatelektasefaktor **445**
Antidiabetika, orale **382**
antidiuretisches Hormon (ADH) **322**, 395, **396**, 489
Antigen-Antikörper-Reaktion **634**, *634*
Antigene **632**
– Allergie 568
Antigen-Präsentation 217
antihämophiler Faktor A 224
antihämophiler Faktor B 224
Antihormone 361
Antikoagulanzien **179**
Antikörper (AK) **634**, *634*
– Bildung 635
Antikörperproduktion **219**
Antiperniziosa-Faktor **319**
Anti-Pilz-Diät **629**
Anti-Rhesus-D-Gammaglobulin 222
Antitragus *537*
Antrum pyloricum **271**, *272*
Anulus fibrosus **100**, *100–101*
Aorta **147**, *190*, *192*
– abdominalis 189, *189*
– Abschnitte **188**
– absteigende 189, *189*
– ascendens *148*, 189, *189*
– aufsteigende *148*, 189, *189*
– coronaria *148*
– descendens 189, *189*
– reitende 168
– thoracica 189, *189*
– Windkesselfunktion **191**
Aortenbogen 189, *189*
– Anomalien **169**
– doppelter 169
– Verlagerung 170
Aortenisthmusstenose **169**
Aortenklappe **147**
Aortenklappeninsuffizienz **165**
Aortenklappenstenose **165**
AP (alkalische Phosphatase) 338
apallisches Syndrom **490**, **608**
Apex pulmonis **444**

Apfelsinenhaut, Injektion, intrakutane **727**
Aphthen **283**
Aponeurosen **116**
Aponeurosis palmaris 116
apoplektischer Insult **511**
Apoplexie **511**
apothekenpflichtige Arzneimittel **27**
Appendix vermiformis **278**, *278*
Appendizitis **299**
– akute **299**
– Austastung, rektale 300
– chronische **299**
– Diagnose **300**
APZ s. Zellen, antigen-präsentierende
Aquädukt **488**, 492
Arachnoidea **486**, *486*, **492**
Arbeitsdruck, glomeruläre Filtration 395
Arbeitsschutzmaßnahmen, zusätzliche **42**
ARBO-Viren, Gelbfieber 674
Arcus
– aortae 189, *189*
– lipoides **326**, **524**
– palatoglossus **267**
– vertebrae **100**, *101*
ARDS **579**
Areae gastricae **272**
Arm
– Adduktion **121**
– Muskeln **120**
Arm-Kopf-Schlagaderstamm *189*
Arm-Kopf-Vene 191
Armstrecker **122**
Arrhythmien **170**
Arteria(-ae)
– abdominalis, Palpationsstellen **192**
– axillaris 189
– basilaris **493**, *493*
– brachialis 189, *190*
– carotis 189, *189*, *192*, **493**
– – Palpationsstellen **192**
– cerebri *493*, *493*, 512
– cerebri anterior 513
– cerebri posterior 513
– coronariae 189, *189*
– cortis *190*
– dorsalis pedis *190*, *192*
– – Palpationsstellen **192**
– facialis *190*
– femoralis 190, *190*, *192*
– – Palpationsstellen **192**
– fibularis *190*
– gastrica sinistra *190*

– hepatica 334
– hepatica communis *190*
– iliaca communis *189*, 190
– intercostales *189*
– intercostales 190
– interlobaris *390*
– interlobularis *390*
– lienalis 253
– lusoria 169
– mesenterica inferior *189*, 190
– mesenterica superior *189*, 190
– ovaricae *189*, 190
– peronaea 190
– poplitea 190
– radialis 189, *190*, 192
– – Palpationsstellen **192**
– renalis 190, *190*
– sacralis mediana 189
– subclavia *189–190*
– temporalis 190
– testiculares *189*, 190
– thoracica *189*
– tibialis 191
– tibialis anterior 190
– tibialis posterior 192
– – Palpationsstellen **192**
– ulnaris 189, *190*
– vertebralis 103, *190*, 493, *493*
arterielle Verschlusskrankheit 198
– periphere 198
Arterien
– Auskultation **193**
– wichtige, Verlauf **188**
Arterienverkalkung 198
Arterienwand **188**
– Aufbau **186**, *188*
Arteri(i)tis temporalis **201**
Arteriole
– wegführende *390*
– zuführende *390*, **394**
Arteriosklerose **198**
Arthritis, rheumatoide (RA) **133**
Arthrosen **128**
Articulatio(-nes)
– acromioclavicularis 106, *106*
– coxae **114**
– cubiti **114**
– genus **114**
– humeri *106*, **114**
– lumbosacralis 108
– sacroiliacae 108
– sternoclavicularis 106, *106*
– synoviales **112**
Aryknorpel **441**, *441*
Arzneimittel **27**
– apothekenpflichtige **27**
– Begriff **27**
– Fertigarzneimittel **28**

– freiverkäufliche **27**
– Herstellungserlaubnis **28**
– homöopathische **29**
– Leberschädigung 342
– Stoffbegriff **27**
– Verkauf **56**
– Verordnung **56**
– Verschreibungspflicht **28, 29**
Arzneimittelallergie **570**
Arzneimittelexanthem, fixes **571**
Arzneimittelfieber **572**
Arzneimittelgesetz (AMG) **27–28**
– Tierheilpraktiker **6**
Asbestose **468**
Asbeststaublunge **468**
Ascorbinsäure **320**
Askariasis **304**
Aspartataminotransferase (AST) 338
Aspergillus-flavus-Toxine **628**
Aspiration, Injektion **22**, **726**
ASR s. Achillessehnenreflex
ASS s. Acetylsalicylsäure
AST (Aspartataminotransferase) 338
Asthma bronchiale **460**
– berufsbedingtes **461**
– Extrinsic-Asthma **460**
– Extrinsic-mixed-Asthma **461**
– Intrinsic-Asthma **460**
– psychogenes **461**
Asthma cardiale **157**
Astigmatismus **529**
Astrozyten 88
Ataxie, spinozerebellare **648**
Atelektase **471**
Atemantrieb **447**
Atembewegung **446**
– Darstellung *447*
– Steuerung **446**
Atemgeräusch(e) **450**, 453
– vermindertes **452**
Atemgrößen **447**
Atemhilfsmuskulatur **446**
Atemmessung **454**
Atemminutenvolumen **448**
Atemmuskel **120**
Atemmuskulatur s. Atembewegung
Atemnebengeräusche
– diskontinuierliche **451**
– kontinuierliche **451**
Atemspende **582**
– beim Säugling **583**
Atemstillstand **447**
Atemstörungen **448**
Atemvolumen **448**
Atemwege freimachen **582**, *583*

Atemwegserkrankungen, Übersicht 456
Atemzentrum **446**
Atemzugvolumen **448**
– maximales **448**
Atheromatose **198**
Atherosklerose **198**
Atlas **101**
Atmung
– äußere **438**, 445
– fehlende **586**
– innere **438**
– intermittierende **448**
– Laborparameter **733**
Atmungssystem **438**
– Aufgaben **438**
Atopie **570**
ATP (Adenosintriphosphat) **65, 87**
Atrioventrikularklappen **146**
Atrioventrikularknoten **150**, *150*
Atrium 146
– dextrum *147–148*
– sinistrum *147–148*
Auerbach-Plexus **273**, 275, 500
Aufbaustoffwechsel **312**
Aufklärungspflicht **44, 55**
Aufwendungen, beihilfefähige **47**
Augapfel **523**
Auge **522**
Augenabziehnerv **496**
Augenbewegungsnerv **496**
Augenbindehaut **522**, *523*
Augenerkrankungen **528**
Augenhaut **524, 526**
Augenhintergrundspiegelung **528**
Augenhöhle **98**, 522
– knöcherne **98**
Augenhöhlennerv **496**
Augeninnendruck, erhöhter **532**
Augenkammer **523**, *525*
Augenlidschutzreflex **505**
Augenmuskel, äußerer **523**, **527**
Augenrollnerv **496**
Augentonometrie **528**
Augentrost **531**
Augenzittern **529**
AUL s. Leukämie, undifferenzierte
Aura, Epilepsie **515**
Auricula **536**, *537*
Auris
– externa **536**
– interna **538**
– media **536**
Ausatmung **446**
Ausdruckskrankheiten **605**
Ausführungsgänge
– ableitende **417**
– Drüsen **77**

Auskultation (Abhören)
– Bauch 282
– Herz 151, **151**
– Lunge 450
Auspitz-Phänomen, Psoriasis *560*
Aussatz **677**
Ausschabung **433**
Ausscheider 16, **623**
– Behandlung 17
– Infektionsschutzgesetz 16
Außenkrümmung, große *272*
Ausspritzgang **418**
Austreibungszeit **149**
Auswurf, Bronchitis, akute **458**
Autoaggressionskrankheiten **573**
Autoantigene **573**
Autoimmunkrankheiten **573**
Autoregulation, Nieren **395**
Autosomen *66*
AV-Knoten **150**, *150*
Axis **101**
Axone **89**, *89*, 91
A-Zellen **354**
Azetylcholin 91, **499**
Azidose **578**

B

Babinski-Zeichen **505**, *506*, 509
Bacterium anthracis **654**
Bälkchensubstanz *82*
Bänder
– Knochen **116**
– Wirbelsäule **101**
Bakteriämie **615**
bakterielle Pneumonie 464
Bakterien **625**
– gramnegative **626**
– grampositive **626**
Bakteriengifte **627**
Bakterienruhr **688**
Bakteriurie, asymptomatische **403**, 404
Balken **490**
Bandhaft **112**
Bandscheiben **100**
Bandscheibenprotrusion/-vorfall **130–131**
Bandscheibenschäden 103
Bandstreifen *279*
Bandwürmer **306**
Bang-Krankheit **667**
Bartholin-Drüsen **426**
Basalganglien **490**
Basaliom **562**
Basalmembran **74**, *76*
Basalschicht **425**
Basalzellschicht **550**

Basedow-Erkrankung 366, **373**, 573
Basilarmembran **539**, *540*
Basophile **218**
Bauch
– Auskultation 282
– bretthart **299**, 304
– Inspektion 281
– Kontrastmittelaufnahme 282
– Muskeln **123**
– Palpation 282
– Sonographie/Ultraschalldiagnostik 282
Bauchaorta **189**, *189*
– Palpationsstellen 192
Bauchdeckenreflex **505**
Bauchfell 275, **280**, *417*
– Erkrankungen **304**
Bauchfellentzündung **304**
Bauchfellüberzug, Dickdarm *279*
Bauchhautreflex **505**
Bauchhöhlenschwangerschaft **424–425**
Bauchmuskel
– äußerer, schräger *121*, **123**
– gerader *121*, **123**
– innerer, schräger **123**
– querer **123**
Bauchpresse **123**, 280
Bauchraum, Quadrantenaufteilung **281**, *282*
Bauchspeicheldrüse **354**
– Erkrankungen **356**
Bauchspiegelung **339**
Baufett **80**
Bauhin-Klappe *278*
BDR s. Bauchdeckenreflex
Becherzellen **276**
Bechterew-Krankheit **135**
– HLA-B27 135
– Zellantigen 135
Bechterew-Strümpell-Marie-Krankheit **135**
Becken **108**
– großes **108**
– kleines **108**
– männliches **108**
– weibliches **108**
Beckengürtel **108**, *109*
Beckenhauptlymphgefäß 249, *250*
Beckenschlagader **189**, 190
Behaarungsanomalie **342**
Behandlungspflicht **45**
Behandlungsverbot 20, **23**
– Erkrankungen **23**
Beihilfe **46**
Beihilfefähigkeit, Aufwendungen 47

Beihilfevorschriften (BhV) **47**
Beinnerv **497**
Belegzellen, Magendrüsen **273**
Benommenheit **588**
Beratungspflicht **44**
Berufsaufsicht **57**
Berufsbezeichnungen, besondere **56**
Berufsgrundsätze **54**
Berufsinsignien **57**
berufsmäßige Handlung **4**
Berufsordnung **54**
– für Heilpraktiker (BOH) **54**
Berufspflichten **54**
Beschäftigungsverbote **26**
Beschleunigung, geradlinige, Hörvorgang **541**
Beschneidung **422**
Besenreiservarizen **204**
Besnier-Boeck-Schaumann-Krankheit **469**
Bestandsverzeichnis, Medizinprodukte **51**
Bestattungswesen **31**
Betäubungsmittel **29**
– Straftaten **29**
– Verschreibung und Abgabe **29**
Betäubungsmittelgesetz, Tierheilpraktiker **6**
Betäubungsmittelgesetz (BtMG) **29**
Beta-Globuline **214**
Beta(rezeptoren)blocker **176**
– Organwirkung **176**
– Wirkung **176**
Beugenekzem, Neurodermitis *560*
Beuger, Arm **121**
Beulenpest **657**
Bewegungsapparat **97**
Bewusstlosigkeit **586**, *588*
Bewusstsein **490**
Bewusstseinsstörungen **588**
Bewusstseinstrübung **588**
BHR s. Bauchhautreflex
BhV s. Beihilfevorschriften
Bicarbonat **446**
Bifurcatio tracheae *442*
Biguanide **383**
Bilirubin **347**
– im Harn **402**
– konjugiertes **347**
– unkonjugiertes **347**
Bindegewebe **77**, *78*, **86**
– Arten **80**
– lockeres **80**
– retikuläres **80**
– straffes **81**
– Zellen, nicht ortsbeständige **79**
– Zellen, ortsbeständige **79**

Bindegewebszapfen 553
Bindehaut 522, 525
Bindehautentzündung 531
Binnenknochenbänder 116
Biot-Atmung 448
Biotin 319
Bizeps 121
Bizepsreflex 502, 502
BKS s. Blutkörperchensenkungsgeschwindigkeit
Bläschen, Hautveränderungen 558
Bläschenatmen 450, **451**, 453
Bläschendrüse 419
Bläschenfollikel 423, *424*, 428
Blase s. Harnblase
Blattpapillen 267
Blepharitis 530
Blinddarm 278, *278*
blinder Fleck *523*, 527
Blinzelreflex 505
Blow outs 204
Blue bloater 462
Blumberg-Zeichen 300
Blut 80, 213
- Aufgaben 223
- Bildungsstätten 215
- Hämoglobingehalt 229
- im Harn 402
- Inhaltsstoffe 249
- Pufferfunktion 223
- rotes im Stuhl 303
- schwarzes im Stuhl 303
- im Stuhl 303
Blutarmut 232
Blutbild 228
Blutbildung, Knochenmark, rotes 83
Blutdruck, niedriger 195
Blutdruckmessung 154
Blutdruckwerte 195
- nach WHO 154
Bluteiweiß 213
- Anstieg 228
Blutentnahme 720
Blutergelenke 241
Bluterkrankheit 241
- Konduktorin 241
Blutgasanalyse 231, 454
Blutgerinnung 223–224
- Acetylsalicylsäure 226
- Aktivierungsphase 225
- Cumarin 226
- Hemmstoffe 226
- Heparin 226
- Kalzium 226
- Natriumzitrat 226
Blutgerinnungsfaktoren 224
Blutgerinnungsstörungen 227

Blutgerinnungszeit 226
Blutgruppen 220
Blutgruppenunverträglichkeiten 221
- Agglutinieren (Verklumpen) des Blutes 221
Blut-Hirn-Schranke 88, **492**
Bluthochdruck, arterieller **195**
Blutkörperchen
- rote 216
- weiße 216
Blutkörperchensenkungsgeschwindigkeit 230
- beschleunigte 230
- Durchführung 230
- Erhöhung 228
- Normalwerte nach Westergren 231
- verlangsamte 230
Blutleiter 492–493
Blutmastzellen 218
Blutmauserung 216, **253**
Blutplättchen 220
Blutplättchenpfropf 224
Blutplasma 213
- gerinnungswirksames 223
Blutsenkungsgeschwindigkeit s. Blutkörperchensenkungsgeschwindigkeit
Blutstillung 223
Bluttfette, Laborparameter 732
Bluttransfusionen 222
Blutungsanämie 232
Blutungsneigung, erhöhte, Injektion, intramuskuläre, Kontraindikation 724
Blutungszeit 231
Blutvergiftung 258
Blutverlust 213
Blutversorgung, Gehirn 493
Blutvolumen 213
Blutwasser 213
Blutzellen 213, **215**
Blutzuckertagesprofil 370
B-Lymphozyten **219**, 221
Body-Mass-Index 324
Boeck-Syndrom 469
Bogengang *539*, 540
BOH s. Berufsordnung für Heilpraktiker
Borderliner, Lepra 678
Bordetella pertussis 693
Borkenflechte 692
Borrelia burgdorferi/Borrelien 706
Botulismus 642
Bouchard-Knoten 130
Bowman-Kapsel *394*
Brachioradialisreflex 502

Bradykardie 170, **171**
Bragard-Gowers-Zeichen 508
Brechdurchfall, Cholera 643
B-Region *253*
Brenztraubensäure 88
Bries 253, *255*, *362*
Brill-Zinsser-Krankheit 671
Broca-Formel 324
Bronchialasthma s. Asthma bronchiale
Bronchialatmen **451**, 453
Bronchialbaum *442*, **443**, *443*
Bronchialkarzinom/-krebs **474**, 597
Bronchiektasen 463
Bronchien 442
Bronchiolen 442, *445*
Bronchitis
- akute 458
- asthmatoide 459
- chronische 459
- nicht-obstruktive 459
- obstruktive 459
Bronchographie 454
Bronchopneumonie 465
- atypische 466
Bronchoskopie 454
Bronchus principalis *442*
Bronzehauterkrankung 378, 574
Brucella
- abortus 667
- canis 667
- melitensis 667
- suis 667
Brucellose 667
Brudzinski-Zeichen, Menigokokken-Meningitis/-Sepsis 653
Brücke *484*, **488**
Brühhaut, Arzneimittelallergie 571
Brunner-Drüsen 276
Brust, weibliche 427
- Untersuchung 427
Brustaorta *189*, *189*
Brustbein 104, *105–106*
Brustbein-Schlüsselbein-Gelenk 106, *106*
Brustdrüsen 427
Brustdrüsenkrebs 597
Brustenge 172
Brustfell 445
Brustfellentzündung 476
- feuchte 477
- trockene 476
Brustkrebs 433
Brustmuskel
- großer **120**, *121*
- kleiner **120**
Brustnerven 494

Brustwandschlagader 189
Brustwarze 427
Brustwirbelsäule 101, *102*, 103
BSE (bovine spongiforme Enzephalopathie) 647
BSG s. Blutkörperchensenkungsgeschwindigkeit
BtMG s. Betäubungsmittelgesetz
Bubonenpest 657
Büffelhöcker, Cushing-Syndrom 377–378
Bürstensaum 275
Bulbus
– oculi 523
– olfactorius 496
Bulbusdruckversuch 171
Bulimia nervosa 324
Bundesdatenschutzgesetz (BDSG) 45
Bundesseuchengesetz (BSeuchG) 15
Bursa
– fabricii 219
– olecrani 127
– subacromialis 127
Bursa(-ae) 116
Bursa-fabricii-Äquivalent 219
Bußgeldvorschriften 26
Bypass-Operation 173
BZ s. Blutungszeit
B-Zellen 219, 354

C

Caecum 278, *278*
Cäsarenhals, Diphtherie 646
Calcaneus 110, 111, *111*
Calcitonin 365, 367
Calices renales 390
Calor, Entzündung 227
Calvaria 97
Canaliculi lacrimales 522
Canalis(-es)
– analis 417, *423*
– carpi 107
– centrales 83, *84*, *85*
– semicirculares 540
– vertebralis 100, *269*
Candida albicans 628
Candida-Mykose 628
Canicola-Fieber 680
Capitulum humeri 106
Caput
– femoris 109, *109–110*
– humeri 106
– quadratum, Vitamin-D-Hypovitaminose 321
Carboxypeptidase 323

Carcinoma ventriculi 293
Cardia 271, *272*
Carpalia 106, *107*, 108
Carrier 63
Cartilagines tracheales 442
Cartilago
– cricoidea 440, *441–442*
– thyroidea 365, 440, *441–442*
– trachealis 442
Cauda-equina-Syndrom 135
Cavitas
– nasi *269*, 440
– oris 265, *269*, 440
CCK s. Cholezystokinin
CE-Kennzeichnung 49
Cellulae ethmoidales 439, 440
Cerebellum 484, 488
Cerebrum *484*, 490
Cerumen obturans 544
Chalazion 530
Charakterneurose 603
Charcot-Trias 350
Cheilitis angularis 284
chemische Desinfektionsmittel 37
Chemoprophylaxe 16
Chemorezeptoren 447
– periphere, arterielle 447
– zentrale 447
Chemotaxis, Komplementsystem 631
Cheyne-Stokes-Atmung 448
Chiasma opticum 496, *527*
Chirurgie, endoskopische, Krampfadern 206
chirurgische Händedesinfektion 35
Chlamydia trachomatis 702
Chlamydien 626
Chloasma 559
Choanen 438
Cholangiographie, endoskopisch-retrograde (ERC) 348
Cholangio-Pankreatikographie, endoskopisch-retrograde (ERCP) 348
Cholangitis 350
– chronisch-sklerosierende 350
Cholecystitis 349
Choledocholithiasis 348
Cholelithiasis 348
Cholera 643
Cholesterin 313
Cholezystokinin 274, 346
Cholezystolithiasis 348
Chondrodystrophie 84
Chondrom 126, 594
Chondrosarkom 126
Chondrozyten 81
Chorea minor 133

Choroidea 523, **524**, *525*
Chrom 317
Chromatide 68
Chromatin 68, *69*
Chromosomen 66, *66*, 67
– Aberrationen/Abweichungen 70
Chromosomensatz
– diploider 66
– haploider 66
Chylomikronen 313, 323
Chylus 248
Chymotrypsin 323
Chymotrypsinogen 354
Chymotrypsintest 355
Circulus
– arteriosus Willisii 493, *493*
– vitiosus 198
Cisterna chyli 249, *250*
CJD/CJK s. Creutzfeldt-Jakob-Krankheit
CK-MB 175
CK-MBC 175
Claudicatio intermittens 199
Clavicula 106, *106*, 121
Clearance-Untersuchung 397
CLL s. Leukämie, chronisch-lymphatische
Clostridien-Muskelnekrose 708
Clostridien-Zellulitis 707
Clostridium
– botulinum 642
– tetani 708
Clownmaske 559
CML s. Leukämie, chronische myeloische
Cobalamin 319
Cochlea *539*
Colitis ulcerosa 301, 574
Collum femoris 110
Colon 278, *278*
– ascendens 278
– descendens 278
– irritabile 296
– sigmoideum 278
– transversum 278
Columna(-ae)
– anterior 485, *486*
– lateralis 485, *486*
– posterior 485, *486*
– renales 390
– vertebralis 99
Coma 588
– diabeticum 384
Commotio cerebri 492
Computertomographie (CT) 506
Conchae 438
Condylus 127
Conjunctiva 523, *525*

Index

Conn-Syndrom **379**
Coombs-Test 222
Cor pulmonale **158**
Corium *551*, **552**
Cornea *523*, *525*
Corpus(-ora)
– callosum 490
– cavernosa 421
– cavernosum ani **280**
– pineale **364**, *364*
– spongiosum **421**
– sterni 105
– ventriculi **271**, *272*
– vertebrae *100–101*, *269*, *486*
Corpus(-ora)(-ora)
– sterni 104
– vertebrae 100
Corpus(-ora)culum renale 390
Cortex
– renalis **388**
– renalis 390
Corticotropin-Releasing-Hormon 362
Corti-Organ **538**, **539**, *540*
Corynebakterien **626**
Costae 105
Courvoisier-Zeichen **357**
– Pankreaskrebs 596
Cowper-Drüse **419**
Coxarthrose 114, **129**
Coxiella burnetii **685**
Cranium **97**
C-reaktives Protein (CRP) 228
– Abwehrsystem 631
Crepitatio 126
Crepitus 126
Creutzfeldt-Jakob-Krankheit (CJK/CJD) **648**
CRH (Corticotropin-Releasing-Hormon) 362
Crista iliaca 108, *109*, *110*
Crohn-Krankheit **294**, 574
CRP s. C-reaktives Protein
CT (Computertomographie) **506**
Cumarin
– Blutgerinnung **226**
– Verbindungen **179**
Cupula ampullaris **540**
Curvatura
– major 271
– minor 271, *272*
Cushing-Syndrom **372**, **377**
CVI s. Insuffizienz, chronisch-venöse
Cyste **564**
– s.a. Zyste
Cystitis s. Zystitis
Cytosin 67

D

Dakryozystitis **530**
Damm **426**
Dampfsterilisation 38
Darmbein 108, **108**, *109–110*
Darmbeingruben 108
Darmbeinkamm 108, *109–110*
Darmbeinstachel
– vorderer, oberer 108, *110*, 124
– vorderer, unterer 108, *110*
Darmbrand **708**
Darmflora **277**
– Abwehrsystem 630
Darmkrebs 596
Darmlähmung 304
Darmlipase 323
Darmmilzbrand **655**
Darmmykose **628**
Darmspiegelung **283**
Darmtrichinose **691**
Darmverschluss **298**
Darmzotte *276*
Darrsucht **136**
Datenschutz **45**
Dauerausscheider **623**
Deckgewebe **74**
Deck- bzw. Grundplatte, Wirbel 100
Deckmembran **540**
Deckplatte **539**, *540*
Defäkation **280**
– gestörte **297**
Degenerationszysten 126
Deltamuskel **119**, **120**, *121–122*
Demarkation 227
Dendrit(en) 89, *89*, **91**
Denguefieber **651**
Denkstörungen **606**
Dentes **267**
Depolarisation, Nerven **91**
Depression **601**
Dermatitis exfoliativa allergica, Arzneimittelallergie **571**
Dermatome **494**, *495*
Dermatophyten **627**
Dermatose, photoallergische **571**
Dermis **552**
Descensus uteri **431**
Desinfektion **618**
– Durchführung 37
– Einstichstelle 36
– Richtlinien **34**
Desinfektionsmittel, chemische 37
Diabetes insipidus **372**, **396**
Diabetes mellitus **379–383**, 384
– Heißhunger 381
– insulinabhängiger 380

– juveniler 380
– klinisch-manifester 380
– latenter 380
– nicht-insulinabhängiger 380
– potentieller 380
– potenzieller 380
– sekundärer 380
– subklinischer 380
– Typ 1 380, 574
– Typ 2 380
– Untersuchungsmethoden **370**
diabetischer Fuß **382**
Diagnose/Diagnostik
– invasive 40
– nicht-invasive 40
Diapedese, Leukozyten 217, *217*
Diaphragma **120**
Diaphyse 82, *83*
Diarrhö **296**
Diarthrosen **112**
Diastole **148**
Dickdarm **277**
– Abschnitte **277**
– Bauchfellüberzug **279**
– Erkrankungen **296**
– Lage *278*
– Massenbewegungen **279**
– slow waves **279**
– Wellen, große/langsame **279**
Dickdarmkrebs **302**
Dickdarmkrümmung *278*
Dickdarmtumoren **302**
Dickdarmwand
– Aufbau **279**
– Bewegungen **279**
Dicumarol, Blutgerinnung 226
Diencephalon *484*, **489**
Differenzialblutbild **228**, **732**
– rotes **229**
– weißes **228**, 229
Digestion 312
Digitalisglykoside **175**
Digitoxin 176
Digoxin 176
Diktyosomen **65**
Diphtherie **644**
– progrediente **645**
– toxische (maligne) **645**
Diplokokken **626**
Disaccharide 312
Discus(-i) 112
– inervertebrales *100*
– intervertebrales *100*
Distorsion **125**
Diuretika **178**
Divertikel **287**, **300**
Divertikulitis **300**
Divertikulose **300**

DNS 66
Dokumentationspflicht 55
Dolor, Entzündung 227
L-Dopa, Parkinson-Syndrom 510
Dopamin 362
Doppelbilder 529
Doppelhelix 67
Doppeltsehen 527
Dornfortsatz *101*, 486
– Wirbel 100
Dorsalflexion, Hand 121
Down-Syndrom 70
Drehbewegung, Änderung, Hörvorgang 541
Drehschwindel 545, 546
Drehsturz, Meniskusriss 115
Dreieckbein 107, *108*
Drillingsnerv 496
Dromedar-Fieberkurve/-typ 614
– Poliomyelitis 656
Drosselvene 191
Druck
– kapsulärer 395
– kolloidosmotischer 394
Drucksteigerung, intrakranielle 516
Drüsen
– alveoläre 77, *77*
– Ausführungsgang 77
– azinöse 77, *77*
– endokrine 77, 78
– exokrine 77, *78*
– muköse 77, *78*
– Sekret 77
– seröse 77, *78*
– tubulöse 77, *77*
Drüsengewebe 77
– Formen 77
Ductus
– arteriosus Botalli, offener/persistierender 167, 168, **168**
– choledochus 346, *347*, 355
– cysticus 347
– deferens 417, **418**, *419–420*
– ejaculatorius 418
– hepaticus 346, *347*
– lactifer 427
– lymphaticus dexter 250, *250*
– nasolacrimalis 440, *522*
– pancreaticus 354
– thoracicus 249, *250*
Dünndarm 274
– Abschnitte 274
– Bewegungen 276
– Erkrankungen 293
– Zotten 276
Dünndarmdrüsen 275
Dünndarmwand 275
Duftdrüsen 555

Duodenum 274, *278*
Dupuytren-Kontraktur 128
Dura mater *486*, **487**, **492**
Durasack 487
Durascheide 524
Durchblutungsstörungen, funktionelle 202
Durchfall 296
Durchwanderungsperitonitis 304
Dysenterie, bakterielle 688
Dysmenorrhö 430
Dysurie 404

E

Ebola-Fieber 651
Echinococcus
– granulosus (cysticus, unilocularis) 668
– multilocularis (alveolaris) 668
Echinokokkose 668–670
– alveoläre 668–670
– zystische 668–670
EEG (Elektroenzephalogramm) 506
– Nulllinie 589
Efferenzen 494
Effloreszenzen *558*
EHEC s. Escherichia coli, enterohämorrhagische
Eichel 420
Eichrecht 52
Eierstock *425*
– Querschnitt *424*
Eierstockentzündung 431
Eierstockfollikel 424
Eierstockschlagadern *189*, 190
Eierstockzyste 431
Eierstöcke 423
Eigelenk 113, *113*
Eigenbluttransfusionen 223
Eigenreflexe 501, *501*
– Kennzeichen 504
Eileiter 424, *425*
– Fransentrichter *425*
Eileiterentzündung 431
Eileiterschwangerschaft 425
Einatmung 446
Eingeweideganglien 499
Eingeweidelymphgang 249
Eingeweidelymphgefäß *250*
Ein-Helfer-Methode 584
Einmal-Geräte, sterile 37
Einrichtungen, hygienische Überwachung 53
Einstichstelle, Desinfektion 36
Eintragung in Verzeichnisse und Sonderverzeichnisse 56

Eisen 234, **317**
Eisenmangel 234
– Stadien 234
Eisenmangelanämie 233, 234
Eisenmenger-Reaktion 167
Eisenstoffwechsel 234
– Laborparameter 732
Eisentransport 234
Eisenverteilungsstörung 234
Eisenvorräte 234
Eisprung 424
Eitergeschwür 563
Eiweißabbau 323
Eiweiß(e) 314
– im Harn 400
Eiweißherstellung 65, 67
Eiweißmangelödem 214
Eiweißverlustniere 406
Eizelle 424
Ejakulat 421
EKG (Elektrokardiogramm) 155
Ektotoxine 627
Ektropium 530
Ekzem 560, 561
elastische Fasern 79
elastischer Knorpel 81, *81*
Elastizitätshochdruck 196
Elektroenzephalogramm (EEG) 506
Elektrokardiogramm (EKG) 155
Elektroneurographie (ENG) 506
Elektrophorese 213
Elle *106*, 107, *108*
Ellenbogen 114, *122*
Ellenbogengelenk 114
Ellenschlagader 190
Embolie, arterielle 200
Embolus 200
Embryopathia rubeolosa 686
Emigration, Leukozyten 217
Empfänglichkeit 615
Empfindlichkeit 62
Encephalon 487
Endangi(i)tis obliterans 200
Endbronchiole 445
Endemie 616
Endocarditis
– lenta 160
– rheumatica 159
endogenes System 225
Endokard 145
Endokarditis 159
– akute 160
– bakterielle (infektiöse) 160
– rheumatische 159
– subakute 160
endokrine Drüsen 77, 78
Endokrinium 360

Endokrinologie 360
Endolymphe *538*, **539**
Endolymphsack *539*
Endometriose **432**
Endometrium **425**, *425*
endoplasmatisches Retikulum *64*, **65**
Endorphine **556**
Endost **83**
Endothel
- diskontinuierliches **188**
- ohne Fensterung **188**
- mit Fensterung **188**
Endotoxine **627**
Endphase *68*, *69*
Endplatte, motorische s. motorische Endplatte
Energiegewinnung, Mitochondrien **65**
ENG (Elektroneurographie) **506**
Engwinkelglaukom **532**
Enophthalmus *507*, **531**
ENS s. Nervensystem, enteritisches
Entbindungspfleger **30**
Enteritis
- infectiosa **673**
- regionalis Crohn **574**
- regionalis Crohn **294**
Enterobiasis **305**
Enterogastron **274**
enterohepatischer Kreislauf **347**
Enterokinase **354**
Enterokolitis **673**
Enteropeptidase **354**
Entmarkungskrankheit **509**
Entropium **530**
Entspannungszeit **149**
Entzündung **227**
Entzündungsmarker **732**
Entzündungsreaktion
- allgemeine **228**
- lokale **227**
Enzephalitis
- Fleckfieber **670**
- para-/postinfektiöse **684**
Enzephalopathie
- spongiforme, bovine (BSE) **647**
- - humane (HSE) **646**
Enzymdiagnostik, Herzinfarkt **174–175**
Enzyme **265**
Eosinophilie **218**
Ependymzellen **88**
EPH-Gestose **343**
Epicondylitis **127**
Epicondylus **127**
- medialis et lateralis *106*, *109*
Epidemie **616**

epidemische Lage, Meldepflicht **21**
Epidermis **550**, *551*
Epidermissternzellen **636**
Epididymis *417*, **418**
Epiduralblutung **513**
Epiduralhämatom **513**
Epiduralraum *486*
Epiglottis *269*, **440**, *441*
Epikard *146*
Epikutantest
- Allergien **572**
- Kontaktekzem, allergisches *561*
Epilepsia major **515**
Epilepsie **514**
Epinephrin **369**
Epineurium *91*
Epipharynx **269**, *269*, **439**
Epiphora **530**
Epiphyse *82*, *83*, **364**, *364*
Epiphysenfuge *82*, *83*, **84**
Epiphysenlinie **84**
Episome, Krebs **595**
Epithelgewebe **74**
- Aufgaben **75**
- einschichtiges **76**
- Formen **76**
- hochprismatisches **76**
- kubisches **76**
- mehrreihiges **76**, *76*
- mehrschichtiges **76**, *76*
- Oberflächenbildung **76**, *76*
- respiratorisches s. zilientragende Zellen
- verhornendes **76**
Epithelzelle *77*
Epstein-Barr-Virus **713**
ER s. endoplasmatisches Retikulum
Erbanlage **66**
- Träger **66**
Erdbeerzunge, Scharlach **696**
Erbeinheit **66**
Erbfaktor **66**
Erb-Punkt **151**
Erbsenbein *107*, *108*
ERC (endoskopisch-retrograde Cholangiographie) **348**
ERCP (endoskopisch-retrograde Cholangio-Pankreatikographie) **348**
Erektion **420**
Erektionsreflex **421**
Erkrankungsverdacht, Meldepflicht **18**
Erlaubnisverfahren **10**
Erlaubnisvoraussetzungen **10**
Erosio(n) *558*
- Hautveränderungen *558*

Erregbarkeit **62**
Erreger, meldepflichtige **19**
Erregungsleitung **90**, *91*
Erregungsstadium, Tollwut **659**
Erste-Hilfe-Maßnahmen, Herzinfarktverdacht **175**
Erwärmungszentrum **490**
Erysipel **258**
Erythem *136*, **559**
Erythema
- chronicum migrans **706**
- nodosum **469**
- - Arzneimittelallergie **572**
Erythropoese **216**
Erythropoetin **216**
- Harnapparat **393**
Erythrozyten **216**, *217*, **234**
- Abbau **216**
- Anzahl **230**
- Bildung **216**
- gewaschene **223**
- Hämoglobingehalt **232**
- Normalwerte **216**, **229**
Erythrozytenkonzentrat **223**
Erythrozytenparameter **732**
Escherichia coli, enterohämorrhagische (EHEC) **692**
Ess-Brechsucht **324**
Esszentrum **489**
Ethylen-Diamin-Tetra-Acetat, Blutgerinnung **226**
Euchstachi-Röhre **537**
exogenes System **225**
exokrine Drüsen **77**, *78*
Exophthalmus **373**, **531**
Expektorationen, maulvolle **463**
Exsudat **227**, **475**
exsudative Phase, Wundheilung **556**
Extensoren, Arm **121**
extraperitoneale Lage, Verdauungsorgane **281**
extrapyramidales Syndrom **510**
extrapyramidalmotorisches System **488**, **490**
Extrasystolen *170*, **170**
Extrazellularraum **322**
Extrinsic-Asthma **460**
Extrinsic-Faktor **319**
Extrinsic-mixed-Asthma **461**
Extrinsic-System **225**

F

Fachkenntnisse, Überprüfung **14**
Fadenpapillen **267**
Fäulnis **590**
Fallot-Tetralogie **168**

Fallsucht **514**
Farbenblindheit **529**
Farbenfehlsichtigkeit **529**
Farbensehen **526**
Faserknorpel *81*, **82**
Fasern **79**
– elastische 79
– kollagene 79, 132
– Retikulinfasern 79
Fassthorax **449**, **462**
fatal familial insomia **648**
Faustschlussprobe, Kreislauffunktionsprüfungen **194**
Fazialislähmung/-parese **496**, **524**
Felderhaut **550**
Feldfieber **680**
Femur **109**, *109–110*, **115**
Fenster
– ovales **538**, *538*, *539*, *539*
– rundes **538**, *538–539*
Fernanpassung **525**
Ferritin **234**, *234*
Fersenbein *110*, *111*, *111*
Fertigarzneimittel, Kennzeichnung **28**
Fettabbau **322**
Fettanhängsel **279**
Fette **313**
Fettgewebe **80**
Fettgewebszellen 80
Fettleber **340**
– Alkoholmissbrauch 342
Fettleibigkeit **325**
Fettsäuren **313**
Fettschürze **281**
Fettstoffwechsel, Störungen **325**
Fettsucht **325**
Feuermal **559**
Fibrinogen 80, **214**, 224
Fibrinolyse **226**
fibrinstabilisierender Faktor 224
Fibris recurrens **687**
Fibroblasten 79
Fibrom **594**
Fibrozyten 79
Fibula **109**, *109–110*, **115**
Fieber **619**
– s.a. Febris
– Arten **620**
– hämorrhagisches, virusbedingtes **651**
– intermittierendes **620**
– kontinuierliches **621**
– remittierendes **620**
– rheumatisches **132**, 133
– septisches **621**
– undulierendes **621**
– Verlauf, zweigipfliger 613

Fieberabfall **620**
Fieberkrämpfe **620**
Fieberkurven **620**, *621*
Filtrationsdruck **394**
– effektiver **394–395**
Filzlaus **716**
Fingerknochen *106*, *108*
– Hand *107*
Fingerpolyarthrosen **130**
First-pass-Effekt **337**
Fischbandwurm **306**
Fischhaut **562**
Fissura
– interhemisphaerica **490**
– longitudinalis cerebri **490**
Fistel **563**
Flachlagerung **588**
flechtenähnliche Hautausschläge **571**
Fleck, Hautveränderungen *558*
Fleckfieber **670**
– klassisches 670
Flecktyphus **670**
Flexoren, Arm 121
Flexura
– coli dextra **278**, *278*
– coli sinistra **278**, *278*
Flimmerhärchen **76**, *76*
– Abwehrsystem 630
Flöhe 630
Flügelmuskel *117*
– äußerer/innerer *118*
Flush, Anaphylaxie **581**
Follikel **424**
Follikelhormon **428**
follikelstimulierendes Hormon (FSH) **363**, 428
Follikelzellen 424
Follikelzyste **431**
Folsäure **319**
Folsäure-Hypervitaminose **320**
Folsäure-Hypovitaminose **319**
Folsäuremangelanämie **236**
Fontanellen **97**
Foramen(-ina)
– intervertebrale 100, *486*
– obturatum *108*, *109–110*
– ovale *167*
– sacralia *104*
– transversarium *103*
– vertebrale 100, *101*
Formatio reticularis **488**
Fortbildungspflicht **55**
Fortpflanzung **62**
Fortpflanzungsorgane **416**
– weibliche, Erkrankungen **431**
Foveolae gastricae *272*
Fraktur **126**

Francisella tularensis **691**
Fransentrichter, Eileiter *425*
5-F-Regel, Gallensteine **348**
Freisetzungshormone **362**, 489
freiverkäufliche Arzneimittel **27**
Fremdreflex *501*
– Kennzeichen 504
Fremdreflexe **503**
Frenulum labii *267*
Fresszellen **630**
Froschbauch, Vitamin-D-Hypovitaminose 321
Fruchtbarkeitsvitamin **321**
Fruchtzucker **312**
Frühjahr-Sommer-Meningoenzephalitis (FSME) **671**
Fruktosamine **371**
Fruktose **312**
FSH (follikelstimulierendes Hormon) **363**, 428
FSME (Frühjahr-Sommer-Meningoenzephalitis) **671**
Fuchsbandwurm **668**
Führungsbänder **116**
Füllungszeit **149**
Functio laesa **227**
Fundus **271**, *272*
Fungi **627**
Funiculus spermaticus **418**
funktionelle Syndrome **604**
Funktionsschicht **425**
Fuß, Muskeln **123**
Fußrückenschlagader **190**
– Palpationsstellen *192*
Fußskelett **111**
Fußsohlendruckschmerz **207**
Fußsohlenreflex **505**, *506*
Fußwurzelknochen *110*, *111*

 G

Galaktose **312**
Galaktosetest **339**
Galle **346**
Gallenblase *335*, **346**, *347*
– Palpation 347
– Sonographie 347
– Tumoren **351**
Gallenblasenentzündung **349**
Gallenblasengang *347*
Gallenfarbstoff **347**
Gallenflüssigkeit **346**
Gallengang/-gänge **346**, *347*, *355*
– Tumoren **597**
Gallenkapillaren **346**
Gallenkolik **349**
Gallensaft **337**

Gallensteine 348
– 5-F-Regel 348
Gallensystem, Dyskinesie 348
Gallenwege 346
– Tumoren 351
Gallenwegsentzündung 350
Galleparameter 733
Gallertkern 100, *100–101*
GALT s. lymphatisches Gewebe, darmassoziiertes
Gamma-Globuline 214
Gamma-Glutamyltransferase (Gamma-GT) 338
Ganglion 126
– spinale *486*, 494
Gasbrand 707
Gasser-Syndrom 650
Gaster 271
Gastransport 446
Gastrin 274
Gastritis
– akute 289
– chronisch-atrophische 290
– chronische 290, 573
Gastroenteritis 672
Gastroenterokolitis 673
Gastrointestinalbeschwerden, Rechtsherzinsuffizienz 158
gastrokardialer Symptomenkomplex 170
gastrokoronarer Reflex 170
Gastroskopie 283
Gate-Control, Schmerzrezeptoren 556
Gaumen 265, 268, 269
– harter *267*, 268
– weicher *267*, 268
Gaumenbögen 267, *268*
Gaumenmandel 254, 255, *267*, 440
Gaumenspalte 99
Gebärmutter *423*, 425, *425*
– Operationsmethoden 433
– Wandaufbau 425
Gebärmutterentfernung 433
Gebärmutterkrebs 432, 597
Gebärmuttermyom 432
Gebärmutterschleimhaut, Menstruationszyklus 429
Gebärmuttersenkung 431
Geburtshilfe 30
Gedächtniszellen 220
Gefäß
– abführendes 394, *394*
– zuführendes *394*
Gefäßapparat 186
Gefäßmissbildungen, angeborene 204

Gefäßreaktionen 224
Gefäßring 493, *493*
Gefäßsternchen 341
Gegenleiste *537*
Gegenregulationsdiabetes 381
Gehirn *484*, 487
– Blutversorgung 493
– emotionales 488
Gehirnerschütterung 492
Gehirnschlag 511
Gehörgang 536, *538*
Gehörgangfurunkel 544
Gehörknöchelchen 98, 536, **537**
Gehtest, Kreislauffunktionsprüfungen 194
Gekröse 274, 281
Gekröseschlagader *189*, 190
Gekrösevene, untere 355
Gelbe Liste Pharmindex 27
gelber Fleck 523, 527
Gelbfieber 674
Gelbkörper *424*
Gelbkörperhormon 428
Gelbsucht 351
– Schwangerschaft 343
Gelenke 112
– Arten 112, *113*
– Aufbau 112, *112*
– einfache 113
– Hilfsvorrichtungen 116
– straffe 113
– zusammengesetzte 113
Gelenkende, Knochen 82, *83*
Gelenkflüssigkeit 82
Gelenkfortsatz *101*
Gelenkhöhle 112
Gelenkknorren 109, 127
– äußerer/innerer 106
Gelenkkopf *112*
Gelenkpfanne *112*
Gelenkpumpen 248
Gelenkrheumatismus, akuter 133
Gelenkschmiere s. Synovia
Gelenkspalt 112, *112*
Gemeinschaftseinrichtungen, Vorschriften, zusätzliche 25
Gen 66
Generalisationsstadium, Infektionen 613
Gerinnselauflösung 223, 226
Gerinnung s. Blutgerinnung
Gerinnungsparameter 732
Gerstenkorn 530
Gerstmann-Sträussler-Scheinker-Syndrom 648
Geruchsnerv 496
Gesäßmuskel
– großer 123, *124*

– kleiner 123
– mittlerer 123
Gesamt-CK 175
Gesamtstoffwechsel, Störungen 323
Geschlechtorganerkrankungen, nicht sexuell übertragbare 22
Geschlechtsbestimmung 68, 69–70, *70*
Geschlechtsdrüsen 416
Geschlechtsentwicklung, vorzeitige 364, 379
Geschlechtskrankheit(en)
– Gesetz zur Bekämpfung 31
– vierte 702
Geschlechtsmerkmale 416
– primäre 416
– sekundäre 416
– tertiäre 416
Geschlechtsorgane
– äußere 416, **426**
– innere 416
– männliche 416, *416*
– weibliche 422–430
Geschlechtszyklus
– Steuerung, hormonale 428
– Störungen 430
Geschmacksrezeptoren 267
Geschmacksstörungen 267
Geschwür
– Hautveränderungen 558
– röhrenförmiges 563
Geschwulstkrankheiten 594
Gesetz(e)
– über die Ausübung der Zahnheilkunde 30
– zur Bekämpfung der Geschlechtskrankheiten 31
– Heilmittelwerbegesetz 32
– gegen den unlauteren Wettbewerb 34
Gesetzeskunde 2
Gesichtsnerv 496
Gesichtsrose 258
Gesichtsschädel 98
Gesichtsschlagader *190*
Gesichtsspalten 98
Gestationsdiabetes 380
Gesundheitsamt 16
Gesundheitsdienst
– öffentlicher 53
– – Ländergesetze 53
Gesundheitsdienstgesetz (GÖDG) 53
Gesundheitsschädling 16
Gesundheitswesen
– öffentlich-rechtlich organisiertes 46
– privatrechtlich organisiertes 47

Gewebe 74, *74*, 75
Gewebefaktor 224
Gewebethrombokinase 224
Gewebethromboplastin 224
Gewebshormone 361
Gewebsmakrophagen 217, **636**
gewerbsmäßige Handlung 4
GH-ICH 362
GH-RH 362
Gicht 326
– chronische **327**
Gichtanfall, akuter **326**
Gichtknoten 326
Gichtnephropathie **406**
Gichtniere **327**, **406**
Gigantismus **371**
GIH 362
Gingivostomatitis herpetica **284**
GIP 274
Glandula(-ae)
– bulbourethralis **419**
– intestinales **275**
– parathyreoideae *362*
– parathyroidea **367**
– parotis **268**
– pituitaria **363**
– salivariae **268**
– sebaceae **555**
– sublingualis **268**
– submandibularis **268**
– sudoriferae **555**
– suprarenales **368**, *368*
– suprarenalis *355*, **368**
– thyroidea **269**, **362**, **365**, *365*
– vesiculosa *417*, **419**
– vestibularis major **426**
Glans penis **420**
Glanzschicht **552**
Glanzstreifen, Herzmuskel **87**
Glaskörper **523**, *523*
Glaukom **525**, **532**
Gleichgewichtsnerv **497**, **541**
Gleichgewichtsorgan **536**, *538*, **540**
Glia **637**
Gliagrenzmembranen 88
Gliazellen **88**
Glied **420**
Globuline **214**
glomeruläre Filtration **394**
Glomerulonephritis
– akute **405**
– chronische **406**
Glomerulus *394*
Glukagon 354, 370, **370**
Glukokortikoide **368**
Gluconeogenese 337, 363

Glukose 88, 312
– im Harn s. Glukosurie
Glukosetoleranz, verminderte 380
Glukosetoleranzstörung 380
Glukosetoleranztest **371**
– oraler (oGTT) **370**
Glukosurie 370, **401**
– s. Glukose im Harn
– renale 370
Glyceroltrinitrat **177**
Glyceryltrinitrat **177**
Glykogen 88, 312
Glykogenese 337, 363
Glykogenolyse 337
Glykokalyx 63
Gn-RH 362
GÖDG s. Gesundheitsdienstgesetz
Golfspielerellenbogen 127
Golgi-Apparat **64**, **65**
Gonadoliberin 362
Gonadotropin-Releasing-Hormon 362, 428
Gonarthrose **129**
Gonokokkensepsis **701**
Gonorrhö **701**
Gonosomen 66, *66*
GOT 175
Graaf-Follikel **424**, *424*, 428
Grand mal **515**
Granulomatosis infantiseptica **681**
Granulozyten 79, **217**
Granulozytopenie **229**
Granulozytose 229
graue Substanz **485**
grauer Star **531**
Greifarme, Antikörper 634
Grenzstrang 498, **498**, 499
GRH 362
Grimmdarm **278**
– S-förmiger Abschnitt **278**
Grindblasen **692**
Grindflechte **692**
grippales Bild, Ornithose 685
großes Netz *278*, **281**
Großhirn 484, **490**
Großhirnarterie 493, 512–513
Großhirnschlagader *493*
Growth Hormone-Releasing-Hormon 362
Growth Hormon-Inhibiting-Hormon 362
grüner Star 525, **532**
Grünholzfraktur **83**
Grützbeutel **564**
Grundsubstanz **79**, *81*
Grundumsatz **365**
Guanin 67
Gürtelrose **711**

Gummibauch, Pankreatitis 356
Gutachterausschuss 6, 15
Gyrus 490
– postcentralis 491
– praecentralis 491
G-Zellen **274**

H

Haarbalg **554**
Haarbalgmilbe 629
Haare **553**
Haarfollikel **553**
Haarfollikelrezeptoren **554–555**
Haargefäße **188**
Haarmuskel *551*, **553**
Haarpapille *551*
Haarschaft *551*, **553**
– s. Schaft
Haartypen **554**
Haarwurzel **553**
Haarzwiebel *551*
Häkchenmethode, Krampfadern 205
Häm 216
Hämatokrit **215**, 230
– Normalwerte 229
Hämatom 220
– epidurales **513**
– subdurales **513**
Hämaturie **403**
Hämoglobin 230, 234, 446
– Gehalt im Blut 229
– Konzentration, mittlere eines Erythrozyten (MCHC) **230**
– korpuskuläres, mittleres (MCH) **229**
Hämogramm **228**
hämolytisch-urämisches Syndrom, enteropathisches **650–651**
Hämophilie **241**
Haemophilus influenza Typ b, Meningitis **683**
hämorrhagische Diathese 402
hämorrhagisches Fieber, virusbedingtes **651**
Hämorrhoidalleiden **303**
Hämostase **223**
Hämozytoblasten **215**
Händehygiene 35, 36
Händedesinfektion 35
Haftbänder **116**
Haften **111**
Haftpflicht **56**
Hagelkorn **530**
Hageman-Faktor 224
Hakenbein **107**, *108*

Index

Halluzinationen **607**
Hals, Muskeln **119**
Halsnerven **494**
Halsrippen **105**
Halsschlagader **189**, *189–190*, *493*
– Palpationsstellen **192**
Halswirbelsäule **101**, *102*
Hammer **98**, **536**, **537**, *538*
Hand
– Dorsalflexion **121**
– Muskeln **120**
– Palmarflexion **121**
– Supination **121**
Handgriff, Brustbein **104**, *105*
Handmuskeln **121**
Handwurzelband *122*
Handwurzelknochen *106*, **107**, *108*
Hansen-Syndrom **677**
Hanta-Virus-Infektion **651**
Harn
– Bereitung **394**
– Bilirubin **402**
– Blut **402**
– Eiweiß **400**
– Glukose **401**
– Ketonkörper **401**
– Nitrit **400**
– pH-Wert **399**
– spezifisches Gewicht **398**
– Untersuchung **397**
– Urobilinogen **401**
Harnabflussstörungen **403**
Harnanalyse **398**
Harnapparat **388**, *388*
– Aufgaben **393**
– endokrine Funktion **393**
– Erkrankungen **403**
Harnblase **388**, **390**, *391*, *417*, *420*, *423*
– neurogene **403**
– Ringmuskel, oberer/unterer **391**
– Schließmuskel **391**, *391*
– Wandaufbau **391**
Harnblasendrainage, suprapubische **397**
Harnblasendreieck **391**
Harnblasenentleerung **391**
Harnblasenentzündung **403**
Harnblasenkarzinom **408**
Harnblasenkrebs **597**
Harnblasenspiegelung **397**
Harnblasentenesmen **404**
Harninkontinenz, Zystitis **404**
Harnleiter **388**, **389**, *390*, *420*
– Engpässe **389**
Harnröhre **388**, **393**, *423*
– der Frau **393**

– des Mannes **393**
Harnsäure, Erhöhung **326**
Harnsäure-Steine **407**, *407*
Harn-Samen-Röhre *417*, **419**
Harnvergiftung **410**
Hasenpest **691**
Hasenscharte **98**
Hashimoto-Thyreoiditis **366**, **376**, **573**
Hauptlymphstamm, rechter **250**, *250*
Hauptzellen, Magendrüsen **273**
Haustren **278**, *279*
Haut **550**
– Anhanggebilde **553**
– Aufbau **550**
– Querschnitt *551*
Hautausschläge, flechtenähnliche **571**
Hautblässe, Anämie **234**
Hautdesinfektion **36**
Hautdiphtherie **645**
Hautdrüsen **555**
Hauterkrankungen **557**
Hauthorn, Spinalom **563**
Hautkarzinom/-krebs **562**, **562**, **598**
– Verdachtszeichen **563**
Haut-LE **136**
Hautlinien **552**
Hautmilzbrand **654**
Hautpflege **36**
Hautpilze **627**
Hautrezeptoren **555**
Hautschrunde **558**
Hautschutz **36**
Hautsegmente **494**, *495*
Hauttests
– Allergien **572**
– Auswertung **572**
Hautveränderungen **558**
– Injektion, intramuskuläre, Kontraindikation **725**
Havers-Kanäle **83**, **84**, **85**, **85**
HbA1 **370**
HbA1C **370**
HCl **273**
HDL **313**
Head-Zonen **495**
Hebamme **30**
Hebammengesetz **30**
Heberden-Knötchen **130**
Hefepilze **562**, **627**, **628**
Heilkunde, Ausübung **3**
Heilmittelwerbegesetz (HWG) **32–33**, **34**
Heilpraktiker
– und Ärzte, Zusammenarbeit **48**

– Berufsbezeichnung **4**
– und Patient, Rechtsverhältnis **43**
– psychotherapeutischer **4**, **7**
– Zulassung **2**, **7**
– zweiter, Hinzuziehung **57**
Heilpraktikeranwärter, Leitlinien für die Überprüfung **7**
Heilpraktiker-Berufsordnung **54**
Heilpraktiker-Erlaubnis, Voraussetzungen **6**
Heilpraktikergesetz **3**
– Durchführungsverordnung, erste (1.DVO) **5**
– Erlaubnis zur Ausübung **10**
– Kenntnisüberprüfung **6**, **11**
Heilpraktiker-Richtlinien, Zulassung **7**
Heilpraktiker-Richtlinien, Baden-Württemberg **9**
Heine-Medin-Krankheit **655**
Heiserkeit **441**, **458**
Heißhunger, Diabetes mellitus **381**
Heißluftsterilisation **38**
Helfer
– alleiniger, Reanimation **584**
– zwei, Reanimation **585**
Helferzellen **220**
Helicobacter pylori **290**
Helix *537*
Hell-Dunkel-Sehen **526**
Hemisphäre **490**
Hemmbänder **116**
Hemmhormone **362**, **489**
Hemmstoffe, Blutgerinnung **226**
Henle-Schleife **394**, *394*
Hepar **334**
Heparin **179**, **218**
– Blutgerinnung **226**
Hepatitis
– chronisch-aggressive **574**
– chronische **340**
– Immunität **650**
– Prophylaxe **650**
– Verlaufsformen **649**
Hepatitis A **648**
Hepatitis B **649**
Hepatitis C **649**
Hepatitis D **649**
Hepatitis E **649**
Herdpneumonie **465–466**, **466**
Hering-Breuer-Reflex **447**
Herpes genitalis **703**
Herpes simplex **711**, **711**
– Rezidiv **712**
Herpes zoster **712**
Herstellungserlaubnis, Arzneimittel **28**

Index

Herz
- Aufbau 146
- Auskultation (Abhören) 151, 151
- Entzündungen 159
- Erregungsleitungssystem 150, 150
- Inspektion (Betrachtung) 151
- Lage 145
- Palpation (Abtasten) 151
- Perkussion (Abklopfen) 151
- Refraktärzeit 150
- Schichten 145
- Steuerung, autonome/nervale 149
- Untersuchungsmethoden 151

Herzasthma 157
Herzbeutel 146
Herzbeutelentzündung 161
- feuchte 162
- trockene 162

Herzdilatation 146
Herzentzündungen 159
Herzerkrankungen, Laborparameter 733
Herzfehler, angeborene 166
- Häufigkeit 166

Herzfrequenz 155
Herzgeräusche 153
- akzidentelle 154
- funktionelle 154
- krankhafte 154

Herzglykoside 175–176
Herzhöhlen 146
Herzhyperplasie 146
Herzinfarkt 173
- Differenzialdiagnose 472
- Enzymdiagnostik 174–175
- Leitsymptome 174
- stummer 174
- Verdacht, Erste-Hilfe-Maßnahmen 175
- – Injektion, intramuskuläre, Kontraindikation 725

Herzinnenhaut 145
Herzinnenhautentzündung 159
Herzinsuffizienz 146, 156
- Stufeneinteilung 156
- Ursachen 156

Herzjagen 171
Herzkammer
- linke 147–148
- rechte 147–148

Herzkatheter 155
Herzklappen 145, 146
Herzklappenfehler 162
Herzkranzgefäße 147, 189, 189
Herzkranzschlagader 148

Herz-Lungen-Wiederbelebung 582
- ein Helfer 585
- zwei Helfer 585

Herzmassage 583
Herzmuskel 145
Herzmuskelentzündung 160
Herzmuskelgewebe 145
Herzmuskulatur 86, 87
Herzperiode 149
Herzrhythmusstörungen 170
Herzscheidewand 150
Herzschlag 148
Herzschlagfolge, verlangsamte 171
Herzspitzenstoß 151
Herzstolpern 170
Herztherapie, medikamentöse 175
Herztöne/Herzton 149, 151, 153
- dritter 153
- erster 152
- gespaltene 152
- Veränderungen 152
- vierter 153
- zweiter 152

Herzzyklus 149
Heterosomen 66
Hexenschuss 131
Hexose 312
HHL s. Neurohypophyse
Hiatushernie 289
Hilfeleistung, unterlassene 45
Hilfeleistungen in Unglücks- und Notfällen 4
Hilfskräfte/-personal, medizinisches
- Beschäftigung 56
- Hygiene- und Arbeitsvorschriften 40

Himbeerzunge, Scharlach 696
Hinken, intermittierendes 199
Hinterhauptbein 97, 98
Hinterhauptlappen 491
Hinterhorn 485, 486
Hinterwandinfarkt 174
Hinterwurzel 494
Hirnanhangdrüse 363, 363, 364
Hirnblutung 512–513
Hirngeschwulst 516
Hirnhäute 492
Hirnhaut
- harte 492
- weiche 492

Hirninfarkt 512
- Vorboten 513

Hirnkammern 491
Hirnnerven 495
Hirnnetz 488
Hirnrindenareale, funktionelle 491

Hirn-Rückenmark-Flüssigkeit 486, 491
Hirn-Rückenmark-Wasserraum 486
Hirnschädel 97
Hirnstamm 488
Hirntumor 516, 597
Hirnwasserraum 486, 491
Hirsutismus, Cushing-Syndrom 378
His-Bündel 150, 150
Histamin 218, 227
- Allergie 568
- anaphylaktische Reaktionen 580

Histiozyten 79, 217, 636
Hk(t) s. Hämatokrit
HLA-B27, Bechterew-Krankheit 135
Hoden 416, 417, 419
Hodensack 417, 419
Hodenschlagadern 189, 190
Hodgkin-Lymphom 259, 596
Hör-/Gleichgewichtsorgan 536
Hörnerv 497, 541
Hörorgan 539
Hörrinde 491
Hörsturz 546
Hörvorgang 539
Hörzelle 540
Hohlhandsehne 116
Hohlnagel 554
Hohlvene
- obere 147, 150, 191
- untere 147, 191, 335, 355

Homans-Zeichen 207
homöopathische Arzneimittel 29
Homöostase 214
- Harnapparat 393

HOPS s. Psychosyndrom, organisches
Hordeolum 530
Hormondrüsen 361, 363
Hormon(e) 360
- Einteilung 360
- gastrointestinale 361
- glandotrope 363
- Regelkreise 361
- Rezeptor 361
- thyreotropes 363

Horner-Symptomenkomplex/-Trias 507, 507, 531
Hornfaden 553
Hornhaut 522, 523, 524, 525
Hornschicht 552
Hortega-Zellen 88
Horton-Syndrom 201
HPG s. Heilpraktikergesetz

Index

HP-RL s. Heilpraktiker-Richtlinien
Hüftarthrose 129
Hüftbeine 108, *109*
Hüftgelenk 114
Hüftgelenkspfanne *109*
Hüftloch 108
Hüftluxation, angeborene 114
Hüftverrenkung 114
Hufeisenniere 410
Humanalbumin 223
Humerus 106, *106*
Hundebandwurm 668
Hundewut 658
HUS s. hämolytisch-urämisches Syndrom, enteropathisches
HUS (hämolytisch-urämisches Syndrom) 650
Husten, stakkatoartiger, Pertussis 693
HVL s. Adenohypophyse
HWG s. Heilmittelwerbegesetz
hyaliner Knorpel 81, *81, 83*
Hydrocephalus 492, 516
Hydrogencarbonat 446
Hydrophobie, Tollwut 659
Hygiene
– und Arbeitsschutzvorschriften bei Beschäftigung von medizinischem Hilfspersonal 40
– Richtlinien 34
Hygieneverordnungen der Länder 38
hygienische Händedesinfektion 35
hygienische Überwachung von Einrichtungen 53
Hymen 426
Hyperämie 136, 227
Hyperaldosteronismus, primärer 379
Hyperglykämie 381
Hyperkaliämie 315
Hyperkalz(i)ämie 316
Hyperlipidämie 198, 325
– nephrotisches Syndrom 406
Hyperlipoproteinämie 325
Hypermagnesiämie 316
Hypernatriämie 315
Hyperopie 528
Hyperparathyroidismus 376
Hypersplenismus 258
Hyperthermie 619
Hyperthyreose 372
Hypertonie 195
– benigne 197
– endokrine 196
– Folgen 197
– kardiovaskuläre 196
– maligne 197

– portale 195
– primäre 196
– pulmonale 195
– renale 196
– sekundäre 196
Hyperurikämie 326
Hypervolämie 213
Hypoglykämie 381
hypoglykämischer Schock 383
– Erste Hilfe 383
Hypokaliämie 315
Hypokalz(i)ämie 316
Hypokinese, Parkinson-Syndrom 511
Hypolipidämie 326
Hypolipoproteinämie 326
Hypomagnesiämie 316
Hyponatriämie 315
Hypoparathyroidismus 376
Hypopharynx *269, 270*, 440
Hypophyse 363, *363–364*
Hypophysenhinterlappen 364
Hypophysenstiel 363
Hypophysenvorderlappen 363, *363*
Hypophysenvorderlappeninsuffizienz 371
Hypopituitarismus 371
Hypoproteinämie, nephrotisches Syndrom 406
Hypothalamus 362, 489
Hypothyreose 374
– angeborene 374
– erworbene 374
– primäre 374
– sekundäre 374
Hypotonie 195
Hypovolämie 213
Hypoxie 578
Hysterektomie 433

I

Ichstörungen 606
Ichthyosis vulgaris 562
Ig 214, 634
IgA 635
IgD 635
IgE 635
IgG 635
IgM 635
ikterisches Stadium, Hepatitis 649
Ikterus 351
– Gelbfieber 674
– hämolytischer 236
– intrahepatischer 351
– posthepatischer 351
– prähepatischer 351

Ileitis regionalis Crohn 294
Ileozäkalklappe *278*
Ileum 274, *278*
Ileus 298
– funktioneller 298
– mechanischer 298
– paralytischer 298
– spastischer 298
Iliosakralgelenke 108, *109*
Immunprophylaxe, passive 16
Immunbotenstoffe, Abwehrsystem 631
Immunglobuline 214, 634
– Klassen 634, 635
Immunität 615, 617
– angeborene 617
– erworbene 617
– Hepatitis 650
– künstliche 617
– natürliche 617
– spezifische 617
– unspezifische 617
Immunkomplexe 634
– Allergien 569
– Einlagerungen 573
immunologische Lücke 632
Impetigo contagiosa 692
Impfausweis 22
Impfen durch Heilpraktiker 22
Impfreaktion 618
Impfschaden 16, 618
– Meldepflicht 18
Impfstoffe 617
Impfung
– s.a. Schutzimpfung
– aktive 617
– passive 617
Infektion 16, 612
– abortive 623
– manifeste 623
– stumme 623
Infektionshygiene 26
Infektionskrankheiten
– Einteilung 613
– zyklische 613
Infektionslehre, allgemeine 612
Infektionsprävention, Richtlinien 34
Infektionsprophylaxe, Richtlinien 34
Infektionsschutz 41
Infektionsschutzgesetz (IfSG) 15
– Aufgaben des Robert-Koch-Instituts 16
– Ausscheider 16
– Behandlungsverbot 20
– Begriffsbestimmungen 16
– übertragbare Krankheiten 16
– Zweck 16

Infektionswege 623
Influenza 675
Injektion
– intrakutane 727
– intramuskuläre 722, 723
– – Fehler 725
– – Kontraindikationen 724
– intravenöse 722
– Methode nach von Hochstetter 723, 724, 724
– subkutane 726
– Techniken 720
Injektionen 36
Injektionslösungen, Anforderungen 36
Inkontinenz 391, 392
– neurogene 392
Inkubationszeit 613
Innenkrümmung, kleine 272
Innenohr 538, 538
Innenohrschwerhörigkeit 543, 546
Innenweltsystem 498
Inselapparat, Pankreas 369
Inserate 56
Inspektion (Betrachtung)
– Bauch 281
– Herz 151
– Kreislaufsystem 191
Instrumentarium, Anforderungen 36
Insulin 354, 370, **370**, 383
Insulinantikörper 381
Insulinmangel 381, **381**
Intentionstremor, Multiple Sklerose 510
Intercostalraum (ICR) 105
– Tastuntersuchung 105
Interferone 220, 625
– Abwehrsystem 631
Interkostalarterien 189
Interleukine 220
Interneuron 501
Interphase 68, 69
Interzellulärsubstanz s. Zwischenzellsubstanz
Interzellularflüssigkeit 249
Intestinum
– crassum 277
– tenue 274
Intima 187, 188
Intrakutantest, Allergien 572
intramurales System 498, **500**
intraperitoneale Lage, Verdauungsorgane 281
intravaskuläres System 225
Intrazellularraum, Wasser 322
Intrinsic-Asthma 460
Intrinsic-Faktor 235, 271, **273**

Intrinsic-System 225
invasive Diagnostik und Therapie 40
Ionenkonzentration 63
IRC s. Interkostalraum
Iris 522–523, **525**, 525
ischämischer zerebraler Insult 512
Ischialgie 507
Ischiassyndrom 507
Isotopennephrogramm 397
Isthmus faucium 267

Jejunum 274
Jochbein 98–99
Jod 317
Jones-Kriterien, rheumatisches Fieber 133
Jungfernhäutchen 426
Junkturen 111

Kältereceptoren 556
Kahnbein 107, 108, 110, 111, 111
Kalium 315
Kallus 84
Kalotte 97
Kalzitonin 365, 367
Kalzium 315
– Blutgerinnung 226
Kalziumantagonisten 178
Kalziumblocker 178
Kalziumionen 224
Kalzium-Kanalblocker 178
Kalziumoxalatsteine 407
Kalziumphosphatsteine 407
Kalziumsteine 407
Kalziumstoffwechsel 367
Kammerflattern 171
Kammerflimmern 171
Kammerschenkel 150, 150
Kammerseptumdefekt 168
Kammerwasser 525
Kanälchennetz 419
Kanülen, gebrauchte, Beseitigung 727
Kanülengröße, Blutentnahme 720
Kanülensammler 727
Kanzerogene 595
Kapazitätsgefäße 188
Kapillarblut, Entnahme 727
Kapillaren 188
Kapsel, Milz 254
Kapselgeschwülste 126
kapsulärer Druck 395
Kapuzenmuskel 119, 119

Kardiaachalasie 287
Kardiospasmus 287
Karotiden, klopfende 192
Karotissinus-Druckversuch 171
Karpaltunnel 107
Karpaltunnelsyndrom 107, **127**
Karyolymphe 66
Karzinom 595
Katabolismus 62, 312
Katarakt 531
Katheterdilatation 173
Kaumuskulatur 117, 118
Kavernen, Tuberkulose 663
Kehldeckel 269, **440**, 441
Kehlkopf 269, **440**, 441–442
Kehlkopfdiphtherie 645
Kehlkopfentzündung 457
Kehlkopfkrebs 597
Kehlkopfrachenraum 269, 270, 440
Keilbein 97, 98–99, 110–111
– äußeres 112
– inneres 112
Keilbeinentzündung 457
Keilbeinhöhlen 439
Keilwirbelbildung 131
Keimschicht, Haut 550
Keimträger 623
Keith-Flack-Knoten 150, 150
Kenntnisüberprüfung
– Formen 13
– Heilpraktikergesetz 6, 11
Keratoconjunctivitis epidemica 676
Keratose, Spinalom 563
Kerckring-Falten 275
Kern, roter 488
Kernig-Zeichen, Menigokokken-Meningitis/-Sepsis 653
Kernkörperchen 64, 66, 89
Kernspintomographie 506
Ketonkörper im Harn 401
Keuchhusten 693
KHK s. koronare Herzkrankheit
Kieferhöhle 439, 440
Kieferhöhlenentzündung 457
Kieferspalte 99
Kiesselbach-Ort 438
Killerzellen 220
– Autoimmunkrankheiten 573
– natürliche 220
Kinderlähmung, spinale 655
Kinetose 541
Kinine 227
Kitzler 423, 426
Klappe
– dreizipfelige 146
– zweizipfelige 146

Klappeninsuffizienz **162**
Klappenschlusston **152**
Klappenstenose **162**
Kleiderlaus **716**
Kleienflechte **561**
Kleienpilzflechte **562**
Kleinhirn *484*, **488**
Kleinkind-Syphilis **700**
Kleinzotten 275
Klinefelter-Syndrom **71**
Klitoris *423*, **426**
Kniearthrose **129**
Kniegelenk **114**, *115*
– Meniskus **116**
– Seitenbänder **116**
Kniekehlenschlagader **190**
Kniescheibe *110*, **115**, *115*, *124*
Kniescheibenband *115*, 123, *124*
Knochen **82**
– Aufbau **82**
– Bälkchensubstanz **82**
– Definition **82**
– Druck- und Zuglinien **83**, *83*
– Einteilung **97**
– kurze **97**
– platte **97**
– Rindenschicht **82**
– unregelmäßige **97**
– Wachstumszonen **82**
Knochenbruch **126**
Knochenfresszellen **637**
Knochengewebe s. Knochen
Knochenhaft **112**
Knochenhaut **83**, *83*, **85**
Knocheninnenhaut **83**
Knochenlücken **97**
Knochenmark **83**
– gelbes **83**
– rotes **83**, 215
Knochenmarkbiopsie **231**
Knochenmarkhöhle *83*
Knochenmarkpunktion **231**
Knochenmetastasen **126**
Knochennähte **97**
Knochenschaft **82**, *83*
Knochenstoffwechsel, Störungen **327**
Knochentumoren **126**
Knochenverbindungen **111**
– Arten **111**
Knochenzellen *85*
Knötchen, Hautveränderungen 558
Knorpel **81**
– Arten *81*
– elastischer **81**, *81*
– Faserknorpel *81*
– hyaliner **81**, *81*, *83*

Knorpelgewebe s. Knorpel
Knorpelhaft **112**
Knorpelhaut **81**
Knorpelspangen, Luftröhre *442*
Knorpelzellen **81**
Körnerkrankheit, ägyptische **709**
Körnerzellschicht *526*, **552**
Körperkreislauf 147, **186**
Körperschlagader *147*, **190**
Körpertemperatur **619**
– Hypothalamus **490**
– normale **620**
Kohlendioxid 446
Kohlenhydratabbau **322**
Kohlenhydrate **312**
Kohlenhydratverdauung 269
Kokzygealnerven 494
Kollagen **132**
kollagene Fasern **79**, 132
Kollagenosen **132**
Kollateralkreislauf **199**
kolloidosmotischer Druck **394**
Kolondilatation 301
Kolondivertikulitis **300**
Kolondivertikulose **300**
Kolonkontrasteinlauf 282
Koma **490**
Kompakta **82**, *83*, *85*
– Ernährung **84**
Komplement **228**
– Abwehrsystem **631**
Komplementärluft **448**
Komplementsystem, Abwehrsystem **631**
Konduktorin, Bluterkrankheit 241
Konisation **433**
Konjunktiva **522**
Konjunktivitis **531**
Kontaktekzem **560**
– allergisches **561**
– nicht-allergisches **560**
Kontaktinfektion **622**
Kontinua-Fieber
– Fleckfieber **670**
– Typhus abdominalis **660**
Kontraktion, Muskulatur s. Muskelkontraktion
Kontrastmittelaufnahme, Bauch 282
Konvergenzreaktion **504**
Kopf, Muskeln **118**
Kopfbein **107**, *108*
Kopflaus **716**
Kopfschmerzen, Sinusitis 457
Kopfwender **119**, *119*, *121*
Koplik-Flecken, Masern 652
Kornea 522, **524**
Kornealring **326**, **524**

Koronarangiographie **156**
Koronararterien **147**
koronare Herzkrankheit (KHK) **172**
– Erscheinungsbilder **172**
– Risikofaktoren **172**
Kortikoliberin 362
Kortikosteron **368**
Kortikotropin 363
Kortisol **368**
– Haupteinsatzgebiete **380**
– Nebennierenrindeninsuffizienz 378
– Nebenwirkungen **379**
– Wirkungen **379**
Kortison **368**
– Cushing-Syndrom 377
Krätze **695**
Krätzmilbe **695**
Kraftwerke der Zelle 64
Krampfadern **204**, 205, 206
kraniosakrales System **500**
Krankenbesuche 56
Krankenhaushygiene, Richtlinien 34
Krankenkassen **46**
Krankenversicherung, gesetzliche 46
Kranker 16
Krankheiten, übertragbare s. übertragbare Krankheiten
Krankheitserreger 16, **624**
– Bekämpfung **618**
– Erlaubnispflicht für Tätigkeit 26
– IfSG 16
– meldepflichtige Nachweise 18
– Nachweis **624**
– Übertragungswege **621**
Krankheitsverdacht, Meldepflicht 18
Kranzbucht *150*
Kranznaht *98–99*
Kratz-Auskultation, Leber 338
Kratztest, Allergien 572
Kreatin **88**
Kreatinphosphat **88**
Kreatorrhö 355
Krebs **595**
krebsauslösende Stoffe **595**
Krebsentstehung **595**
Krebserkrankungen, AIDS 666
Krebsregistergesetz (KRG) **32**
Krebszelle **595**
Kreislauf **186**
– enterohepatischer **347**
– großer **186**
– kleiner **186**
– Schema *187*

Kreislauferkrankungen, Laborparameter **733**
Kreislauffunktionsprüfungen **193, 194**
Kreislaufstillstand **586**
Kreislaufsystem **186**
– Inspektion 191
Kreislaufversagen, Injektion, intramuskuläre, Kontraindikation 725
Kretinismus **374**
Kreuzband, Kniegelenk *115*, **116**, 124
Kreuzbein **102**, 103, *104*, *109*
Kreuzbein-Darmbein-Gelenk 108, *109*
Kreuzbeinkanal *104*
Kreuzbeinnerven 494
Kreuzbeinschlagader, mittelständige *189*
Kreuzprobe 222
KRG s. Krebsregistergesetz
Krim-Kongo-Fieber 651
Kropf **375**
Krummdarm **274**, *278*
Krupp-Syndrom **458**
Krypten 275
Kryptorchismus 417
Kürettage **433**
Kugelgelenk **113**, *113*, 114
Kugelzellanämie **232**
Kupfer 317
Kupffer-Sternzellen **335, 636**
Kurierfreiheit 4
Kuru-Syndrom **647**
Kurzsichtigkeit **528**, 529
Kussmaul-Atmung **448**
Kussmaul-Mayer-Syndrom **201**
Kyasanurwald-Krankheit 651
Kyphose **100**
Kystom **564**

L

Labia
– majora **426**
– oris **266**
Laborparameter **732**
Labyrinth **538**, *539*
– häutiges **538**, *539*
– knöchernes **538**, *539*
Lacklippen 341
Lackzunge 341
– Vitamin-B$_{12}$-Mangelanämie 236
Lähmung(en) **508**
– periphere 509
– schlaffe **508**, 509
– spastische **508**, 509
– zentrale 509
Lähmungsstadium
– Poliomyelitis 656
– Tollwut **659**
Längsrillen, Nägel **554**
Läppchenprobe, Allergien **572**
Lärmschädigung 543
Läusebefall 630, **716**
Läusefleckfieber **670**
Laktose 312
laktotropes Hormon 364
Lambdanaht *98*
Lamina
– basalis **425**
– functionalis **425**
Landesgebührengesetz 14
Langerhans-Inseln **369**, *369*
Langerhans-Zellen 551, **636**
Lanzetten, gebrauchte, Beseitigung 727
Lanz-Punkt **299**, *300*
Laparoskopie 339
Lappenbronchien **442**
Lappenpneumonie **465**
Laryngitis **457**
Larynx *269*, **440**
Lasègue-Zeichen 508
– Menigokokken-Meningitis/-Sepsis 653
Lassa-Fieber **651**
Latenzphase
– Infektionskrankheiten **623**
– Wundheilung **556**
Lautstärke **540**
Laxanzienkolon **297**
LDH 175
LDL **313**
LE s. Lupus erythematodes
Lebendimpfstoffe **618**
Lebensmittelinfektionen, Brucellose 667
Lebensmittelvergiftung **642**, **672**
Leber **334**, *335*
– Erkrankungen **339**
– Kratz-Auskultation 338
– Nachbarorgane **334**
– Palpation 338
– Perkussion 338
Leberarterie 334
Leberband
– rundes *335*
– sichelförmiges *335*
Leberblindpunktion 339
Leberfleck **559**
Lebergallengang **346**, *347*
Leberhautzeichen 341
Leberläppchen **335**, *336*
Leberlappen *335*
Lebermetastasen **343**
Leber-Milz-Magen-Schlagaderstamm *189*, 190
Leberparameter **733**
Leberpforte **334**, *335*
Leberschädigung **342, 343**
Lebersinusoid *336*
Lebersonographie 339
Lebertumoren **343**
Leberverfettung **340**
Leberzellbalken *336*
Leberzellkarzinom **343**
Leberzirrhose **341**
– Alkoholmissbrauch 342
– biliäre 574
Leberzirrhose, primär biliäre **350**
Lederhaut *523*, **524**, *525*, 551, **552**
– Aufbau **552**
Leerdarm **274**
Legionärskrankheit **677**
Legionellose **677**
Leichen- und Bestattungswesen 31
Leichengifte 590
Leistenhaut **550**, 552
Leistenhoden 417
Leistungen zur Rehabilitation, Angleichung 48
Leitfähigkeit 62
Lenden-Kreuzbein-Gelenk 108
Lendennerven 494
Lendenwirbelsäule *102*, **103**
Lens *523*, **524**, *525*
Lentigo **559**
– maligna **559**
– praemaligna **559**
– solaris **559**
Lepra **677**
– indeterminierte 678
lepromatöse Form, Lepra 678
Lepromin-Test 679
Leptospirose **679**
Letalität **616**
Leukämie **237**, 596
– akute **238**
– lymphatische, akute/chronische **238**
– myeloische, akute/chronische **238**, 239
– Remissionen 237
– undifferenzierte **238**
Leukonychie **554**
– punctata **554**
Leukopenie **229**
Leukoplakie **284**
Leukozyten **216**, *217*
– Diapedese **217**, *217*
– Emigration 217

– im Harn **399**
– Normalwerte **216**
Leukozytenkonzentrate **223**
Leukozytose 228, **228**
Leukozyturie **399**
Leydig-Zwischenzellen **417**
LH (luteinisierendes Hormon) 363, **428**
Liberine **362**
Lichenifikation
– Kontaktekzem **560**
– Neurodermitis **560**
Lichen ruber planus **571**
Lichtreflex, Prüfung **504**
Lidrandentzündung **530**
Lieberkühn-Drüsen 275, **275**
Lien **252**, *355*
Liftschwindel **545**
Ligamentum(-a) **116**
– cruciatum *115*
– falciforme *335*
– patellae **115**, **123**, *124*
– teres *335*
– vocale **441**, *441*
limbisches System **488**
Limbus **522**
Linea(-ae)
– alba *121*, **123**
– terminalis **108**
– transversae *104*
Lingua **266**, *267*, *269*
Linie, weiße **123**
Linksherzinsuffizienz, Symptome **157**
Links-rechts-Shunt **167**
Linksverschiebung **229**
Linse *523*, *524*, *525*
Linsenfleck **559**
Linsenmuskel *525*
Linsentrübung **531**
Lipase 323, **354**
Lipide 63, **313**
Lipom **594**
Lippen **266**
Lippenbändchen *267*
Lippen-Kiefer-Spalte **99**
Lippenspalte **98**
Liquor cerebrospinalis 487, **491**
Listeria monocytogenes **681**
Listeriose **681**
Litholyse, Nierensteine **408**
Livores **590**
Lobärpneumonie **465**
– bakterielle **466**
Lobulus *537*
– hepatis *336*
Lobus
– frontalis **491**

– hepatis 334, *335*
– occipitalis **491**
– parietalis **491**
– pulmonis **444**
– temporalis **491**
Löffelnagel **554**
Löfgren-Syndrom **469**
Lokalinfektionskrankheiten **612**
Lordose **100**
LTH s. Prolaktin
L-Thyroxin **375**
Lues **698**
– angeborene 698, **700**
– Primär-/Sekundärstadium 699
– Teritär-/Quartärstadium 699
Luft-Blut-Schranke **444**
Luftröhre *269*, *365*, **441**, *442*
– Knorpelspangen *442*
– Teilungsstelle *442*
Lumbago **131**
Lumbalnerven **494**
Lumbalpunktion **492**
Lumbosakralgelenk **108**
Lunge **443**, *444*
– Abklopfen **449**
– Auskultation **450**
– Auskultationphänomene **450**
– Perkussion **449**
– Szintigramm **455**
Lungenabszess **467**
Lungenatmung **438**
Lungenblähung **461**
Lungenbläschen *445*
Lungenembolie **470**
– Differenzialdiagnose **472**
Lungenemphysem **461**
Lungenentzündung **464**
Lungenfell **445**
Lungenfibrose **467**
Lungenhilum **444**
Lungenkarzinom **474**
Lungenkrebs **474**, *597*
Lungenkreislauf 147, **186**
Lungenläppchen **444**
Lungenmilzbrand **655**
Lungenödem 157, **469**
– Todesröcheln **470**
Lungenpest **657**
Lungenschlagader *147*
Lungenschlagaderstamm *150*
Lungenspitze *444*
Lungenstauung **469**
Lungentuberkulose, chronische **662**
Lungenvene *147*
Lunula **554**
– abnorm vergrößerte **554**

Lupus erythematodes **136**, 574
– discoides **136**
– systemischer **136**
luteinisierendes Hormon (LH) 363, **428**
Luxation **125**
– Hüftgelenk **114**
Lyme-Arthritis 7064
Lyme-Borreliose/-Krankheit 706, **706**
Lymphadenopathiesyndrom (LAS), AIDS **666**
Lymphadenose, chronische **238**
Lymphangiitis **258**
Lymphangiomotorik **248**
Lymphangitis **258**
lymphatische Organe **219**
lymphatisches Gewebe
– darmassoziiertes **256**, **276**
– mukosaassoziiertes **256**
lymphatisches System **248**
Lymphe/Lymphflüssigkeit **248**, *249*
– Inhaltsstoffe **249**
Lymphfollikel **253**
– Lymphknoten **252**
Lymphgefäß(e) **248**
– zentrales 275, *276*
Lymphkapillaren **248**
Lymphknoten **250**
– Aufgaben **251**
– Lymphfollikel **252**
– Markregion **252**
– Marksinus **251**–**252**
– Parakortex **252**
– Randsinus **251**
– regionäre **251**
– regionale **251**
– Retikulumzellen **252**
– Rindenregion **252**
– Sinusendothelzellen **252**
– Trabekel **251**
– Uferzellen **252**
Lymphknotenentzündung, venerische **702**
Lymphknotentuberkulose **663**
Lymphödem **259**
Lymphogranuloma inguinale **702**
Lymphogranulomatose **596**
Lymphogranulomatosis
– benigna **469**
– inguinalis Nicolas u. Favre **702**
– maligna **259**
Lymphokine **220**
Lymphom, malignes **259**
Lymphopathia venerea **702**
lymphozytäre-eosinophile Heilphase **229**

Lymphozyten 79, **218**
Lymphpumpe **248**
Lymphstamm *250*
Lysosomen *64*, **65**
Lysozym, Abwehrsystem 630
Lyssa **658**

M

Machupo-Virus-Fieber 651
Macula *558*
– lutea **527**
Madenwurmbefall **305**
MAF s. makrophagen-aktivierende Faktoren
Magen **271**, *272*
– Erkrankungen **289**
– nervöser **289**
Magenausgang **271**, *272*
Magenausgangsteil **271**, *272*
Magenbewegungen **271**, *272*
Magendrüsen **273**
Mageneingang **271**, *272*
Magenfelder *272*
Magengeschwür **291**
Magengrübchen *272*
Magen-Herzkranz-Reflex 170
Magenkarzinom/-krebs **293**, 596
Magenkörper **271**, *272*
Magenkuppel **271–272**, 273
Magensaft(produktion) **273**
Magenschlagader, linke *190*
Magenschleimhautentzündung
– akute **289**
– chronische **290**
Magenspiegelung **283**
Magenstumpfkarzinom **293**
Magenwand *272*
Magersucht **324**
Magnesium **316**
Majortest 222
MAK (mikrosomale Antikörper) **366**, **373**, **376**
Makroangiopathie **382**, *382*
Makroglia **89**
Makrohämaturie **402**
Makropeptide **314**
Makrophagen 217
makrophagen-aktivierende Faktoren 220
Makrozirkulationsstörung 578
Makrozyten 232
Malabsorption **293**
Malaria **682**, 683
Maldescensus testis 417
Maldigestion **293**
Malpighi-Körperchen **252**, *254*, *390*, **394**

MALT (mukosaassoziiertes lymphatisches Gewebe) **256**
Maltafieber **667**
Maltose 312
Malzzucker 312
Mamille **427**
Mammae **427**
Mammakarzinom **433**
Mandelentzündung **256**
Mandeln **255**
Mandibula **98–99**, *269*
Mangan 317
Mangelanämie 232
Manie **601**
Mantelzellen, Nervenzellen **88**, **89**
Manubrium 104
– sterni *105*
Marburg-Fieber **651**
Marcumar® 179
Marfan-Syndrom **524**
Mark, verlängertes *484*, **487**
Markregion, Lymphknoten *252*
Markscheide, Nervenfasern **90**
Marksinus, Lymphknoten **251–252**
Masern **651**
Masernexanthem 652
Massenbewegungen, Dickdarm **279**
Massenblutung **512**
– intrazerebrale **513**
Massenstühle 355
Mastdarm *278*, **279**, *417*, *423*
Mastoiditis **544**
Maxilla **98–99**
McBurney-Punkt **299**, *300*
MCH (mittleres korpuskuläres Hämoglobin) **229**, **230**
MCHC (mittlere Hämoglobinkonzentration eines Erythrozyten) 230
MCV (mittleres korpuskuläres Volumen) 230
Meatus acusticus externus **536**
Mechanorezeptoren **555**
Media **187**, *188*
Medianuskompressionssyndrom **127**
Mediastinum 145
Medizingeräteverordnung (MGV) **48**
Medizinprodukte **48**
– Anforderungen 48
– Bestandsverzeichnis **51**
– messtechnische Kontrollen **51**
– sicherheitstechnische Kontrollen **51**
Medizinprodukte-Betreiberverordnung **50**

Medizinproduktebuch **51**
Medizinproduktegesetz (MPG) **49**
Medizinprodukterecht **48**
Medulla
– oblongata *484*, **487**
– renalis **388**, *390*
– spinalis **484**, *484*
Mees-Streifen **554**
Megakolon, toxisches 301
Megalozyten 232
Mehrfachteststreifen, Harnanalyse **398**
Meiose **68**
Meissner-Körperchen **552**, **555**
Meissner-Plexus **273**, **275**, 500
Mekoniumileus 473
melancholisches Stadium, Tollwut **659**
Melaninmangel **557**
Melaninzellen **551**
Melanom, malignes **563**
Melanotropin 364
Melanozyten 364
melanozytenstimulierendes Hormon (MSH) **364**
Melasma **559**
Melatonin **364**
Meldepflicht 16, 56
– in besonderen Fällen **18**
– epidemische Lage 21
– Impfschaden **18**
– Krankheitsverdacht, Erkrankung und Tod 18
– namentliche 20
– Personen zur Meldung, verpflichtete 20
meldepflichtige Nachweise, Krankheitserreger 18
Membrana
– tectoria **539**, *540*
– thyrohyoidea **365**
– tympani **536**
membranöser Teil, Harnröhre 393
Membranpotenzial, Nerven **91**
Memoryzellen 219
Mengenelemente **314**
Ménière-Syndrom **546**
Menigoenzephalitis, FSME 672
Menigokokken-Sepsis **653**
Meningen **486**, **492**
Meningeom **516**
Meningitis
– abakterielle **684**
– bakterielle **684**
– Haemophilus influenza Typ b **683**
– Meningokokken **653**

meningitisches Stadium, Poliomyelitis 656
Meningokokken-Menigitis 653
Meniskus 112, *115*
– Kniegelenk 115
Meniskusriss 115
Menorrhagie 430
Menstruation(szyklus) 428, *429*
– Gebärmutterschleimhaut *429*
Merkel-Zellen 555
Merseburger Trias 373
Mesangiumzellen 637
Mesencephalon 484, **488**
Mesenterium 274
Mesopharynx *269*, *270*, 440
messenger-RNS 67
messtechnische Kontrollen, Medizinprodukte 51
Metabolismus 312
Metacarpalia *106*, **107**, *108*
Metaphase 68, *69*
Metatarsalia *110*, **111**, *111*
Metildigoxin 176
Metorrhagie 430
MGV s. Medizingeräteverordnung
Migräne 203
Mikroalbuminurie 400
Mikroangiopathie 382, *382*
mikrobiologische Kontrolle, Sterilisation 38
Mikroglia 89
Mikrohämaturie 402
Mikrophagen 217
Mikrotubuli *64*, 65
Mikrovilli 275, 346
Mikrozirkulationsstörung 578
Miktion 391
Miktionsreflex 391–392, *392*
Milben 629
Milchbrustgang 249, *250*
Milchgang 427
Milchsäckchen *427*
Milchsäure, Muskelkaterschmerz 88
Milchschorf 560
Milchzucker 312
Miliartuberkulose, akute/chronische 664
Milz 252, *254*, 355
– Palpation 258
Milzarterie 253
Milzbälkchen *254*
Milzbrand 654
Milzbrandkarbunkel 654
Milzbrandsepsis 655
Milzerkrankungen 258
Milzfollikel *254*

Milzhilum 253
Milzschlagader *190*
Milzsinusoide 252, *254*
mimische Muskulatur 118, *118*
Minderwuchs, hypophysärer 371
Mineralokortikoide 368
Mineralstoffe 314
– Laborparameter 733
Mineralstoffwechselhormone 368
Minipille 429
Minortest 222
Minor-Zeichen 508
Minutenvolumenhochdruck 196
Miosis 504, 507, 526, 531
Mitochondrien *64*, 64
Mitose 68
– Phasen *69*
Mitralgesicht 163
Mitralklappe 146, *147*
Mitralklappeninsuffizienz 164
Mitralklappenprolaps 164
Mitralklappenstenose 163
Mitralöffnungston 163
Mittelarmnerv 107
Mittelfußknochen *110*, 111
Mittelhandknochen *106*, **107**, *108*
Mittelhirn 484, **488**
Mittelohr 536, *538*
– Aufgaben 537
Mittelohrentzündung, akute 544
Mittelphase, Zellteilung 68, *69*
Mittelstrahlurin 398
Mittlersubstanzen 227
Mizellen 323
Möller-Barlow-Krankheit 320
Möndchen 554
Moll-Drüse 530
Mondbein 107, *108*
Mongolismus 70
Mononucleosis/-nukleose infectiosa/infektiöse 713
mononukleoseartiges Stadium, AIDS 665
Monosaccharide 312
Monozyten 217, 636
Monozytenangina 713
Monozyten-Makrophagen-System 636
Monozytose 229
Mons
– pubis 426
– veneris 426
Morbidität 616
Morbilli 651
Morbus s. unter den Eigennamen bzw. Eponymen
Mortalität 616

Mosaik-Form 70
motorische Endplatte *89*, *90*
Moutard-Martin-Zeichen 508
MPBetreibV 50
MPG s. Medizinproduktegesetz
mRNS 67
MSH (melanozytenstimulierendes Hormon) 364
MSI s. Kernspintomographie
Münzzählertremor, Parkinson-Syndrom 511
Mukosa 553
Mukoviszidose 472
Multiple Sklerose 508
Mumps 694
Mundfäule 284
Mundgeruch, süßlicher, Diphtherie 644
Mundhöhle 265, *267*, *269*, 440
– Erkrankungen 283
– Vorhof *265*, *267*
Mundrachenraum *269*, *270*, 440
Mundschleimhaut, Entzündungen 283
Mundsoor 628
Mundwinkelrhagaden 284
Mund-zu-Mund-Beatmung 583
Mund-zu-Nase-Beatmung 583
Murphy-Zeichen 350
Musculus(-i)
– adductor magnus 123
– arrector pili *551*, 553
– biceps brachii 120, *122*
– biceps femoris 123
– brachialis *122*
– brachioradialis *122*
– buccinator *118*
– ciliaris 525
– deltoideus *119*, **120**, *121–122*
– detrusor vesicae 391
– dilator pupillae 525
– gastrocnemius 123, *124*
– gluteus maximus 123, *124*
– gluteus medius 123
– gluteus minimus 123
– intercostales 120
– latissimus dorsi *119*, **120**, *121–122*
– levator ani *279*, 417
– levator scapulae *119*
– masseter *117*, **118**
– obliquus externus abdominis *121*, 123
– obliquus internus abdominis 123
– orbicularis oculi *118*

- orbicularis oris *118*
- pectoralis major **120**, *121*
- pectoralis minor **120**
- peroneus longus et brevis **125**
- pterygoideus medialis et lateralis *117*, **118**
- quadriceps femoris **123**
- rectus abdominis *121*, **123**
- rhomboideus major *119*
- rhomboideus minor *119*
- sartorius *124*
- semimembranosus **123**
- semitendinosus **123**, *124*
- serratus anterior **120**, *121*
- soleus **123**, *124*
- sphincter pupillae **525**, **526**
- sphincter urethrae inferior **391**, *391*
- sphincter urethrae superior **391**, *391*
- sternocleidomastoideus **119**, *119*, *121*
- temporalis *117*, **118**
- transversus abdominis **123**
- trapezius **119**, *119*
- triceps brachii **121**, *122*
- triceps surae **123**
Muskelarbeit, Energiegewinnung **88**
Muskelfaser **87**
– Querstreifung **87**
Muskelgewebe **84**
– Arten **85**
– Plastizität **86**
Muskelkaterschmerz, Milchsäure **88**
Muskelkontraktion **84**
– chemische Vorgänge **87**
Muskel(n)
– Arm **120**
– Bauch **123**
– Fuß **123**
– Gesäß **123**
– halbsehniger *124*
– Hals **119**
– Hand **120**
– Kopf **118**
– neutralisierende **117**
– Oberschenkel **123**
– pupillenerweiternder s. M. dilatator pupillae
– Rumpf **120**
– Schulter **120**
– Unterschenkel **123**
Muskelriss **125**
Muskelspindeln **87**
Muskeltonus **87**
Muskeltrichinose **691**

Muskelzelle **87**
Muskelzerrung **125**
Muskulatur
– Agonisten **117**
– Antagonisten **117**
– Einteilung nach der Aufgabe bzw. dem Bau **117**
– glatte **85**, *86*
– quergestreifte *86*, **87**
– Synergisten **117**
Mutterbänder **425**
Muttermund *423*
Mutterschicht, Haut **550**
Mycobacterium leprae **677**
Mycobacterium bovis **662**
Mycobacterium tuberculosis **662**
Mydriasis **504**
Myelinscheiden **88**, **90**
Mykosen **627**
Myofibrillen **85**, *86*
Myokard **145**
Myokardinfarkt s. Herzinfarkt
Myokardinsuffizienz s. Herzinsuffizienz
Myokarditis **160, 161**
Myom(a) **594**
– uteri **4320**
Myometrium **425**, *425*
Myopie **528**
Myosinfilamente **85**, *86*, *86*
Myxödem **366**, **375**, **573**

N

Nachphase, Zellteilung *68*, **69**
Nackenzeichen, Menigokokken-Meningitis/-Sepsis **653**
Nadelabbruch, Injektion **726**
Nägel **554**
– Längsrillen **554**
– Weißfärbung, streifenförmige **554**
Naevus flammeus **559**
Nageldiagnose **554**
Nagelflecken, weiße **554**
Nagelmatrix **554**
Nagelveränderungen, Psoriasis **559**
Nahakkommodation **525**
Nahrungsmittelallergie/-intoleranz **570**, *570*
Narbenbildung, Wundheilung **557**
Nase **438**
Nasenbein **98–99**
Nasendiphtherie **645**
Nasenhöhle **269**, *440*
Nasenmuscheln **438**
Nasennebenhöhlen **439**, *440*

Nasennebenhöhlenentzündung **456**
Nasenrachenraum **269**, *269*, **439**
Nasenscheidewand **438**
Nasenscheidewandverkrümmung s. Septumdeviation
Nasenschleimhaut **439**
Natrium **314**
Natrium-EDTA, Blutgerinnung **226**
Natrium-Kalium-Pumpe, Ruhe-/Aktionspotential, Nerven **91**
Natriumoxalat, Blutgerinnung **226**
Natriumzitrat, Blutgerinnung **226**
Nebenastvarikosis **204**
Nebengeräusche, krankhafte **450**
Nebenhoden **417**, **418**, *419*
Nebennieren **355**, **368**, *368*
– Erkrankungen **377**
Nebennierenmark (NNM) **369**
Nebennierenrinde (NNR) **368**
Nebennierenrindeninsuffizienz **378**
Nebenschilddrüsen **362**, **367**
– Erkrankungen **376**
– Überfunktion **376**
– Unterfunktion **375**, **377**
Nebenzellen, Magendrüsen **273**
Nephrolithiasis **407**
Nephron **393**, *394*
Nephroptose **410**
nephrotisches Syndrom **406**
Nerven
– Aktionspotential **91**
– Aufbau **91**
– Membranpotential **91**
– periphere **91**
– Refraktärzeit **91**
– Ruhepotential **91**
Nervenbindegewebe **88**
Nervenerkrankungen **507**
Nervenfaserbündel **91**
Nervenfasern **90**
– afferente **90**, **494**
– efferente **91**, **494**
– Leitungsrichtung **90**
– markhaltige (myelinisierte) **90**
– marklose **90**
– viszeromotorische **91**
Nervengewebe **88**
Nervenknoten *486*
Nervenschäden **507**
Nervensystem **484**
– animales **497**
– autonomes **498**
– enteritisches **498**, **500**
– peripheres (PNS) **484**
– somatisches **497**

Index 753

– unwillkürliches 498
– vegetatives 498
– willkürliches 497
Nervenzellen 88, 89
– Aufbau 89
– Physiologie 91
Nervus(-i)
– abducens 496
– accessorius 497
– craniales 495
– facialis 496
– glossopharyngeus 497
– hypoglossus 497
– intercostales 447
– mandibularis 496
– maxillaris 496
– medianus 107
– oculomotorius 496
– olfactorius 496
– ophthalmicus 496
– opticus 496, 523, 527
– phrenicus 447
– recurrens 441
– statoacusticus 497, 541
– trigeminus 496
– trochlearis 496
– vagus 500
– vestibulocochlearis 497, 541
Nesselsucht 561
Netzhaut 523, 526, 526
Netzhautablösung 533
Netzschicht 552
Neubildung 62
Neugeborenenhypothyreose 374
Neugeborenenikterus 351
Neurit 89
Neurocranium s. Hirnschädel
Neurodermitis 560
Neuroglia 88, 637
Neurohypophyse 363, 363
neurologische Erscheinungen, AIDS 666
Neurone 88
Neurosen 600, 602
Neurotransmitter 91
Neutralfette 313
Neutrophile 217, 218
NHL s. Non-Hodgkin-Lymphome
nicht-invasive Diagnostik und Therapie 40
Nicolas-Favre-Erkrankung 702
Nieren 355, 388, 388, 388
– Autoregulation 395
– Blutversorgung 389
– Längsschnitt 390
– Selbstregulation 395
Nierenarterien 190
Nierenbecken 389, 390

Nierenbiopsie 397
Nierenhilum 388, 389
Niereninsuffizienz 409
– terminale 410
Nierenkanälchen 394
Nierenkarzinom 408
Nierenkelche 390
Nierenkörperchen 390, 394, 394
Nierenkrebs 597
Nierenmark 388, 390
Nierenpapille 390
Nierenpyramiden 390
Nierenrinde 388, 390
Nierensäulen 390
Nierenschlagader 190
– Aufzweigung 390
Nierensequenzszintigraphie 397
Nierensteine 407
– Arten 407
Nierensteinkolik, akute 408
Nierentätigkeit, Steuerung 395
Nierenversagen 409
– akutes 409
– chronisches 409
Nissl-Schollen 89
Nitrit im Harn 400
Nitroglycerin 177
NK s. Killerzellen, natürliche
NK-Lymphozyten s. Killerzellen, natürliche
NMR s. Kernspintomographie
NNM s. Nebennierenmark
NNR s. Nebennierenrinde
Nodulus lymphaticus 253
Non-Hodgkin-Lymphome 260
Noradrenalin 91, 369
Norepinephrin 369
nosokomiale Infektion 16
nosokomiale Pneumonie 464
Notfall 586
Notfallpatient 586
– Lagerung 586, 588
Nucleolus 64, 64, 66, 89
Nucleus 64, 64, 65, 89
– pulposus 100, 100–101
– ruber 488
Nüchternblutzuckerbestimmung 370
Nüchternschmerz, Magen-/Zwölffingerdarmgeschwür 292
Nukleus 64, 65, 89
Nussgelenk 114
Nykturie 404
– Rechtsherzinsuffizienz 158
Nystagmus 529
– Multiple Sklerose 509

O

Oberarmarterie 189
Oberarmknochen 106, 106
Oberarmmuskel
– dreiköpfiger 121
– innerer 122
– zweiköpfiger 120, 122
Oberarmschlagader 190
Oberarmspeichenmuskel 122
Oberflächenepithel 77
Oberflächengastritis 290
Oberhaut 550, 551
Oberkiefer 98–99
Oberkiefernerv 496
Oberschenkelanzieher 123
Oberschenkelhals 110
Oberschenkelknochen 109, 109–110, 115
Oberschenkelkopf 109, 109–110
Oberschenkelmuskel(n) 123
– halbmembranöser 123
– halbsehniger 123
– zweiköpfiger 123
Oberschenkelschlagader 190, 190
– Palpationsstellen 192
Obstipation 297
Obstruktionsileus 298
Ödeme
– alveoläre 470
– angioneurotische 561
– interstitielle 470
– nephrotisches Syndrom 406
– Rechtsherzinsuffizienz 158
öffentlicher Gesundheitsdienst 53
Ölfleckbildung, Psoriasis 559
Ösophagitis 286
– akute 286
– chronische 286
Ösophago-Gastro-Duodenoskopie 283
Ösophagus 269, 270
Ösophagusachalasie 287
Ösophagusdivertikel 287
Ösophaguskarzinom 288
Ösophagusspasmus, Differenzialdiagnose 287
Ösophagusvarizen 288
Ösophagusverätzung 286
Östrogen 424, 428
Ohr 536, 538
Ohrenfluss 544
Ohrenlaufen 544
Ohrenschmalzpfropf 544
Ohrenspiegel 536
Ohrgeräusche 545, 546
Ohrläppchen 537
Ohrleiste 537

Ohrmuschel **536**, *537*
Ohrrandgrube *537*
Ohrspeicheldrüse **268**
Ohrtophi **326**
Ohrtrichter **542**
Ohrtrompete **537**
– Mündung *269*
Ohrtrompetenmandeln 255, **256**
Ohrverhärtung **546**
Olecranon 114, *122*
Oligodendrozyten 88
Oligomenorrhö **430**
Oligopeptide **314**
Omentum
– majus 271, *278*, **281**
– minus 271
Omsk-Fieber 651
Onkologie **594**
Oophoritis **431**
Operationsmethoden, Gebärmutter **433**
Ophthalmoskopie **528**
Opisthotonus, Tetanus 685
Opportunisten **614**
opportunistische Infekte, AIDS 666
Opsonierung, Komplementsystem **631**
Orbitae **522**
Organtuberkulose 663
Ornithose **684**
Orthopnoe 157
Os(-sa)
– capitatum 107
– capitum *108*
– carpi **107**
– coccygis 103, **103**, *104*, *109*
– coxae **108**, *109*
– cuboideum *110*, 111, *111*
– cuneiforme laterale/mediale *111*, **112**, 112
– digitorum (Fuß) **111**
– digitorum (Hand) **107**
– ethmoidale *98–99*
– frontale *98–99*
– hamatum 107, *108*
– hyoideum **99**, *121*, *269*, *365*, **441**
– ilium 108, **108**, *109–110*
– ischii 108–109, *109*
– lacrimale *99*
– lunatum 107, *108*
– metacarpi **107**
– metatarsalia **111**
– nasale *98–99*
– naviculare *110*, 111, *111*
– occipitale *98*
– parietale *98–99*

– pisiforme 107, *108*
– pubis 108, **108**, *109*
– sacrum 103, *109*
– scaphoideum 107, *108*
– sphenoidale *98–99*
– tarsi **111**
– temporale *98–99*
– trapezium 107, *108*
– trapezoideum 107, *108*
– triquetrum 107, *108*
– zygomaticum *98–99*
Osler-Krankheit **204**
Osler-Rendu-Weber-Krankheit **204**
Ossifikation **84**
– chondrale 84
– desmale 84
Osteoblasten 83
Osteochondrosis
– deformans juvenilis **131**
– intervertebralis 130
Osteoklasten 83, **637**
Osteom 126, 594
Osteomalazie **328**
Osteone 82
Osteoporose 84, **328**
Osteosarkom 126
Osteozyten 84, *85*
Ostium uteri *423*
Oszillographie, Kreislauffunktionsprüfungen **194**
Otitis
– externa **544**
– externa circumscripta **544**
– media acuta **544**
Otoliquorrhö **544**
Otolithenschwindel **545**
Otorrhö **544**
Otosklerose **546**
Otoskop **542**
Otoskopie **542**
Ovarialtumoren **431**
Ovarien *423*, 426
Ovulation **424**
Ovulationshemmer **429**
Oxytozin 362, **364**, 489
Oxyuriasis **305**

P

Pacini-Körperchen **555**
Palatum 265, **268**, *269*
– durum *267*, 268
– molle *267*, 268
Palmarerythem 341
Palmarflexion, Hand 121
Palpation (Abtasten)
– Bauch 282
– Gallenblase 347

– Herz 151
– Leber 338
– Milz 258
– Schilddrüse **365**
PAN s. Panarteri(i)tis nodosa
Panarteri(i)tis nodosa **201**
Pandemie **616**
Paneth-Körperzellen **276**
Pankreas **354**, *355*
– Inselapparat **369**
Pankreaskarzinom/-krebs **357**, 596
Pankreatitis **356**
Pankreozymin **274**, 346
Panzerherz **162**
Papageienkrankheit **684**
Papilla
– duodeni major **346**, *347*, 354
– nervi optici **527**
– renalis *390*
Papillarkörper, Lederhaut **552**
Papillenarten **267**
Papula **558**
Parakortex *253*
– Lymphknoten 252
Paralyse 508
Paralysis agitans **510**
paralytisches Stadium, Poliomyelitis 656
Parasiten, Erkrankungen **614**, **629**, **716**
Parasympathikus 498, *499*, **500**
Parathormon **367**, 376
Paratyphus **661**
Parenchym **74**
Parese 508
parietales Blatt **280**
Parkinson-Syndrom **510**
Parotitis epidemica **694**
Pars
– laryngea *269*, **270**, **440**
– membranacea 393
– nasalis **269**, *269*, **439**
– oralis *269*, **270**, **440**
– prostatica 393
– spongiosa 393
Pasteurella **626**
Pastoren-Knie 127
Patella *110*, **115**, *115*, *124*
Patellarsehne **115**
Patellarsehnenreflex **502**, *503*
Pathogenität **614**
Patient und Heilpraktiker, Rechtsverhältnis **43**
Patientendaten, Erfassung, elektronische/karteimäßige **45**
Paukentreppe **539**
pAVK s. arterielle Verschlusskrankheit, periphere

Payr-Zeichen 207
PCP s. Polyarthritis, chronische
Pediculose 716
Pel-Ebstein-Fieber, Lymphogranulomatosis maligna 260
Pelvis 108
– major 108
– minor 108
– renalis 389, *390*
Pendelblut 162
Pendelhoden 417
Penetration, Magen-/Zwölffingerdarmgeschwür 292
Penis 420
Pepsin 273, 323
Pepsinogen 323
Peptidhormone 360, 362
Perforation, Magen-/Zwölffingerdarmgeschwür 292
Periarteri(i)tis nodosa 201
Pericarditis
– calcarea 162
– constrictiva 162
– exsudativa 162
– sicca 162
Perichondrium 81
Perikard 146
Perikarditis 161, 162
Perikardreiben 154
Perilymphe *538*, 539
Perimetrie 528
Perimetrium 425, *425*
Perineum 426
Perineurium 91
Periost 83, *83, 85*
peristaltische Wellen 277
Peritonealsack 280
Peritoneum 275, 280, *417*
– parietale 280
– viscerale 280
Peritonitis 304
Perkussion (Abklopfen)
– Herz 151
– Leber 338
– Lunge 449
Perlèche 284
Persönlichkeitsstörungen, leichte 600, **602**
Pertussis 693
Pest 657
Pestsepsis 657
Petechien 220
Petit mal 515
Peyer-Plaques 219, 256, **276**
Pfeiffer-Drüsenfieber 713
Pfeilnaht 99
Pförtner 271, *272*

Pfötchenstellung, Hypokalz(i)ämie 316
Pfortader 191, 334, *355*
Pfortaderhochdruck 195, **341**
Pfortadersystem 186
Phäochromozytom 379
Phagosom, Phagozytose 631
Phagozyten 630
Phagozytose *632*
– Astrozyten 88
– Komplementsystem 631
Phalanges
– Fuß *110*, **111**
– Hand *106*, **107**, *108*
Pharyngitis 457
Pharynx 269, **439**
Phenazetinniere 407
Philtrum 99
Phimose 422
Phlebitis 206
Phlebothrombose 206
Phosphat 316
Phosphatase, alkalische (AP) 338
Phosphatsteine **407**, 407
Phospholipide 313
photodynamische Substanzen 559
Photosynthese 312
pH-Wert des Harns 399
Phyllochinone 321
Pia mater 486, *486*, 492
Pigmentstörungen 557
Pigmentzellen 551
PIH 362
Pille 429
Pillendrehertremor, Parkinson-Syndrom 511
Pilocarpin-Iontophorese-Schweißtest 473
Pilze 627
Pilzerkrankungen 627
Pilzpapillen 267
Pink puffer 462
Pityriasis 561
– rosea 562
– versicolor 562
Plantarfurche 70
Plantarreflex 505
Plasma s. Blutplasma
Plasmalemm 63
Plasmaproteine 213
– Pufferfunktion 214
Plasmathrombinzeit 231
Plasmavakuole, Phagozytose 631
Plasmide, Krebs 595
Plasminogen 214
Plasmozytom 126
Plastizität, Muskelgewebe 86
Plattenepithel 76

Plattenepithelkrebs 562
Platysma *118*, **119**, *121*
Plaut-Vincent-Angina 257
Pleura 445
– parietalis 445
– pulmonalis 445
– visceralis 445
Pleuraempyem 467
Pleuraerguss 475
Pleurareiben 453
Pleuraschwarte 476
Pleuritis 476
– exsudative 477
– sicca 476
Plexus
– coeliacus 499
– myentericus 273, 275, 500
– solaris 499
– submucosus 273, 500
Plica(-ae)
– gastricae 272
– vocalis 441
Pneumonie 464
– alveoläre 465
– atypische 465
– interstitielle 465
Pneumothorax **477**, 477
– äußerer 477
– traumatischer 477
Pneumothoray, innerer 477
PNS s. Nervensystem, peripheres
Podagra 327
Poliomyelitis 655
Poliomyelitis-Virus 655
Pollakisurie 404
Polyarteri(i)tis nodosa 201
Polyarthritis, chronische 133, **574**
Polycythaemia vera 240
Polyglobulie 240
Polyp 594
Polypeptide 314
Polysaccharide 312
Polyzythämie 240
Pons *484*, 488
Porta hepatis 334, *335*
Portio *423*, 425
portokavale Anastomosen 334
postikterisches Stadium, Hepatitis 649
postsynaptische Membran 89, *90*
postthrombotisches Syndrom 207
Prä-AIDS 666
präikterisches Prodromalstadium, Hepatitis 649
Präkanzerose, Spinalom 563
präparalytisches Stadium, Poliomyelitis 656
präsynaptische Membran 89, *90*

Praxiseinrichtung **39**, **40**
Praxisort **55**
Praxisräume **55**
Praxisschilder **55**
Pricktest, Allergien **572**
Primärfollikel **423**, *424*, **428**
Primärkomplex, Tuberkulose **663**
Primärmedaillon **562**
Primärtuberkulose **663**
PRIND **512**
Prionenerkrankungen, Kennzeichen **647**
Privatkrankenanstalten, Leitung **48**
PRL s. Prolaktin
PRL-ICH **362**
PRL-RH **362**
Proakzelerin **224**
Processus(-us)
– aricularis inferior *101*
– aricularis superior *101*
– coracoideus **106**, *106*, **122**
– coronoideus *98*
– mastoideus *98*, **537**
– spinosus **100**, *101*, **486**
– styloideus *98*
– transversi **100**, *101*
– xiphoideus **104**, *105*
Progesteron **424**, **428**
Prokonvertin **224**
Prolaktin **364**
Prolaktin-Inhibiting-Hormon **362**
Prolaktin-Releasing-Hormon **362**
Prolaktostatin **362**
Proliferationsphase **429**
proliferative Phase, Wundheilung **557**
Prominens **103**
Prominentia laryngea **365**
Promontorium **101**, **103**, *104*
Promotor, Krebs **595**
Prophase, Zellteilung *68*, *69*
Prostaglandine **227**
Prostata *417*, *420*, *420*
Prostataadenom **422**
Prostatahyperplasie **422**
Prostatahypertrophie **422**
Prostatakarzinom **422**
Prostatakrebs **422**, **597**
Prostatitis **421**
Proteasen **354**
Proteine **314**
Proteinsynthese *65*, **67**
Proteinurie **400**
– nephrotisches Syndrom **406**
Prothrombin **214**, **224**
Prothrombinase **224**
Prothrombinogen **224**
Prothrombinzeit **231**

Protozoen **629**
Provokationstests, Allergien **572**
Prüfungen **57**
Pseudodivertikel **287**
Pseudokonjuktivitis **168**
Pseudo-Krupp **458**
Pseudomembranen, Diphtherie **644**, **646**
Pseudopodien, Phagozytose **631**
Pseudopolyglobulie **240**
Pseudozyste **564**
Psittakose **684**
Psoas-Zeichen **300**
Psoriasis vulgaris **559**
PSR s. Patellarsehnenreflex
psychische Erkrankung **600**
psychologischer Berater **7**
psychoorganisches Syndrom **605**
Psychopathologie **601**
Psychosen **600**, **606**, **607**, **608**
psychosomatische Erkrankungen **600**, **604**
Psychosomatosen **605**
Psychosyndrom **600**, **605**
– endokrines **605**
– hirndiffuses/-hirnorganisches **605**
– hirnlokales **605**
– organisches **605**
Psychotherapeut **4**
Psychotherapeutengesetz **7**
Psychotherapie, heilkundliche **7**
PsychThG s. Psychotherapeutengesetz
Ptomaine **590**
Ptosis **507**, **531**
Ptyalin **322**
PTZ s. Plasmathrombinzeit
Pubertas praecox **364**
Puerperalsepsis **710**
Pufferfunktion
– Blut **223**
– Plasmaproteine **214**
pulmonales Bild, Ornithose **685**
Pulmonalklappe **147**
Pulmonalklappenstenose **169**
Pulmones **443**
– s. Lunge
Pulpa
– rote **252**
– weiße **252**, *254*
Puls
– arterieller Palpationsstellen **192**
– Frequenz **155**
– Größe **155**
– Härte **155**
– Palpationsstellen **192**, *192*, 192
– Qualitäten **154**

– Rhythmus **155**
– Unterdrückbarkeit **155**
Pulsfrequenzwerte, durchschnittliche **155**
Pulsmessung **154**
Pulstastung **191**
– Seitendifferenzen **192**
Punktionen **36**
Pupille **522–523**
– Schließmuskel *525*
Pupillenprüfung, Herzmassage **584**
Pupillenreflex **504**
Pupillenstarre
– absolute **505**
– reflektorische **505**
Purinstoffwechsel, Störungen **326**
Purkinje-Fasern **150**, *150*
Purpura **220**
– Schoenlein-Henoch **202**
Pustel **558**
Pustula **558**
Pyämie **616**
Pyelon **389**, *390*
Pyelonephritis
– akute **404**
– chronische **404**, **405**
Pylorus **271**, *272*
Pyramidenbahn **491**
– Läsionen **506**
Pyramidenbahnkreuzung **487**, **491**
Pyramidenbahnzeichen **509**
Pyramidenfasern **487**
Pyramidenseitenstrangbahnen **491**
Pyramidenvorderstrangbahnen **491**
Pyramides renales *390*
Pyridoxin **319**
Pyrogene **620**
Pyrosis **285**

Q

Q-Fieber **685**
Quaddel *558*
Quaddelbildung, Arzneimittelallergie **571**
Quaddelsucht **561**
Quadrantenaufteilung, Bauchraum **281**, *282*
Quadratschädel, Vitamin-D-Hypovitaminose **321**
Quadrizepsreflex **502**, *503*
Querfortsätze, Wirbel **100**
Querfortsatz *101*
Querstreifung, Muskelfasern **87**
de Quervain-Thyreoiditis **376**
Quick-Test **231**, **339**
Quincke-Ödem **561**

R

Rabenschnabelfortsatz 106, *106*, 122
Rabies 6586
Rabiesvirus 658
Rachen 439
Rachendiphtherie 645
Rachenenge *267*
Rachenentzündung 457
Rachenmandel 254, **255**, 439
Rachenpolypen 255
Rachenraum 269
Rachenring, lymphatischer 254
Rachitis 321
rachitischer Rosenkranz 321
Radgelenk *113*, 114
Radiärarterie 390
Radiärvene 390
Radikalfänger 320
Radioisotopennephrographie 397
Radiojodtherapie 374
Radius 106, **107**, *108*
Radiusperiostreflex 502
Radiusreflex 502
Radix
– dorsalis *486*
– ventralis *486*
Ramus communicans 498
Randsinus 253
– Lymphknoten 251
Ranvier-Schnürring 89, **90**
Rasselgeräusche
– klingende (feinblasige) 452
– nichtklingende (grobblasige) 452
Ratschow-Kreislauffunktionsprüfungen 193
Rautenmuskel
– großer *119*
– kleiner *119*
Raynaud-Krankheit 202
Reaktionslosigkeit 588
Reaktionstypen, psychosomatische Erkrankungen 604
Reanimation 582
Rechtsherzinsuffizienz, Symptome 157
Rechts-links-Shunt 167
Rechtsverhältnis zwischen Heilpraktiker und Patient 43
Rectum 278, *279*, 417, *423*
Reduktionsteilung 68
Reflex, epigastrischer 505
Reflexbogen 501, *501*
Reflexe 501
Refluxösophagitis 286

Refraktärzeit
– absolute 91
– Herz 150
– Nerven 91
– relative 91
Regelblutung 429
Regelkreise, hormonelle 429
Regenbogenhaut *522–523*, **525**, *525*
Regenerationszellen 276
Regio olfactoria 439
Regurgitation 286
– Speiseröhrenkrebs 596
Rehabilitation, Angleichung der Leistungen 48
Reibtest, Allergien 572
Reifeteilung 68
– erste 69
– zweite 69
Reinfektion 616
Reisekrankheit 541
Reissner-Membran 539
reitende Aorta 168
Reizbarkeit 62
Reizblase 403
Reizkolon 296
Reizmagen 289
rektale Austastung, Appendizitis 300
Rekto-Sigmoido-Skopie 283
Rektoskopie 283
Rektus *121*, *123*
Rektusscheide *121*, 123
Rekurrens 441
Release-Inhibiting-Hormone 362
Releasing-Hormone 362
Remission, Leukämie 237
Ren s. Nieren
Renin 396
– Harnapparat 393
Renin-Angiotensin-Aldosteron-System 322, **396**, *396*
Reparationsphase, Poliomyelitis 656
Repolarisation, Nerven 91
RES/RHS (retikuloendotheliales/retikulohistiozytäres System) 636
Reserveluft 448
Reservevolumen 448
Residualluft 448
Resistenz 614
Resorptionsdruck 394
Resorptionshemmer 382
resorptive Phase, Wundheilung 556
Respirationsluft 448
Restluft 448

Rete testis *419*
Retentionszyste 564
retikuläres Bindegewebe 80
Retikulinfasern 79
retikuloendotheliales/retikulohistiozytäres System (RES/RHS) 636
Retikulozyten 216, 230
– Zahl 229
Retikulumzellen 80, **636**
– Lymphknoten 252
Retina *523*, **526**
Retinaculum(-a)
– extensorum 122, *124*
– flexorum 107
Retinol 318
retroperitoneale Lage, Verdauungsorgane 281
Rezeptoren 63, **522**
– exterozeptive 522
– Hormone 361
– interozeptive 522
RF s. Rheumafaktor
RH 362
Rhagade 558
Rhesusfaktor 222
Rheuma 132
Rheumafaktor (RF) **134**
rheumatische Endokarditis 159
rheumatische Erkrankungen 132
rheumatisches Fieber 132
– Jones-Kriterien 133
Rhinitis 455
Rhizarthrose 130
Riboflavin 319
ribosomale RNS 67
Ribosomen 65
Richtlinien
– zur Hygiene, Desinfektion und Sterilisation 34
– für Krankenhaushygiene und Infektionsprävention 34
Richtungswahrnehmung 540
Rickettsia prowazeki 670
Rickettsien 626
Riechkolben 496
Riechregion 439
Riechrezeptoren 439
Riesenwuchs, hypophysärer 371–372
Riesenzell-Arteri(i)tis 201
Rifttalfieber 651
Rigor, Parkinson-Syndrom 511
Rima pudendi 426
Rindenfeld
– motorisches **491**, *491*
– sensibles 491
Rindenregion, Lymphknoten 252

Rindenschicht, Wirbel 100
Rinderbandwurm 306
Rindertuberkulose 662
Ringerythem 706
Ringfalten 275
Ringknorpel 440, 441–442
Ringmuskel
– des Auges 118
– des Mundes 118
– oberer 391
– oberer/unterer, Harnblase 391, 391, 391
– zirkulärer 526
Ringmuskulatur, mimische s. Mimische Muskulatur
Rinne-Test 542, 543
Rippen 105, 105
– echte 105
– freie 106
– unechte (falsche) 105
Rippenbogen 105–106
Rippenfell 445
Risus sardonicus, Tetanus 708
RNS 66, 67
Robert-Koch-Institut, Aufgaben 16
Röhrenatmen 450, 453
Röhrenknochen 97
– Aufbau 82, 83
– Dicken- und Längenwachstum 83
Roemheld-Syndrom 170
Röntgenverordnung 32
Röschenflechte 562
Röteln 715
Rötelnembryopathie 686
Rohrzucker 312
Rolle, Oberarmknochen 106
Rollhügel
– großer 109, 109–110, 124
– kleiner 109, 110
Rosenkranz, rachitischer 321
Rosenthal-Faktor 224
Roseolen, Fleckfieber 670
Rote Liste 27
Rovsing-Zeichen 300, 300
rRNS 67
Rubella 715
Rubeola 715
Rubor, Entzündung 227
Rückenmark 484, 484, 486
– Aufgaben 486
Rückenmarkhaut 486, 486
– harte 486, 487
– weiche 486, 486
Rückenmarknerven 494
Rückenmarkreflexe 501
Rückenmuskel, breiter 119, 120, 121–122

Rückfallfieber 687
Rückresorption, tubuläre 395
Rückwärtsversagen 156
Ruhepotential, Nerven 91
Ruhr, bakterielle 688
Rumpf, Muskeln 120

S

Saccharide 312
Saccharose 312
Sacculus 539, 541
Saccus lacrimalis 522
Säbelscheidentrachea 452
Sägemuskel, vorderer 120, 121
Säuglingssyphilis 700
Säureschutzmantel, Haut 630
Sakralnerven 494
Salbengesicht, Parkinson-Syndrom 511
Salmonella typhi 660
Salmonellose 673, 687
Salpingitis 431
Salzsäure 273
– Eiweißabbau 323
Samenbläschen 417, 419, 420
Samenfäden 418, 418
Samenflüssigkeit 421
Samenleiter 417, 418, 419–420
Samenstrang 418
Sammellymphknoten 251
Sammelrohr 394, 394
Sammelvene 150
Sandalenfurche 70
Sanguis 213
Saprophyten 614
Sarkoidose 469
Sarkom 595
SAS s. Schlafapnoesyndrom
Sattelgelenk 108, 113, 113
Sauerstoff 446
Scabies 695
Scapha 537
Scapula 106, 106
Schädel 97
– Frontalansicht 99
– Seitenansicht 98
Schädelbasis 97
Schädelbasisarterie 493
Schädelbasisschlagader 493
Schädeldach 97
Schaft s. Haarschaft
Schallempfindungsstörung 543
Schallleitungsschwerhörigkeit 542
Schallleitungsstörung 543
Schaltzelle 501
Schambein 108, 108, 109
Schambeinfuge 108, 109–110

Schamberg 426
Schamlippen 426
Schamspalte 426
Schanker
– harter 698
– weicher 702
Scharlach 696
Scharniergelenk 113, 114
Schaufensterkrankheit 199
Scheckhaut 557
Scheide 423, 425, 426
Scheidenvorhof 426
Scheitelbein 97, 98–99
Scheitellappen 491
Schellong-Test 193
Schenkelstrecker, vierköpfiger 123
Scheuermann-Krankheit 131
Schielen 504, 527, 529
Schienbein 109, 109–110, 115, 124
Schienbeinmuskel, vorderer 124
Schienbeinschlagader 191
– Palpationsstellen 192
– vordere 190
Schilddrüse 269, 362, 365, 365
– Palpation 365
– Sonographie 366
– Szintigramm 366
– Überfunktion 372
– Unterfunktion 374
Schilddrüsenentzündung 376
– akute 376
– subakute 376
Schildknorpel 365, 440, 441–442
Schimmelpilze 627, 627
Schläfenbein 97, 98–99
Schläfenlappen 491
Schläfenmuskel 117, 118
Schläfenschlagader 190
Schlafapnoesyndrom 448
Schlafhormon 364
Schlaflosigkeit, tödliche, familiäre 648
Schlaganfall 511
Schlagvolumen 148
Schlauchpilze 627
Schleim, Abwehrsystem 630
Schleimbeutel 116
– Entzündung 127
Schleimhaut 553
– Verdauungstrakt 553
Schleimhautblässe, Anämie 234
Schlemm-Kanal 523, 525, 525
Schließmuskel, Pupille 525, 526
Schlingenextraktion, Nierensteine 408
Schluckakt 270, 440
Schluckauf 285
Schlüsselbein 106, 106, 121

Schlüsselbeinarterie 189, *189*
Schlüsselbeinschlagader *190*
Schlüsselbeinvene 191
Schmarotzer 629
Schmeckstörungen 267
Schmerz
- gürtelförmiger, Pankreatitis 356
- projizierter 495
- übertragener 495
Schmerzmittelniere 407
Schmerzrezeptoren 556
Schmierinfektion 622
Schmorl-Knorpel-Knötchen 131
Schnappatmung 448
Schnecke *539*
Schneidermuskel *124*
Schnupfen 455
Schock 578
- anaphylaktischer 580
- dekompensierter 579
- hypoglykämischer 383
- hypovolämischer 579, *586*
- kardiogener 580
- kompensierter 578
- Lagerung *586*
- Maßnahmen 582
- neurogener 580
- psychischer 580
- Schweregrade 578
- septischer 580
Schock-Index 578
Schocklunge 470, 579
Schockniere 409, 579
Schollenmuskel 123, *124*
Schrittmacher *150*
Schubladenphänomen 116
Schüttelfrost 620
Schüttellähmung 510
Schulkindsyphilis 700
Schulter, Muskeln 120
Schulterblatt 106, *106*
Schulterblattgräte 106, *119*
Schulterblattheber *119*
Schultergelenk *106*, 114
Schultergürtel 106, *106*
Schulterhöhen-Schlüsselbein-Gelenk 106, *106*
Schuppen, Hautveränderungen 558
Schuppenflechte 559
Schuppennaht 98–99
Schuppenröschen 562
Schutzimpfung 16, **21**, 617
- s.a. Impfung
Schutzmaßnahmen, Vorschriften, zusätzliche 25
Schwangerschaft
- Gelbsucht 343
- Leberschädigung 343

Schwangerschaftsdiabetes 380
Schwangerschaftsfettleber, akute 343
Schwankschwindel 545
Schwann-Zellen 88, *89*, 90
Schwappen, Abszess 563
schwarze Substanz 488
Schweigepflicht 45, **54**
Schweinebandwurm 306
Schweinebrucellose 667
Schweiß 555
Schweißdrüsen *551*, 555
Schweißtest 473
Schwellenwert
- Aktionspotential 92
- glomeruläre Filtration 395
Schwellkörper 280, 393, 420
Schwerhörigkeit 543
Schwertfortsatz *105*
- Brustbein 104
Schwindel 545
- systematischer 545
- unsystematischer 545
Scrapie 647
Scratchtest, Allergien 572
Scribas-Tabelle 27
Scrotum *417*, 419
Segelklappen 146
Segmentbronchien 442
Sehbahn 527
Sehhügel 489
Sehloch 522–523
Sehne 116
Sehnenriss 125
Sehnenscheide 116
Sehnenscheidenentzündung 126
Sehnerv 496, *523*, 527
Sehnervenaustrittsstelle 99
Sehnervenkreuzung 496, 527
Sehrinde 491
Sehschärfe, Prüfung 528
Sehzellen 526
Seitenbänder, Kniegelenk *115*, 116
Seitendifferenzen, Pulstastung 192
Seitenhorn 485, *486*
Seitenlagerung, stabile *586*, *587*
Seitenstränge, lymphatische 255, 256
Seitenventrikel 491
Sekret, Drüsen 77
Sekretin 274
Sekretion, tubuläre 395
Sekretionsphase 429
Sekundärfollikel 428
Sekundärinfektion 616
selektiv permeabel 63
Selen 317
Semilunarklappen 146

Sensibilisierung, Allergie 568
Sentinel-Erhebung 16
Sepsis 258, **615**
- Meningokokken 653
- Pest 657
- puerperale 710
Septum *150*
Septumdeviation 438
Serotonin 227
Serum 213
Serum-Glutamat-Oxalacetat-Transaminase (SGOT) 338
Serum-Glutamat-Pyruvat-Transaminase (SGPT) 338
Serumkrankheit 572
Sesambeine 97
sexuell übertragbare Krankheiten 22, 31, **698**
SGOT (Serum-Glutamat-Oxalacetat-Transaminase) 338
SGPT (Serum-Glutamat-Pyruvat-Transaminase) 338
Sharpey-Fasern 83, *85*
Shigellenruhr 688
Shigellose 688
Shunt 167
Sichelzellanämie 232
sicherheitstechnische Kontrollen, Medizinprodukte 51
Siebbein 97, *98–99*
Siebbeinlabyrinth 439
Siebbeinzellen 439, *440*
Siebbeinzellenentzündung 457
Sigmoid 278, *278*
Silikatose 468
Silikose 468
Simmonds-Syndrom 371
Singultus 285
Sinneskämmerchen 540
Sinnesorgane 522
Sinneszellen 526
Sinus 492–493
- coronarius *150*
- frontales 439
- frontalis *440*
- lactifer *427*
- maxillaris 439, *440*
- sphenoidales 439
- subcapsularis *253*
Sinusendothelzellen, Lymphknoten 252
Sinusitis 456
- Kopfschmerzen 457
Sinusknoten **149–150**, *150*
Sinusoide *188*
Sinusrhythmus 149
Sitzbein 108–109, *109*
Sitzbeinhöcker 109, *109*

Sitzbeinstachel 109, *110*
Skarifikationstest, Allergien **572**
Skelett **97**
– Alter und Lebensalter **107**
– Aufgaben **97**
Skelettmuskulatur **87**, **116**
Sklera *523*, **524**
Sklerodermie **136**
– lokalisierte **136**
– progressive **574**
– progressive, systemische **137**
Skoliose **100**
Skorbut **320**
SLE s. Lupus erythematodes, systemischer
slow reacting substance **227**
slow waves, Dickdarm **279**
Sludge-Phänomen **579**
Sodbrennen **285**
Sofortschmerz, Magen-/Zwölffingerdarmgeschwür **292**
Somatoliberin **362**
Somatostatin **354**, **362**, **370**
somatotropes Hormon (STH) **363**
Somatotropin **363**
Somatotropin-Inhibiting-Hormon **362**
Somatotropin-Releasing-Hormon **362**
Sommersprossen **559**
Somnolenz **588**
Sonderverzeichnisse, Eintragung **56**
Sonnengeflecht **498–499**, *499*
Sonographie
– Bauch **282**
– Gallenblase **347**
– Leber **339**
– Schilddrüse **366**
Soor **284**, **628**
Soorösophagitis **286**
Sopor **588**
Sorgfaltspflicht **44**, **55**
Sozialgesetzbuch V. **45**
Spätschmerz, Magen-/Zwölffingerdarmgeschwür **292**
Spaltungsirresein **608**
Spannungspneumothorax **477**
Speiche *106*, **107**, *108*
Speichel, Aufgabe **268**
Speicheldiastase **322**
Speicheldrüsen **268**
Speichenarterie **189**
Speichenschlagader *190*
– Palpationsstellen **192**
Speichereisen **234**
Speicherfett **80**

Speiseröhre *269*, **270**
– Entzündung **286**
– Erkrankungen **285**
– Wand **270**
Speiseröhrenkrebs **288**, **596**
Sperma **421**
Spermatogenese **416**
Spermien **418**, *418*, **421**
spezifisches Gewicht, Harn **398**
Sphincter
– externus **391**, *391*
– internus **391**, *391*
Spina
– iliaca anterior inferior **108**, *110*
– iliaca anterior superior **108**, *110*, *124*
– ischiadica **109**, *110*
– scapulae **106**, *119*
Spinalganglion **494**
Spinalnerven *485*, **494**
Spinalom **562**
Spindelapparat **68**, *69*
Spinnennävi **341**
Spinnwebenhaut **486**, *486*, **492**
Spirillen **626**
Spirochäten **626**
Spirometrie **454**
Splen **252**
Splenektomie **258**
Splenomegalie **258**
Spondylarthritis ankylopoetica **135**
Spondylitis ankylosans **135**
Spondylolisthesis **130**
Spondylolyse **130**
Spondylose **130**
Spondylosis deformans **130**
Spongiosa **82**, *85*
– Wirbel **100**
Spontanpneumothorax **477**
Sprache, skandierende, Multiple Sklerose **509**
Sprue **295**
Sprungbein *110*, **111**, *111*
Spulwurmbefall **304**
Spurenelemente **314**
Squamae *558*
3-S-Regel, Pankreatitis **356**
Stabsichtigkeit **529**
Stachelzellkrebs **562**
Stachelzellschicht **551**
Stäbchen **526**, *526*
Stärke **312**
Stammbronchus **442**, *442*
Stammfettsucht, Cushing-Syndrom **378**
Stammhirn **488**
Stammvarikosis **204**

Stammzellen **215**
Staphylokokken **626**
Statine **362**
Statolithen **541**
Status
– asthmaticus **461**
– epilepticus **515**
Staubinde, Anlegen **721**
Staubinhalation **622**
Staubzellen **636**
Stauungsbronchitis **157**
Stauungsleber **158**
Stauungspapille **516**
Stauungszeichen, venöse **158**
Steatorrhoe **355**
Steigbügel **98**, **536**, **537**, *538*
Steinstaublunge **468**
Steißbein *102*, **103**, *103*, *104*, **109**
Steißbeinnerven **494**
Stellknorpel **441**, *441*
Stenosierung, Magen-/Zwölffingerdarmgeschwür **292**
Sterbeziffer **616**
sterile Einmal-Geräte **37**
Sterilisation **618**
– mikrobiologische Kontrolle **38**, **38**
– Richtlinien **37**
– Verfahren **38**
Sterilisierkammer, Entnahme des sterilisierten Gutes **38**
Sterkobilin **347**
Sterkobilinogen **347**
Sternalpunktion **105**
Sterno-Clavicular-Gelenk **106**
Sternum **104**, *106*
Steroidhormone **360–361**
STH (somatotropes Hormon) **363**
Stichtest, Allergien **572**
stille Feiung **615**
Stimmbänder **441**
Stimmfremitus **454**
Stimmlippen **441**
Stimmritze **441**
Stimmungslabilität, Parkinson-Syndrom **511**
Stirnbein **97**, **98–99**
Stirnhöhlen **439**, *440*
– Entzündung **457**
Stirnlappen **491**
Stoffbegriff, Arzneimittel **27**
Stofftransport **65**
Stoffwechsel **62**, **312**
Stoffwechselparameter **733**
Stomatitis
– angularis **284**
– aphthosa **283–284**
– catarrhalis **283**

– herpetica **284**
– mycotica **284**
Stoßwellenlithotripsie, Nierensteine 408
StPO s. Strafprozessordnung
Strabismus **529**
Strafprozessordnung (StPO) **31**
Strafvorschriften 26
Strahlenbändchen *523*
Strahlenkörper *523*, **525**, *525*
Strahlenkörpermuskel *525*
Strangulationsileus **298**
Stratum
– basale **550**
– corneum **552**
– germinativum **550**
– granulosum **552**
– lucidum **552**
– papillare **552**
– reticulare **552**
– spinosum **551**
Streptococcus-pyogenes-Infektionen **696**
Streptokokken **626**
Streptokokken-Angina **257**
Streptokokkenangina **696**
Streptokokkenenträger **696**
Stressinkontinenz **392**
Streuphänomene, Kontaktekzem, allergisches **561**
Striae, Cushing-Syndrom 377–378
Stridor **452**
Stripping, chirurgisches, Krampfadern 205
Stroma **74**
Strophanthin 176
Struma **375**
Struvite 407
Stuart-Prower-Faktor **224**
Studenten-Ellenbogen 127
Studentenkrankheit **713**
Stützgewebe **78**
Stuhl, reiswasserartiger, Cholera **644**
Stuhlentleerung **280**
Stuhluntersuchung **355**
Subarachnoidalblutung **513**
Subarachnoidalraum 486, *486*, **491**
Subcutis **551**, **552**
Subduralblutung **513**
Subduralhämatom **513**
Subduralraum *486*
Substantia
– alba **485**
– compacta 82, *83*, **85**
– corticalis **100**
– grisea **485**
– nigra **488**
– spongiosa 82, **100**

Sucht 600, **609**
Sudeck-Dystrophie/-Syndrom 128, **128**
Sudor **555**
Suffusionen **220**
Sugillationen **220**
Sulcus **490**
Sulfonylharnstoffe **383**
Superinfektion **616**
Supination, Hand **121**
Surfactant **445**
Sutura/Suturen **97**
– coronalis 98–99
– lambdoidea **98**
– sagittalis **99**
– squamosa 98–99
Symbionten **614**
Sympathikus **498**, *499*
Symphyse 108, *109–110*
Symptomneurose **603**
Synapsen **89**, *90*
synaptischer Spalt **89**, *90*
Synarthrosen **111**
Synchondrose **112**
Syndesmose **112**
Synergisten, Muskulatur **117**
Synkope **588**
Synostose **112**
Synovia 81, **113**
Synovialflüssigkeit **116**
Synovialhaut 112, **113**, 116
Syphilis **698**
– connata **700**
Systole **148**
Szintigramm
– Lunge **455**
– Schilddrüse **366**

T

T3 **365**
T4 **365**
Tachykardie 170, **171**
Tachypnoe **157**
Taenia coli/Tänien 278, **279**
Taeniasis **306**
Tätigkeitsverbote **26**
TAK (Thyreoglobinantikörper) **366**, 373, 376
Talgdrüsen **551**, **555**
Talus **110**, 111, *111*
Tannenbaum, Osteoporose **328**
Tarsalia **110**, **111**, *111*
Tarsus **522**
Taschenklappen **146**
Tastempfindung **552**
Tastkörperchen **555**
Tastscheiben **555**

Tawara-Schenkel **150**, *150*
Tb(c) s. Tuberkulose
Teerstuhl **303**
Teleangiektasien **342**
Telophase, Zellteilung *68*, 69
Tendo(-ines) **116**
– calcaneus *124*
Tendovaginitis **126–127**
Tennisspielerellenbogen **127**
Terminalhaare **554**
Tertiärfollikel **428**
Testis **416**, *417*, **419**
Testosteron 117, **368**, 417
Tetanus **708**
TGA s. Transposition der großen Gefäße
Thalamus **489**
Thalidomid **167**
T-Helferzellen **220**
Thermoregulation **619**
Thermorezeptoren 490, **556**
Thiamin **318**
Thorakalnerven **494**
thorakolumbales System, **498**
Thrombangi(i)tis obliterans **200**
Thrombinzeit **231**
thrombogene Funktionstrias **206**
Thrombolyse **226**
Thrombopenie **220**
Thrombophlebitis **206**
– oberflächliche **206**
– tiefe **206**
Thromboplastinzeit **231**
– partielle **231**
Thrombose **206**
Thrombozyten **220**
– Normalwerte **220**
Thrombozytenaggregation **224**
Thrombozytenkonzentrate **223**
Thrombozytopenie 220, 237, **572**, **574**
– Allergien **572**
Thrombozytose **220**
Thrombus **200**
Thymin **67**
Thymopoetin **253**
Thymosin **253**
Thymus **253**, *255*, **362**
Thymusfaktoren **253**
Thyreoglobinantikörper (TAK) **366**, 373, 376
Thyreoiditis **376**
– de Quervain **376**
Thyreoliberin **362**
Thyreoperoxidase **366**
Thyreostatika **374**
Thyreotropin **363**

Thyreotropin-Releasing-Hormon (TRH) 362
Thyroidea stimulierendes Hormon (TSH) 363
Thyroxin 365
TIA (transitorische ischämische Attacke) 512
Tibia 109, *109–110*, *115*, *124*
Tierheilpraktiker 3, **6**
Tierseuchengesetz 6
Tinnitus **545**
Titerbestimmung **624**
T-Lymphozyten **219**, 221
– Autoimmunkrankheiten 573
– zytotoxische **220**, 573
T-Memoryzellen **220**
Todesröcheln, Lungenödem 470
Todeszeichen **589**
Todeszeitpunkt **589**
tödliches Quartett **325**, 380
Tokopherole **321**
Tollwut **658**
Tonhöhe **540**
Tonsilla(-ae)
– lingualis 255
– linguinalis **256**
– palatina 254, **255**, *267*, 440
– pharyngea 254, **255**, 439
– tubariae 255, **256**
Tonsillarabszess **257**
Tonsillen **255**
Tonsillitis **256**
Totalkapazität **448**
Totenflecken **590**
Totenstarre **590**
Totimpfstoffe **618**
Totraum **447**
Toxoide **618**
Toxoplasmose **689**
– angeborene **689**
TPO-AK **366**, 373, 376
TPZ s. Thromboplastinzeit
Trabecula splenica *254*
Trabekel, Lymphknoten 251
Traberkrankheit **647**
Trachea 269, 365, **441**
Trachealatmen **451**, 453
Trachom **709**
Tractus
– corticospinalis **491**, 491
– opticus 527
– reticulospinalis 506
Tränenapparat *522*
Tränenbein *98–99*
Tränendrüsen **523**
Tränenflüssigkeit **523**
Tränenkanälchen *522*, **523**
Tränennasengang *440*, *522*, **523**

Tränensack *522*, **523**
Tränensackentzündung **530**
Tränenträufeln **530**
Tragus *537*
TRAK **366**, 373, 376
Transaminasen, Einweißstoffwechsel 336
Transferrin **215**, **234**, *234*
transfer-RNS 67
Transkriptase 624
Transmitterstoffe **499**
Transplantationsvoraussetzungen **589**
Transport
– aktiver 63, **323**
– passiver **323**
Transposition der großen Gefäße (TGA) **169**
Transsudat **475**
Trapezius **119**, *119*
Traubenzucker 312
T-Region 253
Tremor, Parkinson-Syndrom **511**
Treponema pallidum **698**
TRH 362
Triceps-surae-Reflex **503**
Trichinella spiralis **690**
Trichionose **690**
Trigeminusneuralgie **496**
Trigger-Zonen **496**
Triglyzeride **313**
Trigonum vesicae **391**
Trijodthyronin **365**
Trikuspidalklappe **146**
Trinkzentrum s. Hypothalamus
Tripper **701**
Trismus, Tetanus **708**
Trisomie 21 **70**
Trizeps **121**
Trizepsreflex **502**
tRNS 67
Trochanter
– major 109, *109–110*, *124*
– minor 109, *110*
Trochlea humeri 106
Tröpfcheninfektion **622**
Trommelfell **536**, *538*
Trompetermuskel *118*
Truncus(-i)
– brachiocephalicus 189, *189*
– bronchomediastinalis *250*
– cerebri 488
– coeliacus *189*, 190, *355*
– encephali 488
– intestinalis 249, *250*
– lumbalis 249, *250*
– pulmonaris *147*, *150*
– sympathicus **498**

Trypsin 323
Trypsinogen **354**
TSH (Thyroidea stimulierendes Hormon) **363**
TSH-R-AK **366**, 373, 376
TSH-Rezeptorantikörper 366, 373, 376
TSI 373
TSI (thyreoideastimulierende Immunglobuline) **366**
T-Suppressorzellen **220**
Tuba
– auditiva **537**
– uterina *425*
Tubae uterinae **424**
Tuber ischiadicum 109, *109*
Tuberkel **662**
Tuberkulintest **665**
tuberkuloide Form, Lepra 678
Tuberkulose **662**
– postprimäre 663
– Verlaufsformen 664
Tubulusanteil
– distaler **394**, *394*
– proximaler **394**, *394*
Tüpfelnägel, Psoriasis 559
Tularämie **691**
Tumoranämie 234
Tumoren 227, **594**
– benigne (gutartige) **594**
– Einteilung **594**
– maligne (bösartige) **594**
– semimaligne **595**
Tunica
– adventitia **187–188**
– externa **187–188**, 524
– fibrosa *254*
– interna **187**
– intima **187**
– media **187**
– mucosa **553**
– serosa 275
Turner-Syndrom **71**
Typhus
– abdominalis **660**
– exanthematicus **670**
typhusartiges Bild, Ornithose 685
TZ s. Thrombinzeit
T-Zellen 219

U

Überbein **126**
Überempfindlichkeitsreaktion **568**
Übergangsepithel **76**
Überlaufinkontinenz **392**
Überprüfung
– Durchführung **8**, 12

– von Heilpraktikeranwärtern, Leitlinien 7
– Inhalte 12
– mündliche 12
– schriftlicher Teil 14
– Zweck 11
Überprüfungsverfahren, Kosten 14
Überträgerstoffe 91
übertragbare Krankheiten
– Definition 16
– IfSG 16
– Maßnahmen, allgemeine der zuständigen Behörde 21
– Verhütung, Verordnung der Landesregierung und des Sozialministeriums 38
Übertragung 622
Überwärmung 619
Uexküll-Gesetz 501
Uferzellen 636
– Lymphknoten 252
Uhrglasnagel 554
Ulcus 558
– duodeni 291
– – Nüchternschmerz 292
– molle 702
– pepticum 291
– ventriculi 291
– – Sofortschmerz 292
– – Spätschmerz 292
Ullrich-Turner-Syndrom 71
Ulna 106, 107, 108
Ultraschalldiagnostik s. Sonographie
Ultraschall-Doppler-Untersuchung, Kreislauffunktionsprüfungen 194
Unfallverhütung
– und Hygienemaßnahmen, allgemeine 41
– und Unfallschutz 41
Ungues 554
Universalempfänger 221
Universalspender 221
Unterarmknochen 107
Unterarmmuskeln 121
Unterdrückerzellen 220
Unterhaut(gewebe) 551, 552
Unterkiefer 98–99, 269
Unterkiefernerv 496
Unterkieferspeicheldrüse 268
Unterschenkel, Muskeln 123
Unterschenkelknochen 109
Unterzungennerv 497
Unterzungenspeicheldrüse 268
Urämie 410
Ureter 388, 389, 390, 420
Uretherkatheter 397

Urethra 388, 393, 417, 419, 423
Urge-Inkontinenz 392
Urin s. Harn
Urobilin 347
Urobilinogen 347
– im Harn 401
Urographie 397
Urtica 558
Urtikaria 561
Uterus 423, 425
Uterus-Gasbrand 708
Utriculus 539, 541
Uvea 524
Uvula 267

V

Vagina 423, 425, 426
– tendinis 116
Vakzine 617
Valleixpunkte 508
Valva
– aortae 147
– atrioventricularis dextra 146
– atrioventricularis sinistra 146
– mitralis 146, 147
– tricuspidalis 146
– trunci pulmonalis 147
Varicella-Zoster-Virus 697, 712
Varikosis 204
Varizellen 697
Varizen 204
Vas
– afferens 390, 394, 394
– efferens 390, 394, 394
Vasa vasorum 187
Vaskulitis 201
– Allergien 569
Vasopressin 322, 395, 396, 489
Vater-Pacini-Lamellenkörperchen 555
Vater-Papille 274, 346, 347, 354
Vegetation, adenoide 439
Veitstanz, kleiner 133
Vektor 622
Vellushaar 554
Vena(-ae)
– brachiocephalica 191
– cava inferior 147, 191, 335, 355
– cava superior 147, 150, 191
– centralis 336
– interlobaris 390
– interlobularis 390
– jugularis 191
– mesenterica inferior 355
– portae 334, 355
– pulmonalis 147
– subclavia 191

Venen
– tieferliegende, Blutentnahme 7216
– wichtige, Verlauf 191
Venenklappe 188
Venenthrombose, tiefe 206
Venenwand, Aufbau 187, 188
venöse Insuffizienz, chronische 207
Ventilationsstörung 467
– obstruktive 467
– restriktive 467
Ventilpneumothorax 477
Ventriculus 271
– dexter 147–148
– sinister 147–148
Ventrikel 146, 491
Ventrikelseptumdefekt 168
Ventrikelsystem 491
Venusberg 426
Verdauung 312
Verdauungsdrüsen 265, 266
Verdauungsorgane/-trakt 265
– Aufgaben 265
– Lage 281
Verknöcherung 84
– bindegewebige 84
– knorpelige 84
Verödung, Krampfadern 205
Verschlucken 270, 440
Verschlussikterus 351
Verschmelzungslinien 104
Verschmelzungsniere 410
Verschreibungspflicht, Arzneimittel 28
Verstärkungsbänder, Gelenkkapsel 116
Verstauchung 125
Verstopfung 297
Vertebra(-ae)
– cervicales 101
– lumbales 103
– prominens 103
– thoracicae 101, 103
Vertigo 545
Verwesung 590
Verzeichnisse, Eintragung 56
Vesica
– biliaris 346
– fellea 335, 346, 347
– urinaria 388, 390, 391, 423
Vesicula 558
– seminalis 419, 420
– urinaria 417, 420
Vesikuläratmen 451, 453
Vestibularapparat 540
Vestibularisschwindel 545

Vestibulum *539*
- labyrinthi **541**
- oris *267*
- vaginae **426**
Vibrio cholerae **643**
Vieleckbein
- großes **107**, *108*
- kleines **107**, *108*
Vigilanz **588**
Villi intestinales *275*, *276*
Virchow-Trias **206**
Viren **624**, **626**
- Klassifizierung **625**
Virulenz **614**
Virus-Enzephalitis, primäre **684**
Virusgrippe **675**
Virushepatitis
- akute **648**
- Verlaufsformen **649**
Virus-Meningoenzephalitis **671**
Viscerocranium **98**
- s. Gesichtsschädel
Visusprüfung **528**
viszerales Blatt **146**, **280**
Vitalkapazität **448**
Vitamin A **318**
Vitamin B$_1$ **318**
Vitamin B$_2$ **319**
Vitamin B$_6$ **319**
Vitamin B$_{12}$ **319**
Vitamin-B$_{12}$-Mangelanämie **235**
Vitamin-B-Komplex **318**
Vitamin C **320**
Vitamin D **320**, **321**, **367**
Vitamin E **321**
Vitamin H **319**
Vitamin K **321**, **321**
Vitamine **317**
Vitiligo **557**
VLDL **313**
Vogelzüchterlunge **569**
Volkmann-Kanäle **84**, **85**
Vollblutkonserve **222**
Vollmondgesicht, Cushing-Syndrom **378**
Volumen, korpuskuläres, mittleres **230**
Vorderhorn **485**, *486*
Vorderwandinfarkt **174**
Vorderwurzel **494**
Vorhautverengung **422**
Vorhof **146**
- linker *147–148*
- Ohr *539*, **541**
- rechter *147–148*
Vorhofgalopp **153**
Vorhofsäckchen *539*, **541**
Vorhofseptumdefekt **167**

Vorhofton **153**
Vorhoftreppe **539**
Vorphase, Zellteilung *68*, **69**
Vorsteherdrüse **417**, **420**, *420*
- Entzündung **421**
Vorwärtsversagen **156**
Vulva **426**

W

Wachheit **588**
Wachkoma **490**
Wachstum **62**
Wadenbein **109**, *109–110*, **115**
Wadenbeinarterie **191**
Wadenbeinmuskel, langer/kurzer **125**
Wadenbeinschlagader *190*
Wadenmuskel, dreiköpfiger **123**
Wärmeregulation **619**
Wärmerezeptoren **556**
Wahn **607**
Wallpapillen **267**
Wanderniere **410**
Wanderröte **706**
Wangenmuskel *118*
Warzenfortsatz **98**, **537**
Warzenhof **427**
Wasser **322**
Wasserharnruhr **372**, **396**
Wasserhaushalt, hormonelle Steuerung **322**
Wasserintoxikation **372**
Wasserkopf **492**, **516**
Wasservergiftung **372**
Waterhouse-Fridrichsen-Syndrom, Menigokokken-Meningitis/-Sepsis **654**
Watschelgang, Osteomalazie **329**
Watson-Crick-Modell **67**, *67*
Weber-Test **542**, *542*
Wegener-(Klinger-)Granulomatose **201**
Weichteilrheumatismus **132**
Weil-Krankheit **679**
Weinfleck **559**
weiße Linie **121**, **123**, *123*
weiße Substanz **485**
Weißnägel **554**
Weißschwielenkrankheit **284**
Weitsichtigkeit **528**, **529**
Weitwinkelglaukom **532**
Wellen, große/langsame, Dickdarm **279**, *279*
Werbeverbot **55**
Werbung **55**
Westergren-Blutsenkungsgeschwindigkeit-Normalwerte **231**

Wettbewerb, unlauterer, Gesetz **34**
Widerstandshochdruck **195**
Wiederbelebung **582**, *583*
Wiederbelebungszeit **582**
Willkürbewegungen **491**
Wilms-Tumor **409**
Windelsoor **628**
Windkesselfunktion, Aorta **191**
Windpocken **697**
Winiwarter-Buerger-Krankheit **200**
Wirbel
- Bau **100**, *101*
- Deck- bzw. Grundplatte **100**
- Rindenschicht **100**
- Spongiosablock **100**
Wirbelbögen *100*, **101**
Wirbelgleiten **130**
Wirbelkanal **100**, *269*, **485**
Wirbelkörper **100**, *100–101*, **269**, *486*
Wirbelloch **100**, *101*
Wirbelsäule **99**
- Abschnitte **101**, *102*
- Arthrose **129**
- Aufbau **100**
- Bänder **101**
- Erkrankungen **130**
- Krümmungen **100**
- Tastuntersuchung **103**
Wirbelschlagader **103**, *190*, **493**, *493*
Witwenbuckel, Osteoporose **328**
Wollhaare **554**
Würfelbein *110*, **111**, *111*
Würgereflex **505**
Würmer s. Wurmerkrankungen
Wundheilung **556**, **557**
Wundrose **258**
Wundstarrkrampf **708**
Wurmerkrankungen **304**, **629**
Wurmfortsatz **278**, *278*
- Entzündung **299**
Wurzel
- hintere *486*, **494**
- vordere *486*, **494**
Wut, rasende **659**

X
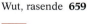

Xanthelasmen **326**
Xanthome **325**
X-Chromosom **69**, *70*
XYY-Abweichungen **71**

Y

Y-Chromosom **69**, *70*
Yersinia pestis **657**
YO-Individuen **71**

Z

Zähne 267
Zäpfchen 267
Zäsarenhals s. Cäsarenhals
Zahnheilkunde 5
– Gesetz über die Ausübung 30
Zahnradphänomen, Parkinson-Syndrom 511
Zapfen **526**, *526*
Zecken 630
Zehen *110*, **111**
Zeis-Drüse 530
Zellantigen, Bechterew-Krankheit 135
Zellatmung s. Atmung, innere
Zellauflösung, Komplementsystem 631
Zellen 62, 76, *76*, **76**
– antigen-präsentierende 220
– antikörperbildende 219
– Aufbau und Arbeitsweise 63
– Kraftwerke 64
– zytotoxische 220
Zellkern *64*, **65**, 89
– -teilung s. Mitose
Zellleib 64
Zellmembran 63
– Aufbau 63, *63*
Zellorganellen 65
Zellteilung 68
– Phasen **68**, *69*
zellvermittelnde Immunität 220
Zenker-Divertikel **287**
Zentralisation, Schock 578
Zentralkanäle 85
– Knochen s. Havers-Kanäle
Zentralkörperchen *64*, **66**, *69*
Zentralnervensystem (ZNS) 484
– Erkrankungen **507**
Zentralvene *336*
Zentralwindung
– hintere 491
– vordere 491
Zentriol *64*, **65**, 68, 69

Zentromer **66**, *69*
Zentrosom **66**
zerebraler Insult, ischämischer 512
Zerrung eines Gelenkes **125**
Zerumen **544**
Zervikalnerven 494
Ziliardrüsen **525**
Ziliarkörper *523*, **525**, *525*
Ziliarmuskel **525**
Zilien 76, *76*, **76**
Zink **317**
Zipperlein **327**
Zirbeldrüse *362*, **364**
Zirkumzision **422**
Zirrhose s. Leberzirrhose
ZNS s. Zentralnervensystem
Zöliakie **295**
Zona
– fasciculata 368
– glomerulosa 368
– reticularis 368
Zonula ciliaris *523*
Zooanthroponosen **615**
Zoonosen **615**
Zoster **712**
– ophthalmicus **713**
– oticus **713**
Zotten **275**, *275*
– Dünndarm *276*
Zottenbewegungen **276**
Zottenepithel *276*
Zuckerkrankheit s. Diabetes mellitus
Zuckerstoffwechselhormone 368
Zunge **266**, *267*, *269*
Zungenbein 99, *119*, *121*, *269*, *365*, *441*
Zungengrundlipase 323
Zungenmandel 255, **256**
Zweigläserprobe **403**
Zwei-Helfer-Methode **584**
Zwerchfell **120**
Zwerchfellbruch **289**
Zwerchfellnerv 447
Zwerchfellstand **450**

Zwerchfelltiefstand 462
Zwerchfellverschieblichkeit **450**
Zwillingswadenmuskel **123**, *124*
Zwischenhirn *484*, **489**
Zwischenläppchenschlagader *390*
Zwischenläppchenvene *390*
Zwischenlappenschlagader *390*
Zwischenlappenvene *390*
Zwischenphase, Zellteilung 68
Zwischenrippenmuskeln **120**
Zwischenrippennerven 447
Zwischenrippenraum 105
– Tastuntersuchung **105**
Zwischenrippenschlagader 189, *189*
Zwischenscheiben, Gelenke 112
Zwischenwirbelloch 100, *486*
Zwischenwirbelscheiben **100**, *100–101*
– äußerer Ring 100
– Gallertkern, innerer 100
Zwischenzellflüssigkeit **249**
Zwischenzellsubstanz **79**
Zwitterbildung 379
Zwölffingerdarm **274**, *278*
Zwölffingerdarmgeschwür **291**
Zyanose 157
– periphere 157
– zentrale 157
Zylinderepithel 76
Zyste **564**
– echte **564**
Zystenniere **410**
Zystinsteine **407**
zystische Fibrose **472**
Zystitis **403**
Zystoskopie **397**
Zytokine, Abwehrsystem 631
Zytolyse, Komplementsystem 631
Zytomegalie **714**
– angeborene **714**
Zytomegalie-Virus **714**
Zytoplasma **64**

Das Ausbildungskonzept aus einem Guss
Isolde Richter bei Elsevier, Urban & Fischer

▌ Der Atlas zum Lehrbuch – empfehlenswert

Reich bebildert – ausführlich kommentiert, das zeichnet den bewährten Atlas zur Anatomie, Physiologie und zu den verschiedenen Krankheitsbildern aus. Hervorragende Beschreibungen unterschiedlicher Untersuchungsvorgänge, seltener Krankheitsbilder und klinischer Befunde. Im Lehrbuch finden Sie Querverweise auf diesen Atlas.

Isolde Richter
Atlas für Heilpraktiker
2. Aufl. 2004, 568 S.,
640 vierfarb. Abb., geb.
ISBN 3-437-55871-4
€ 49,95

▌ Viel Information zum günstigen Preis!

Welche therapeutischen Verfahren stehen mir als Heilpraktiker zur Verfügung?
Welche Heilweise liegt mir?
In welche Methode möchte ich mich tiefer hineinarbeiten?
Diese Fragen beschäftigen jeden angehenden Heilpraktiker. Isolde Richter gibt einen aktuellen Überblick über die Grundlagen, Durchführung und Indikationen der wichtigsten naturheilkundlichen Therapieverfahren.

Isolde Richter
Naturheilkundliche Therapieverfahren
2. Aufl. 2000,
442 S., 124 Abb., kt.
ISBN 3-437-55930-3
€ 29,95

▌ Prüfungsfragen und Arbeitsbuch

Rund 2000 Fragen mit ausführlichen Kommentaren, Multiple-Choice-Fragen und Fragen zur Überprüfung der anatomischen Kenntnisse.
Mit dem Lehrbuch für Heilpraktiker die ideale „Kombi" für den Anwärter.

Isolde Richter
Prüfungsfragen für Heilpraktiker
5. Aufl. 2004, 472 S., 60 Abb., kt.
ISBN 3-437-55880-3
€ 24,95

▌ Noch Fragen?

Sicher zum Ziel mit 1100 Amtsarztfragen zur Gesetzeskunde und Medizin.
Getrennter Fragen- und Antwortteil, besonders knifflige Fragen sind ausführlich kommentiert.
Der optimale Wissens-Check vor der amtsärztlichen Überprüfung!

Isolde Richter
Original Amtsarztfragen
2000, 237 S., kt.
640 vierfarb. Abb., geb.
ISBN 3-437-55706-8
€ 19,95

▌ Computerunterstütztes Lernen

Mit dieser CD-ROM liegt ein optimales Medium für die gezielte und effiziente Vorbereitung auf die Amtsarztprüfung vor: Mit Auswahlmöglichkeit „Freies Lernen", „Lernen nach Tagen", nach dem Prüfungsmodus oder dem Modus „Sammelkorb". Wiederholfunktion für schwierige Fragen, Einzel- und Gesamtstatistik, Volltextsuche, Notizfunktion, Kommentare ... und das alles für 1100 Amtsarztfragen. Das ist bequemes, zeitgemäßes und anwenderfreundliches Lernen.

Isolde Richter
Original Amtsarztfragen
2. Aufl. 2000,
ISBN 3-437-56050-6
€ 24,95

URBAN & FISCHER
München · Jena